HIPEC

Hyperthermic Intracelomic Perfusion Chemotherapy

体腔热灌注治疗

主　编｜崔书中

人民卫生出版社
·北　京·

图书在版编目（CIP）数据

体腔热灌注治疗 / 崔书中主编 . —北京：人民卫
生出版社，2021.5
ISBN 978-7-117-31480-0

Ⅰ.①体… Ⅱ.①崔… Ⅲ.①肿瘤 —药物疗法 Ⅳ.
①R730.53

中国版本图书馆 CIP 数据核字（2021）第 072283 号

| 人卫智网 | www.ipmph.com | 医学教育、学术、考试、健康，购书智慧智能综合服务平台 |
| 人卫官网 | www.pmph.com | 人卫官方资讯发布平台 |

体腔热灌注治疗
Tiqiang Reguanzhu Zhiliao

主　　编：崔书中
出版发行：人民卫生出版社（中继线 010-59780011）
地　　址：北京市朝阳区潘家园南里 19 号
邮　　编：100021
E - mail：pmph @ pmph.com
购书热线：010-59787592　010-59787584　010-65264830
印　　刷：人卫印务（北京）有限公司
经　　销：新华书店
开　　本：889×1194　1/16　印张：42
字　　数：1445 千字
版　　次：2021 年 5 月第 1 版
印　　次：2021 年 6 月第 1 次印刷
标准书号：ISBN 978-7-117-31480-0
定　　价：398.00 元

打击盗版举报电话：010-59787491　E-mail：WQ @ pmph.com
质量问题联系电话：010-59787234　E-mail：zhiliang @ pmph.com

编者名单

主　编　崔书中　广州医科大学附属肿瘤医院

副主编　朱正纲　上海交通大学医学院附属瑞金医院

　　　　　王锡山　中国医学科学院肿瘤医院

　　　　　唐劲天　清华大学工程物理系

　　　　　巴明臣　广州医科大学附属肿瘤医院

编　委（以姓氏汉语拼音为序）

巴明臣　广州医科大学附属肿瘤医院

蔡　旭　清华大学工程物理系

蔡隆梅　南方医科大学南方医院

崔书中　广州医科大学附属肿瘤医院

范宇彬　广州保瑞医疗技术有限公司

郭春良　中国人民武装警察部队特色医学中心

黄狄文　广州保瑞医疗技术有限公司

姜小清　中国人民解放军海军军医大学第三
　　　　附属医院（上海东方肝胆外科医院）

李　倩　清华大学工程物理系

李　雁　首都医科大学附属北京世纪坛医院

李　勇　河北医科大学第四医院

梁　寒　天津医科大学肿瘤医院

林丽珠　广州中医药大学第一附属医院

林仲秋　中山大学孙逸仙纪念医院

刘建华　河北医科大学第二医院

陆维祺　复旦大学附属中山医院

唐鸿生　广州医科大学附属肿瘤医院

唐劲天　清华大学工程物理系

唐丽丽　北京大学肿瘤医院

唐露新　广州理工学院广东省工业机器人集成与
　　　　应用工程研究中心

陶凯雄　华中科技大学同济医学院附属协和医院

徐　丹　正大天晴药业集团股份有限公司

王锡山　中国医学科学院肿瘤医院

薛宏坤　清华大学工程物理系

薛兴阳　广州医科大学附属肿瘤医院

尧永华　广州医科大学附属肿瘤医院

张东奎　广州保瑞医疗技术有限公司

张相良　广州医科大学附属肿瘤医院

赵　松　郑州大学第一附属医院

钟惟德　广州市第一人民医院

周　英　广州医科大学护理学院

朱正纲　上海交通大学医学院附属瑞金医院

参与编写人员（以姓氏汉语拼音为序）

安昭杰　河北医科大学第四医院

敖建阳　中国人民解放军海军军医大学第三
　　　　附属医院（上海东方肝胆外科医院）

巴明臣　广州医科大学附属肿瘤医院

蔡　旭　清华大学工程物理系

蔡隆梅　南方医科大学南方医院

陈　成　广州医科大学附属肿瘤医院

陈海鹏　中国医学科学院肿瘤医院

崔书中　广州医科大学附属肿瘤医院

丁丹丹　广州医科大学附属肿瘤医院

董荣福　广州医科大学附属肿瘤医院

范宇彬　广州保瑞医疗技术有限公司

冯　峰　河北医科大学第一医院
冯飞灵　中国人民解放军海军军医大学第三附属
　　　　医院(上海东方肝胆外科医院)
冯金鑫　广州医科大学附属肿瘤医院
谷　宇　广州医科大学附属肿瘤医院
郭春良　中国人民武装警察部队特色医学中心
韩　媛　广州医科大学护理学院
何庆军　广州医科大学附属肿瘤医院
何欣颖　广东工业大学机电工程学院
黄狄文　广州保瑞医疗技术有限公司
姜小清　中国人民解放军海军军医大学第三附属
　　　　医院(上海东方肝胆外科医院)
雷子颖　广州医科大学附属肿瘤医院
黎　鹏　广州中医药大学第一附属医院
李　兵　首都医科大学附属北京世纪坛医院
李　晶　中山大学孙逸仙纪念医院
李　倩　清华大学工程物理系
李鑫宝　首都医科大学附属北京世纪坛医院
李　雁　首都医科大学附属北京世纪坛医院
李　勇　河北医科大学第四医院
李可俊　广州医科大学附属肿瘤医院
李向楠　郑州大学第一附属医院
梁　寒　天津医科大学肿瘤医院
林坤鹏　广州医科大学附属肿瘤医院
林丽珠　广州中医药大学第一附属医院
林育林　首都医科大学附属北京世纪坛医院
林仲秋　中山大学孙逸仙纪念医院
刘建华　河北医科大学第二医院
刘学青　河北医科大学第二医院
陆维祺　复旦大学附属中山医院
罗嘉莉　广州医科大学附属肿瘤医院
罗志明　广州医科大学附属肿瘤医院
庞　英　北京大学肿瘤医院
裴　炜　中国医学科学院肿瘤医院
齐　宇　郑州大学第一附属医院
阮　强　广州医科大学附属肿瘤医院

唐鸿生　广州医科大学附属肿瘤医院
唐劲天　清华大学工程物理系
唐丽丽　北京大学肿瘤医院
唐露新　广州理工学院广东省工业机器人集成与
　　　　应用工程研究中心
陶凯雄　华中科技大学同济医学院附属协和医院
徐　丹　正大天晴药业集团股份有限公司
童汉兴　复旦大学附属中山医院
屠以诺　广州医科大学附属肿瘤医院
汪　艳　北京大学肿瘤医院
王　斌　广州医科大学附属肿瘤医院
王佳泓　广州医科大学附属肿瘤医院
王锡山　中国医学科学院肿瘤医院
吴妙芳　中山大学孙逸仙纪念医院
吴文峰　广州医科大学附属肿瘤医院
吴印兵　广州医科大学附属肿瘤医院
肖志伟　广州中医药大学第一附属医院
萧雪英　广州医科大学附属肿瘤医院
谢　旭　广州医科大学附属肿瘤医院
薛宏坤　清华大学工程物理系
薛兴阳　广州医科大学附属肿瘤医院
杨贤子　广州医科大学附属肿瘤医院
尧永华　广州医科大学附属肿瘤医院
袁　磊　中国人民解放军海军军医大学第三附属
　　　　医院(上海东方肝胆外科医院)
詹宏杰　天津医科大学肿瘤医院
张　勇　复旦大学附属中山医院
张本源　广州医科大学附属肿瘤医院
张东奎　广州保瑞医疗技术有限公司
张相良　广州医科大学附属肿瘤医院
赵　群　河北医科大学第四医院
赵　松　郑州大学第一附属医院
钟惟德　广州市第一人民医院
周　英　广州医科大学护理学院
朱正纲　上海交通大学医学院附属瑞金医院
卓扬佳　广州市第一人民医院

编写秘书

唐鸿生　广州医科大学附属肿瘤医院　　　　　　罗嘉莉　广州医科大学附属肿瘤医院

视频制作

唐鸿生　广州医科大学附属肿瘤医院　　　　　　陈　凯　广州医科大学附属肿瘤医院
刘高杰　广州医科大学附属肿瘤医院

主编简介

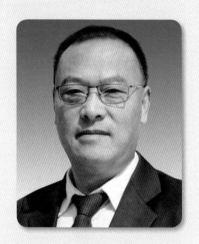

崔书中

二级教授、主任医师,博士生导师,广州医科大学附属肿瘤医院院长,广州医科大学肿瘤学系主任,广州市医学领军人才。中国抗癌协会常务理事、腹膜肿瘤专业委员会首任主任委员,中国医师协会结直肠肿瘤专业委员会腹膜肿瘤专业委员会候任主任委员,中华医学会肿瘤学分会委员。广东省抗癌协会副理事长、肿瘤热疗专业委员会首任主任委员,广东省医学会肿瘤学分会副主任委员。荣获2019年第十五届广东省丁颖科技奖、2018年广东省科技进步奖一等奖、2015年广州市医师奖、2014年广州市科技进步奖一等奖。

从事临床医疗及基础科研工作35年,对疑难病症的诊断和治疗具有丰富的临床经验,擅长联合脏器切除、全腹膜切除等高难度手术。主持国家、省部级等科研项目20余项,围绕恶性肿瘤腹膜种植转移防治,牵头联合国内100多家三甲医院开展系列前瞻性多中心随机对照临床研究。发表学术论文100余篇,其中SCI 54篇,主编学术著作1部。

自2002年始,近20年一直致力于精准腹腔热灌注化疗技术(HIPEC)的转化医学研究。主持研发拥有完全自主知识产权的精准HIPEC技术,主要技术指标经成果鉴定达国际领先水平,获国家发明专利10项。

2009年获国家食品药品监督管理总局(CFDA)批准的Ⅲ类医疗器械注册证:BR-TRG-Ⅰ型、Ⅱ型、Ⅲ型体腔热灌注治疗系统及一次性治疗管道组件。

2010年在国内外率先提出"高精度、大容量、持续循环"的精准HIPEC技术方法。

2016年牵头制订精准HIPEC临床应用技术标准;在大量的临床实践和临床推广应用过程中形成一系列的专家共识、临床路径和治疗指南。

2019年率先提出中国腹腔热灌注化疗(C-HIPEC)的概念,提出肿瘤治疗新模式"C-HIPEC模式"。在国内率先成立第一个HIPEC治疗中心和规范化培训基地;牵头成立中国抗癌协会腹膜肿瘤专业委员会、广东省抗癌协会肿瘤热疗专业委员会,在全国各地成立精准HIPEC规范化培训基地,培养精准HIPEC专科医师超万名。

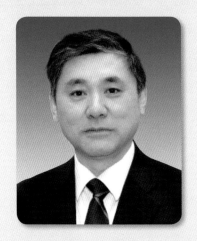

朱正纲

教授、主任医师、博士生导师。现任上海交通大学医学院教授委员会主任委员、上海交通大学医学院附属瑞金医院外科学教授、上海消化外科研究所所长、上海市胃肿瘤重点实验室主任。

兼任国际胃癌研究会理事、美国外科学院院士、中国医师协会常务理事、中国外科医师分会副会长兼上消化道外科医师专业委员会主任委员、中国抗癌协会常务理事兼胃癌专业委员会主任委员、上海医学会副会长兼外科学会主任委员、上海市抗癌协会副理事长兼胃肠肿瘤专业委员会主任委员等。

主持完成的有关胃肠道肿瘤外科综合治疗项目先后荣获国家科技进步二、三等奖，上海市、教育部、中华医学科技进步一、二等奖10余项；曾获全国优秀科技工作者、卫生部有突出贡献的中青年专家、上海市领军人才等称号；1993年起享受国务院颁发的政府特殊津贴。

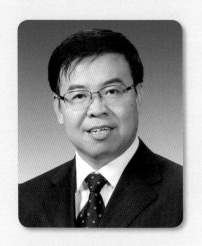

王锡山

教授、主任医师、博士生导师。现任国家癌症中心/中国医学科学院肿瘤医院结直肠外科主任。

兼任《中华结直肠疾病电子杂志》主编、中国医师协会结直肠肿瘤专业委员会主任委员、中国抗癌协会大肠癌专业委员会主任委员、中国NOSES联盟主席、中国医师协会第四届理事会常务理事、中国抗癌协会肿瘤转移专业委员会副主任委员、中国医师协会结直肠肿瘤专业委员会NOSES专委会主任委员、中国医师协会外科医师分会MDT专业委员会副主任委员、中国抗癌协会整合肿瘤学分会副主任委员。

主持国家重点研发计划"重点专项"1项、国家自然科学基金面上项目4项、"十一五"国家科技支撑计划项目等国家级及省部等科研项目共20余项。

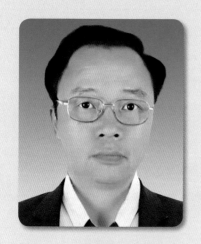

唐劲天

教授、主任医师、博士生导师、研究员。现任清华大学工程物理系医学物理与工程研究所副所长。主编我国第一部质子治疗专著《肿瘤质子治疗学》。主持和参与科技部"国家支撑计划""科技部973""科技部国际合作计划项目",以及国家自然基金委重大交叉项目、北京市科委重大项目。

已发表文章近400篇,主编专著6部,参与编写7部。兼任中国医疗器械行业协会粒子治疗分会主任委员、中日医学科技交流协会粒子技术创新与交流分会主任委员、国家卫生健康委员会医疗装备特聘专家、国家多项基金的评审专家;国家科技进步奖评审专家。

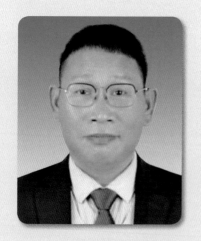

巴明臣

教授、主任医师、硕士生导师。现任广州医科大学附属肿瘤医院肝胆肿瘤外科主任医师。

兼任广东省抗癌协会热疗专业委员会常委,广州市抗癌协会热疗专业委员会副主任委员。从事腹部肿瘤外科学的临床、科研和教学工作30余年,近10年主要从事腹腔热灌注化疗的基础与临床应用研究工作。主持了广东省自然科学基金、广东省科技计划项目等10余项课题;发表中华系列杂志论文60余篇,SCI论文25篇;主编及参编《消化系统疾病诊治新概念》《微创胆道外科学》,以及《肠梗阻的诊断与治疗》等多部专著,荣获省部级科技进步奖三等奖3项、广东省科技进步奖一等奖1项、广州市级科技进步奖一等奖1项。

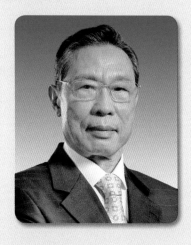

追溯中华悠久历史,热疗在古时被称为"熏蒸疗法"。近年来,肿瘤的治疗方法日新月异,热疗在西医抗肿瘤治疗中也取得里程碑式的发展。现已证实——体腔热灌注治疗能给肿瘤患者带来确切疗效,被国际医疗界称为"肿瘤绿色疗法",但仍缺乏规范化的体腔热灌注治疗的方法及临床应用。《体腔热灌注治疗》一书的出版恰逢时宜,我深信本书将在抗击肿瘤的道路上做出重大贡献。

过去,体腔热灌注治疗在保持恒温和灌注方式上存有一些不足,无法真实体现体腔热灌注治疗的优势,更无法精准评价治疗效果。随着现代生物工程等技术不断发展,体腔热灌注技术及管理程序都取得了很大的发展,已成为一些肿瘤不可或缺的治疗方式。研究证实,肿瘤热疗除对肿瘤细胞产生杀伤作用外,还对手术、放疗和化疗等治疗手段具有显著的增效作用,特别是结合区域化疗的体腔热灌注治疗,已成为临床抗肿瘤治疗的 5 大疗法之一,正以其确定的疗效逐渐改变以往的临床治疗思路。

"能用众力,则无敌于天下矣;能用众智,则无畏于圣人矣"。在崔书中教授等专家的精心组织下,《体腔热灌注治疗》一书汇聚众多拥有丰富临床工作经验的著名专家,凝结了他们长期临床工作的丰硕成果及国内外最新的研究结果,对体腔热灌注治疗的多个方面都做出了详细的论述。

"不积跬步,无以至千里;不积小流,无以成江海"。崔书中教授等在编写《体腔热灌注治疗》一书的过程中倾注了大量的时间和精力,对各个章节反复审阅、几易其稿,努力使本书成为经典之作。感谢所有编写人员为本书的成功出版所做出的大量工作,也深深激励每一位临床医务人员不断为抗击肿瘤事业增砖添瓦。

作为肿瘤治疗的重要工具书,《体腔热灌注治疗》以精练的文字讲述涵盖相关肿瘤病种的内容,附有大量图片及临床病例,并加以论证。我坚信本书必将为医学事业带来福祉。

"不忘初心,砥砺前行",愿与诸位同道共勉之!

中国工程院院士
共和国勋章获得者
2021 年 2 月 17 日

序　二

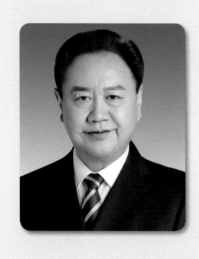

现代医疗技术的发展与进步对不断提高肿瘤的治疗水平发挥了巨大的推动作用。现有的众多肿瘤治疗手段，多数已纳入肿瘤的常规治疗范畴。作为肿瘤热疗技术的分支手段，体腔热灌注治疗能有效地杀灭体腔内游离癌细胞和微小癌转移灶，对清除体腔恶性肿瘤术后的游离癌细胞和亚临床病灶、预防术后肿瘤的种植转移、控制恶性胸腔积液和腹水、预防非肌层浸润性膀胱癌的术后复发等有独特的治疗效果，且不良反应小、经济、安全、患者依从性好，是针对恶性肿瘤的一种值得开展和推广的治疗方法。

近年来，中国抗癌协会腹膜肿瘤专业委员会大力推广体腔热灌注治疗技术，使其在我国得到了普遍应用，在恶性肿瘤的整合治疗中发挥了不可或缺的作用，取得了很好的临床治疗效果，得到了国内外同行的一致好评。体腔热灌注治疗在恶性肿瘤治疗中的作用正被越来越多的医疗机构认可。

广州医科大学附属肿瘤医院崔书中教授等组织国内相关学科著名的教授、专家，从临床实际出发，在参阅了国内外大量资料的基础上，结合多年的临床、教学、科研经验，共同编写了《体腔热灌注治疗》一书。本书从基础研究到临床应用，详细介绍了各种体腔肿瘤热灌注治疗方法，以及可能出现的问题和预防措施，将体腔热灌注治疗技术详细而生动地呈现给读者，清晰明了、生动透彻，且实用性强，对广大临床医师开展体腔热灌注治疗有很强的指导作用，对该技术的健康发展及临床推广有很好的促进作用。

本书对肿瘤体腔热灌注治疗感兴趣的临床工作者，不失为值得珍藏的读本。相信本书的出版将促进我国体腔热灌注治疗事业的蓬勃发展，能够提高我国体腔热灌注治疗的技术水平。

是为序！

中国工程院院士

中国抗癌协会理事长

2020 年 11 月 14 日

序 三

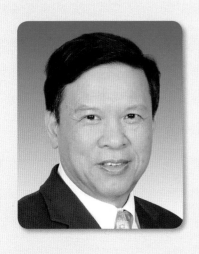

肿瘤热疗是一种古老而又新兴的治疗方法,古希腊名医 Hippocrates 曾经说过:药物不能治的可用手术治,手术不能治的可用热疗治,热疗不能治的就确实无法治了。历史上间断记载了热疗在各种肿瘤治疗中的应用,疗效得到了先辈们的肯定。近年来,随着肿瘤热疗的机制和疗效不断明确,在肿瘤综合治疗中的地位也越来越引起国内外医学界的重视,肿瘤热疗已成为继手术、放疗、化疗和生物治疗后肿瘤学界公认的第五大治疗方法。

近几十年来,肿瘤热疗技术得到了长足的发展,但由于肿瘤热疗的实施方法存在很大差异,对其作用机制也缺乏深入的研究,疗效迥异,限制了该项技术的临床应用。体腔热灌注治疗是肿瘤热疗的一种,也是肿瘤热疗技术发展最快、应用最为广泛的治疗技术,其原理主要是应用热疗与化疗协同作用杀灭肿瘤细胞,分为腹腔热灌注化疗、胸腔热灌注化疗和膀胱腔内热灌注化疗三类,对清除体腔恶性肿瘤手术后的游离癌细胞和亚临床病灶、预防术后肿瘤的种植转移、治疗恶性胸腔积液和腹水、预防非肌层浸润性膀胱癌复发等均有较好的临床疗效。目前体腔热灌注治疗技术已在国内广泛推广应用,造福了许多恶性肿瘤患者。

作为一项备受关注和认可、临床实用有效的肿瘤治疗新技术,大多数一线医生对于体腔热灌注治疗的基础理论、技术原理和注意事项缺乏深入的了解。为了让更多的医生学习和掌握该项技术,给初学者提供一本可供参考和学习的临床指导工具书,更好地规范和推广体腔热灌注治疗技术,崔书中教授等牵头组织国内相关领域的专家撰写了《体腔热灌注治疗》一书。该书对体腔热灌注治疗技术进行系统化梳理,从理论到实践,图文并茂地呈现给广大医务工作者,并且重点强调临床实用性,对于即将开展该项技术和有志于投身到体腔热灌注治疗事业的年轻医师来说必将受益匪浅。

相信本书的出版将对我国体腔热灌注治疗技术的推广和普及起到积极的促进作用,必将提高我国恶性肿瘤的治疗水平。

中国工程院院士

2020 年 9 月 3 日

前　言

　　肿瘤是一种古老的疾病,长期威胁着人类的健康,影响着人类的寿命。有效控制或清除体内的肿瘤细胞一直是医学界追求的目标。目前肿瘤的主要治疗手段包括手术、放疗、化疗、生物治疗和热疗。肿瘤热疗是一种古老而又新兴的治疗方法,古希腊名医 Hippocrates 曾有句格言:"药物不能治的可用手术治,手术不能治的可用热疗治,热疗不能治的就确实无法可治了",对热疗在肿瘤治疗中的作用给予了极高的评价。在历史的长河中,偶尔有热疗治愈某些肿瘤的文献记载,热疗在肿瘤治疗中的地位得到了先辈们的肯定。近年来,作为第五大疗法的热疗已成为肿瘤临床研究热点,其中体腔热灌注治疗更是异军突起,成果斐然。2003 年 10 月在《临床肿瘤学杂志》发表的一篇腹腔热灌注化疗治疗结直肠癌腹膜转移癌的多中心随机对照临床研究,结果表明腹腔热灌注化疗能将患者的中位生存时间延长近 1 年。随后国内外专家学者陆续开展了一系列体腔热灌注治疗用于治疗和预防恶性肿瘤(包括胃癌、结直肠癌、卵巢癌、胰腺癌、膀胱癌、肺癌等)的多中心临床试验。2018 年 1 月 *The New England Journal of Medicine* 首次报道一项腹腔热灌注化疗治疗晚期卵巢癌的多中心随机对照临床试验,该研究结果证实腹腔热灌注化疗能显著延长卵巢癌患者的中位无复发生存时间和总生存时间,这一重磅研究结果促使腹腔热灌注治疗技术第一次被写入美国国立综合癌症网络(NCCN)指南。相信不久的将来,更多大样本、多中心临床研究数据将进一步提高体腔热灌注治疗在中晚期恶性肿瘤中的治疗地位和预防价值,改写国内外多种常见肿瘤的诊疗指南。

　　体腔热灌注治疗经历了近 30 年的临床探索和实践,相关设备和技术都有了长足发展和改进。从 20 世纪简单的含有化疗药物液体加热后直接灌入腹腔的旧方法逐渐演变为可持续加热和循环维持腹腔灌注化疗的新方法。随着 21 世纪精准医疗模式的推广,广州医科大学附属肿瘤医院专家团队研发了一套中国模式的腹腔热灌注化疗(China hyperthermic intraperitoneal chemotherapy,C-HIPEC)技术,建立了高精度、大容量、持续循环、恒温灌注的 C-HIPEC 模式,其高精准控温和控速的优点居国际领先水平。基于这项先进技术,国内已陆续开展了多项高质量多中心随机对照临床研究,这些研究成果的问世必将再次刷新我们对体腔热灌注治疗和 C-HIPEC 模式的认知。

　　作为一种具有巨大临床应用潜力的新技术,国内肿瘤专家和工作者对体腔热灌注治疗认识尚不够全面,相关技术标准和治疗水平也参差不齐,亟需一本专业书籍来指导临床工作和解决实际问题。为编好本书,我们邀请了多位国内肿瘤学专家学者,倾注了大量的时间和精力,经过一年多的努力,终于编写出国内第一部内容较为全面的体腔热灌注治疗专业书籍。本书对规范我国体腔热灌注治疗的临床应用、为我国临床工作者掌握其基础理论和开展体腔热灌注治疗具有重要的指导意义。在此谨向各位编者致敬,感谢他们严谨求实和认真负责的态度,为了高质量地完成本书尽职尽责、精益求精。

　　本书共二十八章,前八章主要介绍肿瘤热灌注治疗的基本概念和生物学基础理论,结合国内外的研究进展,阐述了单纯热疗、热疗联合化疗及热疗联合放疗的实验基础,同时对体腔热灌注治疗设备的研发历程、温控的临床应用及热灌注治疗心理学、社会学和营养学进行了深入探讨;后二十章分别对胸部肿瘤、腹腔及腹膜后肿瘤、腹膜癌、淋巴瘤、妇科肿瘤、泌尿系统肿瘤等多种常见肿瘤的临床分期、治疗原则及肿瘤引起的恶性胸腔积液、恶性腹水的治疗现状进行详细阐述,重点讲述体腔热灌注治疗的方法、临床应用原则、疗效评价及并发症的预防措施等,并对体腔热灌注治疗的地位和存在的问题提出了独到观点和见解。为了更好地体现体腔热灌注治疗的特色,凸显临床应用的优势,适应教学改革的需求,本书临床部分相关章节末尾会提供一个典型病例,通过来自真实世界的临床资料(包括诊疗经过、影像和手术图片或视频)使广大临床医师和读者更容易理解该技术的临床具体疗效和应用价值。本书各章节内容虽然稍有重复,但探讨的侧重点、方向均有各章节自己的特色。本书编委会总体目标是较全面系统地向读者介绍体腔热灌注治疗这一新技术的理论知识、临床技能和疗效。鉴于国内外体腔热灌注治疗多种恶性肿瘤的临床研究进展迅速,本书将尽可能详细地介绍在这方面所取得的最新研究结果、新观点和新理论,当然对体腔热灌注技术的基础理论、设备更迭、联合治疗方式、营养和社会心理护理等诸方面内容也详尽阐述。努力做到紧跟科学前沿进展,同时着重于以人为本的实用性。我们希望每位临床工作者通过阅读本专著能够初步熟悉体腔热灌注治疗这一新技术,使其在国内得到更广泛的临床应用,技术规范也日臻完善。

当今医学发展一日千里,本书编写过程中又无蓝本借鉴,故难免存在遗漏和谬误之处,敬请专家和广大读者不吝赐教。让我们为共同推进体腔热灌注治疗理念和技术在中国的蓬勃发展、提高肿瘤患者的总生存率和生活质量贡献微薄之力。

崔书中

2020 年 9 月 16 日

目 录

1

第一章

体腔热灌注治疗概述

肿瘤热疗是利用物理能量在人体全身或局部积聚而产生热效应，使肿瘤组织温度上升到有效治疗温度并维持一段时间，利用正常组织和肿瘤组织对温度耐受力的差异，达到既能杀灭癌细胞，又不损伤正常细胞的一种治疗方法。利用发热的方法治疗肿瘤，迄今已有一百多年的历史。近年来，随着热生物学和热物理学的不断发展，自动化程度高、功能全面、临床应用方便的热疗装置的不断研究和开发，热疗在肿瘤治疗中的作用越来越得到医学界的重视。1985年，热疗被美国食品和药品监督管理局（FDA）认证为继手术、放射治疗（放疗）、化学治疗（化疗）和生物治疗之后肿瘤的第五大治疗手段。目前，肿瘤热疗作为肿瘤治疗的有效手段在临床上已得到相当广泛的应用，并显示出良好的效果。应用于临床的热疗方法多样，根据治疗部位的范围，肿瘤热疗分为全身热疗、局部热疗和区域热疗等；热疗还根据治疗方式的不同分为体腔内热疗、组织间热疗和单纯外照射热疗等。此外，体腔内热疗根据治疗部位的不同可分为胸腔热灌注治疗、腹腔热灌注治疗和膀胱腔内热灌注治疗。随着临床热疗设备的不断革新和技术的不断发展，热疗在临床上的应用也越来越普遍，肿瘤热疗也成为肿瘤研究的热点，为临床肿瘤的治疗提供了新的思路。

体腔热灌注治疗是将热疗和化疗结合起来治疗恶性肿瘤的方法，国内外学者对其技术方法进行了不断探索，使体腔热灌注治疗的技术方法日趋成熟，设备得到了不断创新和改进。体腔热灌注治疗在预防和治疗恶性肿瘤的胸/腹膜种植转移、恶性胸腹水及膀胱癌经尿道膀胱镜电切除术后复发中起到了良好的临床疗效。但目前体腔热灌注治疗缺少统一的治疗标准、操作规范和术后评估指标，限制了体腔热灌注治疗的最佳治疗效果。

推 荐 阅 读

腹腔热灌注化疗

- 中华人民共和国国家卫生健康委员会，中华医学会肿瘤学分会.中国结直肠癌诊疗规范（2020年版）[J].中国实用外科杂志，2020，40（6）：601-625.

- 王锡山，孙力，崔书中，等.中国结直肠癌卵巢转移诊疗专家共识（2020版）[J].中华结直肠疾病电子杂志，2020，9（2）：115-121.

- 中国抗癌协会腹膜肿瘤专业委员会，广东省抗癌协会肿瘤热疗专业委员会.中国腹腔热灌注化疗技术临床应用专家共识（2019版）[J].中华医学杂志，2020，100（2）：89-96.

- 裴炜，熊斌，崔书中，等.结直肠癌腹膜转移预防和治疗腹腔用药中国专家共识[J].中华结直肠疾病电子杂志，2019，8（4）：329-335.

- 李雁，许洪斌，彭正，等.肿瘤细胞减灭术加腹腔热灌注化疗治疗腹膜假黏液瘤专家共识[J].中华医学杂志，2019，99（20）：1527-1535.

- 李晶，林仲秋.妇科恶性肿瘤腹腔热灌注化疗临床应用专家共识（2019）[J].中国实用妇科与产科杂志，2019，35

(2):194-201.

• National Comprehensive Cancer Network.NCCN clinical practice guidelines in Oncology:Ovarian Cancer including fallopian tube cancer and primary peritoneal cancer(2019.V1).

• 虞先濬,刘亮,徐华祥,等.胰腺癌综合诊治指南(2018 版)[J].中华外科杂志,2018,56(7):481-494.

• 中国临床肿瘤学会指南工作委员会.中国临床肿瘤学会(CSCO)胃癌诊疗指南 2018.V1[M].北京:人民卫生出版社,2018.

• BEREK JS,KEHOE ST,KUMAR L,et al.Cancer of the ovary,fallopian tube,and peritoneum[J].Int J Gynaecol Obstet,2018,143(Suppl 2):59-78.

• 中国抗癌协会胃癌专业委员会.胃癌腹膜转移防治中国专家共识[J].中华普通外科学文献(电子版),2017,11(5):289-297.

• 中日医学科技交流协会热疗专业委员会,中华医学会放疗分会热疗专业委员会.中国肿瘤热疗临床应用指南 2017.V1.1[J].中华放射肿瘤学杂志,2017,26(4):369-375.

• 李晶,林仲秋.妇科恶性肿瘤 HIPEC 临床应用专家共识[J].中国实用妇科与产科杂志,2017,33(9):926-932.

• 中国抗癌协会.远端胆管癌规范化诊治专家共识(2017)[J].中华肝胆外科杂志,2018,24(1):1-8.

• 中华人民共和国国家卫生和计划生育委员会医政医管局,中华医学会肿瘤学分会.中国结直肠癌诊疗规范(2017 年版)[J].中国实用外科杂志,2018,38(10):1089-1103.

• 中国医师协会结直肠肿瘤专委会腹膜肿瘤专业委员会.结直肠癌腹膜转移诊治中国专家意见(2017)[J].中华结直肠疾病电子杂志,2017,6(5):360-366.

• 苏向前,邢加迪.胃癌多学科综合治疗协作组诊疗模式专家共识[J].中国实用外科杂志,2017,37(1):37-38.

• 蔡国响,崔书中,陈凛,等.腹腔热灌注化疗技术临床应用专家共识(2016 版)[J].中华胃肠外科杂志,2016,19(2):121-125.

• 李斌,刘辰,姜小清.胆囊癌规范化诊治专家共识(2016)[J].中华肝胆外科杂志,2016,22(11):721-728.

• 郑民华,余佩武,赵永亮,等.腹腔镜胃癌手术操作指南(2016 版)[J].中华消化外科杂志,2016,15(9):851-857.

• 李雁,周云峰,梁寒,等.细胞减灭术加腹腔热灌注化疗治疗腹膜表面肿瘤的专家共识[J].中国肿瘤临床,2015,42(4):198-206.

• 中国抗癌协会.肝门部胆管癌规范化诊治专家共识(2015)[J].中华肝胆外科杂志,2015,21(8):505-511.

• SERETIS C,SHARIFF U,RAJU T,et al.Proceedings of the 9th international congress on peritoneal surface malignancies,October 9th-11th 2014,Amsterdam[J].J BUON,2015,20(1):346-347.

• 卫生部办公厅.胃癌根治手术临床路径(2012 年版).卫办医政发[2012]113 号.(2013-06-05).

• 李鼎九,胡自省,钟毓斌.肿瘤热疗学[M].2 版.郑州:郑州大学出版社,2002.

胸腔热灌注化疗

• National Comprehensive Cancer Network.NCCN clinical practice guidelines in Oncology:Non-Small Cell Lung Cancer(2020.V1).

• 中国临床肿瘤学会指南工作委员会.中国临床肿瘤学会(CSCO)非小细胞肺癌诊疗指南 2020[M].北京:人民卫生出版社,2020.

• 中国恶性胸腔积液诊断与治疗专家共识组.恶性胸腔积液诊断与治疗专家共识[J].中华内科杂志,2014,53(3):252-256.

• BIBBY AC,DORN P,PSALLIDAS I,et al.ERS/EACTS statement on the management of malignant pleural effusions[J].Eur J Cardiothorac Surg,2019,55(1):116-132.

• DIPPER A,JONES HE,BHATNAGAR R,et al.Interventions for the management of malignant pleural effusions:a network meta-analysis[J].Cochrane Database Syst Rev,2020,4(4):CD010529.

膀胱腔内热灌注化疗

• 中国肿瘤医院泌尿肿瘤协作组.非肌层浸润性膀胱癌膀胱灌注治疗专家共识[J].中华肿瘤杂志,2019,41(1):42-45.

• TAN WS,PANCHAL A,BUCKLEY L,et al.Radiofrequency-induced thermo-chemotherapy effect versus a second course of bacillus calmette-guerin or institutional standard in patients with recurrence of non-muscle-invasive bladder cancer following induction or maintenance bacillus calmette-guerin therapy(HYMN):A phase III,Open-label,Randomised Controlled Trial[J].Eur Urol,2019,75(1):63-71

• ARENDS TJ,NATIV O,MAFFEZZINI M,et al.Results of a randomised controlled trial comparing intravesical chemohyperthermia with mitomycin C versus bacillus calmette-guerin for adjuvant treatment of patients with intermediate-and high-risk non-muscle-invasive bladder cancer[J].Eur Urol,2016,69(6):1046-1052.

第一节　肿瘤热疗的定义和分类

肿瘤是一种古老的疾病,至少可追溯到3000年前。现代肿瘤学则是在显微镜应用后才逐渐形成的,主要是建立在临床病理学的基础上。当前,在人类所面临的各种重大疾病中,恶性肿瘤已成为主要死亡原因之一。长久以来,如何有效地清除体内的肿瘤,提高治愈率和生存期一直是医学界竞相追求的目标。迄今为止,治疗肿瘤的方法主要分为五大类:手术、放疗、化疗、生物治疗和热疗。其中,手术、放疗和化疗,建立于19世纪和20世纪前半段;而作为肿瘤第四大疗法的生物治疗则出现于20世纪80年代;肿瘤热疗是一种古老而又新兴的治疗方法,数千年前的史书已有记载热疗在各种肿瘤治疗中的应用,其机制和疗效不断明确,在肿瘤综合治疗中的地位也越来越重要。目前肿瘤热疗已成为肿瘤学界公认的第五大治疗方法。

医学史书记载,一些肿瘤自愈的患者常在高热之后,引发人们思考是否可用提高温度来治疗肿瘤。临床热疗后远处转移灶的消失,局部热疗后肿瘤周边大量淋巴细胞和浆细胞的浸润。大量实践证明热疗可以激活机体抗肿瘤免疫应答的能力,调动机体本身的力量消灭肿瘤。热疗加入肿瘤综合治疗后将改变单纯杀灭肿瘤细胞的思路,变为既见到肿瘤又见到机体,既重视杀灭肿瘤又注意调动人体的内在能力来治疗肿瘤。

恶性肿瘤的热疗已有悠久的历史,它在临床上的地位也随着其获得的良好疗效而日益受到重视。高温热疗(46℃以上)可以独立使用发挥抗肿瘤作用,例如小肝癌病灶的消融治疗可以采用射频、微波或者超声聚焦等技术达到直接杀灭肿瘤细胞的治疗目的;中温范围(40~44℃)的热疗可以使肿瘤细胞处于更好的氧合状态以及发生各种改变后,联合放疗或化疗使得疗效有所增益。目前已

经有多项临床随机研究结果证实了热疗能够给常规标准治疗带来疗效上的增益,因而热疗逐渐被世界卫生组织(WHO)和美国国立综合癌症网络(NCCN)推荐加入一些肿瘤治疗的基础方案中。但是因为以往的临床资料常常缺少完善的热剂量数据佐证,所以也引发过许多的争议。热疗在临床应用上的最大障碍在于其热疗剂量的数据非常难获取,根源在于目前的加热技术和测温技术与临床热疗的需求还有很大的差距。目前的设备还不能够准确获得一个清晰的临床热疗剂量数据,这也是热疗不能够成为恶性肿瘤标准治疗方案的根本原因。基于上述原因,肿瘤热疗的临床疗效评价会比常规的放疗和化疗要更加复杂。

现代热疗技术的分类有多种不同的形式,尚不完全统一,整合不同学者的分类如下:按照加热范围的不同可分为全身热疗(whole body hyperthermia,WBH)、局部热疗(local hyperthermia,LH)和区域热疗(regional hyperthermia,RH)。按照治疗温度可分为4类:①中低温热疗(mid-low temperature hyperthermia):是指将局部肿瘤组织加热到39~42℃,并持续60~90min,用于全身热疗通常将机体加热到38~40℃。主要机制是增加机体血液灌注、肿瘤组织血液淤滞、血管通透性和氧分压(pO_2),增加加热部位的代谢活性和药物摄取,增加放化疗敏感性。②常规热疗(conventional hyperthermia):用于局部热疗,是指将肿瘤加热到42~45℃,持续45~90min,如用于全身热疗也称为中高温热疗,是指将机体加热到39.5~41.8℃,并维持180~240min,是基于肿瘤细胞比正常细胞对热更加敏感等机制,也可用来增强肿瘤组织对放疗、化疗的敏感性。③高温热疗(high temperature hyperthermia):高温热疗的肿瘤组织温度范围在45~60℃,持续30~60min,这一温度对肿瘤细胞和正常细胞都有较强的杀伤作用,使组织和细胞发生坏死和凝固,有研究表明这些坏死和凝固的组织和细胞可刺激机体的免疫系统,增强机体对肿瘤的免疫力;多见于

组织间加热和聚焦超声加热。④热消融(thermo-ablation)：即直接用热破坏组织,其温度在 60~90℃,持续 5~10min,对肿瘤细胞以及正常细胞都有非常强的毁损作用,可以使肿瘤组织发生广泛的凝固甚至碳化或汽化。按照加热源的不同分为红外线热疗(infrared hyperthermia)、射频热疗(radio-frequency hyperthermia)、微波热疗(microwave hyperthermia)、超声热疗(ultrasound hyperthermia)等。

一、全身热疗

全身热疗是指通过各种方式使体温升高至治疗温度并维持一定时间的一种热疗方法。经常和化疗、放疗结合应用以增敏疗效,被称为热化疗、热放疗,也可以单独应用于肿瘤治疗。全身热疗的治疗温度区间,尚无一致的规范标准,目前用于肿瘤热疗的温度多维持在 39.5~41℃,最高不超过 41.8℃,称为全身中高温热疗;但也有温度维持在 38~40℃的全身热疗,又称为全身中低温热疗。用于全身热疗的加热方法种类较多,主要分为以下三大类。

(一)经体表加热法

利用辐射或传导的方式把热量经体表传入体内而使全身体温升高,如红外线辐射、热毯包裹、液状石蜡包埋、热水浴,也有用微波加热结合红外线辐射进行全身热疗。红外线辐射加热是目前较为常用的方法。

(二)体外血液循环法

利用手术的方法将动 - 静脉或静 - 静脉短路,与体外循环机及热交换器连接,借助热交换器加热体外部分的血液,通过血液循环把热量带至全身而使体温升高。体外血液循环法加温速度快,但创伤大,副作用为血管内凝血、血栓,使其临床应用受到一定的影响。

(三)生物致热源法

给人体注射微生物或生物制品等引起机体体温升高,例如注射 Coley 毒素、短小棒菌等。由于该法无法预估机体对致热源的反应程度,温度不易控制,风险较大,目前已罕见使用。

二、局部热疗

局部热疗是指加热范围局限于身体某一区域而全身温度无明显升高的热疗方法。热源有微波、射频、超声波等,加热技术分为常规加热技术和靶向加热技术。

(一)常规加热技术

1. 微波加热　通常把频率为 300~3 000MHz 的电磁波称为微波,医学上比较公认的微波热疗频率有 2 450MHz、915MHz 和 434MHz。微波主要以波动形式进入体内,在不同性质介质传播时被吸收衰减,在界面处易产生反射和折射,使大部分能量集中在体表附近。生物组织被微波辐射后,即吸收微波能,导致该组织细胞内的极性分子处于一种激发状态,发生高速振荡,与相邻的分子摩擦而将微波能量转变为热能。微波引起的高温具有选择性抑癌效应。正常组织具有较大的血流量,受热后血管扩张,血流量增加,将热量带走。而肿瘤组织血流速度相对缓慢,血流量低,循环发育不良,热量聚集,导致肿瘤组织淤血、缺氧和内呼吸抑制,瘤内 pH 下降,受热后瘤内温度高于邻近正常组织 3~7℃,因此当肿瘤组织处于杀伤温度时正常组织仍未到达受损温度。由于受加热深度的限制,微波热疗主要用于多种浅表肿瘤和腔内肿瘤,如针对浅表淋巴结转移癌、皮肤癌、恶性黑色素瘤及其他种类在机体浅表部位的肿瘤;特制成不同的辐射器而用于体腔肿瘤,如鼻咽辐射器、食管辐射器、宫颈辐射器、直肠辐射器分别应用于相应部位的肿瘤。

2. 射频加热　医学上常用的射频电磁波频率为 40.68MHz、27.12MHz、13.56MHz,也有使用 8MHz 以及 100MHz 左右的,是利用高频振荡电流作用于组织,以欧姆损耗和介质损耗两种形式使电能被组织吸收,使组织温度升高。由于射频加热深度比微波热疗有明显优势,是目前常规热疗中深部热疗的主要加热方式,射频加温技术主要分为容性加温、感应加温、容性感应混合加温三种。容性加温(capacitive heating)是将加温部位置于 2~3 个极板之间,通过在极板上加射频,或将多对线状电极插入人体组织中并加以辐射电压,使射频电流通过组织产生焦耳热和介质损耗热。容性加温深度优于微波,但电场分布较为分散,也不可用金属测温装置,目前在临床应用广泛。感应加温(inductive heating)指在人体表面处放置感应线圈,并通以射频电流,使射频电流所产生的涡流磁场在人体内感应出涡电流而发热。其加热深度不如容性加温,但不易使脂肪过热。容性感应混合加温(capacitive and inductive heating)是既具容性又具感应性的混合加温方式,目前尚在研究阶段。

3. 超声加热　超声加热是应用超声在人体内传播时的机械波造成质点振动而产生的热效应,使温度上升,从而达到使组织加热的目的。超声加温的优点是对人体无辐射,防护简单,既适用于治疗浅表组织,也可以治疗体内深部组织,单次治疗时间短,无创,对全身影响小。

(二)靶向加温技术

1. 经皮微波凝固治疗　经皮微波凝固治疗(microwave coagulation therapy,MCT)是将微波针状辐射器在超声或 CT 引导下经皮穿刺插入癌灶内部,通过微波功率辐射升温(>50℃),并保持几分钟,致使该区域的肿瘤组织凝固、变性、永久性死亡,形成一个边界清晰的类球状凝固坏死区,达到局部灭活癌变组织的目的。MCT 治疗热量高度集中,靶区内组织破坏完全,靶区外组织相对安全。血管壁在受到微波作用后发生透壁性坏死,内皮细胞崩解,血管内血栓形成,可导致坏死血管周围肿瘤组织进一步出现缺血性坏死。MCT 治疗温度高,加温范围大,治疗时间短,创伤小,且可多点进行。MCT 存在的问题:部分较小病灶因呼吸、穿刺针伪影、穿刺操作误差等影响,可导致治疗不完全;较大肿瘤因穿刺布针可产生病灶空间的漏空,且肿瘤内部的纤维分隔可限制热疗扩散,使病灶残留;MCT 治疗目前尚无确定的固化时间、输出功率、温度标准、单次消融的有效体积、可控的消融范围,临床医生多根据自己的经验完成;MCT 治疗可能产生微波播散,医护人员需要注意自身的防护。

2. 射频消融　射频消融(radiofrequency ablation,RFA)是指利用影像学引导特制带鞘穿刺针刺入病变部位,针尖的集束电极发出中频射频波,激发组织细胞进行等离子震荡发热,使治疗区域温度达到 60℃ 以上,中央区域可达 100~120℃。RFA 治疗可导致高温靶区的肿瘤组织凝固坏死,影响肿瘤细胞膜功能,增加肿瘤细胞内溶酶体酶活性,影响多种细胞器正常功能,使肿瘤周围血管组织凝固,减少或阻断肿瘤血供,防止肿瘤扩散,刺激机体产生特异抗体,杀灭或抑制肿瘤生长扩散,引起肿瘤细胞凋亡。RFA 具有对人体组织穿透强、热效率高、微创、痛苦小等优点,但存在不能完全避免肿瘤残留、缺乏有效的监控手段以鉴别术后凝固坏死及病灶残余、对直径 >5cm 的肿瘤疗效不理想等问题。

3. 组织间激光凝固治疗　组织间激光凝固治疗(interstitial laser photocoagulation,ILP)是应用高功率聚焦激光直接照射,使肿瘤组织迅速变为蒸汽和雾,从而消除肿瘤。ILP 通过经皮穿刺,将有孔道的探针直接插入肿瘤靶组织,经孔道植入光学纤维并突出探针几毫米,带入激光能量向周围组织扩散,使肿瘤组织产生热凝固坏死,临床可分为切割法、气化法及凝固法等方式。

4. 高强度聚焦超声　高强度聚焦超声(high intensity focused ultrasound,HIFU)利用超声声束具有可聚焦、穿透性的特点,将体外低能量的超声聚集于体内肿瘤靶区,从而在焦点处产生高强度的超声波,由点到线,由线到面,再由面逐层覆盖到所有靶区,通过瞬态高温热固化效应(>70℃)、空化效应(细胞破碎)破坏微血管、机械效应等机制使焦点处肿瘤病灶凝固变性、坏死、萎缩,最终吸收、消失,而病变周围的正常组织结构不受损害。HIFU 对人体无辐射,防护简单,既适用于浅表组织结构,又适用于体内深部组织,治疗时间短,创伤小,定位准确,但靶区细胞有时会

存在残留,焦点的位移大小仍存在一些问题,治疗时某些脏器存在的一定活动度给靶点的确定带来困难,不能对空气或骨骼阻挡的器官进行有效治疗,B 超不能观测到的肿瘤或内部血流丰富的肿瘤不能应用。

5. 磁感应治疗　磁感应治疗(magnetic induction hyperthermia,MIH)是通过各种方法使磁性介质适形精确分布于肿瘤组织内,并将肿瘤组织置于交变磁场中。热介质因感应涡流、磁滞损耗、奈尔松弛等机制产热,热量通过热传递到达周围肿瘤组织,通过控制各种加热参数,可使治疗区域达到所需的温度,从而杀灭肿瘤。该技术基于射频加温技术发展起来,可加大肿瘤组织与周围正常组织的温差,提高磁感应治疗的效果,并减轻因正常组织过热引起的并发症,目前尚处于研制阶段。

三、区域热疗

区域热疗主要是指体腔热灌注治疗,包括胸腔热灌注治疗、腹腔热灌注治疗和膀胱腔内热灌注治疗。该技术传统的方法主要是采用恒温水浴箱加温灌注液到治疗温度,用动力泵将灌注液灌注到患者胸腔、腹腔或膀胱中,并将灌注液引流到体外专用灌注袋内进行循环灌注。这种方法通过动态循环并持续升温的方式有效控制灌注液的温度,弥补了单纯加热的不足。由于灌注液处于流动状态,尤其是流速达到 400~600ml/min 时,体腔内温度可与进水管温度基本保持一致。此外,临床上也有非循环的热灌注治疗方法,但该方法灌注液温度不稳定,受灌注速度影响较大,灌注缓慢不能补充机体的热量散失,灌注过快温度又达不到设定的治疗温度,可控性较差,且灌注液易于积聚在胸、腹腔内凹陷或较低的部位,因而达不到最好的临床治疗效果。

第二节　肿瘤热疗的发展简史

热疗(hyperthermia)一词源于希腊文,意思是高热或过热,它是一门古老的医学。人类自从有了文明的历史,就在实践中懂得用热来治疗疾病。我国古代就有用热来治疗疾病的传统,并创造了"灸术",即现在所说的针灸术,用来治疗浅表肿瘤的例子。几千年前中国就已经使用药物熏蒸、药浴、热水浴、温泉浴、艾灸、火罐等方法治疗疾病。在 5000 年以前的埃及,就有用加温治疗乳腺肿瘤的记载,这是迄今发现的西方关于热疗的最早文献记录。有"医学之父"之称的古希腊名医 Hippocrates 就曾用加热来治疗肿瘤。他有句有关热疗的座右铭:"药物不能治愈的可用手术治疗,手术不能治的可用热疗治,热疗不能治的就无法治

了"，从某些方面预言了热疗在肿瘤治疗中的作用。而西方自 1886 年以来陆续有一些恶性肿瘤患者因偶患丹毒、严重感染导致高热而出现肿瘤消退的现象，以后有学者陆续报道了用加热联合其他疗法提高治疗肿瘤的疗效或者治愈肿瘤的案例。20 世纪以来，间断有人从事肿瘤热疗的研究工作，在 X 射线治疗机问世后，Warren 于 1935 年报道用 X 线联合加热治疗肿瘤，取得了较好的疗效。但由于当时科学技术不够发达，缺乏完善的加热设备及测温仪器，未能作精确的记载，又加之临床观察缺乏严密的随机分组对照，使肿瘤热疗的发展受到限制，另一方面 X 射线治疗机的逐步完善，放疗、药物的发展把人们的注意力引向放疗及化疗，所以热疗在 20 世纪 60 年代以前未能得到足够的发展。

1960 年后，有人开始尝试对肿瘤用热疗联合化疗，取得一定的疗效，但是研究进展速度较为缓慢，直到 20 世纪 80 年代才开始在临床上真正地应用。1975 年，在日内瓦召开了第 1 次国际加温治疗癌症的会议。1978 年，美国癌症协会召开第 1 次美国加温治疗癌症会议，并在此后每年召开 1 次。1978 年，在我国首先由河南省肿瘤医院李鼎九教授与有关单位协作开展了有关微波加温治疗癌症的基础和临床实验研究。1980 年，北京、上海也相继开展了相关研究。1981 年第 1 次全国肿瘤热疗会议在北京召开，国内外多种热疗设备相继问世，并在医学实验和临床应用中取得良好疗效。2002 年广州医科大学附属肿瘤医院开始研究体腔热灌注治疗技术，研发了高精度的体腔热灌注治疗设备，目前已在全国广泛推广应用，开展了一系列的多中心临床研究，提出了肿瘤治疗的新模式——C-HIPEC 模式。

在热疗生物学研究方面，我国在低热诱导肿瘤细胞凋亡、热休克蛋白的产生、作用、意义，热疗与免疫，热疗与热耐受，分子水平的热生物学研究等方面获得多项重要的进展，为肿瘤热疗技术的发展和推广应用奠定了坚实的基础。在临床应用方面，我国于 20 世纪 70 年代开始进行肿瘤热疗技术的临床研究与应用，并于 80 年代初在射频透热综合治疗膀胱癌和微波透热综合治疗食管癌方面取得了初步成果。

此外，随着新型热疗设备的不断研发和问世，体腔热灌注治疗方法亦经历了一系列的技术变迁。从最开始的加热后直接灌注法，到灌注后体外加热法，再到恒温水浴箱持续升温灌注法，直至目前的高精度持续循环热灌注法。体腔热灌注治疗技术方法的变迁使热疗的温度从不可控，逐渐转变为精准控温，为体腔热灌注治疗的广泛开展打下坚实的基础。我国肿瘤体腔热灌注治疗也进入一个全新的发展阶段。

第三节　肿瘤热疗的研究现状

热疗的生物学研究最初是由放射生物学家开始的，自然难免受过去放射生物学思维的影响。20 世纪 80 年代，热疗生物学研究特点以描述现象为主。重点研究 43℃ 以上加温的生物学效应，其模式仿照放射生物学及放疗，偏重肿瘤细胞的杀灭及热对放射增敏及热对化疗药物增敏作用，这是前期研究的主要成就。但也和放化疗一样忽视了全身因素在肿瘤热疗中的作用。20 世纪 90 年代亚高温（40~41℃）生物学的研究使人们从一味追求靶区 43℃ 的桎梏中解放出来，使亚高温热疗有了理论基础。

随着人们对恶性肿瘤认识的不断深入，热疗已经成为继手术、化疗、放疗和生物治疗之后的第五大治疗手段。目前，肿瘤的多学科综合治疗已成为发展趋势，热疗作为一项安全、有效的肿瘤治疗手段，与手术、放化疗和生物治疗等各种治疗方法广泛结合，已取得可喜的临床成果，且有着广泛的发展前景。热疗可诱导肿瘤细胞凋亡、坏死、改变其生长周期，且热疗具有直接细胞毒作用，可改变肿瘤微环境、改变特定的细胞信号传导途径、诱导凋亡相关基因和蛋白的表达等。

我国是最早将热疗应用于防治疾病的国家之一，但加温技术在较长时期内发展缓慢，近年来西方国家技术发展迅速，新的热疗加温技术不断出现，其临床应用与其他治疗方法的协同增效作用已有大量研究报道并取得了满意的疗效，在临床肿瘤治疗中已逐渐广泛应用。

一、近代热疗加温技术的发展概况

虽然人们很早就发现了热对很多疾病尤其是肿瘤有独特的疗效，但是由于当时加温技术的落后，推广应用极为缓慢。如中国古代所采用的热水浴、艾灸、火针和小烙铁等方法均有加温速率慢、热源能量低且热量难以进入人体内部、对深层肿瘤疗效差等缺点。而近代西方科学家所采用的病毒诱导人体升温的方法，由于不好估计人体对病毒反应的程度，而且可能诱发机体免疫反应，因此具有更大的危险性。这些都限制了热疗的推广应用和进一步发展。

随着近代科技的发展尤其是物理加温技术的发展，热疗进入一个新的发展时期。首先是加温技术手段的多样化，如射频、微波、超声、激光、红外线和磁感应等加温新技术的出现，它们的共同特点是都大幅提高了能量并能够进行局部加温，使热疗的发展摆脱了传统加温技术的局限，从全身热疗迈向局部热疗，从低温热疗发展到高温热疗，提高了对局部尤其是深层肿瘤的疗效。其次，现代电子技术和医学影像学的发展使热疗过程中的精确控温和体内精确定位成为可能,在达到治疗目的的同时使正常组织的损伤程度明显降低。

二、我国热疗加温技术的发展概况

我国虽然是最早将热疗用于防治疾病的国家之一,但是长期以来热疗加温技术的发展停滞不前。尤其是到了近代,西方国家的科技获得了较大发展,新的热疗加温技术不断出现,迅速拉开了与我国的技术水平差距。中华人民共和国成立前,我国医疗器械生产行业仅有 70 多个器械小作坊、两个官僚企业办的医疗器械厂,全部从业人员仅有 3 000 人。新中国成立后,大力发展医疗卫生事业,1950 年已能生产一些手术器械和理疗设备。1952 年试制成我国第一台 200mA X 线机,接着国产医用电子仪器不断推出,逐步逐项填补了国内医疗设备的许多空白。但我国热疗设备的真正发展始于 20 世纪 70 年代末,此后,我国热疗设备开始出现快速发展,微波、射频、超声聚焦、磁感应热疗等技术先后得到应用并不断完善。特别是近十几年来,我国科研人员研发和生产出了多种射频、微波、激光、超声、热交换器等热疗设备,并投入到多种肿瘤的临床治疗中。由我国自主研发的大功率射频肿瘤热疗机、大功率微波肿瘤热疗机、超声聚焦治疗设备、大型磁感应治疗设备、体腔热灌注治疗系统等,使热疗器械成为中国拥有自主知识产权较多、最具中国技术特色的产品门类之一。众多的微波、射频治疗设备和体腔热灌注系统投向市场,对我国常规肿瘤热疗技术的发展和推广应用起到了重要的作用。

三、腹腔热灌注化疗的基础研究概况

1. 腹腔热灌注化疗(hyperthermic intraperitoneal chemotherapy,HIPEC)治疗腹膜癌(peritoneal carcinoma,PC)的优势 HIPEC 对于微小腹膜肿瘤病灶较系统化疗具有明显的优势。由于剂量限制性毒性和腹膜 - 血浆屏障的存在,PC 被相对缺血供的腹腔粘连隔离,肿瘤组织内药物浓度不能有效地杀灭癌细胞,单纯的全身治疗对 PC 疗效甚微。HIPEC 经腹腔直接给药,腹腔内化疗药物浓度比血浆水平高 20~1 000 倍,可增加化疗药物与肿瘤细胞接触的机会,最大限度地杀伤腹膜肿瘤细胞,减少系统化疗引起的毒性反应。HIPEC 过程中化疗药物一方面可以从腹膜吸收,穿过腹膜淋巴孔进入体循环;另一方面,化疗药物也可通过覆盖肝、脾、胃、小肠和结直肠及肠系膜的腹膜脏层,被吸收进入门静脉,预防和治疗肝脏转移灶。原发肿瘤切除后,24h 残留癌细胞增殖动力学发生变化,残留 G_0 期癌细胞进入增殖期,3d 后增殖速度减缓,1 周后恢复到术前水平,肿

瘤细胞减灭术(CRS)术后早期进行 HIPEC 治疗可有效抑制 FCC 形成 PC,达到最佳治疗效果。

2. HIPEC 治疗 PC 的主要机制 腹膜由单层间皮细胞、基底膜和 5 层纤维结缔组织组成,厚度约 90μm,腹膜是晚期腹、盆腔恶性肿瘤发生种植转移的主要位置。HIPEC 主要通过热疗、化疗、热疗与化疗的协同作用、持续的机械性冲刷和改善机体免疫力作用来杀伤肿瘤细胞,其防治 PC 的主要机制:①恶性肿瘤在 43℃持续 1h 即可出现不可逆损害,而正常组织可耐受 47℃持续 1h。因此,HIPEC 可通过合适的温度直接以热效应杀死肿瘤细胞。②HIPEC 热效应的多重作用,在组织水平能导致肿瘤血管血栓形成、抑制癌组织内血管再生,使肿瘤细胞变性、坏死;在细胞水平破坏细胞的自稳机制,激活溶酶体、破坏胞质和胞核并诱导细胞凋亡;在分子水平使癌细胞膜蛋白变性,干扰蛋白质、DNA 和 RNA 合成。③HIPEC 热疗还可加强化疗药物的细胞毒作用,提高肿瘤组织对化疗药物的敏感性。高温状态下,癌细胞膜流动性增强,细胞膜及肿瘤血管通透性增高,有利于化疗药物的渗透和吸收。高温还可减少肿瘤细胞对化疗药物的排泄率,增加肿瘤细胞中化疗药物的浓度。④热疗与化疗药物可发挥协同抗肿瘤作用,该协同作用在 43℃时明显增强,热效应可增强抗癌药物的渗透性,使药物的渗透深度从 1~2mm 加深至 5mm。热效应可通过干扰肿瘤细胞的代谢、激活溶酶体直接杀死 S 期和 M 期细胞,化疗药物主要作用于代谢活跃的 M 期细胞,HIPEC 可发挥热疗联合化疗产生的协同效应杀灭肿瘤细胞。⑤通过持续的循环灌注,对腹腔内游离癌细胞和腹膜微小转移病灶起到机械性冲刷作用,清除腹腔内残留的癌细胞和微小转移灶。HIPEC 治疗过程中的液体流动,产生剪切力可直接导致肿瘤细胞死亡,冲刷组织导致肿瘤细胞发生失巢凋亡。⑥热效应可通过激活热休克蛋白的方式,诱发自身免疫系统产生抗肿瘤效应,阻断血管新生,导致肿瘤细胞蛋白质变性。

第四节 体腔热灌注治疗的
临床应用现状和展望

体腔热灌注治疗是指将含有化疗药物的灌注液加热到一定的温度,持续循环、恒温灌注、充盈到患者的体腔内,维持一定的时间,以治疗体腔内恶性肿瘤的方法,具有局部药物浓度高、全身毒性低的特点,是目前已被广泛认可的热疗方法。体腔热灌注治疗按治疗部位的不同分为腹腔热灌注化疗(HIPEC)、胸腔热灌注化疗(intrapleural hyperthermic perfusion chemotherapy,IHPC)和膀胱腔内热灌注化疗(hyperthermic intravesical chemotherapy,HIVEC)等,其中

HIPEC 开展最为普遍,临床应用技术也最为成熟。

HIPEC 是由术中腹腔内灌洗(intraoperative peritoneal lavage,IPL)、腹腔内化疗(intraperitoneal chemotherapy,IPC)、术后早期腹腔内化疗(early postoperative intraperitoneal chemotherapy,EPIC)等常温腹腔内化疗(normothermic intraperitoneal chemotherapy,NIPEC)技术加上热疗技术演变而来,根据使用设备、治疗时间、治疗方式的不同,临床上有预防性腹腔内温热化疗(prophylactic hyperthermic intraperitoneal chemotherapy,P-HIPEC)、持续腹腔内温热化疗(continous hyperthermic peritoneal perfusion,CHPP)、持续循环腹腔热灌注化疗(continous circulation hyperthermic peritoneal perfusion,CCHPP)、术中腹腔内温热化疗(intraoperative peritoneal hyperthermic chemotherapy,IPHC)、围术期腹腔热灌注化疗(perioperative intraperitoneal hyperthermic perfusion chemotherapy,P-HIPEC)、转化性腹腔热灌注化疗(conversion intraperitoneal hyperthermic perfusion chemotherapy,C-HIPEC)等多种不同的术语,但目前临床上把所有腹腔内化疗及热疗的联合治疗方法统称为 HIPEC。而胸腔热灌注治疗根据灌注液中是否加有化疗药物分为胸腔热灌注化疗(intrapleural hyperthermic perfusion chemotherapy,IHPC)和胸腔热灌注治疗(intrapleural hyperthermic perfusion,IHP)两种方法。

一、腹腔热灌注化疗

(一)腹腔热灌注化疗概述

通常术后复发或腹腔内广泛播散的腹腔恶性肿瘤,患者往往不具备手术指征。全身化疗及放疗因毒性反应和不良反应较大、患者身体一般情况较差、难以耐受等原因难以取得令人满意的疗效。因此,需积极探寻新的有效、安全的治疗腹腔肿瘤术后复发与转移的方法。近年来,随着肿瘤患者的手术治疗中尽可能保留功能状态、延长带瘤生存时间、提高生活质量等理念的提出,手术范围及根治程度不再是范围越大越好,而是根治程度越彻底越好,这就要求更有效的能够防治术后复发与转移的治疗方法。

HIPEC 是近年来新兴的腹腔肿瘤局部治疗方法,其将腹腔内灌注化疗与肿瘤热疗相结合。腹腔内灌注化疗指将含化疗药物的液体直接注入患者腹腔或通过局部灌注药物,通过液体流动冲刷及药物直接作用于局部,以达到杀灭肿瘤的目的。肿瘤热疗是通过物理能量直接加热局部组织或通过加热液体等介质传导热量,使局部肿瘤组织温度升高,达到一定治疗温度后,促使热敏性较正常细胞高的肿瘤细胞凋亡,避免损伤正常人体细胞的治疗方法。HIPEC 运用癌细胞和正常组织对温度耐受的特殊性差异,将化疗药物与灌注液混合加热到一定的温度,灌注到恶性肿瘤患者的腹腔中,其抗肿瘤的主要机制是高温对肿瘤的直接杀伤效应、高温与化疗药物抗肿瘤的协同作用以及机械冲洗作用。HIPEC 既可通过大容量腹腔持续灌注机械性冲刷作用清除腹腔内残留的癌细胞和微小转移灶,又可使用温热方法与化疗药物相结合共同杀灭腹腔内残留癌细胞。大容量的含化疗药物的温热液体能够使腹腔的微小癌转移灶更充分地与化疗药接触,灌注过程中化疗液对腹腔的游离癌细胞起到机械的清除作用,化疗药物灌入腹腔后,可在腹腔内形成较高、恒定、持久的药物浓度,进入体循环较少,全身不良反应小;使 HIPEC 较单纯腹腔化疗在临床应用中具有更明显的优势。

近年来,HIPEC 的疗效已被越来越多的医疗机构认可,其在预防和治疗恶性肿瘤腹膜种植转移及其并发的恶性腹水等方面得到了广泛的应用。作为一种恶性肿瘤的治疗手段,HIPEC 能有效地杀灭腹腔内游离肿瘤细胞和微小癌转移灶,预防和治疗腹腔恶性肿瘤腹膜种植转移及其并发的恶性腹水,具有安全、有效、不良反应小、患者依从性较好、操作简单等优点,是一种值得广泛开展和推广的恶性肿瘤治疗方法。

(二)腹腔热灌注化疗的发展史

1977 年,Charles 等结合人体高温效应、肿瘤热疗效应和腹腔内化疗的治疗理论,在哥伦比亚密苏里州大学设计并制造了一台管理腹腔内灌注的系统。该系统是使灌注液在腹腔内外无菌地进行循环,由流动的液体、高温装置和附加的化疗药组成。1979 年,国外学者 Spratt 等采用犬进行了动物实验后,率先在临床上使用加热含有噻替哌的灌注液治疗一例 35 岁的腹膜假黏液瘤患者。其后,在华盛顿肿瘤学院,Sugarbaker 继续改进了这种新疗法,他研究了该治疗方法在胃肠道肿瘤腹膜转移患者的治疗效果。从此,高温热疗和抗肿瘤化疗药物协同对抗肿瘤细胞的明显作用被众多研究所证实。1980 年 Spratt 等认为,早期腹腔内灌注化疗并未考虑人体腹腔内温度较为恒定的特性,提出了将灌注液体加热至高于腹腔正常温度范围,以促进抗肿瘤治疗效果,减少并发症的发生。1988 年 Fujimoto 等日本学者利用肿瘤细胞与正常细胞热敏性差异的原理,提出了腹腔内热灌注化疗的概念。在 1989 年,Beaujard 等在对犬进行实验性研究和对人进行试验性研究后,设计出一台更新的 HIPEC 设备,并在 1994 年设计了一个非随机 Ⅱ 期临床试验。在 2000 年其发表了消化道来源性腹膜肿瘤患者的临床效果,阐述了 HIPEC 对 <5mm 颗粒状腹膜恶性肿瘤具有独特疗效。1995 年,Sugarbaker 明确了腹膜切除术的合理性。从此减瘤术和 HIPEC 飞速发展并应用于全世界多个医疗中心,治疗腹膜肿瘤、肉瘤、腹腔间质瘤等恶性肿瘤。

自 HIEPC 首次运用至今,国内外学者为提高 HIPEC 临床应用的疗效和安全性,对 HIPEC 的技术方法进行了不断地探索。HIPEC 技术方法经历了近 30 年的发展演变过程,HIPEC 相关治疗设备也不断出现并改进。根据应用的技术方法不同,HIPEC 技术主要有以下几种技术变迁:①灌注液加热后直接灌注法;②腹腔灌注液体外加热法;③恒温水浴箱或微波持续升温灌注法;④精准热灌注治疗技术。

近年来,随着腔镜外科的发展,HIPEC 又被引入微创外科领域,在腹腔镜辅助腹腔恶性肿瘤切除或腹腔镜探查的基础上进行 HIPEC 治疗,可充分应用微创外科的优势,避免不必要的手术切口带来的创伤,有着很好的临床应用前景。

(三)腹腔热灌注化疗的临床应用现状

HIPEC 抗肿瘤的主要机制是高温对肿瘤的直接杀伤效应、高温与化疗药物抗肿瘤的协同作用以及机械冲洗作用,所以腹腔内有效的治疗温度是获得满意临床疗效的关键。腹腔内灌注液的温度及持续时间、灌注液中化疗药物的选择及其浓度是影响 HIPEC 临床疗效及安全性的关键因素,灌注液的灌注速度也是影响腹腔内保持精确恒温的重要因素。因而,高精度控温及高精度控制灌注速度是 HIPEC 的技术关键。HIPEC 过程中如腹腔内灌注液的温度过高将对小肠产生热损伤,导致粘连性肠梗阻、肠坏死、腹腔脓肿,甚至死亡等严重并发症;如腹腔内灌注液的温度过低则达不到有效治疗温度,影响临床治疗效果。针对国内外临床应用的 HIPEC 设备存在的控温精度不高、安全系数较低等缺陷,国内学者研制出了高精度 HIPEC 设备,该设备可实现高精度控温和测温、高精度可调节控制流量、自动化程度高、稳定持续循环,且能多次治疗,其技术方法安全程度较高,值得临床推广应用。

临床研究表明,大多数化疗药物和高温的抗癌协同作用在 39℃开始出现并随着温度的升高逐渐增强,温度越高化疗药物和高温的抗癌协同作用越强,但 43℃以上的高温将对机体产生热损伤,温度越高热损伤作用越严重,HIPEC 治疗后并发症的发生率越高,而不高于 43℃的 HIPEC 对术后并发症的发生率无明显影响。目前临床报道的 HIPEC 治疗温度多为 39~45℃,甚至有采用 48℃作为治疗温度进行 HIPEC 的文献报道。Aarts 等研究报道,腹腔热灌注采用 44℃的治疗温度对大鼠进行 HIPEC 持续处理 60min,结果发现治疗后大鼠的小肠均广泛坏死;以 42~45℃的灌注液温度治疗腹膜种植转移癌 60min,结果 4 例 HIPEC 治疗后 7d 左右死亡,剖腹探查发现小肠完全坏死,考虑为热损伤所致,说明灌注温度直接影响到治疗的安全性。除

治疗温度外,每次 HIPEC 的治疗时间及治疗次数也是影响 HIPEC 临床疗效的重要技术参数。目前,国内外学者对 HIPEC 的持续时间、治疗次数缺乏统一认识,大多数文献报道的治疗时间为 60~90min。灌注液的选择多用生理盐水、林格液、蒸馏水,近年来,奥沙利铂或卡铂作为化疗药物用于 HIPEC 临床逐渐增多,临床疗效较为肯定,但灌注溶液需用 5% 葡萄糖,术中可引起血糖显著升高,需要每隔 15~30min 检测一次血糖变化并做出相应的处理,术后也应检测患者电解质的改变。根据疾病种类、治疗目的及管道通畅程度的不同,治疗 3~5 次。一般来说,根治性切除术后的预防性治疗次数可相对少一些,可酌情治疗 1~2 次;而姑息性切除术、减瘤术后、恶性腹水的治疗应适当增加治疗次数,可进行 3~5 次。

(四)腹腔热灌注化疗技术的展望

近年来,国内外学者对 HIPEC 技术方法进行了不断的探索,设备得到了不断创新和改进,HIPEC 技术方法日趋成熟。HIPEC 对腹腔恶性肿瘤腹膜种植转移及其引起的癌性腹水的预防和治疗有着比较明显的临床疗效,并被越来越多的医疗机构认可和推广应用,但当前国内比较多的医院在使用 HIPEC 治疗中仍存在一系列问题。例如,①各医疗机构采用的 HIPEC 技术手段及治疗设备参差不齐,HIPEC 治疗缺少统一的治疗标准、操作规范和术后的评估指标,并发症的发生也时有报道,限制了 HIPEC 的临床推广应用;②部分医疗机构未能充分把握 HIPEC 的适应证和禁忌证,主要依照临床经验来选择治疗的时间、次数和所用的治疗灌注液种类和化疗药物的剂量;③国内有关 HIPEC 临床应用的研究多为方法介绍或回顾性临床疗效分析,缺乏"多中心、大样本、随机对照、前瞻性"的高级别循证医学证据。

总之,HIPEC 作为一种新兴的治疗方法越来越受到广泛的重视,经过不断的改进和发展之后,HIPEC 设备的各项技术参数也不断提高。为推动 HIPEC 技术的健康发展,促进 HIPEC 技术的临床推广应用,采用高精度控温的 HIPEC 设备,开展多中心、大样本、随机对照、前瞻性的循证医学研究,制订 HIPEC 临床应用的规范化技术标准很有必要。

二、胸腔热灌注化疗

(一)胸腔热灌注化疗概述

IHPC 是指通过将含化疗药物的灌注液加热到治疗温度、灌注到肿瘤患者的胸腔内、维持一定的时间,预防和治疗胸膜转移癌、间皮瘤及其引起的恶性胸腔积液的一种治疗技术。IHPC 的优点:①通过热直接杀灭癌细胞;②增强某些化疗药物的肿瘤渗透性(直接渗透深度可达 5mm)和细胞毒性,诱导肿瘤细胞凋亡,预防肿瘤复发,提高患者生

存率；③产生热休克蛋白，诱发机体的特异性免疫，活化自然杀伤细胞（NK细胞），使树突状细胞（DC细胞）增多，促进抗原的递呈作用，抑制肿瘤转移；④物理冲刷作用将滞留在胸腔内的癌细胞冲出体外；⑤可以提高用药剂量，使腔内抗癌的浓度大大高于体循环浓度，但不增加全身不良反应；⑥由于水的流动性比较好，可以充满胸腔的每个角落，减少治疗盲区，达到最佳治疗效果。

IHPC主要是通过对细胞产生细胞毒作用来进行治疗的。由于肿瘤细胞的血管发育较为粗糙和紊乱，导致新生的肿瘤会对供养血管产生压迫作用或者是使肿瘤细胞向管腔内生长，进而使血管受压，管内血流速度减慢，患者机体处于缺氧状态，热量大量储存，新陈代谢紊乱。加之肿瘤细胞的血管神经感受器发育较差，对热敏感度下降，进一步导致患者机体的代谢紊乱。研究表明，肿瘤细胞在一定温度下会停止分裂，温度继续增加就会使细胞骨架开始被破坏，蛋白质合成等受到阻碍，肿瘤细胞就会被杀死，而正常细胞的敏感温度较高，可以有效地通过血管扩张进行散热。因此，可以通过这一原理，根据正常细胞与肿瘤细胞的敏感温度差异，把热灌注化疗温度控制在一个恒温状态下，使得整个治疗对正常细胞的影响较小，同时也可以有效杀死肿瘤细胞。IHPC可以增加化疗药物的吸收情况。对某些化疗药物进行加热后会使得药物的毒性有所增加。相关研究资料表明，加热会使肿瘤细胞膜的稳定性遭到破坏，细胞膜的通透性增加，从而增加了化疗药物的吸收情况，使细胞内环境酸化程度增加，抗肿瘤作用增强。除此以外，加热后肿瘤细胞的局部血流量也会增加，使进入细胞内的药物浓度也会相应地增加，进一步增加了化疗药物的吸收。IHPC能够通过抑制肿瘤细胞的耐药基因的表达从而有效地降低肿瘤细胞的耐药性，同时，刺激胸膜发生炎性粘连，使得胸膜腔发生闭锁，减少胸腔积液的再次发生。当对胸腔积液患者进行IHPC治疗后，肿瘤细胞死亡后会留有分解产物，这些产物可以被认为是一种新的抗原，可以刺激机体产生免疫应答。加之热疗的联合使用会使得流动性的抗原决定簇暴露更多，增加了患者机体对肿瘤细胞产生的免疫应答反应。因此，IHPC可有效治疗恶性胸腔积液。但由于技术发展的局限性，IHPC也存在有一定的技术缺陷，需要进一步改进。

（二）胸腔热灌注技术方法的发展史

胸腔热灌注方法的发展演变过程，实质就是对热疗杀灭肿瘤细胞的机制探索和现代治疗设备不断改进和发展的过程。根据应用的技术方法和灌注模式的不同，胸腔热灌注的发展大约经历了四个阶段。第一阶段的治疗方法是术中灌注法。该方法简单，操作容易，无须其他治疗设备辅助，有一定的疗效。但是由于注入胸腔内的热水热量散失

速度快，而人体的体温调节能力较强，无法确切地使胸腔内各个部分组织及器官周围温度相同，因此术中灌注法被认为是一种较粗糙的治疗方法，现在一般应用于肺癌术后预防癌细胞的种植转移。第二阶段，经过一段时间的发展，研究者们改良了热灌注方式，研发出体外高频热疗法。体外高频热疗法与术中灌注法相比，一方面腔内液体热量保持时间较长，另一方面能通过高频热疗仪对腔内液体持续补充热量。但由于高频热疗仪的原理限制，胸腔内蒸馏水温度从前到后、从浅至深部逐层降低，因此胸腔内实际温度不能精确测量，且每次治疗耗时较长，在临床上推广较难。另外，高功率微波存在辐射作用，对医护人员也存在安全隐患。第三阶段，在前人实践及理论的基础上，进一步改进治疗设备及方案，研制出持续胸腔热灌注治疗的技术。在胸腔热灌注治疗过程中，由于肿瘤组织对化疗药物的敏感性增加，提高了化疗药物抗肿瘤的药效，有助于杀灭肿瘤细胞，因此临床上在热灌注过程中，灌注液中加入化疗药物，此方法称为IHPC。但此法对灌注速度的调节要求较高，暴露出灌注缓慢又不能补充机体的热量散失、灌注过快温度又达不到设定的高度的缺点，往往不能达到持续灌注的目的，可控性较差。第四阶段，临床应用中发现非循环的恒温水浴箱加热对于温度的控制精度较差，可控性欠佳较难达到持续灌注，因此高精度持续循环热灌注治疗技术应运而生。该项技术自动化操作，多点控温，主要由灌注动力泵、热交换器、温度监测器、流量调节阀及管道系统等组成，使该技术更简便、更客观、更可靠。目前国家药品监督管理局（NMPA）已批准了胸腔热灌注治疗设备投入临床使用，为临床开展胸腔热灌注治疗提供了治疗平台。

（三）胸腔热灌注治疗目前存在的问题和前景展望

胸腔热灌注治疗的推广应用仍存在一些问题。如没有测温就没有热疗，而人体轮廓、血流量变化影响热量分布，因此测量胸腔内灌注液温度及其分布情况尚不清晰，无损、低廉、操作简便、精确度高的测温方法仍需探究；随着热灌注在同一病例应用次数的增加，机体对热的敏感性降低，产生热耐受，使得热灌注作用受限；IHPC可促进胸腔内血管能吸收灌注液中的化疗药物成分，在灌注温度低于43℃时，其控制胸腔积液疗效亦佳，但作为一种局部而非全身治疗的方法，会造成全身化疗时药物剂量的控制受到影响；胸腔热灌注治疗安全性虽高，但仍有一些不可避免的并发症和不良反应。

胸腔热灌注治疗恶性胸腔积液疗效显著，在预防肿瘤复发转移、提高患者生活质量、延长生存期等方面取得了很大成就。目前临床上针对胸腔积液的治疗方法较多，包括全身性化疗、手术治疗、热灌注治疗及各种治疗方法联合治

疗等。胸腔内灌注化疗联合热疗是近年来公认的用于治疗恶性胸腔积液的有效方法之一。21世纪以来,胸腔镜外科迅速发展,对胸部肿瘤或转移瘤诊断有很高的敏感性及特异性,在其辅助下行胸腔热灌注治疗,适应证更广,优势更明显。如对有胸膜粘连或胸膜局限小病灶合并恶性胸腔积液的患者,行胸腔镜直视下胸膜粘连松解、血块清除或胸膜局限病灶切除术后进行IHPC,其个体化的治疗方式更理想;同时解决了恶性胸腔积液诊治中的一些难题,避免了开胸手术给患者带来的巨大创伤,有良好的应用前景和推广价值。

三、膀胱腔内热灌注化疗

(一)膀胱腔内热灌注化疗概述

膀胱癌多发生在黏膜移行上皮层,多数呈乳头状或菜花状,表面凹凸不平,有较细的蒂,有些膀胱肿瘤突入膀胱腔内,基底部浸润较浅。因此,膀胱腔内局部灌注加温,肿瘤的受热面积较大,当灌注液充盈整个膀胱时,肿瘤受热面积更大,腔内的表浅肿瘤很容易处于加热范围之内。由于膀胱解剖和生理的特点,相对于体内其他空腔脏器黏膜,膀胱黏膜对药物的吸收明显减少,可使局部用药的优点发挥得更好;相对于体内其他空腔脏器黏膜,膀胱黏膜对于热损害有良好的耐受,对全身不易产生较大的影响。

临床目前常用的加温方法可分为微波、射频或超声等,发射器有置于体外的,有置于膀胱腔内的。膀胱腔内加温的优点是能对瘤体进行有效加温,缺点是测温较困难,容易对正常组织加温,存在周围正常组织因温度过高受损的危险。有学者质疑盆腔肿瘤加温治疗有创测温的必要性,指出检测腔内温度就可推测瘤体内温度。

另一种加热方法是传统的HIVEC,其优点是能够很好地控温和测温,对患者和操作者无放射线的危害;缺点是对浸润较深的肿瘤有效加温不足。针对膀胱肿瘤绝大多数为浅表性膀胱癌,而相当部分热疗是预防肿瘤术后复发而言,热灌注方法是膀胱热疗较好的方法,不用担心损伤周围正常脏器,如损伤直肠形成膀胱直肠瘘等。热灌注方法在给肿瘤加温的同时对药物进行加温,更容易发挥两者的协同抗肿瘤作用。

(二)膀胱腔内热灌注化疗

HIVEC是指通过将含化疗药物的灌注液加热到治疗温度、灌注到肿瘤患者的膀胱腔内维持一定的时间,以治疗膀胱癌的一种治疗技术。HIVEC治疗是将热疗和化疗相结合,利用热化疗增敏和协同作用,具有明确的抗癌机制和药代动力学优势,有效杀灭膀胱内游离癌细胞,消除残存较小癌灶,预防与治疗膀胱术后复发,提高膀胱癌的临床疗

效,是一种经济有效、操作简便、毒副作用小、可重复性强的治疗方法。热疗系统可将膀胱内温度升至42~45℃,不仅可直接杀伤肿瘤细胞或触发其凋亡,还可扩张肿瘤组织的血管,增加化疗药的膜通透性,提高肿瘤细胞内的化疗药物浓度等,对化疗具有增敏作用,而且可杀死化疗无效的S期肿瘤细胞。

(三)膀胱腔内热灌注化疗发展史

1966年,Helmstein介绍单纯用膀胱内加压的方法治疗膀胱癌。早期的方法是将Foley导尿管或球囊置入膀胱,灌入生理盐水,使膀胱内压力达到患者舒张压以上,持续5~6h。原理是膀胱内加压可减少肿瘤的血流量,引起缺血缺氧,使癌组织坏死,以治疗表浅肿瘤。20世纪80年代,临床上已经用烷化剂噻替哌进行膀胱腔内灌注化疗预防经尿道膀胱肿瘤电切(transurethral resection of bladder tumor,TURBT)术后非肌层浸润性膀胱癌的复发。然而随着医疗进步,噻替哌已经不再用于膀胱腔内灌注治疗,主要原因是其具有严重的不良反应,如血小板减少症、白细胞减少症等。目前,TURBT术联合膀胱腔内热灌注治疗方案被公认为是防止非肌层浸润性膀胱癌复发的重要手段。主要包括以下两种辅助治疗:①膀胱灌注免疫治疗:如卡介苗、白细胞介素2等;②HIVEC:如表柔比星、吡柔比星、丝裂霉素C(MMC)、羟喜树碱、吉西他滨和盐酸米托蒽醌等。欧洲泌尿外科指南推荐HIVEC的一线药物是蒽环类化合物(表柔比星)及MMC。

膀胱热疗最早应用于1974年,Hall首先报道用高温治疗膀胱癌,并取得一定的疗效。后来,学者们将膀胱内的灌注化疗和高热治疗相结合,称为HIVEC。这对于高危的非肌层浸润性膀胱癌电切术后预防复发具有很好的治疗效果。该法经历了一系列的发展演变,主要可分为以下三个阶段。第一阶段:热灌注化疗最早期的方法是直接热灌注法,即将化疗药物溶入加热灌注液中,再将其灌注入膀胱腔中。直接热灌注法是膀胱腔内热灌注最早期的探索,也是最简单和直接的治疗技术,但由于人体有很强的体温调节能力,灌注入膀胱腔内的液体热量散失快,温度维持时间短,因此该方法仅能称为简单热灌洗,而不是真正意义上的HIVEC。第二阶段:经过研究探索,有学者通过特制的导尿管在膀胱内置入射频加热探针,借助射频设备对直接热灌注法进行改进,变为射频加热灌注法。该方法灌注温度会有一定的波动,控温精度不高,存在导致膀胱壁损伤的风险,从而影响HIVEC效果。另外,高功率射频通过加热探针局部温度较高,可能导致探针周围膀胱黏膜损伤,治疗中需要把药物引出重新灌注加热,增加了医护人员的负担,也存在化疗药物外渗的风险和安全隐患。同时期也有学者采

用热传导加热技术进行 HIVEC 技术的研制,但由于该技术方法较为简单,控温和控流的精度不高,没有得到临床推广。第三阶段,高精度持续循环热灌注治疗法:由广州医科大学附属肿瘤医院自主研发的高精度膀胱腔内热灌注治疗系统是目前实施 HIVEC 的理想技术平台。该设备不仅可以高精度控温,而且可将热灌注液持续循环灌注入膀胱腔内,清除膀胱腔内的游离癌细胞、坏死组织,提高了治疗的安全性并取得了很好的临床疗效。

(四)膀胱腔内热灌注化疗展望

HIVEC 作为预防和治疗 TURBT 术后膀胱癌复发的有效措施已经成功地应用于临床,与常规膀胱灌注化疗相比,HIVEC 更加科学,可以降低术后的总体复发率,显著提高患者的生存质量。HIVEC 疗效的关键因素在于精确控制治疗温度,精准 HIVEC 疗效肯定,并且安全、简便,值得临床广泛推广,可使更多膀胱癌患者受益。

第五节 体腔热灌注治疗技术管理政策及要求

一、国家相关医疗技术的法规和政策

医疗技术是指医疗机构及其医务人员以诊断和治疗疾病为目的,对疾病做出判断和消除疾病、缓解病情、减轻痛苦、改善功能、延长生命、帮助患者恢复健康而采取的医学专业手段和措施。医疗技术的临床应用,是指将经过临床研究论证且安全性、有效性确切的医疗技术应用于临床,用于诊断或者治疗疾病的过程。医疗机构在应用过程当中应遵循科学、安全、规范、有效、经济、符合伦理的原则。对安全性、有效性不确切的医疗技术,医疗机构不得开展临床应用。

经过数十年不断探索与发展,我国医疗技术管理政策不断完善及细化,更加贴合现代医疗技术临床推广的实际。具体主要表现在以下几方面。

(一)适时调整医疗技术管理类别,强化医疗机构主体责任

随着国内外医疗技术的飞速发展,推动了医学事业的不断前进,大量的新技术被发明或引进。如何对这些技术的准入及应用进行统一、规范的管理,成为医疗技术应用管理的焦点。经过国内专家学者的共同研究与探索,广泛征求意见,2009 年 3 月卫生部颁布了《医疗技术临床应用管理办法》(下称《办法》),这是我国第一部系统的医疗技术管理法律文件。《办法》根据安全性、有效性、是否涉及重大伦理问题将技术分为三类:第一类医疗技术是指安全

性、有效性确切,医疗机构通过常规管理在临床应用中能确保其安全性、有效性的技术。第二类医疗技术是指安全性、有效性确切,涉及一定伦理问题或者风险较高,卫生行政部门应当加以控制管理的医疗技术。第三类医疗技术是指具有下列情形之一,需要卫生行政部门加以严格控制管理的医疗技术:①涉及重大伦理问题;②高风险;③安全性、有效性尚需经规范的临床试验研究进一步验证;④需要使用稀缺资源;⑤卫生部规定的其他需要特殊管理的医疗技术。

由此可见,国家相关部门已经意识到需要采取严格准入与分级管理措施,特别是对第三类医疗技术准入及管理做出了严格要求。《办法》规定,卫生部制定并公布第三类医疗技术目录,并根据临床应用实际情况进行调整。同时强调,第三类技术首次应用与临床前,必须经过卫生部严格的论证及伦理审查。建立专业的医疗技术临床应用能力审核机构,按照严格的程序对第二、第三类医疗技术临床应用进行审核。明确了医疗机构、评审机构、监管机构在医疗技术临床应用的审核、准入、管理、监督过程中的权责。在卫生部随后公布的《首批允许临床应用的第三类医疗技术目录的通知》中,体腔热灌注治疗技术(肿瘤深部热疗技术)也在此目录。

经过系统严格的准入及管理,我国医疗技术临床应用日趋规范。但是,医疗技术发展日新月异,医疗机构若想开展新的医疗技术,需经过一系列严格的准入及审批程序,其间耗费了大量的时间及精力,这无疑在某种程度上限制了我国医疗技术在临床的推广应用。为有效提高工作效率,简化审批流程,2015 年国务院颁布了《关于取消非行政许可审批事项的决定》。随后,国家卫计委印发《关于取消第三类医疗技术临床应用准入审批有关工作的通知》(下称《通知》),将安全性、有效性确切,但是技术难度大、风险高,对医疗机构的服务能力、人员水平有较高要求的医疗技术;或者存在重大伦理风险,需要严格管理的医疗技术,列为限制临床应用的医疗技术,并作为管理重点。体腔热灌注治疗技术(肿瘤深部热疗技术)被列为国家限制临床应用的医疗技术之一。《通知》要求各级卫生计生行政部门依据职责加强辖区内医疗机构医疗技术临床应用监管,对医疗技术临床应用实施备案和公示制度,接受社会监督。同时引入信息技术手段,加强监管。随后,各地相继取消了第二类医疗技术审批,转为备案管理。2018 年 8 月经国家卫健委审核通过,正式颁布了修订后的《医疗技术临床应用管理办法》(下称"新《办法》"),明确了违反规定的法律责任,这标志着医疗技术法治化管理进入了新的时期。新《办法》中明确指出,医疗机构主要负责人是本机构医疗技术临床应用管理的第一责任人。将主体责任下放至医疗机

构,充分赋予医疗机构在技术的引进、发展与应用上更大的自主空间,有利于医疗机构的个性化、特色化发展。同时发挥医疗机构主观能动性,强化自我质量管理及追踪,保障医疗技术临床应用质量和安全。

(二)加大行政机构管理力度,监管重心逐步转向"事中事后"

随着医疗技术临床应用管理模式的转变,医疗机构在技术应用中的主体地位日渐凸显,卫生行政部门的监管重心也随之有所调整。2016年广东省作为医疗技术临床应用"事中事后"监管政策试点之一,开始对医疗技术应用新的监管模式的探索。2017年,广东省卫计委发布了《广东省卫生计生委关于组织开展医疗技术临床应用事中事后监管政策试点工作的实施方案》。方案中强调医疗机构在开展"限制临床应用医疗技术"及原二类医疗技术前要严格按照国家相关规范进行自我评估,并在上级卫生行政部门备案。新《办法》中提出将医疗技术进行负面清单管理,明确了限制类技术备案管理流程。通过审批监管模式的转变,强化医疗机构在技术应用当中的主体责任,将监管关口前置。卫生行政部门的监管重心开始由"事前",向"事中事后"转变。各级卫生行政部门的工作重心逐渐转向指导医疗机构建立医疗技术临床应用管理制度,动态监管辖区内医疗技术临床应用情况。

(三)重视医疗技术开展同质化、规范化培训成为先决条件

我国早期的医疗技术管理制度,由于没有相应的规范对开展医疗技术的人员资质、技术水平、参加专业技术培训经历做出明确的规定,存在相当大的医疗安全隐患。随着国内医疗技术的发展,国家对医疗安全以及医疗技术规范化培训的重视程度逐步提高。2017年国家卫生和计划生育委员会(国家卫计委)发布《关于印发造血干细胞移植技术管理规范(2017年版)等15个"限制临床应用"医疗技术管理规范和质量控制指标的通知》,明确提出从事"限制类医疗技术"专业人员需经过专业系统培训,对培训时间、开展例数、培训内容提出了详细要求。同时,对培训基地的规模、培训团队人员资质、培训工作的开展做出了明确规范。新《办法》对拟开展限制类技术的医师提出参加规范化培训与考核的具体要求,同时细化了医疗技术培训基地向省级卫生行政管理部门备案的具体流程,以及省级卫生行政部门在医疗技术规范化培训管理当中的职责。此后,国家卫生健康委员会(国家卫健委)陆续发布了《关于心血管疾病介入等4个介入类诊疗技术临床应用管理规范的通知》《关于内镜诊疗技术临床应用管理规定及呼吸内镜诊疗技术等13个内镜诊疗技术临床应用管理规范的

通知》等文件,均对各项技术的规范化培训做出了细致的要求。

由此可见,规范系统的培训是医疗技术得以顺利开展的前提和保障,体现出我国医疗技术临床应用管理与时俱进,日趋严谨。

二、我国体腔热灌注治疗技术的管理要求

体腔热灌注治疗技术属于三类医疗技术和限制类医疗技术,必须拥有SFDA批准的三类医疗设备注册证及批准的适应证才能进行临床应用。2009年起,体腔热灌注治疗技术(肿瘤深部热疗技术)在国家卫生部办公厅颁布的《首批允许临床应用的第三类医疗技术目录的通知》当中被列为第三类医疗技术。2015年取消第三类医疗技术临床应用准入审批后,被列为国家限制临床应用医疗技术。体腔热灌注治疗技术(肿瘤深部热疗技术)的规范管理也在不断地发展与进步,提出了更高、更严格的管理要求。

(一)规范化管理,严格执行有关规定

《肿瘤深部热疗和全身热疗技术管理规范(2017年版)》《肿瘤深部热疗和全身热疗技术临床应用质量控制指标(2017年版)》对医疗机构开展体腔热灌注治疗技术的场地条件、设备要求、人员资质、技术管理、质控指标等进行了详细的说明。明确了该技术在医疗机构首次应用前应组织论证,制定相关管理规范及质控体系,确保医疗质量与患者安全。我国对体腔热灌注治疗技术相关的医疗设备和器械实施严格的准入管理,与治疗相关的设备和产品有严格的要求和规定,只有达到和符合相关规定才能获批第三类医疗器械产品注册。

(二)规范化培训,保障技术一致性

2009年国家卫生部颁布的《肿瘤深部热疗和全身热疗技术管理规范(试行)》中提出,参与肿瘤热疗的其他相关卫生专业技术人员需经过肿瘤热疗技术相关专业系统培训并考核合格。新修订的《医疗技术临床应用管理办法》中明确指出医疗机构应当加强首次在本医疗机构临床应用的医疗技术的规范化培训工作。

《肿瘤深部热疗和全身热疗技术管理规范(2017年版)》要求开展该技术的执业医师需从事与肿瘤热疗技术相关专业,具有主治医师及以上专业技术职务任职资格,接受至少3个月的系统培训,在指导医师指导下,完成20学时以上的肿瘤热疗相关理论学习,参与50例次以上肿瘤热疗患者的治疗和全过程管理,并取得培训合格证书后方可开展。通过系统规范的培训,确保了体腔热灌注治疗技术(肿瘤深部热疗技术)一致性,从而为肿瘤患者的治疗疗效提供保障。

(三) 规范化准入许可,依法依规开展医疗技术

新修订的《医疗技术临床应用管理办法》中明确规定,医疗机构拟开展限制类技术临床应用的,经过自我评估符合开展条件后,应当在开展首例临床应用之日起15个工作日内,向核发其《医疗机构执业许可证》的卫生行政部门备案,确保依法依规开展医疗技术。备案材料应当包括以下内容:①开展临床应用的限制类技术名称和所具备的条件及有关评估材料;②本机构医疗技术临床应用管理专门组织和伦理委员会论证材料;③技术负责人(限于在本机构注册的执业医师)资质证明材料。备案部门应当自收到完整备案材料之日起15个工作日内完成备案,在该医疗机构的《医疗机构执业许可证》副本备注栏予以注明,并逐级上报至省级卫生行政部门。

三、我国体腔热灌注治疗技术的现状

广州医科大学附属肿瘤医院自2002年开始研究体腔热灌注治疗技术,2006年成功研制出拥有完全自主知识产权的BR-TRG系列体腔热灌注治疗系统,相关技术指标经客观权威鉴定达到国际领先水平。2009年12月,该技术获得SFDA批准的Ⅲ类医疗器械注册证,这是我国SFDA批准的第一个体腔热灌注治疗Ⅲ类医疗技术平台。BR-TRG-Ⅰ型体腔热灌注治疗系统采用内外两条循环管路,内循环管路为含有化疗药物的灌注液在体腔与灌注袋间循环流动,外循环管路液体为密闭的循环系统,应用加热器补充内循环管路的热量损失,两者通过热交换器进行热能传递,采用数字化加热技术,电脑自动控制,可保持体腔内温度恒定于设定的治疗温度,控温精度达 ±0.1℃,测温精度达 ±0.1℃,灌注流量控制精度达 ±5%。该设备不仅可以高精度控温,而且可将热灌注液持续循环灌注入体腔内,提高了治疗的安全性并取得了很好的临床疗效。

此外,广州医科大学附属肿瘤医院还在国内外首次提出"高精度、大容量、持续循环"的精准体腔热灌注治疗技术方法,在国内率先成立了精准体腔热灌注治疗中心,形成了良好的精准体腔热灌注治疗团队,制定了精准体腔热灌注治疗临床应用技术标准,提出了肿瘤治疗的C-HIPEC模式:预防模式、治疗模式、转化模式和综合模式。目前,精准体腔热灌注治疗技术已在国内广泛推广应用,取得了良好的社会效益和经济效益,该项技术已形成25项相关临床治疗指南及专家共识,具有很高的临床实用性和学术价值。

同时,广州医科大学附属肿瘤医院也非常重视体腔热灌注治疗技术的规范化培训工作,先后承办了广州市、广东省及国家级的继续医学教育项目,自2011年先后主办了8届国内国际会议。2011年3月举办的"广东省第一届体腔热灌注治疗学习班",参会代表300余人。2011年11月举办的"第十一届全国肿瘤热疗学术研讨会暨广东省第一届体腔热灌注治疗学习班",参与学术会议的专家和学者达到600余人次。2012年12月成立了广东省抗癌协会肿瘤热疗专业委员会,举办了"第一届全国肿瘤体腔热灌注治疗学术研讨会暨体腔热灌注治疗学习班",参与学术会议的专家和学者达到700余人次。2013年11月举办的"第一届广东省肿瘤热疗技术学习班暨第二届全国体腔热灌注治疗学术研讨会",参会专家和学者达到800余人。2015年10月举办的第二届广东省肿瘤热疗技术学习班暨第三届全国体腔热灌注治疗学术研讨会,参会专家和学者达到1 200余人。2017年8月召开的第四届全国体腔热灌注治疗学术研讨会,有来自国内外的近1 500名体腔热疗领域专家学者就体腔热疗的热点和难点进行深入探讨和交流。2018年10月,第二届华南国际肿瘤高峰论坛暨第五届全国肿瘤体腔热灌注治疗研讨会,共设一个主会场及七个分会场,有近500名来自美国、日本以及我国上海、北京、台湾等地的专家出席盛会。2019年8月,在重庆召开的全国肿瘤学大会上成立了中国抗癌协会腹膜肿瘤专业委员会,召开第一届全体委员学术会议。另外,广东省抗癌协会肿瘤热疗专业委员会自2018年7月开始,先后推出了17期精准体腔热灌注治疗技术规范化培训班,围绕体腔热灌注治疗技术开展学术研讨会和技术培训,已累计培养专业人才超过10 000人,为我国体腔热灌注治疗技术的发展和推广起到了积极的推动作用。

第六节 小 结

从体腔热灌注治疗技术的特点及其在临床上的不断发展应用可见,体腔热灌注治疗是热疗和化疗相互结合、相互促进发挥协同抗癌作用的治疗方法。体腔热灌注治疗对消除体腔恶性肿瘤术后的亚临床病灶、预防术后肿瘤的种植转移、治疗恶性胸腹水、预防和延缓非肌层浸润性膀胱癌复发等均有较好的临床疗效,对提高腹腔、胸腔和膀胱恶性肿瘤患者的疗效、改善患者的预后和提高患者的生存质量有重要意义。随着国内外学者的不断探索,体腔热灌注治疗技术日趋成熟,设备和技术得到了不断创新和改进。临床研究已经证实体腔热灌注治疗技术安全有效、简便易行,而且相对安全有效,副作用和并发症少,是体腔内恶性肿瘤综合治疗的一种很好的治疗手段。

体腔热灌注治疗技术作为一种新兴的治疗方法越来越受到广泛的重视,但也有尚需进一步探讨的问题:热灌注化疗的作用机制和相关基础研究需要深入挖掘,体腔热

灌注治疗技术的准入、规范化管理和培训推广需要加强,多中心、大样本、随机对照、前瞻性的循证医学研究需要开展。相信随着体腔热灌注治疗技术机制研究的深入、临床应用不断规范化发展,多中心随机对照临床研究证据的不断出现,体腔热灌注治疗技术必将有更广阔的应用前景。

(崔书中 唐鸿生 王佳泓 雷子颖)

参考文献

[1] 崔书中,巴明臣,唐鸿生.腹腔热灌注化疗技术方法变迁及展望[J].中华临床医师杂志(电子版),2011,5 (7): 2039-2042.

[2] 崔书中,巴明臣,黄迪文,等.BR-TRG-Ⅰ型体腔热灌注治疗系统的研制与开发[J].中国医疗设备,2009,24 (9): 7-9.

[3] BA MC, CUI SZ, LIN SQ, et al. Chemotherapy with laparoscope-assisted continuous circulatory hyperthermic intraperitoneal perfusion for malignant ascites [J]. World J Gastroenterol, 2010, 16 (15): 1901-1907.

[4] AARTS F, HENDRIKS T, BOERMAN OC, et al. A comparison between radioimmunotherapy and hyperthermic intraperitoneal chemotherapy for the treatment of peritoneal carcinomatosis of colonic origin in rats [J]. Ann Surg Oncol, 2007, 14 (11): 3274-3282.

[5] 朱延光,刘文超,刘都户,等.恒温循环热灌注化疗防治体腔转移癌的临床应用[J].现代肿瘤医学,2009,17 (6): 1165-1167.

[6] 闫俊丽,贺会江,李向平.洛铂胸腔热灌注化疗对肺癌晚期并恶性胸腔积液控制疗效观察[J].中国保健营养,2015,25 (17): 272.

[7] SPRATT JS, ADCOCK RA, MUSKOVIN M, et al. Clinical delivery system for intraperitoneal hyperthermic chemotherapy [J]. Cancer Res, 1980, 40 (2): 256-260.

[8] 郭海周,李谦平,王建军,等.恶性胸腔积液不同热化疗灌注模式的疗效比较[J].现代肿瘤医学,2012,20 (1): 78-80.

[9] 李文灿,陈崇伟,陶选,等.循环灌注热化疗与高频热疗机化疗治疗恶性胸腔积液疗效对比分析[J].中国现代手术学杂志,2013,17 (4): 278-281.

[10] 井泉,王静.热疗联合胸腔灌注化疗药物治疗恶性胸腔积液临床观察[J].中外医疗,2011,30 (21): 101.

[11] 林振怀,孙砚诚,冀学红,等.顺铂加苦参胸腔灌注联合微波热疗治疗恶性胸水的疗效观察[J].中国医药指南,2011,09 (6): 64-65.

[12] 吴铁鹰,刘永兰,黄玉胜,等.胸腔循环热灌注香菇多糖注射液治疗老年恶性胸腔积液[J].中国医学创新,2016,13 (21): 39-42.

[13] EMOTO S, KITAYAMA J, ISHIGAMI H, et al. Clinical significance of cytological status of peritoneal lavage fluid during intraperitoneal chemotherapy for gastric cancer with overt peritoneal dissemination [J]. Ann Surg Oncol, 2015, 22 (3): 780-786.

[14] ELIAS D, GILLY F, BOUTITIE F, et al. Peritoneal colorectal carcinomatosis treated with surgery and perioperative intraperitoneal chemotherapy: retrospective analysis of 523 patients from a multicentric French study [J]. J Clin Oncol, 2010, 28 (1): 63-68.

[15] ISHIGAMI H, KITAYAMA J, KAISAKI S, et al. Phase II study of weekly intravenous and intraperitoneal paclitaxel combined with S-1 for advanced gastric cancer with peritoneal metastasis [J]. Ann Oncol, 2010, 21 (1): 67-70.

[16] 崔书中,王佳泓,张相良.肿瘤细胞减灭术联合腹腔热灌注化疗治疗结直肠癌腹膜转移癌[J].中国肿瘤临床,2012,39 (22): 1691-1695.

[17] 荆文华,丁亚媛.肿瘤热疗的临床应用研究进展[J].护理研究,2007,21 (20): 1799-1800.

[18] WUST P, HILDEBRANDT B, SREENIVASA G, et al. Hyperthermia in combined treatment of cancer [J]. Lancet Oncol, 2002, 3 (8): 487-497.

[19] HABASH RW, BANSAL R, KREWSKI D, et al. Thermal therapy, part 1: an introduction to thermal therapy [J]. Crit Rev Biomed Eng, 2006, 34 (6): 459-489.

[20] STAUFFER PR. Evolving technology for thermal therapy of cancer [J]. Int J Hyperthermia, 2005, 21 (8): 731-744.

[21] 艾海明,吴水才,赵磊,等.微波热疗中的关键技术及其热点问题[J].中国组织工程研究与临床康复,2009,13 (4): 731-734.

[22] TANAKA K, ITO A, KOBAYASHI T, et al. Intratumoral injection of immature dendritic cells enhances antitumor effect of hyperthermia using magnetic nanoparticles [J]. Int J Cancer, 2005, 116 (4): 624-633.

[23] PENNACCHIOLI E, FIORE M, GRONCHI A. Hyper-

thermia as an adjunctive treatment for soft-tissue sarcoma [J]. Expert Rev Anticancer Ther, 2009, 9 (2): 199-210.

[24] 崔书中, 黄狄文, 巴明臣. 高精度腹腔热灌注治疗系统设备的开放研究 [J]. 中华生物医学工程杂志, 2009, 15 (06): 471-474.

[25] 林世寅, 万柏坤. 局部与区域热疗的加温方法 [J]. 世界医疗器械, 2003, 9 (9): 70-73.

[26] TAKEMOTO M, KURODA M, URANO M, et al. The effect of various chemotherapeutic agents given with mild hyperthermia on different types of tumours [J]. Int J Hyperthermia, 2003, 19 (2): 193-203.

[27] James E. Kennedy High-intensity focused ultrasound in the treatment of solid tumours [J]. Nat Rev Cancer, 2005, 5: 321-327.

[28] James E. Kennedy, TER HAAR GR, CRANSTON D. High intensity focused ultrasound: surgery of the future？ [J]. Br J Radiol, 2003, 76 (909): 590-599.

[29] SIMON CJ, DUPUY DE, MAYO-SMITH WW. Microwave ablation: principles and applications [J]. Radiographics: a review publication of the Radiological Society of North America, Inc, 2005, 25 Suppl 1: S69-S83.

[30] 李大平, 陈琴. 医疗技术准入的组织与管理 [J]. 中国卫生事业管理, 2006, (10): 605-607＋617.

[31] 卫生部关于印发人类辅助生殖技术及人类精子库培训基地认可标准及管理规定的通知 (卫科教发 [2006] 43 号)[J]. 中华人民共和国卫生部公报,
2006 (04): 6-14.

[32] 卫生部关于印发《心血管疾病介入诊疗技术管理规范》的通知 (卫医发 [2007] 222 号)[J]. 中华人民共和国卫生部公报, 2007 (12): 1-4.

[33] 卫生部关于印发《医疗技术临床应用管理办法》的通知 (卫医政发 [2009] 18 号)[J]. 中华人民共和国卫生部公报, 2009 (05): 32-38.

[34] 卫生部办公厅关于公布首批允许临床应用的第三类医疗技术目录的通知 (卫办医政发 [2009] 84 号)[J]. 中华人民共和国卫生部公报, 2009 (09): 58-59.

[35] 卫生部办公厅关于印发《肿瘤深部热疗和全身热疗技术管理规范 (试行)》的通知 (卫办医政发 [2009] 188 号)[J]. 中华人民共和国卫生部公报, 2010 (01): 44-45.

[36] 国家卫生计生委关于取消第三类医疗技术临床应用准入审批有关工作的通知 (国卫医发 [2015] 71 号)[J]. 中华人民共和国国家卫生和计划生育委员会公报, 2015 (06): 15-17.

[37] 国家卫生计生委办公厅关于印发造血干细胞移植技术管理规范 (2017 年版) 等 15 个 "限制临床应用" 医疗技术管理规范和质量控制指标的通知 (国卫办医发 [2017] 7 号)[J]. 中华人民共和国国家卫生和计划生育委员会公报, 2017 (02): 97-98.

[38] 广东省卫生计生委关于组织开展医疗技术临床应用事中事后监管政策试点工作的实施方案 (粤卫规 [2017] 5 号)[J]. 广东省人民政府公报, 2017, 000 (032): 48-54.

2

第二章

肿瘤体腔热灌注治疗的生物学基础

基于升高温度诱导细胞死亡开发的体腔热灌注疗法为攻克肿瘤提供了一种新型治疗方法,区别于化疗药的不良反应、放疗的辐射损伤和免疫疗法的非普适性,热灌注疗法优势显著,是一种安全的"绿色"疗法。自 1898 年 Westermark 及 1916 年 Percy 先后报道用热水灌注局部姑息治疗晚期宫颈癌以来,陆续有学者进行了热灌注治疗肿瘤的研究。分别以"热灌注"和"hyperthermic perfusion"为主题词于 Web of Science 检索分析,该领域发表文章趋势渐增,截至 2020 年 7 月已有 2 600 篇以上论著发表(图 2-1、图 2-2)。

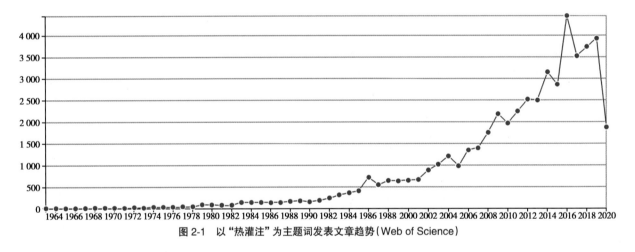

图 2-1　以"热灌注"为主题词发表文章趋势(Web of Science)

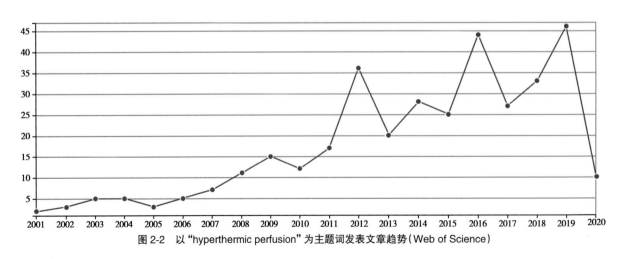

图 2-2　以"hyperthermic perfusion"为主题词发表文章趋势(Web of Science)

传统热生物学认为,相较于正常细胞,肿瘤细胞对热更敏感,42℃以上的温度可有效抑制或者造成肿瘤细胞损伤,因此传统温热治疗是采用43℃为标准治疗温度,一般是将肿瘤组织加热到42~45℃,并维持一段时间。随着对热疗研究的深入以及现代医学影像和电子技术的发展,热疗从全身迈向局部,从低温拓展到高温热疗,并使得热疗精确控温和精准定位成为可能,尤其是多种治疗方式的联合应用极大提高了肿瘤治疗效果,并降低对正常组织的损伤。目前热疗方法的温度段主要分为四段:低温热疗(low temperature hyperthermia,39~41℃,1~72h)、传统热疗(traditional hyperthermia,41~45℃,30~90min)、高温热疗(high temperature hyperthermia,<30min)、热消融(thermo-ablation,>60℃,持续数分钟)。

体腔热灌注治疗是肿瘤热疗的一个分支,随着热疗技术的进步,体腔热灌注治疗发展到了一个新的时期,生物医学研究人员对肿瘤热疗进行了大量临床研究及基础研究。20世纪60年代以来研究人员对热疗的生物学效应进行了初步探讨,给现代肿瘤热疗学的发展奠定了基础(表2-1)。

表2-1 不同的加热温度(25~60℃)的生物学效应

温度范围/℃	治疗部位和疾病	治疗方案	加热时间	生物学效应
25~40	—	—	不限时间	常态生长
41~45	腹膜恶性肿瘤	腹腔热灌注治疗	90min	靶向性破坏肿瘤细胞
	晚期肿瘤	全身热疗	42℃,1~2h	生存期明显延长、疼痛、大量腹水等症状减轻,生活质量相应提高
45~50	黑色素瘤	射频热疗等	20~90min	肿瘤坏死,延长生存期
50~60	肝恶性肿瘤	肝动脉热灌注化疗	24~50min	放化疗增敏、清除游离癌细胞

推 荐 阅 读

• 中日医学科技交流协会热疗专业委员会,中华医学会放疗分会热疗专业委员会.中国肿瘤热疗临床应用指南(2017.V1.1)[J].中华放射肿瘤学杂志,2017,26(04):369-375.
• 唐劲天.肿瘤热疗生物学[M].北京:人民卫生出版社,2010.
• 唐劲天.肿瘤磁感应热疗[M].北京:人民卫生出版社,2009.
• 李鼎九,孔忆寒.肿瘤热疗的理论与临床[M].郑州大学出版社,2010.
• 中国抗癌协会腹膜肿瘤专业委员会,广东省抗癌协会肿瘤热疗专业委员,中国腹腔热灌注化疗技术临床应用专家共识(2019版)[J],中华医学杂志,2020,100(2):89-96.
• 彭楠,赵彼得.临床肿瘤热疗[M].北京:人民军医出版社,2002.

第一节 热疗对正常器官、组织与细胞的影响

一、热疗对正常器官的影响

热疗对机体产生的热刺激在一定安全范围内有利于健康,超量或过量加温又造成机体的损伤。适当的温热作用,例如药浴、艾灸等,能够促进机体血流增快,调节循环,利于健康:①调节和改善微循环。外加热量可明显调节微循环的自律性运动并调节和改善微循环,促进氧及营养物质的供应和代谢废物排出,能够起到恢复体力和减轻疲劳的作用,还可以起到消炎、消肿的作用。②促进机体新陈代谢。由于血流通量增加,组织细胞与血液物质交换功能增强,组织和细胞的新陈代谢加速。③调节大脑功能。加温使脑部组织的微循环改善,促进新陈代谢,改善神经系统兴奋性、消除精神紧张和改善睡眠。④缓解疼痛。加温后机体痛觉神经兴奋性降低,血液循环改善,进而可以减轻水肿、解除局部神经末梢的压力和加速致痛物质的排泄,缓解疼痛。另外,热疗后血管扩张,血液循环加快,改善微循环可保证体温。

机体及器官在进化过程中逐步形成适宜25~40℃区域温度的特性,高于或者低于相应温度会对机体和器官造成一定的损伤。人们关于热损伤最早的认识来源于中暑热休克和皮肤烧伤,后来随着肿瘤热疗的发展,器官的热损伤或者局部热损伤逐渐引起学者的关注和研究。根据内脏器官对热的耐受性以及组织的代谢更新率不同,Hornback将内脏器官分为两大类:一类是组织代谢更新率较高对热耐受比较低的器官,例如脑、胃肠道、肝、肾、骨髓、睾丸等;另一

类是组织代谢更新率较低对热耐受较高的器官，例如食管、膀胱、骨皮质和周围神经等。由于深部测温技术的局限性，临床使用热疗技术，尤其是作用在较深部位的脏器和组织时，热疗要谨慎防止脏器损伤。

（一）脑

脑组织过热会出现明显充血、出血、脑细胞肿胀以及空泡。在猴脑实验中，Nakagawa 发现温度高于 44℃ 作用 60min 后正常脑组织受到损伤。然而猴脑肿瘤热疗实验显示，猴脑肿瘤加热到 47~50℃ 时，正常脑组织温度始终处于低于 40~41℃，加温持续 60min 时仍未出现脑损伤。这可能与脑部供血丰富有关，对脑肿瘤进行有效加温时，随着血流带走热量正常脑组织能维持在较低、较安全的正常温度。高温已经被证明会严重影响注意力、记忆和信息处理。有些认知过程可能比其他认知过程更容易受热疗的影响，例如，短期记忆处理可能比专注力更易受影响。有证据表明，中枢神经系统极易受到高温的影响，特别是在发热时间过长，温度过高的情况下。神经损伤可表现为多种形式，包括认知功能障碍、躁动、癫痫发作、不稳定或意识障碍，昏睡甚至昏迷。

中国肿瘤热疗临床应用指南（2017.V1.1）中指出：临床上进行体腔灌注热疗时，为避免温度超过 39℃ 损伤脑组织，头部常规敷凉毛巾。

（二）心脏

高温环境下，最明显的心脏损害是出血，发生部位有心肌、心外膜下、瓣膜内等，出血过多甚至可造成心力衰竭。犬胸部加热实验中，胸内脏器维持 42~45℃，15min，加温 2~3 周后，心电图未见异常，未见到器质的病理性损伤，但 42~45℃ 维持长时间，可能发生致命性心动过速。高温暴露可见局灶性不同程度的心肌细胞溶解、坏死，也可见到脂肪变性及断裂。

（三）肝脏

加热造成肝脏损伤与热剂量和受热体积有关，主要表现为肝脏充血、肝细胞肿胀变性，出现空泡和坏死。Storm 等在犬上腹加热实验中，腹腔脏器 42~45℃ 维持 15min，肝、胆、胰等呈现均匀加温，未见优先热点和内脏损伤，仅呈现短暂转氨酶和淀粉酶的增高。Fajardo 研究发现热剂量相关的肝组织学损伤表现是肝细胞丧失、局部坏死和肝小叶结构异常。

Wilis 等用观察了 40~42℃ 加热 60~459min 后的肝活体标本。电镜下可见超微结构受损，之后加重；第 2 天可见众多吞噬细胞，出现大空泡（直径 12μm），线粒体内有絮状沉积，粗内质网扩张，高尔基池扩大，胆小管扩张且绒毛消失。梁志会等对家犬进行肝动脉热灌注化疗实验，60℃ 生理盐水经导管恒速持续灌注，瘤区治疗温度为 42~45℃，且正常肝组织无不可逆损害。实验证实，热灌注前后丙氨酸氨基转移酶、天冬氨酸氨基转移酶有显著差异，但 1 周后肝

功即可恢复正常。王来奎研究发现，腹腔灌注液温度 43℃ 持续 2h，对猪的基本生命体征、肝功能产生轻度影响，肾脏功能无明显影响，各重要脏器病理改变较轻，且较快恢复正常；而灌注液 44℃ 持续 2h，各重要脏器病理损伤严重，肝、肾功能有较大影响，持续 2 周仍未恢复正常。

（四）肾脏

Elkon 等采用单侧肾摘除小鼠作为研究对象，将保留的一侧肾进行超声加温，设置温度为 40.5℃、42.5℃ 及 44.5℃，均持续加热 30min，分别在第 1、7、21 天行组织学检查：肾囊以下可见坏死区（边界清晰），程度轻的只波及肾小管，重的可达肾小管、肾小球及某些血管，24h 组织坏死范围最大，但不随时间延长而扩张，7d 中性粒细胞达到顶峰，28d 后消失。肾小管上皮细胞在第 1 天已经消失，但肾小管排列结构一直存在。随时间推移钙质沉积增多。某一区域的损伤范围，温度在 40.5℃ 不超过肾实质的 5%，温度增加到 42.5℃ 和 44.5℃ 时损伤范围大于 5%。由此，他们认为发生加温造成肾坏死的平均温度和时间为 43℃，20min。

（五）消化道

1. 食管　食管的热耐受性要高于胃和肠道。食管癌患者行局部微波热疗，食管腔内温度达到 43℃ 时耐受良好，组织学检查未见严重不良反应。李鼎九等观察微波加热对犬正常食管的损伤作用，加温后食管组织学改变，类似皮肤局部烧伤及修复的变化。实验发现 44℃，30min 及 45min 无明显损伤；45℃，30min 为轻度损伤，黏膜充血、水肿，黏膜上皮退行性变，表皮出现大疱；45℃，45min 以上可见重度损伤，局部弥散性渗出性出血，黏膜溃疡及肌纤维退变，形成肉芽组织或瘢痕。周石良等用微波辐射对正常猪食管进行腔内加热，温度为 45℃、46℃、47℃、48℃、49℃，分别持续加温 30min、48h 后取材进行组织学观察：45℃，30min 未见损伤；46℃，30min 仅有部分动物出现轻度可恢复损伤，表现为部分食管黏膜充血、上皮水疱，少见壁层血管改变和肌层灶性坏死；48℃、49℃，加热 30min 后上皮水疱产生、充血，食管大部或全周出现水肿，产生溃疡及糜烂面，食管壁层血管坏死及血栓形成，表明热损伤已达肌层。由此可见，47℃ 加热 30min 被认为是轻度和重度损伤的分界线。最新的 Golestan 队列研究表明，在对所测温度和量的综合影响分析中，温度 ≥60℃ 下饮用 700ml/d 的饮品（茶）与大约 90% 的食管鳞状细胞癌（ESCC）风险相关。2016 年，国际癌症研究机构（IARC）将 65℃ 以上的热饮列入了 2A 类致癌物，即有确凿研究证据该行为具有动物致癌性，也极有可能是人类致癌原因。

2. 胃　Shingleton 研究发现，兔和犬的胃、肠充满食物后进行加温，胃、肠出现坏死；清洗后的肠道或充满盐水溶

液的胃、肠加热后未发生坏死。这是由于胃、肠内容物加热时吸收大量热而散热性差所致。有学者报道,个别腹部肿瘤患者在加温治疗后出现胃溃疡或十二指肠溃疡,但未见肠穿孔者报道。现代医学研究发现,腹腔热灌注化疗时灌注液温度 >43℃会导致胃肠道毛细血管阻塞,胃肠壁缺血,非吻合口瘘、肠梗阻,甚至肠坏死。

3. 肠 现有研究证实小肠黏膜对温度较敏感。加热作用下,小肠黏膜隐窝数降低,细胞膜通透性增加,毛细血管网受到破坏。Field 等和 Hume 等将一段小肠拿到腹腔外加温,小肠隐窝或绒毛的丧失与热剂量相关。42.3~44.5℃持续加温 30min,小肠出现水肿、小肠绒毛细胞以及肠系膜对侧的隐窝的上皮出现坏死,肠蠕动停止。加温对小肠隐窝出现全或无的效应,即要么隐窝完好,有分裂细胞;要么全部坏死。采用 ^{3}H 嘧啶掺入法,Hume 发现近肠腔的非增殖性肠上皮对热的敏感性高于隐窝细胞。S.R.Oliver 给麻醉小鼠灌喂 4kDa-FITC 葡聚糖(FD-4)并将小鼠短暂暴露于 42.4℃,30min,随后恢复,与对照组相比,高温暴露使小鼠动脉血浆中 FD-4 升高约 2.5 倍,组织学切片显示有明显的胃肠道上皮衬里(the epithelial lining)损伤,尤其是十二指肠,结果说明体内胃肠通透性增加,消化道上皮损伤。同时,研究者将动物的离体肠段暴露于 ≥ 41.5℃进行测试,在 60min 内可观察到明显的通透性增加。结果表明,在低于或等于诱发轻度中暑所需温度的温度下,小鼠肠道肠壁受到迅速而实质性的损伤。Aarts 等采用 44℃对腹膜种植转移癌大鼠持续进行腹腔热灌注处理 60min,结果发现动物的小肠均广泛坏死,以 42~45℃灌注液治疗后 7d 左右有 4 例大鼠死亡,解剖发现小肠完全坏死。

(六)其他组织器官

1. 皮肤 正常皮肤的温度比体温偏低,适应了低温的细胞对热更敏感,皮肤的痛阈基本在为 43℃,故皮肤热疗温度应限制在 43.5℃以下,尽管如此,皮肤的热损伤仍不少见。主要表现有水疱(10%~13%)、溃疡(6%~8%)和感染(1%)。原因可能为:①测量温度是皮肤表面温度,皮肤表面由于冷却因素导致读数低;②并未对热点进行测量;③热疗时瘢痕部位易发生溃疡。

基于第二次世界大战后期军队战伤病理的资料,Henriue 等对皮肤做了详细的热损伤研究,制定皮肤损伤分级标准为:高热损伤、局部坏死、局部坏死、完全上皮坏死,并且确定了每一类损伤与温度 - 所需时间的关。从临床角度,Luk 等制订了一个加温造成皮肤损伤的等级标准:①未知;②无可见反应;③轻度充血;④中度充血;⑤重度充血;⑥干性脱皮小于 50% 治疗野;⑦干性脱皮大于 50% 治疗野;⑧湿性脱皮小于 50% 治疗野;⑨湿性脱皮大于 50% 治疗野;⑩水疱和溃疡。临床的反应可一定程度上参考此标准。不同动物皮肤的耐受温度有一定差异,人的皮肤 45℃持续 1h,小鼠皮肤暴露于 43~44℃持续 1h 均不会产生不可逆损伤。

2. 脊髓 Goffinet 等局部加热鼠胸腰段的脊髓,加热温度为 42℃,持续时间为 60min,实验动物未出现神经症状和明显的脊髓损伤。Sminia 等以大鼠脊髓作为研究对象,观察 42.9℃热疗 38min 不同时相的脊髓损伤变化情况:受热即刻出现神经元中央小体的溶解、细胞核变化;加热 4h 后,轴突肿胀、空泡化,神经元固缩;24h 后,神经元变性,髓鞘苍白、血管损伤;3d 后,出现反应性神经胶质细胞和局部区域坏死;7d 后,脊髓部位发生巨噬细胞和淋巴细胞清除反应。

3. 膀胱 Linke 等将犬的膀胱用 35~61.5℃热水灌注 8min,6 周后取膀胱组织观察热损伤:热水温度 35~44.5℃时,膀胱均未发现病理性改变;46.5~61.5℃时,黏膜呈现斑片状破坏,肌层坏死,严重时甚至波及全层,但与黏膜病变吻合度不高。由此判断,犬的膀胱热耐受温度是 44.5℃,持续 8min。

4. 睾丸 睾丸是对热特别敏感的器官之一,故容易产生热损伤。通常阴囊内部温度比腹腔内温度低 1.5~2℃,如果温度过高,生精上皮变性,生精细胞减少,导致无精和少精。Ilkhani 等研究发现,采用 43℃水浴 30min 后小鼠精子数目和血清睾酮水平显著下降,睾丸细胞明显减少,睾丸细胞的空间排列也发生了变化,TUNEL 结果显示阴囊热疗组凋亡细胞明显高于对照组,阴囊热疗组的维 A 酸 8(STRA8)、C-kit 和增殖细胞核抗原(PCNA)基因的表达降低。结果表明,短暂性阴囊高热诱导睾丸细胞的空间排列出现波动,最终影响精子发生的正常功能。Fukui 实验发现家兔阴囊最低温度为 40℃时发生睾丸损伤。范小瑞等研究发现高温促进猪睾丸组织中细胞凋亡调节蛋白 caspase-9 和 Apaf-1 的表达,导致精液质量下降。人的生精细胞体外实验中,组织培养液温度需要低于 35℃,一旦超过此温度生精细胞即停止分化。因此,阴囊及其邻近区域应尽量避免加温治疗,温度不得超过 37℃。

5. 其他器官 人的盆腔最高耐受温度为 45℃。宫颈癌热疗的局部温度达到 45℃,肿瘤出血停止,患者耐受良好,无不良反应。小鼠胸腺和脾细胞在 41℃会受到损伤,胸腺萎缩,未成熟 CD4$^+$、CD8$^+$ 胸腺细胞亚群减少,处理后期胸腺和脾 T 细胞亚群比例可恢复。小鼠对热环境敏感,环境温度达到 37℃以上,小鼠直肠温度升高,脱水,诱发惊跳、逃窜等行为。

二、热疗对组织的损伤作用

热疗的温度和时间超过一定阈值，就会造成组织损伤，常见现象有局部充血、水肿、粒细胞浸润、坏死等。加温引起正常组织发生反应程度与组织本身特性、加温的时间及程度有关。

（一）加温程度对正常组织的损伤

加热对正常组织的热刺激效应是依据组织所达到的温度和持续时间来区分的（表2-2）。正常人体温度为37℃；37~42℃时，一般无明显影响；42~50℃持续加温几分钟，大部分组织出现坏死，其组织细胞失活热可由阿伦尼乌斯方程（Arrhenius曲线）计算；当温度≥50℃，酶活性明显减弱，细胞流动性降低，且修复机制被损坏；60℃时，蛋白质变性、细胞坏死，组织凝结和变暗；60~100℃时，数秒内蛋白就凝固、细胞坏死；温度>80℃，膜通透性急剧提高；100℃时，大多数组织中的水分子开始汽化，出现气泡，引起组织的机械破裂和热分解，组织汽化；温度>150℃时，发生碳化，邻近组织变黑、冒烟；当温度>300℃，出现组织熔融；温度>530℃时，组织燃烧的火光。

表2-2　37~43℃对组织的热效应

温度/℃	对组织的热效应
37~42	正常，基本影响
≥40	组织中的血流速度加快
41.5	组织中细胞产生毒性
42.5	肿瘤组织中血管开始产生损伤；时间足够长，能使正常组织（相对血管较不丰富）开始出现细胞的死亡
43	温度每升高1℃，组织体细胞的死亡将成倍增加

热刺激主要从以下几个方面改变受热组织及组成细胞生物学功能：影响组织血流、细胞热耐受、pH等；加温改变了细胞膜的通透性和流动性，细胞骨架、细胞膜和胞核在高温时发生变化，细胞内离子水平变化（Ca^{2+}、Cl^-、Na^+、H^+）等；持续加温可造成蛋白质变性和引起酶失活，粗面内质网发生改变，影响RNA、DNA及蛋白质的合成。肿瘤细胞比正常细胞对热敏感，热耐受力低，在一定的高温范围内正常组织可继续存活，但是肿瘤组织细胞被彻底破坏。45~50℃以上时，细胞膜被破坏，胞内蛋白变性，同时由于肿瘤组织供血差，对热更加敏感，温度对肿瘤组织选择性损伤的特点是肿瘤热疗的依据。组织周边环境温度人为升高时，组织吸收外加能量转化为热的形式，经过热的聚积和传递，最终造成组织温度增高。通过对Pennes方程及其初始、边界条件以及组织受热损伤累积函数的计算，可以获取热疗过程中

的温度响应特性，从而对热疗过程中的温度进行实时监控。

（二）组织的自身热调节能力减少损伤

热损伤程度除了遵循加热温度和继续时间与组织损伤之间的正向关系外，还与靶组织的自身调节能力有关。组织对热的调节能力包括热耐受能力和组织部位血液供应程度。

Moritz等报道，加温45℃，持续180min后人的皮肤完全坏死。肌肉和脂肪组织等软组织内血运和能量传递较差，有较大能量沉积，存在热耐受现象。有学者研究发现，猪皮下脂肪及肌肉的急性损伤主要表现为水肿、出血、白细胞的浸润及坏死。后期改变主要是淋巴细胞与组织细胞浸润，脂肪和肌肉坏死，肌肉局限性再生。46℃以上高温严重损伤时深层肌肉脓肿及纤维化等并发症，但45℃持续30min时则不会造成严重损伤。热耐受可保护正常组织，在45~48℃时，反应能量下降了20%，组织温度下降大约2℃；45℃加温持续时间小于30min的，加热组织基本未出现水肿和纤维化。正常组织的热耐受对热疗是有利的。不同组织器官对热刺激的敏感性不同，相同温度下，产生损伤反应所需的加温持续时间也不同，其中胚胎组织对加温较为敏感。

对于血液供应丰富的组织，当受到热刺激时，血管扩张，血流量增加，可以带走多余的热量，减轻靶组织的热损伤程度或缩小热损伤深度；而对于血供少的死组织，随温度增加和作用时间延长，热损伤的深度和范围明显增加。如果超过一定温度，则会使组织发生凝固或汽化，并伴有生物学功能的改变。

三、热疗对细胞的损伤作用

温度是决定细胞存活及生存状态的重要参数之一，高热可改变细胞膜的流动性和通透性，破坏细胞质和细胞核，抑制RAN、DNA及蛋白质的合成与修复。临床热疗时，热刺激需要达到特定温度和维持特定时间才对细胞具有杀伤作用，肿瘤部位的低氧致使肿瘤细胞比一般正常细胞对热更加敏感。

（一）高温对正常细胞结构和生命进程的影响

1. 高温对细胞膜的影响　热疗对细胞膜的双层磷脂结构影响较大，细胞膜的黏度随温度的变化而改变，故凡能增加膜流动性的因素均可加剧加温诱发的膜损伤，而细胞膜损伤是导致细胞凋亡的主要原因之一。热疗还可使细胞膜的通透性增加，导致细胞内环境变化，影响膜转运蛋白和膜表面受体的功能。加热能抑制细胞Na^+泵功能，导致细胞内K^+浓度降低，同时加温导致的细胞膜损伤、微丝和微管的解聚也可导致细胞内Ca^{2+}浓度升高，其作用过程是由

密切相关的三磷酸肌醇所介导的。高浓度的 Ca^{2+} 能激活 Ca^{2+}/Mg^{2+} 依赖性核酸内切酶，从而诱发细胞凋亡。

2. 高温对细胞骨架的影响　热疗可引起细胞骨架损伤，主要表现为细胞形态、有丝分裂器、细胞内原生质膜等。除有赖于完整细胞骨架所保持的细胞形状外，贴壁培养细胞的正常生长还有赖于细胞之间或细胞与基质表面间的附着力，而微丝（应力纤维）在其中发挥着重要作用。由内向外，应力纤维刺端（正极）通过踝蛋白、组蛋白和 α- 辅肌动蛋白等接头蛋白与膜相关蛋白整合素、细胞外基质的纤维连结蛋白相连。整合素水平因加热而下调，致使黏着斑激酶活性受抑制，进一步导致黏着斑去磷酸化、继而解体、消失，黏着斑消失导致微丝趋于解聚，同时细胞贴壁能力减弱、胞体变圆浮起。加热作用结束后，细胞骨架的特殊性决定了它仍会发生显著改变，并对细胞的生命活动产生巨大影响。42.5℃加热作用于人内皮细胞 14h 可导致其应力纤维解聚，并于细胞 - 细胞接触处发生重排；43℃作用 1h 可使人脐带内皮细胞肌动蛋白纤维解聚，并于 24h 内重排；加热后 HL60 细胞的凋亡早期即出现肌动蛋白重排、再聚现象，并且可能与凋亡发生过程中染色质重排现象有关。

3. 高温对细胞核的影响　加热对细胞核及细胞质均有显著影响，加热可直接作用于细胞核，从而引发细胞聚合酶活性丧失，同时高温还能影响 DNA 合成、染色体、细胞内构件及细胞骨架等，从而引发一系列的相关反应。45℃高温作用可以诱导细胞染色体产生畸变，但高温治疗诱发的 DNA 损伤可能与诱发的 DNA 相关酶类损伤有关。将热敏感组织加热至 43℃，30min，可以引起广泛的细胞凋亡；若加热至 46℃或 46℃以上 30min 则可导致坏死。

（二）高温对正常细胞生命活动的影响

加热能够诱导体外培养的大鼠海马锥体细胞发生凋亡，且随时间延长凋亡率增加，不同温度处理后细胞凋亡程度不一。加温可使神经细胞的表面结构和内部微细结构发生明显变化，降低细胞线粒体琥珀脱氢酶活性，诱导 DNA 片段的形成，使细胞凋亡数明显增加。42℃加温离体培养的原代神经上皮细胞，可使神经细胞的凋亡数增多、神经网络稀疏，细胞内部结构出现凋亡特征。加温可抑制离体大鼠腹腔巨噬细胞受体介导的内吞作用，随着温度升高 RME 抑制逐渐增强，45℃时 RME 完全受到抑制，低于 41℃时可见到溶噬现象。

大多数哺乳动物细胞在 41~42℃以上迅速失去活性，单次加温后，细胞的存活曲线可分为 3 类。Gerner 等发现，HeLa 细胞在 41~45℃范围内加热，存活曲线为指数曲线，不存在肩部。Westra 和 Dewey 等发现，中国仓鼠卵巢 CHO 细胞在 43.3~46.5℃范围内加热，存活曲线为线性二次

曲线，存在肩部，推测是由细胞的亚致死性损伤所致，曲线的斜率及肩宽与温度有关，当加热温度 <43℃时，中国仓鼠卵巢（CHO）细胞的存活曲线为第三种类型，表现为"抗拒尾部"，即随加温时间的延长，4h 后，曲线斜率变小，趋于平缓。此外，处于不同周期的细胞对热刺激的反应也不同，S 期对热最为敏感。细胞外环境，例如血清浓度、pH、氧气等都会影响细胞的热敏感度。

微波辐射健康犬检测发现，80℃以上，可见骨陷窝空虚，空虚率 100%，哈弗斯管（Haversian canal）壁一片浓染，管壁细胞无法辨清，骨陷窝内一片空白；50℃以上可见骨细胞核明显浓缩，浓染，细胞质细胞器消失，胞核尚存，哈佛管壁浓染，周细胞无法辨认；40℃可见骨细胞核略固缩，与正常对照骨无明显差别。

用胰酶消化法分离 Wistar 大鼠乳鼠心肌细胞，分别进行 39℃、41℃和 43℃水浴加热。热应激后，心肌细胞培养液中乳酸脱氢酶（LDH）的活性显著增高，心肌细胞的凋亡率和坏死率明显增加，加热 6h 时达心肌细胞凋亡率最高峰，应激后细胞坏死率随时间延长而逐渐降低。同时，加热后心肌细胞内和培养液中活性氧族（ROS）含量明显增加。由此可见，加热可以引起心肌细胞损伤，细胞凋亡是高温诱导心肌细胞死亡的主要途径，热应激所致细胞活性氧升高是导致细胞损伤的重要机制之一。热应激大鼠心肌细胞线粒体的呼吸控制率及氧化磷酸化效率均随热应激强度的增强呈显著逐步降低趋势；心肌线粒体 Ca^{2+}-ATP 酶活性和 Ca^{2+} 含量亦明显下降；暴露于 Ca^{2+} 超载和氧化应激状态的线粒体，膜 PT 发生明显变化。线粒体结构与功能的破坏在热应激机体心功能损伤中有着极其重要的意义。

加温处理后生精上皮出现多核细胞：热处理后 1d、3d 组，多数精曲小管生精上皮出现多核细胞，多核细胞的数目、大小不等，出现染色质边集、呈月牙状、中央为空白区；热处理后 6d 组，生精细胞数量锐减，多数精曲小管仍可见多核细胞，核小、固缩，可见核裂解；热处理后 10d 组，多核细胞明显减少，少数精曲小管可见；热处理后 25d，在精曲小管很少见到多核细胞。热处理后 1d、3d 组精母细胞和精子细胞发生凋亡，多核细胞很少发生凋亡。前列腺微波热疗后，黏膜下上皮细胞呈显著的坏死性变化，腺上皮细胞核肿胀或固缩，异染色质凝集成细小或粗大团块，核仁边集，核膜极度迂曲，有的可见核膜断裂溶解。细胞质含有大量分泌颗粒，趋于空泡化。粗面内质网、高尔基体等细胞器显著减少。腺细胞连接减少，基膜断裂。腺上皮下间质内，成纤维细胞变性，胶原纤维排列紊乱、断裂、溶解。平滑肌细胞核膜内陷，核基质溶解呈空泡状。

加温一般可以诱导细胞损伤，但在特定条件下加温可

以促进某些细胞增生。43℃管外热刺激可以诱发血管平滑肌细胞增生。赵爱明等利用43℃热水刺激兔耳中央动脉中间2cm处，每天3h/次，处理3天。3d、1周、2周、4周时进行组织切片，观察发现中膜成分增生并突入血管腔内，造成管腔变狭。

四、体腔热灌注治疗对全身血流的影响

（一）体腔热灌注治疗对血管的影响

体腔热灌注治疗的加温作用使血管扩张，血管活性物质释放如缓激肽或组胺刺激毛细血管开放，血液黏度升高使心率增加，引起受热区及全身血流量增加。研究发现，对离体心脏加温，高温直接作用于窦房结，影响动作电位，还作用于迷走神经，从而引起心率变化。高温刺激窦房结，还能引起心排血量增加，当温度在42℃时，部分患者心排血量增加一倍。热疗使得外周血管舒张，体温41.5℃肺毛细血管楔压、平均动脉压（MAP）、中心静脉压（CVP）等都降低。临床体外循环热疗数据显示，高热时，体表血管扩张，出汗导致体液快速流失，血流重新分布，同时动脉血压降低，部分血管代偿性容量降低，肾血流及尿量减少，腹部血管收缩，用以保证重要器官如心脏、脑、肺等的供血，此时体液容量不足，为维持正常心排血量，心率加快，机体出现电解质紊乱。一项临床回顾性研究指出，成年人体温增加1℃，心率增加7次/min，这与之前报道的心率平均增加10次/min有一定差异。Thomas等临床研究发现，(42.1±0.6)℃热水浸泡30min是外周动脉疾病患者（peripheral arterial disease）和健康老年人提供热疗的一种实用方法，可诱导明显的全身变时性和血压降低（chronotropic and blood pressure lowering）和血流动力学（上下肢灌注和剪切速率增加）反应。Zapara等在热中性条件下的耐力测试研究中发现，被动的反复全身热疗能增强男子业余运动员适应能力、提高运动员峰值耗氧量和心肺指标的运动耐力。但是，长时间的42~45℃高温加重心脏负荷，导致致命性心动过速，心肌受过热刺激可能出现局部坏死和出血；电解质紊乱引发酸中毒，心血管对儿茶酚胺的敏感性降低，易导致循环衰竭。

灌注加温时，正常组织的血管生理、形态发生很大变化，血管的通透性增加，更利于提高药物的吸收和利用，降低化疗药给药剂量。Nikfarjam等对肝组织进行局部激光热刺激，发现肝组织微循环血流减少，血管渗透性较加热前增大。

血流变化研究中可以观察到微血管对热的不同敏感度。研究表明：相同的加温条件，正常组织血流量增加较多，而肿瘤组织增加较少。导致血流量增加较少的原因主要为内皮细胞肿胀，血管壁的肿瘤细胞及内皮细胞溶解伴血细胞漏出，白细胞黏附于血管壁，红细胞变硬，血液黏稠度增加等。Roca等通过体内外多项实验证实热疗具有抑制血管生成的作用。加温抗肿瘤作用部分是由缺血造成的，而缺血则是肿瘤血管闭塞、破坏或抑制新生血管的结果。

（二）体腔热灌注治疗对血流动力学和血液成分的影响

血流动力学（hemodynamics）是研究循环血液的流动性和有形成分（主要是红细胞）的变形性、黏弹性以及心脏血管黏弹性的一门新兴的科学，属于生物力学及和生物流变学的分支学科。常用的血流动力学指标是血液黏度（全血高、中、低剪变率黏度，血浆黏度），包括纤维蛋白原、血细胞比容及其刚性、聚集性指标和血小板聚集性等。

热刺激可以引起血流动力学的改变，如内皮细胞肿胀、红细胞僵硬、白细胞附着于血管壁等。加温可直接损伤血管内皮细胞，形成血栓；可使血管通透性增大，血浆外溢，引起血液浓缩，黏滞性增大，血流减慢，破坏血管的结构和功能。热刺激作用能改变细胞膜的流动性和通透性，导致细胞内环境发生变化以及妨碍经膜转运蛋白和细胞表面受体的功能，并且肿瘤细胞膜的胆固醇含量较正常细胞低，膜流动性较强，因而更易受温热的影响。此外，热刺激还可导致细胞骨架损伤，出现细胞形态、有丝分裂器、细胞内原生质膜等的改变。在微循环动力学的改变表现为血管阻力增加、小动静脉压差降低、小动静脉短路、小动脉痉挛水肿形成。

临床适合温度的体外全身热疗一般对红细胞没有损害，血小板总数减少，不会出现明显的凝血，后期可恢复正常；中性粒细胞增加，淋巴细胞数目减少，也可恢复；白细胞激活，释放补体因子和白介素；红细胞膜损伤，钠钾泵功能丧失，钾离子外逸，血浆中钾离子升高；引起电解质浓度变化，可能出现低磷血症、低钙血症，有可能出现钾/镁水平也有不同程度的降低，导致电解质紊乱。

体腔热灌注化疗研究表明，外周血管受热扩张，通透性增强，产生大量汗液，血流动力学的变化较大。葛春琴等研究发现，与对照组相比较，41.8℃以下，全血黏度、红细胞比容显著降低，红细胞变形指数显著升高；温度达到43℃，全血黏度、血细胞比容显著升高，红细胞变形指数显著降低；红细胞沉降率（血沉）、纤维蛋白原对温度不敏感。

（三）散热效应对加温效果的影响

体温的调节在很大程度上是由自主神经系统和皮肤作为靶器官来完成的，血管系统和外泌汗腺都是最重要的。在热疗过程中，升高的核心和皮肤温度通过自主神经系统引起皮肤血管扩张和出汗反应，并且可能受到非热因素的

调节进行散热。热疗中体温升高信息由热感感受器传入下丘脑视前区（POAH）。POAH 接收、整合和加重中枢和外周传入信号，交感神经传出催汗信号，继而引起皮肤扩张和出汗，从而增加热量损失以降低体温。

在高温条件下，皮肤的交感神经（SSNA）兴奋，表现为催汗和／或血管舒张活性的增加。SSNA 支配比较复杂，包括非肾上腺素能血管扩张机制（主动血管扩张）、依赖肾上腺素能的血管收缩系统（发挥被动血管扩张作用）、NO 等"催汗因子"和感觉纤维发挥强大的血管舒张作用。在局部热疗中，随着加热时间的延长，该部分皮肤血管舒缩反应经历三个阶段：最初的轴突反射、平台和死亡现象，都依赖于完整的交感神经的调节。初级递质去甲肾上腺素和共传递者神经肽 Y（NPY）都参与了交感肾上腺素能在局部刺激性血管舒张中的作用。此外，交感神经介质在轴突反射和平台期的作用是一种非依赖性血管舒张作用，这种作用与它们在调节反射（如全身冷却或直立）中的作用相反。血管舒缩反应的第三阶段血流缓慢下降，这种依赖完整交感神经功能的"死亡"现象，可以通过阻断肾上腺素能终端的递质释放来消除。

血管血流是散热的主要载体，血流减少后，肿瘤组织散热困难，导致热量在肿瘤内蓄积，因而加温后，肿瘤组织较正常组织温度升高明显被选择性杀伤。热刺激加温后，血管血流的散热效应造成组织内温度布不均匀。Jain 等在乳腺肿瘤一侧加热，发现肿瘤组织的温度梯度可达 2.2℃/cm；当阻断血流供应时，组织的温度梯度消失。Hume 等用小鼠小肠进行体外水浴加热发现，血管邻近区平衡温度比水浴低 2℃，该区域升温的速度远低于与血管距离较远的区域。不同强度的热刺激对不同血管管径、血流速度、血液灌注的影响不同，且正常组织和肿瘤组织之间亦有差异。张婷等检测不同温度下加热 30min 对大鼠正常小肠肠系膜微血管管径、血流速率及血流量的变化，发现 49℃以下血流速率变化平缓，血管管径和血流量明显增加，最后均逐渐趋于恒定。49℃时，血流速率仅在前 12min 内增加，30min 时已降至初始值以下；血管管径及血流量在 14min 时达最大后开始减小，加热停止时仍旧高于初始值。温度高于 49℃时血流速率、血管管径、血流量先升高后下降，30min 时，三者均低于初始值，且血管管径的相对变化量要大于血流速率，其对血流量变化的影响要大于血流速率对其的影响。翁杨分别对鼠的正常和荷瘤肠系膜微血管（φ<50μm）不同温度（41~45℃）加热 1h，当加热温度不超过 44℃时，正常组织血管管径随加热时间延长而增大，最终趋于一个恒定值，约为初始值的 1.36 倍。温度超过 44℃时随加热时间延长先增大后下降，且 45℃时加热 60min 后降至初始值相同。血

流速率的变化趋势与血管管径变化相似，但其变化幅度明显小于管径的变化幅度。而荷瘤肠系膜微血管在 43℃及以上温度加热时，血管管径先增大后减少，且温度越高，血管管径变小发生越早，当加热温度为 45℃时，加热 36min 即有微血管消失。并对 46~49℃微循环血液灌注预测，发现肿瘤组织的血液灌注迅速下降，而正常组织仍是先上升后下降。在相同温度下，总是肿瘤组织的血管先发生断流，说明正常组织的调节能力比肿瘤组织强得多，且肿瘤组织的血液微循环更易发生热损伤，而随着温度的升高，正常组织和肿瘤组织的血液微循环发生停滞的时间差越来越小，可见，当温度足够高时，肿瘤组织和正常组织都会在瞬间发生完全的热损伤。

体腔热灌注疗法温度范围是 41~43℃，最常用温度 42.5℃，在相关临床应用指南推荐温度和时间下，一般的组织和器官损伤不大，但需要注意大脑、眼睛、睾丸等热敏感性高的器官，避免热疗损伤。

第二节　肿瘤热疗的分子水平研究

肿瘤热疗是恶性肿瘤综合治疗方法之一。热疗大致的作用效果：39~41℃，低温热疗，有助于放疗等的增敏；41~45℃，传统热疗，可用来增强肿瘤组织对放疗、化疗的敏感性，但单独应用效果有限；46~60℃，高温热疗，使组织和细胞发生坏死和凝固，研究显示这些坏死和凝固的组织和细胞可刺激机体的免疫系统，增强机体对肿瘤的免疫力；>60℃，热消融，直接用热破坏组织，对肿瘤细胞以及正常细胞都有非常强的细胞毒作用，可以使肿瘤组织发生广泛的凝固，甚至碳化（取决于温度）。

现阶段临床肿瘤的主要治疗手段仍是手术切除，但术后游离癌细胞是发生体内种植与转移的主要因素。恒温循环热灌注方法是以水或者等渗液体为载体，经加温灌注液循环灌注于胸腔、腹腔、盆腔，用于洗涤恶性积液、杀死癌细胞而又不损伤正常组织细胞的一种绿色疗法，经常和手术切除、化疗、放疗等联合应用。尤其是进展期癌症或者中后期恶性肿瘤发生种植转移的可能较大，因此如何有效地抑制癌症的胸腔和／或腹腔种植、转移成为改善癌症患者预后亟待解决的问题。针对该问题，国际肿瘤学提出的肿瘤细胞减灭术（cytoreductive Surgery，CRS）+ 腹腔热灌注化疗（hyperthermic intraperitoneal chemotherapy，HIPEC）是联合治疗恶性肿瘤的新型治疗策略。近年来随着细胞分子生物学的飞速发展及其在热疗领域的渗透应用，热疗及热灌注的细胞分子作用机制也取得了很大进展。本节主要介绍热疗治疗肿瘤的分子机制，分述为四部分：①热疗对肿瘤细胞

的杀伤作用;②热灌注对局部肿瘤细胞的清洗作用;③热疗对肿瘤侵袭转移能力的抑制作用;④热疗对肿瘤的免疫调节作用。

一、热疗对肿瘤细胞的杀伤作用

热疗杀伤肿瘤细胞的主要机制包括影响蛋白质合成和功能、诱导细胞凋亡和自噬、引起胞内 Ca^{2+} 浓度的变化以及活化 NK、中性粒细胞等(图 2-3)。

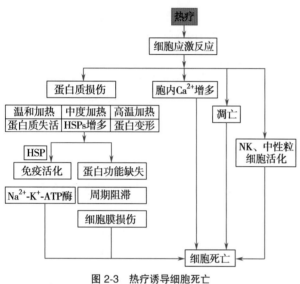

图 2-3　热疗诱导细胞死亡

诱导细胞凋亡是加温杀伤肿瘤细胞的主要机制之一,明确其具体机制对于实施进一步的应用治疗有重要意义。目前学者研究表明,热疗的温度变化作为一种应激因素,既可以通过内源性(线粒体)途径,也可以通过死亡受体(外源性)途径诱导细胞凋亡,此外还通过 Ca^{2+} 内流、氧化应激等导致细胞凋亡。与肿瘤热疗相关的基因主要有:抑癌基因,包括 c-Jun 氨基末端激酶(JNK)、促凋亡基因(Bax)、肿瘤坏死因子(TNF)、细胞膜表面分子(Fas)、野生型 P53 等;癌基因,包括 Bcl-2、突变型 P53 等;以及相关下游基因:增殖细胞核抗原(PCNA)、促生长因子(IGF-1)、原癌基因(c-myc)、即刻早期基因(c-fos)等。

(一) 线粒体途径的激活

热疗可激活线粒体,通过释放细胞色素 C 引发天冬氨酸特异性的半胱氨酸蛋白水解酶(caspase)依赖性凋亡和 / 或释放凋亡诱导因子(apoptosis inducing factor,AIF)、第二个线粒体激活因子(Smac/Diablo)(又称低 PI 直接凋亡抑制因子结合蛋白)等物质引发非 caspase 依赖性凋亡。热作用如何激活线粒体尚不明,已知可能与 Bax/Bcl-2 途径有关。Hou 等探讨了热疗对人骨肉瘤 U-2 OS 细胞的抗癌作用,在 43℃下处理 60min 可诱导人骨肉瘤 U-2 OS 细胞

系凋亡,同时未诱导原代骨细胞凋亡。高温与 U-2 OS 细胞内活性氧(ROS)和 caspase-3 活性增加有关。线粒体功能障碍后,细胞色素 C 从线粒体释放,并伴有抗凋亡 Bcl-2 和 Bcl-xL 降低,促凋亡蛋白 Bak 和 Bax 增加。高温引发内质网应激,其特征是细胞内钙水平的变化,以及钙蛋白酶表达和活性的增加。研究表明热作用后,HCT-116 细胞中 Bax 表达显著增加,且与 P53 无显著相关。Bax 表达增加并不依赖 P53,但是野生型 P53 可明显使 Bax 表达增高。Bax 缺失但 P53 及其下游物质不缺失的同源性 HCT-116 突变细胞对热作用耐受。

(二) 死亡受体途径

热疗可以通过细胞受体途径诱导凋亡,已知的可能机制有四种:①加温诱导细胞膜死亡受体的相应配体表达,并通过自分泌和旁分泌诱导细胞凋亡。Vertrees 等的研究发现,肺癌细胞 BZR-T33 在 43℃ 3h 加温后肿瘤坏死因子相关的凋亡诱导配体(TRAIL)(tumor related apoptosis induced ligand)、TNF-α、Fas-L 基因表达显著增加,TRAIL 和 Fas-L 水平显著增高,并通过激活细胞膜的 TNF 家族死亡受体途径诱导 BZR-T33 细胞凋亡。TRAI 的凋亡信号通过与肿瘤坏死因子受体超家族成员死亡受体 TRAILR1(DR4)和 TRAILR2(DR5)结合来传递。这些受体在肿瘤细胞表面比在正常细胞表面更频繁地表达,从而诱导外源性凋亡信号靶向癌细胞。Tanget 等发现,热疗可以提高人胃癌 AGS 细胞表面 Fas 的表达。②热疗增强 TRAIL、Fas-L 和 TNF-α 的下游以及 caspase 上游的作用,从而通过增加细胞对死亡受体的敏感性,诱导细胞凋亡。TRAIL 与死亡受体 DR4 和 DR5 结合导致构象改变,暴露 Fas 相关死亡结构域(一种衔接蛋白)的结合面。衔接分子招募启动子 caspases-8 和 caspases-10 以促进死亡诱导信号复合物的形成。活化的 caspases-8 和 caspases-10 直接激活 caspase-3 或活化的 caspase-8 与线粒体凋亡途径合并,类似于 Fas 信号转导通路。Song 等研究发现,热疗促进 TRAIL 受体抗体或药物的抗肿瘤疗效,这种协同效应是通过活性氧的升高、c-Jun N 末端激酶的激活、Bax 寡聚化、转位到线粒体、线粒体膜电位的丧失、细胞色素 C 释放到胞质中、caspases 的激活来介导的,ADP 核糖聚合酶裂解增加。该结果证实了热疗联合 TRAIL 治疗结直肠癌肝转移瘤的协同作用。③氧化应激。氧化应激在热疗诱导凋亡中起辅助作用,细胞膜由脂质双分子层组成,热可以诱导活性氧族(ROS)产生,ROS 作用于细胞膜导致膜脂质过氧化损伤,同时还可引起线粒体膜电位变化,从而在凋亡中起重要作用。应用抗氧化剂可以防止脂质过氧化,在一定程度上抑制凋亡。Cui 等研究了抗氧化剂对人类淋巴瘤 U937 细胞 44℃,30min

热处理引起凋亡的抑制作用,结果表明抗氧化剂可以显著抑制热诱导凋亡。而与之相反,使用 ROS 发生剂则可显著增强热诱导凋亡作用,温度依赖性自由基引发剂 2,2′-偶氮(2- 脒基丙烷)(AAPH)和 2,2′-偶氮双(2,4- 二甲基戊腈)(AMVN)单独应用时对细胞无细胞毒性,与热疗联合运用时则显著增强细胞凋亡。④胞内 Ca^{2+} 增高。热诱导凋亡与热作用后胞内 Ca^{2+} 增高密切相关,热处理可以引起细胞膜损伤,Ca^{2+} 内流导致高 Ca^{2+},作为诱导细胞凋亡的信号,可激活核酸内切酶、蛋白酶、蛋白激酶 C 等,故维持细胞内 Ca^{2+} 浓度至关重要。Hashimoto 等报道,加热 9h 后能增加人肺癌细胞系 LK22 和 LU65A 胞内 Ca^{2+} 水平,从而导致癌细胞的凋亡。若在加热前给予 LK22 胞内钙离子螯合剂,则细胞凋亡数目明显减少,但对 LU65A 细胞株无明显作用。此外,他们发现,虽然加热只增加 LK22 细胞质内 P53 局部的表达,但能提高两株细胞 caspase-3、caspase-8 和 caspase-9 的活性。以上实验说明,细胞内短暂的 Ca^{2+} 增高可能是 LK22 细胞凋亡的起始因子,但两株细胞可不依赖 P53 而通过线粒体途径和膜死亡受体途径诱导凋亡。

二、体腔热灌注治疗对局部肿瘤细胞的清洗作用

通过持续的循环体腔热灌注治疗,可以对内膜或者开放性器官种植转移和腔内癌细胞起到机械性冲刷作用,清除腔内残留的癌细胞和微小转移灶。现阶段体腔热灌注化疗是依据高温有效杀伤肿瘤细胞的热疗原理,将含有化疗药的治疗液体外加温后,用循环泵导入患者体腔,并在一定时间内保持特定的有效温度,常为 42.5℃,既可以杀伤浆膜上种植的转移癌细胞,清除恶性积液和引发积液的病灶,还能对游离癌细胞进行清扫,达到有效防止癌症复发、转移和治疗癌性积液的双重目的。

基于此原理,自 1980 年开始国外将热灌注化疗用于腹腔肿瘤的治疗,经过几十年的发展,目前临床所应用的热灌注技术已经从简单的热灌注液直接灌入腹腔,逐渐发展为精准的体腔循环热灌注治疗方法,实现精准定位、控温和清除。

腹腔内组织器官肿瘤在后期多发生腹膜转移,这种情况在过去被认为不可治愈,多采取姑息治疗。腹腔热灌注化疗治疗肿瘤腹膜转移的原理:①肿瘤手术切除后腹腔内残余肿瘤细胞,多数化疗药物组织渗透性差常规给药方式无法达到作用部位;②腹腔热灌注化疗时,局部应用化疗药物能使药物均匀分布;③加热能增强化疗药物的细胞毒性,提高治疗效果;④热灌注对腹腔残余游离细胞的清洗作用。

体腔热灌注化疗不仅适用于腹膜转移(癌性腹水)的情

况,更大的应用价值在于"治未病"。体腔热灌注化疗在肿瘤根治手术基础上,清除残留癌细胞和微小癌结节(即微小转移灶),减少肿瘤腔体转移的可能性,从真正意义上做到根治肿瘤。

三、热疗与肿瘤转移

癌症因其高转移性而成为致命性疾病,癌转移是一个非常复杂的过程。肿瘤广泛转移和扩散的主要途径是侵袭性转移。一般地,原位癌基本无转移,但是肿瘤向邻近组织侵袭时,就会发生转移,通常转移率与侵袭的范围呈正相关。因此,侵袭是肿瘤转移的先驱和必经之路。目前,肿瘤侵袭转移机制研究主要集中在肿瘤血管形成和基质金属蛋白酶两个方面:血管生成是恶性肿瘤迅速增殖并转移扩散的主要条件之一;基质金属蛋白酶及其抑制因子在体内保持一种平衡状态,对肿瘤的增殖、黏附、侵袭及转移发挥调控作用。热疗可通过改变基质金属蛋白酶、血管内皮生长因子、纤维蛋白溶解酶及黏附因子的表达抑制肿瘤侵袭和转移。

(一)基质金属蛋白酶家族

基质金属蛋白酶(matrix metalloproteinase,MMPs)是降解细胞外基质的酶家族。其功能活性受其组织抑制物抑制。大量实验证据显示肿瘤细胞的侵袭、转移受 MMPs 及其抑制因子(tissue inhibitor of metalloproteinases,TIMPs)的调控,两者在体内保持一种平衡状态,对肿瘤的增殖、迁移、侵袭及凋亡起重要作用。MMPs 主要是有利于肿瘤细胞的侵袭和转移;TIMPs 则是 MMPs 的拮抗剂,对肿瘤细胞的侵袭及转移有抑制作用。

目前研究较为清楚的有 MMP-2、MMP-9 和 TIMP-2。MMP-2 和 MMP-9 能水解胞外基质,正常组织中保持内环境稳定,癌组织中为肿瘤细胞恶变、侵袭、转移创造有利条件。TIMP-2 可以结合非活性状态和活化的 MMP-2,并抑制活化 MMP-2 的活性,此外 TIMP-2 还可以终止 MMPs 家族所有成员的水解活性,抑制肿瘤细胞侵袭基质膜,阻碍肿瘤细胞穿透细胞基质膜。在许多癌症中,血浆溶血酶水平升高与不同癌症类型的高转移率呈正相关,被认为是有价值的预后因素。血清高 MMP-9 水平与癌症患者进展迅速、总体生存率差和继发转移有关,黑素瘤脑桥转移的实验模型证实 MMP-9 的血清水平与肺和淋巴结转移的发生和程度有关。在肺癌患者的血清中发现 MMP-9 和 TIMP-1 均升高。在模型系统中,肿瘤细胞中过表达 TIMP 可导致肿瘤发生率降低,但不能抑制转移,如转染 TIMP-2 的黑色素瘤转移细胞。此外,当 TIMP-1 在易发生皮肤癌变的小鼠中基因过度表达时,它抑制了肿瘤基质中明胶酶的活性,

但出乎意料地增强了肿瘤的原发性,没有抑制作用。有研究表明舌癌细胞 Tca-8113 体外加温后,MMP-2、MMP-9 蛋白表达量减少,TIMP-2 蛋白表达量增加,并且 MMP-2 和 MMP-9 酶活性明显减弱,提示加温可以改变基质蛋白金属酶活性。Awaji 等发现加热也可使 MMP-1 的表达下降,减少对基底膜和细胞外基质的消溶和降解作用,抑制肿瘤细胞生长、浸润和转移。有研究结果显示 43℃、45℃ 与 47℃ 热疗对 MCF-7 的 MMP-2 和 MMP-9 的分泌以及活性均有明显的抑制,并且具有温度依赖性,随着加热温度升高抑制效果越明显,使恶性肿瘤细胞对基底膜及细胞外基质成分的降解能力下降,从而使发生血管或淋巴管转移的可能性减少。

(二) 血管内皮生长因子

血管形成是肿瘤发生、生长、浸润和转移的重要条件,分为血管前期和血管期。前期肿瘤生长缓慢,随着体积增大,后期若无血管伴随生成,肿瘤会因缺乏营养供应而进入凋亡阶段。此过程受多方面因素影响,是血管新生刺激因素和抑制因素失衡的结果。目前已经发现的血管生长因子有 30 多种,其中最具特异性的是血管内皮生长因子(VEGF),其在许多肿瘤的发生发展中起重要作用。热疗可通过抑制肿瘤源性的 VEGF 及其产物的表达而阻碍肿瘤血管内皮细胞增生及其细胞外基质的再塑性,抑制肿瘤生长及转移。Sawaji 等在 42℃ 对人类纤维肉瘤 HT21080 细胞株加热 4h,37℃ 孵育 24h,发现 VEGF(VEGF121、VEGF165、VEGF189)下降,且培养液中 VEGF 依赖的细胞活性也下降。肿瘤患者 42℃ 全身热疗后,发现 2~3 周后患者血清中 VEGF 水平也明显减少。最近有实验研究证明 43℃、45℃、47℃,30min 短时间热疗造成 MCF-7 细胞内 VEGF 蛋白表达显著降低,并且可能间接影响到 MMP-2 的分泌及活性,达到对肿瘤血管形成的抑制作用,从而抑制肿瘤细胞的侵袭转移能力。热疗也可促进血纤维蛋白溶酶原激活抑制因子 1 的表达,减少纤维蛋白溶酶的形成,使肿瘤微血管数目减少,从而抑制肿瘤生长,减少转移。血管生成抑制剂 TNP2470,是人工合成的一种烟曲霉素类似物,能抑制血管内皮细胞增生,明显增强热疗抗肿瘤效应,尤其是对静止期肿瘤细胞的杀伤作用更强。

(三) 转化性生长因子

转化性生长因子 β(TGF-β)可促进肿瘤细胞的侵袭性,TGF-β 与恶性肿瘤细胞的转移过程有不可忽视的关系,与肿瘤的全身转移有重要意义。Padua 等研究发现 TGF-β 可促进乳腺癌血行转移至肺,TGF-β1 可刺激造血微环境,从而诱导新生血管的形成。TGF-β1 通过调节基质金属蛋白酶的活性,促进肿瘤的侵袭和转移。Xie 等将人乳腺癌 MCF-7 细胞在 43℃、45℃、47℃ 和 37℃ 下加热 30min,发现加热可降低人乳腺癌(MCF-7)细胞的侵袭电位,抑制 MMP-2/9 的分泌和酶活性。此外,VEGF 和 TGF-β mRNA 和蛋白被高温抑制。对 43℃、45℃ 和 47℃ 进行了比较,发现高温对 MMPs 活性和 VEGF 表达的抑制作用强于低温,而 TGF-β1 蛋白表达下调无温度差异性。以上结果提示,高温对 TGF-β1、表皮细胞生长因子(EGF)和 MMPs 表达的下调可能是抑制人乳腺癌 MCF-7 细胞侵袭能力的原因之一。周昊等检测了热疗在 OSCC 动物模型局部加热后 TGF-β 和 Smad4 表达量下降,Smad7 表达增加,结果提示,局部热疗可能是通过上调 Smad7 从而抑制 TGF-β 所介导的促肿瘤效应。

(四) 尿激酶型纤溶酶原激活物受体

尿激酶型纤溶酶原激活物(uPA)受体与 uPA 相互协调,通过介导多种信号传导,参与细胞黏附、分化、增殖、迁移及以肿瘤新生血管和淋巴管形成。有学者观察人高转移腺 HAL-8 细胞株、纤维肉瘤 HT-1080 细胞株在热处理(43℃,120min)后蛋白水解作用。结果显示,加热能明显降低 HAL-8HT-1080 细胞 uPA 受体的表达,从而减 uPA 在细胞表面的结合位点,减弱蛋白水解,抑制肿瘤细胞的浸润和转移。热疗通过抑制 ras 信号传导途径抑制 uPA 基因启动子的激活,从而降低 uPA 表达。研究显示加热能促进血纤维蛋白酶原激活抑制因子(plasminogen activator inhibitor,PAI-1)的表达,而 PAI-1 是 uPA 及组织型酶原激活剂的主要抑制剂,PAI-1 通过对这两者的抑制减少基质降解,进而抑制肿瘤浸润和转移。国内学者对 Tca8113 细胞给予不同温度加热,结果发现不管肿瘤内温度是否达到 43℃ 都可以抑制肿瘤 uPA 的表达,提示加热可以抑制肿瘤浸润和转移。

(五) E- 钙黏蛋白

E- 钙黏蛋白(E-cadherin,E-cad)是一种 I 型糖蛋白,属于钙离子依赖的黏附分子家族,它有 1 个高度保守的胞质内结构域,与细胞内的骨架蛋白 2 连环蛋白形成 E-cad 复合体,介导细胞间的黏附,E-cad 缺失可引起原发肿瘤细胞脱落、侵袭、转移。Liang 等报道热疗能明显上调大肠癌细胞株 HT29 黏附因子 E-cad 的表达,间接影响肿瘤细胞的转移潜能。

四、热疗与免疫

热疗在杀伤肿瘤细胞的同时,还有激活机体抗肿瘤免疫的作用。随着对热疗与免疫的深入研究,肿瘤免疫在肿瘤热疗中的作用越来越受到人们的重视。肿瘤的免疫逃逸属于肿瘤的免疫反应,是肿瘤脱离机体免疫监控发生恶行生物学行为的重要过程,促进肿瘤的增殖、侵袭和转移。机体对肿瘤的免疫反应主要为T细胞介导的细胞免疫,由于肿瘤在与机体的对抗和选择过程中发展的免疫逃逸和免疫抑制,机体对肿瘤的免疫反应常常是微弱甚至无效的。肿瘤免疫逃逸的途径主要包括:①肿瘤的免疫原性低下是肿瘤免疫逃逸的原因之一。②肿瘤下调表达肿瘤抗原。虽然多种特异性肿瘤相关抗原已经分离鉴定,肿瘤免疫反应的先决条件已经具备,肿瘤通过下调肿瘤特异性抗原或相关抗原的表达,而逃避T细胞的特异性免疫识别。最新的研究发现,程序性死亡受体1(PD-L1)除了在肿瘤细胞的细胞膜大量表达外,肿瘤细胞可释放富含PD-L1的外泌体,其进入机体外周血,影响肿瘤微环境,通过这些外泌体发挥抑制肿瘤杀伤性T细胞的功能,将PD-L1介导的肿瘤免疫抑制作用拓展到全身范围。③肿瘤细胞低表达组织相容性抗原(MHC)分子。MHC-Ⅰ类分子提呈功能的缺乏常常是导致肿瘤免疫逃逸的主要原因之一。肿瘤细胞中发挥递呈功能的MHC-Ⅰ类分子表达有不同程度的降低,分化差的肿瘤细胞表达更弱,转移的肿瘤最弱或消失,并且大多实体瘤均不表达MHC-Ⅱ类分子,因此T辅助细胞不能被有效激活。④肿瘤凋亡抑制。⑤肿瘤细胞缺乏共刺激分子和肿瘤相关免疫抑制因子。表面表达MHC分子的肿瘤细胞将肿瘤抗原直接提呈给T细胞,但由于缺乏如细胞间黏附分子-1(ICAM-I)、中间纤维结合蛋白-3(IFA-3)、血管细胞间粘附分子-1(VCAM-1)或热稳定抗原(HSA)等共刺激信号分子,T细胞不能激活,免疫无应答甚至产生耐受。除低表达MHC-Ⅰ,不表达MCH-Ⅱ和共刺激分子配基如B7、肿瘤抗原的丧失和遮蔽等被动逃避机制外,肿瘤还分泌免疫抑制因子如TGF-β、IL-4和IL-10主动抑制肿瘤免疫。⑥肿瘤相关免疫抑制性细胞。肿瘤可以借助肿瘤相关巨噬细胞(tumor-associated macrophages,TAMs)清除凋亡肿瘤细胞,防止损伤相关分子模式被释放到组织微环境,阻止免疫系统对肿瘤的识别,进而阻止机体对肿瘤的免疫清除。

热疗能够使机体免疫系统发生明显改变,能够逆转肿瘤的免疫逃逸,强化机体抗肿瘤的免疫功能,使细胞免疫在抗肿瘤中起决定作用。目前认为热疗刺激免疫主要与以下机制有关:①坏死产物刺激免疫系统,肿瘤细胞变性蛋白和坏死的分解产物作为一种抗原刺激机体免疫系统产生抗肿瘤的免疫反应;②高温能够增加膜脂流动性,使镶嵌在细胞膜脂质双层中的抗原决定簇暴露,肿瘤细胞的抗原性增加,有利于体液免疫的杀伤;③局部热疗也可能是破坏或解除了封闭因子对免疫系统的抑制作用,使机体恢复了对肿瘤的免疫应答;④促进肿瘤细胞产生热休克蛋白;⑤引起非特异性炎症诱发免疫反应;⑥促进细胞因子分泌,提高免疫力。

研究表明热疗可以刺激机体的细胞免疫和体液免疫系统,产生大量的NK细胞、T细胞、巨噬细胞和持续增高抗体效价等。Atanackovic等发现接受热疗患者的NK细胞和T细胞增加,治疗晚期IL-8、皮质激素、生长激素增加,固有和记忆T细胞重新分布进入淋巴组织等待抗原的暴露,效应T细胞进入外周组织发挥抗肿瘤作用。在热疗过程中,外周血中IL-6、IL-8、TNF等细胞因子升高,刺激肿瘤免疫的产生。热疗有利于CD4$^+$/CD8$^+$细胞比值回升,有效发挥抗肿瘤活性。叶欣等用热疗治疗转移性肝癌26例,结果发现治疗后CD4$^+$细胞数量、CD4$^+$/CD8$^+$细胞比值明显高于治疗前。

热疗可以使细胞的许多蛋白合成受阻,但对热休克蛋白(HSPs)却有不同,HSPs合成明显增多。当有机体暴露于高温(如传统热疗温度)的时候,细胞内的HSPs合成增多,有利于保护机体自身。随着热疗温度的升高,细胞内HSPs释放到胞外,通过一系列途径激发细胞产生抗肿瘤免疫。大量研究发现,HSPs在激活机体抗肿瘤免疫中起着重要作用。在临床肿瘤的热疗中,HSPs的存在对机体有以下作用:一方面,提高人体对高温等特殊环境应激以及抗疲劳的能力,这是有利的一面;另一方面,可引起临床热疗中的热耐受反应。研究发现,随着HSPs的产生,细胞热耐受能力逐渐增强,加温后4~6h开始明显增加,8h达最高水平,随后尽管细胞不再合成HSPs,但细胞的热耐受仍维持高水平,一般在加温后6~7d降至对照水平。在细胞外,HSPs参与机体的抗肿瘤免疫过程,HSPs在热疗诱导抗肿瘤免疫中发挥了重要作用,主要表现在以下方面:①提呈抗原的作用,即在专职的抗原提呈细胞(APC)内将抗原与MHC结合,提呈到细胞表面,主要是将抗原提呈给细胞毒性T淋巴细胞(CTL),产生特异性的细胞免疫。②诱导活化免疫细胞,可以活化抗原提呈细胞,诱导树突状细胞的成熟,上调共刺激分子和MHC的表达;刺激树突状细胞分泌趋化因子,活化NK细胞等。③促进Th细胞向Th1细胞转化。研究发现,HSP70表达可以诱导Th1细胞产生细胞因子IFN-β、IFN-γ和IL-12等,进而加强了T细胞介导的肿瘤免疫,有利于控制肿瘤。④活化补体系统。

体腔热灌注治疗,除化疗药对癌细胞或者微小病灶的杀伤作用,还可冲洗体腔内积液、降低积液中恶性分子的生成,以及改善患者的机体免疫,多作用靶点的治疗肿瘤,增加肿瘤治愈率和提高患者生存质量。王海存等研究发现,采用腹腔恒温循环热灌注化疗(替吉奥+顺铂)对胃癌合并腹水患者进行3疗程治疗:对照组化疗方案为口服替吉奥联合直接腹腔注入顺铂,实验组化疗方案为口服替吉奥联合恒温腹腔循环灌注顺铂,1个疗程21d,共3疗程。治疗结果显示,较治疗前两组患者腹水中成纤维细胞生长因子(FGF)-2、FGF-19、碱性成纤维细胞生长因子、成纤维细胞生长因子受体-4水平明显低于治疗前,且试验组腹水中各恶性分子含量均显著低于对照组(P<0.05);实验组患者外周血中CD3⁺、CD4⁺及CD4⁺/CD8⁺明显增高,CD8⁺明显减少(P<0.05);治疗中,试验组患者的不良反应发生率远低于对照组(P<0.05)。实验结果说明,替吉奥联合顺铂腹腔恒温循环热灌注化疗方案能够显著降低积液中肿瘤恶性分子水平,改善细胞免疫功能,且不良反应低。

综上所述,体腔热灌注治疗通过直接杀伤细胞作用、细胞凋亡效应、改变肿瘤微环境、激发免疫反应等多方面的机制杀伤肿瘤细胞。热疗作为一种新兴的肿瘤治疗方法还有待于进一步的深入研究。热疗和其他治疗肿瘤方法的协同作用机制以及如何准确把握热疗的各项参数达到最大限度杀伤肿瘤细胞,如何避免正常组织的热损伤等问题还需要进一步探讨。

第三节 肿瘤热疗的细胞水平研究

一、热疗引起肿瘤细胞死亡的途径

目前,细胞的死亡形式主要分为细胞凋亡(apoptosis)、自噬性细胞死亡(autophagy)、细胞坏死(necrosis)、细胞焦亡(pyroptosis)和铁死亡(ferroptosis)五种类型。现有热疗相关文献多集中在加温引起肿瘤坏死和凋亡导致肿瘤细胞死亡,但是文献报道自噬对肿瘤细胞起到保护作用,自噬程度越高会减弱加温对肿瘤细胞的杀伤作用。细胞凋亡又称程序性细胞死亡,是在温热刺激下机体对受损细胞进行快速、不损伤机体正常器官、不改变组织功能的清除过程,对机体的发生、发展以及自身稳定起着关键性作用,属于主动性过程,需要消耗能量,不产生炎症反应。坏死性死亡是高热引起的细胞急速死亡,属于被动过程,不需要能量,产生炎症反应。

热疗的温度和时间决定了对细胞的损伤方式是坏死为主还是以凋亡为主。加热温度42~45℃称为温热疗法,主要引起细胞凋亡,而对周围正常组织的损伤较小。43℃是传统的热疗温度,认为是细胞发生凋亡的临界温度,也是临床运用较多的热疗温度,但是对于不同肿瘤的临床实际应用温度稍有不同。一般认为,46℃以上的热疗称为热消融,对细胞的作用方式以直接致死效应为主。蒋东等对肺癌A549细胞进行42℃,不同加热时间30min、1h、2h、4h以及加热1h不同温度37℃、40℃、42℃、44℃、46℃凋亡情况的考察,结果发现A549细胞凋亡指数呈温度依赖性,但

是温度超过44℃反而下降,于42℃加温2h凋亡指数最明显。Fukami等对神经胶质瘤细胞的研究发现47℃加热1h细胞死亡以坏死为主。Shellman等也发现对人黑色素瘤ASZOOl细胞株48℃加热30min细胞大部分发生坏死。高温使细胞线粒体膜、溶酶体膜和内质网膜被破坏,且由于溶酶体酸性水解酶的释放,导致胞膜破裂,胞质外溢,引起细胞死亡。

目前研究表明,由于携带的基因差异致使不同类型的肿瘤对热的敏感性不同,诱导其凋亡的临界温度也不一致。史玉荣等热刺激研究表明,43℃为诱导HeLa细胞凋亡的临界点。Lim等研究发现白血病HL-60细胞发生凋亡的临界点为44℃。Shellman等发现45℃为黑色素瘤ASZOOl细胞株凋亡的临界点。即使同种细胞由于携带的遗传特征不同对热的敏感性也有很大的差异。Yasumoto等发现P53基因野生型人舌鳞癌细胞株对热的敏感性高于P53突变型细胞株,Tamamoto等在动物体内研究也得到相同的结果。Kajihara等将P53野生型和P53突变型人舌鳞癌细胞株44℃加热1h,12h后进行蛋白微点阵检测,发现P53突变型人舌鳞癌细胞株热疗后凋亡抑制蛋白Bcl-2、Bcl-xL、NF-κB、COX2、STAT3、IL-6和IKKa/1等的表达反而明显增加,而P53野生型细胞株中表达无增加。因此检测细胞内携带P53基因的状态可能具有预测热疗敏感性的意义。细胞对热的敏感性具有细胞类型和基因的差异性,提示热疗在临床运用应针对不同类型肿瘤制订个性化方案,也为临床热疗个体化方案原则提供了理论依据。

二、热疗对细胞凋亡的影响

细胞凋亡受到一系列促凋亡蛋白(如Bax、野生型P53、Smac等)和抑制凋亡蛋白(如Bcl-2、突变型P53、IAP家族)的调控,两者保持动态平衡,维持机体的生理稳定。热疗既增加促凋亡蛋白的表达,又降低凋亡抑制蛋白的表达,诱导肿瘤细胞发生凋亡。Fukami等发现43℃加热1h使神经胶质瘤细胞株Al72的P53和P21蛋白的表达均明显增加,而其他神经胶质瘤细胞株T98G、U251MG、YKG-1出现P53蛋白的表达增加,但是P21蛋白的表达无增加。Basile等研究显示肝癌细胞株HepG2 42℃热疗14h后立即检查P53蛋白的表达,呈降低水平,但是热疗后继续培养4h发现P53蛋白的表达明显增加。而Bax蛋白不管是在热疗时还是热疗后继续培养4h,其表达均是明显增加,Bcl-2蛋白的表达均是一致性的明显下降。Liang等在人直肠癌裸鼠皮下移植瘤的动物模型中,发现43℃加热1h不管是否联合放疗或者化疗都使肿瘤细胞中Bax蛋白的表达明显增加而Bcl-2蛋白的表达明显减少,但是P53蛋白的

表达也降低。因此加热可诱导野生型 P53 表达增加,降低 *Bcl-2* 基因的表达,同时诱导 *Bax* 基因的表达,从而增加线粒体的通透性,释放细胞色素 C 进入胞质,促进 caspase-3 和 caspase-9 的释放和活化,诱导细胞凋亡。

细胞凋亡信号转导通路主要包括外在途径(死亡受体凋亡途径)、内在途径(线粒体凋亡途径),以及内质网通路。三条通路是相互密切关联的,它们和 P53、c-myc、Bcl-2 蛋白家族、Smac/DIABLO、抑制凋亡蛋白家族(CIAPS)及胞内信号转导等通路构成一个复杂的网络对凋亡进行精细的调控。三条凋亡通路最终都激活 caspase 家族,caspase-3 是最后凋亡的执行者,导致细胞凋亡。研究发现热疗既可以激活外在凋亡途径,又可以激活内在途径,诱导凋亡发生。Ren 等报道舌鳞癌细胞株 Tca8113 在 42~44℃加热 10~60min 后,可以发现线粒体释放细胞色素 C,诱发线粒体 -caspase 依赖性细胞凋亡。Fukami 等使用 4 株携带不同类型 P53 的神经胶质瘤细胞,43~47℃加热 1h 发现只有 45℃或 47℃才能使线粒体释放细胞色素 C 进入胞质,凋亡诱导因子(AIF)从胞质易位至胞核,诱导凋亡发生。这些研究证明热疗可以激活内在性凋亡通路。

热疗可以诱导细胞膜死亡受体的相应配体(TRAIL)表达并激活外在途径诱导细胞凋亡。Vertrees 等对肺癌细胞 BZR-T33 的研究显示,43℃持续加热 3h 细胞内 *TRAIL*、*TNF-α*、*Fas-L* 基因的表达明显增加,TRAIL 和 Fas-L 蛋白水平也显著增高,并通过激活细胞膜的 TNF 家族死亡受体途径诱导 BZR-T33 细胞凋亡。Klostergaard 等研究表明 TNF 耐受的 MCF-7 细胞株在热作用后可以克服 TNF 耐受,诱导 TNF 介导的细胞凋亡。40~40.5℃热作用后,TNF 耐受的细胞株热敏感性增加了 100 倍,而 TNF 不耐受的细胞株热敏感性仅仅增加了 10 倍。热敏感性的提高与 caspase-8 的活化有关。Yoo 等研究表明,在人前列腺癌细胞株 DU-145、胰腺癌细胞株 MIA PaCa-2 和 BxPC-3、人正常结肠纤维细胞株 CCD-33Co、大鼠前列腺上皮细胞株 YPEN-1 中,40~42℃热刺激只能够增加人类肿瘤细胞株中 TRAIL 介导的凋亡,活化 caspase,裂解 caspase 底物多聚 ADP- 核糖聚合酶(polyADP-ribose polymerase,PARP),诱导凋亡发生。而对人和鼠的正常细胞无作用。

热疗还可以激活内质网通路,诱导凋亡发生。Shellman 等对人黑色素瘤 ASZOOl 细胞 45℃加温作用 1h 后,发现 caspase-12 和 caspase-4 的活性显著增加,而 caspase-8 和 caspase-9 没有被活化,同时还发现 caspase-3 和 caspase-7 的活化。石兴源等研究表明,热疗后位于内质网的促凋亡分子 Bim 表达上调,Bim 的表达被干扰后,caspase-3 的表达和细胞凋亡率同时下降。

三、热疗阻滞细胞周期的途径

体外细胞培养显示细胞对热的敏感性随细胞周期的不同而变化。S 期是细胞周期进程中最重要的一个阶段,此期细胞的主要特征是 DNA 复制,同时也合成组蛋白和非组蛋白,最后完成染色体的复制。热疗使核内参与 DNA 转录、复制与修复的蛋白质伸展,甚至断裂,影响 DNA 半保留复制的起始以及复制叉的延长,阻止染色质中新组蛋白的合成和沉积,新合成的 DNA 不能重组为成熟的染色质,DNA 的损伤不能被修复,导致染色体的突变、基因组的不稳定、不恰当的染色体分离,最终引起细胞死亡。细胞周期的 S 期或 M 期比 G₁ 或 G₂ 期对加温更敏感。Dewey 等发现 S 期细胞对热诱导更敏感,细胞凋亡的发生与染色质的突变有关。Zolzer 等研究发现 43℃加热 1h,人类恶性黑色素瘤细胞的 G2/M 期由 6h 延长至 13h,G₂ 期阻滞达 48h,S 期阻滞则更久。Atallah 等研究表明,热疗(42℃,1h)和化疗(奥沙利铂)联合处理人结肠癌细胞 Caco-2 和 HT-29,G₁ 期细胞减少,S 期细胞明显增多,细胞周期阻滞在 S 期。Wang 等在小鼠 S180 皮下移植瘤 42.5℃加热 30min,也发现 S 期细胞显著增多,发生细胞凋亡。在 <43℃临床常运用的温度范围,主要的细胞死亡也发生在 S 期。在完成 DNA 复制之前,细胞将进入有丝分裂,而热处理还可以通过有丝分裂突变引起细胞死亡。令人感兴趣的是,S 期细胞对热的敏感性似乎与亚致死性损伤有关。亚致死性损伤能够被修复,除非在修复完成之前它们已经发展为致死性的损伤。如果热刺激维持 2~6h,S 期细胞被阻碍完成 DNA 修复,S 期细胞的热敏感性与非 S 期细胞的敏感性相同。因此如果亚致死性损伤被修复 S 期细胞的热敏感性能够被逆转。阻止 DNA 复制使细胞有机会修复亚致死性损伤。允许亚致死性损伤修复的时间一般为 2~6h,取决于损伤的严重程度。总之,S 期的热敏感性的逆转需要一个条件:DNA 复制被延迟足够长的时间以致修复能够完成。

Rad 3 相关(ATR)激酶属于磷酸肌醇 3 激酶相关激酶(PIKK)家族成员,在细胞周期检查点的早期信号转导中起着关键作用。ATR 激活检查点激酶 1(Chk1)是一种丝氨酸 / 苏氨酸激酶,对 DNA 损伤诱导后细胞周期检查点激活非常重要。ATR-Chk1 信号的热诱导激活在 G2/M 期阻止细胞周期进程。ATR-Chk1 通路的抑制会取消 G2/M 检查点的激活,并促进 caspase-3 裂解以诱导热疗引起的细胞凋亡。

也有一些研究发现热疗使细胞周期阻滞在 G₁ 期。罗贤雯等研究表明,人宫颈癌 HeLa 细胞在 40℃、43℃、45℃分别加热 0.5h、1h、2h、4h,G₁ 期细胞显著增加,S 期细胞显著减少,细胞周期阻滞在 G_1 期。Lim 等对 HL-60 细胞 45℃加热 5~15min,发现细胞累积在 G_1 期。胡润磊等对 Lewis 肺癌小鼠皮下肿瘤模型进行 46℃加热 30min,发现 G_1 期细胞较对照组明显增加。细胞从生长前期 G_1 期进入 DNA 合成期(S 期)是细胞周期中一个重要的调控点。热疗可能对参与 G_1 期向 S 期转换的周期素依赖性激酶(CDK)和周期素(cyclin)的表达造成影响,致使细胞阻滞于 G_1 期。

四、热疗破坏蛋白质的结构和功能

由于人类细胞内蛋白质随着进化的优化,蛋白质在相对较窄的温度范围内发挥作用。小范围但长期有效的环境温度的变化也会严重扰乱蛋白质稳态,损害细胞,导致出现蛋白质毒性引发的疾病。热疗对蛋白的主要影响是暴露和伸展疏水基团。由于疏水基团的暴露打开,引起蛋白质的去折叠和聚集,这种聚集不仅包括因热损伤发生结构改变的蛋白质,还导致正常的蛋白质聚集,破坏细胞膜,诱导细胞凋亡。蛋白质的聚集和伸展将影响包括细胞核在内的整个细胞,细胞核蛋白的质量是 DNA 的 3~6 倍。核内蛋白质参与 DNA 的转录、复制与修复,破坏核内蛋白质的结构和功能将产生严重的后果。破坏参与 DNA 复制的蛋白质会引起染色体的突变、基因的不稳定和不恰当的染色质断裂,导致细胞死亡。参与 DNA 修复的蛋白质被破坏,可影响损伤 DNA 的修复,进而引起基因组的不稳定和染色体突变。

热应激导致 DNA 损伤,在 G_1 期和 G_2 期细胞中被检测为 DNA 双链断裂,而在 S 期细胞中则没有发现。将细胞暴露在热应激下会导致蛋白质变性和聚集,由此推测未折叠蛋白的积累是引发热损伤反应的信号。热激活热反应基因的表达,包括热休克蛋白(HSPs),与 mRNA 和蛋白质合成的整体下降一致。细胞内的蛋白质结构改变或变性反映为细胞的吸热反应,利用差异扫描测热法根据此测量蛋白质变性。Jim 等使用差异扫描测热法发现了蛋白质的伸展,并且发现蛋白质结构的破坏程度与热疗温度有关。在 40~45℃温热范围,主要引起蛋白质的伸展、疏水基团暴露和蛋白质聚集,这些改变还可以被分子伴侣 HSP70 逆转恢复。而 46℃以上的热消融导致不可逆的严重的蛋白质变性。HSPs 是一类重要的细胞调节蛋白,在调节细胞内环境稳定中起分子伴侣的作用。HSPs 在正常情况下和暴露于高温等压力下都能防止蛋白质结构的错误折叠。然而,高温持续刺激会耗尽 HSPs 的折叠能力,导致蛋白质错误折叠和聚集,这种伴侣超载会导致细胞生理学的严重紊乱并可能导致细胞死亡。

综上所述,热疗的温度和持续时间与肿瘤细胞的死亡率呈正相关,表 2-3 汇总了部分肿瘤细胞的受热死亡率情况。如何选择合适的温度以及最佳的作用时间为热疗的临床应用起到了关键的指导作用。

表 2-3　不同热疗温度和时间对肿瘤细胞的杀伤作用

细胞	温度 /℃	时间 /min	死亡率 /%
WiDr	41	60	8.00
	42	60	18.00
	43	60	57.00
	43	150	90.00
	44	40	90.00
	44	60	97.00
	45	25	90.00
	45	30	97.30
	46	15	99.83
SW620	41	60	6.00
	42	60	32.00
	43	60	76.00
	43	80	90.00
	44	20	90.00
	44	60	99.90
	45	10	90.00
	45	30	99.95
	46	15	99.60
CHO	43	60	92.10
	43	90	98.50
CHL V79	42	60	22.00
	43	60	83.00
	44	45	90.00
	45	10	90.00

五、热疗对放疗的增敏作用

虽然近年来放疗作为临床肿瘤治疗的主要手段之一取得了很大进步,但由于肿瘤异质性和扩散性,以及射线对正常组织损伤的副作用,放疗的肿瘤控制率仍差强人意。热疗提高肿瘤细胞的放射敏感性,增强放疗的治疗效果,还能弥补恶性肿瘤放疗的不足。

热疗能够增加放疗对所有细胞类型的损伤,包括肿瘤细胞和正常细胞。热疗联合放疗的优势:①热疗和放疗均可诱导细胞凋亡或直接杀死细胞,两者有协同作用;②放疗能够损伤肿瘤细胞 DNA,热疗也能抑制 DNA 的合成和损伤的修复,增加放疗的细胞毒效应;③肿瘤组织内部为低氧环境,放疗不能有效地杀死全部肿瘤细胞,热疗能够使肿瘤组织血流量增多,放疗也能降低肿瘤细胞的温度耐受性,两者相互辅助;④射线对 M 期最敏感、G_1 期次之、S 期不敏感;而 S 期细胞对热疗最为敏感,两者起协同作用。热疗杀灭肿瘤细胞的最低温度为 43℃,热疗和放疗联合应用,须在放疗 1h 内进行热疗效果最佳,两者相辅相成,尤其对恶性肿瘤细胞进行治疗。李伟明等对 S180 皮下移植瘤小鼠模型分别进行热疗、放疗和热放疗联合组,发现联合组的细胞凋亡率明显高于单独的热疗组或放疗组。不同肿瘤类型的 I 期临床试验证实热疗具有放疗增敏作用。Franckena 等长达 12 年的追踪观察表明,热疗辅助放疗使宫颈癌患者的 5 年生存期延长,局部控制率提高,而远期毒性反应没有增加。因此热疗在荷兰已成为晚期宫颈癌的常规辅助治疗手段。Kitamura 等对食管癌患者使用腔内射频热疗配合放化疗,热放化疗组的完全反应率明显高于放化疗组(25% 对 5.9%),3 年生存期明显延长(50.4% 对 24.2%)。国际热疗合作组织于 1988—1993 年对复发性乳腺癌和不能手术的乳腺癌进行一项 5 个中心的前瞻性实验研究,评价单独放疗或放疗联合热疗的疗效,结果显示热放疗组比单独放疗组的局部反应率提高,局部复发率降低。从这些临床结果来看,热疗联合放疗的优势是显而易见的。

热疗和放疗的相互作用取决于许多因素,包括热疗温度、热疗时间、热放疗的顺序和热疗的间隔时间等。然而,对于放疗和热疗的最佳顺序以及这些方式之间的最佳时间间隔还没有达成共识。总的来说温度越高热暴露时间越长,两者的协调效应越明显。辐射诱导的 DNA 断裂可以通过非同源末端连接(NHEJ)或同源重组(HR)来修复。高温可使同源重组暂时失活。因此,联合放疗和热疗可以导致更多致命的辐射诱导 DNA 断裂持续存在。Mei 等对人乳头瘤病毒(HPV)感染型宫颈癌细胞进行热、放疗联合作用研究,发现热疗温度、持续时间和对放疗具有增敏。在这项研究中,研究人员考察了不同温度(37~42℃)和电离辐射与热疗的顺序和时间间隔(0~4h)对 HPV16+:SiHa、Caski;HPV18+、HeLa、C4I;和 HPV−:C33A、HT3 宫颈癌细胞系的影响。结果表明,在较高的温度下,短时间的治疗间隔会导致更加严重的 DNA 损伤和更多的细胞死亡。虽然电离辐射前的热疗可能会导致稍微更多的 DNA 损伤,但是热疗和电离辐射之间的顺序对细胞存活无明显差异。HA-1 细胞先行放疗再行热疗疗效最显著,而 EMT6 细胞却相反。刘雨声等在人宫颈癌 HeLa 细胞的研究中发现放疗联合热疗比单用放疗或热疗更有效地抑制 HeLa 细胞生长及克隆形成。相同放射剂量的条件下,采用不同时间间隔放疗后热

疗或热疗后放疗对 HeLa 细胞生长抑制无显著影响。动物模型研究认为在热疗作用期,放疗能够最大程度杀死肿瘤细胞。随着热放疗间隔时间的延长,不论热、放疗的先后顺序,热疗对放疗的增敏作用逐渐减弱,当间隔的时间达到或超过 4h,这种增敏作用达到最低点,甚至完全消失。也有观点认为应该先热疗再放疗,协同作用增加,因为热疗杀死肿瘤组织内的缺氧细胞,增加了放疗敏感性。治疗的顺序是影响热放疗相互作用程度的一个重要因素,热疗联合放疗的最佳治疗顺序以达到最大的协同效应还需在体外实验和动物模型中进一步证实。

六、热疗对化疗的增敏作用

化疗是一种全身性治疗肿瘤的方法,其杀伤肿瘤细胞主要是细胞毒作用,因此对正常细胞也会造成损伤,临床应用副作用大。热疗增加化疗的细胞毒作用在细胞实验、动物实验和临床中均已被证实。热疗通过以下几个方面增强化疗的细胞毒作用:①加温破坏了细胞膜的稳定性,使膜的通透性增加,化疗药物易于进入瘤细胞内,并保持细胞内较高的药物浓度,提高化疗药物的渗透和吸收,热疗可促进化疗药的摄取及药物起效速度,增加细胞的损伤。②热疗阻止细胞内 DNA 的复制,抑制抗癌药物引起的癌细胞 DNA 双链损伤的修复,增强化疗药物的作用。③热疗通过加热使肿瘤内部热量聚集,局部温度增高,但是周围正常组织温度低于肿瘤局部温度,因此发挥选择性杀灭肿瘤细胞。同时,由于肿瘤的组织结构和血液循环不同于正常组织。瘤体中心多为缺氧细胞,血液循环少,对化疗不敏感而对热疗敏感;瘤体外周细胞血供较好,对高热相对不敏感,却对化疗敏感,故两者联合起互补作用。④热疗使肿瘤组织内缺氧、无氧酵解增加,导致肿瘤细胞的 pH 降低,从而增强了某些药物在低 pH 环境下的活性,如环磷酰胺。⑤热疗使 P-糖蛋白(P-gp)、多药耐药相关蛋白(MRP)等肿瘤多药耐药相关基因表达下调,从而影响肿瘤细胞的药物外排功能和细胞内解毒功能,使化疗药物易于进入肿瘤细胞并在肿瘤细胞内保持较高的浓度。

现有热疗化疗联合作用研究相对较多,在细胞层面、动物肿瘤模型和临床治疗效果均有报道。热疗是恶性肿瘤,尤其是晚期恶性肿瘤的重要治疗策略之一。已有研究显示,放疗和化疗联合能提高如直肠癌、前列腺癌、卵巢癌、软组织肉瘤等的治疗效果,以胸腔热灌注化疗和腹腔热灌注化疗最为常见。王宁等研究表明,热、化疗联合组与单纯化疗相比能显著增加耐药肝癌细胞株 BEL-7402/ADM 凋亡率。张洪新等研究提示,热化疗可以抑制 P-gp 和 MRP 的表达,逆转肿瘤多药耐药性。Mohamed 等经动物实验证实

热疗可促进一些化疗药物如奥沙利铂、吉西他滨、多西紫杉醇等的细胞毒作用，提高肿瘤局部药物浓度，有助于逆转或推迟某些化疗药物的耐受性，发挥增效作用。Dorkamo 等在小鼠 BT4An 皮下移植瘤模型中，用 43℃加热 1h 联合环磷酰胺化疗，热、化疗组的凋亡率明显高于热疗组或化疗组，肿瘤消退率在热、化疗组、热疗组和化疗组分别为 41%、6% 和 12%。

热疗联合化疗已广泛运用于临床，如头颈部肿瘤、胃肠道肿瘤、乳腺癌、宫颈癌、卵巢癌等，并显示较好的疗效。苏甲林等采用深部热疗联合化疗观察晚期小细胞肺癌中的临床效果，治疗组和对照组均采用依托泊苷＋顺铂常规化疗，治疗组肺部原发病灶深部热疗辅助，6 周期后治疗组缓解率为 85.0%，显著高于对照组 67.5%，无进展生存期和 KPS 评分显著优于对照组，减轻恶心、呕吐及骨髓抑制等不良反应。Franckena 等采用顺铂化疗联合局部区域热疗放射区域复发性宫颈癌，获得 58% 的总反应率及可接受的毒性反应，顺铂单用的总反应率大约 21%。徐旭东等采用亚高温联合奥沙利铂方案治疗晚期直肠癌，热、化疗组的有效率为 66.67%，明显高于对照组 36.0%，1 年生存率实验组为 61.9%，对照组 32.0%。Fujimoto 等给予晚期胃癌患者行热、化疗腹腔内灌注丝裂霉素 C，腹腔复发率和局部复发率明显下降，8 年生存期达到 62%。从这些临床研究来看，热疗联合化疗提高了局部控制率，降低了复发率，延长了生存期，改善了恶性肿瘤的预后。

七、细胞的热耐受

热疗中肿瘤细胞的热耐受是指肿瘤细胞在首次加热后引起一段时间内对热不敏感或产生抗拒的现象。该现象具有暂时性、不遗传等特点，在细胞存活曲线中呈现出斜率变平坦的加温治疗的"抗拒尾部"。Bhowmick 等对褐鼠前列腺癌细胞以及 Hilger 等对人腺癌细胞和人成纤维细胞的加热实验研究中，均发现细胞存活曲线存在细胞耐受性的"抗拒尾部"。热耐受的程度取决于首次热疗的加热剂量，即加热的温度和持续时间，还与细胞的生存能力和暴露于热刺激的恢复能力有关。

热耐受的产生有两种形式：第一种是在致死性损伤温度 43~45℃作用下细胞恢复到生理条件后几个小时产生的。加热时蛋白合成被抑制，当蛋白合成重新开始，细胞对再次热刺激产生抵抗。另一种是由于非致死性温度 39.5~41.5℃连续作用产生的。研究发现加热温度为 40℃时，蛋白质合成没有被抑制，在整个热暴露时期蛋白合成维持正常。热耐受一般在几天内逐渐下降最后完全消失。

热耐受是细胞对外界热刺激产生的内在应激和防御机制。哺乳动物的热应激反应主要是活化热休克因子（heat shock transcription factor 1，HSF1）调节 HSPs（也称分子伴侣蛋白）的表达和活性。HSF1 定位于细胞质，以无活性的单体形式存在，其 DNA 连接区和转录区被丝氨酸所抑制，当暴露于热刺激或其他的应激条件下，HSF1 的 DNA 连接区的抑制被解除，单体聚合成三聚体寡聚，丝氨酸残端发生磷酸化，与上游的热休克元素连接，启动热应激诱导的相关转录，使 HSP70、HSP90、HSP27 等的合成增加。研究发现 HSF1 细胞不能产生热耐受，也不能对热诱导的凋亡产生抵抗。抑制 HSF1 的表达可以明显提高细胞对热刺激的敏感性。Rossi 等使用 siRNA 沉默人宫颈癌 HeLa 细胞株中 HSF1 基因的表达：单独化疗时，HSF1 的表达下降不能增加癌细胞对顺铂的敏感性；热化疗组，加温 43℃持续 1h，敲除 HSF1 基因的癌细胞对顺铂的敏感性显著提高，癌细胞的凋亡率 >95%，caspase-3 的活性增加，裂解其底物 PARP，使 DNA 断裂，引起细胞死亡。因此降低或缺失 HSF1 基因表达是提高热疗敏感性和降低热耐受的一个重要的作用靶点。

热耐受与部分 HSPs 的表达直接相关。热应激诱导产生的 HSPs，对细胞起保护作用，可以促进细胞内其他蛋白质的合成和结构的稳定性防止蛋白质变性，介导受损细胞内蛋白质的复性或降解，修复变性蛋白的生理功能，对再次热刺激产生耐受。不同条件下热耐受产生的动力学与 HSPs 产生的动力学密切相关，热耐受的消失与 HSPs 的降解相一致：在 HSPs 不被诱导的发育阶段，部分机体对热极其敏感且无热耐受；在一定量的 HSPs 存在时，对于任何热刺激细胞均产生热耐受；不能获得热耐受的变异细胞无 HSPs 的合成；阻断 HSPs 的产生可阻止热耐受的获得。Wang 等使用绿色荧光蛋白动态监测 HSP70 在热刺激后的表达变化，把牛主动脉内皮细胞 42℃加热 1~2h 继续培养 0~20h，热刺激后的 3h 和 12h HSP70 的表达达到峰值，其峰值为基础水平的 9 倍，而且热刺激后 6~16h 出现 HSP70 从胞质转移至胞核。同样有研究发现当温度在 43℃时，2~3h 即产生热耐受，一般在 2~18h 内达到最大耐受值，然后是一约 72h 的缓慢消退期。热刺激诱导的 HSPs 表达可以阻止凋亡的发生。Bettaieb 等研究发现，把融合生长的中国仓鼠卵巢癌细胞（CHO）和人宫颈癌 HeLa 细胞放入 40℃恒温孵育箱中孵育 3~6h，随后常规条件培养 2~3h 后 HSP27、HSP32、HSP72 和 HSP90 的合成明显增加，并维持 6h。再予以 43℃作用 0~2h，热耐受细胞比无热耐受细胞的活率明显提高或予以 42℃、43℃、45℃作用 1~2h，热耐受细胞使膜去极化，Bax 不能进入线粒体内活化细胞色素 C，下游凋亡通路受阻，细胞的凋亡率和坏死率明显降低。Basile 等研究表明，经过热耐受处理的 HUT 细胞在 42℃作用 0~5h，与热敏感的 HepG2 细胞相比，凋亡率明显下降，细胞的黏附力增强，不能诱导 Bax 的表达和抑制 Bcl-2 的表达。

目前临床常用的配合放、化疗增强细胞毒作用的局部热疗温度一般为 42~43℃加热 1~2h 或 39~41.5℃持续 6~24h，39~41.5℃更是全身热疗常用的温度。从热耐受的产生机制和条件来看，常规热疗可能引起热耐受和对再次热疗产生抵抗，影响临床疗效。热耐受现象对热疗在临床的广泛使用提出新的挑战，因此在临床应用热疗治疗肿瘤时，需要科学选择适当的热疗温度、作用时间、热疗次数以及热疗间期，提高热疗的临床疗效和降低热耐受。

热疗作为肿瘤综合治疗的手段之一，尤其是体腔热灌注治疗，与其他治疗方法联合应用具有良好的临床疗效和发展前景。体腔热灌注治疗对放疗、化疗等治疗方法具有增敏作用，其热效应还可通过影响 HSPs 以及周期、凋亡相关蛋白结构和功能，诱导肿瘤细胞周期阻滞和凋亡，减少体腔积液及降低恶性分子生成，改善机体细胞免疫，对肿瘤的治疗具有重大意义。但是热疗如果要在临床进一步广泛运用，还需要解决一系列的问题：热疗杀死肿瘤的确切机制、热剂量学的计算、无创测温、热放疗或热化疗或热放化疗的顺序和次数、热耐受等。如果能够早日解决这些问题，并不断改进热疗设备，热疗将真正实现自动控温、靶向治疗、无创或微创的优点，成为治疗恶性肿瘤的绿色通道。

第四节　肿瘤热疗的动物水平研究

肿瘤热疗是采用加温的方法来达到治疗肿瘤的目的，该治疗方式有了一百多年的历史，并且越来越受到人们的广泛关注。科研工作者对热疗在细胞水平、动物水平、热疗杀伤肿瘤的机制以及热联合化疗等方面进行了大量的研究工作。热疗作为第五种治疗恶性肿瘤的方法，虽然在临床上已经被证实有非常高的治疗效果，但是，目前采用热疗方式在治疗肿瘤细胞和组织的作用机制尚不清晰，仍需要继续深入研究。另外，热疗联合其他治疗肿瘤技术的协同作用的机制以及如何准确把握热疗的各项参数以最大限度地杀伤肿瘤细胞，而又设法避开或减弱热耐受等问题也需要进一步探讨。以上研究均需要大量的细胞和动物作为实验对象，进行前期的基础研究来为机制探究提供支持，而动物水平的研究作为临床实践较为接近的研究模式与方法，越来越多的科研工作者采用动物去探究热疗对肿瘤治疗的作用机制，为临床研究提供一定的指导。

肿瘤热疗的细胞水平的研究实验条件简单、便捷、易控制，较为快速地测得实验结果，但是细胞水平的结果无法延伸到动物，与动物水平的结果会有一定的偏差。动物由分为小动物（多为鼠类）和大动物（猫、犬、猪），两者在生理解剖上又有不同之处。小动物的实验结果如不能用于大动物或用于人类的临床实践也就无益。相反，如在小动物中观察到的某些阳性结果在细胞的研究中得不到验证，就必须有一个合理的解释。因此，肿瘤热疗在细胞和动物水平的研究应当是相互印证、相互补充的。

一、小动物肿瘤模型热疗

（一）小鼠肿瘤模型热疗

小鼠是活体实验最常用的动物，利用小鼠作为实验动物做主要的优点是费用低，易饲养，有明确的各种遗传体系，易感染肿瘤。因此，小鼠常作为肿瘤的体内动物模型。小鼠肿瘤模型按照建立的方法及研究目的可分为：①基因修饰小鼠肿瘤模型；②自发和诱发小鼠肿瘤模型；③移植小鼠肿瘤模型。

为了减少实验以外的其他因素对实验结果的干扰，实验动物要选用纯种小鼠（如 NIH、Balb/c、C3H 和津白 2 号等），且生长特性基本一致，尽量不选用杂交小鼠，因为杂交小鼠生理特性不稳定，会对实验结果产生较大的影响。为了保障实验动物的生理条件一致，动物的饲养都有严格的要求。目前常用的鼠类实验肿瘤很多，以人工诱发的肿瘤最为常见，如采用放射诱发 C3H 小鼠使其产生纤维肉瘤。另有一些实验肿瘤小鼠自发的，如小鼠的乳癌，该小鼠可将肿瘤移植到其他小鼠上。裸鼠具有无免疫能力的特点，故具有其他实验动物不可比拟的优点，但并不代表任何用裸鼠做的实验都优于非裸鼠。目前已有越来越多的科研工作者利用裸鼠建立各种肿瘤模型，并对肿瘤采用热疗的方式进行治疗。实验肿瘤的种类很多，它们的宿主专一性还相当强，但不是所用瘤株均可以移植到其他小鼠体内。每一个瘤株有其相对应的小鼠品系。在肿瘤热疗的实验中，常将肿瘤细胞接种在后肢皮下或侧腹壁皮下。各种实验肿瘤的热敏感性不同，实验时应选用热敏感性较弱的肿瘤，否则治愈率太高将无从比较不同方法优劣。C3H 小鼠的纤维素肿瘤和长于 NIH 小鼠的 Lewis 肺癌均可作为热疗模型。

近年来，肿瘤热疗的动物学研究越来越多，Hilger 等采用铁氧化物四氧化三铁（Fe_3O_4）在 400kHz，6.5kA/M 磁场下加热，将 45 只移植了人乳腺肿瘤 SCID 小鼠进行磁感应热疗，探究磁感应热疗对乳腺癌的疗效。研究发现当加热 4min 后，肿瘤部位的温度达到 63℃，出现了凝固性坏死，与对照组相比，磁感应热疗组的抗肿瘤效果明显优于对照组。Suzuki 等利用磁性阳离子脂质体，以 C57 小鼠 B16 黑色素瘤为模。探究在 118kHz 磁场下，对 B16 黑色素瘤治疗效果。结果表明磁感应热疗组中 90% 小鼠瘤体消失，再接种 B16 黑色素瘤，磁感应热疗组中有 66% 不生长黑色素瘤。王国卿等将不同浓度的 Fe_3O_4 纳米磁流体和人肺癌 A549 细胞共同培养，在交变磁场中作用 30min，结果发现磁流体热疗后人肺癌 A549 活细胞数的光密度值下降；杀伤和凋亡率逐渐增强；细胞周期于 S 期和 G_2 期增加，并且显示与磁流体浓度呈明显依赖关系。电镜观察磁流体热疗后的肺癌细胞呈凋亡样改变，高温时呈坏死样改变。胡润磊等将人肺癌 A549 细胞接种于裸鼠背部皮下建立肺癌移植瘤模型，随机分为 4 组：对照组、低剂量组（67.5mg/ml）、中剂量组（90mg/ml）、高剂量组（112.5mg/ml）。3 个实验组在注射 0.2ml 磁流体后 24h，分别在交变磁场作用下作用 30min，光纤传感器测量肿瘤内部和肛门的温度，每周测量肿瘤体积，结果表明中、高剂量组的温度可以上升至有效治疗温度（>42℃），与对照组比较，中、高剂量组瘤体的增长受到明显的抑制（$P>0.05$）抑制效果与剂量呈剂量 - 效果依赖关系。MaShenglin 等研究同样发现类似的结果。胡润磊等将磁流体热疗与白细胞介素 -2 联合注射与小鼠肿瘤区，结果显示在温度过低后，HSP70 和分化簇 $CD8^+$ 和 $CD4^+$ T 细胞强烈表达。结果表明白细胞介素 -2 治疗与磁流体热疗联合可改善对肺癌小鼠的治疗效果。此外，2018 年他们将间质干细胞（mesenchymal stem cells，MSC）标记磁流体中经静脉应用于肺癌小鼠体内，研究显示 MSC 可以将磁流体携带到小鼠皮下移植肺癌区域，在交变磁场作用下升温至有效温度，小鼠肿瘤的生长受到明显抑制，肿瘤组织呈凋亡和坏死样改变，结论显示可能是通过增加凋亡蛋白（Bax）和下调抗凋亡蛋白（Bcl-2）的表达来实现。Sadhukha 等认为肿瘤干细胞（cancer stem cell，CSC）是具有干细胞样性质的癌症细胞的亚群，被认为会引起肿瘤耐药和复发，能够有效消除 CSC 的疗法可能会减少肿瘤复发。因此实验将具有 12nm 超顺磁氧化铁纳米颗粒（SPIO-NPs）用于诱导 A549 和 MDA-MB-231 肿瘤细胞发生磁热感应。通过 CSC 的多种测定，包括群体表型、醛脱氢酶表达等，结果表明磁热疗减少细胞中的 CSC 亚群。在某些细胞中诱导急性坏死，同时刺激活性氧生成，并减轻其他细胞的杀伤。这些结果表明磁感应热疗治疗后肿瘤复发率较低的可能性。Wang 等将从中药升麻的根茎中分离的黄肉楠碱（actein，AT），以及具有生物相容活性和低毒性的纳米材料 Fe_3O_4 磁性纳米颗粒（magnetic nanoparticle，MNP）结合应用到非小细胞肺癌细胞。在此研究中，在体外和体内探索了 AT 与 Fe_3O_4 MNP 联合治疗非小细胞肺癌的可能益处，实验显示 AT 与 Fe_3O_4 MNP 结合有助于促进非小细胞肺癌细胞的凋亡，通过激活凋亡蛋白信号通路，下调抗凋亡

蛋白，并且上调促凋亡蛋白信号，死亡受体也以 P53 蛋白依赖性方式升高。此外，这种结合与 AT 或 Fe_3O_4 MNP 单一疗法相比，没有表现出毒性并抑制非小细胞肺癌细胞生长，本研究提供的以 P53 蛋白依赖性促进非小细胞肺癌细胞凋亡新方式值得进一步研究。热疗联合化疗在乳腺癌的临床试验研究主要集中在晚期乳腺癌患者，且热、化疗在乳腺癌患者中的运用有限。Klimanov 等对 103 例晚期乳腺癌多发肝转移患者进行区域热疗联合化疗和单独化疗的临床疗效研究。该试验纳入 103 例乳腺癌多发肝转移患者，根据分组条件分为两组：试验组 53 例患者予以 TC 方案（紫杉醇 + 卡铂）化疗联合区域热疗（电磁场，工作频率为 27.17MHz ± 0.16MHz，输出功率为 75W）；对照组 50 例患者仅予以 TC 方案化疗，经 3 周期治疗后进行计算机断层扫描（CT）和超声成像评估疗效。研究结果显示：试验组 8 例患者（15.1%）达到部分缓解（PR），对照组 2 例（4%）达到 PR；试验组 32 例患者（60.4%）达到稳定，对照组 19 例（38%）；试验组 13 例患者（24.5%）发生肿瘤进展，对照组 29 例（58%）；实验组疾病进展前中位时间为（8.51 ± 0.42）个月，对照组为（4.32 ± 0.31）个月，且试验组患者生活质量较对照组明显改善，两组治疗不良反应无明显差异。区域磁热疗明显增加乳腺癌患者的肝血流，联合化疗明显改善了治疗效果和近期疗效。Wada 等利用葡聚糖包裹的 Fe_3O_4 颗粒，以金黄色仓鼠诱发性舌癌为模型，在 500kHz、7kW 的磁场条件下，对金黄色仓鼠诱发性舌癌进行磁感应热疗治疗。研究发现当肿瘤部位被加热到 43~45℃保持 30min，磁感应热疗组中肿瘤生长被显著抑制（$P<0.05$），生长期被显著延长（$P<0.05$）。Ito 等利用磁性阳离子微脂体，以 C3H 小鼠 MM46 移植性乳腺癌为模型，在 118kHz 磁场条件下对肿瘤部分进行加热，研究发现利用磁感应热疗将肿瘤部分加热到 45℃保持 30min，最终所有的小鼠肿瘤完全消退并获得抗肿瘤免疫。Matsuoka 等以磁性阳离子脂质体为介质，仓鼠骨肉瘤为模型，在 118kHz、7kW 的磁场条件下进行磁感应热疗法治疗骨肉瘤。结果表明当肿瘤部分被磁感应热疗加热至 42℃以上，此时周边的正常细胞和组织升温较小，磁感应热疗组肿瘤 100% 消退，对照组肿瘤基本没有消退。Tanaka 等利用磁性阳离子脂质体，以 C57 小鼠移植性 EL4T 淋巴瘤为模型，在 118kHz、384Gs 磁场条件下对肿瘤部分进行加热。研究发现当肿瘤组织被加热至 45℃保持 30min。研究发现磁感应热疗组、免疫治疗组和单独热疗组肿瘤消除比例分别为 100%、75%、12.5%，通过对比发现磁感应热疗对肿瘤的治疗效果明显高于免疫治疗和单独热疗。夏启胜等探讨热籽感应加温对荷瘤小鼠的治疗效果的影响，研究方法将 50 只接种 B16 黑色素瘤的 C57/BL

小鼠分为两组,第一组 7 只,植入热籽后(图 2-4)在磁场中加热 20min,利用测温计分别对小鼠的肿瘤中心、边缘及体温进行监测,加温结束后取下肿瘤组织,10% 福尔马林固定,组织学切片评价加热后肿瘤坏死情况。第二组共 43 只小鼠,小鼠接种肿瘤机分为空白对照组(10 只)、空磁场对照组(10 只)、热籽对照组(10 只)、加温组(13 只)。用于加温后小鼠生存期观察和瘤体大小动态观察。研究结果表明肿瘤中心位置加热 5min 后温度到达 46℃,随后达到平台期,温度保持在 50℃左右,小鼠体温变化如图 2-5。加热后热籽周围肿瘤组织呈凝固性坏死,加温治疗组部分小鼠肿瘤生长受到抑制,生存期延长(图 2-6),并得出了热籽组在小鼠肿瘤内可以取得较好的加热效果,单次较短时间的热籽感应加温治疗对荷瘤小鼠肿瘤生长有一定抑制作用,延长小鼠生存期,热籽感应加温技术在肿瘤治疗中具有一定的应用前景,但仍需进一步优化热籽性能和交变磁场参数。

(二)大鼠肿瘤模型热疗

大鼠作为常用实验模型动物,且体积大于小鼠,因此也有学者采用肿瘤大鼠作为体腔热灌注治疗的模型。Bespalov 等采用卵巢癌 Wistar 大鼠作为研究对象,考察常温灌注化疗(NIPEC)和高温灌注化疗(HIPEC)后抗肿瘤活性是否优于直接化疗药物腹腔注射治疗,其评估指标为平均预期寿命(ALE)增加程度。实验结果显示,相较于对照组,腹腔注射二噁英或顺铂,NIPEC 和 HIPEC 联合二噁英组 ALE 分别增加了 $_{10}13_{16}$、$_{15}24$ 和 $_{1.7}17_{35}$d,而顺铂组分别增加了 $_{6}10_{13}$、$_{12}24_{37}$ 和 $_{-13}5_{23}$d。紫杉醇是卵巢癌腹腔热灌注热疗(HIPEC)的常用化疗药物,但是,细胞减少术和 HIPEC 与术后最常见的吻合口裂开高发病率相关。Lopez 等研究了量化紫杉醇为基础的 HIPEC 对大鼠结肠吻合的影响,大鼠行左半结肠切除吻合术后,动物分 4 组处理对照组,高温组,常温腹腔注射紫杉醇(CP)和紫杉醇基 HIPEC 组(HP 组)。术后第 4 天,对动物腹腔进行宏观检查,测量结

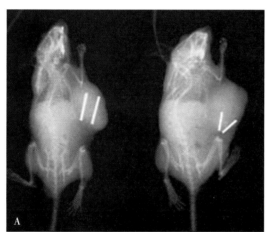
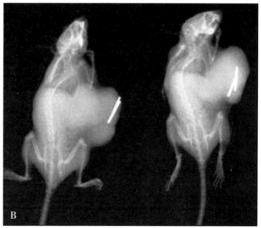

图 2-4 小鼠肿瘤内植入热籽后的 X 线摄影照片

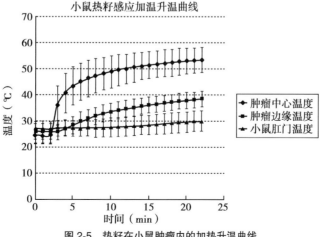

图 2-5 热籽在小鼠肿瘤内的加热升温曲线

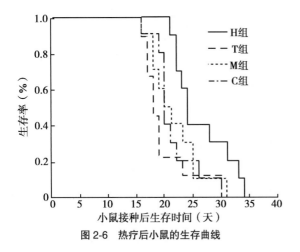

图2-6　热疗后小鼠的生存曲线

肠吻合口破裂压力,并对标本进行组织学分析。结果显示,高温组最高爆破压力为105.11mmHg±22.9mmHg,比对照组(77.89mmHg±27.6mmHg)高27%;HP组的最低爆破压力为64mmHg±26mmHg,比对照组低16%,比高温组低39%,差异具有统计学意义(P=0.004)。体重变化、粘连评分、吻合口周围脓肿和组织学检查(各组间炎症、成纤维细胞、新生血管生成和胶原)差异无统计学意义。实验结果表明,单独HIPEC可提高结肠吻合强度,紫杉醇+HIPEC对结肠吻合强度有负面影响。

二、大动物肿瘤模型热疗

小鼠及大鼠的体积太小,解剖生理特点与人体存在很大的差异,因此,很多实验必须要以大型动物作为实验对象。由于猪的体重与人体体重接近,并且具有皮下脂肪层,解剖生理特性与人相似。因此,猪常作为正常组织损伤的实验。目前,针对正常组织损伤的研究主要采用组织学半定扯法。该方法将组织损伤的各样病变分等级,然后对病变程度进行打分,该方法实验误差较大。因此,实验动物的选择对实验结果的精度至关重要。20世纪40年代初期微波刚开始应用,研究者利用犬作为实验动物,认为微波在2 450MHz时有较好的穿透力,因此决定将微波频率2 450MHz用于医用频率。在后续研究发现微波在915MHz作用效果明显优于2 450MHz。当时错误选择微波频率归因于选错了实验动物,因为犬少有皮下脂肪,微波界面的反射较少,被误认为微波具有较强的穿透能力。有些正常组织损伤的研究主要以猫和犬为研究对象。小鼠容易死亡,因此不适用于全身热疗的研究,所以全身热疗实验常用大鼠。猫和犬长期与人生活,也有自发性肿瘤,这些宠物是热疗研究的极好对象。所以,大动物在某些特定的实验条件与方法下是较好的实验模型。近些年来,兔、犬、猪等动物常作为大动物模型,用于研究热疗对肿瘤治疗效果。

(一) 以大动物兔为模型

近年来越来越多的研究均以大动物兔为模型进行肿瘤热疗的研究。Kusaka等将内含磁性颗粒的骨水泥种植于兔胫骨的VX-2肉瘤,在100kHz的磁场参数下进行肿瘤热疗。研究发现,热疗组肿瘤兔胫骨的VX-2肉瘤治疗效果明显优于对照组,其中热疗组肿瘤完全消退,对照组肿瘤基本无明显变化,但多数出现病理性骨折,骨皮质破坏。Hamaguchi等选用Fe_3O_4中性磁性脂质体的介质,日本大白兔VX-7舌癌及其子宫颈转移灶,在118kHz、384Gs磁场条件下接受热疗治疗。研究发现热疗治疗组淋巴结温度达到44℃,坏死区域明显多于对照组,凋亡指数CAD增高。刘轩等以兔耳VX-2肿瘤为模型,局部注射纳米Fe_3O_4微粒磁液并进行磁感应加温。实验结果表明利用此模型可大体观察磁液在肿瘤局部的聚集情况,并在特定的条件下温度升高至43℃以上,并发生坏死,对瘤组织产生明显的杀伤作用。

(二) 以大动物犬为模型

近年来也有很多科研工作者以大动物犬为模型进行肿瘤热疗,但相比大动物兔为模型的实验研究较少,并以肿瘤热疗安全性评价实验为主。张洪新等以犬为研究对象,研究不同温度(45~65℃)的热灌注液经肝动脉灌注对犬肝内温度,肝组织学及肝、肾功能的动态影响,其经犬肝动脉灌注入45~65℃生理盐水180ml,保持30min,观察并比较热灌注前后肝脏穿刺活检及肝、肾功能的动态变化情况,结果发现经肝动脉60℃灌注液介入性热疗是安全的,仅引起犬肝组织一过性损伤,对肝、肾功能产生一过性影响。曹智刚等建立了一种供胆道灌注实验的胆总管热灌注犬模型。CT影像定位胆囊,超声引导穿刺胆囊,DSA监视下导管插入胆总管,剖腹于胆总管内留置测温探头,经皮穿刺胆囊后胆总管置管或者剖腹直视下穿刺胆总管留置导管。两种灌注方法均成功,在影像引导下经皮穿刺胆囊,胆总管置管热灌注的模型能够用于热灌注动物实验研究。

(三) 以大动物猪为模型

以大动物猪为模型的肿瘤热疗实验较少,猪与人的表皮生长动力学、厚度、体表毛的稀疏程度等皮肤生理特点十分相似,其在肿瘤模型应用等方面,也以安全性评价实验为主,在肿瘤模型建立方面,最早报道也发生在皮肤肿瘤方面,如皮肤黑色素瘤模型。Moroz等以大动物猪为模型,进行肿瘤热疗安全性实验发现,以γ-Fe_2O_3为介质在20kHz,340Gs磁场条件下,对正常肾组织进行升温后靶区升温率与磁介质浓度存在量效关系,对照侧肾脏无升温,治疗过程安全且可耐受;其后又以碟化油悬浮的γ-Fe_2O_3(150nm),吐温混悬的γ-Fe_2O_3微囊(32μm)为介质,对猪的正常肝组织进行肿瘤热疗研究发现,肝内铁氧化物 28d 后减少不明显,吐温悬浮的铁氧化物颗粒安全性更好。崔书中等采用 BR-TRG-Ⅰ型体腔热灌注治疗系统对家猪进行持续循环腹腔热灌注治疗发现,44℃持续 1.5h,猪的生命体征、肝肾功能无明显影响,肝、肾、小肠等脏器损伤较轻,2 周后恢复正常;45℃持续 1.5h,严重影响猪的生命体征,肝、肾、小肠等脏器呈现明显病理损伤,肝肾功能受损且 2 周后不能恢复正常。说明,腹腔热灌注治疗温度在 44℃持续 1.5h 安全可行,可以作为 CCHIP 的安全温度。

总之,人类疾病的预防、诊断与治疗都要在对疾病机制有一定了解的基础之上。人类在疾病的机制研究中如果没有动物水平的实验,结果将会无法想象。实验动物及模型的正确选择,决定了其机制研究的成功与否,以及临床实际的实践意义。所以,在体腔热灌注治疗的研究中,动物模型的正确选择与否,决定了其实验的基础意义。因此,体腔热灌注治疗的动物水平研究在肿瘤热疗的临床实际的实践意义中起着至关重要的作用。

第五节 肿瘤热疗的免疫学研究

随着生物学、医学物理、材料学、临床医学等学科的快速发展,加温、测温、控温等技术方法得以不断改进提升,肿瘤热疗技术得到了广泛的应用和推广,已成为继手术、放疗、化疗和生物治疗后第五种肿瘤治疗手段。国内外学者在肿瘤局部热疗过程中,发现肿瘤原发灶经热疗后,原发灶消退,转移灶随之消失,或转移灶行热疗后,原发灶也消失,即肿瘤热疗的异位效应。使人们认识到热疗引起的免疫反应对原发灶和转移灶肿瘤的消退均起着重要作用。热疗诱发机体的免疫反应,主要包括 NK 细胞、T 淋巴细胞和巨噬细胞免疫效应的增强。对肿瘤热疗和肿瘤免疫的深入探讨与研究,肿瘤免疫在肿瘤热疗中的作用及其机制成为肿瘤热疗的热点议题。

恶性肿瘤患者存在明显的细胞免疫功能低下或紊乱,机体的免疫功能处于抑制的状态,不利于肿瘤的治疗。细胞免疫功能是肿瘤免疫的主要体现,其表现为 T 细胞活性改变、细胞因子分泌异常、NK 细胞杀伤力减弱、巨噬细胞功能障碍及树突状细胞功能改变等;体液免疫功能低下表现为体液免疫的负调节,其血清抗体含量及亚型均发生了改变,妨碍了抗肿瘤抗体的杀伤及调理作用。

热疗可增强机体免疫的功能,通过提高免疫效应细胞的活性诱导免疫效应细胞再分布、解除免疫抑制因子的抑制作用、非特异性炎症诱导的免疫反应、改变肿瘤免疫原性等。T 细胞、NK 细胞、巨噬细胞(Mφ)、抗体等细胞和蛋白

参与机体免疫的功能。机体抗肿瘤免疫包括先天性免疫(非肿瘤特异性免疫)和获得性免疫(肿瘤特异性免疫),两者共同参与机体免疫监视和抗肿瘤效应。特异性抗肿瘤免疫机制在免疫监视和抗肿瘤效应中占主导地位。细胞免疫是机体抗肿瘤的最主要方式,T 淋巴细胞通过产生细胞毒 T 细胞特异性地杀伤肿瘤细胞。体液免疫对机体抗肿瘤也有一定作用,但作用较小。

NK 细胞通过多个途径发挥其抗肿瘤的作用,在血液肿瘤治疗中展现出巨大的应用潜力。部分肿瘤细胞 MHC-Ⅰ类分子表达缺失或降低,不能与 NK 细胞表面抑制性受体结合;肿瘤细胞表面某些糖类配体可与 NK 细胞表面活化性受体结合,使 NK 细胞活化并发挥细胞毒效应;NK 细胞表面可表达 Fas-L,且分泌细胞毒性蛋白,通过类似于细胞毒性 T 淋巴细胞(CTL)的机制杀伤肿瘤细胞。活化的巨噬细胞可分泌 TNF、蛋白水解酶、IFN 和活性氧等细胞毒性分子,直接杀伤肿瘤细胞;活化的巨噬细胞分泌 IL-1 等细胞因子,直接或间接杀伤肿瘤细胞;巨噬细胞还可通过非特异性吞噬作用杀伤肿瘤细胞。此外,抗肿瘤的非特异性免疫还涉及中性粒细胞和多种细胞因子的作用。

一、热疗对体液免疫的影响

体液免疫是 B 淋巴细胞介导的,静止的 B 淋巴细胞在受到肿瘤抗原的刺激下活化,分化为浆细胞,浆细胞分泌抗体。这些抗体能与相应抗原特异性结合,通过以下方式发挥抗肿瘤作用。

(一)增强巨噬细胞的吞噬作用

在免疫系统中,巨噬细胞具有重要的作用,可摄取、处理、提呈抗原。抗肿瘤抗体与巨噬细胞表面 Fcγ 受体(FcγR)结合,可以增强巨噬细胞的吞噬功能。FcγR 共有 3 种与免疫球蛋白 GCigG 的 Fc 段有高亲和力的类型,分别是 FcγR Ⅰ、LFcγR Ⅱ、FcγR Ⅲ,三者之间具有高同源性。抗肿瘤抗体与肿瘤抗原结合后,通过其 Fc 段与 FcR 相结合,促进巨噬细胞对肿瘤抗原的吞噬作用。肿瘤抗原被巨噬细胞吞噬后,经过处理加工将其提呈给免疫细胞,激活免疫系统对肿瘤细胞的识别,从而增加了机体识别和清除肿瘤的能力。

此外,抗肿瘤抗体与肿瘤抗原结合,激活经典补体途径,活化补体,借助产生的 C3b 与吞噬细胞表面 CRl 结合,肿瘤抗原被 C3b 包被后,以吞噬小体形式进入巨噬细胞内,促进了其吞噬肿瘤抗原的能力,增强其抗原处理与呈递作用。

(二)减弱肿瘤细胞转移能力

肿瘤细胞与其起源的正常组织细胞相比,其表达的黏

附分子有很大差异,这可能是某些肿瘤细胞易发生浸润、转移等生物学行为的分子基础。肿瘤细胞先脱离原发部位,侵入细胞外基质(extra cellular matrix,ECM),与基底膜及 ECM 中一些大分子蛋白成分黏附,通过降解基底膜及 ECM 而移动并穿过 ECM,侵犯周围组织,进入循环系统。在循环系统中运行并逃避免疫系统监视,穿过脉管壁到达继发部位,与继发部位组织黏附形成克隆,增殖生长而形成转移灶。其中细胞黏附是一个重要的环节,而黏附分子就是细胞黏附功能的执行者。肿瘤细胞除黏附分子表达水平的改变外,其表面黏附分子的分布也往往有改变。一方面,肿瘤细胞某些黏附分子表达的减少可以使细胞间的附着减弱,使肿瘤细胞易于脱离与其他细胞的附着;另一方面,肿瘤细胞表达的某些黏附分子使已入血的肿瘤细胞得以黏附血管内皮细胞,造成血行转移。黏附分子通过介导肿瘤细胞与宿主细胞和细胞外基质的相互作用,在肿瘤转移的多阶段序贯过程中发挥了重要作用。

抗体与肿瘤细胞膜抗原结合后,可修饰其细胞膜表面分子结构,从而干扰肿瘤细胞的黏附特性。肿瘤细胞建立克隆需要肿瘤细胞彼此之间的黏附及与宿主组织的黏附,因而干扰肿瘤细胞的黏附特性,可抑制肿瘤细胞的生长与转移。此外,肿瘤转移灶形成之前,循环中的肿瘤细胞需先与血管内皮细胞发生黏附,故抗体与肿瘤细胞结合,消除其黏附能力,可防止肿瘤的血行转移。

(三)减弱肿瘤细胞增殖能力

一些肿瘤抗原是与肿瘤细胞恶性转化、增殖和转移密切相关的蛋白质,抗肿瘤抗体与这些抗原结合后,可阻断其生物学活性抑制肿瘤细胞增殖。抗体可通过封闭肿瘤细胞表面某些受体影响肿瘤细胞的生物学行为。例如,抗肿瘤抗原 P185 的抗体能与肿瘤细胞表面 P185 结合及抗转铁蛋白抗体可阻断转铁蛋白与肿瘤细胞表面的转铁蛋白受体结合,均可抑制肿瘤细胞生长增殖。表皮生长因子受体家族是跨膜的受体型酪氨酸激酶中最具有代表性的分子之一,具有广泛的生物学功能,在细胞生长、增殖和分化过程中具有重要作用。研究表明,在乳腺癌、大肠癌、肺癌、头颈部鳞癌和胰腺癌等多种上皮细胞来源肿瘤中存在 *EGFR* 基因的异常活化、扩增以及过度表达。而抗肿瘤 EGFR 抗体可以阻断其促瘤增殖的作用。生长因子是一类由细胞产生的具有刺激细胞生长作用的多肽类因子,现已有多种生长因子被克隆,如转化生长因子等表皮生长因子、成纤维细胞生长因子、神经生长因子和血小板转化生长因子等。生长因子的生物学活性是通过结合细胞表面的生长因子受体启动复杂的细胞内信号传递过程而实现的。生长因子和受体的结合是细胞信号传递的动因,细胞信号传递过程包括以下

几个环节:生长因子与其受体结合,受体的构象或功能发生改变,胞质内由多种因子参与的级联反应,核转录因子激活,启动基因转录。细胞信号传递的结果是细胞功能发生改变。健康的机体是一个由细胞构成的有序结构,执行特定功能的细胞分布在特定的区域。正常情况下,细胞的增生仅发生在机体需要的时候,受到严格而精细的调控并在满足机体的需要后停止。恶性肿瘤细胞由于其增殖失去了控制,无限增殖,因而对机体造成严重损害。研究表明,生长因子信号传递的异常是正常细胞转变为恶性肿瘤细胞的原因之一。原癌基因是正常细胞中的正常基因,其编码产物对细胞的正常分化和增生十分重要。原癌基因在一定条件下可转化为癌基因。癌基因的过度活化可使正常细胞转化为恶变的肿瘤细胞。研究表明:多种癌基因的编码产物是生长因子和生长因子信号传递途径中的蛋白质,这些基因的结构和表达异常使正常细胞发生恶变,形成具有无限增殖能力的肿瘤细胞。抗肿瘤抗体通过与肿瘤细胞增殖密切相关的肿瘤抗原相结合,阻断其对肿瘤细胞增殖能力的促进作用,减弱肿瘤细胞的增殖能力。

(四)激活补体杀伤肿瘤细胞

IgM 和 IgG(Ig G1 和 IgG3)类抗肿瘤抗体与肿瘤表面抗原结合,形成抗原抗体复合物,同时抗体的补体结合位点与血液补体系统中 Clq 结合,从而启动补体的经典激活途径。参与补体经典激活途径的成分包括 Cl、C9。按其在激活过程中的作用,人为地分成三组:识别单位(Clq、Clr、Cls)、活化单位(C4、C2、C3)和膜攻击单位(C5、C9),分别在补体活化的不同阶段即识别阶段、活化阶段和膜攻击阶段中发挥作用。

识别阶段 Clq 分子有 6 个能与免疫球蛋白分子上的补体结合位点相结合的部位。当两个以上的结合部位与免疫球蛋白分子结合时,即 Clq 桥联免疫球蛋白之后,才能激活后续的补体各成分。IgG 为单体,只有当其与抗原结合时,才能使两个以上的 IgG 分子相互靠拢,提供两个以上相邻的补体结合点才能与 Clq 结合。而 IgM 则只有当其与抗原结合,发生构型改变,暴露出补体结合部位之后,才能与 Clq 结合。由此可见一个分子的 IgM 激活补体的效力大于 IgG。Clq 与补体结合点桥联后,其构型发生改变,导致 Clr 和 Cls 的相继活化,一旦形成 Cls,即完成识别阶段,并进入活化阶段。

活化阶段在 Mg^{2+} 存在下,Cl 使 C4 裂解为 C4a 和 C4b 两个片段,并使被结合的 C4b 迅速失去结合能力。Cl 与 C4 反应之后能更好地暴露出 Cl 作用于 C2 的酶活性部位,进而 C2 在 Mg^{2+} 存在下被 Cl 裂解为两个片段:C2a 和 C2b。C4b 与 C2a 结合成的 C4b2b(简写:C42)即为经典途

径的 C3 转化酶。C3 被 C3 转化酶裂解为 C3a 和 C3b 两个片段,分子内部的疏酯基(-S-CO-)外露,成为不稳定的结合部位。C3b 通过不稳定的结合部位,结合到抗原抗体复合物上或结合到 C42 激活 C3 所在部位附近的细胞膜上,C3b 与 C42 相结合产生的 C423(C4b2b3b)为经典途径的 cC5 转化酶。至此完成活化阶段。

膜攻击阶段 C5 转化酶裂解 C5 后,继而作用于后续的其他补体成分,形成攻击细胞膜的复合体,破坏肿瘤细胞膜脂质双层结构,在细胞膜上形成直径 10nm 的小孔,蛋白质等生物大分子露出,水进入细胞,靶细胞溶解死亡。抗肿瘤抗体通过血液中补体依赖性途径杀伤肿瘤细胞,在抑制恶性肿瘤的血行转移方面有一定意义。

(五)调节效应细胞杀伤肿瘤细胞

抗肿瘤抗体可与肿瘤细胞结合,然后通过其 Fe 段与表面有免疫球蛋白 IgG 和 / 或 IgM Fe 段受体的 NK 细胞、巨噬细胞和中性粒细胞结合,增强 NK 细胞和巨噬细胞对靶细胞的杀伤作用。在此过程中,抗肿瘤抗体可能先与效应细胞结合,然后再与带有相应抗原的肿瘤靶细胞结合;或者抗肿瘤抗体先与肿瘤靶细胞形成抗原抗体复合物,然后抗体的 Fe 段与效应细胞的 Fe 段受体结合,这两种方式都能激活效应细胞并杀伤肿瘤靶细胞,是免疫效应细胞抗肿瘤作用的重要机制之一,对防止肿瘤细胞的血行转移亦有一定的意义。

另外,抗肿瘤抗体可与相应肿瘤抗原结合而形成免疫复合物,其中 IgG Fe 段可与 APC 表面 FcγR 结合,从而富集抗原,有利于 APC 向 T 细胞提呈肿瘤抗原。抗肿瘤抗体的独特型抗体(第二抗体)还可发挥"内影像组"作用,模拟肿瘤抗原而激发和维持机体的抗肿瘤免疫。

综上所述,体液免疫可通过上述各种途径发挥一定的作用,但体液免疫在抗肿瘤免疫中并不起主要作用。关于热疗对体液免疫功能影响的研究较少。作为特异性免疫的重要组成部分,其在机体抗肿瘤中可能具有的巨大潜力尚未被发掘,大量的研究工作仍需进一步开展。

二、热疗诱发抗肿瘤免疫

热疗时肿瘤被热量破坏到一定程度后,其余部分可逐渐被吸收消退,机体可以自行将肿瘤杀灭干净。在肿瘤局部热疗过程中,发现肿瘤原发灶经热疗后,不但原发灶消退,转移灶也随之消失,或转移灶行热疗后,原发灶也消失,即肿瘤热疗的异位效应(abscopal effect)。这使人们认识到热疗引起的免疫反应对原发灶和转移灶肿瘤的消退均起着重要作用。局部热疗诱发机体的免疫反应,主要包括 NK 细胞、T 淋巴细胞和巨噬细胞免疫效应的增强。

(一)提高免疫效应细胞的活性

淋巴细胞是机体最主要的免疫效应细胞,大量离体和在体实验证实,在热疗的刺激下,T、B 淋巴细胞的活性明显提高。CD4$^+$ 细胞代表辅助性 T 细胞(Th),CD8$^+$ 则是细胞毒性 T 淋巴细胞(CTL)和抑制性 T 细胞的共同标志。CD4$^+$ 细胞依赖 APC 呈递相关的肿瘤抗原,被其特异性激活后分泌淋巴因子,如淋巴毒素、TNF 等导致肿瘤细胞的损伤或溶解死亡;CTL 能直接识别肿瘤细胞,通过破坏靶细胞的膜和核,进而杀伤肿瘤细胞;抑制性 T 细胞可抑制机体发生过强的免疫反应,如通过分泌 IFN-γ 抑制 Ig G1 的产生而发挥免疫抑制作用。在正常情况下 CD4/CD8 比值相对恒定,以维持机体内环境的平衡,可以较客观地反映机体细胞免疫的状态。He 等对晚期上皮性卵巢癌并发腹水的患者进行热疗治疗的疗效评估,选取 48 例晚期卵巢癌并腹水患者并随机分为两组。A 组同时接受了热疗(BSD-2000 热疗系统)和化学疗法(GT 方案)。B 组仅接受 GT 方案治疗。在两组的两个治疗周期后评估疗效、不良反应,卡诺斯斯基性能评分(KPS)和免疫指标。A 组的反应率显著高于 B 组(50.0% 对 25.0%)。A 组中位无进展生存时间为 8.2 个月,而 B 组中位无进展生存时间为 4.8 个月。两组之间在疾病控制率,总生存率或 KPS 评分改善方面差异无统计学意义。与 B 组相比,A 组 CD3$^+$、CD4$^+$ 和 CD8$^+$ 细胞数量显著增加,而治疗后 CD4$^+$/CD8$^+$ 比值下降。

恶性肿瘤细胞可分泌一些体液性或可溶性因子,诱导 CD8$^+$ 细胞和 CD4$^+$ 细胞数量和分布发生改变使其比值失衡。而热疗则有利于 CD4$^+$/CD8$^+$ 正常化,有效发挥抗肿瘤活性。在体外实验中,温度的升高可诱导正常淋巴细胞的程序性死亡;在体内实验中,全身热疗期间淋巴细胞总数、CD4$^+$ T 细胞和 CD8$^+$ T 细胞的凋亡率上升,推测外周血 T 淋巴细胞总数下降可能与热疗诱导淋巴细胞的凋亡有关。Ken 等为阐明 T 细胞介导的抗肿瘤免疫在局部热疗(LH)的抗肿瘤作用中的影响。在 C57BL/6J 小鼠的右股骨中注入小鼠淋巴瘤细胞株 E.G7-OVA,浸入 42℃水浴中 60min,诱导 LH。在第 7 天服用抗 CD8 单克隆抗体(mAb)或抗 CTLA-4mAb(第 8、11 和 14 天)。通过测量直到肿瘤体积达到 1 000mm^3 的持续时间和生存时间来评估 LH 对肿瘤生长(TG)的影响。使用酶联免疫斑点(ELISpot)测定法测量肿瘤特异性 T 细胞应答。结果显示,接受和不接受 LH 治疗的 TG 分别为(9.0 ± 9.6)d 和(7.0 ± 1.6)d。用 LH 治疗时 TG 明显减慢。与未治疗的(对照组)相比,通过添加抗 CD8mAb 减轻了 LH 的治疗效果。此外,添加抗 CTLA-4mAb 不会显著影响 LH 的治疗效果。ELISpot 分析显示,LH 组的斑点数量(276.3 ± 14.5)明显大于对照组

(59.0 ± 4.5)。实验结果表明,热疗可提高 CD8⁺T 细胞,促进抗肿瘤免疫作用。

Christoph 等评估激光导热疗法(LITT)和肝切除术对残余肝内肿瘤组织的免疫应答以及未经治疗的肝转移瘤生长的影响。选取了 17 例 LITT 术后接受根治性手术切除的妇女进行研究,LITT 在 48℃的稳态温度下进行 30min,LITT 后 12d 进行手术切除。以手术前未接受 LITT 治疗的 6 例乳腺癌患者作为对照。治疗前对核心穿刺活检和切除的标本进行免疫组织学反应。结果 ILT 导致肿瘤内 CD8 淋巴细胞和 CD68 巨噬细胞增多,而 CD20 计数更高。在未接受 LITT 的对照患者中,切除后肿瘤内的 CD8 细胞增加。除 CD25Foxp3 细胞可能的异常外,淋巴结中癌症的存在会影响淋巴结的发现(检查 CD1a,CD25,Foxp3CD25,CD83 细胞)。因此,LITT 和对照患者之间的比较仅限于无淋巴结转移的患者。在这些患者中,与单纯手术切除相比,LITT 和切除术后 CD25Foxp3 淋巴细胞减少。该研究表明 LITT 诱导了乳腺癌患者免疫功能细胞的改变。免疫系统的刺激是 LITT 在治疗乳腺癌患者中的附加功能。与肝切除术相比,LITT 增强对残余肝内肿瘤组织的免疫反应。

Rosberger 等报道了 5 例后脉络膜黑色素瘤患者接受高强度聚焦超声热疗,通过检测热疗前后的 T 细胞辅助/抑制(CD4/CD8)比率来监测患者的免疫功能。通过 pan-T 细胞标记 CD3 测量,5 例患者的 T 细胞总数均正常。2 例患者在热疗前 CD4/CD8 比值倒置,治疗后 1 周比值恢复正常。1 例 CD4/CD8 比率未恢复的患者 CD4⁺T 细胞进一步增加(增加 37%)。CD4/CD8 比率正常的 2 例患者在热疗前后无明显变化。实验结果表明,超声热疗可以在脉络膜后部黑色素瘤和倒置的 T 细胞辅助/抑制患者中诱导全身免疫调节作用,从而使 T 细胞亚群比率正常化。

田兆华等报道了临床卵巢癌接受细胞减灭术联合腹腔热灌注化疗后血管新生和免疫功能指标的变化。CRS+IPHC 治疗的卵巢癌患者与单纯 CRS 治疗对照组患者相比较,血清 VEGFA、VEGFB、VEGFC 水平显著降低($P<0.05$),CD3⁺、CD4⁺、CD4⁺/CD8⁺ 水平明显增高,而 CD8⁺ 水平低于对照组($P<0.05$)。该结果其他体腔热灌注化疗的结果高度一致,说明细胞减灭术联合腹腔热灌注化疗有助于抑制癌症患者肿瘤血管新生,增强患者细胞免疫功能,抑制肿瘤增殖和转移。

NK 细胞在机体抗肿瘤免疫方面也发挥了重要作用,对同系、同种甚至异种肿瘤均有杀伤活性,主要作用是监视清除人体内的癌变细胞。轻度高温(MHT)不能直接杀死肿瘤细胞,可增强免疫学作用,诱导恶性肿瘤的损伤。HIROSHI 等研究了局部 MHT 对淋巴细胞亚群的影响,在

志愿者上腹部区域相对侧的两个 30cm 电极之间施加平均约 900W 的连续射频辐射 30min。在接受该热处理的健康志愿者中,区域 MHT 治疗后第 1 天和第 7 天,淋巴细胞群体中的 NK 细胞活性以及 NK 细胞和溶细胞性 NK 细胞(CD3-CD56dim 细胞)的百分比与治疗前相比显著增加。在治疗后 1 天,溶细胞性 NK 细胞的数量也显著增加。加热程序后 1~7d,T 细胞和 CD4⁺T 细胞的百分比显著下降。然而,未观察到 CD8⁺T 细胞的百分比和数量显著变化。在治疗后的 7d 中,被识别为调节性 T 淋巴细胞(Treg)的 CD4⁺CD25⁺T 淋巴细胞的百分比和数量显著下降。研究结果表明,区域性 MHT 可以通过激活 NK 细胞和减少调节性 T 细胞的数量来激活固有免疫和适应性免疫系统。王俞在胃癌患者的精确腹腔热灌注化疗临床研究中发现,患者经 HIPEC 前外周血 NK 细胞百分比均值为 24.47% ± 14.54%,治疗后为 11.95% ± 6.65%;治疗前外周血 CD4⁺/CD8⁺ 比值为 0.82 ± 0.54,治疗后为 1.41 ± 0.52。治疗后相 CD4⁺/CD8⁺ 比值上升,NK 细胞百分比下降,说明 HIPEC 可以提高荷瘤宿主的细胞免疫功能,而 NK 细胞百分比降低的原因尚需深入研究。

(二)调节细胞因子的表达

热疗促进血液和骨髓分泌细胞因子,具有骨髓保护作用。在 41.8℃的全身热疗时,外周血单核细胞分泌粒细胞集落刺激因子、IL-1、IL-6、IL-8、IL-10 和 TNF-α。粒细胞集落刺激因子和 IL-1、IL-6 能直接刺激骨髓造血细胞的分化成熟,IL-1、IL-6 和 TNF-α 可以刺激骨髓内骨髓基质细胞和调节性 T 淋巴细胞分泌粒细胞 - 单核细胞集落刺激因子(GM-CSF)和 IL-3,作为局部因子刺激骨髓多能干细胞分化成熟。这些细胞因子的变化通过其各自的生物学作用调节机体的免疫功能。Ouyang 等研究评估磁感应热疗对大鼠乳腺原位移植肿瘤和免疫功能的影响。将 Walker-256 肿瘤细胞皮下接种到 Wistar 大鼠的乳腺中,分为五个治疗组:①C 组(对照组);②M 组(磁场组);③T 组(热疗对照组);④H1 组(体温过高,在 45℃下治疗 30min);⑤H2 组(体温过高,在 50~55℃下治疗 10min)。热疗后立即,第 12、24h,每组处死两只大鼠,以进行 PCNA 和 HSP70 表达的病理学和免疫组化检查。测量肿瘤体积并观察长期存活。在 C、H1 和 H2 组中测量了 T 淋巴细胞亚群 IL-2 和 IFN-α 的水平。两种类型的热疗均可引起肿瘤组织坏死和凋亡,肿瘤减少体积,延长生存时间。热疗组 PCNA 和 HSP70 的表达与 C、M 和 T 组相比有显著差异,热疗增加了 CD4⁺T 淋巴细胞和 IL-2 和 IFN-α 的水平。两种类型的热疗都可以抑制乳腺肿瘤的生长并改善大鼠的免疫功能。

TNF 是一种多功能细胞因子,其最显著的活性特征是

在体内外能特异性地杀伤肿瘤细胞,而对正常细胞无明显毒性作用。秦丽娟等人探讨 TNF-α 在热疗抑制肿瘤侵袭性过程中的作用,大鼠恶性胶质瘤细胞(C6 细胞)和胶质瘤大鼠热疗后,分别检测培养液和脑胶质瘤组织内 TNF-α 的浓度、胶质瘤组织内 PCNA 蛋白的表达,并检测肿瘤侵袭性及恶性胶质瘤大鼠肿瘤血管内皮细胞的凋亡。结果显示,热疗可增加 C6 细胞培养液和胶质瘤大鼠肿瘤组织内的 TNF-α 含量及降低胶质瘤侵袭性,热疗后 120min 达高峰。热疗与 TNF-α 单独作用于胶质瘤大鼠后,均可引起胶质瘤大鼠肿瘤血管内皮细胞的凋亡,且 TNF-α 引起内皮细胞的凋亡水平与热处理后 C6 细胞凋亡水平一致。结果表明,热疗可通过增加 TNF-α,促进肿瘤血管内皮细胞凋亡而抑制肿瘤侵袭性(TNF-α 在热疗降低胶质瘤侵袭性过程中的作用)。Naoki 在体外和体内均证实了重组人 TNF 和热疗的细胞毒性作用协同增加。基于 50% 细胞毒性所必需的浓度,在 38.5℃ 和 40℃ 下孵育 12h 时,TNF 对 L-M 细胞的细胞毒性分别是在 37℃ 下类似孵育的 125 倍和 500 倍以上。毒性与升高的温度下 TNF 受体复合物的加速周转率有关,而与细胞受体数目或结合强度的变化无关。在小鼠体内植入 Meth-A 纤维肉瘤细胞 18d 后,以 1 000 个单位 TNF 与高温(40℃)结合使用,5 只小鼠完全治愈,而以相同剂量单独使用 TNF 组可抑制 27.1% 的肿瘤生长,而单独使用高温对肿瘤生长无明显影响。以 100U 或 300U/ 小鼠 3 次给予 TNF 并结合热疗(40℃),分别导致 41.2% 和 89.0% 的肿瘤生长抑制,无热疗的给药组对肿瘤生长无显著影响。在先前注射 $1×10^6$ 个 Meth-A(F15)细胞 /BALB/c 小鼠中,观察到通过联合施用 TNF(300 单位)和热疗(40℃,30min)对转移性肿瘤生长的明显协同抑制作用。结果表明,肿瘤坏死因子联合热疗对恶性肿瘤患者治疗具有重要意义。

干扰素有三种类型,其中免疫刺激活性最强的是 IFN-γ,具有抑制细胞分裂、调节免疫的作用。Thomas 等研究表明通过轻度热疗可增强 CD8[+]T 细胞 IFN-γ 的产生和细胞毒性;王跃探讨全身热疗与化疗联合应用于晚期非小细胞肺癌患者治疗过程中,研究发现治疗后研究组 IFN-γ 水平提高幅度。热疗可以促进免疫相关因子的分泌,也能影响其他细胞因子的表达。王斌等人探讨热疗对体外培养的人肝癌细胞株 SMMC-7721 分泌的细胞因子的影响。将加热后的人肝癌细胞株 SMMC-7721 进行复温培养后,结果显示不同时间的肝癌细胞株 SMMC-7721 培养液中 TNF-α、IL-2 和 IFN-γ 抗肿瘤细胞因子的分泌浓度高于对照组,而 VEGF 的分泌浓度逐渐下降。

(三)诱导热休克蛋白表达上调

热疗暴露会诱导 HSPs 的合成和过表达。HSPs 作为分子伴侣,充当细胞对蛋白质组破坏的主要防御力,在蛋白质严重变性后启动对变性蛋白质的重新折叠和调节降解。HSPs 通过限制蛋白质伴侣和限制蛋白质破坏剂的作用来保护细胞。重新折叠并通过直接阻断细胞死亡途径。在 HSPs 中,HSP70 和 HSP90 发挥着更重要的作用,并与癌症对应激介导的细胞凋亡信号的抗性有关。

HSP70 作为 NK 细胞的激活剂和识别结构。在小鼠模型中,显示 HSP70 激活的 NK 细胞可控制 HSP70 阳性的原发性或转移性癌症,并在临床 2 期研究中可在患者体内产生免疫反应。CD94 是一种非钙信号传导的 NK 细胞受体,被认为是导致 NK 细胞活化的假定 HSP70 受体。在肿瘤细胞表面表达的 HSP70 被描述为 NK 细胞的识别结构,可诱导细胞释放粒酶 B,从而导致肿瘤细胞凋亡。关于粒酶 B 进入的机制,推测膜定位的 HSP70 可以产生阳离子通道,从而允许粒酶 B 进入细胞。HSP70 促进抗原交叉呈递至 CD8T 细胞,通过树突状细胞依赖于 HSP 的分子伴侣。体外黑色素瘤研究显示,从肿瘤细胞中分离出的 HSP70 反映了肿瘤的抗原特性。将源自黑素瘤的 HSP70 与源自单核细胞的未成熟树突细胞(DC)孵育后,DC 获得了肿瘤的抗原谱,通过 MHC-I 分子诱导了抗原特异性 T 细胞活化。使用重组 HSP70 和合成的抗原多肽进一步阐明了 HSP70 介导的抗原转移至 DC 的 MHC-I 类呈递途径的机制。结果表明,在 HSP70 与多肽之间形成稳定的复合物,重组 HSP70 会显著增强 DC 抗原表位的呈递。

细胞受应激后,HSP90α 会诱导性表达增多,使细胞适应应激,起到自我保护的作用。在应激过程中,变性的蛋白需要被重新折叠,HSP70 和 Hsp40 能联合识别变性蛋白,然后传递至 HSP90,由 HSP90 完成最后的折叠过程。若变性的蛋白不能重新折叠且蓄积过多,细胞就会发生未折叠蛋白反应。HSPs 和泛素 - 蛋白酶系统紧密合作以维持细胞内的蛋白稳态。大部分细胞内的蛋白经泛素化后,由 26S 蛋白酶体降解,而变性蛋白可通过与 HSP90 结合而泛素化。HSP90 对底物蛋白的调节需要多种共伴侣分子的参与,其中共伴侣分子热休克同源蛋白 70 羧基端作用蛋白(CHIP)是一种泛素连接酶,当 HSP90 和底物蛋白结合后,CHIP 与 HSP90 结合就会使底物蛋白泛素化,促进底物蛋白的降解。26S 蛋白酶体的组装也受 HSP90 调节,使变性蛋白不能被降解而堆积在细胞中。

三、热疗刺激免疫的机制

(一)免疫抑制因子的解除

肿瘤的发生是由机体的免疫监视功能失常引起的,肿瘤的生长、扩散也很大程度决定于机体防御系统的状态。

局部热疗直接破坏肿瘤组织,消除了体内肿瘤免疫抑制因子的来源,使肿瘤和宿主的优势对比发生改变,打破免疫系统与肿瘤之间的动态平衡,激发免疫系统的抗肿瘤效应。肿瘤细胞能产生许多细胞因子抑制体内效应细胞的激活,如转化生长因子β(TGF-β)能明显抑制 CD4+T 细胞活化和应答。TGF-β 诱导的上皮 - 间质转化(EMT)与肿瘤发生和乳腺癌转移有关,并抑制 IL-2 产生并对 T 细胞抗肿瘤活性产生显著影响。周昊探讨了 TGF-β/Smad 信号通路在口腔鳞状细胞癌(OSCC)热疗之后相关分子的表达变化,TGF-β、Smad7、Smad4 蛋白的表达变化与 mRNA 一致,在热疗抗肿瘤效应中起着重要作用。

可溶性 IL-2 受体(sIL-2R)是近年来公认的免疫封闭因子,它是一种重要的免疫复合物,可以活化 T 细胞等免疫细胞膜表面的 IL-2R 的脱落部分,与细胞膜 IL-2R 竞争性结合,消耗活化的 T 淋巴细胞,减弱 T 淋巴细胞 IL-2 的自分泌效应。另外,血清中高水平的 sIL-2R 可以降低 B 淋巴细胞的功能及血清中 IgG 浓度,当患者血清中 sIL-2R 浓度降低,则 T 淋巴细胞增殖反应增强。张惠洁等探讨放疗联合热疗对肺癌的疗效及对 VEGF、sIL-2R、IL-6 的影响和意义,结果显示热放疗组局部病灶缓解程度明显好于单纯放疗组,热放疗组中 VEGF 治疗前后变化不明显。热放疗组 sIL-2R 明显下降,治疗后 2 个月与治疗后 2 周存在显著差异。热疗破坏或解除了肿瘤细胞分泌的封闭因子、巨噬细胞移动抑制因子等对免疫系统的抑制,使机体恢复对肿瘤的免疫应答反应是局部热疗的免疫刺激的可能机制之一。

(二)肿瘤坏死产物激发抗肿瘤免疫

热疗后肿瘤细胞变性、坏死的分解产物被机体吸收,作为一种抗原刺激机体的免疫系统产生抗肿瘤免疫。OCs 的抗原递呈功能在细胞免疫中占据重要地位,将肝癌细胞株 HepG2 加热预处理,然后用 HepG2 细胞裂解物致敏 OCs,并与 T 细胞共培养;结果发现 T 细胞对 HepG2 的细胞毒作用,在经过热处理的细胞裂解物致敏 DCs 组,明显高于未经热处理的细胞裂解物致敏 OCs 组,提示热作用可以增强抗肿瘤细胞免疫。

(三)非特异性炎症诱导抗肿瘤免疫

局部热疗是一种物理性损伤因素,会引起非特异性炎症反应,炎症反应可通过 IL-1 等可溶性细胞因子介导免疫效应。刘建国等探讨对荷 VX2 瘤兔的热疗作用及其细胞因子的改变,结果显示,热疗组的肿瘤直径和生存期均得到改善,VX2 瘤移植成功后细胞因子 IL-2、IL-8 降低,IL-6 增高。治疗 4 周后 IL-2、IL-8 逐渐降低,IL-6 逐渐增高。表明,VX2 种植成功后,热疗可增强宿主细胞免疫作用。Ried 等对 126 例恶性胸腔积液患者进行胸腔灌注联合顺铂化疗

治疗,临床结果显示,该疗法相较于纯灌注化疗血清中 IL-2 的浓度升高了 3 倍,sIL-R 水平明显下降,同时 IL-6、IL-8、TNF-α 的水平显著降低,能够抑制肿瘤浸润和转移。陈勇等对恶性肿瘤腹腔积液进行 5-FU 腹腔热灌注治疗的临床研究表明,外周血 IL-6 和 IL-10 的水平均显著降低,IL-2 水平显著增高,Th1 向 Th2 转化趋势减弱,机体细胞免疫恢复。

(四)肿瘤免疫原性的改变

肿瘤的免疫原性是肿瘤免疫的核心问题,肿瘤免疫原性低下是肿瘤免疫逃逸的重要原因之一。大多数肿瘤抗原存在于细胞表面,也有部分存在于细胞质及细胞核内,但与肿瘤免疫有关的抗原主要在细胞表面,因此许多学者认为细胞膜的改变在肿瘤热疗中起着重要作用,热处理后肿瘤细胞的免疫原性明显高于放疗灭活的肿瘤细胞。高温能够增加膜脂流动性,使镶嵌在细胞膜脂质双层中的抗原流动性增加,抗原积聚在液性细胞膜表面,使肿瘤抗原暴露,有利于抗体和补体与抗原结合,同时高温也能阻止抗原抗体复合物脱落,使免疫效应细胞对靶细胞易于发挥细胞毒作用。孙巧珍等探讨平阳霉素(PYM)、热疗(HT)及两者联合能否诱导舌鳞癌 CAL-27 细胞发生免疫原性死亡,结果显示 PYM 及 HT 均使 CRT 膜表达率升高;两者联合应用,细胞凋亡、CRT 膜表达率及 HMGB1 分泌较对照组升高。结果表明 HT 能诱导舌鳞癌 CAL-27 细胞 CRT 由胞内至膜表面转位,并促进 HMGB1 分泌。

CD8+CTL 是细胞免疫的主要效应细胞,与主要组织相容性复合体 I 类抗原(MHC-I)的密切相关。若要诱导、激活 T 细胞介导的抗肿瘤免疫应答,肿瘤抗原需要在细胞内加工成多肽后再通过细胞表面的 MHC I 类抗原分子提呈给 CD8+CTL,或者先从肿瘤细胞上脱落下,然后由 APC 摄取、加工成多肽分子,再由细胞表面的 MHC-II 类抗原分子提呈给 CD4+Th 细胞。随着 HSP70 表达的增加,MHC-I 类抗原的细胞表面呈递增加,并且高热能增强大鼠 T-9 胶质瘤细胞的免疫原性,加热细胞表面的 MHC-I 类抗原显著增加。MHC-I 类表面表达的增强在加热后 24h 开始,并在加热 48h 后达到最大表达量。其他免疫介质,如细胞内黏附分子 1(ICAM-1)和 MHC-II 类抗原的表达没有增加。在使用具有免疫能力的同系大鼠(F344)进行的体内实验中,加热的 T-9 细胞的生长以及 MHC-I 类抗原表达的增加被显著抑制,而非热处理组的细胞则逐渐生长(F34/N Jcl-rnu)。

(五)热休克蛋白激发抗肿瘤免疫

HSPs 通过与具有不同功能的多种蛋白质在细胞中形成复合体,而参与有关蛋白的折叠、装配、细胞内运输及蛋

白质降解等过程,调节这些蛋白的活性和功能,但自身并不参与大分子蛋白的组成,故称为分子伴侣。HSPs 参与了机体特异性抗肿瘤免疫反应,本身不具有免疫原性,它的免疫特异性由它们伴随的小分子多肽所决定。这些多肽即肿瘤细胞的抗原表位,HSP 可能是通过与肿瘤表面的抗原肽结合形成 HSP-抗原肽复合物(HSPPCS)而参与抗肿瘤免疫反应。

Castelli 等从人黑素瘤中纯化的 HSP70 可以激活 T 细胞以抗原和 HLA-Ⅰ类依赖性方式识别黑素瘤分化抗原。HLA-Ⅰ类限制的抗黑素瘤 T 细胞易受 MHC 限制的 HSP70 依赖性刺激,表明 HSP70 复合肽能够进入 HLA-Ⅰ呈递途径。此外,不需要用作 HSP 来源的黑素瘤细胞与响应性 T 细胞之间的 MHC 匹配,这表明 HSP70 激活可能跨越 MHC 屏障发生。除了受 MHC 限制和依赖肽的激活途径外,没有内源性复合肽的 HSP70 或从抗原阴性细胞中纯化的 HSP70 还能够通过 MHC 依赖性机制诱导嗜色素细胞瘤 T 细胞释放 IFN-γ。在这种情况下,需要更高剂量的 HSP70。

HSPs 可作为免疫佐剂来诱导有效的抗肿瘤免疫反应,它不依赖肿瘤抗原肽复合物的形式而可直接激发机体非特异性免疫应答,发挥抗肿瘤作用。HSP70 和 gp96 因其特定的结构域或片段而被视为一种天然的免疫佐剂,与先天性或继发性免疫应答的激活有关。HSPs 增强机体免疫系统功能,肿瘤细胞热疗后合成的 HSPs 可以刺激机体免疫系统,产生针对自身肿瘤的特异性免疫应答。利用体外提取的 HSP70 或高表达 HSP70 的肿瘤细胞免疫动物后,可以诱导抗同源肿瘤细胞的特异性 CTL,并且还能在体外诱导出大量高杀伤活性的 T 淋巴细胞。陈洪涛等人探讨了 HSPs70-肿瘤抗原肽复合物(HSP70-antigen peptide complexes)对小鼠黑色素瘤 B16 转移的防治作用,结果显示,HSP70-肿瘤抗原肽复合物免疫后,其肺转移灶节结数显著减少。T 淋巴细胞对 B16 杀伤率高,并对肺转移灶有显著的治疗作用。从 B16 实体瘤提取的混合抗原肽制得的复合物比从肺转移灶提取的混合抗原肽制得复合物有更好的治疗效果。结果表明,HSP70-肿瘤抗原肽复合物对肿瘤的转移有明显的防治作用。以上其作用机制:①参与肿瘤抗原的加工和递呈;②参与免疫细胞的发育、分化、激活;③参与淋巴细胞归巢;④辅助免疫球蛋白的装配。

HSPs 参与肿瘤免疫的机制传统观点认为热疗后免疫刺激的途径可能是:①热疗后,肿瘤细胞变性蛋白和坏死的分解产物可作为抗原刺激机体免疫系统产生抗肿瘤的免疫反应;②高温能够增加膜脂流动性,使镶嵌在细胞膜脂质双层中的抗原决定簇暴露,肿瘤细胞的抗原性增加;③局部热

疗杀伤肿瘤细胞,破坏或解除了封闭因子对免疫系统的抑制作用,使机体恢复了对肿瘤的免疫应答。随着研究的深入和实验技术的进步,HSPs 在激活机体抗肿瘤免疫应答中起着重要作用。目前认为,热疗后产生 HSPs 诱导机体产生的抗肿瘤免疫效应的可能途径有以下两条。

1. HSP 途径 热疗后,肿瘤细胞通过 HSP 的表达增加,促进 MHC-Ⅰ类分子介导的肿瘤抗原肽的成熟,进而增强肿瘤细胞的免疫原性。肿瘤抗原首先被蛋白酶水解为多肽,后者与 HSP70 或 HSP90 结合形成复合物,通过 TAP 的作用,抗原肽转运至内质网内,与 HSPgp96 结合,然后 HSPgp96 肽复合物将抗原肽转运给 MHC-Ⅰ类微球蛋白分子形成复合物。最终由 MHC-Ⅰ类分子将其传递至细胞膜表面,被 CD4$^+$T 细胞识别并清除而引起免疫反应。赖仁相等研究热疗(HT)联合致敏的 T 淋巴细胞(CTL)对裸鼠移植瘤的抑瘤效应,结果显示 HT+CTL+IL-2 组和 CTL+IL-2+HT 有显著的抑瘤效应,抑瘤率分别为 68.85% 和 61.48%,且肿瘤细胞凋亡率、HSP70 表达 OD 值与对照组比,存在有显著性差异。表明热疗联合致敏 CTL 的免疫治疗有显著的抑瘤效应,HSP70-PC 起到了抗原提呈和肿瘤抗原疫苗作用。树突状细胞(dendritic cell, DC)是体内功能最强的抗原提呈细胞,DC 细胞表面存在 HSPs 高亲和力受体 CD91,HSP 多肽通过与 DC 细胞上的受体结合而内化,经 MHC-Ⅰ类途径将抗原肽呈递在 DC 细胞表面,进而激活基于抗原特异性的细胞毒性 T 淋巴细胞(cytotoxic T lymphocytes, CTL),杀伤肿瘤细胞。王丹辉选用肿瘤抗原 HSPs 多肽复合物负载 DC,使其诱导特异性的 T 细胞杀伤活性,杀伤骨肉瘤细胞,结果显示脐血单核细胞可生成大量的 DC,高表达 CD1a 和 HLA-DR,HSP70 多肽负载的 DC 能产生明显的特异性杀伤骨肉瘤细胞的作用。

2. HSP-Ag 肽途径 通过与内源性肿瘤抗原形成 HSP-PCS,热疗诱导坏死的肿瘤细胞释放出 HSPs 可增强肿瘤细胞的免疫原性。此复合物携带有多个 T 细胞表位,通过与 APC 上的受体结合而内化,经呈递后能直接刺激特异性抗肿瘤 CTL 的产生,从而诱导免疫反应。

HSPPCS 与携带有效应细胞受体的 APC 相结合(这些受体包括 CD91、CD40 等),通过内源性 MHC-Ⅰ类分子递呈抗原肽的通路和激活表达有 CD 受体的 T 细胞,介导效应细胞的内噬作用而杀灭肿瘤细胞。研究发现,人肝癌细胞 HCC 的抗原肽与 HSPs 形成的复合物如 HSP70PCS、gp96PCS 等刺激 DC 细胞后,可诱导 DC 细胞的成熟,成熟的 DC 细胞可以刺激自体同源 T 细胞的增殖和分化,诱导特异性杀伤 HCC 的 CTL。经过结合了 HCC 的 gp96PCS

刺激的 DC 可以有效地介导抗 HCC 的特异性 T 细胞免疫应答。WuY 等发现,HSPs 除具有与抗原递呈细胞相互作用的生物学活性外,还可作为佐剂来诱导有效的抗原特异性的 CD+CTL 和 Thl 免疫应答反应。T 淋巴细胞可识别 HSPs 以及 HSPs 的抗原肽。这种识别不需要复杂的配体,但可以像抗体一样结合于抗原的表面和表位。

肿瘤细胞内的 HSP(HSP70、HSP90、HSPgp96)参与抗原的加工过程,结合肿瘤抗原肽后进行修饰扩大其免疫原性。将结合了肿瘤抗原肽的 HSP 提取后作为疫苗,可活化肿瘤特异性的 CD8+T 淋巴细胞,产生抗肿瘤的免疫效应。且由于 HSP 不具多肽性,因此,这种疫苗不受 MHC 限制。从肿瘤中纯化的 HSP70 或 HSP70 高表达肿瘤细胞作为疫苗免疫后,在体外可扩增出具有杀伤活性的 CD4+、CD8+、TCR T 细胞,且此杀伤细胞不受 MHC 限制,而正常细胞的 HSP70 则不能产生该反应。由于肿瘤细胞不表达或低表达 MHC-Ⅰ、MHC-Ⅲ类分子,因此 HSPPCS 诱导的抗肿瘤免疫备受关注。王宝中以 gp96 作为卡介苗(BCG)的新型佐剂联合免疫 C57BL/6 小鼠,考察 gp96 是否活化 BCG 特异性 T 细胞,增强 BCG 的免疫效率。结果显示,gp96 可以使 BCG 特异性的细胞免疫水平提高约 50%,有效提高血清中促炎症因子 IFN-γ、IL-2、TNF-α、IL12、IL-10 等分泌,降低抗炎症因子的分泌。BCG 联合 gp96 免疫比 BCG 单独免疫组小鼠肺部活菌数降低 36%,肺部形态更完好。提纯的 HSPgp96- 肽复合物在体外对 PEMφ 的免疫功能具有直接激活作用:一方面 HSPgp96 增加了 PEMφ 杀瘤效应分子 NO 和 ROS 的产生,非特异性抗肿瘤作用增强;另一方面激活的 PEMφ 抗原递呈分子表达上调,抗原递呈能力增强,在特异性抗肿瘤免疫机制中起重要作用。此外,HSP70 本身还可以提供给 APC 和 NK 细胞活化的刺激信号。游离的 HSP- 肽复合物与诱导的受体结合后 APC 会刺激细胞因子的分泌,介导树突状细胞的成熟与分化,从而刺激机体免疫系统介导非特异性免疫反应。并且,结合肿瘤表面上的可溶性 HSP70 可以直接刺激 NK 细胞的迁移运动和溶解肿瘤细胞的活性。还有研究表明 HSPgp96 本身可以直接激活抗原递呈细胞的免疫功能。

大量临床研究表明,体腔热灌注治疗主要是通过影响细胞免疫增强患者的免疫功能,临床指标表现为 CD3+、CD4+、CD4+/CD8+ 增高,还通过 HSP 途径调节免疫。尽管目前已有众多研究成果,肿瘤热疗确切的免疫刺激机制尚不清楚,它可能是通过上述一种或几种途径协同刺激机体的免疫系统,产生抗肿瘤的免疫反应,而体腔热灌注治疗法增强免疫的机制也未完全阐明。HSP70 的表达对于肿瘤免疫原性的影响因肿瘤种类、热剂量的不同而有差异,且热剂量

与机体免疫反应的强弱存在一定的相互关系。近来研究提示较高温度热疗可能对肿瘤宿主的免疫功能状态产生更大的改善效应,然而热剂量与其对机体免疫产生的影响之间具体是何种相互关系,哪个热剂量是能最有效激活机体免疫系统的最佳热剂量仍是一个亟待解决的问题。另外,现有的热疗设备虽在不断更新换代但仍然不成熟,尚存在很多问题,特别是如何完善无创伤性肿瘤内测温技术及解决深部肿瘤加热的受限性问题等都是开展临床试验之前必须解决的问题。总而言之,热疗是一种非常有潜力的肿瘤治疗手段,如何增强热疗后的免疫反应及发展基于热疗的生物治疗将为肿瘤治疗提供新思路。

第六节　肿瘤热疗热耐受的研究

一、热耐受现象

对热量的适应可能通过适应环境或耐热性而发生。当生物体经受亚致死性环境温度升高时,HSP 的产生会增加。这些应激蛋白及其同源物在其他细胞蛋白的正确折叠、寡聚、区室化、易位和激活中起着关键作用。它们在热变性后将异常蛋白恢复到其天然状态,HSP 家族已经涉及细胞和分子水平的获得性耐热性过程。机体细胞或组织受到亚致死性温度处理后,存活细胞产生的对致死性高温的一过性热抵抗能力,即热耐受现象。热耐受能力提高后,机体在致死高温下的生存能力增强,即热耐受。

庞青松探讨了在 39~45℃范围内,热疗对 CNE-28 的凋亡及热耐受产生的影响、HSP70 的产生及消退情况进行了研究。体外实验表明,当温度低于 43℃时,所有间隔时间热耐受比(TTR)均小于 5;当温度为 45℃时,间隔 8h、24h 的热耐受比均大于 5。HSP70 的表达与热耐受之间呈正相关。体内实验表明,CNE-28 裸鼠移植瘤经不同温度热疗处理后,肿瘤生长曲线及生长延迟。Robert 等回顾了血管耐热性变化对肿瘤生理学的重要性,以及多种临床相关的温和热疗(MTH)治疗对肿瘤氧合和相应放射反应的影响。在引起血管损伤的温度下,血管热耐受性表明,与第一次热疗相比,肿瘤对第二次高温暴露的血流反应显著增强。尽管热疗是肿瘤血流和氧合的有力调节剂,但测序和频率是提高放射治疗 MTH 的关键参数。每 2~3d 结合传统或加速辐射分级进行的热处理,其热剂量改善灌注和氧合方面的效果最佳。

热耐受的产生有两种形式:第一种是在致死性损伤温度 43~45℃作用下细胞恢复到生理条件后几个小时产生的。在这个时期,蛋白合成被抑制,当蛋白合成重新开

始,细胞对接下来的热刺激产生抵抗。另一种是由于非致死性温度39.5~41.5℃连续作用产生的。研究发现在40℃蛋白质的合成没有被抑制,而是在整个热暴露时期持续存在,热耐受一般在3d内逐渐下降最后完全消失。张莹莹研究显示,在热疗时和热疗后短时间内可使肿瘤明显缩小或生长减慢,且对免疫系统有一定程度的激发,但热疗结束后1周内绝大多数小鼠的残余肿瘤再次复发或者开始加速生长,且随着时间推移肿瘤生长速度呈逐渐加快趋势。

二、热耐受机制和影响因素

热耐受性是经过加热后,热对细胞的损伤诱发细胞防护功能亢进,或与其损伤的程度相应的修复功能增强的状态。①HSP70作为主要的蛋白分子伴侣,防护热引起的蛋白质变性,又可修复变性蛋白。因此,HSP家族与热耐受性产生有密切关系,热耐受细胞中HSP70的高表达,使细胞抵抗热损伤的功能亢进。实验证明,温热后耐热的细胞HSP70表达增加,内变性蛋白较少,而且恢复亦快。哺乳动物对热应激主要是活化热休克因子(cheat shock transcription factor 1,HSF-1),调节HSPs的合成增加。HSF-1定位于细胞质,以无活性的单体形式存在。它的DNA连接区和转录区域被丝氨酸所抑制,当暴露于热刺激或其他应激条件下,HSF-1-DNA连接区的抑制被解除,单体寡聚成三聚体,丝氨酸残端发生磷酸化,与上游的热休克元素连接,启动热应激诱导的相关转录,使HSP70、HSP90、HSP27等的合成增加。研究发现HSF1细胞不能产生热耐受,也不能对热诱导的凋亡产生抵抗。抑制HSF-1的表达可以明显提高细胞对热刺激的敏感性。热激因子家族(HSF1~4)经受高温后,激活HSF1和HSF3的DNA活性。HSF1具有HSF的特性,在暴露高温或其他条件下,会快速激活DNA结合和转录活性;HSF3在更高的温度下被激活,具有明显的动力学延迟特征。研究表明,HSF1表达正常的细胞,可显著降低热休克反应,且不表现出耐热性。Luo等评估热疗法和亮氨酸剥夺疗法联合对HSF-1失活、HSF-1/HSP70的影响,将SCC-25细胞亮氨酸饥饿0、1、2、3或4d,然后将细胞在42℃下热疗30min。热休克后6h,在亮氨酸饥饿0、1和2d的细胞中观察到Hsf-1活化和易位至细胞核中,并且HSP70和HSF-1的合成达到最大值,并倾向于聚集在原子核中。在亮氨酸饥饿3d和4d的细胞中,HSF-1活性和HSP70合成水平显著降低。②HSP的抗氧化作用。HSP可抑制产生氧自由基的关键酶,通过反馈作用减少氧自由基的产生,并可以直接释放和增加内源性过氧化酶,还可影响糖皮质激素的释放和代谢,并与激素受体

结合,保持其非活性形式,将受体由细胞质运送到细胞核中,发挥受体的作用,对应激有较强的抵抗作用。③协同免疫作用。热应激可干扰宿主的炎性反应,活性氧(ROS)和细胞因子均可诱导HSP的表达,HSP通过抑制ROS和细胞因子起到保护细胞和组织免受炎症损伤的作用。④抗细胞凋亡作用。HSP70可以通过抑制凋亡诱导因子AIF的功能而保护细胞免于凋亡。Bettaieb等研究发现,把融合生长的中国仓鼠卵巢癌细胞CHO和人宫颈癌HeLa细胞放入40℃恒温孵育箱中孵育3~6h,返回37℃继续培养,2~3h后HSP27、HSP32、HSP72和HSP90的合成明显增加,并维持至6h。再予以43℃作用0~2h,热耐受细胞比无热耐受细胞的存活率明显提高,或予以42℃、43℃、45℃作用1~2h,热耐受细胞使膜去极化,促凋亡蛋白Bax不能进入线粒体内活化细胞色素C,导致细胞色素C不能释放入胞质,caspase-3、caspase-6、caspase-7、caspase-9的活化受阻,细胞的凋亡率和坏死率明显降低。

在体内和体外,HSP110/HSP40的过度表达赋予了机体重要的耐热性。Xu等热疗对人结肠腺癌细胞系NSY42129增殖的影响,结果显示结肠腺癌,在41.1℃时具有维持增殖的能力,与HSP70和HSP90合成速率的提高有关。对WEHI-S鼠纤维肉瘤细胞热疗研究显示,HSP27或HSP70的过表达可保护细胞,避免高温的毒性作用。卵母细胞暴露于高温(42℃)1h,其锰超氧化物歧化酶(Mn-SOD)mRNA水平增加1.8倍,HSP72 mRNA和蛋白质的水平也显著增加。用反义寡脱氧核糖核苷酸抑制Mn-SOD蛋白质活性,没有抑制HSP72。结果表明,Mn-SOD诱导在热休克诱导的新生大鼠心肌细胞对缺氧-复氧的耐受性获得中起关键作用。

热耐受与首次加温的温度、时间、速率等密切相关。在低于43℃的加热时,连续加温2~3h,出现热耐受现象。45℃的加热时,加温后7~10h出现热耐受。对乳腺癌小鼠进行分别加温3.5min、15min、45min,然后在43.5℃加温60min,分别在2h、8h、26h后表现出较大的热耐受。除了高热,许多化合物可与蛋白质发生反应,如硫醇试剂二酰胺和亚砷酸盐,是HSP合成和耐热性的诱导剂。这些化合物破坏细胞蛋白质结构,如用IL-6治疗后,HSP90蛋白在HuH7肝癌细胞和外周血单核细胞中含量会升高。IL-6能够直接激活HSP90基因启动子,也可诱导转录因子NF-IL-6或NF-IL-6过度表达,使HSP合成增加。在高温治疗期间或之后立即给予阿司匹林处理人红白血病细胞,会导致HSP70合成增加。此效果不是由于增加的HSP70 mRNA稳定性。在存在阿司匹林的情况下,热激转录因子在激活的DNA结合状态下的维持时间是对照组的两倍,这种作用

可导致 HSP70 mRNA 转录增强和延长。环氧合酶抑制剂吲哚美辛也具有类似的作用。阿司匹林和吲哚美辛对热休克反应的调节作用与其增强热疗作用和延长耐热性的能力有关。使用亚砷酸钠诱导与热诱导 HeLa S3 细胞的耐热性进行比较,结果显示应激诱导的 HSP27、HSP70 和 HSP90 表达升高。

在肿瘤局部造成低 pH、低营养、低氧分压等不利于热耐受性产生的环境,可不同程度地抑制耐受性的产生。Chen 等报道了通过微波激发 IL-Quercetin-CuO-SiO$_2$@ZrO$_2$-PEG 纳米颗粒(IQuS@Zr-PEG NSPs)上调肿瘤氧合水平,增加肿瘤细胞的复氧能力,从而改善肿瘤微环境,提高放射治疗和微波热疗联合治疗肿瘤的效果,抑制耐受性的产生。

三、加温技术与热耐受

(一)热剂量

热剂量作为肿瘤热疗治疗效果的一种评价方法,其指标参数是热疗系统的关键内容,与温度、时间、次数密切相关。在低于 43℃的加热时,连续加温 2~3h,出现热耐受现象。45℃的加热时,加温后 7~10h 出现热耐受。Raaphorst 等通过分析黑素瘤细胞存活率和 DNA 聚合酶活性,评估逐级加热的方式是否可以提高长期持续温和热疗的有效性。实验结果显示,在 43℃加热 30min 后,40℃加热 5h,对细胞存活率和 DNA 聚合酶的活性无影响。将温度提高至 44℃加热 30min 后,再进行 40℃、41℃下加热,DNA 聚合酶失活。结果表明,逐步热疗的耐热性主要发生在随后的 5~10h 内,细胞死亡率降低。田晓予等探讨人卵巢癌 SKOV-3 细胞在 42℃热疗条件下,热耐受和热耐受预测因子(HSP70)的表达。结果显示,42℃加热 SKOV-3 细胞 100min 后,HSP70 的表达增加,再加热 8h 后,细胞内 HSP70 的表达最强,具有时间依赖性。

(二)加温间隔

肿瘤热疗间隔时间越短,其热疗效果越好,但热疗间隔较短会诱导细胞产生热耐受性,降低细胞对后续热疗的敏感性。Raaphorst 等通过分析黑素瘤细胞存活率和 DNA 聚合酶活性,评估逐级加热的方式是否可以提高长期持续温和热疗的有效性。实验结果显示,在 43℃加热 30min 后,40℃加热 5h,对细胞存活率和 DNA 聚合酶的活性无影响。将温度提高至 44℃加热 30min 后,随后进行 40℃和 41℃加热,DNA 聚合酶失活。结果表明,逐步热疗的耐热性主要发生在随后的 5~10h 内,细胞死亡率降低。Caspar 等对热疗的晚期宫颈癌患者进行回顾性分析,结果显示,在短时间间隔(≤ 79.2min)和长时间间隔(>79.2min)组

中,3 年复发率分别为 18% 和 53%;5 年总生存率分别为 52% 和 17%。在多变量 Cox 回归中,对于复发期(HR=7.7,P=0.007)和总生存期(HR=2.3,P=0.012),时间间隔组之间的差异有统计学意义。大多数 DNA 损伤在 2h 内得到修复,表明长时间间隔内热疗效果降低。祁超等对全身热疗对机体的损伤、与热剂量的关系及全身热疗热耐受现象的量化进行了研究。结果显示,热疗后 24h,小鼠热耐受性最强,然后随时间而逐渐消退。41.5℃ 24h 热耐受接近无穷大,40.5℃加热 3h 未见有死亡,41℃产生最大死亡率为 40%。

(三)加温与放疗联用

在高热基础上 42~45℃进行放疗,可提高放疗效果 6 倍,杀灭癌细胞的作用不仅与温度高低有关,也与加热持续时间有关。43℃,10Gy 剂量的放射线,相当于 37℃,60Gy 剂量的放射线的杀癌效应。Xionge 等对关于放疗和热疗的最佳顺序以及这些方式之间的最佳时间间隔进行了探讨,用不同温度(37~42℃)、顺序和时间间隔(0~4h)的热疗和电离辐射对 HPV16$^+$:SiHa、Caski;HPV18$^+$:HeLa、C4I 和 HPV$^-$:C33A、HT3 宫颈癌细胞系进行实验。结果显示,热疗与放疗之间的时间间隔越短会导致 DNA 损伤加重,杀伤越多的细胞,尤其是在较高温度下。热疗和电离辐射之间的序列对细胞存活率无显著影响。

(四)加温与化疗联用

热疗增强药物细胞毒性。热量会改变许多化学治疗剂的细胞毒性,如顺铂、环磷酰胺、异环磷酰胺等。在热增强的作用下,许多化疗剂的细胞毒性在 40.5~43.0℃的温度下达到最大。随着温度升高,药物杀死细胞的速率增加。温度从 37℃升高到 40℃以上,大多数烷基化剂、铂化合物、亚硝基脲的细胞毒性作用会线性增强。相反,阿霉素、博来霉素等药物在 42.5℃时,与热相互作用达到阈值。大多数药物,如 2′-脱氧 -5- 氟化尿苷、甲氨蝶呤、长春花生物碱、紫杉烷类化合物无热增敏特性。热增强的机制与增加的烷基化速率常数、增加的药物吸收、抑制药物诱导的致死或亚致死性损伤的修复密切相关。对药物加热顺序的研究表明,在热疗之前立即给药是最有效的。

四、肿瘤热疗与热耐受

肿瘤的微环境和生理学极大地影响了肿瘤对诸如热疗等治疗的反应。其中血流是肿瘤高温治疗的关键因素,控制着加热过程中肿瘤的热耗散以及随后由热引起的组织损伤。肿瘤细胞在高于约 42℃暴露 30min 后会以指数速率死亡。另外,在动物实验中,当温度升至 42℃时,肿瘤的血流量和氧气输送量会显著增加。在人类肿瘤中,更有趣

的是,甚至在高达45℃的温度下,血流也得以维持和刺激。血流的增加以及肿瘤中氧需求的减少,导致肿瘤组织氧合显著增加,使热疗成为最好的低氧放射增敏剂。

Liu等探讨热疗和化学疗法治疗下对肿瘤细胞的增殖抑制和凋亡促进作用。用5-氟尿嘧啶在不同温度下培养人胃癌细胞系SGC-7901,测定细胞增殖和凋亡、Bcl-2和HSP70的表达量。结果显示,化疗组、热疗组和热化疗组的细胞存活率均明显低于对照组。在40℃、43℃、46℃下,热化疗组的肿瘤细胞的存活率均明显低于化学治疗组和热治疗组,同时,5-氟尿嘧啶诱导SGC-7901细胞凋亡具有强烈的温度依赖性,随温度升高而逐渐增加。在37℃和43℃下,热疗组和化学疗法组之间以及热化学疗法组和热疗法组之间存在显著差异($P<0.01$)。随着温度的升高,Bcl-2的表达下调,HSP70的表达上调。由于HSP70蓄积引起的耐热性,在46℃时细胞凋亡不明显。结果表明,高温联合5-氟尿嘧啶对胃癌细胞SGC-7901具有促进细胞凋亡的作用,同时增强热耐受性。

Atkinson等用放疗与光激活金纳米颗粒形式给药的高热(42℃)结合,检测小鼠乳腺肿瘤模型中的致癌CD29+/CD24+/lin细胞。研究显示,与其他细胞群体相比,CD29+/CD24+/lin细胞在放疗后具有更高的抗辐射性,且相对比例有所增加。因此,增加体温会增加CD29+/CD24+/lin细胞亚群对放射线的敏感性。单独的体内放疗可使肿瘤体积减小,但致瘤细胞的百分比增加。使用静脉内施用的光活化金纳米颗粒进行20min的局部热疗后放疗,肿瘤体积显著较小,CD29+/CD24+/lin致瘤细胞的百分比没有增加。结果表明,局部热疗是一种简单有效增强放射敏感性的策略,以增强对放射治疗的效果。

目前临床常用的配合放疗、化疗增强细胞毒作用的局部热疗温度一般为42~43℃加热1~2h或39~41.5℃持续6~24h,39~41.5℃更是全身热疗常用的温度。从热耐受的产生机制和条件来看,这种常规热疗可能引起热耐受和对再次热疗产生抵抗,影响临床疗效。热耐受的产生对热疗在临床的广泛使用提出了新的挑战,因此在临床肿瘤热疗时,需要科学选择适当的热疗温度、作用时间、热疗次数,以及热疗间隔期,提高热疗的临床疗效和降低热耐受。

体腔热灌注疗法是肿瘤热疗的一个重要分支,增强正常组织的热耐受能力,控制和避免肿瘤的热耐受至关重要。在临床肿瘤治疗中,体腔热灌注疗法引起的热耐受现象决定了患者接受该种疗法的间隔时间和作用强度,尤其与化疗、放疗联用时,对肿瘤治疗效果影响较大,是值得深入研究和探讨的课题。

第七节 不同热疗方法的生物学比较

在肿瘤热疗中,常会利用微波、射频、磁感应和超声等加热技术对肿瘤组织进行加热,通过多方面和多层次的生物学变化引发不可逆的细胞和组织损伤,达到治疗肿瘤的目的。利用不同的加热技术对肿瘤进行加热,温度不同,生物效应也有很大差别。通过大量研究报道和临床数据已经证实当热疗温度为42℃加热2h,仅有少量肿瘤细胞发生凋亡,随着温度的升高(43~44℃),肿瘤细胞的凋亡数目显著增加($P<0.05$),肿瘤细胞的凋亡率可达54%。当加热温度为45℃时,肿瘤细胞凋亡率为72.3%,并伴随坏死的出现。当加热温度高于45℃时,仅有坏死出现。大量研究已经证实热疗温度在43℃左右时,加热主要引起肿瘤细胞的凋亡,从而达到治疗肿瘤的目的。但当热疗温度<43℃,仅单独采用热疗技术治疗肿瘤,热疗一般不会引起肿瘤细胞的不可逆损伤。当温度>45℃,这个温度细胞以坏死形式死亡。采用低温热疗、常规热疗和高温热疗的方法,3种方法在疗效和生物学机制是不同的,下面按照治疗时所使用的温度对热疗的生物学效应做一详细比较。

一、低温热疗的生物学效应

低温热疗是将全身或肿瘤组织加温到39~42℃,并持续较长时间,主要应用于全身热疗。经大量研究已经证实WiDr和SW620腺癌细胞42℃,保持300min,仍有大约10%的肿瘤细胞能存活下来,所以一般不单独应用低于42℃的低温热疗来治疗肿瘤。全身低温热疗主要生物学变化是增加加热部位的血液灌注、血管通透性和氧分压;增加加热部位的代谢活性、药物摄取;增强免疫细胞的功能;增加放化疗敏感性。低温全身热疗还能提高机体的细胞免疫功能,增强化疗耐受性。热疗、放疗和化疗生物学研究和临床研究均支持三种手段联用优于任何两种手段的联用。

(一)低温热疗与热耐受

少数的肿瘤细胞在经过数小时低于42℃的加温,该过程不仅会产生HSPs,而且会对热损伤起到保护作用,且产生热耐受现象。已有研究表明在42℃以下温度对鼠类细胞进行持续加热,鼠类细胞热敏感性较低,而长时间对其进行加热会引起热耐受性。人类细胞株在42℃以下普遍比鼠类细胞的热敏感性高,长期加温不产生热耐受。研究发现人宫颈癌HeLa细胞在加热41.5℃,持续加热8~32h,可产生热耐受现象,可对45℃的高温产生耐受。

(二)低温热疗联合化疗的生物学变化

1. 低温热疗联合化疗的研究 全身低温热疗与化疗

的联合应用范围非常广泛,有着很大的应用潜力。大量研究已经证实当热疗温度为41.8℃,持续加热1h的全身热疗可使动物肿瘤组织内部化疗药物的浓度提高3倍以上。低温热疗可不同程度的增加化疗药物(硝卡芥、环磷酰胺、异环磷酰胺和铂类)的细胞毒性,同时也显著增加应用增效比。利用化疗药(环磷酰胺)治疗Lewis肺癌,并对小鼠加热41℃,保持45min,治疗所需环磷酰胺浓度从150mg/kg降低到100mg/kg。热增敏剂巯乙胺和吐温80等药物,当温度在正常生理温度下,两种药均对细胞无毒性作用,但在低温条件下与化疗药物联用,则会对肿瘤细胞产生明显的细胞毒性。热疗一方面可以减少或防止化疗药物的耐药性发生,另一方面会显著增加机体对化疗药物的敏感性。即化疗药(紫杉醇、长春碱等)与低温热疗联合应用时,低温热疗后敏感性显著增加,化疗药的毒副作用显著降低。

2. 低温热疗联合化疗的抗肿瘤机制 ①高温可破坏细胞膜蛋白,导致细胞膜通透性增加,稳定性下降,提高化学药物的渗透和吸收,低分子蛋白外渗,肿瘤细胞被破坏;还可能通过杀伤线粒体膜蛋白引起其流动性改变,导致能量转换障碍,肿瘤细胞因呼吸抑制;细胞膜内三磷酸腺苷酶消失,使药物更容易进入肿瘤细胞,并保持细胞内较高的化疗药物浓度,加温可以增加血供使化疗药物发生代谢动力学改变,促进化疗药物在局部积累、加快反应速度,使药效得到有效发挥。由于热疗可使肿瘤部位的热量蓄积,局部温度高于周围正常组织温度,加温可使化疗药物的作用具有定向性。②可通过抑制参与肿瘤细胞复制、转录、修复有关的酶类及灭活染色体的组蛋白引起DNA、RNA、蛋白质的合成受到抑制;杀伤细胞核支架、细胞骨架修复酶,使细胞骨架散乱。③提高机体细胞免疫功能,当热疗温度不超过42℃时,采用全身热疗的方式,对肿瘤细胞和组织进行治疗,该方式可以诱发NK细胞、T淋巴细胞和巨噬细胞免疫效应的增强,增强免疫系统的功能,抑制肿瘤和转移瘤的生长。低温全身热疗不仅能促使机体白细胞重新分布,还可以提高中性粒细胞比例,促进其移行和趋化作用,同时促进淋巴细胞向二级淋巴器官移动,增强机体免疫监视作用。促进IL-2和TNF的生成,并使肿瘤局部淋巴细胞浸润增加。④低温热疗对机体体液免疫也会有一定的影响,外周血单核细胞会分泌粒细胞集落刺激因子(G-CSF)、IL-1、IL-6、IL-8、IL-10、TNF-a、G-CSF、IL-1和IL-6可以直接刺激骨髓造血细胞的分化成熟;而IL-1、IL-6和TNF-α能刺激骨髓基质细胞和调节性T淋巴细胞分泌粒细胞-单核细胞集落刺激因子(GM-CSF)的调节作用,对化疗引起的骨髓抑制具有一定的保护作用。⑤热疗对化疗的增敏作用可能与抑制Bcl-2基因的表达、促进Bax从细胞质进入细胞核

内,Bax/Bcl-2比值增大,进一步促进肿瘤细胞发生凋亡有关。低温热疗可提高野生型P53基因的表达,最终诱导肿瘤细胞凋亡的发生,从而达到较好的抗肿瘤效果。⑥低温热疗可以促进血纤维蛋白溶酶原激活抑制因子1的表达,抑制肿瘤微血管的形成。⑦化疗对富氧细胞的敏感性高于缺氧细胞,热疗对缺氧细胞的敏感性高于富氧细胞,可用化疗配合热疗来达到既杀灭富氧细胞又杀灭缺氧细胞的目的。⑧低温热化疗有明显快速缓解癌性疼痛的作用,改善患者生存质扯。其止痛可能机制:热疗提高了人体的痛阈,使患者对疼痛的耐受力得到提高;热化疗协同作用,癌肿缩小,减轻了对组织、神经的浸润和压迫。热疗可以扩张血管,加速血流,稀释病变局部蓄积的致痛物质,达到快速止痛的作用。

(三)低温热疗联合放疗的生物学变化

1. 低温热疗联合放疗的生物学效应 已有研究表明仓鼠肺成纤维V-79细胞在不同温度下进行低剂量率放射照射,当温度在34~41℃范围内,随加热温度的增加,放射线对纤维V-79细胞的杀伤能力显著增加(P<0.05)。Boissenot等研究了超声对紫杉醇纳米胶囊的体内外影响。体外实验表明,由于纳米胶囊体积小、外壳厚而坚硬,其空化等力学效应可以忽略不计,机械效应不能增加紫杉醇的释放量,因此着重研究超声在体内的热效应。在磁共振成像引导下优化聚焦超声序列,以获得局部轻度高热和高声压。然后在皮下CT-26结肠癌小鼠模型中对超声诱导的轻度高热(41~43℃)进行体内测试,超声诱导的高声压低温热疗是提高局部细胞毒性的有效方法。

低温热疗结合化疗有很大的优势。开发一个多功能平台,将低温的热疗能力整合到药物装载系统中,是癌症多模式治疗应用的关键问题。Yuan等提出了一种简便的一锅法原位制备载多西他赛(DTX)聚乳酸-羟基乙酸(PLGA)/聚吡咯(PPy)纳米复合材料的方法。虽然PLGA纳米颗粒(NPs)允许有效的载药,但是嵌入PLGA纳米粒子表面的PPy纳米突起(通过原位吡咯聚合而形成)可以作为光诱导低温热疗的理想介质。对制备的纳米复合材料的理化性质,包括结构、形貌、光热效应和体外药物释放特性进行了系统的研究。此外,2-脱氧葡萄糖端聚乙二醇(PEG)被锚定在纳米复合材料的表面,赋予纳米平台对肿瘤细胞的靶向能力,使人乳腺癌细胞(MCF-7)内NP的内化率比PEG修饰的纳米复合材料高17倍。纳米平台可以成功地介导低温的热疗,并且可以通过仔细调节纳米复合材料中PPy的含量或激光功率密度来方便地控制温度。重要的是,已经证明MCF-7细胞对传统水浴热疗的热处理有明显的抵抗力,在相同的低温温热条件下,对PLGA/PPy纳米复合材

料介导的光热治疗变得敏感。此外,DTX 负载 PLGA/PPy 纳米复合材料诱导的低温热疗,可显著增强药物对 MCF-7 细胞的细胞毒性。在相同的热剂量下,光诱导热疗可以将热疗与药物治疗的相互作用从干扰转化为协同作用。本研究报道了原位吡咯聚合一锅法合成 PLGA/PPy 纳米复合材料,并证明了该多功能纳米平台是光诱导低温热疗和增强化疗的高潜力试剂。

在抗病毒试验期间,用低温处理细胞,可观察到人干扰素 α、β 和 γ 以及小鼠干扰素 γ 的抗病毒活性显著增强。在干扰素抗病毒试验(试验前热疗)前,用低温热疗对原代人成纤维细胞进行 4h 和 24h 的治疗,进一步增强了干扰素的抗病毒活性。干扰素诱导的酶 2,5- 寡腺苷酸合成酶,在用干扰素和低温处理的细胞中也观察到增强。这种酶活性的增加,在一定程度上是导致干扰素抗病毒活性在高温下增加的部分原因。除了抗病毒活性外,低温热疗还可以提高干扰素对不同肿瘤细胞的抗增殖活性,而不是在正常生理温度下的作用。另一方面,当用病毒或非病毒诱导物激发时,低温会降低人和小鼠细胞中的干扰素生成。此外,在人和小鼠细胞中,干扰素能够介导 NK 细胞活性增强,而低温对可削弱此作用。研究结果表明,尽管低温对干扰素的产生和 NK 细胞活性有抑制作用,但它显著增加了三种人类干扰素的抗病毒和抗增殖活性。这些观察结果直接关系到对免疫系统较弱的晚期癌症患者使用外源性干扰素的临床应用。在这些患者中,干扰素的抗病毒和抗增殖作用可以通过联合使用干扰素和热疗来增强。

在皮肤上应用热(热疗条件)是已知的,以加强药物转移和促进皮肤分子渗透。Panda 等研究高温对尼古丁透皮贴剂释放和皮肤渗透的影响。通过体外释放试验和体外渗透试验对药物的释放度和皮肤渗透性进行了表征。温度维持在 32℃ 作为对照(模拟正常生理皮肤温度),42℃ 作为热疗条件。体外释放试验采用 USP 装置 5- 桨盘法进行。使用活性扩散面积为 $0.94cm^2$ 的流动细胞(PermeGear,公司)对猪皮进行皮肤渗透研究。此外,还进行了机制研究(分配系数、TEWL 和电阻率等参数),以了解高温对尼古丁经皮贴片给药影响的机制。在两种温度下,尼古丁贴片的药物释放速率和程度差异无统计学意义(32℃ 下,12h 后的累积释放率为 43.99% ± 3.29%,42℃ 时为 53.70% ± 5.14%)。然而,在体外渗透研究中,贴片的尼古丁经皮渗透通量在 42℃ [$100.1 ± 14.83$ μg/($cm^2 \cdot h$)] 比 32℃ [$33.3 ± 14.83$ μg/($cm^2 \cdot h$)] 高三倍。机制研究表明,热疗促进药物渗透的主要机制是通过增加皮肤的通透性。

癌症转移是一个严重的问题,也是治疗失败的主要原因。Liu 等报道了一种有效、安全的纳米治疗策略,它可以

根除原发性肿瘤,抑制肺转移,控制远处肿瘤的转移和生长。涡旋磁纳米环(FVIO)介导的低温磁热疗导致了 4T1 乳腺癌细胞 calreticulin(CRT)的表达。CRT 的表达传递信号,促进免疫系统杀伤癌细胞,诱导有效的免疫原性细胞死亡,进一步导致巨噬细胞极化。这种低温热疗促进了 88% 的 CD8+ 细胞毒性 T 淋巴细胞在远处肿瘤中的浸润,并通过有效地使肿瘤对 PD-L1 检查点阻断敏感而触发免疫治疗。与 PD-L1 阻断剂联合应用后,CD8+ 细胞毒性 T 淋巴细胞百分率由 55.4% 进一步提高到 64.5%。此外,联合治疗还抑制了肿瘤的免疫抑制反应,骨髓源性抑制细胞(MDSCs)的显著下调证明了这一点。结果显示 FVIO 介导低温磁热疗可以激活宿主免疫系统,并有效地配合 PD-L1 阻断,抑制潜在的转移扩散和远处肿瘤的生长。

Song 等采用极谱氧电极系统测定了热疗对费希尔大鼠 R3230 AC 肿瘤氧合状态的影响。在大鼠腿部生长的直径约 10mm 的肿瘤中,pO_2 的中值为 $(3.7 ± 0.3)$ mmHg,在低温下加热后会显著增加。例如,在 42.5℃ 加热 30min 后,在 10~15min 内测得的肿瘤 pO_2 大约是对照肿瘤的 3 倍。对照组肿瘤中约 62% 的 pO_2 <5mmHg。在 42.5℃ 下加热 30min 后,37% 的 pO_2<5mmHg。这种肿瘤氧合或缺氧细胞复氧的增加,似乎是由于温热引起的肿瘤血流量增加所致。肿瘤中缺氧细胞的存在被认为是限制放疗、某些化疗药物和光疗有效性的主要因素。利用现有的临床热疗设备,采用低温热疗的方式治疗,可能是克服人类肿瘤治疗中缺氧保护的有效手段。

Dicheva 等评价轻度高热(HT)对阳离子热敏脂质体(CTSL)包封阿霉素(Dox)的药代动力学、生物分布及治疗效果。在 B16 荷瘤小鼠体内,CTSL 给药前应用 HT 可增加肿瘤的药物传递,CTSL 的 Dox 浓度比 TSL 高 1.7 倍。ctb16ht 对小鼠黑色素瘤有明显的抑制作用。在 LLC 肺癌模型中的疗效表明,两种 HT 疗法具有提高肿瘤药物疗效的作用,有望成为一种成功的肿瘤治疗方案。

低温热疗对肺腺癌 SPC Al 细胞系有放射增敏作用,骨髓细胞加热到 40℃ 持续 6h 后再予以 1Gy 的放疗,骨髓细胞就不能再摄入 ^{59}Fe,而单纯放射影响很小,单纯加热铁摄入不受影响。有实验证实 41.1℃ 持续 2h 加温可以使热耐受的细胞放射敏感性增加。放射前、中、后加热可都使放射增敏,放射与加温同时进行的增敏作用比放射前后进行都大。在一项对 Fsa-Ⅱ纤维肉瘤细胞的研究中证实 1h 的 41.1℃ 加温后立即吸入 5%CO₂ 和 95%O₂ 的混合气体可大大增加肿瘤组织的氧分压,增加肿瘤的放射敏感性,单独低热也可增加肿瘤组织的氧分压和放射敏感性并可维持 24h。有细胞实验证实长时间 41.1℃ 加温合并放射,存在热

增敏作用,加热时间越长增敏作用越大。长时间41℃加温合并多次高剂量率放射就可以达到与低剂量率放射同样的生物学效应,不必使用低剂量率的放射源。小鼠移植瘤经41℃加温1h后pO₂增加到对照组的2.5倍,而43℃加热1h后立即或24h后测量,pO₂均下降。41℃持续1h再给予20Gy同时吸入95%O₂、5%CO₂组疗效优于43℃组。低温全身热疗结合放射免疫治疗肿瘤的实验结果证实,低温全身热疗可以提高肿瘤细胞的放射敏感性和放射免疫治疗的疗效,而对肿瘤细胞的生长速度,放疗抗体在生物体内的分布无明显的影响,其唯一确定的是肿瘤组织内部缺氧细胞的数量减少。有研究显示41℃的热疗可增加肿瘤的血流量和氧分压,热疗与放疗相结合的方法在提高肿瘤的辐射敏感度上比任何一种单纯的方法都更有效。

2. 低温热疗的放射增敏机制　射线对细胞M期最敏感,G₁期次之,S期最抗拒,而加温对S期最敏感。通过大量实验已经证实加温可使S期细胞放射敏感性提高3倍;放射可引起细胞S期阻滞,放疗后大量M期肿瘤细胞被放射线损伤,细胞周期出现再分布,S期肿瘤细胞数量相对增多,这时再进行热疗,则进入S期细胞被大量热杀伤并凋亡。①热疗和放疗能够延长细胞中G₂阶段的持续时间,导致更多的肿瘤细胞凋亡。②放疗的生物靶为细胞核的DNA,而高温的作用靶点可能为细胞膜及细胞骨架上,两者可协同杀伤肿瘤细胞。③热疗可以影响细胞蛋白质活性,包括DNA修复酶类,抑制细胞辐射后的亚致死性损伤修复和潜在致死性损伤修复。④缺氧细胞对放射抗拒,位于肿瘤中心部位的细胞呈乏氧状态,由于细胞内氧饱和度低,放疗后细胞内不能形成足够的氧自由基,而对放疗不敏感。而高温可以提高瘤组织的氧分压,且处于乏氧、低pH值状态下的细胞对热疗却十分敏感。⑤热疗还可导致肿瘤组织血管内皮细胞损伤,血管修复能力下降,抑制肿瘤血管生成,从而增加放疗效果。

二、传统热疗的生物学效应

将肿瘤组织加温到42~45℃,持续30~60min,通过各种生物学机制直接引起细胞以凋亡为主要形式的死亡,也可用来增强肿瘤组织对放疗、化疗的敏感性,但单独应用效果有限,常联合放、化疗使用。因为骨髓抑制和对中枢神经系统的损伤,极少用于全身热疗,一般用于局部热疗。

(一) 传统热疗和热耐受

热耐受性,即对后续热处理的敏感性降低,已在体外和在正常组织和恶性肿瘤局部热疗后发现。然而,有关全身热疗后热耐受性的信息很少,因此限制了设计最佳分割全身热疗方案的能力。Kapp等描述了一种在大鼠体内重复

诱导全身热疗的技术,并给出了大鼠在42.5℃下暴露长达75min的存活曲线。使用该系统,大鼠在最初的亚致死条件暴露(41.8℃持续1h)30h后,在42.5℃的全身高温下存活率增加。暴露于亚致死状态的动物在42.5℃时的LD50(50%大鼠致死的暴露时间)增加了大约2倍。LD50的增加表明了对全身热疗致死的热耐受能力的增强。

对于大多数细胞而言,在短时间内经45℃加热,然后恢复正常生理温度,则会产生热耐受现象。例如在对CHO细胞加温45℃,持续时间为17.5min后,恢复37℃再加温可出现热耐受现象。大量研究已经证实当温度在42℃时,连续培养细胞5h后,并不是所有细胞均能产生热耐受。与42℃时相反,在43℃以上鼠类细胞比人类细胞对热更为敏感。但是如果将两次加温间的温度由37℃变为低温热疗的温度,如40℃,肿瘤细胞的存活不是增加而是减少,这一现象被称为递降加温。

(二) 传统热疗的生物学变化

传统热疗是将肿瘤局部加热至低于43℃时,相关研究和临床应用已近40年的历程,已被证明传统热疗能显著提高放疗和化疗对原发性和复发性肿瘤的疗效。Oei等综述热疗的临床结果和作用机制,包括热疗作为放射和化学增敏剂的分子生物学基础。已证实的机制包括抑制不同的DNA修复过程,直接减少缺氧肿瘤细胞分数,增强药物摄取和增加灌注和氧水平。所有机制均表现出不同的量效关系和不同的放化疗优化调度。因此,要获得理想的多模式治疗,仍然需要阐明更详细的数据,如剂量、顺序、持续时间和可能的协同作用。一种包括热疗在内的多学科方法可能会进一步提高抗肿瘤效果并减少正常组织损伤。

传统热疗可使温度缓慢升高至40~43℃,可诱导癌细胞死亡,增强放、化疗效果。然而,由于其不能有效且优先加热恶性细胞,作为临床相关治疗方式的全部潜力的实现受到了限制。有限的空间分辨率可以通过静脉注射肿瘤靶向磁性纳米颗粒来规避,这些纳米颗粒聚集在肿瘤组织中,然后应用交变磁场来提高纳米颗粒在肿瘤组织中的温度。这种有针对性的方法能够优先加热恶性肿瘤细胞,同时保留周围的正常组织,有可能提高热疗的有效性和安全性。尽管临床前研究取得了令人鼓舞的结果,但在这项技术进入临床之前,仍有许多挑战需要解决。

研究表明在传统热疗温度范围内,热疗的主要作用就是诱导各种肿瘤细胞发生凋亡,在43.5℃条件持续加热骨肉瘤细胞,在1h和6h,骨肉瘤细胞凋亡率分别为28%和79%,通过数据分析发现,随加热时间的延长,骨肉瘤细胞凋亡率显著增加($P<0.05$),但不同肿瘤细胞引起凋亡的加热温度和时间有很大差别。Burkitt淋巴瘤细胞,在经过

43℃持续加热 30min 后，淋巴瘤细胞凋亡率大约 60%，从细胞形态学观察发现淋巴瘤细胞出现大量的凋亡小体。在温度为 43.5℃条件下对小鼠 ENT6 肿瘤持续加热 30min，15min 后核膜增厚，核染色质向周边聚集，细胞肿胀，不规则，浆膜不再清晰。有些 ENT6 肿瘤细胞质内形成大量的空泡，在 6h 后，肿瘤细胞形态发生严重的变形，同时细胞数量显著降低（P<0.05），并且细胞染色质固缩，肿瘤细胞缩小、浓缩、胞质成为碎片。

虽然在这个温度范围内鼠类细胞比人类细胞对热更为敏感，但不能认为鼠类肿瘤的热敏感性都相同。前期科研工作者探究了 4 种小鼠肿瘤细胞（EMT6、KHJJ、KHT、RIF）对热的敏感性，并采用相同的设备对 4 种小鼠肿瘤细胞进行加热及病变大小对比。研究发现 EMT6 肿瘤对高热非常敏感，44℃持续 20min 后，可使 100% 的动物治愈；KHJJ 对热的敏感性显著低于 EMT6 肿瘤，在同样加热处理条件下，仅有 50% 动物被治愈；但 44℃持续 20min，该加热效应对 KHT 和 RIF 肿瘤的生长速度以及治愈率无显著影响。当温度在 42.5℃条件下对人乳腺癌 MCF-7 细胞进行持续加热。研究结果发现在加热过程中细胞表面电位明显下降，而作为对照的正常乳腺细胞表面电位没有明显变化。利用传统的加热方式对 HT-1080 进行持续加热后，肿瘤细胞 VEGF 基因表达及其产物均显著下降。当温度 42.3~44.5℃时，对活体小肠进行持续加温 30min 后，小肠绒毛及隐窝的上皮细胞先后坏死，肠蠕动停止，3d 后逐渐恢复正常。对犬的肝脏加热 44℃持续 30min。形态学改变主要为肝小叶结构的紊乱、纤维组织形成及肝窦扩张。同时观察到血清酶学的改变，谷氨酸氨基转移酶、天冬氨酸氨基转移酶、碱性磷酸酶、肌酸、磷酸激酶均有不同程度的升高，有的甚至可继续维持 23 周。有实验发现，向肿瘤细胞内导入并表达含锰超氧化物歧化酶基因后，加热组、肿瘤坏死因子组及两者联合组所致的肿瘤细胞损伤明显减轻。

中枢神经系统对热耐受性较差，动物的中枢神经（脑和脊髓）对于热最大的耐受温度为 42~42.4℃持续 40~60min 或 43℃持续 10~30min，有实验使用大鼠颈段脊髓加热到 42.3℃持续 75min 后 74% 大鼠在 42h 内死亡。鼠类皮肤和肌肉用 42~45℃加温持续 120min，在 42℃、43℃时血流量缓慢上升。在 44℃和 45℃时，血流在前 20~30min 迅速上升，然后快速下降，在 45℃组 120min 时血流只有常温对照的一半。正常组织血流量增加得多，而瘤组织增加得少。但小肿瘤的血流量增加比正常组织还高。传统热疗加温可引起瘤体内毛细血管内皮肿胀、血管壁的肿瘤细胞及内皮细胞溶解伴血液漏出，白细胞黏附于血管壁，还可使红细胞变硬，血液黏稠度增加，而导致血流量降低。

（三）传统热疗的生物学机制

1. 传统热疗对 DNA 的损伤和修复的影响　DNA 聚合酶在经过传统热疗加热后，DNA 聚合酶活性显著降低，当温度范围在 42~45℃时，DNA 聚合酶 β 比 α 对热敏感；当温度低于 42℃时，DNA 聚合酶 α 比 β 对热敏感，研究结果表明这可能代表两种温度的 DNA 损伤修复机制的不同。高于 43℃的温度会引起 DNA 双链损伤，而 DNA 聚合酶活性的降低会导致 DNA 双链损伤的长期存在，最终因 DNA 损伤导致细胞死亡增多。

2. 传统热疗中参与细胞凋亡的相关基因　传统热疗所导致的细胞凋亡，受其他多种因素的多种基因的调控，包括凋亡促进基因，如野生型 P53、Fas 等表达上调，凋亡抑制基因，如 Bcl-2、突变型 P53 等的表达抑制。

3. 传统热疗对肿瘤组织血液循环的影响　传统热疗温度可导致肿瘤组织的血流很快下降，这与低温热疗不同。一方面是由于肿瘤组织的微循环发生障碍所致，另一方面是由于肿瘤周围正常组织的血管反应性扩张，血流发生"改道现象"，造成肿瘤组织的血流相对减少，血流减少进一步导致氧分压降低。血供不足及氧分压降低等因素严重影响了肿瘤组织的正常代谢，导致酸性产物大量蓄积，肿瘤内 pH 迅速降低，pH 降低时能增加热疗对细胞的杀灭作用。临床研究亦显示，pH 降低率与肿瘤的完全缓解率（CCR）呈显著正相关。同时，血流作为散热的主要载体，血流量减少后，肿瘤组织散热困难，导致热量在肿瘤内蓄积，因而肿瘤组织较正常组织温度升高明显而被选择性杀伤。热疗可抑制肿瘤源性的血管内皮生长因子及其产物的表达，从而阻碍肿瘤血管内皮增生及细胞外基质的再塑形，抑制肿瘤生长及转移。

4. 传统热疗中自由基的变化　热疗时超氧化物及自由基的形成可能是热疗致肿瘤细胞死亡的另一重要原因。升高的自由基也强化了高热的抗肿瘤效果。热疗过程中维生素 C 和维生素 C 钠盐降解增强，所形成的维生素 C 自由基增多，表明维生素 C 与高热联合应用具有更强的抗肿瘤效果。

5. 传统热疗对免疫的影响　局部传统热疗可提高机体免疫功能。高温促进了免疫细胞的活性及细胞因子的合成。淋巴因子激活的杀伤细胞（LAK）的活性淋巴细胞增殖能力和淋巴细胞对肿瘤细胞的细胞毒活性均明显增高。在热疗过程中，还发现外周血中一些细胞因子升高，如 IL-6、IL-8、TNF 等，这些细胞因子可能刺激抗肿瘤免疫的产生。

（四）传统热疗与放、化疗

通过大量实验研究以及临床数据分析可知，传统热疗温度下,放化疗对肿瘤细胞的杀伤作用均增强,增强比优于低温热疗,且三种手段联用优于任何两种手段的联用。加之传统热疗单独可对细胞产生有效杀伤,所以传统热疗与放、化疗联用的疗效较低温热疗更好。传统热疗对放化疗的增敏机制大致与低温热疗相同。因为传统热疗一般用于局部热疗极少用于全身热疗,所以传统热疗对放化疗增敏的生物学机制不包括低温热疗增敏机制中的全身热疗因素。

三、高温热疗的生物学效应

高温热疗在45℃以上,该温度对肿瘤细胞和正常细胞都有较强的杀伤作用,使组织和细胞发生坏死和凝固甚至碳化。除了直接导致肿瘤坏死外,这些坏死和凝固的组织和细胞可刺激机体的免疫系统,增强机体对肿瘤的免疫力。

(一)高温热疗的生物学变化

越来越多的研究证实了肿瘤对常规疗法(如化疗和温热放疗)敏感的物理和生物学基础。这些知识推动了通过技术进步获得、维持、测量和监测温度的努力。热疗领域的一个相对较新的进入者是纳米技术,它利用局部注射或系统管理的纳米颗粒,这些纳米颗粒被外部能源激活产生热量。热疗是一种独特、安全、有利的方法,可以改善膀胱癌的治疗策略。特别是与膀胱内化疗、全身治疗和放疗相结合,热疗显示出独特的协同效益。因此,应结合现有技术和新兴技术,通过临床应用和临床试验进一步探索。然而,要想了解未来的发展方向,尤其重要的是要了解目前广泛使用无创、保留膀胱的方法所面临的挑战,以及膀胱癌治疗的现状。在肝癌的高温固化治疗中,当温度在46℃时,持续加热60min,肝癌细胞发生不可逆损伤,当加热温度在50℃以上可明显缩短肝癌治疗时间,且疗效显著,细胞呈现凝固性坏死。当加热温度在60~100℃时,会导致蛋白质凝固,几天后热损伤组织形成凝固坏死;当加热温度高于105℃时组织发生汽化和碳化,反而影响热量传导。因此,热凝治疗的适宜温度是保持肿瘤内温度在50~100℃。

(二)高温热疗与免疫

在过去的十年里,热疗、HSPs和发热与人体免疫系统之间的联系已经得到了很好的研究。热疗的免疫调节功能受温度的调节非常敏感,不同的加热水平对不同的敏感靶点有不同的调节作用。了解这些内在机制可以为肿瘤患者局部热疗与免疫治疗相结合的临床试验设计带来新的启示。越来越多的证据表明细胞对热应激的反应与免疫系统对癌症的反应有关。热疗可显著增强抗肿瘤免疫反应,尤其在发热范围内。此外,HSPs是一种有效的免疫调节剂,可以刺激肿瘤的固有免疫和适应性免疫反应。热疗的免疫刺激既包括热对免疫细胞行为的直接影响,也包括通过HSPs释放介导的间接效应。此外,在不包括热疗的方案中,HSPs可以作为抗肿瘤疫苗的成分。了解这些过程有助于热疗和HSPs疫苗在肿瘤治疗中的有效应用。

Roszkowski等观察微波全身热疗对成年BALB/c小鼠肿瘤生长和肺转移计数的影响。热疗有效地延长了动物的平均生存时间,导致小鼠肿瘤消退。利用死亡的肿瘤细胞对动物预先免疫,随后热疗可完全消除肿瘤细胞的再次攻击。据推测,这种治疗方式只与肿瘤细胞的热敏感性直接相关,而未见免疫系统参与全身热疗的抗肿瘤治疗。

Shah等以二硝基氯苯激发的皮肤反应和两次注射牛血清白蛋白后血清抗体滴度的重复测定作为正常成年新西兰白兔热疗后细胞免疫和体液免疫功能的功能指标。动物在加湿培养箱中分别对正常大腿肌肉进行不同程度的局部热疗(连续3天,42℃持续1h)或47~50℃,加热时间持续30min,或全身热疗(3次42℃持续1h)。在3个月的时间里,热疗对二硝基氯苯的激发反应没有作用。治疗组动物使得牛血清白蛋白诱发的体液免疫反应显著降低($P<0.02$),且这种降低与加热方式和加热程度无关。结果表明B淋巴细胞比T细胞更易受到高温损伤。Ando等探讨T细胞介导的抗肿瘤免疫在局部热疗(LH)抗肿瘤作用中的作用,发现CD8[+]T细胞介导的抗肿瘤免疫在LH的抗肿瘤作用中起重要作用。

Jolesch等研究了HSPs的位置具有双重作用。在细胞内,它们作为分子伴侣与细胞内多肽(自身或外来)形成复合物,以帮助蛋白质折叠、分解蛋白质聚集体和细胞内蛋白质运输,从而实现基本的生理功能。它们作为信使,从细胞中释放出来后将细胞内部的蛋白质成分传递给免疫系统,从而启动免疫反应。此外,临床热疗可以通过上调HSP70的表达和促进肿瘤坏死因子生成来启动HSP70的免疫活性。

在高温热疗的免疫学相关生物学研究方面曾有学者报道前列腺癌热疗后有15%患者骨转移消退,热疗的异位效应说明热疗可诱导机体的抗肿瘤免疫。微波热消融后,机体的免疫力超过正常水平。微波热固化治疗1周后荷瘤小鼠NK细胞活性显著高于假手术组,巨噬细胞吞噬率显著高于对照组,在治疗后的第2周固化组的细胞免疫也显著高于对照组。骨肉瘤细胞热疗前只有少数细胞表达HSP,加热至50℃持续15min后细胞100%死亡,95%表达HSP,加热30min后100%表达。骨肉瘤细胞HSP70表达可递呈骨肉瘤特异性抗原,激活免疫系统。以射频法对荷VX-2肝癌的兔进行治疗,治疗前后,通过免疫组化检测,肝肿瘤组织周围和中心CD3[+]T细胞的浸润情况,显示治疗组的浸润远远多于对照组。实验中,治疗组动物的生存期平均110d远高于对照组的60d。在一项小鼠Hepal-6肿瘤微波消融治疗实验中60℃组的肿瘤细胞虽然被完全杀灭了,但消融后机体的T细胞免疫并没有明显增强,而50℃和55℃组则相反,发现脾NK细胞活性增强。说明在可以杀灭肿瘤的情况下,消融温度低可能比消融温度高对刺激机体产生T细胞免疫应答更有利。小鼠H22肝癌在65℃加热5min射频治疗后2周,Th1相关细胞因子IL-2、IFN-γ高于对照组,而Th2相关细胞因子IL-4低于对照组,说明机体的细胞免疫增强。肿瘤高温热疗后行组织学检查,可发现坏死灶周围有大量淋巴细胞浸润,在食管癌患者的高温热疗中观察到,热疗可以增加肿瘤局部淋巴细胞浸润,局部淋巴细胞浸润(++)、(+)、(-)者,5年生存率分别是75.5%、46.1%、27.8%。

热疗作为一种新兴、绿色疗法在现代肿瘤的综合治疗中起着越来越重要的作用。不同温度的热疗有着不同的生物学特点(表2-4),在实际应用中必须学会利用不同温度热疗的生物学以趋利避害,选择合适的加热手段和范围,恰当地辅以放疗、化疗和生物学治疗,才能使治疗达到最好的效果。反之,如果不区分不同热疗温度和方法的生物学特点,使用不当,则会影响疗效乃至产生严重后果。同时,不同种类细胞对热的敏感性差异巨大,在对不同细胞作为研究对象的热疗研究中生物学效应的差异也很大,某一温度下热疗的生物学效应和机制并没有绝对的普遍代表性,在实验研究和实际应用中应当注意。

体腔热疗与化疗、放疗联用时,采取40.5~43℃的温度,可通过直接杀伤肿瘤细胞作用和增敏作用促进疗效。中国腹腔热灌注化疗临床应用专家共识(2019版)中指出:临床上进行腹腔灌注化疗时,灌注温度为(43±0.1)℃。但需要注意,临床上进行体腔灌注热疗时头部温度不要超过39℃,以避免大脑损伤。

第八节 小 结

热疗诱导的高温具有杀死肿瘤细胞、副作用小、对正常组织基本无损伤等优点,针对多种癌症有效。体腔热灌注与手术治疗、化疗、放疗或多种方法联合应用于癌症治疗,增强抗肿瘤的临床效果,提高生存率和患者生存质量。尤其是,体腔热灌注化疗已经发展成为许多肿瘤的一种越来越可行的治疗方法。

热疗作为放疗、化疗联合治疗中的致敏剂,根据应用的技术和治疗的持续时间,其副作用包括疼痛、不愉快的感觉、烧伤、神经病变和凝血。热疗目前临床研究日益增多,但仍有一些技术壁垒,例如热灌注治疗的创伤性、磁感应热疗磁子存留问题等。热疗未来的挑战和机遇领域包括提高对热生物学的理解、改进患者热疗的实施和监测技术、成功的高质量临床试验以及将热疗与新兴癌症疗法相结合。

(李 倩 唐劲天)

参考文献

［1］唐劲天.肿瘤热疗生物学[M].北京:人民卫生出版社,2010.

［2］CHAMBERS LM, COSTALES AB, CREAN-TATE K, et al. A guide to establishing a hyperthermic intraperitoneal chemotherapy program in gynecologic oncology [J]. Gynecol Oncol, 2020, 158 (3): 794-802.

［3］ZHAO C, DAI C, CHEN X. Whole-body hyperthermia combined with hyperthermic intraperitoneal chemotherapy for the treatment of stage IV advanced gastric cancer [J]. Int J Hyperthermia, 2012, 28 (8): 735-741.

［4］LASSCHE G, CREZEE J, VAN HERPEN C. Whole-body hyperthermia in combination with systemic therapy in advanced solid malignancies [J]. Crit Rev Oncol Hematol, 2019, 139: 67-74.

表2-4 不同热疗方法的生物学效应

项目	低温热疗	常规热疗	高温热疗
温度	39~42℃	42~45℃	45℃以上
应用方式	常用于全身热疗,常与放疗化疗联合应用	常用于局部热疗,常与放疗化疗联用,极少用于全身热疗	局部热疗,单独应用
细胞死亡形式	少量细胞凋亡	以凋亡为主	仅有坏死形式
热耐受	加温数小时产生热耐受	短时加温产生热耐受	未观察到热耐受
不同种属细胞的热敏感性	人类细胞热敏感性高	人类细胞热敏感性高	均敏感
杀伤肿瘤细胞的机制	增加放疗化疗敏感性	直接杀伤,或增加放化疗敏感性	直接杀伤,诱导机体免疫

［5］ XIA QS, LIU X, XU B, et al. Feasibility study of high-temperature thermoseed inductive hyperthermia in melanoma treatment [J]. Oncol Rep, 2011, 25 (4): 953-962.

［6］ 查煌旗, 甄彦利, 班中华, 等. 肝动脉热灌注化疗栓塞联合 CT 引导下射频消融治疗肝脏恶性肿瘤临床疗效评价 [J]. 现代医用影像学, 2020, 29 (6): 1097-1098, 1101.

［7］ NAKAGAWA M, MATSUMOTO K, HIGASHI H, et al. Acute effects of interstitial hyperthermia on normal monkey brain—magnetic resonance imaging appearance and effects on blood-brain barrier [J]. Neurol Med Chir (Tokyo), 1994, 34 (10): 668-675.

［8］ WALTER EJ, CARRARETTO M. The neurological and cognitive consequences of hyperthermia [J]. Crit Care, 2016, 20 (1): 199.

［9］ 肖绍文. 中国肿瘤热疗临床应用指南 (2017. V1. 1) [J]. 中华放射肿瘤学杂志, 2017, 26 (4): 369-375.

［10］ FAJARDO LF. Pathological effects of hyperthermia in normal tissues [J]. Cancer Res, 1984, 44 (10 Suppl): 4826s-4835s.

［11］ 梁志会, 王执民, 张洪新, 等. 经肝动脉介入性热疗对犬肝功的影响 [J]. 第四军医大学学报, 2000, 21 (4): 430-432.

［12］ 王来奎. 腹腔热灌注对机体热耐受损伤的实验研究 [D]. 广州, 广州医科大学, 2006.

［13］ 李鼎九, 裘宋良, 邵令方, 等. 动物食管腔内微波加热实验研究 [J]. 中华理疗杂志, 1981, 3: 135-137.

［14］ 周石良, 李鼎九, 裘宋良, 等. 正常猪食管的热敏感性和热耐受性 [J]. 河南医科大学学报, 1986, 00 (4): 307-311, 365.

［15］ FARHAD I, HOSSEIN P, AKRAM P, et al. A prospective study of tea drinking temperature and risk of esophageal squamous cell carcinoma [J]. Cancer Epidemiol, 2020, 146 (1): 18-25.

［16］ 郑喆文, 熊斌, 沈霜婷, 等. 细胞减灭术联合腹腔热灌注化疗治疗胃肠癌腹膜转移癌安全性研究进展 [J]. 中华实用诊断与治疗杂志, 2019, 33 (8): 826-829.

［17］ OLIVER SR, PHILLIPS NA, NOVOSAD VL, et al. Hyperthermia induces injury to the intestinal mucosa in the mouse: evidence for an oxidative stress mechanism [J]. Am J Physiol Regul Integr Comp Physiol, 2012, 302 (7): R845-R853.

［18］ ILKHANI S, MORADI A, ALIAGHAEI A, et al. Spatial arrangement of testicular cells disrupted by transient scrotal hyperthermia and subsequent impairment of spermatogenesis [J]. Andrologia, 2020, 52 (9): e13664.

［19］ 范小瑞, 张祺, 席华明, 等. 环境高温促进猪睾丸 Apaf-1 和 Caspase-9 的表达 [J]. 中国生物化学与分子生物学报, 2016, 32 (10): 1155-1160.

［20］ KIRSCHEN GW, SINGER DD, THODE HC Jr, et al. Relationship between body temperature and heart rate in adults and children: A local and national study [J]. Am J Emerg Med, 2020, 38 (5): 929-933.

［21］ THOMAS KN, VAN RIJ AM, LUCAS SJ, et al. Lower-limb hot-water immersion acutely induces beneficial hemodynamic and cardiovascular responses in peripheral arterial disease and healthy, elderly controls [J]. Am J Physiol Regul Integr Comp Physiol, 2017, 312 (3): R281-R291.

［22］ ZAPARA MA, DUDNIK EN, SAMARTSEVA VG, et al. Passive whole-body hyperthermia increases aerobic capacity and cardio-respiratory efficiency in amateur athletes [J]. Health, 2020, 12 (1): 14-26.

［23］ 黄伟明. 体外循环在肿瘤治疗中的应用 [J]. 中国体外循环杂志, 2003, 1 (1): 7-12.

［24］ 葛春琴, 夏冬, 李艳玲, 等. 不同高温状态对大鼠血液流变学的影响 [J]. 中国农村卫生事业管理, 2012, 32 (6): 658-659.

［25］ SMITH CJ, JOHNSON JM. Responses to hyperthermia. Optimizing heat dissipation by convection and evaporation: Neural control of skin blood flow and sweating in humans [J]. Auton Neurosci, 2016, 196: 25-36.

［26］ HODGES GJ, KOSIBA WA, ZHAO K, et al. The involvement of heating rate and vasoconstrictor nerves in the cutaneous vasodilator response to skin warming [J]. Am J Physiol Heart Circ Physiol, 2009, 296 (1): H51-H56.

［27］ RIADH W. Y. HABASH. Handbook of Clinical Neurology, Vol. 157 (3rd series), Thermoregulation: From Basic Neuroscience to Clinical Neurology, Part II, Chapter 53 Therapeutic hyperthermia [M]. USA, 2008, 853-858.

［28］ AHMED K, TABUCHI Y, KONDO T. Hyperthermia: an effective strategy to induce apoptosis in cancer cells [J]. Apoptosis, 2015, 20 (11): 1411-1419.

[29] HOU CH, LIN FL, HOU SM, et al. Hyperthermia induces apoptosis through endoplasmic reticulum and reactive oxygen species in human osteosarcoma cells [J]. Int J Mol Sci, 2014, 15 (10): 17380-17395.

[30] GONZALVEZ F, ASHKENAZI A. New insights into apoptosis signaling by Apo2L/TRAIL [J]. Oncogene, 2010, 29 (34): 4752-4765.

[31] SONG X, KIM HC, KIM SY, et al. Hyperthermia-enhanced TRAIL-and mapatumumab-induced apoptotic death is mediated through mitochondria in human colon cancer cells [J]. J Cell Biochem, 2012, 113 (5): 1547-1558.

[32] 孔文成, 章静, 应荣超, 等. 腹腔热灌注化疗中灌注液体量与腹腔压力关系的研究 [J]. 中国现代医生, 2020, 58 (13): 19-22.

[33] DERYUGINA EI, QUIGLEY JP. Matrix metalloproteinases and tumor metastasis [J]. Cancer Metastasis Rev, 2006, 25 (1): 9-34.

[34] BELO VA, GUIMARãES DA, CASTRO MM. Matrix Metalloproteinase 2 as a Potential Mediator of Vascular Smooth Muscle Cell Migration and Chronic Vascular Remodeling in Hypertension [J]. J Vasc Res, 2015, 52 (4): 2212-31.

[35] ZENG R, DUAN L, KONG Y, et al. Clinicopathological and prognostic role of MMP-9 in esophageal squamous cell carcinoma: a meta-analysis [J]. Chin J Cancer Res, 2013, 25 (6): 637-645.

[36] NIKKOLA J, VIHINEN P, VUORISTO MS, et al. High serum levels of matrix metalloproteinase-9 and matrix metalloproteinase-1 are associated with rapid progression in patients with metastatic melanoma [J]. Clin Cancer Res, 2005, 11 (14): 5158-5166.

[37] JUMPER C, COBOS E, LOX C. Determination of the serum matrix metalloproteinase-9 (MMP-9) and tissue inhibitor of matrix metalloproteinase-1 (TIMP-1) in patients with either advanced small-cell lung cancer or non-small-cell lung cancer prior to treatment [J]. Respir Med, 2004, 98 (2): 173-177.

[38] XIE X, SHAO X, GAO F, et al. Effect of hyperthermia on invasion ability and TGF-β1 expression of breast carcinoma MCF-7 cells [J]. Oncol Rep, 2011, 25 (6): 1573-1579.

[39] 周昊, 刘奕, 廖楚航, 等. TGFβ/Smad 信号通路在口腔鳞癌热疗中的表达变化 [J]. 实用口腔医学杂志, 2019, 35 (1): 24-27.

[40] CHEN G, HUANG AC, ZHANG W, et al. Exosomal PD-L1 contributes to immunosuppression and is associated with anti-PD-1 response [J]. Nature, 2018, 560 (7718): 382-386.

[41] ZHOU Y, FEI M, ZHANG G, et al. Blockade of the Phagocytic Receptor MerTK on Tumor-Associated Macrophages Enhances P2X7R-Dependent STING Activation by Tumor-Derived cGAMP [J]. Immunity, 2020, 52 (2): 357-373. e9.

[42] REPASKY EA, EVANS SS, DEWHIRST MW. Temperature matters！And why it should matter to tumor immunologists [J]. Cancer Immunol Res, 2013, 1 (4): 210-216.

[43] WANG HY, YANG GF, HUANG YH, et al. Reduced expression of autophagy markers correlates with high-risk human papillomavirus infection in human cervical squamous cell carcinoma [J]. Oncol Lett, 2014, 8 (4): 1492-1498.

[44] 蒋东, 李芳, 沈文明, 等. 热疗对肺癌 A549 细胞周期和凋亡的影响 [J]. 南通大学学报 (医学版), 2008, 28 (3): 172-174.

[45] 石兴源, 周同冲, 林晓丹, 等. Bim 对热疗诱导的人宫颈癌 Hela 细胞凋亡的作用 [J]. 广东医学, 2012, 33 (23): 3537-3540.

[46] WESTRA A, DEWEY WC. Variation in sensitivity to heat shock during the cell-cycle of Chinese hamster cells in vitro [J]. Int J Radiat Biol Relat Stud Phys Chem Med, 1971, 19 (5): 467-477.

[47] FURUSAWA Y, IIZUMI T, FUJIWARA Y, et al. Inhibition of checkpoint kinase 1 abrogates G2/M checkpoint activation and promotes apoptosis under heat stress [J]. Apoptosis, 2012, 17 (1): 102-112.

[48] SHARMA SK, CHRISTEN P, GOLOUBINOFF P. Disaggregating chaperones: an unfolding story [J]. Curr Protein Pept Sci, 2009, 10 (5): 432-446.

[49] VELICHKO AK, PETROVA NV, KANTIDZE OL, et al. Dual effect of heat shock on DNA replication and genome integrity [J]. Mol Biol Cell, 2012, 23 (17): 3450-3460.

[50] HARTL FU. Molecular chaperone in cellular protein folding [J]. Nature, 1996, 381 (6583): 571-579.

［51］MEI X, TEN CATE R, VAN LEEUWEN CM, et al. Radiosensitization by Hyperthermia: The Effects of Temperature, Sequence, and Time Interval in Cervical Cell Lines [J]. Cancers (Basel), 2020, 12 (3) :582.

［52］苏甲林，赵参军，杨建刚，等. 深部热疗联合化疗在晚期小细胞肺癌中的疗效观察 [J]. 临床肺科杂志，2020, 25 (5): 730-734.

［53］HILGER I, RAPP A, GREULICH KO, et al. Assessment of DNA damage in target tumor cells after thermoablation in mice [J]. Radiology, 2005, 237 (2): 500-506.

［54］SUZUKI M, SHINKAI M, HONDA H, et al. Anticancer effect and immune induction by hyperthermia of malignant melanoma using magnetite cationic liposomes [J]. Melanoma Res, 2003, 13 (2): 129-135.

［55］王国卿，李浒，胡润磊，等. 磁流体热疗对体外人肺癌细胞 A549 的影响 [J]. 中国肺癌杂志，2011, 14 (3): 181-186.

［56］胡润磊，李浒，柯贤福，等. 磁流体热疗对肺癌 A549 裸鼠移植瘤抑制作用的实验研究 [J]. 医学研究杂志，2011, 40 (11): 79-82.

［57］HU R, MA S, LI H, et al. Effect of magnetic fluid hyperthermia on lung cancer nodules in a murine model [J]. Oncol Lett, 2011, 2 (6): 1161-1164.

［58］胡润磊，柯贤福，李浒，等. 磁流体热疗联合 IL-2 对小鼠 Lewis 肺癌治疗作用的实验研究 [J]. 浙江医学，2014, 36 (3): 178-181.

［59］SADHUKHA T, NIU L, WIEDMANN TS, et al. Effective elimination of cancer stem cells by magnetic hyperthermia [J]. Mol Pharm, 2013, 10 (4): 1432-1441.

［60］WANG MS, CHEN L, XIONG YQ, et al. Iron oxide magnetic nanoparticles combined with actein suppress non-small-cell lung cancer growth in a p53-dependent manner [J]. Int J Nanomedicine, 2017, 12: 7627-7651.

［61］KLIMANOV MY, SYVAK LA, OREL VE, et al. Efficacy of Combined Regional Inductive Moderate Hyperthermia and Chemotherapy in Patients With Multiple Liver Metastases From Breast Cancer [J]. Technol Cancer Res Treat, 2018, 17: 1533033818806003.

［62］WADA S, TAZAWA K, FURUTA I, et al. Antitumor effect of new local hyperthermia using dextran magnetite complex in hamster tongue carcinoma [J]. Oral Dis, 2003, 9 (4): 218-223.

［63］ITO A, TANAKA K, KONDO K, et al. Tumor regression by combined immunotherapy and hyperthermia using magnetic nanoparticles in an experimental subcutaneous murine melanoma [J]. Cancer Sci, 2003, 94 (3): 308-313.

［64］MATSUOKA F, SHINKAI M, HONDA H, et al. Hyperthermia using magnetite cationic liposomes for hamster osteosarcoma [J]. Biomagn Res Technol, 2004, 2 (1): 3.

［65］TANAKA K, ITO A, KOBAYASHI T, et al. Heat immunotherapy using magnetic nanoparticles and dendritic cells for T-lymphoma [J]. J Biosci Bioeng, 2005, 100 (1): 112-5.

［66］夏启胜，刘轩，徐波，等. 热籽感应加温对荷瘤小鼠治疗效果的实验研究 [J]. 中国微创外科杂志，2007, 7 (11): 1031-1034.

［67］KAWAI N, ITO A, NAKAHARA Y, et al. Anticancer effect of hyperthermia on prostate cancer mediated by magnetite cationic liposomes and immune-response induction in transplanted syngeneic rats [J]. Prostate, 2005, 64 (4): 373-381.

［68］HAMAGUCHI S, TOHNAI I, ITO A, et al. Selective hyperthermia using magnetoliposomes to target cervical lymph node metastasis in a rabbit tongue tumor model [J]. Cancer Sci, 2003, 94 (9): 834-839.

［69］刘轩，徐波，夏启胜，等. 磁感应加温对兔耳 VX-2 肿瘤的杀伤效应 [J]. 中国微创外科杂志，2007, 7 (11): 1035-1037.

［70］张洪新，魏娟，曹玮，等. 热灌注对 VX-2 移植肝癌改良模型兔抑瘤及生存期的作用 (英文)[J]. 中国临床康复，2004,(35): 8132-8133.

［71］MOROZ P, JONES SK, METCALF C, et al. Hepatic clearance of arterially infused ferromagnetic particles [J]. Int J Hyperthermia, 2003, 19 (1): 23-34.

［72］HE L, WANG J, CHEN H, et al. Hyperthermia as an adjuvant therapy to chemotherapy for the treatment of advanced ovarian cancer complicated by ascites [J] Zhonghua Zhong Liu Za Zhi, 2005 Jul; 27 (7): 442-4

［73］ANDO K, SUZUKI Y, KAMINUMA T, et al. Tumor-specific CD8-positive T cell-mediated antitumor immunity is implicated in the antitumor effect of local hyperthermia [J]. Int J Hyperthermia, 2018, 35 (1): 226-231.

［74］ISBERT C, RITZ JP, ROGGAN A, et al. Enhancement

of the immune response to residual intrahepatic tumor tissue by laser-induced thermotherapy (LITT) compared to hepatic resection [J]. Lasers Surg Med, 2004, 35 (4): 284-292.

［75］ROSBERGER DF, COLEMAN DJ, SILVERMAN R, et al. Immunomodulation in choroidal melanoma: reversal of inverted CD4/CD8 ratios following treatment with ultrasonic hyperthermia [J]. Biotechnol Ther, 1994, 5 (1-2): 59-68.

［76］OUYANG W, GAO F, WANG L, et al. Thermoseed hyperthermia treatment of mammary orthotopic transplantation tumors in rats and impact on immune function [J]. Oncol Rep, 2010, 24 (4): 973-979.

［77］NAOKI W, YOSHIRO N. The synergistic effect of human recombinant tumor necrosis factor (TNF) in combination with hyperthermia and its mechanism [J]. Thermal Medicine (Jap. J. of Hyperthermic Oncol.). 1988, 4 (2): 99-109.

［78］周昊, 刘奕, 廖楚航, 等. TGFβ/Smad 信号通路在口腔鳞癌热疗中的表达变化 [J]. 实用口腔医学杂志, 2019, 35 (1): 24-27.

［79］张惠洁, 斯琴, 郭卫东, 等. 放疗联合热疗治疗非小细胞肺癌的疗效观察及 VEGF、sIL-2R、IL-6 的变化意义 [J]. 中国肿瘤临床与康复, 2010, 17 (4): 299-304.

［80］刘建国, 韩秋菊, 尉继伟. 外照射、热疗及超激光对荷 VX2 瘤兔 TNF、IGF、CA-50 的影响 [J]. 现代肿瘤医学, 2006, 14 (9): 1056-1058.

［81］孙巧珍, 石凡, 罗丹, 等. 热化疗诱导舌鳞癌 CAL-27 细胞免疫原性死亡的实验研究 [J]. 中国口腔颌面外科杂志, 2020, 18 (2): 111-116.

［82］ITO A, SHINKAI M, HONDA H, et al. Augmentation of MHC class I antigen presentation via heat shock protein expression by hyperthermia [J]. Cancer Immunol Immunother, 2001, 50 (10): 515-522.

［83］CASTELLI C, CIUPITU AM, RINI F, et al. Human heat shock protein 70 peptide complexes specifically activate antimelanoma T cells [J]. Cancer Res, 2001, 61 (1): 222-227.

［84］陈洪涛, 张桂梅, 张慧, 等. Hsp70- 肿瘤抗原肽复合物防治小鼠黑色素瘤 B16 肺转移的作用 [J]. 中国肿瘤生物治疗杂志, 2004, 11 (3): 166-169.

［85］赖仁相, 肖林, 肖胤. 热疗联合 CTL 对裸鼠移植瘤

的抑瘤效应研究 [J]. 口腔医学研究, 2014, 30 (2): 112-117.

［86］王丹辉. 热休克蛋白 70- 多肽负载的树突状细胞在骨肉瘤免疫治疗中的作用实验研究 [D]. 长春: 吉林大学, 2006.

［87］王宝中. 热休克蛋白 gp96 作为新型佐剂增强 BCG 疫苗 T 细胞应答 [D]. 合肥: 安徽大学, 2015.

［88］庞青松. 39℃~45℃热疗诱导的人 CNE-28 的凋亡及热耐受体外、体内实验的研究 [D]. 天津: 天津医科大学, 2003.

［89］GRIFFIN RJ, DINGS RP, JAMSHIDI-PARSIAN A, et al. Mild temperature hyperthermia and radiation therapy: role of tumour vascular thermotolerance and relevant physiological factors [J]. Int J Hyperthermia, 2010, 26 (3): 256-63.

［90］张莹莹. 热处理肿瘤疫苗联合佐剂 CpG-ODN 诱导抗肿瘤免疫应答的实验研究 [D]. 长沙: 中南大学, 2009.

［91］TANABE M. Disruption of the HSF3 gene results in the severe reduction of heat shock gene expression and loss of thermotolerance [J]. EMBO J, 1998, 17 (6): 1750-1758.

［92］LUO Z, FANG W, WANG CL, et al.[Double Labeling and Simultaneous Monitoring for Hsp70 and Hsf-1 Kinetics in SCC-25 Cells with a Short-Term Dietary Restriction of Leucine Following Heat Shock][J]. Mol Biol (Mosk), 2019, 53 (4): 654-662.

［93］KALLMAN RF, DORIE MJ. Tumor oxygenation and reoxygenation during radiation therapy: their importance in predicting tumor response [J]. Int J Radiat Oncol Biol Phys, 1986, 12 (4): 681-5.

［94］RAAPHORST GP, YANG DP, NG CE. Stepdown hyperthermia in human melanoma cells: effects on protracted mild hyperthermia for survival and DNA polymerase inactivation [J]. Melanoma Res, 1995, 5 (4): 229-34.

［95］田晓予, 蔡素霞, 米建强, 等. 加热对 SKOV-3 细胞 HSP70 表达、细胞增殖及热耐受的影响 [J]. 现代妇产科进展, 2009, 18 (2): 103-105.

［96］祁超, 何会江. IH 小鼠全身热疗及热耐受实验 [J]. 中华肿瘤防治杂志, 1999, 6 (2): 112-114.

［97］MEI X, TEN CATE R, VAN LEEUWEN CM, et al. Radiosensitization by Hyperthermia: The Effects of Temperature, Sequence, and Time Interval in Cervical

Cell Lines [J]. Cancers (Basel), 2020, 12 (3) : 582.

［98］ ISSELS RD. Hyperthermia adds to chemotherapy [J]. Eur J Cancer, 2008, 44 (17): 2546-54.

［99］ LIU T, YE YW, ZHU AL, et al. Hyperthermia combined with 5-fluorouracil promoted apoptosis and enhanced thermotolerance in human gastric cancer cell line SGC-7901 [J]. Onco Targets Ther, 2015, 8: 1265-70.

［100］ ATKINSON R L, ZHANG M, DIAGARADJANE P, et al. Hyperthermia sensitizes breast cancer stem cells to radiation therapy.[J]. Cancer Research, 2010, 69 (24): 506-506.

［101］ 李鼎九, 胡自省, 钟毓斌. 肿瘤热疗学 [M]. 第 2 版. 郑州: 郑州大学出版社, 2003.

［102］ 杜乐辉, 王晓文, 周菊梅, 等. 不同温度热疗对肝癌 HepG2 细胞增殖与凋亡的影响 [J]. 实用预防医学, 2009, 16 (2): 312-315.

［103］ KAMPINGA HH. Cell biological effects of hyperthermia alone or combined with radiation or drugs: a short introduction to newcomers in the field [J]. Int J Hyperthermia, 2006, 22 (3): 191-6.

［104］ GOLDSTEIN LS, DEWHIRST MW, REPACHOLI M, et al. Summary, conclusions and recommendations: adverse temperature levels in the human body [J]. Int J Hyperthermia, 2003, 19 (3): 373-84.

［105］ ARMOUR EP, MCEACHERN D, WANG Z, et al. Sensitivity of human cells to mild hyperthermia [J]. Cancer Res, 1993, 53 (12): 2740-4.

［106］ MORIMOTO RI, TISSIERES A, GEORGOPOULOS C. Stress proteins in biology and medicine [M]. New York: Cold Spring Harbor, 1990.

［107］ KAMPINGA HH, DIKOMEY E. Hyperthermic radiosensitization: mode of action and clinical relevance [J]. Int J Radiat Biol, 2001, 77 (4): 399-408.

［108］ LEPOCK JR, FREY HE, RITCHIE KP. Protein denaturation in intact hepatocytes and isolated cellular organelles during heat shock [J]. J Cell Biol, 1993, 122 (6): 1267-1276.

［109］ BOISSENOT T, BORDAT A, LARRAT B, et al. Ultrasound-induced mild hyperthermia improves the anticancer efficacy of both Taxol® and paclitaxel-loaded nanocapsules [J]. J Control Release, 2017, 264: 219-227.

［110］ YUAN J, LIU J, SONG Q, et al. Photoinduced Mild Hyperthermia and Synergistic Chemotherapy by One-Pot-Synthesized Docetaxel-Loaded Poly (lactic-co-glycolic acid)/Polypyrrole Nanocomposites [J]. ACS Appl Mater Interfaces, 2016, 8 (37): 24445-24454.

［111］ PAYNE J, NAIR MP, AMBRUS JL, et al. Mild hyperthermia modulates biological activities of interferons [J]. Int J Hyperthermia, 2000, 16 (6): 492-507.

［112］ PANDA A, SHARMA PK, NARASIMHA MURTHY S. Effect of Mild Hyperthermia on Transdermal Absorption of Nicotine from Patches [J]. AAPS PharmSciTech, 2019, 20 (2): 77.

［113］ LIU X, ZHENG J, SUN W, et al. Ferrimagnetic Vortex Nanoring-Mediated Mild Magnetic Hyperthermia Imparts Potent Immunological Effect for Treating Cancer Metastasis [J]. ACS Nano, 2019, 13 (8): 8811-8825.

［114］ SONG CW, SHAKIL A, OSBORN JL, et al. Tumour oxygenation is increased by hyperthermia at mild temperatures [J]. Int J Hyperther, 1996, 25 (2): 91-95.

［115］ DICHEVA BM, SEYNHAEVE AL, SOULIE T, et al. Pharmacokinetics, tissue distribution and therapeutic effect of cationic thermosensitive liposomal doxorubicin upon mild hyperthermia [J]. Pharm Res, 2016, 33 (3): 627-638.

［116］ KAPP DS, LORD PF. Thermal tolerance to whole body hyperthermia [J]. Int J Radiat Oncol Biol Phys, 1983, 9 (6): 917-921.

［117］ OEI AL, KOK HP, OEI SB, et al. Molecular and biological rationale of hyperthermia as radio-and chemosensitizer [J]. Adv Drug Deliver Rev, 2020, 8 (3): 451-459.

［118］ CHANG D, LIM M, GOOS J, et al. Biologically Targeted Magnetic Hyperthermia: Potential and Limitations [J]. Front Pharmacol, 2018, 9: 831.

［119］ CALDERWOOD SK, THERIAULT JR, GONG J. How is the immune response affected by hyperthermia and heat shock proteins？[J]. Int J Hyperthermia, 2005, 21 (8): 713-716.

［120］ ROSZKOWSKI W, WREMBEL JK, ROSZKOWSKI K, et al. Does whole-body hyperthermia therapy involve participation of the immune system？[J]. Int J Cancer, 1980, 25 (2): 289-292.

［121］ SHAH SA, DICKSON JA. Effect of hyperthermia on the immune response of normal rabbits [J]. Cancer

Res, 1978, 38 (10): 3518-3522.

［122］ ANDO K, SUZUKI Y, KAMINUMA T, et al. Tumor-specific CD8-positive T cell-mediated antitumor immunity is implicated in the antitumor effect of local hyperthermia [J]. Int J Hyperthermia, 2018, 35 (1): 226-231.

［123］ JOLESCH A, ELMER K, BENDZ H, et al. Hsp70, a messenger from hyperthermia for the immune system [J]. Eur J Cell Biol, 2012, 91 (1): 48-52.

［124］ Morimoto RI, Tissieres A, Georgopoulos C. Stress proteins in biology and medicine [M]. New York: Cold Spring Harbor, 1990.

［125］ 何梦烨, 沈朋. 肿瘤热疗与肿瘤免疫在转化医学中的研究进展 [J]. 基础医学与临床, 2012, 32 (7): 833-836.

［126］ 孙书贤. 热疗与抗肿瘤免疫的研究进展 [J]. 当代医学, 2009, 15 (10): 13-15.

［127］ 王建军, 潘佳, 李艳华, 等. 热疗在骨肉瘤治疗的应用 [J]. 河南大学学报 (医学版), 2016, 35 (4): 229-231, 235.

［128］ 单乐群, 裘秀春, 马保安, 等. 中低温度热疗诱导骨肉瘤细胞株凋亡 [J]. 第四军医大学学报, 2007, 28 (16): 1482-1484.

［129］ 万双林, 张剑, 杨迪生, 等. 顺铂热化疗对骨肉瘤细胞株细胞毒性的实验研究 [J]. 浙江大学学报 (医学版), 2003, 32 (5): 427-432.

［130］ SHEN S, XU Y, YU F. Hepal-6 derived RNA electroporated murine spleen B cells induced antitumor effects in vivo [J]. Oncol Res, 2009, 17 (10): 463-472.

［131］ YANG J, LI X, XUE Y, et al. Anti-hepatoma activity and mechanism of corn silk polysaccharides in H22 tumor-bearing mice [J]. Int J Biol Macromol, 2014, 64: 276-280.

3

第三章

热疗联合化疗的实验基础

化学药物治疗简称化疗,是通过化学药物抑制肿瘤细胞生长、加速肿瘤细胞凋亡等途径来达到治疗癌症的目的,同时化疗也是一种全身性治疗方式,主要通过口服、肌内注射或静脉滴注等途径给药,偶尔也通过肿瘤内注射、腔内注射、动脉内灌注等方式给药,以保证肿瘤病灶区药物浓度。化疗主要通过干扰 DNA、RNA 或蛋白质的合成和结构,影响其功能,并破坏激素平衡,达到较好的抗肿瘤效果。但化疗药物也会对正常细胞或组织造成不同程度损害,长期用药,则会引起较强的副作用,如骨髓抑制,消化道反应,心、肝、肾功能损害,严重静脉炎,脱发,色素沉着,变态反应等,甚至可能会引起继发性肿瘤、不育和致畸。目前,大量基础及临床研究表明加热与肿瘤治疗效果有着密切的关系。加热方式分为靶向加温(超声热疗、射频热疗和微波热疗)和常规加温(超声聚焦刀、多极射频消融治疗、微波消融治疗、激光组之间的热疗和磁感应治疗)两大类。两种加热方式对病灶区域进行加热,能够显著降低对正常细胞和组织的损伤程度,同时降低并发症的发生和愈合后复发的概率。富氧细胞对化疗的敏感性高,乏氧细胞对化疗的敏感性低,而肿瘤细胞对热疗的敏感性恰恰相反,乏氧细胞对热疗的敏感性高,富氧细胞对热疗的敏感性低。将化疗药物和热疗结合起来,不仅可以同时杀死富氧细胞和乏氧细胞,更有利于降低化疗药的给药浓度,并增强肿瘤对化疗药物的敏感性,同时显著减弱化疗药物的不良反应。因此,化疗与热疗联合治疗癌症已成为当前人们研究的热点。虽然目前这方面的生物学知识已经可初步满足临床需要,但更深入的生物学知识仍需我们继续探索。

基于升高温度诱导细胞死亡开发的体腔热灌注疗法,为攻克肿瘤提供了一种物理治疗方法。区别于化疗药物的不良反应、放疗的辐射损伤和免疫疗法的非普适性,热灌注疗法优势显著,是一种安全的"绿色"疗法。自 1898 年 Westermark 及 1916 年 Percy 先后报道用热水方法灌注局部加温姑息治疗晚期宫颈癌以来,陆续有学者进行了热灌注治疗肿瘤的研究。此外,体腔热灌注疗法是肿瘤热疗的一个分支,随着热疗技术的进步,体腔热灌注治疗肿瘤也发展到了一个新的时期,生物医学研究人员对肿瘤热疗进行了大量临床研究及基础研究,20 世纪 60 年代以来,研究人员对热疗的生物学效应进行了初步探讨,为现代肿瘤热疗学的发展奠定了基础。

腹腔热灌注化疗技术成功引入肿瘤治疗领域,似乎已经成功解决了上述难题。腹腔热灌注化疗是在传统腹腔化疗的基础上,将热疗和化疗联合,借助热疗增强化疗药物的疗效。自首次提出以后,腹腔热灌注化疗已经经历了很大的技术革新。毫无疑问,腹腔热灌注化疗的最大亮点是可以使化疗药物直接与肿瘤细胞接触,提升肿瘤局部的有效药物浓度,延长药物作用时间,从而改善肿瘤治疗效果。腹腔热灌注化疗可以降低化疗药物进入体循环的剂量,从而减轻化疗药物的不良反应。此外,可以借助腹腔热灌注化疗对常见的肿瘤腹腔转移区域或脏器进行直接的化疗药物暴露,降低肿瘤转移或术后复发率。临床运用结果表明,腹腔热灌注化疗可以很好地改善肿瘤患者的预后状况、延长患者的生存期。腹腔内热灌注化疗获得了大多数肿瘤医师的青睐,已经成为结直肠癌腹腔转移患者的推荐治疗方法。不过,目前仍在开展大量腹腔内热灌注化疗相关的研究,旨在探究该技术对其他类型肿瘤是否同样有效,对肿瘤腔内转移是否具有预防作用仍需继续探究。

推荐阅读

- 中日医学科技交流协会热疗专业委员会,中华医学会放疗分会热疗专业委员会.中国肿瘤热疗临床应用指南(2017.V1.1)[J].中华放射肿瘤学杂志,2017,26(4):369-375.
- 唐劲天.肿瘤热疗生物学[M].北京:人民卫生出版社,2010.
- 唐劲天.肿瘤磁感应热疗[M].北京:人民卫生出版社,2009.
- 李鼎九,孔忆寒.肿瘤热疗的理论与临床[M].郑州:郑州大学出版社,2010.
- 中国抗癌协会腹膜肿瘤专业委员会,广东省抗癌协会肿瘤热疗专业委员会.中国腹腔热灌注化疗技术临床应用专家共识(2019版)[J].中华医学杂志,2020,100(2):89-96.
- 王孝深,王天缘,周莉均.以减轻口腔黏膜炎和吞咽疼痛的 IMRT 技术在鼻咽癌中的应用[M].杭州:西安电子科技大学出版社,2011.

第一节 加温与化疗药物的协同作用

化疗药物与加温的联合治疗方式是指将化疗药物与热疗两者有机结合起来进行癌症治疗,通过热疗对化疗药物进行加热,使化疗药最大程度地发挥其抗肿瘤效果,同时有效降低化疗药对正常细胞和组织的损伤程度,并显著增加肿瘤对化疗药物的敏感性。大量基础及临床研究表明热疗对化疗具有显著的增敏作用。大量研究发现热疗增加了肿瘤细胞膜的通透性,使化疗药物更容易进入肿瘤细胞。这样能够避免化疗药物被肿瘤细胞药泵排出细胞外,从而维持有效的化疗药浓度,在肿瘤细胞内发挥作用。孙胜杰等研究结果表明热疗能促进化疗药物(顺铂)诱导人肺癌细胞PLA-801D 发生凋亡,并显著抑制肿瘤细胞的生长。热疗与铂类药物抗肿瘤作用的分子机制通过各自的信号传导通路上调促凋亡蛋白的表达,下调凋亡抑制相关蛋白的表达,同时催化化疗药物与肿瘤细胞 DNA 的结合反应,最后诱导肿瘤细胞凋亡,达到抗肿瘤的效果。Zhang 等研究发现热疗可增加肿瘤细胞内的化疗药物的有效浓度,并增加化疗药物对肿瘤细胞的毒性以及肿瘤对化疗药物的敏感性。李荣臻等研究结果表明,热疗可升高化疗药物难以到达的肿瘤中部的温度,扩张肿瘤血管,加大血液灌注量,从而使化疗药物更易进入肿瘤细胞,同时化疗药物与热疗联合治疗能抑制 DNA 多聚酶介导的 DNA 损伤修复作用。杨振杰等研究发现,与单纯的热疗和单纯的化疗组相比,热疗与化疗药(亚浓度阿霉素)联合治疗组中肝癌 HepG2 细胞的活性显著降低($P<0.05$),单纯热疗组与化疗组差异无统计学意义($P>0.05$)(图 3-1)。通过 Hoechst 33258 染色发现热疗与化疗药联合治疗组中 HepG2 细胞染色质浓缩和核碎裂较单纯热疗组和化疗组显著,凋亡小体较热疗组和化疗组

多,且细胞数目显著低于单纯热疗组和化疗组($P<0.05$);通过流式细胞检测发现联合治疗组中 HepG2 细胞的凋亡率显著高于单纯热疗组和化疗组,化疗组中 HepG2 细胞的凋亡率显著高于单纯热疗组($P<0.05$)(图 3-2),通过上述实验结果可知热疗与化疗药具有较好的协同作用,共同促进HepG2 细胞发生凋亡,从而达到更好的抗肿瘤效果。

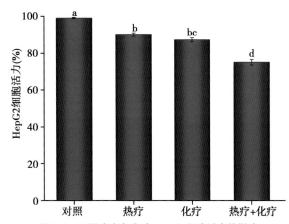

图 3-1 不同治疗方式对 HepG2 细胞活力的影响

陈晓霞等探究热疗与化疗联合治疗对复发性卵巢癌的临床效果,发现联合治疗组中患者肿瘤缓解率、腹水控制率、CA125 控制率均高于单独的热疗组和化疗组,同时 $CD3^+$、$CD4^+$、$CD4^+/CD8^+$ 水平也显著高于单独的热疗组和化疗组,实验结果进一步表明热疗与化疗药具有的协同作用,共同抑制肿瘤细胞生长,促进其凋亡。张婕等研究及分析热疗联合化疗治疗晚期消化道肿瘤的可行性,结果表明对晚期消化道肿瘤患者进行热疗联合化疗治疗,能够很大程度上对患者的临床症状进行改善。Rivera-Rodriguez 等对比研究了热疗与紫杉醇联合治疗对人乳腺癌细胞作用,表明热疗与紫杉醇联合治疗组人乳腺癌 MCF-7 细胞总数

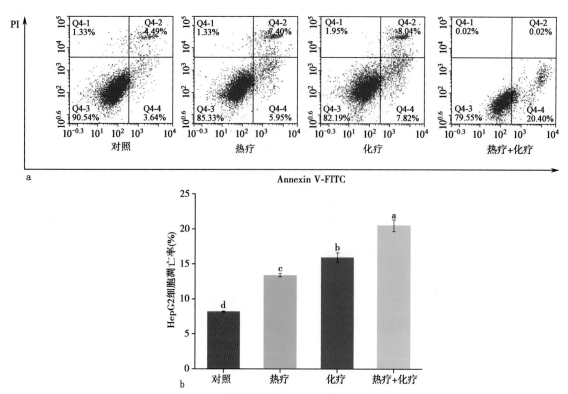

图 3-2　不同治疗方式对 HepG2 细胞凋亡率的影响

比单独热疗组降低 >60%，杀伤的耐药型细胞 >65%，联合组使敏感型细胞存活率 <10%，热疗与紫杉醇联合治疗克服紫杉醇耐药性，针对临床紫杉醇耐药患者，热疗与化疗药联合治疗有望成为临床乳腺癌辅助治疗的重要手段。赵运华等探究热疗联合化疗药（顺铂）对喉癌 Hep-2 细胞的影响，分析热疗与化疗药的联合治疗是否具有协同作用。研究结果表明对照组、热疗组、顺铂组及热疗联合顺铂组在波长 490nm 处吸光值（OD）分别为（1.24±0.13）、（0.99±0.11）、（0.75±0.07）和（0.31±0.07）（图 3-3）；以上四组细胞未愈率分别为（31.83±1.62）%、（40.47±1.52）%、（53.13±2.61）% 和（79.83±0.95）%（图 3-4）；4 组细胞穿过 Transwell 小室膜的细胞数目分别为（27.8±1.64）个、（21.8±1.48）个、（11.2±1.48）个和（1.8±0.84）个（图 3-5），通过上述数据可知热疗联合顺铂组中吸光值（OD）、细胞未愈率和穿膜细胞数目均显著低于单纯的热疗组和顺铂组（$P<0.05$）；各组 Hep-2 迁移和侵袭力结果显示，热疗与顺铂均可以降低 Hep-2 细胞迁移和侵袭能力，热疗与顺铂联合对 Hep-2 细胞迁移及侵袭的抑制有交互作用，表明热疗与顺铂联合有协同抗肿瘤作用。综上，热疗能够增强喉癌 Hep-2 细胞对顺铂的敏感性，热疗与顺铂联合有协同抗肿瘤作用。

孙巧珍等探讨平阳霉素（pingyangmycin）、热疗（hyperthermia）及热疗与平阳霉素联合能否诱导舌鳞癌 CAL-27 细胞发生免疫原性死亡。平阳霉素能显著抑制舌鳞癌 CAL-27 细胞活性，且呈浓度依赖性。平阳霉素和热疗均使

CRT 膜表达率升高；热疗与平阳霉素联合组中，细胞凋亡、CRT 膜表达率及 HMGB1 分泌均较未处理组、单纯化疗组及单纯热疗组升高。综上所述，热疗与平阳霉素具有协同作用，能诱导舌鳞癌 CAL-27 细胞 CRT 由细胞内至膜表面转位，并促进 HMGB1 分泌，且无论在诱导凋亡还是在诱导免疫原性死亡方面，效果均优于单纯平阳霉素化疗组。邱振康等对比研究热疗联合化疗与单纯化疗治疗中晚期胃癌的效果、生活质量及累积生存率。热疗联合化疗组患者精神症状、吞咽困难、体重、食欲、疼痛等生活质量的改善情况均显著优于单纯化疗组，差异有统计学意义（$P<0.05$）；热疗联合化疗组患者生存率显著高于单纯化疗组，差异具有统计学意义（$P<0.05$）。综上，热疗联合化疗治疗中晚期胃癌临床效果确切，能够显著提高患者近期疗效，严重患者生存周期，并提高患者生活质量，具有临床应用价值。孙胜杰等探究温热增强顺铂对人肺癌细胞 PLA-801D 毒性的效果。研究发现当温度在 38~41℃时，热疗与化疗药联合组对人肺巨细胞癌细胞（PLA-801D）的抑制和杀伤作用均显著优于单纯化疗组（$P<0.05$）；当温度在 42~43℃时，高温与化疗药物不论以何种方式结合，对人肺癌细胞 PLA-801D 的抗肿瘤效果均显著高于单纯化疗组（$P<0.05$），且抗肿瘤效果与联合给药组的温度呈正相关（$r=0.948\,7$，$P=0.003\,9$）。综上，临床热疗不宜单独进行，需与化疗药联合使用，热疗与化疗联合治疗的抗肿瘤效果显著高于单纯化疗组和热疗组，且在一定温度范围内，温度越高，热化疗的疗效越好。

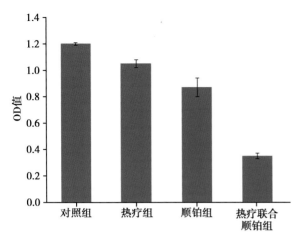

图 3-3　不同治疗方式对波长 490nm 处光密度（OD）值的影响

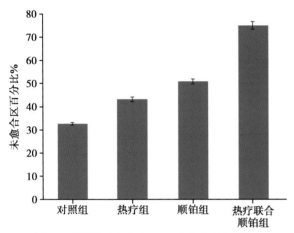

图 3-4　不同治疗方式对 Hep-2 细胞未愈率的影响

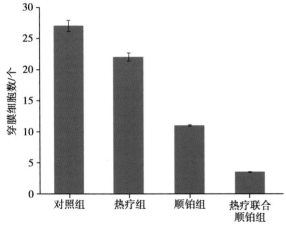

图 3-5　不同治疗方式对穿膜细胞数目的影响

都小晗等研究热疗联合化疗治疗晚期卵巢癌患者的疗效及安全性，发现接受热疗联合紫杉醇＋顺铂化疗治疗的患者有效率为 46.3%，疾病控制率为 78.0%，均显著高于仅接受紫杉醇＋顺铂化疗治疗组的 25.0%、56.8%（P<0.05），同时热疗联合紫杉醇＋顺铂化疗治疗患者组中位无进展生存期

为 396d，长于仅接受紫杉醇＋顺铂化疗治疗组 281d，且接受热疗联合紫杉醇＋顺铂化疗治疗患者的恶心呕吐、血液学毒性、神经毒性、乏力、肝功能损伤、肾功能损伤及脂肪硬结程度显著低于仅接受紫杉醇＋顺铂化疗治疗组。综上，热疗联合化疗治疗晚期卵巢癌患者的疗效优于单纯化疗，且不良反应可控，值得临床上应用。Klimanov 等研究温热联合化疗对乳腺癌多发肝转移的疗效。结果表明与单纯热疗和化疗药治疗相比，温热化疗联合治疗的总有效率分别提高 33.9% 和 37.5%。陈萍等比较热疗联合化疗药物与单纯化疗治疗晚期非小细胞肺癌（non-small cell lung cancer，NSCLC）的效果及安全性，研究发现热疗联合化疗药物治疗组和单纯化疗治疗组的晚期非小细胞肺癌控制率分别为 74.0% 和 64.6%；热疗联合化疗药物治疗组患者不良反应（骨髓抑制和消化道反应）明显低于单纯化疗治疗组患者，且 KPS 评分显著高于单纯化疗治疗组（P<0.05）。综上，热疗联合化疗药物治疗晚期非小细胞肺癌效果优于单纯化疗治疗，热疗联合化疗药物治疗方式值得临床推广。丁旭等研究并分析热疗联合化疗治疗合并 2 型糖尿病的晚期非小细胞肺癌治疗效果。结果表明热疗联合化疗组总有效率为 91.18%，单纯采用常规治疗方式组的总有效率为 70.59%。两者差异有统计学意义（P<0.05）；热疗联合化疗组和单纯采用常规治疗方式组的 KPS 评分，分别为（62.4±6.2）分和（85.3±6.1）分，两者差异有统计学意义（P<0.05）。综上，热疗联合化疗治疗合并 2 型糖尿病的晚期非小细胞肺癌的治疗效果显著，同时患者临床症状明显缓解，生活质量明显提高，所以这种治疗方法值得在临床上推广和应用。郭立仪等研究中晚期胃癌患者临床接受热疗联合化疗进行治疗的效果。热疗联合化疗组和单纯化疗组的总有效率分别为 67.24% 和 48%，两者差异有统计学意义（P<0.05，表 3-1）；热疗联合化疗组治疗后不良反应发生率为 32.76%，单纯化疗组发生率 40%，差异无统计学意义（P>0.05，表 3-2）；热疗联合化疗组治疗后 KPS 评分为（83.26±6.68）分，单纯化疗组为（75.49±5.83）分，两者差异有统计学意义（P<0.05）。总之，中晚期胃癌患者实施热疗联合化疗能够获得较单一化疗更高的效果，且不会影响治疗的安全性，可在临床推广。

表 3-1　两组中晚期胃癌患者接受不同治疗后临床效果比较 / 例（%）

组别	n	CR	PR	SD	PD	总有效
联合组	58	17 (29.31)	22 (37.93)	12 (20.69)	7 (12.07)	39 (67.24)
单一组	50	10 (20.00)	14 (28.00)	14 (28.00)	12 (24.00)	24 (48.00)

表3-2 两组中晚期胃癌患者治疗期间
不良反应发生情况比较 / 例（%）

组别	n	消化道反应	肝、肾功能损害	骨髓抑制	总发生
联合组	58	11 (18.97)	4 (6.90)	4 (6.90)	19 (32.76)
单一组	50	8 (16.00)	7 (14.00)	5 (10.00)	20 (40.00)

通过上述的文献报道和临床数据可知热疗与化疗具有协同作用,具体作用机制:①热疗可以增加肿瘤细胞膜的通透性,使得化疗药更容易进入肿瘤细胞内,有效避免化疗药物在肿瘤细胞内达到一定浓度后被排出胞外,从而使化疗药在肿瘤细胞内维持较高的有效浓度。②热疗能显著上调促凋亡相关蛋白表达,并下调抑制凋亡相关蛋白或相关因子的表达,进而促进化疗药物诱发肿瘤细胞凋亡,从而达到抗肿瘤的效果。③热疗可以增加化疗药物的细胞毒性,并能维持肿瘤细胞内化疗药的有效浓度,从而提升抗肿瘤效果。④热疗可以升高化疗药物难以到达的肿瘤中部的温度,肿瘤血管扩张,血液灌注量加大,化疗药物在肿瘤中心部位浓度增加,使化疗药物容易进入。⑤热疗联合化疗抑制DNA多聚酶介导的DNA损伤修复作用,热疗不仅不会增加机体的不良反应,甚至可以减轻化疗对正常细胞的不良反应。⑥高温导致细胞内蛋白质变性,进而抑制DNA修复和耐药性糖蛋白的表达,增加癌细胞对化疗药的敏感性、减少肿瘤耐药性的发生。

腹腔热灌注化疗中现已明确与温热有协同抗肿瘤效应的抗癌药物有下列几类。①顺铂类:顺铂是最早发现与热疗有协同作用的药物之一,对多种肿瘤有疗效。该药能嵌入DNA分子间,与鸟嘌呤反应形成DNA分子内的交联,阻碍DNA复制,发挥细胞毒作用。热疗增加细胞的顺铂(cisplatin,DDP)摄入和DNA交联的程度,部分或完全逆转细胞对DDP的耐受,也抑制DDP所致细胞损伤的修复。顺铂的温热合并效应在39~41℃就有一定的增强作用,至43℃时作用更明显。②拓扑异构酶抑制剂:依托泊苷和替尼泊苷是拓扑异构酶Ⅱ抑制剂。研究表明,细胞在43℃持续1h后,间歇3~12h,拓扑异构酶Ⅱ含量与活性明显增强,此时给予依托泊苷可发挥显著的协同效果。热疗对替尼泊苷的细胞毒性也有增强作用。③烷化剂:合并温热可增强抗肿瘤作用的烷化剂有噻替派、环磷酰胺等。实验证明这类药物杀伤肿瘤细胞的效应在37℃以上随温度增高而增强,对培养细胞可出现相乘的杀伤效应,pH降低时杀伤效应增大,这种协同作用是因为温热促进了氢化反应。在小鼠纤维肉瘤模型的联合化疗中,热疗对环磷酰胺联合顺铂的增效作用最显著,对环磷酰胺、顺铂、丝裂霉素三药联合次之。④抗瘤抗生素:这类药物有阿霉素、丝裂霉素C等。由于阿霉素使大量细胞处于S期,S期对热最敏感,因此先化疗后热疗对肿瘤细胞的杀伤作用增强,阿霉素对热疗具有增敏作用。在42~43℃时,细胞膜对阿霉素的通透性有一过性降低。关于丝裂霉素,有人认为其具有与顺铂相似的协同性能。热疗对丝裂霉素和环磷酰胺单药细胞毒性的增强效果最明显,优于阿霉素、甲氨蝶呤和长春新碱等。⑤紫杉醇:紫杉醇通过干扰有丝分裂抑制细胞生长,是肺癌、乳腺癌、卵巢癌和胃癌等肿瘤常用药物。近年发现低剂量紫杉醇还有明显的抗血管生成作用。热疗对紫杉醇抑制肺癌细胞生长可增效5~100倍,动物实验结果支持紫杉醇与热疗有明显的协同作用。

第二节 亚高温与高温对化疗药物的增敏作用

近年来随着肿瘤热疗学的迅速发展,大量研究和临床数据均已经证实热疗合并化疗有明显的互补与增敏效果。明确亚高温(41.5℃)与高温(>43℃)对化疗药的增敏效果对临床热疗联合化疗治疗肿瘤的规范化具有重要的指导意义。目前,国内有很多大型医院在临床上均采用高温联合化疗药治疗各种癌症,例如肝癌、肺癌、胃癌、宫颈癌和乳腺癌等,并取得较好的治疗效果。大量文献已经证实,采用热疗联合化疗治疗非小细胞肺癌中晚期患者,效果很明显,患者在生活质量改善方面比采用单纯热疗或化疗均有显著提高。Urano等比较了9种化疗药在不同温度下对小鼠Fsa-Ⅱ肿瘤的肿瘤生长延迟(TGD)的影响。常见抗肿瘤药物在不同温度下的TER如表3-3所示。

表3-3 常见抗肿瘤药物在不同温度下的TER

药物	加热时间 / min	41.5℃ / 室温（RT）	43.5℃ / 室温（RT）
离体及活体实验 BCNU	30	2.27 ± 0.23	2.71 ± 0.19
Cis-DDP	30	1.48 ± 0.22	1.59 ± 0.22
BLM	30	1.24 ± 0.35	1.65 ± 0.33
MMC	30	1.05 ± 0.05	—
5-FU	30	1.0	1.0
ADR	30	1.0	1.0
活体实验			
L-PAM	30	3.60 ± 0.47	—

续表

药物	加热时间 / min	41.5℃ / 室温（RT）	43.5℃ / 室温（RT）
IFO	90	3.60 ± 0.50	—
CY	30	2.28 ± 0.32	2.74
IFO	30	1.52 ± 0.18	—

由表 3-3 可知，卡莫司汀（Bis-chloroethylnitrosourea，BCNU）、顺氨氯铂（Cis-diammin-odichloroplatinum，Cis-DDP）、

平阳霉素（Bleomycin A$_5$）、左旋苯丙氨酸氮芥（L-poly-acrylamide，L-PAM）、蓝环素（xyanocyline，CY）及异环磷酰胺（ifosfamide，IFO）在低热时具有增效作用；5- 氟尿嘧啶和阿霉素没有增效作用；丝裂霉素具有较小增效作用。

Urano 等又进一步探究不同药物在 41.5℃加温对三种不同肿瘤的增敏作用，以肿瘤生长延迟（TGD）和热增强比（TER）为实验指标，其结果见表 3-4。

表 3-4　不同药物在 41.5℃加温对三种不同肿瘤的(TGD)和热(TER)

乳腺 GDT 药物	热 + 药	TER	成骨肉瘤 GDT 药物	热 + 药	TER	鳞状细胞癌 GDT 药物	热 + 药	TER
CY	5.3	14.6	2.7	8.3	15.3	1.8	11.0	56.8	5.2
IFO	12.7	23.6	1.9	20.8	37.2	1.8	11.3	24.7	2.2
L-PAM	7.0	15.1	2.2	4.2	10.4	2.5	3.1	53.7	17.3
DDP	5.8	10.5	1.8	4.3	7.0	1.6	3.4	12.8	3.8
5-FU	11.0	12.3	1.1	5.5	10.4	1.9	7.8	13.9	1.8
MMC	6.5	10.3	1.6	0.9	2.2	2.4	10.8	11.6	1.1
BLM	2.2	5.6	2.5	1.0	3.9	3.9	1.7	5.0	NE
单热		1.8			1.8			2.2	

从表 3-4 中可以看出，采用相同化疗药物处理不同肿瘤细胞，肿瘤热增强比不同。而同一肿瘤采用不同种化疗药处理，热增强比也不同。上述实验数据对临床应用热化疗联合治疗不同癌症具有重要的指导意义。

肺癌是最常见的恶性肿瘤之一，死亡率是城市恶性肿瘤的第一位。化疗是目前临床治疗肺癌的主要手段，但是化疗存在很强的副作用，患者的生活质量较差。近年来，热疗作为治疗癌症的一种新的方法，备受医学界关注，并且能够显著提高机体对化疗药的敏感性。此外，热疗还可以显著增加化疗药物的疗效，降低化疗药的给药浓度，这不仅仅是各家医疗单位的经验总结，更是基于国内外大量的研究及大量的临床数据的结果。化疗药在热环境中，一方面可以增加肿瘤部位的化疗药的有效浓度，另一方面也可提高化疗药对肿瘤细胞的杀伤效应。

Takahashi 等研究证实，高温热化疗在控制局部复发和提高患者生存率方面都显示出非常好的效果，同时热能增加化疗药（顺铂）对肿瘤细胞的毒性，增加细胞内药物积累、增加铂 -DNA 加合物和抑制 DNA 修复。在影响热敏性因素方面，体外实验证明热休克蛋白或抑癌基因 *P53* 与热敏性有关。在临床背景下，这些因素仍然是确定的预测因素的温度敏感性。此外研究发现在 42℃持续加热 2h，能使化疗药物杀灭癌细胞的功效增强 10~100 倍。尽管大量研究和临床数据表明热化疗治疗各种癌症效果显著，但是仍然存在一些亟待解决的问题。其中比较重要的就是热疗与化

疗联合时，两者的先后顺序问题（热疗与化疗的时序性和热化疗达到有效疗效时的温度）。目前相关的报道有限，但是对临床应用具有重要的指导意义。李继华等研究了高热联合化疗对胃腺癌 SGC-7901 细胞的作用，化疗药分别为羟喜树碱（camptothecin，CPT）、卡铂（carboplatin，CBP）和丝裂霉素 C（mitomycin C，MMC-C），治疗方式分为：①先热疗后化疗；②先化疗后热疗；③热疗和化疗同时。研究结果表明：三种给药方式，热疗和化疗同时效果显著高于先热疗后化疗和先化疗后热疗；药物以丝裂霉素 C 杀伤效果显著；高热 42℃与化疗药（丝裂霉素 C 同时作用，胃腺癌 SGC-7901 细胞致死率达 72%，分别是单纯高热 42℃作用 1h 和单独药物作用的 4.8 倍和 3 倍。刘宝瑞等依托泊苷与热疗联合给药，两者无显著的协调作用，但在 43℃维持 1h，3~12h 给予依托泊苷可以发挥显著的协调作用；当温度在41~43℃时，热疗能促进与化疗药（顺铂）的结合，并能增加化疗药在肿瘤细胞内的药物浓度，还可以抑制顺铂作用后肿瘤细胞对 DNA 的修复过程；针对顺铂耐药的肿瘤细胞，热疗能增强机体对药物的敏感性。当温度在 41~43℃时，顺铂与热疗的协同作用效果最佳。

孙胜杰等研究热疗对人肺癌细胞株 PLA-801D 化疗增敏作用，所用化疗药分别为顺铂（cisplatin，DDP）、多西他赛［泰素帝（taxotere，TXT）］和诺维本（navelbine，NVB）。采用 MTT 法测定单纯热疗组、单纯化疗组以及以不同序贯方式结合的热化疗联合组对人肺巨细胞癌细胞（PLA-801D

细胞)的生长抑制率,采用两种加热方式:水浴恒温加热和电容式射频加热,最后利用流式细胞仪测定42℃条件下各组细胞周期的变化。孙胜杰首先探究热疗对化疗药顺铂的增敏规律,图3-6描述不同浓度顺铂作用于PLA-801D细胞1h后的生长抑制情况。对图3-6数据利用SPSS进行回归分析,得到顺铂与PLA-801D细胞抑制率的回归方程$y = 0.160\ 0 + 0.005\ 3x$,计算顺铂的IC 50为26.42μg/ml。图3-7描述38~43℃温热与顺铂以不同的时序性联合对肺癌细胞生长的抑制率曲线。由图3-7可知:①当温度在42~43℃时,单纯热疗法可直接杀伤PLA-801D细胞,与对照组相比,当温度在38~41℃时,单纯热疗(抑制率为负值)促进PLA-801D细胞的显著增长($P<0.01$);②不同温度下的热疗与顺铂联合治疗时,热疗联合化疗药物同时作用对PLA-801D细胞的抑制率最高,单纯热疗组和化疗组也显著高于先化后热和先热后化组($P<0.01$),且随热疗温度的升高,热疗、化疗之间的协调作用也随之升高,即温度与PLA-801D细胞抑制率呈正相关;③当温度在42~43℃时,热疗联合化疗药物同时作用组中PLA-801D细胞的抑制率显著高于相应时间点的单纯热疗组和化疗组($P<0.01$),而38~41℃时,热疗联合化疗药物同时作用时,除热化同时作用组外,其余各组的PLA-801D细胞的抑制率均显著低于相应时间点的单纯化疗组。图3-8描述42℃射频热疗与顺铂以不同的时序性联合对PLA-801D细胞生长的抑制率比较。在SR-1000射频热疗机上以射频加热方式比较热疗前小时化疗组、热疗化疗同时作用组、热疗后1.5h化疗组的PLA-801D细胞抑制率大小,结果显示42℃射频热疗与联合应用时,热化联合作用组对PLA-801D细胞的抑制率最高,即PLA-801D细胞的抑制率显著高于单纯热疗组和单纯化疗各组,也高于先化后热组和先热后化组。上述数据表明水浴温热对多西他赛增敏的规律同样适用于射频加热。多西他赛与42℃温热以不同的时序性联合对PLA-801D细胞周期的影响结果见表3-5。多西他赛作为PLA-801D细胞周期特异性药物,多西他赛主要作用是使细胞周期阻滞在M期。因此,采用单纯的化疗药处理PLA-801D细胞,G_2/M期细胞数显著增加,S期细胞对高热最敏感。单纯在42℃条件下进行单纯热疗处理PLA-801D细胞,主要使细胞S期细胞数显著降低;与单纯化疗组相比,热化同时作用组、先热后化组(先进行热疗1.5h,然后进行化疗)、热疗后化疗和先热后化组(先进行化疗,然后热疗1.5h)的G_0/G_1、S期细胞所占比例增加,G_2/M期细胞数目降低,其中以热化同时组变化最大,先热后化组(先进行热疗1.5h,然后进行化疗)次之,先化后热组(先进行化疗,然后热疗1.5h)最低,即各组抑制率与细胞周期的影响程度有关。通过分

析上述结果可知,38~41℃的热疗促进了PLA-801D细胞的增殖,42~43℃的热疗抑制显著抑制PLA-801D细胞的生长。为了进一步阐明机制,孙胜杰进一步分析了40℃和42℃两种不同温度的热疗对PLA-801D细胞周期的影响,结果显示,与细胞对照组相比,单纯40℃热疗细胞周期无明显变化($P>0.05$);单纯42℃热疗使S期细胞减少(表3-6)。

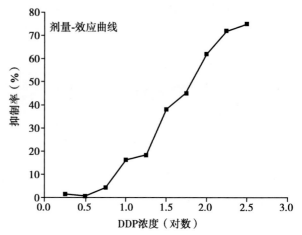

图3-6　不同浓度DDP作用于PLA-801D细胞1h后的生长抑制情况

表3-5　中晚期胃癌患者治疗期间不良反应发生情况比较

组别	G_0/G_1/%	G_2/M/%	S/%
细胞对照组	39.69 ± 2.08	15.03 ± 1.22	45.28 ± 0.91
单纯化疗组	5.15 ± 0.48	83.67 ± 0.44	11.18 ± 0.35
单纯热疗组	51.94 ± 2.54	19.03 ± 2.83	29.03 ± 2.42
先化后热组	5.30 ± 0.25	78.78 ± 2.21	15.93 ± 1.97
热化同时组	31.47 ± 1.03	22.67 ± 0.69	45.86 ± 0.42
先热后化组	4.58 ± 0.26	75.72 ± 0.63	19.70 ± 0.87

表3-6　中晚期胃癌患者治疗期间不良反应发生情况比较

组别	G_0/G_1/%	G_2/M/%	S/%
细胞对照组	37.40 ± 1.59	12.12 ± 1.31	50.48 ± 0.38
40℃热疗组	37.40 ± 1.69	11.97 ± 1.75	50.64 ± 0.61
42℃热疗组	56.36 ± 1.52	18.44 ± 1.08	25.20 ± 0.48

综上研究结果可知:①单纯亚高温治疗(38~41℃)能促进PLA-801D细胞的生长,高温热疗(≥42℃)可以显著抑制PLA-801D细胞的生长;②热化疗同时作用时,当温度在38~43℃时,热疗可以显著增强化疗药物对PLA-801D细胞毒性,增敏效果最强;经不同顺序结合的热化疗处理后PLA-801D细胞发生明显的变化,原因需要进一步通过实验探究;③在一定范围内,温度越高,热化疗联合使用抗肿瘤效果越好。

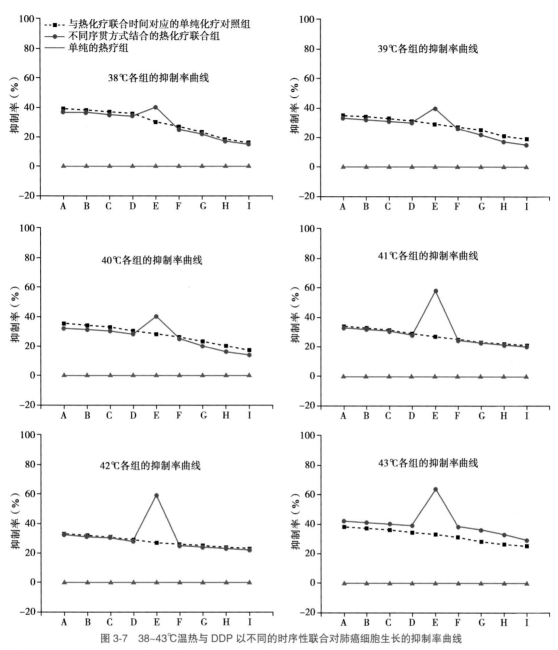

图 3-7　38~43℃温热与 DDP 以不同的时序性联合对肺癌细胞生长的抑制率曲线

A：热疗前 24h 化疗联合组；B：热疗前 18h 化疗联合组；C：热疗前 12h 化疗联合组；D：热疗前 6h 化疗联合组；E：热疗同时作用；F：热疗后 6h 化疗联合组；当温度在 38~43℃内，A~F 各热化疗联合组与相对应的单纯化疗组相比，$P<0.05$；与单纯的热疗组相比，$P<0.01$。

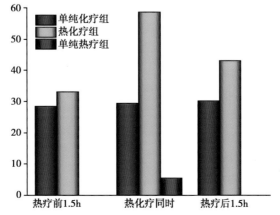

图 3-8　42℃射频热疗与 DDP 以不同的时序性联合对 PLA-801D 细胞生长的抑制率比较

第三节　不同肿瘤化疗药物联合应用的热增敏作用

目前临床上应用化疗方法及化疗药物是治疗恶性肿瘤的主要手段,并已在肿瘤治疗方面取得了卓越的进展。由于化疗药具有较大的副作用,极大地限制了其广泛的应用。化疗药进入患者体内,不仅仅杀伤肿瘤细胞,连同正常细胞和正常组织一起被杀伤,按照中医理论就是"赶走了邪气,又伤了元气"。此外,由于机体对化疗药敏感性低,并且耐药性强,导致肿瘤化疗效果不明显。因此,目前急需找寻和发现既能够最大程度地杀死癌细胞,又能尽量减少对正常细胞和组织细胞损伤的新的化疗药物或者寻找能够提高肿瘤细胞对化疗药敏感性的增敏剂,减少肿瘤组织的耐药性,以提高肿瘤的治疗水平。通过分析发现,肿瘤恶性程度越低,肿瘤细胞增殖分化相对较慢,对化疗药物敏感性越差。相反,肿瘤恶性程度越高,细胞增殖分化程度越快,对化疗药敏感程度就越高。其原因是肿瘤恶性程度越高,细胞增殖分化程度也就越大,大多数肿瘤细胞处于增殖阶段,代谢旺盛,分裂增殖活跃,对周围环境越敏感,越容易遭到化疗药的杀伤,最后导致癌细胞死亡。然而肿瘤恶性程度越低、大部分细胞代谢水平较低、分裂增殖不活跃,并且对周围环境不敏感,遭受化疗药物的破坏较轻。因此,临床工作者猜想,是否可以采用某些中药试剂作用于癌细胞,增强肿瘤细胞的代谢水平,促使其大量进入分裂增殖周期,进而再利用细胞周期特异性药物杀灭之,从而提高化疗药治疗癌症的效果。马望研究已经证实采用胰岛素等代谢促进剂修饰癌细胞,可以显著增加化疗药物对肿瘤细胞的细胞毒性作用,同时显著增强机体对药物的敏感性。产生此现象的原因是代谢促进剂可促进肿瘤细胞的增殖分化,使大量肿瘤细胞处于旺盛的分裂增殖期,加速细胞增殖分裂周期,加快了细胞周期进程,最终导致肿瘤细胞死亡。杨旭初选取可以促进正常组织细胞增殖的中药,制备成试剂后,将其作用于食管癌 EC9706 细胞,探究这些药物作用于食管癌 EC9706 细胞能否增强代谢,使 EC9706 细胞加快进入分裂增殖周期,从而保证以后的化疗药能有较强的增敏性和抗肿瘤疗效。根据相应的中药特性选取适合的 7 种药物浓度,将 7 种药物浓度分别作用于 EC9706 细胞,在 24h、48h 和 72h 测定其样品的吸光值,每组实验重复 3 次,结果用平均值 ± 标准偏差表示。与空白对照组相比,杜仲、菟丝子和肉苁蓉三味中药均能显著促进 EC9706 细胞增殖(P<0.05,表 3-7)。在此基础上,进一步探索杜仲、菟丝子和肉苁蓉的最佳促增殖浓度,采用 MTT 法测定不同浓度杜仲、菟丝子和肉苁蓉对 EC9706 细胞增殖率的影响。杜仲浓度在 5~40mg/ml

时,菟丝子浓度在 1~20mg/ml 时,肉苁蓉浓度在 1~30mg/ml 时,随药物浓度增加,各药物组所测吸光值也逐渐增加。与对照组相比,各组药物组增值率均显著升高(P<0.05)。然而当各组药物的浓度超过以上浓度范围之后,吸光值随各组药物浓度的增加无明显变化(P>0.05)。这表明各组药物只有在一定浓度范围内,才对 EC9706 细胞有增殖作用。如果药物浓度过高,反而会抑制 EC9706 细胞增殖,当杜仲、菟丝子和肉苁蓉浓度分别在 40mg/ml、20mg/ml 和 30mg/ml 时,促增殖作用越显著(表 3-8~ 表 3-10)。

表 3-7　7 种中药制剂对 EC9706 细胞促增殖作用观察

药物 / mg·ml⁻¹	OD 值		
	24h	48h	72h
空白对照组	0.621 ± 0.023	0.815 ± 0.025	1.134 ± 0.036
远志(20)	0.598 ± 0.021	0.723 ± 0.024	0.987 ± 0.031
菟丝子(10)	0.745 ± 0.024*	0.977 ± 0.021*	1.345 ± 0.023*
杜仲(15)	0.825 ± 0.034*	1.035 ± 0.037*	1.489 ± 0.032*
山英肉(10)	0.634 ± 0.024	0.803 ± 0.027	0.979 ± 0.034
五味子(15)	0.523 ± 0.019	0.727 ± 0.026	0.893 ± 0.032
锁阳(20)	0.622 ± 0.025	0.821 ± 0.028	1.045 ± 0.036
肉苁蓉(20)	0.843 ± 0.035*	1.103 ± 0.352*	1.453 ± 0.056*

注:* 与对照组相比(P<0.05)。

表 3-8　不同浓度杜仲对 EC9706 细胞的促增殖率

杜仲浓度 / mg·ml⁻¹	n	OD 值	增殖率(%)
5	18	1.560 ± 0.065	5.40*
10	18	1.647 ± 0.063	8.25*
20	18	1.743 ± 0.054	15.0*
30	18	1.811 ± 0.042	17.8*
40	18	1.947 ± 0.039	27.0*
50	18	1.262 ± 0.036	−17.6*
60	18	0.945 ± 0.041	−38.3*
70	18	0.821 ± 0.045	−46.4*
空白对照	18	1.533 ± 0.091	—

注:* 与对照组相比(P<0.05)。

表 3-9 不同浓度菟丝子对 EC9706 细胞的促增殖率

菟丝子浓度 / mg·ml⁻¹	n	OD 值	增殖率 /%
1	18	1.698 ± 0.065	1.76*
5	18	1.744 ± 0.061	7.43*
10	18	1.853 ± 0.064	13.6*
15	18	1.899 ± 0.072	18.1*
20	18	2.102 ± 0.098	30.4*
25	18	1.522 ± 0.056	−5.52*
30	18	1.347 ± 0.047	−16.3*
40	18	0.921 ± 0.025	−42.8*
空白对照	18	1.611 ± 0.087	—

注:* 与对照组相比($P<0.05$)。

表 3-10 不同浓度肉苁蓉对 EC9706 细胞的促增殖率

肉苁蓉浓度 / mg·ml⁻¹	n	OD 值	增殖率 /%
1	18	1.540 ± 0.055	2.94*
5	18	1.687 ± 0.073	12.7*
10	18	1.733 ± 0.081	15.8*
20	18	1.861 ± 0.082	24.3*
30	18	1.984 ± 0.079	32.6*
40	18	1.293 ± 0.066	−13.5*
50	18	0.979 ± 0.047	−34.5*
60	18	0.876 ± 0.035	−41.4*
空白对照	18	1.496 ± 0.094	—

注:* 与对照组相比($P<0.05$)。

体外培养的食管癌 EC9706 细胞经杜仲(40mg/ml)、菟丝子(20mg/ml)和肉苁蓉(30mg/ml)作用 72h 后,各组细胞周期分布数据分析结果显示:G_0/G_1 期细胞数目较对照组显著增加($P<0.05$),S 期细胞数目较对照组显著降低($P<0.05$,表 3-11)。上述实验结果表明杜仲、菟丝子和肉苁蓉作用于 EC9706 细胞,可以使处于 G_0 和 G_1 期细胞通过 G_1 期关卡点进入 S 期,提高 S 期细胞数目占比。

表 3-11 杜仲、菟丝子和肉苁蓉作用 72h 后 EC9706 细胞周期分布

组别	G_0/G_1 期(%)	S 期(%)	G_2/M 期(%)
对照组	62.08	17.7	23.20
杜仲组	47.45*	28.71*	19.46
菟丝子组	45.61*	32.19*	25.08
肉苁蓉组	41.75*	25.2*	10.0

注:* 与对照组相比,($P<0.05$)

取经杜仲、菟丝子和肉苁蓉三种中药作用后的 EC9706 细胞和对照组 EC9706 细胞涂片,固定以后进行 S-P 免疫细胞化学染色。细胞周期蛋白 D(CyclinD)在杜仲、菟丝子和肉苁蓉组和对照组中均有阳性表达,4 组实验中表达部分均为细胞质及细胞核。经杜仲(40mg/ml)、菟丝子(20mg/ml)和肉苁蓉(30mg/ml)作用 72h 后,EC9706 细胞 CyclinD 阳性表达率分别为 0.642% ± 0.022%、0.562% ± 0.023% 和 0.426% ± 0.029%,3 种中药组的周期蛋白 D 表达均显著高于对照组($P<0.05$)。实验结果表明杜仲(40mg/ml)、菟丝子(20mg/ml)和肉苁蓉(30mg/ml)可以引起 EC9706 细胞周期蛋白 D 阳性表达增加鸦胆子苦醇(brusatol,BRU)对抗肿瘤药物的增敏作用,大量研究和临床数据已经证实由于鸦胆子苦醇可以有效降低核转录因子 2(nuclear factor erythroid 2 p45 related factor 2)水平,因此可以用于增强肿瘤对抗癌药物的敏感性研究。Olayanju 等研究表明鸦胆子苦醇能显著增加肝癌细胞对 2,4- 二硝基氯苯、碘乙酰胺和 N- 乙酰基对苯醌亚胺等化疗药物的敏感性,这种效应呈浓度 - 时间依赖性。Ren 等探究利用鸦胆子苦醇分别处理人乳腺癌细胞 MDA-MB-231、人非小细胞肺癌细胞 A549、人子宫内膜癌细胞 Ishikawa、人宫颈癌细胞 Hela 和 Spec-2 细胞,通过分析实验数据发现鸦胆子苦醇均能显著降低 MDA-MB-231、A549、Ishikawa、Hela 和 Spec-2 细胞中核转录因子 2 的蛋白相对表达量,而胞质接头蛋白(kelch-like ECH-associated protein 1,Keap1)却未被修饰。此外,鸦胆子苦醇对具有核转录因子 2 高表达或正常的细胞比核转录因子 2 低表达的肿瘤细胞更有效,进一步说明鸦胆子苦醇对核转录因子 2 的作用具有选择性。Sun 等利用 400mol/L 鸦胆子苦醇与顺铂联合处理肺癌 A549 细胞。结果表明鸦胆子苦醇可以显著抑制肺癌 A549 细胞生长,同时鸦胆子苦醇可通过泛酸途径增加核转录因子 2 蛋白的降解。此外,鸦胆子苦醇能在氧化胁迫环境下增强抗肿瘤药物的活性。Wu 等探究鸦胆子苦醇(400mol/L)与紫杉醇联合用药对乳腺球细胞的抑制作用。结果表明鸦胆子苦醇可通过降低核转录因子 2 及下游蛋白表达水平($P<0.05$),来显著增加乳腺球细胞内活性氧(reactive oxygen species,ROS)水平($P<0.05$),从而增加紫杉醇在黏附细胞和乳腺球细胞中的细胞毒性作用。Tao 等研究发现癌基因 KRAS 可通过有效上调核转录因子 2 蛋白相对表达水平来增加肿瘤细胞的化学耐药性。因此,众多研究者采用顺铂具有抗性的 KRAS 过表达的肺癌小鼠模型来研究鸦胆子苦醇与化疗药(顺铂)联合给药的作用。分析实验数据发现,在细胞水平上,鸦胆子苦醇与化疗药(顺铂)联合给药可显著降低核转录因子 2 蛋白相对表达水平($P<0.05$),

并显著增加肿瘤细胞内 DNA 损伤（P<0.05），并诱导细胞发生凋亡。在动物水平上，鸦胆子苦醇与化疗药（顺铂）联合给药可以减少肿瘤的数量和体积，同时增强小鼠的生存率。因此，鸦胆子苦醇能够与化疗药物联合作用抑制肿瘤生长，是潜在的用于肿瘤临床治疗的天然产物。

木犀草素（luteolin，LUT）对抗肿瘤药物的增敏作用，木犀草素可以通过影响其他相关信号通路来间接影响核转录因子 2 蛋白相对表达水平，这使得其能与其他化疗药物联用，增加化疗药对抗肿瘤的效果。Kittiratphatthana 等采用木犀草素（25μmol/L）处理人胆管癌 KKU-100 细胞，分析实验数据发现木犀草素可显著增加 KKU-100 细胞内 ROS 水平（P<0.05），抑制核转录因子 2 信号传导，并破坏线粒体功能，使得受损伤的线粒体更易将细胞色素 C 释放到胞质中，并激活经典细胞凋亡的 caspase 途径，最终诱导 KKU-100 细胞发生凋亡。Kang 等研究探究木犀草素对人结肠癌 HT-29 细胞的抗肿瘤活性及其机制研究。结果表明木犀草素能显著降低人结肠癌 HT-29 细胞的活性；木犀草素可激活人结肠癌 HT-29 细胞中线粒体介导的经典凋亡的 caspase 途径，进而诱导 HT-29 细胞发生凋亡。产生此现象的原因是木犀草素可使 HT-29 细胞线粒体膜电位显著降低（P<0.05），打破内质网上的 Ca^{2+} 平衡，破坏 HT-29 细胞内渗透压，引起 Bax 相对蛋白表达水平显著上调（P<0.05），Bcl-2 相对蛋白表达水平显著下调（P<0.05），进而诱发细胞色素 C 从线粒体释放到细胞质中，导致 caspase 途径被激活，caspase-9 和 caspase-3 相对蛋白表达水平显著上调。上述实验结果为木犀草素作用核转录因子 2 信号通路，进而影响线粒体凋亡途径研究提供了有力的证据。木犀草素能有效抑制核转录因子 2 信号通路，并作用于其他信号通路的作用机制也得到了进一步阐明。Kang 等研究了木犀草素对人胶质母细胞瘤 U251MG 和 U87MG 细胞的抗肿瘤活性及其分子机制。研究结果表明木犀草素（20μmol/L）能显著抑制人胶质母细胞瘤 U251MG 和 U87MG 细胞的迁移，该过程与 IGF1R/PI3K/AKT/mTOR 信号通路有关，而核转录因子 2 又能直接影响 mTOR 相对蛋白表达水平，这一结果进一步说明木犀草素可通过激活 IGF1R/PI3K/AKT/mTOR 信号通路来减少胶质母细胞瘤的迁移。Chian 等研究了木犀草素联合奥沙利铂对结直肠癌 HCT116 和 SW620 细胞的抗肿瘤活性。结果发现木犀草素以浓度依赖性依赖奥沙利铂耐药 HCT116 和 SW620 细胞的核转录因子 2 信号通路，木犀草素联合奥沙利铂对结直肠癌 HCT116 和 SW620 细胞的抗肿瘤效果明显优于单独木犀草素和奥沙利铂，两者联合给药能使化疗制剂具有更高的抗肿瘤活性。说明木犀

草素与化疗药（奥沙利铂）具有剂协同作用，抑制核转录因子 2 途径恢复化疗制剂的初期治疗反应。Tang 等研究发现木犀草素能显著增强人肺癌 A549 细胞对化疗药物（奥沙利铂、博来霉素和多柔比星）的敏感性。陈思翰等研究木犀草素与顺铂联合应用对人肝癌 HepG2 细胞抗肿瘤活性及其作用机制。结果表明与对照组相比，木犀草素联合顺铂能显著增加 HepG2 细胞增殖抑制率和凋亡率，这种效应呈浓度依赖性，这一结果说明木犀草素联合顺铂可协同促进 HepG2 细胞凋亡，抑制 HepG2 细胞生长，同时显著增加顺铂的抗肿瘤治疗敏感性，通过 Western Blot 进一步实验表明木犀草素联合顺铂能有效抑制细胞周期蛋白 E2（cyclin E2）的表达，显著增加顺铂对 HepG2 细胞的敏感性。Xu 等研究发现木犀草素（20μmol/L）与 5- 氟尿嘧啶（10μmol/L）联用，能激活线粒体 caspase 凋亡途径，使 caspase-3、Bax 和 P53 蛋白相对表达水平显著增加，并将肝癌 HepG2 细胞阻滞在 S 期，加速 HepG2 细胞的凋亡。上述研究报道已经证实，木犀草素可以显著增强肿瘤细胞对化疗药物的敏感性，木犀草素作为化疗中的天然增敏剂具有潜在的应用价值。

汉黄芩素（Wogoni，WOG）对抗肿瘤药物的增敏作用汉黄芩素通过显著抑制核转录因子 2 蛋白相对表达水平来增加抗肿瘤化疗药物的疗效。Li 等研究了汉黄芩素与抗氧化剂（N- 乙酰基 -L- 半胱氨酸）联合抗肿瘤作用。结果表明 N- 乙酰基 -L- 半胱氨酸可通过抑制 HPCC 细胞内 ROS 过表达，进而增强细胞自噬过程，来提高汉黄芩素的抗肿瘤活性，最终加入 HPCC 细胞凋亡。小分子多种激酶抑制剂索拉非尼（nexavar/sorafenib，NEX）已成为晚期肝细胞癌和肾细胞癌患者的标准治疗药物，但肿瘤细胞的耐药性阻碍了其临床应用，索拉非尼诱导的自噬会引起肿瘤细胞自我保护作用，汉黄芩素可以抑制索拉非尼诱导的细胞自噬，促进肝细胞发生凋亡。因此，汉黄芩素联合索拉非尼能增强癌细胞对索拉非尼的敏感性。张娜等研究了汉黄芩素逆转卵巢癌 SKOV3 细胞对顺铂的耐药性。结果表明汉黄芩（20μmol/L）可有效逆转卵巢癌 SKOV3 细胞对顺铂的耐药性，从而显著降低卵巢腺癌 SKOV3 细胞的侵袭和迁移能力。陈维中等研究汉黄芩素与 5- 氟尿嘧啶联用对人肝癌细胞 HepG2 作用的拮抗效应。研究发现汉黄芩素与 5- 氟尿嘧啶联用可显著降低人肝癌细胞 HepG2 的活性，抑制其生长，并能加速人肝癌细胞 HepG2 的凋亡，进而达到治疗肝癌的效果。Qian 等研究汉黄芩素增强活性氧诱导 HepG2 细胞凋亡和增强化疗药物的细胞毒性作用。研究发现与正常细胞相比，HepG2 细胞处于氧化应激增加，ROS 水平升高。当暴露于 ROS 等环境胁迫时，核转录因子 2 通过转录激活各种解毒和抗氧化酶，是抗氧化反应的关键。

以前已经证明，黄芩根中提取的黄酮类化合物汉黄芩素可以通过阻断核转录因子 2 向细胞核的转移来逆转人乳腺癌细胞耐阿霉素 MCF-7/DOX 细胞的耐药性。然而，这种影响的确切机制仍不清楚。Qian 进一步观察到汉黄芩素降低了核转录因子 2 核的易位，从而提高了细胞内 ROS 的水平，达到杀死恶性细胞的目的。此外，汉黄芩素抑制核转录因子 2 可增强化疗药物对 HepG2 细胞的细胞毒作用。一方面，核转录因子 2 的下调通过诱导噬菌体 II 酶使细胞对化疗药物敏感而导致细胞保护作用降低。另一方面，汉黄芩素抑制多药耐药相关蛋白（MRPs）可提高肿瘤细胞的有效药物浓度，增强其化疗效果。最后发现核转录因子 2 的减少可能与 P53 的过度表达有关。利用 P53 siRNA 抑制内源性 P53 的表达，汉黄芩素可使细胞核 C-myc 和核转录因子 2 水平升高。研究表明，汉黄芩素不仅具有自身的抗肿瘤能力，而且能够增强化疗药物的细胞毒作用。

动脉给药可增加局部药物在肿瘤细胞内的浓度，动脉给药在临床上常用于下肢及肝脏肿瘤的治疗。采用可降解的淀粉微球也可用于肝脏，用于阻断肝小动脉的血流，增加热疗的效果。目前增加热化疗效果主要有两种途径：①热敏微脂粒，Yatvin 在全球首先报道设计了热敏的微脂粒（Liposome）与抗肿瘤化疗药物结合，形成微脂粒的各种磷脂，其均有其固定的相变温度。随着温度的升高微粒体状态发生改变，由原来的"凝胶态"变为"液晶态"，微脂粒破裂，将药物释放到作用部位，此时对肿瘤的局部进行加热，可以增加药物在肿瘤细胞的浓度，这样显著增加抗肿瘤药物的疗效。有学者采用局部温热并热敏性阿霉素微脂粒（HT-Ts-LIP-ADM）治疗乳腺癌 40 例，以环磷酰胺、阿霉素、5- 氟尿嘧啶联合方案治疗乳腺癌 20 例作对照。结果表明应用上述方法 1 个疗程后，HT-Ts-LIP-ADM 组完全缓解（complete remission，CR）+ 部分缓解（partial remission，PR）34 例，好转（mend remission，MR）MR 4 例，稳定（stable disease，SD）2 例，治疗的总有效率为 85%，其毒性反应，恶心呕吐、心脏毒性及骨髓抑制明显减少，未见病情进一步发展。②宋燕爽等研究加温或 / 和化疗药对结肠癌细胞系 THC-8908 多药耐药基因表达的影响。结果表明：加温可增强 AF-7、丝裂霉素和 5- 氟尿嘧啶对高分化腺癌细胞系 THC8908 细胞的杀伤作用；免疫组化染色揭示正常培养条件下该细胞多药耐药（multi-drug resistance，MDR）基因 MDR 为中度表达，经 42.5℃加热，再培养 72h，其 MDR 则不表达。单独用药各组均为中度表达，而加温与加药共同应用组均为低度表达，且 MDR 表达的阳性细胞数高于 AF-7 组。研究证明加温能明显抑制 MDR 基因表达，从而提高化疗效果。

第四节　热疗、化疗联合放疗的抗肿瘤协同作用

近年来随着肿瘤热疗技术的快速发展，已有很多大型医院或医疗服务机构报道热疗、放疗、化疗三联治疗对非小细胞肺癌治疗效果明显高于单纯热疗、放疗、化疗的效果。陈卫星等研究了热疗联合化疗药（顺铂）的体外动力学。结果表明随温度升高和加热时间的延长，热疗联合化疗药（顺铂）对人胃癌 MKN28 细胞毒性作用显著增加；43℃保持 30min 以上的热疗有较强的细胞毒性，当保温时间低于 30min，热疗作用显著降低（$P<0.05$）。热疗联合化疗药（顺铂）对人胃癌 MKN28 细胞抗肿瘤活性明显高于单纯热疗组和化疗组。热疗、放疗和化疗联合治疗各种癌症，并可以相互增敏，增强其抗肿瘤疗效，有效降低单用剂量，又能兼顾全身治疗和局部肿瘤治疗的优点，在增强局部肿瘤治疗强度的同时，又能有效消灭远处微转移病灶。热疗、放疗和化疗联合治疗法可以显著提升抗肿瘤的效果，不良反应相较于单纯的治疗方式显著降低。大量研究和临床数据证实热疗、放疗和化疗联合治疗癌症，其抗肿瘤效果明显优于单纯的治疗方式，但是该方式的缺点是在临床上操作复杂，难以实现。热疗可以固定并加强放射线引起的亚致死性损伤及潜在致死性损伤，在治疗各种癌症时，应先采用放疗，然后采用热疗，该方式效果较为理想。非小细胞肺癌热疗相对于单纯放、化疗，可能会增加局部反应，这些反应一般不需要处理，热疗间歇期或休息后可减轻或自行缓解。若反应较重，可以对症处理，基本不会影响治疗效果。无损测温技术是目前热疗治疗癌症最大技术障碍。深部肿瘤测温损伤大，安全系数低，治疗过程会使患者痛苦增加，患者难以接受。戴辉等探究热疗与放疗联合（HRT）、热疗与化疗联合（HCT）、热、放与化疗三联合（HRCT）对治疗非小细胞肺癌效果的影响。研究方法：随机将 64 例晚期非小细胞肺癌分为 3 组，单纯热疗 21 例患者，放疗（56~64Gy、5.6~6.4 周）全程配合热疗；热疗每周 2 次，共 4~10 次；热疗联合化疗组 23 例：丝裂霉素 + 长春地辛 + 顺铂（MVP）方案化疗 4~6 周期，每周配合热疗 2 次，热疗联合化疗同时进行。热疗联合化疗组 20 例患者：放、热、化疗同步进行，放疗总剂量 50~60Gy、5~6 周，全程低剂量顺铂化疗；热疗每周 2 次，与化疗同时于放疗后 15min 内进行；放疗为常规分割照射，热疗时间为 60min，间接测量瘤周温度 41.5~43.5℃。比较 3 组客观疗效、功能状态提高、临床症状改善、不良反应情况。3 组近期疗效、临床症状及生活质量改善情况结果：HRCT 组在治疗客观疗效明显优于 HRT 和 HCT 组，

且 HRCT 组与 HRT 和 HCT 组存在显著差异（P<0.05）；在治疗客观疗效中，HRT 组与 HCT 组无显著差异（P>0.05），实验结果进一步证实三联联用的治疗效果优于二联（表 3-12）。HRCT 组在临床症状改善及生活质量方面，HRCT 治疗效果显著优于 HRT 和 HCT 组（P<0.05）；在临床症状改善及生活质量方面，HRT 组与 HCT 组差异无统计学意义（P>0.05）。

表 3-12　HR、HC 和 HRC 3 组治疗近期疗效（例）

项目	HRT (n=21)	HCT (n=23)	HRCT (n=20)	P 值
近期治疗				
CR	3	2	5	
PR	10	11	12	
NR	5	5	1	
MR	3	5	1	
有效率 /%	61.9	56.5	85.0	<0.05
临床症状改善				
显著改善	14	6	7	
部分改善	3	3	9	
无改善	1	7	2	
加重	3	7	2	
改善率 /%	81.0	39.1	80.0	<0.05
生活质量改善				
显著改善	13	6	8	
部分改善	5	3	9	
无改善	0	7	2	
加重	3	7	1	
改善率 /%	85.7	39.1	85.0	<0.05

HRCT、HRT 和 HCT 3 个治疗组不良反应发生情况如表 3-13 所示。由此可知，HCT 组中骨髓抑制和消化道反应均显著高于 HRCT 和 HRT（P<0.05），HRCT 和 HRT 差异无统计学意义（P>0.05，表 3-13）。

表 3-13　3 组治疗不良反应（%）

项目	HRT(n=21)	HCT(n=23)	HRCT (n=20)
骨髓抑制	4(19.0)	15(65.2)	5(25.0)
消化道反应	8(38.1)	17(73.9)	8(40.0)
局部反应			
皮肤反应	0	1(4.3)	1(5.0)
胸痛	4(19.0)	3(13.0)	4(20.0)
心肺反应	1(4.8)	2(8.7)	2(10.0)

热疗、放疗和化疗三联治疗大部分围绕以化疗药物（顺铂）为主要组合。Herman 等对热疗、放疗和化疗三联治疗

肿瘤结果进行了总结：化疗 - 热疗 - 放疗是最佳治疗肿瘤的顺序。铂类是目前化疗药物的首先药物，热疗能有效增加化疗药物在肿瘤细胞的有效浓度和增加药物对细胞的毒性作用。热疗对拓扑异构酶 Ⅱ 抑制剂、阿霉素（5mg/kg）、依托泊苷（20mg/kg）、喜树碱（15mg/kg）、拓扑替康（topotecan）（15mg/kg）、抗代谢药、5-FU（50mg/kg）、乏氧细胞毒药物、依他硝唑（etanidazole）（1g/kg）和丝裂霉素 C（5mg/kg）均具有协同效应，热疗与化疗药协同抑制肿瘤细胞的生长，促进肿瘤细胞的凋亡。依他硝唑是一种乏氧细胞放射增敏剂，属于米索消唑（MISO）的衍生物。大量文献报道已经证实依他硝唑的作用不是因为改变了化疗药物的代谢动力学，而是对肿瘤细胞或组织的 DNA 进行交联，随温度的升高，依他硝唑和顺铂中 TGD 值越大。而将依他硝唑和顺铂于加温的组合，则没有相似的结果，其原因可能是由于单独加温使得拓扑替康增效不显著。将拓扑异构酶 Ⅱ 抑制剂、阿霉素（5mg/kg）、依托泊苷（20mg/kg）、喜树碱（15mg/kg）、拓扑替康（15mg/kg）、抗代谢药、5 氟尿嘧啶（50mg/kg）、乏氧细胞毒药物、依他硝唑（1g/kg）和丝裂霉素 C（5mg/kg）化疗药分别与放疗、热疗联合以及将三者联合，三者联合治疗 FSA Ⅱ C 小鼠纤维肉瘤的效果显著优于化疗药与放疗、化疗药与热疗及单纯的化疗（表 3-14、表 3-15）。

表 3-14　FSAⅡ C 纤维肉瘤用 DDP 及热疗的结果（TGD：d）

分组	无增加	+ 43℃ / 30min	+ DDP	+ DDP + 43℃ /30min
拓扑异构酶 Ⅱ 抑制剂	1.4 ± 0.7		4.4 ± 0.9	5.9 ± 1.1
依托泊苷 (20mg/kg)	3.4 ± 0.6	5.3 ± 0.7	5.2 ± 0.7	
阿霉素 (5mg/kg)	1.7 ± 0.5	2.9 ± 0.7	6.4 ± 0.8	
拓扑异构酶 Ⅰ 抑制剂				
喜树碱 (15mg/kg)	2.4 ± 0.5	3.0 ± 0.6	6.0 ± 0.9	
拓扑替康 (15mg/kg)	2.8 ± 0.4	3.8 ± 0.6	9.2 ± 1.3	
抗代谢药				
5- 氟尿嘧啶 (50mg/kg)	0.4 ± 0.3	2.2 ± 0.7	5.2 ± 0.6	
乏氧细胞毒药物				
依他硝唑 (1g/kg)	1.8 ± 0.3	4.4 ± 0.8	11.9 ± 1.4	
丝裂霉素 C (5mg/kg)	5.3 ± 0.5	8.6 ± 1.2	11.7 ± 1.6	

表 3-15　X 线、热疗、DDP 治疗 FSA ⅡC 小鼠纤维肉瘤的结果（TGD:d）

分组	无增加	+X 线	+X 线 + 热	+ DDP +X 线	+ DDP +X 线 + 热
拓扑异构酶Ⅱ抑制剂	6.3 ± 1.5	8.4 ± 1.2	11.7 ± 1.8	25.2 ± 2.8	
依托泊苷（20mg/kg）	3.4 ± 0.6	10.6 ± 1.7	14.3 ± 2.3	12.2 ± 2.0	34.4 ± 3.5*
阿霉素（5mg/kg）	1.7 ± 0.5	6.9 ± 1.5	8.9 ± 1.3	13.5 ± 2.2	28.6 ± 4.4
拓扑异构酶Ⅰ抑制剂					
喜树碱（15mg/kg）	2.4 ± 0.5	—	—	19.3 ± 2.4*	23.3 ± 2.5
拓扑替康（15mg/kg）	2.8 ± 0.4	—	—	21.9 ± 2.3*	26.7 ± 2.7
抗代谢药					
5- 氟尿嘧啶（50mg/kg）	0.4 ± 0.3	9.3 ± 1.1	5.2 ± 0.6	13.2 ± 1.7	25.6 ± 2.7
乏氧细胞毒药物					
依他硝唑（g/kg）	1.8 ± 0.3	—	—	22.1 ± 2.5*	43.1 ± 5.2*
丝裂霉素 C（5mg/kg）	5.3 ± 0.5	17.6 ± 2.1	17.6 ± 2.1	19.6 ± 2.3*	43.1 ± 5.2*

注：* 与无增加相比（$P<0.05$）。

第五节　热疗联合化疗的临床应用原则

众多肿瘤晚期患者存在全身转移或者微小转移，然而利用局部治疗无法控制肿瘤的生长，所以患者必须采用全身化疗的方法来控制肿瘤的生长。目前术后全身化疗是治疗晚期肿瘤患者最常用的治疗方式。从理论上讲，全身热疗联合化疗应当是手术后能有效控制肿瘤转移的一种可行性手段。

目前采用热疗联合化疗对全身进行治疗尚未到达满意的效果，产生此现象的原因可能是患者多为肿瘤晚期，患者经过多次全身化疗后，肿瘤细胞的耐药性显著增加，并且化疗显著损坏患者的正常细胞，对正常细胞的毒性作用增加。随温度的升高（41.5~41.8℃），化疗药物对正常组织和细胞的毒性也显著增加，这就限制了化疗药物对肿瘤细胞的治疗效果。尽管如此，Takemoto 等总结目前报道的数百例资料，全身热疗联合化疗 CR 为 7%，PR 为 33% 以及缓解疼痛为 81%。目前临床上常用的化疗药为阿霉素、表柔比星、卡莫司汀（卡氮芥）、培美曲塞、甘氨双唑钠、依托泊苷、替尼泊苷、环磷酰胺、多西他赛、顺铂、紫杉醇、奥沙利铂、氟尿嘧啶等。由于患者多为癌症晚期，不易作随机的观察，很难得出结论。Nishiue 等在动物实验结果中发现，对动物在 40℃连续处理 6h，可以大大降低化疗药物的毒性，从而降低药物的化疗效果。当温度在 40~41℃范围内，化疗药物的安全性得到大幅度提升，实验无需麻醉条件下进行。全身低热化疗增加了其临床应用的范围。王革芳等采用大功率微波对恶性腹水的恶性肿瘤患者局部或全身进行加热，研究发现经该方法治疗后，伴有恶性腹水的恶性肿瘤患者生活质量改善有效率为 90%，治疗效果明显优于单纯热化组和化疗组。局部热疗加化疗的相关的研究报道很多，在肿瘤治疗方面取得不错的疗效，特别是肢体肿瘤的热灌注化疗及腹腔软组织肉瘤热化疗后手术治疗效果较以前研究有了显著的提升。所选的药物以铂类药物为主，辅以烷化剂，腺癌可加丝裂霉素、阿霉素、依托泊苷和 5 氟尿嘧啶等，不一定局限于单一化疗药与热协同作用的化疗药物。

第六节　小　结

大量基础及临床研究发现有些化疗药物的热增敏作用不一致，甚至会出现矛盾现象。我们应从几个方面来考虑这种情况。首先是实验所用的方法，活体还是离体，考察的是哪一种肿瘤等因素都会对实验结果产生影响；另外化疗药物的剂量高低及化疗药物所处的温度也同样会影响实验结果。如果想对比两种化疗药物的热增敏，我们首先要固定其他因素，在保证其他因素一致时，再进行对比研究两种化疗药物的热增敏作用效果。

对于大多数抗肿瘤的化疗药物而言，随温度的升高，化疗药对肿瘤细胞的毒性作用显著增加，热疗和化疗联合应用表现出较好的协调效果。有的化疗药物与热疗仅仅是相加作用。目前最常选用的是对温度无阈值的药物如顺铂等。联合化疗至少选用一种无阈值的化疗药物，也可加用一种与加温起相加作用的化疗药物。不同药物的增效与两者的序贯有关。先加热，肿瘤产生热耐受后，肿瘤对化疗效果大多比较差。最好热与药同时应用，这样两者同时给药，抗肿瘤活性明显高于先热疗后化疗或先化疗后热疗的治疗方式，更显著高于单纯的热疗和化疗。

热增敏剂合并亚高温热化疗将有可能增加疗效，特别是吐温 T-80。目前，临床最有前途的将是微脂粒包裹的阿霉素或其他剂型。临床上全身热疗与化疗的联合应用极为广泛，而单独热疗少有人应用。隔离灌注使肢体加热的同时应用化疗药物治疗下肢骨肉瘤，取得相当不错的效果。特别是加用 TNF 使疗效明显增强。认为这与 TNF 选择性的破坏肿瘤血管有关。这也是肿瘤化疗的一种新思路。

腹腔热灌注化疗已成为当前治疗肿瘤的一个新热点，目前热灌注联合化疗治疗胃癌、直肠癌、卵巢癌及骨盆附近的软组织肉瘤也取得显著的治疗效果，治疗效果明显高于单纯的化疗和热灌注治疗。膀胱热灌注治疗膀胱癌已有 30 多年的历史，治疗效果已经得到广大患者的一致肯定。目前已有很多肿瘤（食管癌、肝癌、软组织肉瘤等）治疗采用热联合化疗手段，该方式治疗效果较好。由于加温对耐药的瘤细胞仍有杀灭作用，耐药调变剂随温度的升高，就会诱发肿瘤细胞发生凋亡，并显著上调促凋亡相关基因和蛋白的表达，抑制促凋亡基因和相关蛋白的表达。因此，对药物耐受的病例不妨试一试热化疗。

热疗、放疗及化疗联合应用的生物学研究和初步的临床结果均发现热疗、放疗及化疗联合应用抗肿瘤效果明显高于任何两种手段的合并，希望今后能在热疗、化疗及放疗联合治疗方面多做些临床探索。热疗与免疫的研究备受关注。TNF 在细胞处于低热时作用增强。实验表明热疗诱发机体对肿瘤细胞的免疫增强作用。但是化疗药物或放射又对淋巴细胞起杀伤作用，如何让热疗、化疗和放疗配合发挥最大作用，又不致过多损伤淋巴组织使其能发挥免疫作用的课题仍需要我们深入探究。

腹腔热灌注化疗已成为当前治疗肿瘤的一个新热点，目前已有很多肿瘤（食管癌、肝癌、软组织肉瘤等）采用该方法进行治疗，治疗效果明显高于单纯的化疗和热灌注治疗，并得到广大患者的一致肯定。目前我们仍需继续不断探索，克服腹腔热灌注化疗缺陷，最大限度发挥腹腔热灌注化疗的优势，为患者提供最优的治疗方式，呵护人们健康。

（薛宏坤　唐劲天）

参考文献

［1］孙胜杰，魏秀芳，刘振军，等 . 温热增强化疗药顺铂对人肺癌细胞 PLA-801D 毒性的实验研究 [J]. 中国临床药理学与治疗学，2006, 11 (2): 164-167.

［2］ZHANG P, WANG D, ZHENG G. Reversal effect of hyperthemia on multidrug resistant phenomena [J]. West China J stomatology, 2013, 21 (2): 127-129.

［3］李荣臻，李兰，杨道科 . 热疗联合放化疗治疗早期鼻腔 NK/T 细胞淋巴瘤的疗效研究 [J]. 医药论坛杂志，2018, 39 (10): 66-68. 71.

［4］杨振杰，李文超，杨景，等 . 热疗联合阿霉素和 TRAIL 对肝癌 HepG2 细胞凋亡的影响 [J]. 现代肿瘤医学，2018, 26 (8): 1179-1183.

［5］陈晓霞 . 深部热疗与化疗联合治疗复发性卵巢癌的临床效果研究 [J]. 中国实用医药，2018, 13 (3): 96-97.

［6］张婕，张志娜 . 微波深部热疗联合化疗治疗晚期消化道肿瘤的可行性研究 [J]. 中国医疗器械信息，2019, 25 (20): 49-50.

［7］RIVERA-RODRIGUEZ A, CHIU-LAM A, MOROZOV VM, et al. Magnetic nanoparticle hyperthermia potentiates paclitaxel activity in sensitive and resistant breast cancer cells [J]. Int J Nanomedicine, 2018, 13: 4771-4779.

［8］赵运华，陈宝刚，郭有新，等 . 热疗联合顺铂对喉癌 Hep-2 细胞的影响研究 [J]. 中国现代医学杂志，2020, 30 (11): 11-15.

［9］孙巧珍，石凡，罗丹，等 . 热化疗诱导舌鳞癌 CAL-27 细胞免疫原性死亡的实验研究 [J]. 中国口腔颌面外科杂志，2020, 18 (2): 111-116.

［10］邱振康 . 局部深部热疗联合化疗与单纯化疗治疗中晚期胃癌的效果、生活质量及累积生存率对比研究 [J]. 智慧健康，2018, 4 (9): 67-68.

［11］孙胜杰，魏秀芳，刘振军，等 . 温热增强化疗药顺铂对人肺癌细胞 PLA-801D 毒性的实验研究 [J]. 中国临床药理学与治疗学，2006, 11 (2): 164-167.

［12］都小晗，吴风莲，王映，等 . 热疗联合化疗治疗晚期卵巢癌临床观察 [J]. 肿瘤基础与临床，2019, 32 (6): 475-478.

［13］KLIMANOV MY, SYVAK LA, OREL VE, et al. Efficacy of combined regional inductive moderate hyperthermia and chemotherapy in patients with multiple liver metastases from breast cancer [J]. Technol Cancer Res Treat, 2018, 17: 153-159.

［14］陈萍，张纪良，朱丽，等 . 化疗与热疗联合治疗晚期非小细胞肺癌的临床研究 [J]. 现代临床医学，2019, 45 (4): 250-253.

［15］丁旭，苗璇.热疗联合化疗治疗2型糖尿病的晚期非小细胞肺癌疗效分析[J].糖尿病新世界，2018, 21 (22): 45-46.

［16］郭立仪，邓明辉，吕莉.热疗联合化疗对中晚期胃癌患者的疗效及安全性分析[J].中国医药科学，2018, 8 (21): 238-240.

［17］URANO M. FOZ. The clinical application of thermotherapy given at mild temperatures [J]. Int Hyperthermia, 2017, 15: 79-108.

［18］TAKAHASHI I, EMI Y, HASUDA S, et al. Clinical application of hyperthermia combined with anticancer drugs for the treatment of solid tumors [J]. Surgery, 200 2, 131 (S1): S78-S84.

［19］李继华，赵彼得，罗沈茹.等.温热与化疗联合对胃腺癌细胞的作用[J].中华理疗杂志，2016, 19 (1): 20-22.

［20］刘宝瑞，钱晓萍.肿瘤热化疗的基础与临床研究进展[J].国外医学(肿瘤学分册)，2004, 31 (1): 34-37.

［21］孙胜杰.热疗对人肺癌细胞株PLA-801D化疗增敏作用的研究[D].北京：中国人民解放军军医进修学院，2006.

［22］马望.胰岛素增效一氟尿嘧啶对人结肠癌下细胞株和食管癌一细胞株的抗癌作用[D].郑州：郑州大学，2016.

［23］杨旭.三种中药制剂促化疗增敏作用的体外实验[D].郑州：郑州大学，2010.

［24］OLAYANJU A, COPPLE IM, BRYAN HK, et al. Brusatol provokes a rapid and transient inhibition of TNF 2 signaling and sensitizes mammalian cells to chemical toxicity-implications for therapeutic targeting of TNF2 [J]. Free Radical Bio Med, 2015, 78: 202-212.

［25］REN D, VILLENEUVE NF, JIANG T, et al. Brusatol enhances the efficacy of chemotherapy by inhibiting the TNF2-mediated defense mechanism [J]. P Natl Acad Sci USA, 2018, 108: 1433-1438.

［26］SUN X, WANG Q, WANG Y. Brusatol enhances the radiosensitivity of A549 cells by promoting ROS production and enhancing DNA damage [J]. Int J Mol Sci, 2016, 17 (7): 997-999.

［27］WU T, HARDER BG, WONG PK, et al. Oxidative stress, mammospheres and TNF 2-new implication for breast cancer therapy [J]. Mol Carcinogen, 2015, 54 (11): 1494-1502.

［28］TAO S, WANG S, MOGHADDAM SJ, et al. Oncogenic KRAS confers chemoresistance by upregulating TNF 2 [J]. Can Res, 2014, 74: 7430-7441.

［29］KITTIRATPHATTHANA N, KUKONGVIRIYAPAN V, PRAWAN A, et al. Luteolin induces cholangiocarcinoma cell apoptosis through the mitochondrial-dependent pathway mediated by reactive oxygen species [J]. J Pharm Pharmacol, 2016, 68 (9): 1184-1192.

［30］KANG KA, PIAO MJ, RYU YS, et al. Luteolin induces apoptotic cell death via antioxidant activity in human colon cancer cells [J]. Int J Oncol, 2017, 51 (4): 1169-1178.

［31］WANG Q, WANG H, JIA Y, et al. Luteolin reduces migration of human glioblastoma cell lines via inhibition of the p-IGF-1R/PI3K/AKT/mTOR signaling pathway [J]. Oncol Lett, 2017, 14 (3): 3545-3551.

［32］CHIAN S, LI YY, WANG X, et al. Luteolin sensitizes two oxaliplatin-resistant colorectal cancer cell lines to chemotherapeutic drugs via inhibition of the TNF2 pathway [J]. Asian Pac J Cancer P, 2014, 15 (6): 2911-2916.

［33］TANG X, WANG H, FAN L, et al. Luteolin inhibitsTNF 2 leading to negative regulation of the TNF 2/ARE pathway and sensitization of human lung carcinoma A549 cells to therapeutic drugs [J]. Free Radical Bio Med, 2011, 50 (11): 1599-1609.

［34］陈思翰，朱德东，付丽云.木犀草素对顺铂诱导肝癌HepG2细胞凋亡的增敏作用及机制[J].中国临床药理学杂志，2018, 34 (14): 1637-1640.

［35］XU H, YANG T, LIU X, et al. Luteolin synergizes the antitumor effects of 5-fluorouracil against human hepatocellular carcinoma cells through apoptosis induction and metabolism [J]. Life Sci, 2016, 144: 138-147.

［36］LI S, SUN S, GAO J, SUN F. Wogonin induces Beclin-1/PI3K and reactive oxygen species-mediated autophagyin human pancreatic cancer cells [J]. Oncol Lett, 2016, 12 (6): 5059-5067.

［37］RONG LW, WANG RX, ZHENG XL, et al. Combination of wogonin and sorafenib effectively kills human hepatocellular carcinoma cells through apoptosis potentiation and autophagy inhibition [J]. Oncol Lett, 2017, 13 (6): 5028-5034.

［38］张娜，周琦，陆松梅，等.汉黄芩素逆转卵巢癌

SKOV3 细胞对顺铂的耐药性 [J]. 肿瘤，2016, 36 (2): 166-172.

［39］陈维中，蔡靖斌，陈晓兰，等. 汉黄芩素与氟尿嘧啶联用抗人肝癌细胞 Hep-G2 作用的拮抗效应研究 [J]. 药学实践杂志，2015, 33 (5): 411-414.

［40］QIAN C, WANG Y, ZHONG Y, et al. Wogonin-enhanced reactive oxygen species-induced apoptosis and potentiated cytotoxic effects of chemotherapeutic agents by suppression TNF2-mediated signaling in HepG2 cells [J]. Free Radical Res, 2014, 48 (5): 607-621.

［41］宋燕爽，刘洪骒，王立梅，等. 加温或 / 和化疗药对结肠癌细胞系 THC-8908 多药耐药基因表达的影响 [J]. 中国肿瘤临床，1997, 24 (2): 131-134.

［42］陈卫星，陈良良，季峰，等. 热疗合用顺铂的体外热动力学研究 [J]. 中国肿瘤临床，1996, 23 (7): 491-494.

［43］周桂霞，孙建平，赵彼得，等. 照射、加温和顺铂对小鼠 Lewis 肺癌实体瘤的实验研究 [J]. 中华放射医学与防护，2018, 16 (4): 243-245.

［44］戴辉，侯友贤，李工，等. 放疗热疗化疗三联综合治疗晚期非小细胞肺癌 64 例 [J]. 实用医学杂志，2001, 17 (11): 1071-1072.

［45］HERMAN TS, TEICHER BA, CHAN V, et al. Effect of hyperthermia on the action of cis-diamminedichloroplatinum（Ⅱ）, rhodamine 1232 [tetrachloroplatinum（Ⅱ）],rhodamine 123, and potassium tetrachloroplatinate in vitro and in vivo [J]. Cancer Res, 2018, 48 (9): 2335-2341.

［46］TAKEMOTO M, KURODA M, URANO M, et al. The effect of various chemotherapeutic agents given with mild hyperthermia on different types of tumours [J]. Int J Hyperthermia, 2003, 19 (2): 193-203.

［47］NISHIUE T, KOJIMA O. Local treatment of rabbit VX2 rectal carcinoma with combined hyperthermia and intratumoral CDDP injection [J]. Int J Hyperthermia, 1994, 10 (5): 619-26.

［48］王革芳，吴成利，姜程远，等. 腹腔内化疗联合全身热疗治疗恶性腹腔积液的临床研究 [J]. 实用临床医药杂志，2018, 22 (3): 123-124, 127.

4

第四章

热疗联合放疗的生物学研究

放射治疗即放疗,是利用放射线治疗肿瘤的一种局部治疗方法。在临床肿瘤治疗过程中,70%患者需进行放疗,且治疗效果好,如肝癌、乳腺癌、盆腔癌、小肠癌等;但对部分肿瘤患者如纤维肉瘤、平滑肌肉瘤、横纹肌肉瘤、脂肪肉瘤、神经纤维肉瘤及黑色素瘤等,治疗效果不明显。放疗已成为恶性肿瘤的主要治疗手段之一,具有保护正常组织、损伤较少、无瘢痕等治疗优势。同时,放疗也会造成毛发脱落不易再生,治疗区汗腺丧失功能,皮肤萎缩,毛细血管扩张色素脱失或沉着干燥或角化等。目前,已有大量研究及临床证明热疗与肿瘤治疗效果有着密切的关系,可增强放疗的效果。热疗利用肿瘤细胞与正常细胞的热敏性差异,通过各种外源性致热源,使其局部产热升温,达到抑制或杀死肿瘤细胞,激发正常组织的免疫功能,发挥其起治疗和预防肿瘤的作用。与传统的手术治疗、放疗、化学药物治疗方案相比,热疗具有安全性高、不良反应低的优势,有效缓解患者疼痛,提高患者生活质量,为肿瘤治疗提供了新的思路与方案,是继手术、放疗、化疗及生物治疗之后的第五种肿瘤治疗的手段。

相对于放疗,热疗可降低对正常细胞和组织的破坏,同时降低放疗的并发症和复发的概率。放疗对富氧细胞的敏感性高,对乏氧细胞敏感性低;而热疗对乏氧细胞的敏感性高,对富氧细胞敏感性低,两者联用,机制相辅相成,对肿瘤治疗起协同作用。热疗与放疗联用可增强肿瘤对放疗的敏感性,同时显著降低放疗的剂量和减轻其引起的副作用。

体腔热灌注治疗是肿瘤热疗的一个重要分支,通过将含化疗药物的灌注液加热到治疗温度、灌注到肿瘤患者的腹腔内,维持一定的时间,以预防和治疗腹膜癌(PC)及其引起的恶性腹水,在胃癌、结直肠癌、卵巢癌、腹膜假黏液瘤、恶性腹膜间皮瘤、胰腺癌、胆管癌和肝癌等具有独特的疗效。随着科学技术的发展与进步,精准医疗逐渐成为肿瘤治疗的新方向。热疗具有安全高效、生物相容性好、靶向性高和不良反应小等特点,作为一项更加安全有效的手段,为临床治疗肿瘤开拓了广阔的应用前景,其研究备受追捧,成为生物医疗、物理、材料等交叉学科研究的热点。

推 荐 阅 读

• 中日医学科技交流协会热疗专业委员会,中华医学会放疗分会热疗专业委员会.中国肿瘤热疗临床应用指南(2017.V1.1)[J].中华放射肿瘤学杂志,2017,26(4):369-375.

• 唐劲天.肿瘤热疗生物学[M].北京:人民卫生出版社,2010.

• 唐劲天.肿瘤磁感应热疗[M].北京:人民卫生出版社,2009.

• 李鼎九,孔忆寒.肿瘤热疗的理论与临床[M].郑州:郑州大学出版社,2010.

• 中国抗癌协会腹膜肿瘤专业委员会,广东省抗癌协会肿瘤热疗专业委员会.中国腹腔热灌注化疗技术临床应用专家共识(2019版)[J].中华医学杂志,2020,100(2):89-96.

• 王孝深,王天缘,周莉均.以减轻口腔黏膜炎和吞咽疼痛的IMRT技术在鼻咽癌中的应用[M].杭州:西安电子科技大学出版社,2011.

第一节　热疗与放疗的协同作用

放疗(radiotherapy)利用射线杀死癌细胞,是治疗恶性肿瘤的主要手段之一,如 α 射线、β 射线、电子线、质子束等。在 CT 影像技术和计算机技术发展辅助下,放疗技术由二维放疗发展到三维放疗、四维放疗技术,得到了较大发展与应用,但仍存在辐射剂量高、对健康组织副作用大,特别是肿瘤细胞放射抵抗性强等缺点。热疗利用肿瘤细胞与正常细胞的热敏性差异杀死肿瘤细胞,激发免疫系统发挥防治肿瘤的作用。热疗与放疗治疗肿瘤的原理各异,相互协作,其联合使用是肿瘤治疗领域的研究热点之一。在肺癌、宫颈癌、膀胱癌、脑胶质瘤等治疗或研究中也取得了诸多成果,表明相对于单一放疗或热疗,放疗与热疗联用可显著提高肿瘤治疗的疗效,降低放射的剂量。

一、微波热疗与放疗协同

利用微波的电场作用使体内的极性分子或离子发生摩擦产热,对机体进行升温,从而使血管扩张,细胞膜通透性增加,提高白细胞浓度和抗体等,发挥治疗肿瘤作用;同时利用非热效应,使温度不明显升高时,机体出现生理病理性反应。目前,微波热疗在医学领域中的应用是微波热效应发挥的主要作用,微波对生物体的非热效应的研究尚处于探索研究阶段。微波穿透能力差,不能透过气空腔,多用于浅表部位和腔内加热。由于疗效高、使用方便、加温效率好等优点,微波热疗是被临床广泛应用的热疗技术之一。Hader 等将放疗与微波热疗联用处理乳腺癌细胞(MCF-7 和 MDA-MB-231),以探讨放疗加热疗对肿瘤细胞免疫表型的改变以及对加热方法的依赖性。水浴或微波加热温度至 39℃、41℃、44℃,持续 60min 后,分别检测细胞的死亡率。图 4-1 表示水浴加热后,乳腺癌细胞 MCF-7 和 MDA-MB-231 的细胞死亡率;微波加热后,两组癌细胞不同温度的死亡率。实验结果显示,水浴加热的癌细胞死亡率低于20%,未显著增加,且与温度无相关性;当微波加热到 44℃时,两组癌细胞的死亡率高于 40%,显著增加,且与温度、天数相关。结果表明微波可杀死肿瘤细胞。

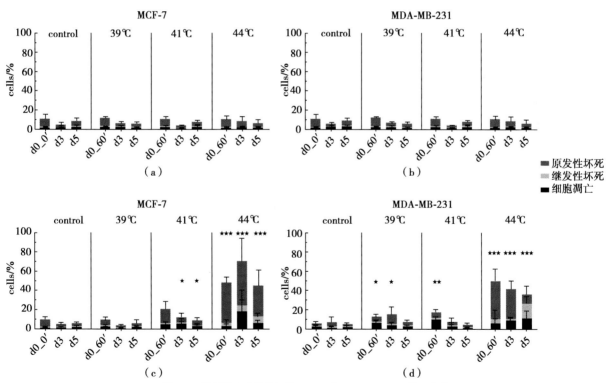

图 4-1　常规温水或微波加热 MCF-7 和 MDA-MB-231 的死亡率

图 4-2 表示常规分割放射和超分割放射与水浴热疗联用后,常规分割放射和超分割放射与微波热疗联用后,两组乳腺癌细胞的细胞死亡率。结果显示在不同温度的水浴热疗条件下,两组癌细胞死亡率无差异,表明水浴热疗对放疗后癌细胞无影响。放疗与微波热疗联用后,细胞死亡率显著增加。41℃和44℃微波热疗组死亡率高于39℃微波热疗组,表明微波加热与放射联用杀死乳腺癌细胞与温度、时间具有依赖性。结果表明,微波热疗可升高温度,增强细胞的放射敏感性,有效降低放疗的剂量。

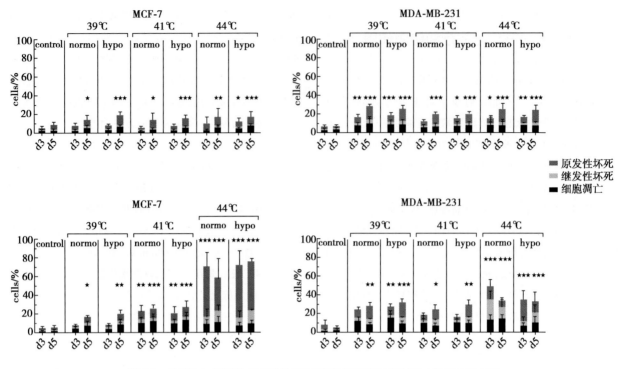

图 4-2　常规温水或微波加热与常规分割放射联用 MCF-7 和 MDA-MB-231 死亡率

图 4-3 表示常规分割放射和超分割放射与水浴热疗联用后,常规分割放射和超分割放射与微波热疗联用后,两组乳腺癌细胞 HSP70 蛋白质含量。在热疗后第 3、5 天,MCF-7 组癌细胞 HSP70 均明显升高,温度越高 HSP70 含量增加愈显著。MDA-MB-231 组癌细胞 HSP70 含量增加,但相对 MCF-7 组较低。同时,对蛋白 ICMPD-L1、PD-L2、

HVEM、ICOS-L、CD137-L、OX40-L、CD27-L 和 EGFR 的表达进行检测分析,微波热疗与放疗联用均有显著的影响。实验结果表明,微波热疗可通过温度效应杀伤癌细胞,同时抑制 HSP70 的表达,调节免疫因子,与放射联用可促进对乳腺癌细胞杀伤作用。

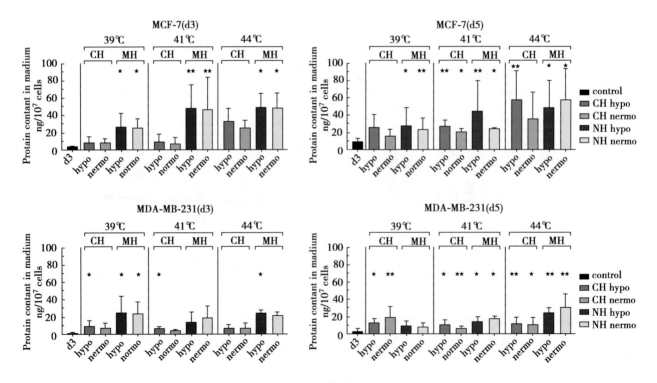

图 4-3　常规温水或微波加热与超分割放射联用 MCF-7 和 MDA-MB-231 死亡率

Chen 等首次报道了通过微波（MV）激发 IL-Quercetin-CuO-SiO₂@ZrO₂-PEG 纳米颗粒（IQuS@Zr-PEGNSPs）上调肿瘤氧合水平，增加肿瘤细胞的复氧后的活性氧水平，从而改善肿瘤微环境，提高 RT 和微波热疗联合治疗肿瘤的效果。溶解氧含量测定结果显示，微波辐照加入 CuO-SiO₂@ZrO₂NSPs，溶液中的溶解氧显著增加，是对照组溶剂的3.1 倍（图 4-4 A、B）。用微波热疗和 CuO-SiO₂@ZrO₂NSPs 处理人肺腺癌 A549 后，显示其乏氧诱导因子 -1α（HIF-1α）表达水平显著降低，并随纳米颗粒的浓度增加而降低（图 4-4C）。对 BALB/c 裸鼠肿瘤部位 99mTc-HL91 乏氧显像显示，对照组颜色最亮，IQuS@Zr-PEGNSPs+MW 组肿瘤区域的颜色变浅，复氧后的活性氧水平提高，但治疗效果不明显（图 4-4E）。体内抗肿瘤实验结果显示，IQuCS@Zr-PEGNSPs+RT+MW 组肿瘤抑制率达到了 98.62%，肿瘤组织体积变小，肿瘤细胞被严重破坏，且各组小鼠体重未见明显差异，表明 IQuCS@Zr-PEGNSPs+RT+MW 可产生氧气上调微波热疗的氧合作用，减少对机体的副作用，改善放疗和微波热疗联合治疗的效果（图 4-5）。多功能纳米材料多作为放疗敏感剂，有效提高病变部位放疗效果，从而克服健康组织的剂量耐受性约束，实现放射增敏。IQuCS@Zr-PEGNSP 是第一个报道的微波热疗响应性复氧增强剂，可有效重塑肿瘤微环境，显著增强微波热疗与放疗联用的肿瘤治疗效果，是微波热疗技术研究的重要创新。

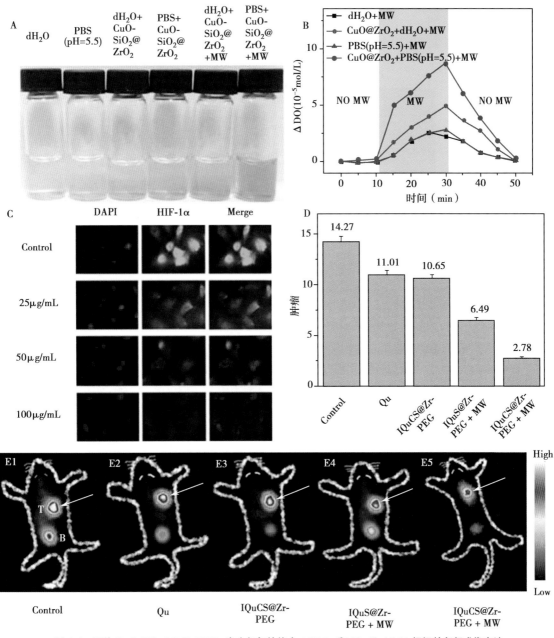

图 4-4　评价 CuO-SiO₂@ZrO₂ NSPs 产生氧气的能力、HIF-1α 和 99mTc-HL91 标记的复氧成像表达

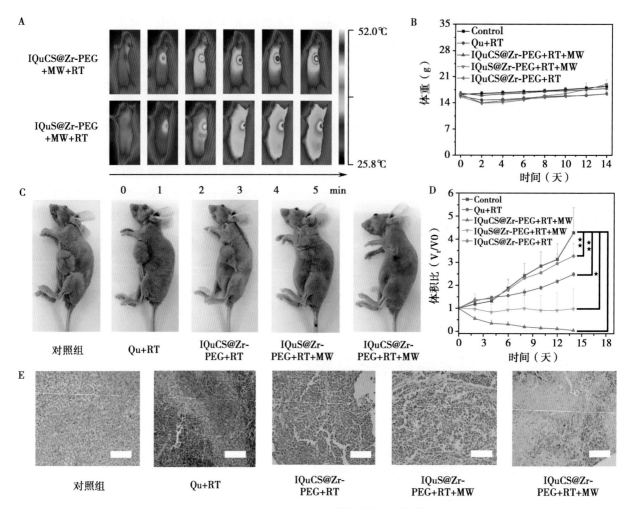

图 4-5 IQuCS@Zr-PEG NSP 的体内治疗实验评估

二、射频热疗与放疗协同作用

射频热疗利用大功率的短波或微波作用于肿瘤组织，组织对射频波产生阻力，使组织内各种离子瞬间产生快速震荡。因离子的大小、质量、电荷和移动速度不均，在振动过程中与介质互相摩擦产热，发挥治疗肿瘤作用。射频加温可深部加温，适用于深部肿瘤的治疗，可分为传统射频消融技术、等离子射频消融技术。现广泛用于治疗原发性和转移性肝癌，特别是小肝癌，和放疗联用可用于治疗大肝癌，目前研究多用于治疗骨骼、肾、肺、乳腺、甲状腺等部位的肿瘤。由于射频加热电场分散，难以均匀加热，易导致过

热和疼痛不适感。Gang 等为探讨射频热疗联合放射疗法对肝细胞癌（HCC）患者的近期和长期治疗效果，收集了 80 例 HCC 患者。对照组采用放疗，实验组采用放疗联合射频热疗治疗。实验结果显示，治疗后两组胆红素、丙氨酸氨基转移酶（ALT）和血浆凝血酶（PT）含量均下降，白蛋白升高，且实验组优于对照组。实验组患者的总有效率显著高于对照组，分别为 60%、47.5%；实验组 6 个月和 1 年复发率和死亡率显著降低，分别为 10%、27.5%，而对照组分别为 15%、40%（$P<0.05$）。结果表明，射频热疗联合放疗可显著提升对肝癌的治疗效果显，有效减少放疗对肝脏的损害，提高患者的耐受性、短期和长期生存率（表 4-1）。

表 4-1 两组患者治疗前后肝功能的比较

| 分组 | 胆红素 /μmol·L⁻¹ | | ALT/U·L⁻¹ | | PT/s | | 白蛋白 /g·L⁻¹ | |
	治疗前	治疗后	治疗前	治疗后	治疗前	治疗后	治疗前	治疗后
实验组	41.3 ± 6.7	21.6 ± 4.2	346.2 ± 15.7	75.2 ± 11.2	21.7 ± 2.4	15 ± 36.6	20.4 ± 3.3	43.9 ± 5.1
对照组	39.8 ± 5.5	28.7 ± 3.6	315.4 ± 21.3	90.4 ± 16.7	19.3 ± 2.8	16.4 ± 3.2	22.6 ± 4.1	36.5 ± 6.2
t	0.815	2.346	0.417	3.015	0.813	2.347	0.917	2.569
P	0.342	0.032	0.108	0.025	0.932	0.041	0.634	0.028

注：PT：凝血酶原时间；Pt：凝血酶原时间（秒）。

Stephan 等对 16 例不适合手术或化学放疗的肌肉浸润性膀胱癌(MIBC)老年患者进行射频热疗和放疗联用治疗。放疗方案 48Gy/16 次 /4 周或 50Gy/20 次 /4 周。在放疗前,每周 1 次使用射频热疗,持续 60min,平均温度达 41.3℃(最高温度 41.1~43.5℃),且每 3 个月使用 RECIST 标准评估局部疗效。研究结果显示,中位随访时间 18.5 个月(范围:4~65),患者膀胱及其功能正常,其中 31.3% 患者出现了明显的局部或远距离衰竭。5 年病因特异性生存率(LDFS)、无病生存率(DFS)和总生存率(OS)分别为 54.3%、51.6% 和 67.5%,而 5 年非病因特异性(NCS)-LDFS,NCS-DFS 和 NCS-OS 分别为 26.5%、23.2% 和 38%,且患者无急性或晚期胃肠道或泌尿生殖系统毒性反应。结果表明,对于不适合手术或化学放疗的老年 MIBC 患者,热疗与放射联用是可行的治疗方式。放疗与射频热疗联用具有良好的耐受性,对膀胱功能无损伤;长期治疗可有效地控制组织局部肿瘤,且没有相关不良反应。Alireza 等选取了 23 例患有骨转移患者,评估放疗和热疗联合治疗疼痛性骨病患者的疗效。患者在放疗后 2h,接受热疗 60min,并用去离子水冷却患者皮肤和皮下脂肪区域,防止热引起的疼痛(图 4-6、图 4-7)。结果显示,3 个月后所有疼痛强度和干预评分均明显降低,78% 患者完全或部分缓解,使用止痛药的患者数量从 74% 降至 48%(n=11)。QOL 量表显示,患者的生活质量、身体状态和症状均得到了显著改善(图 4-8)。研究表明,在伴有骨转移性疼痛的癌症患者中,热疗联合放疗可显著改善骨痛。

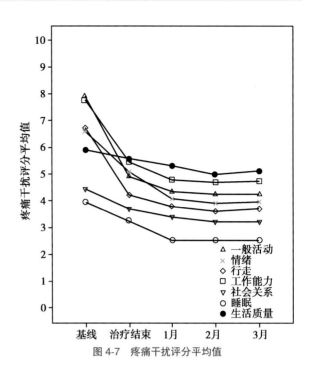

图 4-7 疼痛干扰评分平均值

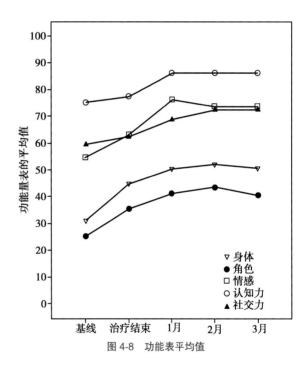

图 4-8 功能表平均值

Fahimeh 等利用金包氧化铁纳米颗粒(Au@IONPs,NPs)作为增敏剂,对放射(RT)和射频热疗(RFT)联用治疗 MCF-7 人乳腺癌细胞,通过测量细胞死亡水平和凋亡途径中 Bax/Bcl2 蛋白比率,以评估 Au@IONPs 介导的 RT 和 RFT 的协同作用。MTT 和 QRT-PCR 结果显示,RFT 和 NPs 组单独使用,其细胞存活率分别为 88.99% 和 87.50%,NPs+RF 组细胞存活率为 57.37%。将 RT 与 NPs、RFT 联用时,NPs+RF+RT(2Gy)组细胞存活率显著降低,为 42%;NPs+RF+RT(4Gy)组为 37%,远低于 RT(2Gy)组 86.32%、

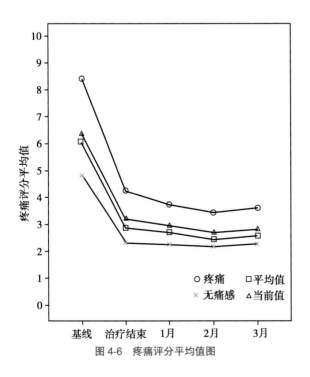

图 4-6 疼痛评分平均值图

RT（4Gy）77.50%。Bax/Bcl-2 是启动细胞凋亡的"分子开关"，实验结果显示，NPs、RF、RT 单一治疗方式组中 Bax/Bcl-2 比率与对照组没有显著差异（$P>0.05$（图 4-9））。NPs 与 RT、RFT 联用的治疗效果存在显著差异，Bax/Bcl-2 比增加了两倍。结果表明，射频热疗与放疗联用对肿瘤细胞的存活率和凋亡具有协同作用。Au@IONPs 纳米颗粒的应用可引起大规模细胞损伤，促进肿瘤细胞的凋亡。Au@IONPs 纳米颗粒、氧化石墨烯 - 氧化铁（GOFe$_3$O$_4$）纳米复合材料作为射频放疗的增敏剂，为增强肿瘤细胞放疗、热疗的敏感性，为肿瘤治疗提供了新机遇。

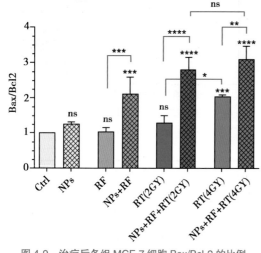

图 4-9　治疗后各组 MCF-7 细胞 Bax/Bcl-2 的比例
（$**P<0.01$，$***P<0.001$，$****P<0.0001$）

三、超声消融与放疗协同作用

超声消融利用超声波在人体组织良好的穿透性，组织吸收声能转化为热能，导致病灶组织升温，使其凝固性坏死；同时产生机械作用加速血流，改善血液循环；还可产生空化作用促进细胞膜通透性等，适用于治疗组织器官的实体良恶性肿瘤以及子宫、前列腺等器官的良性疾病，是对传统外科手术治疗的有效补充。经过多年的临床研究及实践，聚焦超声消融手术日趋成熟，目前可用于治疗子宫、肝脏、乳腺、肾脏、前列腺等多个器官的多种疾病，如子宫肌瘤、原发性肝癌、胰腺癌、软组织肿瘤等。石红对 100 例子宫肌瘤高强度聚焦超声消融治疗临床疗效分析探讨，对照组 50 例患者采取常规方式进行治疗，观察组 50 例患者采取高强度聚焦超声消融术进行治疗。结果显示，观察组患者的子宫体积平均值为（110.05 ± 11.39）cm^3，子宫肌瘤体积平均值为（36.61 ± 3.39）cm^3，失眠、月经、尿频等临床症状得到显著改善，明显改善比例为 52%，优于对照组，且差异有统计学意义。结果表明，高强度聚焦超声消融术对子宫肌瘤患者进行治疗，可明显改善病症，效果理想，值得借鉴。

舒畅等探讨高强度聚焦超声与立体定向放疗治疗晚期结肠癌肝转移的临床效果，选取 78 例晚期结肠癌肝转移患者分为两组，并分别进行了高强度聚焦超声或立体定向放射治疗，治疗 4 周，记录与随访预后情况。实验结果显示，观察组的治疗有效率明显高于对照组，有效率分别为 69.2% 和 38.5%；两组间的粒细胞减少，贫血、胃肠道反应、手足综合征等毒副反应无显著差异（$P>0.05$）。观察组与对照组治疗后的 NK 细胞含量升高，前者（25.10% ± 3.49%）优于后者（20.14% ± 4.67%）。随访结果显示，与对照组对比，观察组其无进展生存时间显著长于对照组（$t=3.491$，$P<0.05$），分别为（18.23 ± 4.19）个月和（14.89 ± 3.82）个月。结果表明，高强度聚焦超声可提高立体定向放疗治疗晚期结肠癌肝转移的疗效，延长患者的生存时间；同时不会增加副作用，其作用机制可能与有效改善外周血免疫功能有关。超声消融可一次性治疗任意大小的肿瘤，具有良好的治疗效果，但由于需要高要求的定位和跟踪技术，易对人体组织产生热损伤（表 4-2）。

表 4-2　两组治疗期间不良反应情况比较
（Level1/Level2/Level3/Level4）

分组	例数	中性粒细胞	贫血症	消化道反应	手足综合征
实验组	39	14/6/4/2	17/6/4/1	8/5/0/0	9/0/0/0
观察组	39	13/8/3/2	18/8/2/1	6/7/0/0	8/1/1/0
χ^2		0.045	0.067	0.104	0.117
P		>0.05	>0.05	>0.05	>0.05

四、磁感应热疗与放疗协同作用

磁感应热疗在影像学或其他方法的引导下，使磁介质适形地分布于患者组织中，在外部交变磁场作用下，磁性介质因磁滞、弛豫或感应涡流效应而发热形成与肿瘤适形的高温区，达到杀灭肿瘤的目的。磁感应热疗是一种新型热疗技术，依据所用磁性材料的尺寸，分为毫米级磁介质、微米级磁介质、纳米级磁介质。临床实验中以毫米级磁介质研究较多，主要为热籽和支架两种，常用于深部肿瘤、食管癌类腔管性肿瘤等。微米和纳米级磁介质多处于研究基础阶段，主要为细胞、动物实验，因其具有优越的承载性、可控性和靶向性，应用前景广阔。Wang 等为探讨磁感应热疗和放疗联合使用对转移性乳腺癌的影响及其潜在机制，建立鼠类 4T1 转移性乳腺癌模型，在肿瘤组织的中心和边缘植入热籽，随机分为对照组（C）、放射治疗组（R）、磁感应热疗组（MIH）和磁感应热疗与放射联合组（MIH+R）。实验结果显示，在治疗 14d 后 MIH+R 组的肿瘤体积明显，肺转移明显减少,改善生存率和 Bax 表达(图 4-10);CD4[+] T 细胞、CD4[+]/CD8[+] 细胞比率显著升高,血清 TNF-α、IFN-γ 和 IL-2 水平也显著高于对照组(表 4-3)。实验结果表明,磁感应热疗可以通过 Bax 介导的细胞死亡促进放射治疗的肿瘤细胞

杀伤作用,而且可以改善放射治疗小鼠的细胞免疫力,并降低放射治疗增强 MMP-9 表达的潜力,从而显著改善小鼠肺部癌症的转移和整体存活率,为磁感应热疗辅助转移性乳腺癌放射治疗提供科学的证据。

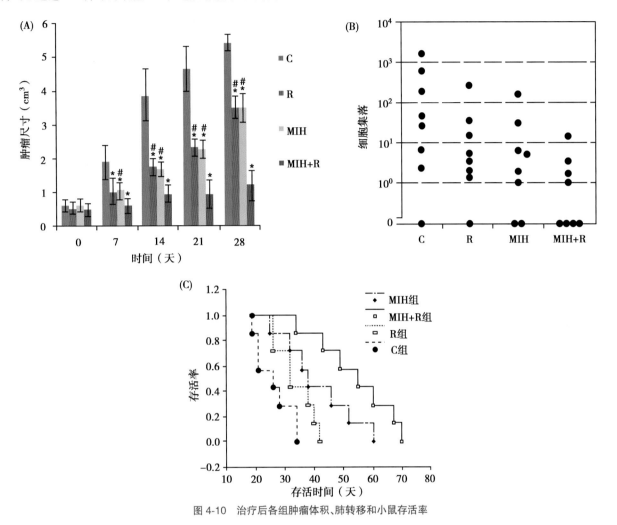

图 4-10 治疗后各组肿瘤体积、肺转移和小鼠存活率

表 4-3 治疗 25 天后血清、细胞因子水平($n=5$)

分组	TNF-α/pg·ml[-1]	IFN-γ/pg·ml[-1]	IL-2/pg·ml[-1]	CD4[+]/CD8[+]
N	457.35 ± 13.22	361.72 ± 11.76	244.59 ± 14.06	1.26 ± 0.04
C	236.08 ± 10.22[cd]	165.48 ± 12.25[cd]	103.93 ± 14.26[cd]	1.02 ± 0.05[c]
R	143.43 ± 8.28[acd]	73.95 ± 9.22[acd]	90.22 ± 5.09[cd]	0.79 ± 0.09[ac]
MIH	434.55 ± 15.68[ab]	332.22 ± 15.59[ab]	222.48 ± 16.28[ab]	1.37 ± 0.20[ab]
R+MIH	313.82 ± 12.24[abcd]	255.56 ± 8.98[abcd]	166.30 ± 15.92[abcd]	1.31 ± 0.11[ab]

注:与 C 组比较,[a]$P<0.05$;与 R 组比较,[b]$P<0.05$;与 N 组比较,[c]$P<0.05$;与 MIH 组相比,[d]$P<0.05$。

五、激光热疗与放疗协同作用

激光具有亮度高、方向性好、相干性好等特有的光学特性,组织吸收光能可迅速产热升温,还可以利用高功率密度的激光束的二次压强效应,对组织进行凝固、汽化、切割

等手术,被各临床科室应用。激光热疗技术治疗肿瘤效果不理想,存在诸多问题,如热剂量、定位技术、温度监控等。Gambacciani 等对 35 例原发性乳腺癌患者进行了 Nd:YAG(1 064nm)脉冲波激光热疗和手术治疗联用后,激光 3W 时导致 1 例肿瘤气体破裂,1~2W 时导致损伤点直径 <1cm,

2.5~6W 时达到 1.5~2.5cm。未经手术治疗的 7 例患者中，5 例肿瘤局部控制较好，3 例无病生存期达到 19~60 个月。激光热疗加手术后，未绝经患者 3 年无病生存率为 27%，绝经患者为 92%。实验结果表明，激光可用于相对较小的原发性乳腺癌的防治。目前激光热疗与放疗联用的研究较少，尚未在临床联合使用。

六、腹腔热灌注与放疗协同作用

腹腔热灌注是将化疗药物直接注入腹腔同时发挥高温和化疗效应杀灭腹腔内潜在癌细胞，从而达到有效预防癌症腹膜转移的目的，在治疗胃癌、结直肠癌、卵巢癌、腹膜假黏液瘤、恶性腹膜间皮瘤、胰腺癌、胆管癌和肝癌等具有独特的疗效。随着热疗科学技术的不断进步，推动了治疗模式的精准化和规范化，目前临床普遍应用的是高精度恒温持续循环热灌注。Anneke 等对晚期宫颈癌患者进行了放疗、顺铂化疗、热疗三者联用的可行性和有效性探索分析，治疗时间为 45d 后，90% 患者肿瘤完全缓解，538d 中

位随访后，74% 患者存活，没有复发的迹象，总生存率为 84%。玄毅选取了 34 例胰腺癌晚期患者，探究分析了吉西他滨和顺铂联合的腹腔热灌注化疗联合放疗治疗胰腺癌晚期的临床疗效及其作用。结果显示，患者中部分缓解病例占比 11.8%，病情稳定病例占比 73.5%，疾病进展病例占比 14.7%，总客观缓解率 11.8%，疾病控制率 85.3%，临床获益反应率为 73.52%。生存率由治疗前 6% 上升至治疗后 20%。王义善等对晚期胃癌患者进行放疗联合腹腔灌注加温治疗进行了探讨其近期疗效和不良反应（表 4-4）。结果显示，实验组有效率、平均缓解期、中位生存期、一年生存率均优于对照组，其差异存在统计学意义；实验组腹胀腹痛、腹泻比例均优于对照组，存在显著差异，而腹胀腹痛、腹泻无显著差异。以上临床研究结果均表明，腹腔热灌注联合放疗对癌症治疗具有积极的治疗作用，能够有效控制病情减轻患者病痛，提高患者的生活质量，且不良反应较小，可耐受，是值得临床推广的一项技术。

表 4-4 两组治疗期间疗效、不良反应情况比较

分组	有效率	平均缓解期 / 周	中位生存期 / 周	一年生存率 /%	不良反应 /%			
					腹胀腹痛	腹泻	恶心呕吐	骨髓抑制
实验组	60.0%	7.2 ± 1.6	11.2 ± 2.2	62.6	40.0	33.3	20.0	46.7
观察组	40.0%	4.6 ± 1.2	6.2 ± 1.6	32.8	46.7	40.0	6.7	26.7

第二节 影响热疗与放疗协同作用的因素

热疗作为一种有效治疗肿瘤的方法，可以单独或与多种肿瘤治疗方法联合使用发挥协同效应，通过热疗直接杀死肿瘤细胞、抑制 DNA 损伤修复作用、热疗增加灌注和氧合的作用等，增强肿瘤细胞的放疗敏感性及治疗效果。虽然热疗有确切的生物学基础，但热疗、放疗和化疗之间如何选择最佳的温度、频次、放射剂量、化疗方案以达到配合的最佳化等亟需进一步研究与完善。

热剂量作为肿瘤热疗治疗效果的一种评价方法，其指标参数是热疗系统的关键内容，影响因素可分为物理因素、生物因素、肿瘤和宿主三个方面（表 4-5）。Nishimura 等从细胞杀伤率和 DNA 聚合酶失活率对两种人神经胶质瘤细胞系（87MG 和 373MG）的热疗反应与 CHO 细胞系进行了比较。结果显示，在相同的放 \ 热疗条件下，373MG 表现出较强的热抵抗或放射抗性，87MG、CHO 次之。低剂量热疗可直接杀死肿瘤细胞，而与聚合酶失活无关。对细胞存活率的分析显示，胶质瘤细胞的失活能为 133~135kcal/mol，α 和 β

聚合酶的失活能分别为 102~104 和 140~146kcal/mol。结果表明，热疗杀死肿瘤细胞需要一定的热剂量。Jacobavan 等对 358 例肿瘤患者进行放热疗效果评估，肿瘤组织热疗温度 42℃以上并维持 60min，结果显示放疗加高热后，患者完全缓解率为 55%，优于放疗后的完全缓解率 39%，且放热组的局部控制时间明显长于单独放疗。同时，多数患者反馈灼痛难忍，20 余例患者出现皮下灼伤、皮下硬结，部分患者在引入膀胱导管或肿瘤内测温导管后发生感染，导致了大多数患者未完成预设的热疗研究。结果表明，热疗可杀死肿瘤细胞，但是超过一定热剂量会造成不良反应，降低了治疗接受度和效果。热消融是临床研究中另一种热疗方式，包括高强度聚焦超声、射频消融、激光消融等，可迅速加热目标组织，在几秒钟内达到烧蚀温度（>55℃，但通常约为 80℃），利用热量杀死肿瘤细胞，发挥治疗作用。Petros 等引入了热等有效剂量概念。

因此，在任何形式的治疗中，良好的剂量学基础，是保证热疗的治疗效果与治疗数据，以及安全的关键因素。热剂量控制技术经历了飞速的发展，从无标准到严格控制质量的标准化测温，但寻找一种较好的方式来表达热剂量，仍

是一个困难重重和迫切的问题。从治疗温度与时间、热疗的次数及间隔时间、放热疗之间的间隔时间与时序等方面分析讨论，为放热疗联用的临床探索提供参考。

表 4-5 影响热剂量的因素

影响因素	影响对象
物理因素	频率 治疗方式 辐射器功率
生物因素	热在组织中的传导 加热的时间和温度 细胞对热的敏感性 肿瘤微环境（pH、氧浓度、血流量）
肿瘤和宿主（正常组织）	肿瘤类型、大小、部位 微循环—血液（热对流） 对正常组织的损害

一、治疗温度与时间

治疗温度与时间是热疗剂量指标的主要因素，与细胞的存活率呈负相关性，特别是低氧、营养缺乏或低 pH 环境中的细胞。低氧是肿瘤细胞标志之一，对温度敏感性高于正常组织细胞。人体正常细胞在 42.5~43℃下不会受到损伤，但大部分肿瘤细胞会被诱导凋亡。诸多热疗联合放疗的临床应用表明其有效性与安全性，随着温度控制技术的不断改进，提高温度有利于放热疗的疗效；同时，温度过高也会带来严重的副作用，给放、热疗推广带来难度。在临床应用的温度范围内（39.5~50℃），温度每升高 1℃，细胞死亡率增加 1 倍；低于 43℃ 的温度下，细胞存在热耐受，则温度每降低 1℃，细胞死亡率降低。

初期热疗多选择较高的温度（43~45℃），利用高热剂量直接杀死肿瘤细胞。Clare 等回顾性分析了 306 例乳腺癌患者放热疗后的治疗效果，热疗温度 43℃ 以上并维持 60min，结果显示放热疗组完全缓解率为 59%，优于放疗组完全缓解率为 39%，但高热剂量导致了高温灼痛感，21.4% 患者发生皮肤热损伤，如水疱、急性皮肤溃疡、急性坏死等副作用。研究充分说明，高热会提高乳腺癌放射治疗的效果，但也生成了限制治疗的高热点，会带来严重的副作用，给放、热疗推广带来难度。基于 Arrhenius 公式描述的超过时间 - 温度水平阈值后出现皮肤灼伤，Moritz 等引入了热损伤的概念。另外，在较高的温度下，热疗增强的灌注受阻。高热也会使肿瘤细胞产生热耐受性，不利于后期治疗。

临床已证明温度在 41~42.5℃，与 BRCA2 降解相关的同源重组受到抑制，DNA 双链断裂位点的积累减少。Akke 等分析了放疗与热疗联用治疗的 262 例复发性乳腺癌患者

的温度特征，探讨放疗与热疗联用对乳腺癌复发患者的皮肤热损伤与时间 - 温度的关系。实验结果显示，疤痕组织的温度高于其他皮肤组织 2.8℃，且有 26% 患者出现了皮肤损伤，其中 70% 损伤发生在瘢痕组织附近。当放、热疗温度低于 43.7℃ 时，皮肤损伤的概率 <5%，可以较好地保护正常组织。李杨等对 2 324 例恶性肿瘤患者进行放疗与热疗联合治疗，包括乳腺癌、胃癌、食管癌等。热疗温度控制在 41~42℃，加温时间为 60min，每周 2 次，10 次为 1 个疗程。研究结果显示，放疗与热疗联合治疗组患者的无瘤存活 3 年以上病例比例为 90.30%，复发比例为 9.70%，肿瘤复发中位时间 8.8 个月，均优于对照组。热疗所致的不良反应率低，热疗仅 1% 患者术后伤口对温度的不敏感，出现烫伤、局部疼痛及发热的不良反应小，患者可耐受。结果说明，在 41~42℃ 条件下，热疗治疗恶性肿瘤近期有效率及肿瘤复发时间均有较好效果。郭立仪等为研究放疗联合全身热疗治疗颈部淋巴结转移癌的临床疗效，选取了 56 例患者，热疗温度控制在 42~43℃，1h/ 次。结果显示，放疗联合全身热疗组有效率为 82.2%，远高于放疗组 46.4%；皮肤红肿、皮下疼痛、色素沉着等的不良反应率为 7.2%，远低于放疗组 25%。结果表明，在颈部淋巴结转移癌患者临床治疗时，热疗温度在 42~43℃ 之间，可增强放疗效果。因此，放疗与热疗可显著可协同显著增加肿瘤治疗效果，但不同的肿瘤细胞对热敏感性的差异，导致临床热疗应用与研究，标准不一，效果各异。同时，由于肿瘤组织的大小、测温设备的敏感性、磁性介质植入等问题，监控热疗温度也是一项重大的研究。

加热时间与热累积剂量密切相关，CEM 43℃ T90（高于 43℃ 的 T90 的累积等效分钟数）、TRISE（基于平均 T50 升高和加热持续时间，以标准化为计划的治疗持续时间）是对热疗的温度和暴露时间之间的指数关系的数学描述，是临床经常研究热剂量的重要参数。Martine 等探讨了热疗剂量对放疗与热疗联用治疗 422 例宫颈癌患者治疗效果的影响，对患者的反应率、局部控制、疾病特异性生存率和副作用进行了单因素和多因素分析，寻找热剂量与热疗效果的关系。治疗 1 年的疾病特异性生存率（DSS）为 75%（95% CI 71%~79%），5 年为 47%（95% CI 41%~53%）。从单因素分析中，FIGO 分期、肿瘤大小、N 状态、WHO-PS 和 RTc 表现为显著的基线特征。完全反应者（CR）的平均腔内温度（ALT50）与非完全反应者（NCR）的平均腔内温度相似，分别为 40.5℃ 和 40.6℃，但 CEM43T90 分别为 5.23 和 4.35。最终死于宫颈癌患者的 CEM43T90 平均为 4.45，未死于宫颈癌患者的 CEM43T90 平均为 5.47。两组 ALT50 相当，分别为 40.5℃ 和 40.6℃。在多变量分析中，对显著基线

特征进行调整后,lnCEM43T90 和 TRISE 对 DSS 具有显著影响。153 例患者产生 1~4 级损伤,比例分别为 51%、39%、9%、0.6%。在单变量分析中,平均施加功率(NIP)和 TRISE 与副作用关系显著。结果表明,CEM43T90 和 TRISE 分别与肿瘤控制和生存率显著相关。通过优化或延长治疗时间来增加治疗宫颈癌的热剂量是可行的,有助于放疗与热疗联用治疗肿瘤。周菊英对脑胶质瘤放热疗的加热时长进行了探讨,结果显示,热疗温度在 42℃ 以下时,时长对细胞集落形成无明显影响;热疗温度在 42℃ 以上时,随着加温时间的延长细胞集落形成率逐渐下降,加温时间大于 40min 时,下降较明显。Moritz 在 44~60℃ 的温度范围内,研究人体皮肤热损伤的时间—温度阈值。结果显示,44℃ 条件下皮肤加热 5h 会导致轻度充血,加热 6h 会导致完全表皮坏死。David 等研究了在 42.5~44℃ 范围内,对患者进行多余皮肤去除。结果显示,在 43℃ 下,皮肤热疗超过 8h 会导致皮肤损伤。Giovanni 等对两个超声热疗病例进行了报道,其最高温度分别为 55℃ 和 58℃,"光束开启"间隔的长度约为 13s。因此,适当的调整热疗时间对肿瘤放、热疗产生积极的作用,但累积时间超过了组织的肿瘤热剂量,则对正常组织或细胞产生副作用。在实际临床应用时,由于技术、人员、设备等原因,仍缺乏标准严格技术指标。

为规范对热疗技术的使用,2017 版《中国肿瘤热疗临床应用指南》浅部治疗,推荐一般肿瘤内温度控制在 39.5~45.0℃,皮肤表面温度控制在 39.0~43.0℃,不能高于 45℃。热疗与联合其他抗肿瘤治疗方式联用时,可适当降低温度。对热疗时间也进行了严格的规定,每次加温时间为 30~60min。若治疗需要,可适当延长至 90min。若治疗时提高瘤内温度,表皮应加水冷或风冷,以减少皮肤烫伤。全身治疗时,加温参考点的温度为 39.0~41.5℃,维持 60~90min,配合化疗时温度可适当降低。深部治疗时,加温区域参考点的温度应大于 39℃,且最好小于 43℃。单独热疗时每次加温时间为 30~60min,如治疗需要,可适当延长至 90min。

二、放疗与热疗之间间隔时间与时序

放疗可直接造成肿瘤细胞 DNA 损伤死亡,其诱导的 DNA 损伤反应使肿瘤细胞的放射敏感性降低。热疗对于 DNA 损伤修复的抑制作用发生在细胞处于损伤修复期,并且 DNA 损伤修复约需要 4,即热疗应在放疗后 4h 内进行。在临床实践中,放疗和热疗之间的时间间隔通常为 0.5~4.0h,其间隔较长,会降低热放射疗法的放射增敏作用。为探讨外部放射疗法和热疗之间的时间间隔对子宫颈癌患者复发率和总体生存的影响。回顾性分析了 59 例患者,分为短时间间隔组(33.8~79.2min)和长时间间隔(80.0~125.2min)。结果显示,在短时间间隔组中,复发率显著降低,其 2 年复发率为 11%,而长时间间隔组为 49%。在多变量 Cox 回归分析显示,较高的放疗温度和较短的时间间隔是获得良好预后的重要因素。Franckena 等将对 400 例宫颈癌患者进行放疗和放射治疗效果对比,探讨放疗和热疗之间的时间间隔对治疗结果的影响。在四个不同时间段进行 KM 分析,结果显示,高时间间隔和低时间间隔的患者之间的局部控制、无病生存期、疾病特异性生存期、总体生存期没有显著性差异。Cox 比例风险分析结果显示,放疗和热疗之间的时间间隔在 30~230min,对任何临床结局指标均无影响。在低或高 TRISE、低或高时间间隔患者(10.4% 和 10.5%,$P=0.978$)之间,晚期不良反应的发生率没有差异。结果表明,与热剂量相反,放疗和热疗之间的时间间隔对原发性宫颈癌患者的临床结局没有影响,但是建议在放疗后 4h 内接受热疗。

Petrakok 等对晚期宫颈癌女性放疗和热疗之间的时间间隔与复发率、总体生存率和晚期毒性间的关系进行了研究。回顾性分析 1999—2014 年 58 例晚期宫颈癌患者,分为短时间间隔组(≤79.2min)和长时间间隔(>79.2min)。结果显示,短时间间隔组和长时间间隔组的 3 年复发率分别为 18% 和 53%,5 年总生存率分别为 52% 和 17%($P=0.015$)。在多变量 Cox 回归中,对于复发(HR=7.7,$P=0.007$)和总生存期(HR=2.3,$P=0.012$)进行对比,两组间差异有统计学意义。结果表明,放疗和热疗之间的时间间隔短与降低复发风险和改善总体生存率有关。两组均未观察到显著增加不良反应。

关于序贯放热疗时序的问题,即热疗在放疗之前或之后的次序,目前并未得出一致结论。Hua 等对 180 例鼻咽癌患者进行了一项随机对照Ⅲ期临床研究,随机分为放疗组、放热疗组。放疗前后对患者进行热疗,热疗与放疗之间的时间间隔 <30min,热疗温度控制在 42.5~43.0℃,加热时间 50min。实验结果显示,治疗 7 周后,放、热疗组肿瘤完全缓解率为 95.6%,优于放疗组 81.1%;5 年局部控制率,放热疗组为 91.1%,而放疗组仅为 78.9%,5 年无进展生存率为分别为 72.7% 和 63.1%。两组均表现出口腔黏膜不良反应,如口腔黏膜炎、吞咽疼痛等。实验结果表明,无论放疗和热疗的时序,热疗与放疗的肿瘤治疗效果与间隔时间密切相关。

ArleneL 等为评估放射和高温热疗之间的顺序以及时间间隔对 HPV16(+)、HPV18(+)和 HPV 阴性宫颈癌细胞存活率的影响,放疗与热疗之间时间间隔分别为 0、

2、4h,热疗温度分别保持在 37、39、41、42℃。结果显示处理后每组细胞被的存活率,深色表示以下细胞系的细胞存活率较低:HPV16+SiHa(红色)和 Caski(橙色)(图 4-11A);HPV18+HeLa(绿色)和 C4I(黄色)(图 4-11B);HPV 阴性的 C33A(蓝色)和 HT3(绿色)(图 4-11C)。根据热图,从上到下,放射的剂量分比为 2、4、6、8Gy;从左到右分别显示了放射和热疗之间的时间。左侧为在放射之前进行热疗,时间间隔为 4、2 或 0h;右侧为在放射之后进行热疗,时间间隔为 0、2 或 4h。热图显示:①较高剂量的放射或高温度下热疗,具有较低的细胞存活率,表明提高放射剂量或温度可杀死肿瘤细胞。②从两边到中间的列,颜色变深,表明热疗和放疗之间的时间间隔较短,治疗后细胞存活率较低。③与仅放疗相比,热疗与放疗相结合,细胞存活率较低,具有更好的肿瘤治疗效果。④热疗前或热疗后进行放疗,细胞的存活率无任何差异。实验结果表明,放疗和热疗的顺序对肿瘤效果无影响,放疗与热疗之间间隔时间短,有利于肿瘤治疗。通过 Nicoletti 测定法检测放疗(4Gy)与热疗(42℃)联用,不同时间间隔治疗的细胞凋亡。实验结果显示,放疗和热疗之间间隔 0h 组,治疗后,其细胞凋亡率为 30%~35%;间隔 4h 组,其胞凋亡率为 20%~30%,远高于放疗处理的细胞组(5%~15%)。同时,放疗和热疗的顺序对细胞凋亡水平没有任何显著影响。

热灌注疗法是肿瘤热疗的一个重要分支,与放疗联用的次序也进行了部分研究。穆双锋等对晚期食管癌临床接受周剂量奈达铂同步后程加速超分割放疗联合体外高频热疗进行了研究,杨哲等探讨了替吉奥同步放疗序贯化疗治疗胃癌根治术后腹腔淋巴结转移瘤的疗效与安全性等,以上研究结果均显示其联用能够明显改善患者生命质量,且不会明显增加治疗不良反应,应用价值明显。热灌注疗法与放疗之间的时间间隔、次序对肿瘤治疗效果的影响是个值得探讨的课题,需要进一步探讨研究。

以上诸多研究分析证实了放热疗之间间隔时间应较短的观点,热疗的前后次序对肿瘤治疗没有任何显著影响,只要保证间隔 4h 以内,都可以产生明显的热增强效应,但在临床试验和实践中选择在放疗之后应用热疗的更多。

三、热疗之间间隔时间与次数

热疗应用或研究中,为追求较强的肿瘤杀伤作用,多采用热疗间隔时间较短的方式治疗。热疗间隔较短时会诱导细胞产生热耐受性,降低细胞对后续热疗的敏感性。热耐受的程度取决于首次加温治疗的剂量,即加温和时间的

大小。传统热疗认为,在肿瘤细胞体外加热过程中,当温度 43℃时,2~3h 即产生热耐受,2~18h 内达到最大耐受值,然后在约 72h 后缓慢消退。Raaphorst 等通过分析黑素瘤细胞存活率和 DNA 聚合酶活性,评估逐级加热的方式是否可以提高长期持续温和热疗的有效性。实验结果显示,43℃加热 30min 后,40℃加热 5h,对细胞存活率和 DNA 聚合酶的活性无影响。将温度提高至 44℃加热 30min 后,再进行 40、41℃下加热,DNA 聚合酶失活。结果表明,逐步热疗的耐热性主要发生在随后的 5~10h 内,细胞死亡率降低。毛祖彝等用密闭克隆培养法观察了人舌鳞状癌 Tca8113 细胞的热敏感性和热耐受性。结果显示,水浴加热对 Tea8113 细胞有明显杀伤作用,加热 6h 后细胞产生热耐受;对其再次加热,由于热耐受而不敏感,持续 72h 后消退(图 4-11,图 4-12)。热耐受会降低热效应对细胞的杀伤作用,在临床肿瘤热疗中,重复加热必须避开热耐受的起动和持续期。因此,两次热疗之间需间隔 72h《中国肿瘤热疗临床应用指南(2017.V1.1)》规定相邻两次传统高温(41~45℃)热疗间要求间隔 72h。如合并其他抗肿瘤治疗,可酌情调整温度(亚高温 <41℃)与频次,但两次热疗至少应间隔 24h。

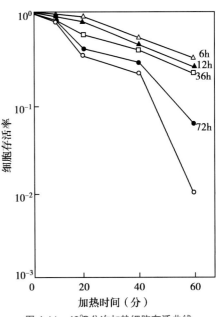

图 4-11 43℃分次加热细胞存活曲线

部分对热敏感的肿瘤,如乳腺癌、头颈恶性肿瘤、软组织肉瘤,不需要多次的热疗就可达到治疗效果。正常细胞、骨髓细胞、内皮细胞、脑胶质瘤等,具有不同的放射增敏性。基于上述,目前多采用分次热疗之间间隔 48~72h,且 1 周内不超过 3 次的热疗计划设计。在热疗次数上,目前多建议选择多次热疗。单次热疗对肿瘤治疗有一定的疗效,但

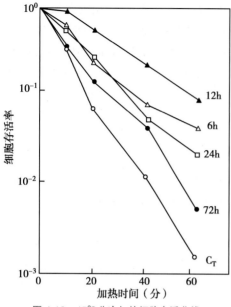

图 4-12　45℃分次加热细胞存活曲线

是很难保证整个瘤体受到均匀有效的加热,肿瘤边缘部位达不到预期的治疗温度,肿瘤细胞残留,最终导致肿瘤的再次生长。多次热疗则可以通过调整每次的热剂量分布克服这种缺陷,还可激发机体的免疫系统,对肿瘤进行免疫。

Masataka 等将磁铁矿阳离子脂质体注入小鼠 B16 黑色素瘤的体内研究其磁感应热疗的效果,分为Ⅰ~Ⅳ组:Ⅰ组为对照组;Ⅱ组在 43℃下进行 30min 的高温治疗 1 次;Ⅲ组在 46℃下进行 30min 高温治疗 1 次;Ⅳ组在 46℃下进行 30min 的高温治疗 2 次。实验结果显示,Ⅳ组中 90% 小鼠的肿瘤完全消退,而第Ⅰ和Ⅱ组中无没有小鼠治愈,第Ⅲ组 40% 小鼠肿瘤出现消退。同时,对热疗治疗 B16 黑色素瘤过程中引起免疫诱导,进行了体外细胞毒性测定。在第Ⅳ组的治愈小鼠的脾细胞中观察到细胞毒性活性,且 66% 治愈的小鼠对黑色素瘤细胞具有排斥反应。实验结果表明,热疗可通过热剂量和诱导免疫反应杀死肿瘤细胞,是一种有效的黑色素瘤的疗法,多次治疗的效果优于单次治疗。Esther 等为探讨右旋糖酐磁铁在口腔癌热疗中的作用,将其注入金黄仓鼠舌头中,并通过 500kHz 的交流磁场将舌头加热至 43.0~45.0℃,并保持 30min。结果显示,4 次加热后,对舌癌生长的抑制作用明显大于对照组(P<0.01)。此外,加热组的存活率显著高于对照组(P<0.01)。刘嘉毅等为探讨支架磁感应热疗对兔食管移植癌模型的影响,热疗温度 48℃、加热时间 30min,每 3d 重复 1 次。实验结果显示,热疗组在热疗后第 7 天与其他两组比较肿瘤体积无显著性差异,热疗后第 14 天肿瘤体积小于对照组,且生存期比其他两组长(P<0.05)。表明磁感应多次复反热疗是安全和有效的,可延长生存期。以上研究结果表明,多次热疗的必要性,但对于

热疗疗程暂没有规定,临床中多依据实际治疗需求。

四、其他影响因素

肿瘤的体积、位置、种类等影响协同效应。常规的热疗通过热暴露,即将肿瘤组织与温度相关联,利用缓慢升高温度,并保持一定时间长度,直至预定的生物学终点。由于常规热疗的温度低,治疗时间长,产热过程中通常会遇到热传导效率低下问题,或产生原发性和继发性细胞坏死。Petros 等为探讨右旋糖酐磁铁在口腔癌热疗中的作用,将其注入金黄仓鼠舌头中,并通过 500kHz 的交流磁场将舌头加热至 43.0~45.0℃,并保持 30min。结果显示,肿瘤边缘的温度升高平均时间为 162s,而肿瘤中心的温度升高时间为 420s。因此,肿瘤的体积、位置、种类等,影响其加热时间或实际温度,影响放热疗的效果。

磁性介质率影响协同效应。磁感应热疗需将磁介质植入或介入肿瘤组织内,再外施加交变磁场进行局部加热,磁性纳米粒子备受关注。由于固有的磁性能和外在磁场幅度,不同类型的磁性纳米粒子比热吸收率可能的差异可能是几个数量级,产生的热剂量和生效应存在较大的差异。同时,颗粒核的大小、组成、形状和表面比等会影响磁化率、饱和磁化强度(Ms)、磁晶各向异性(K)和弛豫时间等,因此,需要严格控制、调节以上因素改善比热吸收率。

放射剂量率影响协同效应。Hniibe 等低放射剂量 51.8cGy/h 处理 Yoshida Sarcoma Cells,同时在 40℃、41℃、41.5℃、42℃、43℃和 44℃热疗。实验结果显示,在非致死温度范围内,热疗增强了放射的细胞毒性。与较高温度(42℃、43℃和 44℃)相比,在较低温度范围中观察到了高协同效应。在热疗组中,存在耐热性;但与没有放射处理的细胞相比,其耐热性较低。

环境温度影响协同效应。Mona 等将 HepG2 肝癌细胞在培养箱用 37、40 和 43℃条件下热疗,与放疗联用(2Gy、4Gy 和 8Gy)分别治疗 24、48 和 72h,研究结果显示,40℃热疗与 4Gy 辐射相结合会显著降低细胞活力(P<0.05)。在处理后 48h 对细胞毒性最大,72h 后细胞活力稍有恢复。与未处理的细胞相比,在 40℃+4Gy+48h 组中,仅 5% 细胞存活,凋亡细胞和坏死细胞比例分别高达 31% 和 63%;其促凋亡基因(BAX 和 FasL)表达上调,抗凋亡(Bcl-2 和 GRP78)基因下调;VEGF 和 PDGF 水平显著降低(P<0.001,P<0.05)。研究结果表明,40℃+4Gy 是热疗联合放疗共同协作治疗肝癌的良好条件。

目前临床中,放热与放疗联用时的热疗疗程安排、放热疗计划系统的热疗放射增敏作用的精准量化数学模型、体内靶向热疗实施技术、无创测温技术等方面均有待进一步

提高，导致临床试验中无法同时达到更好的肿瘤杀伤作用与更小的正常组织不良反应，也极大地限制了放热疗的协同作用及临床推广。

第三节　肿瘤与正常组织的放射热增敏与治疗增益

热增强比（thermal enhancement ratio，TER）定义为以10%细胞存活为衡量点，单纯放疗和放疗加热疗产生同样生物效应所需的辐射剂量之比，用于衡量热疗的放疗增敏作用。通常，TER值越大，表示热疗对放疗的治疗效果增益越显著，可减少放射剂量的使用。热疗可增强肿瘤组织对放疗的敏感性，与放疗具有优势互补的协同作用，与许多作用机制密切相关。其中主要生物学机制包括以下方面。

一、热疗改善肿瘤组织的微环境，增加肿瘤细胞对放疗的敏感性

缺氧是实体瘤的标志之一，是影响肿瘤组织内平衡和微环境的关键因素。由于肿瘤组织内血管异常，导致快速分裂的恶性肿瘤细胞难以维持氧合作用，从而使肿瘤组织缺氧，如脑肿瘤、前列腺癌、宫颈癌、口腔鳞癌等。缺氧是干扰放射的主要因子，在低氧条件下，自由基损伤DNA可进行化学修复。低氧诱导因子1a（HIF-1a）是缺氧条件下激活的产物，有助于肿瘤细胞的增殖和存活，作为缺氧的特征性标志物。肿瘤缺氧导致低氧诱导因子1a（HIF-1a）过量表达，促使CD24分泌，从而导致肿瘤生长和转移。苏安毅等对40例前列腺癌患者的肿瘤组织、癌旁前列腺组织、前列腺增生组织中CD24表达率进行了对比研究，结果显示，肿瘤组织中CD24的阳性表达率显著高于其他标本组织（CD24在前列腺癌组织中的表达及其临床意义）。同时，HIF-1a过量表达，可促进肿瘤组织血管新生、肿瘤细胞血管外渗及循环肿瘤细胞转移等，使肿瘤增殖、转移。因此，适度的热疗可使局部血管扩张和血管灌注，从而改善肿瘤细胞的氧合作用，使肿瘤细胞在放射期间失去低氧环境的保护，增加其代谢和放射敏感性。另外，减轻炎症和肿瘤深层组织充血，降低疼痛感神经兴奋性，缓解疼痛。温度又不宜过高，间质液压力导致血管压迫，进一步的血管灌注减少，增加肿瘤细胞放射抗性，不利于热疗和放疗。

血管内皮生长因子（vascular endothelial growth factor，VEGF）是一个新型肿瘤标志物，在胃癌、食管癌、肺癌等患者血清中其水平显著升高，可促进血管内皮细胞增殖，增加血管通透性，形成新血管生长，与肿瘤转移、复发等密切相关，产生放射抗性。热疗可下调VEGF及其产物的表达，从而阻碍血管内皮增生，抑制肿瘤生长及转移。在高于42℃的温度下，肿瘤血管内皮细胞通透性增加，直接破坏肿瘤的血管系统，从而导致微环境中的液体和蛋白质积聚，并诱导肿瘤死亡。

二、热疗可上调热休克蛋白，抑制放疗对正常细胞造成的DNA损伤，同时调节免疫系统，诱导肿瘤细胞凋亡

热休克蛋白（heat shock proteins，HSPs）是热休克反应中显著表达的一类蛋白，在细胞应激反应中起关键作用。HSPs通过多种"保持和折叠"途径保护正常细胞免受蛋白毒性胁迫，促进严重受损蛋白质的降解，激活细胞凋亡途径阻止变性蛋白质的形成和致死性聚集级联的进展。Laura等通过蛋白质印迹法对细胞核和细胞质HSP27、HSP72、hMLH1和hMSH2水平进行评估。结果显示，热疗能显著增加所有细胞系中HSP27和HSP72的蛋白表达水平，且在HCT116+ch3细胞的细胞质和细胞核中更高；同时观察到热疗可诱导HCT116+ch3细胞中hMLH1和hMSH2蛋白从细胞核转移到细胞质。结果表明，热疗诱导HSP27和HSP72的核蓄积，并影响HCT116+ch3细胞中hMLH1和hMSH2的亚细胞定位。另外，热疗诱导HSP70的合成，增强端粒酶的活性及合成，而端粒在肿瘤细胞中的过度表达可延长细胞寿命。热疗可抑制端粒酶活性，促进癌细胞凋亡。HSPs作为分子伴侣，在调节免疫系统中也起着核心作用。HSP72（HSPA1A/B）可以作为免疫佐剂，诱导CD8[+]细胞毒性T淋巴细胞分化，分泌各种细胞因子参与免疫作用，以抵消由放疗造成的机体免疫抑制效应，提高机体抗肿瘤的免疫作用。刘志远等选取了105例局部晚期非小细胞肺癌患者随机分为放化疗组（对照组）和热疗联合放化疗组（实验组），治疗1个月后比较研究两组治疗前后的T细胞亚群CD3、CD4/CD8、NK细胞水平变化情况。研究结果显示，实验组总有效率为92.0%，显著高于对照组78.2%，存在显著性差异。治疗1个月后，实验组CD3、CD4/CD8及NK细胞水平均明显高于对照组（$P<0.05$）。实验结果表明，热疗联合放、化疗能够提高晚期非小细胞肺癌患者的治疗效果，增强机体的免疫功能，降低治疗不良反应。热疗联用放疗还可促进TNF-α和IFN-γ的分泌，诱导肿瘤细胞凋亡。

三、热量是多效性破坏剂，通过改变蛋白质结构在不同程度上影响多个细胞分子的组装和稳定性，从而影响DNA损伤反应

放疗会对肿瘤细胞DNA产生损伤，同时诱导DNA损

伤反应,使肿瘤细胞的放射敏感性降低。Mre11复合物参与双链DNA断裂的损伤修复有着重要关系,是热放射增敏的主要靶蛋白。Joseph等使用共聚焦显微镜对热疗联合放疗的肿瘤细胞中蛋白质的共定位以及核灶的形成和消失进行了比较,在2~8h内热疗抑制了病灶形成,并且在处理后12~24h内,Mre11复合体蛋白质的共定位降低了。在热疗联合放疗的细胞中共定位的降低,表明蛋白质相互作用降低。热疗促进了肿瘤细胞Mre11复合物分解,抑制双链DNA断裂的修复。MRE11大量从细胞核转移到细胞质,引起与细胞死亡相关的微核变化,从而导致细胞放射敏感性的提高。热疗不会引起DNA损伤,在放疗过程中,热疗通过破坏受损碱基的修复,增加单链断裂(SSBs)和双链断裂(DSBs)的水平。另外,在正常细胞中,放射激活其DNA损伤反应阻止细胞周期进程,从而降低放疗或热疗带来的损伤积累及其严重后果。

四、热疗与放疗联用直接杀伤不同细胞周期的癌细胞

在各细胞周期中,肿瘤细胞对热疗和放疗的敏感性不同。射线对G后期和M期的肿瘤细胞最为敏感;由于谷胱甘肽合成增加,S期肿瘤细胞对射线敏感性较低,但对热疗敏感最强。Raaphorst评估了两种人类神经胶质瘤细胞系(U87MG和U373MG)的热辐射敏感性增强及其与DNA聚合酶α和β失活程度的相关性。实验结果显示,热疗以时间和温度依赖性方式增加了辐射敏感性,且两种细胞系的热敏感性差异反映在聚合酶失活程度上,聚合酶β的失活程度大于α。DNA聚合酶α和β与DNA复制密切相关,在细胞S期。Kim等用有丝分裂震动脱落法观察热疗与放疗对不同时期HeLa细胞存活率的影响。研究结果显示,线a小剂量加温(43℃,30min)杀死30%的肿瘤细胞,对整个细胞周期并无影响;线c加热剂量增大,延长时间值1.5h,对S周期细胞杀伤率最大,对G₁周期细胞杀伤率最小;线b放疗对各个周期细胞的影响,其中对M周期细胞杀伤率最大,而对S周期细胞杀伤率最小;线d则显示热疗与放疗联用后细胞的周期存活率,其细胞存活率显著低于其他各组(图4-13)。表明热疗与放疗联用对肿瘤细胞具有明确的疗效,可对不同周期的肿瘤细胞发挥作用,彼此协作。

五、放疗联合热疗通过上调 *P53*、*Bcl-2* 等凋亡基因表达,促进细胞凋亡,达到对癌细胞的协同杀伤效应

P53是重要的肿瘤抑制因子之一,可调节细胞周期阻

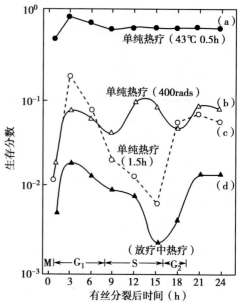

图4-13 不同时期HeLa细胞热疗与放疗后的生存率

滞、DNA修复和凋亡。徐寒子对西妥昔单抗联合放疗及热疗诱导人鼻咽癌细胞株CNE凋亡实验进行研究,发现放热组CNE细胞发生典型的凋亡形态学改变更为显著,且流式凋亡检测显示各照射剂量下放热组凋亡率分别为28.27%±1.21%(2Gy组)、30.70%±1.85%(4Gy组)、33.00%±1.61%(8Gy组)、34.43%±1.77%(12Gy组),显著高于对照组。靶放热组下调Bcl-2蛋白表达作用显著,但与放热组差异无显著性。结果表明,热疗放疗联用可上调Bax/Bcl-2比值促进肿瘤凋亡。Kinghorn等报道在人肝癌HepG2细胞中,热疗可上调P53表达,通过其调节作用降低Bcl-2,同时诱导*bax*基因的表达,促进肿瘤细胞凋亡;但在Huh7细胞中未观察到突变体*P53*。另外,热疗还可激活P53和丝氨酸-苏氨酸激酶引起DNA损伤应答,诱导的G2/M阻滞,发挥其作用。

治疗增益(therapeutic gain factor,TGF),定义为某种治疗技术导致肿瘤控制率与周围正常组织损伤率之比,即肿瘤组织的TER与正常组织的TER比值。另有报道,将TGF晚定义:

$$TGF_{晚} = \frac{BED_{肿(NCF)} / BED_{肿(CF)}}{BED_{晚(NCF)} / BED_{晚(CF)}} \quad (4-1)$$

BED分别表示肿瘤和晚反应组织生物效应剂量,上式分子值反映对肿瘤生物效应剂量,分母值则反映正常组织(通常只考虑晚反应组织)生物效应剂量。治疗方案应尽可能提高肿瘤组织的生物效应剂量,并最大限度降低放射对早、晚反应组织的生物效应剂量。根据式(4-1)可引入早反应组织的TGF早,以全面综合性的比较。TGF总即总治疗增益效应因子,其定义如下:

$$TGF_{总}=TGF_{早} \times TGF_{晚}$$

$TGF_{总}$综合反映了放疗方案对肿瘤的治疗效应和早、晚反应组织的放射效应。

放射或加温对肿瘤具有较好的治疗作用,但对正常组亦产生副作用。当$TGF<1$时,表明放射或热疗对正常组织的损伤大于对肿瘤组织的损伤。当$TGF>1$时,则是加重了正常组织的损伤。超分割(HF)、加速分割(AF)及加速超分割(AHF)等放疗方案被广泛用于临床肿瘤治疗,林世寅等对加速超分割(AHF)与传统分割(CF)方案治疗食管癌BED,TGF参量进行比较。

实验结果显示,AHF方案可显著缩短疗程为12d,优于CF组47d(表4-6)。AHF组患者可全疗程治疗,无明显不可耐受的不良反应。BED和TGF数据显示,AHF方案治疗增益$TGF_{早}$、$TGF_{晚}$、$TGF_{总}$高于CF方案组(表4-7),>1,显著降低了放疗剂量,减轻对正常组织的放射效应。治疗结束后,1个月复查,AHF组52.6%患者可进软(普)食,CF组39.6%,但两组的逐年生存率无明显差异(表4-8)。

表4-6 食管癌例1治疗方案参数

方案	次/d	剂量/Gy	天/周	次数	总天数	总剂量/Gy
CF	1	2.0	5	35	47	70
AHF	3	1.67	5	30	12	50

表4-7 食管癌例1治疗方案BED和TGF计算值/Gy

方案	$BED_{肿}$	$BED_{早}$	$BED_{晚}$	$TGF_{早}$	$TGF_{晚}$	$TGF_{总}$
CF	66.03	84.00	116.67	1.00	1.00	1.00
AHF	55.56	58.33	77.78	1.21	1.26	1.52

表4-8 食管癌例1治疗方案生存率和TGF计算值

方案	生存率/%			$TGF_{总}$
	1年	3年	5年	
CF	47.8	16.7	12.2	1.00
AHF	40.2	14.6	12.2	1.52

对后程加速超分割(LCAF)与传统分割方案(CF)方案治疗食管鳞癌的BED、TGF参量比较研究,结果显示,LCAF方案$TGF_{早}$、$TGF_{晚}$、$TGF_{总}$高于CF方案组(表4-9),>1,提高了肿瘤局部控制率和长期生存率(表4-10),但又不发生患者难以忍受的急性反应。以上数据说明,AHF、LCAF方案可提升肿瘤和正常组织的治疗增益,改善了生存质量。

表4-9 食管癌例2治疗方案BED和TGF计算值

方案	$BED_{肿}$	$BED_{早}$	$BED_{晚}$	$TGF_{早}$	$TGF_{晚}$	$TGF_{总}$
CF	59.81	80.71	109.44	1.00	1.00	1.00
AHF	64.87	79.90	106.74	1.10	1.11	1.22

表4-10 食管癌例1治疗方案放疗效应和TGF计算值对照

方案	局部控制率/%		生存率/%		$TGF_{总}$/Gy
	1年	3年	1年	3年	
CF	39.0	29.3	47.6	19.0	1.00
AHF	69.0	59.5	72.1	41.9	1.22

Arlene等进行了放射和高温热疗之间的顺序以及时间间隔对HPV16+、HPV18+和HPV阴性宫颈癌细胞存活的研究,结果显示,热疗与放疗联用细胞存活率较低,在较低剂量下具有更好的肿瘤治疗效果。

穆双锋等探讨了周剂量奈达铂同步后程加速超分割放疗联合体外高频热疗治疗晚期食管癌的临床疗效,在放疗3~4d后实施后程加速超分割放疗,并提升照射剂量,缩短了整个治疗时间,肿瘤细胞的增殖速度被有效抑制,同时不会影响治疗安全性。在放疗过程中,同步进行奈达铂化疗,有效杀灭肿瘤细胞,且减少不良反应。热疗可促进肿瘤周边血管扩张,诱发肿瘤细胞更迅速凋亡,有助于提升肿瘤细胞膜通透性,使化疗能够获得更好的效果,起到增效作用。研究结果显示,在接受周剂量奈达铂同步放疗和热疗联合治疗后,实验组患者的生命质量评价指标包括社会功能、认知功能、情绪功能、角色功能、躯体功能、总体症状领域的结果均明显优于单一接受周剂量奈达铂同步放疗的对照组($P<0.05$)。研究结果表明,周剂量奈达铂同步放疗联合热疗能够通过协同作用提升整体治疗效果,同时不会对治疗期间患者的安全性产生明显影响。诸多研究亦表明,热疗可提升放疗对肿瘤和正常组织的治疗增益,但尚无深入研究报道。

第四节 放疗与体腔热灌注治疗联合应用的注意事项

热放疗已成为医学、物理学、生物学、工程学等学科的研究热点,其成果和应用为热放疗提供了坚实的基础。热放疗可增加肿瘤疗效,安全可靠,但仍然存在许多需要深入研究的问题。依据不同的肿瘤及部位,合理选择热疗方式、温度、时间。临床常用射频热疗、微波热疗、超声波热疗。射频加温比微波深,用于深部肿瘤治疗,但电场分布发散,难以做到均匀加热,易引起脂肪过热和疼痛,加温区禁止热积聚效应的金属物。微波热疗,其穿透性差,加热部位浅,适用于表浅部位和腔内加温,不能透过气空腔,加温区禁止热积聚效应的金属物。超声波热疗作为无创热消融技术,对难治性腹、盆腔内、肢体、浅表部位的实体肿瘤具有治疗价值,但易造成靶区内癌细胞残留,肿瘤复发。

传统热生物学把肿瘤细胞的致死温度临界点设定为42.5~43℃,在此范围内延长加热时间,达到对不同肿瘤细胞或组织的治疗作用。不同肿瘤细胞对热的敏感性不同,造成某些肿瘤的热疗效果并不理想,从而降低了治疗增益。临床治疗中,全身热疗要求每次治疗时参考温度为39.0~41.5℃,维持60~90min,控制监测点温度≤41.5℃。浅部热疗适用于浅表肿瘤、腔道肿瘤,一般瘤内温度控制在39.5~45.0℃,皮肤表面温度控制在39.0~43.0℃,不能>45℃,联合其他抗肿瘤治疗时温度可适当降低。单独热疗时,每次加温时间为30~60min,若治疗需要,可适当延长至90min。深部热疗适用于除颅内肿瘤以外的全身各部位肿瘤,加温区域参考点的温度应≥39℃,且最好<43℃。单独热疗时每次加温时间为30~60min,如治疗需要,可适当延长至90min。C-HIPEC技术规范亦明确了化疗药物及剂量的选择、灌注温度控制[(43±0.1)℃]、灌注时间(60~90min)及次数(1~3次)、灌注液容量(4~6L)、灌注速度(400~600ml/min),同时将精准控温、精准定位和精准清除的治疗理念予以详细阐明。

关于序贯放热疗时序的问题,即热疗在放疗之前或之后的次序,目前并无一致结论。先放射后加温避免加温的血管损伤,又可减轻因皮肤充血引起的放射反应增加。先加热后放射可增加肿瘤氧分压,增加放射敏感性。临床常用的分次剂量为2Gy,此剂量正处于细胞存活曲线的肩部,热增敏作用不大。为了配合每周1次的热疗,放射的分次量可稍增加,或加温当日4Gy,次日停放疗1次。每周热疗最多不能超过2次,以避免热耐受的产生。

第五节　小　结

肿瘤热疗是继手术、放疗、化疗及生物治疗之后的第五种肿瘤治疗的手段,指利用肿瘤细胞与正常细胞的温敏性差异,通过各种外源性致热源,使其局部产热升温,达到抑制或杀死肿瘤细胞,激发机体组织的免疫功能,发挥其起治疗和预防肿瘤的作用。与传统的手术治疗、放射治疗、化学药物治疗方案相比,热疗具有安全性高、不良反应低的优势,有效缓解患者疼痛,提高患者生活质量,为肿瘤治疗提供了新的思路与方案。

热疗与放疗联合使用是肿瘤治疗领域的研究热点之一。在肺癌、宫颈癌、膀胱癌、脑胶质瘤等治疗或研究中也取得了诸多成果,表明相对于单一放疗或热疗,放疗与热疗联用可显著提高肿瘤治疗的疗效,降低放射的剂量,减少副作用。诸多研究充分证明热疗可通过直接杀伤部分敏感的S期或乏氧肿瘤细胞,改善肿瘤灌注氧合、抑制DNA损伤修复等,增加肿瘤对放疗的敏感性。目前临床中放、热疗联用时的热疗疗程安排、放热疗计划系统的热疗放射增敏作用的精准量化数学模型、体内靶向热疗实施技术、无创测温技术等方面均有待于进一步提高,导致临床试验中无法同时满足更好的肿瘤杀伤作用与更小的正常组织不良反应,极大地限制了放热疗的临床推广。于是在推进放、热疗技术与数学模型进步的同时,为保证在现有的技术条件下,达到更好的肿瘤杀伤作用与正常组织保护,就显得极为重要。

优化放、热疗应用中热疗疗程安排极为重要,与计划设计、热疗实施方案、温度监控技术等密切相关。在放、热疗计划设计方面,将热疗增敏效应、治疗增益效应充分整合到放疗LQ模型参数中。根据治疗目的设计出放热疗结合方案的等效生物剂量的三维分布图,技术靶向性强、热剂量分布更精确的热疗计划设计。诸多的无创实时测温方法被应用,浅表肿瘤可用皮肤接触电极、红外热成像摄影机等;深处肿瘤可采用T1加权成像、弥散加权成像、质子共振频率偏移成像等。根据患者年龄、性别、体质等不同特点,设计放、热疗计划、热疗实施与测温系统结合,热疗温度、加热时间、热疗间隔等参数的优化,以进一步增加放热疗有效性的同时减少不良反应,推进放热疗的临床应用探索。

(蔡　旭　唐劲天)

参考文献

[1] MICHAEL H, DENIZ PS, ANDREAS R, et al. Differences of the immune phenotype of breast cancer cells after ex vivo hyperthermia by warm-water or microwave radiation in a closed-loop system alone or in combination with radiotherapy [J]. Cancers, 2020, 12 (1082), doi: 10.3390/cancers12051082.

[2] CHEN Z, GUO W, WU Q, et al. Tumor reoxygenation

for enhanced combination of radiation therapy and microwave thermal therapy using oxygen generation in situ by CuO nanosuperparticles under microwave irradiation [J]. Theranostics, 2020, 10 (10): 4659-4675.

[3] DONG YH, WU G. Analysis of short and long term the rapeutic effect sofradi of requency hyperthermia combined with conformal radio therapyinhepato cellular carcinoma [J]. J BUON, 2016, 21 (2): 407-411.

[4] NILOY RD, EMANUEL S, EMSAD P, et al. A pilot study of radiotherapy and local hyperthermia in elderly patients with muscle-invasive bladder cancers unfit for definitive surgery or chemoradiotherapy [J]. Front Onco, 2019, 9: 889.

[5] RIYAFAR T, MAHDAVI SR, GERAILY G, et al. Evaluating the effectiveness of combined radiotherapy and hyperthermia for the treatment response of patients with painful bony metastases: A phase 2 clinical trial [J]. J Therm Biol, 2019, 84: 129-135.

[6] HADI F, TAVAKKOL S, LAURENT S, et al. Combinatorial effects of radiofrequency hyperthermia and radiotherapy in the presence of magneto-plasmonic nanoparticles on MCF-7 breast cancer cells [J]. J Cell Physiol, 2019, 234 (11): 20028-20035.

[7] 石红. 探讨 100 例子宫肌瘤高强度聚焦超声消融治疗临床疗效分析 [J]. 实用妇科内分泌电子杂志, 2020, 7 (1): 1-3.

[8] 舒畅, 胡文兵, 龚军. 高强度聚焦超声联合立体定向放疗治疗晚期结肠癌肝转移的疗效观察 [J]. 现代肿瘤医学, 2017, 25 (14): 2262-2265.

[9] WANG H, LI X, XI X, et al. Effects of magnetic induction hyperthermia and radiotherapy alone or combined on a murine 4T1 metastatic breast cancer model [J]. Int J Hyperthermia, 2011, 27 (6): 563-572.

[10] GAMBACCIANI M, LEVANCINI M. Vaginal erbium laser as second-generation thermotherapy for the genitourinary syndrome of menopause: a pilot study in breast cancer survivors [J]. Menopause, 2017, 24 (3): 316-319.

[11] NISHIMURA Y, URANO M. The effect of hyperthermia on reoxygenation during the fractionated radiotherapy of two murine tumors, FSa-II and MCa [J]. Int J Radiol Oncol Biol Phys, 1994, 29 (1): 141-148.

[12] VAN DER ZEE J, GONZáLEZ GONZáLEZ D, VAN RHOON GC, et al. Comparison of radiotherapy alone with radiotherapy plus hyperthermia in locally advanced pelvic tumours: a prospective, randomised, multicentre trial. Dutch Deep Hyperthermia Group [J]. Lancet, 2000, 355 (9210): 1119-1125.

[13] MOURATIDIS P, RIVENS I, CIVALE J, et al. Relationship between thermal dose and cell death for rapid ablative and slow hyperthermic heating [J]. Int J Hyperthermia, 2019, 36 (1): 229-243.

[14] JONES E, THRALL D, DEWHIRST MW, et al. Prospective thermal dosimetry: the key to hyperthermia's future [J]. Int J Hyperthermia, 2006, 22 (3): 247-253.

[15] VERNON CC, HAND JW, FIELD SB, et al. Radiotherapy with or without hyperthermia in the treatment of superficial localized breast cancer: results from five randomized controlled trials. International Collaborative Hyperthermia Group [J]. Int J Radiat Oncol Biol Phys, 1996, 35 (4): 731-744.

[16] MORITZ AR, HENRIQUES FC. Studies of Thermal Injury: II. The Relative Importance of Time and Surface Temperature in the Causation of Cutaneous Burns [J]. Am J Pathol, 1947, 23 (5): 695-720.

[17] FUKUMURA D, JAIN RK. Imaging angiogenesis and the microenvironment [J]. APMIS, 2008, 116 (7-8): 695-715.

[18] SONG CW, PARK H, GRIFFIN RJ. Improvement of tumor oxygenation by mild hyperthermia [J]. Radiat Res, 2001, 155 (4): 515-528.

[19] CAMPBELL H, LEDET J, POORE A, et al. Thermal tolerance in the amphipod Sunamphitoe parmerong from a global warming hotspot, acclimatory carryover effects within generation [J]. Mar Environ Res, 2020, 160: 105048.

[20] VAN DEN TEMPEL N, ZELENSKY AN, ODIJK H, et al. On the Mechanism of Hyperthermia-Induced BRCA2 Protein Degradation [J]. Cancers (Basel), 2019, 11 (1): 97.

[21] BAKKER A, KOLFF MW, HOLMAN R, et al. Thermal skin damage during reirradiation and hyperthermia is time-temperature dependent [J]. Int J Radiat Oncol Biol Phys, 2017, 98 (2): 392-399.

[22] 郭立仪, 邓明辉, 吕莉, 等. 放疗联合亚高温全身热

疗治疗颈部淋巴结转移癌的临床疗效分析 [J]. 现代诊断与治疗 , 2019, 30 (20): 3585-3587.

［23］FRANCKENA M, FATEHI D, DE BRUIJNE M, et al. Hyperthermia dose-effect relationship in 420 patients with cervical cancer treated with combined radiotherapy and hyperthermia [J]. Eur J Cancer, 2009, 45 (11): 1969-78.

［24］GREENHALGH DG, LAWLESS MB, CHEW BB, et al. Temperature threshold for burn injury: an oximeter safety study [J]. J Burn Care Rehabil, 2004, 25 (5): 411-5.

［25］BORASI G, NAHUM A, PAULIDES MM, et al. Fast and high temperature hyperthermia coupled with radiotherapy as a possible new treatment for glioblastoma [J]. J Ther Ultrasound, 2016, 4: 32.

［26］VAN L, OEI AL, CHIN KWTK, et al. Short time interval between radiation and hyperthermia improves treatment out comeincervical cancer [J]. Radiotherapy and oncology. 2016, 119: 338-339.

［27］KROESEN M, MULDER HT, HOLTHE JML, et al. The effect of the time interval between radiationand hyperthermiaon clinical outcomein 400 locally advanced cervical carcinoma patients [J]. Front Onco, 2016, 119: 338-339.

［28］Caspar ML, Arlene LO, Kenneth WTKC, et al. A short time interval between radiotherapy and hyperthermia reduce sin-fieldrecurrence and mortality in women with advanced cervical cancer [J]. Radiot Oncol, 2017, 12 (1): 75.

［29］XIONGE M, ROSEMARIE C, CASPAR M, et al. Radiosensitization by hyperthermia: the effects of temperature, sequence, and time intervalin cervical cell lines [J]. Cancers, 2020, 12 (3): 582-592.

［30］RAAPHORST GP, YANG DP, NG CE. Stepdown hyperthermia in human melanoma cells: effects on protracted mild hyperthermia for survival and DNA polymerase inactivation [J]. Melanoma Res, 1995, 5 (4): 229-234.

［31］MASATAKA S, MASASHIGE S HIROYUKI H, et al. Anticancer effect and immune induction by hyperthermia of malignant melanoma using magnetite cationic liposomes [J]. Melanoma research, 2003, 13 (2): 129-135.

［32］CAZARES-CORTES E, CABANA S, BOITARD C, et al. Recent insights in magnetic hyperthermia: From the "hot-spot" effect for local delivery to combined magneto-photo-thermia using magneto-plasmonic hybrids [J]. Adv Drug Deliv Rev, 2019, 138: 233-246.

［33］刘嘉毅 . 支架磁感应热疗食管肿瘤的实验研究 [D]. 湖南 : 中南大学 , 2011.

［34］MOURATIDIS P, RIVENS I, CIVALE J, et al. Relationship between thermal dose and cell death for rapid ablative and slow hyperthermic heating [J]. Int J Hyperthermia, 2019, 36 (1): 229-243.

［35］PAPADOPOULOS C, EFTHIMIADOU EK, PISSAS M, et al. Magnetic fluid hyperthermia simulations in evaluation of SAR calculation methods [J]. Phys Med, 2020, 71: 39-52.

［36］SAKURAI H, MITSUHASI N, TAKAHASHI T, et al. Enhanced cytotoxicity in combination of low dose-rate irradiation with hyperthermia in vitro [J]. Int J Hyperthermia, 1996, 12 (3): 3553-66.

［37］TALAAT RM, ABO-ZEID TM, ABO-ELFADL MT, et al. Combined Hyperthermia and Radiation Therapy for Treatment of Hepatocellular Carcinoma [J]. Asian Pac J Cancer Prev, 2019, 20 (8): 2303-2310.

［38］ZHANG T, SUO C, ZHENG C, et al. Hypoxia and Metabolism in Metastasis [J]. Adv Exp Med Biol, 2019, 1136: 87-95.

［39］ZHANG J, ZHANG Q, LOU Y, et al. Hypoxia-inducible factor-1α/interleukin-1β signaling enhances hepatoma epithelial-mesenchymal transition through macrophages in a hypoxic-inflammatory microenvironment [J]. Hepatology, 2018, 67 (5): 1872-1889.

［40］ELMING P, SØRENSEN B, OEI A, et al. Hyperthermia: the optimal treatment to overcome radiation resistant hypoxia [J]. Cancers, 2019, 11 (1): 60-72.

［41］KANAMORI S, NISHIMURA Y, OKUNO Y, et al. Induction of vascular endothelial growth factor (VEGF) by hyperthermia and/or an angiogenesis inhibitor [J]. Int J Hyperthermia, 1999, 15 (4): 267-78.

［42］NADIN SB, CUELLO-CARRIóN FD, SOTTILE ML, et al. Effects of hyperthermia on Hsp27 (HSPB1), Hsp72 (HSPA1A) and DNA repair proteins hMLH1 and hMSH2 in human colorectal cancer hMLH1-deficient and hMLH1-proficient cell lines [J]. Int J Hyperthermia, 2012, 28 (3): 191-201.

［43］ GERASHCHENKO BI, GOODING G, DYNLACHT JR. Hyperthermia alters the interaction of proteins of the Mre11 complex in irradiated cells [J]. Cytometry A, 2010, 77 (10): 940-952.

［44］ RAAPHORST GP, FEELEY MM, CHU GL, et al. A comparison of the enhancement of radiation sensitivity and DNA polymerase inactivation by hyperthermia in human glioma cells [J]. Radiat Res, 1993, 134 (3): 331-336.

5

第五章

肿瘤热疗的实时测温

精准体腔热灌注治疗需要精确的实时测温,腹腔热灌注化疗(HIPEC)这一技术利用了正常组织在高温条件下能耐受47℃持续1h,而恶性肿瘤细胞仅能耐受43℃持续1h的特性进行热疗,达到杀死肿瘤细胞的效果。这就要求在适当的位置、有精准的测温传感器进行实时测温,然后才可以进行控温,以保持患者体腔持续循环恒温。

目前临床应用的测温方法有有损测温和无损测温两种。有损测温利用热电偶、高阻导线热敏电阻、光纤等传感器放入组织内测温,对组织会造成微小损伤,因此称有损测温。有损测温使用的探头对组织会造成损伤,一般只能测量几个至数十个点,有些热疗难免会漏掉冷点及热点,不能测量整个靶区的温度,且不能得到温度分布的三维概念。HIPEC由于大容量、比较均匀的药液流动,常常可以采用较少的测温传感器。无损测温是一种非损伤性的测温方法,

不仅能测出表面,还可以测出三维空间,是一种可以与热疗同步进行的测温方法,常见的有利用核磁热成像技术测温、利用微波辐射测温、利用声速测温、利用组织发出的超声测温等。虽然无损测温能实现整个靶区测温,得出三维空间,但在临床上并不普及,或多或少存在精度不高、渗透深度有限、抗干扰能力弱、使用不方便等问题,技术仍有待完善,还处于发展阶段。目前,综合评价最高的是基于超声的无损测温,受到了人们的关注,成为近年的重点研究方向,但在目前临床上还是以有损测温为主。

临床上精准体腔热灌注治疗有损测温应该满足测温精度在±0.1℃,治疗温度在42~45℃,并时刻观察被透热组织的温度是否在相应范围内,确保热疗的安全性和有效性;测温元件的体积应该尽可能小,可通过导管放入体内;测量方法简单易行;测量工具与加热设备互不干扰。

推 荐 阅 读

- 李鼎九,孔忆寒.肿瘤热疗的理论与临床[M].郑州:郑州大学出版社,2010.
- 唐露新,传感与检测技术[M].北京:科学出版社,2011.
- 刘静,邓中山.肿瘤热疗物理学[M].北京:科学出版社,2008.
- 彭楠,赵彼得.临床肿瘤热疗[M].北京:人民军医出版社,2002.
- 肖绍文.中国肿瘤热疗临床应用指南(2017.V1.1)[J].中华放射肿瘤学杂志,2017,26(4):369-375.

第一节 常用的温度传感器及测温

温度传感器及测温方法对于热疗具有重要意义。常用的测温方法包括玻璃液体温度计、热电阻、热电偶、光纤传感器、液晶传感器、红外传感器、超声波传感器。测温方法有无损和有损两种,考虑体腔热灌注临床治疗对测温精度

要求较高,目前大部分使用光纤温度传感器、热敏电阻和热电偶等有损测温传感器。

一、玻璃液体温度计测温

玻璃液体温度计属于膨胀式温度计的一种,利用液体受热膨胀的性质制成,常用的液体有水银(汞)和酒精(乙醇溶液)。玻璃液体温度计是临床上最常用,也是最简单、最

便宜的温度计,构造简单,使用方便,精度高,价格低廉。但有着惰性大,能见度低,需要校准,不能自动记录及远距离传送的缺点。通常量程为0~50℃,可满足临床热疗实验室的要求,但使用之前需要经人校准,且肿瘤热疗需将肿瘤组织加热到致死温度,常用高频电磁波作为加热源,而水银作为一种金属,与电磁波场会互相影响,不能在电磁波场下进行测温。

酒精温度计或煤油温度计也属于玻璃液体温度计,它们受电磁波场的影响较小,但也具有反应不灵敏、玻璃易碎等玻璃温度计的缺点,因此也不适用于肿瘤热疗时的测温。

二、热电阻测温

热电阻温度计是利用导体的电阻随温度变化的特性,对温度和与温度有关的参数进行检测的装置。该温度计的主要优点是测量精确高、测量范围大(在低温方面)、自动测量和远距离测量使用方便。其材料有热电阻和热敏电阻两种。

(一)热电阻

热电阻是利用导体的电阻率随温度而变化这一物理现象来测量温度的。几乎所有物质都有这一特性,但作为测温用的热电阻应该具有以下特性:

1. 电阻值与温度变化具有良好的线性关系。
2. 电阻温度系数大,便于精确测量。
3. 电阻率高,热容量小,反应速度快。
4. 在测温范围内具有稳定的物理性质和化学性质。
5. 材料质量要纯,容易加工复制,价格便宜。

常用的热电阻材料有铂和铜两种材质。

(1)铂热电阻:铂是一种贵重的金属,易于提纯,性质稳定,电阻率较大,耐高温。可用铂热电阻作为测温基准器,缺点是电阻温度系数较小。其电阻值与温度之间的关系可用下式表示:

$$R_t = R_0\left[1+At+Bt2+C(t-100)t_3\right] \quad (-200~0℃)$$
$$R_t = R_0(1+At+Bt_2) \quad (0~650℃)$$

式中:R_t 为温度 t℃时的电阻值,R_0 为温度 0℃时的电阻值,A 为常数($3.968\,47\times10^{-3}$/℃),B 为常数(-5.847×10^{-7}/℃²),C 为常数(-4.22×10^{-12}/℃⁴)。

(2)铜电阻:在测量精度要求不高,测温范围较小($-50~150$℃)时,普遍采用铜热电阻。铜热电阻具有较大的电阻温度系数,材料容易提纯,其电阻值与温度之间接近线性关系,价格较便宜,所以应用广泛。铜热电阻的缺点是电阻率较小,稳定性也较差,容易氧化。

铜热电阻的电阻值与温度间的关系为 $R_t=R_0(1+at)$,式中 R_t 为温度 t℃时的电阻值;R_0 为温度为 0℃时的电阻值;

a 为温度为 0℃时的电阻温度系数。铜热电阻由直径 0.1mm 的绝缘铜丝绕在圆形骨架上,并加有保护套管。

(二)热敏电阻

热敏电阻是一种电阻值随温度变化的半导体热敏元件,它是由一些金属氧化物,如钴、锰、镍等的氧化物,采用不同比例的配方,经高温烧结而成。

常见热敏电阻由金属氧化物半导体材料制成,如 Mn_3O_4、CuO 等,可以有负温度系数和正温度系数的热敏电阻。一般采用负温度系数特性的热敏电阻,其电阻率 ρ 和材料常数 B,随材料成分不同等因素而变化。其特点是电阻率随温度而显著变化。热敏电阻因其电阻温度系数大,灵敏度高;热惯性小,反应速度快;体积小,结构简单;使用方便,寿命长,易实现远距离测量等特点,得到广泛的应用。热敏电阻的缺点是互换性较差,同一型号的产品特性参数有较大差别。另一缺点其热电特性是非线性的,这给使用带来一定的不便。

(三)热电阻的临床应用

通常临床上用于测温的是采用铂电阻和铜电阻作为敏感元件,测量电路用得较多的是电桥电路(图5-1)。采用这种电路,热电阻的两根引线的电阻值被分配在两个相邻的桥臂中,则由于环境温度变化引起的引线电阻值变化造成的误差会被抵消。

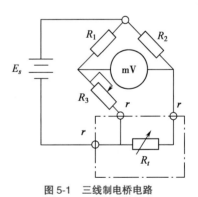

图5-1 三线制电桥电路

临床上一种由热电阻构成的温度计,叫 Bowmann 探头,采用了高阻值、体积小的热敏电阻,使用4根高阻值导线,用其中两根测量热敏电阻两端的电位,另两根测量经过热敏电阻的电流。该探头直径 <1mm,可放入套管内,用来测量肿瘤热疗时灌注液的入口和出口温度。它的缺点与其他热电阻温度计一样,即互换性差,使用前需要校正。

三、热电偶测温

热电偶传感器基于热电效应原理,其结构简单、制造方便、测温范围宽、热惯性小、准确度高、输出信号便于远传,在温度测量中应用极为广泛。热电效应指的是当两种不同材料（导体或半导体）A、B组合成闭合回路时,将两个接点放在不同的温度 T_1 和 T_2 下,则会在该回路中产生热电动势 $EAB(T_1, T_2)$（或产生相应的热电流 I）的现象（图 5-2）。其电势由接触电势和温差电势两部分组成。

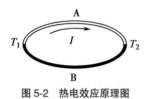

图 5-2 热电效应原理图

在一定温度下,如果从导体 A 扩散到导体 B 的电子数等于从导体 B 吸向导体 A 的电子数时,就达到了动态平衡。这时导体 A、B 之间形成的电位差称为接触电势。对同一金属导体而言,当其两端温度不同时,两端自由电子浓度也不同。高温端浓度大,具有较大的动能;低温端浓度小,动能也小。因此,高温端自由电子会向低温端扩散,最后达到动态平衡,这时的电位差称为温差电势。

实际生产中考虑热电偶的热电势及其制造的复制性和稳定性等特点,常采用合金热电偶,如铂铑、镍铬、康铜等,目前常用热电偶种类及性质见表 5-1。其中铜 - 康铜是最常用的热电偶,是生物医学常用的温度计,其材质坚固、耐用、便宜,具有可互换性。热电偶的测量精度虽然不如热电阻高,但其测温响应时间比热电阻快,也能满足 ±0.1℃、1s 内得到测温数据的临床需求。

表 5-1 常用热电偶种类及性质

热电偶名称	分度号	热电极材料		使用温度		适应环境	特点
		极性	成分	长期	短期		
铂铑₁₀- 铂	LB-3	正	10%Rh,其余 Pt	1~1 400℃	0~1 600℃	可在氧化性及中性气氛中长期使用,不能在还原性及含有金属或非金属蒸汽的气氛中使用	热电性能稳定,测温精度高,宜制作标准热电偶,测温范围大,热电势低,价格昂贵
		负	100%Pt				
铂铑₃₀- 铂铑₆	LL-2	正	30%Rh,其余 Pt	0~1 600℃	0~1 800℃	可在氧化性及中性气氛中长期使用,不能在还原性及含有金属或非金属蒸汽的气氛中使用	热电势比上更小,当冷端温度低 50℃ 时,所产生的热电势很小,可不考虑冷端误差
		负	6%Rh,其余 Pt				
镍铬 - 镍硅（铝）	EU-2	正	9%~10%Cr 0.4%Si,其余 Ni	1~1 000℃	0~1 300℃	适用于有氧气氛,耐金属蒸汽,不耐还原性气氛	热电势高,热电特性近似线性,性能稳定,复制性好,价格便宜,精度次于铂铑 10- 铂,作测量和二级标准
		负	2.5%~3%Si 其余 Ni				
镍铬 - 镍铜	EA-2	正	9%~10%Cr 0.4%Si,其余 Ni	0~600℃	0~800℃	适用于有氧气氛,耐金属蒸汽,不耐还原性气氛	热电势高,线性特性,价格便宜,测温范围较低,作测温用
		负	56%~57%Cu 其余 Ni				
铁 - 康铜	TK	正	100%Fe	−200~600℃	−200~800℃	适用于还原性气氛(对氢、一氧化碳也稳定)	价廉,热电势大,线性好,均匀性差,易生锈,用于测低温
		负	55%Cu,其余 Ni				
铜 - 康铜	CK	正	100%Cu	−200~300℃	−200~350℃	适用于还原性气氛(对氢、一氧化碳也稳定)	价廉,低温性能好,均匀性好
		负	55%Cu,其余 Ni				
钨铼₅- 钨铼₂₆		正	5%Re,其余 W	0~2 400℃	0~3 000℃	适用于高温测量和还原性气氛、惰性气体、氢气	热电势大,可作高温测量
		负	26%Re,其余 W				
铱 - 铱铑₄₀		正	100%Ir	1 100~2 000℃	1 100~2 100℃	使用于真空和惰性气体	可作高温测量,但热电势稍小,特性难一致,非常脆,价格贵
		负	40%Rh,其余 Ir				
铜 - 金钴		正	100%Cu	4~100K		适用于深低温测量	低温特性好,可测的温度低达绝对零度附近,不宜作常温以上的温度测量
		负	97.89%Au 2.11%Co				
镍铬 - 金铁₀.₀₇		正	Ni,Cr	1~300K		适用于深低温测量	在低温区,热电势极稳定,热电势大
		负	99.03%Au, 0.07%Fe				

热电偶用于临床应用时,常配有显示、记录和控制。在现场安装时热电偶的测量端应有足够的插入深度,管道上安装时应使保护套管的测量端超过管道中心5~10mm;为了防止传导散热产生测温误差,保护套管露在设备外部的长度应尽量短,并加保温层;为防止高温下保护套管变形,应尽量垂直安装。在有流速的管道中心必须倾斜安装,如有条件应尽量在管道的弯管处安装,并且安装的测量端要迎向流速方向。若需水平安装时,则应有支架支撑。对于热电偶本身来说,其输出电压极小,其值为每摄氏度几十微伏(μV/℃)。因此,在实际应用中要采用低失调电压运放进行放大,目前运放的种类很多,而且价格较便宜,可以选择到合适的运放作为热电偶的放大电路,但是要注意外围元件的选择。

为提高灵敏度,亦可采用同一型号的热电偶,在冷端和热端保持温度为 T_0 和 T_1 的情况下串联使用,提高灵敏度,减小相对误差(图5-3)。总热电势为单支热电偶热电势的 n 倍,即 $E_G = E_1 + E_2 + \cdots + E_n = nE$。但由于元件增多,若其中一个热电偶断路,则整个线路不能工作。在被测介质温度面积较大时,也可采用若干个同型号的热电偶并联使用(图5-4)。该测温线路可测出各点温度的算术平均值,其缺点是其中某一热电偶断路时,不能及时发现。

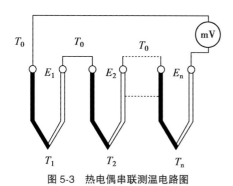

图5-3　热电偶串联测温电路图

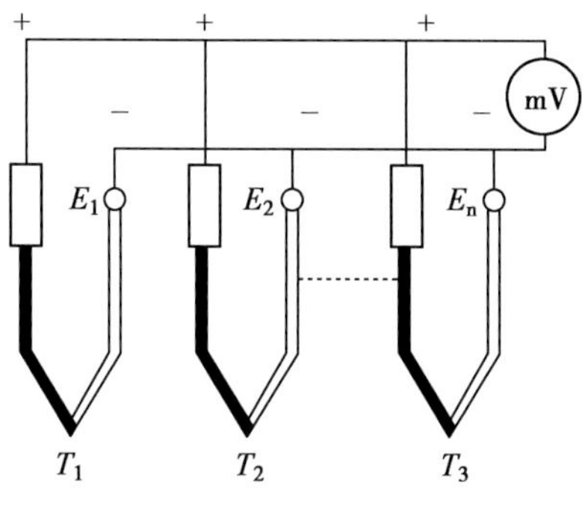

图5-4　热电偶并联测温电路图

四、光纤传感器测温

光纤温度传感器是一类利用在光线中传输时,光的振幅、相位、频率、偏振态等随光纤温度变化而变化的原理制作的传感器。光纤测温是对传统测温方法的扩展和提高,光纤温度计分为两大类:一类是非功能型,光纤在温度计中仅起到传输光信号的作用,必须在光纤端面加装其他的敏感元件才能测温,也称为传光型或结构性光纤温度计,它利用半导体材料的光吸收响应随温度而变化的特性,根据透过半导体的光强变化检测温度;另一类是功能型,光纤不仅作为传导作用,还作为测温的敏感元件,利用光纤本身具有的某种敏感功能,而使光纤起到测量温度的作用,常利用多种光学效应如偏振干涉、相位干涉等。光纤温度传感器的种类很多,包括光纤荧光温度传感器、分布式光纤温度传感器、光纤光栅温度传感器、干涉型光纤温度传感器以及基于弯曲损耗的光纤温度传感器等。

光纤传感器测温的原理多数是采用一束光纤传入光源,用另一束光纤将从热敏电阻得到的光传出去,然后转换成电信号,间接表达温度的高低。常配合放大电路、A/D转换器、除法器等组成的微机系统处理得到的信息,最后数字化的显示出温度。热敏电阻可选用砷化镓(GaAs)、液晶。光纤测温最大的优点是能抗电磁干扰、耐高温高压、体积小、灵敏度高。

FOTEMP1-4光纤测温仪是国内生产的一款测温仪,光纤测头的外壳涂层为聚四氟乙烯,测头的尖端由GaAs晶体制成,采用德国Optocon光纤温度传感器,不受射频、微波、高温的干扰,量程为−200~300℃,标准偏差±0.2℃,测量原理是利用了GaAs的光学特性随温度变化,能应用在微波系统、医疗技术、过程监控等方面,具体参数见表5-2。

表5-2　Optocon光纤温度计FOTEMP1-4技术参数

参数	指标
测量通道	4个
电源	100-240VAC/50-60Hz
功耗	>10VA
测量温度范围	−200~300℃
标准偏差	±0.2℃
测量时间	250ms
模拟输出	4~20mA/0~10V
串口	RS-232/RS-485/USB

五、液晶传感器测温

液晶传感器测温是利用热色液晶随温度的变化迅速改变其反射的可见光颜色的特性,是一种非接触式测量方法。

用于测温的胆甾相液晶具有特殊的分子排列结构,当液晶受热后,其分子层间的螺距会变化,仅有波长等于螺距的光会被反射回来,因此液晶能呈现不同的颜色,反映出不同的温度。

由于胆甾相液晶具有这种光学性质,所以在测温测热、测机械剪应力、医学诊断等方面都有广泛的应用,具有反应速度快,基本上能实时动态测量非定常的温度变化;能把不可见的温度场转变为可视性极强的全彩色光显示信息,得到有定量依据的数字化彩色热图结果,达到 0.1℃ 的定量测定精度;不需电源供电,无信号传输线;操作方便,成本低廉等优点。如液晶温度测试卡,通过颜色来显示温度,将测试卡压在额头 15s 即可显示当前体温。

六、红外传感器测温

红外传感器测温的原理是将物体自身发出的红外线具有的辐射能转变成电信号,红外线辐射能的大小与物体本身的温度相对应,根据转变成电信号大小,确定物体的温度。优点是可用于大规模人群快速发热筛查、非接触式、响应时间快。红外测温技术是一种在线监测式检测技术,它集成光电成像技术、电子信息技术、计算机处理技术于一身,通过接受物体发射出的红外线,将其热像显示在荧光屏上,从而准确判断物体表面的温度分布情况,方便快捷,现在市面的红外线测温装置的显示分辨率可以达到 0.1℃。

根据波长,可以将红外分成近红外和远红外。近红外指的是波长短,接近可见光的波长范围,主要用于工业生产,如炼钢、冶炼、热处理等领域的测温。实际生活当中,主要是应用远红外进行测温,如手持式的红外体温检测枪、耳温枪,一般是由光学系统、敏感元件、前置放大电路和信号调理电路组成。当测量 100℃ 以下的温度时,采用波长为 5~14μm 的远红外光,多采用硅、锗、硫化锌等热敏材料。

七、超声波传感器测温

目前临床使用的测温方法还是以有损测温为主,但无损测温能在不伤害正常组织的情况下测温,得到需治疗区域的三维温度空间,成为近年来临床上重点研究的方向。超声无损测温是其中的一种方法。

超声传感器测温利用的是生物组织在加热时发出的机械波变化来反演出人体组织的温度,属于无损测温的一种,多应用于乳腺、肝脏、前列腺等部位的温度检测。超声传感器测温中的超声图像分析法在近年研究得较多,原理是由于在加热的条件下,组织结构会发生变化,导致超声回波信号能量的改变,进而造成生物组织 B 超图像特征的改变,但这种测温方法精度较差,温度估计精度为 0.5℃,还未达

到临床温度监测的要求。组织对超声的吸收很小,因此超声传感器检测能应用于深层的病灶区域测温,但影响超声图像特征的因素众多,如人呼吸引起的组织运动、加热时组织的空化效应、人体结构的差异等都会影响超声测温的精确性。此外,所有的无损测温方法都需要事先测量组织的特性参数与温度变化的关系,但不同个体,各种组织的特性参数存在差异,这是目前无损检测技术面临的主要问题,所以超声传感器测温技术还需进一步的发展,才能满足临床需要。

目前的测温传感器主要有有损和无损两种,考虑体腔热灌注临床治疗的情况、测温精度要求、质量要求、成本控制、便捷性等,目前大部分使用光纤温度传感器、热敏电阻和热电偶等有损测温传感器。

第二节 体腔热灌注治疗的实时测温

肿瘤热疗是利用肿瘤组织对温度的敏感性比正常组织高的特点而展开的一门医疗技术,临床上对于灌注液的加热常采用高频电磁波、红外线、热交换器作为热源,使得灌注液能达到加热目标温度(约 45℃),接着将加热后灌注液持续循环恒温的灌注入患者体内(如胸腔、腹腔、膀胱),并维持一段时间,从而杀灭患者体腔内的癌细胞及微小病灶。在使用体腔热灌注治疗时,最重要的一步就是需要实时监测注入人体体腔的灌注温度是否满足所需的温度要求,必须精确地控制治疗区域的温度,才能达到理想的治疗效果。

图 5-5 是体腔热灌注系统的示意图,体腔热灌注系统一般由控制系统、外循环系统、热交换器和内循环系统组成。外循环为密封的水,通过水浴加热器、半导体制冷器和温度传感器 T_1 精确控制外循环管中的水温,再通过热交换器将热能传导药袋中,保证内循环的药液温度。内循环与人体腔相连通,指的是灌注液注入人体前和出人体后之间的灌注液在人体内部的一个循环。其中在内循环的出药管口和回药管口附近分别安装温度传感器 T_2、T_3,测量药液的出口和入口温度,这里入口温度高于出口温度。

在热灌注治疗过程当中,需要保证内循环中的灌注液温度恒定,一般在灌注液注入人体体腔前和出体腔后设置两个高精度温度传感器,并采用温度预估计算,即可得到治疗体腔内部比较准确的温度。如果由于人体内温度的分布不均匀,在临床实验研究对体腔内温度监测要求较高的情况下,会考虑在人体的重要部位内置 T_4、T_5、T_6 等温度传感器,甚至根据需要设置更多的温度传感器,确保灌注液在治疗体腔内循环中恒温流动。

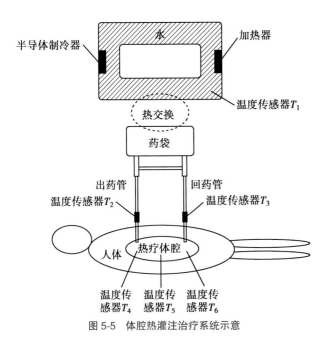

图 5-5　体腔热灌注治疗系统示意

在腹腔热灌注治疗的实际应用时，通常将接有温度传感器的进水管插入左右肋下腹腔，将接有温度传感器的出水管插入腹腔内左右髂窝处，并在腹腔内部植入温度传感器，所有传感器接主机监测仪。

体腔热灌注治疗时，外循环的温度测量可用热电偶仪进行测量，内循环常选用光纤测温仪或高阻导线热敏电阻测温仪作为测温元件。光纤的优点是可以细到 0.5mm，体积小，方便内置于导管当中、可以多点测温、低热传导，缺点是较昂贵；高阻导线热敏电阻测温仪比光纤稍粗，但也满足临床测温需求，目前已广泛应用在体腔热灌注治疗系统中。国内的 BR-TRG-Ⅰ型和 BR-TRG-Ⅱ型体腔热灌注治疗系统的测温元件采用的是高精度、抗干扰能力强的光纤传感器 PD100-003。PD100 是钢镓砷（InGaAs）光电二极管，直径只有 100μm，其温度分辨力和测温灵敏度都很高，测温精度可以达到 ±0.1℃，其采用一束光纤传入光源，用另一束光纤将从热敏电阻得到的光传出去时，由 InGaAs 光电管将该光能量转换成电信号，信号经过放大、模数转换后进入计算机控制系统，实现高精度测温。

目前体腔热灌注治疗系统已经比较成熟地应用于体腔部位的一些肿瘤治疗中，使用的相关测温传感器完全可以满足治疗仪器和治疗过程的要求，在测温点较少时，医生操作比较容易，患者痛苦较小，因此要综合考虑可操作性、患者的耐受性和测温的准确性。

第三节　临床体腔热灌注治疗测温的问题

临床常用的适用于体腔热灌注治疗的温度测量传感

器，热疗过程当中还会存在一些问题，归纳如下。

一、如何得到更多的温度信息以及正确的温度信息

目前基本使用有损测温，只能实现测量局部个点的温度情况，无法三维测温，不满足临床上需要掌握整个病灶区域的温度分布要求。如果需要了解温度分布情况，且依靠单个或几个热电偶测温时，需要移动这些热电偶继续测量别的相关点的温度数据，利用这些数据集画出温度分布图，现已经有能使热电偶在导管内移动的设备。

二、测温探头的材质以及尺寸要求

测温探头一般要求直径小于 1mm，具有高灵敏度和高精度，常选用光纤、热敏电阻、热电偶等测温元件，使用具有良好柔软性的金属导线、高阻导线作为探头引线。因为热疗所需的测温及控温往往是远距离传输，所以在保证信噪比和抗干扰的前提下，探头引线尽可能长点。

三、如何有效地放置测温导管，从而得到最多、最有效的温度信息

浅表肿瘤常由医生凭借经验将导管刺入人体体腔内，若肿瘤体积较大，导管的放置位置就有较大的盲目性，因此主张大于 1.5cm 的肿瘤，可以应用 X 射线、超声波、CT 等影像诊断结果辅助定位。根据影像诊断，确定肿瘤大小，决定测温导管的位置。因为测温导管不透 X 射线，穿刺后可用 X 射线或 CT 证实。

肿瘤的中心部位、边缘部位、正常组织都是应该重点关注的地方，图 5-6 列举了三种较好的对浅表肿瘤放置测温导管的方式。这三种导管布局方式都经过了肿瘤中心并考虑到了肿瘤底部，导管超出肿瘤边缘，以便能测量正常组织的温度。将光纤传感器、热电偶等测温元件内置于导管中，即可实现在体腔热灌注治疗时内循环的多点测温。

肿瘤中心、肿瘤边缘、肿瘤最深部位、正常组织、邻近大血管部位等都应放置测温元件，每一类部位放置几个需依据具体情况而定，这也是当前热疗的研究热点之一。

四、如何发现临床温度测量误差

临床温度测量误差可能会由各种因素引起，引起温度误差的情况可能有测温仪器本身、测温传感器的放置不合理或者故障、测温传感器与仪器的接口问题 3 种。为了防止出现误差，重点是要观察系统显示屏上的温度曲线，由于理想状态是恒温循环，所以若曲线出现大幅度波动，即表示有测量误差存在。在停机以后，消散曲线应该是平滑地下

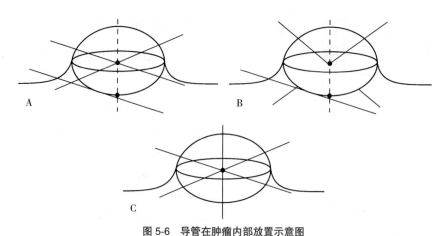

图 5-6　导管在肿瘤内部放置示意图

A. 两管与中平面平行,一管在基底正切;B. 两管穿过中平面,一管在基底正切;
C. 两管与中平面平行,一管与其垂直并通过中轴线。

降,若出现突然下降或突然上升再下降的波动,表示存在测温干扰。

体腔热灌注治疗的临床测温根据治疗部位和结构的不同,使用的测温传感器的种类、放置位置可能有不同要求,同时要使测温传感器放置简单,患者痛苦少,确保测温效果。

第四节　体腔热灌注治疗实时测温的质量保证

体腔热灌注治疗实时测温的质量保证(QA)包括治疗设备、治疗过程和数据处理三个方面。在治疗过程中,加热温度、治疗温度、循环流量控制精度等都是要考虑的因素,计算机全程动态监测和反馈调节下,保持灌注液的恒定温度以及稳定的流量、流速,才能保证对癌细胞的有效杀灭。治疗时如果温度控制达不到控制要求,或者出现测温、控温等故障,设备应该可以自动及时报警,并采取相应的措施。

在测温传感器方面,测温探头精度达到±0.1℃即可满足临床需求。测温质量保证的关键是测温装置的校准,装置需要进行自校准和定期维护。将 0~50℃或 0~100℃的精密水银玻璃温度计作为自校准标准,并对热灌注治疗设备进行定期维护。

在各个测温点上,应该确认测温传感器的温度相对均匀,不会有大的突变以确保热疗部位测温的准确性和连续性。

另外,药液加热采用水浴加热的方法,具有无辐射、缓慢升温的优点,相比微波更加安全。此外,测温探头需保证与人体绝缘,用聚四氟乙烯等绝缘材质包裹,不允许裸线接触组织。测温点的选取应具备代表性,为得到更多的温度

信息并减少对人体组织的损伤,尽可能选用能多点测量的多元测温传感器或可移动测温传感器,建议至少 1~2min 测温一次。若采用热电偶测温装置,必须在治疗前后测量温度,确保后续的数据分析。治疗过程中实时观察测温曲线,判断有无干扰或者误差。除此之外,还需考虑患者的身体条件,患者所能承受的最高温度、心率最大值及血压上限,若患者对治疗过程中的温度产生副作用,需及时调整灌注温度及流速,并认真记录,输入的有关参数都是热疗的必要参考基础。

体腔热灌注治疗的临床测温的质量保证体现在对热疗部位测温传感器的准确度和实时性,并且确保测温时,传感器不会受到干扰。

第五节　小　结

温度传感器及测温方法对于热疗具有重要意义。常用的温度方法包括玻璃液体温度计、热电阻、热电偶、光纤传感器、液晶传感器、红外传感器、超声波传感器。热疗测温技术可分为有损测温和无损测温。有损测温是指将测温用的热电偶或热敏电阻内置在探针当中,直接穿入患者热疗部位,获得单点或数十点的温度,该方法已在临床使用多年,但会对人体造成伤害,存在测温元件受加热磁场干扰,影响病灶部位温度场分布等因素的可能,并且所测得的温度是单个点温度,不能完全反映整个病灶部位的温度情况。近年来,无损测温由于不会破坏人体组织结构,还能得到三维的温度场,成为临床上重点研究的方向,特别是利用超声特性与温度的相关性获得组织温度的超声无损测温方法,综合评价更高,因此具有更好的应用前景。

体腔热灌注治疗时必须准确地监控治疗区域的温度,

这就要求精确地测量灌注液体在外循环及内循环时的温度，精准体腔热灌注治疗需要精确的实时测温，这就要求在适当的位置、有精准的测温传感器进行实时测温，才可以进行控温，以保持患者体腔持续循环恒温。但目前临床上精准体腔热灌注治疗仍采用的是加热装置、灌注液流入管及灌注液流入管测温的体外测温技术，在科研需要时才进行鼓膜测温、体腔内定点测温，可基本满足测温精度在±0.1℃，治疗温度在42~45℃的需求，并时刻观察被透热组织的温度是否在相应范围内，确保热疗的安全性和有效性。

（唐露新　何欣颖）

参考文献

［1］刘相花，徐力，颜乐先，等.国内医用体温计临床使用计量质控现状分析［J］.医疗卫生装备，2020，41（1）：74-77，108.

［2］胡建昆，刘凯.重视进展期胃癌腹腔热灌注化疗的临床应用［J］.中国普外基础与临床杂志，2020，27（08）：917-921.

［3］杨甜甜，郭涛，陈展，等.温度传感器的应用研究［J］.内江科技，2020，41（3）：38，42.

［4］李盼菲，贾芸.热电偶温度测试技术原理及应用分析［J］.电子测试，2020，（13）：56-57.

［5］HEELEY AD, HOBBS MJ, LAALEJ H, et al. Miniature Uncooled and Unchopped Fiber Optic Infrared Thermometer for Application to Cutting Tool Temperature Measurement ［J］. Sensors (Basel), 2018, 18 (10).

［6］李衡.浅析光纤测温和传统热敏电阻测温在干式变压器上的应用前景［J］.中国设备工程，2020，（15）：250-251.

［7］陈金龙.基于STM32的热敏电阻多路温度采集系统设计［J］.集成电路应用，2020，37（03）：24-25.

［8］苏东岳，郭丽华，孙健，等.红外测温技术的应用和思考［J］.中国医疗器械信息，2020，26（11）：23-25.

［9］张德云，张玉华.红外测温仪探热的质量保证［J］.中国国境卫生检疫杂志，2003，26（5）：271-273.

［10］SIMPSON G, RODSETH RN. A prospective observational study testing liquid crystal phase change type thermometer placed on skin against oesophageal/pharyngeal placed thermometers in participants undergoing general anaesthesia ［J］. BMC Anesthesiol, 2019, 19 (1): 206.

［11］康凯.光纤荧光测温仪关键技术研究［D］.北京：中国航天科技集团公司第一研究院，2018.

［12］胡艳玲，商凤凯，程朋飞，等.基于光纤探头的辐射式温度测量系统的研究［J］.燕山大学学报，2018，42（6）：547-551.

［13］嵇敏洁，印佳，杨悦，等.肿瘤热疗无损测温方法的研究进展［J］.北京生物医学工程，2019，38（1）：96-101.

［14］张强克，马玲芳，唐荣军，等.肿瘤热疗无损测温技术研究进展及存在问题［J］.中国医学物理学杂志，2011，28（3）：2689-2692.

［15］杜玫玫.基于超声测温原理的温度分布传感器设计［J］.检验检疫学刊，2020，30（2）：130-133.

［16］郑音飞，付文鑫，姚磊，等.医学超声诊疗设备计量检测方法研究与探索［J］.中国医疗设备，2019，34（11）：22-29.

［17］ALAEIAN M, ORLANDE H, MACHADO JC. Temperature estimation of inflamed bowel by the photoacoustic inverse approach ［J］. Int J Numer Method Biomed Eng, 2020, 36 (3): e3300.

［18］崔书中，巴明臣，黄迪文，等.BR-TRG-Ⅰ型体腔热灌注治疗系统的研制与开发［J］.中国医疗设备，2009，24（9）：7-9.

［19］ISEKI Y, ANAN D, SAITO T, et al. Non-Invasive measurement of temperature distributions during hyperthermia treatments using ultrasound b-mode images ［J］. Thermal Med, 2016, 32 (4): 17-30.

［20］施德恒，刘玉芳，余本海.测温仪低温段的温度分辨力和测温灵敏度及对测温精度的影响［J］.激光杂志，2009，30（3）：62-64.

［21］孙香美，柏红，钱晨，等.术中腹腔热灌注化疗对患者体温的影响［J］.护理学杂志，2018，33（20）：41-42.

［22］冯世领，汤鞾，蔡葵.肿瘤热疗仪质量控制和质量保证工作与临床使用关系的初步探讨［J］.现代仪器，2011，17（2）：35-38.

［23］李鼎九，胡自省.肿瘤微波热疗的质量保证（QA）的建议［J］.中华放射肿瘤学杂志，1994，（04）：282-285.

［24］张敏，邱召运，陈雪梅，等.基于光纤传感器的透析穿刺针头漏血检测方法研究［J］.生物医学工程研究，2020，39（2）：181-185.

［25］霍东风，谭励夫，张腾.双体温探头的无线体温监测系统［J］.电子测量技术，2018，41（12）：64-67.

［26］刘晓莉，沈玉琴，刘志燕.肿瘤大剂量化疗中PICC

导管应用的护理对策研究 [J]. 中外医学研究 , 2020,
18 (17): 99-101.

［27］牛雪梅 . 射频热疗中采用单腔中心静脉导管测温的
可行性研究 [D]. 泸州 : 泸州医学院 , 2011.

［28］牛雪梅 . 侵入式测温技术在肿瘤热疗中的临床应
用 [J]. 西南军医 , 2011, 13 (1): 90-92.

［29］苏施雅 . 鼻咽癌颈淋巴结转移灶热疗质量保证的研

究 [D]. 广州 : 广州医学院 , 2010.

［30］梅雪 . 内生场热疗机在临床应用中质量保证的研
究 [J]. 医疗卫生装备 , 2007, 28 (7): 67-68.

［31］尤国美 , 余先萍 , 吴琴尔 . 持续质量改进在腹腔热
灌注化疗管理中的应用 [J]. 护理与康复 , 2008, 7
(3): 216-217.

6

第六章

体腔热灌注治疗技术平台的建立

体腔热灌注治疗设备是开展体腔热灌注治疗技术的重要平台，也是决定应用此疗法的患者临床治疗效果和不良反应的决定性因素。随着国内外临床医生和技术工程师对此项技术实施方法的不断探索，体腔热灌注治疗的技术平台也得到了不断的创新和改进优化。

1980年，Spratt等首次提出肿瘤热灌注化疗的概念，开辟了体腔内肿瘤治疗技术的新领域，引领众多专家学者去探寻这一疗法的临床应用价值。随着其疗效被越来越多的临床专家认可，此项技术也得到了不断的完善和优化，从简单地将灌注液在体外用加热装置加热后直接灌注到腹腔，到使用微波装置、恒温水浴箱等加温技术间接加热灌注液后再注入腹腔，体腔热灌注治疗技术也从简单原始朝着精准方向发展。

经过多年的临床经验证明，肿瘤的体腔热灌注治疗技术安全、简便，是肿瘤综合治疗的有效措施，尤其是对那些存在腹腔高危因素的患者，能有效地降低复发率、提高患者生存期。总体来讲，现在临床上广泛应用的体腔热灌注治疗的技术平台，都配置一定的安全、保障的措施，对于患者来说实施此项疗法是安全的、有效的，并发症能够得到很好的控制。但是，目前体腔热灌注治疗尚需进一步探讨的问题还很多：体腔内液体温度标准如何界定？温度监控情况如何掌握？如何实现腹腔热灌注过程中药液与病灶的充分接触？如何实现腹腔内温度的均匀性？如何保证有效的灌注液循环通畅？相信随着此项技术的不断完善、发展，以上问题肯定能够迎刃而解，体腔热灌注治疗将进一步得到认识，必将有更广阔的临床应用前景。

推荐阅读

• 中国抗癌协会腹膜肿瘤专业委员会，广东省抗癌协会肿瘤热疗专业委员会.中国腹腔热灌注化疗技术临床应用专家共识（2019版）[J].中华医学杂志，2020，100（2）：89-96.

• 李雁，许洪斌，彭正，等.肿瘤细胞减灭术加腹腔热灌注化疗治疗腹膜假黏液瘤专家共识[J].中华医学杂志，2019，99（20）：1527-1535.

• 中日医学科技交流协会热疗专业委员会，中华医学会放疗分会热疗专业委员会.中国肿瘤热疗临床应用指南（2017.V1.1）[J].中华放射肿瘤学杂志，2017，26（4）：369-375.

• 蔡国响，崔书中，陈凛，等.腹腔热灌注化疗技术临床应用专家共识（2016版）[J].中华胃肠外科杂志，2016，19（2）：121-125.

• 李雁，周云峰，梁寒，等.细胞减灭术加腹腔热灌注化疗治疗腹膜表面肿瘤的专家共识[J].中国肿瘤临床，2015，42（4）：198-206.

• DUBÉ P, SIDERIS L, LAW C, et al.Guidelines on the use of cytoreductive surgery and hyperthermic intraperitoneal chemotherapy in patients with peritoneal surface malignancy arising from colorectal or appendiceal neoplasms.[J].Curr Oncol, 2015, 22: e100-12.

第一节　体腔热灌注治疗的方法及技术平台的演变

体腔热灌注治疗技术是将化疗与热疗相结合的综合治疗手段,需要很好的技术平台控制灌注液的温度精度及流量精度。体腔热灌注治疗设备及配套管道系统是开展体腔热灌注治疗技术的技术支撑平台,也是关乎患者临床治疗效果和不良反应的决定性因素。随着体腔热灌注治疗技术实施方法的推陈出新,体腔热灌注治疗技术平台也得到不断发展和优化。

体腔热灌注治疗设备的研发随着人类现代医学技术的发展及对热疗抗肿瘤治疗研究的深入逐步演变而来。20世纪70年代末,Charles等根据人体高温效应、肿瘤热疗效应理论,在腹腔内化疗的治疗基础上,设计出了第一台腹腔热灌注化疗(HIPEC)设备,该设备由流动的液体、高温装置和附加的化疗药组成,可使腹腔内的液体加热后无菌地进行循环。1979年Spratt等以犬为实验动物进行临床前实验,首次在临床上使用加热的噻替哌治疗腹膜假黏液瘤患者;随后,华盛顿肿瘤学院Sugarbaker改进了HIPEC设备及方法,研究了HIPEC在胃肠道肿瘤腹膜种植转移患者的治疗效果,高温热疗和抗肿瘤化疗药物协同对抗肿瘤细胞的明显杀伤作用逐渐引起了社会关注,并为众多研究所证实。20世纪80年代末,Beaujard等在对犬行实验性研究和对人行试验性研究后,设计出一台更先进的腹腔热灌注化疗设备,并在1994年开展了一个非随机Ⅱ期临床试验,并且在2000年发表了消化道来源性腹膜肿瘤患者的临床试验结果,阐述了腹腔热灌注化疗对<5mm颗粒状腹膜恶性肿瘤具有很好的治疗疗效。1995年,Sugarbaker明确了腹膜切除术预防与治疗各种腹腔恶性肿瘤腹膜种植转移具有重要作用,使肿瘤细胞减灭术(CRS)和HIPEC飞速发展,在全世界多个医疗中心得到了广泛应用,各种恶性肿瘤包括腹膜肿瘤、肉瘤、胃肠道间质瘤等引起的腹膜转移患者均是HIPEC治疗技术的适应证。

自HIEPC首次运用至今,国内外学者对HIPEC的技术方法进行了不断的探索。HIPEC技术方法经历了近五十年的发展演变,相关的治疗设备也不断出现并改进,在预防和治疗腹腔恶性肿瘤腹膜种植转移及其引起的恶性腹水方面具有较为满意的临床疗效,并被越来越多的医疗机构认可和推广应用,已经纳入中国和国际的治疗规范和专家共识。根据应用的技术方法不同,HIPEC技术主要经历了四次技术变迁。

第一阶段:方法简单、粗犷,是将混有化疗药的灌注液在体外使用恒温箱等装置加热后直接灌入患者腹腔内,或通过腹腔引流管灌注到患者腹腔内,保留一段时间后将灌注液引流出体外。这种方法存在明显的缺点:由于人体强大的体温调节功能,导致灌注液散热快,难以维持有效的治疗温度,故该技术临床疗效较差。同时由于灌注液的温度无法实时监测,容易因灌注液温度过高而灼伤肠管表面浆膜,导致术后的肠粘连。

第二阶段:主要是借助灌注液体外加热法将已经进入患者腹腔中混合有化疗药的灌注液加热至治疗温度,但由于无法精确测量患者腹腔内的实际温度,同时,腹腔内灌注液流动性差导致腹腔内温度分布极不均匀,并且灌注液难以充盈腹腔而存在加热盲区,使得此种加热方式难以将腹腔内达到有效治疗温度。另外,使用此种加热方式治疗时间较长,无法进行临床推广应用。

第三阶段:为了解决以上技术缺陷,该阶段一般采用简易恒温水浴箱或微波持续加热灌注液到合适的治疗温度,再通过动力泵将加热后的混合有化疗药的灌注液灌注入患者腹腔内,同时经下腹部的引流管将灌注液持续引流出来。这种技术改进了灌注液加热的方式,能有效控制腹腔内灌注液的温度,并且通过持续或者间断的循环维持腹腔灌注液处于流动状态,便于化疗药物与肿瘤腹膜种植转移灶充分接触,达到了良好的治疗效果。这个技术也是目前国内外医疗中心最常用的技术。但这种技术也存在一些缺点:灌注液通过恒温水浴箱或微波持续加热至治疗温度,但温度控制能力差,导致温度波动较大。此外,腹腔内灌注液的温度还受灌注速度的影响,动力泵对灌注液流速的可控性较差。因此达不到最好的临床治疗效果。

第四阶段:广州医科大学附属肿瘤医院和广州保瑞医疗技术有限公司于2009年进行产学研合作研发了第四代体腔热灌注治疗技术平台,其具有温度控制精度高、灌注流速控制精度高的特点。该技术平台采用内、外两条相互独立的密闭循环回路。内循环回路实现将混合有化疗药物的灌注液在腹腔内和灌注袋之间循环流动,并确保回路中的灌注液处于绝对的无菌状态;外循环回路中液体为密闭的热源循环系统,根据实时所需提供进行热交换的热量;内、外循环回路通过高效热交换器进行热能传递,系统自动控制灌注液的温度,使其维持在设定的治疗温度。这一技术平台通过大量的临床应用已证实其安全性和可靠性,是目前进行HIPEC最理想的技术平台。

第二节 国外体腔热灌注治疗的技术平台

目前,大多数国内外体腔热灌注治疗的技术平台是基于 Spratt 模型而设计的,主要由滚压泵、换热器、温度传感器、储液罐以及相应的配管组成,但在实现的过程中又结合了各自厂家的现有技术和专长,最终形成的 HIPEC 技术平台无论是从外观还是结构上来看,或者具体到硬件配置上的差异也很大。如,ThermaSolutions 生产的 ThermoChem™ HT-2000 系统,其主要设计思路来源于心脏手术时的体外循环,配套的一次性管路也是由美敦力公司直接将已经广泛使用的体外循环管路进行了二次优化而来,所以热交换器、储液罐等基本是体外循环产品现有的模样;又如,RanD 公司生产的 Performer HT 系统,主要是借鉴了血液透析的基本原理,所以其中有不少设置如双泵设计、压力测量、旁通阀的设计等也是直接来源于血透机;再如,Belmont Medical Technologies 生产的 Hyperthermia Pump™ System,主要是基于其公司现有的用于血液加温的 RAPID INFUSER RI-2 系统的技术上改进而来,两者主要是做了一些管路的优化而已,其保留的气泡探测器也仅仅作为血液循环时才有其意义所在。但是,不管各家的差异性如何,相对于 Spratt 模型来说,最核心的差异主要集中在换热器部分,也就是药液的加热方式(图 6-1)。例如,ThermoChem™ HT-2000 System 采用的是水浴箱加热的模式,此种加温方式的优点是控温精确,但缺点是升温慢,并且由于有水箱的关系,操作相对比较复杂;又如 Performer HT 系统,采用的是平面板式加热方式,此种方式的优点是操作简单,但其缺点也是显而易见的,因为是通过外置加热装置首先将管路中的铝盒加热,从而间接加热铝盒内流经的药液,因此导致温度控制的滞后性很明显,控温精度不高;再如 Hyperthermia Pump™ System 采用的是电磁感应线圈加热方式,此种方法的优点是加热部件结构紧凑,升温快,但缺点是难以达到较高精度的温度控制。由于以上系统硬件结构组成的差异性,也导致了各厂家配套使用的一次性 HIPEC 管路系统的结构组成也是不一样,无法做到类似血液透析管路的兼容性和标准化。国外体腔热灌注治疗技术平台目前最大的不足是治疗过程中无法实现体腔内的精确控温和控速,导致其灌注液在腹腔内实际温度波动范围大,难以维持最佳治疗温度(43℃),因此临床上实际疗效难以达到预期。下面,将会详细介绍目前已经在临床上在使用的不同的 HIPEC 技术平台。

一、ThermoChem™ HT-2000 系统

ThermoChem™ HT-2000 系统的生产厂家 ThermaSolutions 是一家成立于美国,专门从事体腔热灌注产品研究、开发的公司,其产品主要有 HT-1000 和 HT-2000 两个型号。产品自 2000 年初上市以来,已经进入到美国、欧洲、中东和亚洲的 250 多个肿瘤学中心使用。

ThermoChem ™ HT-1000 System 最早于 2000 年推出,是专门为腹腔内热疗(Intraperitoneal Hyperthermia,IPH)设计和制造的系统,而 ThermoChem ™ HT-2000 系统是其升级型号,包括两个主要组成部分:ThermoChem ™ HT-2000 操作单元和 ThermoChem ™ HT-2000 一次性使用 IPH 管路(图 6-2)。

(一)ThermoChem™ HT-2000 操作单元

ThermoChem ™ HT-2000 操作单元(图 6-2)集成了流体控制和精确温度控制子系统,它的核心是采用专门为腹腔内热疗而开发的加热器系统进行加热,可以实现从

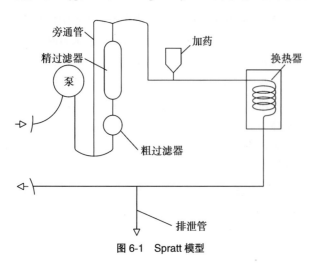

图 6-1 Spratt 模型

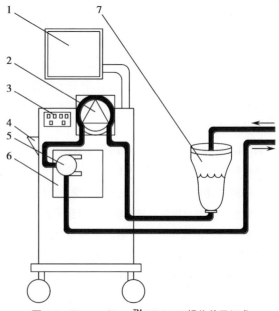

图 6-2 ThermoChem™ HT-2000 操作单元组成

36~47℃以 0.1℃的增量进行调节。在这种高精度温度控制下,可以快速达到设定温度并且保持恒定,从而达到最优的治疗效果。此外,平台设置有防止任何可能的"超温"情况的附加保护措施的温度监控系统,确保患者安全。药液流动通过滚压泵实现,流量范围为 0~2 400ml/min。所有操作参数均由计算机监控,并通过交互式触摸屏显示器进行显示和管理。操作员可以通过手指触摸屏幕实现访问所有系统控制和操作,以及输入患者相关的必要信息,同时也能实现治疗参数的调整。

ThermoChem™ HT-2000 操作单元组成(图 6-3)说明如下:

1. 触摸屏显示器 触摸屏显示器提供用户从初始系统设置到完成所有操作的功能,显示关键治疗参数,并提供快速和易于访问的相关动作控制。

2. 滚压泵 治疗液体从储液罐底部流出,通过滚压泵和热交换器后进入患者腹腔。该泵能实现 0~2 400ml/min 的流量调整范围,并提供稳定的循环流量以达到最佳效果的液体灌注和输送。

3. 温度和压力监测系统 专有的安全系统实时监控患者以及 IPH 管路灌注温度和压力,保障患者安全,最大限度地保障治疗效果的有效性。

多达四个位置的患者监测温度,以记录并确保均匀加热,以获得最佳治疗效果和确保患者安全。

4. 水箱注水口 可方便地通过水箱注水口给内置水浴箱补充液体。

5. 热交换器 高效热交换器能确保任何必要调整的温度的快速响应。灌注液流经热交换器后通过流入导管进入腹腔。

6. 水箱 内置水浴箱,以提供热交换器所需热量。

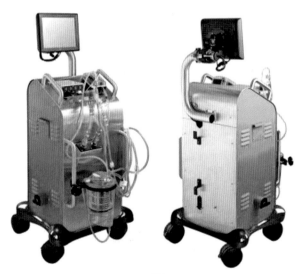

图 6-3 ThermoChem™ HT-2000 操作单元

7. 储液罐 通过回流排水管,灌注液回流到储液罐,但在进入到储液罐之前会先经过过滤器进行过滤。对患者来说,治疗过程中可以根据临床实际需要,通过储液罐的注药口添加灌注液体。

此外,连接 ThermoChem™ HT-2000 到体腔热灌注治疗(IPH)一次性套件所需的所有可重复使用的物品放置在医疗级泡沫内衬的随机附件托盘(图 6-4)中,包括:连接水管、热交换器温度探头、温度延长电缆、储液罐支架、静脉电极、压力传感器、内六角扳手、操作手册、清洁/消毒手册和快速入门指南。

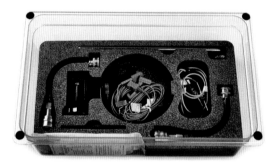

图 6-4 ThermoChem™ HT-2000 随机附件托盘

(二)ThermoChem™ HT-2000 一次性使用体腔热灌注治疗(IPH)管路

ThermoChem™ HT-2000 一次性使用 IPH 配套管路(图 6-5)有以下特点:IPH 治疗所需的配件都是预先组装好的无菌包装,包括集成了过滤装置的液体储液罐,高流量热交换器,患者温度探头,PVC 泵管,流入导管、回流导管、压力传感器、连接管道和 Y 形接头。

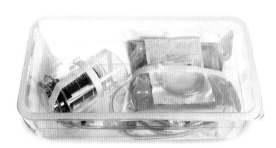

图 6-5 ThermoChem™ HT-2000 一次性使用 IPH 配套管路

另外,配套有容量为 10L 的废液袋(图 6-6),用于灌注治疗结束后直接连接到 IPH 一次性套件。这一设计为 IPH 一次性产品提供了一个完整的封闭系统,极大地减少了在操作过程中循环液体的处理和液体溢出等问题。废液袋包括袋子、管路接头和截止阀。

温度探头(图 6-7)提供了一个长度为 15mm 的细针,使用时直接扎进管路或组织,以用来测量组织温度或导管内的液体温度。

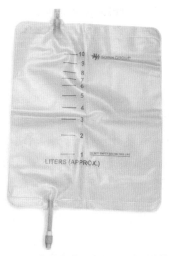

图 6-6 体腔热灌注治疗（IPH）废液袋

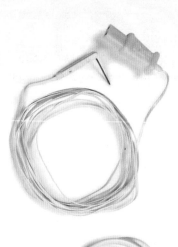

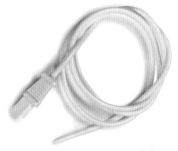

图 6-7 体腔热灌注治疗（IPH）温度探头

镜用套索管专门设计用于微创情况下便于放置。

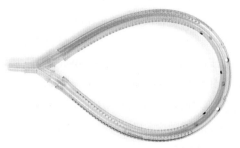

图 6-8 体腔热灌注治疗（IPH）套索管

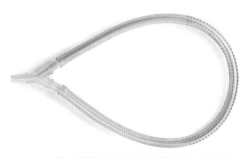

图 6-9 体腔热灌注治疗（IPH）腹腔镜用套索管

（三）ThermoChem™ HT-2000 简易使用流程

ThermoChem™ HT-2000（图 6-10）有一份检查表，需要在开机前确认以下可重复使用的配件是否就位：

- 1 个输液架。
- 1 根灰色热交换器温度探头。
- 2 根蓝色温度延长线。
- 2 根热交换器连接水管。
- 1 个储液罐支架。

回流导管，也称套索管（图 6-8），尺寸为 1/2 英寸（1 英寸 =2.54cm），在管路中间处开有规则的圆孔用于液体回流，使用时通过 Y 形接头两端连接成 "O" 形，Y 形接头的另一端可与所有 IPH 一次性套件一起连接使用，并与 ThermoChem HT-2000 和 HT-1000 系统兼容。套索管充当流出套管，实现液体从患者流回到 IPH 回路。

腹腔镜用套索管（图 6-9），尺寸为 3/8 英寸，使用与普通的套索管类似，只是中间段的回流孔孔径更小，但是数量更多，可与所有 IPH 一次性套件一起使用，并与 ThermoChem HT-2000 和 HT-1000 系统兼容。腹腔镜套索管充当流出套管，实现液体从患者流回到 IPH 回路。腹腔

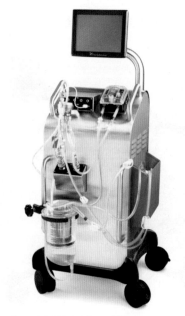

图 6-10 ThermoChem™ HT-2000 系统

ThermoChem ™ HT-2000 简易使用流程如下：

1. 通过水箱注水口往水浴箱中注入 2L 灭菌注射用水或者蒸馏水。

2. 接通电源线,并且保证电压的频率是 60Hz。

3. 按下水浴箱加热按钮,并将水浴箱温度设定为 47℃。

4. 连接好热交换器连接水管,并固定好储液罐支架。

5. 从配套管路的侧袋中取出 2 个温度探头和 2 个防护罩,并将其放置于无菌区域中。

6. 打开 IPH 配套管路,取出包装内的小包装并放置在无菌区域。

7. 将灰色的热交换器温度探头和压力传感器连接至 ThermoChem ™ HT-2000 操作单元(注意:假如此温度探头和压力传感器未连接,则操作单元无法正常工作)。

8. 将红色流入和蓝色流出温度探头分别与红色、蓝色温度延长线连接,并插入到传感器面板。

9. 将打开的套件放在设备前面,热交换器在左侧;将换热器举过头顶,解开管子,以便热交换器和泵管的装配。

10. 连接热交换器。取下红色盖子,将带红色圆圈标示的水管通过快速接头插入到热交换器的入水端;取下蓝色盖子,将带蓝色圆圈标示的水管通过快速接头插入到热交换器的出水端;将热交换器推入热交换器支架;拆下换热器气泡捕集器底部的黄色盖子,插入灰色热交换器温度探头并轻轻转动以使其固定。

11. 安装滚压泵泵管。升起滚压泵保护盖门,匹配管路蓝色接头至设备上的蓝色圆圈标记;拉起弹簧固定夹压紧泵管;用手逆时针转动泵头将泵管依次送入滚轮中;拉起红色侧后弹簧压紧泵管,并关闭泵门。

12. 将压力传感器连接到管道上。拆下压力传感器的鲁尔帽并将其连接到位于滚压泵输出端的鲁尔接头,启动热交换器,观察进入热交换器的水流。

13. 放置储液罐。将储液罐放入储液罐支架中,关闭储液罐底部的废水管管夹;储液罐通常存储 3L 无菌溶液,但如果需要的话,医生可以再往储液罐中再灌入最多 1L 无菌溶液。

14. 连接循环管路。将三通旋塞连接到储液罐顶部的鲁尔接头;连接循环管路至三通旋塞,管路另一端连接至热交换器顶部;关闭三通旋塞阀,拆卸黄色通气保护帽。

15. 从无菌管路的外壳上撕下蓝色包装,并将其放置在设备的顶部或背面。

16. 预热。按下滚压泵的启动开关,移动流量调节滑块使滚压泵的流量范围在 800~1 000ml/min;打开三通旋塞阀,排出换热器气泡收集器中的空气,然后关闭三通阀;调整水浴箱的温度以使热交换器温度保持在 44℃。

17. 由洗手护士组装出水管。将出水管通过 Y 形接头弯曲成一个圆形;出水管的 Y 型接头的另一端配有快速断开连接器;其中有一个温度探头固定在靠近 Y 接头的小管。

18. 由洗手护士组装入水管。将两根入水管连接至 1/4 英寸的 Y 形接头;将一个温度探头以向下的角度轻轻推过导管的顶壁。

19. 经由外科手术放置入水管和出水管。

20. 调整参数。启动计时器;根据外科医生的指示,调整水浴箱的温度,以保持所需的患者流入 / 流出温度;持续观察储液罐液位、流量和温度,直到完成整个治疗过程。

二、Performer HT System

RanD 公司成立于 1999 年,总部位于意大利米兰多拉生物医学区,是一家在生物医学相关领域拥有 30 多年经验的创新型公司。其产品主要是以 2001 年开发的第一代用于血浆交换的生物人工肝体外循环治疗系统 Performer LRT 为基础,于 2008 年优化改进而形成专门用于外科肿瘤学热灌注化疗领域的 Performer HT 系统。这个系统也是目前欧洲应用最为广泛的热灌注技术平台之一。利用在 Performer 这个平台上积累的长期经验,Performer HT 系统在继续保持高性能的基础上融入了创新的设计,拥有了如下特征:当流量在 2L/min 以内,通过两台滚压泵与称重系统的结合,可以完全实现自动控制患者进出药液的平衡,避免了操作者的干预;集成板式加热器,允许快速加热和精确控制药液温度;压力监测允许系统在管路或体腔压力过高或过低的情况下警告用户潜在的风险;特有的患者旁路功能,允许操作人员在治疗过程中暂时中断患者的循环,同时将药液的温度保持在设定值;程序的各个阶段由两个夹管阀自动激活,无须操作者的干预,从而简化了治疗的执行,减少了可能的人为错误;同时友好的图形界面可以使得操作者轻松快速地学习所有治疗功能,并清楚地显示所有过程中的治疗参数。Performer HT 系统目前在于全球 200 多个中心使用,累计执行治疗超过 20 000 次。

Performer HT System(图 6-11)由设备主机(包括硬件和软件)和一次性使用管路套件两部分组成。

(一) Performer HT System 的设备主机

1. Performer HT System 的设备主机主要包括以下几部分

(1)加热装置。

(2)温度监测系统。

(3)用于流量控制的滚压泵。

(4)用于药液容量控制的称重系统。

(5)压力监测传感器。

(6)用于监控和参数设置的触摸显示屏。

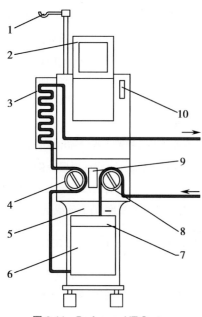

图 6-11 Performer HT System

2. Performer HT System 组成(图 6-12)

(1)输液杆:用于悬挂灌注用药液。

(2)触摸屏显示器:Performer HT 用户界面由彩色图形显示器和触摸屏系统组成,允许控制和监测所有功能,用户能够以简单和即时的方式管理通过消息栏和其他视觉/听觉指示发出的所有异常情况,同时提供系统开机自检、参数设置、操作示意、数据读取等功能。

(3)加热器:采用平板式加热器,通过间接加热方式将管路中的铝制盒子加热,从而使流经铝制盒子内部的药液

加热,可实现 28~46℃内温度调节,温度精度:±0.3℃。同时设置有 4 个集成温度传感器,用于监测加热器入口、出口和加热板温度。另外,通过 8 个外部温度探头进行患者体腔内温度的监测。

(4)人体灌注泵:将药液从储液袋底部抽出,进入铝制盒子加热后再进入人体体腔。流量范围为 100ml/min 至2 000ml/min。在安全防护方面同时具有以下措施:开盖传感器,转速传感器,数字编码器。灌注泵流量设定:通过专用面板或显示器进行调节。

(5)称重传感器:通过称重传感器可以实时测量储液袋的重量,间接计算出进入患者体腔内药液的容量,并且通过以上计算,可以反映出治疗过程是否出现故障。称重传感器可实现测量储液袋容量范围从 0.5L 到 20L。

(6)储液罐:存储灌注用药液,以及从人体体腔回流出的体液。

(7)过滤器:采用折叠式过滤网,对从人体体腔回流出的药液进行过滤。

(8)出体灌注泵:与入体灌注泵类似,负责将药液从人体体腔中抽出。流量范围为 100ml/min 至 2 000ml/min。

(9)压力传感器:监测循环管路回路中不同点的压力,尤其是患者的入腔和出腔管路。通过压力监测可告知医护人员任何可能对患者造成危险的超压情况。系统中共有 6 个压力传感器,测量范围从 –450mmHg 到 +450mmHg。

(10)操作按钮:可实现机器上部分升高、降低,以及脚轮刹车等功能。

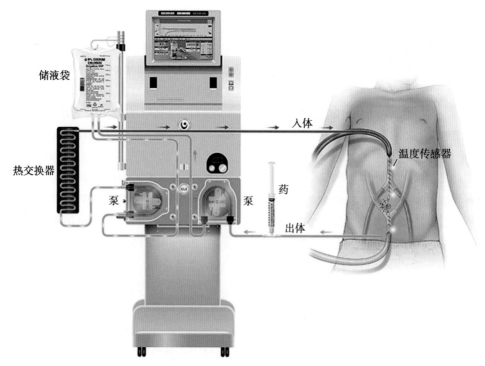

图 6-12 Performer HT System 组成

122

（二）Performer HT System 的一次性使用管路套件

Performer HT System 的一次性使用管路和储液罐是预先组装好的，因此在安装使用的过程中非常简单、快捷和安全。

1. 功能是为了便于简化套件连接

（1）插入灌注泵的管路上的识别标签，与压力传感器相连的夹具。

（2）连接到不同的无菌包的管路上的快速连接器。

（3）颜色代码。

2. Performer HT System 一次性使用管路套件（图 6-13）说明

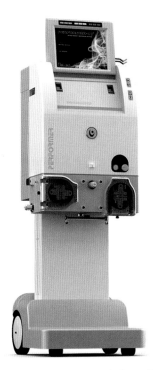

图 6-13　Performer HT System 一次性使用管路套件示意

（1）储液袋：除了管路，预装配套件还包括溶液过滤系统。

- 软储液袋，容量：7L。
- 集成容量为 1L 的盒状过滤系统。
- 过滤精度为 30ppi 的用于粗过滤的预过滤器。
- 过滤面积为 1 500cm² 双级过滤系统，用于过滤脱落组织和细胞碎片。

（2）无菌包：无菌包配有以下几部分。

- 隔热软管，以减少对环境的热量损失。
- 快速连接到体外管路。
- 2 个集成温度探头，位于灌注和回流管路中。
- 3 根回流管。
- 3 根灌注管。

（3）温度探头：配置有 3 个一次性温度探头，用于腹腔温度监测，此外还有 2 个预先组装好的温度探头，用于灌注和回流管路的液体监测。

三、Recirculator 8.0 System

Eight Medical 是一家总部位于荷兰鹿特丹的私营医疗器械公司，其致力于推动温热输送的治疗。公司的宗旨是涵盖从技术到临床治疗的过程中促进医护人员之间的合作，以使患者更多的获益。Recirculator 8.0（图 6-14）是专门为腹腔和胸腔热灌注治疗而开发的最新和最直接的 HIPEC 系统，通过在与医疗服务提供商的密切合作，Recirculator 8.0 提供了最先进的可靠性和易用性水平。由于该产品简单、高效、可靠地通过体腔直接进行无菌加热，目前，已经在美国、欧洲、南美、中东和亚洲主要的医疗中心的医疗专业人员使用。Recirculator 8.0 包括一个完全集成的集液箱（一个 8L 的一次性使用的容器，采用能够最大限度安全保护的不含有直接加热元件的水浴方式加热，自动压力停止功能），单独分开的入体和出体管路，通过用无菌的循环加热生理上相容的溶液（例如无菌盐水或乳酸林格氏液）实现连续灌洗腔体，达到将胸腔或腹膜腔的温度升高至医师选择的目标温度的目的。

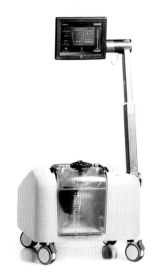

图 6-14　Recirculator 8.0 System

（一）Recirculator 8.0 System 的组成（图 6-15）

Recirculator 8.0 具有高度灵活的可调节 12 英寸彩色触摸屏，可轻松选择预热、患者灌注和排泄模式的设置。

1. 紧凑、高度便携的控制台特点

（1）内循环泵的自动校准。

（2）流速从 100ml/min 至 2 100ml/min 可调。

（3）可靠的高速微处理器。

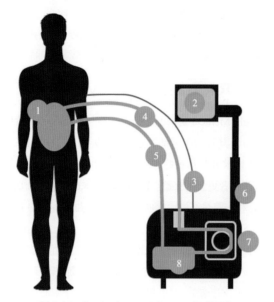

图 6-15 Recirculator 8.0 System 组成示意

1. 腹腔；2. 触摸显示器；3. 温度探头；4. 灌注导管；
5. 出体导管；6. 热交换器；7. 滚压泵；8. 储液罐。

（4）先进的电子控制。

（5）易于使用的触摸屏显示器。

（6）能够实时监视的四个独立的温度探测器。

（7）压力监测。

（8）坚固，可靠，绝缘的结构。

2. 其他功能

（1）超大号悬挂器，最多可支撑 8L 液体。

（2）弹簧臂可将所有电缆整齐地包裹起来。

（3）患者温度探头电缆直接连接到控制台，以方便接触患者。

（4）独立锁紧脚轮，便于移动和控制。

（5）易于访问的 USB 端口，以保存日期、时间以及过程温度和流量数据。

（6）凸轮锁手柄可确保储液器就位并正确定位以及锁紧，以便在预热开始时自动吸液。

（7）聚碳酸酯储液罐具有耐用性和可视性。

（二）一次性使用冲洗管路套件（LAVAGE PROCEDURE KIT）

一次性使用的冲洗管路套件（图 6-16、图 6-17）具有一个储液器和完整的管路套件。管道套件包括患者入体管道、患者出体管道、引流管以及温度探头。

1. 符合临床设计的冲洗管路套件整体有如下特点

（1）从无菌区到控制台的切换确保了流体回路的无菌。

（2）拥有专利的患者流出引流管，减少回流阻塞的可能。

（3）通过使用带阀的端口和分流器，减少生物危害接触的可能性。

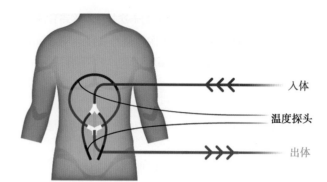

图 6-16 一次性使用冲洗管路套件示意

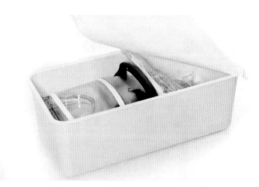

图 6-17 一次性使用冲洗管路套件

2. Recirculator 8.0 System 一次性使用 LAVAGE PROCEDURE KIT 组成

（1）储液罐：完全集成的储液罐（图 6-18）可确保最高的安全性，主要有以下特点。

- 一次性自给式储液罐。
- 8L 容量。
- 直接加热元件——无水浴。
- 自动压力停止。

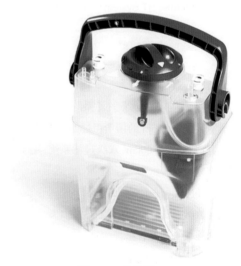

图 6-18 储液罐

（2）出体管道（图 6-19）：腹腔内部端已经通过 Y 形接头

预先连接成圆形,Y形接头的另一端也连接好管路,末端使用保护帽进行密封,简化使用时的操作。

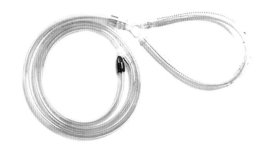

图 6-19 出体管道

(3)入体管道(图 6-20):入体管道已经使用 Y 形接头延长,另一端的延长管末端设置有快速接头,便于与储液罐快速连接。

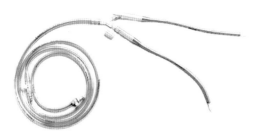

图 6-20 入体管道

3. Recirculator 8.0 System 使用方法

第 1 步:启动主机,将显示器摆放到合适到位置,放置好储液罐。

第 2 步:往储液罐中注入灌注液,并将储液罐中气体排空。

第 3 步:预热灌注液;连接管路和温度探头。

第 4 步:当温度探头已经放置好并且管路已经排空后,将流出管、流入管以及对应的温度探头连接到主机。

第 5 步:通过调整泵的转速和入体流速来达到实时控制治疗过程中的温度。

第 6 步:治疗结束后将所有的一次性管路和连接接头作为医疗废弃物处理。

四、Hyperthermia Pump™ System

Belmont Medical Technologies 位于美国马萨诸塞州,成立于 1980 年,是一家致力于重症监护的一线工作、专注于提供领先的液体管理和患者温度管理解决方案的提供商,其核心技术是流体加热和温度调节装置,主要产品是 Belmont® Rapid Infuser RI-2,主要利用电磁感应加热在流体复苏期间给患者提供精确控制的流体温度和流速,在此基础上,开发了用于 HIPEC 治疗的 Hyperthermia Pump™。

(一)Hyperthermia Pump™ System 的设备主机

Hyperthermia Pump™在 HIPEC 治疗过程中,通过用加热过的无菌溶液不断灌注到胸腔或腹腔,使其温度达到所需的目标温度。温热的溶液被泵入体腔,然后抽出体腔,并重新加热后,再循环进入体腔内。为确保安全操作,系统监测管路压力和流体通道中的空气,同时在无菌区域内安装有两个无菌温度探头和两个嵌入式温度探头监测患者的体腔、入腔和出腔药液温度。Hyperthermia Pump™ System 的结构组成见图 6-21。

(二)Hyperthermia Pump™ System 的配套管路

一次性管路有两种型号(图 6-22),分别是直线型和分叉型。但均需另配套管接头。

五、Combat PRS System

于 2008 年成立的 Combat Medical 位于英国赫特福德郡,由于一直与泌尿科医生、护士、医学工程师、生产专家和最终用户的多学科团队合作,首先开发了一种名为 COMBAT BRS 的用于膀胱腔内热灌注治疗(hyperthermic intravesical chemotherapy,HIVEC)的高温输送系统,该系统与化学疗法相结合,用于非肌层浸润性膀胱癌(non-muscle-invasive bladder cancer,NMIBC)患者经尿道膀胱肿瘤电切术(transurethral resection of bladder tumor,TURBT)术后膀胱内持续循环热灌注化疗。在此技术积累的基础上,开发出使用了创新专利的气体搅拌技术来优化 HIPEC 治疗的 Combat PRS 腹膜再循环系统+搅拌优化 HIPEC 输送系统——Combat PRS 系统(图 6-23)。

PRS 系统具有以下特点:

1. PRS 是唯一具有自动搅拌功能的 HIPEC 系统(图 6-24),可确保药物和热均匀分布在整个腹腔和腹膜表面,从而最大限度地提高安全性和患者的预后。

2. 自动搅拌可使化疗药物到达所有腹膜表面。这使得封闭式 HIPEC 技术能够使药物充分分布,而不会出现与开放式手术相关的热损失和手术室工作人员的化疗药物暴露,并且通过将药液输入到 CO_2 观察室,可以实现完整的、经视觉确认的腹腔填充效果。

3. 可实现持续监控压力和温度。通过多达 8 个部位的温度探头确保腹腔内的温度得到精确测量和控制,以实现药液安全输送和热疗细胞毒性的优点。通过 CO_2 的循环输送,使得腹内压的增加,提高了药物在肿瘤和腹膜中的渗透。

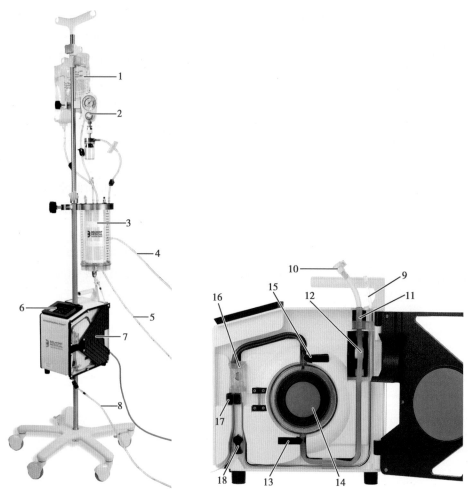

图 6-21　Hyperthermia Pump™ System 的结构组成

1. 无菌溶液。

2. 真空调节器：采用真空调节器进行真空辅助流出，最大限度地平衡流动，并实现药液回流流速的微调。

3. 储液罐：储液罐最大容量为 4.4L。

4. 回流管：收集从人体体腔流出的液体。

5. 废液管。

6. 触摸屏显示：高对比度触摸显示屏，直观、无杂乱的触摸屏显示，提供易于使用的屏幕指示、警报和警报的清晰描述，以及对设备操作的快速访问。可以实时显示：设定流量、实际流量、总灌注量、管路压力，以及入体温度和出体温度。

7. 热交换器：热交换器可实现精密温度控制，药液温度控制范围在 37℃和 48℃，增量为 0.1℃。

8. 入体管。

9. 排气 / 再循环管：与注入再循环阀结合，用于对管路进行预充和排气。

10. 快速接头：快速接头采用鲁尔连接，允许轻松设置，不需要切割即可实现重新连接管道。使用时，与储液罐底部快速接头连接成密闭导管。

11. 输入空气探测器：通过两个超声波空气探测器和患者安全阀可以实现自动空气检测和排除，防止空气栓塞。

12. 高速蠕动泵：精确控制液体输送，流速 2.5~1 000ml/min。

13. 输入温度探头：入体管温度探头在分叉前读取流入药液温度。

14. 电磁感应加热装置：电磁感应干式加热，最大应用功率 1 440W。感应加热技术结合两个红外温度传感器，可实现在几秒钟内提供均匀的高温流体，并可在零预热时间内实现近乎瞬时的目标温度升温。

15. 回流温度探头：回流管温度探头会自动平均所有回流流体的温度。

16. 压力传感器 / 消泡器：清除管路中的空气并监测管路中的压力。如果管路发生堵塞，当压力超过 300mmHg 时，管路压力监测会停止蠕动泵转动，以防泄漏。自动压力监测可实现压力调节和流量调节功能。

17. 输出空气探测器。

18. 注入 / 再循环阀。

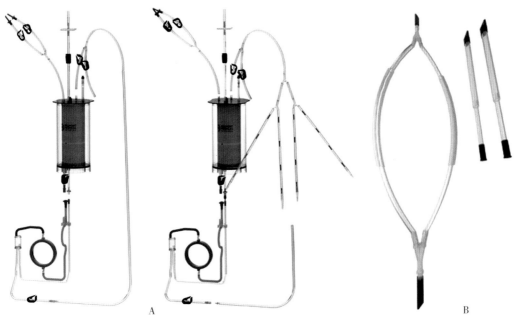

图 6-22 Hyperthermia Pump™ System 配套的一次性管路

A. 直线型；B. 分叉型。

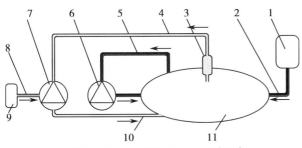

图 6-23 Combat PRS System 组成示意

1. 二氧化碳气源；2. 用于向腹腔内添加二氧化碳并从气体中吸入二氧化碳的导管；3. 气体交换器；4. 用于通过气体交换器并从腹腔内抽吸的导管；5. 灌注药液流出腹腔的导管；6. 滚压泵 A，用于预热和药液循环，流速为 1 200mL/min；7. 滚压泵 B，用于进药和循环，流速为 1 200mL/min；8. 用于输送化疗药的导管；9. 化疗药；10. 用于输送药液灌注腹腔的导管；11. 腹腔。

方面拥有超过 15 年的专业知识，2005 年开发了专门用于高温化学疗法的第一代 Sunchip 系统。Sunchip 系统在全球有超过 60 个中心在使用，在 10 年中治疗超过 12 500 例患者。在第一代 sunchip 的技术和性能平台基础上，创建了新一代 Sunchip 2 系统（图 6-25）。Sunchip 2 提供多功能性、性能、安全性、人体工程学和精确性，适应于开 / 闭手术，介入等多种适应证，如腹部、胸部、妇科。

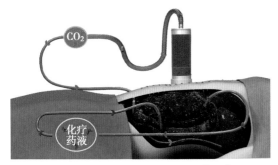

图 6-24 Combat PRS System 工作示意

六、Sunchip2 系统

法国医疗设备制造商 Gamida 成立于 2015 年，在热疗

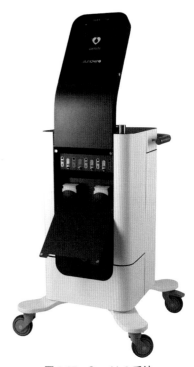

图 6-25 Sunchip2 系统

Sunchip 2 系统具有以下特点：

1. 多功能性

(1)同时适用于开放式和封闭式手术。

(2)同时可应用于腹腔和胸腔。

2. 性能

(1)带有 2 个滚压泵,流量可调,调整迅速；流量:400ml/min-2 600ml/min 可调。

(2)双热交换器,可将溶液从 35℃加热到 54.9℃。

3. 安全

(1)设置有 4 个压力传感器,可确保密闭管路的安全性。

(2)警报:过热,水位,温度,压力。

4. 精度 配置有 5 个温度探头;精度:± 0.5℃。

5. 人体工学 带有全触摸屏的新设计,12 寸触摸屏。

第三节 国内体腔热灌注治疗的技术平台

广州医科大学附属肿瘤医院研发的具有自主知识产权的 BR-TRG 型体腔热灌注治疗系统于 2002 年立项,并在 2009 年获得国家Ⅲ类医疗器械产品注册证。自 2010 年正式进入临床应用以来,已经在国内 500 多家大型三甲医院推广应用。是目前国内应用最为广泛的 HIPEC 治疗技术平台,已累计开展相关治疗超过 50 万例次。

BR-TRG 型体腔热灌注治疗系统由控制系统、外循环系统、热交换器、内循环系统四部分构成。外循环系统包括加热器、制冷器、外循环泵等。内循环系统包括内循环泵、人体等。外循环系统和内循环系统之间通过热交换器来交换热量,使内循环中的药液温度保持恒定。外循环系统为密闭的水,其目的用于通过水浴方法控制内循环药液的温度,从而达到控制体腔温度的目的,加热源和制冷源全部在外循环系统,水的容量为 6L。内循环系统与人体腔相连通,与体腔构成闭合的循环体,灌注液体为含化疗药物的液体,容量 4L,且可在腹腔热灌注过程中根据临床需要添加。

一、BR-TRG 型体腔热灌注治疗系统的硬件组成

BR-TRG 型体腔热灌注治疗系统有三个型号,分别是 BR-TRG-Ⅰ型(图 6-26)、BR-TRG-Ⅱ型(图 6-27)和 BR-TRG-Ⅲ型。

二、BR-TRG 型体腔热灌注治疗管路的组成

体腔热灌注治疗管路需与专用引流管以及 BR-TRG 型体腔热灌注治疗系统配合使用,用于热灌注治疗时治疗液体的体外加热、循环,集成了高效热交换加热、药液双重超微过滤、精确测温、药液流动换向以及大容量存储等功能(图 6-28)。

三、BR-TRG 型体腔热灌注治疗系统的简易操作流程

BR-TRG 型体腔热灌注治疗系统由外循环系统、内循环系统两个循环系统构成。外循环系统包括加热器、制冷器、外循环泵等,内循环系统包括内循环泵、人体等；外循环系统通过热交换器给内循环补充热量损失,内循环系统与人体腔相连通,与体腔构成闭合的循环体,液体为药液,容量 4L,且可在腹腔热灌注过程中根据临床需要添加。

BR-TRG 型体腔热灌注治疗系统的操作流程如下:

1. 检查水箱液位是否在 4~5.5L；如果水箱液位低于 4L,请及时补充液体。

2. 连接电源线,按下左侧"电源开关"按钮,启动主机。

3. 安装管路。撕开"体腔热灌注治疗管道组件"包装,关闭红色、蓝色管夹,确保所有白色管夹均为打开状态；悬挂好液袋；放置好热交换器；安装泵管；连接导热管。

4. 往存储液袋灌入治疗液。

5. 安装温度传感器。

6. 登录操作系统后双击桌面上"体腔热灌注治疗系统"程序图标,运行控制软件；设置治疗参数,进入控制界面；输入其他相关信息。

7. 点击"开始预热"按钮,对治疗液进行预热；当治疗液预热到达 40℃后,"开始治疗"按钮显示为可操作状态。

8. 当放置好患者体腔上的引流管,将治疗管道组件的红色、蓝色端的圆锥接头和引流管连接。

9. 打开两个红色管夹,关闭白色管夹,往患者体腔灌入治疗液,待患者体腔充盈以后打开蓝色管夹；调节回流调节阀,使灌入量和流出量基本保持平衡。

10. 点击"开始治疗"按钮,进行升温灌注治疗。

11. 添加化疗药。

12. 治疗时间达到后系统自动结束治疗过程；结束后关闭控制画面,退出控制系统。

13. 退出 Windows 操作系统,关闭系统电源；拔出电源线。

14. 移除管道组件,将其作为医疗废弃物处理。

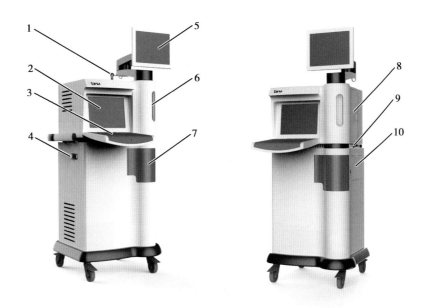

图 6-26 BR-TRG-Ⅰ型体腔热灌注治疗系统

1. 输液杆:在给治疗管道组件中的储液袋添加治疗液时悬挂液袋使用。使用时,往下按输液杆,然后松开,输液杆即可自动升起。当不使用时,往下按输液杆,当输液杆缩短到最短的时候松开,输液杆即可收起来。

2. 操作显示器:操作显示器集成触摸屏,可以实现人机交互界面的所有操作功能。

3. 键盘面板:键盘面板用于镶嵌操作键盘。不使用时,可以合起来。使用时,可以翻成水平状态。嵌入操作键盘集成了键盘按键、触摸板、TrackPoint 等输入设备。

4. 电源开关、急停开关:按下电源开关按钮(绿色),系统接通电源,同时电源开关按钮绿色指示灯亮。当系统使用完毕后,按下电源开关按钮,系统断电,同时绿色指示灯熄灭。当发生紧急情况时,按下急停开关(红色),即可切断系统电源。需要复位时,按顺时针方向转动急停开关按钮,急停开关即可弹出复位。

5. 外置显示器:外置显示器用于便于医生查看系统运行相关参数。外置显示器可以实现的 ±45° 俯仰角、水平面 0~180° 的转动、垂直面内 ±45° 的转动。

6. 液位计:液位计实时显示水箱液位,操作人员通过观察可以获知水箱液位,并确保水箱液位在安全范围之内。

7. 滚压泵:打开滚压泵盖门,可以操作滚压泵。

8. 外部接口区:翻开外部接口盖门,即可看见温度传感器接口和水箱导热管连接接头。温度传感器插座共有五个,分红色、黄色、绿色、蓝色、灰色五种颜色,分别代入体温度、体表温度、鼓膜温度、出体温度、直肠温度。使用时与对应颜色的探头连接即可。

9. 管道放置悬臂:用来悬挂热交换器、循环管路等。

10. 传感器存储盒:主机不使用时,传感器存放于此盒中。

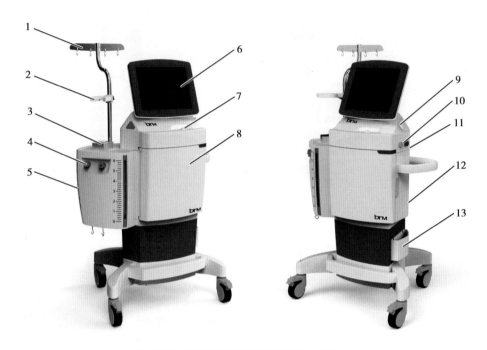

图 6-27　BR-TRG-Ⅱ 型体腔热灌注治疗系统

1. 输液杆：用于悬挂灌注用液体。支撑杆顶上的横梁有 5 个挂钩。

2. 热交换器安装卡臂。

3. 滚压泵：用于控制内循环灌注药液的流量，为热灌注提供循环动力，灌注药液只接触泵管内壁，不接触泵体，避免交叉感染。

4. 进、出水口：是与机壳固定的连接底座，水箱中的循环水通过此口与热交换器的外循环部分形成密闭循环。进、出水口的连接底座内部设置有阀门，当与热交换器连接的软管端插入连接底座时，阀门自动打开；当拔出与热交换器连接的软管端时，阀门关闭。

5. 温度传感器连接区。

6. 触摸屏显示器：用于显示人机交互界面，显示各控制参数、实时曲线、患者信息和治疗记录查询等功能。集成触摸屏操作，可实现控制治疗参数、患者信息的输入、设置和修改。

7. 轨迹球。

8. 存放门：用于存放温度传感器和进出水软管。

9. 手写笔。

10. 启动、急停按钮：用于接通 / 紧急切断主机电源。

11. 网络、USB 接口。

12. 电源接口。

13. 电源线存放盒。

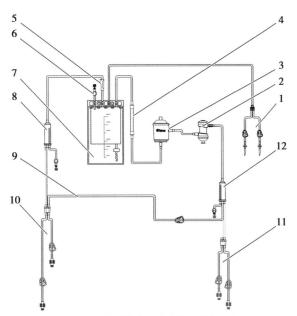

图 6-28　体腔热灌注治疗管路结构示意

1. 输液管：用于往储液袋中注入灌注用药液，如生理盐水、蒸馏水等；2. 热交换器：用于将灌注药液加热、升温；3. 过滤器：用于将循环回路中的药液进行过滤；4. 泵管：与滚压泵配合，可以实现对管路中药液非直接接触的情况下提供循环动力；5. 回流流量调节阀：用于调整出体药液的流速；6. 加药口：用于添加化疗药物；7. 储液袋：容量为3.5L；8. 出体温度测量；9. 旁通管；10. 出体端；11. 入体端；12. 入体温度测量。

第四节　国内外体腔热灌注治疗技术平台的特性对照

虽然国外的体腔热灌注治疗设备起步较早，但是技术基础绝大部分是基于体外循环这一技术平台开发的，或者是使用本公司原来较为接近的一个产品平台进行二次开发而成，从而导致设备的专用性不足。比如：①循环管路中设置的气泡探测器，其功能也仅局限于体外循环时循环介质为血液才有其必要性；② HT-2000 系统采用了很多美敦力公司用于体外循环管道的组成部件；③ Performer HT 系统采用的管路分段包装的设计，导致使用过程中需要很多的二次连接，容易造成一次性使用管路的污染或者增加使用操作的难度。并且有相当一部分的技术平台的开发也是近几年才推出市场，这也是受到这一疗法近几年临床应用效果得到认可的推动。但是无论采取怎么样的技术，目前

国外的 HIPEC 技术平台虽然实现了体外模拟运转时的高精度温度控制，但是仍无法解决在临床治疗过程中的动态温度精确控制，从而导致目前临床应用上所使用的治疗温度过低，以及对肠黏膜的热损伤等不良反应的高发生概率，很大程度上限制了 HIPEC 这一新技术的应用。国内 BR-TRG 系列体腔热灌注治疗系统的开发并不比国外晚多少，但是所采用的技术平台相对来讲还是具有一定的先进性，而且确实解决了体腔热灌注治疗过程中温度动态控制的一个难题，仅从这一点上看，BR-TRG 的技术平台优于国外同类技术平台，更有利于实现 HIPEC 治疗安全有效的最大化。并且从另一方面看，BR-TRG 的临床应用病例数也远远超过国外的相关技术平台，从报道的文献来看，患者出现不良反应的比例更低。

下面将对国内外的体腔热灌注治疗技术平台的加热控温原理、设备性能参数等进行横向对照，以便于有一个更加直观的认识（表 6-1）。

表 6-1 国内外体腔热灌注治疗技术平台的特性对照

	BR-TRG-I型	BR-TRG-II型	ThermoChem™ HT-2000	Performer HT	Recirculator 8.0	Hyperthermia Pump	Combat PRS	Sunchip 2
生产厂家	广州保瑞医疗技术有限公司	广州保瑞医疗技术有限公司	ThermaSolutions	RanD	Eight Medical	Belmont Medical Technologies	Combat Medical	Gamida
原产国	中国	中国	美国	意大利	荷兰	美国	英国	法国
加热装置	恒温水浴式一次性热交换器	恒温水浴式一次性热交换器	恒温水浴式一次性热交换器	高效平板加热器	电热元件直接加热式一次性热交换器	电磁感应线圈	平面板式铝热交换器	水浴箱
加热系统	一体式(带水箱)	一体式(带水箱)	一体式(带水箱)	一体式(干式)	一体式(干式)	一体式(干式)	一体式(干式)	一体式(带水箱,双热源)
患者管路系统	有	有	无	有	无	无	无	无
温度控制范围(℃)	腹腔:40~45 胸腔:40~48	腹腔:40~45 胸腔:40~48	36~47	28~46	37~46	37~48	15~43	35~55
温度调整精度(℃)	±0.1	±0.1	±0.1	±0.3	±0.2	±0.1	±0.5	±0.5
滚压泵数量	1	1	1	2	1	1	1	2
最大循环流量(ml/min)	600	600	2 400	2 000	2 100	1 000	1 200	2 600
温度探头(个)	8	6	4	8	4	4	8	5
气泡探测器(个)	/	/	/	1	/	2	/	/
储液器容量(L)	3.5	3.5	4	0.5~9	8	4.4~8	3	3.5
药量计算	有	有	无	有	无	无	无	无
泵门保护	有	有	有	有	无	有	有	无
压力监测	2	2	1	6	1	1	1	4
人体管形式	2根独立	2根独立	1根分叉	3根独立	1根分叉	1根分叉	进液1根分叉/CO₂进气管一根分3叉	2根独立
出体管形式	2根独立	2根独立	1根O型	3根独立	1根O型	2根分叉	1根分叉	3根独立
应用场合	关腹	关腹	关腹	开腹/关腹	关腹	关腹	关腹	开腹/关腹
功耗(W)	1 500	1 500	1 800	700	800	1 440	800	1 500
重量(kg)	150	90	80	80	48	12.9	29	100

第五节 小 结

体腔热灌注治疗设备是开展体腔热灌注治疗技术的重要平台，也是决定应用此项疗法的患者的临床治疗效果和不良反应的决定性因素。随着国内外临床医生和技术工程师对此项技术实施方法的不断探索，体腔热灌注治疗设备也将得到不断创新和改进优化。经过多年的临床经验提示，该方法安全、简便，是肿瘤综合治疗的有效措施，尤其是对那些存在腹腔种植转移高危因素的患者，能有效地降低复发率、提高患者生存率。由于现在临床上广泛应用的体腔热灌注治疗技术平台，在充足的安全、保障的措施下，对于患者来说实施此项疗法是安全的，有效的，并发症能够得到很好的控制。但是，目前体腔内热灌注化疗尚需进一步探讨的问题还很多：体腔内液体温度标准如何界定？温度监控情况如何掌握？如何实现腹腔热灌注过程中药液的充分接触？如何实现腹腔内温度的均匀性？如何保证有效的灌注液循环通畅？在此相信，随着此项技术的不断完善、发展，以上的问题肯定能够迎刃而解，体腔热灌注治疗将进一步得到认识，必将有更广阔的临床应用前景。

（黄狄文　范宇彬　张东奎　崔书中）

参考文献

［1］崔书中，巴明臣，唐鸿生．腹腔热灌注化疗技术方法变迁及展望［J］．中华临床医师杂志（电子版），2011, 05 (7): 2039-2042.

［2］崔书中，巴明臣，黄迪文，等．BR-TRG-Ⅰ型体腔热灌注治疗系统的研制与开发［J］．中国医疗设备，2009, 24 (09): 7-9.

［3］崔书中，黄狄文，巴明臣．高精度腹腔热灌注治疗系统设备的开发研究［J］．中华生物医学工程杂志，2009, 15 (6): 471-474.

［4］AARTS F, HENDRIKS T, BOERMAN OC, et al. A comparison between radioimmunotherapy and hyperthermic intraperitoneal chemotherapy for the treatment of peritoneal carcinomatosis of colonic origin in rats [J]. Ann SurgOncol, 2007, 14 (11): 3274-3282.

［5］张君，方文岩．温肺逐水方联合胸腔恒温热灌注化疗治疗恶性胸腔积液临床观察［J］．山西中医，2015, 31 (3): 24, 27.

［6］闫俊丽，贺会江，李向平．洛铂胸腔热灌注化疗对肺癌晚期并恶性胸腔积液控制疗效观察［J］．中国保健营养，2015, 25 (17): 272.

［7］肖奇，熊斌，谢明水，等．射频热疗联合静脉加胸腔灌注化疗治疗恶性胸腔积液的疗效分析［J］．福建医药杂志，2011, 33 (4): 23-25.

［8］解国清，廖国清，李雷，等．恒温体外循环热灌注治疗恶性胸腔积液的临床观察［J］．中国医药导刊，2011, 13 (12): 2090-2091.

［9］李文灿，陈崇伟，陶选，等．循环灌注热化疗与高频热疗机化疗治疗恶性胸腔积液疗效对比分析［J］．中国现代手术学杂志，2013, 17 (04): 278-281.

［10］井泉，王静．热疗联合胸腔灌注化疗药物治疗恶性胸腔积液临床观察［J］．中外医疗，2011, 30 (21): 101.

［11］林振怀，孙砚诚，冀学红，等．顺铂加苦参胸腔灌注联合微波热疗治疗恶性胸水的疗效观察［J］．中国医药指南，2011, 09 (6): 64-65.

［12］吴铁鹰，刘永兰，黄玉胜，等．胸腔循环热灌注香菇多糖注射液治疗老年恶性胸腔积液［J］．中国医学创新，2016, 13 (21): 39-42.

［13］EMOTO S, KITAYAMA J, ISHIGAMI H, et al. Clinical significance of cytological status of peritoneal lavage fluid during intraperitoneal chemotherapy for gastric cancer with overt peritoneal dissemination [J]. Ann SurgOncol, 2015, 22 (3): 780-786.

［14］ELIAS D, GILLY F, BOUTITIE F, et al. Peritoneal colorectal carcinomatosis treated with surgery and perioperative intraperitoneal chemotherapy: retrospective analysis of 523 patients from a multicentric French study [J]. J Clin Oncol, 2010, 28 (1): 63-68.

［15］ISHIGAMI H, KITAYAMA J, KAISAKI S, et al. Phase II study of weekly intravenous and intraperitoneal paclitaxel combined with S-1 for advanced gastric cancer with peritoneal metastasis [J]. Ann Oncol, 2010, 21 (1): 67-70.

［16］崔书中，王佳泓，张相良．肿瘤细胞减灭术联合腹腔热灌注化疗治疗结直肠癌腹膜转移癌［J］．中国肿瘤临床，2012, 39 (22): 1691-1695.

［17］SPRATT JS, ADCOCK RA, MUSKOVIN M, et al. Clinical delivery system for intraperitoneal hyperthermic chemotherapy [J]. Cancer Res, 1980, 40 (2): 256-260.

［18］SáNCHEZ-GARCíA S, VILLAREJO-CAMPOS P, PADILLA-VALVERDE D, et al. Intraperitoneal chemotherapy hyperthermia (HIPEC) for peritoneal carcinomatosis of ovarian cancer origin by fluid and CO2 recirculation using the closed abdomen technique (PRS-1. 0 Combat): A clinical pilot study [J]. Int J Hyperthermia, 2016, 32 (5): 488-495.

[19] SáNCHEZ-GARCíA S, PADILLA-VALVERDE D, VILLAREJO-CAMPOS P, et al. Experimental development of an intra-abdominal chemohyperthermia model using a closed abdomen technique and a PRS-1. 0 Combat CO2 recirculation system [J]. Surgery, 2014, 155 (4): 719-725.

[20] C. Lungoci et al. Advanced temperature control for innovative HIPEC equipment [J]. Procedia Computer Science, 2015, 64: 497-505.

[21] Corneliu LUNGOCI, et al., The Registry of Hyperthermic Intraperitoneal Chemotherapy-A Mandatory Step in the Development of this Therapeutic Approach in Romania [J]. Applied Medical Informatics, 2015, 36 (1): 33-44.

[22] BHATT A, PRABHU R, SETHNA K, et al. The "homemade" HIPEC machine-a cost-effective alternative in low-resource countries [J]. Pleura Peritoneum, 2017, 2 (4): 163-170.

[23] BATISTA TP, BADIGLIAN FILHO L, LEãO CS. Exploring flow rate selection in HIPEC procedures [J]. Rev Col Bras Cir, 2016, 43 (6): 476-479.

[24] GONZáLEZ-MORENO S, GONZáLEZ-BAYóN LA, ORTEGA-PéREZ G. Hyperthermic intraperitoneal chemotherapy: Rationale and technique [J]. World J GastrointestOncol, 2010, 2 (2): 68-75.

[25] ESQUIVEL J. Technology of hyperthermic intraperitoneal chemotherapy in the United States, Europe, China, Japan, and Korea [J]. Cancer J, 2009, 15 (3): 249-254.

[26] WITKAMP AJ, DE BREE E, VAN GOETHEM R, et al. Rationale and techniques of intra-operative hyperthermic intraperitoneal chemotherapy [J]. Cancer Treat Rev, 2001, 27 (6): 365-374.

[27] GLEHEN O, COTTE E, KUSAMURA S, et al. Hyperthermic intraperitoneal chemotherapy: nomenclature and modalities of perfusion [J]. J SurgOncol, 2008, 98 (4): 242-246.

[28] ORTEGA-DEBALLON P, FACY O, RAT P. A "happy marriage" between open and closed techniques of heated intraperitoneal chemotherapy [J]. Cancer J, 2009, 15 (5): 448; author reply 448-449.

[29] LOTTI M, CAPPONI MG, PIAZZALUNGA D, et al. Laparoscopic HIPEC: A bridge between open and closed-techniques [J]. J Minim Access Surg, 2016, 12 (1): 86-89.

[30] SUGARBAKER PH, VAN DER SPEETEN K. Surgical technology and pharmacology of hyperthermic perioperative chemotherapy [J]. J GastrointestOncol, 2016, 7 (1): 29-44.

[31] SIMON L, HALILOU MC, GLADIEFF L, et al. [Hyperthermic intraoperative intraperitoneal chemotherapy (HIPEC): evaluation, prevention and policies to avoid occupational exposure for operating room personnel][J]. Bull Cancer, 2009, 96 (10): 971-977.

[32] SUGARBAKER PH. An instrument to provide containment of intraoperative intraperitoneal chemotherapy with optimized distribution [J]. J SurgOncol, 2005, 92 (2): 142-146.

[33] ORTEGA-DEBALLON P, FACY O, MAGNIN G, et al. Using a heating cable within the abdomen to make hyperthermic intraperitoneal chemotherapy easier: feasibility and safety study in a pig model [J]. Eur J SurgOncol, 2010, 36 (3): 324-328.

[34] DanieleBernardi, et al., Laparoscopic gastrectomy and adjuvant hyperthermic intraperitoneal chemotherapy (HIPEC) using a closed system with turbulent-flow circuit: technical aspects and preliminary results of a pilot study [J]. European Surgery, 2018, 50, 5.

[35] BARTOS A, BARTOS D, HERDEAN A, et al. Hyperthermic intraperitoneal chemotherapy (HIPEC). Mechanisms of action and the role of HIPEC in the treatment of peritoneal carcinomatosis [J]. Ann Ital Chir, 2018, 89: 513-527.

7

第七章

体腔热灌注治疗患者的心理学及社会学问题

恶性肿瘤是一种威胁生命的重大疾病。恶性肿瘤及其治疗对于患者的影响是多个层面的，除了身体上的痛苦和不适，还有心理上的痛苦(如焦虑、抑郁、担心、恐惧等)，以及社会学层面的改变(例如不能继续工作，无法胜任原来的家庭角色，社交受限，经济状况下降等)。此外，恶性肿瘤是一个家庭事件，它影响的不仅仅是患者本人，而是整个家庭，每个家庭成员都会受到影响。心理社会因素在恶性肿瘤发生、发展、转归、诊疗及护理过程中的作用不容忽视。随着近年来医学模式的转变，传统的生物医学模式，逐渐被生物-心理-社会医学模式所取代，对于恶性肿瘤的诊疗也提出了更高的标准，不仅要治疗疾病，还要关注患者及其家庭，满足他们的心理社会需求。

心理社会肿瘤学(psycho-oncology)是一门新兴的交叉学科，起源于20世纪70年代的美国，研究恶性肿瘤患者及其家属在疾病发展的各阶段所承受的压力和他们所出现的心理反应，以及心理、行为因素在恶性肿瘤的发生、发展及转归中的作用。

心理社会肿瘤学的研究领域非常广泛，包括恶性肿瘤相关的心理行为因素，恶性肿瘤患者及其家属的心理反应和心理问题，癌症患者常见的心身症状管理，癌症患者及其家属的心理社会干预等。此外，心理社会肿瘤学服务有赖于一个多学科的团队来实现，在国外，一个标准的心理社会肿瘤学团队包括精神科医生、心理治疗师、肿瘤科医生、护士、社工和神职人员。近年来国内心理社会肿瘤学的发展也越来越迅速，尤其是肿瘤科医护人员开始认识到这一学科在肿瘤临床诊疗中的重要性，而主动学习相关知识，加入心理社会肿瘤学团队。

体腔热灌注治疗中的心理学及社会学问题，从心理社会肿瘤学的角度对热灌注治疗患者的心理社会层面的问题有更全面的认识，从而将心理社会肿瘤学服务融入对这部分患者的临床诊疗当中，提高临床诊疗质量，体现医学人文精神。

使用体腔热灌注治疗的患者涉及多种肿瘤，有一部分患者是术后预防性治疗的患者，这些患者在治疗结束后仍然可能会存在对复发的恐惧和对未来的担忧。还有相当大一部分接受体腔热灌注治疗的患者是处于疾病晚期有恶性腹水的患者，这部分晚期患者在治疗前由于疾病的进展和转移，躯体不适(例如疼痛、腹胀、恶心呕吐等)和心理痛苦(焦虑、抑郁、死亡恐惧等)都非常显著，生活质量和预后较差，而治疗过程中，手术操作及化疗药物都会给患者带来新的不适或痛苦(包括药物副作用、对疗效的担忧和不确定感等)。

从现代医学模式的演变出发，研究影响恶性肿瘤患者的心理因素和社会因素，患者体腔热灌注治疗患者的心理特征及心理干预等内容，从心理社会肿瘤学的角度体现了对体腔热灌注治疗患者的全人整体照顾的理念。

推 荐 阅 读

- 中国抗癌协会腹膜肿瘤专业委员会,广东省抗癌协会肿瘤热疗专业委员会.中国腹腔热灌注化疗技术临床应用专家共识(2019版)[J].中华医学杂志,2020,100(2):89-96.
- RIBA M B,DONOVAN K A,ANDERSEN B,et al.Distress management,version 3.2019,NCCN Clinical Practice

Guidelines in Oncology［J］.JNCCN.2019,17(10):1229-1249.

• HOLLAND JC.Psycho-oncology.3rd ed.New York:Oxford University Press,2015.

第一节　现代医学模式下体腔热灌注治疗患者的心理、社会学问题

随着医学的进展和人类社会的进步,现代医学模式也在发生着转变,从传统的生物医学模式,逐渐向生物-心理-社会医学模式过渡,患者的心理、社会层面越来越受到重视。

一、现代医学模式的演变

从20世纪50年代开始,随着抗生素的发明,人类的疾病谱和死亡谱也开始发生变化,心脑血管疾病、恶性肿瘤等一些慢性病开始取代传染性疾病,成为威胁人类健康的主要疾病。研究者们也逐渐发现,心理因素(如压力大,精神紧张)和社会因素(如吸烟、酗酒、环境污染)在这些慢性疾病的发生发展过程中起到了非常重要的作用。

1977年,美国的纽约州罗彻斯特大学精神和内科教授恩格尔提出,传统的生物医学模式应当向生物-心理-社会医学模式转变。他认为,人既是生物的人,又是社会的人,生病不但是一种生物状态,也是一种社会状态,决定人是否患病,不仅要考虑其生物学因素,还应考虑其心理、社会学的因素。而医生在诊治患者时,除了疾病本身,需要考虑到患者的社会背景、心理状态、行为方式以及对疾病的应对等,综合以上生物、心理、社会三个维度,为患者提供综合性、协调性和连续性的医疗服务。在此基础上医学心理学、医学社会学、医学伦理学、医学法学、叙事医学等新兴学科逐渐发展起来,一方面改变了医学教育的模式,另一方面也改变着社会大众的健康观和医学观。

二、现代医学模式与恶性肿瘤

在现代生物-心理-社会医学模式的影响下,心理社会因素在恶性肿瘤发生、发展过程中的作用开始受到关注。20世纪70年代,心理社会肿瘤学(psycho-oncology)这门新兴的交叉学科开始发展起来,该学科研究恶性肿瘤患者及其家属在疾病发生发展的各阶段所承受的压力,他们所出现的心理反应,以及心理、行为、社会因素在恶性肿瘤的发生、发展及转归中的作用。

在过去的半个世纪中心理社会肿瘤学这一新兴学科不断发展,日臻完善,其研究范畴非常广泛,包括患癌的行为和心理因素、不同癌肿的心理社会影响因素、癌症患者躯体及精神心理症状的管理、医患沟通、心理痛苦筛查及癌症患者及家属的心理干预等(表7-1)。

近年来,恶性肿瘤的治疗已经逐渐走向整合性疗法,也就是除了传统治疗以外,还搭配辅助与替代疗法,强调身-心-灵并重的"全人治疗",恶性肿瘤的治疗不仅要有好的治疗结果,还需要有好的治疗过程。因此,将心理社会肿瘤学融入癌症常规诊疗路径之中具有非常重要的作用。

2007年美国医学研究所(IOM)公布了"癌症患者全人照顾:满足心理社会需求"的报告。该报告指出充分的研究证据表明心理社会因素对于癌症患者的生活质量及预后有显著的影响,及时发现癌症患者的心理社会问题并提供相关的照料干预可显著改善癌症患者的生活质量及预后。同时,该报告还指出在肿瘤临床,大部分癌症患者的心理社会需求并没有得到满足,提出了癌症诊疗的新标准,即将心理社会肿瘤学整合入癌症常规诊疗过程之中。在此报告发布之后,一系列的相关研究及项目开展。国际心理社会肿瘤学协会(IPOS)发布有质量的癌症照料标准。该标准强调必须将心理社会领域整合入常规的癌症照料当中,心理痛苦作为第六大生命体征进行常规评估。美国临床肿瘤协会(ASCO)建立起癌症相关的质量监控系统(QOPI)要求评估癌症患者的情绪及心理社会照料状况,并将此作为评价临床质量的核心内容之一。

美国外科医师协会肿瘤委员会(American College of Surgeons'Commission on Cancer)自2013年起也将痛苦筛查作为考核肿瘤中心的一项指标,其肿瘤治疗规范中指出所有肿瘤患者在疾病的关键时间点就诊时至少应接受一次痛苦筛查。

从20世纪70年代末开始,国外不断有研究支持心理社会干预可以有效减轻癌症患者的心理痛苦,提高其生活质量。2010年《新英格兰杂志》一项标志性的研究发现包括心理社会支持干预在内的早期姑息治疗不仅有效改善非小细胞肺癌患者心理痛苦、生活质量,并且患者的生存期得到延长。该研究表明早期融入肿瘤临床常规治疗的重大意义。

近年来,心理社会肿瘤学在我国也受到越来越多的重视,逐渐发展起来,临床和科研工作不断得到国际同行认

表 7-1 心理社会肿瘤学的研究范畴

心理行为因素及患癌风险	吸烟与癌症
	饮食与癌症
	日光暴露与癌症
	体育锻炼与癌症
	心理因素与癌症
	社会经济因素与癌症
基因筛查和基因检测与癌症	乳腺癌/卵巢癌基因检测的心理社会因素
	遗传性结直肠癌基因检测的心理社会因素
不同癌种患者的心理社会特征	中枢神经系统肿瘤
	头颈部肿瘤
	消化道肿瘤(胃癌、结直肠癌、肝癌)
	乳腺癌
	泌尿生殖系统肿瘤
	肉瘤
	血液系统肿瘤
	皮肤癌及恶性黑色素瘤
	肺癌
	艾滋病相关的肿瘤
	原发部位不明的恶性肿瘤
癌症患者躯体症状管理	癌痛
	疲劳
	恶心呕吐
	睡眠障碍
	性功能障碍
	食欲和体重问题
	神经心理问题(认知受损等)
缓和医疗与安宁疗护	安宁疗护与居家照护
	在线沟通和支持
	缓和医疗中心理治疗师和精神科医师的角色和作用
癌症患者精神心理症状的管理	适应障碍
	抑郁障碍
	交流障碍
	谵妄
	自杀
	与癌症及治疗相关的创伤后应激障碍
	物质滥用
	躯体化障碍
	对患有精神分裂症的癌症患者的诊疗
	对患有人格障碍的癌症患者的诊疗

续表

	对癌症患者心理社会需求的筛查与评估
对癌症患者的心理社会痛苦筛查与评估	对癌症患者心理痛苦的筛查与评估(包括焦虑、抑郁、谵妄、认知障碍等)
	影响心理社会痛苦筛查与评估的社会文化因素
精神科药物在癌症患者中的应用	精神科药物在癌症患者中应用的适应证及注意事项
癌症患者心理社会干预	癌症患者心理社会干预的原则
	具体的干预方法,包括支持性心理治疗、认知行为治疗、意义中心疗法、尊严疗法、以癌症管理和生存意义为主题的治疗(CALM)、艺术及音乐治疗等
老年人的心理社会肿瘤学	老年肿瘤患者的心理社会特点
	老年肿瘤患者的心理社会需求
	对老年肿瘤患者的功能评估
癌症患者与家庭	以家庭为中心的癌症照护
	癌症患者及其配偶照顾者
	少数群体的心理社会肿瘤学问题
	处理癌症患者的未成年子女的心理社会需求
	对癌症患者家属的居丧期关怀
癌症生存者的心理社会问题	患癌经历带来的成长和积极的改变
	成年患癌的癌症生存者
	儿童期患癌的成年生存者
	儿童及青少年癌症生存者
	恐惧癌症复发转移
	患癌后的行为改变
	癌症生存者回归职业
心理社会肿瘤学职业教育与多学科合作	对肿瘤科医护人员的心理社会肿瘤学教育
	对精神科医师和心理治疗师的心理社会肿瘤学教育
	对医学社工的心理社会肿瘤学教育
	对神职人员的心理社会肿瘤学教育
	心理社会肿瘤学的多学科合作模式
心理社会肿瘤学中的伦理、文化、政策、法律等问题	少数民族癌症患者的心理社会问题
	宗教信仰与心理社会肿瘤学
	不同文化对恶性肿瘤的态度
	心理社会肿瘤学中的伦理问题
	心理社会中肿瘤学与医疗卫生系统与政策

可,对于国内肿瘤临床整合医疗模式的推进起到了积极的作用。2016年中国抗癌协会肿瘤心理学专业委员会唐丽丽主任委员组织专家编写了我国首部《中国肿瘤心理治疗指南》,并在人民卫生出版社正式出版发行,该指南的问世为从事该领域的工作人员提供了最翔实、最清晰的理论指导,也标志着我国的心理社会肿瘤学发展走入有章可循、有据可依的科学发展新纪元。探索将标准化的心理社会肿瘤学服务融入我国肿瘤临床常规诊疗的中国模式是我国心理

社会肿瘤学下一步的发展目标和方向,也是生物 - 心理 - 社会医学模式在肿瘤临床真正落地的具体表现。

三、影响恶性肿瘤患者的心理因素

研究表明,有许多心理因素会影响到恶性肿瘤患者疾病的发生、发展与转归,例如人格特点、应对方式、负性情绪等。有学者认为心理因素可能是一个重要的促癌因素。但也有学者指出,有关癌症发病与心理因素的关系的研究由

于研究设计和方法学问题,在解释上有争议,目前还没有科学的证据能证明它们之间的关系。

(一)人格特点

关于恶性肿瘤患者人格属性的研究结果不尽一致,一些研究发现情感压抑这一特点与癌症的发生有关。一项肺癌患者以及良性肺部疾病的对照研究中发现,肺癌与情绪释放受到限制有关,研究者提出,在肺癌的发生过程中,特征性人格是一个独立的风险因素。另有一些研究报道,乳腺癌的发生与一种行为模式有关,这种模式表现为生活过程中常过度压抑自己愤怒的情绪,乳腺癌患者与乳腺良性肿瘤患者相比,显示出轻度的焦虑,明显的情感压抑,更倾向于避免冲突,愤怒的表达明显少于对照组。因此部分学者认为易患癌症的人格特征是情感受到抑制以及情绪的释放能力差。

也有很多大样本的前瞻性研究并没有发现人格特点与患癌风险之间的关系,尤其在乳腺癌的研究中。这些研究大多样本数比较大,对自变量有清晰的定义,有足够长时间的追踪,而且控制了可能影响结果的其他因素。例如芬兰的研究者对 12 032 名女性进行了 21 年的追踪调查,以探讨生活满意度、神经症症状与乳腺癌发生率的关系,追踪结果显示,有 238 名女性发生乳腺癌,并没有发现生活满意度、神经症症状与乳腺癌发生率之间的联系,并没有证据证明在不开心、不满意和焦虑的女性中乳腺癌的发生率更高。德国一项研究对 5 114 名 40~65 岁的女性平均随访 8.5 年,调查癌症的发生率和死亡率。在此期间,240 例女性罹患癌症或死于癌症。研究者报道在控制了生活方式、共病和癌症家族史等变量的影响后,人格特点与癌症发生率无关。日本的一项研究对 31 992 名 40~79 岁的女性平均随访 7.5 年,在此期间 149 例罹患乳腺癌。结果发现有生存动力、生活目标和生存价值,感到有乐趣和幸福的女性患乳腺癌的风险较低,相对风险为 0.66;性格果断的女性患乳腺癌的风险也较低,相对风险为 0.56;易怒、感到日常生活压力大与乳腺癌的发生风险无关。

(二)应对方式

有研究者发现,应对方式与乳腺癌的发生也有一定的关系,但同时认为在一些不可避免的危机中,不良的应对方式可能会耗尽机体的心理资源,产生负作用。心理防御机制的目的是减轻痛苦,维持内心平衡,同时又要使外在表现符合外界现实的要求。它与社会支持一样,在应激导致心身疾病的过程中起到中介和缓冲作用。研究发现,乳腺癌患者的焦虑、抑郁与愤怒的向内释放程度比健康对照人群高,更经常使用合理化效应,主要通过合理化效应而否定自己的愤怒、抑郁、焦虑和悲观等负性情绪,从而获得社会支

持,表面上给人以社会关系良好的感觉。

(三)负性情绪

在负性情绪中,研究最多的是抑郁与恶性肿瘤发生和发展过程的联系。一项早期的大规模流行病学调查显示:抑郁症状与癌症发病率增加有关,并且使癌症死亡的危险性增加 2 倍。

精神因素与乳腺癌发病有关的报道比较常见。国内学者李庆会等报道,经受精神创伤的妇女乳腺癌的相对危险度可提高 2~3 倍,尤其是发育前的精神创伤相对危险度可增加 6.5 倍。有资料表明,乳腺癌发病前多数病例长期处于劣性刺激导致的抑郁状态。

也有研究报道情绪状态会对癌症患者的结局产生影响。一项研究表明肺癌患者情感上的痛苦可能会预示着较低的存活率。其他一些研究显示癌症患者的抑郁与死亡率之间存在正性、负性或者混杂的联系。抑郁可能会直接影响癌症患者的疾病过程,因为抑郁造成患者对疼痛的控制能力和对治疗的依从性降低,以及降低患者对生命维持治疗的期望。

一项探讨抑郁和随后发生癌症的有关问题的前瞻性研究,对美国 2 020 名中年男子追踪 17 年后,发现癌症的死亡率和抑郁情绪有着密切联系。在控制了年龄、吸烟、饮酒、癌症家族史和职业特点等变量后,发现抑郁与癌症死亡率的关系仍然有统计学意义。也有其他一些临床和流行病学研究并不支持此负性情绪对癌症风险性和死亡率有影响的结论。丹麦的一项研究在 1969~1993 年调查了 89 491 名因抑郁症住院的患者,其中有 9 922 名患者罹患癌症,相对风险比率为 1.05。在住院后 1 年内,癌症发生的风险会增加,尤其是颅脑肿瘤。排除第一年随访外,癌症发生的风险增加主要是由于与吸烟相关的肿瘤发生增多。这些研究结果并不支持抑郁会直接引起癌症发病风险增加的假设,但研究者着重强调了抑郁对生活方式的有害影响。英国的一项前瞻性研究将 27 818 名因抑郁症住院的患者和 24 292 名因焦虑住院的患者作为研究组,并将 525 436 名因其他疾病住院的患者作为对照组,探索焦虑、抑郁与癌症死亡率之间的关系。研究者排除了因精神障碍住院但是已经罹患癌症的患者。结果并没有发现在焦虑和抑郁的患者中癌症死亡率有增加的风险。有研究者认为,虽然慢性和重度抑郁与患癌风险升高有关,但造成这种影响的最可能的直接因素是抑郁者的生活方式而不是负性情绪本身。

体腔热灌注治疗患者首先是恶性肿瘤患者,会有与其他恶性肿瘤患者一样的一些共性的心理反应,比如病耻感、疾病侵袭感、情绪问题等。另外体腔热灌注治疗对于很多患者来说是一种相对陌生的治疗方式,因此会导致患者

在治疗前、治疗中会出现不确定感，甚至紧张、焦虑的情绪。另外在体腔热灌注治疗的患者中有相当大的一部分是晚期有恶性腹水的患者，这部分患者会出现晚期患者的一些特殊的心理问题如死亡焦虑等。在生物 - 心理 - 社会医学模式下，高质量的肿瘤临床诊疗应当关注患者的心理社会层面的问题并进行恰当的处理和干预。

第二节　体腔热灌注治疗患者的心理问题

恶性肿瘤作为一种威胁生命的重大疾病，带给患者的不仅仅是身体上的痛苦，肿瘤患者的心理痛苦也不容忽视，严重的心理痛苦不仅会降低患者的生活质量，还会影响到患者的医疗决策、对治疗的依从性，甚至导致患者自杀。因此，在肿瘤临床对心理痛苦进行识别和干预是十分必要的。

一、恶性肿瘤患者的心理反应

恶性肿瘤本身的特点（包括肿瘤大小、部位、类型、分期等）、疾病诊断、各种治疗、患者本身的特点等都会影响癌症患者的心理适应。癌症诊断、治疗、肿瘤复发和带癌生存等不同阶段患者心理社会反应也有所不同。

（一）病耻感

病耻感是患者基于持续的自我认同特征感受到或预期到负面的社会评判，而产生的排斥、拒绝、责备和无价值感。恶性肿瘤患者的病耻感会与患者心理健康状况受损、人际关系受限、经济方面受限、延迟或拒绝诊疗有关，常导致患者不能及时接受治疗，使治疗变得复杂、预后变差。病耻感还有可能导致患者的社交回避，不愿与生病之前的朋友和同事联系，也不愿意结交新的朋友。

（二）疾病侵袭感

疾病侵袭感指由于疾病和治疗导致生活方式、兴趣、重要的活动不能继续，导致患者生活方式及人生轨迹发生变化。疾病侵袭感剥夺了患者喜欢的活动所带来的愉悦感和满足感，减少了对生活的控制感。研究表明心理、社会和环境因素可以影响疾病侵袭感的程度。越年轻、家庭年收入越低的患者疾病侵袭感越严重。在工作、经济地位、社会关系方面，高学历的患者疾病侵袭感更严重。

（三）情绪问题

恶性肿瘤患者会经历很多情绪问题。例如焦虑、抑郁、对复发转移的恐惧、对治疗结果的担忧，面对疾病转移复发的恐惧和绝望，对死亡和临终的焦虑，对预期性丧失的哀伤等等。

（四）体象问题

身体意象或体象（body image）是自我概念的一部分，指的是对自身身体、外表和功能的感知和评估。乳腺癌、前列腺癌、妇科恶性肿瘤、头颈部癌、喉癌和皮肤癌患者常关注体象问题。例如，接受保留乳房手术的乳腺癌患者在整体适应方面好于根治术患者，愿意选择保留乳房手术的人更关心体象受损，更加依赖乳房来建立自尊，认为自己很难适应乳房的缺失。恶性肿瘤患者不仅要面对身体部位的缺失，还常常面临复杂的体象问题。

（五）性心理问题

性心理问题包括体象、自我尊重、心境、支持、情感连接和亲密感。体象在性心理问题中起到重要的作用，研究表明，一些不直接影响性器官的恶性肿瘤类型，如头颈部癌、喉癌、肺癌和霍奇金病的患者也会出现性功能问题。所以不论恶性肿瘤类型，都应关注患者的性心理问题。

（六）衰老感

衰老感是指患者感到自己比实际年龄要衰老。乳腺癌患者，特别是接受内分泌治疗的乳腺癌患者会觉得自己动作变慢，不如之前灵活，同龄人轻易就能完成的事情自己却完成起来很困难，感觉自己仿佛短时间内衰老了很多，觉得自己被困在一个比实际年龄大、衰老很多的身体内。

（七）生命缩短的感受

很多患者在诊断为癌症，特别是诊断为进展期癌症或复发、转移后会出现生命急剧缩短的感受，感到自己的生命的轨迹突然被打断，一些事情可能没有时间去完成，一些目标可能没有时间去实现。部分患者还会感到死亡随时有可能到来，出现严重的死亡焦虑。

（八）亲密关系的改变

癌症及其治疗会给患者带来各种不适，身体各项功能下降，甚至会缺失，使得患者可能无法胜任之前家庭中的角色，甚至不得不依赖他人。在这个时候，部分具有不安全依恋类型的患者会出现依恋焦虑和依恋回避，一方面担心自己成为他人的负担，不愿意去依靠他人，另一方面又担心自己会被亲人抛弃。

（九）意义感的缺失

晚期癌症患者，特别是终末期的患者通常会体验到强烈的意义感的缺失，甚至因为失去意义而对生活感到绝望，希望快速结束自己的生命。

二、恶性肿瘤患者的心理痛苦及来源

美国国立综合癌症网（national comprehensive cancer network，NCCN）心理痛苦研究小组将心理痛苦定义为：由多重因素引起的一种不愉快的情绪体验。本质上源于心理（认知、行为和情感上的）、社会、精神和 / 或躯体的变化。这种情感体验能够明显地干扰患者应对癌症、躯体症状以及

治疗的能力,并对治疗效果产生负面影响。心理痛苦是一个连续体,范围包括从正常的情绪,如脆弱、悲伤、害怕等到引起功能减退的严重表现如抑郁、焦虑、恐慌、社会孤立感、生存和精神危机等。由于患者自身情况的不同,心理痛苦水平会处在各自不同的位置,并且随着病情的不断变化,所处的位置也会出现波动。我们可以参考 Jimmie Holland《心理痛苦的处理标准和临床实践指南》来形象地说明癌症患者心理痛苦的存在模式。

尽管各个国家社会文化、人们教育水平和心理素质都有所不同,但癌症患者出现心理痛苦都是很正常的,就像所有人在面对意外的生活事件时都会产生心理反应。在我国,癌症确诊对多数人来说仍然是一个灾难性的打击,可以表现出各种从轻到重的症状,如担忧、害怕、失眠、哭泣等。病程中,随时都会出现对于患者来说的坏消息,如:病情进展、预后不良、出现并发症、治疗失败、不可逆的副作用等,这些问题都会加重患者心理痛苦的程度,甚至出现精神症状。接受临终关怀治疗和ICU患者的心理痛苦最为严重,会出现焦虑抑郁障碍甚至谵妄、自杀倾向等。

痛苦的来源

无论是由肿瘤本身引起,还是治疗方法所致,患者的痛苦基本源于以下四个方面:

1. 躯体症状　无论是疾病过程中,还是在接受抗肿瘤的治疗中,大部分患者会出现各种不同的躯体症状,对生活质量造成严重影响。疼痛是癌症患者最常见的症状之一,回顾分析显示进展期癌症住院患者疼痛发生率为 72.6% 且 5% 患者未接受疼痛治疗。我国的数据显示,癌症患者中到重度疼痛发生率达 88%,且近 80% 的临床医生疼痛管理培训不足,84% 的临床医生对疼痛严重程度的报告与患者实际经历不符。癌症相关的疲乏发生率为 59%~100% 不等,对于患者的生活质量造成不同程度的影响。不同文献报道癌因性疲乏的发生率为 29%~100%,且女性、年轻、失业以及伴有焦虑、抑郁明显的患者疲乏更加严重。美国的一项针对大量门诊患者(n=3 106)进行核心症状的调查结果显示,无论何种肿瘤以及在哪个疾病分期,在所有 13 条核心症状中,疲乏发生率均居首位。临床治疗期间,无论手术、化疗、放疗等手段都可能会不可避免出现治疗的不良反应,如果仅仅关注治疗效果而忽略不良反应给患者带来的痛苦显然不符合高质量照顾原则的要求。随着肿瘤进展,因肿瘤侵袭所致的症状更加复杂,影响也更加严重。

2. 心理及精神症状　焦虑和抑郁影响患者的整个家庭、社会功能、工作能力、自杀观念以及患者的生存,肿瘤患者及治疗带来的身心影响使得患者成为焦虑和抑郁的易感人群。2016 年文献报道北京市城六区恶性肿瘤患者抑郁

总体发生率为 55.8%,中度及以上发生率为 17.8%,且自杀意念的总体发生率为 16.6%,与无伴侣、无手术治疗机会有关。由于肿瘤临床工作人员临床工作负担较重,对精神心理问题的辨别未经过系统培训,患者和家属仍存在回避面对负面情绪等因素,因此肿瘤临床精神心理问题的识别率较低。

3. 社会困难　恶性肿瘤是一个家庭事件,不仅仅带来躯体的不适、精神心理压力等,对于实际生活也会造成严重影响。社会困难主要涉及三个方面:个人活动能力,如是否能独立行走,保持基本日常生活能力,是否需要由其他人照顾,是否能够维持一定的娱乐或社交活动等;经济困难,是否有稳定的工作和收入,医疗负担是否较重,是否有医保或社会商业保险,对于家人未来经济负担是否存在忧虑等。自我以及与他人相处,与家人和亲友间沟通是否存在问题,是否存在体象问题的顾虑,是否有社会孤立感等。研究显示社会困难评估量表得分对恶性肿瘤生存者的躯体及精神健康状况有预测作用。

4. 灵性问题　灵性(spirit)健康已被世界卫生组织(world health organization,WHO)列为健康的重要组成部分。目前尚没有对灵性的明确定义,美国安宁疗护国家共识项目(national consensus project for quality Palliative Care,NCP)指出,灵性是个体寻求并表达人生意义和目的的方式,以及他们体验自身与当下、自我、他人、上帝、自然和信念之间联系的方式。研究显示,绝大部分癌症患者存在灵性需求。尤其晚期及终末期癌症患者,当面对更多躯体症状,死亡不可避免的迫近,对于生命的控制力逐渐减弱,很多患者找不到生存的意义,而家属也在慌乱中不知如何帮助患者。灵性照顾是晚期患者安宁疗护的重要内容。一项纳入 12 项研究的 Meta 分析显示灵性干预可以明显提高患者生活质量。

三、恶性肿瘤患者多维度痛苦筛查及转诊

NCCN 确定痛苦筛查建议以来有很多国家逐步在临床尝试纳入此项工作,也总结了很多成功或失败的经验。心理社会肿瘤学研究者指出,如果想提高临床结局,必须在痛苦筛查之后给予合理的心理社会干预,简单筛查并不能为患者以及临床工作带来明显的获益,反而会引起患者对填写报告的反感情绪。目前更多学者倾向于纳入综合的筛查项目:应用合理的筛查工具以及系统的筛查管理、识别筛查结果、实施进一步评估、及时转诊接受合理的干预。痛苦筛查若想在临床获益,必须针对筛查的问题给予合理、高质量的回应。参与照护癌症患者的整个团队应该接受痛苦筛查及提供支持的培训。多学科团队的建立非常重要,包括:肿

瘤临床医生、护士、心理医生、精神科医生、社会工作者、家属及其他患者权益的倡导者,从而针对患者筛查出的不同问题给予不同的支持。

(一)筛查工具

临床医生及护理人员识别患者痛苦的能力参差不齐,尤其关于精神症状的识别更是受到专业培训的局限,然而肿瘤患者对于他们的信任程度又是其他专业人员无法代替的,因此也决定了肿瘤临床医护人员在痛苦筛查多学科队伍中的重要作用。指导肿瘤临床医护人员合理使用筛查工具是提高痛苦识别率最直接有效的方式,此方式对于我国忙碌的临床现状存在更大的现实意义。目前为止应用于肿瘤临床对于痛苦进行筛查的工具很多,从筛查不同维度大致分为:总体痛苦量表、肿瘤相关症状量表、精神症状量表、生活质量及躯体功能量表、患者需求及社会实际问题量表等。从量表的设计角度可分为:单一条目量表、多条目量表、访谈等。总体评价各类量表优劣共存。单一极简量表适用于初步粗略筛查,省时省力,容易操作,但内容简单,对于进一步心理社会支持指导意义减弱;复杂多维度量表涵盖内容丰富,对于转诊及心理社会支持指导意义较大,劣势是不便于大规模的临床初步筛查,对于操作的工作人员以及患者来说填表负担较重,患者对条目内容理解存在一定困难,工作人员需进行复杂的解释。

IOM 建议痛苦筛查工具应该能够综合识别引起痛苦的各种问题和担忧。所选筛查工具应该有效、稳定,并且对于临床工作人员来说简便易行,可以通过临界值来判断患者是否存在痛苦。能够同时评估患者是否存在躯体症状/情绪负担/社会问题等,且能评估患者上述症状的严重程度,这样能够动员其他专业的人员有效地对患者的痛苦状况做出应答,包括将痛苦且有心理社会支持需求的患者转诊给专业的心理治疗师/精神科医生/社工等等。心理痛苦温度计(distress thermometer,DT)是 NCCN 推荐使用的筛查工具,包括单一条目的 0~10 分痛苦量表,以及包含 5 个维度的问题列表(problem List,PL):实际问题、家庭问题、情绪问题、躯体症状、灵性/宗教忧虑。Zebrack 等 2015 年报告了痛苦筛查实施的依从性、临床应答以及可接受性,结果显示应用 DT 患者的依从性为 47%~73%,筛查可以提高心理社会支持和转诊的比例,且肿瘤医生对于痛苦筛查的评价比较积极。自 2007 年引入国内后其在中国癌症患者中的信效度得到验证且确定 4 分为显著痛苦的分界点,截至目前 DT 在国内多家肿瘤中心以及肿瘤科室已得到广泛应用。

(二)科学的筛查流程

因用于肿瘤患者痛苦筛查的工具大多数为患者自评

量表,可由患者自行填写,但如果仅仅把痛苦筛查工作简化为患者填表过程则临床获益明显受限。全面的筛查工作需要系统、科学的筛查流程。①首先需要对筛查流程中的所有人员(筛查协调员、临床医生、护士、心理医生、精神科医生、社工等)进行相关培训,设定专门负责筛查的协调员,并安排具体实施填写问卷的过程,指导肿瘤科医生及护士如何解读筛查结果,设定具体转诊流程,对心理医生、精神科医师及社工进行肿瘤患者心理社会支持的相关培训。②筛查实施形式。目前最常见的筛查形式为由筛查协调员协助患者自行填写纸质版问卷,但对于综合的筛查量表纸质版筛查耗时耗力,对于临床普及造成一定技术上的困难;电子化设备的应用恰好解决了上述困难,患者容易填写,节约时间,且方便数据管理,但受到患者电子设备操作技术的限制。目前成功的案例多是通过软件版本进行,如 MD Anderson 癌症中心的症状筛查项目及加拿大玛嘉烈公主癌症中心的痛苦评估及应答项目都是将问卷条目整合入软件系统,通过 iPad 等电子化设备对患者进行筛查,易于操作且医患双方可同时快速得到筛查结果及分析建议等。③分步筛查流程。由于进行筛查的量表存在简易版本和综合版本,各种量表优劣共存,为使不同量表的优势体现又规避劣势,有学者建议对肿瘤患者的痛苦进行分步筛查。首先通过极简短量表在繁忙的临床工作中进行初步筛查,对于存在一定问题的患者进行进一步综合评估,如通过 DT 进行初步筛查,对于痛苦筛查结果 DT ≥ 4 分患者根据 PL 选项进行进一步评估,如使用 GAD-7 或 PHQ-9 对患者的焦虑或抑郁进行评估。

(三)转诊接受心理社会支持和干预

对于筛查后的心理社会支持是筛查成功的关键步骤,筛查流程中的心理社会支持提供者需要接受专门针对肿瘤患者开展的心理社会支持培训。Syrjala 2014 年系统综述显示诊断及治疗期间癌症相关疼痛与心理社会因素密切相关,多项 Meta 分析、系统综述或 RCT 研究显示催眠、冥想放松可以有效降低患者的疼痛感受,提示心理及行为干预是癌症相关疼痛管理的重要内容。尽管目前有多临床医务工作者或心理治疗师/咨询师投入肿瘤临床的心理社会干预工作,但由于心理社会肿瘤学在国内发展尚处于初步阶段,缺乏肿瘤临床背景的心理治疗师及精神科医师,与癌症患者建立关系受到一定阻碍;而肿瘤临床医生和护士由于工作负担较重,接受系统心理干预或心理支持培训也存在一定困难。因此以全国科技平台为支持,建立肿瘤临床心理社会支持培训项目,或完善心理社会肿瘤学学科建设以及高校/临床医院培训制度是目前多学科队伍建设的出路所在,也为痛苦筛查项目流程完善提供了必要保障。具体筛查、评估及转诊和干预流程可参考 NCCN 指南推荐。通过 DT 进行首次简短筛查，根据 DT 得分及 PL 分类进入不同的转诊流程：DT<4 分无须转诊，若存在未缓解的躯体症状，需根据 NCCN 支持治疗指南提供专业治疗；DT ≥ 4 分需接受由肿瘤科医生、护士、社工等进行的临床评估（临床访谈、进一步焦虑抑郁评估），根据评估结果或转诊至精神科 / 心理医生接受专业治疗，或转诊给社工 / 神职人员接受社工咨询服务或神职人员的帮助（图 7-1）。

四、体腔热灌注治疗患者的心理特征

接受体腔热灌注治疗的患者一部分是体腔肿瘤术后的患者，治疗目的是为了预防术后肿瘤复发，这部分患者一般为 Ⅱ~Ⅲ 期，治疗后生存期较长；而另一部分患者则是出现恶性胸、腹水的转移癌的患者。这两类患者的心理特征相同的是，面对一项未知的，且有创性的治疗，大部分患者的心理都会出现不确定感，包括对治疗过程中可能会经历哪些痛苦的不确定感，及对疗效和副反应的不确定感。在这一过程中，医患沟通非常重要，特别是在治疗前，医生详细讲解治疗过程中的各项操作，治疗过程中可能会出现的反应以及预期疗效和可能的副作用及应对方法等信息能够帮助患者降低治疗过程中的不确定感。另外，建议在治疗的过程中对患者进行常规的多维度痛苦筛查，包括躯体症状的筛查和心理痛苦的筛查。对于筛查出的躯体症状应给予及时恰当的处理，而对于筛查出的焦虑、抑郁等心理痛苦应给予心理支持，必要时需转诊给精神心理专业人员给予心理治疗或精神科药物治疗。

对于预防性治疗的患者，治疗后可能依然会存在恐惧癌症复发的心理。恐惧癌症复发（fear of cancer recurrence，FCR）是指癌症患者担心之前所患癌症可能会复发、进展，或者身体其他部位再次患癌，以及由这些担心带来的恐惧感。

而对于出现恶性胸腹水的晚期患者来说，他们通常心理痛苦更为严重，常见的心理特征如下：

1. 感到自己来日无多 被诊断为恶性肿瘤，尤其是晚期恶性肿瘤，会让患者感到自己的生命急剧缩短，仿佛死亡随时可能降临。对于一部分患者来说，尽管生命还在继续，他们却再也无法享受生活中的乐趣，活着的每一天都是在"等死"。

2. 疾病负担带来的痛苦 疾病的负担会给患者带来各种各样的躯体症状，例如疼痛、疲劳、恶心呕吐、失眠、腹胀等。这些症状会让患者在心理上出现强烈的疾病侵袭感，如果不能得到很好的控制，必然会影响患者的情绪状态和生活质量。

3. 不得不依靠他人 由于疾病的进展，患者会感到自己越来越衰弱，同时医疗操作带来的恐惧感和不确定感，药物副反应带来的痛苦都会加重患者身体上的不适，这个时候患者会感到自己失去了独立性，不得不依靠他人。在这种情况下，如果患者身边没有很好的社会支持（例如独居）或患者本身就具有不安全的依恋模式，患者会出现依恋焦虑（如担心自己被抛弃）和依恋回避（害怕给家里人添麻烦而不能主动寻求支持和帮助）。

4. 意义感的丧失 患者被疾病和痛苦折磨，又感受到死亡的逼近，由于身体状况的限制，患者很难再维持之前家庭角色以及社会角色，体验到强烈的价值感的缺失，生活失去目标和意义。

5. 身份（认同感）的丧失 当患者无法再继续工作，继续胜任家庭角色的功能时，患者会体验到身份（人共同感）的丧失，这种丧失会让患者体验到社会隔离和孤独感。这

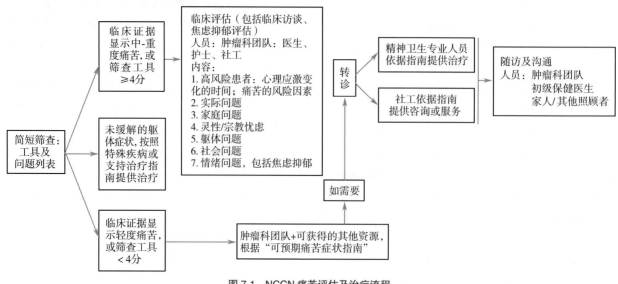

图 7-1 NCCN 痛苦评估及治疗流程

个时候很多家属为了避免生病的患者思虑过多,处于保护患者考虑,对于家里发生的一些事情,也选择隐瞒,不告诉患者,这样反而会加重患者身份"认同感"的丧失,尽管自己还活着,却好像已经与这个世界失去了联系。

6. 害怕临终和死亡　很多晚期患者会表达"怕死"的感受,但仔细询问会发现,"怕死"大致可以分为两种,一种是"害怕死亡的过程"也就是害怕临终的痛苦,例如有的患者会说"我好怕我会痛死","我不知道最后会不会憋死";有一位患者说过"我不怕苦,我怕死,我怕死后看不到、听不到,好像被扔到一个黑洞里的状态"。

第三节　体腔热灌注治疗患者的相关精神心理症状的管理

肿瘤及其治疗会给患者带来许多症状,包括疼痛、疲劳、失眠、恶心呕吐等躯体症状,也包括焦虑、抑郁等心理症状。很多时候躯体症状与心理症状伴随出现,相互影响。而很多精神科药物、心理干预在肿瘤临床症状管理中起到非常重要的作用。

一、焦虑

焦虑障碍(anxiety disorders)又称焦虑症或焦虑性疾病,是一组以焦虑情绪为主要临床相的精神障碍,当焦虑的严重程度与客观的事件或处境不相称或持续时间过长则为病理性焦虑,包括急性焦虑和慢性焦虑两种临床相,常伴有头晕、胸闷、心悸、呼吸困难、口干、尿频、尿急、出汗、震颤和运动不安等。最新数据显示,心境障碍在中国成人中的终生患病率为7.4%,其中焦虑障碍终生患病率为7.6%。而在恶性肿瘤患者中,焦虑障碍患病率更高,Linden 等调查了10 153 名不同类型的恶性肿瘤患者,发现19%的患者存在有临床意义的焦虑症状,22.6%存在亚临床焦虑。国内一项对283 例肺部肿瘤术后者焦虑的调查研究显示,53.4%存在焦虑症状;国内另一项对301 例恶性肿瘤患者的调查研究显示,焦虑发生率为21.6%。

(一)诊断标准

目前临床主要使用的诊断标准是国际疾病分类第 10 版(ICD-10)中精神和行为障碍的分类,是世界卫生组织170 多个成员国家共同使用的现行分类系统,是临床上经常使用的诊断标准。在 ICD-10(international classification of diseases-10)的诊断里,焦虑障碍包括 F40 恐怖性焦虑障碍和 F41 其他焦虑障碍。肿瘤患者常见的是惊恐障碍(间歇性发作性焦虑)、广泛性焦虑障碍以及社交恐怖,它们可以出现在肿瘤诊断之前、诊断肿瘤时或者接受治疗时。

(二)评估工具

1. 医院焦虑抑郁量表(hospital anxiety depression scale, HADS)　具有良好的信度和效度,广泛应用于综合医院患者焦虑和抑郁情绪的筛查和研究。国内常用的中文版医院焦虑抑郁量表经翻译并校对后在我国综合医院患者中开始应用,研究以 9 分为分界点,焦虑和抑郁分量表敏感度均为100%,特异性分别为90% 和100%。Mitchell AJ 等 2010 年对 45 个短或超短评估工具进行了综述分析,结果显示在肿瘤临床中使用 HADS 既能保证结果的有效性,也能确保临床应用的可接受性。

2. 广泛性焦虑自评量表(general anxiety disorder-7, GAD-7)　包含 7 个条目,每个条目评分为 0~3 分;制订者推荐 ≥ 5 分、≥ 10 分和 ≥ 15 分分别代表轻、中和重度焦虑。我国综合医院普通门诊患者的研究中以 10 分为临界值,灵敏度和特异度分别为 86.2% 和 95.5%,具有较好的信效度。肖水源等研究发现 GAD-7 在恶性肿瘤患者的应用中有较好的信效度,能有效地筛查和评估恶性肿瘤患者中广泛性焦虑的状况。

3. 汉密尔顿焦虑量表(hamilton anxiety scale, HAMA)　由 Hamilton 于 1959 年编制,用于评定焦虑症状的严重程度。HAMA 是精神科临床和科研领域对焦虑症状进行评定的应用最广泛的他评量表,具有良好的信效度,广泛应用于肿瘤临床。

(三)焦虑的干预

对恶性肿瘤患者焦虑最有效的干预应包含心理干预和药物干预。Traeger L 等 2012 年对恶性肿瘤患者进行一项 Meta 分析,结果发现基于证据的文献均支持使用社会心理和精神药理的干预方式来预防或减轻焦虑症状。

1. 心理社会干预　针对恶性肿瘤患者的心理社会干预方法有很多,包括了教育性干预、认知行为治疗、正念疗法、支持性疗法、补充和替代疗法。认知行为疗法是治疗焦虑障碍的一线治疗,研究显示认识行为治疗可行,而且能改善患者焦虑。Piet 的一篇荟萃分析显示虽然现有临床试验的总体质量差异很大,但从相对高质量的随机对照试验中有一些积极的证据支持正念疗法可以改善癌症患者及生存者的焦虑抑郁。支持性疗法经常会以团体的形式来进行,但是研究结果比较混淆,需要进一步研究。关于补充和替代疗法,如针灸等。很多非盲法的研究显示并没有什么令人信服的证据。但是按摩和创造性的艺术治疗(如艺术疗法、音乐、舞蹈、写作等)在积极治疗期间对患者焦虑有直接的短期影响,但在随访时没有影响。一项关于催眠对癌症患者焦虑影响的荟萃分析显示,催眠可以降低癌症患者焦虑,特别是减轻儿童医疗操作性检查相关焦虑。

Mehnert 等对化疗后 4 周的原发非转移性乳腺癌患者进行随机对照研究,结果发现接受运动疗法的干预组患者的焦虑、抑郁状况有显著改善。Schnerider 等研究发现,女性化疗患者在使用虚拟现实装置后,焦虑和抑郁心理均有所减轻,由化疗引起的相关症状困扰也得到缓解。

2. 药物干预 一般而言,通过焦虑症状的严重程度来决定是否使用药物来治疗焦虑。轻度焦虑患者使用支持性治疗或行为治疗已足够,但对于持续恐惧和焦虑的患者需要药物治疗,药物治疗疗效显著且起效较快。应用抗焦虑药时需考虑抗焦虑药物和恶性肿瘤治疗药物之间可能存在相互作用,药物从小剂量开始服用,如果耐受好再逐渐增加剂量。由于恶性肿瘤患者的代谢状态发生了改变,药物维持剂量要比健康个体低。表 7-2 列出了常用于恶性肿瘤患者的抗焦虑药。

二、抑郁

抑郁是癌症患者常见的症状之一。研究显示,25~45% 的肿瘤患者在不同的病程和疗程中并发抑郁性障碍。我国学者利用诊断性访谈调查发现肿瘤患者抑郁的患病率为 25.9%(21.9%~29.9%),不同地区的肿瘤类型分布不同,因此抑郁的患病率也有所不同。抑郁性障碍的发生与肿瘤的发展进程相关,相比早期肿瘤,进展期肿瘤患者更易出现抑郁。

抑郁是伴随负性生活事件(如肿瘤诊断和治疗应激)的正常心理体验,但如果人们不能良好地应对肿瘤,肿瘤就会明显影响他们的生活、工作和社会功能,从而导致抑郁的发生。肿瘤相关性抑郁(cancer-related depression,CRD)是指由肿瘤诊断、治疗及其合并症等导致患者失去个人精神常态的情绪病理反应。研究发现,心理社会因素在肿瘤的发生发展中占重要地位,两者相互促进、互为协同,严重影响患者的生活质量。

(一) 临床表现

1. 核心症状 情绪低落、兴趣缺乏、精力不足,这是抑郁的关键症状,诊断抑郁状态时至少应包括其中的 1 个或 2 个。

2. 心理症状群 焦虑,自责自罪,认知症状(注意力和记忆力下降),自杀观念和行为,精神运动迟滞或激越。

3. 躯体症状群 睡眠障碍,食欲紊乱,性欲缺乏,晨重夜轻,非特异性躯体症状如全身疼痛、周身不适、胃肠功能紊乱、头痛、肌肉紧张等。需要注意很多躯体症状是由于肿瘤及其治疗本身引起的,而不是抑郁伴随的躯体症状。

(二) 评估工具

评估工具主要包括汉密尔顿抑郁量表(HAMD)、Zung 抑郁自评量表(SDS)、患者健康问卷 -9(PHQ-9)、流调用抑郁量表(CES-D)、Beck 抑郁量表(BDI)等。在所有的患病率筛查中,自评问卷得出的患病率可能高于精神科医生或临床心理师的诊断,使用 DSM 相关障碍的结构性临床访谈进行诊断的患病率更低于其他诊断性访谈。

(三) 治疗

1. 药物治疗 选择性 5-HT 再摄取抑制剂是近年临床上广泛应用的抗抑郁药,主要药理作用是选择性抑制 5-HT

表 7-2 常用于恶性肿瘤患者的抗焦虑药

药物	剂量范围	备注
1. 苯二氮䓬类		
劳拉西泮	0.25~2.0mg,口服,q4~12h	无代谢方面不良反应,可用于肝脏肿瘤或转移瘤,减轻恶心和呕吐
阿普唑仑	0.25~1.0mg,口服,q6~24h	快速起效,快速耐受
奥沙西泮	7.5~15mg,口服,q8~24h	无代谢方面不良反应
地西泮	2~10mg,口服 / 肌内注射,q6~24h	对慢性持续焦虑有效
氯硝西泮	0.5~2.0mg,口服 / 肌内注射,q6~24h	对慢性持续焦虑、发作性焦虑或冲动行为有效
2. 抗抑郁药		
帕罗西汀	20~40mg/d,口服	治疗惊恐障碍,恶心、镇静作用较强
艾司西酞普兰	10~20mg/d,口服	治疗惊恐障碍,恶心、疲乏
文拉法辛	75~225mg/d,口服	治疗广泛性焦虑障碍,恶心
曲唑酮	50~100mg/d,口服	治疗伴有抑郁的焦虑障碍,头晕、恶心
3. 抗精神病药		
奥氮平	2.5~10mg/d,口服	镇静作用较强
喹硫平	25~50mg/d,口服	镇静作用较强

再摄取,使突触间隙 5-HT 含量升高而达到治疗抑郁障碍的目的,具有疗效好、不良反应少、耐受性好、服用方便等特点。主要包括舍曲林、氟西汀、帕罗西汀、西酞普兰和艾司西酞普兰。

5-HT 及 NE 再摄取抑制剂文拉法辛、度洛西汀除了可以改善癌症患者的焦虑、抑郁外,还可以改善癌症患者的神经病理性疼痛。此外,米氮平除了可以改善癌症患者的失眠、焦虑、抑郁外,还可以改善癌症患者的恶病质、恶心和潮红等症状。

2. 心理治疗 常用的心理治疗方法有:支持性心理治疗、认知行为治疗等。一般而言,支持性心理治疗可适用于所有就诊对象,各类抑郁障碍患者均可采用,帮助患者减少孤独感,学习应对技巧。认知行为治疗可以缓解患者特殊的情绪、行为和社会问题,以获得减轻焦虑、抑郁和痛苦。国内的团体心理治疗也比较成熟,研究发现团体心理治疗可以明显改善乳腺癌、肺癌、胃癌、早中期结直肠癌患者的情绪状况及生活质量。此外,对于晚期患者,可以采用支持性心理治疗、CALM(managing cancer and living meaningful)治疗等。

三、失眠

临床常用药物见表 7-3、表 7-4。

表 7-3 肿瘤患者常用抗抑郁药物

药物	起始剂量 /mg	维持剂量 /mg·d⁻¹	主要不良反应
选择性 5-HT 再摄取抑制剂(SSRIs)			
舍曲林	25~50,早餐	50~150	恶心、镇静作用较强
氟西汀	10~20,早餐	20~60	恶心、性功能障碍
帕罗西汀	20,早餐后	20~60	恶心、镇静作用较强
西酞普兰	20,早餐后	20~60	恶心、疲劳
艾司西酞普兰	10,早餐后	10~20	恶心、疲乏
三环类抗抑郁药(TCAs)			
阿米替林	6.25~12.5,睡前	12.5~25	强度镇静,抗胆碱能不良反应,主要用于神经病理性疼痛
5-HT 及 NE 再摄取抑制剂			
文拉法辛	18.75~37.5	75~225	恶心、对神经病理性疼痛、潮热有效
度洛西汀	20~30	60~120	恶心、对神经病理性疼痛有效
其他类型抗抑郁药			
米氮平	15	15~45	镇静、促进食欲、止吐
曲唑酮	25~50	50~400	头晕、恶心
安非他酮	50~75	150~450	无性功能障碍,禁用于癫痫

表 7-4 常用药物的用法及不良反应

药物	用法 /mg	不良反应
非苯二氮䓬类药物		
唑吡坦	5~10,睡前口服	可能出现头痛、头晕、嗜睡、健忘、噩梦、早醒、胃肠道反应、疲劳等。严重呼吸功能不全、呼吸睡眠暂停综合征、严重或急慢性肝功能不全、肌无力者禁用
佐匹克隆	3.75~7.50,睡前口服	可能出现嗜睡、口苦、口干、肌无力、遗忘、醉态、好斗、头痛、乏力等;长期服药后突然停药会出现戒断症状。呼吸功能不全、重症肌无力、重症睡眠呼吸暂停综合征的患者禁用
苯二氮䓬类药物		
阿普唑仑	0.4~0.8,睡前口服	可能出现镇静、困倦、肌无力、共济失调、眩晕、头痛、精神紊乱等。长期使用可能出现依赖或戒断症状,尤其是既往有药物依赖史的患者。慎用于急性酒精中毒、肝肾功能损害、重症肌无力、急性或易于发生的闭角型青光眼发作、严重慢性阻塞性肺疾病患者等
艾司唑仑	1~2,睡前口服	
奥沙西泮	7.5~15,睡前口服	
劳拉西泮	0.5~1,睡前口服	

续表

药物	用法 /mg	不良反应
地西泮	5~10,睡前口服	
氯硝西泮	1~2,睡前口服	
抗抑郁药		
米氮平	15~30,睡前口服	可能出现食欲及体重增加、镇静、嗜睡等。糖尿病、急性狭角性青光眼、排尿困难者应用时需注意
曲唑酮	25~50,睡前口服	可能出现嗜睡、疲乏、头晕、紧张、震颤、口干、便秘等。肝功能严重受损、严重的心脏疾病或心律失常者、意识障碍者禁用
阿米替林	12.5~25,睡前口服	可能出现视力减退、精神紊乱、心律失常、肌肉震颤、尿潴留等。严重心脏病、近期有心梗发作史、癫痫、青光眼、尿潴留、甲亢、肝功能损害者禁用
新型抗精神病药		
喹硫平	25~50,睡前口服	可能出现头晕、困倦、口干、便秘、心动过速等。
奥氮平	2.5~5,睡前口服	可能出现食欲、体重增加,血糖、血脂升高。已知有窄角性青光眼危险的患者禁用

失眠(insomnia)指患者对睡眠时间和(或)质量不满足,并持续相当长一段时间,影响其日间社会功能的一种主观体验。失眠是癌症患者常见的症状之一。研究发现,癌症患者在病程的各个阶段都常常伴随着不同程度的睡眠障碍,失眠是发生在癌症患者中最为常见的睡眠障碍,患病率为 17%~57%,是普通人群的 2~3 倍。

(一)临床表现

入睡困难(入睡时间超过 30min)、睡眠维持障碍(多梦、易醒、整夜觉醒次数 ≥ 2 次、觉醒持续时间延长)、早醒(比往常早醒 2h 以上和日间瞌睡增多)、睡眠质量下降、睡眠后不能恢复精力以及总睡眠时间减少(通常少于 6h)。

(二)药物治疗

1. 镇静催眠药物　根据专家共识,选择非苯二氮䓬类药物作为治疗失眠的一线药物。

(1)非苯二氮䓬类药物:新型苯二氮䓬类受体激动剂(BZRA),选择性拮抗 γ- 氨基丁酸 - 苯二氮䓬(GABA-BZDA)复合受体,主要发挥催眠作用,增加总睡眠时间,而无镇静、肌松和抗惊厥作用。

(2)苯二氮䓬类药物非选择性拮抗 GABA-BZDA(γ- 氨基丁酸 - 苯二氮䓬)复合受体,具有诱导入睡、镇静、抗焦虑、肌松和抗惊厥作用;通过改变睡眠结构延长总体睡眠时间,缩短睡眠潜伏期。

2. 抗抑郁药　某些抗抑郁药兼具催眠作用,也可作为治疗失眠的药物,用于治疗抑郁或焦虑患者伴发的失眠。如米氮平、曲唑酮、阿米替林等。

3. 其他药物　新型抗精神病药物如喹硫平、奥氮平等也有较强的镇静催眠作用,小剂量使用可以改善癌症患者的入睡困难,延长睡眠时间。

(三)心理行为治疗

针对失眠患者的有效行为治疗方法主要是认知行为治疗(cognitive behavioral therapy for insomnia,CBT-I),应在药物治疗的同时进行认知行为治疗。CBT-I 包括多个治疗部分,通常是认知治疗和行为治疗(如刺激控制疗法和睡眠限制疗法)的综合,也可以增加松弛疗法以及睡眠卫生教育。认知疗法侧重于改变患者对睡眠的错误认识和态度,通常连续治疗 6 周以上,与其他方法合用有助于失眠的治疗。

四、谵妄

谵妄是癌症患者常见的一组神经精神综合征,并且与共病率和死亡率密切相关。同时还会导致一系列负性结局,如医疗花费增加、住院时间延长、长期认知功能下降,导致患者、家属以及工作人员的心理痛苦。此外,谵妄的体征与症状变化很大,并常常被误认为是其他精神障碍,如情绪或焦虑障碍。肿瘤临床工作人员必须准确诊断谵妄,评估谵妄病因以及理解药物和非药物干预的收益与风险。国外研究表明,癌症住院患者的谵妄发生率在 10%~30%,而在生命终末期癌症患者可达 85%。

在癌症患者中,谵妄十分常见,病因通常为多因素的,近 50% 的患者无法明确病因。一般谵妄被认为与很多危险因素有关,如年龄超过 80 岁,既往存在痴呆,患有严重疾病,尤其是癌症晚期、感染、手术后,特别是心包切开或股骨颈骨折修复后,应用精神活性药物或者镇痛麻醉药,视觉损害、氮质血症、脱水、高热或体温过低等。

(一)临床表现及分型

1. 临床表现

(1)注意力损害:谵妄的核心特征之一就是注意力的集

中、保持和转移的能力下降。谵妄患者很容易因为环境中的变化而分散注意力，他们可能记不住指令而要求重复提出的问题。

(2)记忆力损害和定向力障碍：谵妄损害记忆的摄取、保持和回忆等重要方面。由于注意缺陷或者知觉障碍，患者不能将事件存入记忆当中，所以，患者的即刻回忆和近事记忆是异常的。患者恢复后，对整个发作过程是遗忘的，或者仅能回忆一些孤立的片断事件。

(3)知觉障碍：知觉障碍可以包含错觉或者幻觉。错觉是歪曲的知觉，是现实感觉刺激的错误解释，如将一条输液管看成是一条蛇。幻觉是虚幻的知觉，是在现实中并不存在某种事物的情况下，患者却感知到它的存在。幻视最常见，言语性幻听较为少见。幻视内容大多生动而逼真。

(4)思维障碍：在谵妄患者中，思维形式与内容的障碍突出。注意缺陷损害了信息的获得、组织和利用，导致思维变得无逻辑、无条理甚至不连贯。患者不能做出正确的决定，不能完成简单的任务，或者生活不能自理。谵妄伴发的妄想可能与定向力障碍、记忆损害有关，通常是短暂、模糊和不系统的。

2. 分型　谵妄分为三个亚型：兴奋型、淡漠型以及混合型。兴奋型谵妄可表现为易激惹、定向障碍、幻觉和妄想，这种类型患者的表现需与精神分裂症等精神疾病与激越型的痴呆相鉴别；淡漠型谵妄则表现为情感淡漠、过于安静和定向障碍等意识模糊状态，老年患者多容易合并此种类型，这种患者不容易被感知，而容易被误诊为认知能力下降、抑郁或痴呆。之前认为淡漠型谵妄患者缺乏相关的情感体验，并且认为通常是不可逆的，但是最近的研究表明，淡漠型谵妄患者其实也是存在难以理解的感受、强烈的情绪体验以及恐惧的感受；混合型谵妄的表现在兴奋型和淡漠型之间波动，在不同时期可有不同表现。

(二)评估

在临床实践中，谵妄的风险可以根据易感因素(高龄、之前存在认知功能问题、共病等)和诱发因素(手术、感染、疼痛等)来评估。易感因素越多，则越少的诱因就会导致谵妄。在谵妄确诊后，需要仔细深入评估可逆性原因；所有可纠正的影响因素都应予以重视并给予适合的处理。常见的评估工具有简明精神状态检查量表(MMSE)和谵妄评定量表(DRS)。

(三)治疗

首先应尽可能纠正谵妄的病因，如抗感染治疗、纠正代谢紊乱、调整抗癌治疗方案等，疼痛用阿片类药物治疗。但是，阿片类药物和苯二氮䓬类药物通过降低警觉性也可引起谵妄，如果怀疑是阿片类药物或苯二氮䓬类药物引起的谵妄，应逐步撤除阿片类药物和苯二氮䓬类药物，突然撤除可引起过度警觉，也导致谵妄。常用药物见表7-5。

五、疲乏

癌因性疲乏(cancer related fatigue，CRF)是一种常见而又容易被忽略的症状，癌症患者无论是在早期、进展期、终末期，甚至在癌症被确诊之前就会出现疲乏的表现，也是肿瘤常规治疗中最常见的不良反应之一，这种疲乏不能通过常规的休息和睡眠得以缓解，增加了患者在疾病过程中的症状负担，降低了总体生活质量。NCCN将疲乏定义为：一种痛苦而持续的主观感受，为肿瘤本身或抗肿瘤治疗所致的躯体、情感和/或认知上的疲乏或耗竭感，且与近期的活动量不符，并影响患者的日常功能。

(一)筛查及评估

1. 筛查工具　指南中推荐最简短的筛查方法为0~10分筛查工具，便于临床操作且能达到筛查严重程度的初级目标。进一步筛查可以选择目前已经有研究证实其心理测

表 7-5　肿瘤患者谵妄的常用药物

药物	剂量范围	优缺点
1. 抗精神病药物		
氟哌啶醇	0.5~2.0mg，口服/肌内注射/静脉滴注，q4~12h	静脉滴注途径是口服作用的2倍，不良反应较少，对严重的激越患者可2~5mg静脉注射或持续静脉滴注
氯丙嗪	25~100mg，口服/肌内注射/静脉滴注，q4~12h	强镇静作用，可持续静滴，监测血压
利培酮	0.5~2.0mg，口服，q12~24h	老年患者有效，对严重激越患者无效
奥氮平	2.5~5.0mg，口服，q12~24h	对恶性肿瘤患者有效，镇静作用较强
喹硫平	12.5~50mg，口服，q12h	合并用药安全，过度镇静
2. 苯二氮䓬类药物		
劳拉西泮	0.5~4.0mg，口服，q4~12h	与抗精神病药一起应用时最有效，单药可能加重谵妄

量学数据的量表。简明疲乏量表（brief fatigue inventory, BFI）是一个多维度量表，包括疲乏的严重程度和对生活带来的影响，已在多个国家不同癌种患者中得到数据证实；癌症治疗功能评估 - 疲乏量表（function assessment of cancer therapy-fatigue，FACT-F）是一个仅针对疲乏严重程度的单一维度量表，包括 13 个条目，可以用于肿瘤临床。以上就多维度量表和单一维度量表分别举例说明，相比单一维度量表，多维度量表尤其包含疲乏对日常生活影响的量表更有优势，因为影响程度对于 0~10 量表区分轻度、中度、重度疲乏有非常重要的意义。

2. 综合评估　鉴于筛查量表的局限性和筛查原则，各指南推荐在筛查程序完成后针对筛查阳性（或如加拿大指南推荐初步筛查疲乏得分中度到重度）的患者需要进行详细的评估，评估结果可以详细地指导下一步的干预措施。筛查后的综合评估更加具有针对性，比如需要评估所有可能会促使患者出现疲乏的影响因素、病史、实验室检查结果等，必要的情况下对患者的体质状况和活动能力进行检查。此外，评估还包括：患者目前的疾病状况、治疗的种类和持续时间、疾病和治疗导致疲乏的可能性、患者对治疗的反应、疲乏对身体功能带来哪些影响、疲乏出现时间、出现形式、持续时长、随时间如何变化、哪些因素可加重或减轻疲乏等。可引起疲乏的影响因素也需进行评估，主要包括：焦虑、睡眠障碍、营养状况、活动水平、药物、酒精、物质滥用、贫血以及其他共患病。

（二）治疗

1. 药物治疗（表 7-6）

2. 非药物治疗　在患者出现疲乏时，通过自身的调整和外界的帮助来保存精力是很重要的，尤其对于进展期癌症患者。此外，适当的躯体活动或锻炼也可以帮助患者改善疲乏。研究表明，针对疲乏设计的认知行为治疗（cognitive behavior therapy，CBT）可有效改善患者的疲乏严重程度和功能受损程度。ASCO 指南中也提到，有证据显示正念、瑜伽、针灸可以改善癌因性疲乏。

六、疼痛

WHO 和国际疼痛研究协会把疼痛定义为：疼痛是组织损伤或潜在组织损伤所引起的不愉快感觉和情感体验。随着基础与临床研究的进展，2016 年有学者建议将疼痛定义更新为"疼痛是一种与实际或潜在的组织损伤相关联的包括了感觉、情绪、认知和社会成分的痛苦体验"。最主要的变化在于将"不愉快的感觉和情绪体验"变化为"感觉、情绪、认知和社会成分在内的痛苦体验"。从之前的感觉、情绪两个维度变为了包括新增认知和社会维度在内的 4 个维度。

癌症疼痛是指癌症、癌症相关性病变及抗癌治疗所致的疼痛，癌症疼痛常为慢性疼痛，慢性疼痛如果得不到缓解，会发展为顽固性癌痛。疼痛是癌症患者尤其是中晚期癌症患者最常见也最令患者痛苦的症状之一。研究表明，约 1/4 新诊断恶性肿瘤的患者，1/3 正在接受治疗的患者以及 3/4 晚期肿瘤患者合并疼痛。也有研究显示，癌症患者中 70% 的患者会在疾病的某一个阶段出现疼痛，50% 的终末期患者出现中重度疼痛。

（一）评估

综合评估疼痛的症状是癌痛处理的第一重要环节。在进行癌痛评估时，要相信患者关于疼痛的主诉，详细询问患者的疼痛史，评估患者的心理状态，进行详细的体格检查和神经系统查体等。

疼痛是患者的一种主观感受，由于尚无准确反映疼痛程度的指标，患者是否疼痛及疼痛严重程度主要依据患者的主诉，相信患者确实处于疼痛状态。因此，应该主动询问癌症患者的疼痛病史，仔细倾听并相信患者关于疼痛感受的主诉，全面评估患者的疼痛，并在疼痛治疗后动态评估患者的疼痛，合理调整镇痛药品，以获得理想镇痛效果。准确的癌症疼痛诊断是有效止痛治疗的前提。全面准确的疼痛

表 7-6　用于 CRF 的治疗药物列表

药物分类	药物名称	用法与用量	主要不良反应
神经兴奋剂	哌甲酯 & 哌醋甲酯	5~20mg/d，早晨口服	失眠、眩晕、头晕、头痛、恶心、厌食、心悸等
	莫达非尼	50~200mg，早晨口服	恶心、神经过敏和焦虑，加量过快服药可出现轻至中度头痛
类固醇激素类药物	地塞米松	0.75~8mg/d	长期使用可出现物质代谢和水盐代谢紊乱、消化道溃疡、骨质疏松、并发感染等；精神症状：欣快、激动、烦躁、失眠、谵妄等
	甲基泼尼松龙	2~32mg/d	长期使用可出现物质代谢和水盐代谢紊乱、消化道溃疡、骨质疏松、并发感染等；精神症状：欣快、激动、烦躁、失眠、谵妄等
抗抑郁药	安非他酮	75~450mg/d	临床常见的不良事件有激越、口干、失眠、头痛 / 偏头痛、恶心 / 呕吐、便秘和震颤。
	其他典型抗抑郁药，见"抑郁的精神科处理"相关介绍		

性质和程度评估是开展个体化镇痛治疗的依据。

（二）治疗

1. 药物治疗　规范化疼痛处理（good pain management），应持续有效地缓解疼痛，减少镇痛药物的不良反应，最大限度地减轻治疗给患者带来的心理及精神负担，最大限度地提高癌症患者的生活质量。癌症疼痛的治疗包括药物治疗和非药物治疗。

（1）WHO 三阶梯镇痛原则：20 世纪 80 年代初 WHO 总结出一套通俗易懂符合规范的三阶梯镇痛治疗原则。从 1990 年开始，经过慎重的考察论证，我国开始普遍推广三阶梯镇痛原则，取得了显著效果，使数以千万计的癌症患者基本摆脱了癌痛的折磨。

（2）镇痛的药物选择：药物止痛治疗的第一步是选择镇痛药，第二步是选择辅助镇痛药物。合理综合应用镇痛药物和辅助药物。

1）非甾体类药物：此类药物对轻度疼痛，尤其对骨及软组织疼痛治疗效果肯定，同时对骨膜受肿瘤机械性牵拉、肌肉或皮下等软组织受压或胸膜腹膜受压产生的疼痛也有效果，并可作为合并用药增强阿片类镇痛药作用。

2）阿片类镇痛药：该类药物种类多，可选剂型多，无封顶效应，根据半衰期的长短可将阿片类药物分为两大类。短半衰期的药物作用时间为 3~4h，较长半衰期的药物作用时间可达 8~12h，作用时间最长者可达 72h。

3）精神科药物在癌痛患者中的应用：①抗抑郁药：阿米替林是研究最多的用于疼痛综合征的三环类抗抑郁药，包括神经病理性疼痛、癌痛以及纤维肌痛。其他具有止痛作用的三环类抗抑郁药还包括丙咪嗪、地昔帕明、去甲替林、多虑平等。此外，目前的 SNRI 类抗抑郁药文拉法辛、度洛西汀等均是有效的联合止痛药物。②抗癫痫药物：抗癫痫药物可以治疗针刺样、痛觉敏感等特征的神经病理性疼痛。目前使用最广泛的抗癫痫药物为加巴喷丁，安全性相对较高，药物交互作用小，并且不经过肝脏代谢。加巴喷丁起始剂量为 300mg/d，并且逐渐加至 900~3 600mg/d，分三次服用。

2. 非药物治疗

（1）癌痛的精神科与心理管理：晚期癌症患者疼痛管理应该是多模态的，包括药理学、心理治疗、麻醉、神经刺激以及康复的治疗方法。精神科在疼痛中的作用包括使用心理治疗、认知 - 行为干预以及精神科药物干预。

（2）认知 - 行为技术：可用于癌痛管理，包括意向性想象、认知分离与认知关注、带来被动性放松、渐进性肌肉放松、生物反馈、催眠以及音乐治疗等。治疗目标为指导患者体验控制疼痛的感受。有些技术核心是认知，关注认知与

思维过程，有些则是通过改善行为的模式来帮助患者应对疼痛。

七、预期性恶心呕吐

恶心呕吐是化疗常见的不良反应，由化疗导致的恶心呕吐称为化疗所致恶心呕吐（chemotherapy-induced nausea and vomiting，CINV），其发生率高达 54%~96%。CINV 中有一种特殊类型，与精神心理因素高度相关，称为预期性恶心呕吐（anticipatory nausea and vomiting，ANV），其定义是：患者已经历 2 个周期以上的化疗，在下一次化疗药物使用前即开始发生的恶心呕吐。ANV 的特点是会被一些与化疗相关的环境因素诱发，例如闻到医院的味道，看到装有化疗药物的治疗车，听到化疗药物的名称，甚至看到化疗期间为自己输液的护理人员都会出现恶心呕吐的反应。一旦发生 ANV，常规的镇吐治疗，例如 5-HT3 受体拮抗剂昂丹司琼几乎起不到缓解作用，而精神科药物和心理治疗却能够有效地预防和缓解预期性恶心呕吐。

（一）预期性恶心呕吐的诊断

目前对于预期性恶心呕吐的诊断主要根据患者的临床表现。如果患者之前接受过化疗，且化疗后出现过恶心呕吐，在下一次化疗前，如果患者被化疗相关因素（例如走进医院，住进病房，听到化疗药的名称等）所诱发，产生恶心呕吐并伴有焦虑或恐惧情绪，在排除疾病因素和药物因素的前提下，就可以考虑诊断预期性恶心呕吐。

（二）评估

如果患者恶心呕吐发生在化疗之前，且恶心呕吐容易被化疗相关因素诱发，同时伴有焦虑或恐惧等情绪问题，且排除了由疾病或药物直接导致，就要考虑患者是否有预期性恶心呕吐。但目前对于预期性恶心呕吐的评估还只是关注症状发生的时间和强度，还没有同时评估症状和相关心理因素的专门的评估工具，特别是缺乏在预期性恶心呕吐发生前就能预测其发生的评估工具。

（三）预期性恶心呕吐的预防和治疗

1. 精神科药物干预　当 ANV 发生时，快速起效、短效的苯二氮䓬类药物有助于控制恶心呕吐的症状。2014 年肿瘤治疗相关呕吐防治指南中也推荐苯二氮䓬类可以降低预期性恶心和呕吐的发生，可用药物有阿普唑仑和劳拉西泮等，同时指出，其有效性随化疗的持续而倾向于下降。第二代抗精神病药物奥氮平能够有效缓解其他常规镇吐药无法控制的化疗引起的恶心呕吐，从而有效预防预期性恶心呕吐的发生。

肿瘤治疗相关呕吐防治指南（2014 版）中提到奥氮平可用于化疗所致恶心呕吐的解救性治疗，口服 2.5~5mg，

1日2次。大样本（*n*=380）随机双盲安慰剂对照研究显示，对于接受高致吐性化疗药物治疗的患者，首次化疗第1天到第4天给予患者奥氮平每天10mg，能够显著降低恶心的发生率，且没有患者因为不耐受奥氮平的不良反应而退出研究。最近发表的两篇系统综述显示，奥氮平在预防化疗引起的恶心呕吐方面要优于其他镇吐药物，在剂量方面每天5mg与10mg未显示出明显的效果差异，而为了降低药物不良反应，推荐使用5mg。

2. 非药物治疗

（1）心理干预：据以往文献报道，心理治疗，特别是行为疗法（如渐进性肌肉放松训练、系统脱敏）能有效减轻ANV。除此之外，催眠、生物反馈、引导性想象疗法也是常用的ANV的心理治疗方法。

系统脱敏最早是用来治疗恐惧症的，而ANV的发生机制及表现特征与恐怖症有很多相似之处，因此系统脱敏也广泛地被用于缓解ANV。系统脱敏疗法中会使用到渐进性肌肉放松训练以及引导想象的技术。

催眠疗法是最早的用于治疗ANV的心理治疗方法。催眠疗法首先是运用一定的技术使患者达到一种特殊的意识状态，然后通过暗示性的语言，帮助患者消除一些躯体或心理症状。2007年的一篇系统性综述报告了催眠能够显著缓解化疗引起的恶心呕吐。

生物反馈疗法主要是利用现代生理科学仪器，通过人体内生理或病理信息的自身反馈，使患者在经过训练后，能有意识地控制自己的身体的一些生理活动（如呼吸、心率、血压、胃肠道活动等），从而消除病理过程、恢复身心健康。利用生物反馈来缓解ANV的严重程度，主要是通过让患者达到一种放松状态来实现的。

引导想象疗法是通过在化疗的过程中，治疗师通过描述一些画面，将患者的注意力从输注化疗药物的场景中转移，聚焦到一些积极的想象（比如温暖的海滩、宁静的草地），从而达到一种放松状态。

（2）其他干预：除心理干预外，一些针灸法或耳穴豆压法也可以用来缓解化疗引起的恶心呕吐。2015年Rithirangsriroj等对70例化疗的妇科肿瘤患者进行的随机对照研究发现，针灸治疗组（针灸刺激内关延迟性恶心呕吐的发生率及严重程度要低于常规药物治疗组（昂丹司琼）。国内有文献报道，耳穴压豆疗法配合积极的心理暗示，治疗预期性呕吐有效率达87%。某些中药制剂也可以缓解化疗引起的恶心呕吐，其中研究最多的是姜，有一项针大样本（*n*=576）研究发现，在化疗前3天，患者每天服用生姜提取物（包含姜辣素和姜油酮）0.5~1.0g，能够有效减少化疗引起的急性恶心呕吐，从而减少预期性恶心呕吐的发生。另外，

有文献报道，口含冰块或用冰块刺激内关也能够缓解化疗引起的恶心感。

八、厌食

厌食（anorexia）是指因食欲下降或消失，导致进食量下降和体重降低，是晚期癌症患者的常见症状。厌食和恶病质常同时出现，临床上也统称为癌症厌食-恶病质综合征（cancer anorexia cachexia syndrome，CACS）。CACS具有病因病理机制复杂、发病率高、危害大的特点，以癌症患者食物摄入减少、异常高代谢导致的负氮平衡及负能量平衡为病理生理特征，因为缺乏统一的筛查工具和有效的治疗手段，目前临床上CACS诊断和治疗存在很多不足。厌食和恶病质会影响患者的治疗、增加治疗不良反应，降低患者的生活质量。恶病质严重影响患者的生活质量，缩短患者生存期，影响抗癌治疗的疗效，增加医疗费用。

（一）诊断

根据2011年欧洲姑息治疗研究协作组发布的国际专家共识提出了癌症恶病质的诊断标准：①无节食条件下，6个月体重下降 >5%；②体重指数（BMI）<20kg/m² 及体重下降 >2%；③四肢骨骼肌指数符合肌肉减少症（男性 <7.26kg/m²；女性 <5.45kg/m²）及体重下降 >2%。

（二）评估

根据国际恶病质专家共识，评估癌症恶病质的重要指标为体重，每个月体重下降 >2.75% 已经被作为判断癌症患者预后的重要指标，并提出荷瘤状态下的体重减轻完全不同于慢性饥饿、普通厌食症所引起的体重下降。癌症恶病质的体重下降则是以骨骼肌量减少为主，伴或不伴有脂肪量减少，甚至肌肉和脂肪丢失出现在进食下降之前。因此，当体重下降相同时，癌症恶病质丢失的肌肉大于神经性厌食。

恶病质的全面评估应包括三方面内容：①身体成分：可以通过 CT、MRI、DEXA 或 BIA 来评估身体成分；②生活质量：可以采用生活质量评估量表；③生理功能：包括体能状况；手握力测定；起立行走计时测定；6min 步行测试；体动记录。其中握力是评价肌力的重要指标，握力可有效应用于营养评估，一般以 kg 为单位，国际标准测量握力的工具是 Jamar 握力器。

根据 CASCO 可以对恶病质进行分期评估，了解患者的体重下降情况、炎症/代谢紊乱/免疫抑制状态、体能状况、厌食及生活质量的状况，从而对恶病质进行分期。评估患者进食相关的痛苦时，可以通过常规询问如下问题："对于无法进食，你感到有多痛苦？""对于食物摄入和体重下降，你体验到压力、内疚或紧张吗？"

（三）治疗

对于厌食患者应根据预期生存期的不同,给予不同的治疗指导,推荐早期和多模式干预,仅靠肿瘤医师是远远不够的,应该寻求包括疼痛麻醉学医师、姑息护理人员、营养师、理疗师以及其他相关专业的专家,共同制订最有效的治疗方案。临床常采用个体化多学科综合治疗模式,针对可控病因进行治疗,给予营养治疗、药物干预治疗、心理治疗等。

1. 精神科药物治疗

（1）米氮平:是一种四环类抗抑郁药,是去甲肾上腺素和特异性五羟色胺能抗抑郁药的代表药物。米氮平可以改善姑息治疗患者的很多症状,包括抑郁、皮肤瘙痒、厌食、失眠和恶心,常见的不良反应包括口干、日间困倦和便秘,米氮平的药物相互作用较少,但要避免联合增加五羟色胺综合征风险的药物使用。当米氮平每天剂量大于 15mg 时,抗组胺作用被去甲肾上腺素的传递所抵消,可减少镇静、嗜睡的作用。米氮平的成人推荐剂量为 15~45mg/d,可每晚 1 次服用。肝、肾损害患者及老年患者因清除率下降,服用米氮平时应酌情减量。

（2）奥氮平:是一种非典型抗精神病药物,在精神科临床主要用于治疗精神分裂症、躁狂发作及预防双相情感障碍复发,在肿瘤临床用于处理癌症患者的失眠、焦虑和谵妄。奥氮平的不良反应包括短期的轻度镇静、体重增加,持续使用 6 个月以上患糖尿病的风险会增加。

奥氮平在预防化疗引起的恶心呕吐方面要优于其他镇吐药物。鉴于奥氮平良好的预防和治疗恶心呕吐的作用,有学者推荐将奥氮平作为化疗所致恶心和晚期癌症相关恶心的一线药物,推荐用于治疗癌症恶病质,改善患者的恶心,增加食欲。

（3）喹硫平:是一种非典型抗精神病药物,在精神科临床的作用与奥氮平相同,在肿瘤临床可用于处理癌症患者的失眠、焦虑、抑郁和谵妄。FDA 推荐用于精神障碍患者的剂量范围为 150~800mg/d。用于癌症或老年患者起始剂量为 25mg/d,如果患者躯体状况差,起始剂量为 12.5mg/d。喹硫平常见的不良反应为困倦、头晕、口干、轻度无力、便秘、心动过速、直立性低血压及消化不良,在治疗的前几周 1%~10% 的患者出现体重增加。低剂量喹硫平常见的不良反应包括困倦、口干,会显著增加体重,严重的不良反应包括肝毒性、不宁腿综合征、静坐不能。鉴于喹硫平有增加体重的作用,因此临床上也用喹硫平来改善厌食患者的体重下降,但目前缺乏喹硫平改善厌食的研究证据,尚需进一步的研究证实。

2. 心理干预　

心理治疗可以促进患者与家属的沟通,因为双方对食物的冲突是最常见也最令人痛苦的问题,常常碰到厌食的患者食欲缺乏,被家属催促进食而感到很有压力,家属会认为患者没有努力进食。家属与患者对进食的认识差异,是导致恶病质患者情绪低落的原因之一,如患者说"我不想吃,我被迫进食",而家属或照顾者说"他根本不愿意尝试进食"等;做好家属的心理工作,向其说明患者的不舒适,尽量理解并接受患者。心理治疗师需要帮助患者和家属认识在进食问题上的误区,可以建议患者到营养科进行饮食咨询。

对于终末期难治性恶病质患者,帮助患者和家属理解终末期肠外营养获益十分有限,而且存在感染、液体超负荷以及加速死亡的风险,帮助家属接受终末期撤除肠内外营养的决定。厌食或恶病质的患者因为体力状态差有时不方便来门诊接受心理治疗,需要多样化的方式。还可以通过音乐放松等方法来调节厌食患者恶心呕吐后的不良感受体验,同时帮助患者转移注意力,增强患者应对问题的能力。冥想可用来缓解厌食患者的焦虑情绪。

第四节　体腔热灌注治疗患者的心理治疗

恶性肿瘤患者的心理治疗与一般人的心理治疗有所差别,表现在治疗原则、治疗设置、治疗过程、治疗内容以及治疗关系这几个方面。有些基础的心理治疗如支持性心理治疗和教育性心理治疗,肿瘤临床的医护人员也可以完成,也有一些心理治疗需要受过训练的专业的心理治疗师或精神科医生来完成。

一、恶性肿瘤患者的心理治疗原则

（一）以患者的需求为导向

不同的疾病分期,不同的肿瘤部位及类型以及不同的治疗方法给患者带来的心理影响也是不同的,作为心理治疗师,应当对这些基本的知识有所了解,例如胰腺癌患者常常会有抑郁的问题,而头颈部肿瘤的患者常常因为疾病或治疗破坏容貌,出现低自尊或体象方面的问题。除此之外,治疗师还应当对不同类型的肿瘤患者可能会接受哪些抗肿瘤治疗有所了解。这些必要的知识有助于心理治疗师成为肿瘤患者多学科照护团队的一部分,理解患者的病情以及他们的担心,在医疗决策上给予他们支持和帮助。

肿瘤患者的心理干预可以根据结构、频率和深度划分为不同的层次,包括最基本的支持性心理教育、短期的心理咨询以及专业的心理治疗。支持性的心理教育一般聚焦于现实层面的,目的是提高患者的应对技能,帮助患者减轻压力,改善人际沟通,提高生活质量,这种干预一般不需要严格的设置或结构化的治疗方案,以信息提供和一般技能和策略的讲授和建议为主。非心理治疗专业人员在经过一定的培训之后也能够为患者提供这种最基本的心理干预。短期心理咨询也是聚焦于现实层面的,一般是以具体的现实问题为导向的,有明确的咨询目标,很少会触及患者深层的心理冲突或防御机制。专业的心理治疗是根据特定的理论框架和结构进行的,需要较为严格的设置,治疗师与患者建立良好的治疗联盟,不仅关注现实问题,还会关注患者的成长史,患者现实问题背后的心理病理机制,处理患者较为深层的心理冲突。具体给予患者何种层次的心理干预以及具体干预的内容是要以患者需求为导向的,同时治疗师还要综合考虑患者的病情及生存期等因素来为患者制定具体的干预方案。

(二)制定有弹性的治疗框架

与健康人不同,癌症患者的心理状态会受到病情变化、治疗因素、与治疗团队和照护者关系的影响,因此治疗目标和治疗框架会根据这些因素的变化而做出相应的调整,例如当患者病情进展或面对较为艰难的治疗决策时,常常需要将患者的家人也纳入治疗中来。患者可能会要求治疗师帮助他们改善与配偶或孩子之间的沟通,治疗师有时也会被患者的医疗照护团队邀请一起讨论患者的照护目标。另外关于治疗内容,治疗师需要跟患者确认,哪些内容是患者希望治疗师分享给医疗照护团队的,哪些信息是需要保密的。治疗师要允许患者引导治疗的进程,并在治疗过程中不断评估患者对治疗的需求以便做出调整。

全面了解患者生命的故事,治疗师需要对患者有全面的了解,包括患者的出生成长的文化背景、家庭背景、患者的世界观、价值观、信仰,以及个人对于疾病的理解和看法和解释。因此治疗师如果能够丰富自己对于其他文化、习俗、信仰的知识会有助于在治疗过程中对患者的理解。很重要的一点是,治疗师在治疗过程要对患者的价值观保持尊重和好奇心,这样才有利于治疗联盟的建立。

(三)治疗的设置

1. 时间设置 时间的设置对于治疗的进行非常重要,对于门诊患者而言,治疗通常固定在每周相同的日期和时间,因为癌症本身带有很多不可预测性,会带给患者很多的不确定感,而维持心理治疗日程的稳定可以在一定程度上给患者的心理上带来一种控制感和稳定感。当然,有时因为患者病情进展或住院不得不修改治疗的日程,即使患者在治疗师所在的医院住院,也尽量提前和患者约好治疗时间,有任何日程上的改变都应该尽早通知患者,清晰而稳定的日程安排能够一定程度上缓解患者的焦虑。

2. 对治疗的投入 很多进展期癌症患者会有疲劳、疼痛等让他们非常不舒服的症状,会影响他们在治疗中集中精力与治疗师互动。甚至,有时候他们会想要退缩,或忽然感到对心理治疗的内容完全提不起兴趣。当患者在治疗中表现得不那么投入时,治疗师应当评估患者无法投入的原因,如果患者不只是对心理治疗感到没有兴趣,而是对其他的人或事情都提不起兴趣,那要评估患者是否出现了抑郁。直接询问患者"是否想要更有精力一点",如果患者表示,自己想要更有精力一点,这样才能更好地投入生活和与家人、医护人员互动,那么可以考虑给予患者一些行为策略或精神科药物治疗,改善他们的情绪和精力。如果患者表示这种状态下自己感觉很平静、很舒适,并不希望变得更有精力,那这个时候可以以促使患者家属去理解患者的这种顺其自然的心态。

3. 治疗空间 当患者状态好的时候可以步行或在他人协助下借助轮椅进入心理治疗室接受治疗,但是当患者病情进展,或是需要住院时,如果每次都去心理治疗室可能会给患者和家人造成负担,所以有时候安静的化疗输液室、病房甚至是患者的家里都可能会成为我们进行心理治疗的场所。当患者的居所离治疗师非常远,交通不方便时,以视频的方式与患者进行沟通也是可以考虑的。

(四)治疗内容和治疗过程的特殊性

大部分肿瘤患者从得知诊断起就会感受到自己生命的缩短,以及由此带来的时间上的紧迫感。因此,在心理治疗过程中,需要给患者一个空间去考虑过去、现在和未来,在这样的空间中让患者拥有生与死的双重觉察,尽管死亡是有可能发生的,而现在还活着,生的希望还存在。治疗过程中生与死的叙事交替出现,治疗师应当对这两种谈话内容都保持开放和接纳的态度。

分离、失落和哀伤也是与肿瘤患者的心理治疗中经常会出现的内容。治疗师应当允许患者去展开这些主题,并探索患者的文化背景、家庭背景、以往的经历和应对分离、失落以及哀伤的方式。治疗师要根据自己的经验对患者进行评估,及时发现那些有较高风险会发展为焦虑、抑郁或病理性哀伤的患者。

(五)治疗关系的特殊性

良好的治疗关系会给患者带来安全感和稳定感,也会让患者感到有希望。与其他心理治疗一样,移情和反移情都有可能出现。治疗关系的结束有时是因为到了治疗计划设置的终点,也有可能是因为患者的病情恶化或去世导致的突然的治疗中断。选择合适的时间来终止治疗关系是对治疗师经验和能力的挑战,因为有些时候治疗的结束也意味着意识到患者的生命即将走到终点。这个时候治疗师可以诚实的表达自己的分离的悲伤,也可以给患者表达悲伤的机会和空间,但不强求患者来表达悲伤,如果患者并不想表达悲伤,还是要尊重患者的选择。

二、肿瘤患者常用的心理治疗方法

(一)肿瘤临床医护人员能够实施的心理治疗方法

1. 支持性心理治疗　支持性心理治疗(supportive psychotherapy)是一种间断的或持续进行的治疗性干预,旨在帮助患者处理痛苦情绪,强化自身已存在的优势,促进对疾病的适应性应对。它能在相互尊重与信任的治疗关系中,帮助患者探索自我,适应体象改变和角色转换。医护人员通过与患者建立信赖关系,以及对患者病情上的掌握和知识上的权威性更容易为患者提供心理支持。支持性干预常常以团体的方式进行,最为常见的是作为团体干预的一个重要元素而出现,但一对一的简单的支持性干预也能够起到积极的作用。

2. 教育性干预　教育性干预(educational intervention)是指通过健康教育,提供信息来进行的干预的方法,教育内容包括:疾病及治疗相关信息、行为训练、应对策略和沟通技巧以及可以利用的资源等等。其中,行为训练即通过催眠、引导想象、冥想及生物反馈训练等教授患者放松技巧;而应对技巧训练则通过教授患者积极的应对方式和管理压力的技巧来提高患者应对应激事件的能力。

对于那些可能对疾病有误解,甚至没有概念,以及对询问这类信息抱有迟疑态度的患者,教育性干预不仅为他们提供了有关疾病诊断和治疗的具体信息,而且还增强了他们的应对技巧。研究结果显示,以提供信息为主的单纯教育性干预或许会有帮助,但是当教育干预作为综合性干预的一部分时,干预的有效性更为明显。

(二)专业人员实施的心理治疗

1. 认知行为治疗　认知行为治疗(cognitive behavioral therapy,CBT)是通过帮助来访者识别他们自己的歪曲信念和负性自动思维,并用他们自己或他人的实际行为来挑战这些歪曲信念和负性自动思维,以改善情绪并减少抑郁症状的心理治疗方法。

研究显示,CBT能显著减轻乳腺癌患者的疼痛和心理痛苦,是改善重度抑郁最有效的方法,且对于患者的远期心理社会功能和生活质量有积极影响。

2. 正念减压训练　正念(mindfulness)是指自我调整注意力到即刻的体验中,更好地觉察当下的精神活动,对当下的体验保持好奇心并怀有开放和接纳的态度。正念减压训练(mindfulness-based stress reduction,MBSR)是所有正念疗法中研究最多的,也是最成熟的一种治疗方法,该疗法能够帮助患者纾解压力,从认知上完完全全地接纳自己,

因此适用于所有类别和分期的恶性肿瘤患者。大量研究表明,坚持正念减压训练的恶性肿瘤患者免疫功能达到更健康的水平,有效改善恶性肿瘤患者的焦虑、抑郁,但疗效持续时间尚未确定。

3. 接纳 - 承诺疗法　接纳 - 承诺疗法(acceptance-commitment therapy,ACT)是一种基于现代行为心理学的心理干预方法,应用正念、接纳、承诺和行为改变来创造心理的弹性,能够接纳自己的认知,活在当下,选择适宜的价值观,并付诸行动,其目的是增加我们的心理弹性,让我们能够同时体验和接纳好的感受和不好的感受,让我们的行为能够创造更有意义更丰富的生活。

ACT 包括以下策略:

(1)了解并尝试用比喻或体验为导向的练习。

(2)让患者体验"创造性的绝望(creative hopelessness)"。

(3)帮助患者区分一级痛苦和二级痛苦,接纳一级痛苦,认识并摆脱二级痛苦。

(4)帮助患者与自我伤害的语言和思维模式保持距离。

(5)帮助患者去体验一种真实的自我,与我们认为我们应该怎样无关。

(6)帮助患者了解他们自己的价值观,并制定相关的目标,并在每天的生活中坚持践行这些目标。

接纳 - 承诺疗法不仅用于癌症患者,还适用于患者家属。能够帮助他们更好地应对负性情绪和负性思维,减轻他们的痛苦,并且让他们能够学会善待自己,澄清艰难的经验带给他们的价值。除此之外,通过干预他们获得了新的观点,从感恩和更为积极的角度看待他们的经历。

4. 战胜恐惧疗法　战胜恐惧疗法(conquer fear,CF)是一种短程个体心理治疗,治疗目的不是完全消除对于复发的担心,而是帮助高恐惧复发转移(FCR)的人减少对这一问题的重视和关注,为未来制定目标,为他们的生活赋予目的、意义和方向。2017 年澳大利亚发表的一篇战胜恐惧疗法的多中心(纳入 17 个中心)大样本($n=121$)随机对照研究显示,战胜恐惧疗法在干预结束后即刻和干预结束后 3 个月和 6 个月对于减轻复发恐惧的疗效均优于对照组(注意力控制疗法)。

5. 叙事疗法　叙事疗法(narrative therapy)是在叙事理论的基础上形成的,叙事疗法关注来访者带到治疗过程中的故事、观点和词汇以及这些故事、词汇和观点对患者本人及周围人的影响。叙事治疗的基本方法可以在个体、夫妻和团体干预中应用。目前叙事治疗通常被应用于儿童、青少年和老年恶性肿瘤患者,恶性肿瘤患者团体治疗、居丧团体以及对护士和医生进行督导。叙事治疗是一种相对新型的治疗方式,截至目前,有关叙事治疗效果的研究数量十

分有限。

6. 尊严疗法 尊严疗法(dignity therapy)是对生存期已很短暂的患者所面临的现实困难和心理社会痛苦施予的帮助,其独特性在于鼓励患者追忆生命中重要的、难忘的事件,并以此提高他们的生活质量。尊严治疗更多地是在接受姑息治疗的晚期恶性肿瘤患者中进行的。对于那些身患威胁生命的疾病的患者来说,尊严疗法能够使他们获益,其中一项高质量的随机对照研究(n=60)显示,对于心理痛苦水平高的患者,尊严疗法能够显著改善患者的焦虑、抑郁情绪,其他研究显示尊严疗法能够改善患者在生命末期的体验。心理痛苦水平比较高的患者能够在尊严疗法中获益更多。

7. 支持 - 表达性团体心理干预 支持 - 表达性团体心理干预(supportive-expressive group psychotherapy,SEGT)最初是为转移性乳腺癌患者设计的,主要目的是帮助这些患者应对生存危机的严峻考验。目前该疗法除了主要被应用于乳腺癌患者外,也被应用于其他类型的恶性肿瘤患者,是一种密集的,每周一次的团体心理治疗,处理恶性肿瘤患者所面临的最基本的生存、情绪及人际关系问题。研究显示 SEGT 能够减轻患者的心理痛苦、创伤应激症状,提高了他们的应对能力。

8. 意义中心疗法 意义中心疗法(meaning-centered psychotherapy)有团体和个体两种干预形式,帮助患者探寻生命的意义,并将意义来源转化为自己应对晚期恶性肿瘤时的一种资源,其目的是改善患者的灵性幸福和意义感,并减少焦虑和对死亡的渴求。该治疗主要适用于预后不良的进展期恶性肿瘤患者,且身体状况允许患者参加团体活动(如卡氏评分在 50 以上)。

9. 恶性肿瘤管理并寻找生命意义治疗 恶性肿瘤管理并寻找生命意义(managing cancer and living meaningfully,CALM)是一种新的个体心理治疗方法,通过半结构化设置为进展期恶性肿瘤患者提供简短的个体心理干预,称为恶性肿瘤管理并寻找生命意义治疗。该心理治疗模式包含 3~6 次治疗,每次治疗持续 45~60min,涉及四个治疗领域:①症状管理及与医务人员的沟通;②自我变化和与亲人间的关系;③灵性健康或寻找生存意义和目的;④进展期疾病照顾计划和生命末期相关的话题(思考将来、希望和死亡),为治疗师提供了基本的治疗框架,便于统一治疗模式并使治疗过程易化,同时也有助于开展进一步的研究工作。CALM 治疗弹性较大,一般首次治疗要求必须对患者进行面对面的治疗,其后的治疗过程如限于交通和其他不便可通过电话、视频等方式进行,同样由于易操作性,不仅心理治疗师可使用,其他通过培训的社工、精神科医生、肿瘤科

医务人员均可使用这种模式为进展期患者提供帮助。该治疗特别适用于刚诊断为进展期恶性肿瘤的患者,研究显示 CALM 治疗能够显著改善进展期恶性肿瘤患者的抑郁情绪,帮助他们更好地应对预期的挑战。

三、体腔热灌注治疗患者的心理治疗方法

所有接受热灌注的患者都需要支持性治疗和教育性治疗,对于预防性治疗的患者,如果结束治疗后,患者对复发转移的恐惧较严重,则需要专门针对战胜复发转移恐惧的治疗。而对于恶性胸腹水的晚期患者,需要接受专门针对晚期癌症患者的心理治疗。因此这部分会介绍五大类心理治疗方法:支持性治疗、教育性治疗、战胜复发恐惧的治疗和两种专门针对晚期患者的心理治疗。

(一)支持性心理治疗

1. 定义 支持性心理治疗是一种间断的或持续进行的治疗性干预,旨在帮助患者处理痛苦情绪,强化自身已存在的优势,促进对疾病的适应性应对。它能在相互尊重与信任的治疗关系中,帮助患者探索自我,适应体象改变和角色转换。

2. 具体方法 建立支持性的医患关系,耐心倾听患者的担忧,对患者的情绪反应给予共情的回应,帮助患者积极处理负性情绪。

(1)回答患者关于疾病和治疗的问题和担忧,消除患者的不良认知。

(2)为刚治疗完太虚弱而难以互动的患者提供一个安静的、支持性氛围。

(3)为患者及其家人提供可利用的资源。

(4)与患者的照顾者和谐相处,理解他们的感受,并为他们提供支持。

(二)教育性心理治疗

教育性心理干预特别适合于刚确诊的患者,或者在开始某种治疗前进行,其具体内容可包括教育、行为训练和应对技能训练。

1. 教育 教育主要是给患者提供关于诊断和治疗的基本信息,尤其是在热灌注治疗之前,需要告诉患者大概的治疗流程、治疗时间、治疗过程中可能有哪些感觉,治疗结束后需要观察什么,多久可以拔管等,让患者对这些信息有充分的了解,降低不确定感和对未知治疗的恐惧。

2. 行为训练 行为训练则会利用各种各样的技术,其中包括催眠、引导想象或形象化、放松训练和生物反馈疗法。而有研究表明,放松训练和催眠能够改善治疗后的恶心、情感痛苦和生理唤醒。

3. 应对技巧训练 应对技巧训练通常由压力管理技

巧组成,包括问题解决和应对策略及技术。应对技巧的一个重要目的是强化患者"良好应对的关键要素"。

"良好应对的关键要素"由 Weisman 提出:

(1)乐观(对于积极改变的期待)。

(2)务实(明白选择总是存在余地的)。

(3)灵活性(根据问题变化能够及时改变应对策略)。

(4)资源充分(培养能够收集附加信息和支持并增强应对的能力)。

(三)应对癌症复发恐惧的心理治疗

应对癌症复发恐惧有多种心理干预模式,不同的干预模式由一系列具体的干预措施组合而成,大部分干预是需要专业的,接受认知行为治疗培训的心理治疗师来实施。这里介绍几种应对癌症复发恐惧较为有效的具体干预措施。

1. 重新设定生活目标 罹患恶性肿瘤会导致患者人生轨迹的变化,因为生病之后,患者需要重新设定生活目标。在设定生活目标之前,患者要先回答几个问题:第一,什么对我很重要? 第二,我现在应该把精力集中在哪里?第三,我能做什么来实现我的目标? 第四,我要怎么积极地规划和思考未来? 做一些更详细的计划,而不是被动地接受生活。

在心理治疗室里,治疗师会借助一些工具来帮助患者理清自己的生活目标,比如一些带有词条的小卡片,让患者在其中挑选对自己最重要的词条。也有可能会给大家几个词来让大家排序,比如说健康、家庭、事业、朋友等,把这些排一个顺序,哪个是第一位,哪个是第二位。例如,某患者选健康是第一位,那么我们就要思考怎么样才能达到健康呢? 然后根据这个生活目标制定更详细的计划,比如说合理饮食,怎么样才算是合理饮食呢? 患者可以给自己定个目标,比如每天必须要吃多少蛋白质,多少蔬菜,多少水果,或者是一个什么样的详细的计划。除了饮食,健康还需要规律的运动,那每天的运动计划是什么样子,什么时间运动,每次运动多长时间? 运动的种类是什么? 另外调节心情也很重要,用什么来调节心情呢? 我们是去唱歌还是去看心理医生,还是去跟朋友聊天? 这些详细计划能够帮助患者把注意力关注到当下的生活中,而不是关注于对未知的恐惧。

2. 注意力训练 注意力训练其实就是我们练习把注意力从一件事情转移到另一件事情上,这其实是一种技巧。注意力训练就是提高这种技巧的一种练习,这听起来有点像去健身房锻炼我们"关于注意力的肌肉",我们训练得越多,每天都坚持这样的训练,帮助我们在自己担心的时候,能够把注意力从这个担心的事情上转移到其他的事情上,

我们控制自己的注意力就会更加的灵活。

当患者脑子里满是对肿瘤复发转移的恐惧和担忧时,可以让他/她拿出纸和笔,写出她/他在此时此刻能看见的 10 件事物。这 10 件事物必须要包括一个形容词,比如说,黄色的桌布、柔软的沙发、漂亮的盆栽等,看到什么就可以写什么。当写完这 10 件事物之后,再做下一个练习:写下来此时此刻能听到的 5 件事,比如钟表的滴答声、窗外的汽车声,或者小鸟的叫声、电视的声音、有人在打电话的声音,等等。尽量去关注你周围到底有哪些声音,然后把这个声音写下来。

除此之外,患者还可以自行制作一些注意力训练的资料,然后进行注意力训练的练习。可以去一个相对嘈杂一点的地方,比如说公园里或市场上录一段声音,这个声音大概二三十分钟就可以,每次我们做注意力训练的时候,可以闭上眼睛,先去关注一种声音,把自己的注意力全部关注在这种声音上,比如说汽车的声音,我们可以把全部注意力集中在汽车的声音上,然后停留几秒钟。之后我们去关注另外一种声音,比如说唱歌的声音,或者鸟叫的声音,把自己的注意力全部集中在第二种声音上,再停留几秒钟,然后再去关注下面一种声音。我们就这样一种声音,一种声音,依次关注,直到我们关注完这段录音里的所有声音。在我们做这个注意练习的时候,你可能会发现,当你关注一种声音的时候,其他的声音好像会变小一点,成为背景,这就好像当我们在担心的时候,如果我们的注意能够关注到其他事情上,那么担心的内容好像也会变成一种像背景音乐,就不会太干扰我们。

3. 超脱的正念 正念是关注此时此刻正在发生的事情,例如,我们在吃饭,那么我们就去体会饭的味道,饭的口感,咽下去的感觉;如果我们在散步,我们就观察我们眼前有什么,我们脚下的感受,我们踩着地面的感受是怎么样的,是平坦的,是崎岖的,是坚硬的,还是柔软的。所谓超脱就是观察而不去处理。超脱的正念是这样一种练习,一方面我们体会正在发生的事情,另外一方面我们去观察而不去处理它,不去想应该怎么办,也不去强迫自己把这个担心赶紧去除掉,或者说,那我就自己使劲地去考虑这个担心。我们仅仅是观察它而不去处理它。

可以让患者做这样的想象,首先把自己的想法和感受想象成路过的人,他们来来往往,你要接受他们就在那里,不要去评判他们,不要对他们作出反应,也不要试图去摆脱他们。大家可以体会一下,像看着树叶顺着溪流漂走,我们不去摘这片树叶,不去阻止它,也不搅乱溪流的走向,我们只是看着这个树叶慢慢漂走;或者是看着天空上的云,云彩是自然流动的,就像我们的情绪一样,让我们不要去干扰这

个情绪,我们看一看会发生什么。我们为什么要做这个超脱的正念呢?是这样的,其实情绪是自然流动的,我们知道情绪会来会走,就好像我们会生气,我们也会消气,我们感到难过会哭,但是哭完之后这个难过其实也会过去,担心也是一种情绪,它会来,它也会走。如果有的时候我们刻意的反抗这个担心,让自己不要担心,很恼火这个担心,那么这个担心反而会更持久,因为我们阻断了这个情绪的自然流动,所以我们要学会,即使感受到我现在是在担心,但我不管它,看着这个担心就像云彩一样,我知道它一定会飘走,我只要去观察它,只需要看着它就可以了。

4. 挑战不良认知和行为契约 最常见的两种不良认知,一是认为担心是有用的,担心是有益的,因为我担心,那么我就更容易注意到自己身体变化,所以我就应该多担心,这样的患者可能就会有更多的担心,因为他觉得担心是有意义的,所以就会过多的注意跟病相关的信息,过度的检查,频繁的就诊;二是认为自己不应该担心,甚至有的患者会认为总考虑复发可能会让自己的身体发生变化,没准这个复发就真的发生了。这也是一种不良的认知,会带来不好的行为。可能患者就会因此回避跟癌症相关的信息,甚至不去做检查,或者延迟复查,这些都是我们说的会增加复发风险的行为。

(1)挑战第一种不良认知的问题

• 当我开始感到恐惧的时候会发生什么?

• 这种恐惧的感觉是什么样的?

• 恐惧和担心能帮助我吗?

• 有什么证据表明担心复发是有意义的?

• 如果担心能够帮助人们免于癌症复发的话,那一定意味着担心多的人复发的可能性小,这个说法是正确的吗?

• 担心真的能防止癌症的复发吗?

• 如果我停止担心两个小时癌症就会爬到我身上吗?

(2)挑战第二种不良认知的问题

• 你怎么知道担心是有害的呢?

• 你是不是已经担心过很久或者很多次了,这种担心真的导致癌症复发了吗?

• 如果你说担心真的是有害的,那担心导致癌症复发的机制到底是什么?能找到这种机制吗?如果找不到这种机制就说明你的想法是不成立的。

• 担心可能会让我们容易发脾气,容易愤怒,但是担心真的会杀了我吗?或者担心真的会导致复发吗?

• 有的时候我们推开担心,努力想要让自己不担心,这反倒会让我们觉得筋疲力尽。所以偶尔担心一下就担心一下吧,好像也不会发生什么,我们不用刻意回避这种担心,不要刻意地使劲推开这种担心。

所谓行为契约是自己和自己达成的协议,并且要许诺遵守这个协议。因为患者可能会有一些不太正确的想法,会导致一些不好的行为,比如过度监测、过度检查,或者回避、减少复查,不按照复查计划去复查,或者该关注的信息没有关注到。这时就需要患者跟自己定一个行为的契约,比如,要了解癌症复发的重要迹象和症状到底是什么,找一个自己信任的医生,搞清楚哪些迹象或者症状是跟复发有关的而哪些是没有关系的。另外我们也可以问一下医生,如果癌症真的复发了,治疗方案会是什么,将要接受什么样的治疗,效果可能会是什么样的。其实从医生那里听到的现实往往会比患者自己想象的更好,当患者对未知的不确定感减少的时候,恐惧也会降低。

(四) 针对晚期癌症患者的心理治疗

目前专门应用于晚期患者,有证据支持且应用最为广泛的两种心理治疗方法,一种是意义中心个体心理治疗,一种是CALM治疗,这两种治疗最大的特点是短程,且有手册指导,不仅仅是精神心理专业人员,肿瘤临床医护人员、社会工作者在接受一定的培训后也可实施。

1. 意义中心个体心理治疗 意义中心疗法(meaning-centered psychotherapy,MCP)是一种适用于晚期患者的心理治疗方法,通过帮助晚期患者重塑意义感,帮助患者应对死亡即将到来时,由于意义、价值和目标的缺失,而感受到绝望和无助。

晚期患者的痛苦包括躯体、心理、社会和灵性多个维度。研究表明,提高晚期患者的意义感,能够提高他们对生活质量的满意度和对躯体症状的容忍度。意义对终末期患者来说,就像一剂缓冲剂,能够帮助患者对抗抑郁和无望感;而意义缺失则会增加患者的自杀风险。

(1)意义中心疗法的适用人群:意义中心疗法有团体治疗和个体治疗两种方式,团体心理治疗通常适用于身体状况尚可,但疾病预后不良的晚期患者,对于身体状况的限制无法参加团体心理治疗可以选择个体心理治疗。

(2)意义中心疗法的理论框架:意义中心疗法的理论框架是Frankl提出的一系列与意义有关的基本概念。生命的意义:从出生到死亡,我们的人生始终存在意义,随着年龄和境遇的变化,我们生命的意义也会随之发生变化,但绝不会消失,如果你感受不到生命的意义,绝不是因为生命的意义不存在了,而是你失去了和生命的意义之间的连接。

对意义的探寻:对生命意义的探寻和渴望也是我们行为的原动力,寻找并创造生命的意义是人类的一种本能。

意志的自由:探寻生命的意义,选择以何种态度面对苦难是我们每个人的自由。

意义的来源:生命的意义有四个主要的来源:①创造

（工作、事业、事迹，作品等）；②体验（艺术、自然、幽默、爱、美、关系、角色等）；③态度（个体对于苦难和存在性问题的立场）；④遗产（意义的历史来源、从祖先那里继承到的价值观、美德，现在和将来维持或增强意义的关键因素，例如我们的成就和我们能够留给后世的遗赠）。

（3）意义中心个体心理治疗的流程：意义中心个体心理治疗通常包括 7 个单元，每次 50min 左右，每周一进行一个单元，其主要目标和内容如下（表 7-7）：

2. CALM 治疗

（1）CALM 治疗的定义：晚期癌症患者由于痛苦水平比较高，他们往往难以吸收和消化其他患者的痛苦，因此不适合团体心理治疗，有限的生存期和日渐衰弱的身体状况使得他们也无法承担长程的心理治疗。较为密集的检查、治疗使得患者缺少反思的空间。CALM 心理治疗正是考虑到晚期癌症患者的特点而为他们量身定做的一种心理治疗模型。CALM 是几个英文单词的缩写"Managing Cancer And

Living Meaningful"翻译成中文就是"癌症疾病管理与有意义地生活"。

CALM 治疗是一种短程的、个体心理治疗模型，完整的疗程一般包括 4~6 次心理治疗，大约持续 6 个月，一般前 3 次治疗在 1 个月内完成，治疗是半结构化的，关注 4 个领域（表 7-8）。干预的目标是处理晚期疾病患者的心理痛苦，促进其心理成长，适用于处于疾病晚期，但预期生命大于等于 6 个月的患者。CALM 治疗的理论基础包括自我心理学、关系理论、依恋理论和存在主义心理治疗、成人发展理论。

（2）CALM 治疗中的治疗元素

1）治疗关系：良好的治疗关系是心理治疗有效的基础，对于 CALM 治疗也不例外，关注患者，投入、耐心地倾听，对患者的情绪反应予以共情地回应有助于建立良好的治疗关系。在治疗的过程中，要努力为患者创造新的意义。

2）反思空间：在大多数其他医疗谈话中，心理空间被极大地压缩甚至被抹去。而在 CALM 治疗的过程中，治

表 7-7　意义中心疗法每单元的目标和内容

	目标	内容
第一单元	1. 了解患者的癌症故事 2. 介绍意义的概念和来源	1. 治疗师和患者相互介绍，认识彼此 2. 治疗师向患者介绍意义中心疗法，包括治疗目标，每周的主题和具体的治疗安排 3. 向患者介绍意义的概念，并与患者讨论意义的定义 4. 体验练习：通过让患者回忆生命中有意义的时刻，使患者把意义的概念具象化
第二单元	1. 了解患者患癌前后对自己的身份认同 2. 探索"癌症与意义"这一主题	1. 回顾第一单元关于意义的概念和来源部分 2. 与患者一起在探索"癌症与意义"，在苦难与生命中找到意义的来源 3. 体验练习：身份认同与癌症，"患癌之前我是谁？患癌之后我是谁？"
第三单元	1. 介绍和探索"意义的历史来源" 2. 讨论"生命是一种遗赠"	1. 回顾第二单元关于"癌症与意义"的部分 2. 探索我们从祖先那里继承和得到了哪些宝贵的东西，包括美德，价值观，经验，教训等 3. 我们在生命中创造了哪些有价值的东西，我们将会给后人什么样的遗赠
第四单元	1. 探索"意义的态度来源" 2. 讨论"遭遇生命的局限性"	1. 回顾上一单元的内容，关于"意义的历史来源"又有哪些思考和感悟 2. 探索"意义的态度来源"：生命最后的自由是"我们可以选择面对苦难的态度，当痛苦夺走了我们的一切（例如，身体健康、心理健康和精神健康），我们仍然有能力选择自己的思维方式和看法" 3. 讨论如何面对和跨越生命中的限制和障碍
第五单元	1. 探索"意义的创造性来源" 2. 讨论"创造性，勇气和责任"	1. 回顾上一单元的内容，关于"意义的态度来源"和"遭遇生命局限性"的思考 2. 讨论如何通过创造性的活动将自身的一部分融入更为广阔的世界，超越生命的限制 3. 讨论如何承担生命中的责任，并创造意义
第六单元	1. 探索"意义的体验来源" 2. 讨论如何"连接生命"	1. 回顾上一单元，关于"意义的创造性来源"及"创造性、勇气和责任"的思考 2. 探索体验的意义，我们如何通过眼、耳、舌、鼻、皮肤等感觉器官从各个方面的来体验爱，体验生活，寻找生命的意义 3. 讨论如何通过爱、美、艺术和幽默与生命连接
第七单元	1. 回顾、思考前六单元的治疗历程 2. 分享和探索患者的"遗赠计划"和治疗过程中有意义的体验 3. 对整个治疗过程的反馈	1. 简单回顾每周的主题，并让患者回顾这几周自己发生的变化及患者在探索这些主题时内心的感受 2. 用心倾听患者分享自己的"遗赠计划"，让患者的计划得到见证和确认 3. 倾听患者对治疗的反馈，感谢患者的参与，感谢患者分享自己的经历，珍惜这段与患者的相互学习的经历，诉说患者对自己的积极影响，并表达能够与患者分享这些亲密时光的荣幸

表 7-8　CALM 治疗的 4 个领域及实践要点

领域	目标	治疗师的工作	结果
症状管理和与医护人员沟通	探索症状管理的经验,支持患者与医护人员建立合作关系,积极参与治疗和疾病管理	治疗师的工作是要让患者对自己的状况保持合理的认识	改善对症状管理治疗的依从性;改善团队协作;护理协调;关于治疗目标达成更明确的共识
自我的改变和与亲密他人关系的改变	处理自我感受的损害及社会关系、亲密关系因为晚期疾病影响而发生的变化	提供夫妻或家庭治疗,探索关系的动力,帮助处理关系间平衡的破坏,为即将来临的挑战和任务做好准备	更好地理解治疗目标并取得一致性的意见;促进沟通,增强凝聚力,增进相互支持
灵性,意义感和目的	探索患者的灵性信仰和/或面对痛苦和晚期疾病时生活的意义感和目的	治疗师可以促进和支持患者将制造意义作为一项适应性的策略去处理那些让患者感到超出个人控制范围的情况	重新评价和确认优先事件和目标;促进患者积极面对生命的终末期
思考未来,希望和死亡	探索预期性的恐惧和焦虑,提供一个公开讨论生命结束和死亡准备活动的机会	将患者对临终和死亡的焦虑正常化;支持对于未来和计划的开放的沟通	接纳治疗的共同目标;在生活任务和死亡之间保持平衡

疗师给患者提供充分的时间和空间,让他们去审视目前遇到的困难和危机,去体验自己内心真实的感受和想法。正如一位患者所说的"当我们谈话时,像是在一个回声室,过去、现在和未来都塌缩在一起,现在就在眼前。"

3)安全依恋:我们所有人在一生的不同阶段,有借由不同的依恋对象来提供安全感,在年幼的时候,我们与母亲建立依恋关系,在恋爱的时期,我们与爱人建立依恋关系,而生命的终末期,患者常常因为不得不依赖别人而产生焦虑,甚至担心自己拖累他人。在治疗中,我们需要帮助患者相信自己值得受到照顾,相信其他人是值得信赖的,可以照顾自己。让患者能够坦然地说出自己的请求并接受他人的照顾,能够与亲密他人开放地沟通,表达自己的情绪。

4)心智化(开悟):心理问题治疗不能帮患者解决实际问题,但可以帮助患者从心理层面做出改变,改变他们的想法和感受。当患者认识到想法和感受是一种主体状态,而不只是实指的事实时,心智化就开始了。举个简单的例子,当患者跟我们说"我快死了,什么都做不了"时,我们会回应他"你觉得你快死了,什么都做不了,我明白这是你的感受,你心里确实有这样的感觉,是这种感觉让你什么都做不了了",让他明白,这是他的感受,并不完全是现实。

5)双重觉察:对于很多晚期患者来说,他们清楚地意识到生命的缩短,死亡的临近,甚至沉浸在这种悲伤里,认为自己的时间已经用完了,全然没有意识到,自己现在还在活着,其实还有可能利用这段珍贵的时间去实现自己未完的愿望,把自己想要说的话说出来,把自己担心的事宜提前安排好。成功地面对进展期疾病和死亡,有赖于保持"双重觉察"的能力。

(3)CALM 治疗的优势:我们之所以推荐 CALM 治疗,

一是因为标准化,CALM 治疗是一种有手册指导的心理治疗,因此我们能够保证干预实施的标准化;二是因为有效性,CALM 治疗是一种有证据支持的心理治疗,大样本(n=305)随机对照试验显示,CALM 治疗能够促进晚期癌症患者的心理健康,减轻他们的抑郁情绪,并帮助他们更好地应对死亡。

第五节　体腔热灌注治疗患者的社会学问题

医学社会学为我们提供了一个全新的角度去理解医患角色、医患关系,以及在医疗过程中常见的经济负担、社会支持等社会学问题。体腔热灌注治疗作为一种较为新颖但应用越来越广泛的肿瘤治疗手段,接受体腔热灌注治疗患者的社会问题也开始受到关注。

一、医学社会学与社会学

医学社会学是研究医学这个子系统在整个社会系统中进行良性运作及协调发展的条件机制,属于应用社会学的一个分支,着重于医学的社会规律的研究,研究对象是医学中的社会结构、社会过程、社会问题及其与社会各方面的相互关系。

早在 1927 年,Stern 出版的著作《医学发展中的社会因素》就从社会学的角度对医学社会学进行了探讨。1950 年至 1959 年,医学社会学从业人员超过社会学任何一个分支的增长速度,成为美国社会学会中最大一个分支,在这个时期,医学社会学研究取得大量成果,使得这门学科得以长足发展。1951 年哈佛大学社会学家 Parsons 出版了《社会系统》一书,首次进行了健康与疾病的社会学分析,并提出患者角色的理论。1960 年,美国社会学会建立了医学社会学部,使得这一学科有了专门的学术组织,同年,《健康和人类行为》杂志在美国创刊,1965年该学术期刊改名为《健康和社会行为》,并成为医学社会学的官方杂志。

20世纪六七十年代,医学社会学逐渐向健康社会学演变。从单纯研究理论问题,开始向应用和解决实际问题的方向发展,即将医学社会学的研究从医生和医疗服务扩展到整个卫生保健体系,扩展到一切与健康有关的领域。健康社会学的范畴比医学社会学更广,由于该学科目前正处在多样化的发展过程中,还没有一致明确的关于健康社会学的定义,但根据目前的研究范畴和涉及的内容,大体上可以将健康社会学界定为,运用社会学和流行病学等多学科理论范式和方法从政治、经济、文化和社会行为方式等多角度研究健康与疾病的社会机制和卫生保健服务的社会学模式,以及卫生保健提供体系与其他体系之间关系的一门应用性学科。

健康社会学具有社会学和健康科学等多学科领域交叉的性质,这是因为健康问题不单纯是生物医学问题,政治、经济、社会、文化等诸多因素都会对其产生影响,个人和社会对健康问题的态度是与其文化背景、社会规范和价值观相联系的,社会文化和政治价值观也会影响健康政策的制定、卫生保健机构的行为及卫生保健的投入水平等。健康社会学的主要研究范畴,包括健康社会学理论与方法的研究,健康和疾病的社会学研究,卫生保健服务的社会学研究,健康与社会经济、政治和文化相关研究以及与健康有关的一切问题的综合性研究。

二、各种角色的权利和义务

在医疗服务过程中,医生和患者各有自己的角色以及在相应角色下的权利和义务。

对于医生来说,在医疗过程中主要有以下几个角色:专家、伙伴、服务者、人文关怀提供者。

首先作为专家,医生是掌握大量医学专业知识的人,在这个角色下,医生有义务为患者提供专业的医疗信息,建议和具体的治疗方案。

其次,作为伙伴,医生和患者是同盟的关系,一起为疾病的治疗和患者的康复做出努力,在这个过程中,沟通非常重要,需要充分地告知患者信息,耐心解释,并倾听患者的担忧和需求,邀请患者参与到治疗决策和治疗过程中,与患者共同决策,共同面对治疗过程中的挑战。

最后,由于市场经济的发展和医疗制度的变革,有一种观点将医生看作是服务者,而患者是花钱购买服务的人。这种情况下医生会处于比较被动的地位,而患者看似可以自主的决定自己需要或不需要的"服务"。实际情况是,大部分患者在医疗知识方面是欠缺的,将自主权完全交给患者,弱化医生的角色有时会给医疗带来潜在风险。

随着人文医学越来越受到重视,医学模式也从生物医学模式逐渐转变为生物-心理-社会医学模式,在关注"病"的同时,越来越关注患病的"人"。因此医生除了与患者沟通病情和治疗,还应当学会倾听患者的故事,关注患者的痛苦,并给予患者人文的关怀,因此医生除了治病,还应当是人文关怀的提供者。

对于患者来说通常也会有三种不同的角色:完全被动的"接受治疗者",完全主动的"购买服务者",以及介于两者之间的"治疗参与者"。治疗决策需要患者的参与,治疗过程也需要患者的配合,但因为绝大多数患者在医疗方面并不是专家,他们所掌握的医学知识很有限,无法只凭借自己的能力做出恰当的医疗决策,但患者的感受、顾虑和需求对于医疗决策的选择非常重要。因此最理想的角色是"治疗的参与者"。患者有权利了解自己的病情,了解各种治疗的利弊,表达自己的感受和想法,做最终的医疗决策;同时也有义务在治疗过程中遵循医生的指导,配合治疗。

三、各种角色的关系

医患双方对自身和对方角色的不同认知会影响到医患双方对角色的认同和期望,进而影响医患关系。当患者对医生角色有积极认知,认可医生的专业素养时,才有可能对医生产生信任感,而只有患者对自身角色的积极认知能够让患者更积极地参与治疗过程,依从性更强,也能够与医生一起讨论,做出更适合自己的治疗决策。

同样,医生对自己和患者角色的认知也会决定医生的行为,如果仅仅将自己视为"专家""权威"忽略患者角色的积极性和重要作用,则不利于医患之间更为积极有效的沟通,可能会忽略患者的感受和需求,甚至造成医患之间的矛盾。而过于被动的医生角色,则无法让医生的专业性在治疗过程中发挥最大的作用,影响治疗决策和治疗效果。

四、体腔热灌注治疗患者的社会学问题

体腔热灌注治疗患者所面对的社会学问题包括医患关系、经济负担、社会支持等。

(一)医患关系

体腔热灌注治疗对于大部分患者来说还是一种较为陌生的治疗方法。因此在治疗决策前更需要医患之间的良好沟通,建立信任关系,提供给患者和家属所需要的关于治疗过程、疗效和副反应及应对等所有的相关信息,就患者及

家属担心的问题予以解答，并检验患者是否听懂了自己的回答。在与患者和家属充分沟通的基础上，共同做出适合患者的治疗决策。良好的医患关系，能够提高患者对医疗决策的满意度和对治疗的依从性，从而更有可能获得好的疗效。

（二）经济负担

恶性肿瘤的治疗通常给患者家庭带来沉重的经济负担，特别是当患者患病前是家庭收入主要贡献者，或患者医疗保险报销比例较低或没有医疗保险的时候。因此，治疗的花费对于很多患者来说是不得不考虑的问题。体腔热灌注治疗各地的医疗保险保报销政策不尽相同，医生在治疗前应主动询问患者对于治疗花费的考虑，在此基础上提供专业的意见和建议。

（三）社会支持

社会支持是指在应激状态下，个体受到的来自家庭和社会的各方面在物质和心理上的鼓励和支持。①实际的物质、资金方面的支持。②情感方面的支持。对于有实际困难的患者，应当协助其对接患者所需的资源如基金、媒体、志愿服务团体等等，帮助患者解决实际困难。而给予患者情感上的鼓励和支持也是十分必要的，一般性的心理支持，医生和护理人员就可以完成，如果患者存在一些特殊情况（如出现临床显著的焦虑、抑郁或自杀倾向等）则需要转诊给专业的精神心理工作人员接受干预。良好的社会支持能够缓冲治疗过程中的痛苦，有利于患者的康复。

第六节　小　结

恶性肿瘤是一种威胁生命的重大疾病。恶性肿瘤及其治疗对于患者的影响是多个层面的，除了身体上的痛苦和不适，还有心理上的痛苦，如焦虑、抑郁、担心、恐惧等；以及社会学层面的改变，如不能继续工作，无法胜任原来的家庭角色，社交受限，经济状况下降等。接受体腔热灌注治疗的患者大致可分为两类，一类是术后预防性治疗的患者，另一类是有恶性胸腹水的晚期患者，这两类患者的心理状态和适用的心理治疗也不尽相同。除了一般性的支持性治疗和教育性治疗，预防性治疗的患者需要在治疗后应关注并减轻患者对复发的恐惧，而晚期患者需要更多关注患者的症状管理、意义感和患者的死亡焦虑等问题。对于热灌注治疗患者的社会学层面的照护应当聚焦于改善医患关系，帮助患者对接所需资源，为患者提供支持，以及帮助患者及家属减轻经济负担。

（唐丽丽　庞　英　汪　艳）

参考文献

［1］王洪波，汪欣，刘斯，等. 进展期胃癌术后腹腔热灌注化疗的研究进展 [J]. 中国肿瘤临床，2019, 46 (2): 99-102.

［2］REMON J, REGUART N, CORRAL J, et al. Malignant pleural mesothelioma: new hope in the horizon with novel therapeutic strategies [J]. Cancer Treat Rev, 2015, 41 (1): 27-34.

［3］LIANG YF, ZHENG GQ, CHEN YF, et al. CT differen-tiation of diffuse malignant peritoneal mesothelioma and peritoneal carcinomatosis [J]. J Gastroenterol Hepatol, 2016, 31 (4): 709-15.

［4］HABBEL V, MAHLER EA, FEYERABEND B, et al. [Diffuse malignant peritoneal mesothelioma (DMPM)-a rare diagnosis][J]. Z Gastroenterol, 2020, 58 (2): 146-151.

［5］陈小兵，苗成利. 恶性腹膜间皮瘤治疗及预后研究进展 [J]. 中国微创外科杂志，2019, 19 (7): 630-633.

［6］BASCH E, DEAL AM, DUECK AC, et al. Overall Survival Results of a Trial Assessing Patient-Reported Outcomes for Symptom Monitoring During Routine Cancer Treatment [J]. JAMA, 2017, 318 (2): 197-198.

［7］DONOVAN KA, GRASSI L, DESHIELDS TL, et al. Advancing the science of distress screening and manage-ment in cancer care [J]. Epidemiol Psychiatr Sci, 2020, 29: e85.

［8］TANG L, ZHANG Y, PANG Y. Patient-reported outcomes from the distress assessment and response tool program in Chinese cancer inpatients [J]. Psychooncology, 2020, 29 (5): 869-877.

［9］N. R. Yordanov, I. Marinova, A. Marinova, S. Aleksan-drova, Undertreatment of cancer pain-a retrospective analysis of medical records of advanced cancer patients hospitalized in a palliative care department [J]. Annals of Oncology, 2016, 27 (6): 1308.

［10］XIA Z. Cancer pain management in China: current status and practice implications based on the ACHEON survey [J]. J Pain Res, 2017, 10: 1943-1952.

［11］张叶宁，李金江，汪艳，等. 北京市城六区癌症患者抑郁及自杀意念调查与相关因素分析 [J]. 医学与哲学，2016, 37 (15): 46-49.

［12］ KRUIZINGA R, HARTOG ID, JACOBS M, et al. The effect of spiritual interventions addressing existential themes using a narrative approach on quality of life of cancer patients: a systematic review and meta-analysis [J]. Psychooncology, 2016, 25 (3): 253-65.

［13］ ZEBRACK B, KAYSER K, SUNDSTROM L, et al. Psychosocial distress screening implementation in cancer care: an analysis of adherence, responsiveness, and acceptability [J]. J Clin Oncol, 2015, 33 (10): 1165-70.

［14］ HUANG Y, WANG Y, WANG H, et al. Prevalence of mental disorders in China: a cross-sectional epidemiological study [J]. Lancet Psychiatry, 2019, 6 (3): 211-224.

［15］ AKTAS A, WALSH D, KIRKOVA J. The psychometric properties of cancer multisymptom assessment instruments: a clinical review [J]. Support Care Cancer, 2015, 23 (7): 2189-2202.

［16］ ZHAO L, LI X, ZHANG Z, et al. Prevalence, correlates and recognition of depression in Chinese inpatients with cancer [J]. Gen Hosp Psychiatry, 2014, 36 (5): 477-482.

［17］ MEYER F, FLETCHER K, PRIGERSON HG, et al. Advanced cancer as a risk for major depressive episodes [J]. Psychooncology, 2015, 24 (9): 1080-1087.

［18］ BORTOLATO B, HYPHANTIS TN, VALPIONE S, et al. Depression in cancer: The many biobehavioral pathways driving tumor progression [J]. Cancer Treat Rev, 2017, 52: 58-70.

［19］ WAKEFIELD CE, BUTOW PN, AARONSON NA, et al. Patient-reported depression measures in cancer: a meta-review [J]. Lancet Psychiatry, 2015, 2 (7): 635-647.

［20］ OKUYAMA T, AKECHI T, MACKENZIE L, et al. Psychotherapy for depression among advanced, incurable cancer patients: A systematic review and meta-analysis [J]. Cancer Treat Rev, 2017, 56: 16-27.

［21］ CHARALAMBOUS A, BERGER AM, MATTHEWS E, et al. Cancer-related fatigue and sleep deficiency in cancer care continuum: concepts, assessment, clusters, and management [J]. Support Care Cancer, 2019, 27 (7): 2747-2753.

［22］ WILLIAMS AC, CRAIG KD. Updating the definition of pain [J]. Pain, 2016, 157 (11): 2420-2423.

［23］ Navari RM. Olanzapine for the Prevention of Chemotherapy-Induced Nausea and Vomiting [J]. New England Journal of Medicine, 2016, 375 (2): 134-142.

［24］ FEARON K, STRASSER F, ANKER SD, et al. Definition and classification of cancer cachexia: an international consensus [J]. Lancet Oncol, 2011, 12 (5): 489-495.

［25］ ANDERSON LJ, ALBRECHT ED, GARCIA JM. Erratum to: Update on Management of Cancer-Related Cachexia [J]. Curr Oncol Rep, 2017, 19 (3): 22.

［26］ STAGL JM, BOUCHARD LC, LECHNER SC, et al. Long-term psychological benefits of cognitive-behavioral stress management for women with breast cancer: 11-year follow-up of a randomized controlled trial [J]. Cancer, 2015, 121 (11): 1873-1881.

［27］ BUTOW PN, TURNER J, GILCHRIST J, et al. Randomized Trial of ConquerFear: A Novel, Theoretically Based Psychosocial Intervention for Fear of Cancer Recurrence [J]. J Clin Oncol, 2017, 35 (36): 4066-4077.

［28］ BREITBART W, ROSENFELD B, PESSIN H, et al. Meaning-centered group psychotherapy: an effective intervention for improving psychological well-being in patients with advanced cancer [J]. J Clin Oncol, 2015, 33 (7): 749-754.

［29］ BREITBART W, PESSIN H, ROSENFELD B, et al. Individual meaning-centered psychotherapy for the treatment of psychological and existential distress: A randomized controlled trial in patients with advanced cancer [J]. Cancer, 2018, 124 (15): 3231-3239.

［30］ RODIN G, LO C, RYDALL A, et al. Managing Cancer and Living Meaningfully (CALM): A Randomized Controlled Trial of a Psychological Intervention for Patients With Advanced Cancer [J]. J Clin Oncol, 2018, 36 (23): 2422-2432.

8

第八章

体腔热灌注治疗患者的营养支持

恶性肿瘤与营养有着非常密切的联系,恶性肿瘤的发生发展常常伴有营养障碍。恶性肿瘤患者的营养状态始终是临床医生密切关注的问题。创伤与疾病对机体的影响不仅局限在一个或几个器官的功能上,其可通过神经内分泌系统的一系列反应,引起机体内环境失衡,造成严重后果,如代谢紊乱和营养障碍,进而影响疾病的发展,使病情进一步加重。合理的营养支持治疗已成为抗肿瘤综合治疗的重要组成部分。营养支持治疗与抗肿瘤治疗两者相辅相成可提高疗效、改善患者预后。

体腔热灌注治疗患者营养状况一般较差,热疗、创伤等应激反应可使患者机体代谢紊乱的状况进一步加重,从而加重营养不良,导致并发症增加,患者康复延迟。体腔热灌注治疗患者能量、蛋白质摄入不足或吸收障碍,营养缺乏,皮下脂肪和骨骼肌显著消耗,内在器官萎缩,降低了机体免疫力及抵御大手术风险的能力。体腔热灌注治疗患者在治疗时需要麻醉,禁食,肠道准备,对水电解质代谢影响较大,且患者的基础营养状况较差,机体处于应激状态,对营养需求甚高。因此,术前给予营养支持,改善患者的营养状况,提高机体的耐受力,才能使患者顺利完成规范治疗,最终才有可能延长生命,提高生存质量。因此,合理的营养支持对体腔热灌注治疗的患者具有十分重要的意义。

推 荐 阅 读

- The European Society for Clinical Nutrition and Metabolism.ESPEN endorsed recommendations:nutritional therapy in major burns [J].Clin Nutr,2013,32(4):497-502.

- The European Society for Clinical Nutrition and Metabolism.ESPEN guidelines on nutritional support for polymorbid internal medicine patients [J].Clin Nutr,2018,37(1):336-353.

- 王昆,吴鹏韬,李宏恩,等.营养支持治疗学[M].天津:天津科学技术出版社,2012.

- 李宁,于建春.临床肠外营养支持治疗[M].北京:人民军医出版社,2011.

- 彭南海,黄迎春.肠内与肠外营养护理学[M].南京:东南大学出版社,2016.

- 石汉平,凌文华.肿瘤营养学[M].北京:人民卫生出版社,2012.

- North American society for pediatric gastroenterology,Hepatology,and nutrition,European Society for Paediatric Gastroenterology,Hepatology,and Nutrition.Nutrition Support of Children with Chronic Liver Diseases:A Joint Position Paper of the North American Society for Pediatric Gastroenterology,Hepatology,and Nutrition and the European Society for Pediatric Gastroenterology,Hepatology,and Nutrition [J].J Pediatr Gastroenterol Nutr,2019,69(4):498-511.

- 荫土安,汪之顼,王茵.现代肿瘤学[M].北京:人民卫生出版社,2008.

- 吴国豪.实用临床营养学[M].上海:复旦大学出版社,2006.

- 蔡美琴.公共营养学[M].北京:中国中医药出版社,2006.

• 韩梅,乔晋萍.医学营养学基础[M].北京:中国医药科技出版社,2011.

• The European Society for Clinical Nutrition and Metabolism.ESPEN Guidelines on Parenteral Nutrition:Non-surgical oncology[J].ClinNutr,2009,28 :445-454.

• 中国抗癌协会肿瘤营养与支持治疗专业委员会.肿瘤免疫营养治疗指南[J].肿瘤代谢与营养电子杂志,2020,7(2):160-168.

• 中国抗癌协会肿瘤营养与支持治疗专业委员会.肿瘤恶液质营养治疗指南[J].肿瘤代谢与营养电子杂志,2015,2(3):27-31.

• 中华医学会肠外肠内营养学分会.肿瘤患者营养支持指南[J].中华外科杂志,2017,55(11):801-829.

第一节 体腔热灌注治疗患者的营养不良状况

恶性肿瘤与营养有着非常密切的联系,恶性肿瘤的发生发展常常伴有营养障碍。国外恶性肿瘤患者体重下降的发生率为31%~87%,我国恶性肿瘤患者的营养不良的发生率略低于国外,为9.52%~54.55%。营养不良患者以胃癌、肠癌、胰腺癌等消化道恶性肿瘤最常见,已成为影响恶性肿瘤患者预后的独立危险因素。恶性肿瘤营养不良的原因主要是恶液质、手术、放疗、化疗等,抗肿瘤治疗又可使其进一步恶化。营养不良往往导致患者对手术、化疗和放疗耐受力下降,免疫力减低,易发生感染并发症,严重时表现恶病质,导致多器官功能障碍。据400例恶性肿瘤患者尸检结果,约20%死亡病例与恶病质有关。因此,改善肿瘤患者的营养,保持良好的营养状况,避免恶病质,增强免疫力,对保证患者能够耐受和完成手术、化疗和放疗等抗肿瘤治疗是十分必要的。

肿瘤细胞迅速不断增殖分化,癌组织进行十分浪费的能量代谢,50%能量来自糖的无氧酵解,竞争消耗宿主的葡萄糖、脂肪及氨基酸。肿瘤产生的5-羟色胺等均可引起机体代谢紊乱、厌食。近年来,已知宿主对肿瘤的反应性分泌的因子诸如肿瘤坏死因子、恶病质素、白介素-1、白介素-6、γ-干扰素和前列腺素等不仅介导肿瘤细胞溶解,也对肿瘤的生长起抑制作用,并且抑制多种酶活性,引起一系列糖、脂肪等代谢紊乱,也对营养不良、恶病质的产生起重要作用。

患者的营养状态始终是外科医师密切关注的问题。创伤与疾病对机体的影响不仅局限在一个或几个器官的功能上,它可通过神经内分泌系统的一系列反应,导致机体的内环境失衡,造成严重后果,其中包括代谢紊乱和营养障碍。这些变化反过来必然影响疾病的发展过程,使病情进一步加重。关于营养状态与疾病的转归,其关系非常密切。营养不良一旦发生,患者的并发症发生率和死亡率都将明显升高。因此,维持和改善患者的营养状态在临床工作中占有重要的地位。

当前,合理的营养支持治疗已成为肿瘤治疗的重要组成部分。消除患者的营养不良有赖于有效的抗肿瘤治疗。营养支持治疗与抗肿瘤治疗两者相辅相成达到提高疗效、改善预后的目的。加强恶性肿瘤的营养治疗,纠正患者的营养状况已经成为抗肿瘤综合治疗的重要部分。以往的观点认为,补充营养能够促进恶性肿瘤细胞的生长、增殖,主张"饿死"肿瘤细胞。然而,目前大部分的观点认为,合理的营养支持治疗可以抑制肿瘤增殖,促进肿瘤细胞的凋亡,具有抗肿瘤的作用。但是,营养支持治疗不能随意进行,必须符合机体的代谢特点及需求,在充分了解应激时的代谢变化和各种营养制剂组成和作用的基础上,营养支持才既能满足机体合成代谢的需要,又不至于损害器官功能。因此,了解饥饿、应激状态下机体的代谢变化(特别是物质代谢)是安全、有效地实施营养支持治疗的极其重要的因素。

20世纪30~50年代,不少学者对外科代谢做了研究,取得了卓著成绩,包括机体的蛋白质代谢、热氮需求及比例,以及饥饿、应激状态下的代谢改变等,为外科营养支持治疗奠定了理论基础。随着制药工业的发展,各种营养制品不断研制成功,包括用于肠内营养的"要素膳"及用于肠外营养的氨基酸溶液、脂肪乳剂等,为营养支持提供了良好的产品,中心静脉插管的成功又为肠外营养创造了临床应用简便的输入途径。至此,近代营养支持治疗的实施已具备了条件。1968年美国外科医师Dudrick首先报道了静脉营养-全肠外营养(total parenteral nutrition,TPN)的成功经验,次年,Randle提出用要素饮食(elemental diet)的概念以提高肠内营养的效果。20世纪70年代之后,肠内及肠外营养很快被临床所接受并广泛应用。半个多世纪以来的临床研究和实践资料均已证明:营养支持治疗能够显著改善患者的营养状态,安全有效。目前,我国虽然在代谢和营养方面的基础研究还存在不足,但在临床处理能力方面已达到国际水平,部分已达到了国际领先水平,完全能够满足临床上的需求。

肿瘤热疗后患者营养状况一般较差,由于热疗、创伤等应激反应使患者机体代谢紊乱的状况进一步加重,加重营养不良,导致并发症增加,患者康复延迟,住院时间长,合理的营养支持对促进患者尽早康复有重要意义。体腔热灌注治疗患者能量摄入不足及吸收障碍,皮下脂肪和骨骼肌显著消耗和内在器官的萎缩,多为消耗型营养不足,术前给予营养支持改善患者的营养状况十分必要。体腔热灌注治疗患者需要麻醉,禁食,肠道准备,对水盐代谢影响较大,机体处于应激状态,代谢处于负氮平衡,患者的营养状况较差,营养支持的要求亦较高。体腔热灌注治疗患者进行营养支持,可提高机体的耐受力,完成规范治疗,提高疗效和生存质量,延长患者的生命。目前国内外关于热疗患者的营养支持尚没有统一的标准,需要不断的探索。

第二节 肿瘤患者营养代谢特点及其与恶性肿瘤的关系

恶性肿瘤与营养有着非常密切的联系,恶性肿瘤发生发展常常伴有营养障碍。体腔热灌注治疗患者多为肿瘤分期较晚、肿瘤负荷较重的患者,能量、蛋白质摄入不足或吸收障碍,营养缺乏,皮下脂肪和骨骼肌显著消耗,以及内在器官的萎缩,多为消耗型营养不足。由于肿瘤细胞的固有特性及生长代谢特征,肿瘤细胞的能量及蛋白质代谢与正常细胞存在很大差异。

一、恶性肿瘤的葡萄糖代谢

正常组织细胞的葡萄糖代谢常常通过有氧氧化、无氧酵解、磷酸戊糖途径以及糖异生作用等途径进行葡萄糖分解代谢,而恶性肿瘤细胞因为生长速度快,能量需求增加、线粒体功能异常,为了维持其生存和满足大分子合成的需要,因而激活另一种能量代谢方式——有氧糖酵解(Warburg效应),即恶性肿瘤细胞在有氧的条件下以无氧酵解为主的方式大量摄取葡萄糖及产生乳酸的过程。

低氧诱导因子(HIF-1α)的激活导致肿瘤细胞糖酵解增加。恶性肿瘤由于组织生长速度快、血管壁结构的紊乱,其供血相对不足,因而乏氧代谢是肿瘤细胞普遍存在的现象。乏氧的微环境会激活细胞HIF-1α基因的转录和蛋白的表达,使葡萄糖转运子糖酵解酶的表达增加并加速糖酵解,使乳酸产生增多,增加肿瘤微环境的酸性进而促进糖酵解。此外,HIF-1α也可激活丙酮酸脱氢酶激酶,使线粒体中的丙酮酸脱氢酶复合体失活,减少葡萄糖来源的丙酮酸进入三羧酸循环,氧化磷酸化和氧消耗减少,肿瘤细胞的糖酵解增加,在低氧条件下节约氧耗。

原癌基因ras和myc等异常活化、抑癌基因如P53突变等基因表达的异常可以导致糖酵解关键酶活性或数量的改变,引起恶性肿瘤细胞糖代谢异常。癌组织中普遍存在的乏氧微环境也增强这些酶的活性。P73在人类的肿瘤细胞中常常高表达,促进癌细胞中的戊糖磷酸旁路途径,消耗大量葡萄糖,由于戊糖磷酸旁路途径不能产生细胞生长所需要的能量,只能进行大量的生物合成,产生大量戊糖和还原型辅酶Ⅱ,造成肿瘤细胞快速生长和清除活性氧。

线粒体氧化磷酸化功能的损害也可促进葡萄糖的有氧糖酵解,造成线粒体氧化磷酸化功能的缺陷。造成线粒体氧化磷酸化功能损害的原因有多种,如线粒体DNA变异、电子传递链功能障碍、能量代谢相关酶类的表达异常等。癌细胞即使在有氧条件下也能将丙酮酸转化成乳酸,myc基因激活或P53基因失活使癌细胞能量代谢向糖的有氧酵解方向发生,虽然其供能较少,但为快速生长的肿瘤细胞提供了大量的生物合成原料。

有氧糖酵解是一种相对低效的代谢方式,而恶性肿瘤细胞具有很高的能量需求,需要增加葡萄糖的摄取和利用。恶性肿瘤细胞的葡萄糖转运载体的活性增高及糖酵解的关键酶如己糖激酶、磷酸果糖激酶和丙酮酸激酶等一系列关键酶的基因表达活性明显增高,是促进癌细胞能量代谢异常的重要因素。

恶性肿瘤细胞通过无氧糖酵解方式可以代谢更多的葡萄糖,为氨基酸、核酸和脂肪酸等生物大分子的合成提供了物质基础。糖酵解产生的乳酸可排出到胞外,使肿瘤细胞局部保持酸性环境,有利于肿瘤细胞对周围组织的侵袭。磷酸戊糖旁路途径活性增强可导致烟酰胺腺嘌呤二核苷酸磷酸和谷胱甘肽的产量增加,从而增加肿瘤细胞对氧化损伤和一些化疗药物的抵抗。糖酵解路径比氧化磷酸化短,通过糖酵解方式产生ATP的速度比氧化磷酸化更快,更利于满足肿瘤细胞快速分裂生长的需求。

葡萄糖是有氧酵解的底物,也是肿瘤组织唯一的能量来源,通过降低荷瘤机体环境的葡萄糖浓度、抑制有氧酵解的信号通路,从而达到干扰肿瘤生长的目的,将成为未来肿瘤防治的研究方向之一。

二、恶性肿瘤的氨基酸代谢

氨基酸代谢是生命活动的基础,由于肿瘤细胞动力学的改变,肿瘤组织存在明显代谢异常状况、肿瘤组织蛋白质合成及分解代谢增强,使肿瘤组织的合成代谢超过分解代谢。恶性肿瘤细胞夺取正常组织细胞的蛋白质分解产物,合成其生命活动所需要的肿瘤蛋白,如肿瘤特异性抗原、肿瘤相关抗原及肿瘤胚胎性抗原,使机体处于严重消耗的恶病质（cachexia）状态。肿瘤的分解代谢表现为蛋白质分解为氨基酸的过程增强，氨基酸的分解代谢则减弱，从而使氨基酸重新用于肿瘤蛋白的合成。

随着代谢组学的兴起，肿瘤的代谢特点越来越受到国内外学者的重视。体内氨基酸是蛋白质合成的原料及其分解代谢的产物，其成分和浓度的改变可反映患者的代谢状况。肿瘤组织的快速生长和细胞无限制增殖，需要不断摄取并大量消耗多种氨基酸为肿瘤细胞提供营养物质，导致机体氨基酸代谢缺陷。代谢组学研究发现肿瘤组织细胞氨基酸代谢有以下特点：①肿瘤细胞摄取利用氨基酸的速度明显高于正常细胞，使宿主某些特定氨基酸的含量降低；②肿瘤组织为满足生长代谢的需求，主动与宿主竞争氨基酸；③肿瘤组织的氨基酸代谢具有器官特异性，食管癌、骨肉瘤、淋巴瘤、软组织肉瘤以及转移性肿瘤患者的血清中氨基酸水平也存在一定的差异。

维持机体氨基酸平衡可改善荷瘤机体的营养状况，但也加速了肿瘤的生长，其生长速度与提供氨基酸的量成正相关，但某些特定肿瘤人群可以从营养支持治疗中获益。成分营养支持对恶性肿瘤患者也有一定的治疗价值，给予精氨酸、谷氨酰胺、脂肪酸等营养物质进行营养治疗，可以改善恶性肿瘤患者营养状况，提高免疫力和生活质量、延长患者的生存时间。有学者认为，通过人为地改变机体中氨基酸的量及比例，使机体某种氨基酸过量或减少乃至缺失，从而达到抑制肿瘤细胞内蛋白质合成以及发生氨基酸代谢紊乱，既能抑制肿瘤生长，又能改善患者的营养状况。

氨基酸代谢普遍存在于机体的各组织和细胞中，参与机体蛋白质的合成、能量代谢，其代谢动力学改变会诱发机体代谢功能的紊乱。理论和临床研究表明，氨基酸及其衍生药物在恶性肿瘤的治疗中存在很好的应用前景。

谷氨酰胺（glutamine, Gln）是体内最丰富的条件必需氨基酸，也是氨循环最主要的无毒载体，在各种组织中是重要的氮源和能量来源，是很多种细胞生长所必须，特别是快速生长的恶性肿瘤细胞，谷氨酰胺是其重要的能量来源。在炎症反应、氧化应激、细胞保护、改善肠道屏障及胰岛素抵抗改善糖代谢方面有着重要的作用。

恶性肿瘤细胞是谷氨酰胺摄取和利用的重要靶细胞，富含谷氨酰胺的营养素对其分化、增殖具有一定的作用。恶性肿瘤组织具有很高的谷氨酰胺酶的活性，大量的谷氨酰胺被作为代谢燃料。补充谷氨酰胺可降低机体蛋白质的分解代谢，提高淋巴细胞的有丝分裂功能，降低放化疗期间肠黏膜的通透性，提高肠道免疫屏障功能。

谷氨酰胺能上调促凋亡基因 *Bax* 和凋亡蛋白酶 caspase-3 的表达，从而促进肿瘤细胞凋亡，抑制肿瘤细胞的增殖。补充谷氨酰胺还能够抑制胰岛素激酶 -1（IGF-1）激活的磷脂酰肌醇 -3- 羟激酶 PI3-K/Akt 凋亡信号通路，而此通路是肿瘤形成和延长肿瘤细胞存活时间的重要通路。

精氨酸（arginine, Arg）是一种半必需氨基酸，它是尿素循环的中间产物和蛋白质、多胺、肌酸及一氧化氮（nitricoxide, NO）生物合成的前体物质。精氨酸能抑制恶性肿瘤细胞增殖和生长，降低肿瘤细胞转移率和复发率，改善正常细胞的生存微环境。精氨酸还参与淋巴细胞内的代谢过程，在免疫防御及免疫调节、维持和保护肠道黏膜功能及肿瘤的特异性免疫方面起着重要作用。

精氨酸可减少肿瘤蛋白质的合成和抑制肿瘤的生长，同时也使宿主蛋白质代谢发生改变。精氨酸还可以促进胰岛素分泌，改善葡萄糖代谢。精氨酸通过多种途径提高荷瘤机体的免疫功能。精氨酸可增加细胞毒性 T 细胞（cytotoxic T lymphocyte, CTL）和辅助性 T 细胞（Th1）的产生，促进淋巴细胞增殖，使淋巴细胞对有丝分裂原的反应显著提高，破坏癌细胞的 DNA 合成。精氨酸在体内经二氧化氮合成酶催化生成一氧化氮（NO），通过其诱导肿瘤细胞凋亡，在抑制肿瘤生长方面也发挥重要作用。

支链氨基酸包括亮氨酸、缬氨酸、异亮氨酸，其作为氨的载体，不仅在机体蛋白质合成和分解中发挥着重要的调节作用，同时也是供能底物和其他氨基酸（如 Gln）的合成底物以及维持机体氮平衡的关键因素，支链氨基酸是肿瘤生长必需的一类氨基酸，其中缬氨酸的高摄取是肿瘤氨基酸代谢的特点之一。

支链氨基酸在机体蛋白质合成和分解中发挥重要调节作用，其可减少肌肉蛋白和肝脏等内脏蛋白的分解，促进蛋白合成，纠正负氮平衡，缓解恶性肿瘤患者的恶病质状况。支链氨基酸的营养支持虽然能够改善机体负氮平衡，但也有促进肿瘤生长的风险。支链氨基酸的不平衡状态对肿瘤细胞的生长和形态均有负性作用。有报道认为增加亮氨酸，限制缬氨酸摄入，可以抑制肿瘤细胞的增殖，提高其对化疗药物的敏感性。缬氨酸相对不足可致肿瘤细胞结构蛋白和酶蛋白合成迟滞，能量代谢受阻，ATP 缺乏，细胞膜通透性增加，使抗癌药物更易进入细胞，进一步干扰细胞代谢，核酸代谢受阻，DNA 合成障碍。但作为必需氨基酸，缬氨酸缺乏也会影响宿主的营养状况，出现体重减轻、腹泻、低蛋白血症、脂肪肝、骨髓抑制等不良反应。

三、恶性肿瘤的脂肪代谢

恶性肿瘤患者的脂肪代谢改变主要表现为内源性脂肪水解和脂肪酸氧化增强，甘油三酯转化率增加，外源性甘油三酯水解减弱，血浆游离脂肪酸的浓度升高。脂肪分解和脂肪酸氧化增加导致机体体脂储存下降,脂肪动员增加,体重丢失。恶性肿瘤患者在禁食和摄食状态下,内源性贮存脂肪和外源性摄入脂肪的清除率增加,葡萄糖摄入后也不能抑制脂肪分解,而脂肪酸继续氧化,因此,脂肪消耗成为肿瘤恶病质的主要特征之一。研究表明肿瘤患者的脂肪代谢变化在肿瘤发生的早期就已存在,肿瘤患者在体重丧失前就已经存在游离脂肪酸活动增加现象,即使给予外源性营养支持,也不能抑制体内脂肪的持续分解和氧化。事实上,脂肪酸是荷瘤状态下宿主利用的主要能源物质,宿主和肿瘤对脂类的利用均增加。脂肪分解增加时,部分由脂肪分解而来的脂肪酸再酯化为甘油三酯,表现为甘油三酯和脂肪酸循环增强,该循环过程需要消耗能量,导致机体的能量消耗增加,也可能是间接导致机体组织消耗的诱因。

恶性肿瘤患者脂肪代谢改变与某些细胞因子和肿瘤代谢因子的作用有关,这些因子包括瘦素(leptin)、脂联素(adiponectin)、肿瘤坏死因子-α、白介素-6和白介素-8等。人体储存于脂肪细胞中的甘油三酯的水解主要由激素敏感性甘油三酯脂肪酶控制,该酶是甘油三酯逐步水解为甘油和游离脂肪酸的限速酶,受多种激素调控。脂解激素包括肾上腺素、去甲肾上腺素及胰高血糖素等能直接激活甘油三酯脂肪酶,促进脂肪细胞内脂滴分解;生长激素、甲状腺素及肾上腺皮质激素具有协同作用,而胰岛素的作用则相反。肿瘤患者因为肿瘤组织生成的或刺激宿主体内生成的脂解激素水平升高、胰岛素耐受等因素,内源性脂肪分解加速,体内游离脂肪酸与甘油的转化和氧化加速,加快了内源性脂肪消耗。研究表明:与饥饿、创伤等良性病变引起的营养不良患者相比,在脂肪代谢过程中,肿瘤患者甘油的更新率并没有显著变化,而甘油的廓清率显著下降,认为肿瘤患者脂肪丢失主要原因并非脂肪分解代谢加速,而是脂肪动员加速,超过了机体的应用能力。

恶性肿瘤细胞快速分裂和增殖,以不同于正常细胞的方式代谢脂质。脂质在细胞结构中发挥各种用途,同时还能够传递细胞信号,刺激肿瘤细胞生长。在高度侵袭性肿瘤中,醚脂的水平明显升高,其能刺激肿瘤细胞的生长与增殖。醚脂形成的重要酶——烷基甘油酮磷酸核酶(AGPS)可以促进肿瘤发生发展以及增强肿瘤的侵袭性,这为恶性肿瘤治疗提供了一个有前景的新靶点。

ω-3脂肪酸系不饱和脂肪酸,属必需脂肪酸,包括α-亚麻酸、十二碳五烯酸和十二碳六烯酸。ω-3脂肪酸可明显促进荷瘤机体的蛋白质分解代谢,导致恶病质。在恶病质状态下,ATP-泛素依赖蛋白水解通路在蛋白质分解过程中发挥重要作用。十二碳五烯酸通过抑制该通路而抑制骨骼肌蛋白质的分解代谢,从而延缓机体体重的下降;十二碳

六烯酸可促使Bcl-2家族凋亡抑制基因失活,同时增加促凋亡因子的表达。

ω-3脂肪酸通过抑制肿瘤细胞的有丝分裂而降低肿瘤的增殖活性。ω-3脂肪酸通过抑制环氧化酶2(COX-2)的表达而抑制肿瘤细胞的增殖。ω-3脂肪酸通过抑制恶性肿瘤细胞内花生四烯酸及花生四烯酸代谢产物前列环素E2的合成,促进其凋亡。ω-3脂肪酸还通过阻断核因子κB(nuclear factor kappa-B,NF-κB)活化促进凋亡。ω-3脂肪酸中的α-亚麻酸还可以通过抑制以COX-2的表达而诱导肿瘤细胞凋亡。尽管ω-3脂肪酸能在体外诱导各种不同的肿瘤细胞凋亡,但并非对所有的肿瘤细胞均具有诱导凋亡作用。

四、维生素与肿瘤

肿瘤的发生与上皮细胞分化能力障碍有关。维生素A可以使上皮细胞分化成特定的组织。有研究表明维生素A及其衍生物对已发生基因改变的少数形成肿瘤细胞有逆转及治疗作用,其对肿瘤前期的细胞进行修复。维生素A在防止肿瘤的发生中也起了重要作用。研究发现:在长期缺乏维生素A的动物中,致癌因子容易使这些动物产生肿瘤。研究认为维生素A可能抑制体内活化致癌因子的酶。维生素A化合物能刺激对抗肿瘤的免疫系统,但服用大剂量维生素A会产生毒性反应。

B族维生素包括维生素B_1(硫胺酸)、维生素B_2(核黄素)、维生素B_3(烟酸、尼克酸)、维生素B_6(吡多辛)、维生素B_{12}(钴氨素)、泛酸、叶酸、肌醇、胆碱、生物素等。B族维生素是水溶性维生素,是构成体内辅酶的主要成分,影响机体的生化代谢。烟酰胺可以阻止癌细胞内的蛋白质合成。1980年研究发现维生素B对辅助治疗膀胱癌有很好的疗效,可以遏制恶性肿瘤细胞的进展和扩散。

近年来发现,叶酸、核黄素等都具有一定的防癌抗癌作用。B族维生素的主要功能是调节生理代谢过程,如果严重缺乏将可能诱发恶性肿瘤。维生素B是水溶性维生素,必须每天补充。正常饮食中的维生素基本可满足人体需要,不必过多地服用补充片剂,否则可能引起不良反应。

维生素C又称L-抗坏血酸,缺乏维生素C会造成坏血病。在生物体内,维生素C是一种抗氧化剂,保护身体免于自由基的损害,维生素C同时也是一种辅酶,其广泛来源于新鲜蔬菜和水果,补充足量的维生素C可以使胃癌、食管癌、口腔癌、鼻咽癌及宫颈癌的发病率显著降低,还有研究指出含维生素C丰富的水果有助于预防结肠癌和肺癌的发生。

不少亚硝酸盐也来自新鲜蔬果,它们开始是以硝酸盐形式存在,是植物生长的必需元素,在细菌作用下硝酸盐变

成亚硝酸盐,在胃酸作用下,亚硝酸盐会合成致癌的亚硝酸胺。维生素C能阻断亚硝胺的形成,起着抗癌的作用。此外,有学者认为维生素C还具有良好的抗氧化作用,能抑制某些化学物质氧化为致癌物。

许多癌细胞都含有维生素D受体,维生素D可抑制癌细胞生长。加拿大营养学家指出缺乏维生素D可能是西方国家恶性肿瘤发病率较高的一个重要因素。芬兰医学专家的研究表明缺少维生素D将明显增加患前列腺癌的风险。在40~50岁的男性中,如果体内维生素D的相对不足,其患前列腺癌的风险将明显增高。

维生素D有助于预防恶性肿瘤的发生,证据比较确切的是防止结肠癌。人们食用高脂肪食物时肝脏将把胆酸经胆道排入肠道,吸收脂类食物时,大多数胆酸被重新回收至肝脏中。部分胆酸在肠道细菌的作用下变成了石胆酸,石胆酸在肝中会变成致癌物质。当其排入大肠时,会有致癌作用,维生素D有助于中和石胆酸的毒性,从而降低结肠癌的发病风险。

维生素D能激活免疫细胞。研究发现,维生素D作用于免疫反应的多个环节。维生素D是激活免疫系统必不可少的因素。维生素D可改善免疫细胞的能量代谢。太阳光照射人体皮肤产生的维生素D,可使杀伤性T淋巴细胞失活,减少自身免疫性疾病的发生。

维生素E是一种潜在的细胞调节因子,能够在体内外阻止肿瘤细胞增生、调节分化、降低肿瘤的发生率。维生素E是重要的抗氧化剂,能够通过阻断过氧化自由基链反应,成为细胞膜最重要的自由基清除剂,防止膜上的多不饱和脂肪酸氧化。维生素E的抗氧化能力在抗肿瘤细胞增生中起着重要作用。维生素E是一种正向免疫调节剂。在正常和疾病的免疫抑制的状态下,其能够提高体液和细胞免疫反应。维生素E作为激活免疫系统的重要因子,可有效防止肿瘤的形成、降低肿瘤的发生率。维生素E能够有效影响细胞的生长和分化。维生素E可通过调节某些细胞因子的产生,从而调节细胞周期相关蛋白的表达,抑制肿瘤的生长、促使肿瘤细胞发生凋亡。维生素E作为一种免疫调节剂和肿瘤细胞生长抑制剂,可以抑制多种肿瘤细胞的增生,促进细胞退化,能够抑制DNA的合成从而诱导肿瘤细胞发生凋亡,对恶性肿瘤的预防与治疗有着广泛应用前景。

维生素K又称促凝血维生素,常见的功能是预防和治疗出血,维生素K有K_1、K_2、K_3、K_4等几种形式。维生素K主要有以下功能:促进血液凝固;调节骨骼中磷酸钙的合成。对于老年人来说,经常摄取维生素K能有效降低骨折的风险。维生素K能增强多吉美(sorafenib,索拉菲尼)等靶向药物抗肿瘤的作用,降低抗癌药物的使用剂量,减少不

良反应的发生。

五、无机盐与肿瘤

1. 钙 是机体含量最多的无机盐,存在于骨骼和牙齿当中。细胞通过它们之间信号通路来交换信息,钙离子及钙通道在细胞信号转导通路中发挥重要作用。细胞内钙参与体内的多种生理及病理过程。钙离子在信号转导过程中是重要的第二信使,通过影响其下游相关基因的活性,有序地调控黏着斑的功能、细胞骨架重构以及细胞运动等环节,在正常细胞的新陈代谢酶、神经肌肉接头、凝血功能、维持酸碱平衡等生命活动及恶性肿瘤细胞生长、增殖、分化、复发、侵袭、转移及耐药过程中发挥重要作用。

钙缺乏及细胞内钙信号异常与结直肠癌、乳腺癌、前列腺癌等多种恶性肿瘤的发生发展有关。肿瘤细胞中钙通道及其下游钙相关蛋白的表达水平、活化程度及具体作用有其自身特点。中国营养学会推荐成人钙的适宜摄入量(adequate intakes,AI)为800mg/d,适当补充钙剂可降低恶性肿瘤的发病风险。细胞外液钙缺乏时,细胞间信号系统功能障碍,细胞不能从相邻细胞接收信号,导致细胞开始分裂增殖,且组织结构紊乱,甚至形成息肉等,是恶性肿瘤形成的前期基础。近年来,有关钙信号在恶性肿瘤的作用已成为研究的热点。

2. 镁 在生命活动中有着十分重要的作用,是细胞内液中居第二位,在细胞外液中是仅次于钠、钙离子而位居第三的重要阳离子。它能激活体内多种酶,维持核酸结构的稳定性,抑制神经的兴奋,并参与体内蛋白质的合成、肌肉收缩和体温调节,是保证身体健康和预防疾病不可缺少的元素之一。镁离子在稳定DNA和染色体的结构、维持细胞生物膜的稳定性、抑制胃酸分泌、保护胃黏膜起重要作用。

实验研究证明,机体镁的异常与胃癌、肺癌、前列腺癌和乳腺癌等恶性肿瘤发生有关。人体缺镁,体内淋巴细胞的活动能力明显下降,补充镁能延缓恶性肿瘤发生发展。

3. 微量元素 是机体内含量少于体重0.01%的元素,人体日需要量在100mg以下,包括铁、碘、硒、钼、锌、钴、锰、铜、铬、氟等。随着微量元素与人体关系研究的进一步深入,国外学者发现微量元素与恶性肿瘤也有着很重要的关系,不同的微量元素在恶性肿瘤中发挥着抗癌或者防癌的作用。有学者将铁、碘、硒、钼4种微量元素称为"四大金刚"。研究表明,高血铁、低血锌、低血锰是食管癌、胃癌发生的危险因素。

(1)铁:人体内铁的总量为4~5g,是血红蛋白的重要部分,也是许多酶的重要组成成分。成人每天需要补充铁10~15mg。有研究表明,机体内铁的储存过多与肝癌、结直

肠癌、肺癌、食管癌的发生有关。日本学者检测血清铁蛋白及联合检测铁蛋白和转铁蛋白,结果表明:铁缺乏与胃癌的发生有着密切的关系,维持人体内铁的正常量是防癌的重要措施之一。

(2)碘:缺碘不但可引起甲状腺肿,而且可诱发乳腺癌、甲状腺癌、子宫内膜癌、卵巢癌等。由于碘缺乏,引起甲状腺功能减退,从而伴随甲状腺激素、催乳素、性激素等不平衡和紊乱而使恶性肿瘤发病率增加。

(3)硒:国内外学者对硒的抗癌作用做了大量的研究,肝炎、肝硬化与肝癌存在因果转化关系,体内缺硒时,使肝炎、肝硬化病情加重或向肝癌转化。补硒可预防肝癌,降低肝癌发病率,硒对白血病、致癌物质引起的肉瘤、乳头状瘤及癌细胞的分裂、增殖和生长均有显著的抑制作用。

(4)钼:是抑癌物质,可以减少机体对致癌物质的吸收,并加速其分解排泄。当致癌物质进入靶器官时,钼能起到与致癌物竞争的作用。缺钼会降低机体免疫功能,引发肿瘤性疾病。世界卫生组织推荐每天摄取 2μg 的钼,可预防肿瘤的发生。

(5)锌:可以阻止自由基对细胞的损害,保护细胞膜等,低锌导致亚硝基胺酸升高而促进肿瘤生长。成人体内锌的含量为 2~2.5g。日本有研究表明,恶性肿瘤患者体内血锌的浓度明显降低,锌与乳腺癌、肺癌、胃癌、前列腺癌的发生有关。

(6)锗:有机锗的抗肿瘤作用,无论是动物实验还是临床研究均已取得显著成果,并已广泛应用于临床。近年来日本、美国、瑞典等国家在临床应用有机锗对胃癌、肺癌、宫颈癌、乳腺癌、前列腺癌及多发性骨髓瘤等均取得较好疗效。近年来我国先后报道了锗在肺癌、肝癌、胃癌患者中获得了一定的治疗效果。日本报道用有机锗治疗白血病疗效显著。

(7)钴:对体内多种生物合成过程起重要作用,尤其是对核酸的生物合成作用,与白血病的发生有着密切关系。

(8)锰:流行病学调查资料表明,缺锰地区肿瘤发病率高。如我国河南省林县等地区食管癌发病率高,这些地区的饮水及食物中锰含量低,能影响有致癌作用的亚硝酸盐不能还原成氨而致癌。

(9)铜:很多研究证实多种恶性肿瘤患者的血清明显增多。肺癌患者血浆铜蓝蛋白的氧化酶活性增强,有着重要的辅助诊断价值。

(10)铬:三价铬是人体必需的营养元素,在葡萄糖的代谢中起作用。但研究证实,六价铬(铬酸盐)有强烈的致癌作用,最多见的是铬使肺癌等肿瘤发病率增高。一般在空气中含铬 0.5~15mg/m³ 的情况下工作 6~9 年,可发生肺癌。

(11)氟:与机体牙齿、骨骼组织代谢等生命活动有关。氟已经被鉴定为可能的致癌化学物质,增加饮用水中的氟可能增加男性骨骼恶性肿瘤的发病风险。

六、纤维素与肿瘤

纤维素与恶性肿瘤也有一定的关系。纤维素分可溶性和不溶性两类,不溶性食物纤维主要是植物细胞壁的成分,不溶于水,能吸收水分,软化粪便,使粪便中有害物质不易与肠壁接触;可溶性纤维在胃肠道遇水后与葡萄糖形成粘胶,与胆汁酸结合,减少毒性胆汁酸的致癌作用。可溶性和不溶性食物纤维均可增加大便容量,增加肠内有益菌数量,有防癌作用。已有证明麸皮内所含的纤维素能降低某些化学物质的致癌作用,防止化学物质诱发肿瘤,对机体起保护作用。因此,在日常饮食时,食物应占纤维较多,粗细搭配,尽量选用含纤维多的食物,以增加饮食中纤维摄入量。

一般认为膳食纤维与肿瘤呈负相关,膳食物质主要以谷物、蔬菜及水果的摄取为主。2001 年在法国里昂举行的欧洲营养和恶性肿瘤研讨会上,专家一致强调了食物纤维的防癌作用。对 9 个国家的 40 万人的调查结果显示,提高食物中纤维含量可使大肠癌(结直肠癌)的发病风险明显降低。有研究报道,高纤维食物尚可减少食物中胆固醇吸收,使以胆固醇为原料的女性激素合成减少,使女性月经初期推迟,而月经初潮过早会促进乳腺癌发生,摄食高纤维饮食可降低乳腺癌的发生率。

第三节　体腔热灌注治疗患者的营养状态评价

营养是机体摄取食物后经过消化、吸收、代谢和排泄,应用食物中的营养物质和其他对身体有益的成分而维持组织器官新陈代谢并调节各种生理功能,也是人类从外界获取食物满足自身生理需要以及维持正常生长、发育和防病保健的过程。生物所需的营养其元素组成主要有碳、氢、氧、氮,这些是组成生物体的蛋白质、脂肪和糖类等储存能量的主要元素。此外,还有少量的钠、硫、磷、钙、镁、钾、氯等多种元素。

营养不良(malnutrition)是指营养物质摄入不足或缺乏以及营养过剩,营养成分比例异常,与机体营养需求不协调,从而对细胞组织及器官的结构和功能造成不良影响的综合征。营养不良主要是由于机体营养摄入失衡,营养利用障碍以及营养消耗增加等造成。营养不良常继发于一些疾病,如恶性肿瘤、慢性腹泻、短肠综合征和吸收不良性疾病。营养不良的非医学原因是食物短缺。营养不良与社会习惯、环境和急、慢性感染之间存在着复杂的交互影响,治疗非常困难,并不是单单提供适当的食物即可解决。恶性肿瘤营养不良特指营养不足,能量蛋白质摄入不足或吸收障碍,造成营养缺乏。肿瘤营养不良分三型:能量缺乏型,表现为皮下脂肪和骨骼肌显著消耗和内在器官的萎缩,又称消耗型营养不足;蛋白质缺乏型,蛋白质摄入不足,导致水肿型营养不良;混合型,蛋白质和能量均缺乏造成的营养不良,是最常见的类型。

任何一种营养物质的缺乏均称为相应的该种物质的营养不良。肿瘤患者常见为蛋白质和热量不足引起的蛋白质 - 热卡营养不良。营养不良主要是指近期体重减轻,低于正常标准 10% 及伴有血清白蛋白低于 34g/L。临床医师在评价患者的营养状态方面有丰富的实践经验,特别是重度营养不良,其识别并不困难。但作为客观指标,还是应该有些特定的检查项目来评价营养不良的程度。另外,其测定值的变化常能反映营养支持治疗的效果。但是,目前还不可能只用一个指标来评价营养状态,常需根据多个项目的综合资料才做出较客观的结论。

一、机体营养状况

机体营养状况可通过体重、标准体重、理想体重、体重指数等具体指标量化评估,判断患者营养状况是否达标。恶病质、肌肉减少症是机体营养状况严重不良的临床表现,是营养不良的特殊形式,常发生于晚期肿瘤患者。

(一)体重与标准体重、理想体重

人的体重与许多因素有关,不同人体之间体重存在一定的差异,在同一天不同的时间也会有一定的变化,因而是一个数值范围。标准体重是一个固定的数值,标准体重(kg)= 身高(cm)-105。理想体重是相对于标准体重周围的一个范围。标准体重上下 10% 的范围就是理想体重范围(表 8-1)。

表 8-1 体重的评价标准

结果	体重状况 /%
消瘦	<80
偏瘦	80~90
正常	90~110
超重	110~120
肥胖	>120

临床上通常采用实际体重占理想体重的百分比来评价患者的营养状况。体重改变(%)=［理想体重(kg)- 实测体重(kg)］÷ 理想体重(kg)(表 8-2)。

表 8-2 体重的改变分级

时间	轻中度体重丧失 /%	重度体重丧失 /%
1 周	1~2	>2
1 个月	5	>5
3 个月	7.5	>7.5
6 个月	10	>10

(二)体重指数

体重指数(body mass index,BMI)是用体重(千克)除以身高(米)的平方得出的数字。身高体重指数这个概念,是由 19 世纪中期的比利时凯特勒最先提出,体重指数 = 体重(kg)÷ 身高(m)^2。BMI 是世界公认的一种评定营养状况及胖瘦程度的指标。BMI 是一个参考值,要真正判断患者是否肥胖,体脂肪率比 BMI 更准确,而腰围身高比又比体脂肪率好,但是最好是看内脏脂肪(若内脏脂肪正常,即使腰围粗,体脂肪率很高,健康风险也不高)。临床上常以体重及 BMI 来诊断肿瘤患者营养不良。①理想体重诊断法:实际体重为理想体重的 90%~109% 为适宜,80%~89% 为轻度营养不良,70%~79% 为中度营养不良,60%~69% 为重度营养不良。②BMI 诊断法:中国标准如下,BMI<18.5kg/m^2 为低体重(营养不良),18.5~23.9kg/m^2 为正常,24~27.9kg/m^2 为超重,≥ 28kg/m^2 为肥胖(表 8-3)。

表 8-3 体重指数(BMI)评定标准

分级	BMI
肥胖 III 级	>40
肥胖 II 级	30~40
肥胖 I 级	28~29.9
正常值	18.5~23.9
蛋白质 - 热量营养不良 I 级	17.0~18.4
蛋白质 - 热量营养不良 II 级	16.0~16.9
蛋白质 - 热量营养不良 III 级	<16

(三)恶病质

恶病质也称恶液质,是以骨骼肌量持续下降为特征的多因素综合征,伴随或不伴随脂肪组织减少,不能被常规的营养治疗逆转,最终导致进行性功能障碍。其病理生理特征为摄食减少、代谢异常等因素综合作用引起的蛋白质及能量负平衡。恶病质是营养不良的特殊形式,经常发生于进展期肿瘤患者。

按病因,恶病质可以分为两类:①原发性恶病质,直接由肿瘤本身引起;②继发性恶病质,由营养不良或基础疾病导致。

按照病程,恶病质分为三期:恶病质前期、恶病质期、恶病质难治期。肿瘤恶病质诊断标准(中国):①无节食条件下,6个月内体重丢失 >5%;② BMI<18.5kg/m²(欧美 BMI<20kg/m²)和任何程度的体重丢失 >2%;③四肢骨骼肌指数(appendicular skeletalmuscle index)符合肌肉减少症标准(男性 <7.26kg/m²,女性 <5.45kg/m²)和任何程度的体重丢失 >2%。

(四)肌肉减少症

2010 年欧洲老人肌肉减少症工作组(The European Working Group on Sarcopeniain Older People,EWGSOP)将肌肉减少症定义为:进行性、广泛性的骨骼肌质量及力量下降,以及由此导致的身体残疾、生活质量下降和死亡等不良后果的综合征。根据发病原因,肌肉减少症可以分为原发性肌肉减少症及继发性肌肉减少症,前者特指年龄相关性肌肉减少症(老化肌肉减少),后者包括活动、疾病(如恶性肿瘤)及营养相关性肌肉减少症。原发性肌肉减少症并不必然合并营养不良,营养不良患者也不一定存在肌肉减少(表 8-4)。

表 8-4 EWGSOP 肌肉减少症的诊断标准

以下标准符合第 1 条及第 2、3 条中任意一条即可诊断为肌肉减少症
1. 骨骼肌质量减少未定义
2. 骨骼肌力量下降非利手握力 <40kg(男性),<30kg(女性)
3. 身体活动能力下降,步速 <0.8m/s

注:骨骼肌力量的下降程度与骨骼肌质量减少程度不一定成正比,轻微的骨骼肌质量减少可表现为严重的力量下降,而轻微的力量下降可能已伴有明显的骨骼肌质量减少。尽管 EWGSOP 没有对肌肉量减少进行定义,但是一般可以采用如下标准:①与同年龄、同性别、同种族的正常人相比肌肉量下降;②四肢骨骼肌指数,男性 <7.26kg/m²,女性 <5.45kg/m²。

肌肉减少症分为三期:肌肉减少症前期、肌肉减少症期、严重肌肉减少症期。肌肉减少症前期以肌肉质量减少为特征,肌肉力量及身体活动能力未受影响,没有明显临床表现,只能依靠精确测量肌肉质量而诊断。肌肉减少症期以肌肉质量减少和肌肉力量下降或身体活动能力下降为特征;严重肌肉减少症期表现为肌肉质量、肌肉力量及身体活动能力三者均下降(表 8-5)。

表 8-5 肌肉减少症的分期

分期	骨骼肌质量	骨骼肌力量	身体活动能力
肌肉减少症前期	↓	无明显改变	无明显改变
肌肉减少症期	↓	↓	或↓
严重肌肉减少症期	↓	↓	↓

营养不良与恶病质及肌肉减少症三者之间既有区别又有联系,恶病质是营养不良及肌肉减少症特殊表现(图 8-1)。

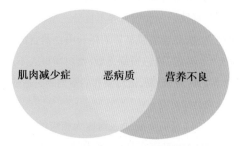

图 8-1 营养不良与恶病质及肌肉减少症三者之间的关系

二、营养风险评估

营养风险评估包括营养风险筛查、患者主观整体营养评分、体重丢失的评分、营养风险指数,根据这些评估、量化评分可以对晚期肿瘤患者进行详细评估,为肿瘤患者营养支持治疗提供可量化的指标。

(一)营养风险筛查

营养风险筛查(nutritional risk screening,NRS)指由临床医护人员、营养师等实施的快速、简便方法,以决定是否需要制订和实施营养支持计划。已有营养不良或有营养风险的患者实施营养支持有可能改善临床结局,包括降低并发症的发生率、缩短住院时间等。

如果患者不存在营养不良和 / 或营养风险,营养支持有可能增加并发症或增加医疗费用。因此,有必要对每一位入院恶性肿瘤患者进行营养风险筛查,评估其是否存在营养风险,并根据筛查结果,采取相应措施,如予以营养教育,制订肠外、肠内营养支持计划。此项工作的人员主要由病区护士或主管医师来承担。

营养风险筛查常用以下工具:①营养风险筛查 2002(NRS2002);②主观全面营养评定(SGA);③患者主观全面营养评定(PG-SGA);④微型营养评定(MNA)及营养不良通用筛查工具(MUST)。

营养风险筛查 2002(NRS2002)是于 2002 年由欧洲肠内肠外营养学会(European Society of Parenteral and Enteral Nutrition,ESPEN)以 Kondrup 为首的专家组,在 128 个随机对照临床研究的基础上制订的一个有客观依据的营养风险筛查工具。NRS2002 是迄今为止唯一以 128 个随机对照研究作为循证基础的营养筛查工具,信度和效度在欧洲已得到验证。包括四个方面的评估内容,即人体测量、体重变化、膳食摄入情况和疾病的严重程度。

NRS2002(表 8-6、表 8-7)突出的优点在于能预测营养不良的风险,并能前瞻性地动态判断患者营养状态变化，便于及时反馈患者的营养状况，并为调整营养支持方案提供证据。这是其他方法所缺乏的。有研究显示，应用NRS2002能发现存在营养风险的患者，给予营养支持后，能改善临床结局，如减少并发症、缩短患者住院时间等。NRS2002较为简便、易行，通过医患沟通，以及问诊的简便测量，即在3min内迅速完成。因无创同时又不增加患者医疗费用，患者易于接受。

表8-6　营养风险筛查（NRS2002）：初步筛查表

| 1. BMI是否小于18.5kg/m²（中国BMI标准）？是　否 |
| 2. 在最近的3个月内患者体重是否下降？是　否 |
| 3. 在最近的1个星期内患者饮食量是否减少？是　否 |
| 4. 患者是否病情严重？是　否 |

注：如果任何一个问题的答案为"是"，则继续用常规筛查表进行常规检查。如果所有问题答案都是"否"，则一周后再次对患者进行筛查。如果患者将进行大手术，则需要考虑预防性的营养干预计划，以避免相关的危险状态。

表8-7　营养风险筛查（NRS2002）：常规筛查表

营养状态受损	疾病严重程度（营养需要量增加）
0分：正常营养状态	无　0分：正常营养需要量
轻度1分：3个月体重下降>5%或最近1个星期进食量（与需要量相比）减少25%~50%	轻度1分：需要量轻度增加——髋关节骨折，慢性疾病有急性并发症者：肝硬化、COPD，慢性血液透析，糖尿病，一般恶性肿瘤患者
中度2分：2个月内体重下降>5%或BMI：18.5~20.5kg/m²或最近1个星期进食量（与需要量相比）减少50%~75%	中度2分：需要量中度增加——腹部大手术、卒中、重度肺炎、血液系统恶性肿瘤
重度3分：1个月内体重下降>5%（或3个月下降>15%）或BMI<18.5kg/m²（或血清白蛋白<30g/L）或最近1周进食量（与需要量相比）减少75%~100%	重度3分：需要量明显增加——颅脑损伤，骨髓移植，ICU患者（APAVHE>10）
年龄：如果年龄≥70岁，在总分基础上再加1分（年龄调整后总分值）	

评分方法及判断：NRS2002总评分计算方法为3项评分相加，即疾病严重程度评分+营养状态受损评分+年龄评分。总分≥3分：患者有营养风险，需要结合临床情况制定营养支持计划；总分<3分：在一周后对再次患者进行营养筛查；如果患者将在一周内进行大手术，则需要加上大手术的分值；如达到3分，则需结合临床制订营养干预计划，在手术后开始营养支持。

NRS2002对于疾病严重程度的评分及其定义：1分，慢性疾病患者住院治疗，患者虚弱但不需要卧床，蛋白质需要

量略有增加，但可以通过口服补充剂来弥补；2分，患者需要卧床，如腹部大手术后，蛋白质需要量相应增加，但大多数人仍可以通过肠外或肠内营养支持得到恢复；3分，患者在加强病房中靠机械通气支持，蛋白质需要量增加而且不能被肠外或肠内营养支持所弥补，但是通过肠外或肠内营养支持可使蛋白质分解和氮丢失明显减少。

评分结果与营养风险的关系：总评分≥3分（或胸腔积液、腹水、水肿且血白蛋白<35g/L者）表明患者有营养不良或有营养风险，即应该使用营养支持。总评分<3分：每周复查营养评定。以后复查的结果如果≥3分，即进入营养支持程序。总评分≥3分：如患者计划进行腹部大手术，就在首次评定时按照新的分值（2分）评分，并最终按新总评分决定是否需要营养支持。

（二）患者主观整体营养评分

患者主观整体营养评分（patient-generated subjective global assessment，PG-SGA）是在主观整体评估（subjective global assessment，SGA）的基础上发展起来的，最先由美国Ottery于20世纪90年代提出，是专门为肿瘤患者设计的营养状况评估方法，是美国营养师协会（ADA）推荐用于肿瘤患者营养评估的首选方法，中国抗癌协会肿瘤营养与支持治疗专业委员会也推荐使用。临床研究提示，PG-SGA是一种有效的恶性肿瘤患者特异性营养状况评估工具，由患者自我评估部分及医务人员评估部分两部分组成，具体内容包括体重、摄食情况、症状、活动和身体功能、疾病与营养需求的关系、代谢方面的需要、体格检查等7个方面，前4个方面由患者自己评估，后3个方面由医务人员评估，总体评估结果分为定量评估和定性评估两种。定性评估将肿瘤患者的营养状况分为A（营养良好）、B（可疑或中度营养不良）、C（重度营养不良）三个等级。定量评估为将7个方面的计分相加，得出一个最后总分，根据总分将患者分为0~1分（无营养不良）、2~3分（可疑营养不良）、4~8分（中度营养不良）、≥9分（重度营养不良）。PG-SGA评分工作表包括体重评分、疾病和年龄的评分、代谢应激状态的评分、体格检查评分等。

（三）体重丢失的评分

评分使用1个月体重数据，若无此数据则使用6个月体重数据。使用以下分数积分，若过去2周内有体重丢失则额外增加1分（表8-8~表8-11）。

根据PG-SGA总评分确定相应的营养干预措施，其中包括对患者及家属的教育指导、针对症状的治疗，如药物治疗、合理的营养支持（表8-12）。

0~1分，无须干预，常规定期进行营养状况评分；2~3分，由营养师、护士或临床医生对患者及家属教育指导，并针对

症状和实验室检查进行恰当的药物干预;4~8分,需要营养干预及针对症状的治疗手段;≥9分,迫切需要改善症状的治疗措施和恰当的营养支持。

表8-8　体重丢失的评分

1个月内体重丢失	分数	6个月内体重丢失
10% 或更大	4	20% 或更大
5%~9.9%	3	10%~19.9%
3%~4.9%	2	6%~9.9%
2%~2.9%	1	2%~5.9%
0~1.9%	0	0~1.9%
评分		

表8-9　疾病和年龄的评分标准

分类	分数
Cancer	1
AIDS	1
肺源性或心脏恶病质	1
压疮、开放性伤口或瘘	1
创伤	1
年龄≥65岁	1
评分	

表8-10　代谢应激状态的评分

应激状态	无(0)	轻度(1)	中度(2)	高度(3)
发热 /℃	无	37.2~38.2	38.3~38.7	≥38.8
发热持续时间 /h	无	<72	72	>72
糖皮质激素用量 / 泼尼松,mg/d	无	<10	10~30	≥30
评分				

表8-11　体格检查评分

项目	无消耗: 0	轻度消耗: 1+	中度消耗: 2+	重度消耗: 3+
脂肪				
眼窝脂肪垫	0	1+	2+	3+
三头肌皮褶厚度	0	1+	2+	2+
肋下脂肪	0	1+	2+	3+
肌肉				
颞肌	0	1+	2+	3+
肩背部	0	1+	2+	3+
胸腹部	0	1+	2+	3+
四肢	0	1+	2+	3+

续表

项目	无消耗: 0	轻度消耗: 1+	中度消耗: 2+	重度消耗: 3+
体液				
踝部水肿	0	1+	2+	3+
骶部水肿	0	1+	2+	3+
腹水	0	1+	2+	3+
总体消耗的主观评估	0	1	2	3
评分				

表8-12　PG-SGA 整体评估分级

	A 级 营养良好	B 级 中度或可疑营养不良	C 级 严重营养不良
体重	无丢失或近期增加	1 个月内 丢失 5%(或 6 个月 10%)或不稳定或不增加	1 个月内 >5%(或 6 个月 >10%)或不稳定或不增加
营养摄入	无不足或近期明显改善	确切的摄入减少	严重摄入不足
营养相关的症状	无或近期明显改善摄入充分	存在营养相关的症状	存在营养相关的症状
功能	无不足或近期明显改善	重度功能减退或近期加重	严重功能减退或近期明显加重
体格检查	无消耗或慢性消耗,但近期有临床改善	轻 - 中度皮下脂肪和肌肉消耗	明显营养不良体征,如严重的皮下组织消耗、水肿

(四)营养风险指数

营养风险指数(NRI)是由美国退伍军人协会肠外营养研究协作组于 1991 年开发的,主要用于临床腹部大手术和胸外科术前患者全肠外营养支持效果的评价。根据血清白蛋白浓度,体重减少百分比进行营养风险评估。计算公式:NRI=1.519× 白蛋白浓度 +41.7× 目前体重 / 既往体重。NRI 的敏感性和特异性很好,并可以预测患者的并发症。研究发现,NRI 与病死率和住院时间延长相关,但与感染率无关。主要的不足是,需要根据患者目前和既往体重,患者由于疾病原因出现水肿,则会影响测量结果。此外,应激对血清白蛋白浓度的影响也使 NRI 筛查方法应用受到了限制。

三、营养评估

营养专业人员通过对患者机体营养状况进行系统客观的体查和相关检测,从而对患者的营养代谢、机体功能等进行全面检查和评估,以便为患者制订营养治疗方案,考虑适应证和可能的不良反应。常用指标包括膳食调查、人体测量、生化检查、临床检查、综合评价。

恶性肿瘤患者营养评估的目的就是发现营养不良，确定营养治疗的对象，从而保证营养治疗的合理应用，在营养治疗过程中，反复进行评估，了解营养治疗效果，以便及时调整治疗方案。所有肿瘤患者入院后应该常规进行营养评估，以了解患者的营养状况，从而确立营养诊断。因此一个完整的肿瘤患者的入院诊断应该常规包括肿瘤诊断及营养状况诊断两个方面。中国抗癌协会肿瘤营养与支持治疗专业委员会推荐的肿瘤患者营养疗法临床径路：肿瘤患者入院后应该常规进行营养筛查/评估，根据 PG-SGA 积分将患者分为无营养不良、可疑营养不良、中度营养不良及重度营养不良四类。

1. 膳食调查 即通过对患者每天进餐次数，摄入食物成分的种类和数量等调查，计算出患者每日摄入的能量和其他营养素的含量，了解患者的营养状况。有记录法和回忆法及直接观察法等。

2. 人体测量 测量体重、身高，计算理想体重、体重指数；测量皮褶厚度，间接反映能量消耗与储存变化，常用三头肌皮褶厚度；测量上臂围和上臂肌围，间接反映能量消耗与储存，上臂肌围反映体内蛋白质储存水平。

3. 生化检查 临床检查指标主要有：

(1) 血浆蛋白：血浆蛋白水平可反映机体蛋白质营养状况。常用的指标包括血清白蛋白、血清前白蛋白、转铁蛋白、视黄醇结合蛋白、纤维结合蛋白等。

(2) 血清白蛋白：半衰期 14~20d，每日代谢 6%~10%，血清浓度与病死率相关；低于 35g/L 考虑为热量蛋白质营养不良，低于 30g/L 称低蛋白血症。血清白蛋白的浓度与白蛋白合成速度、代谢分解的速度、是否存在大量白蛋白丢失、是否出现体液分布状态的改变及血管通透性等多种因素有关。

(3) 前白蛋白：是由肝脏合成，半衰期约 1.9d；是一类快速转换蛋白，每日代谢 33.1%~39.5%；是判断蛋白质急性改变的敏感指标。影响前白蛋白的因素有机体脱水及慢性肾功能衰竭可以使其升高；水肿、急性分解状态、外科手术后、严重感染、肝脏疾病、透析、甲状腺功能减退等状况下其血清浓度降低。因此不适合作为严重应激状态下营养状态的评估。转铁蛋白由肝脏合成，半衰期 8.8d，与营养状态相关性差。视黄醇结合蛋白由肝脏合成，半衰期 10~12h，肝功能早期损害和监护治疗的指标。纤维结合蛋白：肝脏合成，半衰期 4~24h，饥饿及应激时降低，反映营养状况较灵敏。

(4) 免疫功能测定：包括总淋巴细胞计数、皮肤迟发型超敏反应。总淋巴细胞计数，缺乏特异性及敏感性。免疫球蛋白降低时机体皮肤迟发性超敏反应能力减退。

(5) 肌酐 - 身高指数 (CHI)：是指连续保留 3d 的 24h 尿液，取肌酐平均值与相同年龄和身高的肌酐标准值比较，是衡量机体蛋白质水平较敏感的指标。CHI>90% 为正常，80%~90% 表示机体组织群轻度消耗，60%~80% 表示机体组织群中度消耗，<60% 表示机体组织群重度消耗。

四、恶性肿瘤营养疗法

恶性肿瘤营养疗法 (cancer nutrition therapy，CNT) 是在充分评估恶性肿瘤患者营养状况的基础上为患者制订、实施以及评价营养治疗的效果，以更好地治疗肿瘤及其并发症，改善恶性肿瘤患者的预后，包括营养诊断 (筛查/评估)、营养干预、疗效评价 (及随访) 三个阶段。其中营养干预的内容包括营养教育和人工营养 (肠内营养、肠外营养)。肿瘤营养疗法是与手术、化疗、放疗、靶向治疗、免疫治疗等肿瘤基本治疗方法并重的另外一种治疗方法，它贯穿于肿瘤治疗的全过程。肿瘤营养疗法是在营养支持 (nutrition support) 的基础上发展起来的，营养支持不仅仅是补充营养素不足，还具有调节代谢、免疫调理等作用，是针对恶性肿瘤患者的营养治疗。

(一) 人体测量

包括体重变化、肌肉和脂肪储备量的测量等。

1. 体重 体重是反映营养状态的重要指标。标准体重与性别、身高等因素有关，可查表获得，或以公式计算

>165cm 者：标准体重 (k) = [身高 (m) -100] × 0.9。

<165cm 者：(男性) 标准体重 (kg) = [身高 (m) -105] × 0.9。

(女性) 标准体重 (kg) = [身高 (m) -100] × 0.9。

患病之后的实际体重若仅是标准体重的 80%~89%，提示有轻度营养不良；若是标准体重的 61%~80%，提示有中度营养不良；重度营养不良者的体重在标准体重的 60% 以下。短期内的体重减轻比体重的逐渐减轻要严重得多，前者提示存在危重而凶险的疾病。当体重减轻超过 25% 时，各重要器官的细胞群明显减少，容易出现器官功能障碍。

有不少因素会影响体重的变化。肝硬化腹水、恶性腹水或有其他体内积液的患者体重会增加，经治疗后体重又会下降，这种体重变化的含意显然不能理解是营养状态的改变。同样，呕吐、腹泻虽可能使体重减轻，但此时体内的蛋白质等成分的含量并没有明显的变化。另外，肥胖者的体重可明显超过标准体重，其过多的体脂可掩盖组织群的明显减少，以致其营养不良不易被察觉。

2. 上臂周径、上臂肌肉周径和三头肌皮皱厚度 骨骼肌及体脂的含量能反映体内蛋白质和脂肪的储备情况，营养不良时会有相应的变化。可测定上臂中部周径 (AMC)、上臂肌肉周径 (MAC) 和三头肌皮皱厚度 (TSF)，正常值见表 8-13。

表 8-13 人体测量标准

	AMC（cm）	MAC（cm）	TSF（mm）
男性	29.3	25.3	12.5
女性	28.5	23.2	16.5

AMC 和 TSF 值可实测获得，MAC 值则是由公式计算所得：

$$MAC（cm）=AMC（cm）-TSF（mm）\times 0.134$$

当实测值＜正常值的 80% 时，提示存在营养不良；若＜60%，则提示有严重营养不良。

（二）肌酐 - 身高指数

肌酐 - 身高指数（creatinine-height index，CHI）也是评价营养状态的经典方法之一。肌酐是肌肉组织中磷酸肌酸的代谢产物，24h 尿肌酐的排泄量与机体的瘦组织群一致，因此能反映肌肉组织的大小。身高（或体重）与肌酐排泄量密切相关，根据身高可查表获得理想肌酐值（表 8-14），实际值与正常值之比即为肌酐 - 身高指数，若 CHI 值低于 0.6 则提示有营养不良。肌酐排泄量一般与进食或尿量无关，但必须是肾功能正常。急性创伤时尿肌酐量增加，此时 CHI 值可与营养状态不平行。

表 8-14 24h 理想尿肌酐值

男性		女性	
身高 /cm	理想肌酐 /mg	身高 /cm	理想肌酐 /mg
157.5	1 288	147.3	830
160.0	1 325	149.9	851
162.6	1 359	152.4	875
165.1	1 386	154.9	900
167.6	1 426	157.5	925
170.2	1 467	160.0	949
172.7	1 513	162.6	977
175.3	1 555	165.1	1 006
177.8	1 596	167.6	1 044
180.3	1 642	170.2	1 076
182.9	1 691	172.7	1 109
185.4	1 739	175.3	1 141
188.0	1 785	177.8	1 174
190.5	1 831	180.3	1 206
193.0	1 891	182.9	1 240

（三）内脏蛋白测定

内脏蛋白主要是指血浆中的一些蛋白质的水平，其中主要是血浆白蛋白、转铁蛋白、甲状腺结合前白蛋白和纤维连接蛋白等。内脏蛋白水平能反映机体的营养情况是临床常用的营养评价指标。

1. 白蛋白（ALB） 临床上很常用。血浆白蛋白浓度低于 35g/L 提示有营养不良，浓度越低，营养情况越差。其半寿期较长（20d），故较难反映短期内的营养变化。

2. 转铁蛋白（TFN） 转铁蛋白的半寿期为 8d，反映营养状况比较敏感。正常值为 2.5~3.0g/L，1.5~1.75g/L 为轻度营养不良，1.0~1.5g/L 及＜1.0g/L 分别提示中度及重度营养不良。TFN 值的影响因素是热量摄入不足和缺铁。

3. 甲状腺结合前白蛋白（TBPA） 甲状腺结合前白蛋白的半寿期更短，仅 2d，因此能及时反映营养状态的变化。正常值为 26~75mg/L。

4. 纤维连接蛋白（fibronectin） 纤维连接蛋白为 α_2-糖蛋白，半寿期为 20h。营养不良时其血浓度也随之下降。

（四）3- 甲基组氨酸

3- 甲基组氨酸（3-methylhistidine）是肌动蛋白和肌球蛋白的最终分解产物，均不再被利用而从尿中排出。测定尿中 3- 甲基组氨酸可了解肌蛋白的分解情况，但因测定方法比较繁杂，临床已很少应用。

（五）免疫测定

营养不良患者多同时存在免疫能力低下，常用的检测方法有：

1. 淋巴细胞计数 周围血中的淋巴细胞数 = 白细胞总数 × 淋巴细胞百分率。淋巴细胞数 $<1.5\times10^9$/L 者为免疫功能不良。原有疾病导致淋巴细胞数下降者则另当别论。

2. 皮敏试验 迟发型皮肤超敏反应（DCH）是观察皮内注射抗原后的反应，24~48h 后皮肤硬结或红斑的直径 >5mm 者为有免疫反应性，反之则无。

（六）预后营养指数

综合几项营养指标以判断患者的预后较有客观性。预后营养指数（PNI）是根据患者的血浆白蛋白浓度（ALB）、三头肌皮皱厚度（TSF）、转铁蛋白（TFN）和皮敏试验（DCH）计算所得：

$$PNI（\%）=158-16.6ABL-0.78TSF-0.2TFN-5.8DCH。$$

DCH：0= 无反应，1= 反应 <5mm，2= 反应 >5mm。

PNI>50% 提示现后不良。

（七）机体细胞总体测定

机体细胞总体（BCM）是人体肌肉、内脏及神经系统等组织中细胞的总和，显然 BCM 能确切反映机体的营养状态，但至今还无法直接测定 BCM。目前的方法是根据细胞内钾与 BCM 呈直线相关原理，先用 ^{125}I- 白蛋白、^{51}Cr- 红细胞、^{22}Na 和 ^{3}H$_2$O 测定血浆量、红细胞、细胞外水和总体水，然后用公式计算出可交换钾（K），进而算出 BCM。

$$BCM(g)=K(mmol/L) \times 8.33。$$

由于疾病、饥饿和应激，BCM 下降，细胞外液及钠相对增加，可交换钠钾比值（Na/K）升高。正常值男性为 0.85，女性为 1.0，若 >1.22 则提示营养不良。

（八）氮平衡

氮平衡是反映蛋白质的摄入量与体内的蛋白质分解量之间的平衡状态。正氮平衡提示体内蛋白质以合成占优势，负氮平衡则提示体内以蛋白质分解居多。此法虽不够精确，但至今仍然是公认的营养评价方法之一。动态地连续监测氮平衡，其意义更大。计算氮平衡的基本方法：①入氮量：静脉输入的氨基酸溶液的含氮量，摄入氮量以 1g 氮 =6.25g 蛋白质（或氨基酸）计算；②出氮量：24h 尿中尿素氮可基本反映体内蛋白质的分解量；③其他出氮量：包括尿中其他的含氮物质，如肌酐、氨、尿酸及少量氨基酸等；还有经皮肤、粪便丢失的氮。这些除尿素以外的含氮物质的排出量比较恒定，常以每天排出 3g 计。④氮平衡的公式：

氮平衡（g）= 入氮量（g）–［24h 尿中尿素氮（g）+3（g）］。

当有蛋白质异常丢失时，例如大面积烧伤、肠瘘等，氮平衡则很难准确测定。

第四节 体腔热灌注治疗的营养方式、适应证及并发症

恶性肿瘤患者表现营养不良，具有下述 6 项指标中 2 项，均应及早给予营养支持治疗。6 项参考指标为体重减轻 >10%；血清白蛋白 <35g/L；血清转铁蛋白 <150mg/dl；肌酐 / 身高指数 <90%；总淋巴细胞计数 <1.5×10⁹/L；治疗前皮肤迟发过敏试验无反应。

营养治疗应根据患者病情，胃肠道功能状况选择适当的途径和方法。患者尚具有一定胃肠功能，能经口摄入 2/3 的营养需要量时，可经口补充营养，否则需肠内管饲营养（tube feeding）。若患者具有明显胃肠功能障碍，不能经胃肠道摄入、消化及吸收，则应给予全胃肠道外营养（total parenteral nutrition，TPN）。

一、热量和营养素的需要

（一）人体热量需要

可根据 Harris-Benedict 公式计算安静能量消耗（REE）。

女性：REE（kcal/d）=65.5+［9.6× 体重（kg）]+［1.7× 身高（cm）]–［4.7× 年龄（年）]。

男性：REE（kcal/d）=66.7+［13.75× 体重（kg）]+［5.0× 身高（cm）]–［6.76× 年龄（年）]。

（二）人体营养素的需要

1. 水 一般患者水的需要量为体重第一个 20kg 补水 1 500ml，超过 20kg，再补充 20ml/kg，此外再补充丢失量。计算方法：1 500ml+20ml×［体重（kg）–20]+ 丢失量（ml）。成人为 30~35ml/kg。

2. 蛋白质 正常人每日需蛋白质 1g/kg，多数患者每日需蛋白质 1~1.5g/kg。蛋白质占总能量的 10%~12%。

3. 必需脂肪酸 营养支持治疗的患者应给予必需脂肪酸如亚油酸，所提供热量占非蛋白热量的 2%~4%，可防止机体必需脂肪酸缺乏。脂肪所提供热量比例应在 30% 以下。

4. 碳水化合物 通常碳水化合物热量占总热量的 60%~75%。

5. 维生素和矿物质等 成人膳食中每日需要维生素 A 约相当 1 000μg 视黄醇，维生素 B₁ 需 1.2~2mg/d，核黄素 1.2~1.8mg/d，烟酸 12~18mg/d，维生素 C 60mg/d，维生素 D 10μg/d，钙 600~1 500mg/d，铁 12~18mg/d，以及其他维生素及微量元素。

二、肠内营养

体腔热灌注治疗患者消化道功能正常或基本正常实施营养支持治疗，肠内营养（enteral nutrition，EN）应属首选。EN 摄入后甚少发生并发症是其最大的优点。另外，严重创伤后早期 EN 可减轻全身炎症反应综合征（systemic inflammatory response syndrome，SIRS）的程度；EN 还是保护肠黏膜屏障最有效的措施，具有小肠消化吸收功能者均宜采用管饲肠内营养治疗。肠内营养较接近生理状况，并发症较少，较安全、方便，从经济角度，EN 的花费也比肠外营养（parenteral nutrition，PN）便宜。

（一）肠内营养制剂

用于 EN 的营养制剂是低渣或无渣的液体（或由固体加水配制），由药厂按不同配方制成。

天然食物组成管饲膳常用的有以混合奶为主的管饲膳和多种食物混合的匀浆膳两种。前者由混合奶（奶、蛋、糖、食油和食盐混合成流食）、混合粉（面粉、豆粉、食油和食盐）、米汤、菜水混合并过滤后灌注。每次注入量 300~400ml。混合奶 1ml 约供 1kcal 热量，混合粉 1g 约供 5kcal 热量。多种食物混合匀浆膳是由牛奶、豆浆、鸡蛋、肝泥、胡萝卜泥、糖、食盐、食油制成匀浆膳。

要素膳：要素膳是易吸收的单体物质、无机离子和已乳化的脂肪微粒，糖类（单糖、双糖或易水解的低聚糖或糊精不含乳糖）。氮源物质为包括必需氨基酸等的多种复基酸或水解蛋白，脂肪为含亚油酸较高的植物油如红花油、

玉米油、葵花子油等或加中链甘油三酯等。此外，还含有无机盐及多种维生素。要素膳每给 1g 氮最少需给予非蛋白质产生的 150cal，才能保证氨基酸用于蛋白质合成。要素膳可称为化学精品，不需消化液的消化，即可直接由肠道吸收。一般认为空肠长度 100cm，回肠 150cm 就可将要素膳全部吸收。目前已有多种国产及进口商品要素膳，使用方便。医生可根据患者病情结合各种要素膳配方特点选用。

EN 产品的种类繁多，可按其应用对象分为三大类。

1. 适用于消化道功能正常者的产品以整蛋白(如酪蛋白等)作为氮源，含一定量的脂肪和碳水化合物(低聚糖、糊精)，不含乳糖。热量浓度为 4.18kJ(1kal)/ml。渗透压接近于等渗。产品有安素(Ensure)、能全素(Nutrison)等。

2. 适用于消化道功能不良者的产品以肽类或 / 和氨基酸为氮源，含 LCT 或 MCT 少量，以及葡萄糖或低聚糖，不含乳糖。可供能量 4.18kJ(1kcal)/ml。所含成分易被消化吸收，但其渗透压偏高，易致腹胀腹泻。产品有百普素(Pepti-2000)、爱伦多(Elental)等。此类产品常用于短肠综合征、肠瘘或胰腺外分泌功能差等患者。

3. 其他特殊配方的产品有适用于肝病、肾病、糖尿病的 EN 产品；有增强免疫的产品，如茚沛(Impact)；有高能、高蛋白、高 MCT 适用于大手术后患者的产品，如 Fresubin750MCT；还有用于癌症者的含脂肪能量 50%、含 ω-3 脂肪酸的产品，如 Supportan 等。临床上，可根据病情选择上述不同的产品。

无论上述哪一种产品，其中都含有各种电解质、维生素(水溶及脂溶性)和微量元素的每天基本需要量。常用肠内营养产品见表 8-15。

表 8-15　常用肠内营养制剂的组成 /g·100ml^{-1}

	Nutrison 能全素	Ensure 安素	Vivonex TEN 维沃	Pepti-2000 能全力	Nutrison Fibre 能全素含纤维	Impact 印沛
酪蛋白	4.0	3.5	3.8		4.0	5.6
水解白蛋白				3.98		
氮量	0.6	0.6	0.57	0.58	0.6	1.1
植物油	3.9			0.49	3.9	2.8
玉米油		3.5				
红花油			0.28			
亚油酸		1.9	0.22		1.7	
亚麻酸					0.2	
ω-3 FA						0.29
ω-6 FA						0.23
MCT				0.49		
RNA/mg						123
麦芽糖糊精	12.3		21	16.8	12.1	
水解淀粉						13
玉米糖浆		13.7				
乳糖	<0.025			<0.026		
矿物质	0.5		0.4	0.52	0.6	
维生素	0.03		0.01	0.08	0.03	
纤维素					1.5	
能量 /kcal	100	100	100	100	100	100
蛋白质	16%	14%	15%	16%	16%	22%
脂肪	35%	32%	3%	9%	35%	25%
碳水化合物	49%	54%	82%	75%	49%	53%
渗透压 /mOsm·L^{-1}	320	470	630	410	250	375

（二）肠内营养输入途径

口服肠内营养制剂的摄入量常难以达到机体需要量，因此 EN 应以管饲为主。建立好 EN 的输入途径，成为开展肠内营养的重要前提。管饲的方式有多种：

1. 鼻 - 胃管　置管方便，最常用。但前提是患者不能有胃潴留，否则可能导致呕吐，甚至误吸，增加肺部感染的发生率。

2. 鼻 - 空肠管　用特制的螺旋管或借助内镜技术，将胃管插至上段空肠，能避免呕吐及误吸，但在操作上有一定难度。

3. 内镜辅助下经皮胃造口（PEG）和空肠造口（PEJ）　利于胃镜将胃充分充气，在光源的定位下，经皮穿刺置入 PEG 管；可经此途径再在胃镜辅助下置入 PEJ 管。以目前国内的内镜水平，导管的置入并无困难，但这种导管较为昂贵，临床推广应用较为困难。

4. 术中空肠造口　除常规的空肠造口法之外，现有一种安全、快捷的空肠置管法 - 细针穿刺空肠造口（NCJ）。导管在空肠壁内潜行 5cm，不会使肠腔狭窄，不会发生反流和漏。操作熟练者仅需 5min 即可完成，值得推荐。

5. 其他置管方法　在特殊情况下，有时可从肠瘘外口将导管插至瘘口远端之小肠，实施肠内营养。胃手术中放置双腔胃管，既可作胃减压，又可将 EN 液输入空肠或十二指肠。

6. 管饲膳营养治疗的注意事项

（1）胃内管应采取坐位、半坐位或床头抬高 30° 的仰卧位，以防止反流，输完后继续保持原体位 30min。

（2）灌注宜从低浓度、低速度开始，经 4~5d 逐渐增加，否则易引起恶心、反胃、腹胀。

（3）胃内输注应观察胃排空情况，胃内残留多于 150ml 表示胃潴留，可引起食物倒流及吸入性肺炎。

（4）症状明显的糖尿病、接受高剂量类固醇药物治疗及糖代谢异常的患者均不能承受要素膳的高糖负荷。

（5）要素膳配制成溶液后宜冷藏，并于 24h 内用完。室温下不宜超过 6h。

（三）肠内营养的实施

EN 的实施必须掌握持续输注和循序渐进的原则。要调整好三个"度"：①浓度：初始用半浓度（即 12%），6~24h 后逐步加至全浓度（24%）。②速度：初以 50ml/h 的速度输入，每 6~8h 调整一次，大约 3d 后达到 100ml/h，甚至可达 150ml/h。强调必须是持续输注，不能一次大量推注。否则必定会导致腹胀和腹泻。受肠蠕动的影响，以重力法输注 EN 液常不易控制其输入速度，以采用微量输液泵为宜。③温度：在寒冷室温下，应对 EN 液作适当加温，然后输入。临床上，因没有处理好上述的三个"度"而导致实施失败的情况屡见不鲜。表面上看这三点并不复杂，但在具体实施时往往

没有做好。要真正做到，护理工作的到位是最重要的关键。

（四）肠内营养的并发症

EN 的并发症不多，更无严重并发症。输注后腹胀和腹泻的发生率较高，与输注速度和浓度有关，重新调整之后可以减轻和消除症状。必要时可用药物以抑制肠蠕动，如地芬诺酯（复方苯乙哌啶）5mg 每日 3 次；洛哌丁胺（易蒙停）40mg 每日 3 次。老年人经鼻胃管输入 EN 时，要警惕因胃潴留、呕吐而发生误吸，可致难治性肺炎。应取头高 30° 半卧位，并避免夜间输注，必要时需检查胃内液体量，若超过 100ml 则应减缓输注速度或暂停。

三、肠外营养

体腔热灌注治疗患者术后可能因疾病本身或术后并发症使胃肠道功能不良或暂时丧失，需常规采取肠外营养（PN）方式给予支持治疗。对于临床上预计其病程可能较长的患者，应该主动及早地给予肠外营养支持，就可以预防营养不良的发生；而不是营养不良出现后才给予应用。为了能安全、有效地实施肠外营养，除了充分掌握机体的代谢特点之外，还需了解肠外营养的常用制剂及其特点、输入途径的建立、实施方法和并发症的防治等。

（一）肠外营养制剂

1. 能量物质

（1）葡萄糖：机体各组织器官都能利用葡萄糖，补充 100g/24h 即有较好的节省蛋白质作用。血糖及尿糖测定能监测机体利用葡萄糖的情况，非常方便。葡萄糖还有制备方便、价格便宜等优点。因此，葡萄糖至今仍是 PN 最基本的热量物质。商品用的葡萄糖液，每克葡萄糖供热 14kJ（3.4kcal）。全胃肠道外营养（TPN）所用的常是高浓（20%~50%）溶液，其渗透压相当高，分别达到 1 263mOsm/L 及 2 525mOsm/L，只能经中心静脉途径输入机体利用葡萄糖的能力有限，约为 6mg/（kg·min），如果葡萄糖输入过快，或体内胰岛素分泌不足，都可能导致高血糖的发生。在应激状态下，机体常存在胰岛素抵抗现象，糖的利用率更差，很容易发生糖代谢紊乱。外科患者存在隐性糖尿病者并不少见，这种情况就更常出现。因此，必须把监测血糖和尿糖列为常规，以便及时发现异常。另外，过量的葡萄糖在体内将被转化为脂肪而沉积在组织内（如导致脂肪肝）而损害其器官功能。为此，目前已不用单一的葡萄糖能源，而是用糖及脂肪的混合能源，以此可减少葡萄糖的用量。

（2）脂肪乳剂：目前，脂肪乳剂已成为不可缺少的另一个能源物质。脂肪乳剂以大豆油为原料，安全无毒，已被临床广泛使用（表 8-16）。脂肪乳剂的物理性状稳定，脂肪微粒的直径与天然乳糜相同。10% 溶液为等渗，可经周围静

表 8-16 常用脂肪乳剂的组成 /g·L⁻¹

	Intralipid			Lipofundin MCT/LCT		Lipovenoes		Lipovenoes MCT		Liposyn	
	10%	20%	30%	10%	20%	10%	20%	10%	20%	10%	20%
大豆油	100	200	300	50	100	100	200	50	100	50	100
红花油										50	100
MCT				50	100			50	100		
卵黄磷脂	12	12	12	12	12	6	12	6	12	12	12
甘油	22	22	16.7	25	25	25	25	25	25	25	25

脉输入。脂肪氧化供热多[37kJ(9kcal)/g],而且氧化后产生的二氧化碳较少,适用于肺通气功能欠佳者。脂肪乳剂内含足够的必需脂肪酸(EFA)-亚油酸及亚麻酸,长期禁食者可能有必需脂肪酸缺乏症(EFAD),补充脂肪乳剂有预防作用。成人脂肪乳剂的常用量为 1~2g/(kg·d),即 10% 的脂肪乳 500~1 000ml/d。脂肪乳剂不宜单独使用,应与葡萄糖合用,糖脂比例为 1:1~2:1。输注脂肪乳剂的急性反应都发生在单瓶输注速度太快时,可有发热、畏寒、心悸、呕吐等。对于有脂肪代谢紊乱、动脉硬化、血小板减少和肝硬化等患者要慎用。脂肪乳剂有长链甘油三酯(LCT)和中链甘油三酯(MCT)两种。LCT 的碳链 >12,含必需脂肪酸。MCT 的碳链为 8~10,与 LCT 相比有许多优点,如代谢率快、不依赖维生素 Bt,又称肉毒碱(carnitine)即可直接进入线粒体进行 β-氧化、不沉积在组织内等。但大量 MCT 有毒性,而且不含必需脂肪酸。目前最常用的脂肪乳剂有两种:长链脂肪乳剂(LCT)及以 1:1 重量比物理混合的中、长链脂肪乳剂(MCT/LCT)。前者作为通用产品,后者用于危重患者及肝功能不良者。最近已研制成功结构型中、长链脂肪乳剂(structured MCT/LCT),其体内代谢较物理混合型更符合生理。另外,据研究由大豆油制成的 LCT 中含有过多的多不饱和脂肪酸(polyunsaturated fatty acid,PUFA),可使体内过氧化增加,免疫功能将受抑制。用 80% 橄榄油和 20% 大豆油为原料,制成的脂肪乳剂(Clin Oleic)可使其中 PUFA 含量从原来的 60% 降低至 20%,从而可使过氧化敏感性降低,免疫不受抑制。

2. 蛋白质源

(1)复方氨基酸溶液:是由人工合成的结晶左旋氨基酸配制的复方溶液。20 世纪 50 年代开始在德国、日本、美国等国家陆续研制成功并生产,目前我国也已有不少相应产品。这种溶液纯度高、不含肽类、含氨量极低,可充分被利用于蛋白质合成,不良反应较少,是 TPN 的最佳供氮物质。

复方氨基酸的配制模式按临床不同需要而定,可大致分为以下几种。

1)平衡型氨基酸:其配制模式是按人乳、鸡蛋白中氨基酸的成分及其比例制成。产品繁多,实际上所含成分大同小异(表 8-17)。溶液中都含 8 种必需氨基酸(essential amino acid,EAA)和 8~12 种非必需氨基酸(nonessential amino acid,NEAA)。以重量计,EAA 占 40%~50%,NEAA 占 50%~60%。研究提示,较多的 NEAA 对机体蛋白质的合成有利,这种氨基酸适用于大多数患者。

2)肝病用氨基酸:含支链氨基酸(BCAA)比例从平衡型的 22% 增加至 36%,减少芳香氨基酸(AAA)含量。BCAA 可与 AA 竞争通过血脑屏障,有利于肝性脑病的治疗。常用产品见表 8-18。

3)肾病用氨基酸:最常用的是仅含 8 种必需氨基酸的溶液,体内蛋白质合成时可利用体内已增多的尿素氮(UN),从而降低血尿素氮(BUN)水平。另有兼含 EAA 和 NEAA 的产品,认为此时体内 BUN 的利用率很低,补充适量的 NEAA 将有利于蛋白合成。常用肾病氨基酸产品见表 8-18。

4)创伤用氨基酸:用于急性创伤、危重患者的氨基酸溶液,其成分是在平衡氨基酸的基础上增加 BCAA 之含量(由 22% 增至 45%)。利用 BCAA 的供能及促蛋白合成的作用,改善氮平衡。

(2)血制品:血制品不作为 TPN 的供氮物质,在实施肠外营养时应用血制品应有严格的指征。全血用于补充血容量和纠正贫血,血浆及白蛋白用于补充血浆容量或纠正低白蛋白血症。

3. 电解质制剂 TPN 的电解质制剂是用以补充机体所需的钾、钠、氯、钙、镁和磷六种电解质。其中,10% 氯化钾和 10% 氯化钠已很熟悉,另有 10% 葡萄糖酸钙、25% 硫酸镁和 10% 甘油磷酸钠。后三种电解质的补充量是:每提供 4 134kJ(1 000kcal)热量时,应同时补充钙 2.25~4.5mmol、镁 2.5~4.0mmol 和磷 10mmol。

4. 维生素和微量元素制剂 用于肠外营养的维生素(水溶性及脂溶性)和微量元素制剂都是复方产品,每支含有机体每天的基本需要量,使用非常方便。常用的产品成分见表 8-19~表 8-21。

表 8-17　各种平衡氨基酸注射液的组成 /g·L⁻¹

	11-AA-833	11-AA-823	Aminosyn	Vamin（凡命）	18-AA-500	Novamin（乐凡命）
赖氨酸	19.20	6.20	7.20	3.90	4.30	9.50
苏氨酸	7.00	3.40	5.20	3.00	2.50	4.20
蛋氨酸	6.80	4.50	4.00	1.90	2.25	4.20
色氨酸	3.00	1.30	1.60	1.00	0.90	1.40
亮氨酸	10.00	7.70	9.40	5.30	4.90	5.90
异亮氨酸	6.60	5.90	7.20	3.90	3.52	4.20
苯丙氨酸	9.60	4.80	4.40	5.50	5.33	5.90
缬氨酸	6.40	5.60	8.00	4.30	3.60	5.50
精氨酸	10.90	8.10	9.80	3.30	5.00	10.80
组氨酸	4.70	2.40	3.00	2.40	2.50	6.75
甘氨酸	6.00	11.90	12.80	2.10	7.60	10.20
丙氨酸		6.00	12.80	4.30	2.00	16.95
脯氨酸		9.50	8.60	8.10	1.00	11.10
谷氨酸				9.00	0.75	14.55
天冬氨酸				4.10	2.50	3.30
胱氨酸					0.10	1.95
丝氨酸			5.00	7.50	1.00	5.85
酪氨酸				0.40	0.25	3.00
鸟氨酸						3.30
天门冬酰胺						2.73
AA 浓度	8.33%	8.5%	12%	10%	10%	10%
AA 数目	11	14	18	15	20	18
E/N 比	1∶0.3	1∶1.1	1∶1.1	1∶1.5	1∶1	1∶1.1
厂商	上海长征	上海长征	Abbott 美国	无锡华瑞	上海长征	无锡华瑞

表 8-18　特殊用途氨基酸注射液的组成 /g·L⁻¹

	肾病		肝病		创伤		小儿
	Nephr amine	肾必安	Hepat-Amine	15-AA-800	FreAmin HBC	安复命 15-HBC	AA 注射液
异亮氨酸	5.60	5.60	9.00	9.90	7.60	7.66	4.90
亮氨酸	8.80	8.80	11.00	11.00	13.70	13.78	8.40
赖氨酸	6.40	6.40	6.10	6.08	5.80	5.80	4.90
蛋氨酸	8.80	8.80	1.00	1.00	2.50	2.50	2.00
苯丙氨酸	8.80	8.80	1.00	1.00	3.20	3.20	2.90
苏氨酸	4.00	4.00	4.50	4.50	2.00	2.00	2.50
色氨酸	2.00	2.00	0.66	0.76	0.90	0.90	1.20
缬氨酸	6.40	6.50	8.40	8.40	8.80	8.86	4.70
胱氨酸	<0.2			<0.2			
酪氨酸							1.4
丙氨酸			7.70	7.50	4.00	4.00	3.20

续表

	肾病		肝病		创伤		小儿
	Nephr amine	肾必安	Hepat-Amine	15-AA-800	FreAmin HBC	安复命 15-HBC	AA 注射液
精氨酸			6.00	6.00	5.80	5.80	7.30
天冬氨酸							1.90
谷氨酸							3.00
甘氨酸			9.00	9.00	3.30	3.30	2.00
组氨酸	2.50	4.40	2.40	2.40	1.60	1.60	2.90
脯氨酸			8.00	8.00	6.30	6.30	4.10
丝氨酸			5.00	5.00	3.00	3.00	2.30
半胱氨酸						<0.2	0.20
牛磺酸							0.50
总量	53.50	55.30	79.76	79.64	68.80	69.20	60.15
产地	美国	天津	美国	上海	美国	天津	上海

表 8-19　复方水溶性维生素水乐维他（Soluvit）的组成 / 支 $^{-1}$

成分	含量（mg）	成分	含量（mg）
维生素 B$_1$	3.2mg	维生素 B$_2$	3.6mg
烟酰胺	40mg	维生素 B$_6$	4.0mg
维生素 H	60μg	叶酸	0.4mg
维生素 B$_{12}$	5.0μg	甘氨酸	300mg

表 8-20　复方脂溶性维生素维他利匹特（Vitalipid）的组成 / 支 $^{-1}$

成分	含量（mg）	含量（IU）
维生素 A	0.99mg	（3 300IU）
维生素 D$_2$	5μg	（200IU）
维生素 E	9.1mg	（10IU）
维生素 K$_1$	150μg	

表 8-21　复方微量元素安达美（Addamel N）的组成 / 支 $^{-1}$

成分	含量（μmol）	成分	含量（μmol）	成分	含量（μmol）
铬	0.2μmol	铜	20μmol	铁	20μmol
锰	5μmol	钼	0.2μmol	硒	0.4μmol
锌	100μmol	氟	50μmol	碘	1μmol

5. 其他

（1）生长激素：生长激素（growth hormone，GH）有明显的促合成代谢作用，基因重组人生长激素（rhGH）已有相关产品。在低热量的条件下，生长激素可能使患者出现正氮平衡。生长激素还有防治肠黏膜萎缩和脂肪肝等方面的作用。相关产品有珍恰（Ceneheal）、金磊（Genlei）、思增（Saizen），每支含量都是 4U。生长激素适用于危重患者，以及术后发生较重的并发症者，在实施 TPN 的同时应用，将促进患者的合成代谢，有利于其早日康复。研究发现：生长激素应用于癌症患者可引起严重不良反应，属禁用或慎用。

（2）谷氨酰胺：谷氨酰胺（glutamine，Gln）虽属非必需氨基酸，但其在体内的含量很大，而且具有重要的生理、药理作用。Gln 是体内代谢较快细胞的能源，包括肠黏膜细胞、免疫细胞等；Gln 是肝糖异生的底物、尿素生成的底物、核苷酸合成的前体。Gln 对蛋白质合成有刺激作用。上述诸多的重要作用是近十余年来才被逐步发现并认识的。临床应用的 Gln 制剂是其二肽物质——甘氨酰 - 谷氨酰胺（Gly-Gln）或丙氨酰 - 谷氨酰胺（Ala-Gln），常用量是 30g/d，适用于危重病、短肠综合征、消化道瘘或肝功能不良者等。

（二）营养液的组成

TPN 的成分组成因人而异。病情不同，TPN 配方也不同。制定 TPN 配方的步骤是：

1. 确定 TPN 的总热量、总氮量和总入水量　以 60kg 体重中等应激的患者为例，应供给非蛋白质热量 125.4kJ（30kcal）× 60=7 524kJ（1 800kcal）；氮量为 0.3g × 60=18g；若无额外体液丢失，则总入液体量应在 3 000ml 左右。

2. 根据总热量，决定给予的葡萄糖量（浓度及 ml 数）和脂肪乳剂量糖脂比例为 1∶1~2∶1。

3. 选择病情所需的氨基酸（如平衡氨基酸、肝病氨基酸、肾病氨基酸等）参阅其说明书，确定该氨基酸溶液的用量。特别要注意的是，不同产品中其氨基酸的浓度是不同的，每瓶所含氮量可相差很多。在临床应用时一定要注意到这个问题。

4. 决定电解质用量　可参阅当天的电解质检查结果。

除需补充 K、Na、Cl 之外，还要注意补充 Ca、P 和 Mg。

5. 按常规补充水溶性和脂溶性维生素和微量元素。

（三）营养液的制备

通常是将患者一天所需的各种营养成分（包括葡萄糖、氨基酸、脂肪乳剂、电解质、维生素和微量元素）按规定的次序在超净工作台的无菌环境下加入 3L 塑料袋内，充分混合，制成全营养混合液（total nutrients admixture，TNA），以 TNA 形式输注营养液最符合生理，各种营养成分同时进入体内，各司其职，有利于物质代谢。此外，TNA 液还有许多优点：溶液中的高浓度葡萄糖被稀释，使其经周围静脉途径输入成为可能；以 TNA 液形式输注脂肪乳剂，可明显减慢乳剂的输入速度，可避免相关的并发症；TNA 液连续输注可减少护理工作量；全封闭的输注系统可减少污染机会。

TNA 液中脂肪微粒的稳定性极为重要。如果微粒明显增大，可导致脂肪栓塞等严重后果。下列几项规定应严格遵守：① TNA 液应新鲜配制，当天或次日使用；②除脂溶性维生素可加入脂肪乳剂之外，其他电解质、维生素及微量元素都不能加入脂肪乳剂内，而是分别加入氨基酸液及葡萄糖液内；③混合 TNA 液时，需先将氨基酸液与葡萄糖液混入 3L 袋内，最后将脂肪乳剂缓缓加入；④ TNA 液中禁忌加入其他药物。国内学者曾对 TNA 液的理化性质进行过研究，溶液混合后 1~7d，图像分析仪的测定结果显示：溶液中脂肪微粒的直径可始终稳定在 0.6μm 以下，证明 TNA 液是十分安全的。

（四）输入途径的建立

肠外营养的输入途径视病情可有所不同。轻症者，常仅需 PN 支持 <7d，补充量也较少，此时 PN 可经周围静脉输入。但若是大量长期 TPN 支持，则应建立中心静脉输注径路。通常是经皮穿刺颈内静脉或锁骨下静脉作上腔静脉置管，很少经其他径路置管。颈外静脉切开置管、股静脉置管等都有较多的并发症，已很少采用。

经皮穿刺锁骨下静脉作上腔静脉置管的解剖部位及穿刺点，锁骨下的穿刺点在锁骨中点内下方 1cm 处，锁骨上穿刺点在胸锁乳突肌锁骨头外缘与锁骨交界处。导管尖端宜达上腔静脉与右心房交界处，相当于右第 3 肋软骨上缘水平。从穿刺点计算，导管需插入深约 15cm，导管位置正确时，应能顺利抽得回血，必要时可摄片证实。现在的静脉导管都含不透光物质，在 X 线平片上就能识别导管位。经皮穿刺颈内静脉作上腔静脉置管的穿刺点在锁骨上 3cm 与正中旁 3cm 交界处，或胸锁乳突肌外缘中点。此穿刺点较高，故不容易发生气胸等并发症。但由于导管护理稍不便，因此较少用于长期 TPN 者。

中心静脉置管的主要并发症是导管感染，一旦发生则后果严重。从预防角度，在导管置入的全过程都应严格无菌技术。对于需长期 TPN 者，导管应经皮下隧道（长约 20cm）引出体外。

（五）肠外营养的实施

在建立 PN 的输入途径（周围静脉或中心静脉）之后，即可把已配制成的 TNA 液输入，实施肠外营养。故肠外营养液可有两种输注方式。①连续法：TNA 液均匀地在 24h 内持续输注；②循环法：TNA 液在 16~18h 内输完，停输 6~8h 后再开始次日液体的输注。临床上连续法用得最多，而循环法似更合理。通常情况下，营养液的输注可用重力滴注法，液体的输入速度容易控制。但对心、肾功能不良者，为限制 TNA 液的输入量及输入速度，则采用微量输液泵调节。在 TNA 液中加入适量胰岛素有利于葡萄糖的充分利用，常规剂量为胰岛素（U）：糖（g）=1:(6~8)。有糖尿病者根据血糖变化进行调整，胰岛素用量应酌情增加。所建立的输注途径应该作为肠外营养专用，不能用以输注其他药物（如碱性药物、抗生素、止血剂等），也不用作输血或采集血标本等。

（六）肠外营养的并发症

对肠外营养可能发生的并发症应有足够的认识，并注意预防和及时治疗，是保证肠外营养顺利实施的重要环节。

1. 技术性并发症　这类并发症大都与中心静脉导管的放置或留置有关。常见的并发症有：①气胸：导管穿刺时伤及肺之后产生。多见于瘦弱者，患者体脂少，皮肤穿刺点与胸膜顶的距离仅 1cm 左右。当置管时患者体位不恰当、穿刺方向不对，就可能刺破肺脏。少量气胸（肺压缩 <20%）可在几天内自行吸收。重者则需反复穿刺或放置胸腔引流管。②血胸、液胸：损伤血管可致血胸、液胸。动脉损伤时也可发生纵隔血肿或皮下血肿。③神经、胸导管损伤：穿刺可伤及臂丛神经、膈神经或迷走神经，也可损伤胸导管。④空气栓塞：这是最严重的并发症。在穿刺置管过程中，液体走空或导管接头脱开时，空气可逸入静脉。在低血容量、竖直体位、深吸气等情况下，胸腔内呈明显负压，空气栓塞容易发生。一旦发生，后果严重。经 14 号针头进入的空气量一秒钟内可达 100ml，可因心脏空气填塞而致死。为此，中心静脉导管接头应保证连接牢固，应避免液体走空。⑤静脉血栓形成。⑥感染：可发生导管性败血症，应及时进行血培养，给予抗感染治疗及拔除导管。

2. 胃肠道并发症　恶心、呕吐、腹泻，最常见并发症。因此在开始进行肠内营养时应从低浓度、低容量开始，逐渐提高浓度，增加输入量，适当减慢输注速度和浓度，减少输注量，保持营养液适当温度等。此外还有便秘等并发症，适当增加营养中的纤维素成分，必要时辅以通便药物。

3. 代谢性并发症　肠外营养所致的代谢并发症可由于补充不足、糖代谢异常及肠外营养本身三方面原因所致。

4. 补充不足所致的并发症

(1)血清电解质紊乱:接受肠外营养支持的患者往往病情重,可能伴有肝肾功能不良,还常伴有电解质的额外丢失(如胃肠减压、肠瘘等)。若不监测其血电解质水平,而是以常规量补充电解质,则可能发生电解质紊乱。低钾、低钠、低磷、低钙的发生率较高。

(2)必需脂肪酸缺乏症(EFAD):长期全肠外营养而不补充脂肪乳剂,可能发生 EFAD。表现为皮肤干燥、鳞状脱屑、脱发及伤口延迟愈合等。每周输注脂肪乳剂 1~2 次,可有效地预防 EFAD。

(3)微量元素缺乏:也见于长期 TPN 者。锌缺乏最多见,表现为口周及肢体皮疹、皮肤皱痕及神经炎等。长期TPN 还可有缺铜而产生小细胞性贫血;铬缺乏可致难治性高血糖等。为此,长期 TPN 者应每天常规补充微量元素注射液,对上述缺乏症有预防及治疗作用。

5. 糖代谢紊乱所致的并发症

(1)低血糖或高血糖:外源性胰岛素用量过大,可致低血糖发生,在调整胰岛素用量后即可得到纠正。高浓度葡萄糖(内含胰岛素)的突然停止输注,可因胰岛素的延迟作用而导致严重的低糖血症。在采用全营养混合液(TNA)输注时则不会发生这种现象。但高糖血症仍经常发生。严重高糖血症者血糖可超过 40mmol/L,可导致高渗性非酮性昏迷,有生命危险。为预防高糖血症,应在 TPN 溶液中酌情补充胰岛素(1U∶1g~1U∶4g 不等)。另外,随时监测血糖水平也非常重要。

(2)肝功能损害:肠外营养时肝功能受损的因素很多,其中主要原因是葡萄糖用量过大。临床上可出现轻度黄疸及酶学指数升高。预防的措施是采用双能源物质,即以脂肪乳剂替代部分糖用量,是很有意义的。

6. 肠外营养本身也可引起几种并发症

(1)胆囊内胆泥和胆石形成:长期全肠外营养使消化道缺乏食物刺激,胆囊收缩素等肠激素分泌明显减少,以致胆囊无收缩,胆汁淤滞,进而胆泥及胆石形成。为此,尽早将肠外营养改为肠内营养则可有效预防胆石发生。

(2)胆汁淤积及肝酶谱升高:肠外营养时肠道缺少食物刺激,肠外营养液中缺乏谷氨酰胺,都可能使肠屏障功能减退,细菌、内毒素移位可影响肝功能。复方氨基酸中的某些成分(如色氨酸)的分解产物以及可能存在的抗氧化剂(重硫酸钠)等对肝脏有毒性作用。临床表现为血胆红素、ALT、AKP 及 γ-GT 值升高。这种肝功能异常是可逆的,停用或减量后可好转。

(3)肠屏障功能减退:长期禁食、缺乏谷氨酰胺是导致肠屏障功能减退的主要原因,可因此进一步导致肠内细菌移位,引起肠源性感染。为此,尽早改用肠内营养,或及时补充谷氨酰胺,能达到防治效果。

7. 感染性并发症　即导管性败血症,其发病与置管技术、导管使用及导管护理有密切关系。临床表现为突发的寒战、高热,重者可致感染性休克。当肠外营养患者突发高热,又找不到其他感染灶可以解释时,则应考虑导管性败血症已存在。出现高热、寒战后,应暂停肠外营养,并将输液袋内液体作细菌培养,还要做血培养。更换输液器后改输其他液体,观察 8h,若发热仍不退,则应拔除导管,作导管头培养。一般而言,由导管感染所致的发热在拔管后都会自退,不必用抗生素。但若拔管后发热仍不退,或血培养阳性,则应选用敏感的抗生素。导管性败血症的预防措施:置管时应严格无菌技术;避免中心静脉导管多用途使用(不输注血制品,不用于抽血、测压);应用全封闭的输注系统(TNA);定期导管护理等。

(七)肠外营养的监测

1. 全身情况　有无脱水、水肿,有无发热、黄疸等全身症状。

2. 血清电解质、血糖及血气分析　开始时每天测定,3d 后若情况稳定可改为每周测 1~2 次。

3. 肝肾功能测定　每 1~2 周测一次。

4. 营养指标　包括体重、淋巴细胞计数、血白蛋白、转铁蛋白、前白蛋白测定,每 1~2 周一次,有条件时测氮平衡。

5. 中心静脉导管穿刺部位的变化　注意有无红肿、压痛、渗出,局部细菌培养每周 1 次。

第五节　体腔热灌注治疗患者的营养代谢特点

一、体腔热灌注治疗患者饮食禁忌

在体腔热灌注治疗期间,肿瘤患者在食物的选择上究竟该吃些什么,不该吃些什么,在临床营养咨询时,常遇到患者担心吃了某些"发物"会引起肿瘤的复发或转移。对于这个问题,我们首先应用客观、科学的态度分析。

癌细胞的发生发展须经过启动和促癌阶段,再经细胞发展阶段形成癌。在癌肿的启动阶段,黄曲霉毒素、亚硝胺、苯并芘等起动剂促使细胞突变为潜伏的癌细胞,而这些起动剂主要存在于霉变、酸渍、盐腌、烧烤、烟熏等食品中。同时促癌因素(如脂肪或蛋白质摄取过多、某些微量营养素摄取不够)及营养素之间不平衡、免疫功能低下或食物中存在糖精、3,4-苯丙芘等化学促癌剂大量存在,促使潜伏的癌细胞分裂失控,无限增殖,最终形成癌症。从时间上看,癌细胞的启动在很短时间内(甚至数分钟)即可完成,而促癌阶段则需要很长时间(数年到数十年),所以从癌症的预防角度出发,促癌阶段更值得重视,如果膳食搭配得当,营养适宜,则可能延缓促癌阶段的进展。

二、创伤和手术后的代谢变化

创伤、手术后机体代谢发生一系列复杂的变化。早在20世纪初,Cuthbertson就已发现长骨骨折患者有尿氮排出增加的现象。随后的研究表明,创伤等外来刺激先是引起神经内分泌反应,在其作用下,水盐代谢、能量代谢,以及蛋白质、碳水化合物和脂肪代谢都发生明显的变化。

(一)神经内分泌反应

创伤、手术等局部刺激通过神经传导上升至中枢神经,在下丘脑综合后发出反应,下传至自主神经系统和内分泌系统。其中,交感神经兴奋,肾上腺素和去甲肾上腺素分泌增加,成为应激反应的主要执行者。胰岛素分泌受抑制,胰高糖素分泌增加。这些促使蛋白质和脂肪分解增加,糖异生活跃。另外,受下丘脑的影响,垂体促使肾上腺皮质激素、生长激素和抗利尿激素分泌增加,进一步使氮丢失增加和水钠潴留。交感神经兴奋亦使肾素-血管紧张素-醛固酮系统异常活跃,出现尿少、留钠排钾、水肿等。

(二)水、电解质改变

创伤后,机体为维持其血容量,在抗利尿激素和醛固酮的作用下出现水钠潴留。但是这种现象并不能纠正患者组织的低灌流状态,相反可能导致组织水肿,脏器功能因此受损。另外,创伤还会影响酸碱平衡。氧交换不足或/和组织灌流障碍可导致代谢性酸中毒,也可能由于过度换气、胃酸丢失、低钾低氯血症和大量输注库存血等因素而发生代谢性碱中毒。

(三)能量需要

创伤、手术后机体能量消耗增加,心率及呼吸速率加快、肝内物质代谢过程加速和发热等都使能量消耗增加。由于线粒体功能受损,每单位底物氧化所产生的ATP绝对值减少,因此需要更多的物质供能。究竟创伤后机体需要增加多少能量,这有一个认识的过程。早先认为此时所需的能量要比正常需要量多一倍,甚至数倍。但经过近代的研究,发现此时所增加的幅度比实际上要小得多。机体的能量需要与其性别、年龄、体表面积和体重等因素有关。一般而言,体重70kg正常男性的静息能量消耗(REE)约为1800kcal/d。择期中等手术无并发症者,术后REE值仅增加10%。只有严重感染和大面积烧伤者的REE才有明显增加(表8-22)。对创伤患者提供热量物质不必过量,以免

发生不良反应,这个观点已经得到了共识。1987年Cerra提出"代谢支持"(metabolic support)的观点就是主张给予患者以低能量支持,尽量不增加机体的负担。

表8-22 创伤时的热、氮需要

	热量/kJ(kcal)·kg⁻¹·d⁻¹	氮量/g·kg⁻¹·d⁻¹
正常需要	103(25)	0.15
中度应激	124~145(30~35)	0.2~0.3
重度应激	165~207(40~50)	>0.4

(四)蛋白质代谢改变

在急性创伤时,体内蛋白质不仅使分解代谢率增加,合成代谢也有增加,但以分解代谢占优势。若同时存在饥饿状态,则分解代谢更为显著。创伤后瘦组织群(lean body mass,LBM)被动员,骨骼肌释放氨基酸至肝脏供急性相蛋白的合成,例如抗体、纤维蛋白、免疫球蛋白等,以及用于体内蛋白质的转换。创伤后糖异生增加,消耗了大量蛋白质,产生的葡萄糖则供给大脑等重要脏器以氧化产能。此时尿氮(主要是尿素)排出增加,在缺乏外源性能量物质补充的情况下,负氮平衡则将更为明显。针对这种情况,对创伤患者实施营养支持,在补充能量物质的同时还补充较多的含氮物质(表8-22),就有可能使创伤后的负氮平衡减轻到最低程度。

关于创伤后机体对每一种氨基酸的需要,情况比较复杂,还有待于进一步的研究阐明。血浆氨基酸谱尚难反映体内对氨基酸的需要。目前认识到,支链氨基酸(branch chain amino acids,BCAA)是唯一能在肝外代谢的氨基酸,因此是创伤时很好的供能物质。BCAA在肌肉内提供氨基,使丙酮酸形成丙氨酸,后者到达肝脏后又脱去氨基形成丙酮酸,进而转化为葡萄糖(即葡萄糖-丙氨酸循环)。谷氨酰胺(gluta-mine,Gln)在体内的含量很大,创伤时可致Gln大量消耗,常使体内Gln缺乏,继而导致肠屏障功能减退、细菌和毒素移位。

如表8-22所示,创伤时蛋白质需要量增加的幅度比热量需要量增加的幅度大。一般情况下,非蛋白质热量与氮量之比为627kJ(150kcal):1g。而创伤时热氮比为418kJ(100kcal):1g。

(五)碳水化合物代谢改变

创伤后均有不同程度高血糖发生,增加的糖用于脑、脊髓、血细胞等组织功能的修复。创伤时由甘油、乳酸、成糖氨基酸转变成糖的异生过程十分活跃,糖生成增加。糖的利用受胰岛素作用的调节,创伤后胰岛素在周围肌肉组织中的作用减弱,产生胰岛素抵抗现象,使糖的利用受到抑制。有鉴于此,若此时输入葡萄糖,很容易发生高血糖、糖

尿,个别情况下还可能出现高渗性非酮性昏迷。近十余年来,隐性糖尿病的外科患者日趋增加,这类患者一旦经受手术,很容易发生糖代谢紊乱,应给予充分注意。

(六)脂肪代谢改变

在激素的影响下,创伤后体内脂肪水解明显增加。分解产物甘油三酯、游离脂肪酸及酮体都是能量物质。游离脂肪酸的含量虽小,但转化率极快,是主要的供能形式之一。与糖代谢不同,创伤后脂肪的氧化利用率不受抑制,输入的脂肪乳剂也能被及时氧化利用。

三、体腔热灌注治疗患者的营养需求

国内外研究发现肠内营养(EN)因符合生理习惯,更宜于患者体腔热灌注治疗后的恢复。如果体腔热灌注治疗患者小肠功能正常,麻醉剂所抑制的小肠运动及吸收功能在术后早期即可恢复正常。EN 能促进恶性肿瘤患者的术后恢复,包括总体营养和肠道功能方面。EN 可能会降低恶性肿瘤术后的感染发生率。可能的原因:①恶性肿瘤术后感染的主要来源是肠道,细菌菌种主要为肠源性细菌,EN 能保护包括机械屏障、生物屏障和局部的免疫屏障在内的肠道黏膜,进而促进肠功能的恢复,减少肠道细菌易位和内毒素移位。② EN 能有效维持肠黏膜免疫屏障功能,对维持机体的免疫功能、防治感染有着不可替代的重要作用。越来越多的证据表明,EN 对肠道的免疫刺激作用往往强于降低肠道内微生物易位的作用。③另外 EN 可早期拔除深静脉导管,进而及时有效地预防或减少深静脉导管感染。④ EN 能促进肠道功能的恢复,促进肛门排气,拔除胃管的时间较早,可能减少上呼吸道感染的发生。腹胀、腹泻、恶心、呕吐等消化道症状是 EN 常见的并发症,主要的原因有EN 营养液输入速度增加过快、浓度过高、营养液污染、温度过低和低蛋白血症导致的肠壁水肿等。严格执行无菌操作,严格控制输入速度、温度和浓度可降低 EN 相关性腹泻的发生率,体腔热灌注治疗患者 EN 是安全的。通过逐渐增加供给量,循序渐进,逐渐适应,可以降低腹泻的发生率。随着认识深入,临床研究发现早期补充足量的 EN 可加重全身热疗、体腔热灌注治疗患者的肠道功能负荷,造成术后胃肠道营养耐受性显著下降,进一步加重急性肠道功能损伤,术后临床并发症发生率增加。

全胃肠外营养(TPN)能改善恶性肿瘤所致机体的营养不良,但也会刺激肿瘤生长,如何扬长避短是人们关注的焦点。①围术期体腔热灌注治疗患者是 TPN 的适应证,可减少术后并发症,增强化疗效果。②癌症晚期不能手术切除及非化疗患者 TPN 应视为禁忌,TPN 支持无意义。③手术和体腔热灌注治疗可加重患者应激,机体处于高分解代谢状态,TPN 的应用应坚持代谢支持原则。④补服谷氨酰胺和硒对肿瘤治疗是有益的;TPN 中提高脂肪供能比例,减少或增加某些氨基酸,对控制肿瘤生长可能有益,需作进一步探索。

第六节 体腔热灌注治疗患者的营养支持特征

恶性肿瘤患者营养不良会直接影响后续治疗的效果,并可导致不良医疗护理结局的发生风险增加。因此,加强体腔热灌注治疗围术期营养支持对于提高患者的免疫功能、降低营养相关并发症的发生风险、提高患者的生活质量等具有重要意义。

腹部肿瘤术后肠壁黏膜屏障结构受损,术后体腔热灌注治疗进一步加重肠壁黏膜屏障功能障碍,导致患者急性应激及免疫炎性反应失调,加速组织细胞分解代谢,导致患者术后营养不良发生率进一步增加,严重影响患者预后。胃癌腹腔种植转移及其引起的恶性腹水一直是困扰外科医生的难题,由于腹腔种植区域广泛,手术很难切除,出现腹腔种植转移多为晚期患者,预后较差。

恶性胸腹水患者体腔热灌注治疗过程中腹水大量排出,血浆白蛋白大量丧失,造成严重的低蛋白血症,全身浮肿,以双下肢为甚,术后 7~10d 达高峰。10d 以后逐渐消退,因此,体腔热灌注治疗患者应给予高蛋白、高热量、低糖饮食或进行相应的营养支持,如全胃肠外营养(TPN)、胃肠外营养(PN)及肠内营养(EN)等,同时补充谷氨酰胺、精氨酸制剂。体腔热灌注治疗对患者的水电解质平衡有较大影响,由于灌注液的不同,对患者的电解质的平衡影响也不同,蒸馏水体腔热灌注治疗易引起低钠、低氯、低钾血症。5% 葡萄糖作为灌注液体腔热灌注治疗易引起相应的电解质紊乱外,并可引起一过性高血糖,但治疗结束半小时后很快恢复到治疗前水平。体腔热灌注治疗期间患者糖耐量异常,用大剂量胰岛素效果也欠佳。晚期胃肠恶性肿瘤患者低蛋白型营养不良发生率较高,体腔热灌注治疗后患者发生低蛋白型营养不良风险进一步增加。在体腔热灌注治疗围术期,对晚期胃肠恶性肿瘤患者进行全面、全程、规范的营养状态评估与监测,以及积极合理的营养支持,有望提高体腔热灌注治疗效果、降低营养不良相关并发症的发生风险。

目前,胃肠道恶性肿瘤术后联合 HIPEC 在临床得到广泛应用,但统计发现 HIPEC 在杀灭残瘤细胞同时,也可能对胃肠道黏膜屏障功能造成新的应激损伤。腹腔热效应增加肠壁黏膜毛细血管通透性,使肠道黏膜萎缩,绒毛减少,肠道吸收功能进一步减退,增加术后营养不良发生率,患者

术后临床并发症发生率显著增加。

HIPEC 治疗对患者的水电解质平衡影响较大，术前要求禁食，术中及术后患者处于应激状态，代谢处于负氮平衡，应给予高蛋白、高热量、低糖饮食进行相应的营养支持，及时纠正热疗引起的水电解质紊乱及酸碱平衡失调，同时补充谷氨酰胺、精氨酸制剂，给予 PN 是必要的，对于不能进食的患者也应该给予 TPN 治疗。当然，TPN 治疗要求较高，需定期检测患者血糖及电解质的变化，警惕导管败血症的发生。体腔热灌注治疗患者进行营养支持，可提高机体耐受力，使患者能完成规范治疗，才有可能延长生命，提高生存质量。

晚期胃肠恶性肿瘤患者 HIPEC 治疗后低蛋白型营养不良的发生风险增加。多项研究结果显示，多次 HIPEC 治疗后患者的血清学营养指标水平较其相应的基线水平明显下降，可能的原因：在 HIPEC 治疗过程中，由于大容量化疗灌洗液对腹腔进行持续灌洗，加上腹水引流，使患者不可避免地出现蛋白丢失，提示晚期胃肠恶性肿瘤患者 HIPEC 治疗后发生低蛋白型营养不良的风险增加，HIPEC 治疗后及时、积极地给予患者营养支持，可有效改善患者的营养状况。

HIPEC 过程中可能存在食物反流、误吸的风险，患者 HIPEC 当天一般常规禁食，营养主要来自 PN。受 HIPEC 当天禁食、麻醉的影响，患者营养和免疫功能均有下降，HIPEC 治疗结束后，营养和免疫功能又逐渐恢复。EN 符合正常生理要求，胃肠道消化、吸收和分泌功能维持正常状态，这使得 PN+EN 患者肠蠕动和肛门排气时间均较 PN 患者早，且相对于单纯 PN 来说，PN+EN 费用更少，住院时间也相应缩短，患者更易接受。晚期胃癌患者 HIPEC 期间应用 PN 和 PN+EN 均能达到所需营养的基本要求，PN+EN 能改善患者免疫功能，不会提高不良反应的发生率，胃肠道恢复得快，费用低，住院时间短，符合人体的生理特点，患者更易接受，适合在 HIPEC 期间应用。

第七节　小　结

恶性肿瘤患者多因进食欠佳、肿瘤消耗等原因存在不同程度的营养不良。肿瘤热疗后，由于热疗、创伤等应激反应使患者机体代谢紊乱的状况进一步加重，从而加重营养不良，导致并发症增加，患者康复延迟，住院时间长。体腔热灌注治疗患者合理的营养支持对促进患者尽早康复有重要意义。

体腔热灌注治疗患者需要麻醉，禁止进食，肠道准备，对患者的营养状况及水、电解质代谢影响较大，患者处于应激状态，代谢处于负氮平衡，营养支持的要求亦较高。应给予高蛋白、高热量、低糖饮食进行相应的营养支持，如全胃肠外营养（TPN）、胃肠外营养（PN）及肠内营养（EN）等，同时补充谷氨酰胺、精氨酸制剂。HIPEC 对患者的水电解质平衡有较大影响，由于灌注液的不同，对患者的电解质的平衡影响也不同，蒸馏水 HIPEC 易引起低钠、低氯、低钾血症。5% 葡萄糖作为灌注液行 HIPEC 易引起相应的电解质紊乱外，并可能引起一过性高血糖，但治疗结束半小时后很快恢复到治疗前水平。HIPEC 期间患者糖耐量异常，用大剂量胰岛素效果也欠佳。体腔热灌注治疗患者进行营养支持，可提高机体的耐受性，提高生存质量。目前国内外关于体腔热灌注治疗患者的营养支持尚没有统一的标准，需要不断的探索。

（巴明臣　林坤鹏　谢　旭）

参考文献

[1] NUñO-ÍñIGUEZ EA, STEIN K, CASELIN-GARCíA MR, et al. Nutritional support strategies in pediatric cancer patients in Mexico [J]. Rev Med Inst Mex Seguro Soc, 2019, 56 (6): 525-532.

[2] VIRIZUELA JA, CAMBLOR-Álvarez M, LUENGO-PéREZ LM, et al. Nutritional support and parenteral nutrition in cancer patients: an expert consensus report [J]. Clin Transl Oncol, 2018, 20 (5): 619-629.

[3] MOHAMED F, MARCHETTINI P, STUART OA, et al. Thermal enhancement of new chemotherapeutic agents at moderate hyperthermia [J]. Ann SurgOncol, 2003, 10 (4): 463-468.

[4] 阮强，崔书中，吴印兵，等. 晚期胃癌恶性腹水患者腹腔热灌注化疗期间应用不同营养支持的效果比较 [J]. 中国普通外科杂志，2014,(10): 1385-1389.

[5] STRöHLEIN MA, BULIAN DR, HEISS MM. Clinical efficacy of cytoreductive surgery and hyperthermic chemotherapy in peritoneal carcinomatosis from gastric cancer [J]. Expert Rev Anticancer Ther, 2011, 11 (10): 1505-1508.

[6] IMAMURA Y, KIYOTA N, OGAWA G, et al. Nutritional support dependence after curative chemoradiotherapy in head and neck cancer: supplementary analysis of a phase II trial (JCOG0706S1)[J]. Jpn J Clin Oncol, 2019,

49 (11): 1009-1015.

［7］ ALISH CJ, GARVEY WT, MAKI KC, et al. A diabetes-specific enteral formula improves glycemic variability in patients with type 2 diabetes [J]. Diabetes Technol Ther, 2010, 12 (6): 419-425.

［8］ NUNES G, FONSECA J, BARATA AT, et al. Nutritional Support of Cancer Patients without Oral Feeding: How to Select the Most Effective Technique？[J]. GE Port J Gastroenterol, 2020, 27 (3): 172-184.

［9］ 韩媛, 崔书中, 周英, 等. 晚期胃肠恶性肿瘤患者腹腔热灌注化疗围治疗期营养状况分析 [J]. 广东医学, 2017, 38 (14): 2135-2137.

［10］ HIGASHIGUCHI T.[Cancer patient therapy and nutritional support][J]. Gan To Kagaku Ryoho, 2011, 38 (8): 1235-1240.

［11］ CHEN W, ZHENG R, BAADE PD, et al. Cancer statistics in China, 2015 [J]. CA Cancer J Clin, 2016, 66 (2): 115-132.

［12］ PREVOST V, GRACH MC. Nutritional support and quality of life in cancer patients undergoing palliative care [J]. Eur J Cancer Care (Engl), 2012, 21 (5): 581-590.

［13］ NITENBERG G, RAYNARD B. Nutritional support of the cancer patient: issues and dilemmas [J]. Crit Rev Oncol Hematol, 2000, 34 (3): 137-168.

［14］ LIU M, ZHU Z, LYU F.[Perioperative nutritional support in patients with digestive tract cancer][J]. Zhonghua Wei Chang Wai Ke Za Zhi, 2016, 19 (7): 830-832.

［15］ ZHANG J, SI X, LI W, et al. Effect of peripherally inserted central catheter (PICC) parenteral nutrition on immune function and nutritional support after radical gastrectomy for gastric cancer [J]. Pak J Pharm Sci, 2019, 32 (3 Special): 1441-1445.

［16］ BOZZETTI F. Evidence-based nutritional support of the elderly cancer patient [J]. Nutrition, 2015, 31 (4): 585-586.

［17］ VAN BOKHORST-DE VAN DER SCHUEREN MA. Nutritional support strategies for malnourished cancer patients [J]. Eur J OncolNurs, 2005, 9 Suppl 2: S74-S83.

［18］ TCHEKMEDYIAN NS. Clinical approaches to nutritional support in cancer [J]. Curr Opin Oncol, 1993, 5 (4): 633-638.

［19］ LEATHER A, BUSHELL L, GILLESPIE L. The provision of nutritional support for people with cancer [J].

Nurs Times, 2003, 99 (46): 53-55.

［20］ CHORY ET, MULLEN JL. Nutritional support of the cancer patient: delivery systems and formulations [J]. Surg Clin North Am, 1986, 66 (6): 1105-1120.

［21］ MAňáSEK V, BEZDěK K, FOLTYS A, et al. The Impact of High Protein Nutritional Support on Clinical Outcomes and Treatment Costs of Patients with Colorectal Cancer [J]. KlinOnkol, Fall, 29 (5): 351-357.

［22］ MARíN CARO MM, GóMEZ CANDELA C, CASTILLO RABANEDA R, et al.[Nutritional risk evaluation and establishment of nutritional support in oncology patients according to the protocol of the Spanish Nutrition and Cancer Group][J]. Nutr Hosp, 2008, 23 (5): 458-468.

［23］ YAMANAKA H, KANEMAKI T, TSUJI M, et al. Branched-chain amino acid-supplemented nutritional support after gastrectomy for gastric cancer with special reference to plasma amino acid profiles [J]. Nutrition, 1990, 6 (3): 241-245.

［24］ PEZNER RD, ARCHAMBEAU JO, LIPSETT JA, et al. Tube feeding enteral nutritional support in patients receiving radiation therapy for advanced head and neck cancer [J]. Int J Radiat Oncol Biol Phys, 1987, 13 (6): 935-939.

［25］ WADE EV, JAIN R. Nutritional support: enhancing the quality of life of the terminally ill patient with cancer [J]. J Am Diet Assoc, 1984, 84 (9): 1044-1045.

［26］ ANTOUN S, MERAD M, RAYNARD B, et al.[Evaluating the nutritional status of a lung cancer patient is an important element in patient management][J]. Rev Pneumol Clin, 2008, 64 (2): 92-98.

［27］ SCHUELLER G, STIFT A, FRIEDL J, et al. Hyperthermia improves cellular immune response to human hepatocellular carcinoma subsequent to co-culture with tumor lysate pulsed dendritic cells [J]. Int J Oncol, 2003, 22 (6): 1397-1402.

［28］ BLAZíCKOVá S, ROVENSKý J, KOSKA J, et al. Effect of hyperthermic water bath on parameters of cellular immunity [J]. Int J Clin Pharmacol Res, 2000, 20 (1-2): 41-46.

［29］ SONG CW, PARK HJ, LEE CK, et al. Implications of increased tumor blood flow and oxygenation caused by mild temperature hyperthermia in tumor treatment [J].

Int J Hyperthermia, 2005, 21 (8): 761-767.

［30］ YE X, HE D, ZHAO J, et al. Application value of nursing intervention combined with early nutritional support in preventive stoma reversion of low rectal cancer [J]. Oncol Lett, 2019, 17 (4): 3777-3782.

［31］ NAFFOUJE SA, DE LA CRUZ K, BERARD D, et al. Knowledge, attitudes and practice of surgeons regarding nutritional support in CRS and HIPEC patients: Are we missing something？[J]. Eur J Cancer Care (Engl), 2019, 28 (1): e12930.

［32］ LAZAROW H, SINGER R, COMPHER C, et al. Effect of malnutrition-driven nutritional support protocol on clinical outcomes in autologous stem cell transplantation patients. Support Care Cancer, 2021, 29(2): 997-1093.

［33］ FUKAMI T, NAKASU S, BABA K, et al. Hyperthermia induces translocation of apoptosis-inducing factor (AIF) and apoptosis in human glioma cell lines [J]. J Neurooncol, 2004, 70 (3): 319-331.

［34］ SHELLMAN YG, HOWE WR, MILLER LA, et al. Hyperthermia induces endoplasmic reticulum-mediated apoptosis in melanoma and non-melanoma skin cancer cells [J]. J Invest Dermatol, 2008, 128 (4): 949-956.

［35］ TAMAMOTO T, YOSHIMURA H, TAKAHASHI A, et al. Heat-induced growth inhibition and apoptosis in transplanted human head and neck squamous cell carcinomas with different status of p53 [J]. Int J Hyperthermia, 2003, 19 (6): 590-597.

［36］ BASILE A, BIZIATO D, SHERBET GV, et al. Hyperthermia inhibits cell proliferation and induces apoptosis: relative signaling status of P53, S100A4, and Notch in heat sensitive and resistant cell lines [J]. J Cell Biochem, 2008, 103 (1): 212-220.

［37］ LIANG H, ZHAN HJ, WANG BG, et al. Change in expression of apoptosis genes after hyperthermia, chemotherapy and radiotherapy in human colon cancer transplanted into nude mice [J]. World J Gastroentcrol, 2007, 13 (32): 4365-4371.

［38］ KLOSTERGAARD J, LEROUX ME, AUZENNE E, et al. Hyperthermia engages the intrinsic apoptotic pathway by enhancing upstream caspase activation to overcome apoptotic resistance in MCF-7 breast adenocarcinoma cells [J]. J Cell Biochem, 2006, 98 (2): 356-369.

［39］ HENLE KJ, LEEPER DB. Effects of hyperthermia (45

degrees) on macromolecular synthesis in Chinese hamster ovary cells [J]. Cancer Res, 1979, 39 (7 Pt 1): 2665-2674.

［40］ DEWEY WC, WESTRA A, MILLER HH, et al. Heat-induced lethality and chromosomal damage in synchronized Chinese hamster cells treated with 5-bromodeoxyuridine [J]. Int J Radiat Biol Relat Stud Phys Chem Med, 1971, 20 (6): 505-520.

［41］ FRANCKENA M, STALPERS LJ, KOPER PC, et al. Long-term improvement in treatment outcome after radiotherapy and hyperthermia in locoregionally advanced cervix cancer: an update of the Dutch Deep Hyperthermia Trial [J]. Int J Radiat Oncol Biol Phys, 2008, 70 (4): 1176-1182.

［42］ 崔书中, 巴明臣, 唐鸿生. 腹腔热灌注化疗技术方法变迁及展望 [J]. 中华临床医师杂志 (电子版), 2011, 05 (7): 2039-2042.

［43］ 唐劲天. 肿瘤热疗生物学 [M]. 北京 : 人民卫生出版社 , 2010.

［44］ 李鼎九, 胡自省, 钟毓斌, 肿瘤热疗学 [M]. 郑州 : 郑州大学出版社 , 2003.

［45］ 刘功. 肿瘤热疗技术与临床实践 [M]. 北京 : 中国医药科技出版社 , 2009.

［46］ 李鼎九, 孔忆寒. 肿瘤热疗的理论与实践 [M]. 郑州 : 郑州大学出版社 , 2010.

［47］ YANG J, ZHANG Q, WANG X. Role of nutritional support for postoperative recovery of respiratory function in patients with primary lung cancer [J]. Oncol Lett, 2018, 16 (5): 5978-5982.

［48］ OCóN BRETóN MJ, LUENGO PéREZ LM, VIRIZUELA JA, et al. Nutritional support and parenteral nutrition in cancer patients: An expert consensus report [J]. Endocrinol Diabetes Nutr, 2018, 65 (Suppl 1): 17-23.

［49］ MA YJ, LIU L, XIAO J, et al. Perioperative ω-3 Polyunsaturated Fatty Acid Nutritional Support in Gastrointestinal Cancer Surgical Patients: A Systematic Evaluation [J]. Nutr Cancer, 2016, 68 (4): 568-576.

［50］ CACCIALANZA R, PEDRAZZOLI P, CEREDA E, et al. Nutritional Support in Cancer Patients: A Position Paper from the Italian Society of Medical Oncology (AIOM) and the Italian Society of Artificial Nutrition and Metabolism (SINPE)[J].J Cancer, 2016, 7 (2): 131-135.

［51］ SCHNEIDER SM, HéBUTERNE X. Nutritional support of the elderly cancer patient: long-term nutritional support [J]. Nutrition, 2015, 31 (4): 617-618.

［52］ SHIPWAY L. Providing nutritional support for patients during cancer treatment [J]. PaediatrNurs, 2010, 22 (4): 20-25.

［53］ MAKEEVA TK, GALKIN AA.[Nutritional support in the treatment of gastric cancer][J]. VoprOnkol, 2009, 55 (2): 237-240.

［54］ COLASANTO JM, PRASAD P, NASH MA, et al. Nutritional support of patients undergoing radiation therapy for head and neck cancer [J]. Oncology (Williston Park), 2005, 19 (3): 371-379.

9

第九章

胸腔热灌注治疗

胸膜转移是肺部恶性肿瘤的终末并发症，其中有约 1/3 的胸膜转移是肺癌导致的，其他常见的病因包括乳腺癌、恶性间皮瘤、淋巴瘤和消化道肿瘤等。胸膜转移多合并恶性胸腔积液，出现恶性胸腔积液的肿瘤患者不仅会因为进行性呼吸困难而严重影响生活质量，且一般预后极差，中位生存期仅有 6 个月。对于这类患者，有效地控制恶性胸腔积液是迫切的临床需要。临床常见的治疗方法包括胸腔穿刺、胸膜固定术及置管引流等，但总体效果并不理想。同时一部分中早期的胸部肿瘤患者由于一些高危因素术后出现胸腔种植转移的风险较高，如何降低术后局部复发或转移也是重要的临床课题。

胸腔热灌注治疗（IPH）在灌注液中加入化疗药物称为胸腔热灌注化疗（IPHC），在胸膜癌及其引起的恶性胸腔积液治疗中得到了广泛的应用。Kodama 在 1993 年报道了应用胸腔热灌注治疗及肺叶切除治疗合并胸膜转移及恶性胸腔积液的肿瘤患者，并取得了较好的疗效。胸腔热灌注治疗是指向胸腔内灌注经物理方法加热的特定液体，使胸腔保持一定的相对高温并维持一段时间的一种热疗，目的是消灭胸腔内的肿瘤细胞及消除恶性胸腔积液，如果联合应用化疗药物进行热灌注治疗，即被称为胸腔热灌注化疗。胸腔热灌注治疗历经数十年发展，在临床上应用于恶性肿瘤胸膜种植的患者，并用于控制恶性胸腔积液及心包积液，其临床疗效已得到广泛认可。

胸腔热灌注治疗通过以下几种机制发挥作用：①通过热效应直接杀伤肿瘤或诱导其凋亡；②调动机体免疫活性分子，增强机体免疫功能和抗肿瘤效应；③与化疗药物具有协同作用，可增强化疗药物的抗肿瘤作用；④具有促纤维素凝聚和抗纤溶作用，促进脏壁层胸膜粘连和胸膜腔闭锁，从而达到控制恶性胸腔积液的作用。

随着热疗用于杀灭肿瘤的机制探索和现代设备的不断改进，胸腔热灌注治疗技术也随之不断演进，现在已开发出专用的高精度控温胸腔热灌注治疗设备，利用高精度温度传感器测定进出胸腔的灌注液温度，由程序调节加热器，已实现精准温控，具备广阔的临床应用前景。

推荐阅读

- DAVIES H.Pleurodesis［M］.Textbook of Pleural Diseases Second Edition.Crc Press,2008.
- SCHERPEREEL A,OPITZ I,BERGHMANS T,et al.ERS/ESTS/EACTS/ESTRO guidelines for the management of malignant pleural mesothelioma［J］.Eur Respir J,2020,2020（Suppl.15）:1900953.
- ROBERTS ME,NEVILLE E,BERRISFORD RG,et al.Management of a malignant pleural effusion:British Thoracic Society Pleural Disease Guideline 2010［J］.Thorax,2010,2011:293-296.
- 中国恶性胸腔积液诊断与治疗专家共识组.恶性胸腔积液诊断与治疗专家共识［J］.中华内科杂志,2014,53（3）:252-256.
- 中日医学科技交流协会热疗专业委员会.中国肿瘤热疗临床应用指南(2017.V1.1)［J］.中华放射肿瘤学杂志,2017,26（4）:369-375.

- WOOLHOUSE I, BISHOP L, DARLISON L, et al. British Thoracic Society Guideline for the investigation and management of malignant pleural mesothelioma [J]. Thorax, 2018, 73 (Suppl 1): i1-i30. NOVELLO S, BARLESI F, CALIFANO R, et al. Metastatic non-small-cell lung cancer: ESMO Clinical Practice Guidelines for diagnosis, treatment and follow-up [J]. Ann Oncol, 2016, 27 (Suppl5): v1-v27.
- FACCHINETTI F, PILOTTO S, METRO G, et al. Treatment of metastatic non-small cell lung cancer: 2018 guidelines of the Italian Association of Medical Oncology (AIOM) [J]. Tumori, 2019, 105 (suppl 5): 3-14.

第一节　胸腔热灌注治疗的解剖生理

胸膜腔是胸腔热灌注治疗的主要作用部位，因此理解和掌握胸膜腔的解剖生理是实施胸腔热灌注治疗并取得良好效果的理论基础。

胸膜由覆盖肺表面的脏层胸膜和覆盖胸壁内侧的壁层胸膜组成。在呼吸运动的不同阶段，两者之间相互滑动以对肺的运动提供适当的辅助。胸膜腔是介于两层胸膜之间的潜在腔隙，正常情况下其内只有少量的液体，能够起到润滑作用。胸液总量介于 0.1~0.2ml/kg，铺展在脏层胸膜表面的平均厚度约 10μm。两侧的胸膜腔除了在胸骨后可能接触外彼此独立。

脏壁层胸膜由一层覆盖在结缔组织之上的间皮细胞组成。间皮细胞伸缩能力较强，其大小和形状也会由于所在位置的不同而发生改变。间皮细胞表面具有丰富的微绒毛，大大增加了细胞的面积，有利于吞噬作用和液体的吸收。

胸膜腔内不像其他体腔内有肠管等其他器官，高温胸腔热灌注治疗不会像腹腔热灌注化疗一样引起粘连性肠梗阻或肠管穿孔，灌注液的温度上限相对较高。胸膜吸收能力也不如腹膜，相对于腹腔热灌注治疗，胸腔热灌注对内环境的影响较小。胸膜腔解剖生理的特点决定了胸腔热灌注的温度、化疗药物及灌注液选择。

一、胸膜的解剖

（一）胸膜形成的结构

胸膜是一层菲薄的浆膜，分别被覆在肺的表面、胸壁的内侧面、纵隔的侧面和膈的上面，其内面光滑，具有分泌和吸收功能。其中，被覆在肺表面的胸膜称为脏层胸膜，它与肺组织结合紧密，不易分离，深入到肺裂中包被各个肺叶；被覆在胸壁的内表面、纵隔侧面和膈上面的胸膜，总称为壁层胸膜。正常成人胸膜表面积约有 2 000cm²，胸膜腔的宽度为 18~20μm。无论是壁层或脏层胸膜均为平滑光亮的半透膜，其表面排列一单层间皮细胞，间皮细胞的大小、形态

各异，从扁平到立方形或柱状，这也许取决于间皮下组织的牵拉程度。

脏层、壁层胸膜在肺根处相互移行，形成封闭的潜在的腔隙，称为胸膜腔。它与胸腔是两个完全不同的概念。胸腔是胸廓和膈围成的，上界为胸廓上口，与颈部相通；下界借膈与腹腔分隔；胸腔中央部为纵隔，两侧部容纳左、右肺及胸膜腔。人的胸腔只有一个，而胸膜腔却左右各一，且互不相通。呼吸时，胸膜脏层和壁层之间彼此滑动，通常觉察不到声音和疼痛。当胸膜发炎时，则能听到特征性胸膜摩擦音。

胸膜腔的密闭完整和负压是维持正常呼吸的前提条件之一。胸膜腔内压比大气压低，为负压。腔内仅有少量浆液，能润滑胸膜，减少呼吸运动时的摩擦。由于胸膜腔负压及液体的吸附作用，正常情况下脏、壁两层胸膜是紧密贴附在一起的，因此，胸膜腔是完全密闭的、潜在性的腔隙。只有在病理性积液或外伤性气胸等情况下，才成为真实的腔隙。胸膜腔的密闭性及其中的负压，使肺经常处于扩张状态，这对于维持正常的呼吸是必需的前提条件之一。

壁层胸膜按其被覆的部位不同，可以分为 4 个相互连续的部分：①被覆在胸骨、肋骨、胸横肌、肋间肌和胸椎体两侧的部分为肋胸膜，与胸壁结合不紧密，较易剥离。②被覆于纵隔两侧的部分，称纵隔胸膜。它的前份包被在凸起的心包表面，后份覆盖胸椎椎体、胸主动脉和食管，中份则包绕进出肺门、组成肺根的各个结构，并返折至肺表面，延续为脏胸膜；在肺门的下方，纵隔胸膜成双层，从食管外侧面至肺的纵隔面，延续为脏胸膜，这一双层胸膜结构称为肺韧带。肺韧带对肺起固定作用，当发生气胸时，由于该韧带的牵制，肺虽被气体压缩，但仍可固定于纵隔两侧。此外，肺韧带也是胸外科手术时的重要标志性结构之一。③被覆于膈上面的部分，称膈胸膜，其边缘除内侧向上延续为纵隔胸膜外，其余部分均向上移行于肋胸膜。④肋胸膜向上延续，被覆在胸廓上口平面以上、伸入颈根部的部分，称胸膜顶。胸膜顶呈穹窿状覆于肺尖上方，最高点达锁骨内 1/3 上方 2~3cm、第 1 肋软骨上缘上方 3~4cm。

壁层胸膜各部分之间相互转折形成的结构称为胸膜反

折。如肋胸膜在胸骨后方移行为纵隔胸膜,形成胸骨反折;肋胸膜在接近肋弓下缘处延续为膈胸膜,形成肋膈反折。胸膜反折的体表投影标志着胸膜腔的范围,对临床上的心包穿刺、胸骨劈开、前纵隔手术和肾手术等具有较重要的意义。

胸膜反折的位置不会随肺的运动而改变,且在反折处存在一定的间隙,即使肺充分扩张,也不能完全充满,这些间隙称为胸膜隐窝。其中以肋纵隔隐窝和肋膈隐窝较为明显。肋纵隔隐窝是肋胸膜前缘与纵隔胸膜前缘相互转折形成的,左侧较右侧明显,位于胸骨左侧第4~5肋间隙的后方、心包的前方和肺的心切迹的内侧。肋膈隐窝是肋胸膜下缘转折延续为膈胸膜处的间隙,呈半环形,自剑突向后下至脊柱两侧,左右各一。其上界相当于肺下缘,下界为胸膜腔的下缘,在呼吸运动中随着肺的缩小与扩张而改变大小。人体直立位时,肋膈隐窝的后部较深,是胸膜腔的最低点。

心包前方无胸膜覆盖,直接与胸骨和肋软骨后面相连,故此区又称心包裸区。值得注意的是,心包裸区与左肋纵隔隐窝有时被误认为是同一个区域,其实两者有本质的区别。心包裸区是心包未被胸膜覆盖而裸露的区域,它位于两侧胸膜前反折之间;而左肋纵隔隐窝是胸膜腔内左第4~5肋间隙前端的部分,由于存在肺的心切迹,此处胸膜腔未被肺占据。因此,前者在两侧胸膜腔之间,后者位于左胸膜腔内。一般来说,心内注射的进针部位最好选择在心包裸区,这样,既不伤及肺,也不会损伤胸膜,而且直接到达心脏。心包积液的穿刺,常在剑突与左肋缘相交的夹角处进针。除了此区是心包裸区外,还因为它正对心包前下窦。该窦是浆膜性心包前壁移行于下壁之处与心之间形成的,是一个与胸膜肋膈窦相似的隐窝,深度1~2cm,无论心脏处于收缩期还是舒张期,它都不被心脏占据。心包前下窦是心包腔的最低点,有心包积液时,在此处穿刺抽取积液比较彻底。

肋椎角是第12肋下缘与第12胸椎体之间形成的夹角,除了它正对肾上极的后方、在肾手术中要注意勿伤及胸膜外,它也是肋膈隐窝最低处,病理性胸膜腔积液首先积存于此,所以,肋椎角也是穿刺抽液的较好部位之一。

(二)胸膜的神经

胸膜因部位不同,其神经支配也不一样。脏层胸膜由肺丛的内脏感觉神经支配,主要为迷走神经和交感神经,对触摸和摩擦等机械性刺激及温度感觉不敏感,定位也不准确,但对牵拉敏感,故肺手术时,可在肺根处局部阻滞肺丛的传入冲动,麻醉牵拉刺激。

壁层胸膜是由躯体感觉神经分布,对机械性刺激敏感、痛阈低,定位准确。其中,肋胸膜和膈胸膜外周部分由肋间神经分布,膈胸膜的中央部分和纵隔胸膜则由膈神经的分支支配。

膈胸膜的神经支配有鲜明的特点:①膈胸膜的周围部和中央区接受不同的神经支配;②分布到膈胸膜的神经,既支配膈胸膜,又分支支配其他区域。因此,当膈胸膜受刺激时,可产生典型的牵涉性疼痛。如下6对肋间神经既有分支分布于膈胸膜的周围部,也分布于下胸部和腹壁,当膈周围部的浆膜壁层受刺激时,在下胸部或腹前壁就可出现牵涉性疼痛;分布于膈胸膜中央区的膈神经,传入纤维主要来源于第3、4颈神经的后根,其相应的皮肤节段分布区位于颈部和肩部,所以,当膈中央区的浆膜受刺激时,牵涉性疼痛常常出现在颈部和肩部皮肤。

(三)胸膜的血液和淋巴循环

脏层胸膜由支气管动脉和肺动脉供血,回流静脉与同名动脉伴行。淋巴注入肺门淋巴结。壁层胸膜由支气管动脉、胸廓内动脉、肋间动脉及膈上动脉供血,回流静脉与同名动脉伴行。胸膜顶的淋巴汇入锁骨上淋巴结;其余部分注入胸骨旁淋巴结及肋间后淋巴结,此外膈胸膜、纵隔胸膜的淋巴可引流到纵隔淋巴结;而膈胸膜的淋巴还可以通过膈至腹腔的主动脉外侧淋巴结。

胸膜毛细血管内静水压增高(如充血性心力衰竭)、胸膜通透性增加(如胸膜炎症、肿瘤)、胸膜毛细血管内胶体渗透压降低(如低蛋白血症、肝硬化)、壁层胸膜淋巴回流障碍(如癌性淋巴管阻塞)以及胸部损伤等,使胸膜腔内液体产生增多,回流减少,引起胸腔积液。

(1)漏出性胸腔积液常见原因:充血性心力衰竭、缩窄性心包炎、肝硬化、上腔静脉综合征、肾病综合征、肾小球肾炎、透析和黏液性水肿。

(2)渗出性胸腔积液常见原因:①胸膜恶性肿瘤,包括原发性间皮瘤和转移性胸膜瘤。②胸腔和肺的感染,如结核病和其他细菌、真菌、病毒、寄生虫感染。③结缔组织疾病,如系统性红斑狼疮、多发性肌炎、硬皮病、干燥综合征。④淋巴细胞异常,如多发性骨髓瘤、淋巴瘤。⑤药物性胸膜疾病,如米诺地尔、溴隐亭、二甲麦角新碱、甲氨蝶呤、左旋多巴等。⑥消化系统疾病,如病毒性肝炎、肝脓肿、胰腺炎、食管破裂、膈疝。⑦其他,血胸、乳糜胸、尿毒症、子宫内膜异位症、放射性损伤、心肌梗死后综合征等。

二、正常胸膜超微结构

(一)间皮细胞

间皮细胞位于壁层胸膜和脏层胸膜表面单层排列,形成一种光亮平滑的半透膜。间皮细胞位于胶原蛋白,弹性纤维,毛细血管和淋巴管的基质上,形成一种保护膜,它们可使肺在胸部扩张和收缩时,免受胸膜液和间皮细胞的摩擦。由于间皮下结缔组织的牵拉程度的不同,间皮细胞的形态各异、大小不一,可表现为扁平、立方形或者柱形。间皮细胞有着丰富的生理功能。间皮细胞可分泌大分子化合物和形成巨噬细胞颗粒和成熟的间皮下基质,并产生对于胸腔内白细胞具有募集作用的中性粒细胞趋化因子和纤维蛋白溶解物质。间皮细胞还参与跨浆膜腔的液体和细胞运输、抗原呈递、炎症和组织修复、凝血和纤维蛋白溶解以及肿瘤细胞黏附等。间皮细胞可以通过产生各种细胞因子维持促凝剂和纤溶活性之间的平衡,可以合成纤维蛋白并因此形成粘连。

间皮细胞以紧密、黏附、缝隙和桥粒连接来互相连接在一起。在间皮细胞表面可见 1~3μm 长的微绒毛,内含高浓度糖蛋白和透明质酸。间皮细胞与细长的微绒毛结合富含透明质酸在胸膜腔形成润滑剂,减少呼吸工作所需的阻力,同时保护间皮细胞在胸膜运动的过程中损伤。微绒毛密度为 2~30 根 /μm^2,在胸膜表面呈不规则分布。一般说来,脏层胸膜的密度高于壁层胸膜,基底区域高于尖顶区域。微绒毛突出于胸膜表面,可扩增胸膜的表面积,有利于促进胸膜腔内液体运输与代谢活动。壁层胸膜与脏层胸膜的最重要区别是壁层胸膜细胞间有许多微孔,这些微孔通常成簇或成组分布,密度范围从肋间面的 100 个 /cm^2 至横膈面的 8 000 个 /cm^2,微孔的直径在 0~40μm,平均 1μm。微孔与周围淋巴腔隙相接,为胸膜腔内液体、蛋白质和细胞成分的逸出孔道。人横膈面胸膜还有直径约 6.2μm 的特殊微孔。他们从未在胸壁的壁层胸膜或肺表面的脏层胸膜上被发现。大多数人的横膈面微孔很深,形成的通道似乎将胸膜腔与下面的淋巴管连接起来。它们中的一些以浅坑出现,暴露了下面的结缔组织的成分。在横膈面胸膜的某些区域,胸膜微孔在其开口周围有巨大的间皮细胞微绒毛。与间皮细胞表面上的其他微绒毛相比,这些微绒毛总是更长,并且具有更密集的网络状或花环状。以这种方式,间皮细胞在通道中形成了具有瓣膜样的功能。本研究结果表明,作为永久性结构的横膈面胸膜微孔可将胸膜腔内的液体、颗粒和细胞快速清除至横膈面胸膜下的淋巴系统。

(二)间皮下基质

间皮下基质在间皮细胞组织以及它的疏松层之下,两者之间靠基底膜分隔,间皮下基质为间皮下基质等大分子物质所组成的一层复杂的网络结构层。基底膜是位于间皮细胞下一层薄薄的疏松结构,主要由胶原蛋白、非胶原蛋白、弹性蛋白、蛋白聚糖与氨基聚糖等构成,对间皮层起支撑作用。胶原蛋白属于不溶性纤维形蛋白质,胶原是间皮下基质的主要成分,结缔组织中的胶原主要是 I、II、III 型胶原,IV 型胶原主要存在于基底膜。具有转移潜能的肿瘤细胞产生的胶原酶能特异性作用于 IV 型胶原而破坏基底膜,为侵袭、转移创造条件。间皮下基质可由间皮细胞产生,间皮细胞合成间皮下基质相关分子,例如 I、III 和 IV 型胶原蛋白,弹性蛋白,纤维粘连蛋白,层粘连蛋白和蛋白聚糖等。间皮下基质还参与基底膜的构成,对维持基底膜结构的完整性起着重要作用。

研究表明,间皮下基质并非像过去认为的仅仅起惰性支持物的作用,或只是让细胞连接在一起,形成组织、器官。而是含有大量信号分子,积极参与控制细胞的生长、极性、形状、迁移和代谢活动。间皮下基质内有很多细胞参与维持胸膜功能的平衡稳定,比如成纤维细胞、巨噬细胞和肥大细胞等。大量研究表明,间皮下基质是许多细胞维持其正常的生理功能的重要介质及场所,间皮下基质参与细胞增殖、分化、黏附、游走到基因的表达及细胞的死亡等。如内皮细胞分泌胶原蛋白和膜黏蛋白于胸膜的基底膜上,反之,这些蛋白又作为信号"指挥"内皮细胞生长、迁移的方向。人在胚胎发育或愈伤再生时,上皮细胞正是沿着基底层发展的。由此可知,调节细胞生长、发育的若干信息正是通过胞外基质传递的。此外,间皮下基质也是可以协调炎症后创面修复及组织重建的各个环节,由于间皮下基质是许多细胞因子及生长因子重要的储藏器,在一些情况下它可以选择性地在局部蓄积或释放这些因子,调节和减轻各种生物学反应。间皮下基质之下即为肺间质或胸膜外壁层间质。

(三)胸膜毛细血管

胸膜分为脏层胸膜和壁层胸膜。脏层胸膜动脉供应来自支气管动脉和肺动脉,静脉与动脉相伴行。脏层胸膜淋巴系统汇入肺门淋巴结。脏层胸膜的神经由肺神经丛支配。壁层胸膜的动脉供应来自支气管动脉、肋间动脉、胸廓内动脉和膈上动脉,静脉与动脉相伴行。胸膜具有丰富的血液供应和仅位于间皮层深处的淋巴系统,是一种动态层,有一定的延展性,可保护肺和胸膜腔免受感染,同时也可保护肺在呼吸扩张萎陷的过程中不会损伤肺实质。毛细血管膜通透性和淋巴系统之间的平衡调节是胸膜腔结构稳定的基础。当病理过程导致静水压力梯度,毛细血管膜通透性和淋巴系统之间失衡时,就会积聚液体,出现胸腔积液。胸膜微血管是连通小动脉和小静脉间的细小血管,分支连通成网,故也称终末血管床。按血管分支的顺序,微血管主要包括微动脉、毛细血管和微静脉。有些还有直接通连微动脉和微静脉的两种短路:直捷通路和动静脉吻合。

胸膜的毛细血管是连续的,无窗孔的,有连续的间皮和基底膜,细胞间紧密连接,基膜完整,细胞质中有许多吞饮小泡。毛细血管的内皮细胞有胞饮功能,胞质内小泡众多,单个或簇状排列,他们可相互融合成大泡或细胞内通道,与管腔面、基底面或细胞间隙交通。小泡的功能是参与大分子、小分子物质的运输。毛细血管内皮细胞间常以多处桥粒连接,而在近血管腔和基底面的细胞间隙,未发现有紧密连接。毛细血管细胞之间有很多细胞间孔,是胸膜腔液体及大分子物质进入毛细淋巴管道的通路。据超薄切片和冷冻复型电镜观察,认为胸膜毛细血管这些结构特点,使胸膜腔内液体运输与代谢活动能力大大提高,同时维持胸膜腔内环境和压力的稳定。

三、胸膜的生理功能

胸膜由单层间皮细胞构成。间皮细胞不仅能够提供一个光滑无粘连的表面以利于肺脏的运动,还具有其他许多重要功能。包括胸腔积液的吸收和物质的转运、分泌黏多糖和表面活性物质、参与炎症反应、征集白细胞、抑制肿瘤的生长与播散、溶解纤维素,以及参与胸膜损伤的修复。

(一)分泌和渗出

1. 分泌黏多糖和表面活性物质　胸膜间皮细胞分泌于表面的黏多糖主要为透明质酸。实验研究发现透明质酸浓度的增加与胸腔积液的存在有关,在培养的间皮细胞受损后发现合成透明质酸和富含透明质酸的胞外基质增加。另外,间皮细胞表面含透明质酸的外膜可保护细胞免受病毒感染和淋巴细胞的细胞毒作用,并促进分化,还可能预防粘连形成以及肿瘤细胞的入侵。

胸膜间皮细胞内及表面含有类似Ⅱ型肺泡上皮细胞所具有的片层体。体外试验发现间皮细胞可合成大量卵磷脂,而后者是构成片层体和肺表面活性物质的主要成分,提示间皮细胞也可能产生和分泌有润滑作用的表面活性物质。

2. 分泌各种炎症因子和免疫调节介质　胸膜间皮细胞通过分泌各种前炎性、抗炎性及免疫调节介质来参与胸膜腔的炎症反应。这些介质包括前列腺素、前列腺环素、化学因子、一氧化氮、活性氮和氧自由基、抗氧化酶、细胞因子及生长因子、细胞外基质(ECM)分子和凝集反应产物等。当间皮细胞吞噬细菌或石棉纤维后即被激活,释放出白介素-8(IL-8)。继而又释放透明质酸和一些介质,如白介素-1β(IL-1β)、肿瘤坏死因子-α(TNF-α)和干扰素-γ(IFN-γ)等,它们是中性粒细胞和单核细胞化学因子强有力的诱导剂,可诱导产生IL-8、生长相关肿瘤基因-α(GRO-α)和单核细胞趋化蛋白-1(MCP-1)。T细胞释放

的IL-17也促进间皮细胞释放GRO-α,尤其当IL-17与TNF-α同时存在时,更增加了GRO-α的释放和GRO-α mRNA的稳定性。间皮细胞又可分泌基质细胞衍生因子-1(SDF-1)和嗜酸粒细胞趋化因子,前者在体外可刺激产生B淋巴细胞前体(B1a),故可能引起胸膜腔内选择性B1淋巴细胞的聚集;而后者有趋化嗜酸粒细胞的作用,这可能是许多疾病伴有嗜酸性粒细胞性胸腔积液的原因。间皮细胞还表达转录巨噬细胞集落刺激因子(M-CSF)的mRNA,并分泌IL-6和M-CSF。IL-6的水平因IL-1β和TNF-α的存在而增高,且通常与前炎性细胞因子IL-1和TNF-α一起被诱导。循环IL-6主要诱导急性阶段的反应,而胸膜腔内源性IL-6可通过控制前炎性而非抗炎性细胞因子水平,在局部和全身的急性炎症反应中起重要抗炎作用。IL-1β和TNF-α还刺激间皮细胞分泌热休克蛋白(hsp)-72/73,后者有细胞保护功能,可减少间皮细胞在炎症反应中的损害。另外,转录粒细胞集落刺激因子(G-CSF)、粒细胞巨噬细胞集落刺激因子(GM-CSF)和IL-1的mRNA也可被细菌脂多糖(LPS)、TNF-α和表皮生长因子(EGF)所诱导。

(二)吸收功能

一般情况下,成年人每天可产生100~200ml的胸液。正常成人胸腔内的液体会不断地产生又很快被重吸收,从而保持着动态平衡。这种平衡一旦被打破,体内就会产生胸腔积液。而胸腔内的液体主要是通过壁层胸膜进出。其主要机制为胸腔积液经壁层胸膜的毛细血管滤过至胸壁间质,随后再进入胸膜腔,然后经壁层胸膜的淋巴孔重吸收,壁层胸膜的淋巴管网是胸腔积液回流的主要途径。电镜下,胸膜间皮细胞是位于基底膜上,与淋巴管内皮细胞之间只间隔了一层结缔组织,而淋巴孔处的基底膜缺失。淋巴孔中的细胞突起对淋巴引流起着瓣膜样的作用,其只允许进入淋巴孔的物质进行单向流动:淋巴孔突起在开放时吸收物质进入到淋巴陷窝,而关闭时将该物质推向下一级淋巴管,使得淋巴孔具有相应的吸收功能。

另一方面,胸膜间皮细胞的胸膜腔面有完善的微绒毛和囊泡系统。而微绒毛不仅大大增加了胸膜的吸收面积,还可捕获胸腔积液中的蛋白质和其他分子成分,加之覆盖其上的多糖-蛋白复合物可结合液体,更加有利于胸腔积液的吸收。而间皮细胞的囊泡通常与质膜相连,起到转运液体和颗粒物质通过间皮的作用。而细胞与细胞之间有连接复合物,包括紧密连接、黏附连接、缝隙连接和桥粒连接。其中紧密连接保障细胞具有极性,并形成半透膜屏障,使得间皮细胞的通透性很低,类似微血管内皮;而黏附连接可建立细胞层结构和黏附支撑;缝隙连接则是细胞间的水通道,

这些细胞之间的连接使得壁层胸膜具有良好的吸收功能。与腹膜相比，胸膜吸收能力较为有限，因此灌注液对血液成分的影响较小，从而使胸腔灌注液的选择更为灵活，如蒸馏水和葡萄糖等。

一旦胸膜的吸收功能受到相关因素影响，就会产生相应的疾病，如恶性胸腔积液。恶性胸腔积液的主要是通过壁层胸膜和 / 或脏层胸膜的肿瘤转移，破坏了胸膜的毛细血管，引起胸膜的相关炎症反应，进而使毛细血管的通透性增加，液体的大量渗出或淋巴管阻塞，使正常胸液的循环被破坏，就会产生大量的胸腔积液。恶性肿瘤同时会消耗大量的蛋白，引起血浆内的胶体渗透压降低，这也会导致胸腔积液的产生。

（三）防御功能

正常的胸膜浆液中通常也包含有少量细胞，大约 1 500 个 /ml 细胞成分，多数为单核细胞，少量为淋巴细胞、内皮细胞、巨噬细胞，以及少量的多形核白细胞，这些细胞均有一定的免疫作用，从而为胸膜带来一定的防御功能。同时，胸膜会分泌大量的细胞因子，这些细胞因子在胸膜局部发挥防御功能，不仅具有抗病毒、抗细菌等作用，而且可以调节免疫系统中其他细胞的功能。

1. 分泌糖胺聚糖，形成保护屏障 胸膜间皮对物理损伤和生物入侵提供了保护屏障。胸膜间皮细胞通过紧密连接的方式紧密地结合在一起，并且间皮细胞表面存在糖胺聚糖，主要是透明质酸，其可能组装成含有透明质酸的细胞外基质围绕微绒毛，保护细胞免受摩擦和药物损伤，保护细胞免受病毒感染和淋巴细胞的细胞毒作用。透明质酸也可能在细胞分化、防止粘连形成和肿瘤传播中发挥重要的作用。胸膜间皮细胞也可分泌一定的肺表面活性物质，而肺泡表面的活性物质不仅可以降低肺泡表面张力，而且具有调节支气管、增强肺泡内巨噬细胞的作用，这也是胸膜防御功能的一个方面。

2. 抑制肿瘤的生长与播散 许多研究表明，炎症介质 IL-10、IFN-α 可上调间皮细胞黏附分子的表达，从而促进肿瘤细胞黏附到该处的间皮。一旦肿瘤细胞黏附到间皮细胞，它们能够迁移穿过间皮，侵入局部器官内。研究表明，游离的透明质酸可以绑定到肿瘤细胞的 CD44 分子上，阻止肿瘤细胞与间细胞 CD44 分子受体的相互作用，从而阻止肿瘤细胞黏附到间皮细胞，透明质酸起到抑制肿瘤细胞黏附的作用。在正常生理条件下，间皮细胞分泌透明质酸进入浆膜液，可以保护浆膜表面免受肿瘤的植入。另外，胸膜间皮细胞通过产生抗血管形成的因子内皮稳定因子抑制血管生成，从而阻止肿瘤的播散和胸膜恶变。然而，肿瘤细胞易于附着在受损的间皮细胞表面，其原因很

可能是损伤部位的纤维渗出截获肿瘤细胞，并通过整合素将其结合于间皮细胞下的结缔组织。此外，炎症刺激间皮细胞释放的一系列生长因子可能在肿瘤细胞的生长中发挥作用。

（四）修复功能

在胸腔内炎症、肿瘤、感染或者接触石棉等因素的刺激下，胸膜间皮细胞会因为坏死或者凋亡而发生脱落，从而要求胸膜间皮细胞通过再生来修复损伤的胸膜。正常情况下，胸膜间皮细胞维持在有丝分裂期间，其维持胸膜的常规更新换代的速度是缓慢的。有部分胸膜间皮细胞脱落至胸膜腔内处于游离状态，此部分胸膜间皮细胞保持再生功能，在各种理化因素的刺激下，如机械损伤、炎症、感染、肿瘤等因素的刺激下，部分胸膜间皮细胞进入有丝分裂期，更新速度明显加快。炎症状态下，胸膜间皮细胞可以分泌多种生长因子和炎症因子，包括转化生长因子、血小板衍生生长因子、成纤维细胞生长因子、表皮生长因子、血管内皮生长因子、肝素结合生长因子、肝素结合成纤维细胞生长因子等。一方面刺激胸膜间皮细胞自身的增生，达到修复受损胸膜的效果；另一方面通过细胞因子浓度梯度募集白细胞及成纤维细胞至受损胸膜附近，协助修复胸膜。在多种因子的刺激下，胸膜间皮细胞可以通过两种形式发挥修复胸膜的功能。一方面，胸膜腔内游离的间皮细胞在各种生长因子和炎症因子的刺激下，通过浓度梯度弥散附着于受损区域，定植在裸露受损的胸膜表面，对受损的胸膜进行修复。这些游离的胸膜间皮细胞可能来源于受损区域边缘或者对面的浆膜层增生和脱落的间皮细胞。部分游离的间皮细胞具有间皮母细胞的属性，在炎症或机械损伤等刺激下可以表现出再生功能。另一方面，胸膜受损后释放的介质会刺激损伤区域周围的间皮细胞增生和活化，之后活化的间皮细胞分泌细胞因子打破间皮细胞之间的连接，在受损区域周围炎症因子的浓度梯度影响下进行移动和转移，进而移至损伤区域表面进行修复，增生并融入胸膜间皮层。此外，胸膜损伤区域的各种细胞因子可以募集白细胞，胸膜腔内的白细胞和毛细血管中的白细胞通过细胞因子浓度梯度趋化至受损的胸膜区域，通过释放白细胞相关炎症因子增强炎症反应，并进一步激活胸膜间皮细胞，促进胸膜间皮细胞对胸膜组织的修复和再生。

胸膜损伤修复的过程不仅有胸膜间皮细胞参与，白细胞和成纤维细胞等组织细胞也参与其中，并起到重要的作用，胸膜损伤修复是各种细胞参与并达到动态平衡的结果。白细胞和成纤维细胞在转化生长因子、成纤维细胞生长因子、肝素结合成纤维细胞生长因子等细胞因子的刺激下向损伤的胸膜区域聚集，并富集于损伤区域，与胸膜间皮细胞

一起发挥修复功能。在一些病理状态,如细菌性胸膜炎、结核性胸膜炎、脓胸、血胸等情况下,上述各种生长因子过度表达,从而刺激胸膜间皮细胞和成纤维细胞过度增生,导致胸膜肥厚和纤维化,这是胸膜纤维板形成的基础。

(五)刺激反应功能

无论是壁层胸膜还是脏层胸膜均为光滑的半透膜,其表面存在一层间皮细胞。胸膜对胸膜腔内外的刺激反应主要是通过胸膜间皮细胞来完成。胸膜腔内的刺激主要来自胸腔积液。间皮细胞靠近胸膜腔的一面有完善的微绒毛和囊泡系统,前者大大增加了吸收面积,增加了胸膜与胸腔积液的接触范围,有利于促进胸膜腔内液体运输与代谢活动。后者通常与细胞内的各种细胞器相连接,起到转运液体和大分子颗粒的作用。间皮细胞之间有连接复合物,包括紧密连接、黏附连接、缝隙连接和桥粒连接。其中紧密连接保障细胞具有极性,并形成半透膜屏障,使得间皮细胞的通透性很低,类似微血管内皮;黏附连接可建立细胞层结构和黏附支撑;缝隙连接则是细胞间的水通道。通过这种连接方式,脏层胸膜可以快速将胸腔积液和大分子物质排至血液循环中。此外,壁层胸膜间皮细胞相互连接处有淋巴小孔样的结构,这些小孔样结构通常成簇或成组分布,其与间皮下的淋巴系统直接相通,从而为快速排除胸膜腔内的液体和大分子颗粒物质提供通道。这些小孔样结构通常为圆形或者细长形,大多数分布在纵隔胸膜表面,尤其是胸部肋间下凹陷区。脏层胸膜虽然也含有丰富的淋巴管,但这些淋巴管不与胸膜腔相通,且无小孔样结构,转运液体和大分子颗粒主要靠壁层胸膜。胸腔积液的形成和吸收需要三个因素的相互作用,包括跨胸膜压的改变、间皮和毛细血管通透性改变、淋巴引流改变。后两者与间皮细胞的结构和功能的完整性密切相关。例如结核性胸膜炎或者其他疾病引起的胸膜反应破坏胸膜间皮的结构,并阻碍淋巴孔回流,从而形成胸腔积液,并且难以吸收。

当胸膜腔内出现炎性胸腔积液时,大量白细胞和蛋白以及其他大分子物质从胸膜血管中渗出,在此过程中胸膜间皮细胞起到重要作用。在感染因素的刺激下,间皮细胞释放化学因子,包括细胞外基质的大分子化合物和使之成为成熟的基质、巨噬细胞颗粒,以及产生纤维蛋白溶解物质和分泌中性粒细胞趋化因子,这些物质通常聚集在细胞顶端,并以从基底层到顶端的浓度差来引导中性粒细胞和单核细胞穿过间皮细胞层。此外,炎症刺激可以诱导间皮细胞表达一些细胞黏附分子,白细胞表面具有细胞黏附分子的受体,两者的结合促进白细胞进入胸膜腔,从而起到抗炎效果。

此外,胸膜间皮细胞还可以对胸膜表面的肿瘤细胞刺激发生反应,具有抑制肿瘤生长与播散的功能。间皮细胞外膜含有透明质酸,并可向胸膜腔内的积液分泌透明质酸,可抑制肿瘤细胞黏附于间皮细胞表面,此外,胸膜间皮细胞可通过产生抗血管生成的因子来抑制肿瘤的播散和胸膜恶变。另外,肿瘤细胞通常易于附着在受损的间皮细胞表面,可能与受损伤部位的纤维渗出截获肿瘤细胞有关。

(六)固定和支持

正常人的双侧胸膜腔是完全独立闭合而不相互沟通的两个潜在腔隙,从而对胸腔内的器官起到固定和支持功能,并且可以避免一侧胸膜腔的病变迅速累及另一侧。脏层胸膜覆盖在肺和纵隔内各个脏器的表面,并随着肺叶和肺小叶间隔进入到肺裂和肺实质内部。壁层胸膜覆盖在胸壁内面,脏层胸膜和壁层胸膜自然过渡的区域形成多个胸膜隐窝,发生胸腔积液时,胸膜隐窝为胸腔积液时最易存留的位置。脏层胸膜和壁层胸膜在胸腔内形成多个韧带,将肺组织和胸腔内的各个脏器固定在胸腔内的特定位置,并维持各种脏器的相互位置关系。自双侧肺门下方至膈肌上方,脏层胸膜前后两层从肺门的前后方汇合后形成双侧的下肺韧带,将双侧下肺固定在膈肌上方。一方面,下肺韧带可将双下肺的位置固定,避免了下肺在大幅度活动的情况下发生移位和扭转。另一方面,当进行上叶肺组织切除之后,下肺需要通过膨胀填补上叶肺组织切除之后所残留的空腔,此时下肺韧带向下牵拉下肺组织,束缚了下肺的膨胀,导致术后肺组织膨胀不全,故行上叶肺组织切除之后,需要将同侧的下肺韧带进行松解游离,促进下肺的膨胀复张,避免肺复张不全。

此外,脏层胸膜覆盖在肺表面,并深入到肺叶和肺小叶内部,将肺组织分割成一个个小的单元。这种结构为肺组织提供了机械保护和支撑,避免了呼吸过程中的肺损伤。一方面,相对于肺组织而言,胸膜含有较多纤维组织,对肺组织起到支撑作用,防止肺小叶在呼气末过度萎陷而导致难以再次复张;另一方面,脏层胸膜有一定的张力,限制了肺组织的过度膨胀,在过度吸气的情况下缓冲了肺组织在过度通气状态下所承受的应力,从而避免肺组织通气过度。

脏层胸膜的另一个功能是为肺水肿患者的肺内积液逸出肺组织提供通路,从而起到保护肺组织和减轻心脏循环负担的效果。当发生高静水压或者高渗透性肺水肿时,相当一部分的肺内水肿液通过脏层胸膜细胞之间的间隙裂孔进入到胸膜腔,从而减轻了肺泡水肿和对肺组织的损害。部分心力衰竭患者会出现肺循环淤血,增加了肺循环的静水压,肺循环中的大量循环液体通过脏层胸膜渗透到胸膜腔，从而脱离循环，减轻了体循环的容量，也减轻了心脏的负荷。对此类患者行胸膜腔穿刺抽液可减轻全身液体的过度负荷，对降低肺毛细血管压有明显效果。目前的研究表明，在对充血性心衰合并胸腔积液患者的治疗过程中，及时进行治疗性胸腔穿刺抽液是必要和合理的，尤其是面对大量胸腔积液的情况，及时行胸腔闭式引流持续排出胸腔积液可明显缓解心衰症状。

（七）胸膜对呼吸运动的影响

脏壁层胸膜覆盖胸壁内侧及肺表面并在胸膜反折处相延续，其表面含有一带电磷脂层，因此相对的脏壁层胸膜之间会产生相同电荷的静电斥力，从而避免摩擦和粘连，这种抗磨作用堪比润滑剂。由于对肺容积起到限制作用并且产生肺组织的弹性回缩力的结构是脏层胸膜，其对呼吸运动的影响较大。当吸气压接近零时，肺的弹性网状结构会恢复至其静息状态，从而产生弹性回缩力。

在正常呼吸中，两层胸膜会一起运动。在人体内，这一相对滑行速度接近于 10cm/s。脏层胸膜与壁层胸膜的弹力性质类似，因此在呼吸运动中的切变产生的压力对胸壁和肺表面的作用程度接近，从而避免了组织损伤，并能维持胸液的黏稠度。为了保证正常的呼吸运动功能，必须有维持肺组织紧贴胸壁的机制，因此机体必须存在避免胸膜腔内出现游离气体的机制，而此机制涉及不同压力的相互作用。

胸膜腔内压与肺内的压力成正比。当肺容积等于功能残气量时，肺和胸壁的弹性回缩力相等，此时胸膜腔内压是 $-5\sim-2cmH_2O$。当吸气时肺容积增加到肺活量时，胸膜腔内压持续降低，可低至 $-35\sim-25cmH_2O$。当出现间质性纤维化、肺水肿、肺不张或切除肺实质等肺的弹性回缩力增加的情况时，胸膜腔内压的负值会增大。当气道阻力增高时，如出现慢性阻塞性肺疾病、支气管狭窄或气道异物时，吸气时胸膜腔负值会进一步增高。胸膜腔内压在肺表面的分布并不一致，在胸膜腔内由高至低垂直分布着一个压力梯度。肺的重力作用是一个重要的影响因素，其他因素包括肺的大小、容积、形状和位置。高度每降低 1cm，胸膜腔内压的压力会变化 $0.25cmH_2O$，肺尖区域的负值（$-9\sim-7cmH_2O$）高于肺底区域（$-2\sim0cmH_2O$）。据此可以解释为何气胸时肺的上部通常塌陷程度会更大。

鉴于胸膜腔内静水压低于大气压，溶解于血液和组织间液的气体在理论上存在逃逸至胸膜腔的可能性。胸膜腔受到分布于胸膜的动静脉内气体分压的影响。氧气和二氧化碳在呼吸过程中存在交换，而氮气在呼吸过程中既不消耗也不产生。由于氧气的消耗量大于肺泡内二氧化碳的产生量，氮气的分压会由吸入气体的 563mmHg 轻度上升至

肺泡气体的 572mmHg。血液内的氮气分压为 575mmHg，接近肺泡气体。对于氧气和二氧化碳，情况有所不同。由于细胞的呼吸作用，血液成分在毛细血管水平会出现氧含量下降，二氧化碳含量上升。由于这两种气体在血液中的解离曲线不同，它们的气体分压改变也不一样。氧分压由动脉血中的 95mmHg 降至静脉血的 40mmHg，出现了 55mmHg 的压力变化。而二氧化碳分压由 40mmHg 升至 45mmHg，变化仅为 5mmHg。静脉血溶解的全部气体压力为 703mmHg，比动脉血（757mmHg）低了 54mmHg（相当于 $72cmH_2O$）。只要胸膜腔内静水压不低于 $-72cmH_2O$，这一压力梯度能够防止胸膜腔内气体的自发形成，并能在气胸的情况下保证气体能够在循环的静脉端重新吸收。

（八）胸膜腔的解剖生理特征与胸腔热灌注治疗的关系

由于大部分灌注液只能穿透几毫米的组织，因此有效的体腔灌注化疗的前提条件是手术切除了肉眼可见的全部肿瘤并且体腔外没有肿瘤细胞。增加灌注液的温度可以达到增强灌注化疗的效果。温热疗法在体外试验中与大多数化疗药物有增强或协同作用。在某些情况下（如应用顺铂时），增强作用与温度的升高（39~43℃）基本呈线性关系，而其他一些药物（如阿霉素、博来霉素、两性霉素 B）只在 42~43℃时效果最好。在体内协同作用见于甲氨蝶呤、环磷酰胺、阿霉素、博来霉素和顺铂等药物，同时与温热和药物能够取得最佳效果。

胸膜腔内容物不同于腹腔的肠管，过高温度的腹腔热灌注治疗会造成肠梗阻甚至肠管坏死等并发症，而胸腔热灌注治疗后导致的胸膜腔粘连闭塞反而成为其优势。有研究证明胸腔热灌注治疗的温度可达 48℃，大大高于腹腔热灌注治疗的温度上限。目前临床上胸腔热灌注治疗的温度区间选择在 41.5~48℃，大多可以达到控制恶性胸腔积液的目的，如果具备精确控温的条件，可以在上述区间选择患者耐受度较好的灌注液温度。

第二节　胸腔热灌注治疗方法

随着热疗用于杀灭肿瘤的机制探索和现代化设备的不断改进，胸腔热灌注治疗技术也随之不断演进。胸腔热灌注治疗技术逐渐由直接灌注、加热灌注、恒温水箱灌注发展到高精度持续循环灌注。高精度持续循环灌注利用高精度控温设备，实现灌注温度的精准控制，应用前景广阔。尽管技术的发展为我们的临床决策提供了更多的选择，但胸腔热灌注治疗适应证及禁忌证的评估仍然是保证疗效及较少并发症的重要前提。拟行胸腔热灌注治疗时需进行严格的适应证及禁忌证筛查。为获得更好疗效并控制风险，针对

不同的临床适应证,需选择不同的置管方式,调整不同的灌注模式及技术参数。如何选用胸腔热灌注液、是否加用抗肿瘤药物、如何控制抗肿瘤药物的副作用,也是胸腔热灌注治疗应用中需要考虑的重要问题。针对各种肿瘤导致的胸膜转移癌,胸腔热灌注治疗是重要局部治疗方法,其安全性及有效性也逐渐得到临床的验证。

一、胸腔热灌注治疗的适应证

通常情况下,胸腔热灌注治疗可用于胸膜原发性肿瘤及胸膜转移性肿瘤的局部治疗,其目的主要为控制肿瘤局部生长及控制胸腔积液。具体来讲,胸腔热灌注治疗的适应证主要包括:①恶性胸膜间皮瘤;②晚期肿瘤伴发的恶性胸腔积液(MPE);③胸膜弥漫性转移性癌结节;④肺癌切除术后的辅助治疗;⑤伴有胸膜播散的胸腺肿瘤的术后辅助治疗。另外,胸腔热灌注治疗尚可用于某些良性疾病所致的胸腔积液,如难治性感染性胸腔积液。

二、胸腔热灌注治疗禁忌证

虽然胸腔热灌注治疗对机体的生理影响较小,但在应用过程中仍需考虑患者的耐受性。生命体征不稳定,严重心、肺、肝、肾功能障碍或衰竭者,不宜进行胸腔热灌注治疗。从技术角度来讲,胸腔热灌注治疗需进行有创胸腔置管,需考虑出血、感染等并发症风险。因此,胸膜腔广泛粘连、严重的出凝血功能障碍、白细胞严重减少等不宜进行胸腔热灌注治疗。当肺、胸腺等胸腔内手术后行辅助性胸腔热灌注治疗时,需评估术后胸腔活动性出血风险。术后可疑活动性出血者,不宜进行胸腔热灌注治疗。另外,恶性肿瘤终末期或呈现终末期恶病质,预计生存时间不足 1 个月者,不宜进行热灌注治疗。

三、胸腔热灌注治疗模式选择

(一)预防模式
肿瘤根治术(RR)+IPHC,部分胸腔内肿瘤可以根治性手术切除,但因为瘤体较大、可疑外侵、术中瘤体可疑破碎,或者可疑阳性淋巴结较多,属于胸腔播散高风险患者,术后可以进行 IPHC 积极处理,清除游离癌细胞和微小癌结节,有效预防胸腔转移或者局部复发,提高患者的治愈率和无瘤生存期。

(二)治疗模式
肿瘤细胞减灭术(CRS)+IPHC,部分胸腔内肿瘤无法根治性切除,给予减瘤手术(CRS),术后残余瘤体较小,给予治疗性 IPHC,必要时联合放化疗,可以提高局部晚期患者的生存期和生活质量,甚至有可能达到临床治愈。CRS

应在保证手术安全的前提下,尽可能清除胸腔内肉眼可见的肿瘤病灶,最大限度地降低肿瘤负荷。研究表明,与单纯 CRS 相比,CRS+IPHC 能够在不增加并发症和死亡率的情况下,提高局部晚期肿瘤患者的总生存期和无复发生存时间,尤其是转移较局限、满意减瘤的患者。

(三)转化模式
Conversion+IPHC,部分胸腔内肿瘤首诊时已经合并大量胸腔积液或者胸腔广泛转移,患者胸闷、气喘、腹胀等症状严重,一般情况较差,放化疗无法耐受。可先行 IPHC 治疗恶性胸腔积液(MPE),清除或缩小病灶,改变癌细胞的生物学特性,抑制恶性胸腔积液的生成,待患者胸腔积液减少或消失、病情明显好转,再进行放疗、化疗、免疫治疗等其他治疗,部分患者甚至有可能转化为第二种治疗模式 CRS+IPHC,达到成功转化治疗的目的,以改善患者生存质量、提高长期生存率。

四、胸腔热灌注治疗时机选择

NSABP 首席专家 Fisher 指出,原发肿瘤切除后,24h 残留癌细胞增殖动力学发生变化,由 G_0 期进入增殖期,残留癌细胞 3d 后增值速度减缓,1 周后恢复至术前水平。因此,根治切除术后或姑息切除术后,IPHC 要尽早开始,尽量在 1 周内完成。

五、胸腔热灌注治疗前准备

签署治疗知情同意书并安抚患者情绪:在治疗之前,患者常常会因为对 IPHC 存在疑惑,而产生紧张、焦虑、恐惧等情绪。充分告知患者当及其家属当前病情及进行 IPHC 治疗的必要性及疗效,并将治疗风险及术后可能出现的并发症、预后情况详尽告知患者及其家属,对有疑问的地方详细及耐心地回答,以消除患者紧张、焦虑和恐惧的心理,并签署知情同意书。

六、IPHC 灌注管放置方法

传统 IPHC 技术大多采用开放手术置管,近年来在传统开放手术的基础上,IPHC 技术已应用于微创外科领域,腔镜辅助或 B 超引导穿刺置管进行 IPHC 治疗,充分应用微创的优势,也获得了较好的疗效。

(一)开放手术置管
该方法多用于 Ⅱ~Ⅲ 期恶性肿瘤患者,尤其是局部晚期患者,很难进行胸腔镜微创手术,通常在开放根治性切除或者姑息性切除手术结束后进行。

(二)胸腔镜辅助置管
该方法用于胸腔镜治疗或探查结束后,在腔镜直视下放置灌注管，通常位置较好，液体在胸腔内分布均匀，疗效较肯定，而且患者痛苦小、恢复快。

（三）B超引导置管

该方法创伤小、费用低廉、可以重复进行，在胸腔积液的诊断和治疗方面有很大优势，如果胸腔积液量少也可以在胸腔内注入生理盐水，或者建立人工气胸，便于放置胸腔热灌注治疗管。但是，B超引导置管未必适用于所有胸腔积液患者，当患者有胸部手术史、结核性胸膜炎等情况，胸腔常有粘连，穿刺置管风险较大。

七、IPHC技术参数

灌注管连接热灌注治疗系统，灌注液恒温、恒速、恒量地注入和排出体腔。IPHC的灌注温度、治疗时间、循环流速等技术参数标准设定如下：①灌注温度：45~48℃。②治疗时间和次数：灌注时间60~90min，一般为60min，多次IPHC时，每次治疗间隔24h；预防性IPHC通常1~3次，治疗性IPHC通常3~5次。③循环流速：200~400ml/min。

第三节 胸腔热灌注治疗的常用化疗药物

胸腔内热灌注治疗根据临床需求及患者的身体状况分为加或不加药物两种类型。加用抗肿瘤药物是目前临床上治疗恶性胸腔积液最常见的方法，通过药物的局部应用可直接杀灭胸腔内的癌细胞，达到控制疾病的目的。整体来说，理想的热灌注化疗药物应具备以下特点：能在一定时间内维持胸腔内较高的药物浓度，通过药物本身或其代谢产物杀灭肿瘤细胞；穿透性强，能够杀灭胸膜深层的肿瘤细胞；不良反应可控，具有较温和的局部刺激及全身反应；目前临床上应用于胸腔的药物根据作用机制可分为以下几种：化疗药物、生物免疫治疗药物、抗血管生成药物和其他抗肿瘤药物。其中化疗药物包括顺铂、卡铂、长春新碱等；生物免疫治疗药物包括核糖核酸Ⅱ、IL-2、干扰素、肿瘤浸润淋巴细胞、淋巴因子激活的杀伤细胞、短小棒状杆菌、假单胞菌菌苗、胞必佳和高聚金葡素等；抗血管生成药物包括重组人血管内皮抑制素、贝伐珠单抗等；其他抗肿瘤药物包括博来霉素、丝裂霉素、康莱特注射液、榄香烯、无水乙醇等。然而，大部分药物的使用方法是将胸液抽净后注入胸腔，并非严格意义上的胸腔热灌注治疗。

从有限的临床数据来看，顺铂（cisplatin，DDP）是目前控制恶性胸腔积液常用的药物。有研究显示，对于恶性胸膜转移患者，术后含有顺铂（300mg/m²）的胸腔热灌注治疗相比于滑石粉胸膜固定术和术后胸膜剥脱手术具有更加理想的预后（中位生存期15.4个月 vs. 6个月 vs. 8个月）。临床上，由于患者一般状况及医生习惯的差异，顺铂用药剂量波动于50~400mg/m²。

关于顺铂用药的耐受性问题，Richards等开展了一项Ⅰ~Ⅱ期关于术中胸腔热灌注治疗的临床研究。研究共纳入44例经手术切除的恶性胸膜间皮瘤患者，所有患者辅以术中顺铂热灌注化疗，剂量共分为50、100、150、175、200、225和250mg/m²共7个梯度。研究显示，当顺铂剂量达250mg/m²时可出现剂量依赖的肾脏毒性。亚组分析显示，175~250mg/m²组患者的生存显著优于50~150mg/m²组患者，差异具有统计学意义。

在肿瘤的治疗中，联合用药的价值越发显著。联合用药在胸腔热灌注化疗中同样得到了一定程度的认可。关于顺铂联合阿霉素胸腔热灌注化疗的安全性问题，de Bree等前瞻性的研究了13例胸膜间皮瘤患者，分别给予阿霉素和顺铂作为术中热灌注化疗药物，用药剂量：阿霉素25~54mg/m²联合顺铂65~120mg/m²。研究显示，在低剂量顺铂联合阿霉素的热灌注化疗方案中，药物副作用并没有显著增加。

作为化疗方案在晚期肺癌治疗中的重要借鉴。细胞毒药物联合抗血管生成药物在恶性胸腔积液的治疗中取得了一定的临床疗效。陈亚翔等前瞻性观察了重组人血管内皮抑制素（恩度）联合顺铂胸腔热灌注治疗非小细胞肺癌胸腔积液的临床疗效并在机制层面做了简要的阐述。研究共纳入62例恶性胸腔积液患者，随机分为对照组（n=30）和观察组（n=32），所有患者均行顺铂（10mg/m²）胸腔热灌注化疗，其中观察组联合应用15mg/m²的恩度作为联合用药。治疗后观察前后外周血循环内皮细胞及活性循环内皮细胞的数量变化。结果显示：联合用药组治疗有效率84.38%，显著高于单药治疗组的53.33%。联合用药组外周血循环内皮细胞及活性循环内皮细胞数量显著低于单药治疗组。这提示，联合抗血管生成药物的胸腔热灌注治疗效果更佳，可能与降低外周血循环内皮细胞及活性循环内皮细胞数量、抑制新生血管形成有关。

另外，核糖核酸Ⅱ近年来也被应用于热灌注治疗。它是从牛胰腺中提取出的核糖核酸，能够激活体内免疫细胞，提高人体的抗肿瘤免疫。张小丽等前瞻性的总结了注射用核糖核酸Ⅱ在胸腔热灌注治疗恶性胸腔积液的价值。研究共纳入92例老年恶性胸腔积液患者，随机分为两组，其中治疗组治疗方案：胸腔内灌注45℃生理盐水与注射用核糖核酸Ⅱ联合治疗，对照组仅用注射用核糖核酸Ⅱ治疗。治疗组有效率高于对照组（84.4% vs. 66.0%），差异具有统计学意义，且研究组不良反应显著低于对照组。这提示胸腔热灌注化疗联合核糖核酸Ⅱ治疗老年恶性胸腔积液安全有效。

虽然近年来用于胸腔灌注的药物有很多,都取得了一定的效果,但是这些药物在胸腔热灌注治疗中的潜在疗效需要进一步的研究。另外,几乎所有的胸腔灌注治疗药物都有不同程度的不良反应,如化疗药物的不良反应、生物免疫制剂引起的发热、硬化剂引起的剧烈疼痛等,都对晚期肿瘤患者造成一定的伤害。因此,对于治疗恶性胸腔积液的化疗药物,应寻找那些无不良反应,不给患者造成痛苦的药物,这是今后努力的方向。

第四节　胸腔热灌注治疗常用灌注液的选择

生理盐水、林格液、葡萄糖、蒸馏水均可作为灌注液体。灌注液体的选择主要取决于液体的脱水效果、肿瘤类型和药物。理论上,灌注液的脱水效果越好、导致肿瘤脱水死亡的可能性越大,治疗效果也越好。从这一角度出发,蒸馏水是最佳选择。但蒸馏水在导致肿瘤脱水的同时也会导致正常组织脱水,患者可因此出现高钠血症、高钾血症。临床实践中极少有患者能够耐受蒸馏水灌注治疗时产生的脱水效应,因此其使用率不高。即便选择蒸馏水时,也宜与其他液体,如生理盐水、葡萄糖交替使用。从实用性和安全性出发,在临床实践中可将生理盐水作为首选。需要注意的是,奥沙利铂和国产的卡铂与生理盐水稀释溶解在一起会引起药效不稳定,这两种药物的灌注溶液需用 5% 葡萄糖液,术中可引起血糖升高,需作相应的处理,对于合并糖尿病的患者尤其注意。采用循环机治疗时,灌注的循环溶液一般为 1 000~1 500ml,胸腔内留液一般是 500ml 左右,因患者个体差异可有增减。采用外辐射加热治疗时,胸腔内灌注液容量 100~200ml。灌注输入速度应控制在 100ml/min 以内,防止诱发急性肺水肿。

恶性胸腔积液的胸腔热灌注化疗已广泛开展。0.9% 氯化钠 2 000~3 000ml 加热至 38℃经上方引流管注入胸腔,注入速度 200~300ml/min,下方引流管开放使氯化钠液对胸腔产生冲洗作用,尽量将胸腔积液彻底引流干净,0.9% 氯化钠液 500ml 加入顺铂加热至 43℃循环热灌注 1h 后夹闭导管,使顺铂潴留于胸腔内。

手术联合胸腔热灌注化疗可应用于胸腺瘤术后胸膜转移的患者,0.9% 氯化钠溶液充当灌注液,化疗药物选用顺铂联合表柔比星,胸腔温度维持 42.5℃,灌注 60min。也有报道使用 0.9% 氯化钠(3~4L),化疗药物选择顺铂联合阿霉素,胸腔温度维持 42℃,持续灌注 60min。

对于恶性胸膜间皮瘤患者,胸膜扩大切除联合胸腔热灌注化疗也可取得良好效果。对于此类患者,胸腔热灌注化疗使用灌注液为 0.9% 氯化钠(2.5~3L),化疗药物为顺铂单药物,胸腔温度维持 42℃,持续灌注 60min。也有报道使用 0.9% 氯化钠溶液作为灌注液,化疗药物使用表柔比星联合顺铂,胸腔温度维持 42.5℃,持续灌注 60min。

腹膜假黏液瘤可发生胸腔转移,可使用胸腔热灌注化疗辅助治疗。此类患者,胸腔热灌注化疗使用灌注液为 0.9% 氯化钠溶液,化疗药物为丝裂霉素单药或者丝裂霉素联合顺铂,胸腔温度维持 42~43℃,持续灌注 60min。

乳酸钠林格液属低张溶液,其中各种成分和离子含量更接近细胞外液,临床上常用于扩容。据报道,卵巢癌合并胸腔转移患者使用胸腔热灌注化疗可选择乳酸钠林格液(3L)作为灌注液,化疗药物顺铂,胸腔温度维持 42℃,灌注以 800~1 000ml/min 的速度持续 90min。

第五节　胸腔热灌注治疗胸膜转移癌的疗效及安全性评估

一、胸膜转移癌与胸腔热灌注治疗

几乎所有恶性肿瘤都可在晚期影响胸膜,从而引起胸膜转移癌并伴有胸腔积液。进行性加重的呼吸困难、胸痛和干咳是其主要的临床症状。胸膜转移癌分为壁层胸膜恶性肿瘤(parietal pleural malignancies,PPM)和脏层胸膜恶性肿瘤(visceral pleura malignancies,VPM)。以往多选择胸腔闭式引流,部分患者联合免疫治疗、胸腔内局部化疗等,临床效果差强人意。胸腔热灌注治疗是一种新型的治疗方式,其对 PPM 效果好于 PPM。该技术利用正常细胞与癌细胞与对热效应的敏感度差异,选择适当温度,正常组织对热效应耐受性好,而肿瘤细胞对热效应耐受性差,从而实现杀灭癌细胞的作用;高温可提高癌细胞的化疗敏感性,增强化疗药物的效果。此外,胸腔热灌注化疗是以大量热生理盐水为载体,循环灌洗患者胸膜腔,可杀灭胸膜上的转移瘤细胞,并可通过冲洗清除胸腔内散在分布的癌细胞。胸腔热灌注治疗胸膜转移癌的文献并不多,一项仅基于五项回顾性研究的荟萃分析显示,胸腔热灌注化疗对胸膜转移癌的生存率有益。

二、胸腔热灌注治疗胸膜转移癌疗效评估标准

治疗结束后 1 年进行近期疗效评估,疗效依据 WHO 标准分为:①完全缓解:胸腔积液全部消失,且至少有 1 个

月无胸腔积液复发；②部分缓解：胸腔积液较前减少30%，从大量下降至中量或从中量下降至少量，且至少有1个月无胸腔积液明显增加；③好转：胸腔积液在同一级别内减少，且至少持续1个月；④稳定：胸腔积液无明显减少或增多，且至少持续1个月；⑤进展：胸腔积液较治疗前明显增多。总有效率 =（完全缓解例数 + 部分缓解例数 + 好转例数）/ 总例数 ×100%。不良反应依据WHO化学治疗药物不良反应分度分Ⅰ～Ⅳ度。生活质量：治疗前1d、治疗结束1d按肿瘤患者生活质量评分评估生活质量。肿瘤患者生活质量评分共12个项目，包括食欲、精神、日常生活、睡眠、疲乏、疼痛、家庭的理解与配合、同事的理解与配合、自身对癌症的认知、对治疗的态度、治疗的副作用、面部表情。每个项目分值1~5分，总分12~60分。评分越高，表明患者生活质量越高。

三、胸腔热灌注治疗胸膜转移癌的疗效及安全性

胸腔热灌注化疗主要不良反应是肾毒性，另一种毒性是肺水肿。在动物实验中，Yoshida等观察到，在43℃高温3h后，可能会出现肺水肿。Sakaguchi等研究，以80mg/m²的剂量使用顺铂的胸腔内灌注化疗，持续1h，是安全有效的。总之，胸腔热灌注治疗联合顺铂化疗表现出有利的药物动力学特征，可用于控制恶性胸腔积液的可选治疗。李晶等的研究中，通过分析和简化胸腔内灌注术，建立了简化的三维胸腔内灌注模型并成功进行了验证。通过数值计算分别在特定的入口温度和治疗时间分别为45~55℃和60~180min的范围内对胸膜恶性肿瘤的平均治疗深度进行了研究。结果表明，PPM的处理深度远大于VPM的处理深度。此外，在60~120min内，随着处理时间增加30min，PPM的平均处理深度增加了1mm，入口温度在45~55℃范围内增加了1℃。当治疗时间超过120min时，平均治疗深度不会明显增加。此外，值得注意的是，在入口温度为45℃且处理时间为60min时，平均处理深度达到0.3mm。因此，可以根据以上结论得出其他治疗条件下的平均治疗深度。当PPM的形状大多为半球形或球形时，由于平均治疗深度可类似于肿瘤半径或直径，因此可针对不同的肿瘤大小确定适当的灌注液入口温度和治疗时间。但是，平均治疗深度和入口温度之间的线性规律仅适用于与研究对象具有相似体型的患者。总之，胸腔内灌注可以为PPM提供更好的治疗，并且仅对VPM提供微弱的治疗效果，可能不适用于较大的VPM。

到目前为止，尚无用于选择细胞抑制剂或其剂量的标准化方案或基于证据的建议。顺铂仍被用作胸腔热灌注化

疗的最常见药物。剂量以mg/m²体表面积（KOF）给出，范围为150~175mg/m²KOF。胸腔内使用的最大顺铂剂量为22mg/m²KOF，因为在较高剂量下观察到术后肾功能不全的发生率明显升高。体内研究显示，胸腔内顺铂浓度（灌注液）比全身浓度（血清）高约55倍。

除顺铂外，其他细胞抑制剂（例如阿霉素、吉西他滨、丝裂霉素）也可以不同剂量并有时组合使用。体外研究还表明，通过两种化学治疗剂的组合可以提高疗效。临床上，顺铂经常与阿霉素（例如65mg）联合使用。还使用了顺铂175mg/m² KOF和吉西他滨1 000mg/m² KOF的组合。

洛铂是继顺铂、奈达铂等的第三代铂类化疗药物，抗肿瘤活性强且与其他铂类药物无交叉耐药、毒性反应轻等特点。研究表明，与一、二代铂类化疗药物相比，胸腔内注射洛铂治疗恶性胸腔积液的效果更好；洛铂溶解度较高，酸碱度与人体内环境相似，与人体亲和性较好，理化刺激小。此外，洛铂不易通过胸膜屏障，可以较长时间维持胸膜腔药物浓度。由此推论，洛铂胸腔恒温循环热灌注不仅能提高化疗效果，还能降低化疗药物用量减少毒性反应。

张厚云等研究显示，洛铂胸腔恒温循环热灌注治疗恶性胸腔积液临床效果较好，不仅能改善患者生活质量，还能提高患者生存率，而且安全性较高。Moon等报道了34例经过胸腔镜探查后行胸腔热灌注治疗的恶性胸腔积液患者，结果显示胸腔积液完全缓解的患者有19例，完全缓解率为55.9%，胸腔积液部分缓解的患者有9例，部分缓解率为26.5%，其控制胸腔积液的总有效率为82.4%。陈永东等的研究显示，胸腔积液完全缓解17例，完全缓解率为49%，胸腔积液部分缓解10例，部分缓解率为29%，控制胸腔积液的总有效率为91%，略高于Moon等的报道结果，张翔报道了吉西他滨和顺铂联合胸腔热灌注治疗38例晚期肺癌合并恶性胸腔积液的患者，结果表明38例晚期肺癌合并恶性胸腔积液的患者，有17例完全缓解，8例部分缓解，控制胸腔积液的总有效率为66%，患者出现不同程度的消化道反应及白细胞下降，经过对症处理后均好转。

相关研究指出，深部胸腔热灌注治疗既可直接杀除癌细胞，且能提高肿瘤细胞对化疗及放疗敏感性，改善放化疗治疗效果，还可最大限度抑制癌细胞转移及复发，并减轻放化疗所致不良反应程度。而热灌注化疗为联合胸腔热灌注治疗及化疗治疗恶性肿瘤的新型措施，其原理主要是通过物理能量加热效应较好的化疗药物灌注至肿瘤部位，以此将肿瘤组织温度提高至有效治疗温度，维持一定时间，通过正常组织及肿瘤细胞对温度耐受性差异而实现杀灭肿瘤细胞的作用，且不会对正常细胞组织产生损伤。同时，胸腔热

灌注化疗还可损坏恶性胸腔积液中癌细胞膜结构及功能，进而改变细胞中 pH，对 DNA 合成及修复予以抑制，阻碍蛋白质合成，促使细胞凋亡，进而直接杀灭癌细胞。此外，热疗和中药、化疗等联合应用，可抑制温热及药物所致肿瘤细胞损伤修复，加热强化细胞膜通透性，加速抗肿瘤药物吸收。

王艳丽等研究结果表明，联合采取深部热灌注及热灌注化疗对恶性腹腔积液患者予以治疗后，患者治疗有效率可达 64.3%，且不良反应发生率较低。刘考文的研究结果表明，采取胸腔热灌注化疗辅助深部热疗治疗 NSCLC 伴恶性胸腔积液，患者治疗有效率高达 86.84%，高于对照组，且血清肌酐增高等不良反应发生率低于对照组（$P<0.05$），表明胸腔热灌注化疗联合深部热疗治疗 NSCLC 伴恶性胸腔积液不仅能提高疾病治疗效果，且利于降低不良反应发生风险，观察组生活质量改善率显著高于对照组（$P<0.05$）。研究结果也表明，采取胸腔热灌注化疗辅助深部热疗治疗 NSLCL 伴恶性胸腔积液，可有效提高疾病治疗效果，改善其生活质量，且不良反应发生率较低，具有一定安全性。

综上，胸腔热灌注治疗是治疗胸膜转移癌的有效方法，联合化疗效果更佳，研究已经证实胸腔热灌注治疗是安全有效，且不良反应较低。

第六节 小 结

胸腔热灌注治疗是建立在胸膜生理与病理生理变化基础上的治疗方法。胸腔热灌注治疗主要用于胸腔恶性肿瘤、恶性胸腔积液、肺癌的治疗，也可用于难治性胸腔感染性疾病的治疗。胸腔热灌注治疗主要包括三种模式：预防模式、治疗模式和转化模式。不同治疗方式的适用范围不同，临床应用中需根据患者的具体病情选择相应的治疗模式。灌注液体的选择主要取决于液体的脱水效果、肿瘤类型和药物。生理盐水、林格液、葡萄糖、蒸馏水均可作为灌注液体。从实用性和安全性出发，生理盐水常作为首选。

胸腔热灌注治疗加用抗肿瘤药物是目前临床上治疗恶性胸腔积液最常见的方法，通过药物的局部应用可直接杀灭胸腔内的癌细胞，达到控制疾病的目的。晚期恶性肿瘤可引起胸膜转移癌并伴有胸腔积液。胸腔热灌注治疗是一种新型的治疗方式，该技术利用肿瘤细胞与正常细胞对温度的敏感性差异，利用温度直接杀伤肿瘤细胞，可改善胸膜转移癌的生存率。胸腔热灌注治疗联合顺铂化疗表现出有利的药物动力学特征，顺铂仍被用作胸腔热灌注治疗的最

常见化疗药物。洛铂腔内注射治疗恶性胸腔积液的效果更好，毒性反应更少。胸腔热灌注化疗主要毒副作用是肾毒性和肺水肿，但发生率较低。

综上所述，胸腔热灌注治疗简便易行，安全有效，且不良反应较低，可作为胸部中晚期恶性肿瘤的局部治疗方法之一。

典型病例

一、基本情况

女性，68 岁，既往体健。

二、简要现病史

患者以"体检发现左肺下叶结节 2 天"为主诉入院。2 天前，于医院体格检查时发现左肺下叶结节，无咳嗽、咳痰、胸闷、心悸、胸痛、发热、盗汗等症状。胸部 CT：左肺下叶外侧基底段可见不规则软组织密度影，周边可见小毛刺，范围约为 20mm×18mm，可见胸膜牵拉（图 9-1、图 9-2）。入院诊断考虑：左肺下叶结节，肺癌？

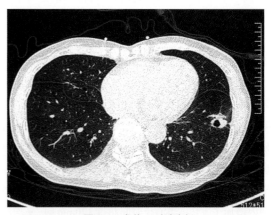

图 9-1 术前 CT（肺窗）

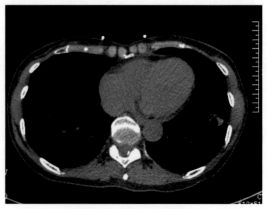

图 9-2 术前 CT（纵隔窗）

三、诊治经过

术前经穿刺确诊为左肺下叶腺癌,完善术前检查排除手术相关禁忌后行胸腔镜下左肺下叶癌根治术。标本肉眼所见:左下肺切除标本,紧邻胸膜,可见一大小2.3cm×1.5cm×0.8cm的肿物,切面灰白,质硬,界不清,可见胸膜牵拉。

病理诊断:腺癌,中低分化,腺泡型为主,可见侵犯脏层胸膜。

术后遂行胸腔热灌注治疗:在神经阻滞麻醉下行胸腔热灌注治疗术,取平卧位,接心电监护,经面罩吸氧。上下胸管分别经一次性使用体腔热灌注治疗管路(BR-TRG-Ⅱ型)接热灌注治疗机,调试机器,见热灌注治疗管路通畅,患者无不适,以45℃的生理盐水灌注。持续灌注1h后停止并接胸腔引流瓶。灌注过程中患者情况稳定,无特殊不适,安返病房(图9-3、图9-4)。

四、随访结果

患者术后规律复查,未见复发及转移征象(图9-5、图9-6)。

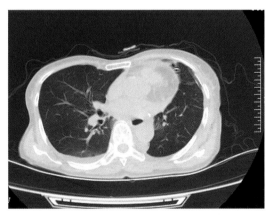

图9-3　根治术后行热灌注后CT(肺窗)

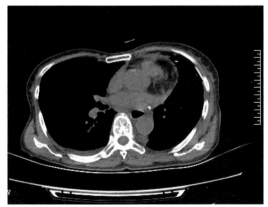

图9-4　根治术后行胸腔热灌注治疗后CT(纵隔窗)

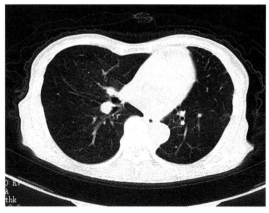

图9-5　术后2年CT(肺窗)

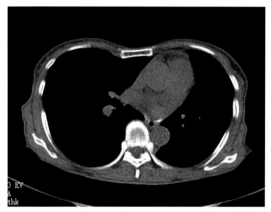

图9-6　术后2年CT(纵隔窗)

五、总结点评

患者术后病理提示病变为中低分化腺癌,并侵犯脏层胸膜,均为术后局部复发及胸膜种植转移的高危因素。为降低术后局部复发及胸膜种植转移的风险,术后行预防性胸腔热灌注治疗1次,以45℃的生理盐水持续灌注1h。术后随访2年胸腔内及远处均无复发或转移征象,体现了胸腔热灌注治疗在预防肺癌患者术后复发的应用价值,说明胸腔热灌注治疗对预防肺癌患者术后胸膜种植转移具有较好的疗效。

(赵　松　李向楠　齐　宇)

参考文献

[1] MAREL M, ZRůSTOVá M, STASNý B, et al. The incidence of pleural effusion in a well-defined region. Epidemiologic study in central Bohemia [J]. Chest, 1993, 104 (5): 1486-1489.

［2］KODAMA K, DOI O, HIGASHIYAMA M, et al. Long-term results of postoperative intrathoracic chemo-thermo-therapy for lung cancer with pleural dissemination [J]. Cancer, 1993, 72 (2): 426-431.

［3］KAWANISHI K. Diverse properties of the mesothelial cells in health and disease [J]. Pleura Peritoneum, 2016, 1 (2): 79-89.

［4］MUTSAERS SE. The mesothelial cell [J]. Int J Biochem Cell Biol, 2004, 36 (1): 9-16.

［5］LI J. Ultrastructural study on the pleural stomata in human [J]. Funct Dev Morphol, 1993, 3 (4): 277-280.

［6］FINLEY DJ, RUSCH VW. Anatomy of the pleura [J]. ThoracSurg Clin, 2011, 21 (2): 157-163, vii.

［7］STECCO C, SFRISO MM, PORZIONATO A, et al. Microscopic anatomy of the visceral fasciae [J]. J Anat, 2017, 231 (1): 121-128.

［8］THEOCHARIS AD, SKANDALIS SS, GIALELI C, et al. Extracellular matrix structure [J]. Adv Drug Deliv Rev, 2016, 97: 4-27.

［9］CHUBB SP, WILLIAMS RA. Biochemical Analysis of Pleural Fluid and Ascites [J]. Clin Biochem Rev, 2018, 39 (2): 39-50.

［10］CASHA AR, CARUANA-GAUCI R, MANCHE A, et al. Pleural pressure theory revisited: a role for capillary equilibrium [J]. J Thorac Dis, 2017, 9 (4): 979-989.

［11］黄忠银，杜娟，翟侃，等. 白细胞介素 27 在结核性胸腔积液和恶性胸腔积液鉴别诊断中的价值 [J]. 国际呼吸杂志, 2020, 40 (8): 597-603.

［12］蒋青桃，刘玉，王慧. 恶性胸膜间皮瘤分子标志物的研究新进展 [J]. 中国肿瘤外科杂志, 2017, 9 (1): 58-61.

［13］LAI-FOOK SJ. Pleural mechanics and fluid exchange [J]. Physiol Rev, 2004, 84 (2): 385-410.

［14］康明强，周嵩，陈志哲. 热诱导人肺腺癌细胞凋亡的实验研究 [J]. 中华医学杂志, 1999, 79 (11): 843.

［15］张万儒. 胸腔热灌注联合静脉化疗治疗肺癌胸腔积液疗效分析 [J]. 中国医药科学, 2012, 02 (2): 53, 63.

［16］怀淑君，王杨，冯三吉. 热疗联合胸腔灌注顺铂治疗恶性胸水临床观察 [J]. 吉林大学学报（医学版）, 2003, 29 (3): 357-358.

［17］BA M, LONG H, WANG Y, et al. Intrapleural hyperthermic perfusion using distilled water at 48℃ for malignant pleural effusion [J]. J Cancer Res Clin Oncol, 2013, 139 (12): 2005-2012.

［18］俞森洋. 胸膜和胸膜腔的解剖和生理功能的研究 [J]. 中华结核和呼吸杂志, 2001, 24 (1): 13-15.

［19］SUGARBAKER PH. Cytoreductive surgery and peri-operative intraperitoneal chemotherapy as a curative approach to pseudomyxoma peritonei syndrome [J]. Eur J SurgOncol, 2001, 27 (3): 239-243.

［20］BONNOT PE, PIESSEN G, KEPENEKIAN V, et al. Cytoreductive Surgery With or Without Hyperthermic Intraperitoneal Chemotherapy for Gastric Cancer With Peritoneal Metastases (CYTO-CHIP study): A Propensity Score Analysis [J]. J Clin Oncol, 2019, 37 (23): 2028-2040.

［21］GAO T, HUANG XX, WANG WY, et al. Feasibility and safety of neoadjuvant laparoscopic hyperthermic intraperitoneal chemotherapy in patients with advanced stage ovarian cancer: a single-center experience [J]. Cancer Manag Res, 2019, 11: 6931-6940.

［22］FISHER B, GUNDUZ N, SAFFER EA. Influence of the interval between primary tumor removal and chemotherapy on kinetics and growth of metastases [J]. Cancer Res, 1983, 43 (4): 1488-1492.

［23］GAROFALO A, VALLE M, GARCIA J, et al. Laparoscopic intraperitoneal hyperthermic chemotherapy for palliation of debilitating malignant ascites [J]. Eur J SurgOncol, 2006, 32 (6): 682-685.

［24］CUI S, BA M, TANG Y, et al. B ultrasound-guided hyperthermic intraperitoneal perfusion chemotherapy for the treatment of malignant ascites [J]. Oncol Rep, 2012, 28 (4): 1325-1331.

［25］BA MC, CUI SZ, LIN SQ, et al. Chemotherapy with laparoscope-assisted continuous circulatory hyperthermic intraperitoneal perfusion for malignant ascites [J]. World J Gastroenterol, 2010, 16 (15): 1901-1907.

［26］张娟，孙秋实，张凌云. 重组改构人肿瘤坏死因子联合博来霉素胸腔灌注治疗肺癌恶性胸腔积液的临床观察 [J]. 临床肿瘤学杂志, 2012, 16 (12): 1104-1107.

［27］JANG H-J, SHIN KW, CHO S, et al. P1. 08-074 Effect of Intrapleural Perfusion Hyperthermic Chemotherapy in Non-Small Cell Lung Cancer with Pleural Seeding [J]. J Thorac Oncol, 2017, 12 (1): S776-S777.

［28］YELLIN A, SIMANSKY DA, PALEY M, et al. Hyperthermic pleural perfusion with cisplatin: early clinical experience [J]. Cancer, 2001, 92 (8): 2197-2203.

［29］Işık AF, SANL M, YILMAZ M, et al. Intrapleural hyperthermic perfusion chemotherapy in subjects with metastatic pleural malignancies [J]. Respir Med, 2013, 107 (5): 762-767.

［30］RICHARDS WG, ZELLOS L, BUENO R, et al. Phase Ⅰ to Ⅱ study of pleurectomy/decortication and intraoperative intracavitary hyperthermic cisplatin lavage for mesothelioma [J]. J Clin Oncol, 2006, 24 (10): 1561-1567.

［31］DE BREE E, VAN RUTH S, SCHOTBORGH CE, et al. Limited cardiotoxicity after extensive thoracic surgery and intraoperative hyperthermic intrathoracic chemotherapy with doxorubicin and cisplatin [J]. Ann SurgOncol, 2007, 14 (10): 3019-3026.

［32］陈亚翔，霍悦，贾友超，等．恩度联合顺铂胸腔热灌注治疗非小细胞肺癌胸腔积液效果观察 [J]. 山东医药，2017, 57 (18): 38-40.

［33］张小丽，万菲，张新风．注射用核糖核酸Ⅱ联合胸腔热灌注治疗老年恶性胸腔积液的护理研究 [J]. 国际护理学杂志，2017, 36 (6): 850-853.

［34］陈永东，陈祖龙，周明，等．胸腔热灌注治疗联合静脉化学治疗对晚期非小细胞肺癌合并恶性胸腔积液的临床疗效分析 [J]. 新医学，2017, 48 (12): 874-877.

［35］LI J, YAO H, LEI Y, et al. Establishment of a human intrapleural hyperthermic perfusion model and analysis of pleural malignancy treatment depth [J]. Respir Med, 2018, 138: 144-149.

［36］ZHOU H, WU W, TANG X, et al. Effect of hyperthermic intrathoracic chemotherapy (HITHOC) on the malignant pleural effusion: A systematic review and meta-analysis [J]. Medicine (Baltimore), 2017, 96 (1): e5532.

［37］SAKAGUCHI H, ISHIDA H, NITANDA H, et al. Pharmacokinetic evaluation of intrapleural perfusion with hyperthermic chemotherapy using cisplatin in patients with malignant pleural effusion [J]. Lung Cancer, 2017, 104: 70-74.

［38］ZELLOS L, RICHARDS WG, CAPALBO L, et al. A phase I study of extrapleural pneumonectomy and intracavitary intraoperative hyperthermic cisplatin with amifostine cytoprotection for malignant pleural mesothelioma [J]. J Thorac Cardiovasc Surg, 2009, 137 (2): 453-458.

［39］HOFMANN HS, RIED M.[Hyperthermic intrathoracic chemotherapy in thoracic surgery][J]. Chirurg, 2019, 90 (8): 681-694.

［40］AMBROGI MC, BERTOGLIO P, APRILE V, et al. Diaphragm and lung-preserving surgery with hyperthermic chemotherapy for malignant pleural mesothelioma: A 10-year experience [J]. J Thorac Cardiovasc Surg, 2018, 155 (4): 1857-1866.

［41］张厚云，张玖文，陈书凯，等．洛铂胸腔恒温循环热灌注治疗恶性胸腔积液临床观察 [J]. 山东医药，2019, 59 (10): 87-89.

［42］MOON Y, KIM KS, PARK JK. Simple intrapleural hyperthermia at thoracoscopic exploration to treat malignant pleural effusion [J]. J Cardiothorac Surg, 2015, 10: 136.

［43］张翔．吉西他滨＋顺铂全身化疗联合体腔热灌注治疗晚期肺癌并胸腔积液 [J]. 中外医学研究，2013, 11 (24): 166-167.

［44］王艳丽，马少林，高英杰，等．热灌注化疗联合深部热疗治疗恶性腹腔积液的疗效分析 [J]. 现代肿瘤医学，2014, 22(5): 1159-1161.

视频1

视频　B 超引导左胸腔置管术 + 左胸腔热灌注治疗（C-HIPEC 综合模式）
该视频为一男性升结肠癌双肺转移、合并左胸腔大量积液病例。2021 年 3 月 4 日行 B 超引导左胸腔置管术 + 左胸腔热灌注治疗 3 次，治疗结束 1 周后患者胸腔积液控制效果满意，后续拟给予全身化疗和靶向治疗。

10

胸腔热灌注治疗在恶性胸腔积液治疗中的应用

恶性胸腔积液（malignant pleural effusions，MPE）是指源于胸膜的恶性肿瘤及其他组织或器官的恶性肿瘤转移侵犯至胸膜而导致的胸膜腔内液体异常聚集。在肿瘤患者的胸膜活组织病理检查或胸腔积液脱落细胞中找到肿瘤细胞方可确诊MPE。MPE是晚期肿瘤最为常见的并发症之一，随着全世界癌症发病率的提高和总生存率的增加，MPE在肿瘤患者中的发病率可高达15%。肺癌、乳腺癌、淋巴瘤是MPE最常见的病因，另外还有5%~10%的MPE找不到原发病灶部位，但几乎所有的恶性肿瘤均可发生MPE。因为胸腔内容积相对固定，大量胸腔积液在胸腔聚集时可压迫肺，使肺组织扩张受到限制，肺容积缩小，可导致肺不张、肺部感染等，最终影响患者的肺功能。大量胸腔积液还可导致胸腔内压力增高，使患侧的膈肌运动受到限制，将纵隔推向健侧，同时还会导致心功能下降，最终导致患者呼吸和循环功能障碍。此外，胸腔积液可导致大量白蛋白丢失，引起低蛋白血症，胸腔积液中的其他营养物质同时持续性丢失，从而导致患者营养不良、乏力、体重下降，最终致使患者出现恶病质。MPE还可引起胸痛，多见于胸膜间皮瘤患者，是该类患者局部典型症状，常呈剧烈的钝痛。MPE患者预后较差，中位生存期为3~12个月。MPE具有增长迅速、病情反复的特点，因此其治疗较为困难，尚未形成统一的治疗方案。MPE治疗的目的主要是减轻患者症状，改善生活质量，延长其生存时间。随着对MPE发病机制的深入研究，治疗手段和药物不断改进。新型胸腔灌注药物，如奈达铂、洛铂、贝伐珠单抗、重组人血管内皮抑制素和重组改构人肿瘤坏死因子等不断涌现。胸腔热灌注治疗（intrapleural perfusion hyperthermia，IPH）的出现也为临床治疗MPE提供了新的思路。越来越多的研究发现IPH对控制MPE，促进胸腔粘连有较好的治疗效果，且无增加不良反应，有助于延长患者生存期及提高患者生存质量。

推 荐 阅 读

• ROBERTS ME，NEVILLE E，BERRISFORD RG，et al.Management of a malignant pleural effusion：British Thoracic Society Pleural disease guideline 2010［J］.Thorax，2010，65（Suppl 2）：ii32-ii40.

• SCARCI M，CARUANA E，BERTOLACCINI L，et al.Current practices in the management of malignant pleural effusions：a survey among members of the European Society of Thoracic Surgeons［J］.Interact CardiovascThoracSurg，2017，24（3）：414-417.

• BIBBY AC，DORN P，PSALLIDAS I，et al.ERS/EACTS statement on the management of malignant pleural effusions［J］.Eur J CardiothoracSurg，2019，55（1）：116-132.

• 恶性胸腔积液诊断与治疗专家共识［J］.中华内科杂志，2014，53（03）：252-256.

• 原发性肺癌诊疗规范（2018年版）［J］.肿瘤综合治疗电子杂志，2019，5（03）：100-120.

• 中国临床肿瘤学会指南工作委员会.中国临床肿瘤学会（CSCO）非小细胞肺癌诊疗指南 2020［M］.北京：人民卫生出版社，2020.

- 李绍修.实用胸腔积液诊疗学[M].北京：人民军医出版社,2004.
- 罗词文,李长生,胡浩.胸腔积液诊疗学[M].北京：科学出版社,2001.

第一节 恶性胸腔积液的成因

目前国内外尚缺乏恶性胸腔积液（malignant pleural effusions,MPE）流行病学的调查研究资料。据统计,美国每年MPE的发病人数超过150 000人。几乎所有的恶性肿瘤均可出现MPE,常见于肺癌、乳腺癌、淋巴瘤、白血病、卵巢癌和胃肠道肿瘤等。流行病学资料显示,肺癌、乳腺癌等的发病率呈逐年增加趋势,且由于其治疗较困难,使得MPE患者的数量也逐年增加,因此寻找更加有效的治疗方法成为广大临床工作者迫在眉睫的艰巨任务。

正常情况下有少量的液体在胸腔内起润滑作用,其产生和吸收处于动态平衡状态。任何原因导致胸腔内液体产生和吸收失衡时,都会导致胸腔积液。正常情况下,由于压力梯度存在,液体从壁层和脏层胸膜压力较高的体循环血管穿过有渗透性的胸膜进入胸膜腔,然后通过壁层胸膜的淋巴管微孔经淋巴管回流吸收。尸检显示,多数胸膜腔转移的肿瘤种植于脏层胸膜,其次种植于壁层胸膜。

一般认为MPE产生机制：①肿瘤转移至胸膜,侵犯胸膜的毛细血管壁,毛细血管壁被肿瘤细胞破坏,导致液体渗出增多；②肿瘤的坏死物质使胸膜产生炎性反应,导致毛细血管通透性增加,渗出液增多；③肿瘤细胞或组织引起胸膜淋巴管阻塞,淋巴液回流受阻,胸膜毛细血管的静水压升高,导致胸腔内液体的重吸收减少；④肿瘤侵犯上腔静脉、心包,引起静脉回流受阻,导致胸腔内液体的重吸收减少。此外,还有一些MPE患者无法找到明确的肿瘤胸膜侵犯。

总之,胸腔内液体产生和吸收的动态平衡状态一旦被打破则导致胸腔积液的增多聚集。

第二节 恶性胸腔积液的诊断

临床上通常依靠临床表现及影像学检查诊断恶性胸腔积液,实验室检查及细胞组织学检查在恶性胸腔积液的诊断及鉴别诊断中有重要作用。

一、恶性胸腔积液的临床表现

大部分MPE患者均有临床症状,但约25%的患者也可无症状,通过体检或X线胸片检查偶然发现。患者主要表现为进行性加重的呼吸困难、胸痛和干咳。进行性加重的呼吸困难是最常见的症状,呼吸困难的程度与胸腔积液量、形成的速度和患者本身的肺功能状态有关。胸痛不常见,出现胸痛通常与恶性肿瘤累及壁层胸膜、肋骨及其他肋间组织结构有关。肿瘤侵犯胸膜、胸膜炎症和大量胸腔积液引起壁层胸膜牵拉时均可引起胸痛,多呈持续性胸痛；膈面胸膜受侵时疼痛可向患侧肩胛部放射。恶性胸膜间皮瘤患者常出现胸痛,多局限在病变部位,一般表现为钝痛。咳嗽多为刺激性干咳,主要由胸腔积液刺激压迫支气管壁所致。MPE患者出现咯血,高度提示为支气管源性肿瘤。除呼吸系统症状外,常伴有体重减轻、消瘦乏力、食欲减退等全身症状,晚期可出恶病质。其他临床症状可能与肿瘤类型相关。

体格检查有时会有阳性体征。典型的胸腔积液体征为患侧胸廓饱满,呼吸运动减弱,叩诊浊音,语颤及呼吸音减弱或消失。少量胸腔积液时可有胸膜摩擦音。中量积液时在叩诊浊音界的上缘有时可闻及支气管呼吸音。大量积液时气管向健侧移位。

二、恶性胸腔积液实验室检查

MPE实验室诊断标准：①胸腔积液白细胞计数 $>3 \times 10^9/L$,外观呈血性；②胸腔积液 pH>7.33；③胸腔积液葡萄糖 >5.55mmol/L；④胸腔积液胆固醇含量 >2.86mmol/L；⑤胸腔积液乳酸脱氢酶（LDH）>500U/L,且恶性胸腔积液以LDH4增高为主。

三、恶性胸腔积液的影像学检查

主要有X线、CT、超声、MRI、PET/CT等。多数出现活动后气促的患者X线检查可发现中到大量积液、肺压缩、纵隔移位等表现,胸部原发肿瘤可发现原发灶证据。CT扫描可以诊断少中量的MPE,在对患者胸部病灶如肺原发灶、纵隔淋巴结转移灶及胸膜或远处转移的情况观察中具有巨大优势。超声检查有助于明确胸膜受累情况,在指导少量积液患者的胸腔穿刺、减少胸腔穿刺并发症方面有独特优势,但其无法观察肺部病灶,无法提供病因推断信息。MRI在MPE的诊断治疗中作用有限,但在评价胸壁受累程度方面可提供一定帮助。PET/CT全身扫描在发现胸膜病灶及查找MPE原发灶中具有独特作用,但其价格较昂贵。

临床上,胸腔积液 <500ml,称为少量胸腔积液;500~1 000ml,称为中量胸腔积液;1 000ml 以上,称为大量胸腔积液。临床上常用胸部 X 线片、CT、超声检查来诊断或定量胸腔积液,因检查体位及成像原理不同,不同检查有不同的分度标准,常见判断方法见表 10-1。

表 10-1　胸腔积液分度标准

分度	积液量	胸部 X 线片	CT	超声
少量	<500ml	积液水平低于膈顶;低于第 5 前肋、第 9 胸椎	积液深度3cm 以下	积液水平低于第 7 后肋
中量	500~1 000ml	积液水平介于膈顶与肺门之间;介于第 2~5 前肋之间、第 9、第 5 胸椎之间	积液深度3~5cm	积液水平介于第 4~7后肋
大量	>1 000ml	积液水平高于肺门;高于第 2 前肋、第 5 胸椎	积液深度5cm 以上	积液水平高于第 4 后肋

四、恶性胸腔积液的病理诊断

胸腔积液的细胞沉淀中找到恶性细胞或在胸膜活检组织中发现恶性肿瘤的病理改变是诊断 MPE 的"金标准"。MPE 主要的病理获取方法有诊断性胸腔穿刺术、经皮穿刺胸膜活检术、闭式胸膜活检术、内科胸腔镜检查术、外科活检术等。诊断性胸腔穿刺抽液及置管引流术是获取 MPE 病理诊断的最简单有效方法,其可获得胸腔积液直接病理证据,如胸腔积液量足够,可进行沉渣病理检查。胸腔积液沉渣病理检查的细胞蜡块技术可以提高诊断率,在进行胸膜定性诊断后还可提供充足组织进行免疫组化、基因分型等检测明确病因诊断。有报道,胸腔积液细胞学对 MPE 诊断敏感度为 62%~90%,闭式胸膜活检术的敏感度为 40%~75%。经皮穿刺胸膜活检术用于影像学发现确切胸膜病灶的患者,利用 CT 或超声引导可提高活检阳性率及安全性。内科胸腔镜检查只需要局部麻醉或镇静,可对肋胸膜、膈胸膜、纵隔胸膜及脏层胸膜的病灶进行活检,具有创伤性小、性价比高等优势,可用于不明原因渗出性胸腔积液的鉴别诊断,其对恶性胸膜病变的诊断率可高达 90% 以上。外科胸腔镜胸膜活检、开胸胸膜活检外科技术可在直视下进行活检,取材可靠,检出阳性率高,是目前临床上不明病因的胸腔积液最有效的诊断方法,但其创伤较大,一般不作为首选。总之,尽管可选的病理检查方法众多,仍有 5%~10% 的胸

腔积液无法明确病因诊断。

第三节　恶性胸腔积液的治疗现状

MPE 是肿瘤转移的特殊表现形式之一,由机体胸膜腔微环境与肿瘤细胞相互作用产生,并非单独的疾病。MPE 治疗手段众多,但每一种治疗手段都有其局限性,总体有效率并不高,多数 MPE 难以达到彻底治愈或长期控制。因此,MPE 仍是临床肿瘤学的治疗难点。

MPE 的治疗方法主要包括局部治疗的胸腔穿刺引流术及胸腔穿刺置管引流术、胸腔内化疗、胸腔内生物免疫治疗、胸腔内血管靶向治疗、胸腔内外中医药治疗、胸膜固定术、胸腔镜下胸膜固定术、胸膜切除术、胸部放射治疗、胸腔热灌注治疗及全身治疗的全身化疗、靶向治疗、免疫治疗等。不同的治疗方法有不同的特点。

一、局部治疗

胸膜是一种天然屏障,导致全身治疗对 MPE 的疗效欠佳,因此目前的治疗方法多以局部治疗为主。

(一)胸腔穿刺引流术及胸腔穿刺置管引流术

胸腔穿刺术(thoracentesis)主要适用于体质弱、身体状况差、预计生存期短及胸膜固定术失败的患者。此方法可在门诊进行,术后能暂时缓解患者大量胸腔积液导致的症状,但胸腔积液易复发,需反复穿刺引流抽液。

胸腔穿刺置管引流术(indwelling pleural catheters,IPC)是在胸腔穿刺引流术的基础上,在胸腔内留置引流管,将已产生的大量胸腔积液引出体外,还可引流出胸腔内持续产生的液体。IPC 可用于既往胸膜固定失败的患者,也可用于因肺部阻塞或严重液体压迫而不适合胸膜固定的患者。IPC 目前仍存在胸腔穿刺置管引流管径大小的争议。一般认为大口径引流管通常更易引起患者疼痛,但有随机对照临床试验数据表明,疼痛评分的微小差异在 MPE 患者中没有临床意义。小口径引流管阻塞或脱落的发生率均比大口径引流管高,这可能是胸膜固定术成功率降低的原因之一。对于胸腔引流管拔管时机选择,Terra 等建议拔除时机应结合患者咳嗽、疼痛和呼吸困难等临床症状,以确定拔管的正确时机。Meier 等研究表明植入永久性胸膜腔导管是一种安全的手术方式,成功率高,不良事件发生少,并且可以在门诊进行。该手术有望成为晚期癌症患者缓解复发性MPE 的有效方法。

这两种方法都是仅将胸腔积液引出体外,对产生胸腔积液的病因并未进行治疗,并且多次穿刺还可能增加患者胸膜腔感染的风险以及加速全身营养物质的消耗,

因此对于预计生存期大于 1 个月的患者并不适用。对于预计生存期大于 1 个月的患者,应采取更加积极的治疗方法。

(二)胸腔内化疗

全身化疗有时会受到体质虚弱、化疗不良反应重等因素的限制。对于胸腔积液中查出癌细胞或者确诊胸膜转移的患者,如因条件限制而不能进行全身化疗,胸腔内化疗是有效的选择。一方面,胸腔内的化疗药可直接作用于肿瘤细胞,对其产生杀灭作用;另一方面,胸腔内化疗药物可刺激胸膜产生炎症反应,促进纤维渗出增多,使壁层胸膜与脏层胸膜部分或全部粘连消灭胸膜腔,从而避免胸腔积液积聚。胸腔内化疗虽然较全身化疗副作用轻,但是同样会给患者带来一定程度上的化疗不良反应,还会出现胸痛等不适,因此在胸腔内化疗时往往会联合使用利多卡因以减轻胸部疼痛感,提高患者耐受性。可用于胸腔内灌注的化疗药物有铂类、博来霉素、甲氨蝶呤等。

1. 铂类化疗药 铂类化疗药具有广谱、高效、抗癌作用强、活性高等优点,能够直接杀灭癌细胞,刺激胸膜产生炎症反应,纤维渗出增多,促进胸膜粘连,以此减少胸腔积液,其有效率可达 60% 以上,与全身用药不同的是胸腔内化疗使局部药物浓度增高,且引起全身不良反应少。顺铂、卡铂是当前国内外最常用的胸腔内化疗的铂类药物。

2. 博来霉素 博来霉素是一种糖肽类抗癌药,能有效控制 MPE,不仅能杀伤肿瘤细胞,还能引起胸膜炎性渗出,胸膜固定,有效率达 63%。博来霉素不仅容易获得、价格便宜,而且治疗 MPE 有局部反应轻、有效时间长、无骨髓抑制等优点。对于耐受性好的患者,使用博来霉素治疗的同时还能联合使用全身化疗。其缺点是在治疗过程中需要反复多次胸腔内给药。

3. 肿瘤细胞源性细胞微粒——甲氨蝶呤 作为细胞间信号转导的关键介质,细胞微粒(microparticles,MPs)在天然药物传递系统中得到了广泛的应用,可有效地将药物输送到靶细胞和组织,对提高癌症治疗的疗效至关重要。Guo 等研究发现肿瘤细胞源性细胞微粒(tumor-derived microparticles,TMPs)对 MPE 的治疗具有较好的效果,TMPs 包裹化疗药物甲氨蝶呤(TMPs-MTX)能明显抑制 MPE 的产生。基于 TMPs-MTX 的潜在益处和较低毒性,Guo 等用 TMPs-MTX 胸腔内给药进行了人体实验,以评估其安全性、免疫原性和临床活性,其报道的 11 例 MPE 晚期肺癌患者中,有 4 例完全缓解,6 例部分缓解,1 例无缓解,临床客观有效率达到 90.91%。研究发现胸腔内注入 TMPs-MTX 是可行、安全的,未引起 3 级或更高的不良反应。

4. 其他胸腔内化疗药物 除上述常用胸腔内化疗药物外,有不少学者也对胸腔内化疗药物的选择进行了探索及尝试,并取得一定的效果。其他胸腔内化疗药物主要有环磷酰胺(CTX)、盐酸氮芥(HN2)、5-氟尿嘧啶(5-FU)、丝裂霉素(MMC)、阿霉素(ADM)、羟喜树碱、吉西他滨等。

(三)胸腔内生物免疫治疗

生物免疫治疗是当前发展最为迅速、研究最为活跃的肿瘤治疗领域之一。生物免疫药物用于胸腔内注射,既能诱导活化产生免疫效应的细胞而发挥抗肿瘤作用,又可使胸膜产生化学性炎症粘连而使胸膜腔闭塞,且对机体刺激轻微,无骨髓抑制和消化道反应等。因此近年来有不少应用于 MPE 治疗的尝试。

1. 白介素-2 白介素-2(IL-2)属于生物免疫调节剂中的一员。它通过激活淋巴细胞产生的淋巴因子,促进 T、B 淋巴细胞增殖分化,增加自然杀伤细胞(natural killer,NK)活性,活化淋巴因子激活杀伤细胞(lymphokine activated killer cells,LAK),增强组织免疫功能,抑制癌细胞生长,增强淋巴细胞局部浸润及其活性,促使胸膜粘连。有研究指出,IL-2 联合顺铂治疗 MPE 有效率可达 84%,效果明显优于单独使用顺铂。

2. 肿瘤坏死因子 肿瘤坏死因子(tumor necrosis factor,TNF)主要由活化的巨噬细胞、NK 细胞及 T 淋巴细胞产生,TNF-α 来源于巨噬细胞,TNF-β 来源于 T 淋巴细胞,TNF-α 的生物学活性占 TNF 总活性的绝大部分。TNF 通过其受体介导的直接杀伤或抑制作用,或者通过调节机体免疫功能,促进 T 细胞及其他杀伤细胞对肿瘤细胞的杀伤来治疗 MPE,同时还能诱导局部炎症反应、纤维性渗出和胸膜粘连固定。

3. 肿瘤浸润性淋巴细胞 将自体免疫细胞在体外激活并扩增到特定数量后输回至肿瘤患者体内可用于肿瘤治疗。肿瘤浸润性淋巴细胞(tumor infiltrating lymphocytes,TILs)主要由 T 淋巴细胞、B 淋巴细胞和自然杀伤淋巴细胞组成,其中 CD8+T 淋巴细胞主要起抗癌作用。为探讨浸润性淋巴细胞对 MPE 的治疗效果,Chu 等人进行一项回顾性研究,评价经胸腔输注 TILs 治疗 MPE 的治疗效果。对照组顺铂治疗组出现了骨髓抑制、恶心、呕吐、腹泻等副作用,而在 TILs 治疗组中除出现 37.5~38.7℃发热外没有发生其他不良反应,而且大多数患者仅物理降温处理后可恢复正常体温,该研究表明 TILs 相对于顺铂来说是一种相对安全的治疗方法,TILs 治疗组的总缓解率、疾病控制率都较顺铂治疗组更优,TILs治疗组的平均无进展生存时间较顺铂治疗组延长2倍,研究显示胸腔内输注TILs在治疗MPE方面具有更好的临床效果,并且对患者生活质量的不良影响更小。

4. 沙培林(注射用A群链球菌)　沙培林是人源A群溶血性链球菌在培养基中培养,并经加热通过青霉素处理后的白色冻干粉末。沙培林不仅能对肿瘤细胞的DNA合成产生干扰,还能使胸膜纤维素性渗出物增加,固定胸膜,消灭胸膜腔,避免胸腔积液重聚。现有研究表明,沙培林不仅是一种非特异性的抗肿瘤生物免疫调节剂,还是一种硬化剂,是治疗MPE安全、有效的药物。

5. 高聚金葡菌素　高聚金葡菌素(highly agglutinative staphylococcin,HAS)是金黄色葡萄球菌代谢产物中的一种抗肿瘤生物调节剂。作为一种新型生物反应调节剂,它直接杀伤胸腔积液中及转移到胸膜的恶性肿瘤细胞而不影响正常细胞。微小剂量的HAS即能激活NK细胞、LAK细胞以及T细胞的免疫活性,使其产生大量的多种细胞因子,发挥细胞毒作用。研究表明,将HAS注入胸膜腔后,除引起特异性炎症反应使胸膜腔粘连闭合抑制胸腔积液产生外,还可直接接触胸膜转移灶,导致一系列免疫应答。研究表明HAS无须抗原提呈处理,直接与MHC-Ⅱ类分子结合,同时增强机体细胞及体液免疫功能。HAS胸腔灌注治疗后,胸腔积液中$CD4^+$、$CD16^+$、$CD4^+/CD8^+$较治疗前明显增高,刺激$CD4^+$细胞及NK细胞增殖活化,产生具有肿瘤杀伤作用的细胞毒T细胞,使机体获得抗肿瘤的能力。单独胸腔内灌注HAS或联合化疗药灌注对MPE控制均有较好疗效。因其具有高效、低毒、高度生物活性的特点,相比滑石粉及化疗药物胸腔内灌注,具有疗效佳、不良反应小等优势。

(四)胸腔内血管靶向治疗

血管内皮生长因子(vascular endothelial growth factor,VEGF)具有强大的增加血管和间皮通透性的作用,其与内皮细胞表面血管内皮生长因子受体(vascular endothelial growth factor receptor,VEGFR)结合可诱导血管内皮分化和增殖。研究证实肺癌合并MPE患者胸腔积液中VEGF水平显著升高,且高水平的VEGF提示预后不良。转化生长因子(transforming growth factor,TGF)和血小板生长因子(platelet derived growth factor,PDGF)亦被发现与MPE发生有关。抗血管靶向药物通过特异性抑制VEGF与受体结合等发挥作用,使抗血管生成治疗在肿瘤治疗及MPE治疗中受到广泛关注。目前安维汀研究数据较为完善,恩度、沙利度胺、安罗替尼等治疗MPE的研究也在逐渐开展。

1. 安维汀　血管内皮生长因子表达水平升高可促进癌症患者肿瘤相关血管和浆膜腔积液形成。安维汀(avastin)作为血管内皮生长因子抑制剂,可干扰血管内皮生长因子信号,从而达到治疗MPE的目的。Qi等研究发现紫杉醇和安维汀联合治疗可显著降低胸腔积液量。此外,接受紫杉醇和安维汀联合治疗患者的生存率增加了25%,并且治疗相关不良反应与单用紫杉醇无明显区别。

而对于安维汀胸腔内灌注使用剂量,Chen等开展的一项研究共登记了71例患者,其中31例为低剂量组,40例为高剂量组,结果显示与高剂量治疗组相比,低剂量组不良事件的发生率显著减少。在接受高剂量治疗的患者中,3例患者因胸膜腔内注射贝伐珠单抗治疗而死亡,而接受低剂量治疗患者的总体生存率更高,接受高剂量治疗患者的无进展生存率更高,但两者之间差异无统计学意义。

2. 恩度　恩度(endostar)为重组人血管内皮抑制剂,通过抑制血管内皮细胞迁移以达到抑制肿瘤新生血管的生成,从而阻断肿瘤的营养供给,达到抑制肿瘤增殖或转移目的,最终抑制MPE的进展。Rong等的meta分析显示,恩度联合化疗药物治疗MPE的疗效优于单纯胸腔灌注化疗药物治疗,提示恩度可能是一种有效的MPE控制药物。

(五)胸腔内外中医药治疗

中医上恶性胸腔积液称为"悬饮"顽症,气虚为本,血瘀为标。结合症候特点,MPE多分为水饮停聚型、痰饮瘀结型、脾肾阳虚型、肺脾气虚型、气阴两虚型,需辨证治疗。《金匮要略》中提出了"病痰饮者,当以温药和之"的治疗原则。近年来,中药注射制剂在MPE的治疗取得了一定的疗效,主要有鸦胆子油注射液、抗癌消水软膏、康莱特注射液、艾迪注射液等。

1. 鸦胆子油注射液　鸦胆子油注射液的主要成分是鸦胆子石油醚提取物。目前已经有药理研究证实,鸦胆子油注射液可通过抑制肿瘤生长、促进胸膜炎性渗出和胸膜粘连及消灭胸膜腔,控制胸腔积液产生。鸦胆子油注射液胸腔灌注的副反应为胸痛、低热等不适。

2. 抗癌消水软膏　抗癌消水软膏由黄芪、黄芪子、桂枝、槟榔皮、姜黄、冰片等物质组成。Wu等发现每天在胸壁上涂抹抗癌消水软膏8h,持续2周,可降低MPE发生率,从而缓解呼吸困难症状。它可以作为MPE的补充干预措施。

(六)胸膜固定术

胸膜固定术是通过人工方法将物理、化学、生物等硬化剂导入胸腔,刺激胸膜产生无菌性炎症,使脏层和壁层胸膜粘连,胸膜腔闭锁的方法。目前胸膜固定术是广为认可的治疗MPE的主要手段。该方法适用于对局部抗癌药无效且患者身体状况较好,预计生存期大于1个月的患者。常用滑石粉、硝酸银、自体血等通过胸腔穿刺或者胸腔镜下给药。

1. 滑石粉 滑石粉是临床应用较多的硬化剂,该药与其他硬化剂相比,具有成本低、成功率高等优点。目前研究表明,滑石粉是治疗 MPE 最常用的硬化剂,应用于促进膜腔粘连至今已有约 70 年历史。据统计,用滑石粉行胸膜固定术的成功率高达 80%~100%。随着胸腔镜的发展,在胸腔镜下行滑石粉介导的胸膜固定术被认为是更好的手术方式。由于该硬化剂容易导致患者胸痛、高热、急性呼吸窘迫综合征等不良反应,而加用镇痛药物可明显减少该类并发症。研究表明非甾体类药物可明显减少胸痛、高热等,且不会降低胸膜固定成功率,是一种有效选择。

2. 硝酸银 滑石粉有效率高、成本低廉,但有报道滑石粉引起胸膜炎后可致肺炎、呼吸衰竭甚至死亡。研究者趋向于寻找更安全、更合适的硬化剂。研究发现硝酸银是一种高效并且副作用较小的硬化剂,并对其剂量使用进行了系列的研究,发现硝酸银注入胸腔可致低氧、肝肾功能受损,甚至引起全身炎症反应,不同浓度的硝酸银对患者的生活质量或复发方面无显著差异,出于安全原因,应首选低剂量。

3. 自体血 采用胸腔灌注自体血行胸膜固定的方法首先由 Robinson 于 1987 年报道。在自体血中,大量的纤维蛋白原、纤维蛋白及凝血因子具有高度黏稠性,使脏壁层胸膜形成物理粘连。另外,自体血液中的纤维蛋白等刺激脏壁层胸膜的间皮细胞,使其类血管内皮细胞化,其膜化功能导致脏壁层胸膜粘连。此外,自体血中的凝血酶还可刺激胸膜间皮细胞释放炎性因子,使脏壁层胸膜发生无菌性炎症,最终形成粘连及纤维化。行胸腔灌注自体血胸膜固定术具自体血有容易获得、无抗原性和不良反应小等优点。Keeratichananont 等进行了一项前瞻性研究,共 123 例有症状的 MPE 患者被随机分为两组,分别接受自体血胸膜固定术和滑石粉浆胸膜固定术。在自体血胸膜固定术组,通过胸腔引流管注入 100ml 自体静脉血,然后注入 50ml 无菌生理盐水。在滑石粉组中,注入 20ml 1% 利多卡因(在 30ml 无菌生理盐水中稀释),然后将 100ml 无菌生理盐水中悬浮 4g 无菌滑石粉。30d 后评价胸膜固定的疗效及不良反应。该研究显示自体血胸膜固定术与滑石粉胸膜固定治疗 MPE 疗效相当,但自体血胸膜固定术可以减少发热和疼痛的发生,缩短住院时间。

(七)胸腔镜下胸膜固定术

研究表明胸腔镜微创手术(video-assisted thoracic surgery,VATS)行胸膜固定术有以下优势:①对无法病理明确诊断的患者,可术中取得病理并直接观察胸腔内病变情况;②通过切除或灼烧肺和胸膜肿瘤结节,甚至切除胸膜或肺叶,能

够较大程度地减轻肿瘤负荷;③硬化剂喷洒均匀,术后包裹性积液形成概率低;④胸膜闭锁成功率高,持续时间久。其还有对患者损伤小、并发症少、恢复快的优势。Viallat 等曾报道 360 例 MPE 患者使用胸腔镜下滑石粉喷洒法胸膜固定的成功率达 92%。

(八)胸膜切除术

胸膜切除术是指利用胸腔镜手术或开胸手术将脏层胸膜和 / 或壁层胸膜切除或剥脱的一种保留肺、膈肌和心包的术式,也称胸膜剥脱术。其主要用于恶性胸膜间皮瘤的治疗,不提倡利用胸膜切除术取代胸膜固定术或留置胸腔导管治疗复发性胸膜积液。多项研究结果显示胸膜切除术在治疗 MPE 的作用有限。有临床随机试验比较 VATS 部分胸膜切除术与胸腔引流术联合滑石粉胸膜固定术的疗效结果显示,在 3 个月和 12 个月时两组间胸膜固定成功率没有显著差异,且两组之间的生存率差异无统计学意义,但是手术组的并发症明显增多。Walker 等研究发现 VATS 部分胸膜切除术与胸腔引流术联合滑石粉胸膜固定术都可选择的情况下,不建议进行胸膜切除术。Rintoul 等认为手术在治疗 MPE 的作用有限,围术期死亡率和生活质量的降低往往超过了其获益。目前,只有在临床试验的情况下,并且患者在充分了解替代方案以及每种方法的相对优缺点之后,才应考虑对 MPE 患者行该手术。

(九)胸部放射治疗

胸部放射治疗可抑制肿瘤,改善静脉和淋巴回流,使胸腔积液产生减少,并可导致胸膜纤维化而闭塞胸腔。临床适用于放疗较敏感的恶性淋巴瘤等并发的胸腔积液,对纵隔肿瘤及肺癌引起的上腔静脉综合征亦有一定疗效,常与其他治疗手段联合应用,因此临床应用时应根据 MPE 病因病情酌情选用。尤庆山等研究初步证实了正向调强放疗治疗 MPE 的可行性。但疗效还需进一步的大样本临床研究验证。

(十)胸腔热灌注治疗

胸腔热灌注治疗对于预防和治疗胸腔种植转移尤其是并发的恶性胸腔积液疗效显著,对缓解晚期癌症患者 MPE 所致呼吸困难、心悸不适等症状,改善患者生活质量有重要意义。Matsuzaki 等最早报道胸腔热灌注化疗(intrapleural perfusion with hyperthermic chemotherapy,IPHC)可使癌细胞变性、胸膜壁纤维化,从而可用于治疗 MPE,胸腔积液控制率 100%,12 例胸膜播散性病变行胸腔热灌注化疗患者的中位生存期为 20 个月,7 例未接受胸腔热灌注化疗的类似病变患者的中位生存时间仅为 6 个月,提示胸腔热灌注化疗作为胸膜播散性恶性肿瘤切除术后的辅助治疗具有重要价值。Shigemura 等较早报道胸腔镜下胸腔热灌注化疗

在肺癌胸膜转移中有较好疗效。广州医科大学附属肿瘤医院陈永东等研究发现胸腔热灌注治疗联合静脉化疗对非小细胞肺癌并发 MPE 的近期疗效优于单独静脉化疗，且无增加不良反应，有助于提高患者生存质量。

二、全身治疗

对原发肿瘤已明确但无临床症状的 MPE 患者，提倡针对积液本身不作任何干预的临床观察策略。而对于有症状的 MPE 患者，局部治疗同时需联合全身治疗如化疗、靶向治疗、免疫治疗等。其中分子靶向治疗 EGFR-TKI 对预防MPE 复发效果较优。Verma 等研究发现，在 EGFR 敏感突变阳性的肺腺癌患者中，单独使用 EGFR-TKI 作为一线治疗预防 MPE 复发的治疗效果可能等同于使用滑石粉的胸膜固定术。此外，对于预防 MPE 复发，在未经选择的肺腺癌患者队列中，EGFR-TKI 可能优于化疗联合滑石粉胸膜固定。Verma 等研究还发现，对于所有插入穿刺引流管进行胸腔积液初始引流的患者，在确认 EGFR 是否有突变之前，可能不需要进行滑石粉胸膜固定术，因为大多数肺癌患者在接受 EGFR-TKI 治疗后约 1 年时间无胸腔积液复发；同时发现，对 EGFR 敏感突变的患者亚群，胸膜固定术可能不会带来额外的获益，胸膜固定术主要应用于组织学为非腺癌或 EGFR 非敏感突变腺癌患者，或在 EGFR-TKI 治疗后出现胸腔积液的患者。另有研究表明，由于 EGFR-TKI 对初发大量胸腔积液患者的控制率低于小到中量胸腔积液的患者，因此对于初始诊断即为大量胸腔积液的患者仍建议选用胸膜固定术。

第四节 胸腔热灌注治疗恶性胸腔积液的机制

一、胸腔热灌注治疗的发展历程

胸腔热灌注治疗是热疗的一种类型，是近期发展起来的一种治疗 MPE 方法，其原理是通过物理方法将灌注液温度提高到 43~48℃，然后将加热的灌注液注入胸腔内，产生灌注液与胸腔组织及肿瘤的热传递作用，使胸腔组织及肿瘤组织在一段时间内处于较高温度，利用肿瘤细胞及正常组织对温度的耐受性不同，最终杀灭肿瘤细胞。在胸腔热灌注过程中，肿瘤组织对化疗药物的敏感性增加，提高了化疗药物抗肿瘤的药效，有助于杀灭肿瘤细胞，因此临床上在热灌注过程中，将顺铂等化疗药物加入灌注液中，则称为胸腔热灌注化疗。使用恒温水浴箱作为加热设备，通过留置的一根胸腔引流管将灌注液注入胸腔，在腔内循环后

再通过另一根胸腔引流管引流出来，这种方法称为持续胸腔热灌注治疗（continuous circulatory intrapleural perfusion hyperthermia，CCIPH）。后来临床运用中发现恒温水浴箱对于温度的控制精度较差，可控性欠佳，较难达到持续恒温灌注，因此高精度持续循环灌注治疗法应运而生。此方法最大的特点是应用高精度控温的胸腔热灌注设备。设备采用内外双循环系统，均为密闭系统，通过高精度温度传感器测量进出胸腔时灌注液的温度，由电脑调控加热器对内循环管路的损失热量进行补偿，从而达到高精度的持续热灌注。研究表明高精度控温持续循环胸腔热灌注治疗有控温测温更精确、受热均匀、症状缓解迅速、胸腔积液控制效果好、疗效确切、耐受性好及适用范围更广等优点。

二、胸腔热灌注治疗抗癌机制

研究发现，人体通过血管扩张、血流加速、散热加快等自我调节机制进行体温调节，保证体温升高至 42.5~43℃时，正常组织损伤不大，且能够修复。临床工作者及相关研究人员研究发现肿瘤组织与正常组织对温度的耐受程度不同，具有不同热敏感性。由于肿瘤组织的血管由单层内皮细胞构成，缺乏平滑肌，且部分被肿瘤细胞代替，对温度的敏感性相对较差，肿瘤相关的血管不能随温度升高而扩张，当肿瘤组织周围温度升高后，肿瘤细胞需氧量增加，而肿瘤血管未见明显扩张，肿瘤组织无氧酵解增加，乳酸堆积，使溶酶体的活性增高。另外，由于肿瘤组织血管结构扭曲，常常因肿瘤细胞的增殖而使血管阻塞，当肿瘤组织周围温度升高，血管阻塞血流速度缓慢，导致肿瘤散热困难。肿瘤细胞升温至 39~40℃时，生长受到抑制；当温度升至 40~42℃时，细胞严重受损，可短时间内发生死亡。

有研究表明正常组织细胞能耐受 48℃高温，而肿瘤组织细胞在 43℃持续 1h 即出现不可逆热损伤。IPH 抗癌机制主要有：①通过热效应直接杀伤肿瘤细胞及诱导其凋亡。通过溶解破坏肿瘤细胞的细胞膜、线粒体膜及溶酶体膜等脂质结构，干扰细胞的 DNA 复制、转录、翻译等多种分子功能，进而致使细胞的功能紊乱和死亡。也可通过改变染色体的结构来影响 DNA 修复来杀灭肿瘤。也可通过很多途径诱导细胞凋亡，如激活机体细胞因子 TNF-α、FAS-L，抑制 Bcl-2、Bax 蛋白，激活 P53 诱导的细胞信号通路等。②可以调动机体各种生物免疫活性分子，增强机体免疫功能和抗肿瘤效应。热疗可以增加进入外周组织的 NK 细胞、T 细胞及树突状细胞等免疫细胞数量，从而加强抗肿瘤功能。并且，高热可直接刺激热休克蛋白释放，致使机体产生免疫应答。③可通过引起胸内抗纤溶和促进纤维素凝聚，增加纤维素在胸膜面沉积，加之灌注液在胸腔的物理冲

刷作用,共同促进胸膜纤维化,进而促使脏壁层胸膜粘连和胸膜腔闭锁。④还可以改善胸膜血液循环,促进胸膜小静脉及淋巴管内堵塞的组织细胞碎片及癌栓的清除,有利于胸腔积液吸收。

目前,暂无统一的 IPH 温度设置标准。相关体外实验研究证实,43℃热作用条件下可以对肿瘤细胞进行选择性杀伤而不损伤正常组织,杀伤肺癌细胞的有效热剂量为43℃,热作用时间为 60min。当前临床对于 IPH 的温度设定,有的选择 43℃,也有的选择 45℃,最高选择 48℃。温度越高,热穿透力更强,更加能杀伤直径更大或更深层的病灶。理论上讲,在患者可耐受的前提下,热灌注治疗设定的温度越高,对肿瘤细胞的杀伤越彻底,肿瘤复发率越低。本院多年来采用 48℃蒸馏水胸腔热灌注,长时间热蒸馏水可使肿瘤细胞膨胀破裂,每次持续灌注时间 60~90min,效果良好,安全性高。

胸腔内化疗时,胸腔内抗癌药物浓度大大高于血液循环的药物浓度,肿瘤细胞直接接触抗癌药物,高浓度抗癌药物可直接杀灭、消除胸腔内游离癌细胞和胸腔内原发灶或转移癌灶,而体循环药物浓度低,可减少或避免全身不良反应。

抗癌药物与热疗有协同作用,胸腔内热灌注化疗充分利用了热疗与抗癌药物的协同作用。热疗本身既能直接杀伤肿瘤细胞,还能增加肿瘤细胞膜的通透性,促进药物在局部渗透和吸收,促使药物在局部聚集和摄取,提高药物作用浓度,加快药物反应速度,从而提高药物的抗肿瘤疗效。热能增强某些抗癌药与癌细胞 DNA 交联,增强对癌细胞的杀伤作用。化疗可进一步杀伤热疗后处于亚致死损伤的癌细胞,抑制其修复。同时,热能对胸膜的物理损伤与化疗对胸膜的化学损伤具有协同作用,可加速胸膜纤维化,促进胸膜粘连,有利于胸膜腔的闭锁。

三、胸腔热灌注治疗方法分类

目前世界范围内常用的胸腔热灌注治疗方法如下。

(一)灌注液加热后直接灌注法

这种方法主要用于开胸手术的病例。实际操作中,先将 MPE 引流体外,随即将预热的灌注液灌入患者胸腔,保留一定时间后放出或让其自然吸收。这类技术优势是方法简单,无须特殊设备,有一定疗效。但缺点是机体具有体温调节功能,且敞开胸腔,灌注液降温快,胸腔内有效治疗温度的维持时间短。

(二)恒温水浴箱热交换循环灌注法

该方法较直接灌注法有所改进,其原理是采用恒温水箱持续加热灌注液到一定温度,用动力泵将灌注液灌入患者胸腔后,又将灌注液引流出体外并通过外向管路进行热量交换。这种方法优势是胸腔灌注液始终处于流动状态,温度相对恒定。但这种方法对灌注速度的调节要求较高,若灌注缓慢,则不能维持胸腔内恒定的温度,若灌注过快,则灌注液温度又达不到设定的高度。

(三)高精度持续循环热灌注治疗

该方法较恒温水浴箱热交换循环灌注法又有改进,这类机器主要采用内外双循环管路,内外管路均为密闭的循环系统,经过高精度温度传感器测定进出胸腔灌注液的温度,由电脑调节加热器补充内循环管路的损失热量。其核心优势在于可将温度精度控制在 ±0.1℃,这样可以有效保证灌注温度恒定。目前应用于临床治疗的循环热灌注机型及设备有极大差异,表现在灌注动力泵、热交换器、温度监测器、流量调节阀及管道系统等关键部件各有不同,部分设备有控温精度不高、灌注速度不稳等缺陷。而广州医科大学附属肿瘤医院自主研发的具有完全自主知识产权的 BR-TRG-Ⅰ型体腔热灌注治疗系统,运用微软的 Visual C 为主要开发工具,编写出一套系统工控软件,并采用神经元自适应控制技术,使得治疗时达到精准控温和控制流速的目的,测温精度达 ±0.1℃,控温精度 ±0.1℃,灌注流速控制精确到 5%。该系统性能稳定、安全可靠、操作便利,对工作环境无特殊要求,受到越来越广泛地应用。

第五节 胸腔热灌注治疗恶性胸腔积液的安全性评估及疗效

一、安全性评估

一般认为以下状况不适宜行胸腔热灌注治疗:恶病质;有广泛的远处转移;伴有发热,体温 >38℃;伴有明显感染;有出血、凝血功能障碍;严重的心肺功能障碍。

胸腔热灌注治疗一般不良反应较轻,主要包括胸闷、刺激性咳嗽、恶心、呕吐、白细胞计数下降及肝功能损害等,一般给予对症治疗后可缓解。需要防范的主要并发症有切口皮下积液、出血、发热、肺水肿、术后残腔等。Liu 等回顾分析了 1 510 例次床旁胸腔热灌注治疗,总的不良反应发生率仅为 2.0%,其中 10 次(0.6%)为气胸,5 次(0.3%)为细胞毒所致胸膜炎,3 次(0.2%)为穿刺点感染,7 次(0.5%)为穿刺点疼痛,5 次(0.3%)为胸腔热灌注手术失败,无发生肺栓塞、大出血或死亡。

二、疗效评估

恶性胸腔积液疗效评价标准常采用:①完全缓解

(complete remission,CR):胸腔积液完全消失并持续4周以上。②部分缓解(partial remission,PR):胸腔积液显著减少>1/2并持续4周以上,1个月内无须再行排液者。③无效(no change,NC):胸腔积液减少不足1/2,1个月内需再行排液者。

胸腔热灌注治疗相比其他治疗方式,有其独特的疗效及优势。有研究表明影响灌注效果的因素有肿瘤大小、肺复张程度、切口选择、灌注持续温度、胸腔灌注平面的控制、灌注管口径大小、流量控制、灌注技巧、引流管留置方法等。

Moon等报道了34例经过胸腔镜探查后行胸腔热灌注治疗的MPE患者,结果显示,胸腔积液完全缓解的患者有19例,完全缓解率为55.9%,胸腔积液部分缓解的患者有9例,部分缓解率为26.5%,总有效率为82.4%。Hu等发现胸腔热灌注化疗治疗肺癌并发MPE患者的中位生存期为21.7个月,1年生存率74.1%,证明胸腔镜下胸腔热灌注化疗治疗肺癌所致MPE是一种安全、微创、有效的新方法。Feng等在胸腔镜下对80例MPE患者行胸腔热灌注治疗,结果显示总有效率为100%,CR率为71.3%,PR率为28.7%,IPHC后KPS评分明显升高,胸腔积液肿瘤标志物水平显著降低,中位生存期为16.8个月,IPHC治疗期间没有发生严重的并发症,提示IPHC是治疗MPE安全有效的治疗方法,具有良好的生存获益和低毒性。广州医科大学附属肿瘤医院的研究结果显示,胸腔热灌注治疗对胸腔积液控制率为100%,48℃蒸馏水和45℃生理盐水加顺铂胸腔内热灌注一样有效,且易于执行、相对安全。Kleontas等发起的一项单中心、前瞻性、随机临床试验,结果发现胸腔热灌注化疗和滑石粉介导的胸膜固定术都是治疗MPE安全有效的治疗方法。

Zhou等的一项纳入27篇文章对胸腔内热化疗(hyperthermic intrathoracic chemotherapy,HITHOC)应用于MPE治疗的荟萃研究发现,HITHOC常用于肺癌、胸腺瘤、乳腺癌、卵巢癌等原发肿瘤细胞减灭术的术后辅助治疗,与未接受HITHOC患者相比,接受HITHOC患者的中位生存期明显延长,且无瘤生存率和一般状况均显著获益,提示HITHOC是一种安全有效的治疗方法,可有效控制胸腔积液,提高患者生存率。Zhao等对温热胸腔内化疗治疗恶性胸膜间皮瘤进行了系统评价及meta分析,发现在对网上数据库进行全面检索后,共有21篇文章纳入定性系统评价,其中5篇进行了定性meta分析,结果发现胸腔内热化疗多用于胸膜外全肺切除或胸膜切除联合手术,接受HITHOC治疗的患者与未接受HITHOC治疗的患者相比,中位生存时间明显延长,HITHOC作为姑息疗法,无复发生存时间较长,结果提示HITHOC是延长患者中位生存时间和无复发生存时间的安全有效治疗方法。

第六节　小　结

随着全球癌症发病率的增加和总生存率的提高,MPE在肿瘤患者中的发病率可高达15%,MPE常见于晚期肿瘤患者。大量胸腔积液可压迫肺组织,导致肺不张、肺部感染等,影响患者的肺功能,还可将纵隔推向健侧,引起心功能下降,最终导致患者呼吸和循环功能障碍,胸腔积液中的营养物质持续性丢失可导致低蛋白血症、营养不良、乏力、体重下降,大量胸腔积液还可引起胸痛,最终导致患者出现恶病质。MPE如果得不到有效控制,患者的中位生存期为3~12个月,严重影响肿瘤患者预后,是一个重大医学难点。随着医学进步,目前针对MPE的治疗方法及药物层出不穷,治疗方法主要包括局部治疗的胸腔穿刺引流术及胸腔穿刺置管引流术、胸腔内化疗、胸腔内生物免疫治疗、胸腔内血管靶向治疗、胸腔内外中医药治疗、胸膜固定术、胸腔镜下胸膜固定术、胸膜切除术、胸部放射治疗、胸腔热灌注治疗及全身治疗的全身化疗、靶向治疗、免疫治疗等。胸腔热灌注治疗可通过热效应直接杀伤肿瘤细胞及诱导其凋亡,可以调动机体各种生物免疫活性分子,增强机体免疫功能和抗肿瘤效应,可引起胸腔内抗纤溶和促进纤维素凝聚,增加纤维素在胸膜面沉积的可能,加上灌注液在胸腔的物理冲刷作用,共同加速胸膜纤维化,促进脏壁层胸膜粘连和胸膜腔闭锁,还可以改善胸膜血液循环,促进胸膜小静脉及淋巴管内堵塞的组织细胞碎片及癌栓的清除,有利于胸腔积液吸收。越来越多的研究证实胸腔热灌注治疗对控制MPE、改善胸膜粘连有较好的治疗效果,且无增加不良反应,有助于提高患者生存质量。随着胸腔热灌注治疗被越来越多的医疗机构认可和推广,它正向成为MPE的标准治疗方案迈进。

典型病例

胸腔热灌注治疗肺癌合并恶性胸腔积液成功一例

一、基本情况

男性,66岁。

二、现病史

因"咳嗽、咳痰5个月余,活动后气促1个月,发现左胸胸腔大量积液24d。"于2019年6月5日入院。

患者于入院前 5 个月余出现咳嗽,偶有咳白色泡沫状痰,无咯血、胸闷、气促、畏寒、发热、全身骨痛等。当时患者未重视,未行就诊。入院前 1 个月出现活动后气促,至当地医院就诊住院。2019 年 5 月 12 日行胸部 CT 检查示:左胸胸腔大量积液;左下肺、左肺下舌段肺不张,未排除合并肺癌;多发中小淋巴结。2019 年 5 月 14 日行左胸腔置管引流术。2019 年 5 月 17 日胸部 CT 检查示:考虑左肺上叶舌段肺癌可能性大;左肺及胸膜下多发小结节,考虑肺转移瘤;合并左肺感染,左胸少量气胸(左肺受压约 10%)、左侧胸腔少量积液;纵隔多发中小淋巴结。2019 年 5 月 24 日行 CT 引导经皮肺穿刺活检,病理结果为低分化浸润肺腺癌。为进一步治疗来院就诊,门诊以“左侧大量胸腔积液并左全肺不张性质待查”收入院。入院查体:一般情况可。锁骨上等处浅表淋巴结未触及。胸廓未见异常。胸骨无压痛。左胸呼吸运动减低,肋间隙未见明显异常,语颤减弱,叩诊浊实音,左胸呼吸音减低。右肺呼吸运动正常,肋间隙未见异常,语颤正常,叩诊清音。双侧肺未闻及干、湿啰音,无胸膜摩擦音。心前区无隆起,心尖搏动未见异常,左侧心浊音界未叩出,右侧心浊音界无异常,心率 76 次 / 分,律齐,瓣膜听诊区未闻及病理性杂音,无心包摩擦音。诊断:左侧大量胸腔积液并左全肺不张性质待查。

入院后完善相关检查。2019 年 6 月 6 日血清肺肿瘤标志物:细胞角蛋白 19 片段(CYFRA 21-1)↑ 5.31ng/ml,胃泌素释放肽前体(ProGRP)↑ 102.4pg/ml,癌胚抗原(CEA)、鳞状细胞癌抗原(SCC)、神经元特异性烯醇化酶(NSE)正常。2019 年 6 月 10 日心脏彩超:各房室未见明显增大,二尖瓣轻度关闭不全,左心舒张功能减低、收缩功能正常范围。2019 年 6 月 10 日头颅 MRI:脑白质脱髓鞘样改变。脑萎缩。2019 年 6 月 10 日肝胆脾彩超:胆囊结石,肝、脾未见明显异常声像。2019 年 6 月 10 日支气管镜:所见支气管未见明显新生物。2019 年 6 月 11 日胸部 CT(图 10-1):左上肺团片影,肺癌可能,不除外转移;左侧锁骨上窝、左肺门及纵隔淋巴结转移,食管下段壁局部受侵可能;左侧胸膜转移;左侧胸腔多量积液,左肺压缩不张,左肺炎症。

三、诊治经过

完善相关检查,科室讨论后认为患者存在产生较快的大量胸腔积液,可选择胸腔镜探查病理活检及胸腔热灌注治疗手术。2019 年 6 月 12 日行全麻胸腔镜胸内探查,术中见胸膜多处索状粘连,有大量淡黄色胸腔积液,肺肿瘤位于上叶下舌段边缘,直径约 3cm 大小,肿瘤表面胸膜轻度皱缩。肺表面、膈面、壁胸膜及纵隔胸膜多发可疑胸膜转移结节(图 10-2)。活检钳取壁胸膜结节送检,快速冰冻病

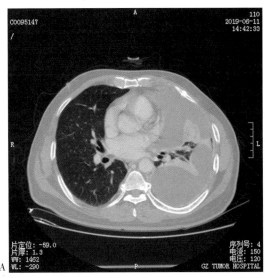

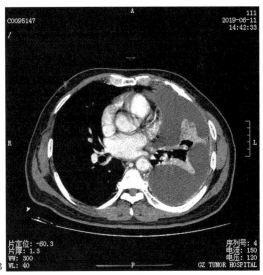

图 10-1　胸部 CT 提示左胸腔大量积液,
左上肺胸膜下结节(2019-06-11)
A. 肺窗;B. 纵隔窗。

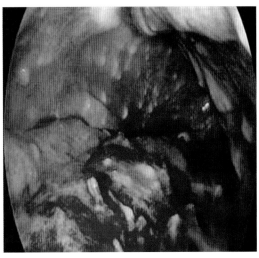

图 10-2　胸腔镜下见多发、大小不等胸膜转移结节

理结果提示为转移癌。取心包面、纵隔胸膜结节送术后病理检查。舌段肺癌因脏层胸膜增厚，肺不张，需要游离增厚的胸膜后才容易切除，告知家属病理结果，家属同意行胸腔热灌注治疗手术，不行肺癌原发灶切除。于第7肋间腋中线胸腔镜进镜孔置热灌注出水管。第4肋间锁中线置热灌注进水管，管端置于胸顶，缝线分别固定两管。查胸腔创面及各切口无明显出血，缝合各切口。接热灌注设备48℃行胸腔热灌注治疗（图10-3）。热疗时间60min。术中顺利，麻醉满意，出血量30ml，术毕返病房进一步治疗。2019年6月14日再次行左侧胸腔热灌注术1次。

术后病理结果：左壁层胸膜结节、心包面、纵隔胸膜结节纤维组织中均见腺癌浸润，结合HE染色形态和免疫组化结果考虑肺来源（图10-4）。免疫组化结果：CK（++++），CK7（++++），TTF1（+++），NapsinA（+++）。

患者术后恢复可，无胸闷、气促，无畏寒、发热等。2019年6月15日患者术后复查胸部CT提示胸腔热灌注治疗后肺复张（图10-5）。术后第9天肺肿瘤组织基因二代测序

检测结果提示ALK-EML4融合突变。根据基因检测结果行"克唑替尼胶囊250mg口服，每日两次"靶向治疗。胸腔热灌注治疗及靶向治疗后1个月余，2019年7月22日胸部CT复查提示左肺完全复张，无胸腔积液，肿瘤明显缩小（图10-6）。克唑替尼靶向治疗3个月后出现肝功能异常，给予保肝药等治疗后肝功能指标仍异常，改为"阿来替尼600mg口服，每日2次"靶向治疗。

四、随访结果

胸腔热灌注治疗及靶向治疗后半年余，2020年1月3日胸部CT复查提示胸腔积液控制良好，肿瘤明显缩小（图10-7）。胸腔热灌注治疗及靶向治疗后近1年，2020年5月21日胸部CT提示胸腔积液仍控制良好，肿瘤进一步缩小（图10-8）。最后一次复查时患者一般状态好，可以正常工作生活，血清肺肿瘤标志物水平维持正常，胸腔积液及肿瘤控制良好。

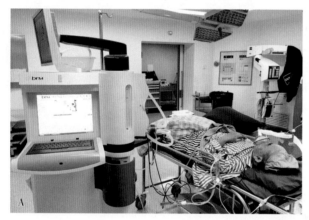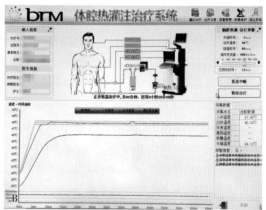

图10-3　胸腔热灌注治疗

A.胸腔热灌注治疗全景图；B.胸腔热灌注治疗控制面板。

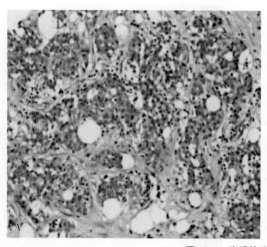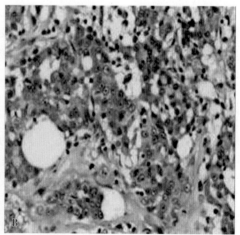

图10-4　胸膜转移癌病理结果

A.HE染色，×100；B.HE染色，×400。

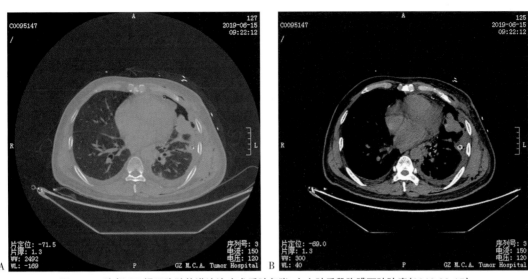

图 10-5　胸部 CT 提示胸腔热灌注治疗术后肺复张,左上肺舌段胸膜下肺肿瘤(2019-06-15)

A. 肺窗；B. 纵隔窗。

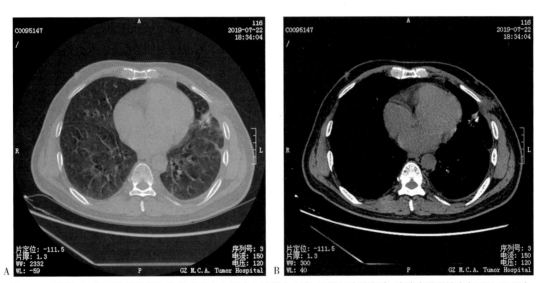

图 10-6　胸部 CT 提示胸腔热灌注治疗术后 1 个月余左肺完全复张,无明显胸腔积液,肺肿瘤明显缩小(2019-07-22)

A. 肺窗；B. 纵隔窗。

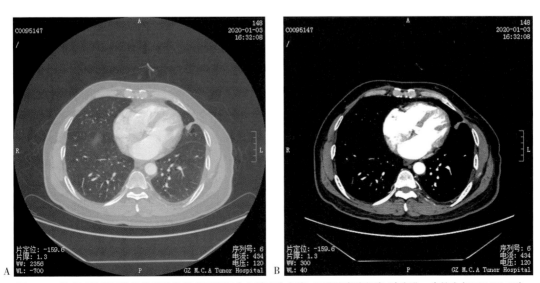

图 10-7　胸部 CT 提示胸腔热灌注治疗术后半年余左肺完全复张,无明显胸腔积液,肿瘤进一步缩小(2020-01-03)

A. 肺窗；B. 纵隔窗。

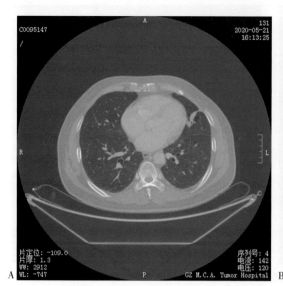
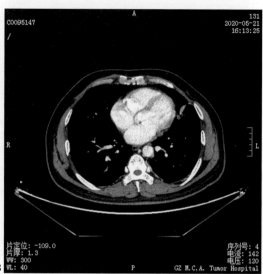

图 10-8　胸部 CT 提示胸腔热灌注治疗术后近一年胸腔积液及肿瘤仍控制良好(2020-05-21)

A. 肺窗；B. 纵隔窗。

五、总结点评

肺癌,又称原发性支气管肺癌,是源于支气管黏膜上皮或肺泡上皮的恶性肿瘤,为全球最常见的恶性肿瘤。肺癌病因至今不完全明确,吸烟是目前公认的最重要危险因素,此外还与大气污染、烹饪油烟、职业接触(包括石棉、石英粉尘、砷、铬、镍、氡等)、遗传易感等有关。从病理学角度大致分为非小细胞肺癌和小细胞肺癌两大类,以非小细胞肺癌多见,肺腺癌是最常见的病理类型。早期肺癌特别是腺癌往往无任何症状,常导致其诊断的延误。随着肿瘤的进展,出现不同的症状,但缺乏特异性。临床常见症状有咳嗽、咳痰、痰中带血、胸痛、发热、气促等,其中以咳嗽最为常见。当肿瘤侵犯邻近组织时可导致声音嘶哑、吞咽困难、胸腔积液、膈神经麻痹、上腔静脉阻塞综合征、心包积液等。远处转移至脑、骨、肝、肾上腺等器官时可出现相应器官转移的临床表现。

肺癌伴有恶性胸腔积液的患者预后往往较差。胸腔热灌注疗法的出现对缓解因 MPE 所致的胸闷、气促、呼吸困难等症状及改善患者生活质量有重要意义。本例肺癌患者主要特点在于存在胸膜转移且伴有大量恶性胸腔积液,利用 IPH 对患者进行治疗,杀灭肿瘤细胞,促进胸膜粘连,对胸腔积液及胸膜肿瘤控制良好,促进患侧肺复张,从而使患者生活质量提高,生存期延长,获得良好生存效益。目前患者已带瘤生存 15 个月。

(薛兴阳　丁丹丹　罗志明)

参考文献

[1] MARAZIOTI A, BLACKWELL TS, STATHOPOULOS GT. The lymphatic system in malignant pleural effusion. Drain or immune switch？[J]. Am J Respir Crit Care Med, 2014, 189 (6): 626-627.

[2] LUO L, SHI HZ, LIANG QL, et al. Diagnostic value of soluble mesothelin-related peptides for malignant meso-thelioma: a meta-analysis [J]. Respir Med, 2010, 104 (1): 149-156.

[3] ALRAIYES AH, HARRIS K, GILDEA TR. When should an indwelling pleural catheter be considered for malignant pleural effusion？[J]. Cleve Clin J Med, 2016, 83 (12): 891-894.

[4] WALKER S, BIBBY AC, MASKELL NA. Current best practice in the evaluation and management of malignant pleural effusions [J]. Ther Adv Respir Dis, 2017, 11 (2): 105-114.

[5] HOOPER CE, WELHAM SA, MASKELL NA, et al. Pleural procedures and patient safety: a national BTS audit of practice [J]. Thorax, 2015, 70 (2): 189-191.

[6] TERRA RM, DELA VEGA A. Treatment of malignant pleural effusion [J]. J Vis Surg, 2018, 4: 110.

[7] MEIER M, MORTENSEN MR, LARSEN LU. Implanta-tion of permanent pleural catheter for palliation of malig-

nant pleural effusion [J]. Cancer Manag Res, 2016, 8: 129-133.

［8］WANG AZ, LANGER R, FAROKHZAD OC. Nanoparticle delivery of cancer drugs [J]. Annu Rev Med, 2012, 63: 1851-98.

［9］GUO M, WU F, HU G, et al. Autologous tumor cell-derived microparticle-based targeted chemotherapy in lung cancer patients with malignant pleural effusion [J]. Sci Transl Med, 2019, 11: undefined.

［10］JIANG L, LI P, GONG Z, et al. Effective Treatment for Malignant Pleural Effusion and Ascites with Combined Therapy of Bevacizumab and Cisplatin [J]. Anticancer Res, 2016, 36 (3): 1313-1318.

［11］MA H, ZHANG Y, WANG Q, et al. Therapeutic safety and effects of adjuvant autologous RetroNectin activated killer cell immunotherapy for patients with primary hepatocellular carcinoma after radiofrequency ablation [J]. Cancer Biol Ther, 2010, 9 (11): 903-907.

［12］CHU H, DU F, GONG Z, et al. Better Clinical Efficiency of TILs for Malignant Pleural Effusion and Ascites than Cisplatin Through Intrapleural and Intraperitoneal Infusion [J]. Anticancer Res, 2017, 37 (8): 4587-4591.

［13］FEIZE W, MENG L, YANNI L, et al. A Randomized Controlled Study to Observe the Efficacy of External Treatment With a Traditional Chinese Medicine Herbal Ointment on Malignant Plural Effusion: Outcome Report and Design Review [J]. Integr Cancer Ther, 2017, 16 (4): 473-478.

［14］QI N, LI F, LI X, et al. Combination use of paclitaxel and avastin enhances treatment effect for the NSCLC patients with malignant pleural effusion [J]. Medicine (Baltimore), 2016, 95 (47): e5392.

［15］CHEN D, SONG X, ZHANG Y, et al. Optimizing intrapleural bevacizumab dosing in non-small-cell lung cancer-mediated malignant pleural effusion: less is more [J]. Future Oncol, 2018, 14 (21): 2131-2138.

［16］BIAOXUE R, XIGUANG C, HUA L, et al. Thoracic perfusion of recombinant human endostatin (Endostar) combined with chemotherapeutic agents versus chemotherapeutic agents alone for treating malignant pleural effusions: a systematic evaluation and meta-analysis [J]. BMC Cancer, 2016, 16 (1): 888.

［17］KEERATICHANANONT W, KAEWDECH A, KEERATICHANANONT S. Efficacy and safety profile of autologous blood versus talc pleurodesis for malignant pleural effusion: a randomized controlled trial [J]. Ther Adv Respir Dis, 2018, 12: 1753466618816625.

［18］RINTOUL RC, RITCHIE AJ, EDWARDS JG, et al. Efficacy and cost of video-assisted thoracoscopic partial pleurectomy versus talc pleurodesis in patients with malignant pleural mesothelioma (MesoVATS): an open-label, randomised, controlled trial [J]. Lancet, 2014, 384 (9948): 1118-1127.

［19］WALKER S, ZUBRINIC M, MASSEY C, et al. A prospective study of patient-centred outcomes in the management of malignant pleural effusions [J]. Int J PalliatNurs, 2016, 22 (7): 351-358.

［20］AELONY Y. Best current therapy for patients with malignant pleural effusion [J]. Respiration, 2013, 85 (1): 13-14.

［21］SHIGEMURA N, AKASHI A, NAKAGIRI T, et al. Pleural perfusion thermo-chemotherapy under VATS: a new less invasive modality for advanced lung cancer with pleural spread [J]. Ann ThoracSurg, 2004, 77 (3): 1016-1022.

［22］陈永东, 陈祖龙, 周明, 等. 胸腔热灌注治疗联合静脉化学治疗对晚期非小细胞肺癌合并恶性胸腔积液的临床疗效分析 [J]. 新医学, 2017, 48 (12): 874-877.

［23］VERMA A, CHOPRA A, LEE YW, et al. Can EGFR-Tyrosine Kinase Inhibitors (TKI) Alone Without Talc Pleurodesis Prevent Recurrence of Malignant Pleural Effusion (MPE) in Lung Adenocarcinoma [J]. Curr Drug Discov Technol, 2016, 13 (2): 68-76.

［24］Chi-Hsien Chen, Chien-Hung Gow, Chong-Jen Y, et al. Clinical Response of Gefitinib on Malignant Pleural Effusions in Patients with Non-Small Cell Lung Cancer [J]. Journal of Cancer Molecules, 2008, 4 (1): 23-28. https://www. oalib. com/paper/2766412#. X61EUJr_rIU

［25］李思文, 赵健, 崔书中. 胸腔热灌注治疗恶性胸腔积液的研究进展 [J]. 肿瘤基础与临床, 2014, 27 (2): 174-177.

［26］LI J, YAO H, LEI Y, et al. Establishment of a human intrapleural hyperthermic perfusion model and analysis of pleural malignancy treatment depth [J]. Respir Med, 2018, 138: 144-149.

［27］ IşıK AF, SANLı M, YıLMAZ M, et al. Intrapleural hyperthermic perfusion chemotherapy in subjects with metastatic pleural malignancies [J]. Respir Med, 2013, 107 (5): 762-767.

［28］ SONG X, KIM HC, KIM SY, et al. Hyperthermia-enhanced TRAIL-and mapatumumab-induced apoptotic death is mediated through mitochondria in human colon cancer cells [J]. J Cell Biochem, 2012, 113 (5): 1547-1558.

［29］ HUNT CR, PANDITA RK, LASZLO A, et al. Hyperthermia activates a subset of ataxia-telangiectasia mutated effectors independent of DNA strand breaks and heat shock protein 70 status [J]. Cancer Res, 2007, 67 (7): 3010-3017.

［30］ VERTREES RA, DAS GC, COSCIO AM, et al. A mechanism of hyperthermia-induced apoptosis in ras-transformed lung cells [J]. Mol Carcinog, 2005, 44 (2): 111-121.

［31］ ZHAO J, WANG SZ, TANG XF, et al. Analysis of thermochemotherapy-induced apoptosis and the protein expressions of Bcl-2 and Bax in maxillofacial squamous cell carcinomas [J]. Med Oncol, 2011, 28 Suppl 1: S354-S359.

［32］ OHNISHI T. The role of the p53 molecule in cancer therapies with radiation and/or hyperthermia [J]. J Cancer Res Ther, 2005, 1 (3): 147-150.

［33］ STRECKFUS CF, BROWN RE, BULL JM. Proteomics, morphoproteomics, saliva and breast cancer: an emerging approach to guide the delivery of indivi-dualised thermal therapy, thermochemotherapy and monitor therapy response [J]. Int J Hyperthermia, 2010, 26 (7): 649-661.

［34］ MUKHOPADHAYA A, MENDECKI J, DONG X, et al. Localized hyperthermia combined with intratumoral dendritic cells induces systemic antitumor immunity [J]. Cancer Res, 2007, 67 (16): 7798-7806.

［35］ CALDERWOOD SK, THERIAULT JR, GONG J. How is the immune response affected by hyperthermia and heat shock proteins?[J]. Int J Hyperthermia, 2005, 21(8): 713-716.

［36］ YAO J, MUNSON KM, WEBB WW, et al. Dynamics of heat shock factor association with native gene loci in living cells [J]. Nature, 2006, 442 (7106): 1050-1053.

［37］ TERRA RM, JUNQUEIRA J, TEIXEIRA LR, et al. Is full postpleurodesis lung expansion a determinant of a successful outcome after talc pleurodesis？[J]. Chest, 2009, 136 (2): 361-368.

［38］ 崔书中, 黄狄文, 巴明臣. 高精度腹腔热灌注治疗系统设备的开发研究 [J]. 中华生物医学工程杂志, 2009, 15 (6): 471-474.

［39］ MOON Y, KIM KS, PARK JK. Simple intrapleural hyperthermia at thoracoscopic exploration to treat malignant pleural effusion [J]. J CardiothoracSurg, 2015, 10: 136.

［40］ ZHOU H, WU W, TANG X, et al. Effect of hyperthermic intrathoracic chemotherapy (HITHOC) on the malignant pleural effusion: A systematic review and meta-analysis [J].Medicine (Baltimore), 2017, 96 (1): e5532.

［41］ ZHAO ZY, ZHAO SS, REN M, et al. Effect of hyperthermic intrathoracic chemotherapy on the malignant pleural mesothelioma: a systematic review and meta-analysis [J]. Oncotarget, 2017, 8 (59): 100640-100647.

［42］ KLEONTAS A, SIOGA A, PANDRIA N, et al. Clinical factors affecting the survival of patients diagnosed with non-small cell lung cancer and metastatic malignant pleural effusion, treated with hyperthermic intrathoracic chemotherapy or chemical talc pleurodesis: a monocentric, prospective, randomized trial [J]. J Thorac Dis, 2019, 11 (5): 1788-1798.

［43］ HU R, JIANG H, LI H, et al. Intrapleural perfusion thermo-chemotherapy for pleural effusion caused by lung carcinoma under VATS [J]. J Thorac Dis, 2017, 9 (5): 1317-1321.

［44］ BA M, LONG H, WANG Y, et al. Intrapleural hyperthermic perfusion using distilled water at 48℃ for malignant pleural effusion [J]. J Cancer Res Clin Oncol, 2013, 139 (12): 2005-2012.

［45］ 齐博, 赵宝生. 胸腔热灌注治疗恶性胸腔积液疗效观察 [J]. 新乡医学院学报, 2015, 32 (08): 759-761.

［46］ FENG X, ZHU L, XIONG X, et al. Therapeutical effect of intrapleural perfusion with hyperthermic chemotherapy on malignant pleural effusion under video-assisted thoracoscopic surgery [J]. Int J Hyperthermia, 2018, 34 (4): 479-485.

［47］ LIU L, ZHANG N, MIN J, et al. Retrospective analysis on the safety of 5, 759 times of bedside hyperthermic intra-peritoneal or intra-pleural chemotherapy (HIPEC) [J]. Oncotarget, 2016, 7 (16): 21570-21578.

［48］KOEGELENBERG C, SHAW JA, IRUSEN EM, et al. Contemporary best practice in the management of malignant pleural effusion [J]. Ther Adv Respir Dis, 2018,

12: 1753466618785098.

［49］DIPPER A, JONES HE, BHATNAGAR R, et al. Interventions for the management of malignant pleural effusions: a network meta-analysis [J]. Cochrane Database Syst Rev, 2020, 4(4): CD010529.

11

第十一章

腹腔热灌注化疗

腹腔热灌注化疗（hyperthermic intraperitoneal chemotherapy，HIPEC）是一种预防和治疗腹膜癌（peritoneal carcinomatosis，PC）及恶性腹水的辅助治疗方法。目前，该方法被认为是继手术、放疗、化疗、免疫治疗后的第五种癌症治疗手段。早在1980年Spratt等首次报道肿瘤细胞减灭术联合HIPEC治疗1例阑尾假黏液瘤的男性患者。随后的20世纪80年代末和90年代初，来自日本的Fujimoto等多次报道了HIPEC技术在进展期胃癌和胃癌腹膜转移患者治疗中有很好的安全性和疗效。但早期传统的HIPEC技术是简单的灌注液加热后直接腹腔灌注。这种技术由于控温不精确，存在治疗安全隐患；由于灌注量不足，导致腹腔充盈欠佳，存在治疗盲区，不能实现治疗安全有效的最大化；由于没有统一的治疗标准，临床研究上不能系统、科学地评价HIPEC的安全性和有效性。随着技术的不断演变以及设备的不断创新和改进，目前的HIPEC技术在控温和控速等方面实现了精准化和规范化，已成为一种成熟的临床应用技术。

精准的HIPEC技术是指将含化疗药物的灌注液精准恒温、循环灌注、充盈腹腔并维持一定时间，预防和治疗腹膜癌的种植转移。主要用于预防腹盆腔恶性肿瘤（消化道恶性肿瘤、妇科肿瘤、腹膜假黏液瘤、腹膜间皮瘤等）术后游离癌细胞（FCC）腹膜种植转移引起的PC，而CRS手术联合或序贯HIPEC主要用于治疗各种恶性肿瘤（消化道恶性肿瘤、妇科肿瘤、腹膜假黏液瘤、腹膜间皮瘤等）术后残留PC及其并发的恶性腹水，目前HIPEC被越来越多的医疗机构认可和推广应用，已经纳入中国和国际的治疗规范和专家共识。但目前国内多数单位临床应用的HIPEC设备存在控温精度差、安全系数低等缺陷，一些单位采用简陋的设备进行腹腔热灌注治疗，根据临床经验设定治疗温度、治疗时间及治疗次数，参照静脉化疗的药物用量及药代动力学规律选用化疗药物，达不到HIPEC的最佳治疗效果，并发症的发生也时有报道，使HIPEC技术在我国开展很不规范，限制了HIPEC的临床推广应用。尽管国内外关于持续循环HIPEC的研究报道很多，但HIPEC技术方法仍存在很大差异，临床技术方法更缺乏统一的标准，治疗患者的选择也没有非常明确的指征，目前HIPEC治疗远没有发挥出最大的效果。

推荐阅读

• 中国抗癌协会腹膜肿瘤专业委员会，广东省抗癌协会肿瘤热疗专业委员.中国腹腔热灌注化疗技术临床应用专家共识（2019版）[J].中华医学杂志，2020，100（2）：89-96.

• Laura A.Lambert.Looking Up：Recent Advances in Understanding and Treating Peritoneal Carcinomatosis [J].CA：A Cancer Journal for Clinicians.2015，65（4）：283-298.

• Paul H.Sugarbaker，李雁.腹膜表面肿瘤细胞减灭术与围手术期化疗[M].北京：科学出版社，2018.

• 陈孝平，汪建平，赵继宗，等.外科学[M].9版.北京：人民卫生出版社.2018.

• 崔慧先，李瑞锡，张绍祥，等.局部解剖学[M].9版.北京：人民卫生出版社.2018.

- 柏树令,应大君,丁文龙,等.系统解剖学[M].9版.北京:人民卫生出版社.2018.
- 米村豊,罗奋,汪志明.腹膜恶性肿瘤围手术期化疗及腹膜切除术[M].上海:复旦大学出版社.2016.
- 陈杰,步宏.临床病理学[M].北京:人民卫生出版社.2015.
- 刘玉村,朱正纲.外科学普通外科分册[M].北京:人民卫生出版社.2015.
- 漆德芳.腹膜及腹膜后间隙疾病[M].北京:清华大学出版社.2015.
- Bruce A.Chabner, Dan L.Longo.Harrison's manual of oncology[M].2nd Ed.New York:McGraw-Hill Education.2014.
- 吕翔,王益华,戴小波.消化系肿瘤病理学[M].南京:江苏科学技术出版社.2008.
- 李鼎九,胡自省,钟毓斌.肿瘤热疗学[M].郑州:郑州大学出版社,2003.

第一节 腹腔热灌注化疗的解剖生理

腹膜(peritoneum)是高等动物腹腔内特有的一层浆膜,覆盖腹腔内大部分的器官。腹膜腔作为一个人体内密闭的空腔,主要通过腹腔脏器的血液、淋巴和神经组织与外界相连。这一特性为腹膜热灌注化疗提供必要的生理基础。现简述腹膜的解剖生理特点。

一、腹膜的解剖

腹膜为覆盖于腹、盆腔壁内和腹、盆腔脏器表面的一层薄而光滑的浆膜,呈半透明状。衬于腹、盆腔壁内的腹膜称为壁腹膜(parietal peritoneum)或腹膜壁层;由壁腹膜返折并覆盖于腹、盆腔脏器表面的腹膜称为脏腹膜(visceral peritoneum)或腹膜脏层。

1. 壁腹膜 衬于腹盆壁内的腹膜,总称壁腹膜。借腹膜外组织连于腹壁的筋膜层,按其所在部位不同,分别称为膈腹膜、盆腹膜和前、后腹膜壁层等。壁腹膜通常与腹壁各部位连结疏松,但膈下面和腹前外侧壁中线处除外,该两处腹膜外组织极少,甚至缺如,致使膈腹膜同膈筋膜、前壁腹膜同腹白线,皆紧密附着。在某些局部,为适于内脏器官生理活动时所呈现的形体变化,壁腹膜同腹壁的联系更加疏松。前壁腹膜贴附在腹前外侧壁的内面,属于该壁的最深层结构。后壁腹膜位于腹后壁肌及筋膜的深方,之间是极为重要的腹膜后间隙,容纳着腹膜外位脏器、大血管干与分支、神经干与神经丛、淋巴导管与淋巴结及腹膜外组织等,这些脏器结构是腹膜内位脏器的重要后方毗邻。

2. 脏腹膜 覆于内脏器官表面的腹膜总称脏腹膜,同脏器的结缔组织基质直接相连,且紧附脏器,难以分离,构成许多内脏器官的最外层,即浆膜层。脏腹膜覆盖内脏器官的程度和方式,各器官间有所不同。一般说来,腹膜同脏器的关系有三种情形:①腹膜覆盖器官的几乎全部表面,如胃、脾、空肠、回肠、横结肠、乙状结肠及阑尾等,这类器官称作腹膜内位器官,借系膜韧带连于腹壁或其他结构。②覆盖器官的大部分表面,如升结肠、降结肠、肝等,这类器官称作腹膜间位器官,它们的无腹膜覆盖面附着于腹壁。③仅覆盖脏器的一部分表面层,或全无覆盖的脏器,称作腹膜外位器官(或称腹膜后器官),如胰和十二指肠的大部分,属于前一类;如肾、肾上腺等,属于后一类的,它们也都附于腹壁。

壁腹膜和脏腹膜互相延续、移行,共同围成不规则的潜在性腔隙,称为腹膜腔(peritoneal cavity),腔内仅有少量浆液。腹腔脏器发生病变时,腹腔可以产生大量积液,称腹水;如肿瘤相关的大量腹水,称恶性腹水。男性腹膜腔为一封闭的腔隙;女性腹膜腔则借输卵管腹腔口,经输卵管、子宫、阴道与外界相通。

腹膜腔和腹腔在解剖学上是两个不同的概念。腹腔是指膈以下、小骨盆上口以上,由腹壁围成的腔,广义的腹腔包括小骨盆腔在内。腹膜腔则指脏腹膜和壁腹膜之间的潜在性腔隙,腔内仅含少量浆液。临床应用时,对腹膜腔和腹腔的区分常常并不严格,但有的手术(如对肾和膀胱的手术)常在腹膜外进行,并不需要通过腹膜腔,因此手术时应对这两个腔的概念有明确的认识。

腹膜具有分泌、吸收、保护、支持、修复和固定脏器等功能。分泌少量浆液(正常情况下维持100~200ml),可润滑、减少摩擦。一般认为,上腹部特别是膈下区的腹膜吸收能力较强,所以腹腔炎症或手术后患者多采取半卧位,使有害液体流至下腹部,以减缓腹膜对有害物质的吸收。腹膜还具有防御功能。腹膜和腹膜腔内浆液中含有大量巨噬细胞,可吞噬细菌和有害物质。腹膜有较强的修复和再生能力,所分泌的浆液中含有纤维素,其粘连作用可促进伤口的愈合和炎症的局限化,但若手术操作粗暴,或腹膜在空气中暴露时间过久,也可因此作用而造成肠袢纤维性粘连等后遗症。

(一)腹膜形成的结构

壁腹膜与脏腹膜之间或脏腹膜之间互相返折移行,形成许多结构,可分为网膜、韧带、系膜、皱襞、隐窝和凹陷。这些结构不仅对器官起着连接和固定的作用,也是血管、神经和淋巴管等进入脏器的途径。

1. 网膜　网膜（omentum）是与胃小弯和胃大弯相连的双层腹膜皱襞，外观呈疏网状，两层间含有血管、神经、淋巴管和结缔组织等，包括小网膜和大网膜。

（1）小网膜：小网膜（lesser omentum）是肝门与食管腹段、胃小弯及十二指肠上部之间的双层腹膜。根据所连接的部位可分为肝胃韧带和肝十二指肠韧带，二者之间无明显分界。肝门连于胃小弯的部分称肝胃韧带（hepatogastric ligament），两层腹膜内含胃左动、静脉，胃右动、静脉，胃左淋巴结，淋巴管和迷走神经分支等。肝门连于十二指肠上部之间的部分为肝十二指肠韧带（hepatoduodenal ligament），其内有位于右前方的胆总管、左前方肝固有动脉及两者之间后方的肝门静脉，在施行肝胆手术及门静脉手术时具有重要意义。近肝处的小网膜中，有肝固有动脉的肝动脉支，左右肝管和肝总管，一支或数支迷走神经肝支、淋巴管，偶见迷走肝动脉和迷走肝管等。肝胃韧带较薄，甚至呈多孔状。小网膜的厚薄，取决于结缔组织尤其是脂肪含量。脂肪的积聚，以距胃小弯 2~3cm 范围内较多，其余部分较少，故小网膜薄而透亮。

（2）大网膜：大网膜（greater omentum）是连于胃大弯与横结肠之间的腹膜结构，形似围裙覆盖于空、回肠和横结肠的前方。大网膜由四层腹膜构成，前两层由胃和十二指肠上部的前、后两层腹膜向下延伸而形成，降至脐平面稍下方，前两层向后返折向上，形成大网膜的后两层，连于横结肠并叠合成横结肠系膜，贴于腹后壁。大网膜前两层与后两层之间的潜在性腔隙是网膜囊的下部，随着年龄的增长，大网膜前两层和后两层常粘连愈着，致使其间的网膜囊下部消失。连于胃大弯和横结肠之间的大网膜前两层形成胃结肠韧带（gastrocolic ligament）。若网膜囊下隐窝存在时，网膜囊下界低于横结肠，在这种情况下，就不存在真正的胃结肠韧带。严格地说，在胎儿期凡由胃背侧系膜演化而来的胃膈韧带、胃脾韧带和胃结肠韧带同属大网膜范畴。不过，一般说到大网膜时，指的只是胃结肠韧带及其下方的大网膜游离部。

大网膜内含有血管、脂肪和巨噬细胞，后者有重要的防御功能。大网膜的长度因人而异，活体上大网膜的下垂部分常可移动位置，当腹膜腔内有炎症时，大网膜可包围病灶以防止炎症扩散蔓延，故有"腹腔卫士"之称。小儿的大网膜较短，一般在脐平面以上，因此当阑尾炎或其他下腹部炎症时，病灶区不易被大网膜包裹而局限化，常导致弥漫性腹膜炎。

大网膜的长短、厚薄均有年龄及个体差异。新生儿大网膜尚未发育完善，长 2~3cm，仅遮盖横结肠的左半部。成人根据大网膜下垂的程度分为 3 种类型：大网膜下缘在脐平面以上者为上腹型（高位型），不足 10%；居脐平面与髂前上棘平面之间为中腹型（中位型）；低于髂前上棘平面以下者为下腹型（低位型），后两者占 90% 以上。有报道中腹型最多见。大网膜内含其固有的血管、淋巴管、淋巴细胞、组织细胞、脂肪组织及神经等。于胃大弯处，前两层腹膜间有胃网膜左、右血管及其吻合支。大网膜一般较薄，呈网筛状，内含有脂肪组织，是人体的"脂肪库"之一。成人大网膜根据含脂肪的多少可分为薄型、厚型和中间型。薄型大网膜的血管周围含脂肪，血管间区则几乎没有，故薄而透亮，此型多见，占近半数；厚型大网膜的血管周围及血管间区多为脂肪，大网膜不透亮，约占 15%；介于薄型与厚型之间的为中间型，呈半透明状态占 1/3 以上。大网膜的厚薄在人类有年龄和性别的差异，胎儿和新生儿的大网膜缺乏脂肪而透亮。但儿童厚型多于成人；女性厚型者多于男性。肥胖者，大网膜含脂肪组织尤为明显。大网膜多数居正中位，少数偏左侧或右侧。

（3）网膜囊和网膜孔：网膜囊（omental bursa）是小网膜和胃后壁与腹后壁的腹膜之间的一个扁窄间隙，又称小腹膜腔，为腹膜腔的一部分。网膜囊借肝十二指肠韧带后方的网膜孔与腹膜腔相交通。网膜囊有 6 个壁：前壁为小网膜、胃后壁的腹膜和胃结肠韧带；后壁为横结肠及其系膜以及覆盖在胰、左肾、左肾上腺等处的腹膜；上壁为肝尾状叶和膈下方的腹膜（肝尾状叶从网膜囊右缘突入囊内，其前、后面均被腹膜覆盖）；下壁为大网膜前、后两层的愈着处；左侧为脾、胃脾韧带和脾肾韧带；右侧借网膜孔通腹膜腔的其余部分。网膜囊在胃脾韧带和脾肾韧带之间突向脾的部分称中隐窝，在小网膜后方和肝之间称上隐窝，在胃后方和大网膜前两层与大网膜后两层之间称下隐窝。

网膜囊是腹膜腔的一个盲囊，位置较深，周邻关系复杂，有关器官的病变，相互影响。网膜囊在生理状态下能增加胃的活动度。当胃后壁穿孔或某些炎症导致网膜囊内积液（脓）时，开始时往往局限于网膜囊内；随着脓液的增多可经网膜孔流入右肝下间隙（肝肾隐窝），向上可扩展到右肝上间隙，向下可沿右结肠旁沟至右髂窝，甚至到达盆腔的直肠膀胱陷凹或直肠子宫陷凹。由于网膜囊位置较深，常给早期诊断带来困难。

网膜孔（omental foramen）又称 Winslow 孔，是网膜囊与腹膜腔其余部分相通的唯一孔道，高度平第 12 胸椎至第 2 腰椎体，可容纳 1~2 指。上界为肝尾状叶，下界为十二指肠上部，前界为肝十二指肠韧带，后界为覆盖在下腔静脉表面的腹膜。手术时，遇有外伤性肝破裂或肝门附近动脉出血,可将示指伸入孔内,拇指在小网膜游离缘前方加压,进行暂时止血。肠袢若经网膜孔突入网膜囊,则形成网膜囊疝。由于网膜孔周边都有重要结构,因此当网膜囊疝发生嵌顿时必须切开胃结肠韧带以解除嵌顿。

左肝下后间隙(posterior left subhepatic space),即网膜囊,位于小网膜和胃后方。网膜囊的前壁由上而下依次为小网膜、胃后壁腹膜和大网膜前两层;下壁为大网膜前两层与后两层返折处;后壁由下向上依次为大网膜后两层、横结肠及其系膜以及覆盖胰、左肾、左肾上腺等处的腹膜;上壁为衬覆于膈下面的腹膜,在此处肝尾状叶自右侧套入网膜囊内;左界为胃脾韧带、脾和脾肾韧带;右界是网膜孔。

2. 系膜 由壁、脏腹膜相互延续移行而形成的将器官系连固定于腹、盆壁的双层腹膜结构称为系膜,其内含有出入该器官的血管、神经及淋巴管和淋巴结等。凡活动度较大的肠管都具有系膜,主要的系膜有肠系膜、阑尾系膜、横结肠系膜和乙状结肠系膜等。

(1)肠系膜(mesentery):是将空肠和回肠系连固定于腹后壁的双层腹膜结构,面积较大,呈扇形。其附着于腹后壁的部分称为肠系膜根,长约15cm,起自第2腰椎左侧,斜向右下跨过脊柱及其前方结构(十二指肠下部、腹主动脉、下腔静脉、右输尿管及右腰大肌),止于右骶髂关节前方。肠系膜的肠缘系连空、回肠,长达5~7m,由于肠系膜根短而肠缘长,因此肠系膜整体呈扇状,并随肠袢形成许多皱褶,有利于空、回肠的活动,对消化和吸收有促进作用,但活动异常时也易发生肠扭转、肠套叠等急腹症。

肠系膜的两层腹膜间含有肠系膜上血管及其分支、淋巴管、淋巴结、神经丛和脂肪等。系膜缘处的肠壁与两层腹膜围成系膜三角,此处肠壁无浆膜,小肠切除吻合术时应妥善缝合,以免形成肠瘘。肠系膜的脂肪含量,以近肠系膜根处为多,向肠缘渐少,以空肠起始段者脂肪较少,向回肠终末段肠系膜脂肪含量渐多,因此,空肠的肠系膜较回肠的肠系膜更能透光,空肠上段的肠系膜,甚至可呈现缺乏脂肪的透亮区,为卵圆形或环形的系膜窗,可作为外科手术中鉴别空回肠的标志之一。

(2)阑尾系膜(mesoappendix):是将阑尾系连于肠系膜下方的三角形的双层腹膜结构。一边附着于回肠末端的后侧,延伸至阑尾尖,有时只是及于阑尾的近侧2/3段左右,远侧1/3则无系膜,仅以包含着脂肪的腹膜嵴告终;另一边为游离缘。阑尾系膜内有出入阑尾的血管、淋巴管及神经走行于系膜的游离缘,故阑尾切除时,应从系膜游离缘进行血管结扎。阑尾系膜的长短和宽窄极不恒定,多因阑尾的位置及长短而异;阑尾无系膜者少见。

(3)横结肠系膜(transverse mesocolon):是将横结肠连于腹后壁的横位双层腹膜结构,其根部(横结肠系膜根,radix of transverse mesocolon)起自结肠肝曲,向左跨过右肾中部、十二指肠降部、胰等器官的前方,沿胰前缘达到左肾前方,直至结肠脾曲。横结肠系膜内含有中结肠血管及其分支、淋巴管、淋巴结和神经丛等。系膜根的附着线在腹前壁的体表投影,约与脐上线一致。

(4)乙状结肠系膜(sigmoid mesocolon):是将乙状结肠固定于左下腹的双层腹膜结构。乙状结肠系膜根附着线呈A形,根尖接近左髂总动脉分叉处,左侧支在左腰大肌的内侧下行,右侧支降入骨盆,于中线处终于第3骶椎平面。该系膜较长,故乙状结肠活动度较大,因而易发生肠扭转。系膜内含有乙状结肠血管、直肠上血管、淋巴管、淋巴结和神经丛等。系膜根尖的后方,常有左输尿管进入盆腔。胎儿和儿童时期的乙状结肠较长、活动幅度较大,因此,儿童乙状结肠扭转的发病率较高。

在一般情况下,腹膜覆盖升结肠和降结肠的前面和侧面,但有时腹膜包被升结肠和降结肠周围,分别形成升结肠系膜和降结肠系膜,附着于腹后壁。盆腔内还有腹膜构成的卵巢系膜、输卵管系膜及子宫系膜等。

3. 韧带 腹膜形成的韧带指连接腹、盆壁与脏器之间或连接相邻脏器之间的腹膜结构,多数为双层(左、右肝冠状韧带,肝胃韧带,肝十二指肠韧带等),少数为单层腹膜构成(脾肾韧带),对脏器有固定作用。有的韧带内含有血管和神经等。

(1)肝的韧带:肝的上方有镰状韧带、冠状韧带,左、右三角韧带;下方有肝胃韧带和肝十二指肠韧带;前方有肝圆韧带。

1)镰状韧带(falciform ligament):是腹前壁上部和膈下面连于肝上面的呈矢状位的双层腹膜结构,位于前正中线右侧,侧面观形似镰刀。该韧带的下缘游离并增厚,内含肝圆韧带(ligamentum teres hepatis),后者是由胚胎时脐静脉闭锁后形成的遗迹。由于镰状韧带偏中线右侧,脐以上腹壁正中切口需向下延长时,应偏向中线左侧,以避免损伤肝圆韧带及伴其内走行的附脐静脉。

2)冠状韧带(coronary ligament):由膈下面的壁腹膜返折至肝上面所形成的呈冠状位的双层腹膜结构。前层向前与镰状韧带相延续,前、后两层之间无腹膜被覆的肝表面称为肝裸区(bare area of liver)。冠状韧带左、右两端,前、后两层彼此黏合增厚形成左、右三角韧带(left and right triangular ligament)。

(2)脾的韧带:包括胃脾韧带、脾肾韧带、膈脾韧带。

1)胃脾韧带(gastrosplenic ligament):是连于胃底和胃大弯上份与脾门之间的双层腹膜结构,向下与大网膜左侧部相延续。其上部内有胃短血管,下部内有胃网膜左动、静脉及淋巴管。

2)脾肾韧带(splenorenal ligament):为脾门至左肾前面的双层腹膜结构,内含胰尾及脾血管、淋巴结和神经丛等。脾切除术时需剪开此韧带的后层才能将脾游离。

3)膈脾韧带(phrenicosplenic ligament):为脾肾韧带的上部,由脾上极连至膈下。偶尔在脾下极与结肠左曲之间,有脾结肠韧带(Splenocolonic ligament)。此韧带很短,有的不明显。

(3)胃的韧带:包括肝胃韧带、胃脾韧带、胃结肠韧带和胃膈韧带,前三者如前述。

胃膈韧带(gastrophrenic ligament)是胃贲门左侧和食管腹段连于膈下面的双层腹膜结构。两层相距较远,使部分胃后壁缺少腹膜覆盖而形成胃裸区(bare area of stomach)。全胃切除术时,先切断此韧带方可游离胃贲门部和食管。

(4)其他韧带:膈结肠韧带(phrenicocolic ligament)位于膈与结肠左曲之间,固定结肠脾曲并从下方承托脾脏。

十二指肠悬韧带又称 Treitz 韧带,由十二指肠悬肌和包绕其表面的腹膜皱襞组成,有悬吊和固定十二指肠空肠曲的作用。此韧带在横结肠系膜以下的部分,被以腹膜皱襞,称为 Treitz 襞,是外科手术时寻找空肠起端的标志。

4. 腹膜襞、腹膜隐窝和陷凹　脏器之间或脏器与腹、盆壁之间的腹膜形成的隆起称腹膜襞(peritoneal folds),其深部常有血管走行。在腹膜襞之间或腹膜襞与腹、盆壁之间形成的凹陷称为腹膜隐窝(peritoneal recesses),较大的隐窝称陷凹(pouch)。

(1)腹后壁的腹膜襞和隐窝:主要分布于胃后方、十二指肠空肠曲、回盲部和乙状结肠周围。皱襞和隐窝的大小、深浅和形态,个体间差异甚大,较大处常是内疝的好发部位。常见的有位于十二指肠升部左侧的十二指肠上襞(superior duodenal fold)及其深面的十二指肠上隐窝(superior duodenal recess)(国人出现率为50%),十二指肠上隐窝开口朝下,与十二指肠下襞深面的十二指肠下窝(国人出现率为75%)开口相对。回盲上隐窝(superior ileocecal recess)位于回肠末端的前方和上方,由盲肠前动脉通过所形成的腹膜皱襞(回盲上皱襞)围成,后为回肠及其系膜,右为升结肠,开口向左下(国人出现率约33%)。回盲下隐窝(inferior ileocecal recess)位于阑尾系膜与回盲下皱襞之间,出现率约为85%,有时阑尾可藏于此隐窝中。盲肠后隐窝(retrocecal recess)位于盲肠后方,盲肠后位阑尾常位于其内。乙状结肠间隐窝(intersigmoid recess)位于乙状结肠左后方,乙状结肠系膜与腹后壁之间,其后壁内为左

髂总动脉分叉处,并有左侧的输尿管经过,内上有乙状结肠动脉。肝肾隐窝(hepatorenal recess)位于肝右叶与右肾之间,其左界为网膜孔和十二指肠降部,右界为右结肠旁沟,仰卧位时,是腹膜腔的最低部位。

(2)腹前壁的腹膜襞和隐窝:腹前壁内面的5条腹膜襞均位于脐下。脐正中襞(median umbilical fold)是连于脐与膀胱尖之间的腹膜襞,内含胚胎时期的脐尿管闭锁后形成的脐正中韧带。脐内侧襞(medial umbilical fold)位于脐正中襞的两侧,左右各一,内含脐动脉闭锁后形成的脐内侧韧带。脐外侧襞(lateral umbilical fold)又称腹壁动脉襞,左右各一,于脐内侧襞的外侧,内含腹壁下动脉和静脉,故又称腹壁动脉襞。腹股沟韧带上方,上述5条腹膜襞之间形成了3对浅凹,由中线向外侧依次为膀胱上窝(supravesical fossa)、腹股沟内侧窝(media inguinal fossa)以及腹股沟外侧窝(lateral inguinal fossa),腹股沟内侧窝和外侧窝分别与腹股沟管浅环和深环的位置相对应。与腹股沟内侧窝相对应的腹股沟韧带的下方有一浅凹,称为股凹(femoral fossa),是股疝的好发部位。

(3)腹膜陷凹:主要的腹膜陷凹位于盆腔内,为腹膜在盆腔脏器之间移行返折形成。男性在膀胱与直肠之间有直肠膀胱陷凹(rectovesical pouch),底距肛门约7.5cm。女性在膀胱与子宫之间有膀胱子宫陷凹(vesicouterine pouch),在直肠与子宫之间有直肠子宫陷凹(rectouterine pouch),后者又称 Douglas 腔,较深,凹底距肛门约3.5cm,与阴道后穹之间仅隔以阴道后壁和腹膜。站立或坐位时,男性的直肠膀胱陷凹和女性的直肠子宫陷凹是腹膜腔的最低部位,腹膜腔内的积液多聚积于此。临床上可进行直肠穿刺和阴道后穹穿刺以进行诊断和治疗。

(二)腹膜的神经

1. 脏腹膜　受自主神经(来自交感神经和迷走神经末梢)支配,其对触摸、温度或化学刺激不敏感。对牵拉、胃肠腔内压力增加或炎症、压迫等刺激较为敏感。这类刺激可以牵伸器官壁内的神经丛或系膜中的神经,常表现为钝痛且定位不准确,多感觉局于脐周和腹中部;重刺激时常引起心率变慢、血压下降和肠麻痹,同时可伴有恶心、呕吐等。

2. 壁腹膜　受体神经(肋间神经和腰神经的分支)支配,对各种刺激敏感,在意识正常的患者中可诱发疼痛,痛觉定位敏感准确,支配壁腹膜的神经,同时支配相应节段的皮肤和躯干肌。膈中央部下面的壁腹膜由左、右膈神经支配,周围部下面壁腹膜的支配神经来自第6~12胸神经。

(三)腹膜的血液和淋巴循环

腹膜的血管除大网膜较为丰富外,其余部分均较稀疏。腹膜的脏层和壁层分别来自胚胎的脏壁中胚层及体壁中胚

层。壁腹膜自供应腹壁和盆壁的体壁动脉获得血供,它的静脉回流至邻近的体壁静脉,淋巴管与体壁的淋巴管相吻合,汇入体壁的淋巴结。脏腹膜因为是器官组成的一部分,所以它自到达各内脏器官的动脉取得供养,其静脉和淋巴汇入引流器官的静脉和淋巴管。

二、正常腹膜超微结构

腹膜表面是一层排列规则的扁平间皮细胞,深面依次为基底膜浆膜下层,含有血管丰富的结缔组织、脂肪细胞、巨噬细胞、胶原和弹力纤维。腹膜有很多皱襞,其面积几乎与全身皮肤面积相等,约为 $1.5m^2$。腹膜是双向半透性膜,水、电解质、尿素与一些小分子物质能透过腹膜。腹膜能向腹腔内渗出少量液体,内含淋巴细胞、巨噬细胞和脱落的上皮细胞。在急性炎症时,腹膜分泌大量渗出液,以稀释毒素和减轻刺激。渗出液中的巨噬细胞能吞噬细菌、异物及破碎组织。渗出液中的纤维蛋白沉积在病变周围,产生粘连,可防止感染扩散并修复受损组织,因此形成腹腔内的广泛纤维性粘连,若导致肠管成角、扭曲或成团块,则可引起肠梗阻。腹膜具有很强的吸收功能,可吸收腹腔内的积液、血液、空气及毒素等。腹膜炎严重时,可因吸收大量毒性物质,而引起感染性休克。

(一)间皮细胞

1. 间皮细胞超微结构

(1)外表特征:小泡型间皮细胞(vesicle containing cell)和内质网型间皮细胞(ER containing cell)是构成人腹膜间皮的两种功能不同的细胞。膈腹膜间皮细胞质内有许多成簇、成串的小泡,并相互融合成大泡,即小泡型间皮细胞;盆壁腹膜间皮细胞则含有丰富的粗面内质网和高尔基体,但小泡缺如,称为内质网型间皮细胞。后者形态上又分为立方形和扁平形间皮细胞。

前者细胞紧密相贴为扁平形间皮细胞;后者细胞胞体突向腹膜腔,称立方形间皮细胞。腹膜间皮细胞呈大小相似的多边嵌合形,每个间皮细胞有4~7条边。腹膜间皮细胞腔面被覆一层微绒毛。微绒毛长 2~3μm,直径 0.08μm,它可以使腹膜的表面积增大 40 倍。大部分间皮细胞具有一根能运动的纤毛。通过扫描电镜还可观察到缠绕在微绒毛上直径为 0.5~1μm 的球形板层小体。细胞膜内存在大量的微小吞饮小泡,扫描电镜下观察呈凹凸不平外观,有时可以观察到这些胞饮小体可以相互融合成为通道。间皮细胞横切面细胞连接呈斜行瓦片样重叠排列,紧密连接在细胞连接的外层,其深部为细胞桥粒。

(2)细胞核:不同类型间皮细胞核形态不完全相同。扁平形间皮细胞核呈圆形或卵圆形,而立方形间皮细胞的核

大而突出。间皮细胞核在细胞的中央呈椭圆形,靠近核内膜处有一中等密度电子致密带,称核纤维层。染色质常分布在核周边,细胞核具有两个核仁。

(3)细胞器:不同形状的间皮细胞所含有的细胞器不同。扁平间皮细胞的细胞器位于细胞中央,接近于圆形或椭圆形,它们含有少量线粒体,一个不发达的高尔基体和稀疏的粗面内质网。立方形间皮细胞却具有丰富的粗面内质网,有高度发达的高尔基小体,还含有丰富的线粒体。

(4)细胞骨架:运用免疫细胞化学染色的方法观察细胞骨架,使我们能充分了解间皮细胞的来源、再生以及判断培养细胞是否成熟。间皮细胞损伤或脱落能刺激具有多分化潜能的浆膜下层细胞增生,这些细胞有肌纤维母细胞的超微结构特点,可表达低分子量的细胞分裂素及波形蛋白,这些细胞向上移行并重新形成间皮时,它们获得高分子量细胞发育素而失去波形蛋白。

(5)板层小体:腹膜间皮细胞与肺泡Ⅱ型细胞的超微结构极为相似,在近浆膜腔面均具有微绒毛及结构十分相似的细胞连接,均有丰富的内质网及线粒体,高尔基小体发达,都有丰富的吞饮小泡排列在细胞的表面。两者另一个显著的特点是胞质内均含有丰富的脂质包涵体。

2. 细胞连接　间皮细胞横切面显示细胞连接呈斜行瓦片样重叠排列,紧密连接位于细胞连接的外层,其深部为细胞桥粒。间皮细胞以细胞连接为基底部,呈犬齿样交互排列。立方形间皮细胞边缘发出数个指状胞质突起,与相邻细胞连接,构成腹膜孔。腹膜孔呈圆形、椭圆形和不规则形,呈簇状分布。透射电镜下,腹膜孔由立方形间皮细胞围成,基底膜缺如,常有瓣膜状胞质突起伸入到腹膜孔内,使腹膜下小管蜿蜒曲折。不同部位的腹膜孔,其形态、大小及分布的疏密也不相同。腹膜孔是腹膜下淋巴管在腹膜面上的开口。透射电镜观察,在立方形间皮细胞深面,有许多扁平状膨大的毛细淋巴管盲端(淋巴陷窝),但在扁平形间皮细胞的深面没有这种结构。

3. 间皮细胞功能　小泡型间皮细胞的功能可能与胞饮有关,小泡开口于细胞游离面或基底面,表明是胞饮作用的开始或结束。间皮细胞的小泡参与腹膜腔内液体的转运。而内质网型间皮细胞含有丰富的内质网和高尔基体,可能具有高度的合成功能,并与腹腔内浆液的产生有关。

间皮细胞主要作为生物屏障进行超滤和溶质的转运,同时具有重要的代谢功能。腹膜间皮细胞不只起一个机械屏障作用,保护基底膜和基底膜下的纤维结缔组织免受非生理性的腹膜透析液的侵犯,同时还具有强大的分泌功能。间皮细胞可以分泌黏附分子、趋化因子、白介素 1(interleukin-1,IL-1)、白介素 6(interleukin-1,IL-6)、干扰素 -γ (interferon-γ,IFN-γ)等炎症介质,参与炎症过程的调节,并且通过腹膜间皮细胞增殖、分化和游走,参与腹膜重塑以及腹膜损伤后的修复。腹膜间皮细胞也与腹腔巨噬细胞共同参与腹腔的局部防御。

在生理条件下,间皮细胞分泌大量的葡萄糖胺聚糖、蛋白聚糖及磷脂,它们共同形成一个多糖包被着的间皮细胞,提供一个防止摩擦的保护屏障,为体腔内部的运动提供光滑的不粘连的表面。腹膜间皮细胞可分泌多种细胞因子、趋化因子、生长因子及基质蛋白,参与炎症过程的调节,并且通过腹膜间皮细胞增殖、分化和游走,参与腹膜重塑以及腹膜损伤后的修复。

腹膜间皮细胞可分泌趋化因子,趋化循环中的中性粒细胞和单核细胞到损伤部位,参与腹腔内炎症的发生与发展。腹膜间皮细胞在腹腔纤维蛋白沉积和降解中起着关键作用,其纤维蛋白溶解活性可以预防和清除机械性损伤和感染所致的纤维蛋白沉积。腹膜间皮细胞通过胞饮小泡细胞间连接及腹膜孔,主动参与跨腹膜的溶质转运。溶质跨腹膜间皮细胞的转运以弥散和对流转运为主。腹膜间皮细胞表面存在阴离子位点,这与腹膜带负电荷有关,可能是腹膜蛋白质转运具有选择通透性的原因。

因此,间皮细胞对维持腹腔内环境的稳定、细胞外基质的合成和降解、腹腔的抗菌防御、调节局部血管张力具有重要作用。间皮细胞结构和功能的受损对于腹膜纤维化和腹膜超滤功能的降低起着重要作用。

(二)间皮下基质

间皮细胞位于基底膜上,基底膜主要由Ⅳ型胶原、糖蛋白和蛋白多糖等组成,对间皮起支撑作用。基底膜下是腹膜间质,包括胶质相和液体相两部分。胶质相为含胶体丰富但水分较少的区域,液体相含胶体较少,含水分却较多。腹膜间质中含有基质分子和间质细胞。腹膜纤维结构的排列高度有序,形成基质分子,通过黏附分子β1-整合素和周围的间质细胞结合。大分子透明质酸含有大量的水分与糖蛋白,如硫酸软骨素、硫酸角质蛋白和硫酸肝素结合。被覆在胶原分子周围,呈不均匀性分布。间质细胞和胶质中充满大分子物质,溶质跨毛细血管壁到间质含水较多区域的转运受到限制,溶质必须经过曲折途径进入腹腔。这些曲折途径是胶质中的液体隧道,因而腹膜间质中胶质可以看成"胶体色素谱柱",相对小的大分子与相对大的大分子比较,前者的跨柱时间会更长,反映分子量较小溶质的分布容积更大。

(三)腹膜毛细血管

腹膜毛细血管分布于腹膜间质中,溶质从血液进入腹腔必须经过的解剖结构中,连续性毛细血管内皮细胞和间质是最重要的溶质交换屏障。腹膜毛细血管壁由内皮细胞、基底膜和周细胞构成,其中内皮细胞和基底膜是最重要的结构。

腹膜毛细血管具有连续的内皮和基底膜,无窗孔。腹膜毛细血管由基底膜包绕,其上有一层薄的负电荷层,负电荷层实际是一些多糖复合物。内皮细胞中含有大量线粒体、粗面和滑面内质网、高尔基体及其他细胞器。胞质中含有大量的胞质内颗粒。

内皮细胞胞质内有大量的成簇小泡,多个小泡可进一步融合成大泡或细胞内通道,开口于管腔面、基底膜面或细胞间隙内。它的功能是参与大分子物质和小分子物质的转运。内皮细胞内的小泡能参与物质的转运。腹膜毛细血管内皮细胞之间以桥粒连接为主,这一结构特点使腹膜的物质转运能力显著提高。腹膜毛细血管内皮细胞的胞饮功能非常旺盛。腹膜毛细血管的基底膜是完整的,新生毛细血管没有基底膜,只有分化成熟的毛细血管才出现基底膜,基底膜由黏多糖类物质组成,围绕毛细血管内皮细胞,起到稳定和加固毛细血管的作用。腹膜毛细血管的异常可导致腹膜局部血流量的减少,导致腹膜失超滤。

三、腹膜的生理功能

腹膜的生理功能与其组成成分间皮细胞基膜、结缔组织、淋巴管及小血管组成密切相关。目前认为腹膜(包括网膜、肠系膜)具有下列生理功能。

(一)分泌和渗出

正常情况下腹膜分泌少量液体,润滑腹内脏器的表面,减少活动时的摩擦损伤。腹腔的液体量为100ml左右,液体由脏腹膜产生,再经壁腹膜毛细血管吸收。正常情况下,分泌与吸收保持着动态平衡,但在病理状态下,腹膜的漏出能力相当大,例如门静脉栓塞时,腹膜可在短时间内漏出大量液体,漏出液中的蛋白质含量在25g/L以下。在炎症反应时,腹水为渗出性,其蛋白质含量在25g/L以上。液状渗出物开始为透明色,无菌,以后由于大量白细胞、脱落细胞及细菌进入,可在数小时内变浑浊,并成为有菌的甚至是脓性渗出物。渗出物的性质随刺激的种类以及细菌的毒力大小而异。纤维素是在形成液状渗出物的同时,于形成腹膜炎的腹膜表面产生的。密集的纤维素形成粘连,侵及病灶邻近器官,使病灶被包裹在粘连之内,与腹膜腔其余部分相分隔。这种纤维性渗出物,如同液状渗出物一样,可能被完全吸收,亦可形成坚韧的膜状或条索状的永久粘连。

20世纪50年代曾有学者对腹水的吸收和循环做过形态学研究,即提出在横膈上有筛状孔的概念,腹水通过筛状孔进入横膈内淋巴管,从而进入淋巴循环。腹水进入淋巴循环前,既不属于淋巴循环,也不属于血液循环,因而提出了"脉管外体液通路"的概念,但仅仅限于形态学概念,对其超微结构及腹水循环的调节机制,特别是在病理情况下的形态学改变和腹水循环的调节机制的研究甚少。在肿瘤腹腔转移时,通过脉管外体液通路进入横膈内淋巴循环的腹水大量增加,同时伴有肿瘤细胞的淋巴转移,脉管外体液通路的形态结构必然发生相应的改变,特别是横膈腹膜间皮细胞的形态结构和功能调节也相应发生改变。国内学者应用各种形态学研究技术和分子生物学技术,将肝癌腹水肿瘤细胞(H22细胞)注入小鼠腹腔内种植,建立肿瘤腹水模型,对小鼠横膈的形态学改变,特别是间皮细胞和间皮下组织结构的改变进行了系统的观察,目的就是在超微结构和分子水平,探讨横膈脉管外体液通路的病理改变;检测淋巴管内皮细胞透明质酸受体-1(LYVE-1)、血管内皮生长因子-C(VEGF-C)、热休克蛋白90(HSP90)的蛋白及基因表达的变化,探讨脉管外体液通路病理改变的分子机制,同时应用17-丙烯胺基-17-去甲氧基格尔德霉素(17-allylamino-17-desmethoxygeldanamyein,17-AAG)和顺铂联合用药干预,探讨对脉管外体液通路的保护机制。该研究发现存在横膈脉管外体液通路,横膈膜腹膜面上皮细胞由扁平细胞和立方形细胞共同组成,两者呈条带状交替性相间分布,立方形细胞间有腹膜孔存在,其下结缔组织有筛状孔,筛状孔或单独存在,或积聚成筛状斑,腹水通过腹膜孔和筛状孔进入其下小淋巴管。当腹腔存在癌性腹水时,横膈膜超微结构发生了改变,立方形细胞几乎覆盖整个横膈膜腹膜面。腹膜孔、筛状孔及其下小淋巴管大量增生,腹水及肿瘤细胞通过此通路进入淋巴管。同时,该研究表明,在癌性腹水状态下,*LYVE-1*、*VEGF-C*、*HSP90*基因与蛋白表达升高,17AAG等药物干预后表达受到抑制。研究者推断:17-AAG和顺铂对横膈LYVE-I、VEGF-C和HSP90有抑制作用,17-AAG联合顺铂干预组对横膈的保护作用更明显,17-AAG与顺铂对抑制肿瘤淋巴转移有叠加作用。

(二)吸收功能

腹膜同血管的内皮相似,是一种具有双向通透性的半透膜,对气体、液体和微小颗粒具有强大的吸收功能。动物实验显示,如经腹腔途径输液,不仅水电解质和尿素能很快透过腹膜,而且内源性和外源性的毒素物质也可自由地被吸收,而细菌毒素快速吸收是动物死亡的重要原因之一。

腹膜对液体的吸收,每小时达体重的8%。等渗液吸收速度最快,非等渗液需转化为等渗液后才能大量吸收,故非等渗液吸收速度较慢。腹膜不同部位对液体的吸收能力也不完全相同。一般膈面腹膜吸收能力最强,而盆腔腹膜液

体吸收速度较慢。腹膜还可吸收微小颗粒和细菌。腹膜腔内注入大肠埃希菌10~20min后,胸导管内即可发现此种细菌,而血液于20~30min后也可发现此种细菌。由于大网膜有丰富的血管网和淋巴管网,其多层结构形式又增加了其表面积,因此,大网膜是腹腔内吸收淋巴的主要器官,同时也是唯一能将完整的红细胞迅速转移入血液循环的组织。腹膜对液体的吸收还可能与腹膜间皮细胞胞饮作用有关。腹膜间皮细胞靠近表面处的胞质内有许多起胞饮作用的小泡,胞质的其余部分却比较缺乏细胞器,提示腹膜间皮细胞代谢水平较低。一般情况下,只有少量液体经腹膜表面被运转,然而在治疗应用中,可经腹膜途径给予大量液体。使用特定配制的液体注入腹膜腔,能将血液中的某些物质如尿素等交换出来。这就是常用的腹膜透析治疗方法的基础,是现代血液净化方法之一。

(三)防御功能

腹膜的防御功能明显强于胸膜,侵入腹膜腔的细菌数量少、毒性弱,在腹膜腔内多被消灭而不致引起感染。腹膜的防御能力也较皮下组织强,可自行清除细菌,腹部手术后,腹腔内往往不需要引流,而皮下组织或腹膜前后脂肪组织需要引流。腹膜下部(盆腔腹膜)比上腹抵抗力更强。间皮下的结缔组织含有较多的巨噬细胞和淋巴细胞,且间皮细胞本身分化程度低,也具有吞噬细胞的能力,能吞噬并消化细菌。同时,间皮细胞还可转化为成纤维细胞,腹膜中由间皮细胞起源的成纤维细胞之间相互粘连,这是腹膜再生能力强的基础,也是导致邻近腹膜粘连的原因。这种粘连可影响肠管运动,甚至导致肠梗阻。

间皮细胞是腹膜的重要成分,它通过各种途径参与机体的防御功能。间皮细胞不仅充当机械屏障,而且还通过以下途径参与机体防御机制:①白细胞趋化作用:研究中发现间皮细胞经一些细胞因子如白介素-1(IL-1)、肿瘤坏死因子-α(TNF-α)、白介素-13(IL-13)等刺激后可分泌白介素-6(IL-6)、白介素-8(IL-8)、巨噬细胞化学趋化蛋白-1(macrophage chemoattractant protein-1,MCP-1),并能促进正常T淋巴细胞表达及分泌细胞因子。②表达黏附分子:细菌、间皮细胞、腹腔内巨噬细胞是通过细胞间黏附发挥作用的。微生物可通过各种方式黏附于间皮细胞。有研究发现,腹膜炎症时间皮细胞可表达一些黏附分子,如细胞间黏附分子-1(in-tercellular adhesion molecule-1,ICAM-1)、血管细胞黏附分子-1(vascular cellular adhesion molecule,VCAM-1)、血小板内皮细胞黏附分子-1(platelet endothelial cellular adhesion molecule-1,PECAM-1)、肿瘤坏死因子-α(tTNF-α)、白介素-1β(IL-1β)等,并在这些黏附因子的参与下,增强对中性粒细胞或单个核细胞的黏附能力。③吞噬

细菌:间皮细胞能吞噬并消化细菌,直接参与腹膜的防御功能。微生物进入腹腔,首先可以被间皮细胞所吞噬,再通过其化学趋化作用促进巨噬细胞、淋巴细胞及腹腔内调理素等直接杀灭细菌或抑制其繁殖,但间皮细胞的这种能力因细菌种类不同而相差较大。有研究表明,革兰氏阳性菌被吞噬后能在细胞质内生存下来,不影响间皮细胞的活力,而革兰氏阴性菌则可导致间皮细胞的死亡。④间皮细胞通过抗原呈递参与腹膜对病原体的免疫反应,ICAM-1 是主要辅助分子。

间皮细胞能够调节腹膜中的纤维蛋白溶解,它表达纤维蛋白溶解活化因子和抑制因子,两者生成与降解之间的平衡状况决定了间皮细胞促进和抑制纤维蛋白分解的能力;间皮细胞还具有很强的腹膜修复功能,这与其能够直接或间接地产生和重建细胞外基质有关。以往人们普遍认为腹膜纤维化与其他组织纤维化一样,其初级靶细胞是腹膜下成纤维细胞,然而最近研究表明间皮细胞在腹膜纤维化过程中发挥着极其重要的作用。

(四)修复功能

腹膜具有很强的修复能力和再生能力。腹膜受损后,在数小时内就能修复缺损,而不形成粘连,如愈合不完全或延迟,则结缔组织增生,且纤维素聚集,形成粘连。粘连也是一种防御反应,使炎症局限,粘连处血管再生,改善血液循环,吸收后可不留痕迹;但过度粘连也会带来不利的一面,脓液和细菌被包裹,不利于引流,抗菌药物不容易发挥作用。同时,可能引起粘连性肠梗阻。间皮下的基底层对腹膜损伤后的修复起着重要的作用,它可选择性地阻止基膜下结缔组织中的纤维细胞与间皮细胞接触,但不影响巨噬细胞、白细胞等穿透基膜。间皮细胞受损,周围的基膜可在损伤细胞的边缘形成新支架,周围完好的间皮细胞沿着新支架移行至受损区直至创面修复。如果基膜受损,间皮细胞因失去支架而不能按原样修复基膜。

(五)刺激反应功能

腹膜有丰富的感受器,对各种刺激极为敏感。支配腹膜壁层的脊神经,也可支配相应节段的皮肤和躯干;支配腹膜脏层的神经来自支配脏器的自主神经和内脏传入神经,它们对不同刺激的敏感度也不同。

触摸、温度或化学刺激于腹膜壁层,在意识正常的患者中可以诱发疼痛。腹膜壁层受刺激时,腹壁肌有的反射性收缩,腹壁产生强直现象;膈中央部下面的腹膜是由左、右膈神经支配,刺激膈腹膜中央区时,疼痛位于 3~5 颈神经皮支配区,通过膈神经的反射可引起肩部放射性牵涉痛或呃逆;膈周围部下面腹膜壁层的神经支配来自 6~12 胸神经,刺激膈腹膜周围部可引起疼痛,出现于胸廓下部及上腹部,

并有下位胸神经支配区的压痛和肌强直。同样的刺激作用于腹膜脏层则不起作用,例如切割、钳夹、捏持或烧灼肝、胃、小肠等,在意识清醒时不引起疼痛;腹膜脏层对张力变化的刺激敏感,如空腔脏器过度扩张痉挛以及牵拉肠系膜等刺激时,可牵伸器官壁内神经丛和肠系膜中的神经,其覆盖的腹膜呈隐痛或锐痛;内脏器官呈痉挛或缺血状态也可引起疼痛。

(六)透析功能

腹膜是双向的半透膜,具有弥散、渗透、分泌及吸收等功能,并且成人腹膜总面积约 2m²,大于两侧肾小球的毛细血管的总面积(约 1.5m²)。因此,在肾衰竭等病理情况下,可行腹膜透析治疗,通过透析达到清除体内聚积的代谢物质,纠正水电解质及酸碱失衡的目的。

(七)固定和支持

腹膜所形成的韧带、系膜等结构还有固定和支持脏器的作用,大网膜的血管,常用作心冠状动脉旁路移植技术中的供血血管。整形外科常使用带血管蒂的大网膜片铺盖胸、腹壁或颅骨创伤而作为植皮的基础。

四、腹膜的解剖生理与腹腔热灌注化疗

大多数腹腔化疗药物都具有一定的刺激性,可能造成轻微腹膜炎。腹腔内淋巴管结构受到破坏,可导致肠壁淋巴回流障碍。腹膜炎引起腹腔内渗出,其炎性渗液及有毒物质均经淋巴管途径吸收,因此,淋巴液内所含有的化疗药物和有毒代谢产物浓度高于血液。动物实验与患者肠壁组织电镜观察发现,腹腔内毛细淋巴管的运输活性增高,毛细淋巴管组织水肿,内皮细胞的胞质明显的耗竭,由于质膜陷入毛细管腔,毛细淋巴管由于细胞间隙增宽,使得质膜的完整性破坏,屏障技能发生障碍。腹腔热灌注化疗导致轻微腹膜炎后,胃肠受到炎症的损害,其中包括自主神经。临床和基础研究发现,腹膜炎时胃、小肠、结肠的神经与内脏神经丛的自主神经节发生损害及变性,在病理形态学的改变方面是相同的,损害程度取决于胃壁、肠壁等局部循环障碍,以及器官功能负荷的状况。因此,腹腔热灌注化疗时应尽量选择对腹膜刺激较小或没有刺激的化疗药物,避免选择或减少应用对腹膜刺激较大的药物如奥沙利铂等。

腹腔灌注液通常选择与人体渗透压一致的生理盐水或 5% 葡萄糖。个别肿瘤可能会用到高渗的氯化钠或葡萄糖,主要目的是减慢腹腔液体和药物的清除速度,延长药物作用时间,进而增强热灌注的疗效。低渗蒸馏水存在明显的脱水效应,可进一步导致全身的电解质紊乱,故目前临床上较少单独使用。在灌注过程中,腹膜对葡萄糖的快速吸收,

使渗透压迅速下降导致超滤很快丧失,同时大量吸收的葡萄糖和热能,导致患者高血糖和高血脂,使糖尿病和冠心病的危险性增大,需要高度重视和及时对症处理。

腹腔热灌注的治疗温度同样是值得关注的问题。治疗温度过低(<42℃)难以发挥热疗增敏化疗的作用,而热疗温度过高则可造成腹膜热损伤,继发粘连性肠梗阻,因此目前大多数热疗专家的观点认为腹腔热灌注的治疗温度一般不得高于43℃。

第二节 腹腔热灌注化疗的方法

自 HIPEC 首次运用至今,国内外学者为提高 HIPEC 临床应用的安全性和疗效,对 HIPEC 的技术方法进行了不断地探索,HIPEC 技术方法经历了近三十年的发展演变,HIPEC 相关的治疗设备也不断出现并改进。根据应用的技术方法不同,HIPEC 技术可分为以下两种。

一、开放式腹腔热灌注化疗

1. 灌注液加热后直接灌注法 即在剖腹状态下将混有化疗药物的温热灌注液直接灌入患者腹腔中,保留一定的时间后吸出;腹腔穿刺留置灌注管或术中腹腔内留置灌注管后将混合有化疗药物的温热灌注液直接灌入患者的腹腔中,保留一定的时间放出或让其自然吸收。相关临床研究表明:全麻状态下,容积 3 000ml、温度 45℃的生理盐水灌入温度为 33℃的腹腔内,不断搅动 1min 后灌注液温度降至 38℃以下,2min 内就已降至 36℃以下,因而其疗效受到很大程度的限制,并不是真正意义上的 HIPEC。

2. 恒温水浴箱或微波持续升温灌注法 即剖腹探查术后在腹腔上、下放置两条或者四条灌注管,采用恒温水浴箱或微波持续加温灌注液到一定的治疗温度,用动力泵将灌注液灌注到患者腹腔中,灌注液自然引流出体外进行非循环灌注或流到专用灌注袋内进行循环灌注。但恒温水浴箱或微波持续升温灌注法灌注液温度不稳定,灌注过慢不能补充机体的热量散失,灌注过快温度又达不到设定的高度,可控性较差,且灌注液易积聚在腹腔内凹陷的部位,化疗药物不能与残存的游离癌细胞和亚临床病灶充分接触,也达不到最好的临床治疗效果。

二、闭合式腹腔热灌注化疗

(一)腹腔灌注液体外加热法

即腹腔穿刺留置灌注管或术中腹腔内置灌注管,将含有化疗药物的温热生理盐水灌入腹腔,通过体外加热,治疗结束后灌注液放出或让其自然流出。其缺点是腹腔内温度分布不均匀,而且电极加热部位温度过高,皮肤热损伤不可避免,且每次治疗耗时 5h 以上,不便于临床推广应用。

(二)精准腹腔热灌注化疗

该方法需要采用专用的高精度控温的腹腔热灌注化疗设备进行,是对恒温水浴箱或微波持续升温灌注法的有效改进。该法的 HIPEC 设备一般采用内外两条循环管路,内循环管路为含有化疗药物的灌注液在腹腔与灌注袋之间循环流动,外循环管路液体为密闭的循环系统,应用加热器补充内循环管路的热量损失,两者通过热交换器进行热能传递,电脑自动控制,可保持腹腔内温度恒定于设定的治疗温度,操作便利,临床应用安全可靠,是进行 HIPEC 治疗的最理想的技术方法。

1. 灌注管放置方法 精准 HIPEC 技术一般采用剖腹手术置管进行。该方法用于恶性肿瘤术后患者,通常在 CRS 结束后立即进行或 CRS 术后 3~5d 内完成。近年来,精准腹腔热灌注化疗技术已应用到微创外科领域,腹腔镜辅助或 B 超引导穿刺置管进行腹腔热灌注化疗,充分应用微创的优势,也获得了较好的疗效。腹腔镜辅助置管用于腹腔镜治疗或探查结束后,在腹腔镜直视下放置灌注管。B 超引导下置管用于已诊断明确的恶性腹水患者,如果腹水量少也可以在腹腔内注入生理盐水、灭菌注射用水或 5% 葡萄糖建立人工腹水。选取腹腔内腹水较多、无肠管粘连处的腹壁作为穿刺点,操作时应小心谨慎,避免伤及腹腔内脏器。

2. 精准腹腔热灌注化疗的治疗技术参数 灌注管连接腹腔热灌注治疗系统,灌注液恒温、恒速、恒量地注入和排出腹腔。精准腹腔热灌注化疗的灌注液、温度、时间、循环流速等技术参数标准设定:①灌注温度:(43 ± 0.1)℃。②灌注时间和次数:灌注时间 60~90min,一般为 60min,多次 HIPEC 时,每次治疗间隔 24h;预防性 HIPEC:1~2 次,治疗性 HIPEC:3~5 次。③灌注液容量:灌注液一般为 4~6L,以充盈腹腔和循环通畅为原则。④灌注速度:400~600ml/min。

3. 精准腹腔热灌注化疗包含了精准控温、精准定位和精准清除三大新理念。①精准控温:体外和体内双循环控温技术可实现测温精度 ≤ ±0.1℃,控温精度 ≤ ±0.1℃,流速控制精度 ≤ ±5%。②精准定位:四条灌注管分别经两侧腹壁戳孔、内交叉放置于腹腔内上腹部肝肾隐窝、脾门和两侧盆底,避免被膈肌、肠管压迫或包埋导致出水不通畅,使热灌注液体充盈整个腹腔,不留治疗盲区,发挥腹腔热灌注化疗的最佳治疗效果。③精准清除:灌注液充满腹腔后持续循环、恒温灌注治疗,双重过滤系统可精准清除腹腔内大于 40μm 的游离癌细胞、亚临床病灶和微小癌结节,使其清除过滤后不再进入患者腹腔。精准控温、精准定位和精准清除三大理念的目的是彻底清除游离癌细胞和亚临床病灶，是腹腔热灌注化疗技术的精髓，实现了 HIPEC 技术安全有效的最大化，是目前国际领先的温度控制技术，已在我国广泛推广应用。

三、HIPEC 的适应证和禁忌证

1. HIPEC 的适应证　HIPEC 用于预防腹、盆腔恶性肿瘤术后 FCC 腹膜种植转移引起的 PC，治疗各种恶性肿瘤腹膜转移引起的 PC 及其并发的恶性腹水。①CRR+HIPEC：CRR 后预防 PC 的发生，适用于胃癌、结直肠癌、胆管癌、胰腺癌、卵巢癌、子宫内膜癌、腹膜假黏液瘤、腹膜间皮瘤等腹盆腔恶性肿瘤术后预防 PC 形成。②CRS + HIPEC：CRS 联合 HIPEC 治疗 PC，包括胃癌、结直肠癌、胆管癌、胰腺癌、卵巢癌、子宫内膜癌、播散性子宫肉瘤、腹膜假黏液瘤、腹膜间皮瘤等腹盆腔恶性肿瘤 CRS 后残余 PC 的辅助治疗。③HIPEC+CRS+HIPEC：HIPEC 转化治疗，适用于胃癌、结直肠癌、胆管癌、胰腺癌、卵巢癌、子宫内膜癌、腹膜假黏液瘤、腹膜间皮瘤等腹盆腔恶性肿瘤腹膜转移引起的 PC 及其并发的恶性腹水。

2. HIPEC 的禁忌证　①各种原因所致腹腔内广泛粘连患者。②吻合口存在水肿、缺血、张力等愈合不良因素的患者。③完全肠梗阻患者。④有明显肝、肾功能不全的患者。⑤合并骨髓抑制，外周血白细胞、血小板低下的患者。⑥有严重心血管系统病变的患者。⑦有感染性疾病的患者，尤其是严重腹腔感染者。⑧有出血倾向或者凝血功能障碍的患者。⑨生命体征不稳定的患者。⑩恶病质患者。

四、HIPEC 的麻醉方法

HIPEC 治疗可以在气管插管全麻下实施，也可以在全身静脉麻醉下实施；一般开腹或腹腔镜术后在原麻醉下进行，B 超引导 HIPEC 在静脉全麻加局麻下进行；HIPEC 全程需要生命体征监测。

常用镇静、镇痛药物推荐：右美托咪定、地佐辛、羟考酮及丙泊酚。方法：①右美托咪定 0.5μg/kg 溶入 100ml 生理盐水缓慢静滴（10~20min 滴完）。②地佐辛 10mg 溶入 10ml 生理盐水缓慢静推。③如果术中效果不理想，可给予羟考酮 10mg 用生理盐水稀释为 1mg/ml，缓慢推注 3~5mg；3min 后评估患者，效果仍不佳时追加药量 1~2mg，根据患者疼痛情况反复追加 1~2mg 直到患者疼痛缓解。④如多次追加羟考酮患者疼痛仍不能缓解，可在麻醉医生指导下使用小剂量丙泊酚、舒芬太尼或改气管内插管全麻。

第三节　腹腔热灌注化疗常用化疗药物的选择

腹腔热灌注化疗药物的选择是根据原发疾病的病理类型制订化疗方案，还要兼顾药物本身的特性，如药物对腹膜的刺激性、药物对腹腔肿瘤的穿透能力、腹膜对药物的吸收能力、与 43℃ 热疗的协同能力等。使用过化疗药物的患者也可以根据以往化疗药物的敏感性进行选择。HIPEC 常用化疗药物为顺铂、奥沙利铂、丝裂霉素、阿霉素、吉西他滨和紫杉醇（表 11-1）。实施 HIPEC 时，既可选择单一给药，也可联合序贯给药。目前化疗药物的剂量暂未有统一的标准，原则上以静脉用量为标准。若联合静脉化疗，则 HIPEC 药物用量加静脉化疗用量不应多于一个疗程的静脉化疗用量。

表 11-1　腹腔热灌注化疗常用化疗药物的选择

	常用化疗药物
胃癌	紫杉醇、多西他赛、奥沙利铂、顺铂、5-氟尿嘧啶、雷替曲赛和表柔比星
结直肠癌	雷替曲赛、丝裂霉素、奥沙利铂、5-氟尿嘧啶和伊立替康
妇科肿瘤	顺铂、紫杉醇、多西他赛、奥沙利铂、卡铂、吉西他滨、伊立替康和培美曲塞
腹膜假黏液瘤	奥沙利铂、卡铂、顺铂、丝裂霉素和表柔比星
肝、胆、胰腺癌	紫杉醇、多西他赛、奥沙利铂、卡铂、顺铂、5-氟尿嘧啶、丝裂霉素、柔比星和吉西他滨
腹膜间皮瘤	顺铂、培美曲塞

注：化疗药物的剂量原则上以系统化疗用量为标准，可根据患者年龄、身体状况、化疗药物耐受性和骨髓增生能力进行适当调整。如联合应用，建议在 HIPEC 治疗前后间隔 2 周，以防发生骨髓抑制；使用顺铂时，常规进行水化处理；使用紫杉醇时，治疗前应常规预防变态反应。

铂类药物可能是目前研究最多、最详细的腹腔热灌注化疗药物，也是临床热化疗最常用的化疗药。顺铂在温度升高时作用增强，属于无阈效应的药物。加热与药物同时进行，从而最大程度增加化疗药物疗效，先加热后给药也有类似增效作用。对顺铂耐药的中国仓鼠卵巢癌细胞（CHO）及鳞癌细胞在加温合并顺铂处理后，发现药物的耐受性似乎并不影响对肿瘤细胞的杀灭，低剂量辐射增强放射损伤的修复。Raaphorst 等用低剂量辐射，长时间 40℃ 加温，低浓度顺铂 1μg/ml，对人脑胶质瘤细胞系（U373MG 及其耐药株）进行处理。结果顺铂合并加热的作用比单药均增强，对耐药株的毒性也增强，细胞 10% 存活水平的增强系数为

3,药＋热＋X射线也比单纯X射线作用强。他们又对人胶质瘤细胞及其耐药株和人卵巢癌细胞及其耐药株以顺铂、42℃持续1h加温,发现42℃加温使药物对耐药细胞的毒性有所恢复,但不完全,4种细胞的静止期细胞均较指数生长期细胞抗拒。

Ohtsubo等报道用顺铂(1.0μg/ml)合并42℃持续105min,44℃持续30min处理IMCD3小鼠肾脏内髓集合管3上皮细胞,他们发现37℃持续120min并无细胞毒性或细胞凋亡,而药物合并42℃比合并44℃的凋亡更多。

Herman等的实验指出顺铂的热增强比与温度和pH有关,pH为6.45时比7.4时的热增强比高。Kusumoto等用集落法及活体和离体法对7种不同的铂化合物与加温的序贯进行研究。经43℃持续60min加温,发现加温对各种药物均有不同程度地增效。活体和离体法表明增效最大的时机:顺铂同时或先热后给药;碳铂为先热或同时给药及药后1h加温;铂类衍生物PtCl$_4$(Nile Blue)$_2$为同时或先5h给药后加热;PtCl$_4$(Rh-123)$_2$为同时或给药及加热持续1h;PtCl$_4$(Fast Black)$_2$加热前2h或加热后5h内给药都满足。这与药代动力学检测细胞内铂水平的结果是一致的,因此用铂类化合物进行热化疗序贯是十分重要的。

Fujimoto证实,在腹腔热灌注化疗结束时,应用的顺铂及VP-16血中浓度达最高值。腹腔热灌注化疗时药物在腹腔的浓度远远高于血浆浓度,因此化疗药物可以有效杀伤腹腔内转移癌灶,并且全身毒性也不会太大。由于腹膜的吸收,门脉系统的药物浓度也比周围血高10倍左右,这对肝、胰腺肿瘤具有更好的治疗效果。顺铂杀伤肿瘤细胞还存在着浓度依赖性,即顺铂浓度越高,杀伤肿瘤细胞能力越强。顺铂加入腹腔后,药物不易透过腹膜屏障,因此腹腔内浓度高于血浆内浓度。顺铂在体腔内能维持有效浓度时间较长,有利于杀伤肿瘤细胞。

顺铂只能作用于肿瘤表面1~2mm,因此顺铂腹腔灌注对于腹腔器官和腹膜较小的肿瘤或术后残留的微小肿瘤并发腹水者疗效较好,对大肿瘤疗效较差。腹腔热灌注化疗2h后,顺铂吸收率为40%~75%。对大肿瘤可反复多次腹腔内用药,合并加热能提高其杀伤肿瘤的作用。尽管不能消除大块肿瘤,但在小转移灶消除后可能得到进一步手术的机会。一例结肠癌患者,术中发现广泛腹膜转移,转移瘤直径达2cm,放弃手术,预估只有3个月生存期,经腹腔热灌注化疗6疗程后生存1年半出现肠梗阻,考虑为病情加重行二次手术,意外发现腹腔腹膜光滑未见一处转移灶,而原发灶与第一次手术时变化不大,目前存活已达3年。

Kubota等用5种不同的铂类化合物(顺铂、(Glycolato-O-O')diammineplatinum(Ⅱ)(254-S)、cis-1-1-cyclobutane-dicarboxylate(R)-2-methyl-1-4-butanediammine platinum(Ⅱ)(NK-121)、cis-diammine(1,1-cyclobutanedicarboxylato)-platinum(Ⅱ)(CBDCA)、(-)-R-[2-(aminomethy)pyrrolodine](1,l-cyclobutanedicarboxylato}platinum(Ⅱ)monohydrate(DWA-2114R),分别做单层细胞存活曲线及多细胞微球体的存活曲线。结果表明单层细胞培养5种铂类化合物在加温时的存活曲线相似,而多细胞微球体不同铂类化合物的增效作用并不一致,这表明细胞的微环境对药物进入细胞有重要影响。Mella等研究表明,在大鼠源性神经肿瘤中,无论单独加热或用药都只能使肿瘤细胞生长延迟,但不能使肿瘤细胞全部消失,44℃的效果较41℃好。组织学检查单纯热疗使肿瘤中心坏死,而热疗加顺铂可使肿瘤周边也坏死。

Nichiue及Kojima将VX2癌细胞接种于兔的直肠黏膜下制备成直肠癌动物模型,再用顺铂2mg局部注射于肿瘤,或用直肠腔内热疗42℃持续30min,或并用顺铂及加温,以肿瘤生长延迟为指标。结果2周后,对照组肿瘤体积相对值为33.2,热疗为24.5,化疗为24.7,热疗加顺铂为16.6,肿瘤体积有明显差异。

Richmond等研究1例前臂表浅的多发组织细胞肉瘤患者,1个病变用顺铂合并加热治疗,其他3个病变不加热。治疗后取活检,观察顺铂在组织内的分布。结果肿瘤内药物的含量有很大差异。热疗加顺铂的浓度并不都比对照组高,说明药物在瘤内的分布并不均匀,这可能也是肿瘤化疗的难点。

Toyota等观察了长期全身低热(long-duration,low-temperature whole-body hyperthermia,LL-WBH),40℃持续6h合并顺铂对大鼠乳腺癌及其转移癌的作用。发现单纯长期全身低热可使大鼠肿瘤自发性腋下淋巴结转移出现时间明显延迟,LL-WBH＋DDP组较单一组肿瘤生长延迟时间明显延长($P<0.05$)。LL-WBH＋DDP组引起的细胞凋亡明显高于LL-WBH组及DDP组,并于治疗后12~24h达到高峰期。肿瘤坏死的高峰LL-WBH组及LL-WBH＋DDP组发生于治疗开始后8h,DDP组则于24h。

Hettinga等回顾了DDP耐药及加温如何能减轻耐药的机制问题(表11-2)。卡铂(carboplatin,CBP)、草酸铂(oxaliplatin,L-OHP)都是铂类新型抗肿瘤药物。卡铂具有抗肿瘤谱广、抗癌作用强的特点,其腹腔化疗的疗效与顺铂相当,但不良反应较顺铂轻。卡铂腹腔内灌注后,腹腔液最高峰值浓度和平均浓度分别为股静脉浓度的139倍和64倍,门静脉最高峰值浓度和平均浓度分别为股静脉浓度的13.3倍和6.5倍。卡铂腹腔内化疗,药物浓度维持时间较长,提高了卡铂对肿瘤细胞的杀伤作用。卡铂腹腔

表 11-2　加温克服 DDP 耐药的可能机制

加温的作用	耐药性的作用点
增加膜的流动性	降低顺铂的聚集
膜蛋白变性	降低顺铂的聚集
细胞质蛋白变性	增加对顺铂的减毒作用
DNA 配置受影响	药物到达 DNA 的可及性
抑制 DNA 修复	DDP-DNA 外延的修复
干扰细胞正常功能：基因表达，信息传递	干扰信息传递及其他细胞对 DDP-DNA 损伤的反应

内化疗治疗恶性腹水总有效率 60%~90.9%，对卵巢癌引起的恶性腹腔积液有较好疗效。Urano 与 Ling 报道当温度为 37~44.5℃时对肿瘤细胞杀伤的热增强比（TER）随温度增加而增加。Atallah 等报道用人卵巢癌细胞 IGROV-1、人结肠癌细胞 Caco-2、HT-29 实验在 42℃持续 1h 加热条件下草酸铂对肿瘤细胞的杀伤作用。他们发现在低浓度药物（15μg/ml）合并加温能使药物作用明显增强，对不同细胞的作用周期时相也不同。宋晓坤等研究发现草酸铂在腹腔热灌注化疗 2h 后，药物吸收率为 30%~60%，灌注液的渗透压对药物的吸收率影响极小。Mohamed 等研究了几种较新的抗癌药物在小鼠低热下的增效作用，表明草酸铂在低热下的增效作用最强。最近 Hilde-brandt 等报道用盆腔加温合并常规剂量草酸铂、四氢叶酸（tetrahydrofolicAcid，THF）和 5- 氟尿嘧啶（5-fluorouracil，5-FU）治疗复发的直肠癌，认为毒性可以接受。

阿霉素（adriamycin，ADM）与加温并用可增加药物的细胞毒作用。阿霉素是一种有明显阈值的药物：在 40~41℃只有轻微的增效作用；只有在 42~43℃以上才能见到明显的增效作用，腹腔热灌注化疗 1h 后，阿霉素的吸收率约为 71.4%，但也有人报道无论低热及高热均无热增敏作用。

目前，对于丝裂霉素的热化疗增效作用研究结果尚不一致；Urano 等用 Fsa-Ⅱ小鼠肿瘤加温 41.5℃认为无增效作用，而 MongeRofstad 用小鼠乳腺癌加温 42.5~44℃，认为有增效作用。腹腔热灌注化疗 1h 后，丝裂霉素吸收率约为 20%。

有关 5- 氟尿嘧啶的报道结果亦不一致，最多只能认为 5- 氟尿嘧啶与加温有相加作用。这是可以想象到的，因为加温和 5- 氟尿嘧啶都是作用于细胞周期的 S 期，这类药物较少用于临床热疗。用四氢叶酸与 5- 氟尿嘧啶合用可增加 5- 氟尿嘧啶的效果，称之为生化修饰疗法，但两药与加温合用的研究尚不清楚。

雷替曲塞是新一代水溶性胸苷酸合酶抑制剂，其分子量比 5- 氟尿嘧啶大，能潴留在细胞内发挥长期抑制作用。崔书中等通过患者来源的结直肠癌组织和结直肠癌细胞系类器官研究发现，不同化疗药物联合 43℃热疗治疗 8 株结直肠癌细胞系，雷替曲塞在大部分细胞系的热疗化疗致敏增强率明显提高，显著优于丝裂霉素和吉西他滨药物。在结直肠癌患者来源的类器官中也有类似的结果。高通量化疗药物和温度检测系统显示，大部分结直肠癌患者源性类器官在 43℃热疗 90min 后对雷替曲塞更敏感，与常用化疗药物相比，以雷替曲塞类药物的热致化疗增强率最高。这些结果提示雷替曲塞在腹腔热灌注化疗中的潜在临床应用价值。

紫杉醇（taxol，TX）在美国和阿姆斯特丹的两组研究的作者用体外细胞学的方法检测温度升高时泰素（紫杉醇类药）的细胞毒作用。所用的细胞株有人细胞和鼠细胞；温度为 37℃、41.8℃及 43℃。研究表明，41.8℃和 43℃均未见药物的细胞毒作用增加。腹腔热灌注化疗 2h 后，紫杉醇的吸收率约为 46%。这个结果与长春碱类药物类似，两者无协同作用。Cividall 等的小鼠实验结果与体外细胞实验结果不同，他们以小鼠乳腺癌生长延迟为指标，观察紫杉醇与热疗 41~43℃的作用。结果显示，43℃与紫杉醇合用有协同作用，41℃和 42℃有增效作用，热疗前后 4h 给药与疗效关系不大。用紫杉醇 30~45mg/kg 合并 43℃持续 1h，肿瘤生长抑制率大于紫杉醇化疗和 43℃相加的作用。表柔比星（epirubicin，EP）9~19mg/kg 与热疗也有相加作用。加温、紫杉醇、表柔比星三者按一定间隔并用协同作用最大（表 11-3）。

表 11-3　化疗联合加温对小鼠肿瘤生长延迟（TGD）及肿瘤生长 4 倍所需时间的影响

方案	TGT4/Days	TGD/Days
TX 45mg/kg → 15min → HT 43℃ /1h → 24h → EP 9mg/kg	32.3 ± 8.5	23.7 ± 4.0
TX 45mg/kg → 24h → EP 9mg/kg → 15min → HT 43℃ /1h	30.8 ± 5.9	22.3 ± 4.0

2007 年，Hoon 等评估紫杉醇或卡铂在二次手术过程中腹腔内高温化疗（IPHC）治疗晚期卵巢癌的有效性和可行性，回顾了 96 例符合条件的Ⅰc～Ⅲc 期上皮性卵巢癌患者的临床资料。在初次分期手术和辅助化疗 6~12 个周期后，有 22 例接受 IPHC- 紫杉醇（175mg/m²）治疗，45 例进行 IPHC- 卡铂（350mg/m²）治疗手术；将存活率与仅接受常规治疗的 29 例患者（对照组）进行比较。结果表明，在Ⅲ期卵巢癌患者中，IPHC- 紫杉醇的 5 年生存率为 84.6%，IPHC-卡铂为 63.0%（P=0.409 8）而对照组为 32.8%（P=0.000 3）。

在 IPHC- 紫杉醇和 IPHC- 卡铂中，Ⅲ 期卵巢癌患者的 3 年无进展生存率均为 56.3%（P=0.891 1），而对照组则为 16.7%（相对于 IPHC，P=0.002 8）。对于通过多元分析得出的疾病进展的相对风险，IPHC- 紫杉醇的风险比为 0.281（P=0.003 9），IPHC- 卡铂的风险比为 0.443（P=0.008 3）。和卡铂（危险比：0.396，P=0.000 4）一样，IPHC- 紫杉醇显著降低了死亡风险（危险比：0.197，P=0.025 3）。所以在晚期卵巢癌中，二次手术使用紫杉醇或卡铂的 IPHC 可能是区域巩固治疗的候选药物。

局部热疗加化疗的报道很多，也有不错的疗效，特别是躯体肿瘤的热灌注化疗及腹腔软组织肉瘤热化疗后手术治疗效果较前有明显进步。所选的药物以铂类药物为主，辅以烷化剂，腺癌可加丝裂霉素、阿霉素、依托泊苷、5- 氟尿嘧啶等，不一定局限于全选与热疗有协同作用的化疗药物。

第四节　腹腔热灌注化疗常用灌注液的选择

腹腔热灌注化疗灌注液的选择应根据化疗药物的分子量，选择低渗、等渗和高渗的灌注液。HIPEC 的灌注液主要以生理盐水为主，也有采用 5% 葡萄糖液、林格液、代血浆、蒸馏水等等渗灌注液，也可选用 10%~15% 葡萄糖和高渗氯化钠溶液，以减慢腹腔液体和药物的清除速度，延长药物作用时间，增加药物效能。目前生理盐水适合用于各种腹腔恶性肿瘤 HIPEC 治疗，它没有脱水效应，安全性高；5% 葡萄糖液首选应用于腹膜假黏液瘤；蒸馏水因存在明显的脱水效应，可出现高钠血症、高钾血症，且腹腔正常细胞无法耐受，故临床上很少单独使用。若需要使用蒸馏水，应与其他溶剂（生理盐水、葡萄糖）交替使用。宋晓坤等在 2008 年研究发现 L-OHP 在腹腔热灌注化疗 2h 后，灌注液的渗透压对药物的吸收率影响极小。

HIPEC 的灌注液容量一般为 4~6L。有最多应用 9L 的文献报道，以充分充满整个腹腔、灌注袋内能保留足够量的灌注液维持持续循环灌注为原则。常用的灌注流量为 400~600ml/min，灌注时间为 1~1.5h，必要时可适当调整。国外多项 HIPEC 临床研究中热灌注次数均为单次给药，国内不同医疗机构灌注次数也不同，广州医科大学附属肿瘤医院大部分的腹腔恶性肿瘤的灌注次数推荐 2 次以上，灌注间隔时间大于 24h。需要注意的是，用生理盐水稀释奥沙利铂、国产的卡铂和脂质体紫杉醇易引起药效不

稳定，故这类药物应选用 5% 葡萄糖液溶解，但 HIPEC 术中容易引起高血糖，需做相应的处理，对于合并糖尿病的患者尤其注意。

第五节　腹腔热灌注化疗的安全性及临床疗效

一、腹腔热灌注化疗的疗效评价标准

腹腔热灌注化疗作为一种治疗方法，其疗效评价标准同样参考实体瘤的疗效评价标准。包括肿瘤标志物检查、基于影像学的 RECIST 1.1 评价标准、KPS 评分或 ECOG 评分、无疾病进展生存率和总生存率以及 WHO 肿瘤临床疗效评价标准。

（一）实体瘤评价标准

实体瘤的疗效评价参照 RECIST 1.1 标准时应结合患者临床症状改善、PET/CT 检查结果及日本热疗学会标准综合考虑。

1. 评价标准　采用 RECIST 1.1 标准，据 CT 或 MRI 等影像学设备检查结果，可测量的目标病灶，算其热疗前后肿瘤最大直径差值的绝对值与治疗前肿瘤最大直径的比值（多个病灶者则计算每个肿瘤直径之和）；对非目标病灶（目标病灶以外的其他病灶）应在基线上记录，不需测量，随诊期间注意其大小变化、存在或消失。

2. 缓解标准［目标病灶（靶病灶）评价］（表 11-4）

表 11-4　实体瘤治疗后的疗效评价标准

实体瘤缓解标准［目标病灶（靶病灶）评价］	
完全缓解（CR）	所有靶病灶消失
部分缓解（PR）	靶病灶总径与基线相比缩小 ≥ 30%
稳定（SD）	介于 PR 和 PD 之间
进展（PD）	以靶病灶直径之和的最小值为参照，径和增加 ≥ 20%，且肿瘤直径和绝对值增加至少 5mm 或出现一个或多个新病灶

3. 因热疗容易引起瘤内坏死，肿瘤大小变化不一定明显，还根据肿瘤体积变化和影像学检查上肿瘤内的低密度区域的变化来评价效果。在腹腔热灌注治疗后 2 个月内复查增强 CT（或 MRI、PET/CT 等），肿瘤最大层面的断面上观察低密度区（为肿瘤坏死区，HU 减少 ≥ 15%）所占肿瘤面积的比例和肿瘤边缘部位非低密度区（肿瘤壁或包膜）的厚度为指标进行疗效判定（表 11-5）。

表 11-5 实体瘤热疗后的评价标准

实体瘤疗效判定	
显效（CR）	靶病灶经检查完全消失者或者靶病灶瘤体内低密度区达 80% 以上，瘤壁无增厚
有效（PR）	瘤体内低密度区达 80% 以上，肿瘤壁有部分增厚；低密度区为 50%~80% 者亦认为有效
无效（NC）	低密度区小于 50% 者

4. 非目标病灶评价（表 11-6）

表 11-6 非目标病灶的疗效评价标准

非目标病灶评价	
完全缓解（CR）	所有非目标病灶消失和肿瘤标志物水平正常
稳定（SD）	一个或多个非目标病灶或 / 和肿瘤标志物高于正常持续存在
进展（PD）	出现一个或多个新病灶或 / 和存在非目标病灶进展

（二）体腔积液缓解标准（表 11-7）

表 11-7 体腔积液治疗后的疗效评价标准

体腔积液缓解标准	
完全缓解（CR）	胸（腹、盆）腔积液完全消失，维持 4 周以上
部分缓解（PR）	50% ≤胸（腹、盆）腔积液消退 <100%，并维持 4 周以上
稳定（SD）	胸（腹、盆）腔积液消退 <50% 或增加 ≤ 25%，并维持 4 周以上
进展（PD）	胸（腹、盆）腔积液增加 ≥ 25%

（三）患者生活质量

1. 肿瘤患者生活质量评估（表 11-8）

表 11-8 肿瘤患者生活质量评价指标

体重	体重增加 7%，并保持 4 周以上，包括（第三间隙积液）
疼痛	数字评分法（VAS）将疼痛程度用 0~10 共 11 个数字表示； 疼痛评分比基线提高 ≥ 50%，并持续 4 周以上，为有效； 任何恶化情况，持续 4 周以上，为无效；上述情况以外的情况，为稳定
	0　无痛
	1~3　有轻微疼痛，能够忍受
	4~6　患者疼痛并影响睡眠，能忍受
	7~10　患者有强烈疼痛，疼痛难忍，影响食欲，影响睡眠
身体一般状况	根据 KPS 评分，比较治疗前和治疗后的生活质量 ≥ 10 分为生活质量改善 在 10 分以内为生活质量稳定 ≤ 10 分为生活质量下降

续表

KPS 评分标准	评分	体力状况
	100 分	正常，无症状和体征
	90 分	能进行正常活动，有轻微症状和体征
	80 分	勉强进行正常活动，有一些症状或体征
	70 分	生活能自理，但不能维持正常生活和工作
	60 分	生活能大部分自理，但偶尔需要别人帮助
	50 分	常需要人照料
	40 分	生活不能自理，需要特别照顾和帮助
	30 分	生活严重不能自理
	20 分	病重，需要住院和积极的支持治疗
	10 分	重危，临近死亡
	0 分	死亡

2. 肿瘤患者生活质量评价标准（表 11-9）

表 11-9 肿瘤患者生活质量评价标准

	体重	疼痛	KPS
生活质量改善		有效	有效
		有效 / 稳定	稳定 / 有效
	增加 ≥ 7%	稳定	稳定
生活质量未改善		无效	无效
	稳定 / 减轻	稳定	稳定

上述指南中，关于体腔积液的评价，如何定义"50% ≤ 胸（腹、盆）腔积液消退 <100%"没有明确表述，由于腹部盆部各解剖部位较为复杂，积液可随体位分布而不同，目前缺乏标准化定量评价腹、盆腔积液的方法，临床工作中有时难以操作，故可参照 RECIST 1.1 标准。腹水属于不可测量病灶，在该评价系统中即为非靶病灶的评价，标准见表 11-10。

表 11-10 非靶病灶评价标准

完全缓解（CR）	非靶病灶消失和治疗后肿瘤标志物恢复正常
进展（PD）	出现新的病灶或已经存在的非靶病灶有明显的变化
稳定（SD）	既不满足 CR，又不满足 PD

如使用中国肿瘤热疗临床应用指南的体腔积液疗效评价时，应强调评价时使用相同的测量技术，如胸腔积液使用立位胸部 X 线片或坐位 B 超，腹腔积液使用平卧位、半坐卧位 B 超等较为一致性的体位及具体的影像检查技术，以增加可信度。

二、腹腔热灌注治疗对常见肿瘤临床治疗疗效及安全性评价

腹腔热灌注化疗自20世纪80年代出现并历经30多年不断改进完善，已经与CRS成为治疗腹膜癌的规范治疗方法，甚至在腹膜假黏液瘤和腹腔间皮瘤中，成为标准治疗方案。腹腔内多种癌种HIPEC治疗的安全性和疗效也经过许多临床前瞻性Ⅰ、Ⅱ、Ⅲ期试验检验。下面将按照不同癌种来进行简述。

（一）腹腔热灌注治疗在常见肿瘤中的疗效及安全性

胃肠道肿瘤（包括胃癌、结直肠癌等）HIPEC应用时间较早，也是亚洲地区研究较多的癌种。国内外多项研究证实HIPEC能够改善进展期胃癌和晚期胃癌腹膜转移癌患者的总生存率和无复发生存率，该治疗手段安全可行，并没有增加术后并发症的发病率和死亡率。但我们仍需要更为严格设计的大样本随机对照研究来证实HIPEC这一治疗模式在预防和治疗胃肠道肿瘤腹膜转移患者中的临床意义。

HIPEC在妇科肿瘤（主要是卵巢癌）中的研究成果最为突出。2018年van Driel等在《新英格兰医学杂志》报道了首个HIPEC治疗Ⅲ期卵巢癌的前瞻性多中心、随机对照的临床试验。研究结果证实细胞减瘤术后加HIPEC治疗能显著延长晚期卵巢癌患者的中位无复发生存时间和中位总生存时间。两组治疗相关副作用和生活质量方面差异无统计学意义。基于此研究结果，最新的卵巢癌NCCN指南将腹腔热灌注化疗作为Ⅲ期患者接受中间型减瘤术（IDS）后的治疗方案之一。

肝胆肿瘤和胰腺癌是一类预后较差的恶性肿瘤。近几年国内的小样本研究发现腹腔热灌注对这一类肿瘤的疗效尚可，能降低术后复发和控制腹水产生，具有创伤小、安全等优点。但为了明确HIPEC在晚期胰腺癌和肝胆肿瘤预防和治疗中的地位，我们还需要更合理、更大的、更系统的研究，尤其是大样本多中心随机对照研究。

腹膜假黏液瘤（pseudomyxoma peritonei，PMP）是一种少见的恶性肿瘤，但腹腔热灌注化疗对该疾病的治疗效果奇佳。大量的回顾性研究和前瞻性研究发现腹膜假黏液瘤患者接受CRS+HIPEC治疗后中位生存期和中位无进展生存期均明显延长。HIPEC治疗具有创伤小、化疗药物作用充分、并发症少的特点，还能降低围术期死亡率、严重不良事件率。因此，CRS+HIPEC治疗方法目前已经成为治疗腹膜假黏液瘤患者的标准治疗方案之一。

（二）腹腔热灌注治疗的不良反应

1. 腹痛、腹胀 腹腔热灌注化疗过程中最常见的并发症是腹痛、腹胀。主要表现为暂时性、轻度腹胀和腹痛。这些症状主要由灌注液量大、局部热疗或药物刺激引起，故临床上一般在HIPEC前给予镇静、镇痛处理。轻度腹痛不予以处理，中重度疼痛可以追加一定量的止痛药物。

2. 体温升高、大汗淋漓、心率增快 这些症状主要与热灌注有关，一般体温在治疗后3h内可恢复正常。可适当给予药物或物理退热处理。持续大汗淋漓和心率快，需考虑低血糖或低血容量可能，应积极对症治疗。

3. 呼吸困难和血氧饱和度下降 主要由腹腔热灌注时大量液体快速进入腹腔引起腹压增高，此外麻醉药物过量也可导致呼吸困难和血氧饱和度下降，故治疗过程中可根据情况增大氧流量，注意灌注液和麻醉药物的用量，必要时可提前终止治疗。胃肠道反应表现为恶心、呕吐及食欲减退，对于胃肠道反应严重的患者，给予镇吐、镇静等对症处理及静脉补液和肠外营养。

4. 骨髓抑制 表现为白细胞计数下降和贫血等，主要是由化疗药物引起的。对于骨髓抑制，按照临床常规给予对症处理，必要时输注成分血。

5. 电解质紊乱和低白蛋白血症 腹腔热灌注化疗易引起患者内环境不稳定、能量失衡，化疗药物引起食欲下降等，进而导致电解质紊乱和低白蛋白血症，建议定期监测变化，及时补充能量、电解质和输注人血白蛋白等。

6. 引流管渗液和堵管 出现引流管周围局部渗液，应及时更换敷料，改变患者体位，通过改变腹壁张力和加压包扎来减少渗液的发生。堵管可能因腹腔内管道口被大网膜或肠系膜包绕或肠粘连堵塞引起，可通过连续加压灌注、改变患者体位、调整管道位置等方法解决。

7. 一过性的肾功能损伤 也是腹腔热灌注的不良反应。朱正纲等从1998年至2001年，纳入了118例浆膜浸润的胃腺癌患者，其中52例行胃切除术联合HIPEC治疗，余66例仅行胃切除术。研究发现手术联合HIPEC治疗后，24h内患者肾功能不全的发生率较高，但是所有患者均无须血液透析即可康复。同时，张焕虎等研究113例结肠癌患者。按照治疗方式分成2组，A组58例，均完成手术后给予常规术后恢复治疗；B组55例，除给予常规术后恢复治疗外，术后接受顺铂和5-氟尿嘧啶的HIPEC治疗。通过观察患者1周内的肾功能及24h尿量变化发现，腹腔热灌注化疗早期可影响患者肾功能，但不予处理或对症治疗后可恢复。MyongCheol等研究了184例Ⅲ和Ⅳ期卵巢癌患者。结果发现最常见的不良事件是贫血，HIPEC中为67.4%，对照组为50%，肌酐升高（15.2% vs. 4.3%），差异均具有统计学意义。由于HIPEC对肾功能的影响为一过性的，无须特殊处理或预防，对症治疗即可。但对于有慢性肾

衰竭的患者,在进行 HIPEC 治疗时建议尽量避免使用有肾毒性药物(如顺铂),并密切观察患者肾功能的变化。

HIPEC 与手术(如 CRS)联合可导致不良反应发生率增加,如吻合口瘘、腹腔脓肿、肠粘连、肠梗阻、肠麻痹等。Ansaloni 等纳入了 39 例上皮性卵巢癌患者,CRS 联合 HIPEC 治疗后,7 例患者(18%)发生术后严重并发症,包括肺栓塞、吻合口裂开、膀胱 - 阴道瘘、盆腔脓肿、结肠缺血、术后腹腔出血和胸腔积液。其中 3 例患者(8%)需要进行二次手术,并发症包括结肠缺血、盆腔脓肿和腹腔出血。1 例患者术后死于结肠缺血导致的腹膜炎和败血症。日本于 2001 年开展了一项随机试验,发现 HIPEC 后常见的并发症是肠穿孔。Verwaal 等研究发现 HIPEC 用丝裂霉素导致的 3 级和 4 级骨髓毒性分别为 14% 和 5%。最严重的并发症是小肠瘘和腹部败血症。4 例患者(8%)治疗结束后死亡,其中 2 例患者(4%)死于败血症,2 例患者(4%)死于复杂的术后康复过程,均发生在 CRS + HIPEC 治疗后 30d 内。Cascales 等研究了 46 例晚期(ⅢC 期)或复发性卵巢癌患者手术联合 HIPEC 治疗的不良反应。发现麻痹性肠梗阻、出血、感染和肺部并发症的发生率为 36.9%,其中麻痹性肠梗阻最为常见,占 15.3%。因此,为减轻腹痛,建议选用对腹膜刺激较小的化疗药物,同时可在载体溶液中加入利多卡因、地塞米松等减少腹膜的刺激,预防肠粘连。必须强调的是,CRS 联合 HIPEC 治疗后的吻合口瘘与患者的身体状况、术式选择和临床医生的吻合技术有关,与 HIPEC 治疗无明确关系;胃肠道术后吻合口瘘高风险病例慎用 HIPEC 治疗。

最新关于腹腔热灌注化疗不良反应的研究结果来自广州医科大学附属肿瘤医院牵头的胃癌 HIPEC-01 前瞻性多中心研究数据。从 16 个医疗中心共计纳入 648 例进展期胃癌患者,随机分为对照组(331 例)和 HIPEC 治疗组(317 例),HIPEC 组除接受标准的根治性胃切除术和 D2 淋巴结清扫术外,在术后 1 周内用紫杉醇开展 2 次 HIPEC 治疗,所有患者后期均接收 XELOX 或者 SOX 辅助化疗。患者中位随访期为 12.1 个月。结果显示:对照组和 HIPEC 组患者的 3~4 级不良反应发生率约为 5%,最常见的为贫血,发生率分别为 6% 和 4.1%;腹腔内感染发生率为 5.4% 和 3.8%;术后肺炎发生率为 9.7% 和和 9.8%;发热发生率为 10.6% 和 11.4%;低钙血症发生率为 15.1% 和 16.7%。术后 30d 内发生死亡的病例均出现在对照组。1 例患者死于十二指肠残端漏,导致多器官功能衰竭。1 例患者死于吻合并发症,导致的腹内感染和休克。1 例患者死于抑郁症引起的自杀。这一研究结果证实胃癌根治术后加入腹腔热灌注化疗并不增加术后不良反应的发生率,安全性较高。

此外,腹腔热灌注的化疗药物能引起肝脏毒性、心脏毒性和神经毒性等。出现这些不良反应建议按照静脉化疗不良反应进行 CTCAE5 标准评估和对症处理。

总之,腹腔热灌注化疗和全身化疗的不良反应发生率无显著差异,其中与化疗药物相关的不良反应也是可防可控的。

第六节 肿瘤治疗的新模式—— C-HIPEC 模式

HIPEC 在中晚期腹腔恶性肿瘤的综合治疗中具有重要作用,是继手术、化疗、放疗、免疫治疗后的第五种治疗手段。为了推广和规范 HIPEC 技术在国内医疗机构的临床应用,2016 年我国腹腔热灌注化疗技术临床应用专家协作组首先提出来 "HIPEC +" 治疗模式,即 HIPEC 联合其他方法治疗恶性肿瘤。①HIPEC+ 肿瘤根治术(cancer radical resection,CRR)。②HIPEC+CRS:CRS 即在保证手术安全的前提下,尽可能清除所有肉眼可见的肿瘤病灶,从而达到最大限度地降低肿瘤负荷的目的。③CRR+HIPEC+ 化疗(chemotherapy):即 CHC 治疗模式,在 CRR 基础上,HIPEC 能清除肉眼发现不了的癌细胞和微小癌结节。手术后结合常规化疗,可提高治愈率。④HIPEC + CRS + chemotherapy:即 HCC 治疗模式,HIPEC 结合 CRS 能够使细胞减灭满意度(completeness of cytoreduction,CC)达到 CC0 和 CC1 标准的部分腹膜癌患者达到临床治愈,提高细胞减灭满意度达到 CC0、CC1 和 CC2 标准的腹膜癌患者的生存期和生活质量,手术后结合常规化疗。

随着现代生物技术的发展和大量的 HIPEC 临床应用带来的技术要求,HIPEC 在理论和技术上需要进一步精准化和规范化。2019 年中国抗癌协会腹膜肿瘤专业委员会联合广东省抗癌协会肿瘤热疗专业委员会提出了肿瘤治疗新模式 "C-HIPEC 模式"。该模式包括:①预防模式:肿瘤根治术(curative intent surgery,CIS)CIS+HIPEC,即 C-HIPEC,适用于腹膜转移高风险患者根治性切除术后预防腹膜转移的治疗,经 C-HIPEC 积极处理,清除游离癌细胞和微小癌结节,预防 PC 的形成,提高患者的治愈率和无瘤生存期。②治疗模式:肿瘤细胞减灭术(cytoreductive surgery,CRS)CRS+HIPEC,即 C-HIPEC,CRS 术后残余瘤直径 <0.25cm 的满意减瘤 PC 患者,CRS 手术联合 C-HIPEC,部分患者有可能达到临床治愈。CRS 应在保证手术安全的前提下,尽可能清除腹腔内肉眼可见的肿瘤病灶,最大限度地降低肿瘤负荷。C-HIPEC 能够有可能使细胞减灭程度(completeness of cytoreduction,CC)满意(CC0 和

CC1)患者达到临床治愈,提高非满意减瘤(CC2 和 CC3)患者的生存期和生活质量。研究表明,与单纯 CRS 相比,CRS 联合 HIPEC 能够在不增加并发症和死亡率的情况下,提高胃癌腹膜肿瘤患者的总生存和无复发生存时间,尤其是腹膜转移较局限、满意减瘤的患者。③转化模式:Conversion+HIPEC,即 C-HIPEC,对于首诊时已经合并大量腹水或者腹腔广泛转移的患者,可先行 C-HIPEC 治疗,清除或缩小 PC 结节,改变癌细胞的生物学特性,抑制恶性腹水的生成,待患者病情明显好转、腹水减少或消失,联合全身治疗使 PC 及原发病灶缩小的情况下,有可能转化为第二种治疗模式 CRS + HIPEC,达到成功转化治疗的目的,以改善患者生存质量、提高长期生存率。④综合模式:Comprehensive+HIPEC,主 要 是 Chemotherapy+HIPEC 或 HIPEC+Chemotherapy,即 C-HIPEC,对于既往全身化疗后病情进展、出现腹水的患者,C-HIPEC 可能提供另一种治疗途径和手段;对于腹水或者腹腔广泛转移的患者,C-HIPEC 治疗后病情控制、腹水减少或消失,故以系统化疗为主的综合治疗同样非常重要。消化道肿瘤多属高度异质性肿瘤,具有多种潜能的生物学特性,根据肿瘤学理论,消化道肿瘤的腹膜转移系远处转移范畴,其实质是全身性疾病,必须强调全身性治疗与腹腔内局部治疗相结合的措施。因此,以系统化疗为主的综合治疗也是不可忽视的重要手段。

C-HIPEC 模式作为一种高度规范化的精准 HIPEC 技术,实现了 HIPEC 安全和有效的最大化。C-HIPEC 为外科手术不能解决的腹膜转移问题提供了一种有效的治疗手段,已成为腹膜癌治疗领域不可或缺的技术。随着该模式在临床上广泛应用和相关高质量临床研究数据的发表,C-HIPEC 模式必将在预防和治疗腹膜癌中的发挥关键作用。

第七节　小　结

HIPEC 已成为当前治疗腹膜癌的有效辅助手段,早在 20 世纪 80 年代就得到国外学者的广泛关注。2014 年荷兰阿姆斯特丹国际 PC 大会将 CRS 联合 HIPEC 治疗策略作为阑尾黏液癌、结直肠癌腹膜转移、恶性间皮瘤的标准措施;作为卵巢癌、胃癌腹膜转移癌的推荐治疗手段。2018 年《新英格兰医学杂志》报道了首个 HIPEC 治疗晚期卵巢癌的多中心随机对照临床试验后,2018 年 FIGO 癌症报告将 HIPEC 纳入卵巢癌诊治指南,2019 年第一版 NCCN 亦将 HIPEC 纳入卵巢癌治疗指南。美国抗癌协会也将 HIPEC 作为胃癌腹膜转移患者的推荐治疗措施。

HIPEC 治疗 PC 也得到了国内专家的普遍认可。2012 年国家卫生部将 HIPEC 列入《胃癌根治手术临床路径(2012 年版)》;2015 年国内主要腹膜癌专家达成《细胞减灭术加腹膜热灌注化疗治疗腹膜表面肿瘤的专家共识》;2015 年中国抗癌协会把 HIPEC 列入《肝门部胆管癌规范化诊疗专家共识(2015 版)》;2016 年我国腹腔热灌注化疗技术临床应用专家协作组制定了《腹腔热灌注化疗技术临床应用专家共识(2016 版)》;2017 年中国抗癌协会胃癌专业委员会将 HIPEC 纳入《胃癌腹膜转移防治中国专家共识》;2017 年中国医师协会结直肠肿瘤专委会腹膜肿瘤专业委员会制定《结直肠癌腹膜转移诊治中国专家意见(2017)》;2017 年国家卫生计生委将 HIPEC 纳入《中国结直肠癌诊疗规范(2017 版)》;2018 年中国抗癌协会胰腺癌专业委员会将 HIPEC 纳入《胰腺癌综合诊治指南 2018 版》;2019 年中国抗癌协会妇科肿瘤专业委员会分别公布了《妇科恶性肿瘤腹腔热灌注化疗临床应用专家共识(2019 版)》;2019 年国内主要腹膜癌专家制订了《肿瘤细胞减灭术加腹腔热灌注化疗治疗腹膜假黏液瘤专家共识》。2019 年中国抗癌协会腹膜肿瘤专业委员会和广东省抗癌协会肿瘤热疗专业委员会制定的《中国腹腔热灌注化疗技术临床应用专家共识(2019 版)》。

随着腹腔热灌注化疗技术的不断完善,HIPEC 治疗的安全性和有效性也得到了最大程度优化。肿瘤治疗的 C-HIPEC 新模式使 HIPEC 的应用更加科学合理,在各种恶性肿瘤所致的腹膜癌综合诊治中具有重要作用。目前,国内外部分专家对于腹腔热灌注化疗治疗优势、作用机制持保留态度,造成这方面原因主要在于腹腔热灌注化疗的基础研究没有跟上临床实践的步伐,各个肿瘤的化疗用药、治疗温度和治疗时间不能保持统一标准,也没有有效的基础和临床文章进行诠释。随着越来越多的多中心随机对照临床研究的开展,我们将获得高级别循证医学证据,证实腹腔热灌注化疗在预防和治疗腹膜癌中的作用。

典型病例

典型病例一:继发性腹膜癌综合治疗

一、基本情况

患者,男,50 岁,汉族,已婚。病史陈述者为患者本人。

二、简要现病史

(一)现病史

主诉:下腹部隐痛不适 5 个月余,大便带血 2 个月余。

2017年4月患者无明显诱因出现下腹部疼痛,为间歇性隐痛不是,未予治疗。2017年7月出粪便带血,为暗红色血便,无明显缓解因素,伴粪便便条变细、便秘、排便困难,无腹胀、肛周疼痛不适,无恶心、呕吐不是。患者于2017年9月11日就诊于惠州市第一人民医院,行腹部CT检查:①乙状结肠壁节段性增厚,周围渗出,右中下腹、直肠周围多发肿大淋巴结;②阑尾可疑肿胀;③肝S5、S6高密度影,疑似钙化灶。血CEA 14.4μg/L。于2017年9月13日就诊于惠州市第三人民医院,行肠镜检查:距肛缘15cm直、乙交界处见一肿物,呈菜花状,大小约4cm×4.5cm,肠镜无法通过。病理示直肠中分化腺癌。患者于2017年9月30日转入院。既往无其他病史。家族史无特殊。体格检查:体温36.6℃,脉搏84次/min,呼吸20次/min,血压110/75mmHg。腹部柔软,全腹无压痛及反跳痛,腹部未触及包块。肝脏肋下未触及,墨菲征阴性,肾脏无叩击痛,腹部无移动性浊音。肠鸣音正常,4次/min,直肠指检未触及肿物,退出指套血染。

(二)辅助检查

1. 入院检查情况 2017年9月30日血常规:白细胞计数13.01×10⁹/L,血红蛋白95g/L,血小板计数488×10⁹/L;常规生化:白蛋白34.9g/L,余指标均正常;凝血功能、尿液分析正常;粪便潜血阳性,肿瘤标志物CEA15.22ng/ml,余CA125、CA19-9、CA72-4、CA24-2、AFP均阴性。

2. 影像学资料 2017年9月11日外院CT:乙状结肠壁节段性增厚,周围渗出,右中下腹、直肠周围多发肿大淋巴结;阑尾可疑肿胀;肝S5、S6高密度影,拟钙化灶。

3. 2017年9月13日外院肠镜 距肛缘15cm直乙交界处见一肿物,呈菜花状,大小约4cm×4.5cm,肠镜无法通过。

4. 会诊外院病理报告 直肠腺癌(中分化)(图11-1)。

(三)入院诊断

直肠癌中分化腺癌cT4aN2aMx ⅢC期。

三、诊治经过和随访结果

(一)第一阶段的诊疗经过

新辅助化疗:患者2017年9月30日入院,因患者暂未接受手术治疗,肿瘤较大,周围脏器侵犯可能,盆腔转移待排,恰逢国庆节期间,于2017年10月2日行术前辅助化疗,予Xelox方案化疗:奥沙利铂(乐沙定)225mg,静脉注射,d1+卡培他滨(希罗达)1.5g,口服,d1~14。

2017年10月23日患者返院治疗时腹痛加剧,排便困难,要求手术治疗。因患者既往有车祸钢钉植入史,其后一直采用CT检查评估病情。2017年10月24日CEA降至12ng/ml,余指标正常。2017年10月25日本院CT:①拟直肠、乙状结肠癌并周围侵犯,疑腹膜后、盆腔多发转移瘤,建议结合临床。②拟肝右叶下部钙化灶形成。纵隔多发小淋巴结,部分合并钙化。③下腔静脉内侧脂肪密度结节多考虑下腔静脉旁脂肪瘤,请结合临床(图11-2)。

1. MDT团队组成 外科(胃肠外科、肝胆外科)、肿瘤内科、肿瘤放射治疗科、影像科、病理科、内镜室、重症监护室、麻醉科。

2. 讨论意见及共识

(1)诊断:直肠癌中分化腺癌盆腔转移 ycT4bN2M1x Ⅳ x期。

(2)有明确的肠梗阻表现,排便困难,有手术指征。

(3)患者中年,一般情况可,无麻醉和手术禁忌证。

(4)病情偏晚,拟行姑息性手术切除+降结肠造口术。

(5)若腹盆腔转移,考虑腹腔热灌注化疗。

(6)后续辅以化疗、靶向和放疗,待病情控制后评估是否有再次手术的机会。

2017年10月27日术中探查:乙状结肠肿物巨大,肿瘤浸润浆膜层,与周围组织粘连固定,盆壁质硬,盆腔骨盆开口处癌性粘连,呈冰冻骨盆改变,回盲部及回肠末端部分

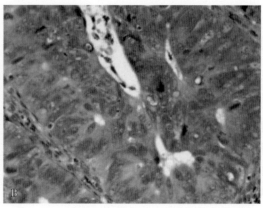

图11-1 患者肠镜病理结果(HE染色 A.×100;B.×400)。

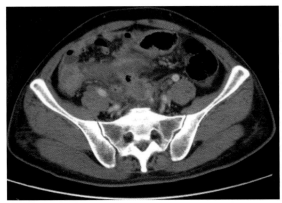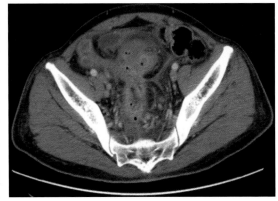

图 11-2　患者术前腹部增强 CT

小肠与盆腔肿物及盆壁粘连固定,边界不清。术中评估肿瘤无法达到根治性切除,决定行"直肠癌姑息性切除+右半结肠切除+降结肠造瘘术+盆腔肿瘤银夹标记术+腹腔热灌注化疗(HIPEC)",先后予 HIPEC 治疗 3 次(奥沙利铂 250mg、雷替曲塞 4mg、伊立替康 280mg)。

第一次术后病理:(乙状结肠)黏膜下见腺癌浸润,癌浸润全层,有脉管侵犯。(上、下切缘)净。(右半结肠)黏膜慢性炎症,未见癌。(上、下切缘)净。淋巴结未见癌转移:乙状结肠肠旁淋巴结 0/5,右半结肠旁淋巴结 0/2,总数淋巴结 0/7(图 11-3)。

术后诊断:①直肠癌中分化腺癌盆腔广泛种植转移 ypT4bN0M1c Ⅳ C 期,RAS 和 BRAF 均为野生型,微卫星稳定 MSS。②降结肠造瘘术后。③右半结肠切除术后。

术后治疗:2017 年 10 月 30 日、2017 年 12 月 15 日、2018 年 1 月 3 日予 mFOLFOX6+ 西妥昔单抗 2 周方案(奥沙利铂 85mg/m² 静脉输注 2h,第 1 天 + LV 400mg/m² 静脉输注 2h,第 1 天 + 5-FU 400mg/m² 静脉推注,第 1 天,然后 1 200mg/(m²·d)×2d 持续静脉输注(总量 2 400mg/m²,输注 46~48h)或西妥昔单抗 500mg/m² 静脉输注,第 1 天,注射超过 2h,每 2 周重复一次)治疗 3 个疗程,具体予:奥沙利铂(乐沙定)150mg+ 亚叶酸钙 0.7g+ 氟尿嘧啶 0.75g 静推 +5-FU 4g 静滴 48h+ 西妥昔单抗 800mg,考虑患者体力

状况佳,耐受力好,适合积极治疗,2017 年 12 月 25 日开始予盆腔内银夹标记定位处残留病灶放疗,DT= 50Gy/25F,但患者放疗 12 次后因腹泻拒绝放疗。

第一次手术后,查肿瘤标志物 CEA 等基本均为阴性。2018 年 1 月 19 日复查 CT:直肠癌切除术、右半结肠切除术及降结肠造瘘术后改变,考虑盆腔肠吻合口及相邻组织肿瘤残存(图 11-4)。

后续治疗:2018 年 1 月 20 日、2018 年 2 月 24 日、2018 年 3 月 13 日、2018 年 3 月 31 日、2018 年 4 月 22 日、2018 年 5 月 9 日予 mFOLFOX6 + 西妥昔单抗 2 周方案(剂量同前)治疗 6 个疗程。

(二)第一阶段的随访结果

经过第一阶段治疗,患者病情明显缓解,为指导后续治疗,2018 年 5 月 7 日行 PET/CT 复查:与上次 PET/CT(2017 年 12 月 13 日)相比较:①直肠癌术后及左下腹部造瘘术后改变,造瘘口(直肠近端)弥漫糖代谢增高,考虑为炎性改变可能性大。②原直肠远端(术区)少量软组织密度影,糖代谢未见增高,考虑转移灶经治疗后肿瘤活性受抑制。③双侧髂血管旁及盆腔肠系膜间多发淋巴结,部分糖代谢轻度增高,考虑为多发淋巴结转移治疗后改变,淋巴结病灶较前缩小,数量减少(图 11-5)。

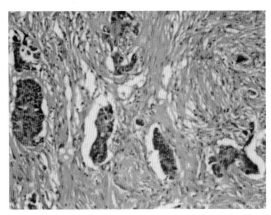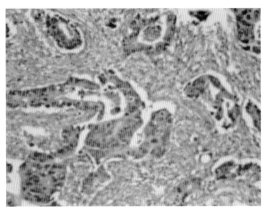

图 11-3　第一阶段手术术后病理结果(HE 染色,×400)

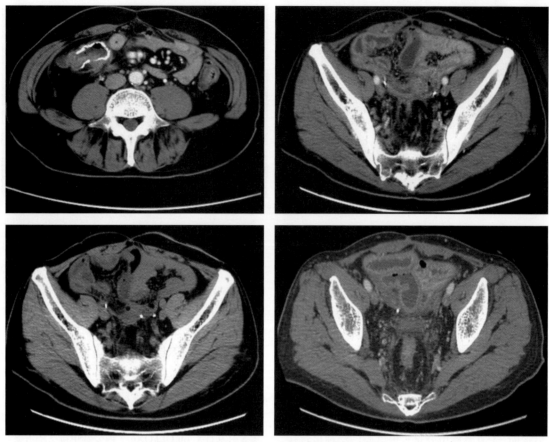

图 11-4　第一阶段术后腹部增强 CT 检查结果

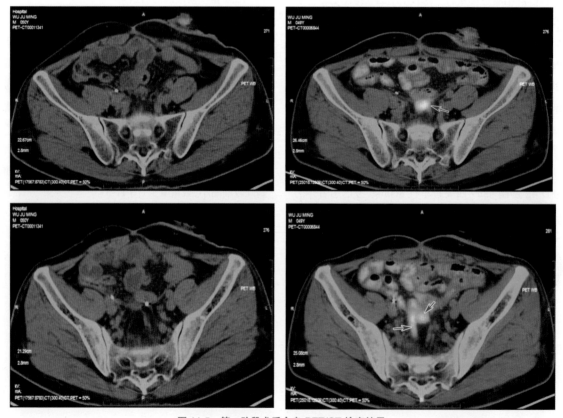

图 11-5　第一阶段术后全身 PET/CT 检查结果

不良反应等评估:患者体力状况好,能够耐受联合治疗的副作用,放疗后期有腹痛等不适,化疗无明显恶心呕吐及脱发,后期出现手脚麻痹,靶向治疗主要是头面、胸前和后背皮肤粗糙,皮疹严重,皮疹经处理后好转但持续存在。

1. MDT 团队组成 外科(胃肠外科、肝胆外科)、肿瘤内科、肿瘤放射治疗科、影像科。

2. 讨论意见及共识

(1)诊断:①直肠癌中分化腺癌盆腔广泛种植转移综合治疗后 ypT4bN0M1c ⅣC 期,RAS 和 BRAF 均为野生型,微卫星稳定 MSS。②降结肠造瘘术后。③右半结肠切除术后。

(2)第一阶段治疗后疗效显著,病情控制稳定。

(3)患者一般情况良好,习惯造口排便,生活质量明显改善。

(4)患者靶向治疗皮疹不良反应大但可耐受,放疗不能耐受及时停止放疗。

(5)建议再次评估病情,是否有再次手术机会。

(三)第二阶段的诊疗经过

患者经过第一阶段积极治疗,效果肯定,生活治疗明显缓解,治疗意愿强,要求再次手术切除残余肿瘤。2018 年 5 月 21 日复查盆腔 CTA:直肠癌切除术、右半结肠切除术及降结肠造瘘术后,右下腹肠管吻合口壁局部增厚,轻度强化,较前明显减轻,周围少许粘连,所示直肠盲端未见增厚,膀胱、前列腺、双侧精囊腺清楚,盆腔未见肿大淋巴结,CTA 示盆腔两侧血管走行如常,未见受压、移位(图 11-6)。

1. MDT 团队组成 外科(胃肠外科、肝胆外科)、肿瘤内科、肿瘤放射治疗科、影像科、重症监护室、麻醉科。

2. 讨论意见及共识

(1)诊断:①直肠癌中分化腺癌盆腔广泛种植转移综合治疗后 ypT4bN0M1c ⅣC 期,RAS 和 BRAF 均为野生型,微卫星稳定 MSS。②降结肠造瘘术后。③右半结肠切除术后。

(2)第一阶段治疗后疗效显著,病情控制稳定。

(3)患者一般情况良好,生活质量明显改善,要求手术切除残留病灶。

(4)患者中年,一般情况可,无麻醉和手术禁忌证。

(5)2018 年 5 月 7 日查 PET/CT 未见远处转移,直肠癌术后造瘘口(直肠近端)炎性改变;原直肠远端(术区)转移灶经治疗后肿瘤活性受抑制;双侧髂血管旁及盆腔肠系膜间多发淋巴结治疗后改变,淋巴结病灶较前缩小,数量减少。

(6)2018 年 5 月 21 日盆腔 CTA:右下腹肠管吻合口壁较前明显减轻,所示直肠盲端未见增厚,膀胱、前列腺、双侧精囊腺清楚,盆腔未见肿大淋巴结;CTA 示盆腔两侧血管走行如常,未见受压、移位。

(7)患者评估疗效显著,盆腔脏器间隙清晰,直肠远端肿瘤与周围组织关系明显边界清楚,有再次手术机会。

(8)若盆盆腔转移,考虑腹腔热灌注化疗。

(9)后续应继续辅以化疗、靶向,维持治疗。

2018 年 6 月 7 日再次手术:腹腔未见转移病灶,原直肠残端肿瘤萎缩,予直肠肿物切除 + 回肠预防性造瘘术 + HIPEC 治疗,先后予 HIPEC 治疗 2 次(奥沙利铂 200mg、雷替曲塞 2mg)。

第二次术后病理:①(直肠远端肿物)黏膜慢性炎症,未见癌。②(肠系膜根部组织、直肠系膜肿物)纤维脂肪组织,可见多核巨细胞反应,未见癌。③(骶前组织)纤维脂肪组织,未见癌。④(上、下切缘,大网膜)净(图 11-7)。

患者二次手术后,患者因回肠预防性造瘘,多次出现腹泻不适,小肠造口排便多,肛门偶有排黏液便,全身乏力,电解质紊乱,经对症治疗后可缓解。

(四)第二阶段的随访结果

1. MDT 团队组成 外科(胃肠外科、肝胆外科)、肿瘤内科、肿瘤放射治疗科、影像科。

2. 讨论意见及共识

(1)诊断:①直肠癌中分化腺癌盆腔广泛种植转移综合治疗后 ypT4bN0M1c ⅣC 期,RAS 和 BRAF 均为野生型,微卫星稳定 MSS。②降结肠造瘘术后。③右半结肠切除术后。

(2)两阶段治疗后疗效显著,病情控制稳定。

(3)患者一般情况良好,习惯造口排便,生活质量明显改善。

(4)患者对治疗敏感,建议继续予 mFOLFOX6+ 西妥昔单抗 / 贝伐单抗维持治疗。

2018 年 7 月 11 日患者再次予 mFOLFOX6+ 西妥昔单抗 2 周方案(剂量同前)治疗 1 程,因患者拒绝后续化疗 + 靶向治疗,其后续治疗只能随访复查。

2019 年 1 月 24 日复查 CT:直肠癌切除术、右半结肠切除术及降结肠造瘘术后,吻合口壁未见明确肿瘤复发征象。

2019 年 4 月 2 日复查 CT:直肠癌切除术、右半结肠切除术及降结肠造瘘术后改变,直肠吻合口壁增厚大致如前。

2019 年 8 月 23 日复查 CT:直肠癌切除术、右半结肠切除术及降结肠造瘘术后改变,直肠吻合口及上部肠管增厚大致如前。

2019 年 12 月 2 日复查 CT:直肠癌切除术、右半结肠切除术及降结肠造瘘术后改变,直肠吻合口及上部肠管增厚大致如前。

目前治疗后 29 个月,按要求返院复查多次均正常,达到临床治愈。

附:治疗流程图见图 11-8。

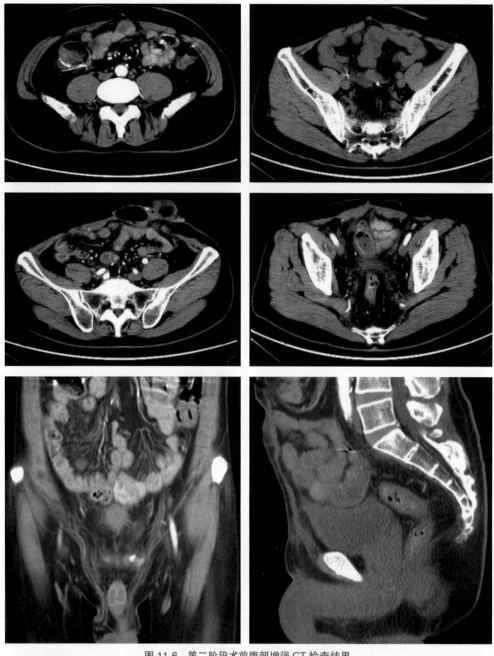

图 11-6　第二阶段术前腹部增强 CT 检查结果

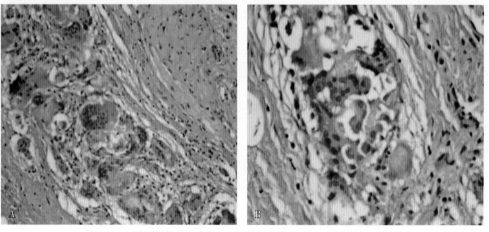

图 11-7　第二阶段手术术后病理结果（HE 染色,A:×100,B:×400）

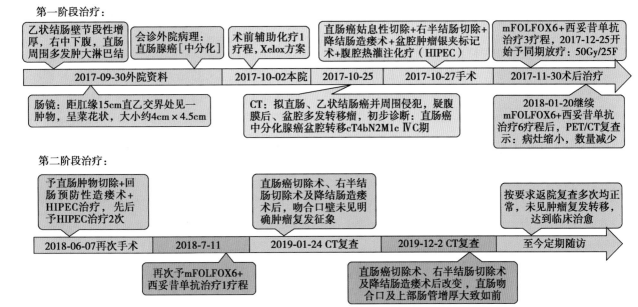

第一阶段治疗:

乙状结肠壁节段性增厚,右中下腹,直肠周围多发肿大淋巴结 → 会诊外院病理:直肠腺癌[中分化] → 术前辅助化疗1疗程,Xelox方案 → 直肠癌姑息性切除+右半结肠切除+降结肠造瘘术+盆腔肿瘤银夹标记术+腹腔热灌注化疗(HIPEC) → mFOLFOX6+西妥昔单抗治疗3疗程,2017-12-25开始同期放疗:50Gy/25F

2017-09-30外院资料 | 2017-10-02本院 | 2017-10-25 | 2017-10-27手术 | 2017-11-30术后治疗

肠镜:距肛缘15cm直乙交界处见一肿物,呈菜花状,大小约4cm×4.5cm

CT:拟直肠、乙状结肠癌并周围侵犯,疑腹膜后、盆腔多发转移瘤,初步诊断:直肠癌中分化腺癌盆腔转移cT4bN2M1c ⅣC期

2018-01-20继续mFOLFOX6+西妥昔单抗治疗6疗程后,PET/CT复查示:病灶缩小,数量减少

第二阶段治疗:

予直肠肿物切除+回肠预防性造瘘术+HIPEC治疗,先后予HIPEC治疗2次 → 直肠癌切除术、右半结肠切除术及降结肠造瘘术后,吻合口壁未见明确肿瘤复发征象 → 按要求返院复查多次均正常,未见肿瘤复发转移,达到临床治愈

2018-06-07再次手术 | 2018-7-11 | 2019-01-24 CT复查 | 2019-12-2 CT复查 | 至今定期随访

再次予mFOLFOX6+西妥昔单抗治疗1疗程

直肠癌切除术、右半结肠切除术及降结肠造瘘术后改变,直肠吻合口及上部肠管增厚大致如前

图 11-8 治疗流程

四、总结点评

腹腔热灌注化疗(HIPEC)在结直肠癌腹膜转移(CRCPM)的综合治疗中具有重要地位,2020年1月14日发表在《中华医学杂志》上的《中国腹腔热灌注化疗技术临床应用专家共识(2019版)》明确提出肿瘤治疗的 C-HIPEC 模式:预防模式、治疗模式、转化模式和综合模式,可见 HIPEC 在恶性肿瘤腹膜转移的综合治疗方面的理论体系非常完善。

该患者属于结直肠癌腹膜转移综合治疗的成功案例,按照美国癌症联合委员会(AJCC)/国际抗癌联盟(UICC)结直肠癌 TNM 分期系统(2017年第八版)分期术后诊断是:直肠中分化腺癌盆腔种植转移 pT4bN0M1c ⅣC 期,该患者属于 C-HIPEC 转化模式中的成功案例,即通过转化模式 Conversion+HIPEC,对已经盆腔广泛转移的患者先行 C-HIPEC 治疗,清除或缩小 PC 结节,改变癌细胞的生物学特性,待患者解除梗阻后联合全身化疗和靶向治疗使原发灶和转移灶明显控制的情况下,成功转化为第二种治疗模式 CRS+HIPEC,CRS 术后切除的肿瘤病理化验均未找到癌细胞,达到了病理上的完全缓解,达到成功转化治疗的目的。该患者先后综合应用了辅助性化疗、姑息性手术+HIPEC、姑息性化疗 + 靶向治疗、姑息性放疗、减瘤手术 + 辅助性 HIPEC 等治疗手段,既按照指南要求在大的方向上实现了规范化治疗,又在临床实际中结合患者具体情况实施精准个体化治疗,在不同的治疗阶段做到了不同的治疗手段适时干预,物用其尽、发挥特长,最终改善了患者的生活质量和生存时间,整体治疗策略得当,疗效非常满意。

典型病例二:腹膜假黏液瘤综合治疗

一、基本情况

患者,男,52 岁。既往体健,无高血压、糖尿病史,否认肝炎、结核病史,无手术史,无肿瘤家族史。病史陈述者为患者本人。

二、现病史

(一)现病史

2008 年 4 月患者因"无明显诱因出现全腹疼痛,休息后无明显缓解"至深圳市北大医院就诊,完善相关检查,诊断为"腹膜炎"。排除禁忌后,遂行剖腹探查术。术中发现全腹腔广泛黄色圆形肿物,无法切除。未予特殊治疗。患者术后恢复可。2008 年 5 月来院就诊。入院时查体:腹部正中可见一手术切口,愈合良好,腹部膨隆,未见胃肠型及蠕动波。腹部触诊柔软,轻度压痛、无反跳痛,腹部未及明显肿瘤,肝、脾肋下未及。移动性浊音(+),肠鸣音可,4 次 /min。

(二)辅助检查

1. 肿瘤指标 CEA 29.81ng/ml,CA19-9 368.3U/ml,CA72-4 71.82U/ml。

2. 影像学资料 本院腹部 CT:全腹腔可见稍低密度影,其中可见散在强化结节,腹膜增厚,大网膜增厚。结合病史,考虑腹膜假黏液瘤。

(三)入院诊断

腹腔广泛占位:腹膜假黏液瘤? 腹膜癌?

三、诊治经过

1. 手术治疗　完善相关检查,排除手术禁忌后,于2008-06-03 全麻下行"右半结肠切除术 + 大网膜切除术 + 腹腔黏液腺癌切除术",术中可见腹腔满布肿瘤结节,腹腔内可见大量黄色黏液(图 11-9)。手术过程历史 7h,术中减瘤 4.3kg。术后共行 5 次 HIPEC:43℃,60min。患者术后恢复可,术后 2 周出院。

2. 术后病理　腹腔肿物转移性黏液腺癌。阑尾肿物黏液腺癌,浸润全层。右半结肠阑尾根部及远端浆膜面见黏液腺癌,上下切缘净。肠系膜组织见癌浸润。淋巴结未见转移,肠系膜 0/4。

3. 最终诊断　腹膜假黏液瘤。

四、随访结果

患者术后至当地医院规律复查,我科电话随访。患者无诉腹痛、恶心、腹胀等不适。当地医院检查亦未见明显肿瘤复发征象。

2015 年 3 月,患者再次出现腹痛,前来我院就诊,完善检查。血常规、生化、肿瘤指标等未见明显异常。2015 年 4 月 30 日 CT 结果:①腹腔黏液瘤术后,腹膜、腹腔、盆腔多发小病灶。②胆囊结石。③直肠局部肠壁增厚,请结合临床。④肠梗阻(不完全性?)(图 11-10)。治疗评价为肿瘤残留。患者在我院经生长抑素、营养支持、护胃对症治疗后腹痛缓解,予出院。

患者 2017 年 7 月因脑出血去世,带瘤生存 10 年余。

五、总结点评

本病例就是在 CRS 的基础上,联合 5 次腹腔 HIPEC 治疗,从而实现了从肉眼可见病灶到细胞微观层面的"彻底清除",从而实现了患者长达 10 年的带瘤生存。患者首次在外院就诊时,主诊医生考虑患者腹腔广泛受侵,无法实现彻底清除,因此仅行"开关手术"。

本院凭借相关临床经验,结合患者病史及辅助检查结果,术前诊断为"腹膜假黏液瘤",在此基础上为其制订了 CRS 联合 HIPEC 的综合治疗方案并顺利实施,实实在在地为患者解除病痛,并实现了长期带瘤生存。

本病例治疗经验总结如下。

1. 最大限度地减瘤　满意减瘤,实现肿瘤的 R0 切除是腹膜假黏液瘤治疗的基础。针对所有肉眼可见病灶的切除,特别是原发部位(例如阑尾、卵巢)以及肿瘤累计部位(如大网膜、肠系膜等)的完整切除是十分关键且必要的,必要时甚至需要切除受侵的组织、器官以期获得满意的 CRS。

2. 术后即刻行 HIPEC 治疗是有效且安全的　HIPEC 治疗是实现微观肿瘤病灶清除的有效手段。在满意 CRS 术后即刻行 HIPEC 治疗,可以在充分清除肉眼可见病灶的基础上进一步清除微观病灶,从而实现肿瘤细胞的彻底清除。规范的 HIPEC 治疗,在精准置管、精准控温、精准治疗的基础上并不增加手术的并发症,是安全且有效的。

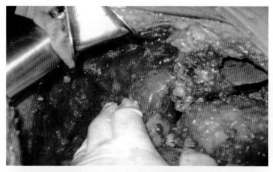
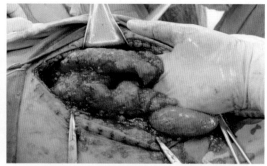
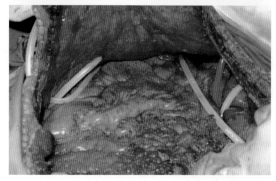
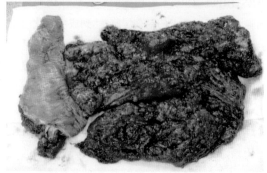

图 11-9　腹膜假黏液瘤患者术中所见

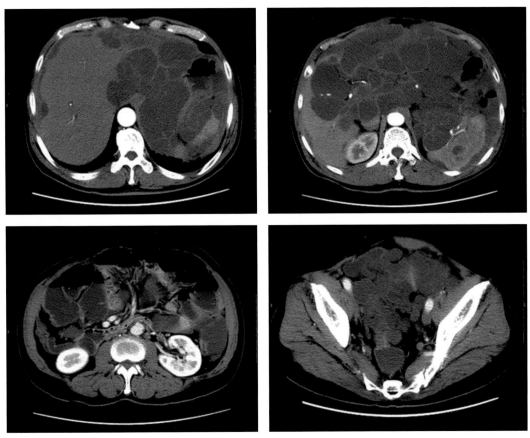

图 11-10　患者术后 7 年的腹部增强 CT

（崔书中　杨贤子　蔡隆梅　徐 丹）

参考文献

［1］ 中国临床肿瘤学会肿瘤热疗专家委员会，中日医学科技交流协会热疗专家委员会，中华医学会放疗分会热疗学组. 肿瘤热疗中国专家共识 [J]. 实用肿瘤杂志，2020, 35 (1): 1-10.

［2］ LASSCHE G, CREZEE J, VAN HERPEN C. Whole-body hyperthermia in combination with systemic therapy in advanced solid malignancies [J]. Crit Rev Oncol Hematol, 2019, 139: 67-74.

［3］ HYNYNEN K. Hyperthermia-induced drug delivery in humans [J]. Nat Biomed Eng, 2018, 2 (9): 637-639.

［4］ HOTOURAS A, DESAI D, BHAN C, et al. Heated IntraPEritoneal Chemotherapy (HIPEC) for patients with recurrent ovarian cancer: a systematic literature review [J]. Int J Gynecol Cancer, 2016, 26 (4): 661-670.

［5］ GAMBOA AC, WINER JH. Cytoreductive Surgery and hyperthermic intraperitoneal chemotherapy for gastric cancer [J]. Cancers (Basel), 2019, 11 (11): 1662. doi: 10.3390/cancers11111662.

［6］ BRENKMAN H, PäEVA M, VAN HILLEGERSBERG R, et al. Prophylactic Hyperthermic Intraperitoneal Chemotherapy (HIPEC) for gastric cancer-a systematic review [J]. J Clin Med, 2019, 8 (10): 1685. doi: 10.3390/jcm8101685.

［7］ SUGARBAKER PH. Peritoneal metastases from gastrointestinal cancer [J]. Curr Oncol Rep, 2018, 20 (8): 62.

［8］ SESHADRI RA, GLEHEN O. Cytoreductive surgery and hyperthermic intraperitoneal chemotherapy in gastric cancer [J]. World J Gastroenterol, 2016, 22 (3): 1114-1130.

［9］ BRüCHER BL, PISO P, VERWAAL V, et al. Peritoneal carcinomatosis: cytoreductive surgery and HIPEC overview and basics [J]. Cancer Invest, 2012, 30 (3): 209-224.

［10］ SáNCHEZ-HIDALGO JM, RODRíGUEZ-ORTIZ L, ARJONA-SáNCHEZ Á, et al. Colorectal peritoneal metastases: optimal management review [J]. World J Gastroenterol, 2019, 25 (27): 3484-3502.

［11］HEANEY RM, SHIELDS C, MULSOW J. Outcome following incomplete surgical cytoreduction combined with intraperitoneal chemotherapy for colorectal peritoneal metastases [J]. World J GastrointestOncol, 2015, 7 (12): 445-54.

［12］RIGGS MJ, PANDALAI PK, KIM J, et al. Hyperthermic intraperitoneal chemotherapy in ovarian cancer [J]. Diagnostics (Basel), 2020, 10 (1).

［13］LHEUREUX S, GOURLEY C, VERGOTE I, et al. Epithelial ovarian cancer [J]. Lancet, 2019, 393 (10177): 1240-1253.

［14］VAN DRIEL WJ, KOOLE SN, SIKORSKA K, et al. Hyperthermic Intraperitoneal Chemotherapy in Ovarian Cancer. N Engl J Med, 2018, 378 (3): 230-240.

［15］BAKRIN N, CLASSE JM, POMEL C, et al. Hyperthermic intraperitoneal chemotherapy (HIPEC) in ovarian cancer [J]. J ViscSurg, 2014, 151 (5): 347-353.

［16］刘学青, 邢中强, 秦建章, 等. 腹腔镜胰十二指肠切除术联合腹腔热灌注治疗胰头癌 [J]. 中华肝胆外科杂志, 2019, 25 (10): 778-780.

［17］MEHTA S, SCHWARZ L, SPILIOTIS J, et al. Is there an oncological interest in the combination of CRS/HIPEC for peritoneal carcinomatosis of HCC？Results of a multicenter international study [J]. Eur J SurgOncol, 2018, 44 (11): 1786-1792.

［18］CLOYD JM, CRANE CH, KOAY EJ, et al. Impact of hypofractionated and standard fractionated chemoradiation before pancreatoduodenectomy for pancreatic ductal adenocarcinoma [J]. Cancer, 2016, 122 (17): 2671-2679.

［19］陈祖龙, 吴印兵, 唐鸿生, 等. 精确腹腔热灌注化疗治疗晚期胰腺癌的临床疗效观察 [J]. 中国医师杂志, 2014, 16 (10): 1333-1335, 1339.

［20］牟洪超, 崔书中. 持续循环腹腔热灌注化疗治疗肝胆胰恶性肿瘤的临床应用 [J]. 消化肿瘤杂志（电子版）, 2012, 4 (4): 223-227.

［21］李鑫宝, 林育林, 姬忠贺, 等. 肿瘤细胞减灭术加腹腔热灌注化疗治疗腹膜假黏液瘤 182 例分析 [J]. 中国肿瘤临床, 2018, 45 (18): 943-949.

［22］MITTAL R, CHANDRAMOHAN A, MORAN B. Pseudomyxoma peritonei: natural history and treatment [J]. Int J Hyperthermia, 2017, 33 (5): 511-519.

［23］ANSARI N, CHANDRAKUMARAN K, DAYAL S, et al. Cytoreductive surgery and hyperthermic intraperitoneal chemotherapy in 1000 patients with perforated appendiceal epithelial tumours [J]. Eur J SurgOncol, 2016, 42 (7): 1035-1041.

［24］CHUA TC, MORAN BJ, SUGARBAKER PH, et al. Early-and long-term outcome data of patients with pseudomyxoma peritonei from appendiceal origin treated by a strategy of cytoreductive surgery and hyperthermic intraperitoneal chemotherapy [J]. J Clin Oncol, 2012, 30 (20): 2449-2456.

［25］BROECKX G, PAUWELS P. Malignant peritoneal mesothelioma: a review [J]. Transl Lung Cancer Res, 2018, 7 (5): 537-542.

［26］GARCíA-FADRIQUE A, MEHTA A, MOHAMED F, et al. Clinical presentation, diagnosis, classification and management of peritoneal mesothelioma: a review [J]. J GastrointestOncol, 2017, 8 (5): 915-924.

［27］CAO S, JIN S, CAO J, et al. Advances in malignant peritoneal mesothelioma [J]. Int J Colorectal Dis, 2015, 30 (1): 1-10.

［28］BARATTI D, KUSAMURA S, CABRAS AD, et al. Diffuse malignant peritoneal mesothelioma: long-term survival with complete cytoreductive surgery followed by hyperthermic intraperitoneal chemotherapy (HIPEC) [J]. Eur J Cancer, 2013, 49 (15): 3140-3148.

［29］FRANKO J, SHI Q, GOLDMAN CD, et al. Treatment of colorectal peritoneal carcinomatosis with systemic chemotherapy: a pooled analysis of north central cancer treatment group phase Ⅲ trials N9741 and N9841 [J]. J Clin Oncol, 2012, 30 (3): 263-267.

［30］KIM JH, LEE JM, RYU KS, et al. Consolidation hyperthermic intraperitoneal chemotherapy using paclitaxel in patients with epithelial ovarian cancer [J]. J SurgOncol, 2010, 101 (2): 149-155.

［31］SPILIOTIS J, HALKIA E, LIANOS E, et al. Cytoreductive surgery and HIPEC in recurrent epithelial ovarian cancer: a prospective randomized phase Ⅲ study [J]. Ann SurgOncol, 2015, 22 (5): 1570-1575.

［32］MARKMAN M, BUNDY BN, ALBERTS DS, et al. Phase Ⅲ trial of standard-dose intravenous cisplatin plus paclitaxel versus moderately high-dose carboplatin followed by intravenous paclitaxel and intraperitoneal cisplatin in small-volume stage Ⅲ ovarian carcinoma: an intergroup study of the Gynecologic Oncology Group, Southwestern Oncology Group, and Eastern Cooperative Oncology Group [J]. J Clin Oncol, 2001, 19 (4): 1001-1007.

[33] VERWAAL VJ, BRUIN S, BOOT H, et al. 8-year follow-up of randomized trial: cytoreduction and hyperthermic intraperitoneal chemotherapy versus systemic chemotherapy in patients with peritoneal carcinomatosis of colorectal cancer [J]. Ann SurgOncol,

2008, 15 (9): 2426-2432.

[34] ELIAS D, LEFEVRE JH, CHEVALIER J, et al. Complete cytoreductive surgery plus intraperitoneal chemohyperthermia with oxaliplatin for peritoneal carcinomatosis of colorectal origin [J]. J Clin Oncol, 2009, 27 (5): 681-685.

[35] FRANKO J, IBRAHIM Z, GUSANI NJ, et al. Cytoreductive surgery and hyperthermic intraperitoneal chemoperfusionversu systemic chemotherapy alone for colorectal peritoneal carcinomatosis. CANCER-AM CANCER SOC, 2010, 116 (16): 3756-3762.

视频　腹腔镜探查置管术 + 腹腔热灌注化疗（C-HIPEC 综合模式）
该视频为一女性胃黏液腺癌术后腹腔广泛转移病例。完善相关检查后行腹腔镜探查置管术 + 腹腔热灌注化疗 3 次。患者治疗后 2 个月内腹水完全消失，生活质量良好，疗效满意。

视频　B 超引导下腹腔穿刺置管术 + 腹腔热灌注化疗（C-HIPEC 综合模式）
该视频为一老年女性卵巢癌化疗后腹腔广泛转移并大量积液病例。C-HIPEC 前已在某三甲医院行多程化疗病情进展，腹水无法控制，遂来广州医科大学附属肿瘤医院就诊。考虑患者年龄较大、重度呼吸功能障碍，合并症多，全麻风险较大，完善相关检查后经多学科会诊后于 2020 年 10 月 14 日行静脉镇静 + 局麻下行 B 超引导下腹腔穿刺置管术。手术置管过程顺利，3 次 HIPEC 治疗后腹水消失，腹胀缓解，生活质量明显改善，随访至 2021 年 2 月去世，治疗后生存 4 个月。

视频　腹腔镜探查置管 + 腹腔热灌注化疗（C-HIPEC 转化模式）
该视频为一老年女性胃体癌病例。2017 年 9 月 27 日首次手术探查见肿瘤侵及胃壁浆膜层（T4a），腹水游离癌细胞阳性，遂行 3 次腹腔热灌注化疗 +4 次全身化疗，2018 年 1 月 5 日二次手术探查见肿瘤明显缩小，腹水游离癌细胞阴性，行根治性胃癌手术，效果满意，随访至 2021 年 3 月已无瘤生存 42 个月。

12

第十二章

恶性腹水的腹腔热灌注化疗

恶性腹水是一种病理状态,由腹膜原发性或转移性恶性肿瘤引起的腹腔内液体积聚,多数是恶性肿瘤晚期肿瘤细胞腹膜转移所致。卵巢癌是导致腹水最常见的原发肿瘤,占30%~54%。其他常见的原发部位有胰腺、胃肠道和子宫,腹外部位最常见的是乳腺、肺和淋巴瘤。鉴于卵巢癌是导致恶性腹水最常见的原发肿瘤,恶性腹水在女性中比男性更为常见。恶性腹水患者的总体生存期较差,从确诊日期计算,平均约20周,但与肿瘤来源有明显关系。卵巢癌的平均存活期为30~35周,淋巴源性肿瘤的平均存活期为58~78周,而胃肠道肿瘤的平均

存活期仅为12~20周。很多恶性腹水患者找不到原发肿瘤,这种情况的病例数仅次于卵巢癌,占所有病例的13%~22%。原发灶不明的恶性腹水患者的预后一般较差,但差异很大,中位生存期为7.5d到3个月。腹腔热灌注化疗(HIPEC)用于预防和治疗腹腔恶性肿瘤的腹膜种植转移及其引起的恶性腹水的治疗手段取得了较为满意的疗效,引起了国内外学者的广泛关注。腹水作为恶性肿瘤晚期症状之一,腹腔热灌注化疗作为恶性肿瘤的主要或联合应用的一种新型的治疗手段能有效改善症状及预后,在临床上日益受到重视。

推荐阅读

• 中国抗癌协会腹膜肿瘤专业委员会.中国腹腔热灌注化疗技术临床应用专家共识(2019版)[J].中华医学杂志,2020,100(2):89-96.

• 中国肿瘤科相关专家小组.肿瘤细胞减灭术加腹腔热灌注化疗治疗腹膜假黏液瘤专家共识[J].中华医学杂志,2019.99(20):1527-1535.

• BRUCE A RUNYON,AASLD.Introduction to the revised American Association for the Study of Liver Diseases Practice Guideline management of adult patients with ascites due to cirrhosis 2012 [J].Hepatology,2013,57(4):1651-1653.

• EUROPEAN ASSOCIATION FOR THE STUDY OF THE LIVER.EASL clinical practice guidelines on the management of ascites,spontaneous bacterial peritonitis,and hepatorenal syndrome in cirrhosis [J].J Hepatol,2010,53(3):397-417.

• MOORE K P,AITHAL G P.Guidelines on the management of ascites in cirrhosis [J].Gut,2006,55(Suppl 6):vi1-12.

• SOLANKI SL,MUKHERJEE S,AGARWAL V,et al.Society of Onco-Anaesthesia and Perioperative Care consensus guidelines for perioperative management of patients for cytoreductive surgery and hyperthermic intraperitoneal chemotherapy(CRS-HIPEC)[J].Indian J Anaesth,2019,63(12):972-987.

• DUBÉ P,SIDERIS L,LAW C,et al.Guidelines on the use of cytoreductive surgery and hyperthermic intraperitoneal chemotherapy in patients with peritoneal surface malignancy arising from colorectal or appendiceal neoplasms [J].Curr

Oncol,2015 Apr;22(2):e100-112.

- 李晶,林仲秋.妇科恶性肿瘤腹腔热灌注化疗临床应用专家共识(2019)[J].中国实用妇科与产科杂志,2019,35(02):194-201.
- 李雁,周云峰,梁寒,等.细胞减灭术加腹腔热灌注化疗治疗腹膜表面肿瘤的专家共识[J].中国肿瘤临床,2015,42(4):198-206.
- 唐承薇,谢渭芬.腹腔积液[M].北京:人民卫生出版社,2014.
- 彭磷基.肿瘤热疗[M].北京:人民卫生出版社,2013.
- 李鼎九,胡自省,钟毓斌.肿瘤热疗学[M].郑州:郑州大学出版社,2003.
- 池肇春,王青,马素真.腹水的鉴别诊断与治疗[M].北京:中国医药科技出版社,2007.
- 关玉盘.腹水诊疗学[M].北京:人民军医出版社,2007.

第一节　恶性腹水的成因

恶性腹水是一种病理状态,是由肿瘤细胞侵犯腹膜所致。导致腹水形成的肿瘤既有原发于腹腔内的肿瘤,也有从远处转移来的肿瘤。肿瘤细胞及其分泌的细胞因子破坏了腹膜分泌、吸收的动态平衡,导致腹腔内液体大量积聚,形成了恶性腹水。

一、腹水的病因

摄入体内钠和水的量大于排出体外的量统称为钠、水潴留。对于腹水来说即进入腹腔的钠和水的量超过了腹膜吸收的量,则可导致腹水的发生。钠与水潴留引起细胞外液量增多,组织间液是细胞外液的一个主要部分,因此细胞外液量增多必引起组织间液也增多,增多的组织液如不能吸收,积聚到一定程度,则引起腹水。

腹水的成因可分为两类:一类为中心性腹水,主要由静脉或淋巴管阻塞所致;另一类为周围性腹水,由散布于腹膜表面的肿瘤结节刺激腹膜分泌液体而引起。与肝硬化引起的腹水不同,恶性腹水有多种病因,其病理生理学机制主要包括液体回流吸收障碍和渗出增多两方面。恶性腹水的成因:毛细血管通透性的增加导致来源于肿瘤细胞的、富含蛋白质的液体渗出,使细胞外液进入腹腔以平衡胶体渗透压;门静脉狭窄或肿瘤细胞阻塞造成门静脉高压,静脉压的增加促使液体进入腹腔;肿瘤侵犯淋巴结和/或肝脏。

二、腹膜及其产生腹水的生理功能

腹膜腔是体内最大的体腔,腹膜分壁层和脏层,前者被覆于腹壁、盆壁和膈肌下面;后者包被脏器构成脏器的浆膜。腹膜因有很多皱襞,其面积近 $2m^2$,约等于全身皮肤的面积。正常情况下腹膜可分泌少量浆液,为75~100ml草黄色清液,以润滑脏器表面,减少它们运动时的摩擦,另一方面腹膜又有重吸收功能。腹膜及其产生的腹水的生理功能如下:

1. 对脏器有支持固定的作用　如对胃肠及胆胰等器官的固定,系通过腹膜固定在脏器表面或腹膜形成系膜、网膜和韧带起到固定作用,如肝圆韧带、镰状韧带、冠状韧带等。

2. 分泌和吸收功能　腹膜是双向的半透明性薄膜,许多物质如水、电解质、尿素些小分子等均能通过腹膜,其中膈下腹膜较其他部位吸收能力更强。正常情况下腹膜的分泌与吸收保持恒定,即不出现腹水,但当病理情况下,如炎症、门脉高压、低蛋白血症、淋巴液生成过多等因素下,分泌大量液体进入腹腔,超过了腹膜的重吸收能力时,则引起液体在腹腔积聚,即为腹水形成。腹水主要来自体内细胞外液的渗出,在合并周围水肿时更是如此,但在外源性液体进入体内,亦可渗入腹腔内引起腹水。

3. 免疫功能　在正常情况下腹膜向腹腔排出少量液体,内含淋巴细胞、巨噬细胞、脱落内皮细胞及纤维蛋白等,因此,具有免疫功能,吞噬各种病原菌或异物,防止腹膜炎发生。腹膜腔具有内在防御机制以保持其处于无菌状态,防御体系包括:①细菌侵入腹腔后,迅速通过腹膜内衬的间皮细胞和横膈膜的淋巴管,将其清除入淋巴系统。②由于腹腔内有富含免疫球蛋白和补体的浆液存在,具有调理吞噬作用和杀菌活性。细菌侵入后能驱使大量的巨噬细胞、淋巴细胞、多形核白细胞,各种调理素等进入腹腔,发挥它们吞噬和杀灭细菌的作用。③腹膜和网膜可局限、包裹感染灶,限制炎症的进展。同时,腹膜分泌富含纤维蛋白渗出液,可网罗细菌。

4. 修复与愈合功能　腹膜具有较强的修复和愈合能力。因而在消化道手术后腹膜及其产生的少量腹水可使接触面光滑,愈合速度加快,且减少粘连,如果手术操作粗暴,腹膜受损则术后容易并发粘连,甚至引起粘连性肠梗阻的发生。

三、恶性腹水形成的机制

引起腹水的病因很多,根据发病急缓分急性和慢性腹水两大类。从病因而言,可归纳为无菌性腹水和感染性腹水两类。急性无菌性腹水最常见的原因是出血流入腹腔,产生化学性刺激和炎症反应。其他体液如胆汁、胃液、肠液、尿液以及外科手术时手套上的淀粉或滑石粉等均可引起无菌性腹水。癌肿侵犯腹膜时,包括原发性腹膜肿瘤或腹膜外肿瘤,若伴有出血或黏液性分泌物也可引起无菌性腹水。慢性腹水的病因包括慢性重型肝炎、肝硬化、自身免疫性肝病、遗传性与先天性肝疾病、肝血管疾病、肝脏感染性疾病、肠系膜和腹膜本身疾病、慢性中毒性疾病、胆胰疾病及消化道肿瘤,多半是由于上述疾病引起低蛋白血症,门脉高压或水钠潴留等导致腹水的发生,此外系统疾病,如循环系统、泌尿系统、内分泌系统、营养性疾病、弥漫性结缔组织病等也可并发腹水,由于疾病不同引起腹水的机制也各异。

恶性腹水的形成机制较为复杂,涉及腹膜液的产生和吸收,淋巴管阻塞被认为是恶性腹水形成的主要病理生理机制。早期研究认为恶性腹水形成的原因:①肿瘤浸润腹膜和肠壁,使血管内皮细胞受损,增加血管通透性,血液中大分子物质渗出。②膈下淋巴管被肿瘤细胞阻塞,使淋巴回流受阻,从而导致水和蛋白吸收减少,潴留于腹腔。③癌肿压迫门静脉或者下腔静脉导致静脉压力升高,当静脉压力升高时,从肝窦流出的液体会导致腹水。④肿瘤晚期引起低蛋白血症,使血浆胶体渗透压降低,可以加重腹水产生。⑤大量腹水引起循环血量减少,刺激肾素-血管紧张素-醛固酮系统,导致水钠潴留。但是,这些并不能完全解释肿瘤患者腹水形成的原因。

新近的研究表明,影响恶性腹水形成的因素还有:①肿瘤周围炎症会增加血管通透性。②腹腔内注入肿瘤坏死因子(tumor necrosis factor,TNF)、干扰素可减少恶性腹水的形成;向鼠卵巢癌模型腹腔内注入某些细胞因子也可影响腹水的形成,但其机制不明确。③抑制血管内皮生长因子(vascular endothelial growth factor,VEGF)及其受体的表达,可以抑制肿瘤生长、转移以及恶性腹水的形成。④腹腔内注入基质金属蛋白酶抑制剂(matrix metalloproteinases,MMPs)可以起到与抑制血管内皮生长因子相同的作用。这些研究表明,免疫调节、血管通透性因子和基质金属蛋白酶也在恶性腹水形成的病理生理机制中起了重要作用。肿瘤细胞产生的细胞因子使腹膜通透性增加、腹水的产生增

多,或使淋巴引流阻塞、腹水吸收障碍也是恶性腹水形成的重要原因。

第二节　恶性腹水的诊断治疗现状

腹水患者在腹水量少时一般无特异性症状和体征,通常腹水量超过1 500ml时才出现明显的症状和体征。恶性腹水大多起病隐匿,病程短,进展快,腹水常进行性增多。腹水的诊断主要靠影像学手段,细胞学检查及生化检查在恶性腹水的来源及良、恶性腹水的鉴别诊断中起重要作用。

一、恶性腹水的诊断

腹水的临床表现除原发病症状外,常见的主要临床症状包括腹胀、持续的腹部不适或疼痛、厌食、恶心,偶有呕吐。其他症状包括气短、乏力、消瘦、贫血、脚踝水肿、活动能力下降和疲劳。体重变化也很常见,体液潴留导致体重增加,恶性疾病导致体重下降。有些原发灶不明的恶性腹水,可表现为进行性腹胀,不少患者因腹胀症状重而掩盖了原发病的表现。有些可首先出现转移病灶引起的压迫或者刺激症状。腹部可有压痛,腹部呈柔韧感或揉面感。

(一)临床表现

1. 腹胀　腹胀是腹水最早、最基本的症状,常常在短期内出现。部分患者可能早期腹胀不明显,而仅仅表现为腹围增大。

2. 腹痛　腹水性质不同,腹痛的性质和程度也各不相同。漏出性腹水多表现为全腹胀痛;渗出性腹水多表现为全腹或局部钝痛;恶性腹水多表现为隐痛,并呈渐进性加重;脏器破裂引起的腹水多呈局部剧痛,而后累及全腹。

3. 液体积聚表现　腹水患者常常有体重增加及尿量减少。其原因主要为腹腔内液体积聚及肾脏灌注不足。

4. 原发病症状　消化道肿瘤所致的恶性腹水,临床常有上腹饱胀、厌食、恶心、呕吐、黑便、呕血、黄疸等症状,查体可触及腹部包块。进展期胃癌,可表现为上腹痛、腹胀或黑便;食管癌有进行性吞咽困难表现,晚期可出现喉返神经或气管压迫症状。原发性肝癌者多有肝炎、肝硬化病史,进行性肝大伴触痛为最常见的体征,甲胎蛋白(AFP)持续升高具有诊断意义。原发性肝癌产生血性腹水占68.6%,多由肝癌结节破裂或腹膜被肿瘤侵犯并有糜烂,或肝血管内有癌栓阻塞所致。胰腺癌病程较短,疼痛特点多为持续性,胰头癌可表现为进行性梗阻性黄疸;结肠癌常见的症状是排便习惯及粪便性状改变。卵巢癌平均病史为2个月左右,临床最常见的症状和体征是腹部包块,腹水出现早、产生快,部分患者月经不正常;子宫颈癌典型病例临床常表

现为不规则阴道出血、分泌物增多、疼痛,宫旁复发者早期表现为下腹不适,随病变发展可出现下腹痛、排尿排便困难等。查体可触及下腹包块。恶性腹膜间皮瘤最常见的症状是腹痛,常位于上腹部或左上腹部,常见体征是腹部包块,多由肠粘连形成。淋巴瘤导致恶性腹水者较少见,典型病例临床常有淋巴结肿大、发热、盗汗、皮肤瘙痒等全身症状。此外可有胃肠道、肝、脾等结外淋巴组织受侵的表现,常见体征为浅表淋巴结肿大。

(二)腹水体征

1. 腹部膨隆　平卧时前腹壁明显高于肋缘与耻骨联合的平面,外观呈凸起状,称腹部膨隆。除腹水外,也可因生理状况如肥胖、妊娠或其他病理状况如腹内积气及巨大肿块等引起,因此应注意鉴别。①当腹腔内有大量液体时,平卧位腹壁松弛,液体下沉于腹腔两侧,而导致腹壁扁而宽,称为"蛙腹"。侧卧或坐位时,因液体移动而使腹下部膨出。如果腹水量多导致腹内压增高,此时可使脐部突出。腹膜炎或肿瘤浸润时,腹部常呈尖凸型,称为"尖腹"。②胃肠道大量积气也可引起全腹膨隆,使腹部呈球形,但两侧腰部膨出不明显,移动体位时其形状无明显改变。腹腔内巨大肿块也可致全腹膨隆,一般通过体检可以与腹水鉴别。③肥胖的人除腹壁由于脂肪堆积增厚,致腹部呈球形膨胀外,身体其他各部位也有脂肪堆积现象。另外,肥胖者脐下陷,无蛙腹,也无移动性浊音。

2. 腹部包块　渗出性及恶性腹水者常可触及包块,多呈圆形、边界不清、活动度差、表面不光滑或有压痛;原发性腹膜或网膜癌患者,包块多呈"饼状",有面大、边薄、界不清等特征。

3. 液波震颤　腹腔内有大量液体时,如用手指叩击腹部,可感觉到液波震颤,或称波动感。这一体征需要腹腔有3 000~4 000ml以上液体才能查出,不如移动性浊音敏感。

4. 移动性浊音　腹腔内有较多液体存留时,因重力作用,液体多积于腹腔的低处,故在此处叩诊呈浊音。患者平卧时,腹部含气肠管在液面浮起,叩诊呈鼓音,两侧腹部因液体积聚而呈浊音。由于体位改变,可出现浊音区变动,这种现象称为移动性浊音。当腹腔内游离腹水在1 000ml以上时,可查出移动性浊音。

5. 原发疾病体征　肝硬化、门脉高压所致的腹水患者常有肝掌、蜘蛛痣、毛细血管扩张、黄疸、脾脏肿大及腹壁静脉曲张等体征;右心衰竭、缩窄性心包炎所致腹水可出现口唇发绀、颈静脉充盈、肝颈静脉回流征阳性等体征;典型结核性腹膜炎患者有腹壁柔韧感等。

(三)实验室检查

1. 恶性腹水基本性状及细胞学检查　肉眼检查腹水可显示乳白色、浑浊、带血、稻草色或透明的外观。乳白色腹水提示存在乳糜微粒,主要含有甘油三酯,因此被称为乳糜性腹水。乳糜性腹水可由恶性肿瘤、创伤、肝硬化、感染、胰腺炎、先天性疾病和其他罕见原因引起。浑浊腹水,也称假性乳糜腹水,可能预示腹膜炎、胰腺炎或肠穿孔。血性腹水通常与恶性肿瘤或创伤性穿刺术有关,而稻草色或透明的腹水在肝硬化中很常见。腹水外观的第一印象是非特异性的,但可以指导诊断方向。

恶性腹水多呈渗出性,血性腹水、乳糜性腹水多见。腹水细胞学检查是确诊恶性腹水的金标准,也是一种快速、可靠、经济的方法,具有100%的特异性;然而并不是很敏感,恶性腹水只有大约60%的敏感性。只有肿瘤细胞种植在腹膜并脱落入腹水时,腹水中才可能检出肿瘤细胞。肝癌伴有门静脉高压时,如果肿瘤没有腹膜种植,腹水细胞学检查通常为阴性。如果在临床或放射学上高度怀疑恶性肿瘤,应重复细胞学检查,但阳性率不高,仅约60%左右。为了提高腹水脱落癌细胞的检出率,可以采用多次反复检查,将腹水浓缩有助于提高阳性率。有时肿瘤细胞与炎症细胞、巨噬细胞的鉴别相当困难,因此细胞学检查阴性时并不能排除恶性肿瘤。为提高诊断阳性率,穿刺抽腹水之前让患者适当活动使腹水成分变得均匀;抽取送检的腹水量要足够(>100ml),以便离心后能获得相当的细胞数。近年来有学者建议使用腹水离心沉渣石蜡包埋切片法进行细胞学检查,其细胞量明显比腹水离心直接涂片的细胞丰富。

2. 细胞染色体检查及核型分析　采用流式细胞仪分析腹水中沉淀的细胞含量,检出非整倍体或二倍体高峰,可以进一步提高癌细胞的检出率。流式细胞计数在常规细胞学检查阴性的病例中,也能发现异常的DNA非整倍体高峰,因而其敏感性高于常规细胞学检查。

肿瘤细胞的染色体常有明显异常,当发现超二倍体及明显的非整倍体细胞时,即可诊断恶性腹水。有报道异常率为86.6%,特异性100%,准确率93.4%。诊断恶性腹水的染色体表现:非整倍体、超四倍体染色体,且每张载玻片发现2~3个典型或≥5个超二倍体,倍数向超二倍体偏离;≥3个相同形态的标记染色体;≥5个不同形态的标记染色体。未查到细胞分裂象,或只是见到整倍体即为良性。当细胞检查阴性时,采用流式细胞仪分析腹水中沉淀的细胞含量可以弥补其不足。

3. 腹水蛋白　腹水蛋白定量漏出液总蛋白多在25g/L以下,恶性腹水总蛋白含量常>30g/L,但感染性腹水中蛋白含量亦较高,少数肝硬化腹水蛋白含量也可大于此值,部分恶性腹水总蛋白含量<30g/L,故单纯腹水蛋白含量检测对于鉴别良、恶性腹水的意义较小。腹水-血清白蛋白比

值（ASAR）及血清 - 腹水白蛋白梯度（SAAG）检测则更有助于鉴别腹水的良恶性。ASAR ≥ 0.5 时，85% 为恶性腹水，肝硬化则 <0.5。SAAG 是血清白蛋白与同日内测的腹水白蛋白之间的差值（SAAG= 血清白蛋白 - 腹水白蛋白），由 Hoefs 于 1978 年提出。血清 - 腹水白蛋白梯度是区分门静脉高压症 / 肝脏充血和其他原因所致腹水最敏感的指标，根据 SAAG 可将腹水分为两类：①SAAG>11g/L，腹水多为门脉高压所致。②SAAG<11g/L，腹水为非门脉高压所致。如以 SAAG<11g/L 为标准，则对恶性腹水的诊断敏感性和特异性分别为 93% 和 97%，准确性高于 LDH、CEA、ASAR 及细胞学检查。

4. 腹水肿瘤标志物测定

（1）癌胚抗原（CEA）及腹水 / 血清 CEA 比值：CEA 存在于胎儿组织及上皮衍生的肿瘤细胞及正常结肠黏膜上皮表面。约 1/3 恶性腹水中 CEA>30ng/ml，腹水 / 血清 CEA>1，CEA 对恶性腹水的诊断具有很高的特异性，但敏感性不高。此外有人发现腹膜转移者腹水 CEA 含量较血浆高，而肝内转移则相反，认为腹水、血浆 CEA 浓度梯度测定对于推测肿瘤转移位置及选择治疗方案有参考价值。

（2）糖类抗原 CA125：CA125 系用人类卵巢浆液性囊腺癌细胞系 OVCA433 作抗原免疫小鼠，通过淋巴细胞杂交而获得的单克隆抗体 OC125 识别而得名。其对于上皮性卵巢癌的诊断有重要意义，常用于监控卵巢癌的治疗效果与预后，透明细胞癌、子宫内膜癌、输卵管癌及未分化卵巢癌患者血清浓度明显升高，但它不是卵巢癌所特有的抗原，在肺癌、消化道肿瘤及其他妇科肿瘤中也可增高。此外，约 1% 健康妇女、3%~6% 良性卵巢疾患、妊娠前 3 个月、月经期、活动性肝病、子宫纤维变性、急性输卵管炎、胸膜炎和心包感染等患者血清 CA125 也可轻微升高。肾病综合征伴腹水形成、肝硬化伴有自发性腹膜炎、肝功能损害以及结核性腹膜炎时 CA125 亦可明显升高，因此不能单独应用 CA125 判断腹水性质，但联合检测 CA125 及 CEA、CA199 等可能有助于判断腹水性质及原发癌的来源，有报道认为 CA125 联合 CA72-4 可用于胃癌伴腹膜扩散的判断，也有人认为可以根据化疗前后 CA125 的变化评价化疗的有效性，特别是卵巢上皮癌患者。

（3）糖类抗原 CA199：CA199 的检出率以胰腺癌和胆管癌最高，结直肠的腺癌、黏液腺癌患者 CA199 水平也可较高，胰腺炎、阻塞性黄疸等患者也有轻度增高。在胆管炎患者中，若发现 CA199 升高，要在抗感染治疗后重新评估病情。肿瘤和急性胆管炎时 CA199 可显著增高，可高于 1 000U/ml，但 CA199 持续低浓度增高，且 >100U/ml 时，若排除胆管炎和胰腺炎，则强烈提示肿瘤的存在。

（4）糖类抗原 CA50：CA50 属黏液糖蛋白抗原，以唾液酸糖蛋白和唾液酸糖脂为主要成分，以脂或脂蛋白结合的形式存在于细胞膜，遍布于胃肠道、肺、胰腺、肝脏、胆囊、膀胱和子宫等恶性肿瘤组织中，是近年来发现较好的肿瘤标志物。正常组织中无 CA50 存在或含量极低，恶性腹水 CA50 明显升高，与结核性和非结核性腹水相比有显著差异（P<0.01），其意义与 CEA 相似，但敏感性优于 CEA，以 30U/ml 为界，恶性腹水阳性率达 77.8%，而良性腹水阳性率仅 6.1%。但有研究认为 CA50 有较高的假阳性率，联合其他肿瘤标志物，可以提高检出率，降低假阳性率。

（5）端粒酶：端粒酶是由 RNA 和蛋白质组成的核蛋白，其活性在真核细胞中可检测到。端粒酶的功能是合成染色体末端的端粒，使因每次细胞分裂而逐渐缩短的端粒长度得以补偿，进而稳定端粒长度。端粒酶是目前特异性较高和具有普遍性的肿瘤标志物。采用端粒重复序列扩增法（TRAP）检测腹水中端粒酶活性，发现肝硬化、结核性腹膜炎患者腹水中脱落细胞未检出端粒酶，而恶性腹水 94.7% 端粒酶阳性。所有细胞学检查阳性的恶性腹水中端粒酶均为阳性。而部分细胞学检查阴性的恶性腹水亦可检出端粒酶活性。端粒酶活性检测对良性、恶性腹水有重要鉴别诊断价值，尤其对细胞学检查阴性的病例。

到目前为止还没有一种敏感性和特异性均很好的肿瘤标志物，不同的肿瘤标志物可针对不同的恶性肿瘤，但多数标志物在炎症、肝功能损害、良性肿瘤甚至某些生理情况下亦可有不同程度的升高，因此应结合临床表现综合分析。多项诊断指标联合应用可相互补充，从而提高良性、恶性腹水鉴别诊断的敏感性和特异性。在恶性腹水诊断中建议联合两种以上标志物，若同时检测腹膜腔积液和血清中肿瘤标志物含量并计算其比值，较单一检测腹膜腔积液更有意义。对于消化系统肿瘤，常合并检测 CEA、CA199 及 AFP；妇科肿瘤，常合并检测 CEA、CA125、CA153；怀疑泌尿系肿瘤，尤其是前列腺肿瘤时，应检查 PSA。

5. 其他化验检查

（1）纤维结合素（Fn）：Fn 是一种分子量为 45 万 ~50 万道尔顿（Da）的冷凝集蛋白，由体内成纤维细胞、血管内皮细胞、巨噬细胞及肝细胞等合成和分泌，Fn 具有重要调理功能，参与机体对感染和肿瘤的防御机制，促进库普弗细胞的吞噬作用，在组织中不溶性 Fn 是细胞外基质的一种成分，具有黏附功能，可促使细胞间、细胞与基质间相互黏附以维持细胞正常形态。肿瘤细胞也可分泌 Fn，恶性腹水中 Fn 常明显升高，而良性腹水中水平较低。若以 75mg/L 为界值，Fn 对恶性腹水的诊断特异性为 97.1%，阳性预测值为 94.4%，对于确定长期肝硬化患者是否并发肝癌极有价值。

但在结核性腹水时 Fn 也较高,因此,在诊断恶性腹水前需除外结核性腹水。

(2)腹水脂质测定:腹水胆固醇含量的测定对于良恶性的鉴别诊断具有一定价值,恶性腹水胆固醇含量常常增高。如果腹水胆固醇 >1.26mmol/L,82% 患者腹水细胞学检查阳性,如胆固醇 <1.26mmol/L,则几乎 100% 阴性。腹水中胆固醇含量变化的机制尚不完全清楚,可能与肿瘤组织的局部分泌有关。纤维蛋白降解产物(FDP)是纤维蛋白被纤溶酶分解的产物,是反映机体凝血和纤溶活力的指标。恶性肿瘤组织或细胞既有分泌促凝物质又有释放纤溶物质的能力。因此,FDP 可用于协助诊断恶性腹水。其中以卵巢癌腹水中 FDP 含量最高,可高达 1 000mg/L;而肝硬化等良性腹水中 FDP 均值常低于 300mg/L。如果腹水中 FDP ≥ 1 000mg/L,考虑恶性腹水的诊断。

(3)腹水铁蛋白:铁蛋白广泛存在于机体细胞中,以肝、脾、骨髓中最丰富,体液中含量甚微。恶性肿瘤患者由于肿瘤细胞合成铁蛋白或异铁蛋白直接释放入腹腔,使腹水中铁蛋白含量增高。肝癌引起肝细胞损伤、破坏,贮存于胞浆中的铁蛋白被释放,同时亦影响肝脏对铁蛋白的转移,使腹水中铁蛋白升高,有利于癌性和结核性腹水诊断。铁蛋白是衡量铁代谢失调及体内贮铁水平的一项指标,也是一种新的肿瘤标志物。腹水铁蛋白 >50μg/L 应考虑恶性,>1 000μg/L 则高度怀疑恶性。此外铁蛋白定还有助于渗出液和漏出液的鉴别,<100μg/L 为漏出液,≥ 100μg/L 为渗出液。

(4)腹水多胺:多胺(PA)包括腐胺(PU)、精脒(SPD)和尸胺(CA),为低分子脂肪族化合物。正常人体内多胺含量极少,恶性肿瘤时肿瘤组织及体液中多胺水平明显升高,且与肿瘤好转、恶化呈平行关系。一组 68 例腹水多胺检测表明,恶性腹水时其腹水 SPD、CA 及总多胺(TPA)均较良性腹水中明显增高,尤其以 CA 诊断恶性腹水的价值更高,其敏感性、特异性和准确性分别为 76.2%、83% 和 80.9%。

(5)腹水心钠素(CN)及其与血浆 CN 的比值:CN 主要来自于哺乳动物的心房肌细胞,其他脏器如肺、肝、胃、小肠、结肠等亦可合成和分泌微量 CN,它具有强大利钠、利尿、扩张血管、降低血压和对抗肾素 - 血管紧张素 - 醛固酮系统的作用。当腹水 CN 为 500ng/L 时,其判断良性、恶性腹水的敏感性、特异性和准确性分别为 90%、92.5% 和 91.25%;若以腹水 CN/ 血浆 CN 比值 1.0 为标准来判断,则分别为 100%、95% 和 97.5%,尤其对于表现为漏出液的恶性腹水更有诊断价值,但应注意在鉴别良性、恶性腹水时需排除结核性腹膜炎。

6. 腹水酶学检查

(1)乳酸脱氢酶(LDH)及腹水 - 血清 LDH 比值:乳酸脱氢酶(lactate dehydrogenase,LDH)广泛存在于人体各种组织,是糖酵解一种重要的酶。肿瘤细胞生长迅速,对氧的需求量大,肿瘤细胞能够在缺氧条件下利用糖酵解产生能量,因此肿瘤细胞可分泌糖酵解的 LDH。如腹水 - 血清 LDH 比值 >1 时,应怀疑为恶性腹水,但需排除血性腹水和感染性腹水的影响。LDH 鉴别腹水良恶性的敏感性在 57%~74%,特异性在 93%~100%。LDH 同工酶测定亦有一定价值,有文献报道,恶性腹水以同工酶 LDH5 占优势,而肝硬化腹水则以 LDH2 为主。其他酶学指标如甘氨酰脯氨酸二肽氨基肽酶、β- 葡萄糖醛酸酶等对于鉴别腹水良恶性亦有一定价值。

(2)腹水 γ- 谷氨酰基转移酶(GGT):GGT 主要分布于肾、胰、肝、肠和前列腺等多种组织中,以肾近曲小管含量最高。血清中的 GGT 主要来自肝脏,分可溶型和膜结合型两种形式。膜结合型肝脏主要定位于肝毛细胆管,肝细胞膜上也有分布。GGT 在鉴别恶性腹水方面有重要价值。

(3)香基酰胺酶(AAD):许多肝胆疾病及一些消化道肿瘤患者血清 AAD 活性可以升高。研究发现 AAD 若小于 7.5U/ml 基本可以排除恶性腹水。若以 15U/ml 为界值,其对恶性腹水诊断的敏感性、特异性和准确性分别为 89.7%、96.7% 和 94%。但 AAD 亦不能鉴别恶性腹水与结核性腹水,在结核性腹水时 AAD 活性亦明显高于其他良性腹水。

(4)甘氨酸脯氨酸二肽氨基肽酶(GPDA):有研究发现 GPDA 在恶性腹水及结核性腹水中明显高于非结核性良性腹水。

(5)溶菌酶:溶菌酶主要存在于单核细胞、吞噬细胞、中性粒细胞及类上皮细胞的溶酶体中。感染性疾病时,溶菌酶从上述细胞中释放出来进入体液,可使积液中溶菌酶的含量增高。单核细胞、肿瘤细胞中不含溶菌酶。因此,测定溶菌酶对鉴别腹水的性质有重要价值。正常腹水中溶菌酶的含量小于 5mg/L,且腹水与血清溶菌酶比值小于 1.0。但在结核性腹水中溶菌酶的含量常大于 30mg/L,且腹水与血清溶菌酶比值大于 1.0,明显高于恶性腹水、结缔组织病性腹水,其敏感性可达 94%。

(6)α1 抗胰蛋白酶(α1-AT):由肝脏合成的糖蛋白,在血清中为球蛋白的主要组成部分。研究发现 α1-AT 缺乏与肝癌和胃肠道肿瘤发生有关。以 1 200mg/L 作为诊断阈值,对恶性腹水诊断的阳性率、特异性和准确性分别为 96%、95% 和 96%。值得注意的是该项检查在自发性细菌性腹膜炎及重度肝病腹水中也有不同程度地升高。

(7)腺苷脱氨酶(ADA)测定:ADA 是一种核苷酸氨基

水解酶,为核酸代谢的重要酶类,广泛分布于人体组织和细胞中,以红细胞和T淋巴细胞内含量最丰富。ADA增高是T淋巴细胞对某些特殊病变局部刺激产生的一种反应,其与T淋巴细胞增殖、分化和数量有密切关系。因此,ADA活性测定对结核性积液诊断和疗效观察有重要价值。腹水ADA活性增高,高于外周血中的ADA活性,多见于结核性、风湿性以及脓性积液,按其中ADA活性高低顺序依次为:结核性积液>癌性积液>非炎性积液。结核性积液ADA活性常大于40U/L,当ADA活性大于40U/L时可排除恶性腹水的可能。抗结核治疗有效时,其ADA活性亦随之降低。因此,ADA活性也可作为抗结核治疗时疗效观察的指标。

(8)淀粉酶(AMY)测定:腹水AMY检测主要用于判断胰源性腹水,以协助诊断胰源性疾病。腹水中的淀粉酶活性升高一般指高于血清中的活性(即积液淀粉酶活性/血清淀粉酶活性比值>1.0),说明腹水可能为胰腺炎、胰腺肿瘤、胰腺损伤所致,AMY水平可高于血清数倍甚至几十倍。

(9)单核免疫细胞化学染色:单克隆抗体检测的开发,针对不同器官单克隆抗体的不断发现,单克隆细胞化学染色不但可鉴别良恶性腹水,并可辨别肿瘤细胞器官来源,是较为敏感和特异的检查方法。

良性、恶性腹水的鉴别诊断是一个既古老又新鲜的话题,国内外学者在该领域的研究从未中断。任何单项指标均存在假阳性和假阴性的问题,为了解决这一问题,建议通过多项检测指标的组合来综合判定腹水的良恶性,最终提高诊断准确率。

7. 影像学检查 非创伤性检查和介入性操作、穿刺特殊检查大多用于发现原发性病灶,在不明原因腹水诊断中起着越来越重要的作用。

(1)超声检查:腹部超声是目前诊断腹水敏感简便的方法,一般腹腔内有100ml左右液体便可探查出,并可鉴别腹水是游离状还是分隔状,其他含液体的结构如卵巢囊肿、腹部脓肿或血肿,通过腹部超声也较容易发现和鉴别。腹部超声同时还可发现腹腔脏器其他病变,对腹水病因诊断有很大帮助。此外,超声可指导腹腔穿刺定位。

(2)CT和磁共振检查:CT和磁共振成像(MRI)也可以有效地检测腹水;CT对腹水诊断的敏感性与超声类似,但特异性比超声高。CT除了可发现腹水存在部位外还可从CT值较准确地判断腹水的密度和均匀度,对区别液性、脓性或血性有一定参考价值,因为一般血和脓性物的CT值高于液体CT值能较好鉴别腹部实性或囊性肿物,对实性肿物中液化坏死区也可显示。MRI的优点是能够更清晰地

区分液体聚集区域和周围正常组织。然而,后两种检查不如超声检查常用。临床无症状的腹水越来越多地通过影像学检查出来,尤其是那些不明原因腹痛接受B超检查的患者。影像学不能区分良恶性腹水,但可能同时检测到腹部实性肿瘤的存在。

常规X线和超声检查常遗漏小病灶,因此,选择CT、MRI以及PET/CT检查往往更为准确可靠。超声、CT、MRI对肝转移瘤及其他肝肿瘤均有较好的准确性,CT、经阴道超声对诊断卵巢癌准确性较高,CT也是诊断胰腺癌最有用的方法。虽然内镜在食管癌、胃癌和结直肠癌的诊断中占有优势地位,但放射成像技术仍能很好地显示这些肿瘤,并已用于肿瘤分期和患者随访。由超声、CT或MRI检测到的腹水,同时存在典型恶性肿瘤的影像学特征,则强烈提示恶性腹水及其病因;这一发现有助于临床医生决定下一步检查,如获得组织学或细胞学证据。其他放射学检查,如钡灌肠虽然无法检测腹水,可用于显示原发肿瘤的所在位置。此外,这些检查创伤小、患者耐受性好,在原发病灶的发现方面具有重要价值,而且可用于定期复诊检查,目前已广泛应用于临床,尤其对于常规检查手段难以明确原发病灶的患者,PET/CT具有较好的确诊价值。

(3)内镜检查:胃肠道肿瘤是引起恶性腹水的重要原因,因此,胃镜、肠镜、超声内镜、腹腔镜等检查,在恶性腹水的特殊检查中显得尤其重要。需要注意的是当生长方向不是向胃腔内突出,而是向黏膜下层、肌层、浆膜层浸润的胃癌(如皮革胃)时,常规胃镜检查容易漏诊,故胃镜操作时应提高警惕性,必要时结合消化道钡餐造影、CT、超声内镜、腹腔镜等手段综合考虑以减少该类疾病的漏诊。

(4)腹腔镜检查:腹腔镜及腹膜活检对诊断恶性腹水具有非常重要的作用。腹腔镜下可以观察腹腔病变形态,并可定向取活检明确病变性质,对不明原因腹水的鉴别诊断有重要的应用价值。结核性腹膜炎的腹腔镜下表现为腹膜壁层、网膜不同程度充血、水肿、血管网模糊,腹水较浑浊,壁腹膜、脏腹膜均可见分布均匀或不均的粟粒状灰白色结节,数量一般较多。多数患者的大网膜、肠系膜与肠管相互粘连形成包块,其上分布有粟粒状灰白色结节。发现肝膈粘连有一定特异性,活组织检查有确诊价值。腹膜转移癌的腹腔镜下表现为腹膜表面有大小不等的结节,白色或粉红色,质硬,触之易出血,可有粘连,但程度较结核性轻,腹膜增厚,有时大网膜可有明显粘连,呈饼状。肝硬化时可见肝外形、表面、色泽、边缘及脾脏变化,并可直接用镜身感触其硬度,直视下活检有助于鉴别肝硬化、慢性肝炎和原发性肝癌以及明确肝硬化的病因。腹腔镜检查对腹水的确诊率约为80%以上,结合活检病理确诊率可达90%以上。腹腔

镜检查的并发症低,仅少数病例发生腹水外溢,适当处理后可缓解,但腹膜有广泛粘连者应属禁忌。

除在腹腔镜直视下活检取得腹膜标本外,还可以采用特制的腹膜活检针进行腹膜活检,可以取得 25%~50% 的诊断率。经胃镜进行腹膜活检,取得的小块腹膜组织进行病理学诊断,对腹膜肿瘤、结核性腹膜炎等也有很高的确诊价值。采用改良 Abrams 胸膜活检针做腹膜活检,但阳性率较低;采用腹膜镜直视下活检,活检的阳性率可以显著提高。

8. 流式细胞仪的应用 流式细胞仪是采用流式细胞术对细胞或颗粒悬液进行快速分析的自动分析仪器。流式细胞仪用于膜腔积液检查主要进行 DNA 含量分析、肿瘤细胞抗原的测定和淋巴细胞的免疫表型分析,这些检查对恶性肿瘤的诊断以及评价治疗效果有一定的临床意义。

(四)腹水的定量方法

国内外目前尚无恶性腹水分级标准的相关文献及参考书目,本章恶性腹水分级标准参考肝硬化腹水的分级标准。

正常状态下,人体腹腔内有少量液体(一般少于 200ml),对肠道蠕动起润滑作用。任何病理状态下导致腹腔内液体量增加,超过 200ml 时称为腹水。腹水仅是一种症状,腹水量的不同对患者产生的影响不同,腹水量对临床治疗有指导意义。根据严重程度分为三级:少量、中量、大量腹水。少量腹水仅通过超声检查才能发现;中量腹水表现为腹胀、食欲不振;大量腹水表现为明显腹胀、腹部膨隆、食欲减退,甚至双下肢水肿。可根据临床体征分度,也可通过影像学检测进行分度,影像学检查更精确。

1. 体检 腹水常见体征:腹部膨隆、腹部包块、液波震颤、移动性浊音、原发疾病体征。腹水一共分为三度,主要是根据肚脐、移动性浊音作为标准。临床上有两种分法,第一种分法见于国外文献,第二种分法国内常用。

(1)以肚脐为标准,肚脐低于两侧髂骨连线者为一度,肚脐与髂骨连线相同水平者为二度,肚脐高出髂骨连线甚至膨出为三度。

(2)移动性浊音低于腋中线为一度,界于锁骨中线与腋中线者为二度,超出锁骨中线为三度。

2. B 超检查

(1)直接声像特征:腹水的无回声区或称液性暗区依据其积量多少而占据腹腔空隙的范围不一,具移动性并无固定的形态。回声性质同囊肿一样,后方回声显示增强。液性暗区透声性好者多为漏出液;透声性差,其间散在点状或斑状强回声者多为渗出液。

(2)间接声像特征:对有腹部症状者须查超声,尤其对有腹水表现者必须检查相关器官。

1)胆囊增厚双壁征(double wall sign):肝硬化伴门静脉高压特别是出现腹水后必有胆囊静脉高压而致胆囊壁水肿显示双壁征。本征声像表现为,于双层强回声之间存在一层弱回声带。因具有黏膜面和浆膜面两较强回声中间夹一弱回声带之"强 - 弱 - 强"回声 3 层,故又称三层回声(triple-layer echo)。恶性腹水病例因各种原因引起胆囊壁水肿者也可出现此征,但少量腹水出现此征者罕见。

低白蛋白血症也是构成此征的重要原因,故此征主要见于肝硬化及肾病综合征腹水,最常见的肝硬化腹水,参照血清白蛋白检测值一般可作诊断。但在不伴门静脉高压和 / 或低白蛋白血症时,譬如结核性渗出性腹膜炎或癌性腹膜炎所致腹水,胆囊壁仍可保持正常,显示为单壁(single wall)声像。因此,利用胆囊壁的双壁征可鉴定腹水为良性漏出液。当然,肝硬化合并结核性腹膜炎或原发性肝癌者也可出现本征。另外,某些恶性腹水病例因肿瘤转移阻塞门静脉分支和局部淋巴管而导致门静脉压增高,也可显示阳性。可见,单纯根据声像并不能区别漏出液和渗出液,恶性腹水也没有特异性显示。

2)肠管漂浮征:大量腹水时,取仰卧位扫查可见含气肠管漂浮于脐部周围,当腹腔积气多且肠管无明显粘连时出现此征,主要见于肝硬化腹水。肠腔积气量大的原因:①门静脉高压导致肠壁淤血,CO_2 从血液弥散入肠腔。②肠道菌群失调,食物分解后产生大量氢气、硫化氢和甲烷等。腹水量大且高漏出性,其中含纤维蛋白不多,不至于引起腹腔内粘连。以上均系肝硬化失代偿和暴发性肝功能衰竭时的病理生理学特点。

3)肠管束缚、压迫征及腹膜增厚:因肠系膜增厚成团块状,故束缚肠管;或网膜肿块压迫肠管;或因腹水稠厚,肠管内含气少,限制了肠管上浮而使之局限于后腹壁前方,这是恶性腹水的特征表现之一。以肠管广泛粘连为主的结核性腹膜炎病例也可呈现此征,腹水量不会太多并具腹膜增厚。后者呈大片增厚或不均匀结节状或饼状回声强弱不等,后方界线模糊,需与腹膜癌鉴别。一般而言,结核性腹膜炎常合并肠腔甚至心包腔积液,可能有肺结核或腹部区域的淋巴结核,即显示有淋巴结肿大乃至钙化声像。

4)腹水分隔:腹水中显示纤维束带回声,呈现固定,也可作漂浮状;交织形成分隔,呈空格状,或作"单房性或多房性假囊肿"改变。此征是结核性腹膜炎腹水的重要声像特征。例如,恶性腹水和结核性腹水都可显示胆囊单层薄壁声像,却能据此征予以鉴别。

(3)腹水在 B 超分度

1)少量腹水:只有通过超声检查才能发现的腹水,患者一般无腹胀的表现,查体移动性浊音阴性;超声下腹水位于各个间隙,深度<3cm。腹水出现于肝肾间隙、盆腔及肝右前上间隙。

2)中量腹水:患者常有中度腹胀和对称性腹部隆起,查体移动性浊音阴性或阳性;超声下腹水淹没肠管,但尚未跨过中腹,深度3~10cm。除上述部位外,于胆囊床、膀胱周围、网膜囊及脾周围均可见无回声区。

3)大量腹水:患者腹胀明显,查体移动性浊音阳性,可有腹部膨隆甚至脐疝形成;超声下腹水占据全腹腔,中腹部被腹水填满,深度>10cm。在肝脾周围、盆腔、肠祥周围均可见无回声区,并可见肠系膜、肠管在无回声区漂动。

3. CT检查　腹水在CT可见延迟图像上的CT值常常增加20~50Hu。有学者从以下两个方面讨论了这种显像的发生和临床意义。①腹水量:液体量与增强程度呈反比关系。即少量腹水CT值增加明显;反之亦然。②与使用的造影剂是离子型还是非离子型无关,与CT增强延迟扫描的时间无关,与腹水的良恶性无关,与血清肌酐和血清白蛋白无明显差别。

CT检查可以确认积液及积液的部位和量,特别是显示少量积液。少量或中等量积液多呈新月形,位于肝肾隐窝、脾脏周围或结肠旁沟,肝脾被推离腹壁;盆腔内积液多位于膀胱直肠窝内。大量积液时,小肠漂浮,集中在前腹部,这时在低密度脂肪性系膜周围腹水衬托下可显示清楚。

腹水在CT上的分级如下:

(1)少量腹水:于膈下、肝肾、脾肾、膀胱直肠间隙或实质性脏器周围见较局限的水样低密度为少量腹水。

(2)中等腹水:腹腔内脏器周围弥漫分布水样低密度区,见于中、下腹及侧腹部,肠管之间及实质脏器周围较多量的积液。

(3)大量腹水:腹部膨隆,腹膜腔扩大,全腹腔内脏器周围均被水样低密度区包绕,腹水积聚在两侧结肠旁沟内,并推移结肠向中央聚拢,积液也可位于小肠系膜根部附近并推移小肠,使肠管漂浮于大量腹水中,类似"水上浮莲征"。

4. 关于腹水检测与评估　欧洲肝脏研究学会(European Association For The Study Of The Live,EASL)和美国肝病研究学会(American Association for the Study of Liver Diseases,AASLD)出版的两个指南均明确指出需要进行诊断性腹腔穿刺患者的指征,美国指南中为腹水较为明显的患者,而欧洲的指南中规定为具有2级或3级腹水的患者,由此引出了欧洲量化腹水的诊断标准,即1级为只可用超声才可探及的腹水;2级为患者有腹胀感,但不适感尚可忍受,治疗方案主要为限制盐的摄入及使用利尿剂;3级为患者腹胀非常明显,腹壁张力较大,除限盐及给予利尿剂外,还需大量腹腔放液才可缓解。

(1)美国的腹水的分级

1级:仅仅通过细致的体格检查才能发现。

2级:容易检测到,但量少。

3级:明显但没有腹壁紧张。

4级:明显且腹壁紧张。

(2)欧洲肝硬化腹水的分级

1级(轻度):腹水仅仅经超声检查探及才能被发现。

2级(中度):腹水导致腹部中度的、对称的膨隆。

3级(大量):腹水导致明显的腹部膨隆。

二、恶性腹水的鉴别诊断

(一)肝硬化性腹水

常见于重症病毒性肝炎、中毒性肝炎、各型肝硬化、原发性肝癌等,肝硬化是腹水最常见的病因,大约占腹水患者的80%。引起肝硬化的疾病有多种,在我国,大多数为肝炎后肝硬化,少部分为酒精性肝硬化、自身免疫性肝炎肝硬化;地方病有血吸虫病肝硬化;遗传代谢性疾病中有肝豆状核变性等。肝炎肝硬化患者多为乙型肝炎后肝硬化,丙型肝炎后肝硬化亦常见。肝硬化初期残余的正常肝细胞及肝组织尚能满足机体代谢功能等需要,在糖、蛋白及脂肪的合成代谢维持正常功能,表现为各项生化指标基本在正常范围,并未出现低蛋白血症及肝功能异常,腹腔内无积液,此期叫代偿期肝硬化,一旦到了明显肝功异常伴有腹水,食道胃底静脉曲张或曲张破裂出血、肝性脑病等并合症时,即已进展为失代偿期肝硬化。可见肝硬化腹水是严重肝病即失代偿期肝硬化的主要表现。国外研究数据显示,失代偿期肝硬化如未得到有效治疗(如及时有效抗病毒治疗等),其5年生存率只有14%~20%,而失代偿肝硬化患者75%以上有腹水形成。可见,肝硬化腹水可作为肝硬化失代偿的主要判断依据。

一般肝硬化腹水绝大多数为漏出液,但少数患者因肝脏和肝本身的原因或并发症的出现,可呈不典型性,或表现为渗出性腹水改变。肝硬化时易并发自发性细菌性腹膜炎、肿瘤、免疫反应、胰酶刺激等亦可使腹水出现炎性改变,须与单纯肝硬化腹水特别是不典型的单纯肝硬化腹水进行鉴别。肝硬化时腹水不典型的发生机制:①腹水蛋白含量增高,门脉系统两次经毛细血管,起于胃肠毛细血管,终于肝窦(相当于毛细血管)。但胃肠及相关腹膜的毛细血管可限制蛋白漏出,故形成的腹水蛋白含量很少,而肝毛细血管因肝窦内皮细胞连接疏松,细胞间有内皮小孔,内皮下亦无基膜故不能限制蛋白进入窦周组织。肝硬化肝窦高压,血浆蛋白可进入肝脏组织液并形成淋巴,进而形成富含蛋白的肝腹水。另外，肝脏又是合成白蛋白的主要场所，肝细胞合成并释放入血的蛋白，在肝硬化异常血流动力学的影响下，可就近进入肝淋巴和腹水，使腹水蛋白浓度增加，由窦后阻塞特别是肝后回流障碍所致肝硬化，因肝功能相对较好，肝窦压力又高，形成的腹水蛋白也高。②并发症的出现，如并发自发性细菌性腹膜炎（SBP）、结核性腹膜炎、腹膜转移瘤、肝癌破裂等均可使腹水呈渗出性改变。③门脉压力和胸导管压力过高，可使少数患者门脉床毛细血管或毛细淋巴管破裂引起血性或乳糜性腹水。因此出现上述情况时应结合临床作具体分析，以免造成腹水鉴别上的困难与错误。

腹水出现前患者常有腹胀感，当大量腹水形成时，腹胀加重，可自行观察到腹部逐渐膨隆，腹壁绷紧发亮，状如蛙腹，增大的腹腔甚至影响患者生活起居，行走困难，大量腹水可抬高膈肌，使胸腔容积减少，肺部受压致呼吸频率增加，呼吸受限甚至憋气，出现端坐呼吸和脐疝。典型体征为移动性浊音阳性，大量腹水时全腹叩诊浊音。

肝腹水时除腹部大量腹水致腹部膨隆外，还常伴有双下肢水肿，常常是可凹性水肿。腹水发生自发性腹膜炎时，常有发热、腹痛、排便次数增多等腹腔刺激症状。其他症状：肝硬化腹水患者亦可能与消化道出血、肝性脑病等其他合并症同时出现，则应有贫血、意识精神不正常等相关临床表现。

（二）结核性腹水

本病常见于青壮年和儿童，女性较男性多见，多继发于其他部位的结核病灶，如肠结核或肠系膜淋巴结核、肺结核等，也可由血行播散引起。结核性腹膜炎形成腹水以渗出型多，一般起病较急，有明显全身中毒症状，偶可同时伴随心包与胸膜渗出性炎症及积液，腹水多为中量或少量，有腹部压痛、柔韧感、腹块等，腹水为渗出液，少数为血性、乳糜样。腹水检查淋巴细胞显著增多，腹水培养及动物接种可能发现结核杆菌，腹水乳酸脱氢酶增高，抗结核抗体阳性。X线胃肠钡餐发现腹膜增生性改变、肠结核、肠梗阻、肠腔外肿块及肠瘘等有助诊断。腹腔镜检查有确诊价值，抗结核治疗可获满意疗效。

（三）心源性腹水

缩窄性心包炎、充血性心力衰竭等可导致腹水。其特点：有心脏病史，起病慢，除腹水外尚可有颈静脉怒张、静脉压升高、肝脾肿大、双下肢水肿等。心源性腹水有时易与肝硬化腹水相混淆，应注意鉴别。

（四）胰源性腹水

常见于慢性胰腺炎、胰腺假性囊肿、胰管异常或结石、胰腺癌等，多发于青、中年男性。主要表现为腹痛及腹水，

1/3 患者腹痛较剧烈，偶有无腹痛者。腹水进展迅速、量多，对利尿剂疗效不佳。腹水外观多浑浊、血性或乳糜状，镜检有大量红、白细胞，分类以中性粒细胞为主。血生化检查：淀粉酶、脂酶等可升高。X线胃肠钡餐、超声检查可协助诊断。

（五）肝静脉阻塞综合征

肝静脉阻塞综合征（budd-chiari Syndrome）多由血栓形成引起肝静脉的阻塞。原发者极少，多继发于肝硬化、肝癌、重症肝炎、真性红细胞增多症、迁徙性血栓静脉炎等。按疾病的发生发展过程，可分为急性型和慢性型。急性型起病较急，表现为急性腹痛、腹胀、肝大及腹水、轻度黄疸，易与急性右心衰竭和渗出性心包炎相混淆。慢性型发病较慢，先有上腹痛、腹胀、肝大，继之出现静脉曲张与腹水。慢性型易与缩窄性心包炎、肝硬化混淆。

三、恶性腹水的治疗方法

恶性腹水的治疗是临床上一个非常困难的问题，在原发病治疗基础上，采取综合治疗方法，有助于病情缓解。近年来，有较多的新方法用于治疗恶性腹水，但多数仅限于病例研究，缺乏大规模随机对照研究，但也为恶性腹水的治疗提供了可以借鉴的思路和方法，尽管没有一种方案被证明可以延长预期寿命。恶性腹水治疗最常见的一线选择是利尿剂和间歇性穿刺术，留置导管和分流术都是为了改善生活质量。靶向治疗是恶性腹水姑息性治疗手段之一，近年来腹腔热灌注化疗（HIPEC）治疗恶性腹水取得了较好的临床疗效。

1. 利尿剂　利尿剂治疗恶性腹水一直处于有争议的状态。早先认为利尿剂仅对肝硬化等引起的良性腹水有效，对恶性腹水无效。随着恶性腹水产生机制的研究，利尿剂逐渐得到认可，并相继出现其治疗恶性腹水有效的报道。可选择合适的、症状性的恶性腹水患者，给予利尿剂治疗。对于癌症患者伴有非肿瘤因素所致的腹水，利尿剂的耐受性良好，效果也尤为显著。不应将利尿剂治疗的目的设定为完全消除患者的水肿与腹水，而是仅需移除适量液体以保证患者的舒适。如对肝病腹水患者采取过于激进的治疗措施，可能会导致肝性昏迷、肝肾综合征和死亡。利尿剂可激活肾素 - 血管紧张素 - 醛固酮系统，因而在治疗之初常选择一种作用于髓旁肾单位的利尿剂，以阻断醛固酮活性增强效应。利尿剂和限制饮食中钠的摄入是肝硬化腹水的一线治疗方法，但这些治疗方法对恶性腹水的疗效通常较差。螺内酯是常用的一线治疗药物，起始剂量为每天早晨25~50mg。若用该类药物的最大剂量治疗时疗效仍欠佳，可考虑加用低剂量的髓利尿剂，如呋塞米 20mg/d。可在数

周或数月时间内，在初始剂量的基础上逐步增加利尿剂的使用剂量，直至患者症状缓解为止。

恶性腹水对利尿剂的反应一般，疗效较差，长期或大剂量应用可致较多并发症，文献报道的有效率仅约44%。治疗反应可能与患者血浆肾素/醛固酮水平有关，血浆肾素/醛固酮高的患者对利尿剂治疗可能有效，反之，则大多无效。因此，利尿剂对因肝转移继发门脉高压引起腹水的癌症患者会有更好的效果。Pockros 等发现，大量肝转移且 SAAG 大于 1.1（与肝硬化 SAAG 相似）的患者对利尿剂有反应，而腹膜癌病无肝转移或 SAAG 低于 1.1 的乳糜性恶性腹水患者对利尿剂无反应。在另一项研究中，利尿剂只对 22% 患者有效，这些患者都有肝转移。

利尿剂的主要不良反应是水电解质紊乱，也可能引起皮肤干燥、疲倦、低血压等，治疗中应注意预防及及时纠正。为减少不良反应的发生，建议从小剂量开始使用。

2. 腹腔穿刺术 腹腔穿刺引流术是治疗恶性腹水最常用的方法。虽然其维持时间较短，但 90% 的患者可以快速减轻症状，适用于合并呼吸窘迫、利尿剂治疗无效而且需要快速缓解症状的腹水患者，应予以治疗性腹腔穿刺大量放液。腹腔穿刺是一类简便而又安全的操作，可以有效缓解患者的症状，同时相关发病率或死亡率低。腹腔穿刺放液操作简便、症状缓解快，平均可维持 10d 左右，仍为临床基本治疗手段，但多需反复进行。一项临床调查发现，腹腔穿刺术是减轻恶性腹水症状负担最常见的治疗方式。98% 医生使用穿刺法，89% 认为有效，穿刺有效地缓解了恶心、呕吐、呼吸困难和腹部不适的症状，90% 患者得到了暂时的缓解。然而，随着腹水的重新聚集，症状往往会迅速复发，有时甚至在 72h 内。因此，穿刺术需要经常重复治疗才能维持症状控制。穿刺术并发症包括疼痛、穿孔、大量液体移位继发低血压、蛋白质和电解质紊乱、继发性腹膜炎和出血。随着时间的推移，穿刺术的效果会降低，并发症的风险会增加。此外，由于患者为了减少去医院的次数，常等有症状才去医院，并最大限度地提高安全排出腹水的能力，与间歇性穿刺术相关的生活质量有所下降。有资料显示，大约 90% 的经腹腔穿刺术治疗的患者症状得到了暂时缓解。但是，在腹水引流的速度上没有一致意见，从 30~90min 到 24h。肝脏疾病引起的腹水研究表明，高达 5L 的腹水被迅速清除，不会显著影响血容量或肾功能。Stephenson 回顾性分析了 30 例恶性腹水患者的腹腔穿刺放腹水治疗，其中 12 例患者放 5L 液体不夹闭引流，仅在有明显症状时才静脉输液，最终只有 6 例患者接受了静脉输液，没有出现症状性低血压。McNamara 对 44 例恶性腹水患者做了一项前瞻性研究，以评估排出多少腹水可达到缓解症状的目的。

结果表明，当排出一些腹水后（量 0.8~15L，平均 5.3L，中位数 4.9L）症状明显缓解。在患者没有进行静脉补液或输血或血浆制品的情况下，没有严重的并发症发生。他们建议等到患者出现有症状的紧张性腹水后再进行穿刺可以减少就诊次数，避免额外的检查，安全地引流腹水，并最大限度地缓解每次引流的症状。他们的实践证实，该指南方案减少了住院时间，没有出现症状性低血压病例。

对腹水量较多、非包裹性腹水、无广泛粘连和巨大肿瘤包块的患者采用盲穿通常是安全的，然而，有些患者腹水被分隔成小腔、存在大瘤块或继发于腹腔手术或化疗粘连，建议在超声引导下进行穿刺。反复大量腹穿放液有引起有效循环血量降低、低钠血症、肾功能障碍、低蛋白血症、继发腹膜炎和肺栓塞等并发症的风险。腹水可以通过引流管迅速抽出，也可将引流管置于腹壁上，留置 12~72h。快速抽出大量腹水会导致有效循环血容量减少，从而引起肾功能损害和低血压，因此在穿刺放液期间最好有静脉补液。在静脉补充足够的胶体及晶体的前提下，每天引流 10L 腹水已被证明是安全的。恶性腹水反复穿刺的主要问题是蛋白质流失，对高危患者可在放液同时采用白蛋白或右旋糖酐扩容。

3. 腹腔置管引流术 腹腔永久性或临时性导管植入术，其原理和操作均与腹腔穿刺排液类似。通过在局部麻醉下于腹腔内置放永久性或半永久性的导管，起到引流腹水的作用。对恶性腹水患者而言，这可能是唯一有效的治疗措施，而且与单用利尿剂相比，它能更快地缓解患者症状。单次腹腔穿刺放液量在 5L 以内，都具有较好的安全性。需要频繁穿刺的患者（多于每 7d 一次）可以从永久性植管中获益，使其易于自行引流，并减少了住院次数和重复穿刺的不适感。

有多种不同的留置导管用于腹水管理，包括非隧道和隧道 PleurX 导管、隧道 Tenckhoff 导管、非隧道 Foley 自持导管、Cope 型环形引流导管、隧道和非隧道腹膜导管，以及隧道腹膜戳孔。非隧道导管的相关感染和腹膜炎的发生率明显较高，因此通常只推荐寿命非常短的患者使用。PleurX 导管于 2005 年被美国食品和药物管理局批准用于恶性腹水的管理。大多数学者更喜欢隧道式导管，因为它比标准的猪尾式导管感染率低，稳定性好。拥有丰富经验的隧道置入的医生报道置管后腹膜炎发生率为 2.5%（1/40）。而使用无隧道导管的患者发生腹膜炎的风险为 21%。然而，腹膜炎的风险是多因素的，取决于消毒方法、导管类型、植管过程和操作者的经验。约 25% 的非隧道植管发生其他并发症，如穿刺部位渗漏、蜂窝织炎、导管相关感染、导管阻塞和致命性低血压。然而，隧道式导管的长期通畅率为 100%,长期成功率为 96%。留置导管的一个潜在优点是,它可以另外用于腹腔注射化疗或靶向治疗。

几项回顾性和非随机的前瞻性研究评估了难治性恶性腹水腹腔引流的隧道式导管,所有研究报道导管置入的技术成功率为 100%。导管可以在透视、B 超或 CT 引导下放置,对于某些患者来说在门诊放置导管和引流管理是可行的,留置隧道导管允许患者在家中控制腹水,可以减少诊所和医院的就诊次数。它们还允许更频繁(每天、每隔 1 天或每周 3 次)和较小的引流量,从而提供更好的症状管理。Courtney 等发现,在放置隧道导管后的 2 周、8 周和 10 周的随访中,80%~95% 的患者恶性腹水得到了控制。

腹腔穿刺潜在禁忌证是继发于先前手术或腹膜癌的腹部粘连,因为局限积液可能会阻碍操作过程,增加并发症的风险。不良事件包括导管相关感染、导管部位渗漏、导管移位或阻塞、蜂窝织炎、腹痛、细菌性腹膜炎、腹股沟疼痛和暂时性头晕。罕见的不良事件包括菌血症、导管部位出血和肺栓塞。因此,超声引导下置管似乎是最安全的手术方式,可显著减少肠穿孔和腹部感染。CT 引导下置管建议在腹腔复杂解剖条件下使用,即不推荐常规使用 CT 扫描。Bohn 等通过建模评估了间歇性大容量穿刺 LVP(定义为每 10d 排出 5L 液体)与隧道式腹膜导管的成本。他们发现 LVP 在 10 次单独手术后变得更加昂贵。Qu 等还进行了 LVP 与隧道导管放置的成本分析,他们发现隧道导管的放置是有成本效益的。

4. 皮质类固醇 氢化可的松可能通过对抗 VEGF 的产生及减少毛细血管通透性发挥作用。Mackey 报道腹腔内注射曲安缩松(triamcinolone acetonide)10mg/kg 可显著改善症状,需要再次腹穿放液的时间从 9.5d 延迟到 17.5d。

5. 生长抑素类似物 奥曲肽是生长抑素类似物,能减少消化液的分泌,增加水及电解质的吸收,且能减少乳糜性腹水的形成。Cairns 给三位转移性腺癌伴腹水患者皮下注射奥曲肽 200~600mg/d,其中有两位腹水减少,不再需要腹穿放液。有报道应用奥曲肽 0.3mg 腹腔内注射,每周 1 次,6 周后观察具有较好的疗效,腹水明显减少,提示生长抑素具有抗肿瘤作用及抑制恶性腹水生成的作用。最近报道应用长效生长抑素 30mg,肌内注射,每月 1 次,再次腹穿放液的中位时间为 28d(对照组 14d),但经腹水量及腹围等调整后,长效生长抑素并不能有效地延长再次放液时间。

6. 腹腔内放射性核素治疗 放射性核素最早于 1945 年用于治疗恶性腹水。用放射性核素腹腔内注射治疗恶性腹水的有效率为 41%~54%,对卵巢癌引起的恶性腹水有效率可达 85%,部分患者腹水可完全消退,最长可保持 6 个月,且不良反应较小。最常采用的是 ^{32}磷(^{32}P),通过 β 射线作用于癌细胞,导致浆膜纤维化及小血管和淋巴管闭塞。^{32}P 的组织穿透力可达 8mm,适用于广泛腹膜种植、腹水细胞学阳性的患者,其有限的组织穿透力限制了对腹腔内肿块的作用。存在腹腔粘连时,因其分布不均可致肠坏死。

7. 全身化疗 对于原发肿瘤化疗敏感者,如恶性淋巴瘤、小细胞肺癌、乳腺癌、卵巢癌等,治疗最初一般应针对原发肿瘤积极采用全身化疗,不仅可缩小原发病灶,也可使腹水明显减少。研究报道,晚期胃癌重度腹水患者经全身化疗后成功缓解。回顾性研究表明,45 例恶性腹水患者予针对肿瘤的全身化疗后,43% 患者腹水症状得到了完全缓解或明显改善。

8. 生物反应调节剂 常用的有干扰素、白介素 -2、TNF-α、OK432 等。

(1)干扰素(IFN):腹腔内注射 IFN 可以提高腹腔内自然杀伤细胞活性。Sartori 等报道 41 例恶性腹水患者接受腹腔内 IFNα-2b 治疗,其中 12 例腹水完全消退,15 例腹水部分消退,总有效率为 59.6%。而对卵巢癌腹水患者,治疗有效率高达 75%。

(2)肿瘤坏死因子(TNF-α):TNF 治疗是一种有效的姑息疗法。Rath 等用重组人 TNF-α 治疗原发性卵巢、胃肠道、肝、乳腺和子宫伴发的难治性恶性腹水 29 例,所用剂量为 40~350μg/m²,每周一次腹腔注射,疗程最长 2 个月,总有效率为 76%,其中 16 例腹水完全消退,6 例部分消退。副作用为发热、寒战、恶心、呕吐和疲乏,但均可忍受。TNF-α 治疗对患者生存期无影响,然而却可明显提高患者生活质量。但也有相反的报道,认为治疗无效,其作用有待进一步证实。

(3)自身 LAK 细胞联合 IL-2 腹腔注射:在无菌条件下腹穿抽取腹水 1 000~1 500ml 进行腹水淋巴细胞分离,加入 IL-2 在培养箱中培养 4~6d,将腹水淋巴细胞诱导成对自身肿瘤具有明显杀伤作用的 LAK 细胞后,测定其体外杀伤活性,然后将培养液即 LAK 细胞和 IL-2 分次注入腹腔(先抽腹水),每次 250ml,可连用 1 周,注入后变换体位。

(4)OK-432:OK-432 是一种经热处理的 Su 株链球菌制剂,注射后可迅速使中性粒细胞进入腹腔,导致腹水中巨噬细胞和 T 细胞明显增多,从而引发一系列免疫级联反应杀伤肿瘤细胞并减少腹水产生。此外 OK-432 有直接抗肿瘤作用,能抑制肿瘤细胞 DNA、RNA 合成,诱导肿瘤细胞凋亡。Yamaguchi 用 OK-432 治疗胃源性恶性腹水,剂量依据机体对 OK-432 的迟发型变态反应而定,发现可显著提高疗效,有效率达 73%,经验性用药者的有效率也可达到 53%。

(5)卡妥索单抗:卡妥索单抗(Catumaxomab)是一个

针对上皮细胞黏附分子(EpCAM)治疗且具有活化患者本身的免疫系统的三相功能抗体,分别通过 EpCAM、CD-3 和 FcyRs 受体与 T 细胞和辅助细胞(如巨噬细胞、自然杀伤细胞和树突状细胞)结合,可以用于 EpCAM 高度表达的癌症腹膜扩散所引起的恶性腹水,减少腹水引流的次数并且延长需要免于腹水引流的时间。EpCAM 在大多数上皮性癌症中都有表达,在恶性积液常见的肿瘤细胞中有 70%~100% 病例表达 EpCAM。因此,使用这种靶向治疗的腹腔内治疗直接减少了腹腔内循环肿瘤细胞的数量,进而减少了恶性腹水的产生,而没有明显的全身毒性。卡妥索单抗于 2009 年在欧盟获准用于腹腔内治疗恶性腹水。卡妥索单抗对于恶性腹水以及胃癌腹膜转移可以说是革命性的药物,另外由于其对于 EpCAM 高度表达恶性肿瘤的专一性,使得其对于卵巢癌以及腹膜扩散也有治疗上的潜力。Burges 等的研究发现腹腔内注射 10~200μg 卡妥索单抗可使 69% 的卵巢癌患者腹水明显减少并长期维持,且安全可靠,有望成为治疗卵巢癌患者腹水的治疗选择之一。Heiss 等对上皮性癌症(卵巢癌 129 例、胃癌 66 例、其他癌症 63 例)的症状性恶性腹水患者进行 II / III 期随机试验,总共有 258 例患者随机分成两组:170 例接受穿刺术联合卡妥索单抗治疗,88 例接受单独穿刺术,用于比较穿刺术联合卡妥索单抗与单纯穿刺术的疗效。Heiss 等对卵巢癌恶性腹水患者和主要终点为无穿刺生存期的其他癌症类型恶性腹水患者进行了穿刺术加卡妥索单抗与单独穿刺术的比较,他们发现卡妥索单抗组的中位无穿刺生存期显著增加(46d vs. 11d),下一次穿刺的中位时间增加到 77d 比对照组的 13d。试验还表明,腹腔注射卡妥索单抗治疗是可行的,耐受性良好,没有发现与药物治疗有关的死亡。卡妥索单抗在第 0、3、7 和 10 天通过腹腔导管分别以 10μg、20μg、50μg 和 150μg 的剂量给药。卡妥索单抗在恶性腹水患者中显示出临床疗效:无穿刺生存期显著延长(卵巢癌患者 52d vs.11d,非卵巢癌患者 37d vs.14d)。尽管早期的结果是积极的,但靶向疗法的临床应用还没有完全得以验证,还需要进一步的研究和试验证实。需要注意的是,腹腔内注射卡妥索单抗最常见的不良反应与细胞因子的释放有关,包括发热、恶心。严重的不良反应包括肠梗阻、感染、胸腔积液、吻合口漏和消化道出血。

9. 抗肿瘤血管生成

(1)抗血管内皮生长因子(VEGF):VEGF 是一种具有促进血管生成活性的多功能细胞因子,在肿瘤生长、血管生成和转移中起重要作用,还能通过提高血管通透性,参与恶性腹水的发生。Xu 等在裸鼠卵巢癌细胞株种植模型的研究表明,VEGF 受体抑制剂 PTK-787 可抑制 VEGF 活性,降低血管通透性,进而抑制恶性腹水的形成。Hasumi 等在动物实验中发现内源性 VEGF 抑制剂可溶性 FLT-1 的表达可抑制 VEGF 活性,控制恶性腹水产生以及抑制恶性肿瘤血管增殖。VEGF 抗体中和 VEGF,抑制其活性,可消退腹水。这些研究表明,抗 VEGF 或抗 VEGF 受体是治疗恶性腹水的一个有效措施。这为恶性腹水的临床治疗提供了潜在的、有前景的新策略。

抗 VEGF 单克隆抗体可使肿瘤血管重构并渐趋正常化。贝伐珠单抗是人源化单克隆抗体,可特异性作用于 VEGF,抑制血管生成,改变血管通透性,联合细胞毒药物的治疗有望成为治疗腹水的一种新方法。有报道静脉应用贝伐珠单抗 5~10mg/kg 治疗 S-1 和紫杉醇化疗或腹腔化疗无效的胃源性恶性腹水,可以显著减少腹水。

国内报道在热灌注基础上,用贝伐珠单抗 300mg 联合 5- 氟尿嘧啶 1g 溶入生理盐水 20ml 中,腹腔内注入 72h 后放开引流,每周用药一次,有效率可达 85.71%,无严重不良反应。Aflibercept 能靶向阻断 VEGF 信号通路,包括直接靶向 VEGF、干扰 VEGF 与其受体(VEGFR)结合,并抑制 VEGFR 酪氨酸激酶活性。最近报道静脉注射 aflibercept(4mg/kg 间隔 2 周),治疗组再次腹穿时间明显延长(55.1d vs.23.3d),相差 31.8d。其中治疗组有 2 例在 6 个月内不再需要第二次腹腔穿刺。

(2)基质金属蛋白酶(MMPS)抑制剂:基质金属蛋白酶是一种存在于正常健康人体内的酶,但在各种肿瘤(包括结肠癌、胃癌和乳腺癌)中产生较高浓度。MMPs 通过破坏细胞外基质来促进肿瘤的侵袭和转移;促进血管生成,提高血管通透性,与恶性腹水发生相关,而这个过程可被金属蛋白酶抑制剂所逆转。金属蛋白酶抑制剂是一类与常规化疗具有协同作用的细胞抑制剂。Batimastat(巴马司他)和 marimastat(马立马司他)是金属蛋白酶抑制剂的常用药物。Batimastat(英国牛津大学生物技术公司)腹腔给药的 I 期和 II 期研究已在腹水患者中进行,并取得了令人鼓舞的结果。在对实验模型进行大量评估后,金属蛋白酶抑制剂在患者身上表现出良好的腹膜吸收和令人满意的缓解恶性腹水的应答率。Beattie 等研究结果表明 MMPS 抑制剂 BB-94 可抑制恶性腹水的形成。23 例恶性腹水患者在腹腔穿刺放液后腹腔内注射 BB-94,5 例腹水消失,未再复发,生存期达 112 天;7 例死亡,但腹水消退。在 BB-94 治疗后 24h 内出现恶心、呕吐,但均可忍受,未见急性腹膜反应发生。但也有人认为 BB-94 虽能抑制肿瘤细胞的生长,却不能抑制腹水的产生。因此,在 MMPS 抑制剂大量应用于临床之前,仍需进一步大规模的临床试验。

10. 基因治疗　50% 以上的恶性肿瘤发生发展与 *P53*

基因的异常表达有关。Dong 等应用重组人 P53 腺病毒联合顺铂腹腔内注射治疗进展期腹水,有效率达 63%,而单用顺铂组的有效率为 43%,治疗组 KPS 评分升高,而对照组无变化。

第三节　腹腔热灌注化疗治疗恶性腹水的机制

腹腔热灌注化疗(HIPEC)由国外学者 Sprat 等于 1980 年首次报道,主要是运用癌细胞和正常的组织细胞对温度不同的耐受性和热化疗协同效应,将温热灌注液和化疗药物混合加热到一定的温度,灌注到肿瘤患者腹腔中。多项研究表明,HIPEC 对于恶性腹水具有独特的疗效,有效率在 90% 以上,通过国内外学者的不断改良 HIPEC 技术和设备的日臻完善,目前已成为临床上治疗恶性腹水行之有效的方法。

腹腔热灌注化疗(HIPEC),顾名思义就是将热疗与化疗结合起来,发挥热化疗协同杀伤肿瘤细胞的作用。药代动力学研究表明,腹腔内给药,药物主要经门静脉循环入肝,经肝脏代谢后进入体循环,与传统静脉化疗相比,腹腔化疗给药提高了腹腔内抗癌药的浓度,延长了药物与肿瘤细胞的接触时间,对经门静脉转移入肝脏的癌栓和癌细胞有较强的杀灭作用。腹腔内给药使腹腔局部药物浓度明显升高,药物浓度-时间曲线下面积(AUC)显著大于静脉给药,达数十倍至数百倍。如 HIPEC 时,腹腔内的 5-氟尿嘧啶约是血中的 100 倍,MMC 约为 70 倍,DDP 为 17 倍。因而该方法具有局部药物浓度高、血中药物浓度相对较低的特点,既保证了化疗药物在腹腔内的较强抗肿瘤效力,又减轻了药物的全身不良反应,使得机体有较好的耐受性。

腹腔热灌注化疗的机制是高温直接诱导肿瘤细胞凋亡、坏死,高温与化疗药物抗肿瘤的协同作用以及机械冲洗作用,所以,腹腔内合适的温度是成功有效的关键。加热能提高肿瘤细胞对某些药物的敏感性,加上细胞的渗透性增强,肿瘤细胞微环境和药代动力学的改变,强化了抗癌药的作用。HIPEC 既可以通过大容量腹腔持续灌注机械性冲刷作用清除腹腔内残留的癌细胞和微小转移灶,又能使化疗药物与热疗产生联合互补作用,增强患者对化疗的敏感性,能够更有效地杀伤肿瘤细胞,同时减轻化疗所产生的副作用。热疗时,肿瘤内部血管扩张,血液循环加速,肿瘤组织细胞内的化疗药浓度增加,催化药物与癌细胞 DNA 的加合反应,提高化疗效,还通过抑制 DNA 修复和多耐药性糖蛋白的表达,来增加癌细胞对化疗药的敏感性、减少或逆转肿瘤耐药性的发生。有学者指出,采用热疗可对肿瘤细胞

造成有效杀伤,破坏病灶区血管结构,减少肿瘤组织供血,有效抑制肿瘤增殖。此外,热疗还可以有效增强细胞膜通透性,抑制肿瘤细胞自我修复,增强药物病灶区渗透性,提高疗效。

多数学者认为,杀灭腹腔内微小肿瘤可能是 HIPEC 治疗腹膜癌(PC)及恶性腹水的主要原因。然而,腹腔镜下 HIPEC 和 B 超引导下 HIPEC 姑息性治疗恶性腹水的研究并不支持这一结论,因为腹腔镜下 HIPEC 和 B 超引导下 HIPEC 后的大部分肿瘤负荷并未减低。Ba 等的研究表明,腹腔镜下 HIPEC 和 B 超引导下 HIPEC 姑息性治疗恶性腹水后所有患者腹水均消退;CRS 和 HIPEC 治疗恶性腹水的总缓解率均为 100%,包括 22 例全身状况较差的患者(CRS 证实 HIPEC 后 PC 未完全根除)和 10 例不全性 CRS 患者,且恶性腹水治疗后很少复发,直到 PC 进展并最终死亡。这一研究结果证实腹水的缓解与 PC 的切除状态完全无关,这提示 CRS+HIPEC 治疗恶性腹水发挥作用的可能是 HIPEC 而不是 CRS,或者说 HIPEC 通过目前一种尚未明确的机制对恶性腹水的治疗发挥作用,其具体的作用机制还有待深入研究。Ba 等认为 HIPEC 治疗恶性腹水的机制可能是 HIPEC 改变了肿瘤细胞的分子生物学行为,导致使腹膜通透性增加的癌基因活细胞因子减少,腹水的生成减少;或使淋巴引流通畅,促进了恶性腹水的重吸收,而不是完全杀灭了腹腔内的肿瘤细胞。

第四节　腹腔热灌注化疗治疗恶性腹水的安全性及临床疗效

目前,HIPEC 已被越来越多的医疗机构认可和推广,美国、意大利、西班牙均已开展 HIPEC 治疗腹膜癌及其引起的恶性腹水的临床治疗研究工作,法国、意大利、荷兰已将其作为预防和治疗腹腔恶性肿瘤腹膜种植转移的标准疗法,英国也已将其纳入英国国家保健系统预防和治疗腹腔恶性肿瘤腹膜种植转移的标准治疗方案,澳大利亚联邦政府也增加了支持预防和治疗腹腔恶性肿瘤腹膜种植转移的专项经费。我国很多大的医疗中心也已开展精准 HIPEC 技术,并取得了良好的疗效。

目前,HIPEC 治疗恶性腹水的方法分为剖腹手术置管法、剖腹或腹腔镜减瘤术后置管法、腹腔镜辅助置管法和 B 超引导下穿刺置管法四种,可根据患者的病情或手术方式进行选择。

一、剖腹腹腔热灌注化疗治疗恶性腹水

1. 麻醉要求　在全麻或硬膜外麻醉下或气管插管全

身麻醉下完成。

2. 体位要求　患者取平卧位,常规消毒铺巾。

3. 剖腹腹腔热灌注化疗治疗恶性腹水置管方法　HIPEC 置管方法是在姑息性切除术后或剖腹探查后于腹壁左右两侧的上下两端各放置 1 根导管,两侧灌注导管位于肋弓下方 3cm 与锁骨中线相交处,两侧流出导管位于脐与髂前上棘连线中外 1/3 交界处,放置于盆腔的导管分别从同侧上腹壁另戳口引出,腹腔左右灌注管则从同侧下腹壁引出,缝合固定后关腹。穿刺置管成功后,即刻连接 BR-TRG 体腔热灌注治疗系统进行治疗。一般行 3 次 HIPEC,首次 HIPEC 在手术室术毕后进行,以后两次 HIPEC 隔日分别于术后第 2 天、第 4 天在重症监护室(ICU)进行。HIPEC 治疗前 15min 肌内注射盐酸哌替啶 75mg,盐酸异丙嗪 25mg,丙泊酚 3~5ml/h 静脉持续推注,根据不同患者的反应调整剂量,治疗过程中持续监测患者生命体征和血氧饱和度变化情况。腹腔灌注液选择生理盐水或注射用水,灌注液(包括腹水)的量以可使患者腹腔内充满液体、建立通畅的循环为原则,一般为 4 000~6 000ml;根据原发病选择化疗药物,主要选择顺铂、奥沙利铂、5- 氟尿嘧啶单药序贯使用,剂量参考系统化疗的使用剂量;灌注速度 400~600ml/min;灌注液入水口温度控制在 43 ± 0.1℃,持续循环灌注 60~90min;每次灌注结束后复查血常规、肝肾功能、血生化、白蛋白等指标。所有患者行 HIPEC 后 3 周根据病情及治疗经历进行全身静脉化疗,也可以考虑靶向治疗和免疫治疗等综合治疗手段。

4. 优缺点　HIPEC 作为恶性肿瘤患者的一种独特治疗手段,能有效地杀灭腹腔内游离肿瘤细胞和微小癌转移灶,预防和治疗腹腔恶性肿瘤腹膜种植转移及其并发的恶性腹水,具有不良反应小、经济、安全、有效,患者依从性较好、操作简单等优点,是一种值得广泛开展和推广的治疗恶性肿瘤腹膜种植转移及恶性腹水的治疗方法。

剖腹腹腔热灌注化疗治疗恶性腹水,HIPEC 置管需要剖腹手术进行,要求在全身麻醉或硬膜外麻醉下或气管插管全麻下完成,延长了该类的住院时间并增加治疗费用,增加了患者创伤,多适用于大量恶性腹水 CRS 减瘤失败的患者。

5. 适应证　中晚期腹盆腔恶性肿瘤,主要包含以下三个方面:①根治手术后预防性的 HIPEC,预防 PC 的发生。②细胞减灭术后治疗性的 HIPEC,治疗已经存在的 PC。③不能手术患者姑息性的 HIPEC,用于已经腹腔广泛转移或合并大量腹水的患者。

6. 禁忌证　①各种原因所致腹腔内广泛粘连。②吻合口存在水肿、缺血、张力等愈合不良因素。③完全肠梗阻。④明显肝肾功能不全。⑤合并骨髓抑制,外周血白细胞计数、血小板计数低下。⑥严重心血管系统疾病。⑦感染性疾病,尤其是严重腹腔感染。⑧出血倾向或者凝血功能障碍。⑨生命体征不稳定。⑩恶病质。

7. 疗效评价　分别于 HIPEC 治疗前、第三次 HIPEC 治疗后 2 周对患者进行生活质量评分,评估患者生活质量及病情缓解情况。所有患者于治疗后两周复查腹部 B 超,评估腹水消退情况,以后根据患者病情至少每月进行一次随访复查,依据 WHO 制定的恶性肿瘤疗效评估标准对所有患者进行评估。①完全缓解(complete remission,CR):治疗后腹水完全吸收,持续 4 周以上。②部分缓解(partial remission,PR):腹水减少 1/2,持续 4 周以上。③无效(no consequent,NC):治疗后腹水减少不明显或腹水增加者。

殷娟等应用顺铂、5- 氟尿嘧啶进行 HIPEC 联合体外高频热疗治疗恶性腹水,用顺铂、5- 氟尿嘧啶单纯腹腔化疗作为对照组,结果显示 HIPEC 组有效率 65.2%,卡氏评分升高率 47.8%;对照组有效率 45.8%,卡氏评分升高率 33.3%。治疗组腹水控制率、卡氏评分升高率均较对照组明显为优,两组不良反应无明显差异,因此认为 HIPEC 联合热疗治疗恶性腹水较单纯腹腔化疗效果好,且患者可以耐受。李建宁等应用顺铂、丝裂霉素和 5- 氟尿嘧啶进行 HIPEC 治疗恶性腹水,全部患者常规腹腔穿刺。结果 21 例患者 9 例完全缓解,7 例部分缓解,有效率为 76.2%,因此认为 HIPEC 治疗恶性腹水是一种安全有效的治疗手段,不良反应少,患者可以耐受。

8. 安全性　HIPEC 是一种新的腹腔恶性肿瘤伴恶性腹水患者的治疗方案。其原理是大剂量热化疗液可使药物充分有效地到达微小的腹腔转移灶。HIPEC 能够有效清除腹腔内游离癌细胞和微小转移灶。在 HIPEC 治疗过程中,化疗药物被局部灌注到患者腹腔,腹腔内局部药物浓度高、恒定和持续。而进入体循环的药物较少,从而减少了全身副作用。与单纯腹腔化疗相比,HIPEC 在治疗恶性腹水方面具有明显优势,在治疗恶性肿瘤腹膜种植及其引起的恶性腹水方面已见成效。

Ba 等应用 BR-TRG-Ⅱ型体腔热灌注治疗仪行 HIPEC 治疗恶性腹水,是在计算机全程动态监测和反馈调节下进行的,有效地保持了治疗药液温度恒定在 43℃,大容量持续循环灌注的方法有利于药物均匀分布,以最大面积作用于体腔,发挥最广泛的杀伤效应,治疗后能有效杀灭腹腔内游离的癌细胞和残存的微小癌转移病灶,从而抑制恶性腹水的生长。实验结果显示 58 例患者中仅有 22 例出现轻度化疗相关性不良反应,主要表现为Ⅰ~Ⅱ度胃肠道反应及骨髓抑制,治疗结束后或对症治疗,上述反应均可好转,无器质性并发症发生。

Cui 等研究显示,在 HIPEC 治疗恶性腹水过程中观察组患者体表温度、直肠温度及鼓膜温度均随治疗时间的推移而稍有升高,但均低于 38℃,并无显著变化,不会损伤患者脑内中枢神经。此外,各时间点数据显示,观察组患者治疗过程中心率、舒张压、收缩压、血氧饱和度、呼吸等体征基本指标均无显著性变化。虽然采用 HIPEC 对患者进行治疗后可能会影响患者部分生理功能,但不会损伤患者内脏器官,患者在 HIPEC 治疗结束后生命体征可自行恢复,因此 HIPEC 治疗恶性腹水安全可靠。

二、细胞减灭术(CRS)联合 HIPEC 治疗恶性腹水

1. 麻醉要求　在全身麻醉或硬膜外麻醉下或气管插管全麻下完成。

2. 体位要求　患者取平卧位,常规消毒铺巾。

3. 细胞减灭术(CRS)联合 HIPEC 治疗恶性腹水置管方法　在行 HIPEC 前要实施 CRS,取从剑突直到耻骨联合的长正中切口。充分显露术野,以利于全面评估腹膜种植瘤并予以手术切除。对壁腹膜行区域性整片剥脱术;对脏腹膜和病变脏器采用外科手术切除;对腹腔内肉眼可见的癌灶尽量用电刀切除,在完成了减瘤术后在腹壁放置导管进行 HIPEC。CRS+HIPEC 置管方法是肿瘤细胞减灭术后于腹壁左右两侧的上下两端各放置 1 条导管,两侧灌注导管位于肋弓下方 3cm 与锁骨中线相交处,两侧流出导管位于脐与髂前上棘连线中外 1/3 交界处,放置于盆腔的导管分别从同侧上腹壁另戳口引出,腹腔左右灌注管则从同侧下腹壁引出,缝合固定后关腹。置管成功后,即刻连接 Cui 等自主研发的 BR-TRG-Ⅱ型体腔热灌注治疗系统进行治疗。所有患者总共行三次 HIPEC,首次 HIPEC 在手术室术毕后即刻进行,以后两次 HIPEC 隔日分别于术后第二天、第四天在重症监护室(ICU)进行。

对于 CRS,所有患者的治疗初衷是达到满意减瘤甚至肉眼无瘤,包括切除所有肉眼肿瘤和相关器官、腹膜或组织,只要技术上可行,对患者来说是安全的就值得去努力尝试。CRS 和 HIPEC 的顺序和时机可以根据患者的生命体征状况来考虑,以获得最佳的结果。病情良好伴有大量腹水或少量腹水或无腹水的患者均行即刻 CRS 加 HIPEC 治疗,病情较差的患者可先行 HIPEC 治疗,待一般状况改善后再给予 CRS 联合 HIPEC 治疗。

4. 机制　CRS 是指在保证手术安全的前提下尽可能地清除腹腔内肉眼可见的瘤灶,从而达到最大限度地降低肿瘤负荷的目的。根据 Sugarbaker 标准的最大 CRS 联合

HIPEC 在改善生活质量和延长非卵巢原发肿瘤(包括胃、结肠和阑尾)的生存期方面取得了良好的临床疗效。CRS 可用于切除巨大的肿瘤组织,HIPEC 随后可用于根除腹膜腔内残留的微小肿瘤,从而延缓肿瘤复发,改善生活质量。

5. 适应证　适用于大多数原发性腹腔恶性肿瘤伴大量腹水的患者,尤其是胃癌、结直肠癌、卵巢癌、腹膜假黏液瘤等。原发灶能行根治性切除或明显减瘤手术,且无远处广泛转移的患者均可行 CRS+HIPEC。

6. 禁忌证　①各种原因所致腹腔内广泛粘连。②吻合口存在水肿、缺血、张力等愈合不良因素。③完全肠梗阻。④明显肝肾功能不全。⑤合并骨髓抑制,外周血白细胞计数、血小板计数低下。⑥严重心血管系统疾病。⑦感染性疾病,尤其是严重腹腔感染。⑧出血倾向或者凝血功能障碍。⑨生命体征不稳定。⑩恶病质。

7. 优缺点　①CRS+HIPEC 能够有效控制约 93% 恶性腹水,即使在完全细胞减灭不可行的情况下也是如此。②CRS+HIPEC 减轻了肿瘤负荷。③HIPEC 可能为最初不符合 CRS 条件的卵巢癌和腹水患者提供完全 CRS 的可能性。病情严重不符合 CRS 条件的患者,可能在 HIPEC 治疗后获得 CRS 的机会,从而提高长期存活率并改善患者的生活质量。④CRS 为 HIPEC 提供了良好的条件,而 HIPEC 可消除 CRS 术后残存的亚临床病灶,预防 CRS 术后复发。⑤以往单纯的 CRS 通常只能处理肉眼可见病灶。而 CRS 联合 HIPEC 则综合利用手术、区域化疗、热疗和大容量液体的灌洗作用,清除和消灭腹腔内游离的癌细胞和微小癌灶。缺点是尽管对这种联合方法有良好的应答率,但由于健康状况不佳,许多患者不符合 CRS 手术条件,CRS+HIPEC 一般需要全身麻醉施行剖腹,创伤大,患者术后恢复慢,出血、肠漏、感染等并发症的风险较高。

8. 疗效　CRS+HIPEC 治疗恶性腹水后根据 WHO 制订的恶性肿瘤疗效评估标准对所有患者进行评估:①完全缓解(complete remission,CR):治疗后腹水完全吸收,持续 4 周以上。②部分缓解(partial remission,PR):腹水减少 1/2,持续 4 周以上。③无效(no consequent,NC):治疗后腹水减少不明显或腹水增加者。

Ba 等的研究结果显示,68 例大量腹水患者,经过 HIPEC 治疗后所有患者均表现为腹水消退,即使是病情较差未行满意减瘤手术的患者也是如此,总 ORR 为 100%,58 例满意 CRS 患者和 10 例不满意 CRS 的患者在随访期间均未见恶性腹水复发,两组之间的腹水疗效和复发率没有显著差异。

Ba 等对行 CRS+HIPEC 的患者进行术后随访,完全性 CRS 的无 / 少腹水患者平均总体生存周期(OS)为

58.0±1.6 个月,无病生存周期(DFS)为(26.0±1.1)个月。不完全性 CRS 合并少量腹水 / 无腹水患者的 OS 平均为(15.0±0.8)个月。完全性 CRS 的重度腹水患者中位 OS 为(56.0±1.5)个月,中位 DFS 为(28.0±1.2)个月。不完全性 CRS 伴重度腹水患者的 OS 为(15.0±1.0)个月。Ba 等研究发现,HIPEC 联合 CRS 治疗原发性卵巢癌的患者取得了最佳的效果,在接受该联合治疗的患者亚组中观察到 OS 和 DFS 延长。这些结果表明,大量腹水对卵巢癌完全性 CRS 的发生率和预后没有显著影响,HIPEC 能有效提高完全缓解率。接受 HIPEC 联合 CRS 治疗的原发性卵巢癌患者的中位 DFS 为 28 个月,中位 OS 为 53.4 个月,即使对于一般情况较差、最初不符合 CRS 条件的患者也是如此。接受完全性 CRS 治疗的原发性卵巢癌大量腹水患者的中位 OS 为 56 个月,而不完全性 CRS 的患者 OS 为 15 个月。这些结果表明,CRS 联合 HIPEC 可以延长原发性卵巢癌和大量腹水患者的中位 DFS 和 OS。

9. 恶性腹水对细胞减灭术成功率的影响 恶性腹水的多少对 CRS 成功率的影响备受争议。国外学者认为恶性腹水、特别是大量恶性腹水的出现严重影响 CRS 成功率。但 Ba 等研究认为恶性腹水对 CRS 成功率的影响因原发病种类的不同存在较大差异。

胃癌合并恶性腹水严重影响患者的 CRS 成功率,除切除部分大网膜或进行胃空肠吻合解除梗阻外,几乎不能进行 CRS;大肠癌合并恶性腹水也影响完全 CRS 成功率,多数患者虽不能满意减瘤,但多可以进行肿瘤局部切除吻合术。与胃肠道癌不同,大多数卵巢癌患者的腹膜转移是局部侵袭性转移或有限的区域性腹膜转移,一般均能达到满意减瘤(CRS)联合器官切除手术的目的(如大网膜切除、腹膜切除、脾切除、部分肠切除、结肠部分切除或膀胱部分切除等);卵巢癌合并恶性腹水基本不影响患者的 CRS 成功率,患者多可以进行满意 CRS,且预后也很好。

Randle 等提出,恶性腹水的存在显著降低了完全 CRS 的机会。Randle 等从 1 000 个 CRS 和 HIPEC 手术的数据库中,回顾性分析了 299 例因各种原发腹内肿瘤引起的恶性腹水,采用 CRS 加 HIPEC 治疗腹水,然而,只有 15% 的腹水患者有可能获得完全的 CRS,而没有腹水的患者则为59%。主要并发症的发病率为 25%,30d 死亡率为 5.8%。93% 的病例腹水控制在 3 个月内,即使在不满意减瘤的情况下也是如此,而改善恶性腹水患者的生存期仅在 CRS 完成后才有改善。事实上,对 Randle 等所采集的资料进行回顾性分析显示,该组患者卵巢癌合并恶性腹水患者的完全性 CRS 比率仍保持在 100%,但因为研究人群中消化道肿瘤患者占比很大。因此,Randle 等提出的结果不适合卵巢癌患者。

Ba 等的研究中,完全性 CRS 在无 / 少量腹水患者中的成功率为 86.8%,在原发性卵巢癌和恶性腹水患者中的成功率为 85.3%,这表明大量腹水并不影响完全性 CRS 的比率。其结果表明:腹水似乎不影响大量腹水患者的完全性 CRS 成功率和预后。卵巢癌伴大量腹水患者完全性 CRS 成功率较高,预后良好。CRS+HIPEC 可延长原发性卵巢癌伴大量腹水患者的中位 DFS 和 OS。因此,卵巢癌和恶性腹水患者完全 CRS 的成功率明显高于消化道肿瘤和恶性腹水患者。

据报道,在胃癌和结肠癌患者中,CRS 疗效随着腹水量的增加而降低。与胃肠道肿瘤不同,卵巢癌患者可能会出现大量腹水,但没有广泛的腹膜转移,包括良性卵巢肿瘤如 Meigs 综合征。因此,许多卵巢癌患者有与腹水相关的严重症状,但并不是所有的腹水都是恶性肿瘤转移所致,即只有大约 60% 的引流液中可以发现癌细胞。此外,卵巢癌患者恶性腹水中癌细胞阳性并不一定提示腹膜广泛转移,这与 Ba 的研究结果一致。因此,伴有恶性腹水卵巢癌患者的 CRS 成功率明显高于报道的胃肠道肿瘤患者 CRS 成功率。

三、腹腔镜辅助 HIPEC 治疗恶性腹水

1. 麻醉要求 在气管插管全身麻醉下完成。

2. 体位要求 患者取平卧位,常规消毒铺巾。

3. 腹腔镜辅助 HIPEC 置管方法 腹腔镜探查前可用深静脉导管腹腔穿刺留取腹水,避免腹腔镜镜头泡于腹水中影响观察。选择原腹水较多、腹壁与腹腔内组织无粘连的部位作为穿刺点,注意避开原腹壁手术切口部位。脐下作一小切口,逐层切开进腹或直接穿刺进腹插入气腹针,吸尽腹腔内积液后,闭合法建立人工气腹,气腹压力经脐下戳孔插入腹腔镜,注意不要伤及内脏,并探查腹腔内脏器。置入直径 12mm 穿刺 Trocar 后翘起前端建立气腹,避免进气产生气泡影响后续操作,建立气腹后在腹腔镜直视下再分别选取合适部位穿刺,可再选择一个直径 12mm 和两个直径 5mm 穿刺 Trocar 置入腹腔,然后在腹腔镜直视下由直径 12mm 穿刺 Trocar 置入抓钳分别由另两个穿刺 Trocar 孔穿出腹腔,夹住灌注管后退出 Trocar,将灌注管头端拉进腹腔内并放于合适的位置,然后腹腔镜直视下由直径 12mm 穿刺 Trocar 置入灌注管,尽量调整管口至合适的位置,最后保留气腹,将腔镜孔 Trocar 指向需要放置管道的方向,尽量在无阻力的情况下将最后一条灌注管放置于合适的位置,最终需要将 4 条灌注管管口置于左右上腹部和两侧盆底(图 12-1)。

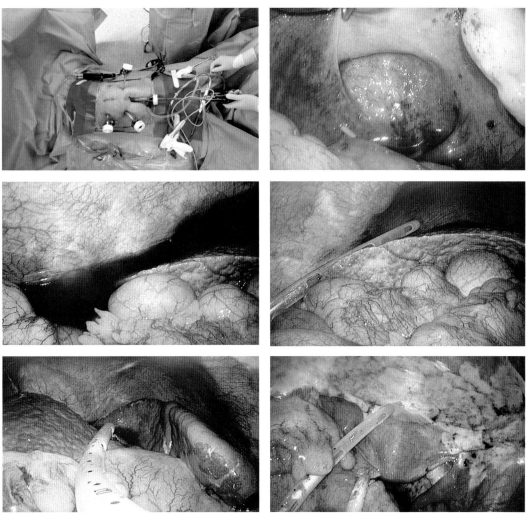

图 12-1 腹腔镜辅助 HIPEC 置管

4. 优缺点 不可否认,与 B 超、CT、MRI 或 PET/CT 相比,腹腔镜检查在判断恶性肿瘤腹膜转移的严重程度和分期方面具有显著优势,从而避免了任何不必要的探查手术。腹腔镜辅助 HIPEC 可充分应用微创外科的优势,先探查了解肿瘤的部位、大小、临床分期、可否手术或再次手术切除,对不能切除的患者进行 HIPEC,避免了不能手术切除的患者大切口手术带来的痛苦。腹腔镜辅助置管方法则安全性更高,且可直视下观察腹腔内的情况或直视下活检。腹腔镜辅助 HIPEC 治疗恶性腹水可保证腹腔内灌注液体速度一致,维持腹腔内温度稳定,维持化疗药物与肿瘤的充分接触,具有创伤小、患者痛苦少、术后恢复快、疗效肯定等优点,在治疗恶性腹水方面有着很好的临床应用前景。缺点:一是操作过程需要在全身麻醉或硬膜外麻醉下进行,需由能够熟练掌握腹腔镜技术的外科医师来操作完成;二是在腹腔镜辅助 HIPEC 手术中,当二氧化碳充入腹腔时,腹腔中气体的压力高于大气压,可有部分气体沿戳孔泄漏,而恶性腹水患者腹腔内游离癌细胞甚多,可能造成游离的癌细胞由气体携带而种植于戳孔损伤处。

5. 适应证 适用于那些诊断不明、病理来源不清的患者,适用于腹腔镜手术后或腹腔镜探查见腹腔肿瘤广泛种植转移合并大量腹水、难以手术切除的患者,通过腹腔镜探查寻找肿瘤原发灶或取病理免疫组化或行基因检测,指导后续的治疗。

6. 禁忌证 ①曾有腹部手术史,术前明确有明显粘连患者。②腹水包裹,腹水不会随体位改变而在腹腔内自由流动。③合并严重心肺脑疾病患者。

7. 临床疗效 在剖腹置管进行 HIPEC 治疗恶性腹水取得很好疗效的基础上,国外学者充分应用腹腔镜术的微创外科优势,对腹腔镜辅助 HIPEC 治疗恶性腹水进行了卓有成效的探索,取得了很好的成就。Facchiano 等研究认为腹腔镜辅助 HIPEC 治疗胃癌姑息性切除术后恶性腹水安全可行,临床疗效肯定,值得临床推广应用。Garofalo 等研究认为,对腹膜种植转移的晚期恶性肿瘤并大量腹水患者不能进行减瘤外科治疗时进行腹腔镜辅助 HIPEC 安全有效,有腹腔镜肿瘤分期方法经验和腹腔热灌注的设备是进行腹腔镜辅助HIPEC的必备条件。广州医科大学附属肿瘤医院应用自主研制的BR-TRG-I型体腔热灌注治疗系统对恶性腹水患者进行了腹腔镜辅助HIPEC,结果全部患者腹水症状缓解,有效率为100%,腹腔镜辅助HIPEC治疗恶性腹水疗效确切。国外学者对腹腔镜辅助HIPEC治疗恶性腹水的可行性进行了研究。Ferron等在法国的5头成年猪身上进行了腹腔镜辅助下的HIPEC手术。腹腔灌注热盐水30min,43℃,结果液体在腹腔内分布均匀,温度适宜,无手术并发症发生。因此,腹腔镜辅助HIPEC治疗恶性腹水是安全可行的。Gesson-Paute等在10头成年猪上进行了腹腔镜辅助下的HIPEC,对照组动物采用剖腹放置引流管进行HIPEC。采用含奥沙利铂(460mg/m²)的灌注液,41~43℃,30min,每分钟取样一次灌注液,测定药物浓度。结果表明,手术顺利,无并发症发生。药物吸收率腹腔镜辅助下的HIPEC为41.5%,剖腹进行的HIPEC为33.4%。奥沙利铂在腹腔镜辅助HIPEC中的半衰期明显短于剖腹HIPEC,腹腔镜辅助HIPEC下腹腔对奥沙利铂的吸收速度明显快于剖腹HIPEC,提高了临床疗效。

Facchiano等在巴黎大学附属医院用腹腔镜辅助HIPEC治疗了5例胃癌姑息性切除术后的恶性腹水。在腹腔镜下于上、下腹部象限放置腹腔灌注引流导管,在45℃的进液温度下,用含丝裂霉素+铂的灌注液进行60~90min的腹腔镜辅助HIPEC。结果表明,手术进展顺利,平均181min,无相关并发症发生,5例恶性腹水全部消除。结果表明,腹腔镜辅助HIPEC治疗胃癌姑息性切除术后恶性腹水是安全可行的,临床效果良好。Garofalo等分别对14例恶性腹水、5例胃癌、3例结直肠癌、3例卵巢癌、2例乳腺癌和1例腹膜假黏液瘤施行了腹腔镜辅助HIPEC,采用卡铂、顺铂、丝裂霉素等化疗药物(根据原发肿瘤类型不同)行腹腔镜下HIPEC治疗90min,进水温度为42℃。结果14例恶性腹水均得到良好控制,1例术后CT检查证实为盆腔积液。结论显示腹腔镜下HIPEC对不适宜细胞减灭术的晚期恶性肿瘤合并腹水和腹膜种植患者化疗是安全有效的。Ba在腹腔镜辅助下进行HIPEC治疗胃癌腹膜癌所致恶性腹水16例,所有腹水患者均已缓解,有效率为100%。2例血性腹水和1例乳糜样恶性腹水在首次腹腔镜辅助HIPEC后很快消失。中位生存期为5个月,与传统治疗及其他报道相比均有延长。患者一般状况、精神状态、食欲、体重均有改善,贫血症状减轻,临床疗效满意。提示腹腔镜下HIPEC具有良好的临床疗效。一些小型研究评估了腹腔镜下HIPEC对恶性腹水的姑息治疗,发现腹水缓解率很高(83%~100%)。Valle等在腹腔镜下放置HIPEC导管,在

手术室实施HIPEC,每4~6周重复治疗一次。平均而言,腹水在1.4次治疗后消退。Ba等在腹腔镜下放置导管,然后在手术室进行第一次HIPEC治疗,然后在术后第1天和第2天在ICU再进行两次HIPEC。Ba和Valle均发现治疗后卡诺夫斯基评分(KPS)平均提高了20分。

8. 腹腔镜辅助HIPEC的戳孔种植转移问题 腹腔镜手术中要考虑的一个问题是戳孔种植/转移,这已被证明影响患者的预后和生存时间(图12-2)。Ba等研究显示B超引导手术中穿刺处腹壁转移的发生与腹腔镜辅助手术中观察到的类似,表明腹腔镜手术中人工气腹引起的CO_2沿套管针渗漏("烟囱效应")可能与这些转移无关。在Ba的研究中,B超和腹腔镜组的戳孔转移率没有显著差异。考虑到后者需要CO_2气腹,而前者不需要,这表明烟囱效应可能不是导致戳孔转移发生的主要因素。由于HIPEC治疗各种腹膜癌引起的恶性腹水临床应用尚不普遍,需要进行多中心的合作研究,以全面评估腹腔镜戳孔这种置管方法的不良事件发生率、戳孔种植转移发生机制和比率以及其他并发症的发生率。

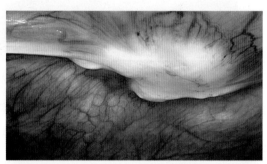
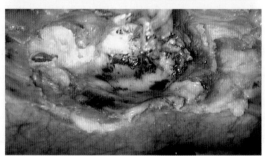

图12-2 戳孔种植转移

在Ba的研究中,B超引导和腹腔镜辅助下HIPEC术后戳孔转移的发生率为9.68%,远高于以前的文献报道。Ba的研究中观察到的高腹腔游离癌细胞(FCC)阳性腹水率(58.10%)可能与高转移率有关。腹膜腔内有活性的FCC及其向套管针伤口的运输是戳孔转移的关键。患者腹水中高水平的活肿瘤细胞,可能包括肿瘤干细胞,可能是导致戳孔转移率高的原因之一。一些研究表明,腹水中血液和氧气供应不足为肿瘤干细胞的生长和存活提供了有利的条件。事

实上,据报道,手术中和术后出现恶性腹水会增加戳孔转移的风险。另一个原因可能是在 B 超引导或腹腔镜辅助下放置 HIPEC 导管时,腹水中的肿瘤细胞容易流入戳孔部位。将 FCC 运送到创伤部位可促进其在戳孔部位的植入。因此,戳孔转移的关键因素之一可能是在手术中将活的肿瘤细胞(存在于腹水中)植入套管针伤口。Allardyce 等的研究显示在手术主要操作孔中发现的肿瘤细胞多于辅助孔中的肿瘤细胞,这意味着伤口植入是由器械的污染引起的。

一些研究人员提出,穿刺口的微环境可能是肿瘤生长的重要因素,穿刺口的局部因素可能在穿刺口转移的机制中起重要作用。有利于癌细胞生长的微环境可能促进戳孔转移,组织创伤和局部腹膜因素可能与细胞雾化一样重要。腹膜局部免疫已被认为对细胞的锚定和增殖有重要影响。曾等研究了组织创伤的影响,提示套管针诱导的局部腹膜因素可促进戳孔转移。穿刺术是减轻恶性腹水引起的症状的有效技术;虽然穿刺管比 HIPEC 导管小得多,但我们的临床经验是穿刺孔周围的转移比腹腔镜辅助 HIPEC 更常见。在目前研究中,B 超引导下的 HIPEC 和腹腔镜辅助下的 HIPEC 显示出相似的戳孔转移率;两种技术都使用 1.2cm 的切口和 1.2cm 直径的套管针。因此,Ba 认为套管针周围的微环境可能促进了肿瘤细胞在戳孔的种植,腹腔镜手术中人工气腹引起的套管针周围 CO_2 渗漏(烟囱效应)可能不是戳孔转移的重要机制。将 FCC 从肿瘤或恶性腹水输送到创伤部位,以及套管针部位的局部微环境,可能会促进肿瘤细胞在戳孔部位的种植。

四、B 超引导下 HIPEC 治疗恶性腹水

1. 麻醉要求 可在气管插管全身麻醉或静脉基础麻醉 + 穿刺点局部麻醉下完成。

2. 体位要求 患者取平卧位,B 超检查确定腹水量,常规消毒铺巾。

3. B 超引导下 HIPEC 治疗恶性腹水置管方法 在 B 超引导下选择腹水较深、腹壁与腹腔内组织无粘连处作为穿刺点。注意避开原腹壁手术切口部位,避开腹壁下血管,利多卡因在穿刺点皮下、浅肌层、深肌层、腹膜分别作浸润麻醉,抽出腹水表明进入腹腔,尖刀切开小切口后,在穿刺点作一 1.5cm 切口,可用弯钳将肌肉拨开,用直径为 1.2cm 的 Trocar 穿入腹腔,左手顶住 Trocar 前端腹壁,避免用力过猛误伤脏器,右手小心旋转 Trocar 底部缓慢穿刺,遇突破感后拔出 Trocar 内芯可见腹水。见腹水流出后,将有多个侧孔的灌注导管在 Trocar 引导下分别放至于左上腹、右上腹;流出导管放至于左下腹、右下腹(图 12-3)。灌注导管与流出导管分别在腹腔内交叉形成两个 X 形,以利于灌注液

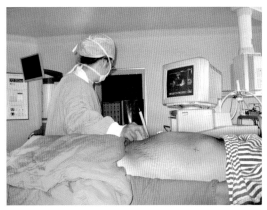

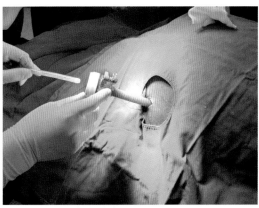

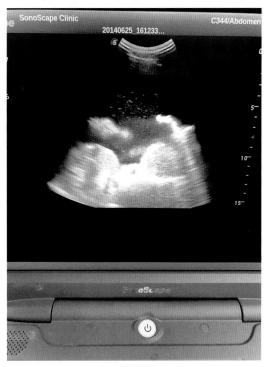

图 12-3 B 超引导下 HIPEC 管道放置方法示意

循环通畅,放入长度 30~40cm。退出 Trocar 后以角针将皮肤、皮下组织绕管 C 形缝合,务必注意避免误伤管道导致管道断裂在腹腔内。4 号丝线固定管道于腹壁。同样方法留置其他 3 条管道。如患者腹水量不多,可借助体位使腹水积聚于左下腹,选择第一个穿刺孔,放入灌注道管后向腹腔

内灌入适量生理盐水使腹部隆起,再选择其他穿刺位点进行穿刺置管。初学者穿刺时要务必小心,不要用力过猛误伤脏器或缝针时误伤管道甚至管道断裂造成严重后果。

4. 适应证　B超引导下置管主要适用于大量恶性腹水、病理诊断明确、不需要取病理活检的恶性腹水患者。

5. 禁忌证　B超引导下HIPEC并不适用于所有腹水患者。如患者有腹部手术史或结核性腹膜炎等炎症所致腹水,腹腔内常有粘连,使腹水包裹,腹水不会随体位改变而在腹腔内自由流动,超声无法找到合适的穿刺部位,HIPEC的液体流动也受限。其次,超声法虽然无创伤性,但病情较重的张力性腹水患者较长时间仰卧位可能难以坚持,故此法不宜用于重度腹水患者。严重心肺脑疾病患者不宜行B超HIPEC。

6. 优缺点　B超检查分辨率高,无创伤,可特异性的诊断腹水,可重复操作,且费用低廉。临床医生常在B超引导定位下行腹腔穿刺置管引流术,采集患者腹水以诊断腹水的性质,引流患者腹水从而缓解其腹内压增高导致的腹胀、腹痛。传统的HIPEC使用腹腔镜或进行开放手术来辅助放置导管,这可能会导致较大的创伤性伤口,相比而言手术大,住院时间长,并发症风险相对较高。Cui等首次在HIPEC中引入B超引导腹壁置管治疗恶性腹水。该入路手术费用相对较低,所需技术和临床技能较少,在很大程度上避免了腹腔镜手术对内脏器官的损伤及相关并发症。B超引导下HIPEC可发挥B超检查无创伤,对腹水诊断具有特异性的优点,具有创伤小、患者痛苦少、术后恢复快、疗效肯定、技术成熟、经济实用、费用低廉,可在局部麻醉下进行,不需要全身麻醉和腹腔镜技术介入,有经验的内科或介入科医生均可以开展,具有很好的临床应用前景。

7. 临床疗效　20世纪80年代以来,HIPEC方案治疗腹膜转移癌已广泛应用于胃癌、结直肠癌、卵巢癌、腹膜假黏液瘤等腹膜癌的治疗,取得了令人满意的治疗效果。在剖腹置管进行HIPEC及腹腔镜辅助HIPEC治疗恶性腹水的基础上,广州医科大学附属肿瘤医院对B超引导下HIPEC治疗恶性腹水进行了卓有成效的探索,取得了很好的成就。

B超引导与腹腔镜辅助HIPEC不仅能有效改善患者的生活质量,而且在延长患者生存时间方面也取得同等疗效。有研究表明超声引导下治疗腹水症状的ORR为93.75%,中位生存期为9个月(2~30个月),而接受腹腔镜辅助HIPEC的患者ORR为93.90%,生存期为8个月(2~20个月)。对于不同肿瘤的患者,B超引导下HIPEC治疗的大肠癌、胃癌和卵巢癌腹水患者的生存时间也没有差异。超声引导下HIPEC期间并发症较少。临床结果表明,B超引导下HIPEC是一种安全、有效、可行的治疗大量腹水患者的方法,并发症较少。

Ba的研究表明,B超引导下HIPEC治疗恶性腹水的临床疗效与常规腹腔镜HIPEC相似,从而在改善生活质量和患者生存方面也有相似的效果,因此,B超引导下HIPEC治疗恶性腹水具有与传统腹腔镜HIPEC相似的临床疗效。然而,与腹腔镜辅助的HIPEC相比,B超引导下的HIPEC显示出更短的手术时间和更低的住院费用,这可能使HIPEC在患者中得到更广泛的应用。值得注意的是,B超检测转移的敏感性较低,因此不应用来代替腹腔镜来准确评估腹膜内恶性肿瘤的分期。

Ba在腹腔镜辅助HIPEC治疗恶性腹水成功经验的基础上,应用BR-TRG-I型体腔热灌注治疗系统对21例恶性腹水患者进行B超定位穿刺置管HIPEC,结果全部患者的一般状况、精神状态、食欲均得到了明显改善,体重增加,贫血症状随之有明显缓解,治疗过程顺利,未出现与治疗相关的严重并发症。治疗后2周的KPS评分升高,生存期得到延长,近期临床疗效令人满意。由此可见,B超定位穿刺置管HIPEC治疗恶性腹水安全可行。并且,还观察到B超定位穿刺置管HIPEC和腹腔镜辅助HIPEC两者在腹壁戳孔置管方法上并无太大差别,两者临床疗效亦大致相同,但B超定位穿刺置管HIPEC组患者的手术时间、戳孔种植转移发生率及医疗费用明显少于腹腔镜辅助HIPEC组。

B超定位穿刺置管HIPEC治疗恶性腹水可充分应用微创外科优势,能够提高患者KPS评分并延长生存期。相对腹腔镜辅助HIPEC治疗恶性腹水,B超可获得同样的疗效但技术操作简便、省时,有着很好的应用前景。

第五节　腹腔热灌注化疗治疗恶性腹水的相关并发症

众所周知,恶性肿瘤患者一旦并发腹水,生存期往往很短。恶性腹水严重影响了肿瘤患者的生活质量,导致其很难耐受强度较大的治疗,因而,对腹水的控制较大程度上影响了患者最终的结局。尽管恶性腹水的成因复杂,其他治疗手段疗效有限,但腹腔热灌注化疗在恶性肿瘤所致的恶性腹水治疗中取得了很好的效果,尤其是在卵巢癌、胃癌、结直肠癌、胰腺癌和肝胆系癌等恶性肿瘤引发的恶性腹水方面疗效显著。

腹腔热灌注化疗(HIPEC)作为一种新兴的治疗手段,在恶性腹水的治疗中具有独特的优势,但由于恶性腹水患者病情往往较晚,合并症多,腹腔热灌注化疗过程中难免会遇到相关的并发症,如能有针对性地提前干预和处理,能更好地使恶性腹水患者耐受治疗,降低发生治疗相关并发症的程度或者尽可能避免发生不必要的并发症,对恶性腹水患者具有重要的现实意义。

一、低血容量性休克

1. 病因　低血容量性休克的循环容量丢失包括显性丢失和非显性丢失。HIPEC 时因腹水排出过多,腹压减低,补液不足,再加上体液重新分布,导致血管内有效循环血量减少,从而诱发低血压甚至低血容量性休克。HIPEC 时因腹水排出过多,补液时没有补充胶体、白蛋白、血浆,致患者血浆胶体渗透压降低。

2. 临床表现　①最初表现为头晕、心慌不适,面色苍白,出冷汗,尿量减少。②低血压得不到及时纠正会导致患者烦躁不安或表情淡漠,严重者晕厥。③脉搏细速,血压下降,呼吸急促,发绀。

3. 诊断依据　①继发于 HIPEC 腹水排出过多,且有液体(水)摄入不足史。②有口渴、兴奋、烦躁不安,进而出现神情淡漠、神志模糊,甚至昏迷等。③表浅静脉萎陷,肤色苍白至发绀,呼吸浅快。④脉搏细速,皮肤湿冷,体温下降。⑤收缩压低于 12.0~10.6kPa(90~80mmHg),或高血压者血压下降 20% 以上,脉压在 2.6kPa(20mmHg)以下,毛细血管充盈时间延长,尿量减少(每小时尿量少于 30ml)。⑥中心静脉压和肺动脉楔压测定有助于监测休克程度。

4. 治疗原则　①不管在 HIPEC 的哪个阶段,一旦确定为低血容量休克,其治疗的首要措施是迅速补充血容量,短期内快速输入生理盐水、右旋糖酐、全血或血浆、白蛋白以维持有效循环血量,即先晶体后胶体,先快后慢。②补足血容量后血压仍偏低时可使用升压药物如多巴胺。③补充电解质、维生素。HIPEC 术后补液时及时补充胶体、白蛋白、血浆。

5. 预防　为了防止低血容量性休克的发生,HIPEC 前应提前补充够每日需要量的液体,尤其要重视白蛋白等胶体的补充,治疗前的禁食期间应常规执行补液,减少脱水和低血糖的风险。治疗过程中也需要密切观察患者的心率、血压,了解患者是否有口干、心率增快的情况,根据患者治疗过程中出汗的情况调整补液速度。当出现血压明显下降时或低于正常血压下限时须加快补液,减慢腹水的输出,维持适当的腹压,严重时停止 HIPEC 操作。治疗结束后也应该及时更换衣物避免受凉,常规心电监护了解心率和尿量,必要时监测中心静脉压。通过不断地检测患者的各项生命体征变化,才能及时掌握患者的外周血容量是否足够,避免发生低血容量性休克。

二、低蛋白血症及双下肢水肿

1. 病因　低白蛋白血症不是一个独立的疾病,而是各

种原因所致负氮平衡的结果,主要表现营养不良。血液中的蛋白质主要是血浆蛋白质及红细胞所含的血红蛋白。血浆蛋白质包括血浆白蛋白、各种球蛋白、纤维蛋白原及少量结合蛋白如糖蛋白、脂蛋白等,总量为 65~78g/L。若血浆总蛋白质低于 60g/L,则可诊断为低蛋白血症。对低蛋白血症一般经及时、合理的治疗,均可取得一定疗效。体液的渗透压与其所含溶质的分子量成正比,白蛋白分子量较小,是维持胶体渗透压的主要成分,血浆与组织液的总渗透压相差不大,但因血浆内所含不能渗透过毛细血管壁的白蛋白较多,故血浆的渗透压较高,从而使水分有从组织液进入血浆的趋势。血浆白蛋白减少时,有效渗透压降低,使组织间潴留过多的水分,而出现水肿,水肿严重时可出现胸腔积液及腹水。

低蛋白血症常见病因:①蛋白摄入不足或吸收不良。晚期肿瘤合并腹水患者常常食欲不振及厌食,导致营养成分摄入不足,HIPEC 术后患者因腹痛、或胃肠道反应如恶心呕吐导致食欲减低,可加重营养不良。②蛋白质合成障碍。晚期肿瘤患者常有肝转移,致肝损害使肝脏蛋白合成能力降低,血浆蛋白质合成减少。HIPEC 术后因灌注药物的肝肾毒性,导致肝功能损害,降低肝脏合成白蛋白的能力。③长期大量蛋白质丢失。晚期恶性肿瘤患者血中有大量蛋白漏出到腹水中,反复腹腔穿刺放液、HIPEC 治疗时导致蛋白质大量丢失。④蛋白质分解加速。长期发热、恶性肿瘤、手术及 HIPEC 治疗使蛋白质分解超过合成,而导致低蛋白血症。HIPEC 时因腹水排出过多,白蛋白、血浆大量丢失,致患者血浆胶体渗透压降低,补液时没有补充足够量的胶体、白蛋白、血浆。

2. 临床表现　除有原发肿瘤表现外,其主要临床表现是营养不良。负氮平衡使皮下脂肪和骨骼肌显著消耗,患者日益消瘦,严重者呈恶病质状态。疲乏、无力也是常见症状,患者不爱活动,体力下降,反应渐趋迟钝,记忆力衰退。多有轻、中度贫血,经常头晕,可有直立性低血压和心动过缓。水肿的发生与血浆有效渗透压降低有关。体液的渗透压与其所含溶质的分子量成反比,白蛋白分子量较大,是维持胶体渗透压的主要成分,血浆与组织液的总渗透压相差不大,但因血浆内所含不能渗透过毛细血管壁的白蛋白较多,故血浆的渗透压较高,从而使水分有从组织液进入血浆的趋势。血浆白蛋白减少时,有效渗透压减低,使组织间潴留过多的水分,而出现水肿,以下肢水肿和身体低垂部位的水肿为主,水肿严重时可出现胸腔积液及腹水;其次会出现胃肠道的淤血、水肿,表现为恶心,食欲减退、缺乏等;也会出现血液黏稠度的增高,发生下肢血栓或者是肾静脉的血栓。

3. 诊断　血浆总蛋白质 <60g/L 有相应临床表现即可确诊。血浆总蛋白质,特别是血浆白蛋白的减少。参考值:

血浆白蛋白 <30g/L,总蛋白 60~87g/L。

4. 治疗 ①对因治疗:首先应治疗引起蛋白质摄入不足、丢失过多的原发肿瘤疾病。肿瘤若未能控制,额外能量消耗持续存在,即使加强营养支持治疗也只能暂时改善营养不良症状,治标未治本。②对症、支持治疗:在积极治疗原发肿瘤、恶性腹水的同时,积极给予肠内和肠外的营养支持治疗也很重要,消化功能正常的患者建议进食富含蛋白质和高热量的食物,如豆浆、牛奶、鱼、肉、蛋类等。有腹泻者食量应缓慢增加,以免导致消化不良。对水肿比较严重的病例,可暂时限制给予食盐。可根据病情适当地给予氨基酸制剂、维生素、葡萄糖、水解蛋白等,使每日摄入蛋白质达 60~80g,保证充足热量供应(2 500kcal/d 以上),并酌情使用促进蛋白质合成的药物。静脉营养支持治疗也很重要,每日输注按比例配制的葡萄糖、氨基酸和脂肪乳,在保证充足热量供给的基础上再补充白蛋白,可较快地改善低蛋白血症状态,进入正氮平衡。对严重贫血者进行输血也可明显改善贫血症状,有助于积极恢复体力状态。

5. 预防 HIPEC 术前或术后,须定期检测肝功能,特别是晚期肿瘤患者,加强围术期营养支持治疗,可肠外或肠内营养以维持患者对能量的需求,必要时可静脉补充白蛋白、胶体、血浆。

三、粘连性肠梗阻

1. 病因 腹腔热灌注治疗通常不会杀死正常细胞,因此不会损伤正常肠系膜及肠壁组织,所以术后粘连性肠梗阻的发生率很低。但 HIPEC 时在腹壁戳孔,可能导致肠壁和 / 或网膜与壁腹膜或引流管发生粘连,从而引起肠梗阻。有的 HIPEC 联合手术会使肠梗阻发生率增加。肿瘤腹膜弥漫性种植转移致肠管狭窄、扭曲、成角化疗药物如奥沙利铂刺激产生的化学性腹膜炎加重粘连性肠梗阻的症状。

2. 症状和体征 ①腹痛:腹腔内肿块压迫肠道致肠道排气排便不畅时,出现阵发性绞痛,患者可自觉肠道"窜气",伴肠鸣或腹部出现可移动的包块。②腹胀:多发生于腹痛之后,低位肠梗阻腹胀更明显,闭袢式肠梗阻可出现局限性腹胀。③呕吐:高位肠梗阻呕吐发生较早,表现为频繁呕吐,初始为胃内容物,其后为胃液、十二指肠液和胆汁。低位肠梗阻呕吐出现较晚,初始为胃内容物,后期为带粪臭味的肠内容物。④停止排便、排气:肠梗阻发生早期,可有排便、排气,随着疾病进展,完全停止排便、排气是完全性肠梗阻的表现。

3. 治疗 ①灌注后腹腔加入地塞米松及利多卡因可预防肠粘连;早期下床活动也可降低肠梗阻的发生率。②灌注液选择生理盐水或蒸馏水而尽量少使用葡萄糖可以

预防粘连性肠梗阻的发生。③行 HIPEC 时化疗药物浓度不宜过高,温度控制合理,HIPEC 结束后应尽可能引出灌注液,以避免因化学性刺激或温度刺激引起的肠粘连、肠梗阻。④对于单纯性、不完全性肠梗阻,特别是广泛粘连者,一般选用非手术治疗,基础疗法包括禁食及胃肠减压,纠正水电解质紊乱及酸碱平衡失调,防治感染及毒血症。⑤对于经非手术治疗病情不见好转或病情加重;或怀疑为绞窄性肠梗阻,特别是闭袢性肠梗阻;或粘连性肠梗阻反复频繁发作,严重影响患者生活质量的情况,可以选择外科手术治疗。

四、水电解质紊乱

水电解质紊乱又称水和电解质失调,水和电解质广泛分布在细胞内外,参与体内许多重要的功能和代谢活动,对正常生命活动的维持起着非常重要的作用。临床上常见的水与电解质代谢紊乱有高渗性脱水、低渗性脱水、等渗性脱水、水肿、水中毒、低钾血症和高钾血症。水电解质紊乱如果得不到及时的纠正,可使全身各器官系统特别是心血管系统、神经系统的生理功能和机体的物质代谢发生相应的障碍,严重时常可导致死亡。

1. 病因 ①恶性腹水患者营养不良,表现为身体消瘦腹部膨隆,因腹胀导致长期食欲不良,进食少,HIPEC 前就合并有电解质紊乱,最主要的表现为低钠血症、低钾血症和水肿。②HIPEC 术后大量腹水被排出体外,腹水中的电解质丢失严重。③灌注过程中灌注液进入腹腔会清除腹腔内残留的癌细胞和微小转移灶,使体液重新分布。④使用葡萄糖或生理盐水灌注时,经过腹腔、腹膜、大网膜等进行交换后,血液中水电解质减少。⑤补液不足或补液不及时。⑥大量补液或未根据水电解质的变化情况及时纠正电解质紊乱,水电解质紊乱就会加重。⑦HIPEC 时因腹水排出过多,白蛋白、血浆大量丢失,致患者血浆胶体渗透压降低,补液时没有及时纠正。

2. 症状和体征 ①腹水大量排出后可能出现低钠血症表现:恶心、呕吐、头晕、视物模糊、软弱无力、起立时容易摔倒,严重时可出现神志淡漠、肌痉挛性疼痛、腱反射减弱和昏迷等。实验室检查可发现尿钠、氯明显减少,血清钠低于135mmol/L,红细胞计数、血红蛋白量、血细胞比容和尿素氮均有升高,血浆渗透压降低,尿比重常在 1.010 以下。②低钾血症,腹腔热灌注化疗后,由于腹膜半透膜导致灌注液与体液之间存在着钾离子的浓度差异,引起体液中钾离子的丧失导致低钾血症。表现为肌无力、呼吸困难、厌食、恶心、呕吐和腹胀、肠蠕动消失等,心电图表现为 T 波低平或倒置、ST 段降低、QT 间期延长和 U 波等。③热灌注化疗后,部分具有肾毒性的化疗药物,如顺铂,处理不当亦常引起高钾血症,表

现为意识模糊、感觉异常和肢体软弱无力等。

3. 治疗　纠正水电解质紊乱主要以及时对症处理为主,包括灌注结束后补充钠离子、钾离子以及白蛋白来减少术后并发症的发生。HIPEC 后注意水电解质紊乱的发生,定期复查电解质,及时纠正。为防止发生低钠血症和低钾血症,还需要在每日常规的补液中加入 4~6g 钠,3~5g 钾,密切观察患者尿量变化,评估补液量是否充足,见尿补钾,也可根据病情选择口服补充钾盐和钠盐。

五、急性肾功能不全

1. 病因　①腹腔内长期高压会压迫肾实质和肾静脉,肾血流减少,肾小球滤过率下降从而使肾功能受损。②恶性腹水患者腹腔内长期高压,循环血容量不足原本可能就存在肾功能不全,加上 HIPEC 术后腹水丢失、血容量不足会使血液重新分布,机体自发保证重要器官优先供血,导致肾动脉灌注不足,也会损伤肾功能。③灌注的化疗药物有肾毒性:如顺铂、丝裂霉素等,也可以导致或加重肾功能损伤。④患者在 HIPEC 前会接受全身系统化疗,这些药物也有早期的肝肾功能损害。⑤HIPEC 时因腹水排出过多,术后腹压降低,血流重新分布,术后没有及时补充胶体、白蛋白、血浆,致有效循环血量减少,肾脏灌流不足。⑥患者本身存在肾功能不全通过上述原因也会加重肾功能损伤。

2. 症状和体征　主要表现有少尿或无尿,晨起眼睑水肿或伴有下肢轻度凹陷性水肿,一过性轻、中度高血压,恶心、呕吐、厌食,代谢性酸中毒、脱水或水肿,包括低钠血症、钠潴留、低钙血症和高磷血症在内的电解质平衡紊乱及酸碱平衡紊乱,患者还常有明显的低蛋白血症、消瘦、贫血,严重者还可有精神、神经系统表现。严重肾功能不全是威胁生命的主要病症之一。

3. 治疗　①对于有肾功能不全的患者可以先治疗原发疾病。②在化疗前做好评估,灌注的化疗药应尽量选择肾脏毒性低的药物或者可以通过降低化疗药物的浓度来降低肾毒性,铂类治疗药物在 HIPEC 中使用会提高患者肾功能不全的风险,所以要密切关注患者的肝肾功能,并且要使用保护性药物如姜黄素维生素 C 等。HIPEC 围术期应加大输液量,最好大于 3 500ml,并以较快速度静脉滴注,化疗药物亦应以足量液体配制,必要时可加入呋塞米等利尿类药物,可有效避免某些化疗药物的肾毒性;同时要经常复查肾功能,必要时暂停化疗。③对于有大量腹水腹腔内长期高压的患者可以在 HIPEC 前通过穿刺排放腹水来减轻并控制腹腔内压力。④对症处理:药物控制高血压。贫血的治疗应予红细胞生成素皮下或静脉注射,同时服用铁剂纠正贫血。纠正水、电解质和酸碱平衡紊乱药物纠正代谢

性酸中毒,治疗高钾血症、低钾血症、高镁血症、低镁血症。⑤排除毒素口服吸附疗法和导泻疗法:口服氧化淀粉、活性炭制剂或大黄制剂等均可通过胃肠道途径增加尿毒症毒素的排出。

六、引流管渗液渗漏

1. 病因　腹壁穿刺口过大或缝合不紧,灌注过程中腹腔内压力升高,引流管侧孔会自然撑开,操作时不规范、伤口换药不及时。肿瘤壁腹膜弥漫性种植转移致腹膜僵硬,不能很好地包绕封闭引流管周围的间隙,灌注时腹压升高致腹水漏出。

2. 症状和体征　灌注时腹压升高致腹水漏出。

3. 预防与治疗　①HIPEC 腹壁穿刺时,穿刺口不易过大或过小,以引流管穿过腹壁时既不太紧也不太松,并且穿刺时穿刺针斜行穿入腹壁增加腹壁隧道的长度,如穿刺时穿刺口稍大,可沿引流管周围缝合以减小穿刺口。进行 HIPEC 时注意保持进水管与出水管的平衡,严密观察患者的情况,如腹围,根据腹围情况调整进水管与出水管的速度。②HIPEC 结束后须严格消毒包扎,定期换药,敷料、尿不湿定时更换。

第六节　小　结

恶性腹水是腹腔恶性肿瘤引起的腹腔内顽固性液体积聚,约占所有腹水患者的10%。发病隐匿,通常提示疾病处于晚期阶段,治疗效果欠佳且预后较差,平均生存期约为20周。恶性腹水的成因复杂,由多种因素共同导致腹水形成。其临床表现缺乏特异性,主要以腹胀、腹部膨隆为主要症状体征。恶性腹水的诊断通常结合患者症状体征及影像学、腹水常规、腹水生化、腹水细胞学检查等明确诊断,腹水中找到癌细胞是诊断恶性腹水的金标准,但腹水癌细胞的阳性率较低。恶性腹水诊断一般以腹水性质确定和原发病灶检查为途径,若原发肿瘤确诊,腹水一般可明确为恶性;若腹水先明确为恶性,则应进一步检查明确原发病灶。腹水是恶性肿瘤晚期症状之一,一经确诊,除积极治疗原发病外,可通过利尿、腹腔穿刺引流、腹腔注入生物制剂、免疫制剂等手段积极治疗以缓解患者腹胀等不适症状,提高患者的生活质量。近年来,随着 HIPEC 在治疗恶性腹水中的深入研究及临床应用,结果显示 HIPEC 对于恶性肿瘤腹膜种植转移引起的恶性腹水具有独特的疗效,有效率在90%以上,经过国内外学者对临床实施技术的不断改良以及设备的日臻完善,HIPEC 目前已成为临床上治疗恶性腹水行之有效的方法。

典型病例

绒毛膜癌腹腔转移并大量腹水
经 HIPEC 治疗长期存活一例

一、基本情况

女性,33 岁。患者因"持续性腹胀 3 个月,加重 1 个月"于 2010 年 1 月 22 日入院。入院诊断:①腹腔巨大肿物并大量腹水;②右侧胸腔大量积液。

二、现病史

患者于入院前 3 个月前无明显诱因下出现腹胀,无腹痛、恶心及呕吐等症状,因当时已妊娠 2 个月,自以为腹胀是因妊娠后腹围增大引起,未予重视。近 1 个月来患者腹胀加重,腹围增大明显,无阴道流血及腹痛等症状,到广东省妇幼保健院就诊。2010 年 1 月 6 日血清学检查 CA125 620.23U/ml,AFP 31 594.20ng/ml,CEA、CA15-3 正常。B 超示腹腔巨大包块并大量腹水,穿刺腹水查见癌细胞,考虑妊娠合并恶性腹水,2010 年 1 月 6 日行 B 超监测下羊膜腔穿刺引产术。2010 年 1 月 11 日 CT 检查示:右侧腹腔巨大囊实性包块,约 17.3cm×16.2cm,考虑来源于右侧卵巢,恶性可能性大;腹盆腔大量积液;子宫呈引产术后改变,子宫肌层充血,子宫腔内少量积血积液(图 12-4);胸片示:右侧胸腔大量积液(图 12-5)。2010 年 1 月 21 日血清学检查人绒毛膜促性腺激素(β-hCG)98.53IU/L。患者因胸腹腔大量积液,心率快,115~125 次 /min,多次穿刺引流胸腔积液、腹水,但每次引流胸腔积液、腹水后,第 2 天再次出现大量胸腹水,无法控制,并出现因多次放胸腹水引起的严重低蛋白血症,血清白蛋白

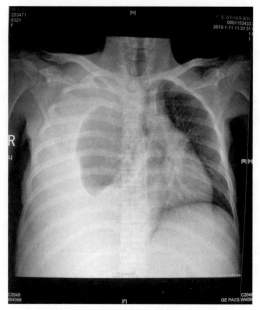

图 12-5 入院前胸片示右胸腔大量积液

测定最低时为 15g/L。患者近日出现腹胀加剧,心率进一步增快至 120~140 次 /min,电解质紊乱,低蛋白血症加重,为求进一步治疗就诊于广州医科大学附属肿瘤医院。

入院检查:CA125↑ 857.70U/ml,AFP↑ 20 558.33ng/ml,CA199、CEA 正常。腹部膨隆,移动性浊音(+),右下腹可及一巨大包块,约 18cm×16cm×16cm,质中,边界尚清,无压痛。妇科检查:外阴发育正常,已产式;阴道无分泌物,异物及出血;宫颈表面光滑,无赘生物,宫颈无举痛;宫体稍大,质中,无明显压痛,活动度可;双附件无明显压痛,右下腹巨大包块似与右附件相连。

三、诊治经过

2010 年 1 月 26 日送手术室 B 超引导下置管后行 HIPEC(图 12-6),用药:卡铂 200mg,VP16 200mg;2010 年 1 月 27 日再次 HIPEC,用药:卡铂 100mg,VP16 100mg。

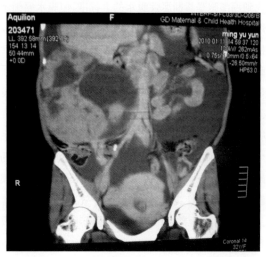

图 12-4 腹盆腔大量积液,右下腹部巨大包块

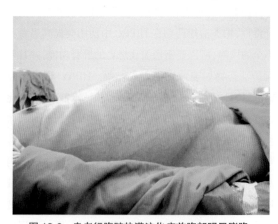

图 12-6 患者行腹腔热灌注化疗前腹部明显膨隆,
腹腔大量积液

B超引导下置管后行HIPEC：

B超引导下放置灌注和引流导管：静脉镇静基础麻醉下患者取平卧位，B超检查确定腹水量，常规消毒铺巾，B超引导下分别在左上腹、右上腹、左下腹、右下腹部位检查，选择腹水较深、腹壁与腹腔内组织无粘连的部位作为穿刺点，注意避开原腹壁手术切口部位。左下腹、右下腹穿刺点放置灌注管，放置方向至左上腹、右上腹；左上腹、右上腹穿刺点放置引流管，放置方向至左下腹、右下腹。0.5%利多卡因局麻后在穿刺点作一1cm横切口，直径1cm腹腔镜专用Trocar穿刺入腹腔，见腹水流出后调整Trocar放入腹腔的角度，在Trocar引导下将有多个侧孔的灌注管（内径0.8cm，外径1.0cm，长120cm）分别放至左上腹、右上腹，引流管（规格同灌注管，可互换）放至左下腹、右下腹，放入长40~80cm。如患者腹水量不多，可借助体位使腹水积聚于左下腹选择第一个穿刺孔，放入灌注道管后向腹腔内灌入适量生理盐水使腹部隆起，再选择其他穿刺位点进行穿刺置管。

持续循环HIPEC：首次HIPEC在手术室内进行，将卡铂200mg，VP16 200mg加于灌注液（生理盐水）内，灌注液（包括腹水）量以可使患者腹腔内充满液体、建立通畅的循环为原则，一般为4 500~6 000ml，灌注速度500ml/min，灌注时间90min，治疗温度43℃±0.2℃。第二次HIPEC于术后第一天在ICU内进行，用药：卡铂100mg，VP16 100mg，治疗过程中静脉泵持续推注丙泊酚3~8ml/h，根据患者情况调整剂量，治疗温度及循环灌注时间同前。

HIPEC后患者腹水明显减少（图12-7）。

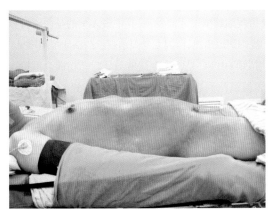

图12-7　腹腔热灌注化疗后第7天，送手术室行剖腹探查，见腹围明显减小

2010年2月3日行剖腹探查，术中见肿物约16cm×10cm×9cm，来源于右侧卵巢（图12-8），腹水少量。术中冰冻示右侧卵巢肿物考虑恶性肿瘤，遂行"右侧卵巢肿物切除＋子宫双附件切除＋大网膜切除术"。术后病理：子宫体妊娠性绒癌，浸润子宫壁肌层，有出血，坏死；（右）卵

巢见绒癌转移，少数呈胚胎性癌改变，有出血，坏死，输卵管未见肿瘤；（左）卵巢滤泡囊肿，输卵管未见肿瘤（图12-9~图12-12）。

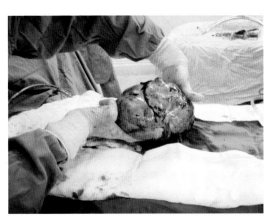

图12-8　术中见右下腹肿物来源于右侧附件，约16cm×10cm×9cm

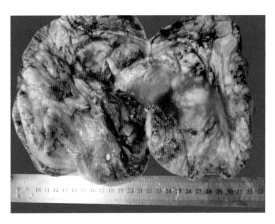

图12-9　右附件肿物

为16cm×10cm×9cm，表面见输卵管附着，长9cm，直径0.7cm，切面见黄色液体流出，呈囊实性，直径0.2~8cm，实性区灰白灰黄色，质中。

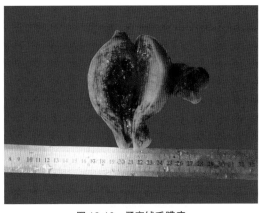

图12-10　子宫绒毛膜癌

癌组织位于子宫体部，呈暗红色，结节状，可见出血坏死。

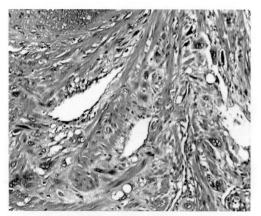

图 12-11　绒毛膜癌(HE 染色,×100)

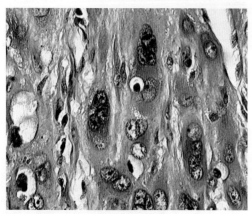

图 12-12　绒毛膜癌(HE 染色,×400)
由细胞滋养层和合体滋养层细胞两种瘤细胞组成,
细胞异型性明显,肿瘤内无间质和血管。

患者术后恢复可,术后 4d 后出现一过性双下肢水肿,考虑为双附件切除后,激素分泌紊乱引起,未行特殊处理半个月后渐消失。患者术后 24d 行术后辅助化疗,用药:DDP 30mg,d1-3;VP16 100mg,d1-4;BLM 15mg,d1-3。目前患者共 2 程,一般情况好(图 12-13),复查胸片及腹盆腔 CT,胸腹水消失(图 12-14),AFP、CA125、b-HCG 正常,疗效满意。

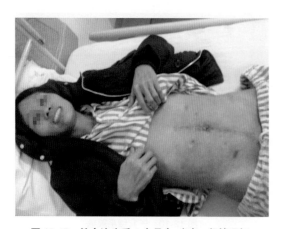

图 12-13　综合治疗后 1 个月余,患者一般情况好,
无腹胀(2010 年 3 月 18 日)

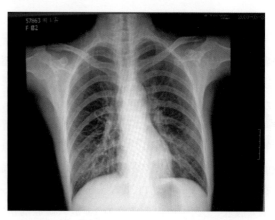

图 12-14　综合治疗后 2 个月余,患者复查胸片
无胸腔积液(2010 年 3 月 29 日)

四、随访结果

现已随访 10 余年,患者健在,正常生活劳动,一般情况良好。

五、总结点评

绒毛膜上皮癌,简称绒癌,是源自妊娠绒毛滋养层上皮的高度侵袭性恶性肿瘤,少数可发生于性腺或其他组织的多潜能细胞。绝大多数与妊娠有关,约 50% 继发于葡萄胎,25% 继发于自然流产,20% 发生于正常分娩后,5% 发生于早产和异位妊娠等,而妊娠合并绒癌在临床和病理上均是十分罕见的。妊娠合并绒癌可分宫内妊娠合并绒癌和宫外妊娠合并绒癌。一般所指妊娠合并绒癌.均是指宫内妊娠合并绒癌。妊娠合并绒癌早期无特殊症状,临床上多数是由于转移灶出现症状就医才被发现,其中最多见的是阴道转移,出现不规则阴道出血,而因大量腹水就诊的临床报道罕见。

持续 HIPEC 是将热灌注液与化疗药物混合后持续、循环、恒温灌注到腹腔内,维持一定时间,通过机械灌洗、热疗、化疗、热化疗等的综合作用,用于预防和治疗腹、盆腔恶性肿瘤腹膜种植转移及其引起的恶性腹水具有较为满意的临床疗效,已被越来越多的医疗机构认可和推广应用。近年来,随着腔镜外科的发展,HIPEC 又被引入微创外科领域,在腹腔镜辅助腹腔恶性肿瘤切除或腹腔探查的基础上进行腹腔镜辅助 HIPEC,可充分应用微创外科的优势,避免不必要的手术切口带来的创伤,有着很好的临床应用前景。

但腹腔镜辅助 HIPEC 仍然需要在全麻或硬膜外麻醉下进行,需腹腔镜设备及经验丰富的腹腔镜外科医师。戳孔种植转移是腹腔镜医师经常面临的问题,腹腔镜辅助 HIPEC 患者腹腔内游离癌细胞甚多,戳孔种植转移更为严重,限制了本项目的开展。B 超检查无创伤,分辨率高,对于腹水的诊断具有特异性,费用低廉,且可重复进行,我们临床上也常在 B 超引导下放置腹腔引流管进行腹水性质的诊断及放腹水减轻腹腔压力，以缓解患者腹水导致的腹腔内压力升高所引起的痛苦。在腹腔镜辅助 HIPEC 成功经验的基础上，我们尝试应用自行研制的体腔热灌注化疗系统对 18 例恶性腹水患者进行了 B 超引导下的 HIPEC，结果全部患者腹水症状缓解，有效率为 100%，无相关并发症发生，患者生存期 1~13 个月，中位生存期 7 个月，较传统方法治疗的中位生存期明显延长，近期临床疗效满意，表明 B 超引导下 HIPEC 治疗恶性腹水安全可行。

本例患者的临床表现不典型，诊断困难，患者并未出现文献报道的绒癌的常见临床表现：阴道流血。患者以腹胸腔大量积液及腹腔巨大包块就诊，外院腹水查见癌细胞，因患者已有 3 子女，外院行 B 超监测下羊膜腔穿刺引产术，拟全身情况改善后，剖腹探查切除腹腔巨大包块，明确病理，以利进一步治疗。但患者胸、腹腔大量积液，并有电解质紊乱及严重的低蛋白血症，最低时为 15g/L，心率快，120~140 次 /min，生命体征不稳，无法耐受手术。为减轻大量胸、腹水引起的压迫症状，外院行放胸腹水治疗，但每次治疗后第 2 天再次出现大量胸、腹水，无法控制，同时多次放胸、腹水又加重了电解质紊乱和低蛋白血症，患者病情加重，恶性腹水难以控制，为求进一步治疗转入院。入院后予 B 超引导下置管后行 HIPEC 两次，取得了不错的临床疗效，患者腹水明显减少，同时电解质紊乱及低蛋白血症有所纠正，为后来的剖腹探查创造了机会。B 超引导下置管后 HIPEC，对患者的创伤较小，只需在局麻辅助镇静下完成，易于恶性腹水患者临床应用推广。本例患者术中冰冻示右侧卵巢肿物考虑恶性肿瘤，遂行"右侧卵巢肿物切除＋子宫双附件切除＋大网膜切除术"。术后病理示子宫绒癌卵巢转移。

妊娠合并绒癌是一罕见的妇产科疾病，治疗上以化疗为主，辅以手术，但对于因大量恶性腹水致电解质紊乱、严重的低蛋白血症及生命体征不稳的患者行 B 超引导下置管后 HIPEC 控制腹水后，从而获得进一步的治疗机会是一个新的尝试，安全可行，临床疗效满意，是较佳的治疗方法。本例患者术后辅助化疗 2 程，目前患者一般情况好，无胸、腹水，AFP、CA125 正常，随访 10 余年，患者健在，正常生活劳动，一般情况良好。

该患者经多家医院会诊，均认为属于恶性肿瘤晚期，已无手术治疗的机会。经本院 HIPEC 治疗后，顺利进行了 CRS，说明 HIPEC 在治疗恶性肿瘤腹腔转移及其引起的恶性腹水的治疗中有很好的作用，本病例是 HPEC 临床应用较为成功的个案。

（崔书中　郭春良　吴印兵　罗嘉莉）

参考文献

［1］ CHIVA LM, GONZALEZ-MARTIN A. A critical appraisal of hyperthermic intraperitoneal chemotherapy (HIPEC) in the treatment of advanced and recurrent ovarian cancer [J]. GynecolOncol, 2015, 136 (1): 130-135.

［2］ CUI S, BA M, TANG Y, et al. B ultrasound-guided hyperthermic intraperitoneal perfusion chemotherapy for the treatment of malignant ascites [J]. Oncol Rep, 2012, 28 (4): 1325-1331.

［3］ 王俞，崔书中，巴明臣，等 . B 超定位穿刺置管腹腔热灌注化疗治疗恶性腹水临床应用初探 [J]. 实用医学杂志，2014, 30 (8): 1273-1275.

［4］ 吴印兵，潘明新，崔书中，等 . B 超引导下持续循环腹腔热灌注化疗治疗恶性腹水的临床应用初探 [J]. 实用医学杂志，2016, 32 (3): 440-443.

［5］ BA MC, CUI SZ, LIN SQ, et al. Chemotherapy with laparoscope-assisted continuous circulatory hyperthermic intraperitoneal perfusion for malignant ascites [J]. World J Gastroenterol, 2010, 16 (15): 1901-1907.

［6］ LIM SL, HAVRILESKY LJ, HABIB AS, et al. Cost-effectiveness of hyperthermic intraperitoneal chemotherapy (HIPEC) at interval debulking of epithelial ovarian cancer following neoadjuvant chemotherapy [J]. GynecolOncol, 2019, 153 (2): 376-380.

［7］ ZMORA O, HAYES-JORDAN A, NISSAN A, et al. Cytoreductive surgery (CRS) and hyperthermic intraperitoneal chemotherapy (HIPEC) for disseminated intra-abdominal malignancies in children-a single-institution experience [J]. J Pediatr Surg, 2018, 53 (7): 1381-1386.

［8］ SPILIOTIS J, HALKIA E, LIANOS E, et al. Cytoreductive surgery and HIPEC in recurrent epithelial ovarian cancer: a prospective randomized phase Ⅲ study [J]. Ann SurgOncol, 2015, 22 (5): 1570-1575.

［9］ BA M, LONG H, ZHANG X, et al. Different sequential approaches of cytoreductive surgery and hyperthermic intraperitoneal chemotherapy in treating ovarian cancer with malignant ascites [J]. J Cancer Res Clin Oncol, 2014, 140 (9): 1497-1506.

［10］ COSTALES AB, CHAMBERS L, CHICHURA A, et al. Effect of platinum sensitivity on the efficacy of hyperthermic intraperitoneal chemotherapy (HIPEC) in recurrent epithelial ovarian cancer [J]. J GynecolObstet Hum Reprod, 2020: 101844.

[11] GAMBLIN V, DA SILVA A, VILLET S, et al. [Supportive care for malignant ascites in palliative phase: Place of paracentesis and diuretics][J]. Bull Cancer, 2015, 102 (11): 940-5.

[12] LIU F, KONG X, DOU Q, et al. Evaluation of tumor markers for the differential diagnosis of benign and malignant ascites [J]. Ann Hepatol, 2014, 13 (3): 357-363.

[13] STUKAN M. Drainage of malignant ascites: patient selection and perspectives [J]. Cancer Manag Res, 2017, 9: 115-130.

[14] WU Y, PAN M, CUI S, et al. Efficacy and safety of ultrasound-guided continuous hyperthermic intraperitoneal perfusion chemotherapy for the treatment of malignant ascites: a midterm study of 36 patients [J]. Onco Targets Ther, 2016, 9: 403-407.

[15] KIREEVA GS, GAFTON GI, GUSEYNOV KD, et al. HIPEC in patients with primary advanced ovarian cancer: Is there a role？ A systematic review of short- and long-term outcomes [J]. SurgOncol, 2018, 27 (2): 251-258.

[16] HUO YR, RICHARDS A, LIAUW W, et al. Hyperthermic intraperitoneal chemotherapy (HIPEC) and cytoreductive surgery (CRS) in ovarian cancer: A systematic review and meta-analysis [J]. Eur J SurgOncol, 2015, 41 (12): 1578-1589.

[17] COCCOLINI F, CELOTTI A, CERESOLI M, et al. Hyperthermic intraperitoneal chemotherapy (HIPEC) and neoadjuvant chemotherapy as prophylaxis of peritoneal carcinosis from advanced gastric cancer-effects on overall and disease free survival [J]. J GastrointestOncol, 2016, 7 (4): 523-529.

[18] YAREMA R, MIELKO J, FETSYCH T, et al. Hyperthermic intraperitoneal chemotherapy (HIPEC) in combined treatment of locally advanced and intraperitonealy disseminated gastric cancer: A retrospective cooperative Central-Eastern European study [J]. Cancer Med, 2019, 8 (6): 2877-2885.

[19] 王俞, 崔书中, 巴明臣. 腹腔热灌注化疗联合免疫治疗在恶性腹水中的应用[J]. 临床肿瘤学杂志, 2013, 18 (11): 1041-1044.

[20] 巴明臣, 崔书中, 骆福添, 等. 腹腔热灌注化疗治疗进展期结直肠癌临床疗效及安全性的 Meta 分析[J]. 中国普外基础与临床杂志, 2010, 17 (7): 725-730.

[21] RUNYON BA, AASLD. Introduction to the revised American Association for the Study of Liver Diseases Practice Guideline management of adult patients with ascites due to cirrhosis 2012 [J]. Hepatology, 2013, 57 (4): 1651-1653.

[22] BA M, LONG H, ZHANG X, et al. Hyperthermic intraperitoneal perfusion chemotherapy and cytoreductive surgery for controlling malignant ascites from ovarian cancer [J]. Int J Gynecol Cancer, 2016, 26 (9): 1571-1579.

[23] BA MC, LONG H, CUI SZ, et al. Multivariate comparison of B-ultrasound guided and laparoscopic continuous circulatory hyperthermic intraperitoneal perfusion chemotherapy for malignant ascites [J]. SurgEndosc, 2013, 27 (8): 2735-2743.

[24] GLOCKZIN G, ZEMAN F, CRONER RS, et al. Perioperative systemic chemotherapy, cytoreductive surgery, and hyperthermic intraperitoneal chemotherapy in patients with colorectal peritoneal metastasis: results of the prospective multicenter phase 2 COMBATAC Trial [J]. Clin Colorectal Cancer, 2018, 17 (4): 285-296.

[25] PATEL CM, SAHDEV A, REZNEK RH. CT, MRI and PET imaging in peritoneal malignancy [J]. Cancer Imaging, 2011, 11: 123-139.

[26] MAEDA H, KOBAYASHI M, SAKAMOTO J. Evaluation and treatment of malignant ascites secondary to gastric cancer [J]. World J Gastroenterol, 2015, 21 (39): 10936-10947.

[27] 唐鸿生, 崔书中, 唐云强, 等. 腹腔热灌注化疗治疗晚期胃癌合并腹水的临床疗效观察[J]. 消化肿瘤杂志(电子版), 2013, 5 (1): 26-32.

[28] 于飞洪, 巴明臣, 龙惠, 等. 雷替曲塞用于大肠癌患者腹腔热灌注化疗的思考与展望[J]. 中国医学工程, 2014, 22 (5): 193-194, 196.

[29] 王俞, 崔书中, 巴明臣, 等. 细胞减灭术联合腹腔热灌注化疗在恶性肿瘤治疗中的应用[J]. 实用医学杂志, 2013, 29 (15): 2574-2577.

[30] BRENKMAN H, PäEVA M, VAN HILLEGERSBERG R, et al. Prophylactic hyperthermic intraperitoneal chemotherapy (HIPEC) for gastric cancer-a systematic

review [J]. J Clin Med, 2019, 8 (10). J Clin Med. 2019 Oct 15; 8 (10): 1685

［31］ IAVAZZO C, FOTIOU A, TSIATAS M, et al. Survey on the current gynaecological approach of ovarian cancer patients: The utility of HIPEC [J]. Pleura Peritoneum, 2020, 5 (1): 20190029.

［32］ 吴印兵, 潘明新, 崔书中, 等. B 超引导下持续循环腹腔热灌注化疗治疗恶性腹水的临床应用初探 [J]. 实用医学杂志, 2016, 32 (3): 440-443.

［33］ BHATT A, GLEHEN O. The role of Cytoreductive Surgery and Hyperthermic Intraperitoneal Chemotherapy (HIPEC) in Ovarian Cancer: A Review [J]. Indian J SurgOncol, 2016, 7 (2): 188-197.

［34］ GILL RS, AL-ADRA DP, NAGENDRAN J, et al. Treatment of gastric cancer with peritoneal carcinomatosis by cytoreductive surgery and HIPEC: a systematic review of survival, mortality, and morbidity [J]. J SurgOncol, 2011, 104 (6): 692-698.

［35］ European Association for the Study of the Liver. EASL clinical practice guidelines on the management of ascites, spontaneous bacterial peritonitis, and hepatorenal syndrome in cirrhosis [J]. J Hepatol, 2010, 53 (3): 397-417.

［36］ RäTH U, KAUFMANN M, SCHMID H, et al. Effect of intraperitoneal recombinant human tumour necrosis factor alpha on malignant ascites [J]. Eur J Cancer, 1991, 27 (2): 121-125.

［37］ YAMAGUCHI Y, OHSHITA A, KAWABUCHI Y, et al. Locoregional immunotherapy of malignant ascites from gastric cancer using DTH-oriented doses of the streptococcal preparation OK-432: Treatment of Th1 dysfunction in the ascites microenvironment [J]. Int J Oncol, 2004, 24 (4): 959-966.

［38］ HEISS MM, MURAWA P, KORALEWSKI P, et al. The trifunctional antibody catumaxomab for the treatment of malignant ascites due to epithelial cancer: Results of a prospective randomized phase Ⅱ/Ⅲ trial [J]. Int J Cancer, 2010, 127 (9): 2209-2221.

［39］ HASUMI Y, MIZUKAMI H, URABE M, et al. Soluble FLT-1 expression suppresses carcinomatous ascites in nude mice bearing ovarian cancer [J]. Cancer Res, 2002, 62 (7): 2019-2023.

［40］ XU L, YONEDA J, HERRERA C, et al. Inhibition of malignant ascites and growth of human ovarian carcinoma by oral administration of a potent inhibitor of the vascular endothelial growth factor receptor tyrosine kinases [J]. Int J Oncol, 2000, 16 (3): 445-454.

［41］ BEATTIE GJ, SMYTH JF. Phase I study of intraperitoneal metalloproteinase inhibitor BB94 in patients with malignant ascites [J]. Clin Cancer Res, 1998, 4 (8): 1899-902.

［42］ 殷娟, 戴鹏, 谢正强. 腹腔热灌注化疗联合高频热疗治疗恶性腹水 [J]. 武汉大学学报 (医学版), 2007, 28 (2): 248-250.

［43］ BA M, CUI S, LONG H, et al. Development of a high-precision bladder hyperthermic intracavitary chemotherapy device for bladder cancer and pharmacokinetic study [J]. BMC Urol, 2019, 19 (1): 126.

［44］ BA M, LONG H, ZHANG X, et al. Ascites do not affect the rate of complete cytoreductive surgery and prognosis in patients with primary ovarian cancer with ascites treated with hyperthermic intraperitoneal chemotherapy [J]. Oncol Lett, 2019, 18 (2): 2025-2033.

［45］ RANDLE RW, SWETT KR, SWORDS DS, et al. Efficacy of cytoreductive surgery with hyperthermic intraperitoneal chemotherapy in the management of malignant ascites [J]. Ann SurgOncol, 2014, 21 (5): 1474-1479.

［46］ FACCHIANO E, SCARINGI S, KIANMANESH R, et al. Laparoscopic hyperthermic intraperitoneal chemotherapy (HIPEC) for the treatment of malignant ascites secondary to unresectable peritoneal carcinomatosis from advanced gastric cancer [J]. Eur J SurgOncol, 2008, 34 (2): 154-158.

［47］ GAROFALO A, VALLE M, GARCIA J, et al. Laparoscopic intraperitoneal hyperthermic chemotherapy for palliation of debilitating malignant ascites [J]. Eur J SurgOncol, 2006, 32 (6): 682-685.

［48］ FERRON G, GESSON-PAUTE A, CLASSE JM, et al. Feasibility of laparoscopic peritonectomy followed by intra-peritoneal chemohyperthermia: an experimental study [J]. GynecolOncol, 2005, 99 (2): 358-361.

［49］ GESSON-PAUTE A, FERRON G, THOMAS F, et al. Pharmacokinetics of oxaliplatin during open versus laparoscopically assisted heated intraoperative intraperitoneal chemotherapy (HIPEC): an experimental study [J]. Ann SurgOncol, 2008, 15 (1): 339-344.

第十三章

腹腔热灌注化疗在腹膜癌治疗中的应用

腹膜癌（peritoneal carcinomatosis，PC）是指在腹膜上发生和发展的一类恶性肿瘤，腹膜癌可分为原发性和继发性两类。前者的典型代表是原发性腹膜癌和腹膜恶性间皮瘤；后者是源于各种恶性肿瘤形成的腹膜转移癌，如来自胃肠道肿瘤和妇科肿瘤转移导致的腹膜转移癌等。腹膜癌的量化判断标准为 Sugarbaker 等提出的腹膜癌指数（peritoneal carcinomatosis index，PCI）。我国腹膜癌研究相对滞后，主要表现为两方面：第一，临床医师认识水平落后，即使是在肿瘤学专业内，也与国际认识水平有较大差距，这是导致腹膜癌治疗技术落后的主要原因；第二，治疗技术不规范，"灵活性"有余而"严谨性"不足，导致数据可靠性欠佳，临床研究结果难以得到国际同行的认可。腹膜癌在临床非常多见，文献报道 70% 以上的胃肠癌患者就诊时已为临床Ⅲ期及以上，发生腹膜癌的风险很高，腹膜癌也是卵巢癌发展过程中的必然表现。腹膜癌的治疗仍然是肿瘤学最大的挑战之一。

近年来腹膜癌的治疗取得了重大进展，但对于大多数腹膜癌患者来说，它将是最终的死亡原因，临床医生仍然将很多形式的腹膜癌均视为晚期疾病。既往的主流看法是腹膜癌为癌症的终末期主要表现，通常做法是保守治疗，即使是外科干预，也仅是针对并发症或姑息性减瘤手术，不主张进行积极治疗。这也是导致我国在腹膜癌的临床诊治工作中没有突破性进展的主要原因。随着外科技术和局部治疗的进步，姑息性治疗不再是腹膜癌治疗的唯一选择。与大多数其他的恶性肿瘤一样，腹膜癌的治疗应该根据患者具体情况、肿瘤生物学特性和各种可用的治疗方案进行个体化治疗。

国际肿瘤学界已经有一批专家致力于腹膜癌领域研究长达三十余年，在结直肠癌腹膜转移、腹膜假黏液瘤、阑尾癌腹膜转移等领域取得了重大突破，已经把肿瘤细胞减灭术（cytoreductive surgery，CRS）加腹腔热灌注化疗（hyperthermic intraperitoneal chemotherapy，HIPEC）治疗腹膜癌增加到临床治疗指南中。腹膜癌已不再被笼统地认为是癌症广泛转移的表现，而是一种区域性癌转移。积极的综合治疗不但有可能有效控制病情进展，而且有可能达到临床治愈。因此，国际上探索发展起来了一套综合治疗新策略，核心就是 CRS+HIPEC。2014 年，荷兰阿姆斯特丹国际腹膜癌大会，将 CRS+HIPEC 治疗策略作为阑尾黏液癌、结直肠癌腹膜转移癌、恶性间皮瘤的标准治疗，并作为卵巢癌、胃癌腹膜转移癌的推荐治疗手段。CRS 程度的判断标准为 Sugarbaker 的细胞减灭程度（completeness of cytoreduction，CC）评分。该技术体系的主要优势是通过 CRS 标准化的腹膜切除术和多脏器切除术切除所有肉眼可见的肿瘤病灶，通过 HIPEC 清除腹、盆腔内残留的镜下肿瘤，包括微转移癌和游离的癌细胞。目前，对于经选择的结直肠癌腹膜癌患者，CRS+HIPEC 可推荐为标准治疗，已得到Ⅰ级循证医学证据支持；对于腹膜假黏液瘤、原发性腹膜癌及腹膜恶性间皮瘤，尽管尚无Ⅰ级循证医学证据，但由于其他治疗方法疗效甚微，故也推荐首选 CRS+HIPEC；对于同时性胃癌腹膜癌患者，目前也有Ⅰ级循证医学证据支持推荐 CRS+HIPEC 治疗。

推荐阅读

- NCCN 临床实践指南：卵巢癌包括输卵管癌和原发性腹膜癌（2019 年 V1 版）
- BEREK JS，KEHOE ST，KUMAR L，et al.Cancer of the ovary，fallopian tube，and peritoneum［J］.Int J GynaecolObstet，2018，143（Suppl 2）：59-78.
- 中国抗癌协会腹膜肿瘤专业委员会，广东省抗癌协会肿瘤热疗专业委员会.中国腹腔热灌注化疗技术临床应用专家共识（2019 版）［J］.中华医学杂志，2020，100（2）：89-96.
- 李晶，林仲秋.妇科恶性肿瘤腹腔热灌注化疗临床应用专家共识（2019）［J］.中国实用妇科与产科杂志，2019，35（2）：194-201.
- 李雁，许洪斌，彭正，等.肿瘤细胞减灭术加腹腔热灌注化疗治疗腹膜假黏液瘤专家共识［J］.中华医学杂志，2019，99（20）：1527-1535.
- 蔡国响，崔书中，陈凛，等.腹腔热灌注化疗技术临床应用专家共识（2016 版）［J］.中华胃肠外科杂志，2016，19（2）：121-125.
- 李雁，周云峰，梁寒，等.细胞减灭术加腹腔热灌注化疗治疗腹膜表面肿瘤的专家共识［J］.中国肿瘤临床，2015，42（4）：198-206.
- SERETIS C，SHARIFF U，RAJU T，et al.Proceedings of the 9th International Congress on Peritoneal Surface Malignancies，October 9th-11th 2014，Amsterdam［J］.J BUON，2015，20（1）：346-347.
- Sugarbaker PH.腹膜表面肿瘤细胞减灭术与手术期化疗［M］.李雁，主译.北京：科学出版社，2018.
- 郑国启.恶性腹膜间皮瘤［M］.北京：人民卫生出版社，2016.
- 王其军，刘红光，修建军.腹膜后间隙原发性肿瘤影像诊断学［M］.北京：人民卫生出版社，2013.
- 罗成华.腹膜后肿瘤［M］.北京：人民卫生出版社，2013.
- 薛利芳.腹膜后肿瘤疑难病例解析［M］.北京：北京大学医学出版社，2020.

第一节　腹膜癌的临床诊断

腹膜癌（peritoneal carcinomatosis，PC）是指在腹膜上发生和发展的一类恶性肿瘤，包括原发性肿瘤和继发性肿瘤（转移瘤）。腹膜恶性肿瘤既可以起源于腹膜内部，也可以起源于腹膜外部，并通过淋巴管、血液、腹腔或直接侵袭扩散到腹膜表面。原发性腹膜癌来源于腹膜衬里本身，如原发性腹膜间皮瘤、原发性腹膜癌或促结缔组织增生性小圆细胞瘤。腹膜继发性肿瘤是各种肿瘤转移到腹部腹膜衬里导致的腹膜局部疾病，其癌灶来自另一个主要器官，如胃肠道癌和卵巢癌，这些肿瘤经腹膜转移导致继发性腹膜癌。腹膜是腹膜癌形成的关键结构，作为人体最大、最复杂的浆膜，它构成了腹腔内容物的第一道防线。腹膜是对腹腔内容物具有结构和保护功能的重要器官组织。腹膜的血液供应分为内脏腹膜的内脏血管和壁腹膜的髂骨、腰部和肋间血管。动脉和静脉的供应与丰富的淋巴网络平行，为癌症向腹膜的淋巴或血液传播提供了手段。

腹膜癌多发于中老年妇女，平均 55 岁，男性也可发生。腹胀、腹痛、腹水呈隐袭性进展，肿瘤标记抗原 CA125 表达率相对较低。肿瘤为多发性，腹膜广泛受累，肠管、肠系膜、膈下、双侧卵巢表面、子宫浆膜层、膀胱表面均存在大小不等的癌灶，呈绒毛状、结节状、实性团块，与周围广泛粘连，无包膜，大网膜挛缩呈饼状，卵巢通常正常，也可表面受累。

一、腹膜癌的流行病学

（一）发病率

1980—2001 年，文献报道腹膜癌的发病率为 13%。目前研究发现，腹膜癌患者中少部分是原发癌，大部分是胃癌、结直肠癌、卵巢癌等癌症的转移癌。70% 以上的胃癌患者在诊断明确时已经有腹膜癌发病风险，而卵巢癌必然会发展成腹膜癌。此外，肠癌有梗阻症状的患者、卵巢癌有腹水的患者以及所有阑尾肿瘤患者也都是腹膜癌的高危人群。国外多位学者在早期研究中发现此病占同期卵巢浆液癌的 9%。随着对腹膜癌认知的提高，对此病诊断也随之提高，对腹膜癌的诊断率统计结果显示，1978—1981 年为 8%，1982—1984 年为 16%，1985—1987 年为 15%。国内报道的腹膜癌在卵巢浆液癌患者中的诊断率为 7.7%~12%。综合国内外研究结果，目前一般认为 7%~14% 的卵巢浆液癌患者可被诊断为腹膜浆液癌。

（二）发病年龄

腹膜癌与其他癌症的发病年龄趋势相似,总体上患病率随着年龄增长而增加。根据研究报道显示,目前腹膜癌的平均患病年龄在 48~59 岁,而文献报道中最年轻的患者只有 11 岁,应当引起高度重视。通过分析原发腹膜癌与卵巢上皮癌的发病年龄发现,原发腹膜癌发病年龄较大,平均为 63.8 岁,远高于卵巢上皮癌的 55 岁。

（三）腹膜癌的形成过程

腹膜癌以前被认为是终末期疾病,然而,今天每一种原发性癌症都被认为有其独特的疾病过程,应进行相应的治疗。任何癌症在晚期都可以扩散到腹膜,最常见的癌症起源还是位于腹膜中的器官,这些癌症包括但不限于胃癌、结直肠癌、阑尾癌和卵巢癌。对于起源于腹腔的肿瘤,其扩散是通过 T4 期肿瘤脱落的癌细胞进行的,在 T4 期肿瘤中,肿瘤浸润到浆膜层之外。恶性细胞也被认为是在恶性穿孔后播撒到腹腔,例如穿孔的结肠癌。另一种具有争议的扩散机制包括手术污染腹膜腔,即肿瘤未完全切除且边缘呈阳性,在手术切除癌症样本期间在伤口部位扩散,或在处理过程中样本破裂。腹膜衬里由细胞因子和生长因子很好地血管化,是肿瘤细胞种植的理想场所。结直肠腹膜癌的病理生理学研究表明,腹膜癌的出现是肿瘤细胞和宿主细胞之间分子串扰的结果,包括几个明确的步骤。

1. 单个或成团的肿瘤细胞从原发肿瘤中分离出来,进入腹腔。

2. 这些游离肿瘤细胞受到重力、腹部内脏运动和腹水流动等因素影响,在腹腔中扩散。

3. 肿瘤细胞移动并黏附至腹膜,进而侵袭至间皮下组织。

4. 新血管形成,维持肿瘤细胞增殖并进一步的转移生长。

结肠腺癌浆膜受累(pT4 期)是腹膜癌发展的一个不利的独立预后标志。肿瘤细胞表面细胞内黏附分子的下调,尤其是上皮细胞钙黏蛋白的下调,可以促进恶性细胞的自发脱落。

二、腹膜癌患者的诊断方法

腹膜癌的诊断通常结合术前表现状态(PS)、活动水平和合并症。PS 通常采用的是美国东部肿瘤协作组(ECOG)评分标准;ECOG 体力状况评分标准记分 0 分、1 分、2 分、3 分、4 分、5 分,是从患者的体力来了解其一般健康状况和对治疗耐受能力的指标。术前、术后应注意控制合并症。在接受大肿瘤切除术的患者中,18% 存在先前诊断的合并症。这些疾病增加了急性医疗并发症、住院死亡率、住院费用、

术后并发症和并发症严重程度的风险。

在某些情况下影像学的使用是腹膜癌诊断过程中必要的。它能够合理地识别腹膜外血行转移和不可切除的肝、肺或其他远处转移,从而诊断患者是否适合手术治疗。然而,腹膜癌的一个重要特征是,任何和所有的影像学检查都可能严重低估腹膜癌的真实体积和负荷。重要的是,在术前手术计划中,尤其是在与患者讨论时,必须提醒他们影像学"低估"的可能性。

（一）症状及体征

腹膜癌起病隐袭,从感觉不适到住院时间为 10d~1 年,平均 2.8 个月。腹胀、腹坠、腹围增大、腹痛是最常见的四大症状,呈隐袭性进展、渐进性加重的特点。相关研究显示,54 例患者中各种症状的占比:腹痛 62%、腹胀 62%、腹水 56%、排便困难 16%、食欲差 33%、尿量明显减少 26%、月经不规律 13%、胸腔积液 20%;恶心呕吐、性交不适各 1 例,其中 2 例无任何症状,因普查发现腹部肿物而就医。国外研究对 33 例患者进行临床观察,发现最多见的临床症状是腹痛、腹胀、腹部肿块,共占 76%,呼吸困难占 21%;对 74 例患者的研究结果显示,腹痛 54.9%,腹胀 51.5%,消化道症状 18.6%。最常见的症状是便秘、恶心呕吐和食欲下降。张贵宇等报道的 11 例腹膜癌患者均有腹胀和下腹腹围增长快,此外乏力、食欲缺乏 8 例,消瘦 3 例,白带增多 2 例。卞度宏等报道的 6 例患者均有盆腔内实质性肿块,其中腹痛程度不剧烈,多为隐遁不适及胀痛、乏力、食欲缺乏;有的腹内发现肿块,有的明显消瘦,有的阴道出血及排便困难。查体如晚期卵巢癌体征,有贫血貌、腹部压痛、腹水及腹块等,妇科检查 40.7%(11/27)可触及子宫直肠窝内肿块,但触不到明显的附件区域肿块。

（二）腹膜癌并发症

1. 肠梗阻　随着腹膜癌的发展进程,影响患者生活质量及生存期的并发症会先后出现。其中恶性腹水、肠梗阻以及腹痛是对腹膜癌患者生活质量影响最为严重的三个常见并发症。腹膜癌最可怕的并发症之一是肠梗阻。肠梗阻可发生在胃肠道从远端胃到直肠的任何位置。影像学检查(如腹部和骨盆的 CT 扫描)有助于确定梗阻的程度和性质,并确定是否存在管腔外气体提示穿孔,以及是否有腹水。通过定期检查能够更早期发现肠梗阻病症,及时施以有效治疗手段,避免外科手术。

2. 腹水　超过 70% 的患者存在大于 50ml 的腹水。恶性腹水会引起疼痛和肺功能紊乱,黏液性腹水会刺激腹膜,引起纤维化反应,从而导致腹膜表面增厚,并可能导致肠梗阻。此外,腹水体积和压力增加会导致肺功能残余容量降低,这是血氧饱和度快速降低、呼吸困难增加的危险因素。

3. 其他并发症　腹膜癌患者常伴有肿瘤恶病质、厌食、消瘦、疲劳、乏力等症状,主要原因是腹膜癌导致患者消化系统的损伤,无法摄入和吸收足够的营养物质,导致能量和代谢水平的失衡,从而引起相关的一系列症状。减轻这类并发症的方法主要是通过药理学的方法施用皮质类固醇、孕激素和精神刺激剂等,或者采取调整生活习惯,积极锻炼等干预措施。

（三）实验室检查

血清 CA125 对筛选腹膜癌有一定的价值,但是 CA125 主要来源于体腔上皮的各种组织共有抗原,故凡体腔上皮来源疾患也可增高,所以应辅助其他手段联合检查。术前检查 CA125 对鉴别腹腔结核有帮助,但与卵巢癌的鉴别无效。相关研究表明术前 40 例腹膜癌患者中 38 例 CA125 明显增高。行手术及化疗后 1~2 个月回落,随着化疗的进行,CA125 继续下降,复发时又升高,因此 CA125 可作为其监测的一项指标。原发腹膜癌化疗前患者 CA125 均 ≥ 60U/ml,化疗后 74% 患者下降 90% 以上。王珂等认为 CA125 高低与病变范围有关,病变越晚 CA125 值越高。术后 CA125 值降低程度与残余肿瘤大小有关,可用作其判定疗效。

癌胚抗原（CEA）和 CA199 已成为腹膜癌常用的肿瘤标志物。人们认为,对腹膜癌患者的血清和腹膜灌洗液中的术前肿瘤标志物进行分析可能会提高腹膜癌检查的准确性。腹水灌洗细胞学检查虽然能发现腹水中较小的游离癌细胞,但敏感度较低,一项研究用显微镜观察 30 余例腹膜癌患者的腹水,仅有 2 例患者腹腔灌洗细胞学阳性。收集侵及浆膜下层的胃癌患者术后的腹腔灌洗液,通过检测腹腔灌洗中 CEA 和 CK20 来检测游离癌细胞,检出率为 46.2%,即检测腹腔灌洗液中相关抗原或者相关分子表达比直接显微镜下观察游离癌细胞有更高的检出率。

术前腹水细胞学检查是鉴别浆液性腹膜癌与恶性间皮瘤的重要手段。张贵宇等对 11 例腹膜癌患者的术前腹水检查均发现有癌细胞。腹膜癌手术中发现最常见的病变部位为大网膜,挛缩成饼块状占 80%,盆、腹腔腹膜广泛受累占 72%。肿块呈多发结节状,大小 0.5~1.5cm,且膈肌、肝表面也有粟粒样结节。其中 47 例术中可见 500~9 000ml 的草黄色或血水样腹水,7 例无腹水（其中 5 例术前抽腹水、腹化或静脉化疗）。双侧卵巢目检正常占 74%;而在切除卵巢的患者中,13% 正常,87% 表面受累。

（四）影像学检查

术前诊断为卵巢癌、腹膜癌及不明原因腹水的病例,通过临床资料、手术记录及病理切片等特征分析,按以下标准对原发性腹膜癌进行诊断。

1. 腹膜有散在结节和 / 或腹腔特别是盆腔内有局限性肿块。

2. 双侧卵巢（包括输卵管）生理性正常大小或因良性病变增大。

3. 镜下卵巢无病变或仅有表浅浸润（卵巢实质内病灶小于 5mm × 5mm）。

4. 病理类型及镜下特点类似卵巢上皮性癌。

5. 除外其余内脏器官的原发癌灶。

影像学检查在腹膜癌的诊断中是必不可少的,使用的成像方式包括计算机断层扫描（CT）、磁共振成像（MRI）、氟脱氧葡萄糖（FDG）、正电子发射断层扫描（PET）和超声（US）。超声可以识别腹水的存在,并可用于图像引导活检或识别腹腔内大肿块。最常用的方法是 CT 扫描或 MRI 腹膜癌检查,它能辨别结节的大小、位置、类型和可能的原发部位。

如果尚未通过外科手术切除,则有时也可以通过影像学检查识别出癌症的主要部位,尽管可能需要结合内镜和腹腔镜。它可以与腹膜扩散和腹腔内转移一起评估。如果通过影像学,内镜检查和腹腔镜检查未发现原发灶,则可以考虑原发性腹膜肿瘤。当胰头、肝门、肝脏和肠系膜根部参与转移性疾病时,CT 检查尤其有必要。小肠疾病和病变 <5mm 时,CT 的准确性降低。

与 CT 相比,MRI 在诊断或预测肿瘤细胞减灭术（CRS）的完成程度方面没有优势。但是,最近进行的一种腹膜 MRI 方案在腹膜成像方面可能具有优势,尤其是在年轻患者术后的监测计划方面。PET 扫描（单独使用时）的评估通常低估了疾病,并且当病变 <5mm 时可能低估的疾病负担更为明显。

超声表现:盆腹腔大量液性暗区,其内可见肠管蠕动、漂浮,未见纤维带漂浮,双侧卵巢正常大小、形态、回声与正常无差别,表面有或无赘生物,周围无肠管粘连。仔细查找在盆壁、肠管表面均可见大小不等的绒毛状、结节状、条状实性团块,呈中等回声或高回声,内无明显血流。

放射科医师在影像学研究中检测腹膜疾病的能力在不同机构之间可能会有很大差异,因此,具有更多经验的中心可以通过对腹膜癌患者的经验和熟悉来积累专门知识。随着人们认识的逐步提高,根据患者的症状和体征,少数病例术前可做出正确诊断,但是目前由于没有特异性的诊断方法,术前多误诊为卵巢癌或腹腔结核。术前行 B 超、CT 检查虽有帮助,但误诊率较高,直至术中见腹膜广泛瘤结节,而卵巢正常或浅表受累才能最终确诊原发性腹膜癌。

（五）腹腔镜检查

腹腔镜检查,即用腹腔镜探查发现明显的肿瘤结节,或腹膜病理学检查确诊腹膜癌。腹腔镜寻找肿瘤结节相对较容易，对于原发肿瘤侵犯浆膜层或脏层腹膜的患者也具有较高的检出率。随着腹腔镜技术的发展，可以通过微创技术先行探查、冲洗、活检明确诊断，并评估能否行腹腔镜或剖腹满意的肿瘤细胞减灭术和评估是否进行先期化疗，在临床中已经被广大肿瘤医师认可。

（六）剖腹探查

剖腹探查术是普外科医师用来寻找病因或确定病变程度并进而采取相应手术的一种检查和／或治疗方法。由于经济、社会的发展，腹部损伤随之增多，加上急腹症、急性消化道出血和腹部肿块等，剖腹探查术已成为基层医院一种常见的手术类型，传统的剖腹探查手术，是腹部常见的治疗方法。

第二节　腹膜癌的病理分期

腹膜癌是一种起源于腹膜的恶性肿瘤，腹膜多弥漫受累，而卵巢本身正常或仅浅表受累，其组织病理学特点与卵巢浆液性乳头状腺癌相似。虽然本病绝大部分是浆液性癌，但也存在其他病理类型，如黏液性腺癌、子宫内膜样癌、透明细胞癌等。随着对本病的认识加深，诊疗水平的提高及卵巢癌剖腹手术的增多，该病的发病率呈上升趋势，其诊断和治疗也引起了临床及病理医师的极大兴趣。

一、腹膜癌的起源或组织来源

根据 AJCC 和 FIGO（国际妇产科联合会）分期指南，大约 87% 的卵巢癌患者患有继发于盆腔外转移的 Ⅲ 期疾病。卵巢肿瘤的主要亚型包括恶性生殖细胞癌、性索基质细胞瘤和上皮性卵巢癌，后者占病例的 90%，是女性癌症死亡的第五大常见原因。有研究报道因子宫良性肿瘤而切除卵巢后又发生腹膜癌，以及 Gilda Radner 家庭性卵巢癌登记记录，其中 324 例行卵巢预防性切除，术后 1~27 年 6 例发现原发性腹膜癌，证明腹膜癌是一独立性疾病，并非卵巢癌的一个亚型。

目前关于其组织来源有两种说法：一是胚胎残留学说，即来源于腹膜上残留胚胎性米勒细胞。二是第二米勒系统学说。1972 年，Lanchlan 等第一次将女性腹膜描述为第二苗勒系统。在组织发生学方面，腹腔上皮、卵巢表面上皮的苗勒系统均来自体腔上皮，成年女性腹膜间皮及下方间质与卵巢上皮同样具有向米勒管上皮分化的潜能。当腹膜受到某种因素刺激引起病变时，通过化生重演并发育成苗勒管上皮成分。这些肿瘤不仅组织学特征与女性苗勒管上皮发生的肿瘤一致，而且通过免疫组化方法可检测出一些相同的抗原。腹膜癌同样具有浆液型、黏液型、子宫内膜样型、移行细胞型、透明细胞型。近年来研究显示，原发于卵巢的各类肿瘤均可发生于腹膜，随着人们认识的提高会有更多的类型被报道。张燮良等认为腹膜癌与卵巢上皮性癌有相似之处：

1. 发病年龄皆为老年妇女。

2. 症状如卵巢上皮性癌 Ⅲ~ Ⅳ 期。

3. 肿瘤播散部位位于腹盆腔腹膜、大网膜、膈面及内脏表面。

4. 组织学类型为浆液性乳头状癌，含有沙粒体。

5. 血清 CA125 均为阳性表达。

6. 免疫组化染色 CEA 多阳性，角蛋白（keratin）阳性及 Vimentin 阴性，证实为癌而不支持间皮肿瘤。

7. 对化疗（以 DDP 为主）均有中度敏感，约 1/3 患者可获得 CR（与卵巢上皮性癌相同），更支持腹膜癌来源于第二苗勒系统。

应用免疫组化法检测组织的 CA125 指标，发现在胎儿体腔上皮及其所演化的组织，如胸膜、心包、腹膜、卵巢表面上皮和妊娠 15 周以后的苗勒管中均含有 CA125 抗原，由此证实了腹膜是由体腔上皮及其下间质衍化来的，它不仅与女性的苗勒管上皮有共同的胚胎来源，并且具有向苗勒管上皮间质分化的倾向。

胎儿发育过程中男、女均发生过苗勒管，胚胎第 6 周时由体腔上皮增生凹陷形成。男性由于雄激素和苗勒管抑制因子（Mullerianinhibiting factor, MIF）抑制作用，其退化并逐渐消失。曾有文献报告男性子宫内膜异位症 4 例，皆因患有前列腺癌服用雌激素，数年后发生子宫内膜异位症，在雌激素的刺激下男性腹膜可以化生为宫内膜样组织，在某种因素刺激下发生癌变，组织形态学上与女性苗勒管上皮的肿瘤一致。

二、腹膜癌的病理检查和分型

腹膜癌可分为原发性腹膜癌和继发性腹膜癌。原发性腹膜癌来源于腹膜衬里本身，典型代表是原发性腹膜癌和腹膜恶性间皮癌；后者是源于各种恶性肿瘤形成的腹膜转移癌，如来自胃肠道肿瘤和妇科肿瘤转移导致的腹膜转移癌等。腹膜肿瘤常为多发性，腹膜组织广泛受累，肠管、肠系膜、膈下、双侧卵巢表面、子宫浆膜层、膀胱表面均存在大小不等的癌灶，大体呈绒毛状、结节状、实性团块与周围广泛粘连，无包膜。大网膜多挛缩成饼块状。卵巢通常正常，也可浅表受累。显微检查主要以苏木精 - 伊红染色切片光镜下形态学诊断，腹膜的原发性肿瘤组织学表现与卵巢癌继发性腹膜癌相似，两者主要区别是原发性腹膜癌双侧卵巢实质内无肿瘤浸润,免疫组化无助于与卵巢上皮性癌的鉴别。以下对浆液性乳头状癌、宫内膜样癌、移行细胞癌、恶性混合性苗勒管瘤和透明细胞癌的病理检查进行介绍。

1. 浆液性乳头状癌　光镜:瘤组织与卵巢浆液性癌的组织学相一致,可见大小不等的乳头被覆低柱状上皮细胞,胞质丰富,嗜伊红色。细胞核大而深染,常呈多形性。核仁多见,核分裂活跃,核分裂象为20~60/hpf。肿瘤的实体部分和间质常呈小灶性浸润,沙粒体多见。组织学分级依据乳头结构的分化程度和数量分为1~3级。低分化浆液性癌细胞呈柱状,多层,异型性明显,核大深染,核仁明显,细胞多数排列呈簇、团块状。浆液性乳头状癌的组织学诊断标准:①低柱状上皮。②形成乳头状细胞。③无棱形肉瘤样细胞。④可见沙粒体。⑤卵巢目检无包块。

腹膜浆液乳头癌病理学有三个特点:增生的柱状肿瘤细胞、沙粒体存在、产生中性黏液。这三点具有特殊性,但这些特征并不同时存在。美国妇科肿瘤学组(Gynecologic Oncology Group,GOG)拟定的卵巢外浆液性腹膜癌诊断标准:①卵巢缺失或两侧卵巢必须是正常生理大,最大直径<4.0cm,或因良性病变而增大。②卵巢外病灶体积必须大于任何一侧卵巢受累的病灶。③镜下卵巢内病变,无浸润;肿瘤仅限于卵巢浆膜,无皮质浸润;皮质受累必须在5mm×5mm以内,组织学及细胞学特征以浆液细胞为主,分化程度不限。

电镜:肿瘤细胞乳头样生长。游离缘有长短不一的微绒毛集中于表面,癌细胞呈多分支蟹足状,有杵状胞质突起。胞质内含丰富的糖原,细胞器呈现未成熟特征。核分叶,有深陷的缺刻,核异染色质分布谱型异常,核被膜下异染色质减少,大部分异染色质呈不规则状,异染色质及常染色质明显多于正常核。

免疫组化:免疫组化特征与卵巢浆液性癌相似,黏蛋白测定及过碘酸希夫氏染色均阳性,不产生透明质酸。腹膜浆液癌免疫组化指标检测结果显示,单抗角蛋白、上皮细胞膜抗原、CA125抗原、尿白细胞(LEU)、B72.3抗原、癌胚抗原、淀粉酶、LN1、LN2、MB2、S100蛋白及胎盘碱性磷酸酶测定均为阳性。此外有学者研究报道的所有病例都呈现出100%的EMA和S-100蛋白阳性,75%的病例呈CA125阳性,88%呈CD15阳性,38%呈胎盘碱性磷酸酶阳性。

2. 宫内膜样癌　光镜下可见多数不规则小腺腔,呈裂隙状,细胞柱状、复层,核大、深染,核分裂多见。也有实心细胞巢,异型性明显,可有粗、短乳头。

3. 移行细胞癌　光镜下可见肿瘤有乳头状结构及实心癌巢,癌细胞形态与原发于卵巢及膀胱的Ⅲ级移行细胞癌相同,移行细胞乳头异型性明显,核分裂多见。

4. 恶性混合性苗勒管瘤　根据国外文献报道的19例腹膜原发恶性苗勒管混合瘤,其中15例资料完整,多发生于老年绝经妇女,平均年龄65.8岁。肿物源自盆腔9例、结肠浆膜层6例、右前外侧腹膜1例、网膜1例、腹膜后2例。镜下见肿瘤中有癌和肉瘤成分,有同源性和异源性。上皮成分为中、低分化的浆液性腺癌或宫内膜样癌,有的存在透明细胞和鳞癌成分。肉瘤样成分除梭形间质细胞外,异源性肿瘤可见横纹肌肉瘤成分和软骨肉瘤成分。免疫组化Keratin和Vimentin共同表达,α-1抗糜蛋白酶阳性。

5. 透明细胞癌　光镜下,腹膜肿瘤结节由小腺体和腺管组成,偶有乳头状结构,由透明细胞、嗜酸性细胞和鞋钉样细胞构成腺体、乳头,无沙粒体,PAS强阳性。

6. 腹膜间皮瘤　腹膜间皮瘤通常表现为弥漫分布的肿瘤结节和腹水。间皮瘤细胞具有活跃的产生透明质酸的功能,测定患者血清或腹水中的透明质酸水平有助于鉴别诊断,CA125水平一般不升高。光镜下,瘤细胞呈多角形或立方形,胞质呈嗜酸性,无沙粒体,无中性黏液,D-pas阴性,奥辛蓝染色阳性,经透明质酸酶消化后染色阴性,癌胚抗原多阴性。S-100、胎盘碱性磷酸酶、CA125、CD15对鉴别有帮助,如S-100蛋白或兼呈碱性磷酸酶或B72.3阳性可除外腹膜恶性间皮瘤。电镜可见细长、毛发样微绒毛。

7. 腹膜假黏液瘤　与腹膜间皮瘤类似,腹膜假黏液瘤会发展成腹膜肿块和腹水,但相比之下,通常继发于穿孔的黏液性阑尾肿瘤。除阑尾外,结肠、卵巢、胰腺和脐尿管均可提供黏液性原发肿瘤,可导致腹膜扩散。它往往聚集在骨盆、结肠旁沟、网膜和肝囊内。2016年,腹膜表面肿瘤国际联盟(PSOGI)对腹膜假黏液瘤(PMP)病理类型、报告达成共识,将其分为四类:①无细胞性黏液。②腹膜低级别黏液癌或腹膜弥漫性黏液腺瘤病(DPAM)。③腹膜高级别黏液癌或腹膜黏液腺癌病(PMCA)。④腹膜高级别黏液癌伴印戒细胞(PMCA-S)。

三、腹膜癌严重程度的分期标准

1973年国际妇产科联盟(International Federation of Gynecology and Obstetrics,FIGO)首次发布《卵巢癌、输卵管癌和腹膜癌的分期》,1988年有过一次修订,2013年第2次大修订。在此之前,卵巢癌分期使用的是1988年修订的手术病理分期,此次修订是以大量循证医学依据进行的。

首先,根据对卵巢癌的形态学、表观遗传学研究以及基因组高通量测序分析得出卵巢癌是一种异质性疾病,涵盖了病理特点、表型、来源和预后迥异的肿瘤,分为两种类型:Ⅰ型肿瘤为低级别(高分化),Ⅱ型肿瘤为高级别(低分化);包括5类主要组织学亚型:高级别浆液性癌、子宫内膜样癌、透明细胞癌、黏液性癌和低级别浆液性癌。

原发性输卵管癌和腹膜癌是罕见的恶性肿瘤,与高级别浆液性癌有很多相似的临床及形态学特点。卵巢癌最常见类型是原被称为"浆液性乳头状癌"和原发性输卵管癌,腹膜癌主要发生于 *BRCA1* 和 *BRCA2* 基因突变的女性。准确的组织病理诊断对于正确分类和治疗至关重要。因此,FIGO 新分期将上述三种苗勒氏肿瘤合并在一组进行临床诊治,是基于以下近年来的肿瘤生物学基础研究进展和临床实践的变化。

1. 大多数起源于苗勒管的浆液性肿瘤来源于输卵管。

2. 临床治疗这些起源于卵巢、输卵管和腹膜的恶性苗勒肿瘤均采用相同的方法,即手术联合化疗。

值得注意的是,在诊断和分期时,仍应清楚说明肿瘤的具体组织病理类型以及分级。如有可能应标注原发部位,有些情况下可能无法明确说明原发部位,即"未明确部位的"。目前,达成一致的组织病理类型包括:

1. 上皮性癌(高级别浆液性癌、子宫内膜样癌、透明细胞癌、黏液性癌和低级别浆液性癌)。

2. 恶性生殖细胞肿瘤(无性细胞瘤、卵黄囊瘤、未成熟畸胎瘤)。

3. 恶性潜能的性索间质肿瘤(主要是颗粒细胞瘤,以及含有异源性肉瘤成分的卵巢塞-莱细胞瘤)。

新分期仍然是手术病理分期,与旧分期相比新分期更加细化,并将三种肿瘤归为一组统一分期,使腹膜癌也有了分期标准,对判断患者的预后更加客观,对指导临床实践更加简明、合理、实用。

卵巢、输卵管和腹膜肿瘤的组织学分类包括浆液性肿瘤、黏液性肿瘤、子宫内膜样肿瘤、透明细胞肿瘤、勃勒纳(Brenner)瘤、未分化癌(这组恶性肿瘤为上皮结构,但分化太差,无法归类到其他任何组别内)、混合性上皮肿瘤(由5种常见上皮肿瘤主要细胞类型中的2种或者更多种组成,类型通常要特别注明)和高级别浆液性腺癌。根据上皮性肿瘤根据组织学分化程度进一步细分:分级无法评估、高分化、中分化、低分化。

第三节　腹膜癌的治疗

腹膜癌的治疗仍然是肿瘤学上最大的挑战之一。直到最近,腹膜癌的诊断总是伴随着较差的预后,其预期生存期通常只有数周到数月。因此腹膜癌的治疗可能主要围绕缓解肠梗阻、恶心、疼痛、疲劳和恶病质等症状。无论是何种类型的腹膜癌,治疗的重点是强调腹腔局部区域的治疗,同时辅以全身治疗。腹膜癌的成功治疗方案是 CRS 联合围

术期化疗的综合方案,此外,不同患者应选择适合的治疗方案。腹膜癌的治疗中,完全切除所有可见恶性肿瘤是患者能够长期生存的基础,这可能需要完成五大区域腹膜切除手术。实现完全肿瘤细胞减灭所需要的腹膜切除及脏器切除手术见表 13-1,具体操作范围取决于肿瘤在腹腔内的分布及浸润程度。这一节主要介绍腹膜癌的相关治疗手段和研究现状,希望读者认识到,癌症不再是迫在眉睫的死刑判决,通过不断的研究和治疗创新,临床医生可以对这种形式的转移性癌症有更多的治疗手段,并为患者带来更好的生存获益。

表 13-1　实现完全肿瘤细胞减灭所需要的
腹膜切除及脏器切除

腹膜切除术	切除范围
前腹壁腹膜切除术	既往腹部切口、脐、上腹部脂肪垫
左上腹腹膜切除术	大网膜及脾切除
右上腹腹膜切除术	肝 Glisson 被膜上的肿瘤
盆腔腹膜切除术	子宫、卵巢及直肠-乙状结肠
网膜及网膜囊切除术	胆囊及小网膜
肠系膜腹膜切除术	右半结肠及末段回肠

一、多药系统治疗方案

尽管 CRS 的手术技术有了很大的进步,但是由于腹膜外转移的存在、小肠和肠系膜的广泛受累、胃肝区的高疾病负担,或者患者的表现状况差异等问题,大多数腹膜癌患者并不适合接受 CRS+HIPEC 治疗。对于孤立性腹膜癌病患者,往往在接受了多个系统治疗后才转诊给临床医生的。此外,随着病情的不断进展,如果不加以干预,肿瘤细胞数量持续增多,导致 CRS+HIPEC 治疗的预后不佳。因此要使 CRS+HIPEC 成为一种有效的肿瘤治疗方法,通常需要在早期采取多药系统的治疗方案。研究发现多药系统治疗方案能显著提高晚期结直肠癌患者的生存率。在腹膜癌患者中,化疗药物奥沙利铂、伊立替康与 5-氟尿嘧啶的联合使用,可以显著提高结直肠癌腹膜癌病患者的生存期。

二、腹膜腔化学灌注治疗

与 HIPEC 类似,腹膜腔化学灌注治疗(intraperitoneal chemotherapy,IP)也是一种区域性化学治疗的手段,差别在于 IP 在手术后管路会留置,可以多次给药;相反的,HIPEC 是利用手术中给予加热循环性化学药物(加热至 42~43℃),手术后管路就拔除,因此只能给药一次。目前,临床上对于卵巢癌或第2型的子宫内膜癌患者已经提供

了较为完善的 IP 或 HIPEC 的治疗方案。对于许多复发性癌症病患,当二线药物甚至三线药物都没有显著疗效时,IP 或 HIPEC 将会提供延长存活时间的另一种方案。国内外的治疗经验普遍认为 IP 或是 HIPEC 要有好的治疗效果,前提是肿瘤要能够清除得够干净。因此,接受 IP 或者是 HIPEC 的病患都尽力在手术时执行最大限度的肿瘤细胞减灭手术。

三、肿瘤细胞减灭术 + 腹腔热灌注化疗

CRS+HIPEC 是腹膜癌的主要治疗方法。该方案以 CRS 消灭肉眼所见肿瘤,联合 HIPEC 应用于部分经过严格选择的腹膜癌患者,取得了良好的治疗效果。由于目前尚缺乏强有力的大样本前瞻性研究结果作为支撑,国际上对腹膜癌的治疗尚未形成共识,但是以 CRS+HIPEC 为核心的治疗方案已经写入了多个腹膜转移癌治疗的专家共识。

但该治疗方法目前尚存在一些争议。CRS+HIPEC 是涉及多器官的大型复合性手术,术中出血风险高、出血量大。术中出血通常导致低血压、贫血、组织循环灌注不足,也可加重全身炎性反应和输血相关免疫调节反应。但由于个体差异较大、PCI 评分的局限性以及不同区域进行 CRS 的手术风险和难度存在差异,因此我们建议,CRS+HIPEC 治疗应当在有经验的医疗中心开展,术中应结合患者的一般状态和肿瘤情况重新评估、制订方案,同时注意术中损伤控制和围术期管理,以减少并发症的发生,使腹膜癌患者获益。

CRS+HIPEC 的联合治疗方案是目前比较得到认可的腹膜癌治疗方案,已经有多项研究报道该治疗方案能显著提高腹膜癌患者的预后。通过回顾性研究比较全身化疗和 CRS+HIPEC 治疗在结直肠癌腹膜转移癌患者中的疗效,105 例患者中有 67 例患者接受 CRS+HIPEC,38 例单独接受全身化疗。这 2 组在性别比例、肿瘤起源部位、肿瘤分级以及 T、N 分期方面差异无统计学意义,而在年龄(59 岁 vs. 51 岁,$P<0.001$)和肝转移率(35% vs. 15%,$P<0.001$)有显著差异。以治疗后患者的生存期为预后指标进行比较发现,接受 CRS+HIPEC 治疗的患者达到 34.7 个月,而接受全身化疗的患者仅有 16.8 个月。由此可见,在腹膜癌的治疗中,CRS+HIPEC 的联合治疗方案要明显优于全身化疗。对采取了全身化疗的腹膜癌患者进行深入研究,根据后续是否采用 CRS+HIPEC 联合治疗方案分为两组。CRS+HIPEC 组 2 年和 5 年总生存率分别为 81% 和 51%,而没有进行后续 CRS+HIPEC 联合治疗的对照组总生存率仅为 65% 和 13%。对照组的中位生存期为 23.9 个月,而 CRS+HIPEC 组的中位生存期达到 62.7 个月($P<0.05$,log-rank 检验)(表 13-2)。

表 13-2　腹膜腔化学药物灌注治疗与腹腔热灌注化疗的治疗比较

疗法	优点	缺点	综合评论
腹膜腔化学药物灌注治疗(IP)	可多次给药,治疗效果较持续	管路留置在腹腔,平日需要换药照顾。管路可能会面临阻塞或管染的问题	更优越的治疗效果,仍在积极研究中
腹腔热灌注化疗(HIPEC)	手术中给药,药物利用加热循环机给药,抗肿瘤效果预期会较好	只能给药一次,效果不持续。由于必须加热,手术后合并症机会较高	未来必须再调整温度设定、给药时间,尽量减少副作用

四、治疗方法的临床应用

由于腹膜癌的组织学特征和生理生化特性与卵巢癌相似,因此治疗原则以手术为主,不能彻底切除的病灶将行减瘤术,力争残余瘤在 2cm 以内,术后进行系统化疗,降低复发和转移的风险。

目前临床上的减瘤术很难将残余瘤控制在 2cm 以内,有研究统计发现仅 41.2% 的病例残余瘤 ≤ 2cm。化疗是腹膜癌手术去瘤、减瘤后的重要治疗手段,张燮良等报道 18 例术后用 CFP(环磷酰胺、5- 氟尿嘧啶、顺铂)或 COFP(环磷酰胺、5- 氟尿嘧啶、顺铂、长春新碱)方案进行化疗,患者的平均生存期达到 30.09 个月,其中 2 例患者的生存期超过 10 年。针对浆液性腺癌,美国妇科肿瘤学组提出一套相对规范的治疗方案:首先对患者进行外科减瘤术,术后行 6 个疗程的化疗,每疗程间隔 21d,药物为顺铂 75mg/m^2、环磷酰胺 750mg/m^2。

然而化疗疗效往往由于肿瘤耐药而受到影响,包乐纹等研究发现腹膜癌的耐药基因 *MDR-1* 表达量很高,在癌组织中其表达率达到 52%(13/25),推测 *MDR-1* 是腹膜癌耐药的重要功能基因,建议在化疗前对该基因的表达进行检测,从而采取有效的治疗措施,提高患者的预后。

五、姑息疗法

姑息治疗是腹膜癌中应用比较早的治疗手段,主要由于早期的认知有限,认为腹膜癌是一种晚期癌症,无法从常规治疗中获益。对于早期的腹膜癌患者目前不再推荐,但是对于晚期腹膜癌患者姑息治疗确实是一种缓解症状、减轻痛苦、改善生活质量的有效手段,尽量满足患者的生理和心理的需求,使得晚期患者能够尽量活得舒适,有尊严地辞世。

六、腹膜癌并发症的治疗

1. 肠梗阻　“闭环”梗阻(肠环缠绕肠系膜)是腹膜癌

患者常见的严重肠梗阻并发症,需要紧急手术治疗的介入。如果肠梗阻是孤立的,在肠道内放置减压胃造瘘管;如果肠梗阻无法解除,则进行肠道旁路手术,进行分流造口(小肠或大肠,取决于梗阻的位置),或放置减压胃造瘘管以排空胃;如果梗阻位于直肠、直肠乙状结肠或十二指肠,在手术前要考虑内镜支架置入。

此外,一些药物可以缓解和治疗肠梗阻,可以作为辅助治疗策略。小剂量的地塞米松可以缓解肠壁水肿,并可能有助于解决部分肠梗阻以及治疗相关的恶心症状。此外还可以通过使用针对多巴胺受体、H_1受体和胆碱能和5-HT_3受体的联合广谱镇吐药物进行积极治疗。奥曲肽可用于减少肠道分泌物和肠壁伸展,从而减轻内脏疼痛。由于肠道可用于吸收的面积大幅减少,药物口服使用的效果一般不佳,因此常需要使用其他给药途径(经皮、经黏膜、皮下或肌肉内)进行治疗。

2. 腹水　腹膜癌的另一个常见并发症是腹水。虽然穿刺可以立即缓解症状,但通常是暂时的。对于需要频繁穿刺的患者,间歇地连接到自给式真空引流系统的隧道式腹膜内导管是一个很好的选择。这些导管可以由介入放射科医生或外科医生在局部麻醉下放置。治疗恶性腹水的另一个选择是HIPEC,多项研究已证实HIPEC治疗恶性腹水有非常好的疗效。由于通常不涉及CRS,HIPEC甚至可以在腹腔镜下完成,虽然侵入性较小,但仍需要全身麻醉。特别注意的是,HIPEC对于恶性腹水的治疗仅在预期生存期较长和体质表现较好的患者身上采用比较理想。

3. 输尿管梗阻　输尿管梗阻是腹膜癌患者的另一种并发症,常引起肾积水,主要治疗方案是放置输尿管支架,通常保留到肾功能受到威胁或肾积水出现症状为止。如果输尿管不能植入支架,可以使用肾造瘘管来引流梗阻的肾脏进行治疗。

七、腹膜癌患者的预后

随着以顺铂为主的系统化疗方案的应用,腹膜癌的预后表现良好。研究发现接受系统的联合化疗中位生存期为29.5个月,单一疗程化疗只有16.5个月,用以顺铂为主的化疗中位生存期为31.5个月,明显高于未用顺铂组的19.5个月,环磷酰胺加顺铂方案化疗中位生存期则达到34.5个月。张贵宇等研究报道了11例腹膜癌患者的平均生存期达到17.1个月。该结果与以往的研究报道类似,对晚期(Ⅲ~Ⅳ)腹膜癌与Ⅲ期卵巢癌的预后进行比较,发现两者的中位生存期没有明显差别,都为11个月左右。然而,腹膜癌治疗预后在不同报道中表现不同,这可能与治疗策略、入组患者的状态等因素有关。

有报道显示,对于接受CRS+HIPEC治疗的腹膜间皮瘤患者,报告的平均生存期为38~90个月,而仅接受系统治疗的患者的平均生存期为12个月。对于接受CRS+HIPEC治疗的结肠癌孤立腹膜癌病患者,报道的中位生存期为32~63个月,5年存活率为44%~58%,与仅采用系统治疗的预期中位存活率5.2~23.9个月和5年存活率0~19%相比明显有优势。对2003年以来20多个中心的CRS+HIPEC的临床报道结果进行荟萃分析显示,腹膜癌患者在联合治疗后并发症发生率在0~50%,死亡率只有0~6%。虽然目前还没有较为严谨的临床随机对照实验,已有研究的样本量还比较小,HIPEC的操作标准不够统一,但是随着临床研究的不断完善,相信CRS+HIPEC接受程度将会逐渐增加。

八、影响腹膜癌预后的因素

(一)肿瘤细胞减少程度

多项CRS+HIPEC研究都表明,最重要的预后因素是肿瘤细胞减少程度。肿瘤细胞完全减少通常被定义为没有大体残留病(CC0或R0-R1)或有极少量(测量厚度<0.25cm)残留的情况。对于妇科恶性肿瘤,如果没有测量到>1.0cm的残留病,则被认为达到最佳效果。

多项研究显示,不管使用何种评分系统,在肿瘤细胞不完全减少的情况下,即肉眼观察的疾病病灶>0.25cm,与单独全身化疗相比,HIPEC没有表现出更显著的生存优势。类似地,在妇科肿瘤学文献中显示,与最佳的肿瘤细胞减灭术的中位生存期48个月相比,宏观完全细胞减灭术(即无肉眼可见残留病灶)加腹腔化疗可以使患者的中位生存期提高到128个月,明显好于最佳细胞减灭术。

(二)肿瘤来源和肿瘤组织学

影响腹膜癌预后的另外两个重要因素是肿瘤的来源和肿瘤组织学。这些因素不但有助于判断肿瘤的潜在侵袭性和对化疗的敏感性,也有助于判断肿瘤的可切除性。腹膜表面恶性肿瘤的"粘性"或"侵袭性"通常成为难以解决的外科问题,肿瘤的"粘性"或"侵袭性"越高,完全减少肿瘤细胞就越难。阑尾癌的光谱展示了腹膜"粘连"潜在因素,通过阑尾的薄壁、穿孔和腹膜播散是常见的表现。阑尾低度黏液性肿瘤常伴有胶状黏液性腹水,称为腹膜假黏液瘤。这些肿瘤往往不会侵犯壁层或内脏腹膜,通常可以通过简单地排空黏液和切除阑尾减少癌细胞。

虽然阑尾癌的治疗指南规定应该进行右半结肠切除术,但最近的研究表明,高分化阑尾癌的淋巴结转移率较低,右半结肠切除术似乎不能改善肿瘤预后。阑尾癌中低分化和印戒细胞癌倾向于产生较少的细胞外粘蛋白,更具侵袭性,淋巴结转移率更高。但是,右半结肠切除术仍然被推荐作为这类肿瘤治疗的重要手段。鉴于其更具侵袭性和更快的生长速度，CRS+HIPEC 通常在全身化疗之前进行，以实现肿瘤细胞的大幅减少。然而，由于这腹膜癌肿瘤细胞倾向于生长在细小的斑块样病变中，它们在影像学上往往是无法检测到的，计算机断层扫描和磁共振成像都不能准确地预测肿瘤"粘连"或压倒性小肠或肠系膜受累。

（三）肿瘤评分

肿瘤的起源部位决定了腹膜癌侵犯范围的严重程度。对于低级别的阑尾肿瘤，如果能够达到满意的肿瘤细胞减灭术，腹膜癌的范围和严重程度似乎不会对预后产生影响。然而，即使达到满意的肿瘤细胞减灭术，肿瘤负荷较高的结肠癌患者也不会从 CRS+HIPEC 中获益。为了提供一种量化腹膜癌侵犯范围严重程度的方法，已经开发了几种评分系统。腹膜癌指数（PCI）是最常用的评分系统之一（图 13-1），该系统将腹部划分为定义的区域，并要求临床医生根据规定的评分系统对每个定义区域的严重程度进行评分并计数，最终统计总分作为评判标准。该系统将腹腔和小肠分为 13 个不同的部分，根据区域存在多少肿瘤，对各个区域内的病症大小（lesion size，LS）分别进行评分，LS0 表示未发现种植病灶，LS1 表示种植病灶 <0.5cm，LS2 表示种植病灶 <5.0cm，LS3 表示种植病灶 >5.0cm。各个区域的 LS 分值累计所加为 PCI 值，范围为 0~39 分。虽然 PCI 受到主观

因素影响比较大，但这个评分系统便于临床医生根据肿瘤负荷的程度更好地比较结果，包括肿瘤学结果、发病率和死亡率等。据此，一些中心将大肠癌患者的 HIPEC 限制在一定的疾病负荷内（PCI<15~20）。

Verwaal 等为结肠癌和直肠癌患者创建了一种预后评分体系。该评分体系由下列公式计算：预后评分包括 C、R、D、H、Re 共 5 个方面。其中 C 表示结肠癌（如果是结肠癌，则为 C51，否则为 0），R 表示直肠癌（如果是直肠癌，则为 R51，否则为 0）。如果肿瘤为中 / 高分化，则 D 为 1；如果为低分化，则 D 为 2。如果癌症没有印戒细胞，则 H 为 1；如果出现印戒细胞，则 H 为 2。最后一个变量 Re 指的是腹部受累区域的数量（1~7 个），定义：骨盆、右下腹部、网膜和横结肠、小肠和肠系膜、肝下间隙和胃、右膈下间隙和左膈下间隙。与其他研究结果不同，作者从这个评分体系中发现肿瘤细胞减少的能力比病灶体积大小对于预后更有指导意义。

结肠癌和阑尾癌的腹膜表面疾病严重程度评分（PSDSS）系统主要由 3 个要素组成：肿瘤组织学、症状学以及根据术前 CT 扫描确定的 PCI。然后以疾病严重程度将评分分段，结肠癌分为 4 个阶段，阑尾癌分为 5 个阶段。在对结肠癌患者 PSDSS 有效性的初步调查中，发现所有 PSDSS 评分为 Ⅳ 期的患者中位生存期仅为 5 个月，而经过 CRS 和 HIPEC 治疗的患者的中位生存期可达到 7 个月。

肿瘤细胞减灭程度评分（CC评分）

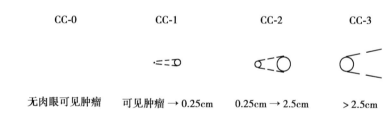

CC-0	CC-1	CC-2	CC-3
无肉眼可见肿瘤	可见肿瘤 → 0.25cm	0.25cm → 2.5cm	> 2.5cm

腹膜癌指数

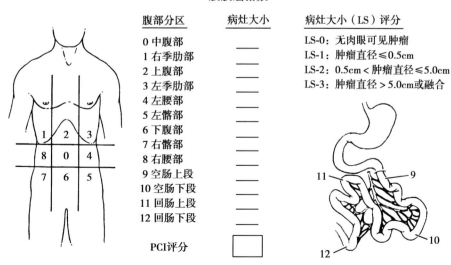

腹部分区	病灶大小	病灶大小（LS）评分
0 中腹部	___	LS-0：无肉眼可见肿瘤
1 右季肋部	___	LS-1：肿瘤直径 ≤0.5cm
2 上腹部	___	LS-2：0.5cm < 肿瘤直径 ≤5.0cm
3 左季肋部	___	LS-3：肿瘤直径 > 5.0cm 或融合
4 左腰部	___	
5 左髂部	___	
6 下腹部	___	
7 右髂部	___	
8 右腰部	___	
9 空肠上段	___	
10 空肠下段	___	
11 回肠上段	___	
12 回肠下段	___	
PCI评分	▢	

图 13-1 腹膜癌指数评分系统和术后肿瘤细胞减灭程度评分系统

近期对 1 000 多例结肠癌患者进行的多机构回顾性研究中发现，接受 CRS+HIPEC 治疗的 PSDSS 为 Ⅳ 的患者的中位生存期为 28 个月，然而这主要是由于 PSDSS 为 Ⅳ 的患者患病率较低。此外，该研究中仅接受全身化疗的 PSDSS 为 Ⅰ 的患者的中位生存期达到 45 个月，而接受 CRS+HIPEC 的患者的中位生存期却表现不佳。这再次表明，并不是所有的癌症患者 CRS+HIPEC 治疗都能提高生存期，每例患者都需要根据他们的疾病负荷和组织学确定治疗方法。虽然前两个评分系统产生了很好的分层分组，但这些评分系统主要适用于生存期超过 2 年的患者以及高危人群。因此，以上两种评分系统有一定的局限性。

为了解决这个问题，有学者研究建立了另一个针对肠腹膜癌病的评分系统。这个评分系统主要基于全身肿瘤标志物（包括癌胚抗原、CA125、CA199 和 CA153）的升高和变化，确定哪些患者可能在 12 个月内死于他们的疾病，从而不建议采取 CRS+HIPEC 的联合治疗方案。

虽然这些评分系统还不能准确地预测患者是否将从 CRS+HIPEC 的治疗方案中受益，但它们能够提供重要的预后指标，作为与患者及家属讨论预后治疗方案的有力证据。

第四节　腹腔热灌注化疗治疗腹膜癌的原则

由于腹膜肿瘤有一个"血液-腹膜屏障"作为防护层，水溶性药物向肿瘤的扩散会受到阻碍，导致化疗药物在肿瘤位置的有效浓度降低，使得化疗治疗效果不佳，此问题一直以来是腹膜肿瘤治疗的一大难题。与传统治疗模式相比，腹膜假黏液瘤、腹膜恶性间皮瘤经 CRS+HIPEC 的综合治疗后，可获得更好的治疗效果，是 PSOGI 推荐的治疗方案。对于部分患者，即使肿瘤负荷较重，进行 CRS+HIPEC 治疗后，患者生存未必能延长，但是生命质量可得到部分改善。

一、腹膜癌患者腹腔热灌注化疗适应证和禁忌证

根据腹腔热灌注化疗技术临床应用专家共识（2016 版）和中国腹腔热灌注化疗技术临床应用专家共识（2019 版），腹膜癌患者 HIPEC 适应证及禁忌证如下。

1. 腹腔热灌注化疗治疗腹膜癌的适应证

（1）胃癌、结直肠癌、胆管癌、胰腺癌、卵巢癌、子宫内膜癌。

（2）腹膜假黏液瘤。

（3）腹膜恶性间皮瘤。

（4）癌性腹水。

（5）其他恶性肿瘤种植转移的研究型治疗。

2. 腹腔热灌注化疗预防腹膜癌的适应证

（1）进展期胃癌、结直肠癌、卵巢癌根治术后预防腹膜种植转移。

（2）进展期胆管癌、胰腺癌根治术后的研究性治疗。

3. 腹膜癌患者腹腔热灌注化疗禁忌证

（1）各种原因所致腹腔内广泛粘连。

（2）吻合口存在水肿、缺血、张力等愈合不良因素者。

（3）肠梗阻患者。

（4）有明显肝肾功能不全者。

（5）严重心血管疾病者。

（6）生命体征不稳定者。

（7）恶病质患者。

二、腹膜癌患者施用腹腔热灌注化疗的诊断标准

（一）影像学检查

影像学检查是对潜在的 CRS+HIPEC 候选腹膜癌患者的重要步骤，涉及腹膜外疾病的鉴定、PCI 的量化、肿瘤沉积的定位等。计算机断层扫描（CT）、磁共振成像（MRI）和正电子发射计算机断层显像（PET/CT）等成像技术对于确定疾病特征以及预测肿瘤的复发转移发挥了重要作用。转移性病变的鉴别可受到肿瘤减小、肿瘤特征的限制，例如粟粒状病变和斑块状特征位于肠系膜、肝门、腹膜反射、膈隐窝和小肠浆膜内，使得定位更加困难。国际腹膜表面肿瘤组织共识建议以胸部、腹部和骨盆的 CT 开始诊断性成像，并补充 MRI、PET/CT 或诊断性腹腔镜检查以获得不确定的发现。

通过术前对腹膜癌患者 PCI 分值进行评估患者目前病情进展的程度，从而为临床上是否必要进行 HIPEC 提供依据。临床研究发现，PCI 评分低于 20 分的患者有望获得长期生存。

了解手术史和比较以往的横断面影像也是决定是否进行 HIPEC 的必要步骤。手术史的查询能够对疾病的进展有较为清晰的认识，加上对以往影响图片的判读，可以对肿瘤的转移途径和需要注意的关键放射学特征进行了解，从而对患者的病情有较为系统的认识，为 HIPEC 的进行提供必要的前期准备。

此外，在条件允许的情况下，MRI 和 PET/CT 能够多角度地进行影像学成像，是 CT 成像的重要补充，能显著提高诊断敏感性。一项比较 MRI 和 CT 的肿瘤诊断的回顾性研究表明，MRI 对肿瘤部位的敏感度为 95%，特异度为 70%，

准确度为 88%,而 CT 的敏感度为 55%,特异度为 86%,准确率为 63%,可见 MRI 在肿瘤的诊断上比 CT 在敏感度和准确度上表现要好。当术前诊断联合 CT 和 MRI 时,敏感度可以提高到 80% 以上。PET/CT 的敏感度是由肿瘤新陈代谢预测的,也可以通过肿瘤组织学进行预测。当补充 PET 时,肿瘤沉积物的代谢活性可以证实 MRI 或 CT 不确定的腹膜转移患者。

(二)腹腔镜检查

活组织检查是诊断的金标准,可以经皮穿刺或通过腹腔镜获得组织样本。诊断性腹腔镜检查是一种安全而灵敏的检查方法。这一方法不仅可以获得组织样本,还可以评估腹膜癌的 PCI 得分,对指导 HIPEC 的施用具有重要价值。但是在临床应用上,诊断性腹腔镜检查并没有作为首选的检查方案,主要考虑到腹腔镜在进入体内时可能导致的内部感染问题。但是,不可否认的是,诊断性腹腔镜能够直接提供肠系膜等腹膜附近的图像,能准确判断肿瘤病灶能否经手术切除,这就减少了不必要的剖腹手术引起相关疾病的发病率,并可以及时开展早期的辅助化疗。此外,腹腔镜检查还可以确定原发性或腹膜疾病切除后的局部区域扩散,从而确定可以进行 HIPEC 的腹膜癌患者,并预测术后的生存受益。

(三)血液检查

腹膜癌的术前血液检查主要包括全血细胞计数、肝功能检查和癌胚抗原(CEA)三个指标,对应地评估潜在的贫血、胆红素升高或碱性磷酸酶升高以及肿瘤进展水平。

(四)肝转移检查

对于同时伴有腹膜癌和肝转移的患者,要在术前确认肝转移的数目、大小和偏侧性,从而确定是否可以进行肝脏切除手术,只有可以进行肝脏切除的患者才可采取 HIPEC。虽然肝转移并不是 HIPEC 治疗的禁忌证,但是如果 PCI>20、肉眼可见的肝门或肝根部的肠系膜病变以及其他不能切除的肝脏病变都将不能进行 CRS,从而影响 HIPEC 的施用。

三、腹膜癌患者 HIPEC 手术基本过程

患者仰卧在手术台上,手臂留在外面,自然伸展。用氯仿处理乳头线到大腿中部的区域皮肤,在有造口或开放性伤口的情况下则采用甜菜碱。从剑突到耻骨切开,打开腹膜的所有区域,其间注意确保止血,系统检查腹膜腔。壁层腹膜首先以顺时针方式检查整个腹膜。切除大于 1mm 的结节,用电灼术消融小于 1mm 的结节;然后检查内脏腹膜,仔细检查腹腔所有器官,其中肝门的位置要仔细检查,此外必须打开小囊才能看到胃的后面和温斯洛的孔处。每个病

例的大网膜都被切除,并进行病理检查。在骨盆,应该对生殖器官进行全面检查。必须检查输尿管插入膀胱的部位。然后对肠道进行检查,从两侧开始,注意肠系膜。当从肠系膜切除结节时,将一片肠系膜叶与结节一起取出,避免损伤肠系膜深处的任何血管,全层的肠道肿瘤是通过肠道切除来清除的。

接下来将灌注套管放入腹膜,通常在输液侧使用 Y 形管,将 4 个 Y 形管放入每个结肠旁沟内,并在切口的上部进行固定,通过上方的套索套管作为输出或引流导管,并将其固定在切口的下部。导管连接到回路管上,与灌流液连接。滚柱泵作为动力系统和热力交换系统维持系统的循环和稳定的温度。首先向腹膜注入 3L 等渗透液,开启循环系统,直到导出液达到 42℃。此时,泵内注入丝裂霉素 $17.5mg/m^2$,之后每 30min 注入 $8.8mg/m^2$。其间需要至少安排一名外科医生及时进行清洗并对患者做好实时监控。

对于卵巢癌患者,应用顺铂进行 HIPEC 治疗时,需要添加硫代硫酸钠来保护肾脏。顺铂 $100mg/m^2$,流速为 1L/min(剂量的 50%),滴注 30min。此时开始静脉推注 200ml 硫代硫酸钠,剂量为 $9g/m^2$,然后以 $12g/m^2$ 持续输注 1 000ml,持续 6h。25% 的顺铂是在 30min 和 60min 的时间点滴注。偶尔抖动腹腔可以将气泡移出系统。90min 后,所有的液体都从腹膜腔排出,吻合术、引流管、腹部闭合再次排便,以确保没有浆膜损伤。此时进行吻合术,以恢复肠道连续性。

四、腹膜癌患者腹腔热灌注化疗围术期管理

虽然与其他高危外科肿瘤学手术相比,HIPEC 的手术死亡率相对较低,但是由于患者在术中将经历许多影响心血管、呼吸、胃肠、泌尿生殖、代谢和血液学的生理变化,所以 HIPEC 的围术期管理对外科团队和麻醉及强化治疗人员来说都是一个重大的挑战。虽然手术干预的目的是治疗局部疾病,但是由于手术涉及脏器太多,暴露面积较大,需要严格的围术期管理。多因素术前筛查是保证手术顺利开展的前提。其中营养不良是普通外科人群免疫缺陷的最常见原因,并与接受 HIPEC 患者的总存活率降低、感染并发症和住院时间增加有关。因此,术前和术后对于患者的营养不良评估是非常重要的,并且在术前补充碳水化合物和蛋白质是促进 HIPEC 术后恢复的重要手段。

在 HIPEC 术中,由于暴露面积大,手术处理时间长,造成了患者大量的失血,需要进行及时足量的血液供应。继发的肿瘤细胞减少和热能所需的手术时间增加了腹膜的毛细血管通透性,并与大量的液体移位有关。患者术中每小

时可失血 12ml/kg,估计失血量达 4L。因此术前,需要与麻醉团队讨论输血、复苏和血液供应的阈值。术后根据患者的血压情况施以适量的血管升压剂,从而保证患者的正常血液循环。

此外,术中和术后由于灌流液和液体移位而导致的腹内压力增加,减少了静脉回流,使得中心静脉压不能准确预测舒张末压等重要生理指标。HIPEC 术后,患者需要进行机械通气维持正常压力,所需的时间与 PCI 评分、手术时间、估计失血量、术中液体需求和血液产品需求有关。硬膜外镇痛是目前 HIPEC 采用的最佳镇痛方案,既减少了围术期阿片类药物的需求,也减少了机械通气的时间,已被纳入很多手术治疗方案中。而由于开放性手术导致患者中心静脉导管感染的风险增加,因此需要放置中心静脉导管的患者必须严格遵守无菌技术和医院指定的中心静脉导管护理规范。

术后患者常由于败血症或失血性休克等原因再次入院,近 1/3 的患者将经历新形成的吻合口漏、HIPEC 本身导致的继发性肠梗阻。因此,术后患者的恢复要采取有效的方案,目前还没有统一的术后策略。一些机构建议在术后即刻开始完全肠外营养,但是欧洲临床营养和代谢学会(ESPEN)和美国肠外肠内营养学会(ASPEN)指南则建议患者在能够耐受的情况下尽快进行肠内营养。

对于经 HIPEC 术后的糖尿病患者群要特别关注,随着营养的延迟供应,糖尿病患者更有可能患有感染性疾病。HIPEC 术中的灌流液载体是一种可以改变血糖水平的葡萄糖溶液,其浓度的确定要认真考虑患者的实际血糖情况。

统计显示 HIPEC 术后患者急性肾损伤发生率在 18% 左右,顺铂的使用、pH 下降、肌力调节剂的使用、失血和 PCI 等都是造成急性肾损伤的术中危险因素,为了尽早排查急性肾损伤,建议密切监测患者术后 70h 的尿量。

患者 HIPEC 术后常见凝血障碍,其凝血指标在 24h 达到峰值,72h 后恢复正常。血小板计数在前 3d 也有所下降,在 72h 会降至最低点。除了化疗和手术的抑制作用外,液体和血液产品复苏的稀释效应也导致了这些变化。相比之下,术后血栓栓塞事件更常发生在出院后,比例在 5.6%~13.5%。而术后抗凝处理可以降低这一比率。

第五节 腹腔热灌注化疗治疗腹膜癌的疗效及安全性评估

腹膜癌患者可以在疾病早期阶段接受 HIPEC 治疗。2010 年,Lygidakis 等报道了 87 例高危直肠癌患者在接受了初次腹腔镜手术后 20d 内接受腹腔镜下 HIPEC 作为辅助治疗的研究,在随访超过 2 年的 40 例患者中只有 2 例局部复发。Fish 等研究也发现了相似的结果,在经过 HIPEC 治疗后 11 个月的随访中 10 例低级别阑尾黏液性肿瘤患者无一例出现疾病进展。一项在荷兰癌症中心开展的 III 期前瞻性、多中心、随机临床试验提示 HIPEC 加 CRS 在腹膜癌患者中的治疗受益大于其弊端,证实了 HIPEC 的有效性,目前已成为结直肠癌转移腹膜癌患者的标准治疗模式。

国内一项从 2005 年开始的 CRS+HIPEC 治疗腹膜癌的 I 期临床研究证实,21 例患者均未在围术期出现感染、切口裂开等不良事件;术后 5d 心率均在正常范围内,提示患者的血流动力学稳定。术后未出现腹腔大手术后特有的"吸收热"现象,未出现吻合口漏、肠穿孔、粘连性肠梗阻、腹腔内出血等并发症及无明显白细胞减少,说明该疗法围术期安全性好。

一、结直肠癌转移腹膜癌

目前国内外已有多项研究证明结直肠癌转移腹膜癌患者能在 CRS+HIPEC 治疗中获益。一项单中心 II 期研究显示,CRS+HIPEC 治疗结直肠癌腹膜转移癌患者的 3 年生存率为 21%~40%,明显优于全身化疗。一项研究对 28 个研究中心 506 例行 HIPEC 治疗的结直肠癌腹膜转移癌患者进行统计显示,患者的中位总生存期(overall survival,OS)为 19.2 个月,3 年和 5 年生存率分别为 39% 和 19%。

荷兰癌症研究中心完成了迄今唯一的 III 期前瞻性随机对照临床研究,该研究将结直肠癌转移腹膜癌患者随机分为姑息手术 + 全身化疗(5- 氟尿嘧啶 / 亚叶酸钙)组(n=51)和 CRS+HIPEC+ 全身化疗组(n=54),前者的中位 OS 为 12.6 个月,后者为 22.4 个月,两组相比具有显著差异(P=0.032)。尽管研究组的完全细胞减灭率 <40%,但生存率已经显著高于迄今为止任何其他治疗策略,结果具有说服力。中位随访时间 8 年(72~115 个月)后,2 组患者的中位 OS 仍存在统计学差异(12.6 个月 vs. 22.2 个月,P=0.028),再次证明 CRS+HIPEC 可延长结直肠癌腹膜转移癌患者的生存时间。

我国开展的相关临床研究也得到了类似的结果。武汉大学中南医院、湖北省肿瘤医学临床研究中心针对结直肠癌转移腹膜癌进行了一系列临床研究。回顾性病例对照结果显示,对照组中位 OS 为 8.5 个月(95% CI:4.9~12.1 个月),治疗组中位 OS 为 14.5 个月(95% CI:11.9~17.1 个月),明显优于对照组(P=0.02)。另一项 II 期临床研究结果也显示,采用 CRS+HIPEC 治疗的患者,1、2、3、5 年生存率可分别达到 70.5%、34.2%、22.0% 和 22.0%。

目前 CRS+HIPEC 已成为欧洲和澳洲多个国家治疗结直肠转移腹膜癌的标准疗法,这些患者的 5 年生存率在荷兰超过 50%,英国约 25%,法国约 30%,澳大利亚约 35%,美国也在 30% 以上。因此,腹膜表面肿瘤国际协作组联盟(PSOGI)认为,对于有高风险发生腹膜癌的结直肠癌患者进行预防性 HIPEC 治疗,可以降低腹膜癌形成的风险,同时也可以考察是否能够降低肝转移风险。目前已有多个腹膜癌治疗中心开展了前瞻性对照临床研究,对有高危腹膜复发的结直肠癌患者行术中预防性 HIPEC 治疗,以评估 HIPEC 预防结直肠癌腹膜复发的安全性和有效性。

二、胃癌转移腹膜癌

目前,已有多项非随机临床试验对 CRS+HIPEC 治疗胃癌转移腹膜癌的疗效进行了研究。迄今为止最大的系列研究显示,83 例胃癌转移腹膜癌患者行 CRS+HIPEC(MMC、依托泊甙和顺铂)后,1 年和 5 年生存率分别是 43% 和 11%。而另一项研究采用相同治疗方法,患者 1 年和 5 年生存率分别是 48% 和 16%,中位生存期是 10.3 个月。中国医科大学的陈峻青等在国内率先开展了胃癌 HIPEC 的临床对照研究,500 例施行胃癌根治切除术的患者分成 3 组:A 组($n = 198$)患者行根治术后 43℃蒸馏水 4 000ml 腹腔灌洗 10min;B 组($n = 89$)患者术后用 43℃蒸馏水 4 000ml+醋酸洗必泰 0.6g,腹腔灌洗 4min;C 组($n=213$)根治术后应用 4 000ml 生理盐水腹腔清洗 4min。结果表明:A 组与 B 组疗效相同,差异无显著统计学意义;5 年生存率方面,灌洗组为 63.8%,对照组为 51.2%。术中 HIPEC 治疗进展期胃癌,患者术后 1、2、4 年生存率分别为 85.7%、81.0% 和 63.9%,均优于单纯手术者(77.3%、61.0% 和 50.8%)。

武汉大学中南医院杨肖军等开展了 CRS+HIPEC 治疗胃癌转移腹膜癌的系列临床研究。Ⅰ 期临床试验结果证明了该疗法的安全性。Ⅱ 期研究显示,28 例接受 CRS+HIPEC 治疗的患者 6、12、18 和 24 个月的生存率分别为 75%、50%、43% 和 43%。其中,PCI ≤ 20 和 >20 的患者中位 OS 分别为 27.7 个月(95% CI:15.2~40.3 个月)和 6.4 个月(95% CI:3.8~8.9 个月),两组中位 OS 有显著性差异($P<0.001$);CCR0、CCR1 和 CCR2-3 者,中位 OS 分别为 43.4 个月(95% CI:26.9~59.9 个月)、9.4 个月(95% CI:7.4~11.4 个月)和 8.3 个月(95% CI:3.0~13.6 个月),三组中位生存期有显著性差异($P=0.001$)。前瞻性随机对照Ⅲ期临床研究显示,对照组($n=34$)与治疗组($n=34$)中位生存期分别为 6.5 个月(95% CI:4.8~8.2 个月)和 11.0 个月(95% CI:10.0~11.9 个月),两组中位生存期有显著性差异($P=0.046$);其中,同时性胃癌转移腹膜癌患者中位 OS 为 12 个月(95% CI:8.1~15.9 个月)。两组的严重不良事件率差异无统计学意义,即接受 CRS+HIPEC 治疗不会引起患者严重的不良反应。

三、腹膜假黏液瘤

腹膜假黏液瘤是 HIPEC 的最佳适应证之一。有 4 项研究评估了 CRS+HIPEC 治疗腹膜假黏液瘤的疗效,其 5 年生存率范围为 66%~97%,不良事件率为 27%~44%,死亡率为 2.7%~13%。近期,法国进行了一项多中心临床研究,接受 CRS+HIPEC 疗法的 301 例腹膜假黏液瘤患者 5 年 OS 为 73%,无病生存率为 56%。CRS+HIPEC 已成为腹膜假黏液瘤首选治疗方案。

四、恶性腹膜间皮瘤

迄今已有 20 项研究评估了 CRS+HIPEC 在治疗恶性腹膜间皮瘤中的效果。在所有 20 项研究中,患者的中位 OS 为 29.5~100 个月,远高于以往报道的 12~17 个月。其中,CRS、无深部组织侵犯和年龄小于 60 岁等是恶性腹膜间皮瘤患者的独立预后因素。这些数据提示恶性腹膜间皮瘤患者非常适合 CRS+HIPEC 治疗。

五、腹膜肉瘤病

尽管腹膜肉瘤病的最佳治疗方法是首次手术时完全切除病灶,但由于复发率高达 25%~85%,因此需要找到一种新的治疗方法,以改善患者的预后。目前尚无证据表明辅助治疗能影响这些患者的预后。一项 Ⅰ 期研究评价了 HIPEC 对腹膜肉瘤病的治疗效果,该研究共有 60 例患者入组,其中位 OS 为 34 个月,中位 OS 到肿瘤局部进展时间平均为 22 个月。组织学分期和是否进行 CRS 是影响 HIPEC 治疗患者预后的关键因素。

第六节　腹腔热灌注化疗在腹膜癌综合治疗中的地位及存在问题

HIPEC 是腹膜癌的一种综合治疗手段,从 20 世纪 80 年代开始应用于预防和治疗腹膜癌和腹膜转移癌。目前,临床上认为腹膜癌属于区域性病变,而不是广泛转移。借助"腹膜 - 血浆屏障"的存在,HIPEC 达到腹腔内高药物浓度,较传统的静脉化疗有显著的药代动力学优势。由于外周血药物浓度较低,减轻了全身的不良反应。但也可能由于低肿瘤组织渗透率,导致药物分布不均,进而导致全身性副作用。

一、腹腔热灌注化疗的地位

腹腔热灌注化疗在消化道肿瘤中应用广泛,用于治疗胃癌已有 40 余年的历史,近年对其治疗价值有了新的认识:基于腹腔内灌注化疗药物可增加药物与腹膜的接触面,提高局部药物浓度,从而减少或降低药物的不良反应。再加上热力的作用,对腹腔种植的肿瘤具有较好的姑息治疗作用,少数可达治愈。只要正确处理并发症,一般不会出现较严重的后果。

恶性腹水是肿瘤晚期并发症之一,而腹膜种植性转移是恶性腹水的主要病因。导致恶性腹水的原发肿瘤约占所有腹水成因的 10%,常见于卵巢癌、胰腺癌、胃癌、食管癌、结肠癌等,多为终末期表现,患者生活质量差,中位生存期为 3~5 个月。一项由澳大利亚和德国的研究人员参与的多中心试验评估了在全身治疗的基础上采用 CRS+HIPEC 治疗对结肠癌腹腔转移患者生存期的影响(表 13-3)。在该研究中,采取姑息治疗方案中最佳支持治疗组、传统化疗治疗组、现代化疗治疗组、现代化疗方案联合靶向治疗组的患者分别为 70 例(38%)、32 例(17%)、50 例(27%)和 32 例(18%),四组的中位 OS 分别为 3 个月、11 个月、15 个月和 23 个月;4 种治疗方法的中位 OS 间存在显著差异($P<0.001$)。在采取减瘤术联合 CRS+HIPEC 根治性治疗方案 110 例患者中,传统化疗治疗组、现代化疗治疗组、现代化疗方案联合靶向治疗组的中位生存期分别为 14 个月、38个月、46 个月,显著高于未采取 CRS+HIPEC 的患者。可见 CRS+HIPEC 联合全身化疗(前 / 中 / 后)能有效延长腹膜转移癌患者的生存期。

表 13-3　294 例结直肠癌腹膜播散患者治疗模式

治疗模式	姑息性 (n=184)	根治性 (n=110)
系统性治疗		
最佳支持治疗	70(38)	0(0)
传统化疗方案 5-Fu/LV	32(17)	11(10)
现代的化疗方案	50(27)	55(50)
FOLFOX/FOLFIRI/XELOX/伊立替康		
现代的化疗方案联合靶向治疗	32(18)	44(40)
FOLFOX/FOLFIRI/ 卡培他滨联合贝伐珠单抗 / 西妥昔单抗 / 帕尼单抗		
手术治疗		
姑息性手术	37(20)	0(0)
减瘤术联合围术期腹腔化疗	0(0)	110(100)
未手术	147(80)	0(0)

注:5-Fu/LV:氟尿嘧啶 / 甲酰四氢叶酸;FOLFOX:奥沙利铂 + 氟尿嘧啶 + 甲酰四氢叶酸;FOLFIRI:伊立替康 + 氟尿嘧啶 + 甲酰四氢叶酸;XELOX:奥沙利铂 + 卡培他滨。

腹膜假黏液瘤的有效治疗方案是通过手术最大限度地减瘤后进行 HIPEC。尽管腹膜假黏液瘤患者手术后 5 年生存率为 50%~70%,10 年生存率为 65%,但有 50%~70% 的患者出现复发。此外,腹膜假黏液瘤对静脉化疗和放疗极不敏感,因此 HIPEC 在腹膜假黏液瘤中的辅助性治疗中显得尤为重要。HIPEC 治疗腹膜假黏液瘤的前提是最大限度的 CRS,只有手术清除腹腔内的实性黏液肿物及较大的黏液颗粒后,HIPEC 才能起到其应有的作用。通过再次手术验证:HIPEC 对清洁肠管表面、腹膜表面及肠系膜表面的种植黏液是具有明显的效果。

二、腹腔热灌注化疗在腹膜癌综合治疗中存在的问题

腹膜癌中 HIPEC 的限制因素包括较低的肿瘤组织渗透体积和药物较少能作用于腹腔外肿瘤。出现的并发症包括管道回流受阻或腹腔内液体分布不均和感染(腹膜炎、腹壁或导管周围、肠穿孔)。此外,并非每个患者都适合 HIPEC。患者应具有良好的临床条件,并根据腹膜病变的程度、是否存在远处转移、组织学亚型和疾病起源等进行选择。

由于低肿瘤组织渗透率(1mm),因此需要大剂量细胞毒性药物作用于腹膜肿瘤细胞,由此可能导致药物的不均匀分布、出现大量的腹水、导致疼痛(化学性腹膜炎)以及部分重吸收并导致全身性副作用。因此腹腔内灌注化疗的耐受性有待提高,毒副作用亟待降低。

由于 HIPEC 治疗后,肠间较大的黏液肿物明显硬化,并与肠管及系膜粘连成实性团块,导致再次手术需较大范围切除肠管,明显增加了手术后并发症肠漏的发生。因此,首次 CRS 治疗一定要尽最大可能清除较大的黏液肿物。同时,规范腹膜假黏液瘤的治疗也尤为重要。

三、CRS+HIPEC 治疗的不良事件

CRS+HIPEC 在治疗中不良事件发生率较高,为 27%~56%,主要包括腹腔脓肿、吻合口漏、胆漏、肠漏、肠梗阻、肺部感染、深静脉血栓形成、胸腔积液、中重度低白蛋白血症等。这些不良事件与 PCI 评分、手术时间、吻合口数量、术中切除脏器数量等因素有关。在美国,HIPEC 的围术期死亡率为 0~11%,最常见的死因是肠漏、骨髓抑制、呼吸衰竭、甲氧西林耐药性金葡菌感染和肺栓塞。预示死亡的因素包括恶性腹水、体质状态差和肠梗阻。国内针对胃癌转移腹膜癌进行了随机对照临床研究,68 例患者中 9 例发生严重不良事件,其中单纯 CRS 组 4 例(11.7%),CRS+HIPEC 组 5 例(14.7%)($P=0.839$),

两组患者的中位生存期分别为 5.0 个月和 3.0 个月。严重不良事件是显著影响患者生存的独立预后因素。在行 CRS+HIPEC 后可观察到两个现象：①较少患者因腹腔内粘连而需要二次手术。②对二次手术患者检查发现腹腔内粘连程度远低于预期。尽管 CRS+HIPEC 治疗的不良事件发生率较高，但与未采用该疗法治疗的患者相比能显著改善预后，因此临床中应综合各项指标判断是否应用该方法进行治疗。

第七节　小　结

腹膜癌（PC）是一种长期存在且发病率较高的癌症。腹膜癌在我国并不少见，如 70% 以上的胃肠癌患者就诊时就有极高的腹膜癌发病风险，而且其也是卵巢癌发展过程中的一种必然表现。腹膜癌具有由来已久、患者群体大、一直缺乏有效的治疗措施等特点。尽管腹膜癌系统治疗的疗效有所改善，以及包括手术和腹腔化疗在内的多种方式方法的演变，但对于大多数腹膜癌患者来说，腹膜癌仍然是最终的死亡原因。

腹腔热灌注化疗（HIPEC）是一种将化疗和热疗相结合的方法。与单纯的化疗或者热疗方法相比，多项国内外的相关研究表明 HIPEC 可显著提高腹膜癌患者的生存期，降低局部复发以及远处转移率。但是由于 HIPEC 是利用手术中给予加热循环性化学药物，手术后管路就拔除，因此只能给药一次，具有效果不持续的缺陷。此外，还存在控温精度差、安全系数不高、设备引进条件不达标等缺点。所以在今后的相关研究中，需要对 HIPEC 的温度设定和给药时间进行更为准确的优化，尽可能地减少并发症和副作用，从而推动 HIPEC 在腹膜癌治疗过程中的发展。

自 20 世纪 80 年代以来，外科肿瘤学家发展和完善了肿瘤细胞减灭术（CRS）和腹腔热灌注化疗（HIPEC）相结合的治疗方法，用于治疗腹膜癌。1980 年，路易斯维尔肯塔基大学的 Spratt 等首次报道了 CRS+HIPEC 在美国的应用。这种联合方法背后的原理是实现从宏观水平上完全减少癌症细胞（厚度不超过 0.25cm，没有残余肿瘤），然后以高浓度的热化疗直接进入腹腔治疗任何微小残留疾病。该技术体系的主要优势是通过 CRS 切除肉眼可见的病灶，通过 HIPEC 清除腹、盆腔内微转移癌和游离的癌细胞。国际肿瘤学界开展的随机对照临床研究已经证明了该策略的治疗优势，在欧美国家、澳大利亚、日本等国，该技术已逐渐成为标准治疗方案，其中澳大利亚已经建立了国家腹膜癌治疗中心。对于腹膜癌患者，CRS+HIPEC 是一种以根治为目的的治疗选择。CRS 和 HIPEC 目前被认为是能够有效延长

患者生存期的治疗，可显著提高患者长期生存率；但患者入选标准较其他治疗群体更严格，应到专业的、有经验的机构进行。

典型病例

胃窦癌伴腹膜转移接受 CRS+HIPEC 治疗

一、基本情况

患者，女，61 岁，已婚，无子女，无肿瘤家族史，既往体健。

二、现病史

患者因急性阑尾炎于 2018 年 5 月 8 日外院急诊腹腔镜阑尾切除术后，术后病理：阑尾印戒细胞癌。遂于 2018 年 6 月 27 日于另一家医院采取二次探查手术：术中诊断为胃窦癌，腹膜转移，主要集中在中、下腹腔，PCI=9，遂来本院就诊。

三、诊治经过

入院体格检查：一般情况好，头颈部无异常，双锁上未及肿大淋巴结，腹部正中切口，未及明显肿物，实验室检查：血红蛋白 125g/L；CEA 5.5ng/ml；余无异常。腹盆腔增强 CT：胃窦局限胃壁增厚，胃周围可见小淋巴结影，盆腔占位。超声胃镜：胃窦占位，cT4N0。患者于 2018 年 7 月 15 日在天津医科大学肿瘤医院胃部肿瘤科接受手术：远端胃切除 + 淋巴结清扫 +CRS：盆腹膜（图 13-2A），左右侧腹膜切除（图 13-2B），回肠区段切除 + 右半结肠切除（图 13-2C），脏层腹膜转移灶切除，右侧附件切除，CRS 达到 CC1（图 13-2D）；切除的标本包括远端胃，右半结肠 + 部分回肠，右附件以及腹膜切除标本（图 13-2E）。腹腔化疗港置入 +HIPEC（图 13-2F），间隔 1~2d 重复 HIPEC（紫杉醇 20mg/m^2），共 4 次。术后病理报告：远端胃切除标本，印戒细胞癌伴低分化腺癌，Lauren 分型：弥漫型。浸润浆膜，伴神经侵犯，上下切缘（－）。胃周围淋巴结转移：3/19。腹膜切除标本：右下腹侧腹膜、回结肠腹膜、右盆腹膜、升结肠侧腹膜、回肠系膜、膀胱浆膜、肝圆韧带均见癌细胞。右半结肠：浆膜、肌层和黏膜面均见转移性印戒细胞癌。右附件：转移性低分化腺癌伴印戒细胞癌；免疫组化：Her-2（0）。术后建议：紫杉醇 20mg/m^2，腹腔注射，d1，d8；紫杉醇 50mg/m^2，静脉注射，d1，d8；替吉奥 80mg/m^2，d1~14；每 3 周一个疗程，共 8 疗程。阿帕替尼 250mg，口服，每日 1 次 ×180。

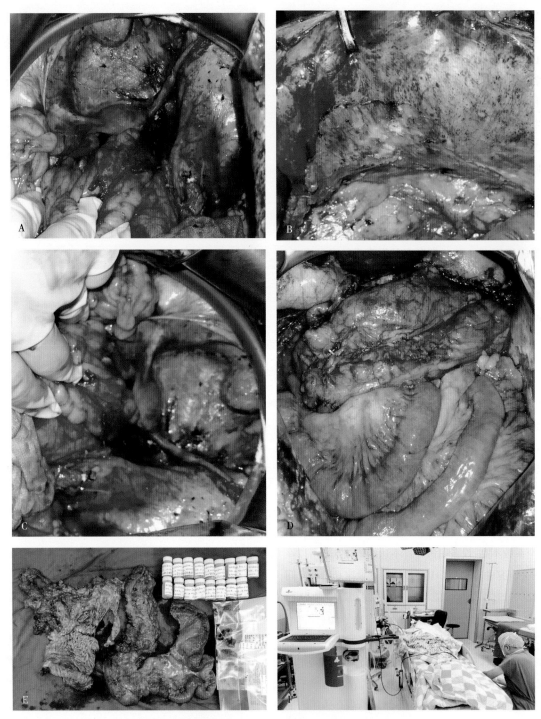

图 13-2 胃癌腹膜转移：CRS+HIPEC

A. 盆腹膜切除术；B. 右下腹侧腹膜切除术；C. 右半结肠 + 部分回肠切除术；D. 完成远端胃切除 +D2 淋巴结清扫 + 盆
腹膜切除 + 小肠脏层腹膜切除 + 双附件切除 + 右半结肠切除术后术野；E. 手术标本；F. 正在进行 HIPEC。

四、随访结果

患者术后外地医院继续进行腹腔化疗及静脉化疗 +
靶向治疗，耐受良好，每 3 个月复查一次。末次随访时间
2020 年 6 月，无复发生存。

五、总结点评

该患者为典型的胃癌伴腹膜转移的晚期胃癌病例。患
者发病时是以胃癌腹膜转移、阑尾转移导致急性阑尾炎急
诊入院，由于就诊综合医院，因此误诊为急性阑尾炎。腹

腔镜阑尾切除时也未仔细探查腹腔情况，直至术后病理报告才证实为阑尾转移性印戒细胞癌。患者此后去另一家医院就诊，主管医生根据患者的病史及病理诊断决定采取右半结肠切除术，在二次探查中发现腹膜种植结节，同时发现胃窦占位而结束手术。说明胃癌腹膜转移，特别是腹膜转移的早期临床诊断非常困难，因此建议对于临床诊断局部进展期胃癌病例（cT3 以上），采取腹腔镜分期，可以及时发现腹膜转移，从而制订精准的个体化治疗方案。该患者确诊时一般情况好，腹膜转移程度较轻（PCI=9）。非常适合做肿瘤减灭术 + 腹腔热灌注化疗（CRS+HIPEC）。对胃癌伴腹膜转移而接受 CRS+HIPEC 治疗的病例而言，CRS 后 PCI ≤ 6 是影响患者远期生存的独立因素。腹膜残留病灶越小、越少，HIPEC 的疗效越好。一般认为 HIPEC 的组织穿透深度为 2.5mm，因此主张 CRS 达到 CC0 或 CC1，即 CRS 后腹腔无肉眼可见的残留病灶或单个残留病灶的直径 <2mm。如此，CRS+HIPEC 才能达到"根治"效果，或者才有可能获得长期生存。该病例在外院二次手术探查时评估 PCI=9，本院术前强化 CT 检查没有发现腹膜增厚、腹水等腹膜恶性征象。经过 CRS 后基本达到了 CC1。在此前提下 HIPEC 发挥了重要作用。HIPEC 可以杀灭腹腔游离癌细胞以及腹膜表面微小癌灶，与单纯腹腔化疗比较，热化疗可以达到化疗增敏作用，从而提高化疗药物抗肿瘤作用。HIPEC 在该病例的整体治疗中起到了至关重要的核心作用。

（詹宏杰　梁　寒）

参考文献

［1］ PAUL H. SUGARBAKER. Achieving long-term survival with cytoreductive surgery and perioperative chemotherapy to peritoneal surfaces for metastatic colon cancer [M]. Alexandria: American Society of Clinical Oncology, 2011. https://media4. asco. org/102/edbook/2011_edbook. pdf

［2］ 张贵宇，江森，王波，等 . 卵巢外腹膜浆液性乳头状癌 11 例临床分析 [J]. 中华妇产科杂志，1996,(12): 4-7.

［3］ 朱燕宁 . 女性腹膜的原发性肿瘤 [J]. 中华妇产科杂志，1996,(12): 47-49.

［4］ VERWAAL VJ, BRUIN S, BOOT H, et al. 8-year follow-up of randomized trial: cytoreduction and hyperthermic intraperitoneal chemotherapy versus systemic chemotherapy in patients with peritoneal carcinomatosis of colorectal cancer [J]. Ann SurgOncol, 2008, 15 (9): 2426-2432.

［5］ 张燮良，包乐纹，刘素香 . 腹膜癌（卵巢外腹膜乳头状癌—附 18 例报告)[J]. 中国肿瘤临床，1998, 5: 63-65.

［6］ 王珂，马耀梅，刘文欣，等 . CA125 在女性原发性腹膜癌诊断及监测中的应用 [J]. 天津医科大学学报，2002, 8 (2): 218-220.

［7］ 包乐纹，陈华，孙莉，等 . 腹膜癌的 MDR-1 的表达 [J]. 齐鲁肿瘤杂志，1999,(02): 3-5.

［8］ 廖君 . 一项研究使腹膜转移癌病人生存时间延长 60%[J]. 老年健康，2011, 10: 6.

［9］ CHRONOWSKA J, ŁABUZEK K, KUKLA U, et al. [Hyperthermic intraperitoneal chemotherapy as a new way of peritoneal metastases treatment][J]. Pol MerkurLekarski, 2014, 36 (216): 365-368.

［10］ KAWAI T, TOMINAGA S, HIROI S, et al. Peritoneal malignant mesothelioma (PMM), and primary peritoneal serous carcinoma (PPSC) and reactive mesothelial hyperplasia (RMH) of the peritoneum. Immunohistochemical and fluorescence in situ hybridisation (FISH) analyses [J]. J Clin Pathol, 2016, 69 (8): 706-712.

［11］ DERACO M, SINUKUMAR S, SALCEDO-HERNáNDEZ RA, et al. Clinico-pathological outcomes after total parietal peritonectomy, cytoreductive surgery and hyperthermic intraperitoneal chemotherapy in advanced serous papillary peritoneal carcinoma submitted to neoadjuvant systemic chemotherapy-largest single institute experience [J]. Eur J SurgOncol, 2019, 45 (11): 2103-2108.

［12］ CHEN JH. Histopathology of locally advanced colorectal carcinoma, with emphasis on tumor invasion of adherent peritoneal membranes [J]. Pathol Res Pract, 2018, 214 (6): 902-906.

［13］ 黄超群，周云峰，谢丛华，等 . 细胞减灭术加腹腔热灌注化疗治疗结直肠癌腹膜转移癌病例对照研究 [J]. 中国肿瘤临床，2013, 40 (16): 979-983.

［14］ BIACCHI D, ACCARPIO F, ANSALONI L, et al. Upfront debulking surgery versus interval debulking surgery for advanced tubo-ovarian high-grade serous carcinoma and diffuse peritoneal metastases treated with peritonectomy procedures plus HIPEC [J]. J

SurgOncol, 2019, 120 (7): 1208-1219.

［15］ LYGIDAKIS NJ, PATIL A, GIANNOULIS K, et al. Laparoscopic hyperthermic intraperitoneal chemotherapy as adjuvant modality following radical surgery for advanced rectal cancer a new look to an old problem [J]. Hepatogastroenterology, 2010, 57 (97): 73-75.

［16］ 马力文. 腹腔灌注化学治疗腹膜转移癌的研究进展及应用前景 [J]. 中国微创外科杂志, 2012, 12 (10): 865-868.

［17］ FISH R, SELVASEKAR C, CRICHTON P, et al. Risk-reducing laparoscopic cytoreductive surgery and hyperthermic intraperitoneal chemotherapy for low-grade appendiceal mucinous neoplasm: early outcomes and technique [J]. SurgEndosc, 2014, 28 (1): 341-345.

［18］ SHAHID S, IMAN A, MATTI U, et al. Fibrin Deposit on the Peritoneal Surface Serves as a Niche for Cancer Expansion in Carcinomatosis Patients [J]. Neoplasia, 2019, 21 (11): 1091-1101.

［19］ 陈峻青, 王舒宝, 徐惠绵, 等. 胃癌根治切除并温热低渗液腹腔灌洗的疗效分析 [J]. 中华医学杂志, 2001, 81 (12): 730-732.

［20］ 杨肖军, 杨国樑, 李雁. 腹腔热灌注化疗治疗结直肠癌腹膜癌 [J]. 国际肿瘤学杂志, 2007, 34 (5): 384-386.

［21］ 杨肖军, 杨国樑, 李雁, 等. 细胞减灭术加腹腔热灌注化疗治疗腹膜癌 [J]. 武汉大学学报 (医学版), 2010, 31 (02): 192-196.

［22］ 王宁, 杨肖军, 李雁. 细胞减灭术联合腹腔热灌注化疗治疗腹膜转移癌患者的护理 [J]. 护理学杂志, 2009, 24 (18): 33-34.

［23］ 李雁, 许洪斌, 彭正, 等. 肿瘤细胞减灭术加腹腔热灌注化疗治疗腹膜假黏液瘤专家共识 [J]. 中华医学杂志, 2019, 99 (20): 1527-1535.

［24］ 杨肖军, 熊斌. 腹腔热灌注化疗在胃肠道恶性肿瘤腹膜转移中的应用 [J]. 临床外科杂志, 2019, 27 (5): 443-446.

［25］ XING D, BANET N, SHARMA R, et al. Aberrant Pax-8 expression in well-differentiated papillary mesothelioma and malignant mesothelioma of the peritoneum: a clinicopathologic study [J]. Hum Pathol, 2018, 72: 160-166.

［26］ PANDIT N, AWALE L, CHAUDHARY S, et al. Isolated Peritoneal Recurrence After Liver Resection for Hepatocellular Carcinoma [J]. JGastrointest Cancer, 2019, 50 (3): 678-680.

［27］ YAMAGUCHI T, TAKASHIMA A, NAGASHIMA K, et al. Efficacy of postoperative chemotherapy after resection that leaves no macroscopically visible disease of gastric cancer with positive peritoneal lavage cytology (CY1) or localized peritoneum metastasis (P1a): A Multicenter Retrospective Study [J]. Ann SurgOncol, 2020, 27 (1): 284-292.

［28］ VAN BAAL J, VAN NOORDEN C, NIEUWLAND R, et al. Development of peritoneal carcinomatosis in epithelial ovarian cancer: a review [J]. J HistochemCytochem, 2018, 66 (2): 67-83.

［29］ JI ZH, AN SL, LI XB, et al. Long-term progression-free survival of hepatocellular carcinoma with synchronous diffuse peritoneal metastasis treated by CRS+HIPEC: A case report and literature review [J]. Medicine (Baltimore), 2019, 98 (8): e14628.

［30］ ABDALLA AHMED S, ABOU-TALEB H, ALI N, et al. Accuracy of radiologic-laparoscopic peritoneal carcinomatosis categorization in the prediction of surgical outcome [J]. Br J Radiol, 2019, 92 (1100): 20190163.

［31］ CHEN CH, KUO CY, CHEN SH, et al. Thermosensitive injectable hydrogel for simultaneous intraperitoneal delivery of doxorubicin and prevention of peritoneal adhesion [J]. Int J Mol Sci, 2018, 19 (5). 1-17.

［32］ MIYANAGA S, HORIKAWA N, HAYASHI K, et al. [A Case of Multiple Laparoscopic Surgeries Performed for Disseminated Peritoneal Recurrence of Primary Peritoneal Carcinoma][J]. Gan To Kagaku Ryoho, 2018, 45 (13): 1809-1811.

［33］ PEIRO G, SILVA-ORTEGA S, GARCIA-ESPASA C, et al. Primary peritoneal clear cell carcinoma. A case report and literature review [J]. GynecolOncol Rep, 2020, 32: 100551.

［34］ SELCUK I, MEYDANLI MM, YALCIN I, et al. Comparison of survival outcomes in optimally and maximally cytoreduced stage IIIC ovarian high-grade serous carcinoma: Women with only peritoneal tumor burden versus women with both peritoneal and lymphogenous dissemination [J]. J ObstetGynaecol Res, 2019, 45 (10): 2074-2081.

［35］ PARK S, CHO EY, OH YL, et al. Primary peritoneal

high-grade serous carcinoma misinterpreted as metastatic breast carcinoma: a rare encounter in peritoneal fluid cytology [J]. Anticancer Res, 2020, 40 (5): 2933-2939.

[36] CHERUKULA K, BAE WK, LEE JH, et al. Programmed 'triple-mode' anti-tumor therapy: Improving peritoneal retention, tumor penetration and activatable drug release properties for effective inhibition of peritoneal carcinomatosis [J]. Biomaterials, 2018, 169: 45-60.

[37] PRIETO-NIETO MI, PASTOR D, RODRÍGUEZ-COBOS J, et al. ΔNp73 status in peritoneal and ovarian dissemination of appendicular adenocarcinoids (goblet cells)[J]. Clin Transl Oncol, 2019, 21 (10): 1432-1439.

[38] ALTHAKFI W, GAZZO S, BLANCHET M, et al. The value of BRCA-1-associated protein 1 expression and cyclin-dependent kinase inhibitor 2A deletion to distinguish peritoneal malignant mesothelioma from peritoneal location of carcinoma in effusion cytology specimens [J]. Cytopathology, 2020, 31 (1): 5-11.

[39] KOMORI K, KINOSHITA T, OSHIRO T, et al. Prognostic predictions based on pathological findings of peritoneal dissemination in patients with stage IV colorectal cancer without residual disease (R0 status) [J]. Surg Today, 2019, 49 (9): 755-761.

[40] SOLASS W, SEMPOUX C, CARR NJ, et al. Reproducibility of the peritoneal regression grading score for assessment of response to therapy in peritoneal metastasis [J]. Histopathology, 2019, 74 (7): 1014-1024.

[41] TEMPFER CB, HILAL Z, DOGAN A, et al. Concentrations of cisplatin and doxorubicin in ascites and peritoneal tumor nodules before and after pressurized intraperitoneal aerosol chemotherapy (PIPAC) in patients with peritoneal metastasis [J]. Eur J SurgOncol, 2018, 44 (7): 1112-1117.

[42] LAVOUE V, HUCHON C, AKLADIOS C, et al. Management of epithelial cancer of the ovary, fallopian tube, and primary peritoneum. Short text of the French Clinical Practice Guidelines issued by FRANCOGYN, CNGOF, SFOG, and GINECO-ARCAGY, and endorsed by INCa [J]. Eur J ObstetGynecol Reprod Biol, 2019, 236: 214-223.

[43] STANCIU PI, IND T, BARTON D, et al. Development of Peritoneal Carcinoma in women diagnosed with Serous Tubal Intraepithelial Carcinoma (STIC) following Risk-Reducing Salpingo-Oophorectomy (RRSO)[J]. J Ovarian Res, 2019, 12 (1): 50.

[44] BLONTZOS N, VAFIAS E, VORGIAS G, et al. Primary peritoneal serous papillary carcinoma: a case series [J]. Arch GynecolObstet, 2019, 300 (4): 1023-1028.

[45] YEPURI N, BAHARY N, JAIN A, et al. Review and Update on the Role of Peritoneal Cytology in the Treatment of Gastric Cancer [J]. J Surg Res, 2019, 235: 607-614.

[46] BAE H, KIM H, CHU J, et al. Pathologic analyses of peritoneal nodules in gastric cancer patients during surgery-A single cancer center experience with diagnostic pitfalls [J]. Pathol Res Pract, 2019, 215 (1): 195-199.

[47] CHUNG HH, KIM JW, PARK NH, et al. Prognostic importance of peritoneal lesion-to-primary tumour standardized uptake value ratio in advanced serous epithelial ovarian cancer [J]. EurRadiol, 2018, 28 (5): 2107-2114.

[48] OH JS, KIM BJ, JU MJ, et al. Imaging features of primary peritoneal serous carcinoma: A case report [J]. Radiol Case Rep, 2020, 15 (7): 978-982.

[49] LIAO TY, LIAW CC, TSUI KH, et al. Pre-therapy CT scan showing peritoneal thickening from metastatic renal pelvis carcinoma patients [J]. Med Oncol, 2018, 35 (10): 128.

[50] BASATAC C, AKTEPE F, SAğLAM S, et al. Synchronous presentation of muscle-invasive urothelial carcinoma of bladder and peritoneal malign mesothelioma [J]. Int Braz J Urol, 2019, 45 (4): 843-846.

[51] MI D, ZHANG Y. Diagnostic and prognostic value of HE4 in female patients with primary peritoneal carcinoma [J]. Int J Biol Markers, 2018: 1724600818796595.

[52] ELLEBRECHT DB, KUEMPERS C, HORN M, et al. Confocal laser microscopy as novel approach for real-time and in-vivo tissue examination during minimal-invasive surgery in colon cancer [J]. SurgEndosc, 2019, 33 (6): 1811-1817.

[53] SCALABRE A, PHILIPPE-CHOMETTE P, PASSOT G, et al. Cytoreductive surgery and hyperthermic intraperitoneal perfusion with chemotherapy in children with peritoneal tumor spread: A french nationwide study over 14 years [J]. Pediatric Blood Cancer, 2018, 65 (4): e26923.

14

第十四章

腹腔热灌注化疗在防治胃癌腹膜转移中的临床意义

胃癌是我国高发的恶性肿瘤,进展期胃癌占70%以上。腹膜转移是进展期胃癌最常见的转移类型,随着胃癌的进展,腹膜转移发生率与转移范围相应增加,常导致大量腹水、肠梗阻、输尿管梗阻、低蛋白血症与全身性营养不良等,是胃癌患者主要致死因素之一。既往由于缺乏有效的治疗手段,胃癌患者一旦出现腹膜转移或大量腹水,临床上往往给予最佳支持治疗(best support care,BSC)或对症处理,预后极差,患者中位生存期为7~9个月。近30年来,鉴于治疗新理念、新技术、新药物的不断问世,预防与治疗胃癌腹膜转移也取得了较好的效果,特别是临床上开展各种腹腔内化疗以来成绩尤为突出,其中腹腔热灌注化疗(hyperthermic intraperitoneal chemotherapy,HIPEC)配合围术期全身性化疗(perioperative systemic chemotherapy,POSC),或与肿瘤细胞减灭术(cytoreductive surgery,CRS)等相结合,为临床上探索出一套防治胃癌转移行之有效的措施,值得不断普及与完善。本章将重点围绕胃癌腹膜转移的机制、影响胃癌腹膜转移的有关临床病理因素、HIPEC在胃癌治疗中的安全性与合理指征、HIPEC预防胃癌腹膜转移的临床意义、HIPEC+CRS治疗胃癌腹膜转移以及HIPEC辅助POSC的疗效分析等进行概述。

推 荐 阅 读

- 中国抗癌协会腹膜肿瘤专业委员会,广东省抗癌协会肿瘤热疗专业委员会.中国腹腔热灌注化疗技术临床专家共识(2019版)[J].中华医学杂志,2020,100(2):89-96.
- 中国抗癌协会胃癌专业委员会.胃癌腹膜转移防治中国专家共识[J].中华胃肠外科杂志,2017,20(5):481-490.
- SUGARBAKER PH,杨智冉,李雁.国际腹膜癌治疗指南:肿瘤细胞减灭术加腹腔化疗临床途径[J].中国肿瘤临床,2020,47(11):541-551.
- 腹腔热灌注化疗技术临床应用专家协作组.腹腔热灌注化疗技术临床应用专家共识(2016版)[J].中华胃肠外科杂志,2016,19(22):121-125.
- 李雁,周云峰,梁寒,等.细胞减灭术加腹腔热灌注化疗治疗腹膜表面肿瘤的专家共识[J].中国肿瘤临床,2015,42(4):198-206.
- Japanese Gastric Cancer Association.Japanese gastric cancer treatment guidelines 2014(ver.4)[J].Gastric Cancer,2017,20:1-19.
- WANG FH,SHEN L,LI J,ZHOU ZW,et al.The Chinese Society of Clinical Oncology(CSCO):clinical guidelines for the diagnosis and treatment of gastric cancer.Cancer Commun(Lond).2019,39(1):10.

第一节 胃癌的临床分期、腹膜转移诊断与评分法

胃癌是全球高发的恶性肿瘤,据美国癌症学会官方期刊《临床医师癌症杂志》发表的"2018 年全球癌症统计数据报告",通过对 185 个国家中的 36 种癌症发病率和死亡率分析,发现 2018 年全球新增癌症患者 18 078 957 例,其中胃癌 1 033 701 例(5.7%),发病率排行第 6;共死亡癌症患者 9 555 027 例,其中因胃癌死亡 782 685 例(8.2%),死亡率排行第二。超过 70% 的胃癌新发病例发生在发展中国家,约 50% 的病例发生在亚洲东部,主要集中在中国。中国胃癌发病例数和死亡例数分别占全球胃癌发病和死亡例数的 42.6% 和 45.0%。在我国,胃癌是最主要的恶性肿瘤之一。据中国癌症中心 2019 年发布的年报报告,我国胃癌的发病率为 41/100 000,死亡率为 29.4/100 000,分别高居我国恶性肿瘤发病率第 2 位、死亡率第 3 位。据国家癌症中心权威预测,2020 年我国胃癌发病率约 24.30/100 000,新发病例数约为 34.6 万(男性 23.7 万,女性 10.9 万);虽然,我国胃癌发病率已趋于平稳,但总发病数还将随人口老龄化的加剧而增加。

一、胃癌 AJCC/UICC 第 8 版 TNM 分期(表 14-1,图 14-1~ 图 14-3)

表 14-1 胃癌 AJCC/UICC 第 8 版 TNM 分期

原发肿瘤(T)	
Tx	原发肿瘤无法评估
T0	无原发肿瘤证据
Tis	原位癌:上皮内肿瘤,未侵及固有层,高度不典型增生
T1	肿瘤侵犯固有层,黏膜肌层或黏膜下层
T1a	肿瘤侵犯固有层或黏膜肌层
T1b	肿瘤侵犯黏膜下层
T2	肿瘤固有肌层 *
T3	肿瘤穿透浆膜下结缔组织,而尚未侵犯脏层腹膜或邻近结构 **,***
T4	肿瘤侵犯浆膜(脏层腹膜)或邻近结构 **,***
T4a	肿瘤侵犯浆膜(脏层腹膜)
T4b	肿瘤侵犯邻近结构
区域淋巴结(N)	
Nx	区域淋巴结无法评估
N0	区域淋巴结无转移
N1	1~2 个区域淋巴结转移
N2	3~6 个区域淋巴结转移
N3	7 个或 7 个以上区域淋巴结转移
N3a	7~15 个区域淋巴结转移
N3b	16 个或 16 个以上区域淋巴结转移
远处转移(M)	
M0	无远处转移
M1	有远处转移
组织学分级(G)	
Gx	分级无法评估
G1	高分化
G2	中分化
G3	低分化、未分化

注:* 肿瘤可以穿透固有肌层达胃结肠韧带或肝胃韧带或大小网膜,但未穿透覆盖这些结构的脏层腹膜,这种情况下原发肿瘤的分期为 T3;如果肿瘤穿透覆盖胃韧带或网膜的脏层腹膜,则应当分为 T4。** 胃的邻近结构包括脾、横结肠、肝脏、膈肌、腹壁、肾上腺、肾脏、小肠与后腹膜。*** 经胃壁内扩展至十二指肠或食管的肿瘤不考虑为侵犯邻近结构,而应依据这些部位的最大浸润深度来进行分期。

cTNM分期

	N0	N1	N2	N3
T1	I	IIA	IIA	IIA
T2	I	IIA	IIA	IIA
T3	IIB	III	III	III
T4a	IIB	III	III	III
T4b	IVA	IVA	IVA	IVA
M1	IVB	IVB	IVB	IVB

图 14-1 AJCC/UICC 第八版胃癌分期,新增临床分期(cTNM 分期)
M1 与任何 T 或任何 N,都为Ⅳ期。

pTNM分期

	N0	N1	N2	N3a	N3b
T1	IA	IB	IIA	IIB	IIIB
T2	IB	IIA	IIB	IIIA	IIIB
T3	IIA	IIB	IIIA	IIIB	IIIC
T4a	IIB	IIIA	IIIA	IIIB	IIIC
T4b	IIIA	IIIB	IIIC	IIIC	IIIC

图 14-2 AJCC/UICC 第八版胃癌病理分期

ypTNM分期

	N0	N1	N2	N3
T1	I	I	II	II
T2	I	II	II	III
T3	II	III	III	III
T4a	II	III	III	III
T4b	III	III	III	III
M1	IV	IV	IV	IV

图 14-3　AJCC/UICC 第八版胃癌分期新增
新辅助治疗后分期（ypTNM 分期）

二、诊断性腹腔镜探查的临床意义

迄今，血清肿瘤标志物或 CT、PET/CT 等影像学检查在诊断胃癌腹膜转移时仍有较大的局限性。血清标志物包括癌胚抗原（CEA）、癌抗原 125（CA125）、癌抗原 199（CA199）、癌抗原 724（CA724）是辅助诊断胃癌常用的肿瘤标志物，尽管这些血清标志物升高与腹膜转移成正相关，但其敏感性及阳性预测值均较差（表 14-2）。

常规 CT 或 PET/CT 扫描诊断腹膜转移的敏感性与胃原发癌灶大小、浸润深度、组织学类型等有关，特别与腹膜转移的程度密切相关，对局限性微小转移灶的检出能力十分有限。通常，经影像学检查诊断为腹膜转移者，往往范围较广，转移灶结节较大，PCI 值较高或伴有明显腹水；CT 诊断胃癌腹膜转移的敏感度仅为 33%~51%，特异度为 95%~99%。CT 检查作为胃癌术前常规诊断手段，除能更具体地了解胃原发灶状况，有助于判断淋巴结与其他脏器有否转移；但是由于诊断腹膜转移的正确性较低，可能导致临床分期不足而进行不必要的剖腹探查，或者延误了必要的术前新辅助治疗等，给患者的预后造成负面影响。

表 14-2　血清肿瘤标志物诊断胃癌腹膜转移的临床价值

血清标志物	敏感性 /%	特异性 /%	阳性预测值 /%	阴性预测值 /%	准确性 /%
癌胚抗原（CEA）	17.2~40.6	69.0~89.4	13.8~37.9	81.2~93.1	65.0~80.4
癌抗原 125（CA-125）	13.8~46.1	85.8~98.4	40.0~75.6	82.9~94.4	74.9~91.5
癌抗原 199（CA199）	17.2~37.5	79.9~95.0	16.3~49.3	82.3~92.9	70.7~88.4
癌抗原 724（CA-724）	34.8~44.9	82.3	34.8	82.2	72.1

诊断性腹腔镜检查（diagnostic laparoscopy）在临床应用已日渐成熟。Lavonius 等将 CT 与腹腔镜检查在胃癌术前分期中的应用情况进行了比较，发现 CT 的腹膜转移诊断率为 45%，特异性为 87%，准确率为 62%，而腹腔镜探查的诊断率为 87%，特异性 100%，准确率 91%。此外，当腹腔内游离癌细胞（+）或存在散在性腹膜微小转移灶时，通过血清学或其他影像学检查都难以做出明确诊断。因此，大量临床研究结果表明，腹腔镜检查是鉴别有无腹膜转移较为可靠的诊断方法，具体表现：①可以进行腹腔内取样，检测有无游离癌细胞存在。②有助于了解胃癌是否浸润至浆膜外及其浸润的面积。③可以按区域、按顺序逐一进行腹膜探查，发现有无腹膜转移灶，了解转移灶的部位、范围与大小，使之能进行腹膜转移指数的评分。④对于可疑病灶能进行活检病理学检查，已明确诊断。⑤根据腹腔镜探查所见，尚可能发现其他远处转移灶，结合术前各项检查诊断结果，以最终确定或调整治疗方案。⑥治疗后进行第二次腹腔镜检查，有助于与治疗前转移灶进行比较，判断治疗的效果。NCCN 胃癌诊疗指南中曾明确指出，诊断性腹腔镜探查有助于发现腹膜隐匿的微小转移灶，美国 Memorial Sloan Kettering Cancer Center 在过去 10 年间，曾对 657 例可切除的胃癌患者进行腹腔镜探查，结果其中 31% 的患者发现存在不同部位的远处转移，包括腹膜、肝脏与远处淋巴结等，并据此更改了术前分期并调整了治疗方案。我国李国新等回顾性分析 582 例胃癌，其中 T2~3 占 26.3%，T4a 45.0%，T4b 28.7%；经过腹腔镜探查，并与术前 CT 诊断进行比较，作者发现 CT 诊断胃癌浸润深度的正确率为 51.5%，腹腔镜探查的正确率为 86.8%；进一步将 CT 检查与腹腔镜探查结果相比较，T2-3 的正确率为 76% vs. 87%，T4a 为 56% vs. 87%，T4b 为 72% vs. 100%；最终由 211 例（36.3%）患者经腹腔镜探查后改变了原来制定的治疗方案，71 例（12.2%）避免了不必要的剖腹探查术；再次表明，对于进展期胃癌患者，进行腹腔镜探查有助于确定合理的治疗方案，并防止单纯的剖腹探查术。

Bottcher 等提出了对进展期胃癌患者应用诊断性腹腔镜探查的指征（indication for extended diagnostic laparoscopy，EDL）（图 14-4）：提出临床上经内镜 + 病理活检、超声内镜与 CT 证实为 T3/T4 的进展期胃癌，在确定治疗方案前，都推荐进行诊断性腹腔镜探查，以明确有无腹膜转移存在。

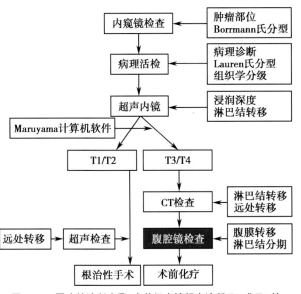

图 14-4　胃癌的诊断步骤,术前经内镜超声诊断 T3 或 T4 的患者都建议进行腹腔镜探查

中国临床肿瘤学会(CSCO)2019 年发布的胃癌诊疗指南指出,若术前 CT 等检查怀疑腹膜转移,则应进行诊断性腹腔镜检查与腹腔灌洗液细胞学检测,并将此作为 1B 类证据推荐在临床应用。NCCN 胃癌诊疗指南(2018)也指出对于计划进行术前放化疗的胃癌患者,应推荐进行腹腔镜探查,以发现有无腹膜转移并最终确认术前临床病理分期;该指南甚至以 2B 证据,推荐对于 >T1b 的胃癌即有指征进行腹腔镜探查 + 腹腔内游离癌细胞检测,但对于已决定实行姑息性胃切除手术者,则不必再行腹腔镜检查了。

如何正确有效地进行胃癌诊断性腹腔探查,以期能发现微小腹膜转移灶,周总光与胡建昆等提出了胃癌腹腔镜探查"华西四步法"的技术操作流程。第一步:探查前腹壁及腹腔脏器表面,循顺时钟 O 型路径依次观察双侧膈顶及肝圆韧带、镰状韧带—左侧前腹壁—下前腹壁—右侧前腹壁。观察腹腔脏器表面可循 S 型路径,依次探查:左肝膈面—右肝膈面—横结肠表面并至左侧大网膜—左侧腹壁、左侧结肠旁沟及降结肠肠管表面—下腹壁及小肠肠管表面—右侧腹壁、右结肠旁沟及升结肠肠管表面。第二步:重点探查盆腔及其脏器表面,包括双侧髂窝、盆底腹膜反折、膀胱与直、乙状结肠表面等处;对于女性患者,尤其要注意观察子宫表面与双侧卵巢附件,若发现有盆腔内积液,应予吸出并作脱落细胞学检查。第三步:探查横结肠系膜、小肠系膜及其根部,十二指肠 - 空肠交界处、Treitz 韧带等。第四步:探查胃与周围邻近区域,观察胃壁有否浸润及其浸润的部位与范围,要特别注意观察胃后壁有否浸润,小网膜内与肝肾隐窝等处有无种植转移灶。"华西四步法"腹腔镜探查诊断胃癌腹膜转移取得了初步成效,远期效果

还有待前瞻性多中心的 RCT 研究结论。另据文献报道,在对 172 例胃癌腹膜转移情况详细观察后,发现壁层腹膜转移发生率依次为大网膜(50%)、骨盆腹膜(39.2%)、网膜囊上凹与小网膜(11.0%)、腹壁(10.5%)、右横膈膜下(10.04%)、左横膈膜下(8.10%)、右侧上方结肠旁沟 Morison 窝(8.0%)、右侧下方结肠旁沟(6.9%)、左侧上方结肠旁沟(5.20%)、左侧下方结肠旁沟(4.6%);脏层腹膜转移发生率依次为女性卵巢(35.0%)、直肠(33.7%)、子宫(22.0%)、近端空肠系膜及浆膜(16.8%)、远端回肠系膜及浆膜(12.0%)、输尿管(10.4%)、远端空肠系膜及浆膜(10.0%)、胰腺包膜(9.4%)、近端回肠系膜及浆膜(9.3%)、Treitz 韧带(9.3%)、精囊腺(4.9%)、脾包膜(1.8%)、肝包膜(0.6%)。据此,在胃癌诊断性腹腔镜探查中应该重点关注种植转移发生率较高的区域,避免遗漏。

三、腹膜转移程度评分法

有关腹膜转移程度的判断,目前多采用日本胃癌诊疗规约分级法评分,或美国 Sugarbaker 提出的腹膜癌指数(peritoneal cancer index,PCI),前者评分较为简便易行,但缺乏定量概念;后者评分相对复杂,判断的误差性较大,但有助于定量化比较治疗前后的变化。

日本胃癌诊疗规约中腹膜转移分级法:P0Cy1:无肉眼可见的腹膜转移灶,但腹腔内经灌洗液检测,游离癌细胞(free cancer cells,FCCs)呈阳性;P1:腹膜转移灶限于横结肠以上的胃周区域;P2:全腹腔腹膜散在性转移灶,数量较少;若在女性患者中伴有卵巢转移(krukenberg's tumor),也属于 P2;P3:全腹(盆)腔弥漫性转移,且伴有不同程度腹水。日本胃癌诊疗规约中腹膜转移不同分级与患者预后的关系有明显关联,据日本胃癌研究会(Japanese Gastric Cancer Association,JGCA)报道,P0 的 5 年生存率高达近 70%,而 P1、P2 与 P3 而中位生存时间(median survival time,MST)则分别仅有 7.4 个月、7.1 个月与 3.8 个月。

由美国 Sugarbaker 提出的腹膜癌指数(peritoneal cancer index,PCI)在临床应用较普遍。这种评分法系将壁层与脏层腹膜分成 13 个区域,分别为 0 中央区、1 右上腹区、2 中上腹区、3 左上腹区、4 左侧腹区、5 左下腹区、6 盆腔区、7 右下腹区、8 右侧腹区、9 近端空肠区、10 远端空肠区、11 近端回肠区、12 远端回肠区。根据每个区域转移灶的大小(lesion size score,LS),分为 LS 0~3 共 4 个等级的分值:LS0 无肉眼可见腹膜转移灶,LS1 转移灶直径 <0.5cm,LS2 转移灶直径 0.5~5cm,LS3 转移灶直径 >5cm;最终,将每个区域的 LS 分值相加得出 PCI 值,最小 PCI 值为 0,最大为 39。

第二节　胃癌腹膜转移的机制与临床病理特征

一、胃癌腹膜转移的机制

10%~20% 的进展期胃癌患者在拟行根治性胃癌手术时已存在腹膜种植转移,特别对于肿瘤已侵犯浆膜(T3)或浆膜外(T4)的患者施行手术时,腹腔内往往已存在肉眼难以发现的微小转移灶;40%~60% 的进展期患者,腹膜是其术后癌肿首先复发的部位,30%~50% 的胃癌患者,腹膜转移是导致死亡的独立因素。据日本 Nashimoto 等回顾性分析了 2002—2009 年日本 208 家医院 13 626 例原发胃癌患者的数据,患者的 5 年随访率高达 83.3%。该研究结果显示,可切除患者术后腹膜转移复发率为 36%,不可切除患者的腹膜转移率高达 56%,腹膜转移最终导致顽固性癌性腹水、肠道梗阻、恶病质等,成为胃癌死亡的主要原因。

迄今,胃癌腹膜转移的机制尚不明了。由 Sugarbaker 早年提出的"肿瘤细胞诱陷(tumor cell entrapment)"学说(图 14-5),从临床视野解释了手术后腹膜转移复发的原因,获得普遍接受。①癌肿浸润至胃浆膜外,肿瘤细胞脱落腹腔内形成游离癌细胞(free cancer cells,FCC)或癌栓。②术中解剖分离造成肿瘤细胞从被切断的脉管或原发灶逸出。③手术野中残留的血凝块中含有具活性的肿瘤细胞。④游离癌细胞着床于创伤腹膜层,并被渗出的纤维蛋白包裹而不易被清除。⑤创面愈合过程中的相关生长因子可促进肿瘤细胞增殖。简而言之,肿瘤细胞可通过多种途径脱落腹腔内,并种植在腹膜,形成复发的"种子",而由于手术创伤,使腹膜下间皮组织裸露,形成"土壤"。两者间相互作用,加之其他细胞与生长因子的共同作用,促使腹膜转移。

肿瘤细胞着床于腹膜并形成转移灶是一个复杂的分子病理过程,初步的研究结果表明,大致可分为如下关键过程:①肿瘤一旦浸润至浆膜外,细胞间结合的钙蛋白表达下调,促使肿瘤细胞脱落入腹腔内,形成游离癌细胞。②游离癌细胞黏附于腹膜间皮细胞并着床。③腹膜间皮细胞收缩、变形,细胞下基底膜裸露。④肿瘤细胞黏附于基底膜,并向腹膜下浸润。⑤在肿瘤相关基质分解酶与细胞因子参与下,肿瘤细胞浸润并破坏血管 - 腹膜屏障。⑥肿瘤细胞增殖形成转移癌灶,肿瘤细胞周围组织释放血管内皮生长因子(vascular endothelial growth factor,VEGF),使癌灶内逐渐有新生血管生长。⑦大网膜乳斑(omental milky spots,OMS)特殊的微结构环境有利于游离癌细胞的黏附,并进入丰富的淋巴网,形成转移。⑧肿瘤细胞浸润至腹膜淋巴管起始部,并沿淋巴管增殖生长。此外,腹膜转移癌灶形成的局部免疫微环境的改变也起到重要的作用,主要表现:①T 淋巴细胞缺失,其杀伤肿瘤的免疫功能受到抑制。②肿瘤相关巨噬细胞(tumor-associated macrophage,TAM)抑制 T 细胞等免疫系统对腹腔内肿瘤细胞的清除。③中性粒细胞产生、释放细胞因子、趋化因子和颗粒蛋白等,为肿瘤细胞着床、生长创造有利环境。④腹膜脂质成分为肿瘤细胞代谢提供充分的能量。⑤在肿瘤细胞脱落至腹腔,形成种植转移过程中,受到诸多肿瘤生长因子、黏附因子、细胞因子、血管生长因子与生物酶等相互作用。目前,有关消化道发生腹膜转移的确切机制仍在研究中。

二、影响胃癌腹膜转移与复发的临床病理特征

腹膜是胃癌最常见的转移与复发部位,随着胃癌的进展,腹膜转移的发生率随之增加,胃癌一旦发生腹膜转移,

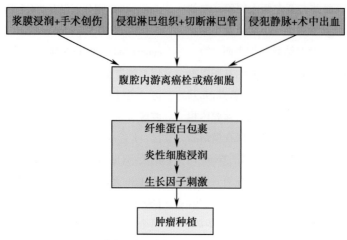

图 14-5　肿瘤细胞诱陷(tumor cell entrapment)学说

中位生存期为 6~9 个月，预后明显差；进展期胃癌手术后最常见的肿瘤复发部位也是腹膜，究其原因之一，由于普遍重视对淋巴结规范化清扫或加强了对进展期胃癌患者术前新辅助化疗等，术后区域性淋巴结转移复发的现象有所下降，腹膜的转移复发即成为主要矛盾；且由于腹膜的转移复发，可导致大量腹水、肠梗阻、输尿管梗阻、饮食困难、贫血与低蛋白血症、严重营养不良等，已成为主要的致死因素。

胃癌发生腹膜转移复发与肿瘤病理生物学特征有关，日本学者 Nashimoto A 等回顾性分析了 2002—2009 年日本 208 家医院 13 626 例原发胃癌患者的数据，数据覆盖手术方式、病理学诊断及生存结果等 53 个项目，患者的 5 年随访率高达 83.3%。该研究显示，随着疾病临床进展（临床 T 分期及 N 分期），腹膜转移患者比例会进一步升高。T1 及 N0 患者腹膜转移比例都在 2% 以下，而 T3/4 期则高达 30% 以上，N2/3 也在 30% 左右。据多项临床研究发现，胃癌发生腹膜转移的风险，在 T3/4 患者约为 T1/2 者 6 倍以上；有淋巴结转移患者较之无淋巴结转移者高 3.8 倍；Borrmann Ⅲ/Ⅳ 型较之 Ⅰ/Ⅱ 型高出 2 倍以上；淋巴结外浸润患者腹膜转移风险上升了 18 倍。无论是腹膜转移抑或术后复发，胃癌浸润至浆膜仍是最重要的因素，有研究报道 238 例浆膜浸润组胃癌患者与无浆膜浸润组患者 283 例，5 年生存率分别为 47.1% 与 75.9%。随着浆膜浸润面积增大，淋巴结转移与腹腔内游离癌细胞检出率相应增加，当浆膜受侵犯面积 >3cm² 时，腹腔内即可能出现游离癌细胞，当浆膜受侵犯面积 >20cm² 时，腹腔内游离癌细胞阳性率可达 50% 以上，腹膜转移或术后复发率也明显增加；同时淋巴结外脂肪转移也增多，这些都是术后腹膜复发的重要因素。

2017 年，中国抗癌协会胃癌专业委员会发布的《胃癌腹膜转移防治中国专家共识》中，明确胃癌腹膜转移的风险因素包括：① TNM 分期：T3、T4 和 N+ 患者腹膜转移发生率为 25%，而 T1、T2 和 N0 患者仅为 4%；另外，N+ 患者发生腹膜转移风险比 N0 患者高出 3.84 倍。②淋巴结外浸润：与没有淋巴结外浸润的患者相比，有淋巴结外浸润患者的腹膜转移风险上升近 18 倍。③ Borrmann 分型 Ⅲ、Ⅳ 型：与 Borrmann Ⅰ、Ⅱ 型患者相比，Borrmann Ⅲ、Ⅳ 型患者的腹膜转移风险高出 2.06 倍，是独立风险因素。④ Lauren 分型弥漫型：弥漫型患者中腹膜转移发生率高达 80% 以上。

第三节 胃癌腹膜转移的预防与治疗

一、单纯全身性化疗治疗腹膜转移的局限性

胃癌发生腹膜转移复发的主要机制是肿瘤侵犯至浆膜外，游离癌细胞脱落并种植于腹膜表面，进而增殖成癌性结节。单纯通过静脉途径给予全身性化疗，治疗腹膜转移的疗效不甚理想，究其原因主要有：①由于存在着"腹膜 - 血浆屏障"（peritoneal-plasma barrier，PPB）作用，腹膜 - 血浆屏障是由腹膜下组织或血管壁组成的生（药）理性扩散屏障，由单层间皮组织构成，其厚度约为 90μm。结缔组织层包括间质细胞、胶原、透明质酸酶和蛋白聚糖等基质，其物理性质尚未完全明确；这种生（药）理性屏障使得血液中的化疗药物难以直接作用于腹腔内游离癌细胞与腹膜表面的微小转移灶，即使静脉内呈现高浓度化疗药物分子，但由该屏障效应，作用于腹膜的药物仍然相当有限；反之，腹膜 - 血浆屏障也限制了药物从腹腔吸收到血液中，明显减少了化疗药物吸收入血的浓度，降低了它们的全身毒性。②种植在腹膜表面的微小转移灶缺乏新生血管，故难以达到有效治疗的化疗药物环境；同样，通过动脉介入化疗治疗腹膜转移灶，效果也不理想，主要原因系腹膜的动脉血供系统复杂，脏层腹膜的血供主要来源于腹腔动脉、肠系膜上、下动脉，而壁层腹膜血供则来源于膈下动脉、腰动脉、腹下脉与髂动脉，单一动脉的介入给药作用腹膜范围极为有限。Yonemura 等应用 CDDP、MMC 与 VP-16 等对胃癌患者进行全身性化疗，发现胃原发癌灶、肝转移灶、转移淋巴结都有较高的药物反应率，分别达到 75%、81% 与 71%，而对腹膜转移灶仅为 18%；Yonemura 等还发现，经腹腔动脉或胃左动脉联合应用 5-FU、CDDP 与 VP-16，作介入化疗，结果发现胃原发癌灶、转移淋巴结与肝转移灶中的反应率分别达到 32%、54% 与 33%，而腹膜转移灶仅为 14%，再次说明单纯经全身性化疗治疗腹膜转移，疗效尚难令人满意。综合全身性化疗各方案，治疗胃癌腹膜转移的中位生存时间（MST）有较大差异，但 1 年生存率都不超过 60%，再次表明，单纯全身性化疗治疗胃癌腹膜转移仍有一定的局限性（表 14-3）。

二、HIPEC 在胃癌治疗中安全性的实验与临床研究

胃癌患者术中或术后应用 HIPEC 治疗的安全性问题始终受到人们的关注，鉴于腹腔内 HIPEC 治疗的有效温度须保持在 42~43℃，平均持续时间为 60~90min，加上化疗药物的毒性影响，其安全性问题备受关注，主要集中在：①HIPEC 治疗期间，温热作用对患者的循环系统、呼吸功能以及大脑中枢神经有否副作用；②HIPEC 对胃癌根治术所施行的各类吻合口是否安全，是否增加了吻合口漏的发生率；③HIPEC 治疗对患者肝、肾或骨髓造血功能有否负面影响。针对 HIPEC 治疗期间，温热效应是否对患者的循

表 14-3　全身性化疗治疗胃癌腹膜转移的疗效分析

化疗方案	研究	n	MST	1y-OS	RR	作者与文献	
5Fu+α	R/S	92	4.6M	19%	-	Iwasa	Gastric Cancer，2012
5Fu+MTX	P2	31	9M	16.3%	25%	Imazawa	Gastric Cancer，2009
FOLFOX-4	P2	48	8.4M	27.2%	33.3%	Oh	Jap J Clin Oncol，2010
S1+CDDP	P3	150	13.0M	-	-	Koizumi	Lancet Oncol，2008
5Fu+MTX	P3	103	10.6M	40.7%	-	Shirao	Jap.J.Clin.Oncol，2013
5Fu continuous infusion		102	9.4M	37.0%	-		
(S1/Capecitabine)+CDDP	R/S	120	15.9M	60%<	-	Shitara	Gastric Cancer，2013
S1+Docetaxel	P2	19	15.3M	57.9%	-	Shigeyasu	Can.Chemo.Pharmacol，2013

环系统造成负面影响，20 世纪 90 年代末上海瑞金医院周曙等开展了相关动物实验，对 11 头健康杂种猪实行模拟胃癌根治术，术毕前随机分为腹腔内持续热灌注组（CHPP 组，n=6）与持续常温灌注组（CNPP 组，n=5），分别在灌注后 5、15、30、60min 抽取动脉、静脉、混合静脉血气，并测定心率（HR）、心排血量（CO）、平均动脉压（MAP）、中心静脉压（CVP）、体循环外周阻力（SVR）、峰压（Ppeak）、平台压（Pplat）、一秒率（V1.0%）、顺应性（C）等循环与呼吸指标，以具体了解腹腔内温热化疗对动物循环功能的影响。结果显示：① CHPP 组热灌注前后比较心排血量明显增加、外周阻力下降（$P<0.05$）；血流和颅底温度明显增加（$P<0.01$）。② CHPP 组与 CNPP 组相比，灌注前后的动、静脉与混合静脉血气的 pH 值、剩余碱（BE）均显著下降，二氧化碳分压明显升高（$P<0.05$）。③ CHPP 组与 CNPP 组相比，除体温变化差异十分显著外，其他观察指标差异均无统计学意义。该实验性研究结果表明，腹腔内温热化疗（HIPEC）作为防治腹膜癌灶的有效措施，一般系在麻醉条件下进行，所造成血流动力学变化特征是体温升高、内脏血管扩张、前负荷减少、外周阻力降低、平均动脉压下降导致心排血量增加、心率增快，其原因与热灌注使机体温度增高、代谢增快、氧耗增加、组织细胞出现一定程度的酸中毒等有关。体温升高使皮下血流大为增加，以利于机体散热；热灌注所引起的内脏血管扩张，使大量血液淤滞于内脏循环内；同时，由于热灌注时腹腔内压力增加，下腔静脉受压回流受阻，使之腹腔内脏器，尤其是肠壁容易发生暂时性水肿等因素有关。该研究结果还表明，实行 HIPEC 时应避免使腹腔内温度上升过快、过高，否则将对机体造成不良影响；此外，应密切检测患者体温与动脉血气等变化，酌情给与碳酸氢钠、苯肾上腺素、多巴胺等心血管药物等，通常可以使患者安全地完成 60~90min 的 HIPEC 治疗。

朱正纲等曾将 18 头幼猪施行模拟胃癌根治术，术毕前随机分成 3 组，每组 6 头，分为常温（37℃）灌注组（intraoperative peritoneal normothermoper fusion，IPNP 组）、(43±0.5)℃ 温热灌注组（intraoperative peritoneal hyperther-perfusion，IPHP 组）与(43±0.5)℃温热化疗组（intraoperative peritoneal hyperthermic chemotherapy，IPHC 组），IPHC 组动物所用化疗药物为丝裂霉素 5mg/L，灌注 1h，灌注量 2 500~3 000ml。术后两周对 3 组实验动物均施行剖腹探查术，所有实验动物的胃十二指肠吻合口愈合良好，均未发生吻合口漏或狭窄；并按照 Fumagalli 法检测吻合口破例压、吻合口组织羟脯氨酸含量、光镜与电镜下分别观察观察吻合口组织愈合及其超微结构等改变（表 14-4），显示 IPNP 组、IPHP 组与 IPHC 组各组平均吻合口破例压均无显著差异（$P>0.2$）；但均较之正常肠段破例压（23.5kPa，正常肠段破例压）有显著增加（$P<0.05$）；各实验组吻合口平均组织羟脯氨酸含量差异无显著意义（$P>0.1$），但均较正常肠段组织含量显著升高（$P<0.05$）。光镜下各组动物吻合口见黏膜上皮移行，愈合良好，肌层增多，含有大量胶原纤维交叉排列，可见少量炎性细胞浸润。电镜下，各实验组吻合口胶原纤维交叉排列紧密，其间见大量成纤维细胞，三组吻合口愈合的超微结构状况没有明显差异，上述实验结果均提示术中腹腔内温热化疗并未对胃肠吻合口的愈合造成明显不良影响。此外，利用本实验组动物，作者还观察了腹腔内温热化疗对动物肝肾功能的影响，结果显示 IPHP、IPHC 组术后第 1、3 天，ALT、AST、AKP 均较术前有明显升高（$P<0.05$），术后第 7 天各项指标逐渐恢复至术前水平，该两组间无差异，但与 IPNP 组比较，存在显著差异。三组血清总蛋白及白蛋白含量术后有轻度下降，术后 7d 内都可恢复正常，总胆红素与直接胆红素均在正常范围。另取 IPHP、IPHC 组动物治疗前后肝脏活检病理学观察，可见术后肝细胞肿胀、呈空泡样变性，术后 2 周是肿胀消退，恢复正常肝细胞形态；反应肾功能的血清 BUN、Cr 含量在各组实验动物治疗前后，均在正常范围内，无显著改变；提示腹腔内化疗不是肝功能损害的主要原因，而 43℃内化的温热

效应易导致门脉血流温度升高,造成肝细胞通透性暂时性增加,但术后应用护肝药物,定期复查,一般均能顺利恢复;同样,腹腔内温热化疗对肾功能的影响也是短暂的,即使出现血清 BUN、CR 含量异常改变,术后 2~3 周内多可恢复正常。

在 HIPEC 临床应用安全性研究方面,上海瑞金医院外科与麻醉科等在上述实验性研究的基础上,进一步对 128 例施行胃癌根治术患者进行了前瞻性对照研究,进行术中腹腔内温热化疗者 49 例(IPHC 组),对照组 79 例。IPHC 组在治疗前与治疗期间第 5、15、30、60min 及治疗结束后 30min,分别检测呼吸末二氧化碳(PETCO_2)、肺顺应性(Compl)、气道峰压(Ppeak)、心率(HR)、平均动脉压(MAP)、平均肺动脉压(MPAP)、中心静脉压(CVP)、肺动脉楔压(PAWP)、心排指数(CI)、每搏指数(SVI)与外周阻力指数(SVRI)等,以全面评估腹腔内温热化疗过程中对患者循环、呼吸等功能的影响。有关实验数据见表 14-5~ 表 14-7。

由表 14-5 腹腔内温热化疗过程中患者血温与颅内温的变化,可见患者在胃癌手术结束并开始 IPHC 时体温较低,随着 IPHC 进行,血温与颅内温逐渐上升,至 IPHC 结束时已显著高于开始时的温度($P<0.05$),但至 IPHC 结束 30min 后,血温与颅内温均已恢复正常。

腹腔内温热化疗过程中,对患者呼吸生理有较大的影响(表 14-6)。治疗后 Ppeak 和 Compl 逐渐发生变化,但随着 IPHC 的进程可保持相对稳定;治疗结束并吸净灌注液后即可恢复至治疗前水平,提示治疗期间 Ppeak 和 Compl 变化与腹内压升高、膈肌活动受限有关,而与代谢增加无明显关联;PETCO_2 则随治疗时间延长而逐渐升高,至治疗结束时仍未恢复正常,提示 IPHC 治疗过程中对机体可造成一定程度的缺氧或代谢性酸中毒,但在麻醉监护下,这些呼吸生理变化不会造成严重后果。

表 14-4 正常肠段组、IPNP 组、IPHP 组与 IPHC 组实验动物平均胃肠吻合口破例压及组织羟脯氨酸含量比较(X 实验)

组别	动物数	吻合口破例压 /kPa	吻合口羟脯氨酸含量 / μg·mg⁻¹
正常肠段	6	23.5 ± 1.2*	8.3 ± 1.8#
IPNP 组	6	31.5 ± 4.0	12.5 ± 0.7
IPHP 组	6	32.6 ± 2.4	13.7 ± 1.5
IPHC 组	6	31.0 ± 2.0	13.3 ± 0.9

注:与各实验组相比较,*$P<0.05$;各实验组间比较,#P 均 >0.1。

表 14-5 IPHC 过程中患者血温与颅内温的变化($n=49$)

	治疗前	治疗中 /min				治疗结束后 30min
		5	15	30	60	
Tblood/℃	35.5	36.4	36.9	37.6	38.0*#	37.3
Tnose/℃	35.0	35.4	35.9	36.7	37.3*	36.8

注:* 与治疗前相比,具有显著差异($P<0.05$);# 与 Tnose 相比,具有显著差异($P<0.05$)。

表 14-6 IPHC 过程中患者的呼吸生理变化($n=49$)

	治疗前	治疗中(min)				治疗结束后 30min
		5	15	30	60	
PETCO_2(kPa)	4.63	4.76	4.76	4.84	5.03*	5.03*
Ppeak(kPa)	1.61	1.98	2.09	2.12*	2.08	1.69
Compl(ml/cmH_2O)	60.2	40.9	39.5	37.8*	45.1	61.9

注:* 与治疗前相比,具有显著差异($P<0.05$)。

表 14-7　IPHC 过程中患者的循环生理变化（n=49）

	治疗前	治疗中 /min				治疗结束后 30min
		5	15	30	60	
HR	81.2	88.9	90.3	93.4	97.5*	91.9
CI	55.0	68.3	68.3	68.3	71.7*	70.0
SVI	44.4	46.1	46.0	44.4	44.3	45.7
SVRI	1 903	1 702	1 512	1 394	1 246*	1 468
MAP	11.38	12.78*	11.69	10.89	10.15	10.91
MPAP	2.57	3.21*	3.06	2.93	2.93	2.62
CVP	1.25	1.70*	1.61	1.56	1.51	1.16
PAWP	1.71	2.24*	2.16	2.07	1.94	1.63

注:* 与治疗前相比,差异有统计学意义($P<0.05$)。

随着 IPHC 治疗过程中体温逐渐升高,患者心率随之加快,伴以 CI 升高,但 SVI 始终保持稳定,说明心肌耗能并未显著增加,减少了发生心力衰竭的危险性;腹腔内温热化疗可以导致内脏血管扩张,造成 SVRI 明显下降,大量血液滞留在外周毛细血管网内,引起全身血容量相对不足,致回心血量减少,心脏前负荷降低,因此 MAP 也出现明显下降。此时机体调节反馈机制促使 HR 进一步加快,可增加心排血量,维持有效动脉压。IPHC 治疗过程中,腹内压升高致膈肌抬高,下腔静脉回流受阻,CVP、PAWP 和 MPAP 明显上升,待治疗结束吸净灌注液后,则可逐渐恢复正常;可见 IPHC 治疗过程中对患者的心功能与血液循环可造成短暂的影响,治疗结束后即可逐渐恢复正常,通常不会引致术后心脏功能异常(表 14-7)。暨南大学一附院罗羽宏等的研究支持上述结论,认为胃癌根治术中施行腹腔内温热化疗时,因患者体温上升,可继发性引起血流动力学改变,治疗结束后所有血流动力学观察指标均可逐渐恢复到治疗前水平。因此,须严格掌握治疗的适应证,尤其对于年迈体弱、伴有严重心、肺、肝、肾等重要脏器功能不全者更甚,积极做好术前准备、术中严密监控、术后仔细观察处理,当能安全开展此项治疗技术。

临床上,大量研究报道已证实与对照组相比,术中施行腹腔内温热化疗并未增加胃肠吻合口漏的发生率。上海瑞金医院外科在动物实验的基础上,进一步分析了胃癌患者施行术中腹腔内温热化疗(IPHC)后的并发症,共计 128 例胃癌患者,肿瘤均已侵及浆膜或腹腔内游离癌细胞阳性,IPHC 组 49 例,完成胃癌根治与消化道重建后,即予以 IPHC,腹腔内稳定保持在 43℃内稳定保持在持续灌注 1h,所用药物为丝裂霉素(mitomycin C,MMC)5mg 与顺铂(cisplatin,DDP)50mg,总循环灌注量 5 000~6 000ml。单纯胃癌根治术为对照组,计 79 例。术后 IPHC 组发生各类并发症 11 例(22%),对照组 10 例(13%),差异无统计学意义($P>0.05$),见表 14-8。

表 14-8　HIPC 组与对照组术后并发症比较 /%

并发症	对照组(n=79)	IPHC 组(n=49)
肾功能不全	3(4)	7(14)*
吻合口漏	7(9)	2(4)#
肠功能恢复迟缓	0(0)	2(4)#
手术野活动性出血	0(0)	0(0)#
总计	10(13)	11(22)#

注:IPHC 组与对照组间并发症发生率采用 Fisher 检验:#$P>0.05$;*$P<0.05$。

IPHC 组患者中最常见的术后并发症为一时性的肾功能不全,高到 14%,显著高于对照组 4%,主要表现为部分年迈患者尿量减少,血清尿素氮与肌酐升高,但经药物对症处理后均可逐渐恢复,无须血液透析治疗;究其原因,可能系温热效应增加了 CDDP 对肾脏的毒性作用有关;因而,对于原有肾脏慢性疾病史、年迈患者应慎用 CDDP。对照组有 7 例(9%)与 IPHC 组有 2 例(4%)术后发生吻合口漏,差异无统计学意义,说明腹腔内温热化疗并不会增加胃肠吻合口漏发生率;两组术后经腹腔内引流管观察,均未发现手术野活动性出血现象;术后肠道功能恢复情况也无显著差异。但是,由于在胃癌手术中进 HIPEC,温热效应、化疗药液与机械性灌注的多重相互作用,不可避免对年迈体弱或共患其他重要脏器疾病患者带来一些不良事件,来自上海瑞金医院外科一项胃癌 HIPEC 治疗疗效的 meta 分析报道,共收集 7 篇临床研究报告,对手术联合 HIPEC 组与单纯手术组,就总的不良事件发生率、吻合口漏、骨髓抑制、肾功能障碍、呼吸系统相关并发症、术后肠梗阻等进行比较,采用固定效应模式分析,结果显示手术 +HIPEC 组较之单纯手术组有较高的术后不良事件发生率(24.7% vs. 18.5%，P=0.009)(表14-9)。究其原因，若切除腹膜转移灶范围较广，增加了手术创伤；同时，术中进行 HIPEC，较之单纯手术组延长了手术与麻醉事件，故术后不良事件有所增加。另外，对 HIPEC 药液温度的控制也至关重要，Yonemura 等发现，若灌注液高于43℃，则将引起腹腔内脏器毛细血管内膜细胞损伤，血流不畅，严重者可导致胃或肠壁缺血，增加吻合口漏、肠梗阻或肠坏死；手术创面大量渗出或皮质肾单位血流减少常引起术后肾功能不全；另外，某些化疗药物如丝裂霉素、阿霉素等容易招致化学性腹膜炎等。因此，唯有认真把握 HIPEC 的适应证与反指征，才能减少不良事件的发生率，达到治疗的应有疗效。

表 14-9　手术联合 HIPEC 组与单纯手术组治疗进展期胃癌不良事件发生率比较

不良事件类型	手术 +HIPEC/ 例	单纯手术组 / 例	I^2/%	效应模式分析 P 值	效应模型	R(95% CI)	P 值
总不良事件	324	368	16	0.310	固定	1.61(1.13~2.45)	0.009
吻合口漏	481	555	0	0.980	固定	0.87(0.48~1.56)	0.630
骨髓抑制	213	219	0	0.960	固定	4.90(1.05~22.83)	0.040
肾功能障碍	229	303	0	0.850	固定	3.59(1.67~7.74)	0.001
呼吸系统相关并发症	212	271	72	0.006	固定	1.72(0.39~7.63)	0.480
术后肠梗阻	318	394	0	0.850	固定	1.04(0.48~2.26)	0.930

三、HIPEC 预防胃癌术后腹膜转移复发的临床意义

对于进展期胃癌患者，围术期应用预防性腹腔内温热化疗(prophylactic hyperthermic intraperitoneal chemotherapy，P-HIPEC)，包括与全身性新辅助化疗(neoadjuvant chemotherapy，NAC)联合术前 HIPEC、术中 HIPEC、术后早期 HIPEC 等，主要是针对术前业已存在且肉眼难以发现的腹膜隐匿性微小转移灶与腹腔内游离癌细胞，术中随血液或淋巴液溢入腹腔的游离癌细胞、术后着床于受损的腹膜或腹膜下脂肪结缔组织的癌细胞，发挥 HIPEC 的温热、化疗与机械性灌洗协同效应，最大程度地清除潜在的腹膜转移灶，以降低术后腹膜复发率。

经过近30余年的临床实践，人们普遍认识到，由于腹膜是进展期胃癌术后最常见的复发部位，也是主要的致死因素；因此，积极探索行之有效的方法来预防或降低腹膜转移复发率，比治疗术后腹膜转移复发具有更大的临床价值，也是进一步改善进展期胃癌患者预后的关键所在。业已证实 HIPEC 在预防胃癌术后腹膜转移复发中取得了较好的疗效。早年，日本学者较广泛地开展 HIPEC 的临床研究，1988年 Koga 等在国际上率先报道了将腹腔内温热化疗(CHPP)应用于预防进展期胃癌术后腹膜转移复发的临床结果，分别对38例局部进展期胃癌(T4a)患者，施行根治性手术后，即给予含丝裂霉素药液的 CHPP 治疗，单纯手术者55例作为对照，结果发现手术 +CHPP 组患者的3年生存率显著优于对照组(74% vs. 53%，$P<0.05$)；同时，手术 +CHPP 组术后腹膜复发率也低于对照组(36% vs. 50%，$P<0.05$)。其后，Fujimura 等报道对58例进展期胃癌施行胃癌根治术，并进行随机分成3组对照研究。①持续腹腔内温热化疗组(CHPP 组)22例，灌注药液为顺铂(CDDP)300mg/kg 和丝裂霉素 C(MMC)30mg/kg，液温恒定在41~42℃，持续60min。②持续腹腔内常温化疗组(CNPP组)，18例，化疗药物同 CHPP 组，液温恒定在37~38℃，持续60min。③单纯手术组(对照组)，18例。随访结果显示3组术后因腹膜复发死亡率：CHPP 组9%(2/22)、CNPP组22%(4/18)、对照组22%(4/18)；1、2、3年生存率分别为 CHPP 组95%、89%与68%；CNPP 组为81%、75%与51%；对照组为43%、23%与23%，三组比较差异具有统计学意义。上海瑞金医院朱正纲等也曾应用腹腔内温热化疗预防胃癌腹膜转移进行了前瞻性临床研究，对术中肉眼未见腹膜转移的96例进展期胃癌患者，施行根治性手术术毕时，非随机分为术中腹腔内温热化疗组(IPHC 组)，计42例，单纯手术组(对照组)54例；IPHC 组灌注药液为 CDDP 50mg/L，MMC 5mg/L，进水温度44.0~45.0℃；出水温度40.0~42.0℃，腹腔内灌注液温度控制在43.0±3.0℃，持续灌注60min。经过6年的随访，IPHC 组与对照组总的术后癌肿复发率(postoperative cancer recurrence)分别为46.2%(18/39)与59.2%(29/49)(P=0.004)；尤其是术中应用腹腔内温热化疗在预防腹膜转移复发中疗效明显，IPHC 组与对照组术后腹膜癌肿复发率分别为10.26%(4/39)与34.69%(16/49)；IPHC 组术后1、2、4年生存率分别为85.7%、81.0%与63.9%，明显优于对照组77.3%、61.0%与50.8%；IPHC

组患者中位生存期 43.4 个月,明显高于对照组 41.8 个月(P=0.048)。进一步的多因素分析表明,唯有 TNM 分期与应用 HIPC 是影响患者预后的独立因素。作者认为其原因在于:首先,腹腔化疗具有明显的药代动力学优势,由于腹膜 - 血浆屏障的存在,腹膜内与血浆中的化疗药物浓度相差可达 20~600 倍,故不但能提高腹腔内化疗药物浓度,增加对腹腔内游离癌细胞或腹膜微小转移灶的直接细胞毒作用,也避免了全身性的严重不良反应;第二,温热效应能够在组织、细胞和分子各个水平上对肿瘤组织和肿瘤细胞产生影响,增加肿瘤的抗原性,同时温热效应与化疗药物亦具有协同作用,大大提高了肿瘤细胞对某些化疗药物的敏感性。此外,化疗药液灌注的机械作用也可冲洗掉腹腔内的游离癌细胞并有助于减少癌细胞在腹膜表面的种植。该研究结果再次表明预防性应用腹腔内温热化疗在预防胃癌术后腹膜转移复发的重要性。2014 年 12 月 ~ 2015 年 6 月,作者再次对术中腹腔内温热化疗在预防胃癌术后腹膜转移复发的疗效做了前瞻性研究。对 94 例经术前 CT 与超声内镜检查确诊、无肉眼可见腹膜转移的进展期胃癌患者进行研究,随机分为根治性手术 +HIPEC 组(HIPEC 组)与单纯根治性手术组(对照组);HIPEC 灌注药液为顺铂 50mg/L,腹腔内药液维持在 42.0℃(灌注速率控制在 600~1 000ml/min,总灌注时间为 60min)。剔除各种原因失访者,最终 HIPEC 组 39 例与对照组 38 例,平均随访 41 个月(37~52 个月)。结果显示:HIPEC 组总的肿瘤复发率为 23.1%(9/39),其中明确腹膜转移复发 2 例(5%),对照组总的肿瘤复发率为 39.5%(15/38),其中腹膜转移复发为 11 例(30%);HIPEC 组与对照组的 2 年无肿瘤复发生存率(DFS)之比为 86.7% vs. 67.6%;3 年 DFS 为 76.9% vs. 60.5%,并具有显著统计学差异,再次表明对于进展期胃癌患者,术中应用 HIPEC 能有效降低术后腹膜转移复发率(图 14-6)。

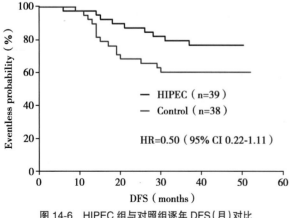

图 14-6　HIPEC 组与对照组逐年 DFS(月)对比

天津医科大学肿瘤医院胃外科曾将 60 例进展期胃癌患者常规行 D2 根治术,并随机分为术中腹腔热灌注化疗组(CHPP 组,30 例)和单纯手术组(对照组,30 例),两组术后 4 周起均予以 FOLFOX4 方案给予静脉全身化疗 12 个疗程;重点观察并比较患者术后生存率和肿瘤复发情况。结果显示两组胃癌患者术前外周血 CEA、CA199 均值高于正常参考值上限(55.89μg/L ± 22.25μg/L vs. 0~5μg/L;125.35U/ml ± 61.78U/ml vs. 0~39U/ml,P<0.05);术后第 7 天,治疗组患者血清 CEA、CA199 下降显著(7.58μg/L ± 3.21μg/L,31.35U/ml ± 13.47U/ml,P<0.01);术后第 30 天,两组患者的血清 CEA、CA199 均较术前有显著性差异(P<0.05);CHPP 组与对照组 3 年生存率分别为 63.3% 和 40.0%(P<0.05),3 年肿瘤复发率分别为 21.6% 和 43.5%(P<0.05);提示手术联合 CHPP 能够显著降低进展期胃癌患者的外周血 CEA 和 CA199 的含量,术中 CHPP 有利于降低术后肿瘤复发率,并提高术后生存率。

倪震天等在 HIPEC 治疗进展期胃癌疗效的 meta 分析中,综合 11 篇临床报道,对 HIPEC 预防胃癌术后腹膜复发转移进行分析,计手术 +HIPEC 治疗组 421 例,单纯手术组 546 例,尽管所用药物与方案不尽相同,但均发现预防性 HIPEC 能显著降低术后腹膜转移复发率(OR=0.34,95% CI 0.24~0.48,P<0.000 1)。

为使 HIPEC 在预防进展期胃癌患者术后腹膜转移复发中取得更好的疗效,上海瑞金医院外科在原有工作的基础上,设计一项多中心的 RCT 研究(Dragon Ⅱ),题为《新辅助化疗(NAC)与经腔镜腹腔内温热化疗(L-HIPEC)联合 R0 胃癌根治术治疗浆膜浸润局部进展期胃癌(cT4-LAGC)的多中心随机对照研究(Ⅲ 期)chiCTR1900024552》,旨在对浸润至浆膜或浆膜外,但肉眼尚未发现腹膜转移的局部进展期胃癌患者,开展全身性新辅助化疗(NAC),并结合开展术前经腔镜腹腔内温热化疗(L-HIPEC),在治疗胃原发癌灶,促进临床降期的同时,对可能腹腔内业已存在的游离癌细胞或腹膜微小转移灶进行治疗;并在其后根治性手术中再进行 HIPEC,对照组为单纯胃癌根治手术,通过疗效观察与对比分析,以期进一步提高 HIPEC 在预防胃癌术后腹膜转移复发中的疗效。共计入组 326,主要研究终点为肿瘤无进展生存率(PFS);次要研究终点为总生存率(OS),腹膜转移复发率、R0 切除率与术后并发症发生率(图 14-7)。

P-HIPEC 通过积极的围术期早期干预,而非术后腹膜转移复发后的姑息性治疗,更符合肿瘤治疗的原则,尽管已有的临床报告多为单中心的小样本的研究,但已初步显示出 P-HIPEC 可以降低胃癌术后腹膜复发率,并提高远期生存率;但国际上尚缺乏大样本、随机、对照、多中心的前瞻性

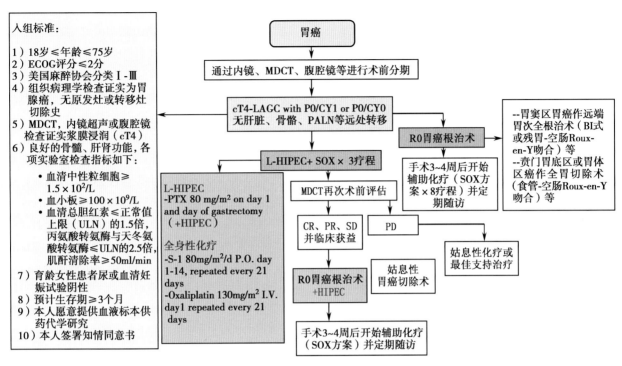

图 14-7　Dragon Ⅱ 多中心临床研究流程

研究。目前开展 P-HIPEC 尚缺乏统一的标准,指征不一、技术方法各异、HIPEC 操作不成熟、欠规范,甚至较少应用循证医学的方法进行科研设计,制约了 P-HIPEC 在临床的推广应用与疗效的进一步提高。为此,应该开展更多的前瞻性 RCT 研究,制订 HIPEC 临床应用技术标准与适应证,并就最合适的化疗药物选择、剂量、灌注时间、灌注次数、灌注温度、灌注压力等形成共识;使得 P-HIPEC 在临床上成为进展期胃癌综合治疗的重要部分。

四、CRS+HIPEC 治疗胃癌术后腹膜转移复发的临床意义

胃癌一旦发生腹膜转移或术后腹膜复发,治疗上均颇为棘手。既往对发生腹膜转移复发的患者,缺乏积极有效的治疗措施,多采用姑息性全身性化疗或对症处理,平均生存时间 6~9 个月。近 30 年来,人们基于腹腔内环境与腹膜生理研究的进展,利用"血液 - 腹膜屏障"原理相继开展了各种腹腔内化疗,临床上较为行之有效的措施包括术中广泛的腹腔内灌洗(extensive intraoperative peritoneal lavage,EIPL)、新辅助腹腔内与全身性联合化疗(neoadjuvant intraperitoneal and systemic chemotherapy,NIPS)、腹腔内温热化疗(hyperthermic intraperitoneal chemotherapy,HIPEC)、术后早期腹腔内化疗(early postoperative intraperitoneal chemotherapy,EPIC)、常温腹腔内化疗(normothermic intraperitoneal chemotherapy,NIPEC)、腹腔内气溶胶加压化

疗(pressurized intraperitoneal aerosol chemotherapy,PIPAC)等。2016 年,来自全球各腹膜肿瘤治疗中心的专家共同提出了对胃癌腹膜转移应采取综合性治疗策略,对于胃癌患者,若术前诊断怀疑腹膜转移,建议:①应首先进行腹腔镜探查,明确有无腹膜转移、转移的范围与程度(腹膜癌指数,PCI),并进行腹腔内游离癌细胞检测或取腹膜癌灶作病理学诊断;随后,可进行腹腔镜辅助下的 HIPEC 治疗。② 2 周后,通过腹壁内植入的化疗泵,给予新辅助双向诱导化疗,或又称新辅助腹腔内与全身性联合化疗(NIPS);通常治疗期限为 3 个疗程,旨在明显减少胃原发癌灶与腹膜转移灶的肿瘤负荷。③新辅助治疗结束后 3~4 周,应安排手术;建议术前先予大量生理盐水进行广泛的腹腔内灌洗(EIPL),以尽量减少腹腔内游离癌细胞。④施行肿瘤细胞减灭术(CRS),主要强调腹膜转移灶切除术,必要时应联合切除受累脏器。⑤再次进行 EIPL。⑥续之进行腹腔内温热化疗(HIPEC)。⑦术后即开展早期腹腔内化疗(EPIC)。⑧术后 2 个月内,开始辅助性全身化疗,已有不少临床研究报道,通过此综合治疗方案,能够有效地改善胃癌腹膜转移患者的预后。其中,在临床上对 HIPEC 的应用较为成熟,尤其是联合肿瘤细胞减灭术(cytoreductive surgery,CRS)与 HIPEC(CRS+HIPEC)治疗伴腹膜转移的胃癌患者,已取得较好的临床疗效。肿瘤细胞减灭术最早由美国的 Sugarbaker 与日本的 Yonemura 提出,主要是针对无远处转移的区域性腹膜转移灶,积极施行腹膜转移灶切除,或联合受累脏器切除,以求最大限度减

少肉眼可见腹膜转移灶的负荷,再应用 HIPEC,进一步减灭腹膜微小转移癌灶或残存的癌细胞。根据腹膜转移灶的范围与程度,可将腹腔内肿瘤细胞减灭术分区域进行,包括前壁层腹膜与膈下腹膜切除术(anterior parietal and subphrenic peritonectomy)、左上象限腹膜切除术(left upper quadrant peritonectomy),必要时须联合切除大网膜与脾脏、右上象限腹膜切除术(right upper quadrant peritonectomy),或可联合切除肝脏包膜(Glisson's capsule)、盆腔腹膜切除术(pelvic peritonectomy),或可联合切除子宫、卵巢与附件、直肠乙状结肠等、网膜囊切除术(omental bursectomy),包括切除胆囊与小网膜,肠系膜腹膜切除术(mesenteric peritonectomy),可以合并右半结肠与末端回肠切除。目前,对于肿瘤细胞减灭程度(completeness of cytoreduction,CC)的判断,多采用 Sugarbaker PH 的 CC 评分法,即 CC0 分表示细胞减灭术后,无腹膜残余肿瘤;CC1 分表示残余肿瘤直径 <2.5mm,CC2 分表示残余肿瘤直径 2.5mm~2.5cm,CC3 分表示残余肿瘤 >2.5cm 或存在无法切除的病灶。

胃癌腹膜转移患者 CRS+HIPEC 的疗效与腹膜癌指数(PCI)及其肿瘤细胞减灭程度(CC)有直接关联,根据此两项指标可以预测患者的预后,尤其是通过 CRS 治疗后,残留腹膜癌灶结节的大小与数量越是接近 CC0,HIPEC 治疗的效果也越好。一项来自法国多中心的临床研究报道,159 例胃癌腹膜转移患者均接受了 CRS+HIPEC 治疗,全组患者 mOS 为 9.2 个月,1、3、5 年生存率分别为 43%、18% 与 13%;若经 CRS 能达到 CC0 切除,则 mOS 可达 15 个月,1、3、5 年生存率分别为 61%、30% 与 23%,疗效有明显改善。该研究同时发现,Sugarbaker 提出的 PCI 值也直接影响患者 CRS 术后肿瘤细胞减灭程度(CC),当 PCI>12 时,没有患者能生存至 3 年;Yonemura 报道 107 例胃癌腹膜转移患者,经 CRS+HIPEC 治疗后 mOS 为 11.5 个月,5 年生存率 6.5%,其中有 47 例达到 CC0,其 mOS 为 15.5 个月,5 年生存率为 27%;这些研究的作者都认为胃癌一旦出现广泛的腹膜转移,尤其 PCI>12 时,应视为单纯 CRS+HIPEC 治疗的禁忌证,再次提醒临床开展此项治疗,选择合适的适应证至关重要。

综上所述,肿瘤细胞减灭术加腹腔温热灌注化疗(CRS+HIPEC)应用于临床时,应关注的问题:①患者腹膜转移的 PCI 评分。②患者是否存在腹膜以外的远处转移灶。③CRS 术后的 CC 评分。④CRS 术的创伤程度与安全度。⑤HIPEC 治疗的时机等。这说明 CRS+HIPEC 的疗效主要取决于肿瘤有否远处转移、腹膜转移的范围与 CRS 术对腹膜肿瘤细胞减灭的程度;2015 年国内专家发布了临床开展 CRS+HIPEC 的有关共识,提出适应证:①年龄

20~75 岁。②KPS 评分 >70 分。③腹腔内游离癌细胞检测阳性。④中等程度的腹膜转移(PCI<20)。⑤存在腹膜播散高危状况,如肿瘤穿孔、穿透浆膜或侵及邻近脏器等。而禁忌证则包括:①年龄 >75 岁或 <20 岁。②发生多灶性远处转移。③小肠系膜明显挛缩。④重要脏器功能不全,具有明确手术禁忌证等。

Caro 等在一项前瞻性临床研究中发现,对 35 例出现腹膜转移的胃癌患者施行 CRS+HIPEC 治疗,平均随访 54 个月;结果术后发生ⅢA 级并发症占 25.7%,手术死亡率 5.7%,说明 CGS 具有一定的手术风险;全组患者 mOS 为 16 个月,1、3、5 年生存率分别为 70.8%,21.3% 和 21.3%;mDFS 为 7 个月,1、3、5 年的 DFS 分别为 35.5%、21.3% 和 17%;若按 PCI 值分析预后,发现 PCI ≤ 6 的患者 16 例,mOS 为 19 个月;1、3 年 OS 分别为 81.3% 和 41.3%,明显优于 PCI>6 患者 19 例,mOS12 个月,1、2 年 OS 仅分别为 47% 和 5.3%;而另 3 例仅腹腔内游离癌细胞阳性患者的预后则更好;因而,作者认为一旦胃癌发生腹膜转移,尽管施行 CRS+HIPEC,但影响预后最重要的因素主要是腹膜转移的范围与程度(PCI),PCI ≤ 6 或仅仅腹腔内游离癌细胞阳性患者,经积极治疗后,可以获得较好的术后生存率。

北京世纪坛医院 Yang 和 Li 等报道了一项随机化的Ⅲ 期临床研究,重点比较了 CRS+HIPEC 组(34 例)与单纯 CRS 组(34 例)治疗胃癌腹膜转移患者的疗效;两组患者的临床病理资料均差异无统计学意义,CRS+HIPEC 组与单纯 CRS 组的平均腹膜癌症指数(PCI)分别为 15(2~36)对比 15(3~23)(P=0.489);两组肿瘤细胞减灭程度评分(CC 0-1)均为 58.8%(20/34)(P=1.000);全组平均随访 32 个月(7.5~83.5 个月),单纯 CRS 组与 CRS+HIPEC 组死亡率分别为 97.1%(33/34)与 85.3%(29/34);中位生存期(mOS)分别为 6.5 个月(95% CI 4.8~8.2 个月)与 11.0 个月(95% CI 10.0~11.9 个月)(P=0.046);不良事件发生率分别为 11.7%(4/34)与 14.7%(P=0.839);多因素分析显示:CRS+HIPEC、同时性腹膜转移(synchronous PC)、肿瘤细胞减灭程度 CC 0~1、接受全身性化疗、无严重不良事件等是影响预后的独立因素。

Müller 等对 26 例胃癌腹膜转移患者先予以 3 个疗程的 FLOT 新辅助化疗,续之进行 CRS+HIPEC(奥沙利铂 200mg/m², 多西他赛 80mg/m²;施行 CRS 后,有 18 例患者达到 CC0,8 例 CC1,术后并发症发生率 23%,其中吻合口漏 3.2%,无手术死亡;全组 Mos 19 个月,2 年生存率 38%,整体疗效较既往单纯全身化疗有所提高,作者认为对于 PCI 评分 ≥ 12 分的患者,因其 CRS 术后难以达到 CC0 或 CC1,故不应推荐为 CRS+HIPEC 的治疗对象。

姬忠贺、李雁等报道了 2005 年 3 月 ~2017 年 6 月 110

例发生腹膜转移的胃癌患者施行 CRS+HIPEC 治疗,中位生存期为 13.1 个月,1、2、3、5 年生存率分别为 56.4%、24.9%、11.2%、7.8%;围术期死亡率为 0.9%,严重不良事件发生率为 8.2%;经过多因素分析显示,肿瘤细胞减灭程度(CC 评分)、腹水量、术后辅助化疗为影响患者预后的独立因素。该研究结果表明 CRS+HIPEC 可延长部分胃癌腹膜转移患者的生存期,尤其是术前肿瘤标志物正常、腹膜癌指数(PCI)较低、无腹水、同时性腹膜转移癌患者。因此,严格的病例筛选和彻底的 CRS 是该治疗策略成功的关键。

晚近,Ji 与 Li 等对各国开展 CRS+HIPEC 治疗胃癌腹膜转移的研究报道进行了汇总综合性分析,12 篇来自欧洲、13 篇来自亚洲、4 篇来自美洲,涉及 9 个国家与地区,共计 1 863 例胃癌腹膜转移患者;根据不同类型研究报道分别对 CRS+HIPEC 与单纯 CRS 的治疗结果进行了分析,发现在 5 份前瞻性研究中,CRS+HIPEC 组的 mOS 为 11.0 个月(10.0~11.3 个月),较之单纯 CRS 组 5.4 个月(4.3~6.5 个月)为优;在 8 份回顾性病例对照研究中,CRS+HIPEC 组的 mOS 为 13.3 个月(8.0~24.5 个月),也较之单纯 CRS 组 7.9 个月(5.0~11.0 个月)明显为好;同样,在 16 份回顾性队列研究中,CRS+HIPEC 的 mOS 为 13.3 个月(6.6~37.0 个月);1、2、5 年生存率分别达到 50.0%(41.2%~83.4%)、35.8%(19.9%~69.0%)与 13%(6.4%~31.0%);多因素分析显示影响 CRS+HIPEC 疗效的独立因素分别为肿瘤细胞减灭程度(CC 评分)、腹膜癌症指数(PCI)与肿瘤临床病理分期(TNM)。

北京世纪坛医院姬忠贺与李雁团队根据对 125 例胃癌腹膜转移患者的研究,再次肯定 CRS+HIPEC 的疗效主要取决于腹膜转移指数(PCI)与肿瘤细胞减灭的程度(CC 评分),按照 CC 评分分析预后,则 CC0 组 52 例(mOS:30.0 个月)、CC1 组 22 例(8.5 个月)、CC2 组 19 例(5.6 个月)、CC3 组 32 例(6.5 个月);CC1~3 组共计 73 例,组间预后没有差异(P<0.05);mOS 为 7.3 个月,与 CC0 组相比较,预后差异有统计学意义(P<0.01)。

有关临床应用 HIPEC 治疗胃癌腹膜转移的合适指征,除患者年龄与全身重要脏器功能外,对肿瘤转移的范围与程度也应有明确的要求。Desiderio 等在分析 HIPEC 应用于胃癌临床治疗 30 年经验时,发现腹膜转移灶一旦浸润至腹膜下组织或超过 10 枚淋巴结转移者,则术后生存时间与单纯手术者无明显差异;Ikeguchi 等在一项临床随机研究中,将 174 例 T3 进展期胃癌患者随机分成两组,78 例术中施行腹腔内持续温热灌注化疗(CHPP 组)并辅以术后化疗,另 96 例直接施行手术并术后给予辅助化疗(对照组),结果显示淋巴结转移 ≤ 10 枚者,施行术中 HIPEC 后可以改善预后;CHPP 组与对照组相比,5 年生存率分别为 66%、44%(P=0.084);对于伴腹膜转移,但淋巴结转移有限的胃癌患者,CHPP 组与对照组的平均无病生存期(mean disease free survival,mDFS)分别为 30 个月与 23 个月;但是,若转移淋巴结超过 10 枚,则 CHPP 非但未能进一步改善患者预后,5 年生存率甚至低于对照组。该研究结果提示 CHPP 应用于预防胃癌术后腹膜转移较之治疗胃癌腹膜转移的效果明显为好,对于仅腹腔内游离癌细胞阳性或淋巴结转移有限的胃癌腹膜转移者,联合应用 CHPP 治疗可以改善患者的生存率。表 14-10 所示国内外学者开展 CRS+HIPEC 治疗胃癌腹膜转移患者的临床疗效,通过积极的综合治疗,仍有部分患者可获得较长期的生存。

表 14-10　CRS+HIPEC 治疗胃癌腹膜转移患者的临床结果

作者(年份)	病例数	HIPEC 用药	并发症发生率	患者生存情况
Fujimoto(1988)	15	MMC	—	7.2 ± 4.6 个月
Yonemura(1991)	41	MMC+CDDP	0~29.3%	3 年 OS　28.5%
Fujimoto(1997)	48	MMC	—	5 年 OS　31% 8 年 OS　25.4%
Glehen(2004)	49	MMC	4%~27%	5 年 OS　16% CC0/1　29.4%
Hall(2004)	34	MMC	0~35%	2 年 OS CC 0/1　45% CC 2/3　8%
Yonemura(2005)	107	MMC+CDDP	2.8%~21.5%	5 年 OS　6.7%
Glehen(2010)	139	MMC+CDDP 或 LOHP+Irinotecan	6.5%~27.8%	5 年 OS　13% CC 0/1　23%
Yang(2011)	34	MMC+CDDP	0~14.7%	3 年 OS　5.9% CC 0/1　23%
Magge(2013)	23	MMC+CDDP	4.3%~52.2%	1 年 OS　50% 3 年 OS　18%

2020 年初,德国普通外科与内脏外科学会 (the German Society of General and Visceral Surgery, DGAV) 发布了最新的临床研究报告,分析来自 52 家医院共计 315 例胃癌腹膜转移患者,均施行 CRS+HIPEC;全组患者平均 PCI 评分值为 8.0 (1~30),术后 Clavien-Dindo 3~4 级并发症发生率 17% (40/235);全组 mOS 为 13 个月,5 年生存率 6%;依据 PCI 评分值由高到低,mOS 逐渐降低,结果显示:PCI 0~6 分 (74 例),7~15 分 (70 例)、16~39 分 24 例,mOS 分别为 18 个月 vs. 12 个月 vs. 5 个月 (P=0.002)。作者强调对于胃癌腹膜转移患者,经进行准确的 PCI 评分,对于腹膜转移较局限,PCI 值较低的患者,施行 CRS+HIPEC 后,可以改善患者的中位生存期。

2017 年,中国抗癌协会胃癌专业委员会发布的《胃癌腹膜转移防治中国专家共识》,提出了胃癌腹膜转移的流程图与初诊伴腹膜转移者治疗流程图 (图 14-8、图 14-9),其中腹腔内温热化疗 (HIPEC) 被确认为主要的治疗手段。

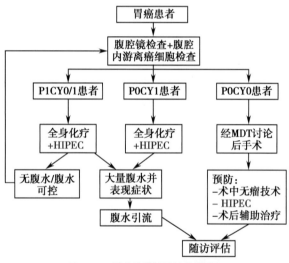

图 14-8 胃癌腹膜转移的诊疗流程

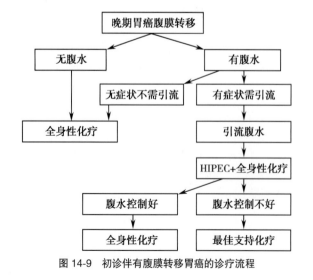

图 14-9 初诊伴有腹膜转移胃癌的诊疗流程

五、腹腔镜辅助腹腔内温热化疗

随着腹腔镜外科技术的普及,腹腔镜辅助腹腔内温热化疗 (laparoscopic hyperthermic intraperitoneal chemotherapy, L-HIPEC) 在防治胃癌腹膜转移中也起到了重要作用,备受关注。L-HIPEC 相比较传统开放 HIPEC 术,具有如下优点:①手术创伤小、术后恢复快。②围术期应用方便。③腹腔是在密闭的环境中接受 HIPEC,有利于保持恒定的灌注液温度。④腹腔内压力增高,可促使化疗药物向肿瘤组织渗透。⑤化疗药液不易受热挥发,避免工作人员吸入。⑥可以在围术期多次反复进行。

来自美国 MD Anderson 肿瘤中心的一项研究,对于 44 例胃癌伴腹腔转移患者,其中腹膜转移 30 例 (68%)、腹腔内游离癌细胞阳性 14 例 (32%);先行全身性化疗 (平均 8 个疗程),续之进行 L-HIPEC,每例患者至少 1 次,多者 5 次;术中选用丝裂霉素 -C 30mg、顺铂 200mg;进水温度 41~42℃,出水温度 39~40℃;灌注持续 60min。全组共施行 L-HIPEC 71 次,治疗过程中,发生心律失常 2 例、脾出血 1 例,流出管阻塞 2 例;术后 35% 患者出现轻度的胃肠道毒性反应、25% 患者出现轻度的白细胞减少、9% 患者出现中性粒细胞减少,仅一例患者出现严重的血小板减少,需予以静脉输注补充,全组未发生肾功能障碍。有 11 例胃癌腹膜患者 (25%) 获得胃癌手术切除,明显改善了预后。该研究表明 L-HIPEC 实施过程是安全的,术后不良事件发生率低,与全身化疗联合应用,将有助于改善腹膜转移胃癌患者的生存率,并由此提出了该中心采用 L-HIPEC 治疗胃癌腹膜转移的时机与指征 (图 14-10)。由于肿瘤细胞减灭术 (CRS) 通常需做过长的腹壁切口,剥离受累腹膜,且往往需要联合部分脏器切除,手术时间长、创伤大,加之随后的 HIPEC,容易招致术后吻合口漏、出血等严重并发症。另外作为术前新辅助或术后辅助治疗,也难以剖腹 HIPEC;由于 CRS 术后腹腔内常形成广泛粘连,也限制了术后 HIPEC 的应用。而 L-HIPEC 因其创伤小,置管后能多次反复进行,更重要的是由于 L-HIPEC 是在密闭的腹腔内进行,腹压增加能促进化疗药物分子向肿瘤组织渗透,无论对于微小腹膜转移灶、减灭腹腔内游离癌细胞、控制腹水产生抑或预防腹膜转移,都能克服开腹 HIPEC 的不足,取得良好的疗效。Facchiano 总结了 8 项临床研究,共计 183 例胃癌或其他肿瘤患者,旨在预防或治疗发生腹膜转移或癌性腹水,采取包括术前新辅助化疗、术后辅助化疗等与 L-HIPEC 的联合治疗,不同程度改善了疗效,L-HIPEC 过程相对安全,183 例患者中仅发生 13 例术后轻度并发症,主要是伤口感染、骨髓 I~II 度抑制、腹泻、胃暂时性排空障碍等,均经非

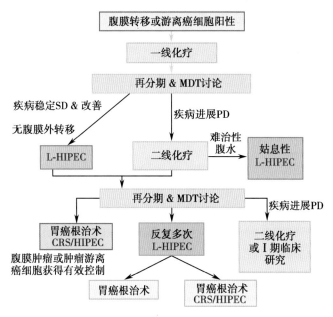

图 14-10　美国 MD Anderson 肿瘤中心治疗胃癌腹膜转移流程中应用
L-HIPEC 的时机与指征

手术治疗后好转。由于 L-HIPEC 创伤小，置管后便于多次治疗，尤其与全身性新辅助化疗联合使用，有助于降低局部进展期胃癌患者术后腹膜复发率；同时，对于微小的腹膜转移灶或腹腔内游离癌细胞阳性患者，经数次 L-HIPEC 治疗，也能达到较理想的治疗效果；研究特别发现对 76 例有明显癌性腹水患者，进行 L-HIPEC 后，72 例腹水完全消失，有效率达到 95%；因此，临床上开展 L-HIPEC 治疗的关键，是把握好合理指征。

崔书中等对 21 例因晚期消化道癌肿伴腹水患者进行持续循环腹腔热灌注化疗（CHIPC），首次治疗在手术室全麻下经腹腔镜辅助完成，随后 2 次在病房或 ICU 内进行，平均每例患者治疗 3 次；持续循环灌注生理盐水 500ml/min，治疗温度 43℃，灌注 90min，灌注药物根据原发病的不同而选择 5-FU 或加用奥沙利铂等；结果显示无腹腔镜辅助 CHIPC 技术相关的并发症发生；19 例患者腹水全部消失，2 例部分缓解，有效率为 100%，近期临床疗效满意。全部患者均获随访，中位生存期 6 个月；研究认为腹腔镜辅助 CHIPC 治疗恶性腹水可保证腹腔内灌注液体速度一致，维持腹腔内温度稳定，维持化疗药物与肿瘤的充分接触，可充分应用微创外科的优势，对消除恶性腹水、改善患者的生活质量具有较好的临床疗效。

腹腔镜辅助 HIPE+CRS 的疗效同样与患者腹膜转移 PCI 值有关，日本米村丰等报道 277 例胃癌腹膜转移患者，发现 203 例 PCI<9 的患者预后较好，施行 L-HIPEC+CRS 后，中位生存时间（MST）1.6 年，5 年生存率 14.7%；而 39 例 PCI ≥ 9 的患者，即使施行 L-HIPEC+CRS，MST 亦仅

0.8 年，与 35 例单纯 L-HIPEC 患者的 MST 0.6 年相近；因此，作者建议对于 L-HIPEC 治疗后，PCI 值 ≥ 9 的患者，不应施行 CRS；反之，对于 L-HIPEC 治疗后，PCI<9 的患者具有施行 CRS 的指征，单纯给予 L-HIPEC 难以改善患者的长期生存。

第四节　腹腔内化疗联合全身化疗的临床意义

一、胃癌腹膜转移的腹腔内化疗联合全身化疗

研究认为，胃癌发生腹膜转移的初始阶段，多属于区域性转移，较少同时发生其他远处部位转移，故通过 CRS+HIPEC 能达到较好的疗效。但是，若肉眼已见有明显的腹膜转移，则胃原发癌灶多已浸润至浆膜或浆膜外，且同时伴有其他部位的多灶性转移，手术难以达到根治性切除，对此应视为肿瘤的全身性疾病，单纯的区域性治疗往往难以奏效，治疗的重点应在围术期，积极施行术前新辅助化疗（neoajuvant chemotherapy，NAC）。NAC 给患者带来的主要临床获益：①促进肿瘤临床降期（downstaging），增加 R0 切除率。②减灭潜在的微小转移灶，降低术后肿瘤复发率。③因患者术前对化疗的耐受性较好，多能完成有效的治疗剂量与疗程。④类似自身体内药敏实验（in vivo chemosensitivity test），有利于判断肿瘤对化疗的敏感性，为后续化疗选择合适药物提供依据。⑤有助于改善预后。

近年来,临床上对于发生腹膜转移的局部进展期胃癌患者,开展新辅助腹腔内与全身性联合化疗(neoadjuvant intraperitoneal and systemic chemotherapy,NIPS),已取得了较好的成效。NIPS治疗又称新辅助双向腹腔内与全身性联合化疗(neoajuvant bidirectional intraperitoneal and systemic chemotherapy)。2018年,由日本腹腔化疗课题组(Japan Intraperitoneal Chemotherapy Study Group,JIPG)发布的PHOENIX Ⅲ期临床研究报告引起广泛关注,20个医疗中心参加的HPOENIX Ⅲ期临床研究,对183例胃癌腹膜转移病例,以2:1随机分为腹腔与全身联合化疗组(IP组,口服S-1、并静脉与腹腔内给予PTX)114例,及全身化疗组(SP组,口服S-1、静脉给予CDDP)50例。两组平均腹膜癌指数(PCI)分别为9.5(1~39)与4(1~25)。疗效显示IP组与SP组的中位数生存时间(median survival time,MST)分别为17.7个月与14.3个月(P=0.022);若依据患者腹水情况分析MST,在IP组中无腹水者为25.4个月、少量腹水者16.1个月、中等量腹水者13.0个月,在SP组分别为21.8个月、12.0个月与6.8个月;经Cox回归分析,两组间差异具有显著统计学意义(P=0.007 9)。该Ⅲ期临床研究还发现对于女性、组织学呈弥漫性生长或伴有明显腹水的腹膜转移胃癌患者,采用腹腔内与全身性联合化疗(IP方案)能取得较好的疗效。上海瑞金医院外科严超等也曾对11例胃癌同时性发生腹膜转移的患者进行NIPS治疗,该组患者中P1、P2与P3分别为1例、2例与8例,经腹腔镜探查后在患者左下腹部皮下放置一化疗泵(图14-11),以便完成腹腔内化疗药液滴注。每疗程第1、8天分别经腹腔内输注紫杉醇(20mg/m²)、经静脉输注紫杉醇(50mg/m²),第1~14天口服替吉奥(每天80mg/m²),停药休息7天,3周为一疗程;经3~8疗程后,进行第二次腹腔镜探查,对腹膜转移灶消失或明显退缩者,施行开腹转化胃癌切除手术。结果显示术前中位治疗疗程为6(3~8)个;

转化胃癌R0切除术达到62.5%,其中接受胃癌切除术患者和P3期患者的1年OS分别达到87.5%(7/8)和50.0%(4/8);另外,对8例胃癌根治术后发生异时性腹膜转移复发(P2 3例、P3 5例,其中有7例存在不同程度腹水)的患者采用同样的NIPS治疗,中位随访期为17.5个月,NIPS中位疗程数为11(1~30)个,全组患者经NIPS治疗后总体生存时间为23.3~55个月,中位生存时间为17.0个月,表明NIPS对胃癌同时性或异时性腹膜转移患者均有较好的疗效(图14-12)。

若将NIPS与CRS+HIPEC进行组合应用,对于降低腹膜转移灶的PCI评分、依据影像学(RECIST标准)与病理学退缩程度(tumor regression grading,TRG)判断,若能促使胃原发癌灶与转移的淋巴结达到完全反应(complete responds,CR)或部分反应(partial responds,PR),则为施行完善的CRS创造了有利条件,在到达CC0基础上开展HIPEC,最终能有效改善胃癌腹膜转移患者的远期疗效。经过NIPS治疗,达到以下情况后方可建议施行手术,并力求实现R0切除:①再次腹腔镜探查证实腹膜转移灶明显缩减或消失。②腹腔内游离癌细胞转阴性。③无其他远处转移。④胃原发癌灶体积缩小达临床降期,并可行切除。⑤患者全身情况改善。

Cui等将192例ⅢA与ⅢB期进展期胃癌患者随机分成4组,分别为单纯手术中(对照组)、新辅助化疗+手术组(NAC组)、手术+术中腹腔内温热化疗(HIPEC组)与新辅助化疗+手术+术中腹腔内温热化疗组(联合治疗组),每组均为48例。结果显示各组中位无疾病进展生存时间(median progression-free survival times,mPFS)分别为26、28、31与33个月(P<0.001);各组2年肿瘤复发率分别为33.3%、22.9%、16.7%与12.5%;3年生存率分别为35.4%、62.5%、58.3%与75.0%;联合治疗组总体疗效较其他各组为优,特别与单纯手术组相比,无论2年肿瘤复发率

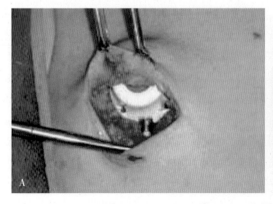
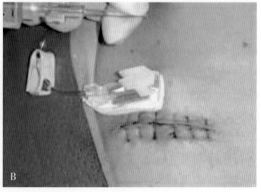

图14-11 埋置皮下腹腔化疗泵

A.右下腹壁皮下埋置化疗泵,缝合固定至腱膜;B.关闭切口后穿刺连接注射针

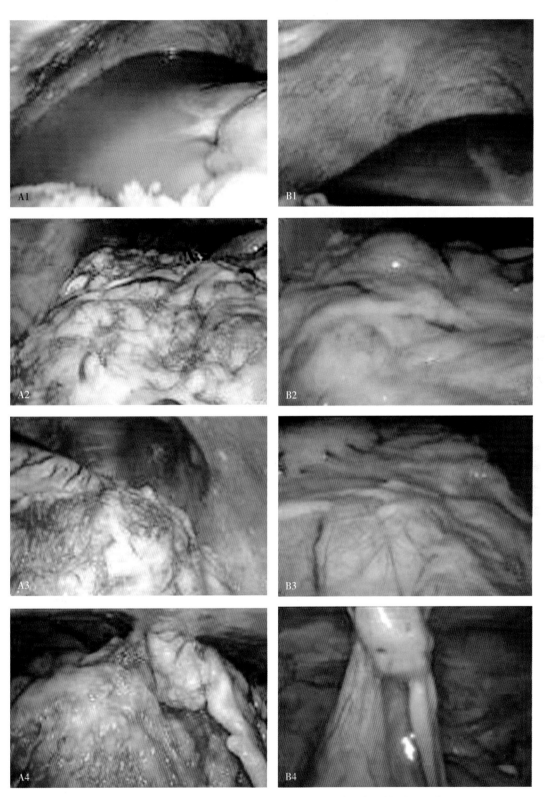

图 14-12　胃癌腹膜转移 NIPS 转化治疗典型病例治疗前后腹腔镜探查结果对照

女性,40 岁,胃印戒细胞癌伴大量腹水(约 5000ml);NIPS 治疗 4 个疗程。A.(A1)NIPS 治疗:前右侧膈下并大量腹水,
(A2)右侧腹膜、(A3)左侧腹膜与(A4)下腹壁层腹膜及大网膜;B.(B1)右侧膈下腹水消退,(B2)右侧腹膜、(B3)左侧
腹膜、(B4)下腹壁层腹膜与大网膜转移结节完全消失

（$P<0.05$）或 3 年生存率（$P<0.01$），均存差异有统计学意义；提示对于进展期胃癌，联合新辅助化疗与 HIPEC，能有效降低术后腹膜转移复发。

日本 Yonemura 等总结了 419 例发生腹膜转移的进展期胃癌患者回顾性研究结果，主要的综合治疗措施：①术前腹腔内与全身性联合化疗（NIPS），腹腔内化疗主要通过腹壁内埋置的化疗泵注入多西他赛（docetaxel，30mg/m²，d1）与顺铂（cisplatin，30mg/m²，d1），全身性化疗选用口服替吉奥［S-1 60mg/（m²·d⁻¹），d1~14］并静脉注射多西他赛与顺铂（剂量同腹腔内给药，d8），每 3 周一疗程，连续 3 疗程。② NIPS 结束后 4~6 周，施行肿瘤细胞减灭术（CRS）。③ CRS 术毕前，进行腹腔内温热化疗（HIPEC，丝裂霉素 MMC 12.5mg/m²+顺铂 CDDP 50mg/m²，4L 生理盐水，42~43℃）。④术后辅助化疗。按照这一治疗策略，有 266 例（63.5%）经 CRS 术达到 R0 切除（CC0），153 例（36.5%）为 R1 切除（CC1）；获得 CC0 切除者的预后明显优于 CC1 者，mST 分别为 20.5 个月 vs. 12 个月，5 年生存率 14.3% vs. 1.8%，10 年生存率 8.3% vs. 0%（$P<0.0001$）；NIPS 治疗前，PCI 值 ≤ 13 为 129 例，≥ 14 为 35 例，mST 分别为 22.8 个月 vs. 13.7 个月，5 年生存率 18.0% vs.

0%，10 年生存率 14.0% vs. 0%（$P<0.0001$）；经 NIPS 治疗后，PCI 值 ≤ 11 为 292 例，≥ 12 为 117 例，mST 分别为 20.5 个月 vs. 9.6 个月，5 年生存率 12.8% vs. 2.2%，10 年生存率 7.4% vs. 0%（$P<0.0001$）；因而，作者强调鉴于进行 NIPS 治疗，可以依据患者体内（或腹膜）的肿瘤负荷，维持数个疗程的腹腔内与全身性化疗，既能使胃原发癌灶或淋巴结转移灶缩减，达到临床降期，又有利于杀灭腹膜转移灶，降低 PCI 评分，故对于进展期胃癌出现腹膜转移的患者，应予积极推荐术前 NIPS 治疗；治疗腹膜转移胃癌患者的疗效主要取决于 NIPS 治疗前后的 PCI 值与 CRS+HIPEC 能否达到 R0 或 CC0 切除；NIPS 治疗前 PCI 评分 ≥ 14 分、NIPS 治疗后 PCI ≥ 12、CRS 术未能达到 CC0 切除的患者，提示预后不佳。

新近，由腹膜表面肿瘤协作组国际联盟（Peritoneal Surface Oncology Group International，PSOGI）制订的腹膜癌临床指南，提出了原发或复发性胃癌腹膜转移治疗的临床路径（图 14-13），特别强调了对于胃癌腹膜转移 PCI>10 的患者应积极开展新辅助腹腔内 + 全身性化疗，不建议直接施行 CRS+HIPEC。

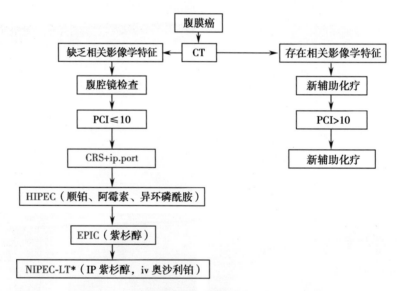

图 14-13　原发或复发性胃癌腹膜转移治疗的临床路径

*NIPEC-LT：normothermic intraperitoneal chemotherapy long term（长期的腹腔内常温化疗）。

二、胃癌腹膜转移腹腔内化疗的药物选择

对于胃癌腹膜转移患者，全身性化疗有助于对胃原发癌灶及其转移淋巴结的控制，而对于腹膜转移灶的疗效较弱。有鉴于此，各种形式的腹腔内化疗成为重要的辅助治疗。选择腹腔内化疗药物的重要原则：①药物在腹腔内能维持较长时间作用，不易被腹膜吸收。②药物的最小致死剂量（minimal toxic dose，MTD）。③药物在温热环境中的增敏效应。④药物对腹膜下的浸透性，或药物能否直接作用腹膜转移灶结节，并能尽量深入癌灶内部。⑤不引起腹腔内严重的化学性炎症而引起广泛粘连，影响手术，甚至诱发腹痛或粘连性肠梗阻等。既往，在选择 HIPEC 用药时，多为丝裂霉素、顺铂、奥沙利铂等。药代学研究发现，这类化疗药物能较快被吸收入血，在腹腔内难以长时间保持有效药物浓度。近 10 年来，通过对化疗药物药代动力学与药效动力学研究，提出选择腹腔内化疗药物应根据腹腔内

给药后腹腔内药物浓度曲线下面积（area under the curve to infinity，pAUC）与外周血浓度曲线下面积（sAUC）的比值，通常，药物分子量越大，被腹膜吸收相对缓慢，滞留腹腔内时间越长，作用肿瘤结节效果也越强。因此，pAUC/sAUC比值高的药物，比较适宜用于腹腔内化疗。近年来，腹腔内应用紫杉类药物在防治胃癌腹膜转移复发中的疗效正引起临床极大关注。以紫杉醇（paclitaxel，PTX）为代表的紫杉类药物尤为普遍，PTX是1963年由太平洋杉（Pacific Yew）树皮和木材中分离而得，属紫杉烷类中生物碱酯类药物。其主要药理机制是促进细胞内微管蛋白多聚体的正常动态平衡，保持微管蛋白稳定而不具功能，这种稳定化作用可干扰有丝分裂中期纺锤体的正常功能，抑制细胞有丝分裂，使细胞停止于G2期与M期；其次，PTX还具有诱导肿瘤坏死因子-α（TNF-α）与细胞凋亡等药效。Yonemura等总结

了部分化疗药物的pAUC/sAUC比值等药物学特性，可供临床应用时参考。从表14-11可见，紫杉醇及多西他赛腹腔pAUC与sAUC的比值分别为1 000和550，作用于腹膜下或癌灶结节细胞层较多，药代动力学优势明显，各家临床试验也表明，紫杉醇、多西他赛与S-1或奥沙利铂等联合应用，在胃癌腹膜转化性治疗中表现出了较好的临床效果。鉴于目前尚缺乏大样本多中心的RCT研究来证实腹腔内灌注化疗最佳的药物选择，中国抗癌协会胃癌专业委员会依据国内外有关临床研究结果，推荐如下方案：PTX（IP）联合S-1/PTX（Ⅲ级，Grade B）；或5-FU/CDDP（IP）联合5-FU/CAP/OXA（Ⅲ级，Grade B）；腹腔热灌注化疗技术临床应用专家共识（2016版）推荐对于胃癌患者施行HIPEC治疗时，具体药物的选择可包括紫杉醇、多西紫杉醇、奥沙利铂、顺铂和表柔比星。

表14-11　部分抗癌药物理化特性

药物	分子量	pAUC/sAUC	温热增敏性	腹膜下浸透性	最小致死剂量
多柔比星	380	230	是	4~6层细胞	15mg/m²
美法仑	305.2	93	显著	NA*	70mg/m²
丝裂霉素	334.3	32.5	是	2mm	35mg/m²
顺铂	300.1	7.8	是	1~3mm	300mg/m²
吉西他滨	299.5	500	48h	NA	NA
米托蒽醌	517	115~255	是	5~6层细胞	28mg/m²
奥沙利铂	397.3	16	是	1~2mm	460mg/m²
依托泊苷	568.58	65	是	NA	700mg/m²
伊立替康	677.19	NA	否	NA	NA
紫杉醇	853.9	1 000	否	80层细胞	120~180mg/m²
多西他赛	861.9	552	是	1.4mm/40ml	156mg/m²
氟尿嘧啶	136.08	250	是	0.2mm	650mg/m²×5d
卡铂	371.25	10	是	0.5mm	500mg/m²

第五节　小　结

迄今，胃癌的腹膜转移及其引发的一系列临床症状仍是颇为棘手的治疗难点，经过国内外学者数十年不断的探索与努力，我们已经初步了解与有关胃癌腹膜转移相关的临床病理因素，临床治疗上也取得了一些进展，并体会到腹腔内灌注化疗是行之有效的方法。今后，临床研究的重点应包括：①高度重视对腹膜转移高风险因素的筛查，在各项内镜、CT与血清肿瘤标志物等常规检查的基础上，应该积极开展腹腔镜探查，力求明确患者有无腹腔内游离癌细胞、精准判断腹膜转移灶PCI评分。②充分重视进展期胃癌的围术期治疗，新辅助化疗的主要目的是促使肿瘤降期，提

高R0切除率，减少术后肿瘤复发；对具有腹膜转移复发高风险的患者，术前、术中与术后还应重视预防性的腹腔内治疗，就我国占大多数的进展期胃癌患者，预防腹膜转移与复发具有更重要的临床意义。③对于业已发生腹膜转移的晚期胃癌患者，尤其当PCI评分值较高者，应视为全身性的肿瘤疾病；随着转化治疗理念与措施的普及，首先应视以全身性综合治疗为主，并积极辅以腹腔内化疗，业已证实HIPEC与NIPS等都是行之有效的治疗措施；在胃原发癌灶及其转移淋巴结获得有效控制，腹膜转移癌灶的PCI值≤12以下，在有条件的医学中心，可以开展肿瘤细胞减灭术（CRS）或CRS+HIPEC，若腹膜转移灶达到CC0或CC1，则患者的预后有望获得明显改善；CRS手术范围较大，存在较高手术风险，特别应把握手术的适应证。④胃癌腹膜转移的预防

与治疗仍是临床肿瘤诊疗中的世界性难题,期待开展更多的国际间合作交流,更多的前瞻性多中心临床研究,以期进一步提高胃癌整体治疗疗效。

典型病例

一、基本情况

女性,46 岁。

二、现病史

患者进行性腹胀伴消瘦 4 个月余。2017 年 10 月初开始无明显诱因下出现恶心、食欲减退,轻度腹痛腹胀等不适,遂至当地医院就诊,查 CT 提示胃壁增厚,见到中量腹水;2017 年 12 月 26 日查胃镜提示皮革胃,活检病理诊断为低分化腺癌。原癌基因人类表皮生长因子受体 2(Her-2)(−)。2018 年 1 月 15 日复查 CT,提示腹盆腔大量积液。当地医院考虑胃恶性肿瘤晚期,无手术根治机会,遂于 2018 年 2 月 2 日和 2 月 19 日行两次 XELOX 方案化疗;2018 年 3 月 1 日复查盆腔 CT 提示腹盆腔大量积液,较前增多,双侧附件区转移待排;考虑患者化疗疗效不佳,遂更改化疗方案,于 2018 年 3 月 2 日和 3 月 19 日行两次 FOLFIRI 方案化疗。化疗期自觉腹胀,腹围较前明显增大,于 2018 年 3 月 27 日再次复查 CT,提示腹腔积液较前明显增多,肠管纠集,提示腹膜广泛转移,总体评估 PD。2018 年 4 月 2 日行第三次 FOLFIRI 化疗,化疗期间腹胀仍逐渐加重,腹围进一步增大(图 14-14)。患者遂至本院就诊,门诊拟"胃恶性肿瘤伴腹膜转移"收治入院。

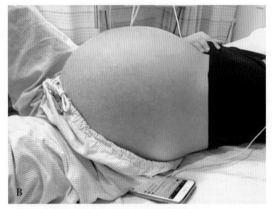
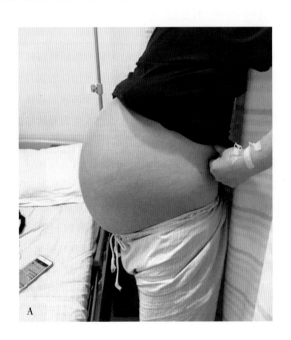

图 14-14　患者入院时,腹部明显隆起(腹围 112cm),大量腹水

患者发病以来,神清,精神可,胃纳较差,双下肢水肿,夜间不能平躺,大小便较少,随着腹围增大,体重呈进行性增加,稍活动后即有明显气促、心率增快等不适。

查体:神清,精神可。锁骨上淋巴结未扪及,腹膨隆,腹围 112cm,腹部张力高,全腹无压痛,无反跳痛,移动性浊音(+),肛门指检 Douglas 窝可疑结节。

身高:165cm;体重 72kg;体重指数(BMI):26.45kg/m²;ECOG 2 分。

心率 104 次/min,两肺未见明显转移灶,CT 复查示皮革样胃、胃周与后腹膜淋巴结肿大、肝脏未见明显转移灶、大量腹水;血清 CA199、CEA、CA125 等明显增高。

三、诊治经过

1. 治疗方案　腹腔镜探查 +L-HIPEC 2 次,术中吸出大量腹水,右下腹壁放置化疗泵 + 术后 NIPS 治疗(图 14-15~ 图 14-21)。

2. L-HIPEC 置管流程　①取腋前线水平置管。②上腹向下至同侧盆底(紧贴腹壁)。③下腹向上至膈下(紧贴腹壁)。④避免引流管置于肠管间。⑤有较大创面,引流管末端越过创面;目标温度:(43 ± 0.5)℃,用药紫杉醇(PTX)80mg/m²,循环时间:60min,流速:600ml/min;术后第二天再次 L-HIPEC。

3. NIPS 治疗方案　替吉奥(S-1)40~60mg/ 次,早晚各口服一次,连服 14d 后停药 7d,每 3 周为一疗程。

紫杉醇(PTX)50mg/m²,静脉滴注,每疗程第 1、8 天。

紫杉醇(PTX)20mg/m²,经腹壁化疗泵注入,每疗程第 1、8 天。

四、随访结果

患者术后恢复良好,食欲增加,能安然入睡,生活质量明显改善;术后坚持 NIPS 治疗,随访 9 个月后,仍带瘤生存。

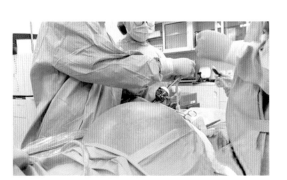

图 14-15 术中先行腹腔镜探查

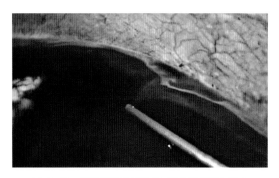

图 14-16 发现腹膜广泛转移,伴大量黄褐色腹水

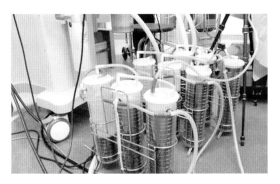

图 14-17 共吸出近 14 000ml 腹水

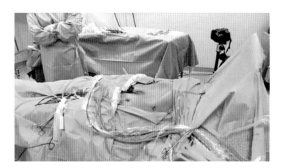

图 14-18 吸尽腹水后腹部平坦,过程安全

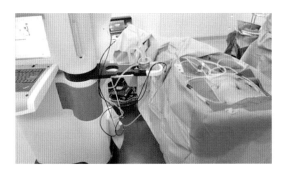

图 14-19 L-HIPEC 治疗中

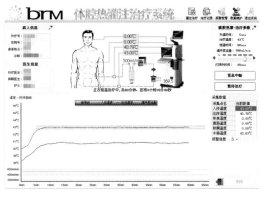

图 14-20 治疗过程中进出腹腔内温度保持平衡

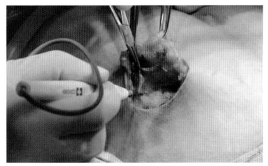

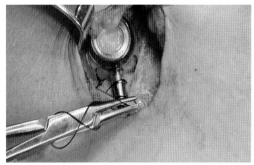

图 14-21 L-HIPEC 后在右下腹壁皮下放置化疗泵

五、总结点评

该患者系中年女性,确诊时已属晚期胃癌,CT 检查提示皮革样胃癌(Borrmann Ⅳ型)、腹膜广泛转移伴大量腹水,胃镜活检病理示低分化癌,已无手术指征。

经过 MDT 讨论,建议采取 L-HIPEC+NIPS 治疗,首先在全麻下,施行腹腔镜探查,缓慢吸尽腹水并给予 L-HIPEC 治疗 60min,术后第二天再次行 HIPEC,旨在缓解患者由于大量腹水所造成的严重腹胀、下肢水肿、稍活动后气促、心率加速、进食困难、难以平卧等症状,并延缓腹水生成;续之,进行全身性与腹腔内联合化疗(NIPS 治疗),以对胃原发癌灶、淋巴结转移灶与腹膜转移灶进行转化或姑息性治疗,达到改善患者生活质量、延长生存时间的目的。

出院 9 个月时随访,患者仍带瘤生存,少量腹水,生活质量有较明显改善。

提示:对于晚期胃癌伴腹膜广泛转移与大量腹水的患者,开展 L-HIPEC+NIPS 联合治疗,可以有效缓解患者症状,改善生活质量、延缓生存时间。

(朱正纲)

参考文献

[1] BRAY F, FERLAY J, SOERJOMATARAM I, et al. Global cancer statistics 2018: GLOBOCAN estimates of incidence and mortality worldwide for 36 cancers in 185 countries [J]. CA Cancer J Clin, 2018, 68 (6): 394-424.

[2] FERLAY J, SOERJOMATARAM I, DIKSHIT R, et al. Cancer incidence and mortality worldwide: sources, methods and major patterns in GLOBOCAN 2012 [J]. Int J Cancer, 2015, 136 (5): 359-386.

[3] 曹毛毛, 陈万青. 中国恶性肿瘤流行情况及防控现状 [J]. 中国肿瘤临床, 2019, 46 (3): 145-149.

[4] 杨之洵, 郑荣寿, 张思维, 等. 中国胃癌发病趋势及预测 [J]. 中国肿瘤, 2019, 28 (5): 321-326.

[5] 中国临床肿瘤学会 (CSCO). 常见恶性肿瘤诊疗指南 2020 [M]. 北京: 人民卫生出版社, 2020.

[6] YONEMURA Y, CANBAY E, LI Y, et al. A comprehensive treatment for peritoneal metastases from gastric cancer with curative intent [J]. Eur J SurgOncol, 2016, 42 (8): 1123-1131.

[7] JACQUET P, SUGARBAKER PH. Current methodologies for clinical assessment of patients with peritoneal carcinomatosis [J]. J Exp Clin Res, 1996, 15: 49-58.

[8] SUGARBAKER PH. Cytoreductive surgery and hyperthermic intraperitoneal chemotherapy in the management of gastrointestinal cancers with peritoneal metastases: Progress toward a new standard of care [J]. Cancer Treat Rev, 2016, 48: 42-49.

[9] SUGARBAKER PH. Peritoneal Metastases from Gastrointestinal Cancer [J]. Curr Oncol Rep, 2018, 20 (8): 62.

[10] SUGARBAKER PH. Cytoreductive surgery and hyperthermic intraperitoneal chemotherapy in the management of gastrointestinal cancers with peritoneal metastases: Progress toward a new standard of care [J]. Cancer Treat Rev, 2016, 48: 42-49.

[11] NASHIMOTO A, AKAZAWA K, ISOBE Y, et al. Gastric cancer treated in 2002 in Japan: 2009 annual report of the JGCA nationwide registry [J]. Gastric Cancer, 2013, 16 (1): 1-27.

[12] 陈铃. 腹膜转移癌的肿瘤微环境研究进展 [J]. 中国癌症杂志, 2020, 30 (4): 305-309.

[13] CANBAY E, YONEMURA Y. Molecular mechanism of peritoneal metastases.//CANBAY E, YONEMURA Y. Peritoneal surface malignancies: A curative approach [M]. Switzerland: Springer International Publishing, 2015: 81-103

[14] 严超, 朱正纲, 燕敏, 等. 多排 CT 对胃癌腹膜转移术前预测的单中心大宗病例研究 [J]. 中华胃肠外科杂志, 2010, 13 (2): 106-110.

[15] LAVONIUS MI, GULLICHSEN R, SALO S, et al. Staging of gastric cancer: a study with spiral computed tomography, ultrasonography, laparoscopy, and laparoscopic ultrasonography [J]. SurgLaparoscEndoscPercutan Tech, 2002, 12 (2): 77-81.

[16] HU YE, DENG ZW, LIU H, et al. Staging laparoscopy improves treatment decision-making for advanced gastric cancer et al. WJG, 2016, 22 (5): 1859-1868.

[17] BOTTCHER KA, KRAEMER SJM, FEUSSNER H, et al. Laparoscopic diagnosis of peritoneal carcinoma in gastric cancer. in Yutaka Yonemura. Peritoneal dissemination-Molecular mechanisms and the latest therapy [M]. Kanazawa: Maeda Shoten Co., Ltd. 1998: 147-152.

[18] 陈心足, 刘凯, 张维汉, 等. 胃癌腹腔镜探查"华西

四步法" 的操作流程 [J]. 中华胃肠外科杂志, 2018, 21 (5): 497.

［19］米村豊, 遠藤良夫, 三埔真弘. 容易发生转移及胶南发生转移的腹膜部位 .// 米村豊, 罗奋. 腹膜恶性肿瘤围术期化疗及腹膜切除术 [M]. 上海: 复旦大学出版社, 2016: 28-29.

［20］DE ANDRADE JP, MEZHIR JJ. The critical role of peritoneal cytology in the staging of gastric cancer: an evidence-based review [J]. J SurgOncol, 2014, 110 (3): 291-297.

［21］YOO CH, NOH SH, SHIN DW, et al. Recurrence following curative resection for gastric carcinoma [J]. Br J Surg, 2000, 87 (2): 236-242.

［22］TANAKA T, KUMAGAI K, SHIMIZU K, et al. Peritoneal metastasis in gastric cancer with particular reference to lymphatic advancement; extranodal invasion is a significant risk factor for peritoneal metastasis [J]. J SurgOncol, 2000, 75 (3): 165-171.

［23］MENG K, TEY J, HO F, et al. Utility of magnetic resonance imaging in determining treatment response and local recurrence in nasopharyngeal carcinoma treated curatively [J]. BMC Cancer, 2020, 20 (1): 193.

［24］SUGARBAKER PH, STUART OA, VIDAL-JOVE J, et al. Pharmacokinetics of the peritoneal-plasma barrier after systemic mitomycin C administration [J]. Cancer Treat Res, 1996, 82: 41-52.

［25］JACQUET P, SUGARBAKER PH. Peritoneal-plasma Barrier [J]. Cancer Treat Res, 1996, 82: 53-63.

［26］MOHAMED F, MARCHETTINI P, STUART OA, et al. Pharmacokinetics and tissue distribution of intraperitoneal paclitaxel with different carrier solutions [J]. Cancer Chemother Pharmacol, 2003, 52 (5): 405-410.

［27］YONEMURA Y, ELNEMR A, ENDOU Y, et al. Multidisciplinary therapy for treatment of patients with peritoneal carcinimatosis from gastric cancer [J]. World J Gastrointestinal Oncol, 2010, 2 (2): 85-97.

［28］YONEMURA Y, BANDOU E, SAWA T, et al. Neoadjuvant treatment of gastric cancer with peritoneal dissemination [J]. Eur J SurgOncol, 2006, 32 (6): 661-665.

［29］周曙, 于布为, 朱正纲. 腹腔内持续热灌注对猪循环系统的影响 [J]. 中华麻醉学杂志, 1998, 18 (1): 21-22.

［30］周曙, 姬梅, 于布为. 腹腔内持续热灌注化疗术对呼吸, 循环和生化的影响 [J]. 中华麻醉学杂志, 1999, 19 (4): 206-209.

［31］朱正纲, 李琛, 杨秋蒙, 等. 术中腹腔内温热化疗对胃肠道吻合口愈合影响的研究 [J]. 中华胃肠外科杂志, 2001, 4 (2): 99-102.

［32］李琛, 朱正纲, 杨秋蒙, 等. 术中腹腔内温热化疗对机体肝肾功能影响的实验研究 [J]. 中国肿瘤临床, 1999, 26 (增刊): 136-137.

［33］杨秋蒙, 朱正纲, 周曙, 等. 胃癌根治术中腹腔内温热化疗的临床安全性研究 [J]. 外科理论与实践, 2003, 8 (4): 322-324, 328.

［34］罗羽宏, 梁忠平, 王宁霞, 等. 胃癌根治术中腹腔热化疗对血流动力学的影响 [J]. 中国病理生理杂志, 2003, 19 (7): 954-957.

［35］杨秋蒙, 朱正纲, 李琛, 等. 术中腹腔内温热化疗的术后并发症分析 [J]. 中国新药与临床杂志, 2003, 22 (7): 410-412.

［36］倪震天, 李琛, 严超, 等. 手术联合术中腹腔温热化疗治疗进展期胃癌疗效及安全性的 Meta 分析 [J]. 中华胃肠外科杂志, 2016, 19 (12): 1406-1413.

［37］YONEMURA Y, DE ARETXABALA X, FUJIMURA T, et al. Intraoperative chemohyperthermic peritoneal perfusion as an adjuvant to gastric cancer: final results of a randomized controlled study [J]. Hepatogastroenterology, 2001, 48 (42): 1776-1782.

［38］KOGA S, HAMAZOE R, MAETA M, et al. Prophylactic therapy for peritoneal recurrence of gastric cancer by continuous hyperthermic peritoneal perfusion with mitomycin C [J]. Cancer, 1988, 61 (2): 232-237.

［39］FUJIMURA T, YONEMURA Y, MURAOKA K, et al. Continuous hyperthermic peritoneal perfusion for the prevention of peritoneal recurrence of gastric cancer: randomized controlled study [J]. World J Surg, 1994, 18 (1): 150-155.

［40］朱正纲, 汤睿, 燕敏, 等. 术中腹腔内温热化疗对进展期胃癌的临床疗效研究 [J]. 中华胃肠外科杂志, 2006, 9 (1): 26-30.

［41］ZHU ZG, TANG R, YAN M, et al. Efficacy and safety of intraoperative peritoneal hyperthermic chemotherapy for advanced gastric cancer patients with serosal invasion. A long-term follow-up study [J]. Dig Surg, 2006, 23 (1-2): 93-102.

［42］Maneesh K B, Zhu Z L, Liu W T, et al. Prophylactic HIPEC with radical D2 gastrectomy improves survival and peritoneal recurrence rates for locally advanced gastric cancer: personal experience from a randomized case control study [J]. BMC Cancer, 2019, 19: 932-941.

［43］BEEHARRY MK, ZHU ZL, LIU WT, et al. Correction to: Prophylactic HIPEC with radical D2 gastrectomy improves survival and peritoneal recurrence rates for locally advanced gastric cancer: personal experience from a randomized case control study [J]. BMC Cancer, 2019, 19 (1): 1256.

［44］詹宏杰，梁寒，王宝贵，等 . 60 例进展期胃癌术中腹腔热灌注化疗的临床观察 [J]. 中国肿瘤临床，2010, 37 (4): 229-231.

［45］BEEHARRY MK, NI ZT, YANG ZY, et al. Study protocol of a multicenter phase III randomized controlled trial investigating the efficiency of the combination of neoadjuvant chemotherapy (NAC) and neoadjuvant laparoscopic intraperitoneal hyperthermic chemotherapy (NLHIPEC) followed by R0 gastrectomy with intraoperative HIPEC for advanced gastric cancer (AGC): dragon II trial [J]. BMC Cancer, 2020, 20 (1): 224.

［46］陈新华，罗俊，刘浩，等 . 腹腔热灌注化疗预防局部进展期胃癌根治术后腹膜复发的研究进展 [J]. 中华胃肠外科杂志，2018, 21 (5): 593-599.

［47］朱正纲 . 充分重视胃癌腹膜转移的预防，诊断与治疗 [J]. 外科理论与实践，2003, 8 (1): 16-17.

［48］朱正纲 . 胃癌腹膜转移综合治疗的若干进展 [J]. 中华实验外科杂志，2015, 32 (9): 2039-2041.

［49］朱正纲 . 进展期胃癌围术期治疗全程管理的若干要点 [J]. 中华胃肠外科杂志，2020, 23 (2): 115-122.

［50］SUGARBAKER PH. Intraperitoneal delivery of chemotherapeutic agents for the treatment of peritoneal metastases: current challenges and how to overcome them [J]. Expert Opin Drug Deliv, 2019, 16 (12): 1393-1401.

［51］MACRì A, MORABITO F. The use of intraperitoneal chemotherapy for gastric malignancies [J]. Expert Rev Anticancer Ther, 2019, 19 (10): 879-888.

［52］ALBERTO M, BRANDL A, GARG PK, et al. Pressurized intraperitoneal aerosol chemotherapy and its effect on gastric-cancer-derived peritoneal metastases: an overview [J]. Clin Exp Metastasis, 2019, 36 (1): 1-14.

［53］YONEMURA Y, CANBAY E, LI Y, et al. A comprehensive treatment for peritoneal metastases from gastric cancer with curative intent [J]. Eur J SurgOncol, 2016, 42 (8): 1123-1131.

［54］SUGARBAKER PH. Dissection by electrocautery with a ball tip [J]. J SurgOncol, 1994, 56 (4): 246-248.

［55］YONEMURA Y. Left upper abdominal evisceration (LUAE).//Yonemura Y. Contemporary Approaches Toward Cure of Gastric Cancer [M]. Kanazawa: Maeda shoten Co. Ltd, 1996: 61-64.

［56］YONEMURA Y. Surgical techniques for subtotal peritonectomy.//YonemuraY. Contemporary Approaches Toward Cure of Gastric Cancer [M]. Kanazawa: Maeda shoten Co. Ltd, 1996: 163-176.

［57］Paul H. Sugarbaker, Kurt van der Speeten. An overview of peritonectomy, visceral resection, and therapeutic laparoscopy for peritoneal surface malignancy.//Paul H. Sugarbaker Cytoreductive Surgery & Perioperative Chemotherapy for Peritoneal Surface Malignancy [M]. Woodbury: Cine-Med Publishing, Inc. 2017: 17-43.

［58］CANBAY E, YONEMURA Y. Surgical technique.// CANBAY E, YONEMURA Y. Peritoneal Surface Malignancies: A Curative Approach. Switzerland: Springer, 2015: 21-44.

［59］JACQUET P, SUGARBAKER PH. Clinical research methodologies in diagnosis and staging of patients with peritoneal carcinomatosis [J]. Cancer Treat Res, 1996, 82: 359-374.

［60］GLEHEN O, GILLY FN, ARVIEUX C, et al. Peritoneal carcinomatosis from gastric cancer: a multi-institutional study of 159 patients treated by cytoreductive surgery combined with perioperative intraperitoneal chemotherapy [J]. Ann SurgOncol, 2010, 17 (9): 2370-2377.

［61］YONEMURA Y, KAWAMURA T, BANDOU E, et al. Treatment of peritoneal dissemination from gastric cancer by peritonectomy and chemohyperthermic peritoneal perfusion [J]. Br J Surg, 2005, 92 (3): 370-375.

［62］RIHUETE CARO C, MANZANEDO I, PEREIRA F, et al. Cytoreductive surgery combined with hyperthermic intraperitoneal chemotherapy (HIPEC) in patients with gastric cancer and peritoneal carcinomatosis [J]. Eur J

SurgOncol, 2018, 44 (11): 1805-1810.

［63］YANG XJ, HUANG CQ, SUO T, et al. Cytoreductive surgery and hyperthermic intraperitoneal chemotherapy improves survival of patients with peritoneal carcinomatosis from gastric cancer: final results of a phase III randomized clinical trial [J]. Ann SurgOncol, 2011, 18 (6): 1575-1581.

［64］MÜLLER H, HOTOPP T, TOFEILI A, et al. Systemic Chemotherapy using FLOT-Regimen Combined with Cytoreductive Surgery plus HIPEC for Treatment of Peritoneal Metastasized Gastric Cancer.[J]. Hepatogastroenterology, 2014, 61 (131): 703-706.

［65］姬忠贺, 李鑫宝, 刘刚, 等. 肿瘤细胞减灭术加腹腔热灌注化疗治疗 110 例胃癌腹膜癌临床分析 [J]. 中华医学杂志, 2018, 98 (38): 3079-3083.

［66］JI ZH, PENG KW, YU Y, et al. Current status and future prospects of clinical trials on CRS＋HIPEC for gastric cancer peritoneal metastases [J]. Int J Hyperthermia, 2017, 33 (5): 562-570.

［67］姬忠贺, 刘刚, 安松林, 等. 完全肿瘤细胞减灭术加腹腔热灌注化疗治疗胃癌腹膜转移的病例筛选策略 [J]. 中国肿瘤临床, 2020, 47 (3): 128-134.

［68］DESIDERIO J, CHAO J, MELSTROM L. et al. The thirty-Year experience-a Meta-analysis of randomized and high quality non-randomized studies of hyperthermic intraperitoneal chemotherapy (HIPEC) in the treatment of gastric cancer [J]. Eur J Cancer, 2017, 79: 1-14.

［69］IKEGUCHI M, KONDOU A, OKA A, et al. Effects of continuous hyperthermic peritoneal perfusion on prognosis of gastric cancer with serosal invasion [J]. Eur J Surg, 1995, 161 (8): 581-586.

［70］FUJIMOTO S, SHRESTHA RD, KOKUBUN M, et al. Intraperitoneal hyperthermic perfusion combined with surgery effective for gastric cancer patients with peritoneal seeding [J]. Ann Surg, 1988, 208 (1): 36-41.

［71］YONEMURA Y, FUJIMURA T, FUSHIDA S, et al. Hyperthermo-chemotherapy combined with cytoreductive surgery for the treatment of gastric cancer with peritoneal dissemination [J]. World J Surg, 1991, 15 (4): 530-535; discussion 535-536.

［72］Fujimoto S, Takahashi M, Mutou T, et al. Improved mortality rate of gastric carcinoma patients with peritoneal carcinomatosis treated with intraperitoneal hyperthermic chemopefusion combined with surgery. Cancer, 1977, 79 (5): 884-889.

［73］GLEHEN O, SCHREIBER V, COTTE E, et al. Cytoreductive surgery and intraperitoneal chemohyperthermia for peritoneal carcinomatosis arising from gastric cancer [J]. Arch Surg, 2004, 139 (1): 20-26.

［74］HALL JJ, LOGGIE BW, SHEN P, et al. Cytoreductive surgery with intraperitoneal hyperthermic chemotherapy for advanced gastric cancer [J]. J GastrointestSurg, 2004, 8 (4): 454-463.

［75］YONEMURA Y, KAWAMURA T, BANDOU E, et al. Treatment of peritoneal dissemination from gastric cancer by peritonectomy and chemohyperthermic peritoneal perfusion [J]. Br J Surg, 2005, 92 (3): 370-375.

［76］GLEHEN O, GILLY FN, ARVIEUX C, et al. Peritoneal carcinomatosis from gastric cancer: a multi-institutional study of 159 patients treated by cytoreductive surgery combined with perioperative intraperitoneal chemotherapy [J]. Ann SurgOncol, 2010, 17 (9): 2370-2377.

［77］YANG XJ, HUANG CQ, SUO T, et al. Cytoreductive surgery and hyperthermic intraperitoneal chemotherapy improves survival of patients with peritoneal carcinomatosis from gastric cancer: final results of a phase III randomized clinical trial [J]. Ann SurgOncol, 2011, 18 (6): 1575-1581.

［78］MAGGE D, ZENATI M, MAVANUR A, et al. Aggressive locoregional surgical therapy for gastric peritoneal carcinomatosis [J]. Ann SurgOncol, 2014, 21 (5): 1448-1455.

［79］RAU B, BRANDL A, PISO P, et al. Peritoneal metastasis in gastric cancer: results from the German database [J]. Gastric Cancer, 2020, 23 (1): 11-22.

［80］NEWHOOK TE, BADGWELL BD. Reply to the Letter to the Editor Regarding "Laparoscopic Hyperthermic Intraperitoneal Chemotherapy is Safe for Patients with Peritoneal Metastases from Gastric Cancer and May Lead to Gastrectomy" [J]. Ann SurgOncol, 2019, 26 (9): 3011-3012.

［81］FACCHIANO E, RISIO D, KIANMANESH R, et al. Laparoscopic hyperthermic intraperitoneal chemotherapy: indications, aims, and results: a systematic review of the literature [J]. Ann SurgOncol, 2012, 19 (9): 2946-2950.

［82］崔书中，巴明臣，唐云强，等．腹腔镜辅助持续循环腹腔热灌注化疗治疗恶性腹水［J］．中华普通外科杂志，2010, 25 (11): 869-872.

［83］米村丰主编，罗奋译．腹膜恶性肿瘤围术期化疗及腹膜切除术［M］．上海：复旦大学出版社，2016: 19-22.

［84］朱正纲．进展期胃癌围术期治疗全程管理的若干要点［J］．中华胃肠外科杂志，2020, 23 (2): 115-122.

［85］ISHIGAMI H, FUJIWARA Y, FUKUSHIMA R, et al. Phase III Trial Comparing Intraperitoneal and Intravenous Paclitaxel Plus S-1 Versus Cisplatin Plus S-1 in Patients With Gastric Cancer With Peritoneal Metastasis: PHOENIX-GC Trial [J]. J Clin Oncol, 2018, 36 (19): 1922-1929.

［86］严超，石红鹏，刘莹，等．胃癌腹膜转移的新辅助腹腔内联合全身化疗：初步研究［J］．外科理论与实践，2017, 22 (01): 32-39.

［87］严超，杨中印，施敏，等．胃癌术后腹膜复发转移的腹腔镜诊断和腹腔内联合全身双向化疗的临床疗效［J］．中华胃肠外科杂志，2020, 23 (5): 492-498.

［88］朱正纲．胃癌腹膜转移转化性治疗的临床意义和实践要点［J］．中华胃肠外科杂志，2017, 20 (10): 1094-1098.

［89］朱正纲．晚期胃癌转化治疗的难点，焦点与要点［J］．外科理论与实践 2019; 24 (1): 1-5.

［90］Yonemura Y, Prabhu A, Sako S, et al. Long term survival after cytoreductive surgery combined with perioperative chemotherapy in gastric cancer patients with peritoineal metastasis [J]. Cancer2020; 12 (1): 116-126.

［91］Kurt van der Speeten, O Anthony Stuart, Paul H Sugarbaker. Cancer chemotherapy for peritoneal metastases: Pharmacology and treatment In Cytoreductive Surgery & Perioperative Chemotherapy for Peritoneal. Surface Malignancy. Ed. Sugarbaker Paul H, Cine-Med, Inc. Canada, 2017, PP47-68.

［92］朱正纲．胃癌腹膜转移转化性治疗的临床意义［J］．中国肿瘤外科杂志 2016; 8 (4): 213-216.

［93］CuiHB, GE HE, BAI XY, et al. Effect of neoadjuvant chemotherapy combined with hyperthermic intraperitoneal perfusion chemotherapy on advanced gastric cancer. Experimental Therapeutic Medicine 2014; 7: 1083-1088.

［94］远藤良夫，米村丰，竹下和良，石桥治昭．综合治疗方法［M］．见．腹膜恶性肿瘤围术期化疗及腹膜切除术。米村丰主编．罗奋译．复旦大学出版社 2016. 12 50-52 页．

［95］IMANO M, OKUNO K. Treatment strategies for gastric cancer patients with peritoneal metastasis [J]. Surg Today, 2014, 44 (3): 399-404.

［96］WANG X, WANG ML, ZHOU LY, et al. Randomized phase II study comparing paclitaxel with S-1 vs. S-1 as first-line treatment in patients with advanced gastric cancer [J]. Clin Transl Oncol, 2013, 15 (10): 836-42.

［97］KITAYAMA J. Intraperitoneal chemotherapy against peritoneal carcinomatosis: current status and future perspective [J]. SurgOncol, 2014, 23 (2): 99-106.

［98］SAKAMOTO J, MATSUI T, KODERA Y. Paclitaxel chemotherapy for the treatment of gastric cancer [J]. Gastric Cancer, 2009, 12 (2): 69-78.

［99］顾阳春，张煜，马力文．紫杉醇在晚期胃癌治疗中的作用［J］．癌症进展，2013, 11 (4): 297-306.

［100］米村丰，宫本谦一，崔吉道．温热化疗的药代动力学 // 米村丰．腹膜恶性肿瘤围术期化疗及腹膜切除术［M］．罗奋译．上海：复旦大学出版社，2016: 12-13.

［101］YONEMURA Y, CANBAY E, SAKO S, et al. Pharmacokinetics of docetaxel during hyperthermic intraperitoneal chemotherapy for peritoneal metastasis [J]. Gan To KagakuRyoho, 2014, 41 (12): 2496-2499.

［102］朱正纲．紫杉醇与替吉奥联合防治胃癌腹膜转移的临床疗效［J］．中华胃肠外科杂志，2015, 18 (10): 979-982.

15

第十五章

腹腔热灌注化疗在结直肠癌腹膜转移预防及治疗中的应用

结直肠癌作为一种常见的消化道恶性肿瘤,严重威胁着人类的健康,且发病率呈逐年增加趋势。不同地区的结直肠癌发病率不尽相同,发病率往往随着人类发展指数的增加而均匀上升。根据中国国家癌症中心在 2016 年发表的中国癌症统计数据,我国结直肠癌发病率、死亡率在全部恶性肿瘤中均位居前 5 位,其中每年新发病例 37.6 万,死亡病例 19.1 万。中国是全球结直肠癌每年新发病例数最多的国家,结直肠癌已经成为严重影响和威胁我国居民身体健康的一大难题。结直肠癌主要发生于中老年,20 岁以前发病的很少;亚非等发病率较低的国家发病年龄明显提前,平均在 50 岁以下;而欧美等发达国家平均发病年龄大多超过 60 岁。在发病部位上,年轻人结直肠癌主要发生在左侧结肠和直肠,而老年人则主要以右侧结肠为主。从性别看,大多数国家男性发病率略高于女性,但相差不大,男性以直肠癌较多见,我国发病男女比例为 1.1∶1~1.2∶1。

结直肠癌(colorectal cancer,CRC)的范围包括盲肠、阑尾、升结肠、肝曲、横结肠、脾曲、降结肠、乙状结肠、直肠以及肛管。早期无特异性症状,病情发展到一定程度才出现临床症状,主要表现为肠刺激症状和排便习惯改变,便血,肠梗阻,腹部肿块,贫血、消瘦、乏力等全身症状。结直肠癌发展到晚期会引起相应的晚期症状,如侵犯坐骨神经、闭孔神经、骶尾骨造成疼痛;向前侵犯阴道、膀胱造成阴道出血或血尿,严重者出现直肠阴道瘘或直肠膀胱瘘;压迫尿道、输尿管造成尿潴留、肾盂积水、肾功能衰竭;穿孔造成腹膜炎、腹盆腔脓肿,肝转移可出现黄疸、腹水;肺转移可出现咳嗽、血痰等;腹膜转移可出现腹水、肠梗阻,最终出现恶病质、全身多脏器功能衰竭。

结直肠癌目前最有效的治疗手段是手术切除,辅以化学治疗(化疗)、放射治疗(放疗)、热疗、生物治疗等综合治疗模式。肿瘤细胞减灭术加腹腔热灌注化疗可延长结直肠癌腹膜转移(colorectal cancer peritoneal metastases,CRC PM)患者总体生存率和无瘤生存率,临床疗效较好。结直肠癌与胃癌、肺癌、肝癌、食管癌、胰腺癌等恶性肿瘤相比一般预后较好,但出现腹膜转移的预后最差,未经治疗中位生存期为 3~6 个月,而经多种方法治疗者中位生存期也仅有 16 个月。

推 荐 阅 读

• GLYNNE-JONESR,WYRWICZ L,TIRET E,et al.Rectal cancer:ESMO Clinical Practice Guidelines for diagnosis, treatment and follow-up[J].Ann Oncol,2017,28(suppl_4):iv22-iv40.

• VAN CUTSEM E,CERVANTES A,ADAM R,et al.ESMO consensus guidelines for the management of patients with metastatic colorectal cancer[J].Ann Oncol,2016,27:1386-1422.

• HASHIGUCHIY,MUROK,SAITOY,et al.Japanese Society for Cancer of the Colon and Rectum(JSCCR)guidelines 2019 for the treatment of colorectal cancer.Int J Clin Oncol,2020,25(1):1-42.

• 日本大肠癌研究会编.大肠癌处理规约[M].9 版.金原出版株式会社,日本,2018.

• 中国抗癌协会腹膜肿瘤专业委员会,广东省抗癌协会肿瘤热疗专业委员会.中国腹腔热灌注化疗技术临床应用专家共识(2019版)[J].中华医学杂志,2020,100(2):89-96.

- 国家卫生计生委医政医管局,中华医学会肿瘤学分会.中国结直肠癌诊疗规范(2017年版)[J].中华普通外科学文献(电子版),2018,12(3):145-159.

- 裴炜,熊斌,崔书中,等.结直肠癌腹膜转移预防和治疗腹腔用药中国专家共识[J].中华结直肠疾病电子杂志,2019,8(4):329-335.

- 中国医师协会结直肠肿瘤专业委员会腹膜肿瘤专业委员会.结直肠癌腹膜转移诊治中国专家意见(2017)[J].中华结直肠疾病电子杂志,2017,6(5):360-366.

第一节　结直肠癌及腹膜转移的发病机制

全世界科学家就结直肠癌的病因及腹膜转移的发生机制做了大量研究工作,但至今尚未完全阐明。目前认为发病因素主要与环境因素相关,其他因素也有作用,是多因素共同作用的结果。

一、发病机制

从流行病学的角度看,结直肠癌的发病与社会环境、生活方式(饮食习惯、缺乏体力活动)、遗传因素有关,年龄、息肉史、炎性肠病也是高危因素,是多因素共同作用的结果。

(一)生活方式

流行病学调查与实验研究证实饮食类型与习惯是对结直肠癌起决定性作用的重要因素。目前一致认为,动物脂肪和蛋白质摄入过高,纤维素摄入不足是结直肠癌,尤其是结肠癌的主要高危因素;而饮食中的其他营养素包括维生素A、维生素C、维生素D和钙是有益的因素。缺乏体力活动是结直肠癌的一种危险因素,而体力活动可以降低结直肠癌的危险性,是最重要的保护因素之一。

(二)遗传因素

有结直肠癌家族史的人比一般人群患结直肠癌的危险性高,一级亲属患结直肠癌的人患病风险比一般人群高2倍,而且发病年龄明显提前。由于家族遗传因素引发的结直肠癌占10%~20%,这些遗传家系主要为家族性腺瘤性息肉病(familial adenomatous polyposis,FAP)、Gardner综合征家系和遗传性非息肉病性结直肠癌(hereditary non-polyposis colorectal cancer,HNPCC)综合征家系。除了这些家系以外,还有部分散发结直肠癌具有遗传背景。

(三)炎性肠病

炎性肠病(inflammatory bowel disease,IBD)如溃疡性结肠炎(ulcerative colitis,UC)和Crohn病(Crohn disease,CD)是与结肠内壁炎症有关的特殊疾病,患任何一种这类疾病8~10年以后,都会使结直肠癌的危险性提高,建议对IBD人群进行抗炎治疗以预防结直肠癌。IBD使结直肠癌危险性升高的原因是肠道内刷状缘受损,可能使干细胞与粪便接触而不需要先形成腺瘤。

(四)结直肠腺瘤

几乎所有结直肠癌都是从腺瘤开始发展而来的,始发于结肠或直肠的内层或肠壁,腺瘤越多发生结直肠癌的概率亦增加。如结肠镜发现腺瘤样息肉或无蒂锯齿状息肉,应及时切除并定期复查结肠镜。而对于发现多发腺瘤的高风险综合征,如林奇综合征和息肉病综合征则可能需要广泛的结直肠切除术。

二、生物学特点

结直肠腺癌主要由柱状细胞、黏液分泌细胞以及未分化细胞构成,部分肿瘤可含有少量神经内分泌细胞及潘氏细胞。根据肿瘤细胞的组成及其组织结构特点,可分为下述类型。

(一)腺癌

癌组织内出现腺管状排列结构,根据其分化程度可分为三级:高、中、低分化腺癌,是结直肠癌主要的病理类型。

(二)黏液腺癌

本型以出现大量细胞外黏液为其特点,黏液可局限于囊状扩张的腺腔内,囊壁常衬以分化较好的黏液分泌上皮;黏液也可进入间质形成黏液湖,其中可见漂浮的癌细胞片段,所含黏液占肿瘤组织的1/2以上。

(三)印戒细胞癌

肿瘤由弥漫成片的印戒细胞构成,无特殊排列结构。印戒细胞胞质可呈红染颗粒状,或呈细小空泡状,或呈大的黏液空泡;胞核一般呈不规则形,深染,偏于胞质一侧。

(四)未分化癌

癌细胞弥漫成片或呈团块状、条索状排列,无腺管形成。癌细胞核大,核仁明显,胞质少,无黏液分泌。

三、腹膜的解剖结构与生理特征

腹膜是由内皮细胞及弹性纤维构成,分为互相连续的壁层和脏层两部分,壁层贴衬于腹壁的里面,脏层覆盖在脏器的表面,并延伸成为韧带,系膜和网膜。把内脏固定于膈肌,后腹壁盆腔壁。腹膜腔是壁层和脏层之间的潜在间隙,也是人体最大的浆膜腔,男性腹腔是封闭的,女性腹腔则经输卵管漏斗、子宫、阴道而与外界相通。正常腹膜腔内只有少量液体,为75~100ml的淡黄色清亮液体,起着润滑作用。大网膜是腹膜的一部分。从横结肠垂下遮盖下腹腔之脏器,有丰富的血液供应和大量的脂肪组织、活动度大,能够移动到所能及的病灶处将其包裹、填塞,使炎症局限,使损伤修复。腹膜下层的脂肪组织中满布血管网,淋巴管网和神经末梢,这也为腹盆腔内的肿瘤细胞的提供了转移的路径。脏层腹膜系由交感神经及迷走神经分支支配,属于内脏神经,痛觉定位差,因此腹膜转移早期症状不明显,给腹膜肿瘤转移的早期诊断带来困难。

腹膜作为重要的组织器官的生理功能:①滑润作用,腹膜渗出少量液体以滑润腹腔。②防御作用,腹腔渗出液中吞噬细胞将大量的细菌或异物吞噬包围和吸收,此外腹膜能够一定程度限制、局限肿瘤细胞的扩散,抑制肿瘤细胞的播散性转移。③渗出与修复作用,在腹膜炎时,腹膜可渗出大量液体,蛋白质和电解质,起到稀释毒素和减少对腹膜刺激的作用。④吸收作用,腹腔的强大吸收能力不但能将腹腔内积液、血液、空气、微小颗粒和细菌、电解质、尿素等很快吸收,也可以吸收毒素以减轻对腹膜的刺激,但大量毒素被吸收时可导致中毒性休克。腹腔上部腹膜的吸收能力比盆腔腹膜的吸收能力要强。正因为腹膜的这种生理功能,能促使腹腔灌注应用化疗药物浓度远高于同一时间血浆药物浓度,进而最大程度发挥药物作用。

四、结直肠癌腹膜转移的途径

CRC PM 的途径主要包含以下两个方面:①自然因素,进展期肿瘤侵及浆膜后癌细胞脱落至腹腔,继而在腹膜进一步生长。②医源性因素,切断的血管及淋巴管、转移淋巴结破裂使癌细胞随血液和淋巴液流入到腹腔内,手术过程中对肿瘤组织挤压及牵拉,以及肿瘤细胞随肠液经肠腔残端流入腹腔等均可导致术中肿瘤细胞在腹腔内的种植。即使严格遵守无瘤术,也不能完全避免上述情况。此外腹腔镜手术中包括"烟囱效应"、腹部压力和二氧化碳等缘故,也可能引发癌细胞扩散。

五、腹膜转移的发病机制

目前 CRC PM 的发生机制尚不完全明确,腹膜由于其广泛的表面积而成为非常易于转移的部位。腹膜转移的发生是基于"肿瘤细胞诱陷假说"和"种子土壤学说",是相对认可度较高的发生机制理论。该理论认为腹膜转移的发生取决于肿瘤细胞和腹膜的微环境。肿瘤细胞分泌的一系列细胞因子参与细胞外基质的生成与成熟,最终促使游离癌细胞的浸润及黏附,腹膜自身特异性结构也容易造成游离癌细胞的定植。

腹膜转移的发生、发展主要有以下几个步骤。

1. 癌细胞自原发灶脱落　原发灶的危险因素包括浆膜浸润(T4a)、穿孔和切缘阳性。而肿瘤内的高组织液压力以及淋巴引流不通畅会引起癌细胞脱落。在此过程中,癌细胞经历了上皮到间质转化,进而细胞极性丧失,细胞间连接退化,细胞骨架的改变和膜糖蛋白(尤其是 E- 钙粘蛋白)的丢失。E- 钙粘蛋白通常抑制细胞运动、侵袭和转移,间质转化被认为是引发局部侵袭和随后转移的关键步骤。

2. 癌细胞发展出在腹膜环境中生存的能力　上皮细胞通常会在失去与细胞外基质(ECM)的附着时经历细胞程序性死亡,这种现象被称为失巢凋亡。肿瘤细胞对失巢凋亡有抵抗力,因此能够成为循环肿瘤细胞(CTC)存活。肠道的正常蠕动促进了癌细胞的扩散。此外,癌细胞可以通过激活细胞膜表面的肌动蛋白微丝来提高运动能力。

3. 癌细胞黏附于腹膜　虽然从理论上讲 CTC 可以到达任何部位,但它们会优先集中于某些特定部位。这被称为"种子土壤假说",它表明癌细胞只能在某些微环境中生长。虽然腹膜腔很大,但大网膜是最常见的转移部位之一。这是因为存在具有大量巨噬细胞,高血管密度和活跃血管生成的免疫细胞聚集体,为肿瘤细胞的生长创造了非常有利的环境。癌细胞表达整合素等表面蛋白,可以黏附到 ECM 的成分上,如胶原蛋白,层粘连蛋白和纤连蛋白。间皮细胞表达多种黏附分子,例如细胞间黏附分子、血管黏附分子和血小板内皮细胞黏附分子。间皮细胞通过 CD44(一种癌细胞表面的配体,与间皮细胞表面上的细胞间内皮细胞黏附分子 -1 结合)的相互作用协助癌细胞黏附于腹膜上。间皮细胞与癌细胞上整合素的结合会上调促炎性介质,例如白介素 -1β、白介素 -6 和肿瘤坏死因子 -α 的产生,间皮下基质提供了必要的间质,使癌细胞得以存活、增殖和侵袭。

4. 细胞迁移并进入间皮下空间　间皮下基质主要由

成纤维细胞组成,成纤维细胞分泌结构蛋白,包括胶原蛋白、纤连蛋白和弹性蛋白。在间皮细胞层和间皮下毛细血管之间的这层组织也称腹膜-血浆屏障,通常不允许营养物质和氧气从毛细血管进入到腹腔。这样可确保大多数附着在间皮层上的癌细胞死亡。但是,一旦癌细胞通过CD44等黏附分子黏附到腹膜上,它们就可以通过间皮细胞、成纤维细胞和脂肪细胞释放的细胞因子产生的趋化梯度进入到间皮下空间。它们也可因之前存在的腹膜损伤或创伤形成的腹膜中断区域而进入间皮下空间。一旦癌细胞在间皮下空间建立起来,癌相关成纤维细胞(cancer associated fibroblasts,CAFs)就会支持肿瘤的生长和发展。间皮细胞也可能由间质到间质的转化,转变为CAF表型,使腹膜更容易接受肿瘤的附着。腹膜巨噬细胞通过产生各种血管生成因子来协助肿瘤的发展,包括血管内皮生长因子,基质金属蛋白酶-1和双调蛋白。

5. 能够建立支持癌细胞生长的微环境　癌细胞可以释放破坏腹膜-血浆屏障的因子,从而导致新生血管生成和产生免疫抑制的肿瘤微环境。一旦癌细胞侵袭到间皮下基质,基质细胞中的淋巴管和血管内皮层会通过吸收单核细胞和其他免疫抑制细胞(由CAFs和腹膜巨噬细胞支持)来促进癌症的进一步生长。CAFs还产生多种细胞因子,包括血管内皮生长因子,并改变ECM微环境,从而促进肿瘤的生长和增殖。癌细胞还释放趋化因子,例如高迁移率族蛋白B1(HMGB1),它促进新生血管生成,并募集巨噬细胞和骨髓来源的抑制细胞。总体而言,这些因素促进了肿瘤的进一步生长。虽然腹腔扩散是一种常见的转移途径,但血行播散也是一种重要途径。CTCs首先通过引流淋巴结最终到达循环系统,CTCs还可以通过激活血小板和分泌腺嘌呤核苷酸发展出离开循环系统的能力,这会引起血管内皮屏障的开放,从而使CTCs能够直接进入间皮下空间。

第二节　结直肠癌的诊断和鉴别诊断

结直肠癌除早期无明显症状外,大部分患者都有不同程度的临床表现。检查手段较前也有明显进步,但临床上仍有很多病例延误诊断,未能及早治疗。早期诊断仍是结直肠癌专业的医务人员面临的重要课题。

一、病史特点及体检发现

结直肠癌主要发生于中老年,20岁以前发病的很少,亚非地区等发病率较低的国家发病年龄明显提前,平均在50岁以下,而欧美等发达国家平均发病年龄大多超过60岁。男女差别不大,但其中直肠癌男性较多见。流行病学方面,中国人结直肠癌与西方人比较有3个特点:①直肠癌比结肠癌发病率高,比例为1.2∶1~1.5∶1。②中低位直肠癌所占直肠癌比例高,约为70%,因此大多数直肠癌可在直肠指诊时触及。③青年人(<30岁)比例较高,占12%~15%。但近几十年来,随着人民生活水平的提高及饮食结构的改变,结肠癌比例亦逐渐增多。直肠癌的发病率比较稳定,而结肠癌的发病率上升较快。

结直肠癌早期常是无症状的。随着疾病进展,排便习惯(80%)和出血(60%)为最常出现的症状。其他症状/体征包括直肠痉挛;便血/黑便;当伴有腹膜转移腹水时多伴有腹部不适、痉挛、疼痛或腹胀、不安、厌食、和/或不能解释的体重下降;晚期也可出现呼吸困难及腹部疼痛。

结肠癌的鉴别诊断主要是结肠炎性疾病,如肠结核、血吸虫病、肉芽肿、阿米巴肉芽肿、溃疡性结肠炎以及结肠息肉病等。临床上鉴别要点是病期的长短、粪便检查寄生虫、钡灌肠检查所见病变形态和范围等,最可靠的鉴别是通过结肠镜取活组织检查,阑尾周围脓肿可误诊为盲肠癌(结肠癌),但本病血象中白细胞及中性粒细胞计数增高,无贫血、消瘦等恶病质,钡灌肠检查可明确诊断。直肠癌往往被误诊为痔、细菌性痢疾、慢性结肠炎等,误诊率高达60%~80%,其主要原因是没有进行必要的检查,特别是肛门指诊和直肠镜检查。询问病史时应注意其他系统原发肿瘤的症状及结合相关症状。体格检查时应注意有无腹水及腹部包块体征,常规行肛门指诊或三合诊了解直肠内病变、有无盆腔包块。如合并大量腹水可以抽放腹水后进行检查,以便了解腹部包块的情况。在问诊及查体过程中注意腹膜间皮瘤其他相关的症状及体征,为进一步诊断提供线索。

二、临床表现

结直肠癌早期无明显症状,癌肿生长到一定程度,依其生长部位不同而有不同的临床表现。

(一)右半结肠癌的临床表现

①腹痛:右半结肠癌有70%~80%患者有腹痛,多为隐痛。②贫血:因癌灶的坏死、脱落、慢性失血引起,有50%~60%的患者血红蛋白低于100g/L。③腹部肿块:腹部肿块亦是右半结肠癌的常见症状。腹部肿块同时伴梗阻的病例临床上并不多见。

(二)左半结肠癌的临床表现

①便血、黏液血便:70%以上可出现便血或黏液血便。②腹痛:约60%出现腹痛,腹痛可为隐痛,当出现梗阻表现

时,亦可表现为腹部绞痛。③腹部肿块:40% 左右的患者可触及左侧腹部肿块。

(三)直肠癌的临床表现

①直肠刺激症状:便意频繁,排便习惯改变,便前有肛门下坠感,伴里急后重,排便不尽感,晚期有下肢痛。②肠腔狭窄症状:癌肿侵犯致肠管狭窄,初时大便变形、变细,严重时有肠梗阻表现。③癌肿破溃感染症状:粪便表面带血及黏液,甚至脓血便。直肠癌症状出现的频率依次为便血80%~90%、便频 60%~70%、便细 40%、黏液便 35%、肛门痛20%、里急后重 20%、便秘 10%。癌肿侵犯前列腺、膀胱时,可出现尿频、尿痛、血尿等表现。侵犯骶前神经可出现骶尾部持续性剧烈疼痛。

(四)结直肠癌腹膜转移的临床表现

腹胀、腹水、腹痛等症状多见,腹水量增加后常出现排便困难、呼吸困难等症状。按照结直肠癌原发灶和腹膜转移出现的时间,可分为同时性腹膜转移(synchronous peritoneal metastases)和异时性腹膜转移(metachronous peritoneal metastases)。参考最新的肝转移治疗指南,从指导治疗意义上,我们将同时性腹膜转移定义为"在结直肠癌确诊时即发现的腹膜转移";将异时性腹膜转移定义为"结直肠癌根治术后发生的腹膜转移"。CRC PM 发生的主要因素是游离癌细胞(free cancer cell,FCC)的存在。在肿瘤的生长过程中,原发灶可以穿透肠壁浆膜层向周围组织或脏器浸润性生长,造成癌细胞的脱落,可能在实施手术前,T4 期的患者腹腔内就已经存在游离细胞的种植转移,同时性腹膜转移正是由于这种自然因素的存在而形成的。

异时性腹膜转移的发生除了上述由于肿瘤自身的因素造成腹腔游离癌细胞的存在,另一个主要原因是在术中由医源性因素导致,指在实施手术治疗过程中,术者未严格遵循无瘤原则,挤压肿瘤造成侵及浆膜层的癌细胞脱落,或癌细胞自切断的淋巴管、血管或肠腔内随淋巴液、血液或肠液溢出到腹腔。此外,手术导致患者腹膜损伤、患者自身抵抗能力下降等,也使得癌细胞种植和生长的速度加快。"种子土壤学说"是目前学术界认可度较高的腹膜转移的理论机制,该理论认为腹膜转移的发生取决于肿瘤细胞和腹膜的微环境,肿瘤细胞分泌的一系列细胞因子参与细胞外基质的生成与成熟,最终促使游离癌细胞的浸润及黏附。因此,防止游离癌细胞腹腔种植的最佳时间应是术中或手术后早期。

三、实验室检查

(一)血液学检查

除常规血液学和生化检查外,血清肿瘤标志物的检测对结直肠癌转移具有重要的辅助判定和监测的意义,推荐采用 CEA、CA125、CA199 联合检测。CEA 可以辅助判断肿瘤的侵袭程度;CA199 可以辅助判断腹水中或原发灶癌细胞的增生活性;腹膜间皮细胞在受到肿瘤侵犯时可以释放 CA125 入血,可以辅助判断腹水形成和腹膜癌肿瘤负荷程度,并且 CA125 的阳性预测值显著高于其他标志物。需要注意的是,并不是所有出现腹膜转移的患者都会伴有血清学指标的升高。因此,血清标志物检测仅可作为辅助诊断,不作为腹膜转移诊断的依据。另外细胞角蛋白 20(CK20)在细胞发生化生、恶变、肿瘤转移、体外培养等异常时,这种表达持续存在,作为 CRC PM 的评估有一定意义。

(二)腹水检查

腹水检查具有一定的诊断价值,腹水肿瘤标志物的检查可以帮助诊断恶性腹水,腹水或腹腔灌洗液细胞学检查是目前诊断腹腔内游离癌细胞的金标准。虽然其敏感性较低,但有助于发现肉眼无法识别的微转移。一般可在诊断性腹腔镜检查应同时进行腹腔游离癌细胞检查。腹水中含有大量脱落细胞,提倡对有腹水的患者反复抽取腹水进行检查。在抽腹水前让患者变换体位,使腹水有形成分从盆底泛起,新鲜标本即刻送检,腹水离心后涂片同时行包埋切片等,均可以提高细胞学检查的阳性率。

四、内镜检查

纤维或电子结肠镜是目前诊断结直肠癌最直接、有效、安全可靠的检查方法,不但可以进行细胞涂片和活组织检查取得病理诊断,且能对病灶的大小、部位、浸润范围作出诊断。但结肠镜主要诊断原发灶,CRC PM 诊断敏感度有限,只有在腹膜转移向肠壁浸润入肠腔内时,结肠镜下才可以发现。

诊断直肠癌,用硬管乙状结肠镜检查已经足够,但若条件许可,纤维乙状结肠镜检查可能更为可靠,漏诊概率将大大降低。结肠镜检查有助于判断结直肠癌的部位、范围、程度和进展情况,提高早期结直肠癌的检出率及结直肠癌的防治水平。对无症状人群进行结直肠癌早期筛查对降低其发病率和死亡率具有非常重要的意义。而对高危人群进行结肠镜检查被认为是发现结直肠癌及癌前病变的最佳方法。

1. 适应证 原因不明的下消化道出血;原因不明的慢性腹泻;腹部肿块不排除来自结肠;钡剂灌肠发现病变不能确诊者;钡剂灌肠正常,但不能解释结肠症状者;结肠手术术后复查;结直肠癌普查。

2. 禁忌证 妊娠及月经,妊娠期纤维结肠镜检查可导致流产和早产;严重的活动性结肠炎;严重心脏疾病患者,包括严重心律失常、心肌梗死等；呼吸功能衰竭者；不能配合者；怀疑腹膜炎或穿孔；多次手术后腹腔内广泛粘连及严重腹水患者。

3. 结肠镜并发症　结肠镜检查并发症少见，主要有肠穿孔出血、结肠系膜撕裂、呼吸心脏骤停等，严重时还可能出现中毒性巨结肠。

五、影像学检查

由于 CRC PM 的临床症状多样且无特异性表现，所以给诊断造成了很大困难。临床上通过典型征象确诊者多已属晚期，大约 40% 患者可以通过 X 线、计算机断层摄影（computed tomography，CT）、磁共振成像（magnetic resonance imaging，MRI）、正电子发射型计算机断层显像（positron emission computed tomography，PET/CT）以及超声被诊断，而有 8% 的患者是在手术中被发现的。虽说如此，影像学检查仍然是肠癌腹膜转移的重要手段。推荐 CT 增强扫描作为 CRC PM 的主要影像学检查手段。CT 诊断 CRC PM 的敏感度为 25%~100%，特异度为 78%~100%。但是 CT 对于体积较小的腹膜结节的诊断存在一定的局限性，对于直径小于 5mm 的腹膜转移结节，CT 诊断的敏感度仅为 11%~48%。典型 CT 表现包括：腹膜呈条状增厚强化，包括肝周、膈下、腹腔前、侧壁腹膜增厚；大网膜结节状、条状、云絮状增厚并强化；肠管不对称增厚或不规则狭窄并强化；小肠系膜呈结节状增厚并强化；腹腔及肠间隙积液。结合 CT 表现，可估算术前 CT 评估腹膜癌指数（peritoneal carcinomatosis index，PCI）即 CT-PCI 评分，用于判断患者肿瘤的播散程度。除了常规 CT 检查外，还可以考虑进行 PET/CT 检查，但是必须认识到 PET/CT 并不能发现所有的转移结节，其敏感度和特异度分别为 78%~97% 和 55%~90%。MRI 也可作为增强 CT 检查禁忌患者的备选手段，在低张和呼吸训练控制运动干扰的前提下可显示腹膜结构，并建议应用扩散加权功能成像（diffusion weighted function imaging，DWI）以辅助微小转移灶的检出，敏感度及特异度分别分 90% 和 95.5%。

六、胃肠道造影

动态影像学检查方面，胃肠道造影作为筛查及诊断结直肠癌的检查方法，但不能应用于结直肠癌分期诊断，如疑有结肠或直肠梗阻的患者应当谨慎选择。CRC PM 多伴有肠管肿瘤的播散，肠管蠕动能力下降，因此可行胃肠道动态造影检查。如果结直肠癌伴发腹膜转移，消化道除外压及牵拉性改变外，黏膜多保持完整；胃肠道造影的表现主要为胃、小肠、结肠的外压性或移位性改变，肠道因粘连、推挤、

移位造成肠袢分布异常、变形、活动差甚至固定；肠壁受累使管腔呈偏心性狭窄乃至肠梗阻征象。可动态观察肠管蠕动、分布状况及造影剂通过各段小肠时间，判断胃肠动力、肠管是否梗阻及肠系膜挛缩情况。

七、腹腔镜检查

诊断性腹腔镜探查在腹膜转移中是安全有效的方法。对于血液学检查和影像学检查高度怀疑腹膜转移的患者，常规行诊断性腹腔镜检查，对腹腔内转移情况进行评估明确腹腔转移灶分布情况、重要神经血管受累情况等，来更好地评估腹腔器官受累情况，并获得明确的组织学及细胞学证据，用于指导制定临床治疗策略，进而评估治疗疗效及监测疾病进展。作为一种微创诊疗方法，腹腔镜下活检是目前确诊 CRC PM 的重要方式之一，此方式不仅可以直接了解病变情况及取活检，还能行粘连松解及肿块切除等治疗，具有简便、创伤性小、安全、准确率高等特点，在临床实践中有很高的推广应用前景。

八、剖腹探查

即使在诊断技术迅速发展的今天，剖腹探查仍是 CRC PM 的重要诊断手段之一。剖腹探查术中可以直接观察到结直肠原发灶、腹膜、大网膜、肠系膜及腹腔脏器表面的结节、斑块、肿物，了解脏器受累及淋巴结转移状况，在取得病理诊断同时可以进行手术治疗。如果上述检查未能取得满意的结果，或经济条件有限，或腹腔粘连严重不能进行腹腔镜检查，尤其 CRC PM 伴有出血、穿孔、肠梗阻等表现，应积极争取到手术诊断治疗的机会。

九、病理检查

病理检查是诊断 CRC PM 的"金标准"。通过腹水脱落细胞学、穿刺活检、腹腔镜活检、剖腹探查获取的标本，进行常规细胞学检查、病理检查、免疫组化检查等方法诊断。

（一）定义

局限于结直肠黏膜固有层的原位癌或浸润性癌，属于高级别上皮内瘤变；只有当肿瘤组织浸润、破坏并穿透黏膜肌层到达黏膜下层时，诊断为结直肠癌。结直肠癌主要是腺癌。

（二）结直肠癌发生部位

不同部位发生的结直肠癌，其临床表现也不相同。直肠癌常表现为出血或大便习惯改变、腹部隐痛等；左半结肠癌常发生肠梗阻；肠穿孔可出现在肿瘤原发灶或在梗阻性癌的近端肠管发生；右半结肠癌患者常因慢性失血而导致贫血，检查可以发现右髂窝部肿块。

（三）结直肠癌大体表现及分型

1. 癌细胞限于结直肠黏膜下层者称早期结直肠癌。

2. 进展期结直肠癌（晚期）的大体类型

（1）隆起型：凡肿瘤的主体向肠腔内突出者，属隆起型，边缘外翻或呈菜花状外观。

（2）溃疡型：肿瘤形成深达或贯穿肌层之溃疡者，均属溃疡型。

（3）浸润型：最少见的是弥漫浸润型，肿瘤向肠壁各层弥漫浸润，使局部肠壁增厚，但表面常无明显溃疡或隆起。部分表现为环腔生长型，可引起肠腔狭窄和梗阻，容易发生深层组织的侵犯和转移。

大多数结直肠癌切面呈灰白色，质硬实，而黏液腺癌的切面呈灰白半透明、黏液状。

（四）组织学表现

腺癌是一种癌症类型，源于形成黏液的腺细胞，黏液会润滑结肠和直肠内部。这是最常见的结肠癌和直肠癌类型。腺癌占结直肠癌的95%以上。这些癌症起源于分泌黏液以润滑结肠和直肠内部的细胞。当临床医生谈到结直肠癌时，基本都是腺癌这种类型。根据组织结构特点和细胞组成，可以分为以下主要类型。

1. 管状腺癌　癌组织为呈腺管状、乳头状浸润性生长，依据腺管形成的百分比例，分为高中低分化3类。

2. 黏液腺癌　当50%以上的肿瘤由细胞外黏液组成时，诊断为黏液腺癌，黏液湖中漂浮的癌细胞呈腺管状、乳头状、单行成排、单个散在或呈印戒细胞。其分子生物学和临床预后也不尽相同，高频微卫星不稳定性的黏液腺癌预后较好，属于一种低级别的腺癌，而伴有印戒细胞的黏液腺癌或不伴微卫星不稳定性的CRC则预后较差。一般认为黏液癌多呈浸润性生长，以单个的癌细胞及小的癌巢弥散于组织间隙，具有很强的向周围组织及血管、淋巴管的浸润能力，容易发生远处转移，预后差。

3. 印戒细胞癌　主要由含有胞质内黏液的癌细胞组成，仅占原发性结直肠癌的1%，容易累及年轻患者，预后很差。通常而言，结直肠癌容易发生肝转移，而印戒细胞癌更易于发生淋巴结、腹膜表面和卵巢转移。在诊断原发性结直肠印戒细胞癌时，要排除转移性胃癌或乳腺癌的可能。

4. 髓样癌　癌组织成实片状、梁状排列，伴明显的淋巴细胞浸润。癌细胞胞质丰富、红染，核仁明显。这类少见的低分化腺癌常常伴有高微卫星不稳定性（MSI-H），生物学行为属于低度恶性的肿瘤。

5. 鳞状细胞癌和腺鳞癌　极其少见。鳞状细胞癌的诊断需要排除其他部位鳞状细胞癌的大肠转移。腺鳞癌由

腺癌和鳞状细胞癌两种成分组成。

6. 未分化癌　呈弥漫成片或团块状生长，没有腺样结构及其他提示向腺体分化的特征，如果呈高度多形性和浸润性，提示预后差。通过应用特殊染色，包括免疫组织化学检查，可以与小细胞癌、淋巴瘤和白血病浸润进行鉴别。

7. 其他罕见类型　如肝样腺癌、锯齿状腺癌、微乳头状腺癌、透明细胞癌、伴横纹肌样特征的癌等。

（五）免疫组织化学染色

结直肠癌一致表达细胞角蛋白，通常为角蛋白20（CK20）阳性，而CK7阴性，有助于鉴别原发性结直肠腺癌和来自肺、胃、子宫、卵巢等处的转移性腺癌。癌胚抗原（CEA）通常均匀表达于癌细胞表面。绝大多数的结直肠癌及部分卵巢和膀胱的原发性黏液腺癌可表达尾部型同源异型框基因（CDX2），原发性结直肠癌常表达绒毛蛋白（villin），有助于与非消化系统来源的转移性腺癌鉴别。需要注意的是，在低分化癌中，可能出现异常的蛋白表达模式，某些癌（特别是未分化癌）也可能表达钙视网膜蛋白（calretinin），在与间质瘤鉴别时应避免混淆。

十、美国癌症联合委员会（AJCC）/国际抗癌联盟（AJCC）结直肠癌TNM分期系统（2017年第八版）

1. 结直肠癌TNM分期系统见表15-1，解剖分期/预后组别见表15-2。

表15-1　AJCC/AJCC结直肠癌TNM分期系统（2017年第八版）

结直肠癌TNM分期系统：	
原发肿瘤（T）	
Tx	原发肿瘤无法评价
T0	无原发肿瘤证据
Tis	原位癌：黏膜内癌（侵犯固有层，未侵透黏膜肌层）
T1	肿瘤侵犯黏膜下（侵透黏膜肌层但未侵入固有肌层）
T2	肿瘤侵犯固有肌层
T3	肿瘤穿透固有肌层未穿透腹膜脏层到达结直肠旁组织
T4	肿瘤侵犯腹膜脏层或侵犯或粘连于附近器官或结构
T4a	肿瘤穿透腹膜脏层（包括大体肠管通过肿瘤穿孔和肿瘤通过炎性区域连续浸润腹膜脏层表面）
T4b	肿瘤直接侵犯或粘连于其他器官或结构
区域淋巴结（N）	
Nx	区域淋巴结无法评价
N0	无区域淋巴结转移
N1	有1~3枚区域淋巴结转移（淋巴结内肿瘤≥0.2mm），或存在任何数量的肿瘤结节并且所有可辨识的淋巴结无转移
N1a	有1枚区域淋巴结转移
N1b	有2~3枚区域淋巴结转移

续表

结直肠癌 TNM 分期系统：

N1c 无区域淋巴结转移，但有肿瘤结节存在：浆膜下、肠系膜或无腹膜覆盖的结肠旁，或直肠旁/直肠系膜组织

N2 有 4 枚或以上区域淋巴结转移

N2a 4~6 枚区域淋巴结转移

N2b 7 枚或以上区域淋巴结转移

远处转移（M）

M0 无远处转移

M1 转移至一个或更多远处部位或器官，或腹膜转移被证实

M1a 转移至一个部位或器官，无腹膜转移

M1b 转移至两个或更多部位或器官，无腹膜转移

M1c 仅转移至腹膜表面或伴其他部位或器官的转移

2. Tis 包括肿瘤细胞局限于腺体基底膜（上皮内）或黏膜固有层（黏膜内），未穿过黏膜肌层到达黏膜下层。

3. T4 的直接侵犯包括穿透浆膜侵犯其他肠段，并得到镜下诊断的证实（如盲肠癌侵犯乙状结肠），或者位于腹膜后或腹膜下肠管的肿瘤，穿破肠壁固有基层后直接侵犯其他的脏器或结构，例如降结肠后壁的肿瘤侵犯左肾或侧腹壁，或者中下段直肠癌侵犯前列腺、精囊腺、宫颈或阴道。

4. 肿瘤肉眼上与其他器官或结构粘连则分期为 cT4b。但是，若显微镜下该粘连处未见肿瘤存在则分期为 pT3。V 和 L 亚分期用于表明是否存在血管和淋巴管浸润，而 PN 则用以表示神经浸润（可以是部位特异性的）。

表 15-2 解剖分期/预后组别

期别	T	N	M	Dukes	MAC
0	Tis	N0	M0	A	A
I	T1	N0	M0	A	A
	T2	N0	M0	A	B1
II A	T3	N0	M0	B	B2
II B	T4a	N0	M0	B	B2
II C	T4b	N0	M0	B	B3
III A	T1-2	N1/N1c	M0	C	C1
	T1	N2a	M0	C	C1
III B	T3-4a	N1/N1c	M0	C	C2
	T2-3	N2a	M0	C	C1/C2
	T1-2	N2b	M0	C	C1
III C	T4a	N2a	M0	C	C2
	T3-4a	N2b	M0	C	C2
	T4b	N1-2	M0	C	C3
IV A	任何 T	任何 N	M1a	-	-
IV B	任何 T	任何 N	M1b	-	-
IV C	任何 T	任何 N	M1c	-	-

注：1.cTNM 是临床分期，pTNM 是病理分期；前缀 y 用于接受新辅助（术前）治疗后的肿瘤分期（如 ypTNM），病理学完全缓解的患者分期为 ypT0N0M0，可能类似于 0 期或 1 期。前缀 r 用于经治疗获得一段无瘤间期后复发的患者（rTNM）。DukesB 期包括预后（T3N0M0）和预后较差（T4N0M0）两类患者，Dukes C 期也同样（任何 TN1M0 和任何 TN2M0）。MAC 是改良 Astler-Coller 分期。

5. 肿瘤种植（卫星播撒）是宏观或微观不连续地散落在远离原发肿瘤部位、结直肠周围淋巴引流区域脂肪组织内的癌症结节，且组织学证据不支持残余淋巴结或可辨认的血管或神经结构。如果苏木精-伊红、弹力或其他染色可辨认出血管壁，应归类为静脉侵犯（V1/2）或淋巴管侵犯（L1）。同样，如果可辨认出神经结构，病变应列为神经周围侵犯（PN1）。肿瘤种植的存在不会改变的原发肿瘤 T 分层，但改变了淋巴结（N）的分层。如果有肿瘤种植，所有区域淋巴结病理检查是阴性的则认为 N1c。

十一、基因检测

结直肠癌的诊治已进入"精准医疗"时代。只有了解了肿瘤的基因变异类型，才能制定出合理的治疗方案，使患者受益。美国《NCCN 指南》以及《中国结直肠癌诊疗

规范》建议：在结直肠癌治疗前必须明确 *RAS* 基因状态，并且在确定为复发或转移性结直肠癌时，推荐进行 *KRAS*、*NRAS*、*BRAF* 基因的检测。西妥昔单抗、帕尼单抗等 EGFR 单抗类药物的使用，与 *RAS* 及 *RAF* 等基因状态密切相关，其基因检测对结直肠癌的指导用药及预后的判定非常关键。

RAS 突变：*KRAS* 的 2 号外显子突变存在于 45% 的结直肠癌中，涉及肿瘤的发生、增殖和进展等。*KRAS* 的其他外显子突变、*NRAS* 等突变也占了 10% 的比例。目前的临床研究证实，存在 RAS 突变的肠癌患者不能从 EGFR 靶点的靶向治疗中受益，不论是 EGFR 的单抗西妥昔单抗、帕尼单抗，还是厄洛替尼、吉非替尼等小分子酪氨酸酶抑制剂。除了预测作用外，*KRAS* 也被越来越多的研究认为是一种预后的标志物。2015 年 ASCO 的报道发现，在 FOLFOX 化疗方案(5-Fu 加奥沙利铂)加减西妥昔单抗的治疗下，*KRAS* 也是一个预后不良的标志物，*KRAS* 突变的患者预后差。

BRAF 突变：*KRAS* 和 *BRAF* 基因突变相互排斥，两者一般不会同时发生。4%~13% 的 mCRC 患者存在 *BRAF* 基因突变，其中 V600E 是最常见的 *BRAF* 突变类型，占 *BRAF* 突变类型的 95%，在结直肠癌中的比例大约是早中期 10%~15%，晚期 8%。研究显示 93.75% 的 *BRAF* 基因突变患者对西妥昔单抗治疗无效。*BRAF* 突变在晚期患者中预后极度不良。腹膜转移癌患者发生 *BRAF* 基因突变的概率较高，携带 *BRAF* 突变基因的腹膜癌转移患者预后较差，治疗困难，反之则治疗效果较好。

CRC PM 患者按照 CRS+HIPEC 方案治疗后系统的全身化疗仍然是重要的治疗环节，化疗是晚期结直肠癌的一种有效治疗方式，优于最佳支持治疗，对巩固疗效、预防复发、延长患者生存时间和提高生活质量均有重要意义。基因检测对 CRC PM 同样在指导用药及预后的判定非常关键。

十二、鉴别诊断

（一）恶性腹膜间皮瘤

恶性腹膜间皮瘤又称原发性腹膜间皮瘤，临床上对以顽固性腹痛、腹胀、腹水、腹部包块就诊的患者，尤其是有石棉接触史者，应考虑到腹膜间皮瘤的可能，反复进行腹水透明质酸、肿瘤标志物及脱落细胞学检查，同时进行超声和 CT 扫描等检查。腹膜间皮瘤起病隐匿，缺乏特异性的临床表现，相关辅助检查阳性率不高，特异性不强，因而临床诊断困难，主要依靠病理学检查确诊。与结核性腹膜炎、腹腔转移瘤等症状相似，诊断上较困难，容易误诊，确诊时常为晚期，死亡率极高，预后甚差。

（二）结核性腹膜炎

CRC PM 恶性腹水误诊为结核性腹膜炎性抗结核治疗的病例屡有报道，后因抗结核治疗无效而行剖腹探查确诊。结核性腹膜炎以中青年居多，临床上除有腹痛、腹胀、腹水及腹部包块外，常有发热、盗汗、食欲缺乏、消瘦等症状，PPD 阳性、红细胞沉降率(ESR)增快、抗结核抗体阳性支持结核性腹膜炎的诊断。结核性腹膜炎的腹水以渗出液为多，细胞成分以单核细胞为主，腺苷脱氨酶(ADA)水平高、腹水涂片、培养如发现结核杆菌对鉴别诊断有意义。临床上对高度怀疑结核性腹膜炎的病例可在严密观察下行有效的抗结核治疗，对抗结核治疗无效或两者鉴别诊断有困难时，应争取尽早行腹腔镜检查或手术探查，病理上 CRC PM 恶性腹水与腹膜结核不难鉴别。

（三）其他原发于腹膜的恶性肿瘤

腹膜浆液性交界性肿瘤，又称原发性乳头状腹膜肿瘤及低度恶性腹膜浆液性小乳头病，是一种少见的原发于腹膜的病变。常发生于 40 岁以下女性，主要症状有腹部或盆部疼痛、慢性炎症症状，甚至肠粘连或闭经。病理上可与 CRC PM 恶性腹水作鉴别诊断，本病预后好。

第三节　结直肠癌的治疗原则

手术治疗仍是结直肠癌的最主要治疗手段，是可根治性治疗结直肠癌的方法。其他治疗手段还包括放疗、化疗、靶向治疗、生物免疫治疗等。

一、手术治疗

结直肠癌是消化系统最常见的恶性肿瘤之一，在过去 20 年中，结直肠癌患者的预后已得到较大改善，结直肠癌治疗原则是以手术切除为主的综合治疗，辅以化疗、放疗、生物治疗等综合治疗模式，降低手术后复发率，提高生存率。结直肠癌患者在诊断时发现同时性腹膜转移(synchronous peritoneal metastases)的发生率大约为 10%，在根治术后发生异时性腹膜转移(metachronous peritoneal metastases)在所有转移性结直肠癌患者中约占 30%，在所有转移性直肠癌患者中占 5%，在 2%~5% 的转移性结直肠癌(mCRC)患者中，腹膜是唯一的远处转移部位。CRC PM 患者的预后(有或没有其他的非腹膜转移部位)通常比非腹膜转移的 mCRC 差，CRC PM 患者的全身化疗的中位 OS 为 12.0~18.8 个月，而无药物治疗的自然病程中位 OS 仅为 6 个月。一项涉及 10 553 例 mCRC 患者的 14 项随机试验的荟萃分析，其中 1 374 例(13%)患者有腹膜转移，经全身治疗后仅有腹膜转移的 mCRC 患者的生存期短于单一脏器转移(非腹膜)mCRC 患者,中位 OS 分别为 16.3 和 20.0 个月［HR=1.42(1.21~1.66),*P*<0.000 1］。同样,对于多个转移部位(包括腹膜)的患者,生存期更短,中位 OS 仅为 12.6 个月,而孤立性非腹膜转移为 20.0 个月［HR=1.79 (1.67~1.93),*P*<0.000 1］。对于不包括腹膜的多个转移部位的患者,OS 为 15.7 个月［HR=1.37(1.30~1.44),*P*<0.000 1,参考孤立的非腹膜转移］。AJCC 第八版分期系统,把 CRC PM 增为 M1c 期。腹膜转移的临床表现无特异性症状和体征,大约 10% 患者是在切除原发灶中意外发现有腹膜转移。肿瘤细胞减灭术(cytoreductive surgery,CRS)联合腹腔热灌注化疗(HIPEC)目前被认为是延长结直肠癌 PM 生存的一种有效治疗模式。

结直肠癌外科手术治疗中应注意"无瘤技术"的概念,其基本思想是防止术中肿瘤细胞的脱落种植和血行转移。①不切割原则:手术中不直接切割癌肿组织,而是由四周向中央解剖,一切操作均应在远离癌肿的正常组织中进行,同时尽可能先结扎切断进出肿瘤组织的血管。②整块切除原则(block resection):将原发病灶和所属区域淋巴结作连续性的整块切除,而不应将其分别切除。③无瘤技术原则(no-touch):无瘤技术的目的是防止手术过程中肿瘤的种植和转移。主要是指手术中的任何操作均不接触肿瘤本身,包括局部的转移病灶。针对结直肠癌原发灶术中应做到:①全面探查,由远及近。必须探查并记录肝脏、胃肠道、子宫及附件、盆底、腹膜及相关肠系膜和主要血管淋巴结和肿瘤临近脏器的情况。②建议切除足够的肠管,清扫区域淋巴结,整块切除,建议常规清扫两站以上淋巴结。③推荐锐性分离技术。④推荐由远及近的手术清扫。建议先处理肿瘤滋养血管。⑤推荐遵循无瘤手术原则。⑥对已失去根治性手术机会的肿瘤,如果患者无出血、梗阻、穿孔症状,则根据多学科会诊评估确定是否需要切除原发灶。针对 CRC PM 的外科治疗仍然是主要治疗方案。但腹膜注意位置一般较深,范围较广,且常常侵犯局部重要的血管脏器,完整切除常常较困难,必要时可以联合脏器切除。肿瘤细胞减灭术(cytoreductive surgery,CRS)联合腹腔内温热化疗(hyperthermic intraperitoneal chemotherapy,HIPEC),能最大程度消灭腹腔内的原发瘤和转移灶,明显提高 CRC PM 患者的生存期,并且可降低术后长期复发的可能。CRS 联合 HIPEC 治疗 CRC PM 患者的 3 年生存率为 21%~40%,5 年生存率为 11%~30%,其效果优于单纯全身化疗。2014 年国际腹膜癌大会正式提出了《肿瘤细胞减灭术加腹腔热灌注化疗的国际建议》,将 CRS+HIPEC 治疗策略作为 CRC PM 患者的推荐治疗方案。

(一)手术适应证

手术切除是 CRC PM 有效的治疗方法。手术切除是否彻底直接影响 CRC PM 患者的预后。目前,临床上常用的是 Sugarbaker 等提出的细胞减灭程度(completeness of cytoreduction,CC)评分:CC0,细胞减灭术后无腹膜残余瘤;CC1,腹膜残余瘤直径 <2.5mm;CC2,腹膜残余瘤直径 2.5~25mm;CC3,腹膜残余瘤直径 >25mm。CC0 定义为完全性减瘤术是最值得推荐的方式,CC1 是近完全性减瘤术,由于残余的微小病灶可以被后续的 HIPEC 治疗杀灭,因此,CC1 也是可以被接受的。Verwaal 等研究显示,CC0 和 CC1 患者中位生存期为 39 个月,而 CC2 和 CC3 患者中位生存期分别为 17 个月和 5 个月。因此,目前并不推荐 CC2 和 CC3 的 CRS 手术。

对于大多数 CRC PM 的患者其治疗目标是姑息性治疗的而不是治愈。但是能达到 R0 切除的局限孤立的腹膜转移病灶,可考虑手术治疗。研究结果显示,CRS 联合 HIPEC 治疗 CRC PM 患者 3 年生存率为 21%~40%,5 年生存率为 11%~30%,其效果优于单纯全身化疗。2014 年国际腹膜癌大会正式提出了《肿瘤细胞减灭术加腹腔热灌注化疗的国际建议》,将 CRS+HIPEC 治疗策略作为 CRC PM 患者的推荐治疗。推荐在充分评估肿瘤负荷程度的基础上,可在有经验的中心有选择地采用细胞减灭术和 / 或 HIPEC 来治疗可达到 R0 切除的 CRC PM 的患者。对 CRC PM 肿瘤负荷的标准化评估推荐采用 Sugarbaker 的 PCI 分期系统。这项指标总结性描述了腹、盆腔 13 个区域中,肿瘤种植结节的大小及分布情况,量化了腹膜表面肿瘤的严重程度,可作为评估手术减瘤可能性的参考。

目前,欧洲 ESMO 指南对于 CRC PM 情况采取较为积极的态度,推荐对于腹膜转移较局限的患者(PCI<12),预计可以达到完全减瘤效果的患者,可以采用 CRS 联合 HIPEC 治疗模式,并认为该模式即将成为广泛接受的标准治疗方案。美国 NCCN 指南在这方面相对保守,但 2017 年仍然更新了措辞,之前认为 CRS 联合 HIPEC 不推荐常规开展,仅限于临床研究,2017 年第 1 版则更新为推荐在有 HIPEC 经验的大型中心可以挑选合适患者谨慎地开展。日本学者将 CRC PM 进一步分为 P1(局限性邻近部位腹膜转移)、P2 (局限性远隔部位腹膜转移)和 P3(广泛性远隔部位腹膜转移),认为对于 P1 及部分可达到完全减瘤的 P2 患者,应采取 CRS 联合 HIPEC 模式治疗。国内专家提出 CRS 联合 HIPEC 治疗的适应证及相对禁忌证。适应证:① PCI<20。②术前评估可达到 CC0 或 CC1 切除。③如合并肝转移,肝脏转移灶 <3 枚且均可切除。④可耐受大手术。相对禁忌证:① PCI ≥ 20。②腹腔外远处转移病灶。③肝转移

灶 >3 枚,且分布肝脏两叶。④术前化疗后评估肿瘤进展。⑤输尿管或胆总管梗阻。⑥肠系膜根部瘤化。⑦严重的多处多段的肠梗阻。这些相对禁忌提示预后较差,考虑 CRS 联合 HIPEC 的获益及风险权衡,不推荐施行。

(二)术式

依据根治情况可以将手术方式分为:①根治手术:实施原发病灶切除加转移灶切除术。②姑息手术:实施原发病灶切除加转移灶姑息切除术。③减状切除:行减状手术、旁路手术或捷径手术解决梗阻。

(三)肿瘤细胞减灭术

1. 简介　肿瘤细胞减灭术(CRS)不同于单纯的减瘤手术,腹膜 CRS 要求尽可能切除所有肉眼可见的病灶及受累的脏器组织,根据情况可能需要切除部分或全部腹膜、大网膜和小网膜,有时还需要合并切除部分小肠、结肠、子宫、胆囊、卵巢、脾脏和胃等脏器组织。CRS 术前应充分评估,腹腔探查时腹膜肿瘤转移的程度是影响患者预后的最重要因素,因此选择合适的患者是 CRS 取得良好疗效的关键。Jacquet 和 Sugarbaker 提出的半定量 PCI 最为常用,PCI 是基于 13 个解剖区域的腹膜转移瘤的最大直径。在每个区域内,0 分为无可见肿瘤,1 分为肿瘤最大转移直径 <0.5cm,2 分为肿瘤最大转移直径 0.5~5cm,3 分为肿瘤最大转移直径 >5cm 或融合,PCI 的计算方法是将所有 13 个区域的肿瘤负荷得分相加,最高得分为 39。PCI 有助于选择合适的患者,既往研究发现 PCI 在 <10、10~20、>20 的三组接受 CRS 和腹腔内热灌注化疗(HIPEC)治疗的患者中,5 年总生存时间(overall survival,OS)差异有统计学意义(分别为 53%、23% 和 12%,P<0.001)。目前一般认为 PCI 为 15~20 或 <15,但涉及区域 12 是 CRS 的相对禁忌证,对于更严重的疾病,这种手术是绝对禁忌的。

结直肠癌腹膜转移的分期重要性虽然术前影像学等评估可以筛出不适合手术的患者,但仍有部分患者在剖腹探查后才能明确腹膜转移及严重程度的诊断,并最终评估手术有效切除的可能性。对术中评估腹膜转移程度,目前有多种评分方法。日本大肠癌治疗指南对伴有腹膜转移的结直肠癌患者,根据转移程度,分为 P1(仅有附近腹膜转移):有望能够完全切除;P2(远隔少数腹膜转移):有少数容易切除转移灶,可根治性切除;P3(远隔多数腹膜转移):切除效果不确定。美国腹膜表面恶性肿瘤协会提出了腹膜表面疾病严重程度评分(peritoneal surface disease severity score,PSDSS),该评分系统除了包括 PCI 外,还包括了患者临床症状以及原发肿瘤组织病理学指标,共分为 4 级。研究显示,该评分系统能够很好地区分不同预后的 CRC PM。虽然评分方式不同,但主要的结论都是相同的,即腹膜转移为

局部区域性的,CRS 术后预后好,适合 CRS 手术。

2. 手术方式　CRS 手术切除的彻底性是影响患者预后的重要因素,CRS 能够消除腹膜及腹盆腔肉眼可见癌组织,一般包括壁层或脏层腹膜切除术、大网膜切除术、脾切除术、胆囊切除术、肝被膜切除术、小肠切除术、结直肠切除术、胃切除术、小网膜切除术、胰腺切除术、子宫切除术、卵巢切除术、膀胱切除术等。对于转移肿瘤体积较大的患者,应该在进腹前从腹膜外层次行腹前壁腹膜切除术,经平面解剖到两侧的结肠旁沟,然后从侧面进腹。进而安全有效地完成前壁腹膜切除术,并且避开粘连并减少肠管损伤。进腹后首先对腹前壁进行全面探查,切除所有肉眼可见的肿瘤,力争去除所有直径小于 2.5mm 的肿瘤。为了保证 HIPEC 时灌注液的循环,对于所有患者都要切断并完全切除镰状韧带和肝圆韧带。一般 CRS 的探查及操作顺序为:肝圆韧带、大网膜、小网膜、右上腹、左上腹、膈面腹膜、侧壁腹膜、右髂窝、左髂窝、盆底腹膜和小肠系膜。此外为了保证最大程度的肿瘤细胞减灭,应对壁层腹膜行区域性采取整片剥脱原则,对脏层腹膜和肠道器官进行病变肠管切除术,并积极处理易形成肿瘤种植的胆囊窝、脾窝、直肠子宫陷凹等部位,应根据情况进行胆囊、脾脏、直肠及子宫附件等器官的切除。在彻底的粘连松解过程中,术者可以继续对病变范围进行评估,并选择下一步的治疗策略。

3. 术后并发症　CRS 联合 HIPEC 治疗方式是腹膜种植的最后一道防线,也被认为是唯一真正有效的治疗方式,但 CRS 通常分离面大,分离还需毒性药物灌注,因此,术后并发症发生率高,这也是 CRS 联合 HIPEC 治疗方式饱受质疑的原因。常见并发症有吻合口漏、肠梗阻、腹腔感染、消化道穿孔、腹腔内出血、脓毒性休克、肺部感染、伤口裂开以及术后长期的胃轻瘫综合征等。灌注化疗药物也会出现相关并发症,如化疗药物引起消化道反应,恶心、呕吐、发热、食欲减退等,骨髓抑制引起白细胞减少症导致感染可能,血小板减少症导致出血风险增加,较严重出现三系减少,应引起足够的重视。因化疗药物代谢途径不同也会导致药物性肝、肾损伤的发生,HIPEC 期间应该密切监测血常规及生化各项指标变化情况,及时调整。此外,此类手术损伤较大,治疗时间较长,患者存在长期卧床的情况,也应该预防下肢深静脉血栓形成、肺栓塞、坠积性肺炎等情况发生。

4. 手术评估　CRS 手术切除的彻底性是影响患者预后的重要因素,肿瘤切除的完整性与生存率相关。即使腹腔内热化疗,也只能穿透腹膜内 2~5cm 的肿瘤结节,因此减瘤术的残留病灶越小,腹腔内化疗疗效越好。现在用于评估腹腔内肿瘤负荷的评分主要是 Sugarbaker 腹膜转移癌指数(PCI)。将整个腹腔分为 13 个区,每个区按照肿瘤

的最大径评为 0~3 分,各分区评分之和就是 PCI 评分。研究显示,PCI<10、10 ≤ PCI ≤ 20 和 PCI>20 的患者预后有明显差异(5 年 OS 分别为 53%、23% 和 12%)。临床上常用的是 Sugarbaker 肿瘤细胞减灭程度(completeness of cytoreduction,CC)评分法,具体原则:CC0,细胞减灭术后无腹膜残余瘤;CC1,残余瘤直径 <2.5mm;CC2,残余瘤直径 2.5~2.5cm;CC3,残余瘤 >2.5cm,或存在无法切除病灶。其中 CC0(R0)和 CC1(<0.25cm 残留)被认为是完全性 CRS,预后好,微小残留肿瘤组织可通过后续的 HIPEC 进行清除,CC2 和 CC3 提示 CRS 术不彻底,预后差。Glehen 等将切除后状态分为:R0,未可见肿瘤病灶残留,细胞学阴性,切缘阴性;R1,无可见肿瘤病灶残留,细胞学阳性,切缘阳性;R2a,术后腹膜表面残留肿瘤结节直径 <5mm;R2b,术后腹膜表面残留肿瘤结节直径 0.5~2cm;R2c,术后腹膜表面残留肿瘤结节直径 >2cm。他们发现临床腹膜恶性肿瘤患者很难达到 R0 切除,但 R1 的预后与 R0 相似,因此将 R0 和 R1 称为完全性减瘤术,将 R2 称为不完全性减瘤术。

二、放射治疗

放射治疗简称放疗,它是利用高能电磁辐射线作用于生命体,使生物分子结构改变,达到破坏癌细胞目的的一种治疗方法。放射能够治疗癌症是因为癌细胞对放射线敏感。目前临床上应用的有 X 线和 γ 线两种结直肠癌放射治疗方式。

对于不能切除的肿瘤或有远处转移病灶者,局部放疗也是晚期结直肠癌治疗常用的方法之一,可以使肿瘤缩小,改善患者的症状,常和其他治疗方案联合应用。目前研究较多,效果较好的是外科和放射的综合治疗,包括术前放射、术中放射、术后放射、"三明治"放疗等。但放疗对机体有较大的伤害,对身体功能差的晚期结直肠癌患者应慎用,一定要防止不良反应造成的人体免疫功能的损伤。

照射剂量无论使用常规照射技术还是三维适形放疗或调强放疗等新技术,都必须有明确的照射剂量定义模式。三维适形照射和调强放疗必须应用体积剂量定义模式,常规照射应用等中心点的剂量定义模式。①术前或术后放疗,原发肿瘤高危复发区域和区域淋巴引流区推荐 DT 45~50.4Gy,每次 1.8~2.0Gy,共 25~28 次。局部晚期不可手术切除直肠癌推荐长疗程的常规分割照射,不推荐如 25Gy/5 次 /1 周,一周后即刻手术治疗。术前放疗如采用其他剂量分割方式,有效生物剂量必须 ≥ 30Gy。术后放疗不推荐 25Gy/5 次 /1 周方案的短程放疗。②有肿瘤和 / 或残留者,全盆腔照射后局部缩野加量照射 DT 10~20Gy,同时需慎重考虑肠道受照射剂量。

三、化疗

全身系统化疗是晚期结直肠癌的一种有效治疗方式,OS 可以达到 12 个月(奥沙利铂或伊立替康联合用药方案),优于最佳支持治疗 OS 的 5 个月。但在仅有腹膜转移的患者中全身化疗的作用的证据有限,缺乏证据是由于影像学诊断困难,仅有腹膜转移的患者被系统地排除在几个随机临床试验之外。也有人认为腹膜转移的致密细胞外基质可能导致药物生物利用度降低和药物清除率增加,组织学亚型之间也可能存在异质性:与非黏液性肿瘤相比,黏液性肿瘤对全身治疗的反应较差。对几项一线和二线化疗试验的亚组分析显示,腹膜转移患者的总生存期比其他脏器转移患者低,尽管两组的肿瘤负荷可能不同。不论证据水平如何,全身化疗都是腹膜转移治疗的标准方法,尤其是对于有腹腔外转移瘤、无法切除的肿瘤或肿瘤负荷高的患者进行姑息或转化化疗。对于可切除的 CRC PM 患者,术前或术后全身化疗获益的证据有限,但通常化疗效果可以体现肿瘤生物学行为和对治疗的反应性,并可能缩小联合脏器切除的范围。转移性结直肠癌的全身化疗方案许多指南已经有详细描述。通常,一线和二线疗法以 5-氟尿嘧啶 / 亚叶酸钙(5-FU/LV)或卡培他滨为基础,并加入奥沙利铂(双药方案:FOLFOX 或 CapeOX)或伊立替康(FOLFIRI)或两者均加入(三药方案:FOLFOXIRI)。单克隆抗体靶向药物可与细胞毒药物联用,包括抗表皮生长因子受体(epidermal growth factor receptor,EGFR)抗体(西妥昔单抗和帕尼妥单抗,cetuximab and panitumumab)用于治疗左侧的 pan-RAS 野生型(KRAS 和 NRAS)和 BRAF 野生型结直肠癌,而抗血管内皮生长因子(vascular endothelial growth factor,VEGF)抗体如贝伐单抗(bevacizumab)或阿柏西普(aflibercept)可用于所有患者,其他还包括多激酶抑制剂(瑞戈非尼)。对于能够耐受高强度治疗的患者可以用 FOLFOXIRI 和贝伐单抗联合治疗,以最大程度地提高肿瘤治疗反应。FOLFOXIRI 和抗 EGFR 单抗联合治疗目前处于研究阶段,在获得更多明确的试验数据和药物不良反应之前,不应在临床实践中常规使用。大多数患者依次接受这些药物的两线或多线方案,中间穿插有计划的治疗间歇或低强度维持治疗。为获得最佳的生存期和生活质量,以及卫生经济学方面的考量,在这些药物的选择和排序方面仍然存在一些不确定性,这在欧洲肿瘤内科学会(European Society for Medical Oncology,ESMO)临床实践指南中进行了详细地阐述。目前,美国食品与药物管理局(FDA)已经批准了在一线化疗失败的 MSI-H 结直肠癌中的免疫疗法,但是仅有腹膜转移患者对免疫治疗的反应尚在研究之中。

此外,疾病一旦进展,其治疗决策则取决于既往的治疗。对曾经使用标准初始化疗方案后进展的患者,专家组不推荐单药或联合使用丝裂霉素、氨甲蝶呤、培美曲塞、舒尼替尼、索拉非尼、厄罗替尼或吉西他滨作为救援治疗。

四、生物疗法

生物疗法是指通过生物反应修饰剂(biological response modifier,BRM)运用正常人赖以生存而肿瘤患者表达较低的生物细胞因子调动机体自身的免疫力量达到抗肿瘤作用,与放疗和化疗相比,副作用很小,是继手术、放疗和化疗之后的第四大肿瘤治疗技术。BRM是体内自身的一些细胞和分子,能应答机体对内、外环境的刺激,并参与维持机体内环境的稳定。BRM通过调动机体固有能力抵御和消灭肿瘤,相对于传统的肿瘤治疗方法而言,还处于发展阶段。生物治疗就是从患者的外周血中采集单个核细胞,然后送到GMP工作室内进行培养、扩增、诱导、行肿瘤抗原刺激,从而获得能识别癌细胞的DC细胞和具有高杀瘤活性的CIK细胞,然后如同打点滴一样分次回输到患者体内,有效抑制肿瘤细胞生长、消除转移病灶,达到预防和控制肿瘤复发和转移的目的,实现延长患者生存期、提高患者生活质量的多重目标。

1. 细胞因子　白介素(IL)、干扰素(IFN)、肿瘤坏死因子(TNF)等除能直接杀伤瘤细胞外,还能活化体内抗癌细胞或分泌抗癌效应分子,或维持免疫效应细胞增殖分化功能,故可作为CRC PM的辅助疗法。

2. 过继转移的免疫细胞　收集、分离癌性腹水中的淋巴细胞,在体外扩增,并诱导出具杀伤活性的淋巴因子活化杀伤细胞(LAK细胞),将之注入体内,有杀伤瘤细胞的作用。同时给予IL-2,可提高疗效。同时,再腹腔内注射CTL作为辅助疗法,使腹水消退,瘤块逐渐消失,从而改善患者的生活质量。

五、免疫治疗

肿瘤免疫治疗作为一种创新的癌症治疗方式,它并不直接攻击癌细胞,而是通过激活人体自身免疫系统来抗击肿瘤。免疫检查点抑制剂是肿瘤免疫治疗的主要研究方向,其中最具代表性的是PD-1/PD-L1抑制剂、CTLA-4抑制剂,它们通过解除肿瘤细胞对免疫系统的抑制,重新开启人体自身免疫系统来对抗癌症。在结直肠癌(CRC)领域里,目前最热门的免疫治疗药物就是免疫检查点抑制剂。PD-1是表达在T细胞表面的一种重要的免疫抑制跨膜蛋白,它有两个配体PD-L1和PD-L2。肿瘤细胞能逃避免疫系统查杀就是因为肿瘤细胞表面能够表达PD-L1或者PD-L2,连接到T细胞的PD-1蛋白上。当配体与PD-1连接以后,T细胞就不再能够识别肿瘤细胞,进而逃过免疫系统的查杀。

目前批准上市的免疫检查点抑制剂主要有CTLA-4抑制剂伊匹单抗(Yervoy);PD-1抑制剂帕博利珠单抗(pembrolizumab)和纳武利尤单抗(nivolumab);PD-L1抑制剂阿特珠单抗(atezolizumab)、阿维利尤单抗(avelumab)和度伐利尤单抗(durvalumab)。

2017年5月23日,dMMR/MSI-H首次被美国FDA认定为单一基因标志物,从而批准帕博利珠单抗用于晚期实体瘤的治疗,标志着晚期结直肠癌(mCRC)进入免疫治疗新时代;2017年8月1日美国FDA批准采用纳武利尤单抗治疗MSI-H或dMMR的mCRC患者。

2018版NCCN指南推荐了帕博利珠单抗和纳武利尤单抗用于MSI-H/dMMR晚期结直肠癌的患者;2019年CSCO指南对不适合强烈治疗的、具有MSI-H/dMMR的mCRC一线治疗患者和所有MSI-H/dMMR二线及以上治疗患者,增加免疫检查点抑制剂作为Ⅱ类推荐。

结直肠癌免疫检查点抑制剂治疗,正处在“MSI时代”,因为微卫星不稳定性(MSI)或错配修复基因状态(MMR)是目前最佳的疗效预测指标。基于MSI状态,可以根据对免疫治疗的疗效将结直肠癌患者分为两个群体:“优势人群”——MSI-H/dMMR型肠癌(简称MSI-H型肠癌);“无效人群”——MSS/pMMR型肠癌(简称MSS型肠癌)。

对于前者,免疫治疗不论是单药PD-1抑制剂还是联合CTLA-4抑制剂的联合免疫疗法,均取得了良好的效果,联合治疗疗效优于单药治疗,但毒性也增加;另外,在优势人群中免疫治疗不断开疆拓土,从晚期疾病的后线治疗、一线治疗,到早期疾病的新辅助治疗,均展现出疗效。所以,对于MSI-H型肠癌,免疫治疗将会成为重要的治疗组成部分。

转移性结直肠癌(mCRC)有多种治疗方法,但疗效较不理想。近些年来,免疫治疗取得了较大进展,免疫检查点抑制剂发挥了主导作用。免疫治疗在一些领域的结果限制了其广泛使用,而微卫星高度不稳定性(MSI-H)或错配修复缺陷(dMMR)对免疫检查点抑制剂敏感,这为晚期患者提供了新的治疗选择。MSI-H CRC发生PM的倾向更高,更可能携带 BRAF 突变,两者都会影响预后。因此,使用CRS+HIPEC可以减轻肿瘤负荷,消除免疫耐受性肿瘤克隆并可能提高疗效的PD-1抑制剂可能是探索CRC-PM患者治疗的新途径。

六、对症治疗

对于腹膜播散广泛或者由于患者自身原因不能耐受根治性手术的患者,则不推荐进行高强度的治疗手段,主要采用一系列对症治疗措施,以求减轻患者痛苦,提高患者的生活质量。此外,存在外科急症如肠梗阻、出血、顽固性腹水等,多学科联合诊疗模式(multidisciplinary team,MDT)讨论后,可以考虑通过姑息性手术缓解相关症状。而恶性肠梗阻是 CRC PM 发生后的主要临床表现之一,目前临床主要的处理原则是对症治疗。首先应该采取饮食控制,肠内营养治疗为主,肠外静脉营养为辅。除了手术、营养支持以及必要的药物治疗外,对于部分下消化道梗阻的患者可采用自扩张金属支架,目前被认为是腹腔转移癌所致结直肠梗阻的首选治疗。但对于多部位梗阻及腹腔广泛转移的患者,则不建议采用此方法。必要时可采取手术治疗的方式进行对症治疗。另外,某些研究显示免疫治疗以及中医中药治疗在 CRC PM 的治疗中也有一定的作用,但目前样本量较小,循证医学证据较低,其有效性和安全性仍有待进一步证实。

第四节　腹腔热灌注化疗在结直肠癌治疗中的临床应用现状

由于手术切除的彻底性是确保 CRS 手术成功的基本条件,很多 CRS 手术在外科根治性方面存在的困难和缺陷,因此现今的治疗策略往往是 CRS 联合 HIPEC。HIPEC 是指将温热的抗肿瘤药持续加热恒温注入腹腔并使其在腹腔内流动以便与腹膜紧密结合,进一步显著提高了 CRC PM 的疗效。HIPEC 特点:①外周血低浓度、腹腔内高浓度。"腹膜-血浆屏障"的存在避免了腹膜对腹腔灌注药物的吸收入血,使腹腔内的药物浓度高于外周血管,因此 HIPEC 既增加了药物对腹膜癌的直接细胞毒作用,又减轻了全身不良反应,而以往静脉化疗的药物剂量通过此屏障到达腹腔时浓度已明显降低。②高热的化疗药物具有直接杀伤肿瘤细胞的作用,正常组织与癌组织对热疗耐受性差异。热效应在组织水平使癌组织内微血管栓塞,引起肿瘤组织缺血性坏死;在细胞水平破坏细胞的自稳机制,激活溶酶体,引起癌细胞死亡。③热疗具有化疗增敏作用,该协同作用在 42℃时即明显增强奥沙利铂、丝裂霉素 C 和顺铂等化疗药的细胞毒作用。④持续腹腔灌洗液还具有机械冲刷的作用,能够使化疗药物均匀分布于整个腹腔。虽然 HIPEC 有许多优点,但同样存在许多亟待解决的问题,如 HIPEC 的开始时机、持续的时间、灌注的温度、灌注的次

数、化疗药物种类、剂量等。何时开始 HIPEC 目前仍有争论,术中开放式可以使药物分布更加均匀,保持温度的一致性,同时可以避免因术后腹腔内粘连以及腹腔内导管并发症导致灌注不彻底,但开放的腹腔灌注会使热量丢失。术后闭合式给药可以减少手术相关人员对化疗药物暴露的风险,也有人认为腹腔关闭后腹腔压力增加可以有助于化疗药物的腹膜渗透。若原发灶能行根治性切除或最大程度细胞减灭,且无远处广泛转移,下列情况可行 HIPEC:①年龄20~75 岁。② KPS 评分 >70 分。③术中腹腔内游离癌细胞检测阳性。④腹膜转移(PCI<20)。⑤高危腹膜播散患者,如肿瘤穿孔、完全肠梗阻、肿瘤穿透浆膜层或侵及邻近器官者。禁忌证:①年龄 >75 岁或 <20 岁。②术前常规检查发现远处器官(肝脏、肺、脑或全身骨)多处转移或腹膜后淋巴结转移。③小肠系膜中-重度挛缩。④常规手术有明显禁忌证。

HIPEC 是基于一系列细胞毒性药物在温和的热条件下,细胞毒性药物活性和体外对癌细胞的渗透性增强的结果。CRS 手术后,立即将加热的化疗药物泵入腹腔并循环,将腹腔灌注化疗(IP)温度保持在 41~43℃,30~90min。HIPEC 最初是使用丝裂霉素 C 开始的,后来以奥沙利铂、顺铂、伊立替康和 5-氟尿嘧啶(5-FU)为单药或联合用药。

作为 HIPEC 的替代方法,EPIC 是在手术后在腹腔内经皮留置一根或多根导管。术后第二天开始,将溶解在腹腔灌注液中的化疗药物在室温下输注入腹腔,在腹腔内保留一段时间(可长达 24h),然后排出,术后 1~6d 可重复该过程 6 次。在最后一次排液灌注液后,移除导管。在 52 例 CRC 腹腔灌洗细胞学阳性患者(包括 16 例转移性 CRC)但无腹膜转移影像学证据的回顾性研究中,31 例患者术后接受了丝裂霉素 C 的 EPIC 治疗,而 21 例仅接受了手术。进行了非随机比较,EPIC 组报道了更好的腹膜无复发生存率和癌症特异性生存率(分别为 $P=0.000\,3$ 和 $P=0.000\,1$)。EPIC 的耐受性良好:1 例患者(1.9%)患有导管相关性皮肤溃疡,但未报道其他严重并发症。在一项 45 例 CRC PM 患者的单中心病例对照研究中,比较了单纯 CRS 或 CRS/EPIC,经 EPIC 治疗的患者 OS 和 DFS 较好,且并发症发生率或死亡率均未增加。

一、HIPEC 预防高危腹膜转移结直肠癌的疗效评估

肿瘤根治术(CIS)+HIPEC,即 C-HIPEC,适用于腹膜转移的高危因素的患者根治性切除术后预防腹膜转移的治疗,经 C-HIPEC 积极处理,清除游离癌细胞和微小癌结节,预防 CRC PM 的形成,提高患者的治愈率和无瘤生存期。

最近的基于人群的研究报道，在可能达到治愈的初次根治手术后，CRC PM 的总发生率为 3.5%~4.2%，局部晚期 CRC 穿透浆膜(pT4a)或直接侵犯周围器官(pT4b)比率可高达 25%，而这是 CRC PM 的最主要的高危因素。腹膜是 CRC 除肝、肺以外最常见的转移部位，但 PM 比肝或肺转移更难以诊断，所以 PM 的发病率可能被低估。降低根治性 CRC 手术后的异时性腹膜转移风险的策略包括手术后的定期复查或积极的预防性干预措施。早期发现异时性 CRC PM 具有挑战性，因为常规 CT 或 PET/CT 的成像对低负荷腹膜转移的敏感性较差，二次探查术虽然敏感性高，但是有创的而且医疗费用高。Karolinska 研究所使用瑞典注册数据开发了一个模型，以确定那些在原发肿瘤根治性切除术后发生异时性腹膜转移的高风险人群，他们可能是二次探查手术的合适人群，从 8 044 例 Ⅰ~Ⅲ期 CRC 患者群体中，构建了用于结肠癌和直肠癌的单独模型，两种模型都包括临床和组织病理学特征，以预测发生腹膜转移的 1 年、3 年、5 年概率。在大约 25% 的原发性结直肠癌根治切除术中，有临床或病理学特征表明将来发生腹膜转移的风险较高，一些研究已经评估了积极方法在腹膜转移高风险患者中的作用。Elias 等证实，在高危原发结直肠癌根治术后 13 个月，进行积极的二次剖腹探查术的病例中，有 55% 被诊断出无症状性腹膜转移。这些高危因素包括可切除的同时性 PM，同时性卵巢转移和原发肿瘤穿孔。在一项使用这种积极二次探查方法的非随机研究中，在高危原发结直肠癌根治术后 12 个月接受二次探查手术的 41 例患者中，有 23/41 例(56%)发现了腹膜转移。在第二次手术后诊断腹膜转移的患者完成 CRS，所有的 41 例患者均完成 HIPEC 之后，5 年 OS 率为 90%，5 年无病生存率为 44%。Samartino 等进行了一项前瞻性病例对照研究，实验组为结肠癌根治术联合预防性 HIPEC，结果发现，4% 的实验组患者发生腹膜转移，而对照组为 22%，且实验组未观察到并发症率升高。最近完成的两项随机对照试验探索了一种针对高危 CRC PM 早期诊断治疗的前瞻性预防方法，积极进行二次探查术并行 HIPEC。PROPHYLOCHIP(NTC01226394)是多中心Ⅲ期随机研究探讨预防性 HIPEC(奥沙利铂方案)是否能够改善无病生存，研究将 150 例高危腹膜转移的 CRC 患者(包括在初次手术时发现同时性局限腹膜转移、卵巢转移或原发肿瘤穿孔的患者)在切除术后 6 个月时行二次探查术和基于奥沙利铂的 HIPEC 治疗组与常规影像复查组的比较，所有患者均接受全身化疗。在接受二次探查手术的患者中，腹膜转移诊断率为 52%，41% 的患者发生了 Clavien-Dindo 3~4 级的并发症；而常规复查组患者的腹膜转移率是 33%。二次探查手术组和常规复查组的 3 年无病生存率(DFS)分别为 44% vs. 51%，总生存率(OS)分别为 79% vs. 80%。研究得出结论，与常规复查相比，积极行二次探查术和 HIPEC 的方法没有临床获益。同样，荷兰 COLOPEC 研究(NCT02231086)评估了在高复发风险的患者原发肿瘤切除术后预先给予 HIPEC 的作用。204 例临床或病理上为 T4N0-2M0 期或穿孔性结肠癌的患者，在切除原发肿瘤之前被随机分为两组，术后同时或在 8 周内接受奥沙利铂 HIPEC 辅助治疗，然后进行常规辅助全身化疗，另一组为单纯进行辅助全身化疗，不进行 HIPEC 治疗。研究对 HIPEC 在这两组患者发生异时性腹膜转移的作用进行了评估。在没有发现复发的情况下，所有患者均在 18 个月时进行诊断性腹腔镜检查以明确是否存在腹膜转移。实验组(81%)与对照组(76%)在 18 个月时无腹膜转移生存率没有差异。尽管学者们对积极手术探查和 HIPEC 预防早期腹膜转移持乐观态度，但这两项随机对照试验 PROPHYLOCHIP 和 COLOPEC 的结果显示，预防性 HIPEC 对高危 CRC 患者与常规复查相比并无益处。这些阴性结果可能是由于奥沙利铂不是最理想的 HIPEC 药物，在目前阶段，常规使用预防性或辅助性奥沙利铂 HIPEC 仍没有临床试验证据支持。这两个最近的研究也强调了 CRC PM 检测的困难和缺乏有效的生物学标志物来区分真正会从 CRS+HIPEC 中获益的低转移负荷的 CRC PM 患者。而 HIPECT4(NCT02614534)临床试验目前正在探讨丝裂霉素 C 在高危病例中作为 HIPEC 辅助药物的作用效果。Baratti 等报道了对高危腹膜转移的患者手术同时应用 HIPEC 具有帮助，但仍需要严格设计前瞻性随机对照多中心研究，进一步明确疗效和安全性。国内崔书中教授牵头 34 家中心的 HIPEC-06 前瞻性多中心随机对照研究也将探讨丝裂霉素 HIPEC 在预防高危 CRC PM 患者方面的作用。

预防性 HIPEC 的要点如下。结直肠癌发展为腹膜转移的高危因素包括：①结直肠癌原发部位因穿孔或梗阻行急诊手术。②伴发同时性肝转移、卵巢转移、腹膜转移。③原发灶非 R0 切除。④ TNM 分期 T4 和 / 或 N+。⑤术中淋巴结收集数目不足 12 枚。此外也有研究证实发病年龄小，分化级别低，黏液腺癌或印戒细胞癌，神经侵犯或静脉侵犯也是 CRC PM 的风险因素，但仍有待于进一步证实。原发肿瘤的位置也似乎很重要，但这可能不仅仅出于解剖学原因，直肠癌主要位置在腹腔外，发生 CRC PM 的风险较低，但是在腹腔内的直乙状结肠癌和乙状结肠癌也是如此。即使针对如 pT 分期进行了调整，但左侧或右侧结肠癌发生腹膜转移的风险仍不同。以上均为结直肠癌患者术后发生异时性腹膜转移的客观因素(患者因素)。此外，某些医源性因素也是导致术后出现腹膜转移的重要原因，因此术者在手术过程中要严格遵守肿瘤外科操作的基本原则。及早地识别结直肠癌患者腹膜转移的潜在高危状态，有助于更快地采取一系列的预防措施，降低腹膜转移的发生率。主要的措施：①对于可切除患者，在手术过程中应当严格按照无瘤规范进行操作，尽量避免因手术操作而导致癌细胞脱落种植于腹腔内，防止医源性扩散，并可根据情况进行蒸馏水腹腔灌洗，腹腔内化疗，或者腹腔内缓释化疗等。②术后通过系统性给药进行辅助化疗，是降低术后复发和转移的有效手段。目前，主要推荐卡培他滨单药或 CapeOX 或 FOLFOX 作为术后辅助化疗方案。③目前 HIPEC 作为预防性手段的临床证据不足，仍需进一步探索。对于具有较高腹膜转移发生风险因素的患者，通过术前 MDT 讨论，有选择地进行预防性 HIPEC 治疗。

二、HIPEC 治疗可切除的结直肠癌的腹膜转移疗效评估

CRS 术后残余瘤直径 <0.25cm 的满意减瘤 CRC PM 患者，通过 CRS+HIPEC，即 C-HIPEC，部分结直肠癌腹膜转移患者有可能达到临床治愈。CRS 应在保证手术安全的前提下，尽可能清除腹腔内肉眼可见的肿瘤病灶，最大限度地降低肿瘤负荷。C-HIPEC 有可能使细胞减灭程度（CC）满意（CC0 和 CC1）的患者达到临床治愈，提高非满意减瘤（CC2 和 CC3）患者的生存期和生活质量。

虽然原发性结直肠癌的同时性腹膜转移发生率很低（约 8%），但由于结直肠癌发病率高，因此也包括了大量腹膜转移患者。在结直肠癌局部复发和腹膜转移的治疗中，改善手术切除技术并不是唯一的考虑因素。尽管我们可以采用最精细的手术操作技术清扫邻近的淋巴结并保证原发灶完整的环周切缘，但并非所有结直肠癌患者都可能完全清除和控制所有癌细胞而保证完全的无瘤状态。例如，有浆膜浸润（T4）的结直肠癌患者经常会出现腹腔细胞学检查阳性。而且，在结直肠和阑尾恶性肿瘤患者中，原发灶手术前就可能已经发生了腹膜表面的种植。对于局部晚期的结直肠癌患者，即使是最精细的手术，也可能伴有腹腔内游离癌细胞的存在。也就是说，即使是最完美的原发癌切除手术也不能完全防止每位患者的局部手术治疗失败。结合 CRS 和围术期 HIPEC 的个体化治疗可以被认为是对某些特定腹膜转移患者的必要的补充治疗。

在 20 世纪 80 年代早期，Sugarbaker 开始用外科手术方法来处理结直肠癌的腹膜转移，逐渐形成了全新的外科手术方式，将其作为一种可以达到治愈的治疗方式。手术切除所有肉眼可见的腹膜转移病灶，必须进行腹膜剥脱术，为了保证手术后的疗效，在术中或术后早期采用了丝

裂霉素方案的腹膜热灌注化疗，这种区域化疗的目的是消除腹盆腔内可能残留的微小病灶。CRS 手术联合 HIPEC 治疗模式在 CRC PM 的广泛应用得到大量文献的支持，包括随机对照研究，大量的多中心研究，系统性回顾和荟萃分析以及数十篇单一中心的研究均支持 CRC PM 的采取 CRS+HIPEC 的治疗方式是有显著效果的。其中 Verwaal 等在一项具有里程碑意义的随机对照试验（RCT）中比较了姑息性手术 +5-FU/ 亚叶酸钙全身化疗与 CRS+ 使用丝裂霉素 C（35mg/m²）HIPEC 两组的生存。结果显示，与姑息性手术和全身化疗组相比，含丝裂霉素 C 的 HIPEC+CRS 的中位疾病特异性生存期几乎增加 1 倍（22.2 个月 vs.12.6 个月，$P=0.028$）。CRS+HIPEC 组中位无进展生存期（PFS）为 12.6 个月，对照组为 7.7 个月（$P=0.02$）。在 7 个腹部分区中转移灶分布不超过 5 个区域的患者和实现完全减瘤的患者生存期显著延长。在 8 年随访中，对于手术完全减瘤的患者生存差异仍然显著。该研究认为 CRC PM 仍是一种外科疾病，成功进行了完全的肿瘤细胞减灭术亚组的患者中位生存期达到 48 个月，5 年生存率为 45%。但没有使用奥沙利铂或伊利替康等目前一线化疗药物，过时的全身化疗方案以及无法区分单纯 CRS 手术还是加入 HIPEC 的效果影响了该试验的重要性。目前，经验丰富的腹膜癌中心对可切除 CRC PM 的特定患者进行 CRS+HIPEC 可以达到 19.2~34 个月的中位总体生存期（OS）以及 19%~51% 的 5 年生存率。影响生存率的关键预后因素是腹膜癌指数 PCI 和 CC 评分。PCI 通过对肿瘤负荷和潜在可切除性进行分层，可预测肿瘤减灭程度和预后。而 CC 评分是衡量残留病变程度的指标。目的始终是争取实现 CC0 清除，即没有残留的肉眼可见病变。所以对于腹膜转移负荷低且肿瘤生物学行为良好的患者可以进行以治愈为目的的 CRS。恶性腹水、肿瘤负荷过高或存在多灶性肠梗阻通常丧失了成功进行彻底减瘤手术的可能性。可以通过使用整合各种临床因素的腹膜表面疾病严重程度评分（Peritoneal Surface Disease Severity Score，PSDSS）系统来对患者进行分层，从而预测手术可切除性。进行 CRS 的外科医生必须经验丰富，熟练掌握联合脏器切除术和标准的腹膜剥脱术。必须通过标准评分系统（例如 PCI）清楚地记录腹膜肿瘤负荷情况，并以 CC0-3 或 R0-2 评分记录肿瘤细胞减灭术的完成情况。如果之前未行手术，应将原发灶与腹膜转移灶同时切除。在腹膜转移灶减瘤术中，淋巴结清扫范围和是否高位结扎血管的问题仍未有定论。肿瘤细胞减灭术的目的是完全的减瘤术（CC0/CC1），尽管切除所有肉眼可见的腹膜转移瘤（CC0）是最佳选择，但如能达到 CC1 程度的减瘤术使残留腹膜转移灶直径至 2.5mm 以下，则与不进行手术相比

也可为患者带来更长的生存期；并且如果 CC0 细胞减灭术技术上不可行的情况下，CC1 细胞减灭术是安全可行的一种变通方法，不推荐进行姑息性减瘤手术（或不完全的肿瘤细胞减灭术）。

目前对于低腹膜肿瘤转移负荷的界定尚不明确，也尚无标准的 PCI 评分临界值来判定 CRS 的适应证和禁忌证。早期文献中建议使用 PCI 评分小于 20 的标准来界定可以从 CRS 中受益的患者。此后，对该意见进行了完善，建议应考虑对 PCI 评分小于 12 的患者进行腹膜切除术，如果 PCI 评分大于 17，则不太可能从肿瘤细胞减灭术中获益。也可以对 PCI 评分小于 20 的患者通过 PSDSS 来对患者分层，对于 PCI 或 PSDSS 得分高的患者，应根据患者的整体身体状况，肿瘤生物学行为（非低分化或印戒细胞癌）以及达到 CC0 切除的可能性来决定进行肿瘤细胞减灭术。同时伴有肝、肺或其他腹膜外转移是肿瘤细胞减灭术的相对禁忌证。这些转移性病变应在经验丰富的多学科 MDT 团队的共同讨论下决定治疗方案。在评估腹膜病变时，诊断性腹腔镜检查可用于确定腹膜疾病的严重程度并辅助确定是否可达到完全肿瘤细胞减灭。

HIPEC 要求在手术室进行外科手术之后即开始。肿瘤细胞减灭术包括腹膜切除术和联合脏器切除术，使腹膜转移的患者达到无瘤状态。完全切除肿瘤后，用加热到 41~43℃ 温热的化疗药物灌注液充满腹盆腔，这可使腹腔内达到更高的药物浓度，同时全身反应和副作用降到最低，且热疗与化疗药物协同作用，可以根除微小病灶和游离癌细胞。可以通过使用细胞周期特异性药物使治疗效果持续到术后早期，术中和术后早期腹腔化疗是在腹腔粘连形成之前进行的，腹腔化疗药物应能接触到所有脏器、系膜和腹膜表面。

结直肠癌同时性腹膜转移的另一种处理方法是在首次手术后进行积极的二次探查术（second-look）和 HIPEC，这种方法通常在无法常规进行 HIPEC 的医疗机构中使用。在这些因急诊手术行原发灶切除时诊断为同时性腹膜转移的患者，术后进行数周期全身化疗，然后进行第二次探查手术，必要时进行联合脏器切除术、腹膜剥脱术和 HIPEC。

阑尾癌在诊断时可能常伴有阑尾炎和明确的腹膜转移，在没有 HIPEC 的医疗机构中常因为阑尾炎进行阑尾切除术。无论第一次手术还是第二次手术，都必须进行完全的腹膜切除术，然后开始 HIPEC。将结直肠和阑尾恶性肿瘤患者从非 HIPEC 中心转至 HIPEC 经验丰富的腹膜表面肿瘤治疗中心是综合治疗的重要模式。

除了同时性腹膜转移的患者，更多的患者是在随访中被诊断出腹膜转移，然后被转诊至腹膜表面肿瘤中心进

行最终治疗。对于结直肠和阑尾恶性肿瘤，异时性腹膜转移的治疗已成为一种标准治疗模式。术前应评估疾病的症状或体征，切记必须进行完全的肿瘤细胞减灭术，才可能获得长期生存。但如肿瘤侵袭范围过大，PCI 过高的结直肠癌患者将不适合进行治疗，推荐 PCI 为 20 或更小的患者，可从结直肠癌异时性腹膜转移的治疗中获得明显受益。

来自法国的多中心随机研究（Prodige 7/ACCORD 15，NCT00769405）是目前唯一的 Ⅲ 期临床研究，比较了单纯 CRS 与 CRS+HIPEC（奥沙利铂 $300mg/m^2$，HIPEC 治疗 30min，HIPEC 期间静脉注射 5-FU/ 亚叶酸钙）治疗 CRC PM 患者（PCI 评分 <25）未能达到其总体生存的主要研究终点。265 例腹膜转移的患者随机分为单纯 CRS 组和 CRS+HIPEC 组，中位随访 63.8 个月后，HIPEC 组的中位 OS 为 41.7 个月，非 HIPEC 组为 41.2 个月（$P=0.995$）；HIPEC 组中位 PFS 为 13.1 个月，而非 HIPEC 组为 11.1 个月（$P=0.486$），两组患者都进行了 CRS，他们的中位 OS 都超过了 40 个月，5 年生存率接近 40%，这比以前单独进行全身治疗的任何试验报道的数据都要长得多。然而，HIPEC 相对于单独的 CRS 没有表现出明显的生存获益，这令人惊讶的结果提示患者的生存受益可能主要来自 CRS。患者均接受了 6 个月的围术期全身治疗，大部分患者接受了完全的肿瘤细胞减灭术。该研究的交叉率为 16%，虽然最终结果尚未公布，但这项研究对决定使用腹腔化疗有重要的参考意义。在亚组分析中，PCI 评分为 11~15 分的患者 HIPEC 总生存期有所改善（分别为 CRS+HIPEC 的 41.6 个月和仅使用 CRS 的 32.7 个月）。两组的总体术后死亡率为 1.5%，30 天术后死亡率差异无统计学意义，而 HIPEC 组 60 天时 ≥ 3 级并发症率几乎是非 HIPEC 组的 2 倍（24.1%vs.13.6%，$P=0.03$），这一结果显示 HIPEC 增加了不良反应。腹腔化疗的支持者认为，用奥沙利铂灌注与用丝裂霉素 C 灌注不完全相同，并且 30min 的灌注时间太短以至于不能显示出任何益处。奥沙利铂和丝裂霉素 C 从未在同一人群中进行过头对头的研究比较，但回顾性研究有不同的结果，一项研究表明丝裂霉素 C 疗效更好，另一项小型研究显示两种药物之间没有差异。反对者认为腹腔化疗缺乏标准化程序，对腹腔内化疗的机制研究还不透彻以及该疗法的高并发症发生率是不支持该疗法的一些原因。

当前用于腹腔内化疗的方案：①丝裂霉素在开始时为 30mg，然后在 60min 时再加入 10mg 丝裂霉素，并持续至 90min。②丝裂霉素以 $30mg/m^2$ 的剂量作用 90~110min。③ PCI 评分为 11~15 的患者以 $300mg/m^2$ 的奥沙利铂治疗 30min。

三、初始不可切除的腹膜转移

患者被认为不可切除很大程度上取决于病变的体积。研究表明，随着 PCI 的增加，具有治愈目的的 CRS 和 HIPEC 的益处降低，PCI>20 的患者的 5 年生存率低于 10%。而在不可切除的 CRC PM 的情况下，全身化疗的 5 年生存率仅为 4.1%，但与 CRS 和 HIPEC 相比较低的并发症率使其成为治疗的主流。这部分患者疾病进展和治疗失败非常普遍，迫切需要研究新的治疗途径。

转化模式：Conversion+HIPEC，即 C-HIPEC，C-HIPEC 对于首诊时已经合并大量腹水或者腹腔广泛转移的患者，可先行 C-HIPEC 治疗，清除或缩小腹膜癌（PC）结节，改变癌细胞的生物学特性，抑制恶性腹水的生成，待患者病情明显好转、腹水减少或消失，联合全身治疗使 PC 及原发病灶缩小的情况下，有可能转化为第二种治疗模式 CRS+HIPEC，达到成功转化治疗的目的，以改善患者生存质量、提高长期生存率。

四、腹腔热灌注化疗治疗结直肠癌腹膜转移引起的恶性腹水疗效评估

恶性腹水是恶性肿瘤晚期主要症状之一，恶性腹水的控制对于延长患者的生存时间、提高患者的生存质量极为关键。CRC PM 患者晚期也会出现恶性腹水，随着腹水量的增加，患者通常会出现腹部肿胀、疼痛，恶心和呼吸困难等进行性症状。事实上，与恶性腹水相关的不适和生活质量下降往往超过癌症本身，导致不确定的生理和心理状态。恶性腹水患者预期寿命只有几周到几个月。

CRC PM 或恶性腹水患者的 HIPEC 综合模式 Comprehensive+HIPEC，即 C-HIPEC，主要是 Chemotherapy+HIPEC 或 HIPEC+Chemotherapy，对于既往全身化疗后病情进展、出现腹水的患者，C-HIPEC 可能提供另一种治疗途径和手段；对于腹水或者腹腔广泛转移的患者，C-HIPEC 治疗后病情控制、腹水减少或消失，故以系统化疗为主的综合治疗同样非常重要。研究表明，HIPEC 可以使恶性腹水患者得到完全缓解，总有效率可高达 100%，CRS+HIPEC 可使 CRC PM 恶性腹水患者的生存期达到 14.5 个月（95%CI：7~19 个月），并且安全性是完全可控的。

第五节　腹腔热灌注化疗在结直肠癌治疗中的疗效及安全性评估

在许多研究中，围术期并发症与更差的生存率相关。并发症如吻合口漏导致对宿主免疫系统的免疫抑制作用，

再加上炎症级联和细胞因子、促炎介质的释放，这些都会促使肿瘤细胞的扩散。所以必须强调 MDT 选择合适患者进行手术的重要性，以及精细的手术操作和安全的决策。

尽管 CRS 和 HIPEC 为一部分 CRC PM 患者提供了长期生存的最佳机会，但它确实具有 17.6%~52.4% 的并发症发生风险和 0~8.1% 的死亡风险。有明确的证据表明，肿瘤细胞减灭术和 HIPEC 对广泛腹膜转移的结果具有很高的并发症发生率，并伴随着相当高的死亡率。严重的并发症包括腹部感染、吻合口漏、肠漏和中性粒细胞减少／血小板减少症。高并发症发生率与患者一般情况差、较高的 PCI 评分、较长的手术时间、吻合口数量多、肿瘤细胞减灭术创伤大和化疗剂量高有关。

但最近 Foster 发表了在美国外科医师协会国家手术质量改进计划（ACS NSQIP）数据库中包括的 34 114 例患者的回顾性队列研究，分析了在 2005 年 1 月 1 日至 2015 年 12 月 31 日期间接受 CRS+HIPEC 和其他高风险手术如肝右叶切除术、三段肝切除术、胰十二指肠切除术和食管切除术的病例。与 CRS+HIPEC 相比，以下手术的并发症发生率更高：①胰十二指肠切除术和食管切除术中的浅表切口感染（5.4% vs. 9.7% 和 7.2%，P<0.001）。②胰十二指肠切除术深部切口感染（1.7% vs. 2.7%；P<0.01）。③肝右叶切除术（7.2% vs. 9.0%；P=0.02），三段肝切除术（12.4%；P<0.001）和胰十二指肠切除术（12.9%；P<0.001）的腹盆腔感染。④食管切除术的非计划二次手术率（6.8% vs. 14.4%；P<0.001）。1 822 例接受 CRS+HIPEC 治疗的患者与接受其他高风险肿瘤外科手术的患者相比，CRS+HIPEC（1.1%）的总体 30d 死亡率低于胰十二指肠切除术（2.5%）、肝右叶切除术（2.9%）、食管切除术（3.0%）和三段肝切除术（3.9%）（P<0.001）。并且 CRS+HIPEC 8d 的中位住院时间低于胰十二指肠切除术的 10d 和食管切除术的 10d（P<0.001）。对比分析显示，与类似高风险的肿瘤手术相比，CRS+HIPEC 是安全的，当然选择合适的患者对于实现这个结果很重要。高并发症发生率是早期对 CRS+HIPEC 的误解，所以不应限制患者转诊至有经验的腹膜癌中心或相关临床试验的开展。而且，CRS 术式已经标准化，HIPEC 也已经变得更安全、更有效，并且术后管理也得到了优化。正如预期的那样，CRS 和 HIPEC 的并发症发生率和死亡率显著降低，导致其适应证的扩大。

第六节　腹腔热灌注化疗在结直肠癌综合治疗中的地位及存在的问题

由于众多研究的数据的支持以及已经形成的治疗标准，许多国家已经制定了 CRC PM 诊疗指南，其中荷兰、法

国、德国、西班牙、英国、挪威、韩国和意大利均在指南中明确指出，应在经验丰富的中心对经过选择的患者进行积极治疗。

尽管有许多关于在 CRC PM 上使用 CRS+HIPEC 的令人鼓舞的数据，但存在的问题也在一定程度上阻碍了这种方法在转移性 CRC 的治疗中得到更广泛的接受。在世界范围内，CRS、HIPEC 方案以及肿瘤负荷的检测和报告均存在重大差异。缺乏标准化的流程，使手术操作以及最终的肿瘤学预后差异巨大。为了解决这个问题，美国腹膜表面恶性肿瘤协会(The American Society for Peritoneal Surface Malignancies，ASPSM) 提出了共识性指南，建议在关腹后进行 HIPEC，控制在 42℃的温度，在 3L 灌注液中加入 40mg 丝裂霉素 C(开始时加入 30mg，60min 时再加入 10mg)，灌注时间 90min，目前正在更新这部分内容。

目前认为 PCI 的增加会导致生存率下降，但并未有研究界定 PCI 的临界值，超过该临界值 CRS 和 HIPEC 将无法获益。尽管 PCI> 15 会使预后更差，但各医疗机构在临床实践中仍存在显著差异，最近的 PRODIGE 7 试验纳入的患者 PCI 最高达 25。所以各医疗机构临床实践中的差异性，更需要开展多中心研究就 CRS 和 HIPEC 的临界 PCI 值达成共识。此外，PCI 没有考虑肿瘤生物学性质、组织学亚型或小肠受累情况等重要因素，所有这些都是已知影响生存的因素。相比之下，如腹膜表面疾病严重程度评分(PSDSS)之类的综合工具结合了这些因素中的一些，可能比 PCI 更好地对患者进行分层。结合患者和肿瘤相关因素的多角度预后指数的研发，以及有助于预测可切除性的影像学工具，将是有非常重要临床意义的研究领域。

既然可以使用奥沙利铂、伊立替康和分子靶向药物，是否还需要肿瘤细胞减灭术和 HIPEC 治疗。仅行全身化疗的益处是否如此之大，以致不需要肿瘤细胞减灭术和围术期 HIPEC？包括外科和肿瘤内科等科室的多学科 MDT 模式是否最佳选择？Franko 等提出的数据表明现代系统性全身化疗联合肿瘤细胞减灭术和 HIPEC，将会使患者中位生存期得到显著延长。虽然 CRS 和 HIPEC 作为一种联合治疗用于 CRC PM 已被证明优于全身化疗，但很少有研究评估 CRS 在没有 HIPEC 的情况下单独使用的作用，当 CRS 和 HIPEC 一起使用时，HIPEC 是否对 CRS 起到锦上添花的作用。在一项单中心研究中，Desolneux 等评估了 CRS 与围术期全身化疗的结果，并报道了如果实现了 CC0/1 切除，则中位生存率可以达到 32.4 个月。最近报道的 PRODIGE 7 随机对照试验通过比较 CRS 联合

HIPEC 与单纯 CRS 在接受完全减瘤术患者中的作用，质疑了基于奥沙利铂的 HIPEC 的功效。仅接受 CRS 的患者的就能够获得惊人的 41.2 个月的中位生存期，5 年生存率近 40%，与 Desolneux 之前的结果一致。而加用奥沙利铂的 HIPEC 没有提供任何明显的生存获益，且接受 HIPEC 组并发症发生率明显增高。然而，亚组分析显示 HIPEC 在 PCI 11~15 患者中可带来生存获益。这项试验引起了国际学术界关于 HIPEC 实际作用的激烈讨论，PRODIGE 7 研究仍再次验证了高质量肿瘤细胞减灭术的价值，但在国际学术界中对基于奥沙利铂的 HIPEC 的疗效提出了质疑。虽然奥沙利铂是转移性 CRC 的首选药物之一，但试验中 HIPEC 暴露时间不足(仅 30min)，灌注液的不良反应(5% 葡萄糖)和热疗的潜在缺点等因素可能与没有生存获益有关，奥沙利铂似乎不是最佳的腹腔用药的选择。基于这些结果，似乎仅使用丝裂霉素 C 是合理的，特别是考虑到随机研究证据支持使用丝裂霉素 C 的 HIPEC 与 CRS 联合使用。虽然 CRS 操作步骤在世界范围内是相对标准化的，但所用的 HIPEC 药物仍存在差异，丝裂霉素 C 或奥沙利铂的选择主要取决于国家和医疗机构的偏好，而不是药物的疗效。此外，比较性回顾性研究也未明确二者是否存在差异。重要的是，PRODIGE 7 研究的阴性结果表明，目前迫切需要进行前瞻性研究以比较单独的 CRS 与这两种药物以及其他 HIPEC 药物的疗效，以确定是否有任何 HIPEC 药物比单独的 CRS 提供更好的生存优势。接受辅助 HIPEC 的患者根据不同的方案进行治疗(剖腹与关腹，奥沙利铂与丝裂霉素，等渗或低渗灌注溶液，30min、60min 或 90min 的灌注时间)，造成不在同一标准进行比较。总之，我们认为未来应该继续进行 HIPEC 临床试验，除奥沙利铂作为 HIPEC 化疗的疗效问题外，未来的试验设计必须解决分期还是手术同时进行 HIPEC 治疗，以及预防性切除靶器官(卵巢、大网膜等)是否会影响预后的问题。

HIPEC 的另一个问题是腹腔灌注液以及整个化疗药物在整个腹膜表面的分布可能存在盲区。一种被称为"加压腹腔内气雾化疗"(pressurized intraperitoneal aerosol chemotherapy，PIPAC)的试验性给药方式也正在对 CRC PM 患者进行研究。PIPAC 的使用是通过腹腔镜将化疗药物以加压气雾剂的形式输注到膨胀的腹腔中，其原理与常规腹腔灌洗相比，加压气雾剂可增加化疗药物的摄取，药物的雾化和喷射可增强覆盖的腹膜表面面积和改善腹膜内分布，有更高的肿瘤组织穿透性。一项对 17 例 CRC PM 患者的队列研究报道了使用奥沙利铂 PIPAC 的可行性和安全性，82% 的患者进行了重复 PIPAC 治疗，其中 4 例出现

了Ⅲ级不良反应。首次 PIPAC 治疗后的中位 OS 为 15.7 个月,在两个周期 PIPAC 治疗后,组织学缓解率达到了 71%~86%。

第七节　小　结

腹膜转移是结直肠癌的共同特征,但目前治疗方面还面临许多挑战。从当前研究结果来看该疾病的诊断困难、病情进展程度评定困难以及疗效判定困难是目前面临的最主要的几个问题。腹膜转移的诊断困难,可能因为无症状者或非特异性症状较常见,而且常规随访筛查与 CT 扫描等方式对腹膜转移的敏感性较低。然而,个体风险评估模型可能有助于预测根治性切除术后异时性腹膜转移的风险,未来的研究将需要进一步验证和优化高风险模型,并为高风险患者制订合适的监测计划和干预措施。

已确诊 CRC PM 患者的治疗需要进行细致的患者评估和专业的多学科团队讨论。如果需要积极治疗,通常需要结合全身治疗和局部区域治疗等多种方式。虽然化疗和靶向治疗取得了进展,但腹膜转移患者的 OS 较差,明显短于非腹膜转移患者。已确诊的腹膜转移瘤的局部区域治疗集中在 CRS 联合 IP 内药物治疗上,但迄今为止进行的完善的 RCT 很少。在目前几种 IP 药物治疗的方法 HIPEC、EPIC、PIPAC 等。其中,EPIC 相对较快,避免了对专用设备的需求;然而,其疗效尚未在随机对照试验中得到证实。HIPEC 虽然需要专业设施,但作为 CRS 的辅助手段已被广泛研究应用,而且目前相关文献和指南均将 CRS 联合 HIPEC 作为治疗部分 CRC PM 患者的推荐方法。但最近的 PRODIGE 7 试验表明,以前的非随机试验中所见的益处可能是由于 CRS 而不是 HIPEC。仍需进一步的临床试验和更高级别的循证医学证据支持,来确定 IP 治疗是否真正改善了 CRC PM 患者接受 CRS 的预后。优化所使用的 IP 化疗药物和向腹腔内输送技术将有助于将 CRS+HIPEC 模式纳入标准治疗。开展研究判定各种全身治疗、手术和腹腔内治疗的最佳时机,顺序和组合将是非常重要的。当前对于该疾病的治疗仍建议使用多学科综合治疗的模式。治疗开始时应对治疗过程进行预先规划,包括在患者无进展或出现肿瘤进展情况下可能出现的计划外更改治疗策略,以及针对出现某种特定毒副作用的治疗调整的计划。一些新的技术(如荧光影像诊断技术)也能一定程度上提高 CRC PM 的诊断效率,与此同时某些新型的生物制剂(如新的靶向药物,免疫治疗药物等)也可能是治疗该疾病的潜在治疗方法,其疗效和不良反应也有待进一步验证。

典型病例

腹腔热灌注化疗治疗结肠癌术后腹膜转移患者成功一例

一、基本情况

男性,63 岁,因"右半结肠癌术后 5 年,发现盆腔转移 1 个月余"于 2017 年 11 月 27 日入院。诊断:①结肠癌术后。②盆腔复发、种植转移。③不全肠梗阻。

二、现病史

患者于 2012 年 9 月无明显诱因出现乏力、食欲缺乏、便血等症状,于当地医院行结肠镜检查示结肠肝曲菜花样肿物,环 3/4 周,病理示结肠肝曲腺癌,于 2012 年 11 月 12 日全身麻醉(全麻)下行开腹探查 + 右半结肠切除术 + 肠粘连松解术 + 负压引流置入术。术后病理回报:结肠溃疡型中低分化腺癌,部分呈黏液腺癌,伴坏死,肿瘤侵及肌层达浆膜下脂肪组织,未累及回盲瓣、回肠及阑尾,上下切缘及网膜组织均未见癌,淋巴结未见转移癌(0/28),回肠壁淋巴结 0/3,结肠壁淋巴结 0/17,结肠系膜淋巴结 0/8,pT3N0M0。免疫组化示:MLH1(3+),MSH2(-),MSH6(-),PMS2(2+)。内科会诊:患者病理分期 pT3N0M0,无不良预后因素,不考虑术后辅助治疗,建议定期复查,末次复查时间 2014 年 3 月 19 日。本次因下腹坠胀于门诊完善检查,2017 年 10 月 30 日胸腹盆 CT 示:①右半结肠区呈术后改变,吻合口扩张可,局部未见明确异常,同前大致相仿。②盆腔肠管周围新出现多发肿物,边界欠清,大者约 4.5cm×3.5cm,邻近肠壁不规则增厚,考虑种植性转移;盆腔直肠旁另见不规则肿物影,密度较低,范围约 5.7cm×3.7cm,内见多发钙化灶,考虑转移,建议必要时 MRI 进一步检查。③腹腔肠系膜根部新出现多个肿大淋巴结,大者短径约 1.4cm,考虑转移。腹膜后、盆腔及腹股沟区未见明确肿大淋巴结。见图 15-1~图 15-3。

2017 年 11 月 21 日盆腔 MRI 示:①盆腔肠管周围肿物,形态不规则,边界欠清,大者约 5.1cm×4.6cm,T1WI 呈等信号,T2WI/WS 呈稍高信号,DWI 呈高信号,增强扫描明显不均匀强化,邻近肠壁不规则增厚,考虑种植性转移,请追随。②盆腔直肠旁见不规则类肿物影,范围约 5.9cm×4.0cm,T1WI 呈等信号,T2WI/WS 呈稍高信号,DWI 呈等信号,增强扫描未见明显强化,考虑包裹性积液。③盆腔可见多发小淋巴结,大者直径约 0.7cm。见图 15-4~图 15-6。

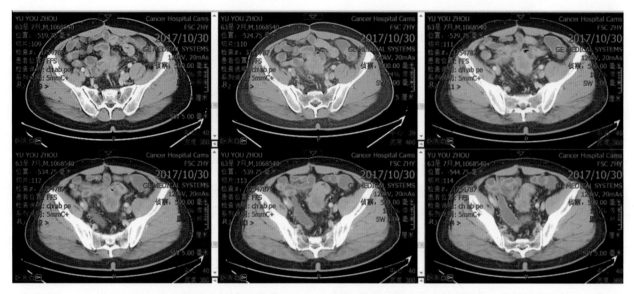

图 15-1　腹盆腔增强 CT 示肠管多发肿物，邻近肠壁不规则增厚，考虑种植性转移

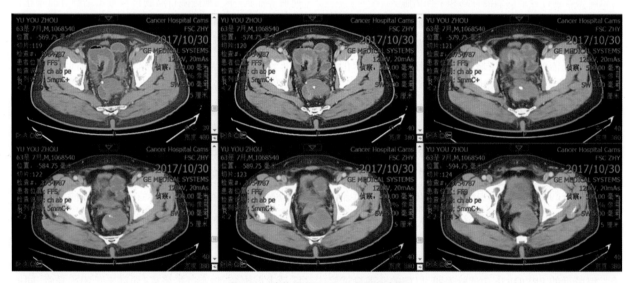

图 15-2　腹盆腔增强 CT 示直肠旁肿物

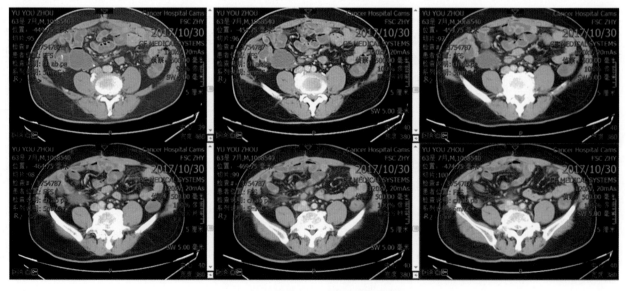

图 15-3　腹盆腔增强 CT 示肠系膜根部淋巴结

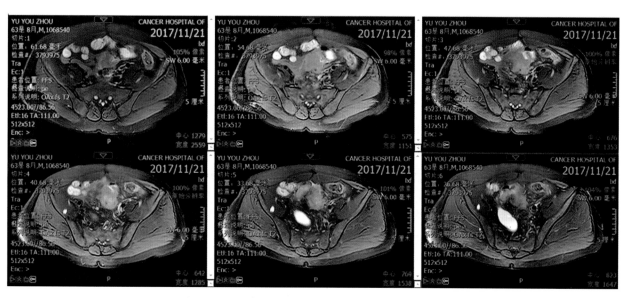

图 15-4 盆腔 MRI T2 示盆腔肠管多发肿物,邻近肠壁不规则增厚,考虑种植性转移

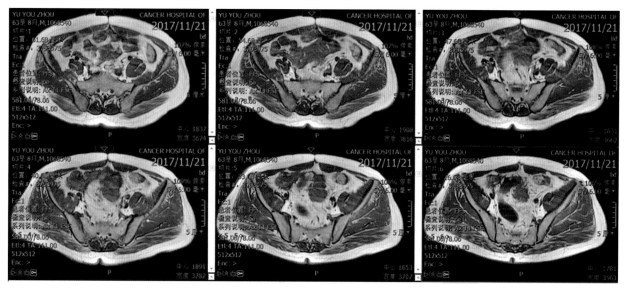

图 15-5 盆腔 MRI T1 示盆腔肠管多发肿物,邻近肠壁不规则增厚,考虑种植性转移

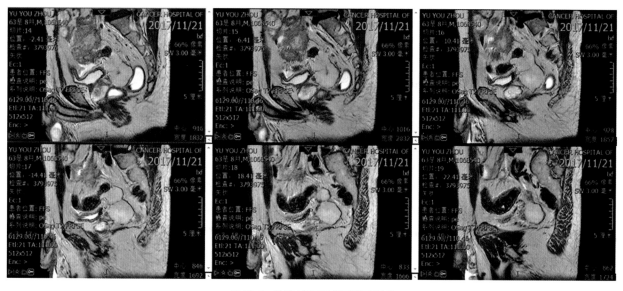

图 15-6 盆腔 MRI T2 示直肠旁肿物

2017 年 10 月 30 日结肠镜检查示进镜 25cm，结肠距肛门 25cm 处菜花样肿物生长，堵塞管腔，内镜不能通过，活检病理示腺癌。

三、诊治经过

2017 年 11 月 23 日多学科 MDT 讨论处理意见为手术治疗 + 腹腔热灌注治疗。

2017 年 11 月 30 日全麻下行剖腹探查 + 乙状结肠部分切除 + 直肠部分切除 + 回肠部分切除 + 左侧精囊切除术 + 膀胱后壁部分切除 + 盆腔肿瘤减灭术 + 回肠侧侧吻合术 + 肠粘连松解术 + 结肠造瘘术。术中见腹盆腔广泛粘连，右上腹难以分离，小肠部分扩张，直肠乙状结肠交界处可见一肿瘤与盆腔肿瘤融合成团，直径约 10cm，侵及部分小肠、膀胱后壁及左侧精囊腺，肿物旁肠壁数枚种植结节，系膜根部可及多枚肿大淋巴结。术后于左下腹、右下腹穿刺点放置灌注管，放置方向至左上腹、右上腹；左上腹、右上腹穿刺点放置引流管，放置方向至左下腹、右下腹。术后病理示：肠壁全层可见中分化腺癌浸润，部分为黏液腺癌。肿瘤累及直肠和小肠肠壁，侵及精囊腺周围纤维脂肪组织，小肠壁多枚癌结节。淋巴结转移性癌 3/7，小肠系膜根部淋巴结 2/2，小肠壁淋巴结 1/2，结肠壁及系膜淋巴结 0/3。免疫组化结果显示：BRAF-V600E（–），C-MET（1+），HER2（1+），MLH1（2+），MSH2（–），MSH6（–），PMS2（2+）。

持续循环 HIPEC：首次 HIPEC 在手术室内进行，将洛铂 60mg 加于灌注液（葡萄糖注射用水混合溶液）内，灌注液量 3 000ml，可使患者腹腔内充满液体、建立通畅的循环为原则，灌注速度 400ml/min，灌注时间 60min，治疗温度（43 ± 0.2）℃。第二次 HIPEC 于术后第 5 天在病房内进行，用药同前，第 3 次 HIPEC 于术后第 8 天在病房内进行，用药同前，治疗温度及循环灌注时间同前。

患者术后恢复可，血常规及肝肾功能未见异常，顺利出院。术后 6 周行术后辅助化疗，用药：贝伐单抗 500mg d1，奥沙利铂 200mg d1，卡培他滨（希罗达）1 500mg，每日 2 次，d1~14。后因消化道症状较重，之后改为贝伐珠单抗 300g d1，奥沙利铂 140mg d1，伊立替康 240mg d1，14d 一周期，共化疗 8 周期。

四、随访结果

目前患者一般情况好，随访 3 年余，患者健在，无复发转移征象，正常生活劳动，一般情况良好。

五、总结点评

持续 HIPEC 是将热灌注液与化疗药物混合后持续、循环、恒温灌注到腹腔内，维持一定时间，通过机械灌洗、热疗、化疗、热化疗等的综合作用，用于预防和治疗腹、盆腔恶性肿瘤腹膜种植转移及其引起的恶性腹水具有较为满意的临床疗效，已被越来越多的医疗机构认可和推广应用。

本例患者为结肠癌术后 5 年，发现盆腔复发转移，通过影像学检查如 CT、MRI 明确存在盆腔的复发灶及种植转移灶，但无远处转移，盆腔病变较局限，PCI 评分 <10 分，通过 MDT 讨论认为可以达到满意的减瘤效果，再辅助 HIPEC 治疗，预期能获得较好的预后。手术进行了 CC0 水平的肿瘤细胞减灭术，行乙状结肠部分切除 + 直肠部分切除 + 回肠部分切除 + 左侧精囊切除术 + 膀胱后壁部分切除 + 盆腔肿瘤减灭术。术后短期内进行了 3 次 HIPEC 治疗，辅助 HIPEC 首次治疗在 CRS 后立即进行，其余两次也均在术后 8 天内完成。可以认为 CRS 手术达到了肉眼无残余癌的水平，进而辅助 HIPEC 清除游离癌细胞和微小癌结节，术后还进行全身辅助化疗共九周期，达到了临床治愈。

（裴 炜　陈海鹏　王锡山）

参考文献

[1] BRAY F, FERLAY J, SOERJOMATARAM I, et al. Global cancer statistics 2018: GLOBOCAN estimates of incidence and mortality worldwide for 36 cancers in 185 countries [J]. CA Cancer J Clin, 2018, 68 (6): 394-424.

[2] WANQING C, RONGSHOU Z, PETER D B, et al. Cancerstatistics in China, 2015 [J]. CA Cancer J Clin, 2016, 66 (2): 115-132.

[3] FRANKO J, SHI Q, MEYERS JP, et al. Prognosis of patients with peritoneal metastatic colorectal cancer given systemic therapy: an analysis of individual patient data from prospective randomised trials from the Analysis and Research in Cancers of the Digestive System (ARCAD) database [J]. Lancet Oncol, 2016, 17 (12): 1709-1719.

[4] 中国医师协会结直肠肿瘤专委会腹膜肿瘤专业委员会. 结直肠癌腹膜转移诊治中国专家意见 (2017) [J]. 中华结直肠疾病电子杂志, 2017, 6 (5): 360-366.

[5] LI W, NG JM, WONG CC, et al. Molecular alterations of cancer cell and tumour microenvironment in metastatic gastric cancer [J]. Oncogene, 2018, 37 (36): 4903-4920.

[6] MIKUŁA-PIETRASIK J, URUSKI P, TYKARSKI A, et

al. The peritoneal "soil" for a cancerous "seed": a comprehensive review of the pathogenesis of intra-peritoneal cancer metastases [J]. Cell Mol Life Sci, 2018, 75 (3): 509-525.

［7］裴炜，熊斌，崔书中，等．结直肠癌腹膜转移预防和治疗腹腔用药中国专家共识（Ⅴ2019)[J]．中华结直肠疾病电子杂志，2019, 8 (4): 329-335.

［8］HUANG CJ, JIANG JK, CHANG SC, et al. Serum CA125 concentration as a predictor of peritoneal dissemination of colorectal cancer in men and women [J]. Medicine (Baltimore), 2016, 95 (47): e5177.

［9］MCMULLEN J, SELLECK M, WALL NR, et al. Peritoneal carcinomatosis: limits of diagnosis and the case for liquid biopsy [J]. Oncotarget, 2017, 8 (26): 43481-43490.

［10］BARATTI D, KUSAMURA S, DERACO M. The fifth international workshop on peritoneal surface malignancy (Milan, Italy, December 4-6, 2006): methodology of disease-specific consensus [J]. J SurgOncol, 2008, 98 (4): 258-262.

［11］ESQUIVEL J, CHUA TC, STOJADINOVIC A, et al. Accuracy and clinical relevance of computed tomography scan interpretation of peritoneal cancer index in colorectal cancer peritoneal carcinomatosis: a multi-institutional study [J]. J SurgOncol, 2010, 102 (6): 565-570.

［12］李雁，周云峰，梁寒，等．细胞减灭术加腹腔热灌注化疗治疗腹膜表面肿瘤的专家共识 [J]. 中国肿瘤临床，2015, 42 (4): 198-206.

［13］KOH JL, YAN TD, GLENN D, et al. Evaluation of preoperative computed tomography in estimating peritoneal cancer index in colorectal peritoneal carcinomatosis [J]. Ann SurgOncol, 2009, 16 (2): 327-333.

［14］SOUSSAN M, DES GUETZ G, BARRAU V, et al. Comparison of FDG—PET/CT and MR with diffusion—weighted imaging for assessing peritoneal carcinomatosis from gastrointestinal malignancy [J]. EurRadiol, 2012, 22 (7): 1479-1487.

［15］YONEMURA Y, CANBAY E, ENDOU Y, et al. Peritoneal cancer treatment [J]. Expert OpinPharmacother, 2014, 15 (5): 623-636.

［16］中国抗癌协会腹膜肿瘤专业委员会，广东省抗癌协会肿瘤热疗专业委员会．中国腹腔热灌注化疗技术临床应用专家共识 (2019 版)[J]. 中华医学杂志，2020, 100 (2): 89-96.

［17］VAN GESTEL YR, DE HINGH IH, VAN HERK-SUKEL MP, et al. Patterns of metachronous metastases after curative treatment of colorectal cancer [J]. Cancer Epidemiol, 2014, 38 (4): 448-454.

［18］KERSCHER AG, CHUA TC, GASSER M, et al. Impact of peritoneal carcinomatosis in the disease history of colorectal cancer management: a longitudinal experience of 2406 patients over two decades [J]. Br J Cancer, 2013, 108 (7): 1432-1439.

［19］BROOKS GA, ABRAMS TA, MEYERHARDT JA, et al. Identification of potentially avoidable hospitalizations in patients with GI cancer [J]. J Clin Oncol, 2014, 32 (6): 496-503.

［20］VERWAAL VJ, BRUIN S, BOOT H, et al. 8-year follow-up of randomized trial: cytoreduction and hyperthermic intraperitoneal chemotherapy versus systemic chemotherapy in patients with peritoneal carcinomatosis of colorectal cancer [J]. Ann SurgOncol, 2008, 15 (9): 2426-2432.

［21］ELIAS D, LEFEVRE JH, CHEVALIER J, et al. Complete cytoreductive surgery plus intraperitoneal chemohyperthermia with oxaliplatin for peritoneal carcinomatosis of colorectal origin [J]. J Clin Oncol, 2009, 27 (5): 681-685.

［22］JACQUET P, SUGARBAKER PH. Clinical research methodologies in diagnosis and staging of patients with peritoneal carcinomatosis [J]. Cancer Treat Res, 1996, 82: 359-374.

［23］VAN CUTSEM E, CERVANTES A, ADAM R, et al. ESMO consensus guidelines for the management of patients with metastatic colorectal cancer [J]. Ann Oncol, 2016, 27 (8): 1386-422.

［24］HASHIGUCHI Y, MURO K, SAITO Y, et al. Japanese Society for Cancer of the Colon and Rectum (JSCCR) guidelines 2019 for the treatment of colorectal cancer [J]. Int J Clin Oncol, 2020, 25 (1): 1-42.

［25］胡俊杰，熊治国．肿瘤细胞减灭术联合腹腔热灌注化疗在结直肠癌腹膜转移中的应用现状及前景 [J]. 临床外科杂志，2018, 26 (10): 727-730.

［26］YOON W, ALAME A, BERRI R. Peritoneal Surface Disease Severity Score as a predictor of resectability in the treatment of peritoneal surface malignancies [J]. Am J Surg, 2014, 207 (3): 403-407.

［27］ESQUIVEL J, LOWY AM, MARKMAN M, et al. The American Society of Peritoneal Surface Malignancies (ASPSM) Multiinstitution Evaluation of the Peritoneal Surface Disease Severity Score (PSDSS) in 1, 013 patients with colorectal cancer with peritoneal carcinomatosis [J]. Ann SurgOncol, 2014, 21 (13): 4195-4201.

［28］SUGARBAKER PH. Peritonectomy procedures [J]. Ann Surg, 1995, 221 (1): 29-42.

［29］OLIVEIRA AF, BRETES L, FURTADO I. Review of PD-1/PD-L1 Inhibitors in Metastatic dMMR/MSI-H Colorectal Cancer [J]. Front Oncol, 2019, 9: 396.

［30］PARK SY, CHOI GS, PARK JS, et al. Efficacy of Early Postoperative Intraperitoneal Chemotherapy After Complete Surgical Resection of Peritoneal Metastasis from Colorectal Cancer: A Case-Control Study from a Single Center [J]. Ann SurgOncol, 2016, 23 (7): 2266-2273.

［31］NOURA S, OHUE M, SHINGAI T, et al. Effects of intraperitoneal chemotherapy with mitomycin C on the prevention of peritoneal recurrence in colorectal cancer patients with positive peritoneal lavage cytology findings [J]. Ann SurgOncol, 2011, 18 (2): 396-404.

［32］VERWAAL VJ, VAN RUTH S, DE BREE E, et al. Randomized trial of cytoreduction and hyperthermic intraperitoneal chemotherapy versus systemic chemotherapy and palliative surgery in patients with peritoneal carcinomatosis of colorectal cancer [J]. J Clin Oncol, 2003, 21 (20): 3737-3743.

［33］GLEHEN O, KWIATKOWSKI F, SUGARBAKER PH, et al. Cytoreductive surgery combined with perioperative intraperitoneal chemotherapy for the management of peritoneal carcinomatosis from colorectal cancer: a multi-institutional study [J]. J Clin Oncol, 2004, 22 (16): 3284-3292.

［34］ELIAS D, GILLY F, BOUTITIE F, et al. Peritoneal colorectal carcinomatosis treated with surgery and perioperative intraperitoneal chemotherapy: retrospective analysis of 523 patients from a multicentric French study [J]. J Clin Oncol, 2010, 28 (1): 63-68.

［35］CAO C, YAN TD, BLACK D, et al. A systematic review and meta-analysis of cytoreductive surgery with perioperative intraperitoneal chemotherapy for peritoneal carcinomatosis of colorectal origin [J]. Ann SurgOncol, 2009, 16 (8): 2152-2165.

［36］GOÉRÉ D, SOURROUILLE I, GELLI M, et al. Peritoneal Metastases from Colorectal Cancer: Treatment Principles and Perspectives [J]. SurgOncol Clin N Am, 2018, 27 (3): 563-583.

［37］ELIAS D, GOÉRÉ D, DI PIETRANTONIO D, et al. Results of systematic second-look surgery in patients at high risk of developing colorectal peritoneal carcinomatosis [J]. Ann Surg, 2008, 247 (3): 445-450.

［38］O'DWYER S, VERWAAL VJ, SUGARBAKER PH. Evolution of Treatments for Peritoneal Metastases From Colorectal Cancer [J]. J Clin Oncol, 2015, 33 (18): 2122-2123.

［39］QUENET F, ELIAS D, ROCA L, et al. A UNICANCER phase III trial of hyperthermic intra-peritoneal chemotherapy (HIPEC) for colorectal peritoneal carcinomatosis (PC): PRODIGE 7 [J]. J Clin Oncol, 2018, 36 (Suppl; abstr LBA3503).

［40］HOMPES D, D'HOORE A, WOLTHUIS A, et al. The use of Oxaliplatin or Mitomycin C in HIPEC treatment for peritoneal carcinomatosis from colorectal cancer: a comparative study [J]. J SurgOncol, 2014, 109 (6): 527-532.

［41］PRADA-VILLAVERDE A, ESQUIVEL J, LOWY AM, et al. The American Society of Peritoneal Surface Malignancies evaluation of HIPEC with Mitomycin C versus Oxaliplatin in 539 patients with colon cancer undergoing a complete cytoreductive surgery [J]. J SurgOncol, 2014, 110 (7): 779-785.

［42］SEGELMAN J, AKRE O, GUSTAFSSON UO, et al. Individualized prediction of risk of metachronous peritoneal carcinomatosis from colorectal cancer [J]. Colorectal Dis, 2014, 16 (5): 359-367.

［43］HONORÉ C, GELLI M, FRANCOUAL J, et al. Ninety percent of the adverse outcomes occur in 10% of patients: can we identify the populations at high risk of developing peritoneal metastases after curative surgery for colorectal cancer?[J]. Int J Hyperthermia, 2017, 33 (5): 505-510.

［44］ELIAS D, HONORÉ C, DUMONT F, et al. Results of systematic second-look surgery plus HIPEC in asymptomatic patients presenting a high risk of developing colorectal peritoneal carcinomatosis [J]. Ann

Surg, 2011, 254 (2): 289-293.

[45] SAMMARTINO P, SIBIO S, BIACCHI D, et al. Prevention of Peritoneal Metastases from Colon Cancer in High-Risk Patients: Preliminary Results of Surgery plus Prophylactic HIPEC [J]. Gastroenterol Res Pract, 2012, 2012: 141585.

[46] GOERE D, GLEHEN O, QUENET F, et al. Results of a randomized phase 3 study evaluating the potential benefit of a second-look surgery plus HIPEC in patients at high risk of developing colorectal peritoneal metastases (PROPHYLOCHIP-NCT01226394)[J]. J Clin Oncol, 2018, 36: 3531.

[47] KLAVER C, WISSELINK DD, PUNT C, et al. Adjuvant hyperthermic intraperitoneal chemotherapy in patients with locally advanced colon cancer (COLOPEC): a multicentre, open-label, randomised trial [J]. Lancet Gastroenterol Hepatol, 2019, 4 (10): 761-770.

[48] ARJONA-SÁNCHEZ A, BARRIOS P, BOLDO-RODA E, et al. HIPECT4: multicentre, randomized clinical trial to evaluate safety and efficacy of Hyperthermic intra-peritoneal chemotherapy (HIPEC) with Mitomycin C used during surgery for treatment of locally advanced colorectal carcinoma [J]. BMC Cancer, 2018, 18 (1): 183.

[49] BARATTI D, KUSAMURA S, IUSCO D, et al. Hyperthermic Intraperitoneal Chemotherapy (HIPEC) at the Time of Primary Curative Surgery in Patients with Colorectal Cancer at High Risk for Metachronous Peritoneal Metastases [J]. Ann SurgOncol, 2017, 24 (1): 167-175.

[50] JAYNE DG, FOOK S, LOI C, et al. Peritoneal carcinomatosis from colorectal cancer [J]. Br J Surg, 2002, 89 (12): 1545-1550.

[51] HONORÉ C, GOÉRÉ D, SOUADKA A, et al. Definition of patients presenting a high risk of developing peritoneal carcinomatosis after curative surgery for colorectal cancer: a systematic review [J]. Ann SurgOncol, 2013, 20 (1): 183-192.

[52] VAN GESTEL YR, THOMASSEN I, LEMMENS VE, et al. Metachronous peritoneal carcinomatosis after curative treatment of colorectal cancer [J]. Eur J SurgOncol, 2014, 40 (8): 963-969.

[53] CHUA TC, YAN TD, SAXENA A, et al. Should the treatment of peritoneal carcinomatosis by cytoreductive surgery and hyperthermic intraperitoneal chemotherapy still be regarded as a highly morbid procedure? a systematic review of morbidity and mortality [J]. Ann Surg, 2009, 249 (6): 900-907.

[54] ELIAS D, MARIANI A, CLOUTIER AS, et al. Modified selection criteria for complete cytoreductive surgery plus HIPEC based on peritoneal cancer index and small bowel involvement for peritoneal carcinomatosis of colorectal origin [J]. Eur J SurgOncol, 2014, 40 (11): 1467-1473.

[55] BARATTI D, KUSAMURA S, IUSCO D, et al. Postoperative complications after cytoreductive surgery and hyperthermic intraperitoneal chemotherapy affect long-term outcome of patients with peritoneal metastases from colorectal cancer: a two-center study of 101 patients [J]. Dis Colon Rectum, 2014, 57 (7): 858-868.

[56] MORAN BJ. Decision-making and technical factors account for the learning curve in complex surgery [J]. J Public Health (Oxf), 2006, 28 (4): 375-378.

[57] FOSTER JM, SLEIGHTHOLM R, PATEL A, et al. Morbidity and mortality rates following cytoreductive surgery combined with hyperthermic intraperitoneal chemotherapy compared with other high-risk surgical oncology procedures [J]. JAMA Netw Open, 2019, 2 (1): e186847.

[58] VOGEL JD, ESKICIOGLU C, WEISER MR, et al. The American Society of Colon and Rectal Surgeons clinical practice guidelines for the treatment of colon cancer [J]. Dis Colon Rectum, 2017, 60 (10): 999-1017.

[59] BUSHATI M, ROVERS KP, SOMMARIVA A, et al. The current practice of cytoreductive surgery and HIPEC for colorectal peritoneal metastases: Results of a worldwide web-based survey of the Peritoneal Surface Oncology Group International (PSOGI)[J]. Eur J SurgOncol, 2018, 44 (12): 1942-1948.

[60] TURAGA K, LEVINE E, BARONE R, et al. Consensus guidelines from The American Society of Peritoneal Surface Malignancies on standardizing the delivery of hyperthermic intraperitoneal chemotherapy (HIPEC) in colorectal cancer patients in the United States [J]. Ann SurgOncol, 2014, 21 (5): 1501-1505.

[61] SLUITER NR, ROVERS KP, SALHI Y, et al. Metachronous Peritoneal Metastases After Adjuvant Chemotherapy are Associated with Poor Outcome After Cytoreduction and HIPEC [J]. Ann SurgOncol, 2018, 25 (8): 2347-2356.

[62] KOZMAN MA, FISHER OM, REBOLLEDO BJ, et al. CEA to peritoneal carcinomatosis index (PCI) ratio is prognostic in patients with colorectal cancer peritoneal carcinomatosis undergoing cytoreduction surgery and intraperitoneal chemotherapy: A retrospective cohort study [J]. J SurgOncol, 2018, 117 (4): 725-736.

[63] BENIZRI EI, BERNARD JL, RAHILI A, et al. Small bowel involvement is a prognostic factor in colorectal carcinomatosis treated with complete cytoreductive surgery plus hyperthermic intraperitoneal chemotherapy [J]. World J SurgOncol, 2012, 10: 56.

[64] FRANKO J, IBRAHIM Z, GUSANI NJ, et al. Cytoreductive surgery and hyperthermic intraperitoneal chemoperfusion versus systemic chemotherapy alone for colorectal peritoneal carcinomatosis [J]. Cancer, 2010, 116 (16): 3756-3762.

[65] DÉSOLNEUX G, MAZIÈRE C, VARA J, et al. Cytoreductive surgery of colorectal peritoneal metastases: outcomes after complete cytoreductive surgery and systemic chemotherapy only [J]. PLoS One, 2015, 10 (3): e0122816.

[66] GRASS F, VUAGNIAUX A, TEIXEIRA-FARINHA H, et al. Systematic review of pressurized intraperitoneal aerosol chemotherapy for the treatment of advanced peritoneal carcinomatosis [J]. Br J Surg, 2017, 104 (6): 669-678.

[67] DEMTRÖDER C, SOLASS W, ZIEREN J, et al. Pressurized intraperitoneal aerosol chemotherapy with oxaliplatin in colorectal peritoneal metastasis [J]. Colorectal Dis, 2016, 18 (4): 364-371.

[68] BA M, CHEN C, LONG H, et al. Cytoreductive surgery and HIPEC for malignant ascites from colorectal cancer-a randomized study [J]. Medicine (Baltimore), 2020, 99 (33): e21546.

视频 腹腔镜乙状结肠癌根治术 + 腹腔热灌注化疗（C-HIPEC 预防模式）
该视频为一老年男性乙状结肠腺癌病例。术前分期 T3-4N1M0，行腹腔镜乙状结肠癌根治术时探查见肿瘤侵及肠壁浆膜层（T4a）。行腹腔镜乙状结肠癌根治术 + 腹腔热灌注化疗 1 次。患者治疗疗效满意。术后随访至 2021 年 3 月已生存 10 个月，未见腹腔肿瘤种植转移。

16

第十六章

腹腔热灌注化疗在腹膜假黏液瘤治疗中的应用

腹膜假黏液瘤（pseudomyxoma peritonei，PMP）是阑尾黏液性肿瘤或其他器官来源的黏液性肿瘤破裂或穿孔，广泛种植于腹盆腔腹膜，肿瘤细胞不断分泌黏液最终产生大量胶冻状黏液，形成的一种恶性肿瘤临床综合征。1842年，Rokitansky首次报道该病。此后流行病学研究表明，PMP临床发病率较低，属罕见病范畴。目前肿瘤学界对PMP基本特征的认识已基本达成共识，认为约90%PMP来源于阑尾黏液性肿瘤，经典病理发展过程为黏液性肿瘤细胞突破阑尾腔，并随着腹腔生理性腹水的流体动力学流动路径到达并种植于腹盆腔各个部位，即"肿瘤再分布现象"。病理学上将PMP分为4类：无细胞性黏液、腹膜低级别黏液癌、腹膜高级别黏液癌、腹膜高级别黏液癌伴印戒细胞。

PMP是一种侵袭行为较弱的肿瘤，较少浸润腹/盆腔脏器实质，因此临床病程较长，可长达10年以上。但是长期以来，国内对PMP认识不足、研究匮乏，临床上经常出现误诊或漏诊。治疗上也仅限于反复减瘤术、姑息性化疗等姑息性治疗手段，临床疗效不佳，患者生活质量及预后均较差。直至20世纪80年代，Spratt等突破性地报道了肿瘤细胞减灭术（cytoreductive surgery，CRS）联合腹腔热灌注化疗（hyperthermic intraperitoneal chemotherapy，HIPEC）治疗PMP的成功案例，为PMP的治疗指明了新的方向。此后，国际上逐步发展、形成了以CRS+HIPEC为核心的PMP综合治疗策略。近40年来的研究结果表明，经严格筛选的PMP患者，行规范性CRS+HIPEC可显著延长生存期，临床疗效显著，围术期不良事件未明显增加，安全性可接受，已经成为腹膜表面肿瘤国际联盟（Peritoneal Surface Oncology Group International，PSOGI）推荐的PMP标准治疗方案。

推 荐 阅 读

• OVAERTS K, LURVINK RJ, DE HINGH I, et al. Appendiceal tumours and pseudomyxoma peritonei: Literature review with PSOGI/EURACAN clinical practice guidelines for diagnosis and treatment.[J].Eur J Surg Oncol, 2021, 47: 11-35.

• CHICAGO CONSENSUS WORKING GROUP.The Chicago Consensus on peritoneal surface malignancies：management of appendiceal neoplasms［J］.Cancer, 2020, 126(11): 2525-2533.

• 中国抗癌协会腹膜肿瘤专业委员会，广东省抗癌协会肿瘤热疗专业委员会.中国腹腔热灌注化疗技术临床应用专家共识(2019版)［J］.中华医学杂志, 2020, 100(2): 89-96.

• 李雁，许洪斌，彭正，等.肿瘤细胞减灭术加腹腔热灌注化疗治疗腹膜假黏液瘤专家共识［J］.中华医学杂志, 2019, 99(20): 1527-1535.

• SUGARBAKERPH.腹膜表面肿瘤细胞减灭术与围手术期化疗［M］.2版.李雁，主译.北京：科学出版社, 2018.

• Latin American Registry of Peritoneal Diseases.Current practice of Latin American centers in the treatment of peritoneal diseases with cytoreductive surgery with HIPEC［J］.Eur J SurgOncol, 2018, 44(11): 1800-1804.

• BATISTA TP,SARMENTO BJQ,LOUREIRO JF,et al.A proposal of Brazilian Society of Surgical Oncology(BSSO/SBCO)for standardizing cytoreductive surgery(CRS)plus hyperthermic intraperitoneal chemotherapy(HIPEC)procedures in Brazil:pseudomixomaperitonei,appendiceal tumors and malignant peritoneal mesothelioma〔J〕.Rev Col Bras Cir,2017,44(5):530-544.

• CARR NJ,CECIL TD,MOHAMED F,et al.A consensus for classification and pathologic reporting of pseudomyxoma peritonei and associated appendiceal neoplasia:the results of the Peritoneal Surface Oncology Group International(PSOGI)modified Delphi process〔J〕.Am J Surg Pathol,2016,40(1):14-26.

• LI Y,ZHOU YF,LIANG H,et al.Chinese expert consensus on cytoreductive surgery and hyperthermic intraperitoneal chemotherapy for peritoneal malignancies〔J〕.World J Gastroenterol,2016,22(30):6906-6916.

• KOKURA S,YOSHIKAWA T,OHNISHI T.Hyperthermic oncology from bench to bedside.Singapore:Springer,2016.

• MORAN B,BARATTI D,YAN TD,et al.Consensus statement on the loco-regional treatment of appendiceal mucinous neoplasms with peritoneal dissemination(pseudomyxoma peritonei)〔J〕.J SurgOncol,2008,98(4):277-282.

• KUSAMURA S,DOMINIQUE E,BARATTI D,et al.Drugs,carrier solutions and temperature in hyperthermic intraperitoneal chemotherapy〔J〕.J SurgOncol,2008,98(4):247-252.

• GLEHEN O,COTTE E,KUSAMURA S,et al.Hyperthermic intraperitoneal chemotherapy:nomenclature and modalities of perfusion〔J〕.J SurgOncol,2008,98(4):242-246.

第一节　腹膜假黏液瘤的基本特征

腹膜假黏液瘤(pseudomyxoma peritonei,PMP)是发生在腹腔壁层、大网膜及肠壁浆膜面的低度恶性黏液性肿瘤。国内曾有腹膜假性黏液瘤、腹膜假性黏液腺瘤或腹膜假黏液腺癌等不同的称谓,现在统称为腹膜假黏液瘤。该病病因尚未明确,多由腹腔或盆腔脏器黏液性肿瘤向腹腔扩散种植继发所致。早期多表现为腹痛、恶心、呕吐等,后期则常有腹胀、便秘、食欲不振、消瘦、腹部肿块、腹水等症状。本病属低度恶性肿瘤,极少发生血行和淋巴转移,其生存期较长,但易复发,可再次手术或用抗癌药物治疗,以减轻症状。

一、临床流行病学

目前国内尚缺乏PMP的临床流行病学研究。国外相关研究表明,PMP的发病率约2/1 000 000,男、女比例约为1∶(1.2~3.4),中位年龄43~63岁(范围15~94岁)。近年研究发现PMP发病率有增高趋势,(3~4)/1 000 000,但仍属于罕见病范畴。PMP虽然为罕见病,但是我国人口基数巨大,患者数量较多,亟待开展详细的流行病学研究以进一步明确国内PMP流行病学特征。

二、病理发生机制

PMP是一种临床恶性肿瘤综合征,可由多种脏器原发

性黏液性肿瘤腹腔播散导致。从肿瘤发生学上讲,大部分源于阑尾黏液性肿瘤,少部分源于卵巢、结肠、脐尿管等脏器的原发性黏液性肿瘤。大量文献报道表明,约90%以上PMP来源于阑尾的黏液性肿瘤,故本章以阑尾来源PMP的发展过程为例,阐述PMP的核心病理发生机制——"肿瘤再分布现象"(图16-1),包括以下阶段。

1. PMP形成期　①阑尾黏液性肿瘤细胞不断过度分泌黏液,肿瘤组织及黏液阻塞阑尾腔,腔内黏液持续积聚,压力不断增高。②阑尾壁不堪腔内压力,发生穿孔或破裂。③得力于黏液光滑的性质和腹腔生理性腹水的流体动力学原理,肿瘤细胞不仅附着于阑尾穿孔部位周围,而且还沿右侧结肠旁沟按顺时针方向流遍腹盆腔。

2. 再分布期　PMP肿瘤及黏液按照流体动力学规律遍布整个腹盆腔,首先腹腔内黏液经右侧结肠旁沟到达重吸收的主要部位——右侧膈肌和网膜腹膜,经腹膜淋巴孔、腹膜下小淋巴管、胸导管进入血液循环。此过程中液体被重吸收,而黏液肿瘤细胞积聚于重吸收部位,被腹膜淋巴孔捕获,最终形成大量肿瘤组织。再分布程度与消化道的活动性有关。胃窦部、回盲部、乙状结肠、直肠等位置相对固定器官的腹膜表面可见大量黏液、肿瘤组织附着,而相对活动性较大的小肠系膜表面仅少量或息肉状黏液、肿瘤组织附着。重力作用也促进了黏液性肿瘤细胞及黏液在盆腔内堆积。

3. 终末期　大量PMP肿瘤组织充满整个腹盆腔,并不断硬化引起脏器粘连,导致进行性肠梗阻,最终患者无法进食或排泄,死于恶病质。

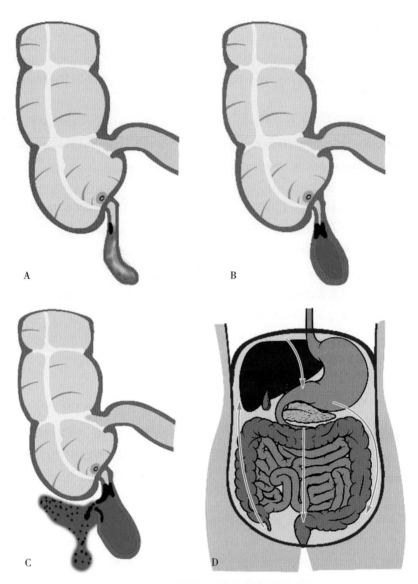

图 16-1 阑尾黏液性肿瘤形成 PMP 过程示意

A. 阑尾肿瘤,肿瘤局限于阑尾腔内;B. 阑尾腔阻塞、黏液积聚;C. 阑尾壁穿孔或破裂;
D. 再分布现象,黏液沿两侧结肠旁沟再分布播散至整个腹盆腔

三、典型临床特征

"黏液再分布现象"导致的腹盆腔肿瘤持续增生并持续分泌大量黏液造成一系列典型临床特征:①黏液性腹水,腹围剧增,腹盆腔 CT 扫描常表现为"胶冻状腹"。②壁层、脏腹膜多发种植灶,常见卵巢受累及"网膜饼"征。③腹腔脏器粘连、受压,进行性肠梗阻。因此,目前肿瘤学界认为腹盆腔大量黏液聚积是 PMP 最显著的临床特征之一。PMP 虽是一种恶性肿瘤,但是侵袭能力较弱,临床病程较长,可达十年以上。因此,"缓慢发展而日积月累的大腹便便""两端越来越小、中间越来越大",可以作为 PMP 的两个典型特征。

第二节 腹膜假黏液瘤的临床病理

PMP 病理分类与预后相关,对选择治疗策略至关重要。PMP 的临床病理研究,也经历了长期曲折的发展历程。

1995 年,Ronnett 报道了一种 PMP 病理分类系统:低级别(low grade)弥漫性腹膜黏液腺瘤病(disseminated peritoneal adenomucinosis,DPAM)、高级别(high grade)腹膜黏液癌(peritoneal mucinous carcinomatosis,PMCA)、中间型腹膜黏液癌(PMCA with intermediate or discordant features,PMCA-I/D)。2005 年,Loungnarath 将 PMP 分为 DPAM(1

级)、混合型(2级)、黏液腺癌(3级)。2006年,Bradley等根据不同病理类型与预后相关性,将PMP分为低级别和高级别。2010年,WHO消化系统肿瘤病理分类,依据组织学标准将PMP分为低级别和高级别。这些分类均存在不足。

2016年,PSOGI在PMP病理类型、报告达成共识(表16-1、图16-2),将其分为四类:①无细胞性黏液(acellular mucin,AM)(图16-2A、B)。②腹膜低级别黏液癌(low-grade mucinous carcinoma peritonei,LMCP)或腹膜弥漫性黏液腺瘤病(disseminated peritoneal adenomucinosis,DPAM)(图16-2C、D)。③腹膜高级别黏液癌(high-grade mucinous carcinoma peirtonei,HMCP)或腹膜黏液腺癌病(peritoneal mucinous carcinomatosis,PMCA)(图16-2E、F)。④腹膜高级黏液

癌伴印戒细胞(high-grade mucinous carcinoma peritonei with signet ring cells,HMCP-S)或腹膜黏液腺癌病伴印戒细胞(peritoneal mucinous carcinomatosis with signet ring cells,PMCA-S)(图16-2G、H)。应注意,DPAM、PMCA、PMCA-S分别是LMCP、HMCP、HMCP-S的同义词,不推荐作为单独的病理诊断术语。

2017年,美国癌症联合委员会(American Joint Committee on Cancer,AJCC)癌症分期手册第8版推荐PMP诊断术语:①无细胞黏液。②低级别黏液性肿瘤(G1,高分化)。③高级别黏液腺癌(G2,中分化)。④高级别黏液腺癌伴印戒细胞(G3,低分化)。G1、G2、G3与PSOGI定义的LMCP、HMCP、HMCP-S相同。

表 16-1　PMP 病理分级共识

PSOGI 分级	特征	其他分类系统
无细胞性黏液	(1)黏液不伴肿瘤性上皮 (2)可局限于或远离器官表面	第8版AJCC癌症分期手册(TNM):M1a
腹膜低级别黏液癌	(1)低级别细胞学特征 (2)核分裂少见 (3)肿瘤性黏液上皮少(<20%)	(1)第8版AJCC癌症分期手册(TNM):M1b。G1,高分化 (2)Ronnett:腹膜弥漫性黏液腺瘤病(DPAM)
腹膜高级别黏液癌	(1)以下一项或多项特征(至少局灶性) ①高级别细胞学特征。②浸润到邻近组织。③血管淋巴管或神经侵犯。④筛状生长方式。⑤肿瘤性黏液上皮丰富(占肿瘤体积>20%) (2)根据分化程度进行亚分类 ①高分化:主要由单一管状腺体组成;肿瘤细胞极性良好;肿瘤细胞异型性明显;浸润性成分 ②中分化:实性片状肿瘤细胞与腺样结构混杂;极性差或无极性 ③低分化:高度不规则至无腺样结构分化;细胞极性消失	(1)第8版AJCC癌症分期手册(TNM):M1b。G2或G3,中分化或低分化 (2)Ronnett:腹膜弥漫性黏液腺癌病,高分化(PMCA-I),中或低分化(均纳入PMCA)
腹膜高级别黏液癌伴印戒细胞	肿瘤伴印戒细胞成分(推荐至少含10%印戒细胞)	第8版AJCC癌症分期手册(TNM):M1b。G3,低分化; 腹膜黏液腺癌病伴印戒细胞(PMCA-S)

注:PSOGI,腹膜表面肿瘤国际联盟;AJCC,美国癌症联合委员会。

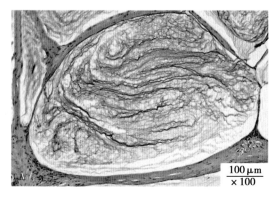
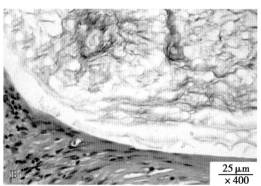

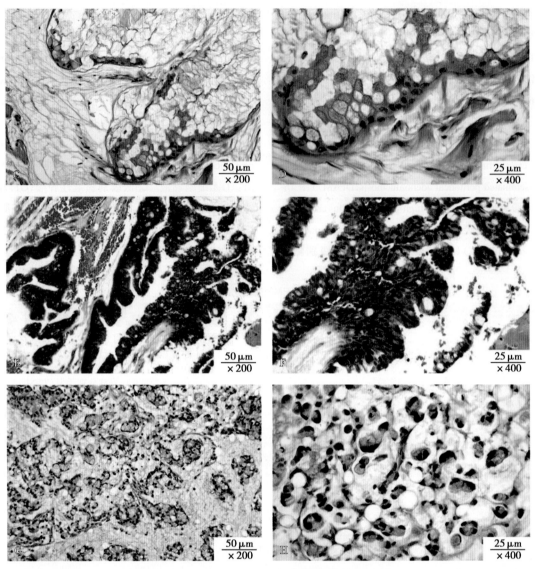

图 16-2 2016 年 PSOGI 共识腹膜假黏液瘤病理分类

A、B. 无细胞性黏液，可见大量黏液湖，未见肿瘤性上皮成分(HE 染色，A：×100，B：×400)；C、D. 腹膜低级别黏液癌，肿瘤常呈条带状，也可呈小岛、波浪或簇状。细胞单层，或假复层，核轻度异型，核分裂罕见(HE 染色，C：×200，D：×400)；E、F. 腹膜高级别黏液癌，结构复杂，条带、小岛状、腺样或筛状，细胞丰富，至少局部重度异型(HE 染色，E：×200，F：×400)；G、H. 腹膜高级别黏液癌伴印戒细胞，黏液湖中漂浮大量印戒细胞(HE 染色，G：×200，H：×400)。

第三节　腹膜假黏液瘤的规范化治疗

一、PMP 临床研究史演变及世界各地规范化治疗模式

PMP 治疗规范的形成，经历了长期临床研究历史演变(图 16-3)，是一个不断减少争议，逐渐增加共识的历史过程。临床治疗上，手术是 PMP 最主要的治疗手段。以往主要采取活检术、减瘤术、反复减瘤术，并联合系统化疗和／

或腹腔化疗，虽然术式简单、创伤小，但患者术后易复发，临床疗效差。1980 年，Spratt 等首次报道了 CRS+HIPEC 治疗策略，为 PMP 治疗提供了新的思路。2001 年，Sugarbaker 系统研究了 CRS+HIPEC+ 术后早期腹腔内化疗(early postoperative intraperitoneal chemotherapy，EPIC)，证明该疗法是针对 PMP 的最佳策略。2008 年，PSOGI 就 CRS+HIPEC 治疗 PMP 达成专家共识。2012 年 Chua 等详细分析了全球多中心 2 298 例 PMP 治疗数据，结果显示规范 CRS+HIPEC 能使总体生存期(overall survival，OS)达到 196 个月 (16.3 年)，无进展生存期(progression free survival，

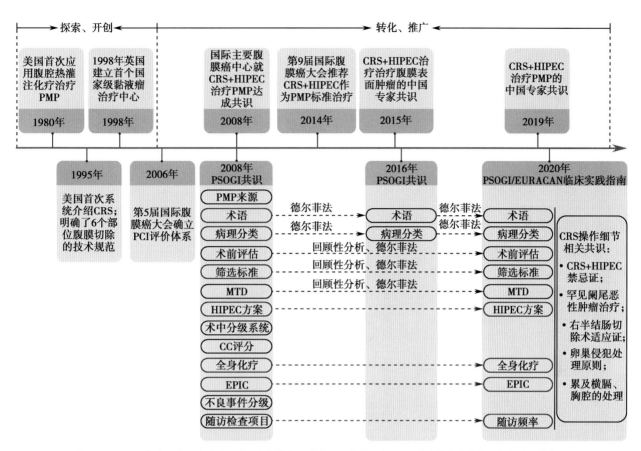

图 16-3　PMP 临床研究历史演变过程，及腹膜表面肿瘤国际联盟历次 PMP 诊治指南中的共识与争议历史变迁

共识内容，黑色框；争议内容，红色框。PSOGI，腹膜表面肿瘤国际联盟；PMP，腹膜假黏液瘤；MTD，最大程度减瘤术；HIPEC，腹腔热灌注化疗；CC，细胞减灭程度；EPIC，术后早期腹腔化疗；CRS，肿瘤细胞减灭术

PFS）达到 98 个月（8.2 年），10 年生存率 63%，15 年生存率 59%。由于这些突出疗效，2014 年，PSOGI 在荷兰召开第九届国际腹膜癌大会，正式推荐 CRS+HIPEC 作为 PMP 的标准治疗。

世界各地的学术专业组织都非常重视 PMP 的规范化治疗，腹膜癌的成功治疗方案的核心是 CRS+HIPEC。各国家地区 PMP 的规范化治疗要点见表 16-2。一般认为，HIPEC 是腹膜假黏液瘤综合治疗策略的一部分。积极的 CRS 有助于实现组织学水平根治，是 PMP 规范化综合诊疗策略的基础与前提；而 HIPEC 得益于"腹膜-血浆屏障"和独特的作用原理，可进一步实现 CRS 术后的细胞学水平根治，是 CRS 的补充与完善，主要用于完成 CC0/1 患者的治疗。两者相得益彰、互为促进。

HIPEC 在治疗 PMP 中有举足轻重的地位，其主要作用原理包括四方面。

1. 药代动力学优势　腹膜由三层结构组成，包括单层间皮细胞、基底膜及间皮下纤维结缔组织，总厚度约 90μm。这些结构加血管内皮等成分形成"腹膜-血浆屏障"，限制了腹膜对大分子药物的吸收，腹腔灌注化疗药物浓度可比血浆药物浓度高 20~1 000 倍。HIPEC 既增强了药物对腹膜癌细胞的直接杀伤效应，又减轻了全身不良反应。

2. 热效应　正常组织对热的耐受性高于癌组织，热效应对癌细胞有多重作用。在组织水平上使癌组织内微血管栓塞，引起肿瘤组织缺血性坏死；在细胞水平上破坏细胞的自稳机制，激活溶酶体、破坏胞质和胞核、干扰能量代谢；在分子水平上使癌细胞膜蛋白变性，干扰蛋白质、DNA 和 RNA 合成。

3. 大容量灌洗　持续大容量液体循环灌注腹腔，均匀地将热量和化疗药物传递到腹腔的同时，还可以冲刷腹腔各个角落，并利用特殊的过滤网去除组织碎屑、血块、游离癌细胞等。此外 HIPEC 还可以冲洗并杀灭腹腔内的粒细胞和单核巨噬细胞，既可预防术后粘连，也可以降低创伤愈合过程对肿瘤细胞生长的促进作用。

4. 协同效应　热疗与化疗药的协同抗肿瘤作用在 43℃时明显增强，提高癌细胞对抗癌药的反应率，使化疗药物容易进入肿瘤组织。

表 16-2 腹膜假黏液瘤规范化诊治共识/指南

项目		2020年PSOGI/EURACAN 临床实践指南	共识或指南				
			2020年CCWG	2019年CACA	2018年PARPD	2017年BSSO	2008年PSOGI共识
术语		2016年PSOGI共识	NA	2016年PSOGI共识	(1)DPAM和PMCA-I/D:可使用 (2)LMCP和HMCP:更佳的分类系统	2016年PSOGI共识或第7版AJCC癌症分期手册	未达成共识
病理分类		2016年PSOGI共识	第5版WHO肿瘤分类	2016年PSOGI共识或第7版AJCC癌症分期手册	NA	2016年PSOGI共识或第7版AJCC癌症分期手册	未达成共识
患者筛选	术前评估	(1)血清肿瘤标志物(CEA+CA199+CA125) (2)CT:首选检查 (3)结肠镜,以排除第二原发灶 (4)腹腔镜,用于诊断和分期	(1)推荐影像学检查:CT和MRI (2)晚期和/或复发性低级别黏液肿瘤和高级别肿瘤:另行腹部CT检查	(1)血清学检查:CEA、CA125、CA199 (2)CT检查是常规推荐的最佳检查方法 (3)胃肠道碘水造影 (4)腹腔镜探查和脱落细胞学检查:可选方法	(1)CT:基础检查 (2)MRI:有助于术前评估 (3)若影像学检查难以判断疾病程度,可选腹腔镜探查 (4)腹腔外转移评估:CT和PET/CT是基础评估。MRI也有助于评估	(1)体格检查 (2)心肺功能检查 (3)肾功能检查 (4)肝功能检查 (5)BMI评估营养状态 (6)CT评估疾病范围及分期 (7)必要时另行FGD-PET、腹腔镜探查	(1)CT:重要检查 (2)PET、PET/CT、MRI、超声:作用小 (3)结肠镜、腹腔镜检查,活检:可能有帮助的非必要检查 (4)基础代谢检查、尿素、肌酐、电解质、凝血功能:基础检查
	排除标准	(1)年龄>75岁 (2)广泛小肠浆膜浸润 (3)肠系膜挛缩 (4)肝门、肝蒂广泛受侵 (5)胰腺表面浸润 (6)输尿管梗阻 (7)需行全胃切除术 (8)侵袭性组织学表现(如高级别PMP伴印戒细胞或阑尾黏液腺癌伴印戒细胞)	NA	(1)术前评估发现远处脏器转移 (2)血清胆红素、AST、ALT>2×ULN (3)血肌酐值>1.2×ULN (4)影像学提示小肠中-重度挛缩 (5)机体状态、重要脏器功能难以耐受大手术	(1)ECOG评分0或1 (2)年龄>75岁 (3)BMI不应列为禁忌证之一 (4)血液动力学不稳定 (5)凝血功能紊乱 (6)手术并发症	(1)腹腔外转移 (2)小肠及肠系膜大量肿瘤浸润 (3)肝蒂、肝胃韧带、后腹膜淋巴结显著受累 (4)输尿管梗阻或肌肉硬 (5)PCI分界值(如PCI>20分)不应列作绝对排除标准	(1)CT+肿瘤标志物是最重要的筛选检查 (2)PCI评分>20不是绝对排除标准,需结合年龄、肿瘤病理分级、肝转移等情况 (3)其他达成共识(>51.0%)的禁忌证包括:CT评估小肠或小肠系膜分级Ⅲ级、腹膜后淋巴结受累
最大程度减瘤术		(1)可耐受手术、肿瘤可切除、有不利预后因素(高级别或戒细胞)的阑尾来源PMP,且不良事件率、死亡率、QOL均可接受时 (2)阑尾来源PMP高危患者,处于可接受手术的边缘	除经选择的低级别肿瘤,否则不推荐	NA	NA	NA	无法耐受CRS+HIPEC的患者,但并非适用于所有患者

续表

项目		2020 年 PSOGI/EURACAN 临床实践指南	共识或指南				
			2020 年 CCWG	2019 年 CACA	2018 年 PARPD	2017 年 BSSO	2008 年 PSOGI 共识
HIPEC 方案		下述方案均未达成共识：(1) Elias 高剂量奥沙利铂方案 (8.9%) (2) Glehen 中等剂量奥沙利铂方案 (28.6%) (3) 维克森大学奥沙利铂方案 (1.8%) (4) Sugarbaker 基于 MMC 方案 (1.8%) (5) 荷兰高剂量 MMC 方案："三倍剂量方案"(42.9%) (6) ASPSM 低剂量 MMC 方案 (14.3%) (7) PMI 巴辛斯托克基于低剂量 MMC 方案 (10.7%)	(1) 丝裂霉素，起始 30mg，60min 另增 10mg，共 90min (2) 丝裂霉素 30mg/m²，90~120min (3) 丝裂霉素 15mg/m²，共 90min (4) 奥沙利铂 300mg/m²，30min	(1) 多西他赛 120mg 或丝裂霉素 30mg，60min；(2) 多西他赛 120mg 或丝裂霉素 30mg，30min 加入顺铂 120mg，共 60min	(1) 丝裂霉素 C 35mg/m²，60~90min，腹腔内药物总剂量 ≤70mg (2) 奥沙利铂 360~460mg/m²，30min，联合全身化疗 (5-FU 400mg/m²+LV 20mg/m²)	(1) 奥沙利铂 360mg/m²，30min，灌注液共 4L (2) CDDP 100mg/m²+阿霉素 15mg/m²，60min，灌注液共 4L	文献回顾，未推荐具体药物方案
术中评估		PCI 评分	PCI 评分	PCI 评分	PCI 评分	PCI 评分	PCI 评分
残余肿瘤评估		CC 评分	CC 评分	CC 评分	CC 评分	CC 评分	CC 评分
全身化疗	辅助化疗	(1) 不应完全放弃，可考虑 (2) CC 0/1+HIPEC 的高级别 PMP 伴印戒细胞患者 (3) 化疗方案应由氟嘧啶和烷基化药物合理组成	HMCP 多策略治疗的一部分	(1) 无细胞性黏液和 DPAM：随访监测 (2) PMCA 和 PMCA-S：基于 5-FU 的化疗方案，如 FOLFOX,FOLFIRI (3) 推荐行 6 周期治疗	适合接受最佳 CRS+HIPEC 的高级别肿瘤患者	化疗方案受其他晚期结直肠癌方案指导	指征：肿瘤标志物升高
	新辅助化疗	(1) 不应完全放弃，可考虑 (2) 若需进行，化疗方案应由氟嘧啶和烷基化药物组成	CRS+HIPEC 的候选者可考虑，推荐 6 个月化疗	NA	即使高级别肿瘤也不推荐使用	阑尾黏液腺癌伴印戒细胞来源的高级别 PMP，中高 PCI 评分的患者可考虑	等待 CRS+HIPEC 的患者，术前不应接受全身化疗
	姑息性化疗	(1) 不能手术和/或不可切除的低级别/高级别 PMP 患者，身体状况耐受医学治疗 (2) 可考虑联合新生血管抑制剂	肿瘤不可切除和/或疾病复发不适合手术：参照结直肠癌治疗策略	NA	NA	NA	肿瘤不可切除的患者可考虑
EPIC		接受完全 CRS+HIPEC 的阑尾来源低级别或高级别 PMP 患者	NA	NA	NA	无法行 HIPEC 时可选择	NA

续表

项目		共识或指南					
		2020年 PSOGI/EURACAN 临床实践指南	2020年 CCWG	2019年 CACA	2018年 PARPD	2017年 BSSO	2008年 PSOGI 共识
不良事件		NA	NA	NA	NA	(1)2008年 PSOGI 共识 (2)同时按 Clavien-Dindo 分类法报告	CTCAE 3.0 版
随访计划	频率	未达成一致共识: (1)最初2年: 体格检查:54.5%强烈推荐每6个月一次(12.1%推荐每3个月一次) 胸/腹/盆腔CT扫描:54.5%强烈推荐每6个月一次(18.2推荐每年一次) (2)2年以后 体格检查:36.4%强烈推荐每6个月一次,36.4%建议每年一次 胸/腹/盆腔CT扫描:66.7%建议每年一次(21.2%建议每6个月一次) (3)血清肿瘤标志物 每3个月一次(15.2%); 每4个月一次(12.1%); 每6个月一次(54.5%); 每12个月一次(12.1%)	NA	(1)术后2年内:每3个月复查一次 (2)术后第3年开始:每6个月复查一次 (3)术后第4年开始:每年随访一次	NA	NA	CT,体格检查,肿瘤标志物 随访间隔:0~12个月一次
	随访内容	(1)体格检查 (2)胸/腹/盆腔CT扫描 (3)血清肿瘤标志物	NA	(1)体格检查 (2)血清肿瘤标志物,包括CEA,CA199,CA125 (3)胸,腹,盆腔增强CT+3D重建	调查中心中,65.3%使用CEA	NA	(1)CT扫描 (2)体格检查 (3)肿瘤标志物 (4)MRI,PET,PET/CT不作为选择

注：CCWG,芝加哥共识工作组;CACA,中国抗癌协会;PARPD,拉丁美洲腹膜疾病登记处;BSSO,巴西肿瘤外科协会;NA,数据不可获取;PSOGI,腹膜表面肿瘤国际联盟;DPAM,腹膜弥漫性黏液瘤病;PMCA-I/D,腹膜黏液腺癌病伴中等或不一致特征;LMCP,腹膜低级别黏液癌;HMCP,腹膜高级别黏液癌;AJCC,美国癌症联合委员会;WHO,世界卫生组织;CT,计算机断层组织;MRI,磁共振成像;PET,正电子放射断层成像;QOL,生活质量;BMI,身体质量指数;ULN,正常值上限;CDDP,顺铂;ECOG,东部肿瘤协作组;MMC,丝裂霉素C;LV,亚叶酸钙;ASPSM,美国腹膜表面恶性肿瘤协会;PCI,腹膜癌指数;CC,细胞减灭程度;PMCA-S,腹膜黏液腺癌病伴印戒细胞;CRS,肿瘤细胞减灭术;HIPEC,腹腔热灌注化疗;EPIC,术后早期腹腔内化疗;CEA,癌胚抗原;CA 199/125,糖类抗原199/125;CTCAE,常见不良事件评价标准。

二、PMP 规范化治疗:CRS+HIPEC 的标准技术流程

(一)术前评估

术前评估是 PMP 诊治领域中取得的重要共识,主要包括 4 项术前检查。

1. 血液学检查　除常规血液检查外,需检测血清肿瘤标志物,首选联合检测 CEA+CA125+CA199。CEA 可辅助判断肿瘤侵袭程度,CA125 可辅助判断腹水形成和腹膜癌肿瘤负荷程度,CA199 可辅助判断癌细胞增生活性。

2. 静态影像学检查　CT 检查是常规推荐评估 PMP 进展程度的最佳检查手段,首选腹盆腔多层螺旋 CT 增强扫描 + 三维重建。PMP 典型 CT 特征表现:①右下腹囊性或囊实性肿物,可伴有钙化灶(图 16-4A)。②大量腹盆腔黏液性腹水,形成典型"胶冻状腹"(图 16-4B),可见多发腔隔形成,可呈囊状、分隔状、包裹性、囊实性(图 16-4C)。③广泛种植侵犯,常见于肝、脾包膜下实质,表现为不同程度压迹,肝脏受压呈特征性"扇贝征"(图 16-4D)。脾脏不同程度受压变形(图 16-4E)或实质受侵(图 16-4F)。④大小网膜、肠系膜常可见浸润性、弥漫性增厚、强化,呈现"网膜饼征"(图 16-4G)。⑤肠管不对称增厚、中央聚拢,肠腔受压变扁(图 16-4H),可导致肠梗阻(图 16-4I)。⑥其他表现,包括钙化、腹壁侵犯、淋巴结转移、腹膜后或胸腔侵犯等。

此外,可考虑行血管 MR 平扫 + 增强扫描以明确有无神经、血管受侵。还可考虑行 PET/CT 检查以明确有无腹腔外器官转移。

3. 胃肠道碘水造影　患者口服含碘造影剂如碘海醇等,因钡剂如硫酸钡等有可能造成或加重肠梗阻,故禁用钡剂。主要用于观察肠管蠕动、分布状况及造影剂通过各段肠管的时间,判断小肠、结肠受压(图 16-4J、K),管腔狭窄、变形,小肠聚拢、蠕动欠佳(图 16-4L),造影剂显影浅淡、通过延迟。

4. 腹腔镜探查及脱落细胞学检查　①腹腔镜探查:当 CT、MRI 无法明确原发肿瘤部位、腹盆腔肿瘤分布情况及神经血管累及情况时,为了评估达到完全细胞减灭的可行性,可行腹腔镜探查。腹水明显者,可行超声引导下腹腔穿刺,腹水肿瘤标志物(CEA、CA199、CA125)检查的敏感性显著高于血清肿瘤标志物。②脱落细胞学病理检查:镜下可见大量黏液形成,伴有或不伴上皮成分。免疫组织化学病理常表现为 CK20(+)、Villin(+)、CDX-2(+)、MUC-2(+)、IL-9(+)、CK7(−)、MC(−)、CR(−)。

需注意,在既往接受腹部手术的患者中,穿刺、Trocar 放置过程中,致密的纤维或癌性粘连可能增加内脏损伤的

风险,具有一定的技术挑战性,因此操作前应谨慎选择患者,仔细评估 CT 扫描及进行细致的腹部查体。另外,由于 PMP 腹水质地黏稠,呈胶冻状,腹腔镜探查、腹腔穿刺引流的成功率较低。

(二)患者纳入与排除标准

完成术前必要检查后,筛选适宜接受 CRS+HIPEC 的患者,入选和排除标准如下。

1. 入选标准　①年龄 20~70 岁(年龄范围外慎重选择)。② Karnofsky 行为状态(Karnofsky performance status,KPS)评分 >60 分。③外周血白细胞计数 ≥ $3.5 \times 10^9/L$,血小板计数 ≥ $80 \times 10^9/L$。④适宜肝功能:总胆红素、AST、ALT ≤ 2× 正常值上限(upper limit of normal,ULN)。⑤适宜肾功能:血肌酐值 <1.2×ULN。⑥心、肝、肺、肾及其他主要脏器功能可耐受长时间大手术。

2. 排除标准　①术前常规检查发现远处器官转移。②总胆红素、AST、ALT ≥ 2×ULN。③血肌酐值 ≥ 1.2×ULN。④影像学诊断小肠系膜中 - 重度挛缩。⑤机体状态、重要脏器功能难以耐受大手术。

(三)标准手术流程

1. 体位　气管插管全麻后,患者取改良截石位或"大"字位(图 16-5A),尾骨尖正对手术床下缘,双臂外展 90°,双腿分开约 50°。骶尾部、腿部铺医用凝胶垫或棉垫预防压疮。常规留置中心静脉导管、胃管、三腔尿管,三腔尿管一腔连接尿袋,一腔连接亚甲蓝溶液,用于术中充盈膀胱,双下肢安装气压式血液循环驱动装置(下肢静脉血栓筛查阳性患者禁用)。

2. 消毒铺巾　络合碘原液消毒术野共 3 遍,上至胸骨柄,下至大腿上 1/3,两侧至腋后线,包括会阴区。铺巾顺序:两腿各一块中单双层;术野四块治疗巾;两侧各一块中单双层;头侧一块中单双层;腿侧两块中单双层,两腿处分别向对侧对折;最后铺洞巾。粘贴手术切口无菌保护膜。

3. 剖腹探查　取腹正中切口,上至剑突,下至耻骨联合(图 16-5B),切除部分剑突、原手术切口瘢痕、脐部及上腹部脂肪垫,充分暴露术野。剖腹后切口两侧皮肤缝 10 号丝线悬吊于自固定牵引器上,便于腹膜剥离及 HIPEC 时拉高腹壁。对于部分腹膜肿瘤体积较大或进腹困难的患者,可从腹膜外层面解剖分离至两侧结肠旁沟,然后从侧面进腹,以便避开粘连、减少肠管损伤。充分暴露术野后,全面探查腹腔,采用 Sugarbaker 方法评估腹膜癌指数(peritoneal cancer index,PCI)评分,13 个区域评分总和 0~39 分。

4. 完全腹前壁腹膜切除　全面探查腹前壁后,若发现腹前壁广泛受侵,则需行腹前壁腹膜切除术。首先切除肝圆韧带及镰状韧带,充分显露上腹部切口。其次自腹正中

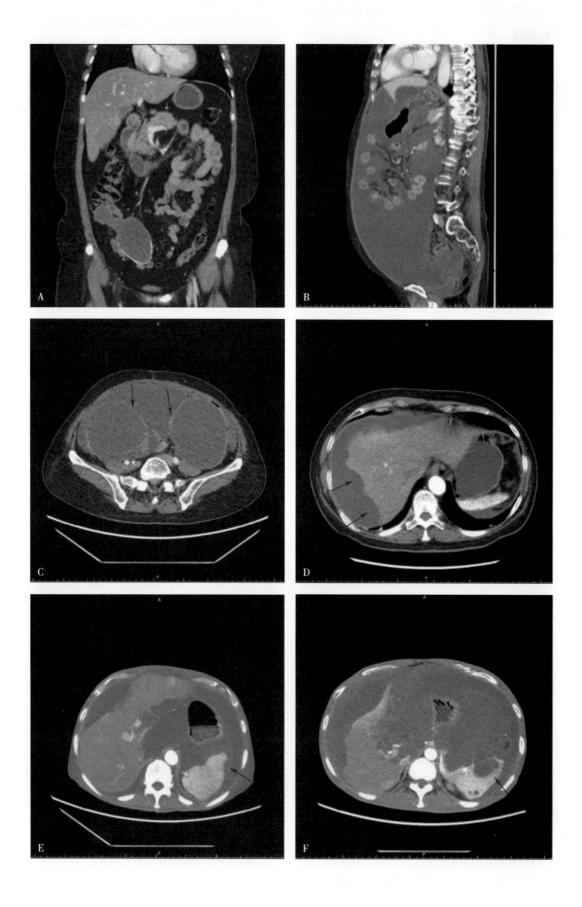

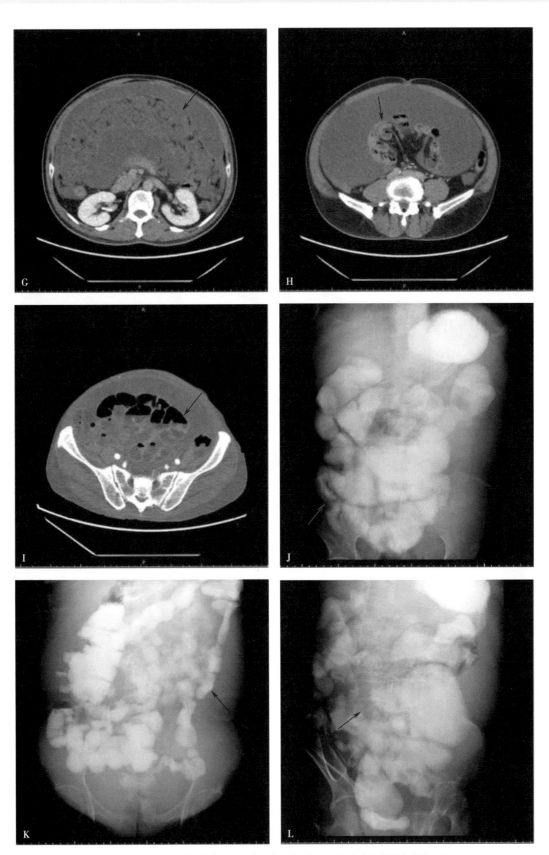

图 16-4　腹膜假黏液瘤典型 CT 表现（A~I）和典型胃肠道碘水造影表现（J~L）

A. 右下腹阑尾腔显著扩大,阑尾壁钙化;B. 患者腹腔大量黏液,腹围显著增加,呈"胶冻状腹";C. 黏液内分隔,双侧卵巢转移;D. 肝脏受大量黏液挤压,呈扇贝形状压迹;E. 脾脏受黏液压迫,轮廓变形;F. 黏液性肿瘤侵犯脾脏实质;G. 大网膜增厚,呈"网膜饼";H. 小肠受压,中央聚拢,呈"中心性位移";I. 部分患者因小肠受压出现肠梗阻;J. 胃肠道碘水造影表现之小肠受压,肠腔狭窄;K. 胃肠道碘水造影之降结肠受压,肠腔狭窄;L. 胃肠道碘水造影表现之小肠肠系膜挛缩,小肠聚拢

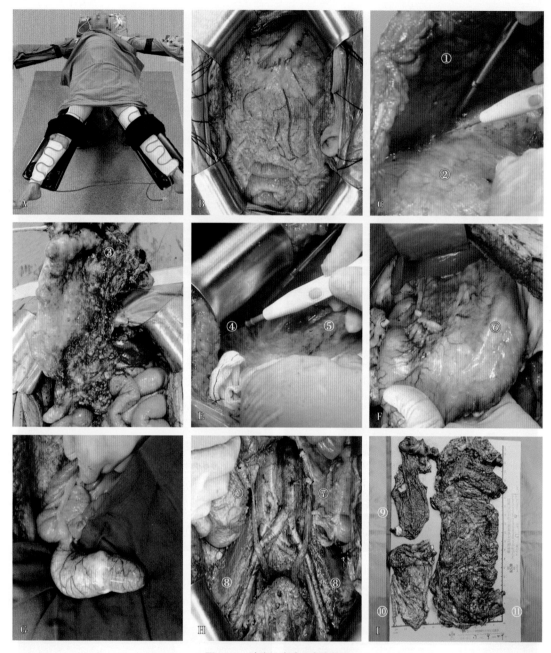

图 16-5　肿瘤细胞减灭术流程图

A."大"字位;B.长正中切口;C.腹前壁腹膜切除。①右侧腹壁;②右侧壁腹膜;D.大网膜切除。③网膜饼;E.右侧膈肌腹膜切除。④右侧膈肌;⑤右侧膈肌腹膜;F.探查胃;⑥胃;G.回盲部切除。图中见阑尾肿瘤累及浆膜层;H.后盆腔切除。⑦输尿管;⑧髂外血管;I 术后切除标本。⑨右侧壁腹膜;⑩左侧壁腹膜;⑪大网膜

线切口向下剥离腹膜,形成一个指向两侧结肠旁沟的解剖平面,上至膈下,下至膀胱颈。再次以组织钳或卵圆钳夹住腹膜,以保持底面开阔,张力适度。最后,剥离过程中,注意保护腹膜下肠管,并尽量保持腹膜完整性。推荐采用电刀分离结合钝性分离的方法,可相对较快且安全地切除腹前壁腹膜。此外,若腹前壁腹膜局部受侵或仅有少量肿瘤结节,可以电刀剔除所有肿瘤结节及受侵腹膜,保留正常腹膜(图 16-5C)。若肿瘤未侵犯腹壁腹膜,则保留大部分腹膜。

5. 粘连松解　切除腹前壁腹膜后,安装自动腹壁牵引器以充分暴露腹腔。彻底松解腹腔粘连,尽力避免损伤肠管,对肿瘤或瘢痕区域予以标记以备切除,切除粘连组织常规送病理检查。根据评估情况,决定继续行 CRS+HIPEC,或改行姑息性手术。

6. 大网膜切除　从大网膜游离缘提起大网膜(图 16-5D),用电刀从横结肠表面分离,向左至结肠脾曲,向右至结肠肝曲,注意保护横结肠。沿横结肠系膜前叶游离,显露胰腺下

缘,保护结肠中血管。向左打开脾结肠韧带,沿胰尾表面分离大网膜与脾脏之间的粘连,保护脾门。沿胃大弯切断大网膜,在保证肿瘤能够完全切除的前提下,应尽量保留胃大弯网膜血管弓,为接下来可能进行的胃切除范围选择留有余地。若肿瘤侵及血管弓,则不必强行保留血管弓。若网膜种植肿瘤固定于横结肠上,可根据具体情况决定行横结肠切除或小范围浆膜切除,以达到完全肿瘤细胞减灭。若大网膜两侧侵犯脾脏和/或胆囊,常联合脾切除、胆囊切除。

7. 脾切除　由于大网膜肿瘤常累及脾门,左膈下腹膜病变也常累及脾被膜,脾本身有时直接被肿瘤累及,所以脾切除常常难以避免。分离大网膜与胃大弯,需决定是否切除脾脏,通常将脾脏与大网膜一并整块切除。依次处理脾结肠韧带、脾胃韧带、脾膈韧带,若肿瘤侵及膈肌和脾被膜,导致脾与膈肌致密粘连无法分离,可一并切除部分膈肌。分离胰腺表面肿瘤时,需格外小心,注意保护胰腺,防止胰漏发生。

8. 小网膜切除　小网膜常被肿瘤侵袭,应常规切除。于胃小弯血管弓外游离小网膜,注意保护胃右动脉。肿瘤侵犯胃右动脉时可选择切断血管。分离直至肝尾状叶,切除静脉韧带。小网膜切除有利于化疗药物分布整个网膜囊。

9. 左侧膈肌腹膜切除　切除脾脏后,调整自动牵引器位置,行左侧膈肌腹膜切除术。沿腹前壁腹膜切除上缘,以组织钳夹住腹膜边缘,再以锐性及钝性分离相结合向左上方,将腹膜从膈肌上剥离,暴露膈、左肾上腺、远端胰腺、肾周脂肪上1/2。对于大面积膈肌腹膜侵犯需行规范的膈肌腹膜切除,但如果腹膜受侵范围较小,可行单独结节切除。

10. 右侧膈肌腹膜切除　切断肝三角韧带及肝表面与膈肌腹膜的粘连,将肝脏完全游离后向内侧翻起,充分暴露右侧膈肌腹膜。从前面至侧面,用多个组织钳夹住膈肌腹膜,采用锐性与钝性分离相结合的方法将腹膜从膈肌剥离直到肝裸区,注意保持腹膜完整性,以提高钝性分离的效率。进行至膈中心腱时,由于腹膜与膈肌之间的层次发育不全,常呈融合状态,操作时应特别小心。继续行腹膜切除,向后至肝后下腔静脉,向上向内达肝上下腔静脉(图16-5E)。若膈肌腹膜标本过大,可将腹膜截断,从背面将另一块腹膜切除,可能更加易于处理。膈静脉出血时,若仅进行单纯的电凝处理,术后膈肌的运动可能导致术后出血,因此均须术中彻底缝扎。

11. 探查　胃肿瘤常累及胃窦部,进而扩散至十二指肠球部,并包围肝门。胃大弯和胃小弯也常被大网膜或小网膜肿瘤侵犯,甚至造成幽门或十二指肠梗阻。胃肠道切除前,需要综合评估组织质量、患者营养状态、完全细胞减灭可能性以及吻合口数量等因素,充分考虑患者获益与风险比。其基本原则是尽量保留胃和较多的小肠和结肠,一般行远端胃切除和胃空肠袢式吻合,以减少吻合口数量,降低术后并发症的发生风险,保证患者生活质量(图16-5F)。

12. 小肠切除　自Treitz韧带到回盲部,全程探查小肠。在保留足够长度小肠以维持营养功能和尽量减少吻合口数量两个前提下,选择小肠切除方案。通常小肠长度至少应保留200cm。肿瘤常侵犯Treitz韧带、小肠系膜两侧,均可用电刀切除孤立肿瘤结节,或整块剥除系膜表面腹膜,完整保留系膜血管。侵及肠管的肿瘤,推荐行肠段切除或肿瘤局部楔形切除。切除小肠时,应保留足够多的肠系膜,以降低小肠缺血的风险。

13. 结肠切除　阑尾及其系膜、盲肠、横结肠及乙状结肠肠脂垂常被肿瘤累及。腹前壁腹膜切除时,已分离至两侧结肠旁沟并切除了左半和右半结肠区域腹膜。根据结肠探查结果,决定结肠切除范围,原则上应尽量保留部分结肠。PMP多源自阑尾,因此常规行阑尾切除术。若肿瘤侵及盲肠壁或阑尾系膜淋巴结阳性,则须切除回盲部(图16-5G)或右半结肠。

14. 盆腔探查　肿瘤常侵及卵巢、盆底腹膜,并压迫输尿管造成梗阻,甚至侵犯直肠前壁和膀胱后壁。因此,女性患者常规切除子宫、双附件。根据直肠受侵情况,决定是否行低位直肠前切除。

后盆腔整块切除(图16-5H),常规沿腹膜外游离。自双侧髂窝腹膜开始,交替完成盆腔后方、侧方和前方分离。①后方处理:分离显露肠系膜下动静脉,自根部切断结扎,确定乙状结肠切除线,切断乙状结肠。沿直肠固有筋膜和骶前筋膜间隙,自上向下分离至腹膜返折以下。女性患者常规结扎双侧髂内动脉,以减少盆腔操作过程中的出血。②前方处理:以亚甲蓝溶液充盈膀胱,自膀胱底向膀胱颈完整剥离膀胱表面腹膜,向下直至膀胱直肠间隙或膀胱子宫间隙,男性达精囊腺水平,女性达子宫颈水平下方。③侧方处理:沿腹膜外游离,在髂外动脉以上部位高位结扎双侧卵巢血管,男性注意妥善分离精索血管及输精管,分离、显露、保护双侧输尿管。依次断扎子宫圆韧带、阔韧带、子宫动脉及主韧带,分离直至与膀胱后分离平面汇合达宫颈下水平。切断阴道,沿阴道后壁的阴道直肠间隔自下向上分离子宫直肠窝裸化直肠系膜,切断直肠,整块切除中后盆腔结构,缝合阴道残端。该操作完整切除的脏器包括:从左右髂窝平面开始的全部盆腔腹膜、膀胱表面腹膜、子宫及双附件(女)、直肠。

15. 肿瘤细胞减灭程度评分　CRS完成后,行细胞减灭程度（completeness of cytoreduction,CC）评分。评估完成后即刻行 HIPEC。

16. HIPEC　接受 CRS 的患者腹盆腔肿瘤负荷大幅度降低,加以 HIPEC（可同时行胸腔灌注,预防胸腔种植）可进一步杀伤肉眼不可见的残余肿瘤细胞,部分患者甚至可达到细胞学根治。然而,需注意的是,腹盆腔内化疗药物有效化疗浓度的穿透深度是有限的。CRS 必须切除所有直径大于 1~2mm 的肿瘤,即达到 CC0 或 1,随后进行的腹腔化疗才有意义。因此不推荐 CC2 或 3 的患者,或肿瘤不可切除的患者接受以姑息性治疗为目的的 HIPEC 治疗。

HIPEC 灌注方式主要包括以下两种。

(1)开放式:悬吊腹壁至自动牵引器支撑杆上,以扩大腹腔容量,将四根灌注导管置入腹腔。两根出水管放置于两侧结肠旁沟或盆腔等腹腔较低位置,两根入水管放置于腹腔表面,连接腹腔热灌注化疗机开始预热。热灌注化疗方案为:多西他赛 120mg 或丝裂霉素 C 30mg 加入 3 000ml 生理盐水中,加热至 43℃,灌注流速为 400ml/min,灌注时间为 60min。顺铂 120mg,加入 3 000ml 生理盐水中,加热至 43℃,在多西他赛或丝裂霉素 C 灌注化疗进行 30min 时,快速加入循环,行腹腔热灌注化疗 30min。

(2)闭合式:四根灌注导管分别于左右侧上腹部、下腹部腋前线水平经皮引出,并作皮肤荷包缝合;两根入水管分别置于左右膈下,两根出水管置于盆腔。临时关闭腹白线及皮肤,行 HIPEC。HIPEC 完成后再次打开腹腔行重建操作,保留灌注导管作为术后腹腔引流管。

开放式 HIPEC 因可以手动翻动脏器及混匀灌注液,更有利于腹腔化疗药液的均匀分布。此外,切口周围组织浸入化疗药液,术后复发风险低。闭合式 HIPEC 由于热量损失更小,可更快到达并维持预期温度。此外腹腔压力升高有利于加深化疗药液渗透深度。然而,闭合式 HIPEC 的最大缺点是温度分布不均匀,这十分不利于彻底清除腹腔内残余肿瘤组织/细胞。开放式和闭合式 HIPEC 各有利弊,目前尚无可靠研究证明两者孰优孰劣。因此,世界各腹膜癌中心均有使用两种灌注方法的报道。

除最佳 CRS 联合开放式/闭合式 HIPEC 外,另有少量文献报道使用腹腔镜 HIPEC 治疗顽固性腹水,结果仅 1 例患者腹水复发,术后患者体力状态得到明显改善。但腹腔镜 HIPEC 疗效的主要作用机制可能是化疗药物引起的腹膜硬化和致密粘连,而非直接的细胞毒性作用。由于 PMP 腹水常呈致密的黏液性腹水,且未有文献报道该技术应用于 PMP 患者,故目前不推荐使用腹腔镜 HIPEC 治疗 PMP 腹水。

17. 重建　为降低吻合口复发风险,除阴道残端外,所有重建和缝合操作均应在 HIPEC 后进行。HIPEC 结束后,仔细检查小肠和结肠,缝合修补所有浆膜损伤。使用吻合器进行肠管吻合,用可吸收线缝合浆肌层,加固吻合口。若有肠漏风险,可考虑预防性造瘘。若术中输尿管损伤或可疑损伤,则放置输尿管支架。若术中切除膈肌,应放置胸腔闭式引流管。

18. 核查关腹　仔细检查整个腹盆腔,彻底止血,于肝下、脾窝、盆腔各留置引流管 1 根,减张缝合关腹。

（四）术后康复治疗

1. 一般治疗　患者术后取斜卧位,床头侧抬高 5°~10°;多功能心电监护,保持呼吸道及引流管通畅,持续吸氧;禁食水、胃肠减压、全肠外营养;记录 24h 出入量,结合心电监护及中心静脉压监测确定补液治疗;根据血液学监测,决定输血制品及补充蛋白;术后常规应用静脉自控镇痛泵,患者根据自身疼痛情况控制镇痛。

2. 降低应激反应　CRS+HIPEC 是长时程大手术,会导致强烈而持久的应激反应,引起机体非特异性损伤,如机体代谢失衡、动脉压增高、心肌缺血、消化性溃疡、胰酶增高、免疫功能抑制、肾功能损伤等。为降低应激反应,术后持续静脉泵入生长抑素,于术后第 3 天开始逐渐减量;除降低应激反应,生长抑素还可减少胃肠液产生,降低消化道漏的发生风险。

3. 预防感染　CRS+HIPEC 手术创伤较大,患者应激反应剧烈,免疫功能低下,故常三联应用抗生素,包括头孢菌素类、喹诺酮类、抗厌氧菌类。对于存在感染迹象的患者,应根据细菌培养及药敏试验结果调整抗生素。另外,根据生化检查结果,适量补充免疫球蛋白。

4. 切口护理　CRS+HIPEC 手术切口巨大,愈合不良、感染的风险较大,故切口护理是整合治疗的重要任务之一。术后 7d 内,每日红外线灯照射切口 20min,频率 50Hz,输出功率 250W,距离随温度上升而随时调整,以患者局部无烧灼感为宜;注意观察切口异常征象并及时处理。

5. 恢复饮食　如若患者胃肠道蠕动恢复缓慢,可使用小茴香袋热敷腹部。待患者排气或排便后,逐步恢复饮食,水→米汤→粥→面条→米饭,依次过渡;初始时,5 汤匙/(次·小时),逐渐增至 10 汤匙/(次·小时)、50ml、100ml、200ml、不限量。此期间可暂时保留胃管,并(间断)夹闭,待饮食后可正常排气排便,拔除胃管。

（五）术后辅助治疗

1. 达到完全 CRS 者(CC 0~1)　①无细胞黏液、DPAM,可定期观察。②PMCA、PMCA-S,需常规化疗,推荐以 5-FU 为基础的化疗方案,如 FOLFOX、FOLFIRI,治疗 6 周期。

2. 未达到完全 CRS 者（CC2~3）及复发者　无论病理类型，均须行全身化疗联合腹腔化疗，推荐以 5-FU 为基础的化疗方案，如 FOLFOX、FOLFIRI；并联合分子靶向治疗，如贝伐珠单抗，治疗 6 周期。

（六）随访

患者完成综合治疗后，即进入规范随访阶段。

1. 随访计划　①术后 2 年内，每 3 个月复查一次。②术后第 3 年起始，每 6 个月复查一次。③术后第 4 年起始，每年随访一次。

2. 主要随访复查内容　①体格检查。②血清肿瘤标志物检查，包括 CEA、CA199、CA125。③胸腹盆腔增强 CT+ 三维重建。④其他项目根据病情调整。

第四节　腹腔热灌注化疗治疗腹膜假黏液瘤的疗效与安全性评估

一、临床疗效

国际主要临床研究，行规范性 CRS+HIPEC，中位 OS 可达 100~196 个月，中位 PFS 可达 40~110 个月，5 年生存率可达 73%~94%，10 年生存率可达 36%~85%，3、5、10 年 PFS 率分别为 51%~87%、38%~80%、61%~70%。其中，Chua 等进行的国际多中心大样本研究，中位 OS 为 196 个月，中位 PFS 为 98 个月，5 年、10 年生存率分别为 74%、63%，是目前国际上最理想、最有代表性的临床疗效。本单位前期研究，182 例接受 CRS+HIPEC 治疗 PMP 患者，中位 OS 65 个月，5 年生存率为 50%。可见，CRS+HIPEC 可显著延长 PMP 患者 OS、PFS，即能延长 PMP 患者生存、改善患者症状及生活质量，又能减少患者反复手术次数、经济压力。本课题组建立了翔实的临床资料、病理资料数据库 2 200 余例，笔者主刀的腹膜癌手术 1 390 例，其中 CRS+HIPEC 治疗 PMP 的病例 380 例，初步总结如下。

（一）主要临床病理特征

380 例 PMP 患者接受 CRS+HIPEC 治疗，男 180 例（47.4%），女 200 例（52.6%），中位年龄 55 岁，中位 KPS 评分为 90 分。低级别 PMP 患者 212 例（55.8%），高级别 PMP 者 136 例（35.8%），高级别伴印戒细胞者 32 例（8.4%）（表 16-3）。

表 16-3　380 例 PMP 患者主要临床病理特征

项目	值	项目	值
性别,例(%)		KPS 评分,中位数(范围)	90(60~100)
男	180(47.4)	病理组织类型,例(%)	
女	200(52.6)	低级别	212(55.8%)
年龄(岁),中位数(范围)	55(24~79)	高级别	136(35.8%)
BMI(kg/m²),中位数(范围)	22.5(15.2~40.0)	高级别伴印戒细胞	32(8.4%)
既往手术史,例(%)		脉管瘤栓,例(%)	
是	285(75.0)	是	17(4.5)
否	95(25.0)	否	363(95.5)
既往化疗史,例(%)		淋巴结转移,例(%)	
是	186(48.9)	是	23(6.1)
否	194(51.1)	否	357(93.9)

（二）CRS+HIPEC 相关参数

中位手术时间 10.5h；器官切除数量 >2 个者占 55.0%；腹膜切除区域数量 >5 个者占 50.5%；无胃肠道吻合口者占 31.6%，1 处吻合口者占 37.6%，1 处以上吻合口者占 30.8%；HIPEC 药物：顺铂 120mg+ 丝裂霉素 C 30mg 者占 13.9%，顺铂 120mg+ 多西他赛 120mg 者占 78.7%，单药丝裂霉素 C 30mg 者占 0.8%，单药多西他赛 120mg 者占 6.6%；PCI ≥ 20 分者占 73.9%；CC 0~1 者占 47.1%。中位术中红细胞输注量 4U，中位术中血浆输注量 800ml，中位术中出血量 600ml（表 16-4）。

（三）生存分析

患者中位随访时间 35.5 个月（95%CI:31.3~39.7 个

表 16-4　380 例 PMP 患者 CRS+HIPEC 相关信息

项目	数值	项目	数值
时间(h),中位数(范围)	10. 5(1.6~18.0)	PCI,n(%)	
器官(部分)切除数量,n(%)		<20	99(26.1%)
≤2	171(45.0%)	≥20	281(73.9%)
>2	209(55.0%)	CC,n(%)	
腹膜切除区域,n(%)		0~1	179(47.1%)
≤5	188(49.5%)	2~3	201(52.9%)
>5	192(50.5%)	术中红细胞输注量(U),中位数(范围)	4(0~20)
吻合口数量,n(%)		术中血浆输注量(ml),中位数(范围)	800(0~2 000)
0	120(31.6%)	术中液体输注量(ml),中位数(范围)	6 700(1 000~12 500)
1	143(37.6%)	术中出血量(ml),中位数(范围)	600(20~5 000)
>1	117(30.8%)	术中尿量(ml),中位数(范围)	1 625(400~7 900)
HIPEC 药物,n(%)		术中腹水量(ml),n(%)	
DDP 120mg+MMC 30mg	53(13.9%)	0	64(16.8%)
DDP 120mg+DXT 120mg	299(78.7%)	0~1 000	122(32.1%)
MMC 30mg	3(0.8%)	≥1 000	194(51.1%)
DXT 120mg	25(6.6%)		

注:DDP,顺铂;MMC,丝裂霉素 C;DXT,多西他赛。

月),93 例(24.5%)死亡,287 例(75.5%)生存,从诊断到死亡计算的中位 OS 为 93.4 个月(95% CI:57.4~129.3 个月)(图16-7)。采用 COX 回归模型进行生存风险分析显示:既往手术史($P<0.001$)、CC($P<0.001$)、病理组织类型($P<0.001$)为独立预后因素(图 16-6、表 16-5)。

二、安全性

为实现完全肿瘤细胞减灭 CC0/1,CRS 常行腹盆腔多脏器联合切除、多区域腹膜联合剥除,涉及脏器多、创面大;此外,HIPEC 化疗与热疗协同作用,围术期严重不良事件(severe adverse event,SAE)发生率较高。本中心前期研究显示,CRS+HIPEC 治疗 272 例次 PMP 患者,61 例次围术期出现 SAE,SAE 发生率 22.4%,其中Ⅲ~Ⅳ级 21.0%,Ⅴ级1.5%;SAE 共涉及 6 个系统(表 16-6、图 16-7),按频率大小依次为感染(28.3%)、消化系统(23.9%)、呼吸系统(18.5%)、心血管系统(16.3%)、血液系统(8.7%)、泌尿系统(4.3%);其中以Ⅲ级(81.7%)为主,其次为Ⅳ级(14.0%)、Ⅴ级(4.3%)。Yan 等进行 CRS+ 围术期腹腔化疗(perioperative

intraperitoneal chemotherapy,PIC)治疗 PMP 系统性分析时发现,不良事件率 33%~56%,死亡率 0%~18%;Saxena 等回顾性研究显示围术期Ⅲ~Ⅳ级不良事件 45%,Ⅴ级不良事件 3%;Chua 等国际多中心 2 298 例 PMP 患者数据分析,显示围术期 SAE 率 24%,死亡率(Ⅴ级)2%。所以加强 PMP病例选择,预防、规范治疗 SAE 是 CRS+HIPEC 整合治疗技术中重要组成之一。

(一) CRS+HIPEC 治疗 PMP 围术期 SAE

本中心前期研究,272 例次 CRS+HIPEC 治疗 PMP 术后 30d 内,61 例次(22.4%)发生 93 个 SAE,其中 22 例次(8.1%)为手术相关性 SAE,共 25 个(26.9%)SAE。国际上,Piso 等开展的多中心 2 149 例腹膜癌患者不良事件分析,围术期 SAE 率 21.6%,其中手术相关性 SAE 率 9.5%。由此可见,手术相关性 SAE 只占围术期总体 SAE 的小部分,非手术相关性 SAE 主要涉及呼吸系统(肺部感染、胸腔积液)、心血管系统(心律失常、低血压、缺血性心肌病)、泌尿系统(急性肾功能损伤)、感染(腹腔感染、切口感染、静脉置管相关感染)等;提示在开展 CRS+HIPEC 治疗 PMP 时,不

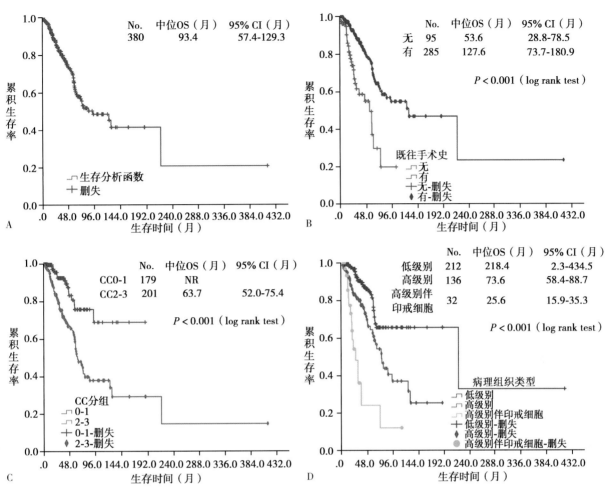

图 16-6　380 例腹膜假黏液瘤患者生存分析结果

A. 380 例患者生存曲线图；B. 独立预后因素一，既往手术史；C. 独立预后因素二，细胞减灭程度；
D. 独立预后因素三，病理组织类型

表 16-5　380 例 PMP 患者 COX 回归模型生存风险分析

项目	Wald	HR	95% CI	P
既往手术史（否 vs. 是）	17.926	2.925	1.780~4.808	< 0.001
CC（CC 0~1 vs.CC 2~3）	11.213	0.396	0.230~0.681	< 0.001
病理组织类型	38.388			< 0.001
低级别 vs. 高级别伴印戒细胞	37.865	0.120	0.061~0.235	< 0.001
高级别 vs. 高级别伴印戒细胞	15.876	0.271	0.143~0.516	< 0.001

注：CC，细胞减灭程度；HR，风险比；CI，置信区间。

仅要提高手术技术、保证手术质量，以降低手术相关性 SAE 发生，还要加强围术期 PMP 患者各重要脏器功能、感染指标的动态监测，预防非手术相关性 SAE 发生，使患者真正获益。

围术期 SAE 重在预防，但必不可免，所以 SAE 规范治疗也是 CRS+HIPEC 整合诊疗技术中重要的一部分。本腹膜癌诊疗中心，已开展 CRS+HIPEC 围术期静脉血栓栓塞症（venous thromboembolism，VTE）的危险因素分析及综合防治技术、胃肠漏的双套管持续冲洗负压引流治疗、高肌红蛋白血症的治疗等临床研究，SAE 治疗规范化、标准化。本中心前期研究，61 例次 CRS+HIPEC 围术期共 93 个 SAE，Ⅲ~Ⅳ级不良事件占 95.7%，而Ⅴ级不良事件（死亡）仅 4.3%。说明 SAE 发生后，应接受积极、规范、标准化治疗，以降低围术期死亡率。

表 16-6　61 例次 CRS+HIPEC 共 93 个 SAE 的系统器官分布

系统	不良事件	Ⅲ级 /n(%)	Ⅳ级 /n(%)	Ⅴ级 /n(%)
消化系统	胃瘫	1(1.1)	0(0.0)	0(0.0)
	小肠漏	5(5.4)	1(1.1)	1(1.1)
	胆系感染	1(1.1)	0(0.0)	0(0.0)
	胰漏	0(0.0)	1(1.1)	0(0.0)
	大肠漏	1(1.1)	0(0.0)	0(0.0)
	肠梗阻	5(5.4)	0(0.0)	0(0.0)
	吻合口漏	2(2.2)	2(2.2)	0(0.0)
	吻合口出血	2(2.2)	0(0.0)	0(0.0)
呼吸系统	肺部感染	0(0.0)	2(2.2)	1(1.1)
	胸腔积液	12(12.9)	0(0.0)	0(0.0)
	气胸	2(2.2)	0(0.0)	0(0.0)
心血管系统	心律失常	1(1.1)	1(1.1)	0(0.0)
	低血压	4(4.3)	6(6.5)	0(0.0)
	缺血性心脏病	2(2.2)	0(0.0)	1(1.1)
泌尿系统	尿漏	1(1.1)	0(0.0)	0(0.0)
	急性肾功能损伤	3(3.2)	0(0.0)	0(0.0)
血液系统	骨髓抑制	1(1.1)	0(0.0)	0(0.0)
	腹腔出血	7(7.5)	0(0.0)	0(0.0)
感染	腹腔感染	5(5.4)	0(0.0)	0(0.0)
	切口感染、裂开	9(9.7)	0(0.0)	0(0.0)
	静脉置管相关感染	12(12.9)	0(0.0)	0(0.0)
其他 a		0(0.0)	0(0.0)	1(1.1)

注:a,未明确死亡原因。

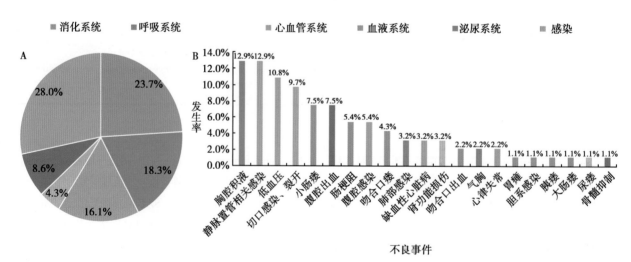

图 16-7　61 例围术期不良事件分布图

A. 不良事件涉及 6 个不同系统比例;B. 不良事件发生率柱状图

（二）SAE 与 OS 相关性

既往研究表明，围术期 SAE 是 CRS+HIPEC 治疗 PMP 患者 OS 的危险因素。Choudry 等对 267 例接受 CRS+HIPEC 治疗的 PMP 患者进行分析，术后 60d 不良事件是 OS 的独立预后因素（$P<0.01$，HR=3.8，95% CI：1.8~7.9）；Chua 等分析国际多中心 2 298 例 PMP 患者，围术期 SAE 也是 OS 的危险因素（$P<0.001$，HR=1.82）。同样，Schneider 等分析 113 例完全 CRS+HIPEC 治疗的高级别结直肠 / 阑尾癌腹膜癌患者，SAE 是 OS 的独立危险因素（$P=0.017$，HR=4.618，95% CI：1.317~16.200）；Alyami 等研究 881 例行 CRS+HIPEC 治疗的腹膜癌患者，不管采用 NCI-CTCAE 分级系统还是 Clavien-Dindo 分级系统，术后 90d SAE 都对 OS 有显著影响（$P<0.001$，$P=0.010$）。

本中心既往研究 182 例 PMP 患者，SAE 患者中位 OS 26.3 个月（95% CI：19.7~32.9），而无 SAE 患者中位 OS 63.7 个月（95% CI：50.9~76.5，$P=0.029$）。与之类似，本中心另一前期研究，SAE 对中位 OS 影响更为显著（$P<0.001$，22.5 个月 vs. 59.7 个月）。基于 SAE 对 PMP 患者 OS 的显著影响，有必要对 SAE 进行深入研究，筛选 SAE 危险因素，选择接受 CRS+HIPEC 最佳的患者，实现最大获益；其次，探讨分析 SAE 预防、治疗措施，降低 SAE 发生率。

（三）HIPEC 药物方案与 SAE

既往研究，HIPEC 联合化疗、热疗、灌洗及其协同效应，充分发挥最大抗肿瘤作用：①由于"腹膜 - 血浆屏障"，腹腔化疗药物浓度可比血浆药物浓度高 20~1 000 倍，既增强了化疗药物的直接杀伤作用，又减轻了全身不良反应。②热疗在组织水平上引起癌组织内微血管栓塞、缺血性坏死，细胞水平上破坏细胞自稳机制、激活溶酶体、破坏胞质和胞核、干扰能量代谢，分子水平上引起膜蛋白变性，干扰蛋白质、DNA、RNA 合成。③大容量灌洗使热量、化疗药物遍布整个腹盆腔，冲洗、过滤以降低愈合过程中的癌细胞包裹效应。④热疗增加化疗药物的穿透深度，提高癌细胞对化疗药物的反应率，此协同作用在 43℃时最强。

然而，HIPEC 仍可出现化疗、热疗等的副作用，如骨髓抑制、肝肾功能损伤、心血管毒性、热损伤等；此外 HIPEC 还增加吻合口充血水肿、炎症反应而抑制愈合。同样，Casado-Adam 等研究 147 例阑尾癌或结直肠癌腹膜癌患者接受 CRS+HIPEC 治疗围术期胃肠道不良事件时，表明 HIPEC 的温热与化疗药物高浓度影响生理愈合，可能增加吻合口漏、胃肠道并发症的发生率。此外，Lambert 等对 117 例阑尾癌腹膜癌 CRS+HIPEC 治疗数据时，发现丝裂霉素 C 导致的中性粒细胞减少症高达 39%，女性（$P=0.003\ 5$，OR=3.58，95%CI：1.52~8.43）及每体表面积丝裂霉素 C 剂量（$P=0.000\ 4$，OR=3.37，95% CI：1.72~6.63）是中性粒细胞减少症的独立危险因素；Zheng 等研究 301 例胃肠道肿瘤围术期 HIPEC 引起肝毒性的危险因素，发现 CRS+HIPEC 较单纯 CRS 导致肝毒性发生率更高，且顺铂 + 多西他赛是其独立危险因素；Ye 等、Cata 等研究都发现，HIPEC 方案中应用顺铂是围术期急性肾功能损伤的独立危险因素（$P=0.017$，OR=1.695，95% CI：1.277~4.155；$P<0.001$，OR=3.04，95% CI：1.71~5.39）。因此，CRS+HIPEC 术前应对患者进行详细评估，尤其是肝肾功能、心肺功能、骨髓造血功能等，平衡疗效与不良反应，选择最佳的 HIPEC 药物方案；术中仔细评估各吻合口张力、血运、水肿等情况，以决定是否行 HIPEC。

（四）术中血制品输注与 SAE

腹膜癌患者因长期慢性消耗、营养不良、肿瘤慢性出血等特点，术前往往存在不同程度贫血，而 CRS+HIPEC 是涉及多器官系统的大型复合性手术，术中输血率较高、输血量较大。本腹膜癌诊疗中心既往研究显示术中输血率达 91.0%，术中中位红细胞输注量 2U，最高可达 20U；中位血浆输注量 600ml，最高可达 2 000ml。

术中输血有助于维持血流动力学稳定，迅速改善因失血导致的贫血症状；纠正因大量消耗而导致的凝血功能障碍，以减少手术区域渗出；有利于平稳实施长时间大手术；但术中大量输血也可能对患者的围术期不良事件发生产生负性影响。Tabrizain 等发现，术中输血是围术期不良事件独立危险因素。Saxena 等研究异体输血对 CRS+HIPEC 预后影响多因素分析中发现，大量输血与住院期间不良事件发生率（$P=0.021$，RR=7.72，95% CI：1.35~10.11）、Ⅲ/ Ⅳ级不良事件发生率（$P<0.001$，RR=1.86，95% CI：1.42~2.95）有显著相关性；输血相关围术期不良事件主要包括感染、胰漏、肾损伤、肺炎、气胸、胸腔积液、出血、胃肠漏、败血症等。与国际研究相似，我们研究中单因素分析可见，术中红细胞输注量 >2.5U（$P=0.002$）、术中血浆输注量 >550ml（$P=0.005$）是 SAE 的独立危险因素。CRS+HIPEC 术中输血是不可避免的，为减轻术中输血对 CRS+HIPEC 不良事件产生的影响，应提高手术技术，减少术中出血；探讨术中及围术期综合止血技术，降低对血制品的需求，从而降低 SAE 发生率。

（五）术中估计出血量与 SAE

与既往 CRS+HIPEC 围术期 SAE 危险因素分析不同，本中心前期研究中，不管是总体 SAE（$P=0.023$，OR=0.048，95% CI：0.224~0.897）还是手术相关性 SAE（$P=0.008$，OR=0.280，95% CI：0.109~0.719），术中估计出血量是唯一的独立危险因素。国际上也有相似报道。Fisher 等分析 129 例腹膜癌患者 CRS+HIPEC 术后不良事件预测指标时,发现术中估计出血量(P=0.011,OR=4.1,95% CI:1.4~12.0)是围术期 SAE 的独立危险因素。此外,Naffouje 等、Cata 等对 CRS+HIPEC 围术期急性肾功能损伤进行研究,提示术中出血量(P=0.007,HR=1.517,95% CI:1.462~2.185;P<0.001,OR=1.77,95% CI:1.27~2.47)是其主要危险因素。

术中估计出血量往往与腹膜肿瘤范围、手术复杂程度、手术操作技术有关;术中大量出血可常导致低血压、贫血、组织循环灌注不足、缺血再灌注损伤,也会导致血制品需求量增加,加重全身炎症反应、输血相关免疫调节反应,增加 SAE 发生。因此有必要采取相关措施以减少术中出血。

(六) 其他 SAE 危险因素

目前,针对 CRS+HIPEC 治疗 PMP 围术期 SAE 的研究较少,针对腹膜癌围术期 SAE 的研究居多。Saxena 等分析 145 例次 CRS+IPC 治疗 PMP 围术期 SAE 危险因素,多因素分析筛选出 2 项独立预后因素:美国麻醉医师协会分级、手术时长。本研究中提示术中估计出血量是其独立危险因素。

其他一系列针对包括 PMP 在内的腹膜癌 CRS+HIPEC 围术期 SAE 研究中,独立危险因素包括胰腺部分切除、直肠切除、胃肠道吻合口数量、手术时长、器官切除数量、PCI 等。Newton 等在腹膜癌 CRS+HIPEC 围术期不良事件系统综述中,将危险因素分为:①患者基本临床病理特征因素,包括年龄、术前体力状态、肥胖、既往手术史。② CRS 相关因素,包括肠切除、膈肌腹膜切除、胰尾切除、泌尿道部分切除、器官切除数量、腹水、术中输血、手术时长。③不同 HIPEC 方案。④肿瘤相关因素,包括 PCI、组织学级别、卵巢来源。⑤手术医师及诊疗中心经验。

(七) SAE 预防措施

基于上述 CRS+HIPEC 围术期 SAE 危险因素,可采取相关措施预防 SAE 发生:①术前详细评估,选择合适患者。②提高手术操作技术,研究综合止血技术,减少术中出血及血制品需求。③平衡疗效与不良反应,选择最佳 HIPEC 药物方案。④深度学习 CRS+HIPEC 病理生理机制,提高围术期重要脏器功能管理。⑤患者于有经验的专业腹膜癌诊疗中心救治,肿瘤医师于专业腹膜癌诊疗中心培训。

本腹膜癌诊疗中心已开展千余例次 CRS+HIPEC,总结出一套"术中综合止血技术",临床疗效明显。①对所有血管均行双重结扎,中动静脉水平以上血管均三重结扎。②术中尽量使用高频电刀电凝模式切除,以使创面无瘤并凝固,以减少渗出。③术中开始腹膜切除时,同步适当补充纤维蛋白原、凝血酶原复合物、钙离子等,以尽快达到创

面止血。④所有创面切除后,以干纱布填塞、压迫,进一步减少渗出及出血。⑤关腹前,腹盆腔创面覆盖止血材料。Sargant 等研究了一种术中出血管理新方式:①手术开始时静脉输注氨甲环酸,手术持续至 4h 时重复给药一次。②术中出血量近 2 000ml 时,静脉输注冷沉淀;与常规方式(红细胞、血浆输注)相比,血制品需求量显著减少,纤维蛋白原水平提高,活化部分凝血活酶时间、凝血酶原时间没有显著差异。以上 2 个减少术中出血措施有一定的临床借鉴、指导价值,但均为回顾性临床研究,仍需进一步证实。

CRS+HIPEC 作为多学科综合性大型手术,学习曲线的作用至关重要。Glehen 等分析多中心 1 290 例腹膜癌 CRS+HIPEC 治疗数据时,发现腹膜癌诊疗中心经验是围术期不良事件的独立预测因素;Moradi 等在 CRS+HIPEC 学习曲线综述中指出,肿瘤外科医师个人经验也是围术期不良事件的独立危险因素。基于学习曲线理论,腹膜癌诊疗中心、肿瘤外科医师随着开展 CRS+HIPEC 例数逐渐增加,学习曲线逐渐延长,最佳患者选择、手术操作技术、围术期管理等能力逐渐提高,围术期不良事件发生率逐渐下降并趋于稳定的可接受水平。但是研究发现达到技术稳定的学习曲线较长。Kusamura 等研究 PMP 多中心学习曲线数据,腹膜癌诊疗中心需开展 100(78~284)例次、肿瘤外科医师需开展 96(86~284)例次 CRS+HIPEC 才能实现技术稳定;同样,Polanco 等进行腹膜癌诊疗中心学习曲线分析,提示需开展约 180 例次 CRS+HIPEC 才能实现围术期 SAE 危险最小化。所以关键问题在于如何缩短学习曲线:肿瘤外科医师需到专业腹膜癌诊疗中心接受规范化培训,在腹膜癌专科医师指导下开展 CRS+HIPEC 综合诊疗技术,快速、高效积累临床经验。

第五节　腹腔热灌注化疗在腹膜假黏液瘤综合治疗中的地位及问题

自 1980 年 Spratt 等首次报道 CRS+HIPEC 治疗 PMP 取得较好疗效后,多项临床回顾性研究结果已表明该综合治疗策略可显著延长 PMP 患者生存期,其中以 2012 年 Chua 等开展的全球多中心 2 298 例 PMP 治疗数据最具代表性。PSOGI 于 2014 年国际腹膜癌大会正式推荐 CRS+HIPEC 作为治疗 PMP 的标准治疗方案。纵观 PSOGI 历年 PMP 诊疗共识或临床指南,横览巴西、拉丁美洲、中国、美国等世界各国家 / 地区制定的 PMP 共识,CRS+HIPEC 已成为世界范围内一致认可的有效治疗策略。

然而,相比于高度标准化的 CRS 流程,HIPEC 的药代

动力学、药效学研究,仍存在多处争议,具体表现为以下两方面。

一、HIPEC 药物方案异质性

不同腹膜癌中心使用不同方案,不利于整合数据、对比疗效。国际上最常使用的 HIPEC 方案中,基础药物主要为奥沙利铂和丝裂霉素 C。临床应用的基于奥沙利铂方案主要包括"Elias 高剂量奥沙利铂方案""Glehen 中等剂量奥沙利铂方案""维克森林大学奥沙利铂方案"。然而,由于奥沙利铂出血性并发症发生率较高,严重威胁患者生命,相应 HIPEC 方案一直朝着基于更低剂量奥沙利铂的方向发展。但是目前各中心使用剂量仍缺乏高级别循证医学证据,难以达成共识。丝裂霉素 C 的给药剂量、腹腔内浓度也饱受争议。目前认为,"荷兰三倍高剂量丝裂霉素 C 方案"有助于维持更稳定的腹腔内药物浓度。其他丝裂霉素 C 方案包括"Sugarbaker 方案""美国腹膜表面恶性肿瘤协会基于丝裂霉素 C 浓度低剂量方案"。

既往 HIPEC 方案相关研究多为单中心或多中心大样本量病例分析。直至 2018 年,Levine 等发表了首个阑尾源性 PMP 的多中心随机对照临床试验。该研究评估了 PMP 患者接受 120min 闭合式 HIPEC(奥沙利铂 200mg/m^2 或丝裂霉素 40mg)后,血液毒性、生活质量(quality of life,QOL)、3 年无病生存期(disease free survival,DFS)和 3 年OS 的差异。结果显示,两组 DFS 率和 OS 率相似。毒性方面,丝裂霉素组白细胞计数在术后 5~10d 显著降低,而奥沙利铂组血小板计数在术后 5~6d 显著降低。根据常见不良事件评价标准只考虑 3~4 级毒性时,两组白细胞减少症和血小板减少症差异均无统计学意义(P=0.67),短期 QOL 亦差异无统计学意义。但奥沙利铂组术后 1 年的身体健康状况评分(P=0.015,24.2 vs. 22.4)和情绪健康状况评分(P=0.048,19.4 vs. 18.0)高于丝裂霉素组。尽管如此,Levine 等的临床试验未发现 DFS 和 OS 方面的差异,HIPEC 化疗方案选择问题上的争议仍难以调解。

二、HIPEC 灌注方案异质性

各中心 HIPEC 灌注方式(开放式 / 闭合式)、灌注时间、灌注温度等技术细节操作差异较大。评估不同 HIPEC 方案疗效差异,有赖于优化的随机对照临床试验。然而,无论是大样本回顾性分析,还是多中心、大样本随机对照临床试验,都需要统一、标准化 HIPEC 灌注方式、灌注时间、灌注温度,以最大程度保证研究的准确性和可信度。Levine 等的研究已经为今后开展以 HIPEC 方案为主题的临床试验提供了宝贵经验。随着世界各大腹膜癌中心进一步加强合作并标准化 CRS+HIPEC 操作技术,更大样本量的随机对照临床试验将有助于推进产生疗效更佳、毒性更小的 HIPEC 方案。

PMP 的 HIPEC 方案主要借鉴自结肠癌的治疗策略,这有一定合理性:①阑尾和结肠组织结构相似,阑尾黏膜由结肠上皮构成。②两者功能相似,均能分泌黏液。③两者基因突变谱相似,GNAS、KRAS、TP53、APC、PIK3CA 突变频率均较高。尽管有这些相似性,但两者生理状态下的差异以及肿瘤基因突变的异质性是不可忽视的本质区别。这种本质性差异导致基于结肠癌的类推化疗方案疗效各异,无法得出明确的获益 / 风险比结果。大样本、多中心随机对照临床试验是解决化疗方案疗效争议的最佳途径。在 2016 年 PSOGI 共识发表之前,PMP 的随机对照临床试验受限于组织学分类的差异性而迟迟无法开展。随着国际各大腹膜癌中心广泛认可 PSOGI 组织学分类,以及 PMP 临床诊疗实践的逐步标准化,均有利于开展针对化疗药物方案、疗效的临床试验。

第六节　小　结

腹膜假黏液瘤(PMP)在 1980 年以前一直缺乏理想的治疗方案。经过近 40 年发展,PMP 的临床诊治研究经历了探索、开创、转化、推广的艰辛历程,方才实现了从技术开荒到技术推广的重大突破。PMP 临床诊疗规范也在 PSOGI 专家共识的三次迭代中逐步实现解决争议、凝聚共识、推动进步的飞跃。腹腔种植转移作为肿瘤学三大转移途径中的"老""大""难"问题,在国际各大腹膜癌中心及专家的开拓、探索下取得了令人欣喜的结果:2014 年在荷兰召开的第九届国际腹膜癌大会,正式推荐 CRS+HIPEC 作为 PMP 的标准治疗。这是在 Spratt、Sugarbaker、Chua 等国际腹膜癌专家积累的循证医学证据基础上开展的治疗策略。该方法可以延长 PMP 患者的总生存期、无进展生存期,临床疗效显著,已成为国际上治疗 PMP 的主流综合策略。

然而,必须认识到目前国内 PMP 治疗现状相比国外更加严峻,具体体现为:①国内人口基数巨大,专业腹膜癌诊疗中心仅约 9 家,不足以满足大量 PMP 患者就诊需求;②国内诊疗结构对 PMP 的基本病理生理知识、临床表现认识不足,PMP 患者误诊、漏诊现象较普遍,多数患者就诊时疾病已难以控制,术中 PCI 评分高,手术难度巨大;③国内诊疗机构诊断、治疗 PMP 的规范性较差,临床疗效欠佳。因此,亟须临床推广 PMP 的基本背景知识及 CRS+HIPEC 规范化治疗,以改善目前国内 PMP 治疗现状。此外,就

CRS+HIPEC 技术层面而言,相比于高度标准化、可重复的 CRS,HIPEC 的化疗药物方案、灌注方法等技术细节仍存在较大争议,有待于多中心、大样本、随机对照临床试验验证疗效更佳的 HIPEC 方案。未来,CRS+HIPEC 临床推广及技术优化仍将是进一步提高 PMP 临床疗效的重要方向。

典型病例

因腹股沟疝手术发现腹膜假黏液瘤 1 例:肿瘤细胞减灭术加腹腔热灌注化疗综合策略的疗效与意义

一、基本情况

男性,50 岁,汉族,已婚,系河北籍人士。病史陈述者为患者本人。

二、现病史

(一)现病史

主因"腹股沟疝手术发现腹膜假黏液瘤 11 个月,腹腔热疗 2 次"为进一步诊治入院。患者于 2016 年 4 月初出现下腹部坠胀不适,腹股沟区可触及肿物,在当地医院诊断双侧腹股沟疝,行疝修补术,术中见大量黏液性液体从疝孔引出,给予清理部分黏液,单纯结扎疝囊。病理切片请上级医院会诊诊断:腹膜假黏液瘤。2016 年 5 月在外院行热疗加腹腔内注射重组腺病毒治疗 2 次。患者于 2017 年 2 月开始自觉腹部胀满不适,于 2017 年 3 月 5 日转入本院。既往手术史同上,无其他病史。家族史无特殊。

体格检查:体温 36.2℃,脉搏 72 次/min,呼吸 18 次/min,血压 115/75mmHg,发育正常,神志清楚,自主体位,查体合作。全身皮肤黏膜未见异常,双侧锁骨上未触及肿大淋巴结。腹部膨隆(图 16-8A),未见胃、肠型及蠕动波,下腹部可见两斜切口,愈合良好,腹软,无压痛,可触及数个大小不等包块,质硬,边界尚可,活动度可,墨菲征(−),肝脾肋下未及,肝浊音界存在,移动性浊音阳性,双侧肾区无叩痛,肠鸣音正常,4 次/min,无气过水声,直肠指诊盆腔未触及肿物。右侧阴囊增大,直径约 6cm,可触及肿物,质韧,无压痛,与睾丸分界不清,鞘膜无积液,透光试验阴性,左侧阴囊未见异常。

(二)辅助检查

实验室检查:甲胎蛋白(AFP)1.27ng/ml,癌胚抗原(CEA)12.49ng/ml,糖类抗原-199(CA-199)9.28U/ml,糖类

抗原 125(CA-125)11.0U/ml。血红蛋白 114g/L。肝肾功能、电解质、凝血功能、心肌酶未见明显异常。影像学检查:腹部 CT 增强扫描 + 三维重建,腹腔及盆腔内可见巨大水样密度影(图 16-8B),范围广且较局限,增强扫描未见明显强化,周围脏器及肠管受压移位。膀胱受压,显示不清。左侧腹股沟区可见部分病灶疝出,右侧阴囊区可见囊状密度影,其内密度不均,可见稍高密度影分隔及点状高密度影,增强扫描未见明显强化(图 16-8C)。

(三)入院诊断

初步诊断:腹膜继发恶性肿瘤、阑尾恶性肿瘤、睾丸继发恶性肿瘤?腹股沟疝术后、轻度贫血、低蛋白血症。

三、诊治经过

1. 术前讨论 完善相关检查后,腹膜癌综合治疗团队讨论,患者确诊腹膜假黏液瘤,有手术适应证,无手术绝对禁忌证。患者肿瘤腹腔内播散,已经出现腹膜转移,右侧睾丸转移可能,因此,按照腹膜假黏液瘤治疗规范行 CRS+HIPEC 术,可有助于延长生存期,降低腹腔种植风险,改善患者生活质量。

2. CRS+HIPEC 2017 年 3 月 15 日在全麻下行 CRS+HIPEC 术。腹腔探查:脐上腹膜切开小口,可见黄色稀薄黏液性腹水喷出,缓慢吸腹水减压,过程中患者循环稳定。腹压减小后,延长腹膜切口。可见腹腔内大量胶冻状黏液。腹水总量约 20 000ml(图 16-8 D)。吸尽腹水后,探查可见:壁腹膜及脏腹膜均增厚,色苍白(图 16-8E)。小肠被黏液性腹水推挤至右上腹并粘连于前腹壁,小肠及系膜表面形成厚层假膜,使小肠互相粘连失去正常形态。大网膜增厚瘤化,肝圆韧带瘤化。肝脏受压脏面向膈肌方向凹陷,体积减小。胃形态可,胃壁柔软。脾脏形态正常,脾门被瘤化大网膜包裹。结肠表面可见多发肿瘤结节,直径 <2cm。阑尾形态结构消失,可见一菜花状肿瘤,直径约 6cm。小肠及系膜表面多发肿瘤结节,直径 <2cm,末端回肠表面肿瘤较多,并粘连成团。乙状结肠与直肠交界处可见另一菜花状肿瘤,直径约 8cm。盆腔直肠膀胱陷凹内间隙消失,充满肿瘤,并侵及乙状结肠及直肠,融合为一体。术中诊断腹膜假黏液瘤。PCI 评分 36 分。依次切除肝圆韧带、大网膜、盆底腹膜及部分直肠、右半结肠及右侧壁腹膜、左侧壁腹膜、肠系膜表面肿瘤,切除后 CC 评分 1 分。同时给予术中 HIPEC,顺铂 120mg、多西他赛 120mg 分别加入 3 000ml 生理盐水中,连接热灌注化疗仪,43℃,分别灌注 30min。灌注完毕后行回结肠端侧吻合、降结肠与直肠端端吻合(图 16-8F),横结肠造口术,左侧膈下、右肝下及盆腔各放置一根引流管。关腹后重新消毒铺巾,行右侧

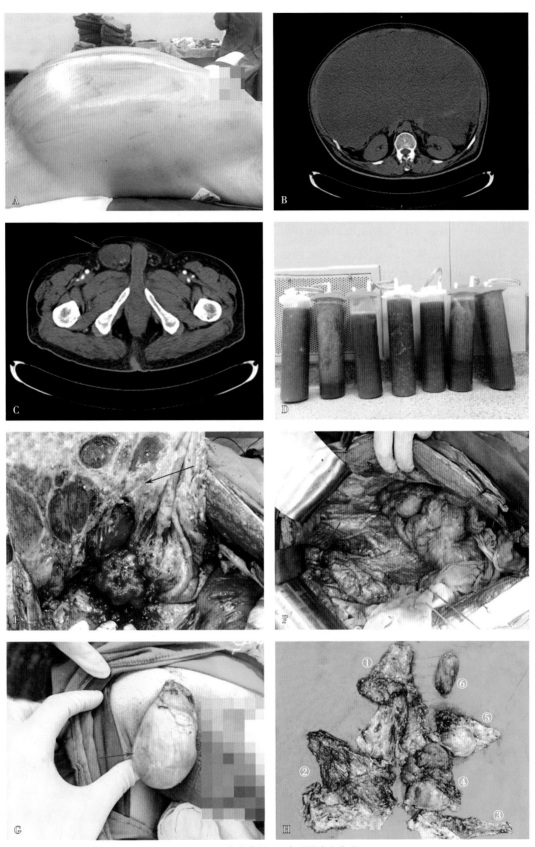

图 16-8　患者典型 CT 表现及术中发现

A. 术前患者平卧位,腹部明显膨隆;B. 腹盆腔 CT 增强 + 三维重建横断位示腹腔内大量积液;C. 腹盆腔 CT 增强 + 三维重建横断位示右侧睾丸肿物;D. 腹腔内大量黏液性腹水,共引出 20000ml;E. 手术探查发现大网膜瘤化,肠管表面可见弥漫分布的黏液性肿瘤;F. 灌注后消化道重建,降结肠直肠吻合;G. 右侧睾丸及肿瘤;H. 手术标本。①盆腔腹膜及肿瘤 + 部分直肠和乙状结肠及系膜。②大网膜及肿瘤。③右侧膈肌腹膜及肿瘤。④右半结肠及肿瘤。⑤右侧壁腹膜及肿瘤。⑥右侧睾丸及肿瘤睾丸切除术(图16-8G)。手术过程顺利,耗时830min,术中出血1 000ml,输红细胞6U,血浆1 500ml。术后标本见图16-8H。患者术后行对症支持及康复治疗。术后第11天痊愈出院。

3. 病理诊断　大体病理:①回盲部,送检部分肠管,肠管膨胀,长9cm,周径12cm,肠管外浆膜脂肪组织内见肿物1枚,大小5cm×5.5cm×4.8cm,切面多房囊性,局部实性,囊内含胶冻样组织,肿物内疑似残存阑尾结构,肠管外附部分腹膜,大小10cm×12cm×0.3cm,肉眼含胶冻状物。②双侧下腹壁腹膜+盆腔肿物+乙状结肠+直肠:送检肠管一段,长18cm,周径3~5cm,浆膜外脂肪组织内可见大量肿瘤组织,总体积14cm×6cm×3cm,肿物切面灰粉囊实性,多房囊性,囊内含胶冻样物,肉眼见肿物侵及肠壁,未侵及黏膜,肿物与部分腹壁腹膜粘连,腹膜大小20cm×15cm×0.2cm,灰粉,质韧。③右侧睾丸及

肿瘤:送检肿物一枚,大小9.5cm×6cm×3cm,包膜完整,切面囊实性,多房囊,囊内含胶冻样液体,内见睾丸,大小3.5cm×2cm×1.5cm,肉眼见肿瘤侵犯睾丸。

组织学病理(图16-9):①肿瘤内见残存阑尾,阑尾腔扩张,衬覆肿瘤性上皮,肿瘤细胞单行排列,局灶复层,细胞轻度异型,胞核小而规则,位于细胞基底,阑尾肌壁内见多灶黏液池,符合腹膜假黏液瘤,低级别,部分高级别,并侵犯回盲部肠壁全层。②(双侧下腹壁腹膜+盆腔肿物+乙状结肠+直肠)(右侧膈肌及腹膜+大网膜+降结肠系膜+左侧腹膜)(小肠系膜肿瘤)纤维脂肪组织内见大量黏液池,黏液中可见肿瘤细胞呈条带状分布,部分呈乳头状,单行排列,局灶复层,细胞轻度异型,胞核小而规则,位于细胞基底,符合腹膜假黏液瘤(低级别),并侵犯直肠、结肠肠壁全层至黏膜层。③(右侧睾丸及肿瘤)纤维脂肪组织内见大量黏液池,黏液中可见肿瘤细胞呈条带状分布,部分呈乳头状,单

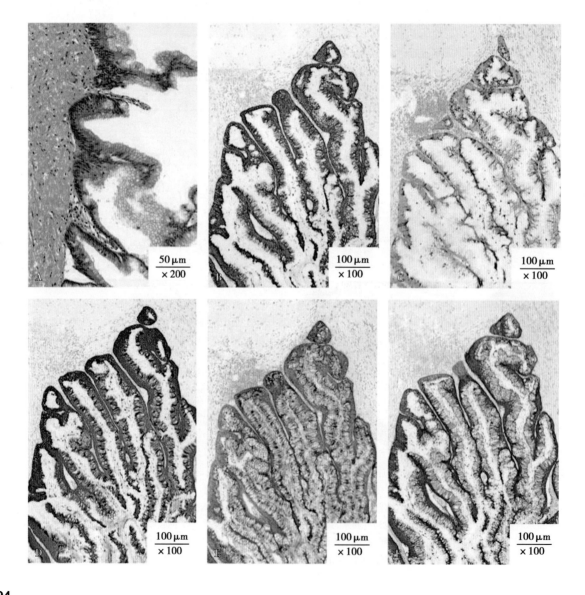

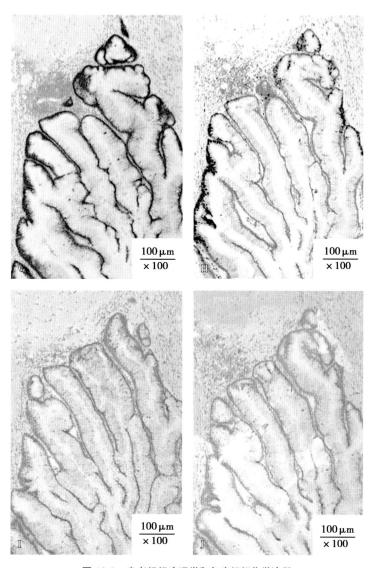

图 16-9　患者组织病理学和免疫组织化学诊断

A. 组织病理学诊断为腹膜低级别黏液癌。癌组织呈乳头状,癌细胞排列极性较好,异型性较低,细胞核位于近基底膜处,核分裂少见;B. CK 阳性;C. CK7 个别阳性;D. CK20 阳性;E. CEA 阳性;F: Villin 阳性;G. CDX2 阳性;H. KI-67 10%阳性;I. MUC-1 阴性;J. MUC-6 阴性

行排列,局灶复层,细胞轻度异型,胞核小而规则,位于细胞基底,符合腹膜假黏液瘤(低级别),并侵犯睾丸。

免疫组织化学(图 16-9):CK(+),CK7(个别阳性),CK20(+),CEA(+),Villin(+),CDX2(+),p53(±),KI-67(10%+),CD34(血管+),NSE(个别阳性),CgA(-),CD56(-),Syn(灶+),MUC-1(肠型)(-),MUC-6(胃型)(-),S100(+),MLH1(+),MSH2(+),MSH6(+),PMS2(+),PD-1(淋巴细胞-),PD-L1(肿瘤细胞<1%+)。

(5)术后治疗:2017 年 5 月 5 日行第一周期辅助化疗:贝伐珠单抗(安维汀)400mg d1,伊立替康 280mg d1,亚叶酸钙 600mg d1,5-FU 650mg,5-FU 4 000mg d1、d2 静脉滴

注。2017 年 5 月 27 日、2017 年 6 月 22 日、2017 年 7 月 15日完成第 2、3、4 周期化疗,化疗过程顺利,出现轻度消化道反应,对症处理后缓解,无其他化疗副反应。因不能耐受化疗,放弃第 5、6 周期化疗。于 2017 年 9 月 15 日行结肠造口还纳术,过程顺利,术后恢复良好,后定期随访复查。

四、随访结果

患者从 2017 年 10 月至 2020 年 6 月行定期复查。截至 2020 年 6 月 11 日,患者疾病评价为稳定 SD,影像学检查未见明显疾病进展(图 16-10),疾病无进展生存期至少 35个月。

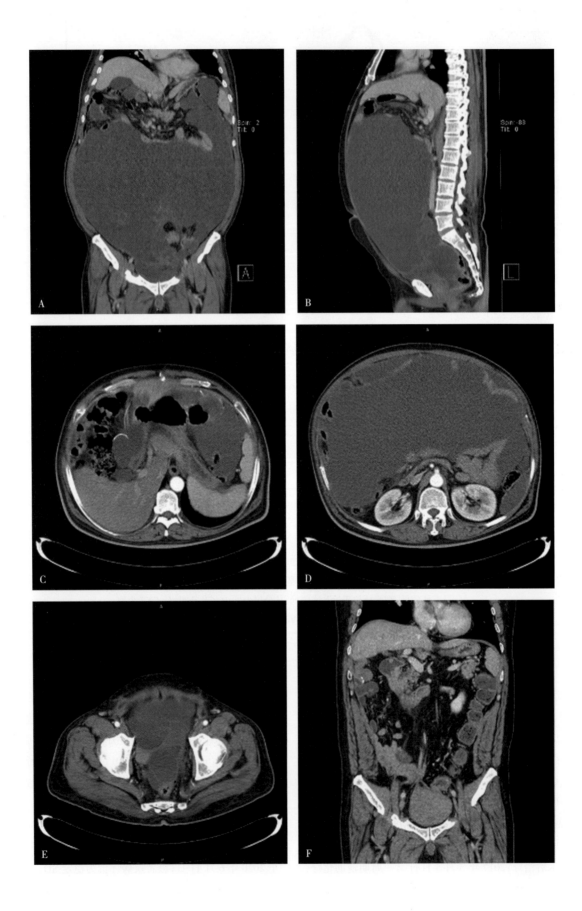

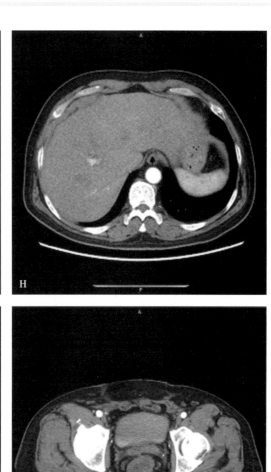

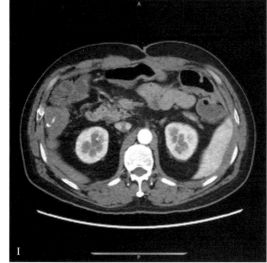

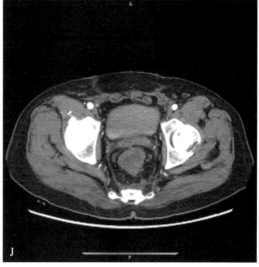

图 16-10　患者 2017 年 3 月 6 日术前与 2020 年 6 月 10 日复查腹盆腔 CT 增强扫描 + 三维重建表现对比

A~E. 术前;F~J. 最近一次复查。A、F. 冠状面;B、G. 矢状面;C、H. 水平面之上腹部;D、I. 水平面之中腹部;E、J. 水平面之盆腔

五、总结点评

该患者从腹股沟疝手术发现 PMP 到接受 CRS+HIPEC 综合治疗策略历时 11 个月,术后行辅助化疗及结肠造口还纳术,治疗历时总共 18 个月,CRS+HIPEC 及后续治疗过程顺利,未出现围术期不良事件,未出现化疗相关不良事件。随后从 2017 年 10 月至 2020 年 6 月定期复查,疗效评价为稳定 SD,疾病无进展生存 35 个月。从患者的治疗过程(图16-11)可见,患者术前评估不全面,曾被误诊为单纯双侧腹股沟疝。即便病理切片会诊确诊为 PMP 后,由于诊疗单位对 PMP 认识不足,患者仍先后接受不规范热疗及腹腔内注射重组腺病毒治疗,治疗后 8 个月便复发。复发后来我科行规范的 CRS+HIPEC 及术后化疗,患者生活质量明显改

善,临床获益明显。

PMP 于 1842 年由 Rokitansky 最先报道,发病率较低,属于罕见病范畴。这导致目前国内肿瘤学界及患者对 PMP 认识不足,相关临床研究匮乏,甚至很多医疗机构治疗不规范,导致临床疗效差。部分 PMP 患者初诊时被误诊或漏诊也存在客观因素。部分患者初次就诊时诊断为腹股沟疝,疝修补术中发现大量黏液溢出,经病理证实为 PMP,说明术前诊断不全面,对 PMP 诊断和治疗认识不足。究其原因,我们可以考虑如下几点。

1. PMP 发病率低,早期无特异性临床表现,同时对该病缺乏认识,是主要原因。从 PMP 肿瘤生物学行为来看,其来源广泛,大部分来源于破裂的阑尾黏液性肿瘤,少数来源于卵巢、结肠、脐尿管等脏器的原发性黏液性肿瘤。来源

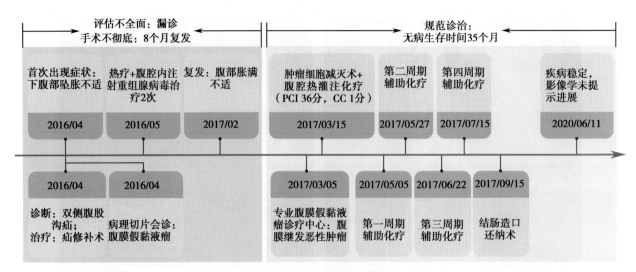

图 16-11 患者治疗过程时间轴图

于阑尾的黏液性肿瘤,是一种惰性且缓慢进展性疾病,早期多由于肿瘤细胞持续产生黏液,肿瘤组织阻塞阑尾腔,腔内黏液持续积聚,压力不断增高,导致阑尾壁穿孔或破裂;随后伴或不伴肿瘤细胞的黏液突然释放或缓慢释放至腹盆腔内,沿流动路径到达重吸收部位,形成特征性的"肿瘤再分布现象";终末阶段,大量肿瘤组织或黏液充满整个腹盆腔内,导致胃肠道蠕动受限,癌性粘连,出现肠梗阻症状,不能进食或排泄,营养耗竭,最终死于恶病质。临床医生应当了解、大力度普及 PMP 基本病理机制相关知识,使学界在思想上有所储备,才能在实践中及早认识、及时诊治这种疾病。

2. 国内对 PMP 的认识不足 临床医师诊断先入为主,未能认真分析引起腹水的基础疾病,而是根据一些无特殊性医技检查结果做出诊断及治疗。临床上多种疾病均以腹水为主要体征,首发表现多为腹胀、腹痛,其病因复杂多样,涉及多系统、多病种,诊断具有一定难度。PMP应属于罕见病范畴,所以在临床工作中,常出现"未见过此病""不知道如何治疗"等认识不足的情况,基本表现在三个方面。①误诊:黏液性腹水与肝硬化腹水,结核性腹膜炎,卵巢癌腹膜转移等疾病常难以鉴别,主要原因是黏液与腹水在查体、辅助检查(如 CT 或 B 超等)进行鉴别时,多需要有大量黏液性腹水治疗经验的医师才可能做出准确鉴别诊断。②漏诊:如卵巢黏液性肿瘤未按临床常规和指南切除阑尾,则可能漏诊阑尾源性 PMP。③治疗延误:大量阑尾切除术后病理示阑尾黏液性肿瘤的患者,特别是针对存在腹膜转移高危因素者(如 T4 期肿瘤,T3 期黏液腺癌或已形成 PMP),未按腹膜假黏液瘤治疗规范行 CRS+HIPEC 治疗,导致错过最佳治疗时机,延误病情,最终临床疗效差。

3. 腹腔穿刺未得到重视 临床对腹水、难以确诊的患者可以考虑行穿刺检查,如不能抽出积液者应改行超声引导下粗针穿刺,可行腹膜穿刺活检提高诊断正确率。

4. 国内 PMP 相关临床研究匮乏 回顾性分析近 10 年关于 PMP 的相关临床研究,可概括如下:样本量较小、多为单中心研究、非随机对照研究、观察性研究等。这些研究难以为临床提供更高级别的循证医学证据。

5. PMP 治疗规范性较差 既往对 PMP 存在认识不足,缺乏高级别的循证医学证据指导临床治疗。在外科方面,有采取不规范的减瘤术、不完全肿瘤切除,以暂时缓解腹胀及呼吸困难等症状。甚至有只采取活检术,以明确病理后行全身或腹腔化疗等。其他治疗方法还包括黏液溶解性药物治疗、光疗、放疗等,临床疗效均较差。

尽管 CRS+HIPEC 已成为国际上治疗 PMP 的主流综合策略,然而,国内对于该综合治疗策略的认识与接受程度仍有待提高,体现为国内收治 PMP 的专业诊疗机构仅约 9 家,具备腹膜肿瘤学专业人才培训能力的机构则少之又少,严重无法满足国内巨大人口基数下 PMP 患者群体的诊治需求。因此,在全国范围内普及 PMP 基础知识、推广 CRS+HIPEC 规范化治疗策略,是改善国内 PMP 误诊、漏诊、疗效不佳的治疗现状的当务之急。

(林育林 李鑫宝 李兵 李雁)

参考文献

[1] SMEENK RM, VAN VELTHUYSEN ML, VERWAAL

VJ, et al. Appendiceal neoplasms and pseudomyxoma peritonei: a population based study [J]. Eur J SurgOncol, 2008, 34 (2): 196-201.

[2] SMEENK RM, BRUIN SC, VAN VELTHUYSEN ML, et al. Pseudomyxoma peritonei [J]. Curr Probl-Surg, 2008, 45 (8): 527-575.

[3] HINSON F, AMBROSE N. Pseudomyxoma peritonei [J]. Br J Surg, 1998, 85 (10): 1332-1339.

[4] WANG H, WANG X, JU Y, et al. Clinicopathological features and prognosis of pseudomyxoma peritonei [J]. Exp Ther Med, 2014, 7 (1): 185-190.

[5] ELIAS D, GILLY F, QUENET F, et al. Pseudomyxoma peritonei: a French multicentric study of 301 patients treated with cytoreductive surgery and intraperitoneal chemotherapy [J]. Eur J Surg Oncol, 2010, 36 (5): 456-462.

[6] ANSARI N, CHANDRAKUMARAN K, DAYAL S, et al. Cytoreductive surgery and hyperthermic intraperitoneal chemotherapy in 1000 patients with perforated appendiceal epithelial tumours [J]. Eur J Surg Oncol, 2016, 42 (7): 1035-1041.

[7] GUAGLIO M, SINUKUMAR S, KUSAMURA S, et al. Clinical surveillance after macroscopically complete surgery for low-grade appendiceal mucinous aeoplasms (LAMN) with or without limited peritoneal spread: long-term results in a prospective series [J]. Ann Surg Oncol, 2018, 25 (4): 878-884.

[8] MITTAL R, CHANDRAMOHAN A, MORAN B. Pseudomyxoma peritonei: natural history and treatment [J]. Int J Hyperther, 2017, 33 (5): 511-519.

[9] SUGARBAKER PH. New standard of care for appendiceal epithelial neoplasms and pseudomyxoma peritonei syndrome [J]. Lancet Oncol, 2006, 7 (1): 69-76.

[10] MORAN BJ, CECIL TD. The etiology, clinical presentation, and management of pseudomyxoma peritonei [J]. SurgOncol Clin N Am, 2003, 12 (3): 585-603.

[11] JOHN S. SPRATT RAA, MARIE MUSK-OVIN, WILLIAM SHERRILL, et al. Clinical Delivery System for Intraperitoneal Hyperthermic Chemotherapy [J]. Cancer research, 1980, 40 (2): 256-260.

[12] SUGARBAKER PH. Cytoreductive surgery and peri-operative intraperitoneal chemotherapy as a curative approach to pseudomyxoma peritonei syndrome [J]. Eur J Surg Oncol, 2001, 27 (3): 239-243.

[13] CHUA TC, MORAN BJ, SUGARBAKER PH, et al. Early-and long-term outcome data of patients with pseudomyxoma peritonei from appendiceal origin treated by a strategy of cytoreductive surgery and hyperthermic intraperitoneal chemotherapy [J]. J Clin Oncol, 2012, 30 (20): 2449-2456.

[14] LI Y, YU Y, LIU Y. Report on the 9 (th) International Congress on Peritoneal Surface Malignancies [J]. Cancer Biol Med, 2014, 11 (4): 281-284.

[15] 卢一艳, 齐长海, 李方, 等. 腹膜假黏液瘤浆膜腔积液细胞学诊断价值 [J]. 诊断病理学杂志, 2017, 24 (9): 689-692.

[16] BARATTI D, KUSAMURA S, MILIONE M, et al. Validation of the recent PSOGI pathological classification of pseudomyxoma peritonei in a single-center series of 265 patients treated by cytoreductive surgery and hyperthermic intraperitoneal chemotherapy [J]. Ann Surg Oncol, 2018, 25 (2): 404-413.

[17] JACQUET P, SUGARBAKER PH. Clinical research methodologies in diagnosis and staging of patients with peritoneal carcinomatosis [J]. Cancer Treat Res, 1996, 82: 359-374.

[18] SUGARBAKER PH. Peritonectomy procedures [J]. Ann Surg, 1995, 221 (1): 29-42.

[19] 李鑫宝, 林育林, 姬忠贺, 等. 肿瘤细胞减灭术加腹腔热灌注化疗治疗腹膜假黏液瘤 182 例分析 [J]. 中国肿瘤临床, 2018, 45 (18): 943-949.

[20] NEWTON AD, BARTLETT EK, KARAKOUSIS GC. Cytoreductive surgery and hyperthermic intraperitoneal chemotherapy: a review of factors contributing to morbidity and mortality [J]. J Gastrointest Oncol, 2016, 7 (1): 99-111.

[21] 李鑫宝, 马茹, 姬忠贺, 等. 肿瘤细胞减灭术联合腹腔热灌注化疗治疗腹膜假黏液瘤的围手术期安全性研究 [J]. 中华肿瘤杂志, 2020, 42 (5): 419-424.

[22] YAN TD, BLACK D, SAVADY R, et al. A systematic review on the efficacy of cytoreductive surgery and perioperative intraperitoneal chemotherapy for pseudomyxoma peritonei [J]. Ann Surg Oncol, 2007, 14 (2): 484-492.

［23］ SAXENA A, YAN TD, CHUA TC, et al. Critical assessment of risk factors for complications after cytoreductive surgery and perioperative intraperitoneal chemotherapy for pseudomyxoma peritonei [J]. Ann Surg Oncol, 2010, 17 (5): 1291-1301.

［24］ 李鑫宝, 马茹, 姬忠贺, 等. 肿瘤细胞减灭术联合腹腔热灌注化疗治疗腹膜假黏液瘤的围手术期安全性研究 [J]. 中华肿瘤杂志, 2020, 42 (5): 419-424.

［25］ PISO P, NEDELCUT SD, RAU B, et al. Morbidity and mortality following cytoreductive surgery and hyperthermic intraperitoneal chemotherapy: data from the DGAV StuDoQ Registry with 2149 consecutive patients [J]. Ann Surg Oncol, 2019, 26 (1): 148-154.

［26］ 李鑫宝, 姬忠贺, 张彦斌, 等. 肿瘤细胞减灭术加腹腔热灌注化疗围手术期静脉血栓栓塞症的危险因素及防治技术 [J]. 肿瘤防治研究, 2019, 46 (2): 121-126.

［27］ 彭开文, 张倩, 刘九洋, 等. 肿瘤细胞减灭加腹腔热灌注化疗术后静脉血栓栓塞症的预防 [J]. 中国肿瘤临床, 2017, 44 (8): 384-389.

［28］ 张彦斌, 姬忠贺, 刘刚, 等. 双套管持续冲洗负压引流治疗腹膜癌术后胃肠瘘 [J]. 中华普通外科杂志, 2017, 32 (6): 505-507.

［29］ 刘刚, 姬忠贺, 于洋, 等. 腹膜癌行肿瘤细胞减灭加腹腔热灌注化疗术后高肌红蛋白血症的治疗 [J]. 中国肿瘤临床, 2017, 44 (17): 867-872.

［30］ CHOUDRY HA, PAI RK, SHUAI Y, et al. Impact of cellularity on oncologic outcomes following cytoreductive surgery and hyperthermic intraperitoneal chemoperfusion for pseudomyxoma peritonei [J]. Ann Surg Oncol, 2018, 25 (1): 76-82.

［31］ SCHNEIDER MA, ESHMUMINOV D, LEHMANN K. Major postoperative complications are a risk factor for impaired survival after CRS/HIPEC [J]. Ann Surg Oncol, 2017, 24 (8): 2224-2232.

［32］ ALYAMI M, KIM BJ, VILLENEUVE L, et al. Ninety-day post-operative morbidity and mortality using the National Cancer Institute's common terminology criteria for adverse events better describe post-operative outcome after cytoreductive surgery and hyperthermic intraperitoneal chemotherapy [J]. Int J Hyperther, 2018, 34 (5): 532-537.

［33］ SPEYER JL, MYERS CE. The use of peritoneal dialysis for delivery of chemotherapy to intraperitoneal malignancies [J]. Recent Results Cancer Res, 1980, 74: 264-269.

［34］ DE LIMA VAZQUEZ V, STUART OA, MOHAMED F, et al. Extent of parietal peritonectomy does not change intraperitoneal chemotherapy pharmacokinetics [J]. Cancer Chemother Pharmacol, 2003, 52 (2): 108-112.

［35］ JACQUET P, AVERBACH A, STEPHENS AD, et al. Heated intraoperative intraperitoneal mitomycin C and early postoperative intraperitoneal 5-fluorouracil: pharmacokinetic studies [J]. Oncology, 1998, 55 (2): 130-138.

［36］ STICCA RP, DACH BW. Rationale for hyperthermia with intraoperative intraperitoneal chemotherapy agents [J]. Surg Oncol Clin N Am, 2003, 12 (3): 689-701.

［37］ SUGARBAKER PH. Laboratory and clinical basis for hyperthermia as a component of intracavitary chemotherapy [J]. Int J Hyperther, 2007, 23 (5): 431-442.

［38］ JACQUET P, AVERBACH A, STUART OA, et al. Hyperthermic intraperitoneal doxorubicin: pharmacokinetics, metabolism, and tissue distribution in a rat model [J]. Cancer Chemother Pharmacol, 1998, 41 (2): 147-154.

［39］ BARLOGIE B, CORRY PM, DREWINKO B. In vitro thermochemotherapy of human colon cancer cells with cis-dichlorodiammineplatinum (II) and mitomycin C [J]. Cancer Res, 1980, 40 (4): 1165-1168.

［40］ KAMPINGA HH. Cell biological effects of hyperthermia alone or combined with radiation or drugs: a short introduction to newcomers in the field [J]. Int J Hyperther, 2006, 22 (3): 191-196.

［41］ 张家裕, 倪雷, 曹亦军, 等. 术中低渗腹腔温热灌注化疗对胃肠吻合口愈合影响的实验研究 [J]. 现代肿瘤医学, 2013, 21 (5): 1002-1005.

［42］ MEHTA SS, GELLI M, AGARWAL D, et al. Complications of cytoreductive surgery and HIPEC in the treatment of peritoneal metastases [J]. Indian J Surg Oncol, 2016, 7 (2): 225-229.

［43］ CASADO-ADAM A, ALDERMAN R, STUART OA, et al. Gastrointestinal complications in 147 consecutive patients with peritoneal surface malignancy treated by cytoreductive surgery and periop-erative intraperitoneal chemotherapy [J]. Int J Surg Oncol, 2011, 2011: 468698.

［44］LAMBERT LA, ARMSTRONG TS, LEE JJ, et al. Inci-dence, risk factors, and impact of severe neutropenia after hyperthermic intraperitoneal mitomycin C [J]. Ann Surg Oncol, 2009, 16 (8): 2181-2187.

［45］ZHENG Z, YU H, XIONG B, et al. The incidence and risk factors of hepatotoxicity induced by periop-erative hyperthermic intraperitoneal chemotherapy in gastrointestinal carcinoma patients: a retrospec-tive study [J]. Onco Targets Ther, 2018, 11: 5715-5722.

［46］YE J, REN Y, WEI Z, et al. Nephrotoxicity and long-term survival investigations for patients with peritoneal carcinomatosis using hyperthermic intraperitoneal chemotherapy with cisplatin: a retrospective cohort study [J]. Surg Oncol, 2018, 27 (3): 456-461.

［47］CATA JP, ZAVALA AM, VAN METER A, et al. Identification of risk factors associated with postoperative acute kidney injury after cytoreduc-tive surgery with hyperthermic intraperitoneal chemotherapy: a retrospective study [J]. Int J Hyper-ther, 2018, 34 (5): 538-544.

［48］KUSAMURA S, MORAN BJ, SUGARBAKER PH, et al. Multicentre study of the learning curve and surgical performance of cytoreductive surgery with intraperito-neal chemotherapy for pseudomyxoma peritonei [J]. Br J Surg, 2014, 101 (13): 1758-1765.

［49］LEVINE EA, STEWART JHT, SHEN P, et al. Intra-peritoneal chemotherapy for peritoneal surface malig-nancy: experience with 1, 000 patients [J]. J Am Coll Surg, 2014, 218 (4): 573-585.

［50］TABRIZIAN P, SHRAGER B, JIBARA G, et al. Cyto-reductive surgery and hyperthermic intraperitoneal chemotherapy for peritoneal carcinomatosis: outcomes from a single tertiary institution [J]. J Gastrointes-tSurg, 2014, 18 (5): 1024-1031.

［51］庄健美, 李鑫宝, 谈春荣, 等. 445 例腹膜肿瘤细胞减灭术加腹腔热灌注化疗围手术期的输血管理 [J]. 中国输血杂志, 2018, 31 (12): 1368-1372.

［52］SAXENA A, VALLE SJ, LIAUW W, et al. Allo-genic blood transfusion is an independent predictor of poorer peri-operative outcomes and reduced long-Term survival after cytoreductive surgery and hyper-thermic intraperitoneal chemotherapy: a review of 936 cases [J]. J Gastrointest Surg, 2017, 21 (8): 1318-1327.

［53］FISHER SB, RAFEEQ S, HESS K, et al. Elevated brain natriuretic peptide (BNP) is an early marker for patients at risk for complications after cyto-reductive surgery and hyperthermic intraperi-toneal chemotherapy (CRS + HIPEC)[J]. J Surg Oncol, 2018, 117 (4): 685-691.

［54］NAFFOUJE SA, TULLA KA, CHORLEY R, et al. Acute kidney injury increases the rate of major morbidities in cytoreductive surgery and HIPEC [J]. Ann Med Surg (Lond), 2018, 35: 163-168.

［55］SARGANT N, ROY A, SIMPSON S, et al. A protocol for management of blood loss in surgical treatment of peritoneal malignancy by cytoreductive surgery and hyperthermic intraperitoneal chemotherapy [J]. Trans-fusion Med, 2016, 26 (2): 118-122.

［56］MOHAMED F, MORAN BJ. Morbidity and mortality with cytoreductive surgery and intraperitoneal chemo-therapy: the importance of a learning curve [J]. Cancer J, 2009, 15 (3): 196-199.

［57］GLEHEN O, GILLY FN, BOUTITIE F, et al. Toward curative treatment of peritoneal carcinomatosis from nonovarian origin by cytoreductive surgery combined with perioperative intraperitoneal chemo-therapy: a multi-institutional study of 1, 290 patients [J]. Cancer, 2010, 116 (24): 5608-5618.

［58］MORADI BN 3RD, ESQUIVEL J. Learning curve in cytoreductive surgery and hyperthermic intraperito-neal chemotherapy [J]. J Surg Oncol, 2009, 100 (4): 293-296.

［59］KUSAMURA S, GONZALEZ-MORENO S, NIZRI E, et al. Learning curve, training program, and moni-torization of surgical performance of peritoneal surface malignancies centers [J]. Surg Oncol Clin N Am, 2018, 27 (3): 507-517.

［60］POLANCO PM, DING Y, KNOX JM, et al. Insti-tutional learning curve of cytoreductive surgery and hyperthermic intraperitoneal chemoperfu-sion for peritoneal malignancies [J]. Ann Surg

Oncol, 2015, 22 (5): 1673-1679.

[61] SPRATT JS, ADCOCK RA, MUSKOVIN M, et al. Clinical delivery system for intraperitoneal hyperthermic chemotherapy [J]. Cancer Res, 1980, 40 (2): 256-260.

[62] ELIAS D, BONNAY M, PUIZILLOU JM, et al. Heated intra-operative intraperitoneal oxaliplatin after complete resection of peritoneal carcinomatosis: pharmacokinetics and tissue distribution [J]. Ann Oncol, 2002, 13 (2): 267-272.

[63] STEWART JHT, SHEN P, RUSSELL G, et al. A phase I trial of oxaliplatin for intraperitoneal hyperthermic chemoperfusion for the treatment of peritoneal surface dissemination from colorectal and appendiceal cancers [J]. Ann Surg Oncol, 2008, 15 (8): 2137-2145.

[64] ELIAS D, EL OTMANY A, BONNAY M, et al. Human pharmacokinetic study of heated intraperitoneal oxaliplatin in increasingly hypotonic solutions after complete resection of peritoneal carcinomatosis [J]. Oncology, 2002, 63 (4): 346-352.

[65] POMEL C, FERRON G, LORIMIER G, et al. Hyperthermic intra-peritoneal chemotherapy using oxaliplatin as consolidation therapy for advanced epithelial ovarian carcinoma. Results of a phase II prospective multicentre trial. CHIPOVAC study [J]. Eur J SurgOncol, 2010, 36 (6): 589-593.

[66] CHALRET DU RIEU Q, WHITE-KONING M, PICAUD L, et al. Population pharmacokinetics of peritoneal, plasma ultrafiltrated and protein-bound oxaliplatin concentrations in patients with disseminated peritoneal cancer after intraperitoneal hyperthermic chemoperfusion of oxaliplatin following cytoreductive surgery: correlation between oxaliplatin exposure and thrombocytopenia [J]. Cancer Chemother Pharmacol, 2014, 74 (3): 571-582.

[67] CHARRIER T, PASSOT G, PERON J, et al. Cytoreductive surgery combined with hyperthermic intraperitoneal chemotherapy with oxaliplatin increases the risk of postoperative hemorrhagic complications: analysis of predictive factors [J]. Ann Surg Oncol, 2016, 23 (7): 2315-2322.

[68] MOHAMED F, CECIL T, MORAN B, et al. A new standard of care for the management of peritoneal surface malignancy [J]. Curr Oncol, 2011, 18 (2): e84-96.

[69] LEVINE EA, STEWART JH, SHEN P, et al. Intraperitoneal chemotherapy for peritoneal surface malignancy: experience with 1, 000 patients [J]. J Am Coll Surg, 2014, 218 (4): 573-585.

[70] VAN DER SPEETEN K, STUART OA, CHANG D, et al. Changes induced by surgical and clinical factors in the pharmacology of intraperitoneal mitomycin C in 145 patients with peritoneal carcinomatosis [J]. Cancer Chemother Pharmacol, 2011, 68 (1): 147-156.

[71] CHUA TC, YAN TD, SMIGIELSKI ME, et al. Long-term survival in patients with pseudomyxoma peritonei treated with cytoreductive surgery and perioperative intraperitoneal chemotherapy: 10 years of experience from a single institution [J]. Ann Surg Oncol, 2009, 16 (7): 1903-1911.

[72] CHUA TC, LIAUW W, ZHAO J, et al. Upfront compared to delayed cytoreductive surgery and perioperative intraperitoneal chemotherapy for pseudomyxoma peritonei is associated with considerably lower perioperative morbidity and recurrence rate [J]. Ann Surg, 2011, 253 (4): 769-773.

[73] SPARKS DS, MORRIS B, XU W, et al. Cytoreductive surgery and heated intraperitoneal chemotherapy for peritoneal carcinomatosis secondary to mucinous adenocarcinoma of the appendix [J]. Int Surg, 2015, 100 (1): 21-28.

[74] AZZAM AZ, ALYAHYA ZA, WUSAIBIE AAA, et al. Cytoreductive surgery and hyperthermic intraperitoneal chemotherapy in the management of pseudomyxoma peritonei: a single-center experience [J]. Indian J Gastroenterol, 2017, 36 (6): 452-458.

[75] GROTZ TE, ROYAL RE, MANSFIELD PF, et al. Stratification of outcomes for mucinous appendiceal adenocarcinoma with peritoneal metastasis by histological grade [J]. World J Gastrointest Oncol, 2017, 9 (9): 354-362.

[76] DELHORME JB, SEVERAC F, AVEROUS G, et al. Cytoreductive surgery and hyperthermic intraperitoneal chemotherapy for pseudomyxoma peritonei of appendicular and extra-appendicular origin [J]. Br J

Surg, 2018, 105 (6): 668-676.

［77］LANSOM J, ALZAHRANI N, LIAUW W, et al. Cytoreductive surgery and hyperthermic intraperitoneal chemotherapy for pseudomyxoma peritonei and appendix tumours [J]. Indian J Surg Oncol, 2016, 7 (2): 166-176.

［78］LEVINE EA, VOTANOPOULOS KI, SHEN P, et al. A multicenter randomized trial to evaluate hematologic toxicities after hyperthermic intraperitoneal chemotherapy with oxaliplatin or mitomycin in patients with appendiceal tumors [J]. J Am Coll Surg, 2018, 226 (4): 434-443.

［79］ALAKUS H, BABICKY ML, GHOSH P, et al. Genome-wide mutational landscape of mucinous carcinomatosis peritonei of appendiceal origin [J]. Genome Med, 2014, 6 (5): 43.

［80］TOKUNAGA R, XIU J, JOHNSTON C, et al. Molecular profiling of appendiceal adenocarcinoma and comparison with right-sided and left-sided colorectal cancer [J]. Clin Cancer Res, 2019, 25 (10): 3096-3103.

视频　腹腔镜腹膜假黏液瘤减瘤术＋腹腔置管术（C-HIPEC 治疗模式）

该视频为一女性腹膜假黏液瘤病例。2020 年 4 月因阑尾炎在某三甲医院行腹腔镜阑尾切除术，术后病理发现为阑尾低级别黏液性肿瘤，2020 年 6 月至另一三甲肿瘤专科医院就诊再行腹腔镜双附件切除术，术中见双侧卵巢黏液种植，余腹腔未见异常。2020 年 7 月至广州医科大学附属肿瘤医院 CT 就诊未见明显异常，2020 年 10 月复诊时发现肝周积液，怀疑肿瘤复发、腹腔积液。患者比较抗拒开腹肿瘤细胞减灭术，要求尽量微创治疗，腹腔镜探查发现腹腔内黏液性肿瘤主要位于上腹部肝脏周围，遂行腹腔镜腹膜假黏液瘤减瘤术，达到满意减瘤 CC-0，之后进行腹腔热灌注化疗 3 次，术后恢复顺利，随访至 2021 年 3 月未见肿瘤复发，已无瘤生存 5 个月。

17

第十七章

肝胆系统肿瘤的腹腔热灌注化疗

肝细胞肝癌（hepatocellular carcinoma，HCC）是 2018 年全球第 7 位常见肿瘤，在癌症相关死亡原因中居第 4 位，每年约 78.2 万人死于 HCC。我国是 HCC 高发国家，2015 年发病率为 26.92/10 万，每年新发病例占全球 50% 以上。目前，早期 HCC 仍以手术切除和射频消融等根治性治疗为主，中晚期 HCC 的治疗主要是以多学科综合治疗为主，目标是延长患者生存时间、提高患者生存质量。HCC 患者常常伴有肝硬化，这往往是肝功能不佳的表现。还有一个严重的并发症——HCC 破裂（ruputure of HCC，rHCC），死亡率高，还可能导致肿瘤的腹腔播散；同时 HCC 本身也导致腹腔播散，以上原因均导致腹水产生，临床处理比较棘手。

胆管癌是指来源于胆道及胆囊上皮的一组高度异质性的恶性肿瘤，包括肝内胆管癌（intrahepatic cholangiocarcinoma，ICC）、肝外胆管癌（extrahepatic cholangiocarcinoma，ECC）和胆囊癌（gallbladder carcinoma，GBC）。胆管癌在临床上较为少见，约占所有消化系统恶性肿瘤的 3%，但是近年来其发病率在中国和世界范围内都呈上升趋势。胆管癌的预后很差，肿瘤无法切除或者有转移的患者，其中位生存时间小于 1 年。由于大部分患者在晚期时才确诊，失去了手术根治的机会，因此手术联合多种辅助治疗是目前胆道肿瘤治疗的主要手段，旨在延缓病情发展，提高患者生活质量及延长生存期限。其中腹膜转移是胆管癌常见的转移方式，也是导致患者无法接受根治性手术的主要因素之一，至今仍是临床上处理的难点。

腹腔热灌注化疗（hyperthermic intraperitoneal chemotherapy，HIPEC）在预防及治疗腹腔转移性肿瘤方面已经广泛应用。HIPEC 在治疗进展期胃癌、结直肠癌及卵巢癌腹膜种植转移及恶性腹水方面有独特疗效。肝胆管肿瘤的患者能否 HIPEC 治疗是目前大家比较关注的问题。目前国内外已经有部分单位做了初步的探索，HIPEC 不增加术后胆漏、吻合口漏的概率，对肝脏和血液系统不良反应较小，在治疗肝癌和胆管癌肿瘤腹膜转移上是一种创伤小、安全和有效的方法，而且在预防腹腔种植播散转移方面有明显优势。HIPEC 还可以有效控制腹水，肝硬化亦非禁忌证，建议在肝硬化腹水患者中选择非肝毒性化疗药物进行 HIPEC 治疗，在围术期管理中应尽早进行保肝、白蛋白支持、利尿等相关的肝病处理。将肿瘤切除加 HIPEC 应用在 rHCC 中，不仅可以根治肿瘤而且可以清除腹腔积血，减少术后腹膜种植转移率，也降低了术后肿瘤复发率。HIPEC 在肝胆恶性肿瘤也在逐步开展，并运用越来越广泛。

推荐阅读

• 中国抗癌协会腹膜肿瘤专业委员会，广东省抗癌协会肿瘤热疗专业委员会．中国腹腔热灌注化疗技术临床应用专家共识（2019 版）［J］．中华医学杂志，2020，100（2）:89-96.

• SUGARBAKER PH，腹膜表面肿瘤细胞减灭术与手术期化疗［M］．李雁，主译．北京：科学出版社，2018.

• 徐小元，丁惠国，李文刚，等．肝硬化腹水及相关并发症的诊疗指南［J］．中华肝脏病杂志，2017，25（9）:664-677.

• 蔡国响，崔书中，陈凛，等．腹腔热灌注化疗技术临床应用专家共识（2016 版）［J］．中华胃肠外科杂志，2016，19（2）:121-125.

• MOORE KP, AITHAL GP. Guidelines on the management of ascites in cirrhosis [J]. Gut, 2006, 55(Suppl 6):vi1-12.

- RUNYON BA. Management of adult patients with ascites due to cirrhosis: an update [J]. Hepatology, 2009, 49(6):2087-2107.
- EASL clinical practice guidelines on the management of ascites, spontaneous bacterial peritonitis, and hepatorenal syndrome incirrhosis [J]. J Hepatol, 2010, 53(3):397-417.
- RUNYON BA. Introduction to the revised American Association for the Study of Liver Diseases Practice Guideline management of adult patients with ascites due to cirrhosis 2012 [J]. Hepatology, 2013, 57(4):1651-1653.

第一节　肝细胞肝癌的诊断治疗现状

原发性肝癌大致可分为三大类：肝细胞癌（hepatocellular carcinoma，HCC）、肝内胆管癌（ICC）和混合型肝癌（combined hepatocellular and cholangiocarcinoma，cHCC-CC）。HCC 是肝癌的主要组织学亚型，占原发性肝癌的90%，是全世界癌症相关死亡率的第四大常见原因。HCC是我国常见的恶性肿瘤，早期 HCC 常无特异性症状，而出现临床症状时往往已经是中晚期，大部分 HCC 发生于有基础肝脏疾病的患者，部分 HCC 患者还合并有肝硬化，主要是乙肝病毒感染、丙肝病毒感染或酗酒等原因引起的。

一、发病诱因

肝炎感染基础作为 HCC 的发病因素在全球基本得到共识，在我国、韩国主要是乙肝感染的背景，而在欧美地区及日本主要是丙肝感染因素。慢性肝病患者存在持续性肝脏炎症、肝纤维化和肝细胞异常再生。这些病理生理过程可导致肝硬化，并导致一系列遗传学和表观遗传学事件，最终导致异常增生结节的形成，这些结节是真正的癌前病变。另外，分子层面的突变导致异常增生细胞获得增殖、侵袭性和生存优势，并完成 HCC 的转变。

随着乙肝疫苗的广泛接种以及抗丙肝病毒药物治愈丙型肝炎，使得乙肝和丙肝的发病率逐年下降，乙肝和丙肝相关性肝癌的发病率也逐步下降。目前，肝癌的病因格局正逐步改变，非酒精性脂肪肝（nonalcoholic fatty liver disease，NAFLD）、代谢综合征和肥胖的发病率逐步增加。在西方国家，这些疾病已经是 HCC 主要危险因素。

二、流行病学数据

HCC 也可以发生于不存在肝硬化或明显炎症的慢性肝病患者中。肝癌的治疗主要是以多学科综合治疗为主，目标是延长患者生存时间、提高患者生存质量。目前，早期 HCC 手术后 5 年存活率已经达到 60%~80%，术后死亡率<3%；70% 的患者在术后 5 年内出现肿瘤复发，但是尚无辅助疗法能降低复发率。中晚期肝癌采用局部治疗联合系统治疗为主，包括肝动脉栓塞化疗、放疗、靶向治疗、免疫治疗和中医中药等，生存时间均较以往得到明显延长。

三、临床表现

早期 HCC 多无明显症状。中、晚期 HCC 症状多但无特异性，首发症状以右上腹疼痛或不适多，多处于剑突下或右肋部，为间歇性或连续性钝痛或刺痛，如果肿瘤位于肝右叶近膈顶部，疼痛常可放射到右肩或右背部；还常伴有食欲下降、腹胀、乏力、腹部肿块、皮肤巩膜黄染、腹泻、下肢水肿、消瘦、发热等，严重的还伴有呕血、便血或出血倾向等。

但是 HCC 有一个严重的并发症——HCC 破裂（rHCC）。在亚洲，约 10% 的 HCC 患者最终因破裂出血致死。该病症起病急、进展快，再次出血风险高，而且还可能导致肿瘤的腹腔播散，严重影响 HCC 患者的预后，是继肿瘤进展、肝功能衰竭之后第 3 位 HCC 的常见死亡原因。HIPEC 可以有效地治疗 HCC 的腹腔播散，同时也可以预防 HCC 术后的腹膜播散，我国上海东方肝胆外科医院对肝癌破裂出血的患者手术切除病灶并在术后常规应用 HIPEC 治疗，已经取得了初步疗效，能有效地降低术后腹腔复发率，将患者的平均无瘤生存时间提高至 9 个月，部分患者长期无瘤存活。

四、影像学检查

近年来影像学发展迅速，主要以明确肿瘤的位置及有无脉管侵犯为目的，并进一步分期诊断。

（一）腹部超声

腹部超声操作简单、直观、无创和廉价，多用于筛查，可以诊断肝内有无占位性病变，提示其性质，确定病灶的肝内具体位置以及与肝内脉管的关系。但比较考验检查者的技术水平，而且操作技术存在死角，鉴别诊断能力不如 CT 和 MRI。彩色多普勒超声可以发现血管内栓子的血流信号异常，因此可以很好地鉴别血栓与癌栓。近年来超声造影的应用提高了对 HCC 诊断的准确率，并扩大了超声的用途。

（二）腹部 CT

目前 CT 是肝脏诊断及鉴别诊断重要的影像学检查方

法,增强 CT 可以进行全肝动态 CT 检查,分为平扫期、动脉期、门脉期、平衡期、延迟期。对于低分化或中分化 HCC 等富血供肿瘤容易在动脉晚期检出,对乏血供的高分化 HCC 及转移性肝癌,门脉期和平衡期容易检出,门脉癌栓和血栓在门脉期和平衡期上密度比正常门脉要低,比较容易检出,还可根据是否强化来鉴别癌栓和血栓。

(三)腹部 MRI

MRI 与 CT 相比,有无放射线损害、对比分辨能力更好、造影剂副作用少等优点。在富血供 HCC 检查方面与 CT 差别不大。对于 HCC 内部的组织结构变化如出血、坏死、脂肪变性及包膜显示等优于 CT。近年来,开发了网状内皮系统中摄取的超顺磁性氧化铁(superparamagnetic iron oxide,SPIO)粒子和从肝细胞向胆汁排泄的 Gd-EOB-DTPA、Gd-BOTPA、Mn-DPDP 等具有肝脏特异性的造影剂,由库普弗细胞或肝细胞摄取,而没有相应功能的肿瘤性病变却不能摄取,因此对不典型的小 HCC 有更强的检出能力,应用前景广泛。

(四)正电子发射体层摄影术(PET)

[18]氟脱氧葡萄糖(FDG)能在恶性肿瘤等葡萄糖代谢亢进的组织中聚集。对于小的肝肿瘤的诊断,CT 和 MRI 还是比 FDG-PET 有优势,但是 PET 可以发现肝外病变,如对骨转移灶、肺转移灶等的检出都比较有优势。

(五)数字减影血管造影(DSA)

DSA 是在数字 X 线成像基础上进行数字化处理,造影剂注入后的图像"减去"注入前的图像,消除骨与软组织像后获得血管成像。DSA 易于检查富血供的肿瘤,但是解剖位置有重叠关系的病灶定位和诊断比较困难,而且该操作是有创性的,应用较少。

五、血清学标志物

(一)甲胎蛋白

甲胎蛋白(α-fetoprotein,AFP)是肝癌的特异性肿瘤标志物,血清 AFP $\geq$ 400μg/L,或者连续 3 个月持续性升高并能排除妊娠、活动性肝病、生殖腺胚胎源性肿瘤等,即可考虑肝癌的诊断。AFP 在 100~200μg/L,应做动态观察,并结合肝功能变化及影像学检查加以综合分析判断,区别由"肝炎"引起的 AFP 升高。临床上约 30% 肝癌患者 AFP 不升高,此时应检测 AFP 异质体(AFP-L3),如为阳性,则有助于诊断。

(二)维生素 K 缺乏诱发的蛋白质

维生素 K 缺乏诱发的蛋白质(protein induced vitamin K absence,PIVKA-Ⅱ)在肝炎肝硬化病例中阳性率很低,仅为 3%,在其他疾病中上升也很少见,在 HCC 中灵敏度为 77.3%,特异性 90.4%,准确性 86.6%,可以说是准确性很高的肿瘤标志物。还可以和 AFP 联合诊断 HCC,并在灵敏度

和特异性平衡方面较单独诊断有优越性,但是要注意酒精性肝硬化、肝内胆汁淤积、华法林给药后均可导致维生素 K 缺乏使 PIVKA-Ⅱ升高。

六、病理

(一)大体分型

可分为结节型、巨块型和弥漫型;也可以参考中国肝癌病理研究协作组 1977 年制定的"五大型六亚型"分类。瘤体直径 <1cm 称为微小癌,1~3cm 称为小肝癌,3~5cm 称为中肝癌,5~10cm 称为大肝癌,>10cm 称为巨块型肝癌,而全肝散在分布小癌灶(类似肝硬化结节)称为弥漫型肝癌。目前,我国的小肝癌标准:单个癌结节最大直径 $\leq$ 3cm;多个癌结节数目不超过 2 个,其最大直径总和 $\leq$ 3cm。小肝癌除了体积小,多以单结节性、膨胀性生长为主,与周围肝组织的分界清楚或有包膜形成,具有生长较慢、恶性程度较低、发生转移的可能性小以及预后较好等特点。

(二)组织学特点

以梁索状排列为主,癌细胞呈多边形,细胞质嗜酸性,细胞核圆形,梁索之间衬覆血窦,也可出现多种细胞学和组织学上的特殊类型,若出现假腺管结构可类似肝内胆管癌和转移性腺癌,需要注意鉴别。癌细胞的分化程度,可以采用经典的 Edmondson-Steiner 肝癌四级分级法或分为好、中、差三级。

(三)代表性免疫组化标志物

肝细胞抗原(Hep Par1)示细胞质阳性,多克隆性癌胚抗原(pCEA)示细胞膜毛细胆管阳性,CD34 示肝窦微血管弥漫性分布,磷脂酰肌醇蛋白 -3(GPC-3)通常在 HCC 癌细胞的细胞质内表达。对于小病灶的肝活检组织病理学检查,应由经验丰富的病理学家实施和评估;可以进行 GPC-3、热休克蛋白 70(HSP70)和谷氨酰胺合成酶(GS)染色,如 3 项中有 2 项阳性可以诊断为 HCC。

七、鉴别诊断

HCC 应与继发性肝癌、肝硬化、肝脓肿、肝棘球蚴病、肝脏良性肿瘤、邻近肝区的肝外恶性肿瘤进行鉴别。

(一)继发性肝癌

肝脏为转移性癌的好发器官,以消化道肿瘤转移最常见,多无肝病史或肝硬化表现,AFP 一般为阴性。CT 和 MRI 提示"靶征"和"牛眼征",可以鉴别。

(二)肝硬化

肝硬化一般表现为病史长,多有肝炎或血吸虫病史,症状为劳累后加重,AFP 常为阴性,也有长期低浓度阳性,多由肝炎活动所致,常伴有脾大、食管胃底静脉曲张、蜘蛛痣

及肝掌等。肝硬化患者罹患 HCC 概率较大，应定期随访监测。

（三）肝脓肿

急性肝脓肿常以高热和白细胞计数升高为临床表现，比较容易鉴别，慢性肝脓肿吸收机化后鉴别较困难，CT 表现病灶周围出现不同相对密度的环形带，称环征。MRI 表现为脓肿和肝实质周围可见晕环，必要时可在超声引导下进行肝穿刺。

（四）肝棘球蚴病

常有牧区牛羊犬等接触史，病史较长，患者一般情况较好，不伴有肝硬化，肿块呈囊性，AFP 常为阴性。这些患者常有发热、黄疸等炎症表现，Casoni 皮肤试验及补体结合试验阳性有助于鉴别。

（五）肝脏良性肿瘤

有肝海绵状血管瘤、肝腺瘤、肝囊肿、肝脂肪瘤、局灶性结节增生等，这些疾病通常病程长、发展缓慢、不伴肝硬化，也无肝炎病史。可结合病史、体征、化验和影像学检查予以鉴别。

（六）邻近肝区的肝外恶性肿瘤

腹膜后软组织肿瘤可能来源于肾、肾上腺、胰腺及肠等器官，若肿瘤与肝脏关系密切，在影像学检查中发现肝占位，鉴别较困难，需借助 AFP 等肿瘤标志物鉴别，或者特殊检查如静脉肾盂造影、DSA 或者钡餐检查等，必要时行剖腹探查术才能明确诊断。

八、治疗方法

（一）根治性手术

早期（BCLC 0 期或 A 期）单发性肿瘤患者建议手术切除，也是唯一可能根治的方法，这些患者的体能状态及肝功能良好（不论肿瘤大小），且没有具有临床意义的门脉高压。手术切除主要包括规则性肝切除和非规则性肝切除术。今年来出现了解剖性肝切除术方法，是通过肝脏表面的缺血分界线确定手术切除区域，与规则性肝切除相比尽可能多地保护肝脏、降低肝损伤，有比非规则性肝切除术更好的手术切缘，还降低了术后并发症。

肝移植可用于肿瘤负担有限但不适合切除手术的患者。除了治疗肿瘤外，肝移植还有根除肝脏疾病的优势，彻底消除了肝内微转移的风险，属于根治术的一种。其适应证主要根据 Milan 标准即直径 5cm 以下的单发肿瘤或者直径 3cm 以下且数目 ≤ 3 的多发肿瘤，无肝外、淋巴结转移及血管侵犯。HCC 接受肝移植患者的 5 年存活率达60%~80%，10 年存活率达 50%，术后复发率 ≤ 15%。肝移植手术费用昂贵，我国肝癌患者数量众多，肝脏供体来源短

缺，患者等待时间较长，部分患者因等待供体时病情有进展超出了 Milan 标准导致失去了移植手术的机会。目前，对于预计等待时间超过 6 个月的患者常用射频消融术、经动脉化疗栓塞（TACE）以及非规则性肝切除术进行新辅助治疗，这部分患者的 5 年存活率与一期肝移植无明显差异。肝移植术后也常用辅助治疗以降低术后的复发率。现在国内外一些中心已经在发现肝移植复发后应用 HIPEC 治疗，而且取得了比较好的疗效，能有效控制肿瘤的增长速度还能治疗癌性腹水。能否将 HIPEC 应用于新辅助治疗阶段目前暂时无大样本量的临床数据。从原理上，HIPEC 可以预防肿瘤的腹膜转移，杀灭腹腔中脱落的游离癌细胞，而且 HIPEC 相对安全有效，是一种 HCC 新辅助治疗的新思路。

（二）消融治疗

对于肝功能 Child-Pugh B 级，但是肿瘤单发且 ≤ 2cm 的患者，可以考虑射频消融治疗，也有近似手术切除的效果。与切除相比，消融治疗并发症较少，但对较大肿瘤的局部控制较差。对于一些直径小于 2cm 且在肝实质内位置良好的孤立性肿瘤，射频消融与切除均可作为一线治疗手段。其他消融方法包括微波消融（microwave ablation）、冷冻消融（cryoablation）和无水乙醇注射（ethanol injection）。外照射放疗（EBRT）是安全的，但需要随机对照试验来确定其疗效。

（三）经动脉疗法

中期肿瘤（BCLC B 期）患者应考虑经动脉治疗。主要治疗方法是 TACE，即动脉内输注一种细胞毒性药物，然后立即栓塞肿瘤的供血血管。邻近的非肿瘤肝组织通常不受 TACE 的影响，因为与肿瘤不同，前者的血液供应主要来自门静脉。失代偿期肝硬化患者不应考虑 TACE。

选择性内放疗（SIRT）是另一种经动脉途径治疗 BCLC B 期肿瘤的方法。这种疗法是经动脉输注含有放射性放射性核素钇 -90 的微球。目前尚无随机对照的 3 期临床试验比较 TACE 和 SIRT 在改善患者生存率方面的差异，但大量的队列和回顾性研究表明，SIRT 是一种安全的治疗方法。

（四）系统性疗法

对于晚期（BCLC C 期）或经动脉疗法治疗期间发生进展的中期（BCLC B 期）HCC 患者，建议采用系统性疗法。索拉非尼（sorafenib）是首个获得 FDA 批准用于 HCC 的全身性药物，且是标准的一线治疗药物。其安全性及疗效在亚太地区患者中得到了验证。目前已经有更多的药物获批了 HCC 的适应证：①一线药物，索拉非尼（sorafenib）、仑伐替尼（lenvatinib）。②二线药物，瑞戈非尼（regorafenib）、卡博替尼（cabozantinib）、雷莫芦单抗（ramucirumab）。

九、腹腔热灌注化疗在预防和治疗肝癌腹膜种植转移中的作用

HCC 的预后较差,因肿瘤破裂出血或肿瘤转移也容易出现腹腔播散,这些患者的中位生存时间小于 1 年。腹腔转移也是 HCC 手术后主要的肿瘤转移。传统腹部恶性肿瘤根治术注重组织学根治,而不注重腹腔游离癌细胞(free cancer cell,FCC)的清除。FCC 是源于各种原因引起的肿瘤细胞从原发部位脱落入腹腔成为腹腔游离细胞,从而导致腹膜转移灶发生,FCC 定植于腹膜,形成微小癌灶、癌结节或广泛性腹膜肿瘤。FCC 形成的原因:自然因素,如肿瘤浸润生长穿透浆膜后,癌细胞直接脱落于腹腔;手术、创伤因素等,如手术过程中血管断扎、淋巴结清扫等操作可导致血管、淋巴管中的癌细胞进入腹腔形成腹腔游离癌细胞。研究表明,尽管术中严格遵循无瘤原则,由于术中淋巴管的开放、血管的断扎,亦会导致部分术前腹腔游离癌细胞阴性的患者术后转为阳性。

HIPEC 在预防及治疗腹腔转移性肿瘤方面得到了广泛关注。HIPEC 不仅可以治疗 HCC 患者的腹膜转移,还可以预防术后腹膜转移的复发率,还能治疗癌性腹水,对于肝硬化引起腹水也有控制作用,能够明显改善患者的临床症状。

第二节　胆管细胞性肝癌的诊断治疗现状

胆管癌是指来源于胆道及胆囊上皮的一组高度异质性的恶性肿瘤,根据解剖部位分为肝内胆管癌(ICC)、肝外胆管癌(ECC)和胆囊癌(GBC),肝外胆管癌包括肝门部胆管癌及远端胆管癌。肝内胆管癌发病率占原发性肝癌的 10%~20%,约占胆管癌的 10%,肝门部胆管癌的发生率占胆管癌的 50% 左右,胆囊癌的发病率占胆管癌的 20%~30%,人群总体发病率约为 1.15/10 万。胆管肿瘤发病原因包括胆管囊性扩张、胆道结石和原发性硬化性胆管炎等。

一、发病诱因

胆汁淤积和慢性炎症是导致胆管细胞恶变的发生、发展的主要原因。胆汁淤积和慢性炎症环境下逐渐产生引起基因改变的产物,同时胆汁淤积会导致结合胆酸刺激生长因子的产生和分泌,并抑制细胞凋亡。另外,包括肝胆管结石、寄生虫感染、原发性胆管炎、代谢性疾病、慢性病毒性肝炎、肝硬化、化学性致癌物质等都是胆管癌的高危因素。在这些胆管系统环境下,多种原本呈低表达状态的原癌基因

被激活呈高表达,发生序列反应,破坏原癌基因控制的细胞信号通路,进而导致细胞癌变。

二、流行病学数据

尽管胆道恶性肿瘤在临床上较为少见,约占所有消化系统恶性肿瘤的 3%,但是近年来其发病率在中国和世界范围内都呈上升趋势。我国胆囊及肝外胆管癌的发病率为 3.92/10 万,死亡率为 2.99/10 万,死亡例数占发病例数比为 76%,而且多数患者均在发病后 1 年内死亡,恶性程度高。其高发年龄在 60 岁以上,发病率男女比为 0.86:1,整体 5 年生存率 <5%。目前手术根治性切除是获得治愈或者长期生存的唯一希望,但这些患者中仅 25% 可接受根治性切除,约 50% 患者出现淋巴结转移,预后极差。

肝内胆管癌患者的发病年龄主要在 55~75 岁,且男性发病率略高于女性,有着明显地域性差异,亚洲地区国家发病率高,约为白种人和黑人的 2 倍,整体 5 年生存率只有 25%~35%,但是Ⅲ、Ⅳ期患者的 5 年生存率分别为 10% 和 0。

三、临床表现

该疾病的临床症状主要是黄疸、胆囊肿大、大小便异常、肝脏受损及胆道出血感染等,缺乏固定的症状和体征,并常伴随早期淋巴结转移、血管侵犯及远处转移等。由于肿瘤侵犯肝门部以下的胆管导致逐渐加重的持续性皮肤巩膜黄染,伴有瘙痒和体重下降。部分无黄疸的患者表现为上腹部疼痛,有时伴有发热、腹部包块,同时还伴有食欲减退、恶心、呕吐、乏力、消瘦等。大小便的异常主要表现为粪便灰白色,呈白陶土色,尿色深黄,如浓茶。胆囊肿大主要是由于远端胆管癌导致下段胆道梗阻所致,墨菲征可能为阴性,而肝内胆管癌和肝门部胆管癌胆囊则不一定肿大。胆管癌患者可合并胆道感染,感染细菌最常见为大肠埃希菌、粪肠球菌及厌氧菌等,有时候不恰当的内镜或介入治疗可能会加重胆道感染,甚至出现休克症状。胆道出血可能由于肿瘤破溃或表面坏死导致出现上消化道出血症状,如黑便、粪便潜血阳性、贫血等。肿瘤侵犯门脉可造成门脉高压,出现腹水、肝肾综合征,也可表现为上消化道出血。

四、影像学检查

影像学检查可以有助于明确胆管癌的诊断,了解有无转移灶等,同时也是评估肿瘤能否可切除的重要依据。

(一)腹部超声

B 超检查便捷、准确、廉价,可以发现肝内胆管扩张,显示梗阻部位,同时也可以在超声下行经皮经肝胆道引流术,

是胆管癌的首选检查。目前还应用较多的是超声内镜，可以避免肠道的干扰，探头频率高，更清晰，对肝外胆管癌的位置和浸润深度准确性较高，还可以判断有无区域淋巴结转移，还可以在其引导下穿刺病变组织做组织学检查，也可以抽取梗阻部位胆汁做脱落细胞检查、测定胆汁肿瘤标志物等。

（二）经皮经肝穿刺胆道造影

对于黄疸及肝内胆管扩张的胆管癌患者，经皮经肝穿刺胆道造影（PTC）可清晰地显示肝内外胆管树的形态、分布和梗阻部位，还可以放置引流管外引流来达到减黄的目的，为进一步治疗如手术、放化疗等做准备。但是该检查是侵袭性操作，也有着胆漏、出血和穿刺失败等并发症，需要有经验的专科医生操作。

（三）内镜逆行胰胆管造影

内镜逆行胰胆管造影（ERCP）也可以清晰地显示肝内外胆管树的形态、梗阻部位，也可以做胆道引流，但是在胆管癌中不作为常规检查的方式，主要因为是有创操作，还有逆行造影可能会使肠道细菌逆行进入无菌的梗阻胆管内，导致胆道感染的提前发生且不易控制。ERCP对于远端胆管癌还是有诊断意义的，有助于鉴别胰头癌和十二指肠乳头癌，远端胆管癌伴阻塞性黄疸的术前减黄治疗也可以在ERCP下放置鼻胆管引流完成。

（四）CT和MRI检查

CT和MRI检查均能准确显示胆管扩张和梗阻部位，对肿瘤的范围、性质判断的准确性较高。三维成像、3D打印技术，这些无创的检查已经可完全重建胆管树和肝脏形态，清楚地显示肿瘤和周围血管的关系，还可以在术前做模拟肝切除，以判断手术后残余肝脏体积等，显著提高手术的安全性，是目前比较理想的影像学检查手段。

五、血清肿瘤标志物

（一）CA199

在无胆管炎的情况下，胆管癌患者血清CA199（carbohydrate antigen 199）高于正常值的达86%，高于6倍者也达71%，因此CA199是有助于诊断胆管癌的，而且CA199的水平越高提示预后越差。但是胆汁淤积和胆管炎对CA199的影响比较大，会有较高的假阳性率。

（二）胆管癌相关抗原检测

胆管癌相关抗原（cholangiocarcinoma-related antigen，CCRA）是近年来从人胆管癌组织中发现的一种新的抗原物质，其阳性率在胆管中与CA199相似，但CCRA在其他消化道肿瘤中阳性率低，对胆管癌的诊断和鉴别诊断很有价值。

六、病理类型

我们将胆管癌分成肝内胆管癌、胆囊癌、肝外胆管癌分别叙述。

（一）肝内胆管癌

按大体标本特点可分为三类：团块型、管周浸润型和管内生长型。团块型，表现为肝实质中结节状或团块状病灶，质硬，与周围肝组织界限清；管周浸润型，沿肝内胆管系统呈浸润性生长，并伴有浸润处胆管狭窄和远端胆管扩张；管内生长型，局限在较大肝内胆管呈息肉状或乳头状生长。其中团块型占绝大多数。

1. 团块型　根据镜下特点可分为普通型和非普通型。普通型在镜下可见到管状、腺泡状或乳头状结构，一般为中高分化，由柱状或立方形胆管上皮细胞组成。肿瘤中央不常出现凝固性坏死，管腔内和肿瘤细胞的胞浆中常可见到黏蛋白样分泌物。这种类型肿瘤的一个突出特点是促结缔组织增生反应常见，而炎症反应少见。

非普通型在镜下常可见到小腺管状、腺泡状或条索状结构和裂隙样胆管及其分支。非普通型肿瘤细胞比普通型肿瘤细胞要小。肿瘤中有大量胶原纤维沉积，并将肿瘤细胞挤压分散到各处。这种类型的肿瘤的特点主要表现在广泛的替代性生长。

2. 管周浸润型　管周浸润型和团块型常合并存在，其镜下特点与团块型ICC的普通型相似。管周浸润型多发生于肝内大胆管，靠近肝门部，二级以上的小胆管也可发生。表现为肿瘤沿大胆管播散，呈乳头状、微乳头状和扁平状结构，还可表现为管状、腺泡状或微乳头状的肿瘤细胞侵犯胆管壁和周围的肝实质。

3. 管内生长型　管内生长型常发生于靠近肝门的肝内大胆管，其特点与肝外胆管癌相似。根据其在胆管内的形态不同，可分为乳头型、腺管型和管周弥漫型。乳头型是指包括癌前病变、非侵袭性和侵袭性肿瘤，以及肝内胆管乳头状瘤在内的一类肿瘤。从大体上看，乳头型肿瘤在胆管内呈乳头状生长，并沿肝内大、小胆管的胆管上皮生长播散。腺管型较乳头型较少见，这类肿瘤主要有腺管及乳头状病灶构成，黏蛋白分泌较少，在略膨胀的胆管内呈腺管样生长。管周弥漫型比前两者更为罕见，其特点为肿瘤细胞沿肝内胆管在管周表面呈弥漫性分布，而在受累胆管的表面很难见到明显的结节状病灶，受累的胆管扩张，肿瘤向周围组织侵犯。

此外，ICC还有一些不属于这三类的罕见类型，如鳞状或腺鳞状细胞型、印戒细胞型、淋巴上皮型和未分化型等。

（二）胆囊癌

按大体病理形态分型,可分为肿块型、浸润型、胶质型、混合型。

1. 肿块型 肿瘤呈肿块状向胆囊腔内生长,生长到一定程度可导致局部组织脱落、坏死,导致出血或胆道感染,还容易阻塞胆囊管出口,此类型预后较好。此类型约占15%。

2. 浸润型 肿瘤在胆囊壁内呈浸润性生长,胆囊壁广泛增厚变硬,较易侵犯邻近组织和脏器,逐步发展为胆囊因癌性收缩而萎缩,并成皮革样,切面为灰白色,预后差。此类型占75%~80%。

3. 胶质型 肿瘤组织内含大量黏液而呈胶冻样改变,也呈浸润性生长,预后较差。此类型占5%~8%。

4. 混合型 比较少见。按组织学分型主要分为腺癌、未分化癌、腺鳞癌、鳞癌。其他罕见类型还包括类癌、肉瘤、癌肉瘤、透明细胞癌、神经内分泌癌和横纹肌母细胞瘤等。

5. 肝外胆管癌 按大体形态分型,分为管壁浸润型、结节型、腔内乳头状型。

6. 腔内乳头状型 一般不向神经或其他组织浸润,只在黏膜或黏膜下扩展,容易出现胆管梗阻,易于早期诊断及早期治疗,手术切除率较高,预后较好。

7. 管壁浸润型 容易侵犯周围组织和脏器并且好发于左右肝管及胆总管,手术切除率低,预后较差。

8. 结节型癌 肿块形成一个突向胆管的结节,瘤体一般较小,基地宽、表面不规则,常沿胆管黏膜浸润,不易侵犯周围组织和血管,手术切除率高,预后相对较好。

组织学分类:常用的是按照细胞类型分化程度和生长方式分为6型。①乳头状腺癌。②高分化腺癌。③低分化腺癌。④未分化癌。⑤印戒细胞癌。⑥鳞状细胞癌等。95%以上胆管癌为腺癌,少数为鳞状上皮癌、黏液癌、囊腺癌等,也有罕见的胆总管平滑肌肉瘤的报道等。

七、鉴别诊断

（一）胆道结石

胆道结石伴梗阻的特点是发作部位以上部分梗阻,经常伴有腹痛、发热、黄疸三联征,胆管癌往往是无痛性黄疸,可以查 MRCP 以鉴别。

（二）肝细胞癌合并胆管癌栓

常有肝炎或肝硬化病史、血清甲胎蛋白阳性,先有肝大,黄疸在后期出现,腹痛不因体位改变而变化,超声和放射性核素扫描可发现肝占位性病变合并胆管内有栓子形成,如此应当高度怀疑为肝细胞癌合并胆管癌栓,而不是胆管癌导致的黄疸。

（三）胰头癌

胰腺癌早期无特异性症状,多数仅表现为上腹部不适或隐痛、钝痛和胀痛等,进行性加重黄疸的出现是胰头癌的特异性症状,晚期出现消瘦、剧烈腰背部疼痛,CT 检查提示胰头部占位性病变,还伴有胰管增粗。

（四）慢性胰腺炎

慢性胰腺炎可导致胰腺钙化或胰腺炎性肿块、胰腺假性囊肿压迫胆管导致黄疸。CT 发现胰腺钙化点对诊断慢性胰腺炎有帮助,必要时可在剖腹探查手术或者用极细穿刺针作胰腺穿刺活检,以助鉴别。

（五）原发性硬化性胆管炎

以肝内外胆管弥漫性炎症、狭窄和纤维化,胆管进行性破坏,最终导致肝硬化、门脉高压症和肝功能衰竭。一般认为是胆管癌的癌前病变,较难鉴别,可查自身免疫性抗体或者肝穿刺活检明确。

八、治疗方法

（一）根治性手术

1. 胆囊癌 胆囊癌恶性程度较高,易侵犯邻近器官,包括肝实质、肝外胆管和肝门部血管,且易通过神经周围组织和区域淋巴结途径发生转移,通常按照肿瘤 T 分期采取相应的手术方案。单纯胆囊切除术可以彻底治愈 T1a 期肿瘤;T1b~T3 期胆囊癌患者均建议行胆囊床周围非解剖性肝切除术和区域淋巴结清扫,不推荐大范围肝切除和常规胆管切除,因为这并未明显改善患者预后,如果肿瘤侵犯胆管或肿瘤位于胆囊管但保留胆管无法保证切缘阴性,是否需行肝外胆管切除术,应以达到 R0 切除为标准。肝胰十二指肠切除术由于并发症发生率和病死率较高,仅在高度选择的患者中进行,且其远期生存获益仍存在争议。淋巴结清扫范围:肝十二指肠韧带淋巴结和神经丛,即肝十二指肠韧带"骨骼化",肝总动脉旁淋巴结,胰头后方淋巴结;必要时扩大至腹腔干、肠系膜上动静脉、下腔静脉、腹主动脉周围的淋巴结和神经丛组织。

2. 肝内胆管癌 ICC 有着高侵袭性和淋巴结转移的生物学特性。肝切除术应符合 R0 切除原则,并建议保留 >1cm 的手术切缘,这样生存获益更大。所以,在保证剩余肝脏体积的情况下,保证尽可能宽的手术切缘。解剖性肝切除可以降低术后复发率,但也要保证剩余的肝脏体积和结合患者的术前肝功能情况而定。淋巴结清扫是作为必要的手术步骤,推荐常规联合区域淋巴结清扫,包括肝十二指肠韧带、肝动脉旁和胰头上淋巴结,检出淋巴结数目不得 <6 枚。

3. 肝门部胆管癌 肝门部胆管癌按照 Bismuth-Corlette 分型来实施手术方案,对 I 型肿瘤可切除病患胆管加胆肠吻合，Ⅱ型肿瘤行病患胆管加尾状叶切除再加胆肠吻合，Ⅲa型肿瘤行右半肝切除加尾状叶切除再加胆肠吻合术，Ⅲb型肿瘤行左半肝切除加尾状叶切除再加胆肠吻合术，Ⅳ型肿瘤目前按照笔者提出的基于"计划性肝切除"体系的Bismuth-Corlette改进分型，已经分为Ⅳa型、Ⅳb型和Ⅳc型，其中Ⅳa型行扩大右半肝切除加尾状叶切除加左肝管的整形、胆肠吻合术，Ⅳb型行扩大左半肝切除加尾状叶切除加右肝管的整形、胆肠吻合术，Ⅳc型则不建议手术切除治疗，或者行肝移植治疗。所有肝门部胆管癌手术均需实施区域性淋巴结清扫，区域性淋巴结包括肝十二指肠韧带、肝总动脉旁及胰头后方淋巴结，清扫淋巴结总数应当>7枚。

（二）系统化疗

胆管癌对化疗不敏感，术后辅助化疗并不能延长患者的术后生存时间，晚期胆管癌可以考虑化疗治疗，常用的药物是氟尿嘧啶类、吉西他滨和铂类药物。目前看来，两药联合化疗较之单药化疗在反应率及生存期略有优势，但是三药联合方案无明显优势，一般情况较好的患者建议两药联合，而一般情况较差或者高龄患者建议氟尿嘧啶类或吉西他滨单药化疗。胆管癌的术前新辅助化疗也进展不多，只有较少患者可以达到部分缓解，因此暂时不推荐术前新辅助化疗。

（三）靶向药物治疗

近年来胆管癌的靶向治疗研究比较多，其生长、侵袭和转移涉及多种分子和信号通路的调控。目前有不少靶向药物已经开展了基础研究和临床试验，部分已显示出良好的应用前景，治疗IDH1突变的药物艾伏尼布可使40%患者无进展生存时间（progression-free survival，PFS）超过6个月，11%的患者PFS超过1年，而且耐受性良好。泛FGFR抑制剂pemigatini和FGFR2抑制剂BGJ-398对FGFR2融合突变都显示出了较好的客观缓解率（objective response rate，ORR）和疾病控制率（disease control rate，DCR），当前靶向治疗的临床试验多为二期单臂试验，尚未出现突破性进展，基于大数据分析和二代测序技术的发展，胆管癌的个体化诊断和治疗将是突破点，个体化靶向治疗可能改善患者预后。

（四）免疫化疗

免疫检查点抑制剂在晚期胆管应用的临床研究已经越来越多，而且都获得比较好的疗效，有单药PD-1抑制剂方案也有联合化疗或者联合靶向治疗的方案。目前认为PD-L1高表达、高肿瘤突变负荷、高水平的微卫星不稳定性、错配修复缺陷基因的胆管癌患者在免疫治疗中获益较大。其他的免疫治疗如肿瘤疫苗、ACT疗法、免疫调节剂也在逐步开展临床研究。目前胆管癌的免疫治疗多处于临床前及临床试验阶段，已经有较多的患者获益，但是总体来

说尚未取得明显的临床获益，但是随着基因工程、肿瘤免疫学的发展，免疫治疗以及与放疗、靶向治疗联合的应用将使胆管癌患者获得更长的生存时间。

九、腹腔热灌注化疗在预防和治疗胆管癌腹膜种植转移中的作用

胆管癌约20%会出现腹膜转移，这些患者往往也失去了根治术的机会，吉西他滨和5-FU是一线化疗方案，由于血液腹膜屏障的存在，静脉化疗获益有限。CRS+HIPEC可以增强化疗作用，有效的清除肉眼可见的病灶，从而达到控制肿瘤腹膜转移和预防复发。

我国上海东方肝胆外科医院的肖铭甲统计了38例胆管癌患者的腹腔灌洗液，发现FCC阳性率为57.9%，胆管癌术前接受侵袭性操作（如PTCD、活检等）阳性率（57.8%）高于未接受侵袭性操作的阳性率（20%），T1和T2期的FCC阳性率（14/26）低于T3和T4的FCC阳性率（8/12），同时还发现FISH检测腹腔FCC较Feulgen染色法结合DIA、巴氏染色后镜检两种方法的灵敏度更高。这说明胆管癌患者容易出现腹腔转移，术后建议接受辅助化疗或HIPEC治疗。

上海东方肝胆医院胆道肿瘤专病诊治中心对胆道肿瘤无法根治的患者进行HIPEC治疗，结果显示与常规化疗相比，能够延长患者生存时间，对肝脏和血液系统的不良反应较小，同时改善患者生活质量，对胆肠吻合口影响小，临床应用安全有效，值得推广应用。

第三节 腹腔热灌注化疗预防肝癌术后腹膜播散转移

手术仍然是目前治疗肝癌的首选手段，但肝癌术后复发转移的问题目前仍然是治疗的热点与难点。肝癌术后复发模式主要包括肝内复发、远处转移、局部+远处转移。局部复发者进展相对慢，治疗方法多，例如再次手术、TACE、射频消融等，预后相对较好，而一旦合并远处转移，则病情快速进展，预后很差。肝癌术后的腹膜播散转移也很常见。相对于肝内复发，腹膜种植转移更难处理，治疗方法有限，治疗效果欠佳，因此，预防肝癌术后腹膜播散转移的发生显得尤为重要。近年来腹腔热灌注化疗的兴起，为肝癌术后预防腹膜播散转移提供了新的方法和思路。

一、肝癌术后腹膜播散转移的发生率及其危险因素

肝癌术后的腹膜播散转移是一个常见情况，与HCC不

同,ICC 很少发生破裂出血(此为播散转移高危因素)。而一旦发生腹腔内播散转移,处理甚为困难,患者的预后也极差。由于腹膜播散转移的多发性、隐蔽性以及向其他脏器呈浸润性生长,使得再次手术非常困难而且根治率很低,其他保守治疗如全身化疗、TACE、物理或化学消融、放疗等,效果均不理想。

肝癌术后腹膜播散转移发生的机制,目前有以下一些研究结论。发生原因及高危因素:①肝癌恶性程度高、生长迅速,常突破肝包膜生长,导致癌细胞脱落,使得术前腹腔内已有游离癌细胞存在,最终引起术后腹膜播散转移。一般来说,巨块型、突出肝表面生长的肿瘤更容易出现这种情况。②手术造成癌细胞脱落种植,手术过程中常发生肝癌组织暴露、癌细胞脱落等情况,且手术造成机体免疫力下降,均可引起肝癌细胞脱落种植,导致术后腹膜播散转移的危险性极高。③腹膜播散转移灶常以肝下方多见,较大肝肿瘤常与肝下方网膜、结肠系膜等组织粘连,从而导致术后该部位常见腹膜播散转移。④肝癌本身在术前发生了破裂出血,极易导致术后腹膜播散转移。10%~15% 的肝癌患者只出现腹膜播散转移,而不合并远处转移。腹膜播散转移通常对患者生活质量有很大影响,患者只要有轻微的腹膜转移或少量腹水就可以引起明显症状。因此,对腹膜播散转移肝癌患者的积极治疗可能对他们的生活质量有显著的帮助。

二、肝癌术后患者预防性腹腔热灌注化疗

(一)腹腔热灌注化疗在其他病种中的应用背景

HIPEC 是一种治疗腹腔恶性肿瘤效果较好的手段,尤其是对于腹膜肿瘤。腹膜肿瘤主要分为两种类型:一是从腹膜自身发展而来的原发性肿瘤;二是由消化道或生殖系统肿瘤转移到腹腔形成的继发性肿瘤。近年来,针对腹膜转移提出了细胞减灭术(CRS)联合 HIPEC 治疗方案,该联合方案正在被越来越广泛地接受和研究之中。近年来,国内外多项研究报道了胃肠道肿瘤腹膜转移、胆道肿瘤腹膜转移、腹膜假黏液瘤、腹膜恶性间皮瘤等行 CRS+HIPEC 治疗的随机对照研究,均显示 CRS+HIPEC 相对于系统性化疗的明显优势。

(二)肝癌术后患者行腹腔热灌注化疗预防腹膜播散转移的适应证和禁忌证

目前对于 HIPEC 用于肝癌术后预防腹膜播散转移的临床疗效报道很少。对于肝癌患者来说,哪些患者需要行术后预防性 HIPEC 呢?我国上海东方肝胆外科医院对 41 例肝癌术后行 HIPEC 病例,初步总结出以下规律。

HIPEC 预防肝癌术后腹膜播散转移的适应证:①上述有术后腹膜种植转移高危因素的患者。②KPS 评分 >70 分。③预计生存期 >3 个月。④肿瘤靠近大血管导致手术切缘 <0.5cm。

HIPEC 预防肝癌术后腹膜播散转移的禁忌证:①腹腔内广泛严重粘连。②各种原因所致无法置管。③骨髓功能低下。④重要脏器严重功能不全。⑤严重腹腔感染。⑥严重凝血功能障碍。⑦术后腹膜持续较大量渗血。⑧生命体征不稳。⑨身体严重虚弱、恶病质。

对于 HCC 患者来说,一般针对巨大肿瘤、突出肝表面肿瘤、有血管癌栓肿瘤、有破裂出血肿瘤进行术后预防性 HIPEC。对于 ICC 患者,伴腹膜转移癌及癌性腹水行腹腔热灌注化疗已经是治疗的常规方案;另外对于有高危复发因素的 ICC 患者,例如突出肝包膜、有淋巴管和神经浸润、淋巴结转移以及肿瘤 ≥ 5cm,建议行 HIPEC 进一步提高患者的总生存时间、预防术后腹膜播散种植转移,但是有待于更多的病例进一步验证。

三、肝癌术后腹腔热灌注化疗的置管方法

可剖腹术中放置,也可在腹腔镜辅助下放置,需注意腹腔镜下置入热灌注管有气腹状态下肿瘤细胞转移的可能。肝癌的术中 HIPEC 通常是在根治术后或 CRS 结束后进行,分别于左右膈下各置管 1 根,盆底置导管 2 根,导管戳孔引出体外,关闭腹腔。如果手术创面位于肝脏的脏面,右上腹热灌注管置于右膈下,走行于肝脏上缘;如果手术创面位于肝脏的膈面,右上腹热灌注管置于文氏孔。左上腹部放置的热灌注管,因左上腹胃肠组织易阻挡,常将其放于脾前,但要避免热灌注管损伤脾脏,另两根引流管置于盆腔,引流管不可靠近,以免影响灌注范围,可将左侧灌注管置于低位,右侧灌注管放于右髂窝。热灌注管的流入端尽量避免直接冲洗手术创面,流出端则要尽量远离肿瘤区。灌注时要注意灌注管有无堵塞、折叠,避免引流不畅造成的局部灌注液分布不均匀及灌注温度不恒定。灌注时患者一般常采用斜坡卧位,使灌注液引流通畅。

四、国内腹腔热灌注化疗对肝癌术后腹膜播散转移的预防效果

国内已经有部分单位开展肝癌的 HIPEC,牟洪超等报道了 23 例原发性肝癌患者行 HIPEC 治疗,结果发现 20 例肝癌根治切除后患者中,1 例巨大肝癌术后肝内复发,复发时间为术后 8 个月,1 年累积复发率为 8.0%,其余根治病例无肿瘤局部复发及腹腔、腹膜等转移。中山市人民医院报道 20 例肝癌自发破裂出血患者行肝切除联合 HIPEC,取得了良好的疗效。证明 HIPEC 作为治疗肝癌的一种方法,具

有创伤小、安全等优势，能有效预防术后复发，对防止腹腔种植播散转移有明显的优势，有很好的应用前景。

上海东方肝胆医院胆道肿瘤专病诊治中心在国内较早将 HIPEC 应用于治疗和预防 HCC、ICC 术后腹膜转移，截至目前治疗总病例近 300 例，发现 HIPEC 治疗进展期 ICC 的临床疗效较常规静脉化疗显著，患者的血清 CA199 水平下降，肝功能及生活质量改善，生存时间延长。目前的 HIPEC 技术的并发症和死亡率非常低，是比较安全有效的治疗方法，且明显降低肝癌术后腹膜播散转移的发生率，提高了手术疗效。然而，临床上仍然需要大样本的随机对照研究来分析 HIPEC 对肝癌术后预防腹膜播散转移的功效、不良反应和并发症发生的影响因素，以便进一步推广其在临床上的应用。

五、腹腔热灌注化疗应用于 HCC 治疗的研究依据

既往研究表明热疗联合化疗可降低肿瘤细胞的耐药性，促进癌细胞凋亡。在肝癌细胞系热化疗的实验中，将人肝癌细胞系 Huh7 和 HepG2 在 2d 内接受 3 次 42℃的热疗 60min 后，其增殖受到抑制，细胞开始凋亡。主要是因为细胞系内的 SEPT4 表达水平上调，GPR64 被抑制，伴有 CDK 的恢复并抑制 p21，以及 pro-caspase7 和 pro-caspase3 的下降，从而加速了肝癌细胞系的凋亡。热疗还可以明显抑制裸鼠身上的人肝癌异种移植物。因此，得出结论热疗可以通过上调 SEPT4 从而诱导肝癌细胞的凋亡。

还有研究表明，热休克蛋白 90（HSP90）有耐热性，可以降低人肝癌细胞系对热疗的敏感性。热疗后人肝癌细胞系中的 HSP90 表达上调，应用 HSP90 的抑制剂可以抑制 HSP90 的活性，抑制了人肝癌细胞系的耐热性，并在体内和体外实验中均增强了其热疗敏感性。这为肝癌的 HIPEC 治疗又提供了新的思路，推测将来在临床上不仅热疗联合化疗，同时联合热休克蛋白的抑制剂以增加 HIPEC 的临床疗效。

第四节　腹腔热灌注化疗治疗胆管癌腹膜播散转移

胆管癌容易出现腹膜转移，这些患者往往也失去了根治术的机会，接受姑息性化疗虽然难以长期生存，但目前仍然是治疗的主要手段，旨在延长患者生存期、延缓肿瘤进展。在已有胆管癌腹膜转移的患者中，即使是接受最好的支持治疗的患者也只有 2.5 个月的中位生存期。在接受

了吉西他滨联合卡培他滨的姑息性化疗方案治疗后，此类患者的生存期提高到了 9.3~14 个月，但临床效果仍然不理想。

一、适应证和禁忌证

HIPEC 治疗胆管癌腹膜转移的适应证：①根据 NCCN 指南判断为不可切除胆管癌而丧失根治手术机会，如合并恶性腹水或肝转移、腹膜转移等远处转移；②KPS 评分 >70 分。③预计生存期 >3 个月。HIPEC 治疗晚期胆管恶性肿瘤的禁忌证：①经过减黄治疗后，血清总胆红素水平仍高于 100μmol/L。②各种原因所致无法置管，如肠梗阻腹胀严重、腹腔严重粘连。③骨髓功能低下，外周血白细胞、血小板数低于正常值下限。④各种重要脏器严重功能不全，包括心脏、肝脏、肾脏等。⑤严重腹腔感染性疾病，如腹腔内脓肿。⑥严重出凝血障碍。⑦晚期肿瘤患者恶病质。⑧术后有明显的活动性出血。⑨术后怀疑有肝功能衰竭的风险。

二、临床疗效

近年来，诸多临床研究证实 HIPEC 对胆管恶性肿瘤腹膜转移的治疗是安全有效的，可以缓解晚期胆管恶性肿瘤患者难治性癌症疼痛等症状，提高生活质量，控制疾病进展，延长生存时间，患者耐受良好，无严重不良反应。目前国际上治疗胆管恶性肿瘤腹膜转移的治疗模式多采用"HIPEC+CRS"，而 CRS+HIPEC 的病例报道比较少。

Golse 等报道了一系列孤立性腹膜转移性复发后再次采用 CRS+HIPEC 治疗的病例，其中 1 例胆管癌患者因肿瘤复发仅限于腹膜，采用 CRS+HIPEC 治疗 2 次。HIPEC 使用的药物是丝裂霉素 C 和顺铂。初次 CRS+HIPEC 的 5 年总生存率为 65%，确诊后总生存期中位数为 14 个月。

Brandl 等的研究，研究中所有患者均接受 CRS+HIPEC 治疗（CC0），亦包含 1 例胆管癌腹膜转移患者。所有患者治疗后的平均无瘤生存期为 12.1 个月，总生存期平均为 12.7 个月。

在 Leigh 等的研究中，包含有 7 例胆管癌腹膜转移患者（3 例 ICC，3 例 GBC，1 例肝门胆管癌），他们均接受了 CRS 手术加一次 HIPEC，PCI 中位数为 7。所有患者均接受了完全性减瘤手术（需要 1~6 个器官切除），治疗中均使用丝裂霉素 C 作为腹腔热灌注化疗药物。没有患者出现严重的围术期并发症。无瘤生存期中位数为 10 个月，总生存期中位数为 19 个月。其中 1 例患者 CC0，4 例患者 CC1，2 例患者的 CC2。CC0 的患者无瘤生存期为 13 个月；而其

他患者的总生存期中位数为 7.5 个月,HCCA 的患者总生存期为 11 个月和无瘤生存期为 3 个月。

在 Hernandez 等的个案报道中,1 例 35 岁患者在接受中肝肿瘤切除后,病理诊断为胆管细胞癌,后再次接受完全性肿瘤细胞减灭术(PCI=4)。经严格讨论后接受 HIPEC 治疗,使用的药物是阿霉素和顺铂。患者已无瘤存活 12 个月,且生活质量非常好。

目前在国内,包括上海东方肝胆外科医院在内的研究团队已开展对 HIPEC 治疗胆管癌的临床研究,得出的结论均认为 HIPEC 治疗对于预防胆管癌术后复发、治疗胆管癌腹腔转移及对胆管癌晚期恶性腹水的治疗均有较好的疗效,优于常规静脉化疗治疗。

邹香妮等在 2019 年的相关研究报道证实了对于进展期胆管癌患者,HIPEC 治疗效果明显优于常规静脉化疗方案,患者的总生存期亦有明显延长((11.64±2.85)个月 vs.(9.12±2.17)个月)。他们认为从治疗的有效性和安全性角度考虑,HIPEC 治疗在进展期胆管癌患者中值得推广。

胆管癌晚期患者常出现恶性腹水,这些积液阻碍了淋巴液及血液的回流、减少腹腔容积,进一步引起水钠潴留、电解质紊乱、血清白蛋白流失等,最终导致患者恶病质的出现。魏春梅等研究了 HIPEC 治疗恶性肿瘤引起的恶性胸腹水,其中 HIPEC 治疗组包含 2 例胆囊癌患者及 1 例胆管癌患者,常规化疗组包含 3 例胆囊癌患者及 1 例胆管癌患者,均未单独说明这些患者是否为初治患者、有无转移灶以及患者的积液量。常规化疗组主要接受常规的静脉化疗。HIPEC 治疗组所用的灌注化疗药物包含奥沙利铂、顺铂、卡铂、丝裂霉素、紫杉醇或氟尿嘧啶等。两组患者均在接受治疗前行充分的积液引流。以上研究结果显示,HIPEC 治疗组治疗恶性胸腹水的有效率明显高于常规化疗组,可明显延缓恶性胸腹水的增长、杀灭积液中的肿瘤细胞,并在 30d 的随访中持续有效,与此同时,HIPEC 治疗可降低外周血中化疗药的浓度,促进药物进入体循环后再作用于肿瘤组织。

我国上海东方肝胆外科医院胆道肿瘤专病诊治中心 2017 年发表的研究得出了与国内外同行类似的观点:CRS+HIPEC 相较于常规静脉化疗,有效率明显提高,并且可以显著改善患者的生活质量;与此同时,CRS+HIPEC 发生肝功能损害、骨髓抑制、胃肠道反应和肾功能损伤的发生率并没有明显差异,且无一例发生胆肠吻合口瘘。CRS+HIPEC 组的生存时间为(12.0±2.47)个月,常规静脉化疗组为(6.0±0.8)个月,两组有显著差异。因此认为,CRS+HIPEC 治疗进展期胆管癌的临床疗效较显著优于常规静脉化疗,安全性较高,值得推广应用。

目前国内外对于胆囊癌腹膜转移后行 CRS+HIPEC 治疗的研究较少。2020 年东方肝胆外科医院胆道肿瘤专病诊治中心报道了 84 例胆囊癌合并腹膜转移患者的研究,患者分为 CRS+HIPEC 组和 CRS+ 全身化疗组。结果显示,CRS+HIPEC 组中位生存时间显著长于 CRS+ 全身化疗组((21.72±2.96)个月 vs.(14.93±2.09)个月)。CRS+HIPEC 组骨髓移植、胃肠道反应、肝功能损伤和肾功能损伤较 CRS+ 全身化疗组差异无统计学意义。该中心多年前已开展 CRS+HIPEC 治疗胆管恶性肿瘤腹膜播散转移,目前已经是常规治疗方案,他们认为 CRS+HIPEC 治疗进展期胆囊癌临床疗效显著,可延长患者生存时间,不良反应较小。这一单中心大病例数的研究反映出即使是针对恶性程度较高的胆囊癌,CRS+HIPEC 治疗亦明显优于传统治疗,可有效延长患者生存期。

三、效果评价指标选择

HIPEC 治疗胆管恶性肿瘤治疗效果评价可采用以下指标:①肿瘤标志物检测,如 CEA、CA199 等,HIPEC 治疗前后的肿瘤标志物水平改变可一定程度上反映 HIPEC 治疗效果。② KPS 评分或 ECOG 评分,可根据患者 HIPEC 治疗前后的生活质量改善情况评价临床治疗效果。③ B 超、CT、MRI、PET-CT 等影像学检查:可检测治疗前后腹腔转移瘤的大小和范围、腹水多少等影像学数据,这能更加客观地反映肿瘤的疗效。目前较为常用的是世界卫生组织(WHO)实体瘤的疗效评价标准(RECIST1.0 或 RECIST1.1 标准),根据影像学数据评价肿瘤治疗效果,分为完全缓解(CR)、部分缓解(PR)、病情稳定(SD)和病情进展(PD)四个等级,及客观缓解率(ORR)、疾病控制率(DCR)等指标。④腹腔镜微创或开放手术探查,可直观评价原发病灶和经过 HIPEC 治疗后腹腔转移瘤缩小的情况及 PCI 评分的变化;但这一方法创伤较大,患者较难接受。⑤患者生存期评估,常用总生存期(OS)、无瘤生存期(DFS)、无进展生存期(PFS)、无复发生存期(RFS)等指标。

四、腹腔热灌注化疗在胆管癌中的实验依据

已经有研究表明,HSP90 在多种肿瘤中参与调控细胞凋亡过程,在胆管癌中也可能促进上皮 - 间质发生转化(epithelial mesenchymal transition,EMT),参与了肿瘤的发生、发展、侵袭及转移等过程,而且在胆管癌组织中阳性表达率高达 85%,而在胆管良性疾病组织中表达率 32%。HSP90 又可以增加肿瘤的耐热性,降低 HIPEC 的疗效,因此在胆管癌的 HIPEC 治疗中,也应当使用 HSP90 的抑制剂以促进肿瘤的凋亡,同时增强临床疗效。

胆管癌热灌注化疗的细胞实验中，热疗联合吉西他滨和5-FU对胆管癌细胞系化疗可以明显降低胆管癌细胞的增殖，而单用化疗或者热疗则没有联合治疗效果明显（0.39 ± 0.13 vs. 0.87 ± 0.10 vs. 1.03 ± 0.13，$P<0.01$）。联合治疗的肿瘤体积缩小量也较化疗和热疗的缩小量明显增高（0.65 ± 0.03 vs. 1.30 ± 0.02 vs. 1.37 ± 0.05，$P<0.01$）；化疗联合热疗后，在猪的胆管壁上化疗药物的沉积剂量也比单用化疗的剂量高，其中吉西他滨（0.32 ± 0.03）mg/每克组织 vs.（0.26 ± 0.03）mg/每克组织；5-FU（0.66 ± 0.06）mg/每克组织 vs.（0.52 ± 0.05）mg/每克组织，$P<0.05$。因此，应用热疗可以在胆管癌细胞系中增强化疗的疗效，抑制肿瘤细胞的增殖，并且在猪胆管壁中提高化疗药物的浓度。这也为HIPEC治疗胆管癌提供了很好的证明。

第五节　腹腔热灌注化疗治疗肝癌合并肝硬化引起的腹水

肝硬化是腹水（ascites）的最常见病因，约占腹水病例的85%。约58%的患者在诊断为代偿期肝硬化后10年内将出现腹水。腹水是失代偿期肝硬化患者常见且严重的并发症之一，也是肝硬化自然病程进展的重要标志，一旦出现腹水，1年病死率约15%，5年病死率44%~85%。腹水的出现不仅是肝硬化患者住院的主要原因，也是寻求肝脏移植的重要病因。肝硬化腹水的成因：①肝硬化时腹水的形成常是几个因素联合作用的结果，门静脉高压是腹水形成的主要原因及始动因素。②肾素-血管紧张素-醛固酮系统（RAAS）失衡以及低蛋白血症也在腹水的形成中发挥作用。③其他血管活性物质分泌增多或活性增强。肝硬化时，其他血管活性物质如心房肽、前列腺素、血管活性肽等分泌增多及活性增强，使脾脏小动脉广泛扩张，促使静脉流入量增加，同时引起小肠毛细血管压力增大和淋巴流量增加，可产生钠潴留效应。④低白蛋白血症。肝硬化时，白蛋白合成功能明显减低，引起血浆胶体渗透压降低，促使液体从血浆中漏入腹腔，形成腹水。⑤淋巴回流受阻。肝硬化时肝内血管阻塞，肝淋巴液生成增多，当回流的淋巴液超过胸导管的引流能力时，可引起腹水。如有乳糜管梗阻及破裂，形成乳糜性腹水。

肝癌合并肝硬化导致的腹水可能是更多因素综合作用的结果，血管内皮生长因子、基质金属蛋白酶及细胞因子等也在腹水形成的病理生理机制中起重要作用。恶性腹水的主要治疗方式包括全身化疗和局部化疗、免疫治疗、利尿脱水治疗、中医中药疗法、腹腔穿刺引流放液等或者几种方法的联合。HIPEC在治疗肝癌合并肝硬化恶性腹水方面具有独特优势，可以有效逆转肝癌细胞耐药性，降低化疗药物的全身不良反应，有效减轻患者腹水症状，改善生活质量，提高肝癌晚期患者生存率。HIPEC在肝癌合并肝硬化治疗方面相关参数尚无统一方案，如灌注方法、温度范围选择、灌注时间和次数、化疗药物的选择等。

一、适应证和禁忌证

HIPEC治疗肝癌肝硬化伴腹水的适应证与HIPEC治疗HCC基本一致。禁忌证：①肝功能Child-Pugh评分为C级。②存在门脉或脾静脉、肠系膜上静脉的血栓形成。③骨髓功能低下，经药物纠正后无法缓解。④严重的电解质紊乱。⑤各种重要脏器严重功能不全，包括心脏、肺、肾脏等。⑥严重腹腔感染性疾病，如腹水感染。⑦严重凝血障碍。⑧晚期肿瘤患者恶病质。

二、临床效果

近年来，临床实践证实HIPEC对肝癌肝硬化伴恶性腹水的治疗是安全有效的，可以缓解这类患者腹痛腹胀等症状，提高生活质量，控制疾病进展，延长生存时间，患者耐受良好，无严重不良反应。

HIPEC治疗肝癌肝硬化伴恶性腹水的治疗模式多采用"HIPEC+"，即HIPEC联合其他抗肿瘤疗法，如静脉化疗、放疗、放射性粒子植入等。

肝癌合并肝硬化、门静脉高压症及腹水比较常见，因其病情复杂，临床处理较为棘手，对合并腹水的肝癌患者，能否外科手术切除肝癌同时术中联合进行腹水处理，目前存在争议。曾有学者研究评估肝硬化患者非肝手术的结果。研究表明，腹腔大手术后肝硬化患者的术后发病率和死亡率要高于接受类似手术的非肝硬化患者。例如，在胰十二指肠切除术后，肝硬化患者的切口并发症、腹腔出血、胰瘘和死亡的发生率显著高于非肝硬化患者。Nakeeb等研究了772例接受大手术的肝硬化患者，研究用年龄、美国麻醉学会（ASA）分级和终末期肝病（MELD）评分模型构建了预测30d和90d术后死亡率的模型，显示肝硬化患者术后死亡率，与所接受术式无关，建议MELD得分低于11的患者进行择期大手术的风险较低，MELD得分≥20的患者则具有很高的风险，建议将所有择期手术推迟到肝移植后进行，对于中等MELD评分为12~19的患者，建议在择期大手术前完成对移植的评估，以便在需要时可以加快术后移植。

HIPEC不增加肝硬化患者在手术后死亡的风险，也没有明确的肝癌肝硬化腹水的禁忌证，并且尚无与腹膜内（IP）药物相关的肝毒性的报道。Child-Pugh A级的肝硬化患者接受HIPEC的安全性评估已经得到肯定，肝硬化不是患者接受 HIPEC 的禁忌证,应充分评估患者的总体情况。

我们建议在确定肝硬化患者是否适合手术时,应考虑估计的手术时间、疾病负担和癌症总体预后。肝癌肝硬化合并腹水患者能够在根治性切除术或 CRS 加 HIPEC 之后生存获益。此外,出现腹水的患者应进行腹腔游离癌细胞检查以确定其是否与恶性肿瘤或肝病有关。我们建议在肝硬化患者中选择非肝毒性药物进行 HIPEC 治疗,如氟尿嘧啶类、吉西他滨和铂类,在围术期管理积极处理肝病情况,比如抗病毒治疗、白蛋白支持、控制水和钠摄入、适当利尿、处理肝周的感染病灶等。

第六节　腹腔热灌注化疗治疗肝癌肝移植术后肿瘤腹膜播散转移

原发性肝癌在我国发病率高,发病人数约占全球的 55%,我国每年大约开展 4 000 例肝移植手术,其中原发性肝癌患者高达 40%。在我国,原发性肝癌行肝移植仅作为补充治疗,用于无法手术切除的,不能进行射频、微波和 TACE 治疗的或肝功能不能耐受的患者。肝移植作为不能切除的肝癌的有效治疗措施之一,显著改善了一些肝癌患者的预后,但肝移植术后需接受免疫抑制治疗,这与患者移植术后肿瘤复发转移相关,导致腹膜弥散转移乃至恶性腹水者并不少见。

一、置管方法

肝移植术后,腹腔存在广泛粘连,对腹腔热灌注化疗管放置的位置较为严格,一般由腹腔镜下辅助完成置管,在腹腔镜引导下经脐下戳孔插入 10mm 的 Trocar,于右侧和左侧锁骨中线脐下两横指平面处各做 5mm 的第二、第三戳孔,在左侧锁骨中线脐下两横指平面处各做 5mm 的第四戳孔,在腹腔镜引导下自第二、三、四戳孔放入灌注和流出导管至左上腹、右上腹、左下腹,最后将腹腔镜放至右下腹,Trocar 充分深入,拔出腹腔镜,在 Trocar 引导下将灌注管放至盆腔内。分别放置 4 根腹腔热灌注化疗管于右上腹、左上腹、左下腹和右下腹。也可在 B 超引导下完成,后者适用于腹水较多的患者,若腹水量少可通过注射生理盐水建立人工腹水,穿刺过程中注意避让腹腔内脏器。腹腔镜辅助置管的独特优势在于,直视下放置灌注在合适位置,包括左上腹脾窝处、右上腹肝脏前面和两侧下腹盆腔处,从上下腹部腋前线穿出,局部缝合固定。腹腔热灌注化疗结束后 B 超检查确定腹水量少于 500ml,可考虑拔除热灌注管。

二、临床效果

HIPEC 是近年来一种新兴的腹腔恶性肿瘤的辅助治疗手段,其已展示的优势提示能否将对于 HIPEC 治疗应用于肝癌肝移植术后出现肿瘤腹膜转移,不仅能控制腹膜肿瘤还能减少腹水。目前国内外已经有少部分单位进行了报道。

Thorgersen 等报道在一例肝脏移植术后合并腹膜假黏液瘤患者采用了 CRS+HIPEC 治疗,然后用丝裂霉素 C 进行了为期 90min 的 HIPEC,手术 2 个月后,患者体重恢复,移植肝的循环和功能正常,提示肝移植术后行 HIPEC 术后并发症是可控的,对移植肝脏无损害。

广州医科大学附属肿瘤医院崔书中等在国内首次采用腹腔镜辅助持续循环腹腔热灌注化疗治疗肝移植术后腹腔转移患者,腹水全部消失,腹胀缓解,尿量正常,腹腔热灌注化疗后存活 9 个月,临床疗效满意。详见本章节的典型病例内容。

肝癌肝移植应用 HIPEC 预防或治疗术后腹膜转移国内外的经验较少的,相关文献也非常少。依据我们国内肝移植的经验,还可以在肝移植术前应用 HIPEC 治疗,如果肝移植术中意外发现肝癌已经有腹膜转移,可以先行腹膜的转移瘤切除并加做 1 次 HIPEC 治疗,治疗时间为 1h,待 HIPEC 治疗结束后再行肝移植手术,这可以降低术后腹膜再次转移的概率。肝移植手术后围术期内,并不推荐再做术后的 HIPEC 以预防腹膜转移治疗,主要考虑移植后血管、胆管吻合口在化疗药物的浸泡和灌注液机械冲刷下可能会产生狭窄、破裂等严重并发症。如何预防和治疗肝癌肝移植术后的肿瘤腹膜转移是当下的难点和热点,HIPEC 在肝移植患者术后腹膜转移的治疗中应用前景是很广阔的。

第七节　肝癌腹腔热灌注化疗的方法选择

一、腹腔热灌注化疗在肝癌治疗中的必要性

本节主要探讨 ICC 的 HIPEC 的化疗方法选择。ICC 患者中仅有不足 40% 在初诊时可行手术切除,ICC 根治性切除术后 5 年复发率为 50%~79%,其中 60%~80% 为肝内复发,15%~30% 为远处(腹腔内)转移,腹膜是 ICC 患者中常见的转移部位,占 10%~20%。Hu 等报道了 920 例患者的根治性切除术后的 ICC 复发方式,607 例患者(66.0%)出

现复发,23.9%为肝内手术切缘复发［与较窄的手术切缘（<1cm）有关］,29.3%为远离手术切缘的肝内复发,14.8%为肝外转移,32.0%同时发生肝内复发和肝外转移。肝内手术切缘复发（中位时间6.0个月）和仅肝外转移（中位时间8.0个月）倾向于早期发生,而远离手术切缘的肝内复发发生较晚（中位时间14.0个月）。如何预防术后复发一直是研究的热点和难点。

（一）化疗在ICC治疗中的作用

辅助化疗在ICC根治性切除术后的作用尚不明确,并且辅助治疗的方案也缺乏统一。Miura等研究显示术后辅助化疗组在ICC切除术后的总生存时间无明显差异（23个月 vs. 20个月,P=0.09）。Bilcap研究发现口服卡培他滨可延长患者的总生存时间,因此美国临床肿瘤学会（ASCO）推荐接受根治性切除手术的ICC患者口服6个月的卡培他滨辅助治疗。然而,更多的临床研究表明辅助化疗并不能延长手术切除后所有ICC患者的生存时间,但它对复发高风险的亚组,如较晚的T分期、导管周围浸润或肿块形成及导管周围浸润的形态学亚型和淋巴结转移,有生存获益。目前,NCCN指南中辅助化疗只适用于ICC术后残留病变或淋巴结转移的患者；相较之下,对切缘阴性,淋巴结阴性的切除患者的建议含糊不清。

60%~70%的ICC患者就诊时已处于局部晚期或广泛转移,已无法行手术治疗。以全身化疗为主的综合治疗是此类患者的唯一选择。顺铂联合吉西他滨被认为是进展期胆管癌的标准一线化疗方案。目前新的一线化疗在不断出现,在最新的Ⅲ期临床试验中,GS（吉西他滨加替吉奥）及XELOX（卡培他滨加奥沙利铂）方案均显示与目前一线方案相似的生存获益且以上方案便利性更佳。白蛋白结合型紫杉醇也在晚期ICC中显示了初步的疗效,其总生存时间与目前的一线方案相似且患者耐受性更佳。

（二）腹腔热灌注化疗在肝癌治疗中的作用

2014年《肿瘤细胞减灭术加腹腔热灌注化疗的国际建议》和《中国腹腔热灌注化疗技术临床应用专家共识（2019版）》,均将CRS+HIPEC治疗策略作为阑尾黏液癌、结直肠癌腹膜转移、恶性间皮瘤的标准治疗,作为卵巢癌、胃癌腹膜癌的推荐治疗。目前对于HIPEC在肝癌中的临床疗效却鲜见报道。我国上海东方肝胆外科医院胆道肿瘤专病诊治中心既往发表的文章探讨了HIPEC治疗进展期ICC的临床疗效及对患者生存时间的影响,HIPEC治疗进展期胆管癌临床疗效较常规静脉化疗显著,患者的血清CA199水平下降,肝功能及生活质量改善,生存时间延长,同时副作用未见增加,值得进一步推广应用。

该中心已经将HIPEC治疗作为肝癌破裂出血、肝癌

伴有腹膜转移及癌性腹水的常规方案。对于淋巴管和神经周浸润,淋巴结转移以及肿瘤突破包膜的ICC患者也考虑行HIPEC来降低术后复发率,进一步延长患者的总生存时间。

二、肝癌腹腔热灌注化疗的化疗药物的选择

实施HIPEC时,既可以选择单一给药,也可以联合序贯给药。HIPEC中灌注药物的选择很重要。腹腔内化疗液主要由抗癌药和溶剂组成。溶剂常为生理盐水。抗癌药则依据以下几点选择：①药物必须能通过自身或其代谢产物杀死肿瘤细胞。②药物必须有低的腹膜通透性。③药物必须很快从血浆中清除。④药物必须有较强的穿透肿瘤组织的能力。⑤对于既往有化疗病史的患者可根据敏感性选择合适的药物。42~43℃的高温能够增强几种常用抗肿瘤药物的效果,主要有奥沙利铂、丝裂霉素、阿霉素、顺铂、紫杉醇、伊立替康和5-氟尿嘧啶。

（一）5-氟尿嘧啶

5-氟尿嘧啶的抗癌谱较广,主要用于治疗消化道肿瘤。其在体内先转变为5-氟-2-脱氧尿嘧啶核苷酸,后者抑制胸腺嘧啶核苷酸合成酶,阻断脱氧尿嘧啶核苷酸转变为脱氧胸腺嘧啶核苷酸,从而抑制DNA的生物合成。此外,通过阻止尿嘧啶和乳清酸掺入RNA,达到抑制RNA合成的作用,本品为细胞周期特异性药物,主要抑制S期细胞。HIPEC时5-氟尿嘧啶通常可增加约50%的剂量,这种剂量的增加对腹膜转移的治疗有很大好处,但对有肝功能损害的患者可能比较危险。体外试验及动物实验证明,环磷酰胺、丝裂霉素、顺铂、5-氟尿嘧啶等在加温条件下（>41℃）抗癌作用明显增强,抗癌作用增强的原因是温热促进了化疗药和癌细胞的结合,并能改变癌细胞的能透性,有利于一些化疗药渗入肿瘤细胞内发挥作用。

（二）铂类化疗药物

HIPEC使用的化疗药物须具有较强的穿透能力,否则进入肿瘤内的抗肿瘤药量不一定比全身静脉给药多。顺铂是一种具有类似双功能团烷化剂的生化特性的抗癌药物,是目前化疗药中穿透力较强的药物之一,通过在DNA上产生链内交联与链间交联而抑制DNA的合成,RNA及蛋白质合成亦以较小程度受抑制,其并非细胞周期特异性的药物。HIPEC能够提高顺铂的药效归因于以下机制：增加DNA的烷化和铂类DNA的加成物,致使更大的DNA损伤；增加活性代谢物的转换和增强在低pH（pH<6.5）的活化；增加氧自由基的产生,利用高温来减少细胞对顺铂的抵抗。需要注意的是使用铂类化疗药物时,按照说明书进行

水化。奥沙利铂和国产的卡铂需用 5% 葡萄糖水配置,需注意高血糖和低钠血症的发生。

(三) 吉西他滨

吉西他滨为嘧啶类抗代谢物,在细胞内经过核苷激酶的作用转化为具有活性额二磷酸(dFdCDP)及三磷酸核苷(dFdCTP)。dFdCDP 和 dFdCTP 通过两种作用机制抑制 DNA 合成,从而实现吉西他滨的细胞毒作用。

(四) 紫杉醇

NCCN 指南中推荐可将吉西他滨 + 紫杉醇用于不可切除或远处转移的胆管癌患者的化疗药物。但紫杉醇配置时要求避免剧烈震荡或摇摆产生泡沫,同时紫杉醇受热会产生絮状物沉淀,影响药物的药效,并且容易堵管。所以我们未将紫杉醇作为肝内胆管癌术后 HIPEC 的用药。其他紫杉类药物,如多西紫杉醇、紫杉醇脂质体,可根据药物说明书选择应用。

三、肝癌 HIPEC 化疗方案

现阶段尚无全球公认的 HCC 术后辅助治疗方案,肝动脉介入治疗时灌注的化疗药物,常用的有阿霉素(ADM)或表阿霉素(EADM)、顺铂(DDP)、5- 氟尿嘧啶(5-FU)、羟喜树碱(HCPT)以及丝裂霉素(MMC)等。系统化疗时,既往 ADM/EADM、5-FU、DDP 和 MMC 等都曾试用于 HCC,但单药有效率低(一般 <10%),缺乏高级别的循证医学证据表明具有生存获益。2010 年 EACH 研究结果公布,对于没有禁忌证的晚期 HCC 患者,FOLFOX4 方案化疗优于一般性支持治疗,不失为一种可以选择的治疗方案。根据既往的文章报道及系统化疗的用药,东方肝胆外科医院胆道肿瘤诊治中心对于 HCC 患者 HIPEC 常用的化疗方案是:5-FU(500~600mg/m^2)联合顺铂(15~20mg/m^2)。

NCCN 指南中推荐胆管癌的化疗方案以吉西他滨、或氟尿嘧啶类、或铂类为基础。根据上述原则及全身化疗的用药,东方肝胆外科医院胆道肿瘤诊治中心对 ICC 患者的 HIPEC 常用的化疗方案是:① 5-FU(500~600mg/m^2)联合顺铂(15~20mg/m^2)。② 5-FU 单药(500~600mg/m^2)。③ 吉西他滨单药(1 000mg/m^2)。

HIPEC 化疗药物的用量目前尚无统一标准,主要参照静脉药物剂量,如联合静脉应用,则剂量酌情减少。按体表面积计算化疗药物剂量后以生理盐水 3 000~5 000ml 稀释。

四、腹腔热灌注化疗的时机

(一) 治疗模式

HIPEC 的治疗模式主要为:① HIPEC+ 肿瘤根治术(cancer radical resection,CRR)。② HIPEC+ 肿瘤细胞减灭

术(cytoreductive surgery,CRS)。③ CRR+HIPEC+ 化疗。④ CRS+HIPEC+ 化疗。

(二) 时间选择

原发肿瘤切除后,24h 残留癌细胞增殖动力学发生变化,残留 G0 期癌细胞进入增殖期,残留癌细胞 3d 后增殖速度减缓,1 周后恢复到术前水平。因此,根治术或 CRS 术后 HIPEC 要尽早开始,尽量在手术当天做第一次 HIPEC 治疗,间隔 24h 后行第二次 HIPEC 治疗,以此类推,一般行 3~5 次 HIPEC 治疗,尽量在 1 周内完成。

对有以下情况的患者,我们根据术后的检验结果决定术后第一天或是第二天行 HIPEC 治疗:①术前 Child-Pugh 分级为 B 级。②手术方式为大部分肝切除或半肝及以上范围切除。③术中出血较多,创面止血不理想,可观察 1~2d,待出血量小于 300ml/d,综合评估后,再决定是否开始行腹腔热灌注治疗。

(三) 镇静剂的使用

中国抗癌协会腹膜肿瘤专业委员会和广东省抗癌协会肿瘤热疗专业委员会专家们于 2020 年 1 月 14 日在《中华医学杂志》上发表的《中国腹腔热灌注化疗技术临床应用专家共识(2019 版)》中对 HIPEC 的麻醉方案进行了推荐:HIPEC 治疗可以在气管插管全麻下实施,也可以在全身静脉麻醉下实施;一般剖腹或腹腔镜术后在原麻醉下进行,B 超引导 HIPEC 在静脉全麻加局麻下进行;HIPEC 全程需要生命体征监测。常用镇静、镇痛药物推荐:右美托咪定、地佐辛、羟考酮及丙泊酚。方法:①右美托咪定 0.5μg/kg 溶入 100ml 生理盐水缓慢静滴(10~20min 滴完)。②地佐辛 10mg 溶入 10ml 生理盐水缓慢静推。③如果术中效果不理想,可给予羟考酮 10mg 用生理盐水稀释为 1mg/ml,缓慢推注 3~5mg;3min 后评估患者,效果仍不佳时追加药量 1~2mg,根据患者疼痛情况反复追加 1~2mg 直到患者疼痛缓解。④如多次追考羟考酮患者疼痛仍不能缓解,可在麻醉医生指导下使用小剂量丙泊酚、舒芬太尼或改气管内插管全麻。

五、肝癌腹腔热灌注化疗常见不良反应和并发症的观察及处理

(一) 肝脏损害

患者多有肝脏基础疾病,且需行肝脏部分切除,甚至大范围肝脏切除,对肝癌术后 HIPEC 的肝脏损害应当重点关注。首先,我们关注患者术后的肝功能恢复情况,如果出现术后第 5 天凝血酶原时间 <50%,同时存在血清胆红素 >50μmmol/L,考虑暂停 HIPEC 治疗;如果无肝纤维化的患者在肝切除术后血清胆红素峰值大于 120μmmol/L,也应当

考虑暂停 HIPEC 治疗。

国际肝脏外科研究小组（ISGLS）提出了术后肝功能衰竭的严重程度分级标准（表 17-1）。将肝切除术后肝衰竭严重程度分为 3 个等级，其中 A 级表示肝功能暂时性、小范围恶化，不需要侵入性治疗；B 级表示偏离预期的结果，但仍是可控的，不需要侵入性治疗；C 级表示出现严重的肝衰竭及多器官功能衰竭，需要侵入性治疗。我们对于 A 级的患者，建议继续做 HIPEC 治疗，但是化疗药物剂量减半，严密观察患者的肝功能变化；B 级患者建议暂停；C 级患者建议终止 HIPEC 治疗。

表 17-1　ISGLS PHLF 分级标准

分级	诊断标准	临床表现
A 级	尿排量 >0.5ml/(kg·h) 尿素氮 <150mg/dl 血氧饱和度 >90% INR<1.5	无
B 级	尿排量 ≤ 0.5ml/(kg·h) 尿素氮 <150mg/dl 吸氧后血氧饱和度 <90% 1.5 ≤ INR<2.0	腹水 体重增加 呼吸急促 意识模糊 肝性脑病
C 级	尿排量 ≤ 0.5ml/(kg·h) 尿素氮 ≥ 150mg/dl 吸氧后血氧饱和度 ≤ 85% INR>2.0	肾衰竭 血流动力学不稳定 呼吸衰竭 大量腹水 肝性脑病

注：ISGLS 为国际肝脏外科研究小组。

（二）肾毒性

使用铂类化疗药物时，要注意水化，补液量要在 2 000ml 以上，注意监测患者尿量及肌酐的变化，特别是既往有肾脏基础疾病或是合并肾损害的危险因素时。上海东方肝胆外科医院曾有 1 例 HCC 患者，高血压病史 15 年，平素血压控制差，术前血肌酐正常，为 78μmol/L，给予 5-FU 联合顺铂 HIPEC 治疗 3 次后，血肌酐升高，最高为 162μmol/L，请肾内科会诊治疗 10d 后血肌酐降至正常范围。

（三）骨髓抑制

应用 5-FU 和铂类药物行 HIPEC 治疗时对骨髓抑制比较小，应用吉西他滨时应当关注有发生骨髓抑制的可能，主要表现为白细胞降低或者血小板降低。上海东方肝胆外科医院曾有一例 ICC 患者做了 2 次 HIPEC 治疗后出现

白细胞计数降至 1.5×10^9/L，血小板计数降至 35×10^9/L，及时终止第 3 次 HIPEC，应用瑞白升白细胞，重组人血小板生成因子升血小板治疗，8d 后患者白细胞和血小板均恢复至正常，该患者出现的严重骨髓抑制可能是对吉西他滨极为敏感所致，其他患者均未出现如此严重的骨髓抑制。

（四）胃肠道反应

腹痛腹胀比较常见，灌注液经机器进入腹腔后，患者可能会有轻微不适，跟循环液的流速关联较大，大部分患者适应后会有所缓解，如果患者完全不能耐受，需立刻停止灌注治疗，灌注液流速一般不宜过快。恶心呕吐也比较常见，因为化疗药物多会引起胃肠道不适，不良反应可能跟此有关，HIPEC 治疗时患者多有胃肠道不适，症状不严重者，可肌肉注射甲氧氯普胺对症治疗，多数会有所缓解，如有大量呕吐，还需注意水电解质平衡问题。

（五）一过性体温升高

HIPEC 治疗时患者往往会出汗，这是比较常见的，极少数人会大汗淋漓。一般给予通风处理或者物理散热后多数有所缓解，大部分为一过性，治疗结束后即恢复到正常：小部分患者 HIPEC 治疗后会有发热的现象，一般为 38℃ 以下的低热，物理降温后可降至正常。如果患者 HIPEC 治疗后出现持续高热，应当警惕有无合并腹腔感染、骨髓抑制等其他的问题，同时暂停 HIPEC 治疗，待排除感染、体温恢复正常 3d 后再考虑继续 HIPEC 治疗。

（六）呼吸困难

可能与腹腔灌注液体量过多有关，应适当减少灌注量，降低灌注速度，同时解除患者心理的因素，若严重时要暂停灌注。

（七）水电解质紊乱

HIPEC 一般会在术后早期进行，用生理盐水做灌注液，此时患者还需营养支持治疗，特别是使用顺铂后要水化，部分患者可能出现低钾血症，需注意调整补液量和种类，维持水电解质平衡。

（八）术后出血

HIPEC 不会增加肝脏手术后的出血风险，对于即将要行 HIPEC 治疗的肝脏手术患者，术中肝脏创面的处理应格外认真，肝断面应仔细缝扎每一个出血点，必要时可行肝创面的对拢缝合以减少创面渗出和出血。如果术后出现引流管出血每小时 >50ml 或灌注液持续鲜红，要及时检查血常规，可疑术后出血者则停止 HIPEC 治疗。

（九）胆肠吻合口漏

HIPEC 在胃肠手术中已经证实并不增加胃肠吻合口漏的发生率，上海东方肝胆外科医院行 43 例胆肠吻合术后的

HIPEC 治疗，仅 1 例患者出现吻合口漏，与未行 HIPEC 治疗的患者的胆漏发生率相当，认为 HIPEC 治疗并未增加胆肠吻合口漏的发生率；置管的时候尽量避免入水管对吻合口的直接冲洗作用，因此尽量避免文氏孔附近放置热灌注管，而把腹腔右上象限的灌注管放于右膈下，若必须在文氏孔放置热灌注管，则尽量使其成为出水管，以降低高流量的水流对吻合口的机械冲刷力。

（十）心理抵触

需特别注意的是多数患者往往对腹腔热灌注化疗不了解，多会产生排斥、抵触、抗拒心理，需要跟患者仔细沟通，排除患者的心理障碍，对不良反应的减少很有帮助，争取患者的积极配合。

第八节　肝癌腹腔热灌注化疗的地位及存在的问题

胆管癌是消化系统中恶性程度高、预后不良的肿瘤之一，起病隐匿，早期诊断率极低，且因其更易发生早期多极化浸润、淋巴转移与远处转移，同时侵犯肝组织、肝动脉、门静脉及神经组织，很多患者确诊时即为进展期，通常预后较差。目前，根治切除手术是唯一可能治愈胆管恶性肿瘤方案。他们的侵略性和不典型的症状往往导致诊断的延误，大多数患者确诊时就是局部晚期或已有远处转移的表现，而腹膜是胆管癌晚期患者转移的最常见部位，在确诊病例中有 10%~20% 患者出现腹膜转移。这导致他们无法接受根治性手术治疗，而姑息性手术仅能解除胆道梗阻症状、缓解黄疸等症状。国内外的这些研究均表明 CRS+HIPEC 治疗胆管恶性肿瘤是可行的，在胆管恶性肿瘤的患者预后、并发症和死亡率方面有显著改善，可以与全身姑息性化疗互相补充。在东方肝胆外科医院胆道肿瘤专病诊治中心的临床运用中得到了确实的证明，同时亦在我们的研究中得到体现。明确把握胆管恶性肿瘤的 HIPEC 的适应证和禁忌证，将有效提高胆管恶性肿瘤 HIPEC 的安全性，降低并发症发生率。CRS+HIPEC 是晚期胆管癌治疗的一个方向，随着病例数增加以及大样本临床试验的开展，其将逐步被更多的临床医生所接受，前景会更广阔。

第九节　小　结

肝癌和胆管癌总体发病率并不高，但恶性程度高，预后差，且发病率呈逐年上升趋势。手术联合多种辅助治疗是目前治疗的主要手段，旨在延缓病情发展，提高患者生活质量及延长生存期限。其中腹膜转移是肝癌和胆管癌常见的

转移方式，也是导致患者无法接受根治性手术的主要因素之一，至今仍是临床上处理的难点。

如何降低肝癌和胆管癌根治术后复发的概率、如何提高进展期的患者的生存时间是目前临床和研究的热点。HIPEC 在预防及治疗肿瘤腹膜转移有独特的疗效，并可以治疗和预防癌性腹水，在肝癌和胆管癌的临床治疗中不失为一种良好的治疗方法。

HIPEC 治疗肝移植术后腹膜转移目前应用较少，但从已有的国内外经验来看，患者耐受性良好，对移植的肝脏功能无明显损害，能有效地控制腹水，并能长期不复发，这些成功的案例都为我们提供了很好的借鉴。

HIPEC 应用于肝胆系统肿瘤的治疗安全、有效，尤其在腹膜转移和癌性腹水的治疗和预防中有着不可替代的作用。HIPEC 在肝胆系统肿瘤的应用前景是很广阔的，随着临床应用的增多，更多的大样本临床研究以及更深入的基础研究，能为我们提供更多的理论依据支持。

典型病例

腹腔热灌注化疗治疗肝移植术后腹膜转移和恶性腹水 1 例

一、基本情况

男性，41 岁，汉族，已婚，广东广州人。

二、现病史

（一）现病史

患者"以肝癌肝移植术后 10 个月、腹胀逐渐加重 1 个月"为主诉入院。缘于患者体检时 CT 检查发现肝门部 3cm 包块，诊断原发性肝癌于 2006 年 10 月行背托式肝移植术，手术顺利，术后恢复尚可，肝功能恢复正常，长期每天口服免疫抑制剂 FK506。近 1 个月来无明显诱因出现腹胀，逐渐加重，尿量明显减少，近几天尿量每日不足 500ml。影像学检查腹腔内、移植肝供体内未发现包块，保守治疗大量腹水无缓解，腹胀仍逐渐加重。入院查体：重度贫血貌，一般情况较差，腹部胀满如鼓，移动性浊音阳性。

（二）辅助检查

实验室检查：血红蛋白 57g/L，AFP 2 000ng/ml，肝肾功能基本正常。B 超、CT 检查发现腹腔大量积液。

（三）入院诊断

初步诊断：①肝癌肝移植术后腹腔转移？②腹腔大量积液。

三、诊治经过

1. **手术治疗**　经积极进行术前准备,于 2007 年 7 月 17 日在全麻下行腹腔镜腹腔探查术。方法:气管内插管麻醉,脐下 0.5cm 做一 1cm 横行切口,吸尽腹腔内积液,开放法建立人工气腹,气腹压力 13mmHg(1mmHg=0.133kPa),经脐下戳孔插入 10mm、30° 腹腔镜,探查腹腔内脏器。术中见腹腔内血性积液 6 000ml;大网膜、腹膜、膈肌表面布满粟粒样结节,活检证实为肝癌腹腔种植转移(图 17-1、图 17-2)。在腹腔镜引导下于右侧和左侧锁骨中线脐下两横指平面处各做 5mm 的第二、三戳孔,在左侧锁骨中线脐下两横指平面处各做 5mm 的第四戳孔,在腹腔镜引导下自第二、三、四戳孔放入灌注和流出导管至左上腹、右上腹、左下腹,最后将腹腔镜放至右下腹,Trocar 充分深入,拔出腹腔镜,在 Trocar 引导下将灌注管放至盆腔内。

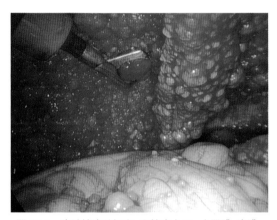

图 17-1　腹腔镜腹腔探查:血性腹水 6L,大网膜、腹膜、膈肌表面布满粟粒样结节

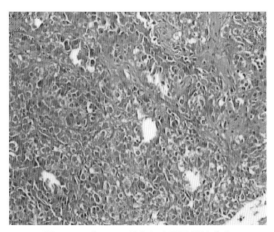

图 17-2　病理 HE 染色证实粟粒样结节为为肝癌腹腔种植转移(×100)

2. **HIPEC 治疗**　首次 HIPEC 在手术室内全麻下进行,将 5- 氟尿嘧啶 1 500mg 加入生理盐水 5 000ml,行腹腔热灌注化疗,温度控制在(43±0.1)℃,恒温循环灌注 90min。以后腹腔热灌注化疗在 ICU 进行,治疗前 10min 肌内注射盐酸哌替啶 75mg,盐酸异丙嗪 25mg,化疗药物、温度及循环灌注时间同前,最后一次治疗灌注液内加 5- 氟尿嘧啶 1 500mg 及丝裂霉素 10mg。HIPEC 期间患者生命体征无明显异常,除暂时性腹胀、腹痛外无其他不适。腹腔灌注前、中、后动态复查肝肾功能未发现异常,经对症处理后缓解。腹腔热灌注化疗 6 次后腹水全部消失,腹胀缓解,尿量正常,血红蛋白由 57g/L 升高至 110g/L,AFP 由 2 000ng/ml 一周后下降至 285.82ng/ml,2 周后下降至 166.76ng/ml。

3. **术后病理(腹壁结节)**　肝癌腹腔种植转移。

4. **再次手术和 HIPEC 治疗**　2007 年 8 月 17 日再次腹腔镜腹腔探查,方法同前,见大网膜、腹膜、膈肌表面 5mm 以下粟粒样结节明显消失,腹膜面全部消失,但 1cm 以上的结节仍然存在,活检证实原来较大的结节再次已变性坏死(图 17-3、图 17-4)。再次决定行腹腔热灌注化疗 5 次,首次在手术室内全麻下进行,以后 HIPEC 在 ICU 进行,方法、用药同前。

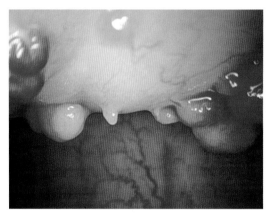

图 17-3　腹腔镜腹腔探查:大网膜、腹膜、膈肌表面 5mm 以下粟粒样结节较前减少,但 1cm 以上的结节仍然存在

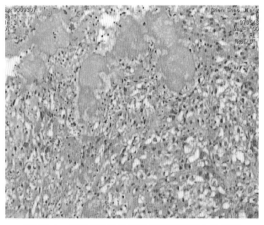

图 17-4　病理 HE 染色活检证实原来较大的结节已变性坏死

四、随访结果

术后未行全身化疗,随访 7 个月患者一般情况好,无不适,体重增加 2kg,再次 B 超未发现腹水。由于患者需要长期服用免疫抑制剂 FK506,存活 8 个月,死于肿瘤复发引起的肠梗阻及恶病质。

五、总结点评

肝移植术后出现腹膜转移伴恶性腹水提示预后不良,而且治疗困难,恶性腹水迅速增长所致的腹胀、腹痛严重影响患者的生存质量,利尿治疗效果不佳,穿刺放腹水后往往会迅速再次增加。此为国内首次采用腹腔镜辅助 HIPEC 治疗肝移植术后恶性腹水的病例。腹腔镜探查肿瘤情况,创伤小、避免了术后大切口,术后恢复快。HIPEC 精准控温有效维持腹腔内温度稳定,维持化疗药物、热效应和机械清除协同作用杀伤腹膜转移瘤和腹腔的游离肿瘤细胞,还保护腹腔内脏器不被热损伤,腹水得到很好的控制且不易复发。该方法疗效肯定,有着很好的临床应用前景。

（姜小清　冯飞灵　袁磊　敖建阳）

参考文献

[1] YOUNOSSI Z, STEPANOVA M, ONG JP, et al. Nonalcoholic steatohepatitis is the fastest growing cause of hepatocellularcarcinoma in liver transplant candidates [J]. Clin Gastroenterol Hepatol, 2019, 17 (4): 748-755.

[2] BRAY F, FERLAY J, SOERJOMATARAM I, et al. Global cancer statistics 2018: GLOBOCAN estimates of incidence and mortality worldwide for 36 cancers in 185 countries [J]. CA Cancer J Clin, 2018, 68 (6): 394-424.

[3] 郑荣寿, 孙可欣, 张思维, 等. 2015 年中国恶性肿瘤流行情况分析 [J]. 中华肿瘤杂志, 2019, 41 (1): 19-28.

[4] BRUIX J, TAKAYAMA T, MAZZAFERRO V, et al. Adjuvant sorafenib for hepatocellular carcinoma after resection or ablation (STORM): a phase 3, randomised, double-blind, placebo-controlled trial [J]. Lancet Oncol, 2015, 16 (13): 1344-1354.

[5] SCHWARZ L, BUBENHEIM M, ZEMOUR J, et al. Bleeding Recurrence and Mortality Following Interventional Management of Spontaneous HCC Rupture: Results of a Multicenter European Study [J]. World J Surg, 2018, 42 (1): 225-232.

[6] 蔡守旺, 从文铭, 陈孝平, 等. 胆管癌诊断与治疗—外科专家共识 [J]. 临床肝胆病杂志, 2015, 31 (1): 12-16.

[7] 王越, 徐林, 沈春健, 等. 胆管癌危险因素的病例对照研究 [J]. 中华普通外科杂志, 2011, 26 (3): 260-261.

[8] 陈筱莉, 文彬. 胆管癌的研究进展 [J]. 临床与实验病理学杂志, 2013, 29 (04): 434-437.

[9] Garg PK, Pandey D, Sharma J. The surgical management of gallbladder cancer [J]. Expert Rev Gastroenterol Hepatol, 2015, 9 (2): 155-166.

[10] Cillo U, Fondevila C, Donadon M, et al. Surgery for cholangiocarcinoma [J]. Liver Int, 2019, 39Suppl 1: 143-155.

[11] 王煜, 王炜, 章志翔. 肝外胆管癌 87 例临床治疗分析 [J]. 中国普通外科杂志, 2015, 24 (2): 170-174.

[12] 李斌, 姜小清, 易滨, 等. "计划性肝切除" 体系的肝门部胆管癌 Bismuth-Corlette 改进分型 [J]. 中国实用外科杂志, 2018, 38 (6): 679-683.

[13] LOWERY MA, ABOU-ALFA GK, BURRIS HA, et al. Phase I study of AG-120, an IDH1 mutant enzyme inhibitor: results from the cholangioearcinoma dose escalation and expansion cohorts [J]. J Clin Oncol, 2017, 35 (15 suppl): 4015.

[14] JAVLE M, LOWERY M, SHROFF RT, et al. Phase II Study of BGJ398 in Patients With FGFR-Altered Advanced Cholangiocarcinoma [J]. J Clin Oncol, 2018, 36 (3): 276-282.

[15] MAZZAFERRO V, EL-RAYES BF, DROZ DIT BUSSET M, et al. Derazantinib (ARQ 087) in advanced or inoperable FGFR2 gene fusion-positive intrahepatic cholangiocarcinoma [J]. Br J Cancer, 2019, 120 (2): 165-171.

[16] BLECHACZ B, KOMUTA M, ROSKAMS T, et al. Clinical diagnosis and staging of cholangiocarcinoma [J]. Nat Rev Gastroenterol Hepatol, 2011, 8 (9): 512-522.

[17] LIM KH, HAN SW, OH DY, et al. Outcome of infusional 5-fluorouracil, doxorubicin, and mitomycin-C (iFAM) chemotherapy and analysis of prognostic

factors in patients with refractory advanced biliary tract cancer [J]. Oncology, 2012, 83 (2): 57-66.

［18］TOKUMITSU Y, YOSHINO S, IIDA M, et al. Intraoperative dissemination during gastrectomy for gastric cancer associated with serosal invasion [J]. Surg Today, 2015, 45 (6): 746-751.

［19］陈荣，蔡景理，刘长宝，等. 结直肠癌患者手术前后腹腔脱落肿瘤细胞检测的临床意义 [J]. 中华胃肠外科杂志，2005, 8 (2): 174-175.

［20］韩建军，贾霖，高飞，等. 结肠癌术后早期腹腔热灌注化疗的疗效分析 [J]. 实用癌症杂志，2016, 31 (9): 1525-1527.

［21］姬忠贺，孙建华，武海涛，等. 腹腔热灌注化疗对腹腔游离癌细胞杀灭效果的评价 [J]. 中国肿瘤临床，2015, 42 (19): 963-968.

［22］YUNOKI Y, TAKEUCHI H, MAKINO Y, et al. Intraperitoneal seeding of ruptured hepatocellular carcinoma: cases report [J]. Abdom Imaging, 1999, 24 (4): 398-400.

［23］FRANKO J, SHI Q, MEYERS JP, et al. Prognosis of patients with peritoneal metastatic colorectal cancer given systemic therapy: an analysis of individual patient data from prospective randomised trials from the Analysis and Research in Cancers of the Digestive System (ARCAD) database [J]. Lancet Oncol, 2016, 17 (12): 1709-1719.

［24］TEOH DA, HUTTON M, ELSE S, et al. Epidural analgesia? A prospective analysis of perioperative coagulation in cytoreductive surgery and hyperthermic intraperitoneal chemotherapy [J]. Am J Surg, 2019, 217 (5): 887-892.

［25］CAO CQ, YAN TD, LIAUW W, et al. Comparison of optimally resected hepatectomy and peritonectomy patients with colorectal cancer metastasis [J]. J SurgOncol, 2009, 100 (7): 529-533.

［26］SHAIB YH, EL-SERAG HB, DAVILA JA, et al. Risk factors of intrahepatic cholangiocarcinoma in the United States: a case-control study [J]. Gastroenterology, 2005, 128 (3): 620-626.

［27］牟洪超，崔书中. 持续循环腹腔热灌注化疗治疗肝胆胰恶性肿瘤的临床应用 [J]. 消化肿瘤杂志（电子版），2012, 4 (4): 223-227.

［28］何坤，胡泽民，阮嘉后，等. 肝切除联合腹腔热灌注化疗在肝癌自发破裂出血中的应用 [J]. 肝胆胰外科杂志，2017, 29 (6): 464-467.

［29］于建全，冯飞灵，沈洋，等. 持续腹腔热灌注化疗治疗进展期胆管癌的临床疗效观察 [J]. 第二军医大学学报，2017, 38 (5): 570-575.

［30］GLIMELIUS B, HOFFMAN K, SJÖDÉN PO, et al. Chemotherapy improves survival and quality of life in advanced pancreatic and biliary cancer [J]. Ann Oncol, 1996, 7 (6): 593-600.

［31］LEE GW, KANG JH, KIM HG, et al. Combination chemotherapy with gemcitabine and cisplatin as first-line treatment for immunohistochemically proven cholangiocarcinoma [J]. Am J Clin Oncol, 2006, 29 (2): 127-131.

［32］KUHN R, HRIBASCHEK A, EICHELMANN K, et al. Outpatient therapy with gemcitabine and docetaxel for gallbladder, biliary, and cholangio-carcinomas [J]. Invest New Drugs, 2002, 20 (3): 351-356.

［33］GOLSE N, BAKRIN N, PASSOT G, et al. Iterative procedures combining cytoreductive surgery with hyperthermic intraperitoneal chemotherapy for peritoneal recurrence: postoperative and long-term results [J]. J SurgOncol, 2012, 106 (2): 197-203.

［34］BRANDL A, ZIELINSKI CB, RAUE W, et al. Peritoneal metastases of rare carcinomas treated with cytoreductive surgery and HIPEC-A single center case series [J]. Ann Med Surg (Lond), 2017, 22: 7-11.

［35］LEIGH N, SOLOMON D, PLETCHER E, et al. Is cytoreductive surgery and hyperthermic intraperitoneal chemotherapy indicated in hepatobiliary malignancies?[J]. World J SurgOncol, 2020, 18 (1): 124.

［36］HERNANDEZ DL, RESTREPO J, GARCIA MORA M. Peritoneal Metastasis of Cholangiocarcinoma Treated with Cytoreductive Surgery and Hyperthermic Intraperitoneal Chemotherapy at the InstitutoNacional de Cancerología, Colombia [J]. Cureus, 2020, 12 (1): e6697.

［37］邹香妮，迟文成，唐寅，等. 胆管癌姑息性切除术后持续热灌注化疗用于进展期胆管癌的临床研究 [J]. 现代消化及介入诊疗，2019, 24 (4): 382-385.

［38］魏春梅. 体腔热灌注化疗治疗恶性胸腹腔积液的疗效与不良反应 [J]. 临床医药文献电子杂

425

志, 2017, 4 (89): 17519-17521.

［39］高庆祥, 冯飞灵, 袁磊, 等. 腹腔热灌注化疗联合细胞减灭术对胆囊癌腹膜转移的临床疗效研究 [J]. 中国肿瘤临床, 2020, 47 (3): 140-144.

［40］PLANAS R, MONTOLIU S, BALLESTÉ B, et al. Natural history of patients hospitalized for management of cirrhotic ascites [J]. Clin Gastroenterol Hepatol, 2006, 4 (11): 1385-1394.

［41］KRAG A, BENDTSEN F, HENRIKSEN JH, et al. Low cardiac output predicts development of hepatorenal syndrome and survival in patients with cirrhosis and ascites [J]. Gut, 2010, 59 (1): 105-110.

［42］EL NAKEEB A, SULTAN AM, SALAH T, et al. Impact of cirrhosis on surgical outcome after pancreaticoduodenectomy [J]. World J Gastroenterol, 2013, 19 (41): 7129-7137.

［43］SUBRAMANIAN K, TANDON M, PANDEY CK, et al. Patients with cirrhosis of liver operated for non-transplant surgery: a retrospective analysis [J]. J Clin Transl Hepatol, 2019, 7 (1): 9-14.

［44］GAROFALO A, VALLE M, GARCIA J, et al. Laparoscopic intraperitoneal hyperthermic chemotherapy for palliation of debilitating malignant ascites [J]. Eur J SurgOncol, 2006, 32 (6): 682-685.

［45］THORGERSEN EB, MELUM E, FOLSERAAS T, et al. Cytoreductive surgery and hyperthermic intraperitoneal chemotherapy for pseudomyxoma peritonei in a liver-transplanted patient: a case report [J]. World J SurgOncol, 2018, 16 (1): 180.

［46］崔书中, 巴明臣, 唐云强, 等. 腹腔镜辅助持续循环腹腔热灌注化疗治疗肝移植术后恶性腹水一例 [J]. 中华肝胆外科杂志, 2010, 16 (12): 905.

［47］MAVROS MN, ECONOMOPOULOS KP, ALEXIOU VG, et al. Treatment and prognosis for patients with intrahepatic cholangiocarcinoma: systematic review and meta-analysis [J]. JAMA Surg, 2014, 149 (6): 565-574.

［48］KHAN SA, DAVIDSON BR, GOLDIN R, et al. Guidelines for the diagnosis and treatment of cholangiocarcinoma: consensus document [J]. Gut, 2002, 51 Suppl 6: VI1-9.

［49］HU LS, ZHANG XF, WEISS M, et al. Recurrence Patterns and Timing Courses Following Curative-Intent Resection for Intrahepatic Cholangiocarcinoma [J]. Ann SurgOncol, 2019, 26 (8): 2549-2557.

［50］MIURA JT, JOHNSTON FM, TSAI S, et al. Chemotherapy for Surgically Resected Intrahepatic Cholangiocarcinoma [J]. Ann SurgOncol, 2015, 22 (11): 3716-3723.

［51］PRIMROSE JN, FOX RP, PALMER DH, et al. Capecitabine compared with observation in resected biliary tract cancer (BILCAP): a randomised, controlled, multicentre, phase 3 study [J]. Lancet Oncol, 2019, 20 (5): 663-673.

［52］KIM ST, KANG JH, LEE J, et al. Capecitabine plus oxaliplatin versus gemcitabine plus oxaliplatin as first-line therapy for advanced biliary tract cancers: a multicenter, open-label, randomized, phase III, noninferiority trial [J]. Ann Oncol, 2019, 30 (5): 788-795.

［53］MORIZANE C, OKUSAKA T, MIZUSAWA J, et al. Combination gemcitabine plus S-1 versus gemcitabine plus cisplatin for advanced/recurrent biliary tract cancer: the FUGA-BT (JCOG1113) randomized phase III clinical trial [J]. Ann Oncol, 2019, 30 (12): 1950-1958.

［54］SHROFF RT, JAVLE MM, XIAO L, et al. Gemcitabine, Cisplatin, and nab-Paclitaxel for the Treatment of Advanced Biliary Tract Cancers: A Phase 2 Clinical Trial [J]. JAMA Oncol, 2019, 5 (6): 824-830.

［55］MULLEN JT, RIBERO D, REDDY SK, et al. Hepatic insufficiency and mortality in 1, 059 noncirrhotic patients undergoing major hepatectomy [J]. J Am Coll Surg, 2007, 204 (5): 854-862.

［56］RAHBARI NN, GARDEN OJ, PADBURY R, et al. Posthepatectomy liver failure: a definition and grading by the International Study Group of Liver Surgery (ISGLS)[J]. Surgery, 2011, 149 (5): 713-724.

［57］YANG R, TANG Q, MIAO F, et al. Inhibition of heat-shock protein 90 sensitizes liver cancer stem-like cells to magnetic hyperthermia and enhances anti-tumor effect on hepatocellular carcinoma-burdened nude mice [J]. Int J Nanomedicine, 2015, 10: 7345-7358.

［58］JEON TW, YANG H, LEE CG, et al. Electro-hyperthermia up-regulates tumour suppressor Septin 4 to induce apoptotic cell death in hepatocellular carcinoma [J]. Int J Hyperthermia, 2016, 32 (6): 648-656.

［59］苏宝威, 白明辉, 刘海潮. 胆囊癌组织中热休克蛋白90α 的表达及意义 [J]. 现代肿瘤医学, 2019, 27 (8): 1363-1366.

［60］ZHANG F, LE T, WU X, et al. Intrabiliary RF heat-enhanced local chemotherapy of a cholangiocarcinoma cell line: monitoring with dual-modality imaging--preclinical study [J]. Radiology, 2014, 270 (2): 400-408.

18

第十八章

胰腺癌的腹腔热灌注化疗

胰腺癌恶性程度高,约90%为起源于腺管上皮的导管腺癌,无特异性临床表现,早期确诊率不高。胰腺癌发病率在全球范围内呈逐年上升趋势,但其发病机制尚不明确,目前认为是环境、遗传等多因素共同作用的结果。胰腺癌预后不佳,手术切除是胰腺癌患者获得治愈和长期生存的唯一希望,但超过80%患者因延误诊断失去根治手术的机会。即使根治性切除术后,胰腺癌的复发率仍高达70%,绝大部分复发肿瘤位于腹腔内。胰腺癌术后R0切缘患者中位生存时间约23个月,R1切除患者中位生存时间约14个月。

腹腔热灌注化疗(hyperthermic intraperitoneal chemotherapy,HIPEC)结合了热效应和腹腔内化疗的优势,理论机制可概括为:①高温杀伤。②机械冲刷。③化疗增效。HIPEC在治疗胃癌、结直肠癌、卵巢癌、腹膜假黏液瘤、恶性腹膜间皮瘤、胰腺癌、胆管癌和肝癌等腹腔恶性肿瘤腹膜转移所致的腹膜转移癌及其并发的恶性腹水方面具有独特的疗效。在胰腺癌治疗领域,HIPEC在理论研究和技术层面上不断突破,已成为当前治疗晚期胰腺癌的有效辅助手段,应用于胰腺癌根治性切除术亦安全可行。国内多数临床研究将HIPEC用于晚期胰腺癌伴或不伴恶性腹水的治疗中并且取得肯定效果;少数临床研究将HIPEC应用于胰十二指肠切除术或胰体尾切除术中,证实了此种联合治疗方案的安全性和有效性。2018年中国抗癌协会胰腺癌专业委员会将HIPEC纳入《胰腺癌综合诊治指南2018版》。HIPEC作为胰腺癌综合治疗中的新兴手段,目前受到了国内外胰腺外科同道的广泛关注,更多大样本、高质量的临床研究也将证实其疗效。

推 荐 阅 读

- 米村丰,罗奋,汪志明.腹膜恶性肿瘤围手术期化疗及腹膜切除术[M].上海:复旦大学出版社,2016.
- 中国抗癌协会胰腺癌专业委员会.胰腺癌综合诊治指南(2018版)[J].临床肝胆病杂志,2018;34(10):2109-2120.
- European Society for Medical Oncology,Cancer of the pancreas:ESMO Clinical Practice Guidelines for diagnosis,treatment and follow-up.Ann Oncol.2015,26(Suppl 5):v56-v68.
- Japan Pancreas Society,Clinical Practice Guidelines for Pancreatic Cancer 2016 From the Japan Pancreas Society,Pancreas.2017 May/Jun;46(5):595-604.
- 唐丕斌.实用消化疾病诊疗学[M].北京:中国医药科技出版社,2008.
- 张智翔.消化系疾病的诊治思路[M].广州:广东科技出版社,2008.

第一节　胰腺癌的诊断治疗现状

胰腺癌恶性程度高、预后不良,发病年龄多为 40~65 岁,起病隐匿,早期无特异性临床表现。胰腺癌根据病变所在部位可以分为胰头癌和胰体尾癌,其中 70%~80% 为胰头癌。

一、发病诱因

胰腺癌发病机制尚不明确,目前认为是环境、遗传等多因素共同作用的结果。流行病学调查显示胰腺癌发病与多种危险因素有关:①长期吸烟。长期吸烟是目前公认的胰腺癌诱发因素,可能与烟草中含有致癌物质有关。戒烟 20 年后可使患胰腺癌的风险降至与正常人群相当。②不良饮食习惯。长期饮酒、高脂肪高蛋白饮食等,刺激胰腺分泌,诱发胰腺炎,导致胰腺癌发生风险增加。③肥胖。体重指数超过 35kg/m² 时胰腺癌患病风险增加 50%。④胰腺慢性损害。慢性胰腺炎,特别是对于家族性胰腺癌患者,可能成为胰腺癌的诱因。

二、流行病学数据

胰腺癌发病率在全球范围内呈逐年上升趋势:国家癌症中心 2018 年数据显示,男性恶性肿瘤中胰腺癌发病率位列第 10 位,女性恶性肿瘤中胰腺癌发病率位列第 11 位,全部恶性肿瘤死亡率中居第 5 位;美国癌症协会 2017 年数据显示,男性恶性肿瘤中胰腺癌发病率位列第 11 位,女性恶性肿瘤中胰腺癌发病率位列第 8 位,全部恶性肿瘤死亡率中居第 4 位。胰腺癌的预后极为不佳,年龄标准化后的 5 年生存率仅为 7.2%。手术切除是胰腺癌患者获得治愈和长期生存的唯一希望,但超过 80% 患者因延误诊断失去根治手术的机会。根治手术可以明确延长胰腺癌患者生存时间,提高患者长期存活率。Fogel 等 2017 年研究认为,胰腺癌术后淋巴结阴性患者后 5 年生存率 25%~30%,而对于淋巴结阳性患者 5 年生存率仅 10%。R0 切缘患者中位生存时间约 23 个月,R1 切除患者中位生存时间约 14 个月。

胰腺癌患者死亡多由于肿瘤复发,即使根治术后复发率仍高,超七成患者肿瘤复发位于腹腔内。Broeck 等 2009 年观察记录 145 例接受手术治疗的胰腺癌患者生存情况,其中 27 例患者切缘阳性,48 例患者手术阴性切缘范围不足 1mm;结果发现,胰腺癌患者人群肿瘤复发率高达 75.86%,其中切除部位原位复发占比 17.27%,胰腺外复发占比 60.00%,原位合并胰腺外复发占比 22.73%;胰腺外复发中肝脏复发占比 86.36%,其他复发位置包括腹膜、腹膜后、肺等。Groot 团队 2018 年进行大样本量(692 例)胰腺癌患者术后复发模式研究发现,中位随访时间 25.3 个月,胰腺癌患者人群肿瘤复发率高达 76.7%,其中切除部位原位复发占比 23.7%,胰腺外复发占比 57.8%,原位合并胰腺外复发占比 18.5%;胰腺外复发中以肝脏转移居多,其次是肺转移;肿瘤腹腔内复发占比 76.6%,腹腔外复发占比 17.5%,腹腔内外均复发占比 5.8%;腹腔外复发位置以骨组织居多,其次是脑、锁骨上淋巴结、腹股沟、下肢、皮肤;胰腺癌复发中 51.2% 位于术后 12 个月,79.5% 位于术后 24 个月,中位无瘤生存时间仅 11.7 个月。

三、临床表现

胰腺癌临床表现取决于癌的部位、病程早晚、有无转移以及邻近器官受累的情况。临床特点是整个病程短、病情发展快和迅速恶化。胰腺癌早期无特异性症状,多数仅表现为上腹部不适或隐痛、钝痛和胀痛等,易与胃肠和肝胆疾病的症状相混淆。餐后食物刺激胆汁和胰液分泌,而其出口处有肿瘤梗阻,胆道胰管内压力增高,可使疼痛或不适加剧,另一显著症状为食欲减退或饮食习惯改变,尤其不喜油腻或高动物蛋白食物。进行性加重黄疸是胰头癌的特异性症状,粪便颜色随着黄疸的加重而变浅,最后呈陶土色,尿色越来越浓,呈酱油色。胰腺癌患者早期即可有消瘦乏力,体重明显下降。胰腺癌晚期疼痛剧烈尤为突出,常牵涉到腰背部持续疼痛,这是胰腺癌侵犯腹腔神经丛的结果。晚期胰腺癌常出现腹水、肿块和恶病质。其他临床症状还包括腹部包块、症状性糖尿病、恶性腹水等。

四、影像学检查

近年来影像学发展迅速,虽然在胰腺癌的诊断上取得了一些进展,但在胰腺癌的早期诊断、定性诊断和靶向治疗方面仍然面临巨大挑战,任重而道远。

(一)腹部超声

超声检查具有价廉、无创、简便、重复性强等优点,已经广泛应用于胰腺癌的筛查,胰腺癌在超声图像中呈现胰腺实质内的低回声灶,结合其对邻近器官的影响可以诊断,超声检查发现的胰腺癌常处于晚期。超声内镜在发现胰腺肿瘤的同时,可以进行穿刺活检和注射治疗等,是胰腺癌诊断的重要方法之一。胰腺癌在超声内镜图像中呈低回声结节,轮廓不规则,近端胰管扩张。

(二)腹部 CT

CT 具有较好的密度分辨率和空间分辨率,可以清楚地显示胰腺及其周围组织的形态结构,明确有无明显的肝脏转移、腹腔种植、淋巴结转移和腹水情况。超薄多层螺旋 CT 目前认为是胰腺癌诊断和分期的首选影像学检查方法。

超薄多层螺旋 CT 可以较好地显示胰腺肿瘤内部结构及边缘情况,尤其在胰周的脂肪间隙是否消失、邻近脏器受侵方面优势明显,动态增强扫描更能清晰地显示胰腺癌的体积、形态、血供等情况,为早期诊断胰腺癌和判断手术适应证提供帮助。

(三) 腹部 MRI

MRI 对于软组织有更高的分辨力,在发现小胰腺癌和判断胰腺癌侵犯范围如血管及十二指肠等方面优于 CT,还可以指导胰腺癌的分期和手术,但对胰腺癌定性诊断不如 CT。MRCP 可以帮助鉴别慢性胰腺炎和胰腺癌,慢性胰腺炎的 MRCP 特点:胰管扩张粗细不均(87.1%),可贯通病灶区(93.5%);胆管扩张(29%),胆总管远端锥形狭窄(48.4%)或正常(48.4%),胆总管远端突然截断(3.2%);合并胰管结石(25.8%)及胰腺假性囊肿(29%)。胰腺癌的 MRCP 特点包括:双管征(67.7%);胰管光滑连续扩张(61.3%),在肿块处突然截断(74.2%);胆管扩张者(74.2%),胆总管远端常于胰头或钩突水平突然截断(71%)。

(四) 经内镜逆行性胰胆管造影(ERCP)

ERCP 可以直接观察十二指肠乳头并收集胰液做细胞学检查,诊断胰腺癌的敏感性为 70%~94%,特异性为 50%~94.3%。同时,置入胆管支撑管可有效缓解黄疸症状,但此项检查可能引起急性胰腺炎及胆道感染。

五、血清学标志物

血清分子标志物具有无创性及花费低的优点,有望成为检测早期胰腺癌的理想检测手段。

(一) CEA

CEA 诊断胰腺癌的敏感度和特异度较低,分别为 54.0% 和 79.0%。CEA 在多种肿瘤中均有表达,诸如乳腺癌、胃癌和结肠癌等,因此诊断胰腺癌缺乏特异性。

(二) CA199

CA199(carbohydrate antigen 19-9)诊断胰腺癌的敏感性和特异性分别为 80.0% 和 86.0%。CA199 水平和胰腺癌患者预后呈负相关,CA199 水平越高提示预后越差,而且对放化疗辅助治疗也越不敏感。术后 CA199>90U/ml 的患者比低于 90U/ml 的患者对化疗更不敏感。CA199 虽然常用于诊断胰腺癌,但仍存在很多不足。CA199 水平在一些良性疾病和非胰腺癌患者中也会升高,良性疾病包括胆道梗阻、急慢性胰腺炎、胆囊炎和胆管炎等,恶性疾病包括其他胃肠道癌,如胃癌、结直肠癌,胆管癌等。

(三) CA24-2

CA24-2(carbohydrate antigen 24-2)诊断胰腺癌的敏感性和特异性分别为 81.1% 和 76.7%,CA 24-2 诊断胰腺癌的

优势在于胆汁淤积对其影响较小,其出现的假阳性率明显低于 CA199,对胰腺疾病的良恶性鉴别有独立的价值。联合检测 CA 199、CA 242 及 CEA,准确性高达 97.83%,对胰腺癌的诊断和预后判断具有重要意义。

六、病理类型

(一) 导管腺癌

导管腺癌占胰腺癌的 80%~90%,主要由分化不同程度的导管样结构的腺体构成,伴有丰富的纤维间质。高分化导管腺癌主要由分化较好的导管样结构构成,内衬高柱状上皮细胞,部分为黏液样上皮,可具有丰富的嗜酸性胞质。

(二) 特殊类型的导管癌

1. 多形性癌　亦称巨细胞癌,可能为导管癌的一种亚型。由奇形怪状的单核或多核瘤巨细胞,甚至梭形细胞构成,有时可类似破骨细胞的巨细胞或绒癌样细胞。瘤细胞排列成实性巢状或呈肉瘤样排列。

2. 腺鳞癌　偶见于胰腺,可能为胰管上皮鳞化恶变的结果。肿瘤有腺癌和鳞癌成分。纯粹的鳞癌在胰腺中相当罕见。

3. 黏液癌　切面可呈胶冻状,极相似于结肠的胶样癌。光镜下,肿瘤含有大量黏液,形成黏液池。细胞可悬浮其中或散在于黏液池的边缘。

4. 黏液表皮样癌和印戒细胞癌　在胰腺中偶可见到。

5. 纤毛细胞癌　形态与一般导管癌相同,其特点是有些细胞有纤毛。

(三) 腺泡细胞癌

仅占 1%,肿瘤细胞呈多角形、圆形或矮柱状。核圆,常位于基底部。瘤细胞排成腺泡状或条索状,胞质呈强嗜酸性颗粒状。电镜和免疫组织化学均显示瘤细胞的腺泡细胞特征,如丰富的粗面内质网和酶原颗粒。腺泡细胞癌主要转移至局部淋巴结、肝、肺或脾。

(四) 小腺体癌

为少见类型的胰腺癌。胰头部较为多见。镜下,肿瘤由很多小腺体结构及实性癌巢组成,其间有纤细的纤维间隔。细胞可为立方或柱状,核较为一致,常见小灶性坏死,在小腺体的腔缘可见少量黏液。近来研究表明,此型胰腺癌可能为腺泡细胞和内分泌细胞复合性肿瘤。

(五) 大嗜酸性颗粒细胞性癌

此型肿瘤罕见,其肿瘤细胞具有丰富的嗜酸性颗粒性胞质,核圆形或卵圆形,排列成小巢状。其间有纤维间隔分隔。电镜瘤细胞胞质内充满肥大的线粒体。

(六) 小细胞癌

形态上与肺小细胞癌相似,占胰腺癌的 1%~3%。由均

匀一致的小圆细胞或燕麦样细胞构成,胞质很少,核分裂很多,常有出血坏死,NSE 免疫组化染色阳性,此型预后很差。多在 2 个月内死亡。其起源尚不清楚。

七、鉴别诊断

胰腺癌应与胃部疾病、黄疸型肝炎、胆石症、胆囊炎、原发性肝癌、急性胰腺炎、壶腹癌、胆囊癌等病进行鉴别。

(一)各种慢性胃部疾病

胃部疾患可有腹部疼痛,但腹痛多与饮食有关,黄疸少见,利用 X 线钡餐检查及纤维胃镜检查不难鉴别。

(二)黄疸型肝炎

初起两者易混淆,但肝炎有接触史,经动态观察,黄疸初起时血清转氨酶增高,黄疸多在 2~3 周后逐渐消退,血清碱性磷酸酶多不高。

(三)胆石症、胆囊炎

腹痛呈阵发性绞痛,急性发作时常有发热和白细胞计数增高,黄疸多在短期内消退或有波动,无明显体重减轻。

(四)原发性肝癌

常有肝炎或肝硬化病史、血清甲胎蛋白阳性,先有肝大,黄疸在后期出现,腹痛不因体位改变而变化,超声和放射性核素扫描可发现肝占位性病变。

(五)急性胰腺炎

急性胰腺炎多有暴饮暴食史,病情发作急骤,血白细胞计数、血尿淀粉酶水平升高。

(六)慢性胰腺炎

慢性胰腺炎可以出现胰腺肿块(假囊肿)和黄疸,酷似胰腺癌,而胰腺深部癌压迫胰管也可以引起胰腺周围组织的慢性炎症。腹部 X 线平片发现胰腺钙化点对诊断慢性胰腺炎有帮助,但有些病例经各种检查也难鉴别,可在剖腹探查手术中用极细穿刺针做胰腺穿刺活检,帮助鉴别。

(七)壶腹周围癌

壶腹周围癌比胰头癌少见,病起多骤然,也有黄疸、消瘦、皮肤瘙痒、消化道出血等症状。而壶腹癌开始为息肉样突起,癌本身质地软而有弹性,故引起的黄疸常呈波动性;腹痛不显著,常并发胆囊炎,反复寒战、发热较多见。但两者鉴别仍较困难,要结合超声和 CT 来提高确诊率。壶腹癌的切除率在 75% 以上,术后 5 年存活率较胰头癌高。

八、治疗方法

(一)根治性手术

外科根治性手术切除胰腺肿瘤,是临床上唯一可能治愈胰腺癌的治疗手段,但胰腺癌早期无特异性临床症状,并且肿瘤早期可以浸润胰腺包膜、周围血管、神经等,大约只有 20% 被认为是可切除的(表 18-1)。对于能够行根治性手术切除的患者而言,根据肿瘤部位的不同,应选择不同的术式。肿瘤位于胰头、胰颈部可行胰十二指肠切除术。肿瘤位于胰腺体尾部可行胰体尾加脾切除术。肿瘤较大,范围包括胰头、颈、体时可行全胰切除术。微创胰腺癌根治术在手术安全性、淋巴结清扫数目和 R0 切除率方面与剖腹手术相当,但其肿瘤学获益性有待进一步的临床研究证实,推荐在专业的大型胰腺中心由有经验的胰腺外科医师开展。根治性手术切除指征:①年龄 <75 岁,全身状况良好。②临床分期为 Ⅱ 期以下的胰腺癌。③无肝脏转移,无腹水。④术中探查肿物局限于胰腺内,未侵犯肠系膜门静脉和肠系膜上静脉等重要血管。⑤无远处播散和转移。标准的胰十二指肠切除术切除范围:胰十二指肠切除术的范围包括远端胃的 1/3~1/2、胆总管全段和胆囊、胰头切缘在肠系膜上静脉左侧 / 距肿瘤 3cm、十二指肠全部、近段 15cm 的空肠;充分切除胰腺前方的筋膜和胰腺后方的软组织,钩突部与局部淋巴液回流区域的组织、区域内的神经丛、大血管周围的疏松结缔组织等。标准的远侧胰腺切除术切除范围:包括胰腺体尾部、脾及脾动静脉,淋巴清扫,可包括左侧 Gerota 筋膜、部分结肠系膜,但不包括结肠切除。标准的全胰腺切除术切除范围包括胰头部、颈部及体尾部、十二指肠及第一段空肠、胆囊及胆总管、脾及脾动静脉,淋巴清扫,可包括胃窦及幽门、Gerota 筋膜、部分结肠系膜,但不包括结肠切除。标准

表 18-1 胰腺癌可切除性判断标准

可切除性	动脉	静脉
可切除	无动脉侵犯(包括腹腔干、肠系膜上动脉和肝总动脉)	无肠系膜上静脉和门静脉侵犯或受侵范围 ≤ 180°且血管轮廓尚完整
交界性可切除	胰头癌 / 胰腺钩突癌:①肿瘤侵及肝总动脉但尚未侵及腹腔干和肝动脉分叉处,能够进行血管切除重建;②肿瘤侵及肠系膜上动脉范围 ≤ 180° 胰体尾癌:①肿瘤侵犯腹腔干范围 ≤ 180°;②肿瘤侵犯腹腔干范围超过 180°,无腹主动脉、胃十二指肠动脉受侵	①肿瘤侵及肠系膜上静脉和门静脉范围超过 180°;肿瘤侵及静脉范围 ≤ 180°,但血管轮廓缺损或存在瘤栓,尚可进行血管切除重建;②肿瘤侵及下腔静脉

的胰腺癌根治术应进行的淋巴结清扫,范围如下。①胰头癌行胰十二指肠切除术标准的淋巴结清扫范围:幽门上及下淋巴结(No.5,6),肝总动脉前方淋巴结(No.8a),肝十二指肠韧带淋巴结(肝总管、胆总管及胆囊管淋巴结,No.12b1,12b2,12c),胰十二指肠背侧上缘及下缘淋巴结(No.13a-b),肠系膜上动脉右侧淋巴结(No.14a-b),胰十二指肠腹侧上缘及下缘淋巴结(No.17a-b)。②胰体尾切除术标准的淋巴清扫范围:脾门淋巴结(No.10),脾动脉周围淋巴结(No.11),胰腺下缘淋巴结(No.18),上述淋巴结与标本整块切除。对于病灶位于胰体部者,可清扫腹腔动脉干周围淋巴结(No.9)+部分肠系膜上动脉(No.14)+腹主动脉周围淋巴结(No.16)。在标准的淋巴结清扫范围下,应获取 15 枚以上的淋巴结。新辅助治疗后的患者,获取淋巴结数目可少于 15 枚。是否进行扩大的淋巴结清扫目前仍有争议,因此不建议常规进行扩大的腹膜后淋巴结清扫。

(二)系统化疗

术后辅助化疗是胰腺癌综合治疗中的重要组成部分。对于术后切缘阳性的胰腺癌患者,尤其是 R2 切除即肉眼阳性,仅靠单一手术切除不能延长生存期,需术后积极放化疗。根治术后的胰腺癌患者如无禁忌证,均应行辅助化疗。辅助化疗方案推荐以吉西他滨或氟尿嘧啶类药物为主的单药治疗;体能状态良好的患者,建议联合化疗胰腺癌患者完全切除术后接受吉西他滨辅助化疗可降低肿瘤复发率、提高长期生存率。胰腺癌手术后辅助化疗方案多选择吉西他滨单药化疗或 5-FU/ 亚叶酸钙的辅助化疗。新辅助化疗应用于胰腺癌的治疗,主要对象是局部进展和交界性可切除的患者。NCCN 指南推荐改良FOLFRINOX 方案作为体能状况较好患者的首选新辅助化疗方案,且建议对于行诱导化疗的局部进展期胰腺癌患者,在评估未发生远处转移的情况下,可序贯行同期化放疗或立体定向放射治疗。新辅助化疗的优势在于:①新辅助治疗可以清除隐匿微小转移灶,延缓肿瘤进展甚至降期,增加胰腺癌手术切除机会。②术前肿瘤的血供未破坏,聚集在肿瘤组织的化疗药物浓度较高,疗效更显著。而术后血运破坏限制了疗效。③术前化疗可避免患者因术后打击及恢复过程不佳,导致的辅助治疗的延迟,而且患者术前耐受性多较好。

(三)放射治疗

放疗是胰腺癌的重要治疗手段,贯穿各个分期的治疗。可手术切除局限性胰腺癌,如因内科疾病不耐受手术或拒绝手术的患者,推荐精准根治性放射治疗,是提供这部分患者长期生存的新选择。临界可手术切除患者可直接接受高剂量放疗或联合化疗,根据治疗后疗效决定是否行手术切除。放化疗是局部晚期胰腺癌的首选治疗手段。对于寡转移(转移灶数目及器官有限)的胰腺癌患者,可通过照射原发灶、转移灶,实施缓解梗阻、压迫或疼痛以及提高肿瘤局部控制为目的的减症放射治疗。胰腺癌术后放疗的作用尚存争议,对于胰腺癌术后局部残存或切缘不净者,术后同步放化疗可以弥补手术的不足。

(四)免疫治疗和靶向治疗

由于肿瘤免疫原性低,不能引起机体足够的抗肿瘤免疫,是肿瘤免疫逃逸机制之一。肿瘤疫苗利用肿瘤细胞或肿瘤抗原物质诱导机体的特异性细胞免疫和体液免疫反应,从而增强机体的抗癌能力,阻止肿瘤的生长、扩散和复发,以达到清除或控制肿瘤的目的。疫苗的制备需收集胰腺癌患者的肿瘤细胞,体外培养,运用载体导入炎症刺激因子的基因,后将细胞制成疫苗,并注入人体,使机体产生对肿瘤的特异性反应。

PD1 的配体 PD-L1 在几种癌症中高表达,因此 PD1 在癌症免疫逃避中的作用已得到很好的证实。正在开发用于增强免疫系统的靶向 PD-1 的单克隆抗体用于治疗癌症。许多肿瘤细胞表达 PD-L1,一种免疫抑制 PD-1 配体;抑制PD-1 和 PD-L1 之间的相互作用可以增强体外 T 细胞反应并介导临床前抗肿瘤活性。

九、胰腺癌腹腔热灌注化疗的理论机制

近年来,胰腺外科医生在早期诊断和手术治疗方面均取得进展,但胰腺癌患者长期生存情况仍不容乐观。胰腺癌手术操作涉及切除器官多、手术时间长、腹腔内环境变化剧烈,术中操作是引起癌细胞播散的潜在因素。现代生物科技已经通过免疫组化、核酸测定等方法在淋巴结、骨髓、腹膜腔或外周血中检测到播散的肿瘤细胞。Steen 等在 2017 年的系统回顾中提出,胰腺癌术中切除肿瘤前腹腔灌洗液癌细胞检出率为 8%(95% CI:2%~24%),切除肿瘤后腹腔灌洗液癌细胞检出率为 33%(95% CI:15%~58%)。Yamamoto 等 2005 年曾提出充分腹腔灌洗(生理盐水反复冲洗腹腔 10 次,1 000ml/ 次)可以明显降低胰腺癌患者术后发生腹膜转移机会。腹腔内游离胰腺癌细胞种植促进炎细胞浸润、生长因子生成、细胞因子释放,进而促进肿瘤复发。传统的静脉化疗给药方式理论上很难杀灭腹腔内游离胰腺癌细胞,原因是术后腹腔内纤维粘连形成保护层,且相对缺乏血液供应,静脉药物难以到达。

腹腔热灌注化疗(HIPEC)是指将达到特定温度、含化疗药物的腹腔热灌注液注入患者腹腔内,从而治疗腹膜癌或恶性腹水。肿瘤细胞和正常人体细胞对温度敏感度不同,采取适当温度的化学液体灌注腹腔,相对高温可直接

杀伤肿瘤细胞,起凝固剂作用;并且HIPEC具有通过抑制肿瘤细胞DNA复制、转录和修复、诱导核基质蛋白质变性等多种机制有选择性地杀伤肿瘤细胞的作用。HIPEC过程中形成的液体循环和生物膜过滤作用可以机械冲刷腹腔内脏器和腹膜,使肿瘤细胞不能黏附。热效应加快化疗药物和肿瘤细胞结合,增强化疗药物活性,提高肿瘤对化疗反应率;同时,热效应破坏特定癌基因调节肿瘤细胞摄取、排泄化疗药物的能力,增加肿瘤细胞内化疗药物的蓄积浓度;热效应亦增强某些化疗药物的渗透性,增加其渗透深度。

在腹腔热灌注化疗的实验性研究中,热效应可以有效杀伤胰腺癌细胞株capan-2,并且和化疗药物在诱导胰腺癌细胞株capan-2凋亡方面存在协同作用。顺铂诱导胰腺癌细胞株capan-2凋亡的IC50在37℃条件下为3.75μg/ml,在43℃条件下为2.01μg/ml。37~43℃,热效应+顺铂诱导胰腺癌细胞株capan-2凋亡存在温度依赖性,杀伤效应随温度升高而加强。肿瘤细胞处在不同的细胞周期时均对热效应敏感。S期细胞进行有丝分裂到达下一个细胞时相时,细胞染色体发生畸变而导致细胞凋亡;M期细胞有丝分裂时细胞器发生损伤引起细胞凋亡;G_1期细胞无细胞器损伤,但进行有丝分裂前即发生凋亡。温热化疗处理胰腺癌细胞株capan-2细胞,可以明显提高G_0/G_1期细胞比例,说明胰腺癌细胞株capan-2在经过温热化疗处理后细胞周期停滞于G_0/G_1期。温热联合顺铂诱导胰腺癌细胞株capan-2凋亡可能是通过调节P53表达来实现的。P53是一个具有特定序列的DNA结合蛋白,通过调节相关蛋白Bax、P21及Bcl-2的表达来调节细胞周期诱导细胞凋亡。Bcl-2蛋白可以阻止细胞凋亡,对抗化疗药物引起的肿瘤细胞凋亡,作用机制目前尚不清楚。温热化疗诱导胰腺癌细胞株capan-2凋亡的分子机制可能为,温热化疗上调P53及Bax的表达并下调Bcl-2的表达,并使capan-2细胞周期停滞于G_0/G_1期,达到诱导其凋亡的目的。

第二节　腹腔热灌注化疗预防胰腺癌术后腹膜播散转移

胰腺癌术后复发模式主要包括局部复发、远处转移、局部+远处转移。局部复发者进展相对缓慢,预后较好,而一旦合并肝转移则常出现快速进展,预后相对更差。关于胰腺癌术后复发转移的临床报道并不多见,研究报道三种复发模式比例也各不相同。Gnerlich等研究报道,在复发转移的患者中,23.7%为局部复发,55.1%为远处转移,21.2%为局部+远处转移。Schnelldorfer等研究报道,12.8%为

局部复发,81.1%为远处转移,6.1%为局部+远处转移。Asiyanbola等研究报道,21.4%为局部复发,68.9%为远处转移,9.7%为局部+远处转移。Groot等研究报道,23.7%为局部复发,57.8%为远处转移,18.5%为局部+远处转移。局部、远处、局部+远处的复发比例差异原因:各医疗中心胰腺癌患者群体存在差异,术前评估和手术水平亦有不同。这些因素导致研究结果不一致。

胰腺癌术后不同复发转移模式之间生存期比较的临床报道少见,研究结论亦不一致。Broeck等认为胰腺癌术后复发部位对患者生存期无影响。Tani等认为胰腺癌出现肝转移并未影响患者总生存期。但是,部分临床研究结果证实,胰腺癌术后复发模式可以影响患者总生存期。迄今为止样本量最大的研究,约翰霍普金斯大学Groot等分析877例胰腺癌术后患者生存数据发现,肝脏转移和多发转移的患者总生存期相较其他复发模式明显缩短。Suenaga等分析209例胰腺癌术后患者生存数据发现,肝脏转移的胰腺癌患者总生存期明显低于无肝转移的患者(12.9个月 vs.18.4个月),局部复发相较其他复发模式具有较长的总生存期(18.4个月 vs.14.7个月)。

一、根治性手术和HIPEC步骤

(一)胰十二指肠切除术+HIPEC

患者仰卧于手术台,常规碘伏消毒铺单后取上腹正中切口自剑突向下绕脐至脐下2~3cm,逐层剖腹。充分探查腹腔确定远处脏器、腹膜等无转移灶后,沿右侧侧腹膜切开,游离向内翻起结肠肝曲和升结肠系膜,显露十二指肠降部。游离十二指肠降部、胰头部,显露下腔静脉(Kocher手法)。游离胃大弯侧网膜至脾门位置,游离胃小弯侧网膜。于肝十二指肠韧带外侧解剖暴露胆总管,游离胆囊床切除胆囊,在胆囊管上方肝总管分叉下方离断胆总管。按照胃大部切除的标志点切除远端胃,胃大弯上点为胃网膜左动脉最接近大弯侧胃壁处,胃小弯上的点为紧邻胃小弯上第3支明显的静脉左侧。清扫肝十二指肠韧带内淋巴结及腹膜后淋巴结,游离胰腺上缘和下缘系膜,于肠系膜上静脉左侧离断胰腺。打开横结肠系膜无血管区,距屈氏韧带远端10cm处离断空肠。在胰腺背侧游离血管与胰腺间组织间隙,分离胰腺钩突部,清扫肠系膜上动脉周围淋巴结。完整切除远端胃、十二指肠、空肠近端、胰头、胆管标本。重建消化道采用Child法,胰肠吻合采用胰管对空肠端侧吻合,胰腺断面充分止血后将胰腺支撑管插入胰管内。4-0 Proline线间断水平褥式缝合吻合胰腺后壁和空肠浆肌层,在胰管相近位置空肠上切开一直径同胰管的小孔,间断缝合胰腺后壁和空肠切口、胰腺前壁和空肠切口、胰腺前壁和空肠浆

肌层。可增加数针缝合封闭吻合口上下缘的缝隙。距离胰肠吻合口 10cm 远端行胆肠吻合，不常规放置胆管支架，距离胆肠吻合约 40cm 处行胃空肠吻合。拟行 HIPEC 患者放置 2 根腹腔引流管和 2 根热灌注管，1 根引流管位于

胰肠吻合后方自右侧脐上引出，1 根引流管位于胆肠吻合口前方自左侧脐上引出（图 18-1、图 18-2）。2 根热灌注管均位于盆腔自两侧腋前线脐上引出。关闭腹壁切口，结束手术。

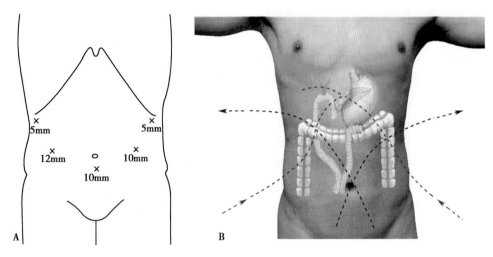

图 18-1 腹腔镜胰十二指肠切除术 trocar 模式和热灌注管

经由 2 根红色灌注管进水，2 根蓝色腹腔引流管出水，在腹腔内形成循环。

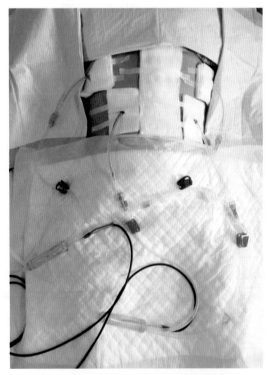

图 18-2 腹腔镜胰十二指肠切除术后腹腔
热灌注治疗体外管设置

经由 2 根红色灌注管进水，2 根蓝色腹腔引流管出水，右侧红色管路位于胰肠吻合后方自右侧脐上引出，左侧红色管路位于胰肠吻合口前方自左侧脐上引出。双侧蓝色管均位于盆腔自两侧腋前线脐上引出。

（二）胰体尾切除术 +HIPEC

取上腹部正中切口，进腹后探查腹腔，排除转移灶。沿胃大弯侧血管弓外超声刀离断胃结肠韧带，离断并结扎脾胃韧带（内含胃短动、静脉），暴露并分离切断胃胰皱襞，充分显露胰腺体尾部。切开胰腺上缘后腹膜，于胰颈部上缘暴露并分离脾动脉及腹腔干，清扫腹腔干周围淋巴结，离断并双重结扎。切开胰腺下缘后腹膜，与胰腺颈部后方建立隧道，使用线性切割闭合器，持续压迫 45s，离断并关闭胰腺残端，暴露肠系膜上动静脉，清扫肠系膜上动脉左侧的淋巴结。脾动、静脉可单独结扎处理。提起胰体部，由肾前筋膜后方，左肾静脉和左肾上腺静脉前方，向胰尾部游离至脾门附近，钝性分离脾膈韧带、脾肾韧带。将胰体尾、脾脏及结肠脾区托出至切口下方，直视下分段钳夹、切断并结扎脾结肠韧带，完整切除脾脏（含肿瘤）。拟行 HIPEC 患者放置 2 根腹腔引流管和 2 根热灌注管，1 根引流管位于胰腺断端处自右下腹引出，1 根引流管位于脾窝位置自左下腹引出，2 根热灌注管均位于盆腔自两侧腋前线肋下引出。关闭腹壁切口，结束手术。

二、术后主要并发症监测

（一）术后胰瘘

术后胰瘘诊断标准定义：术后第 3 天及以后腹腔引流液量 >10ml/d，引流液淀粉酶浓度高于正常血浆淀粉酶上

限3倍。2005年国际胰腺外科研究小组对"术后胰瘘"的最初定义:连通胰腺导管上皮和其他上皮之间的含有胰腺分泌的富含酶的液体的非正常液。此种情况的产生可与胰肠吻合漏、胰腺外伤、擦伤等相关。2016年,国际胰腺外科研究小组对术后胰瘘重新定义:任何可测量的引流液其淀粉酶含量高于同机构检测正常血清淀粉酶正常值上限3倍以上并与临床(症状)的发展转归密切相关者即被定义为胰瘘。特殊临床并发症的严重程度作为评估重点用于新的胰瘘定义和系统分级。通过仔细剖析新标准,会发现新的分级系统更多的纳入了特定临床转归过程和症状程度。由此,原先分级中的"A级胰瘘"因为没有重要的临床意义且按现在新标准并不是真正意义的胰"瘘",现被重新定义称呼为"生化漏";B、C级胰瘘的概念框架仍然保留,但定义变得更为严格和具体。特别需要指出的是,B级胰瘘指需要术后治疗实施策略的变动(即意味着更长时间住院和ICU停留时长,需要特殊的药物去进行胰瘘的控制和并发症治疗),即引流道维持原位大于3周或者需要通过内窥镜或经皮穿刺复位引流的胰瘘。C级胰瘘则明确是指那些需要重新手术、导致单一/多器官衰竭(尤其是呼吸、肾脏、心脏功能等不全)和/或由此引发死亡的胰瘘。对于接受腹腔热灌注治疗的患者,术后胰瘘的判断标准尚未统一。河北医科大学第二医院肝胆胰腺外科经验:停止热灌注后第2天(术后第5天)开始,连续监测至少3d腹腔引流液淀粉酶,若持续高于血清淀粉酶浓度上限3倍,可判断为胰瘘;若胰瘘对临床治疗流程产生如上影响可判断为B/C级胰瘘。

(二)胆瘘

胆瘘诊断标准定义:术后第3天及以后腹腔引流管引流胆汁样液体,并且测量引流液胆色素水平超过同时刻血清胆色素水平3倍。

(三)胃肠瘘

根据临床表现、病史和有关检查,肠瘘的诊断多无困难。术后患者,有时与原有疾病的症状、体征难以区别,临床医师对患者诉腹胀、没有排气排便缺乏足够的重视而将此归结为术后肠蠕动差、肠粘连等,往往失去了对肠瘘的早期诊断。肠瘘的临床表现包括瘘口形成与肠内容物漏出、感染、营养不良、水电解质和酸碱平衡紊乱以及多器官功能障碍等。

(四)术后出血

术后出血包括术中操作和止血相关的出血和由胰瘘所造成的继发性出血、应激性溃疡出血。

(五)术后腹内脓肿

术后表现为发热、寒战、腹胀等,血常规检查可发现白细胞计数增高、中性粒细胞比值升高,B超检查常可发现腹腔内存在液性暗区,超声引导穿刺引流出脓液可明确诊断。

(六)术后胃排空延迟

满足下列条件之一者应考虑胃排空延迟:①术后需留置胃管时间超过3d。②拔除胃管后因呕吐等原因再次置胃管。③术后超过7d仍不能进固态饮食。

三、主要并发症发生率

目前胰腺手术联合腹腔热灌注化疗方案安全性问题的主要焦点在于腹腔热灌注化疗是否会增加胰腺术后胰瘘的发生率。胰瘘是胰腺外科的难题之一,尽管各种新方法新技术不断推出,如胰体尾切除术中胰腺断端处理由手工缝合过渡到切割闭合等,但是胰瘘这一并发症始终伴随胰腺手术发生。根据河北医科大学第二医院肝胆胰腺外科单中心经验,腹腔热灌注治疗并不会增加术后胰瘘等并发症发生率。研究回顾性分析胰头癌根治术即胰十二指肠切除术组29例、胰十二指肠切除术联合腹腔热灌注组28例。胰十二指肠切除术联合腹腔热灌注组患者分别于术中、术后第2天和术后第4天接受腹腔热灌注治疗,灌注液采用温热生理盐水。全体患者总并发症发生率为19.30%(11/57),包括术后出血1人次(1.75%)、胰瘘2人次(3.51%)、胆瘘4人次(7.02%)、胃肠瘘1人次(1.75%)、胃排空延迟1人次(1.75%)、腹腔脓肿2人次(3.51%);胰十二指肠切除术联合腹腔热灌注组并发症发生率为10.71%(3/28),包括胆漏2人次(7.14%)、胃排空延迟1人次(3.57%);胰十二指肠切除术组患者总并发症发生率为27.59%(8/29),包括术后出血1人次(3.45%)、胰瘘2人次(6.90%)、胆漏2人次(6.90%)、胃肠漏1人次(3.45%)、腹腔脓肿2人次(6.90%)。根据Clavien-Dindo并发症分级系统,胰十二指肠切除术组出现1例患者发生Ⅲ级并发症即严重临床并发症;该患者术后发生胰瘘继发腹腔内出血,全麻下接受再次手术治疗剖腹探查止血,术后恢复尚可。全体患者中位术后住院时间为14.0(12.0,18.8)d,胰十二指肠切除术联合腹腔热灌注组中位术后住院时间为14.0(13.0,18.0)d,胰十二指肠切除术组中位术后住院时间为14.0(11.0,20.0)d。

四、术后胰瘘的治疗方法

若胰腺术后患者发生胰瘘,多采用综合治疗方案治疗,包括针对胰瘘的局部处理和全身支持治疗等。

(一)局部处理

1. 通畅引流 胰瘘治疗过程中重要基础是通畅引流,胰瘘本身不会产生严重后果,但胰瘘继发的腹腔感染和腹腔内出血往往棘手。常用的腹腔引流方式:①被动引流,即利用术中放置的引流管持续引流。这种引流方式偶尔不能有效引流胰瘘,原因在于腹腔粘连形成、引流管侧孔堵塞等。②主动引流,即通过双套管间断生理盐水冲洗和负压吸引,主动消除残余腔隙,清除腹腔内积液和坏死物,促进窦道形成,减少腹腔感染发生。这种引流方式的另一优点在于腹腔冲洗产生的压力使引流管不易堵塞。如果术中放置的引流管脱落或不能有效引流胰周积液,可以在超声或CT引导下经皮穿刺引流,只要患者的血流动力学稳定、凝血功能在操作可接受范围内且穿刺针有安全的进入路径,则可经皮穿刺引流胰周积液。胰瘘发生后需要持续腹腔冲洗引流,直至胰瘘愈合再拔除引流管。

2. 生长抑素及其类似物抑制胰液分泌　胰液分泌和胰酶激活是术后发生胰瘘的原因之一,生长抑素及其类似物从根本上减少胰液分泌,理论上可降低术后胰瘘的发生率。生长抑素类似物已在胰腺手术中常规使用,可以显著抑制胰腺外分泌和内分泌功能,但对于其能否有效降低术后胰瘘的发生率仍有较大争议。

3. 再次手术治疗　大部分术后胰瘘可通过保守治疗治愈,但在某些情况下如介入治疗失败、严重腹腔内出血、严重腹腔感染等,手术仍是推荐的治疗方案。手术方式一般根据术中情况确定。若有胰腺坏死和脓肿形成可行清创术并在胰腺周围放置引流管,若术中发现吻合口漏可行原位修补或改行胰胃吻合或 Roux-en-Y 吻合,若胰肠吻合口完全裂开的情况下也可以行更安全的残胰切除术。

（二）全身支持治疗

1. 营养支持治疗　营养支持是胰腺术后胰瘘全身治疗的重要方法。术后胰瘘患者多处于高代谢状态,能量消耗较术前增加,并且术后早期患者胃肠道功能未完全恢复,存在营养缺乏的情况。此外,胰瘘患者胰液大量流失常导致电解质失衡。胰腺术后患者一般常规禁食水胃肠减压,从而减少胰液分泌,促进胰瘘愈合。但是,长期禁食状态不能满足患者身体营养需求,不利于胰瘘恢复,甚至加重胰瘘严重程度。全肠外营养既能满足患者营养需求,还不刺激胰液分泌和胰酶激活,利于术后胰瘘恢复,但长期全肠外营养可以导致导管相关感染、代谢并发症、消化系统功能和形态学变化,所以应尽可能早的进行肠内营养。肠内营养应用方便,费用低廉,且代谢相关并发症少见。通过空肠营养管输送肠内营养不仅可以避免刺激胰腺,还可刺激特定肠肽的释放,形成负反馈控制系统.从而抑制胰液分泌。

2. 控制感染　术后胰瘘患者常伴随腹腔感染,常见病原菌包括大肠埃希菌和铜绿假单胞菌。胰瘘继发腹腔感染一旦发生,可能引起全身炎症反应综合征,严重者出现脓毒性休克、多器官功能衰竭致死。若出现体温 >38℃、白细胞计数 >12×10^9/L 等感染表现时,应行腹部 CT 检查,明确腹腔内有无包裹性积液,同时行血液和引流液细菌培养。如有包裹性积液则行介入治疗穿刺引流,同时对穿刺液进行培养。细菌培养结果出来前可先按经验使用广谱抗菌药物,待细菌培养结果出来后根据药物敏感试验结果调整抗菌药物的使用;对于重症感染患者,可考虑提升抗菌药物级别或联合用药。

五、胰十二指肠切除术联合 HIPEC 围术期监护措施

河北医科大学第二医院肝胆胰腺外科中心腹腔热灌注化疗治疗行胰十二指肠切除术胰头癌患者的临床经验,怀疑胰头癌的患者将进行以下标准流程的评估:所有患者均行上腹部薄层增强 CT 扫描(扫描间隔 1mm)了解病变位置、性质、可切除性和与周围血管关系,部分患者可超声内镜对病变部位进行病理取材。对于术前总胆红素水平(>200μmol/L)、黄疸持续时间(超过 3 周)、营养状况、肝功能、肾功能、凝血功能中至少一项不符合手术治疗条件的患者可均行经皮经肝胆管穿刺引流术,待黄疸指数下降至可接受范围内方考虑手术治疗。根据指南,并非所有患者手术前均需获得病理学证据。所有患者术前予以胃肠减压,留置导尿,灌肠,胃肠道准备,留置中心静脉置管。

手术完成切除和吻合部分后,冲洗腹腔干净,查无明显活动出血点,放置 2 根腹腔引流管,1 根引流管位于胰肠吻合后方自右侧脐上 Trocar 孔引出,1 根引流管位于胆肠吻合口前方自左侧脐上 Trocar 孔引出。拟行腹腔热灌注治疗的患者放置 2 根腹腔引流管和 2 根热灌注管,腹腔引流管位置同观察组,2 根热灌注管均位于盆腔自两侧肋弓下 Trocar 孔引出。术中放置引流管后关腹前行腹腔热灌注化疗 1 次,热灌注结束后腹腔镜探查吸净残余液体,消毒关闭 5 个 Trocar 孔,结束手术。实验组术后第 2 天、第 4 天再次行腹腔热灌注。经由 2 根盆腔热灌注管进水,2 根上腹部腹腔引流管出水,在腹腔内形成循环,并注意保持灌注过程中管道的通畅性。腹腔灌注液为生理盐水,腹腔内灌注量 3 000ml,灌注速度 450.0~600.0ml/min,进水温度(43.0±0.2)℃,出水温度 40.0℃左右,灌注时间 40min。在腹腔热灌注治疗过程中应常规心电监护、动态血压检查、体温监测,注意观察患者尿量、呼吸频率、血氧饱和度等变化,以及灌注管有无堵塞和液体流入流出是否顺畅。

术后患者均予以重症监护,氧气吸入,血糖监测,术后监测血清学指标,每周复查腹部影像学。出院标准需满足以下:无须任何静脉液体治疗;进食半流质或固体食物;经口服止痛药物可良好止痛;切口愈合佳,无感染迹象;器官

功能恢复良好；可自由活动（例平地行走至少250m）；主要血液学结果基本恢复正常。术后8周内予以吉西他滨为主化疗方案〔1 000mg/（m²·d），静脉滴注，第1、8、15天注射，4周为一个疗程，共6个疗程）。术后出院每3个月随访，并给予必要的辅助治疗。

六、胰十二指肠切除术联合腹腔热灌注治疗临床效果

目前少有胰十二指肠切除术联合腹腔热灌注化疗的临床报道。Tentes等2016年报道33例可切除胰腺癌研究发现，胰头癌和胰体尾癌患者接受根治性手术切除术联合吉西他滨腹腔热灌注化疗方案可以明显提高患者1、2、3年生存率（46.7%，37.6%，28.0%），平均生存时间为（33±6）个月，中位生存时间为13个月，且腹腔热灌注化疗并未增加患者并发症发生率（24.2%）和住院期间死亡率（6.1%），其中术后并发症包括术后出血1例，急性呼吸窘迫2例，吻合口漏3例，败血症1例，白细胞减少1例。Tentes团队腹腔热灌注化疗时间点安排在胰十二指肠切除术切除部分完成以后，吻合进行以前。腹腔灌注液为生理盐水＋吉西他滨1 000mg/m²，腹腔内灌注量3 000ml，进水温度42.5~43℃，灌注时间60min。

河北医科大学第二医院肝胆胰腺外科单中心研究证实胰十二指肠切除术后早期可以开展腹腔热灌注治疗，胰十二指肠切除术联合腹腔热灌注并未增加患者术后吻合口漏和其他并发症的发生率，安全性可以得到保证；腹腔热灌注治疗是影响胰头癌患者生存情况的独立因素，并且显著延长了胰头癌根治术后患者的总生存期。胰十二指肠切除术联合腹腔热灌注组中位总生存期为19.0个月，术后1年生存率为82.35%，2年生存率为49.41%。胰十二指肠切除术组中位总生存期为13.0个月，术后1年生存率为51.00%，2年生存率为27.33%（Log Rank检验，P=0.030；Breslow检验，P=0.039）。Cox比例风险模型结果显示腹腔热灌注治疗为影响胰头癌患者生存情况的独立因素（P=0.038；HR=0.363，95% CI：0.14~0.94）。

第三节　腹腔热灌注化疗治疗胰腺癌术后腹膜播散

在过去的几十年里，胰腺癌外科手术已经取得长足进步，术后并发症发生率和死亡率明显降低。术中约三分之一患者腹腔灌洗液中可以检测到游离肿瘤细胞，而未见腹膜表面转移。胰腺来源的腹膜癌通常被认为是不可治愈的，临床试验中患者经常接受全身化疗。同理，大多数胃肠

道肿瘤以及原发性腹膜肿瘤也通过静脉化疗治疗。近年研究证实，完全或接近完全的肿瘤细胞减灭术和腹腔内化疗治疗，部分腹膜癌患者可能会有显著的生存益处，这种治疗方法最近用于复发性和难治性卵巢癌治疗方案中。这些发现使世界各地的外科团队在制订临床方案时可以选择肿瘤细胞减灭术联合腹腔热灌注化疗。

目前，肿瘤细胞减灭术联合腹腔热灌注化疗方案多应用于初治胰体尾癌伴腹膜转移患者或胰体尾癌根治术后复发患者。胰十二指肠切除术加腹膜切除术尚未应用临床的原因在于，在技术上比远端胰腺切除术加腹膜切除术要求更高。而且，肿瘤细胞减灭术联合腹腔热灌注化疗并不适用于胰头癌术后复发患者，原因在于若此类胰腺癌患者复发，再次手术清除原手术部位、肠系膜血管和其他吻合口部位的复发灶异常困难。

肿瘤细胞减灭术联合腹腔热灌注化疗用于胰体尾癌治疗方面的文献报道较少，大部分研究关注的对象是其他腹腔肿瘤侵及胰腺体尾部后行肿瘤细胞减灭术＋胰体尾切除术＋腹腔热灌注化疗这一患者人群。2016年Lilian报道118例此类患者行胰体尾切除，研究发现90d死亡率为7.6%，Clavien-Dindo Ⅲ级以上并发症发生率为44%，术后胰瘘发生率为33%，B、C级胰瘘发生率为28.2%。

胰腺癌复发不应列为手术绝对禁忌证，恰当地选择再次手术可能会改善胰腺癌术后复发患者的生活质量和延长生存时间。目前少有胰腺癌复发后再次手术的临床病例报道，原因主要在于胰腺外科医生在面对胰腺癌复发时常顾忌再次手术的创伤和难以预料的风险。但是，也有学者认为，胰腺局部复发进展相对缓慢，对患者生命安全常不造成直接危险，因此胰腺癌复发也有机会接受再次手术治疗。Kleeff等分析15例接受再次手术治疗的胰腺癌局部复发者，与另外15例行姑息手术、剖腹探查术患者对比，再次切除组比对照组拥有较长的生存时间（17.0个月 vs. 9.4个月），并且术后并发症的发生率并未显著增加。另外，再次手术也可以改善局限于肝段或半肝内的胰腺癌肝转移患者预后。只要恰当把握再次手术指征和充分评估患者情况，胰腺癌复发可不列为手术绝对禁忌证。

曾有病例报道胰体尾癌患者多次行CRS+HIPEC：患者为54岁男性，混合型IPMN（Ⅲ期，PT3N0M0），胰体尾联合脾切除术，术后给予口服替吉奥120mg/d化疗。术后13个月，PET/CT示大网膜、空肠、结肠、腹膜转移。给予吉西他滨和白蛋白结合型紫杉醇化疗后行CRS+HIPEC。腹腔冲洗液细胞学示腺癌。CRS包括腹膜切除术、胆囊切除术、网膜切除术、扩大右半结肠切除术、回结肠吻合术、小肠节段切除术和侧侧吻合术。术中给予HIPEC，丝裂霉

素 C 20mg 和顺铂 40mg,4 000ml,43℃,40min。手术时间 207min,失血量 625ml。术后继续给予口服替吉奥 120mg/d 化疗。CRS 术后 1 年,PET/CT 示左侧腹直肌、乙状结肠、直肠和主动脉旁淋巴结转移。再次行 CRS 术,全结肠切除、回直肠端侧吻合术、主动脉旁淋巴结清扫,并且切除左性腺血管、右输精管和部分腹直肌。术中给予 HIPEC,丝裂霉素 C 20mg 和顺铂 40mg,4 000ml,43℃,40min。手术时间 273min,失血量 1 095ml。

胰腺癌术后复发的监测依赖于规律的术后随访,而血清 CA199 监测和增强 CT 是诊断、监测胰腺癌术后复发的常用手段。血清 CA199 在术后变化模式分为 3 种情况:①肿瘤被切除 15d 后血清 CA199 开始下降,3~6 个月逐渐回落至正常水平。②在肿瘤低分化或未能彻底切除时,CA199 水平则下降不明显或波动上升。③胰腺癌复发,CA199 再次升高。但是 CA199 的应用也存在局限性,约10% 胰腺癌患者 CA199 水平不升高,并且胆道梗阻的情况下如胆管梗阻及胆管炎也可出现 CA199 升高。因此,胰腺外科医师可以根据患者术前 CA199 水平及其动态变化来监测胰腺癌复发可能性。在胰腺癌术后随访方案中,影像学检查至关重要。早期通过影像学检查发现胰腺癌术后复发较为困难原因在于,胰腺正常结构改变,上消化道重建和手术区域瘢痕影响。腹部超声检查价格便宜,但是受制于肠道气体和操作者业务水平,应用价值相对有限。增强 CT 检查简便,利用相对客观的形态学证据并且可以反复、多次比较影像变化情况价值更高,是胰腺癌术后复发诊断的首选方法。CT 多维重建技术判断胰腺癌术后转移病灶更敏感,尤其是在辨别血管周围复发病灶较传统 CT 方法更有优势。FDG-PET/CT 利用肿瘤较正常组织代谢能力更强、对显像药物摄取率更高的特点,易发现早期的局部复发和转移灶,但是检查的价格昂贵,可以作为增强 CT 的补充方式。临床医生应针对患者病情和经济承受能力选择合理的复查方法。

第四节　腹腔热灌注化疗治疗胰腺癌合并腹水

恶性腹水是晚期胰腺癌的常见临床表现,预后一般很差,1 年生存率不足 10%。大量腹水显著增加腹腔内压力,引起腹胀、腹痛、呼吸困难等症状,加速身体功能损耗,严重影响患者生存质量。传统医学观点认为,胰腺癌细胞堵塞造成淋巴管梗阻,淋巴液回流障碍,同时白蛋白吸收受阻,液体潴留于腹腔内形成腹水;但这种传统观点尚不能解释肿瘤符合相对较小而大量腹水形成的情况。新近医学观点认为,胰腺癌晚期恶性腹水可能是多因素综合作用的结果,血管内皮生长因子、基质金属蛋白酶及细胞因子等也在腹水形成的病理生理机制中起重要作用。恶性腹水的主要治疗方式包括:全身化疗和局部化疗,免疫治疗,利尿脱水治疗,中医中药疗法,腹腔穿刺引流放液等或者几种方法的联合。腹腔热灌注化疗在治疗胰腺癌恶性腹水方面具有独特优势,可以有效逆转胰腺癌细胞耐药性,降低化疗药物的全身不良反应,有效减轻患者腹水症状,改善生活质量,提高胰腺癌晚期患者生存率。腹腔热灌注化疗在晚期胰腺癌治疗方面相关参数尚无统一方案,如灌注方法、温度范围选择、灌注时间和次数、化疗药物的选择。

一、适应证和禁忌证

腹腔热灌注化疗治疗晚期胰腺癌的适应证:①根据组织病理学或细胞学诊断为胰腺癌,或影像学检查联合实验室检查结果及临床表现确诊为胰腺癌。②根据 NCCN 指南判断为不可切除胰腺癌而丧失根治手术机会,如合并恶性腹水或肝转移、肺转移等远处转移。③ KPS 评分 >70 分。④预计生存期 >3 个月。

腹腔热灌注化疗治疗晚期胰腺癌的禁忌证:①各种原因所致腹腔内广泛粘连。②各种原因所致无法置管,如肠梗阻腹胀严重。③骨髓功能低下,外周血白细胞、血小板数量低于正常值下限。④各种重要脏器严重功能不全,包括心脏、肝脏、肾脏等。⑤严重腹腔感染性疾病,如腹腔内脓肿。⑥严重凝血障碍。⑦晚期肿瘤患者恶病质。

二、置管方法

随着腹腔镜外科技术进步,腹腔热灌注化疗中热灌注管的置管方式也由传统剖腹置管变为腹腔镜辅助置管或 B 超引导下穿刺置管,后者适用于腹水较多的晚期胰腺癌患者,若腹水量少可通过注射生理盐水建立人工腹水,穿刺过程中注意避让腹腔内脏器。腹腔镜辅助置管的独特优势在于,直视下放置灌注管在合适位置,包括左上腹脾窝处、右上腹肝脏前面和两侧下腹盆腔处,从上下腹部腋前线穿出,局部缝合固定。腹腔热灌注化疗结束后 B 超检查确定腹水量少于 500ml,可考虑拔除热灌注管。

三、临床效果

近年来,诸多临床研究证实腹腔热灌注化疗对晚期胰腺癌伴恶性腹水的治疗是安全有效的,可以缓解晚期胰腺癌患者难治性癌症疼痛等症状,提高生活质量,控制疾病进展,延长生存时间,患者耐受良好,无严重不良反应(表 18-2~表 18-4)。

表 18-2　腹腔热灌注化疗治疗晚期胰腺癌患者人群特点

序号	作者	病例 / 例	年龄均值 / 岁	肿瘤部位	远处转移	腹水 / 例
1	孙明月等	44	48	—	全部存在	—
2	李春香等	32	56	胰头 16 例 胰体尾 7 例	肝转移 13 例 肺转移 6 例 其他 [1]13 例	—
3	玄毅	34	45	—	—	—
4	陈祖龙等	18	59	胰头 9 例 胰体尾 9 例	7 例	12
5	刘会峰等	24	57	胰头 17 例 胰体尾 7 例	—	—
6	肖磊等	80	42	—	—	80
7	闫一洋等	47	61	胰头 25 例 胰体尾 22 例	肝转移 8 例 肺转移 1 例 其他 [2]2 例	—

注："—"指原文献中未明确指出。[1]李春香等报道,其他远处转移位置包括骨转移 3 例,腹膜后淋巴结转移 4 例,左锁骨上淋巴结转移 4 例和肾上腺转移 2 例;[2]闫一洋等报道,其他远处转移位置包括腹壁转移 2 例。

表 18-3　腹腔热灌注化疗应用于晚期胰腺癌治疗的相关技术参数

序号	作者	化疗药物	液量 /ml	时间 /min	温度 /℃
1	孙明月等	顺铂	500	—	40-45
2	李春香等	吉西他滨 + 顺铂	1 500	—	40
3	玄毅	吉西他滨 + 顺铂	—	—	—
4	陈祖龙等	顺铂 + 奥沙利铂 +5-FU	4 000~6 000	90	43
5	刘会峰等	卡铂 + 丝裂霉素 +5-FU	2 000	—	45
6	肖磊等	顺铂	3 000	60	42 ± 0.5
7	闫一洋等	5-FU	3 500	60	43

注："—"指原文献中未明确指出。

表 18-4　腹腔热灌注化疗应用于晚期胰腺癌治疗的方案设计

序号	作者	联合方案	HIPEC 单次药物剂量	HIPEC 疗程	效果评价
1	孙明月等	静脉化疗	顺铂 40mg/m²	d2、d5、d9 3 周 / 周期 2 周期	RECIST CBR
2	李春香等	—	顺铂 40~60mg/m² 吉西他滨 800~1 000mg/m²	1 次 / 周 4 周 / 周期 4 周期	RECIST
3	玄毅	放疗	吉西他滨 1 000mg/m² 顺铂 20mg/m²	d1~8 d1~5 2 周 / 周期 3 周期	RECIST
4	陈祖龙等	放疗 静脉化疗	顺铂 60mg/m² 奥沙利铂 130mg/m² 5-FU 1 200mg/m²	d1、2、3 共 3 次	RECIST KPS

续表

序号	作者	联合方案	HIPEC 单次药物剂量	HIPEC 疗程	效果评价
5	刘会峰等	缺血疗法	5-FU 1 000mg/m² 卡铂 400~600mg/m² 丝裂霉素 20mg	术前 术后第 2、3、4 周	RECIST
6	肖磊等	P53 腺病毒	顺铂 60mg	隔日行 1 次 共 3 次	RECIST KPS
7	闫一洋等	碘 125 粒子	5-FU 1 250mg	术中 术后第 3、5 天	RECIST

注:"—"指原文献中未明确指出;RECIST,WHO 有关实体瘤药物治疗疗效标准评价:完全缓解(CR)),目标病灶消失;部分缓解(PR),基线病灶长径总和缩小 >30%;病情稳定(SD),基线病灶长径总和缩小但未达 PR 或有增加但未达到 PD;疾病进展(PD),基线病灶长径总和增加 >20% 或出现新病灶。临床收益反应(CBR)评定:疼痛程度减轻 ≥ 50 并持续 4 周以上;镇痛药用量减少 ≥ 50 并持续 4 周以上;体力状况改善 ≥ 20 分并持续 4 周以上;体质量增加 ≥ 7。①有效:至少符合以上其中 1 项,且其他稳定;②无效:其中 1 项无效;③稳定:全部稳定。

腹腔热灌注化疗治疗胰腺癌合并腹水的治疗模式多采用"HIPEC+",即腹腔热灌注化疗联合其他抗肿瘤疗法,如静脉化疗、放疗、放射性粒子植入等。"HIPEC+ 静脉化疗"李春香等 2011 年证实腹腔热灌注化疗治疗晚期胰腺癌的临床获益率可达到 84.4%,腹腔内热灌注化疗后可以明显降低患者的疼痛评估评分,厌食、疲劳、便秘、腹泻和消瘦等胰腺癌伴随症状亦可改善。2014 年孙明月等对比研究腹腔内热灌注化疗 + 静脉化疗和单纯静脉化疗治疗晚期胰腺癌的临床疗效,结果显示腹腔内热灌注化疗临床获益率明显高于单纯静脉化疗组,腹腔内热灌注化疗组的疾病稳定率显著高于单纯静脉化疗组。

"HIPEC+ 放疗":2015 年玄毅证实腹腔内热灌注化疗联合放疗可有效控制胰腺癌的疾病进展,部分缓解率为 11.8%,病情稳定 73.5%,疾病控制率共计 85.3%。腹腔内热灌注化疗期间,热效应增强了肿瘤细胞对辐射的敏感性,有助于放疗发挥更好的抗肿瘤效果。2014 年陈祖龙等证实在晚期胰腺癌患者放化疗的基础上联合腹腔内热灌注化疗可以提高胰腺癌的治疗效果,延长总生存期,提高生活质量,并且没有严重的不良反应。

"HIPEC+ 其他疗法":1998 年刘会峰等报道,腹腔内热灌注化疗联合手术选择性阻断胰腺周围的血液供应,胰头癌患者阻断胃十二指肠动脉、胰十二指肠下动脉、胰背动脉,胰体尾患者阻断脾动脉,结果显示 91.7% 胰腺肿瘤体积缩小,平均收缩率为 62.0%,超过一半患者肿瘤缩小超过 50%,30% 的患者肿瘤缩小率为 25%~50%,20% 的患者肿瘤缩小率低于 25%。2017 年肖磊等比较了腹腔热灌注化疗 + 重组人 P53 腺病毒腹腔注射和腹腔热灌注化疗单独治疗晚期胰腺癌伴恶性腹水的临床疗效。结果显示,腹腔热灌注化疗 +P53 组和单纯腹腔热灌注化疗组

腹水相关不适症状如腹痛、腹胀等均显著缓解,生活质量均明显改善。2019 年闫一洋等报道,腹腔热灌注化疗联合碘 125 粒子植入胰腺病灶内可以提高患者疼痛控制率和疾病控制率为 74.5%,本组晚期胰腺癌患者中位生存时间为 7 个月。

四、不良事件和并发症

在腹部热化疗过程中,患者最常见的不适包括腹痛、腹胀、体温升高和心率加快。腹部热灌注过程中常见的腹痛、腹胀原因是在灌注过程中腹腔内液体量可达 3 000ml,液体冲刷腹腔内肠道和其他脏器也可能增加患者的腹痛、腹胀等症状,灌注后释放出腹腔大部分液体,腹痛、腹胀可自行缓解。不良反应的发生主要是预防。在腹部热疗之前,医生应该对患者进行心理咨询,以缓解他们的紧张情绪。此外,镇痛药如哌替啶和氟比洛芬酯也可应用于预防此类不良反应。

如果患者出现心率加速超过 100 次 /min 或出汗,排除灌注管道堵塞的医源性因素,观察患者呼吸和血氧饱和浓度,加强补液同时口服 β 受体阻滞剂减慢心率,必要时减少腹腔灌注液体量或停止治疗。腹腔热灌注化疗过程中,热灌注管堵塞的原因可能:①腹腔内纤维素样物质、脱落组织和腹腔内渗出液堵塞管路。②体外热灌注管固定时打折弯曲,或灌注液注入后重力导致管路扭曲。③灌注管移位导致侧孔位于腹壁内。灌注过程中解决管路堵塞的处理办法包括调换热灌注进水出水口位置、旋转管路、盐水冲洗管路、部分拔出管路后置入、患者取半卧位避免挤压管路等。

在腹腔热灌注化疗期间,患者的体温通常会轻微升高,一般低于 38.5℃,无须特殊治疗。如果患者体温升至

38.5℃以上,则需要排除感染因素。2010年巴明臣等报道腹腔热灌注温度设定为43℃,灌注速度为500ml/min,灌注时间为60min,这可能导致体温轻微升高。患者腋窝、鼓膜和直肠温度平均升高0.9℃、0.7℃和0.9℃,对血压、心率、呼吸频率和血氧饱和度等各项生命体征无明显影响,证实了腹腔热灌注技术的安全性和可靠性。2015年梁秀生等报道,在腹腔热灌注过程中,随着热灌注液进入腹腔,人体鼻咽温度会升高,但在安全范围内。热灌注开始时,30min热灌注和60min热灌注,鼻咽温度分别为35.27℃、36.25℃、36.91℃。理论上,腹腔热灌注化疗可导致腹膜无菌性炎症,引起腹膜纤维蛋白渗出,引起肠粘连。然而,在保守治疗的晚期肿瘤患者腹腔热灌注化疗后粘连性肠梗阻的报道很少,唯一报道腹腔热灌注化疗导致腹茧症的文献研究对象是剖腹手术后腹腔热灌注化疗患者人群。朱延安等报道5例腹部盆腔肿瘤患者术后采用顺铂+丝裂霉素

或腹腔内高温化疗5-FU方案,导致肠梗阻,再次手术解除肠粘连。除上述原因外,朱延安等认为腹腔热灌注化疗引起肠粘连的潜在原因还包括肿瘤患者化疗期间免疫系统下降,腹腔内炎症反应受限,促使粘连广泛形成。部分患者行腹腔热灌注化疗可能发生骨髓抑制,以中性粒细胞减少为主,粒细胞集落刺激因子可以显著缓解;血小板减少为少见并发症,给予白介素-11治疗有效。

五、效果评价指标选择

腹腔热灌注化疗治疗胰腺癌合并恶性腹水治疗效果评价多采用影像学评价指标。近年来,随着肿瘤治疗方案多样化和影像诊断技术发展,基于影像的评价标准将更加细化,更加客观地反映肿瘤的疗效。目前,晚期胰腺癌行腹腔热灌注化疗效果评价多采用RECIST1.0或RECIST1.1标准(表18-5)。

表18-5　腹腔热灌注化疗应用于晚期胰腺癌效果评价标准

疗效	WHO	RECIST 1.0	RECIST1.1
CR	肿瘤完全消失维持4周	全部病灶消失维持4周	已知肿瘤病灶完全消失,维持至少4周
PR	肿瘤总面积缩小≥50%,维持4周	基线病灶长径总和缩小≥30%维持4周	目标病灶最长径之和减少>30%维持至少4周
PD	在任一观察点检测到肿瘤总面积增加≥25%和(或)出现新发病灶	基线病灶长径总和增加≥20%或出现新病灶	目标病灶最长径之和增加>20%
SD	变化介于PR和PD之间	变化介于PR和PD之间	变化介于PR和PD之间

注:CR,complete response,完全缓解;PR,partial response,部分缓解;PD,progressive disease,疾病进展;SD,stable disease,病情稳定。

1981年,世界卫生组织发布了一种评估肿瘤负荷的方法,即测量肿瘤直径之和(肿瘤最大直径与垂直于该线的最大直径之和,SPD),并建议通过测量治疗期间SPD值的变化来确定疗效。这些变化分为四组:①完全缓解。②部分缓解。③疾病进展。④疾病稳定。世界卫生组织最初的标准没有规定待测病变的数量、待测病变的最小尺寸和病变的分类。此外,肿瘤大小或测量误差的微小变化可能会误导人们认为肿瘤正在发展。

2000年,美国国家癌症研究所、加拿大国家癌症研究所和欧洲癌症研究和治疗协会提出了新的RECIST标准。RECIST1.0主要基于569例患者回顾性测量数据。RECIST1.0的特征主要包括定义最小测量病变值,仅使用一个测量尺寸,即最大直径,并涉及螺旋CT成像技术。进行性疾病的定义:被改变为新的病变或者最长直径的总和增加了20%以上,并且可疑病变可以被诊断为疾病进展。

文献报道该标准在使用CT体积测量预测肿瘤患者的总生存率方面具有优势。

考虑到RECIST1.0没有明确淋巴结的评估方法以及多层螺旋CT和磁共振成像等新成像技术的应用,RECIST合作组织于2009年再次修订了RECIST1.0。RECIST1.1基于对6 500例患者的大数据分析。RECIST1.1建议用CT或MRI测量软组织成分来评估融合骨或混合骨病变。亚致死损伤应作为所有损伤的基线进行计算。该基线值可用于在以后的测量时间点对肿瘤进行客观评估。RECIST1.1有利于评估疾病的稳定性、肿瘤的进展和疾病的进展。患者疗效的最佳评价将取决于靶区和非靶区病灶的发现,同时也将考虑新病灶的出现。例如,一个患者在第一次尝试时被评估为部分缓解,在随后的治疗后第二次尝试时被评估为稳定,如果在随后的研究中出现新的病灶,则被认为部分缓解。近期有文献报道,对于用靶向药物治疗

的晚期或转移性肺癌患者,以及用血管内皮生长因子靶向药物治疗的肾透明细胞癌患者,RECIST1.0 与 RECIST1.1 评估结果高度一致。

第五节　胰腺癌腹腔热灌注化疗的方法及药物的选择

腹腔热灌注的进水温度、出水温度以及单次持续时间,河北医科大学第二医院肝胆胰腺外科方案参考广州医科大学附属肿瘤医院崔书中教授团队实施腹腔热灌注的经验。2010 年巴明臣等报道,腹腔热灌注温度设定为 43℃,灌注速度采取 500ml/min,灌注时间 60min,可以引起人体体温轻度升高,患者腋窝、鼓膜和直肠温度平均升高 0.9℃、0.7℃、0.9℃,且对各项生命体征如血压、心率、呼吸频率、血氧饱和度等无明显影响,证实了腹腔热灌注技术的安全性和可靠性。2015 年梁秀生等报道,腹腔热灌注过程中,随着热灌注液进入腹腔内,人体鼻咽温度会升高但均处于安全范围内,热灌注开始时、热灌注 30min、热灌注 60min 鼻咽温度分别为 35.27℃、36.25℃、36.91℃。胰腺癌根治术后热灌注疗程开始和结束时间尚无国内文献报道,河北医科大学第二医院肝胆胰腺外科采取"术中、术后早期即开始腹腔热灌注"的方案,原因如下:术中、术后早期腹腔内尚未形成过多粘连,腹腔热灌注液可以自由冲刷腹腔各间隙,在此过程中杀灭可能残留的肿瘤细胞或将其带出体外。河北医科大学第二医院肝胆胰腺外科利用胰肠吻合后方和胆肠吻合口前方的腹腔引流管进水,盆腔的热灌注管出水,该置管方案的优势在于将进水管放置于肿瘤切除位置附近,利用较高的进水温度发挥热疗作用。

吉西他滨是胰腺癌全身化疗方案中重要的组成部分,吉西他滨为嘧啶类抗肿瘤药物,作用机制和阿糖胞苷相同,其主要代谢物在细胞内掺入 DNA,主要作用于 G_1/S 期。获得性耐药是吉西他滨发挥临床效果的主要限制因素,上皮间质转化已被证明是获得性耐药的潜在机制。2017 年 Jin 等研究报道,热效应通过调节上皮间质转化(EMT)相关因子逆转 EMT,重新致敏耐吉西他滨的胰腺癌细胞,从而抑制癌细胞迁移和侵袭;42℃维持 1h 明显减弱耐吉西他滨的胰腺癌细胞的迁移和侵袭,而单独使用吉西他滨治疗并未显著影响癌细胞迁移和侵袭;热效应可以一定程度上逆转耐吉西他滨的胰腺癌细胞上皮间质转化的过程,通过恢复 E-cadherin 水平和下调间质标志物 Vimentin、MMP2 和 MMP9;此外,吉西他滨可以明显抑制热疗后耐吉西他滨的胰腺癌细胞增殖的过程,重新致敏耐药癌细胞。

热效应联合顺铂灌注化疗亦是治疗胰腺癌的有效手段,可以显著延长患者生存时间、改善患者预后。顺铂可与细胞核内 DNA 的碱基结合,形成三种形式的交联,造成 DNA 损伤,破坏 DNA 复制和转录,引起 DNA 链断裂及编码错误,高浓度时也抑制 RNA 及蛋白质的合成。肿瘤细胞对顺铂产生耐药性的机制:①药物向细胞外渗出增多,导致癌细胞内药物有效浓度降低。②肿瘤细胞 DNA 修复能力增强,对化疗药物损伤的耐受性提高。③化疗药物自身的活性降低。热效应杀伤肿瘤细胞常得益于 DNA 交叉连接的产生,热疗温度达到 43℃时,DNA 交叉连接的量可以明显增加。温热化疗腹腔热灌注化疗诱导胰腺癌细胞凋亡的分子机制可能为,温热化疗上调 P53 和 Bax 表达水平、下调 Bcl-2 表达水平,并肿瘤细胞周期停滞于 G_0/G_1 期,达到诱导其凋亡的目的。2015 年陈祖龙研究结果表明,顺铂与温热之间存在协同效应,温热对化疗有增敏作用。在 37℃到 43℃之间,热效应联合顺铂诱导胰腺癌细胞株凋亡存在温度依赖性,温度越高,杀伤效应越大,处理温度从 43℃升高到 45℃,胰腺癌细胞凋亡率稍升高,两者之间的差异无统计学意义。动物实验表明当腹腔热灌注温度达到 45℃时,将会导致肠管坏死,故温热化疗治疗胰腺癌的最佳温度为 43℃。

热效应对化疗药物发挥抗肿瘤效果具有协同效应,不同种类化疗药物增敏对温度要求不同。大多数化疗药物发挥细胞毒性作用的最佳温度范围为 40.5~43.0℃。氟尿嘧啶等抗代谢化疗药物的细胞毒性作用不随温度变化而变化;阿霉素细胞毒性作用的增加要求温度超过 42.5℃阈值;环磷酰胺和铂类药物的细胞毒性作用在 37~40℃范围内呈线性增加;吉西他滨对热的反应比较特殊,其发挥最佳细胞毒性作用的时间和热效应之间存在 24h 的时间间隔。吉西他滨用于腹腔热灌注化疗时,腹腔内药物浓度远高于血浆浓度;吉西他滨按照剂量 1 000mg/m² 加入 1.5% 腹膜透析液中,温度 42℃维持 1h;在这种情况下,在浓度 - 时间曲线上,腹腔内药物浓度与血浆药物浓度的 AUC 比值为 500,约 90% 吉西他滨在腹腔热灌注化疗结束 90min 后从腹腔内清除。目前,吉西他滨单独或联合顺铂、5- 氟尿嘧啶、卡铂、丝裂霉素等化疗药物在晚期胰腺癌的治疗中应用广泛。

腹腔热灌注化疗治疗胰腺癌是新的肿瘤治疗模式。目前对温热增敏化疗的基础和临床方面的研究都有明显发展,为合理开展腹腔热灌注化疗的临床应用提供了理论依据。温热增敏化疗基础研究表明时间和温度对温热化疗疗效有明显影响,不同文献报道的热化疗的时间和温度并不完全相同。随着温热增敏化疗的相关研究进一步深入,腹腔热灌注化疗治疗胰腺癌的应用前景将会越来越广阔。

第六节 胰腺癌腹腔热灌注化疗的地位及存在的问题

胰腺癌是消化系统中恶性程度高、预后不良的肿瘤之一,胰腺癌根治性手术可明显延长患者生存时间,但由于缺少敏感标志物和早期检测手段,初治胰腺癌患者近80%为晚期胰腺癌,丧失手术治疗机会。腹腔热灌注化疗联合根治性切除、体外放疗和同步放化疗等其他治疗方法对胰腺癌的疗效明确。明确把握胰腺癌的热灌注化疗的适应证和禁忌证,将有效提高胰腺癌热灌注化疗的安全性,降低并发症发生率。

目前全世界范围内对于HIPEC应用于胰腺癌治疗方案中的报道相对较少,国内学者的关注点多集中于晚期胰腺癌失去手术机会的患者,采用"HIPEC+"的治疗模式确实可以改善患者生活质量和延长生存时间。对于可切除的胰腺癌,河北医科大学第二医院肝胆胰腺外科尝试将腹腔热灌注治疗和胰十二指肠切除术联合,临床研究初步结果显示这种治疗模式安全、可行。全世界范围内对HIPEC治疗最佳的药物和用药剂量以及用药疗程等还未达成共识,仍需前瞻性随机对照试验来进一步探索验证。

第七节 小 结

胰腺癌是恶性程度高、预后不良的消化道肿瘤,发病率在全球范围内呈逐年上升趋势。胰腺癌患者死亡多由于肿瘤复发,即使根治术后复发率高达70%,大部分肿瘤复发位于腹腔内。胰腺癌手术操作涉及切除器官多、手术时间长、腹腔内环境变化剧烈,术中操作是引起癌细胞播散的潜在因素。HIPEC将达到特定温度、含化疗药物的腹腔热灌注液注入患者腹腔内,从而治疗腹膜癌或恶性腹水。HIPEC的理论机制可概括为:①高温杀伤。②机械冲刷。③化疗增效。

胰十二指肠切除术后早期可以开展腹腔热灌注治疗,胰十二指肠切除术联合腹腔热灌注并未增加患者术后吻合口漏和其他并发症的发生率,安全性可以得到保证;腹腔热灌注治疗是影响胰头癌患者生存情况的独立因素,并且显著延长了胰头癌根治术后患者的总生存期。目前,肿瘤细胞减灭术联合腹腔热灌注化疗方案多应用于初治胰体尾癌伴腹膜转移患者或胰体尾癌根治术后复发患者。胰十二指

肠切除术加腹膜切除术尚未应用于临床的原因在于,在技术上比远端胰腺切除术加腹膜切除术要求更高。而且,肿瘤细胞减灭联合腹腔热灌注化疗并不适用于胰头癌术后复发患者,原因在于若此类胰腺癌患者复发,再次手术清除原手术部位、肠系膜血管和其他吻合口部位的复发灶异常困难。腹腔热灌注化疗在治疗胰腺癌恶性腹水方面具有独特优势,可以有效逆转胰腺癌细胞耐药性,降低化疗药物的全身不良反应,有效减轻患者腹水症状,改善生活质量,提高胰腺癌晚期患者生存率。腹腔热灌注化疗对晚期胰腺癌伴恶性腹水的治疗是安全有效的,可以缓解晚期胰腺癌患者难治性癌症疼痛等症状,提高生活质量,控制疾病进展,延长生存时间,患者耐受良好,无严重不良反应。

典型病例

胰体尾癌患者术中腹腔热灌注化疗一例

一、基本情况

男性,66岁。

二、现病史

(一)病史

主因发现胰腺高代谢灶3年余,腹部隐痛1个月余入院。糖尿病病史1个月,口服二甲双胍缓释片降糖治疗,自诉血糖控制可,否认冠心病病史、高血压病史,否认肝炎、结核等传染病病史,否认外伤、手术、输血史,否认药物及食物过敏史。查体:体温36.6℃,脉搏78次/min,呼吸频率20次/min,血压124/79mmHg。神清语利;周身浅表淋巴结未触及肿大;双侧瞳孔正大等圆,对光反射灵敏;颈软,双侧颈静脉怒张,气管居中;双肺呼吸音清,未闻及干湿啰音。心率78次/min,律齐,各瓣膜听诊区未闻及杂音;腹平坦,腹软,全腹无压痛、无反跳痛、无肌紧张,肝脾肋下未触及,未触及包块,叩诊鼓音,移动性浊音阴性,肠鸣音正常存在;双下肢无水肿。PET/CT(石家庄市第一医院,2016年12月13日)示:胰腺体尾部高代谢灶,考虑自身免疫性胰腺炎可能性大,胰腺癌待除外;右肺下叶结节,轻度高代谢,考虑偏良性病变,建议进一步检查除外恶性病变。

入院后依据:①男性,66岁。②主因发现胰腺高代谢灶3年余,腹部隐痛1个月余。③既往病史。④查体同上。⑤辅助检查同上。诊断:①胰腺癌。②右肺下叶结节。③2型糖尿病。

于2020年4月8日行超声胃镜检查术,超声扫查见

胰腺体尾部可见低回声实性团块,大小约37mm×25mm,边界不规则,其内回声欠均匀,肿物包绕脾动脉,未见明显受侵,肿物上方可见多个肿大淋巴结融合成团,大者约23mm×18mm,呈低回声。于胃体超声引导下对淋巴结以19G穿刺针行细针穿刺送病理,并对胰腺病变组织穿刺2次,每次约20针,标本送病理。病理(20-c-1089)回报:(胰尾上方淋巴结组织涂片)少量炎细胞。病理(579544):(胰尾上方淋巴结组织活检)出血及退变物中可见少量炎细胞及极少许上皮细胞,请结合临床。病理(20-c-1090):(胰腺穿刺活检涂片)找见肿瘤细胞。病理(579545):(胰腺穿刺会见)穿刺组织可见破碎囊壁组织及乳头状结构,结合免疫组化考虑导管内乳头状肿瘤。免疫组化:CA19-9(-),CDX-2(-),CK19(+),CK8/18(+),EMA(+),Ki-67(30%),NSE(-),PAX-8(-),Syn(-),a-inhibin(-),特殊染色显示:PAS染色胞质阳性。依据病理结果修正诊断:①胰腺导管内乳头状肿瘤(T3N1M0 IIB期)。②右肺下叶结节待查。③2型糖尿病。

会诊后建议转科手术治疗,遂转入河北医科大学第二医院肝胆胰腺外科进一步治疗。完善相关术前检查,无手术绝对禁忌证,于2020年4月28日在全身麻醉下行腹腔镜胰体尾+脾切除术,手术过程顺利,术后给予综合心电监测、吸氧、保肝、抑酸、补液及对症等治疗。术后病理:胰腺导管腺癌伴部分区域呈胶样癌(约占20%),肿瘤大小约7cm×5.5cm×3.5cm,可见脉管内癌栓,胰腺断端、网膜组织、脾组织未见癌。胰腺周围淋巴结(2/7)及9组淋巴结(1/1)均可见癌转移。8组淋巴结(1/2)可见癌转移,另见癌结节1枚。肿瘤周围淋巴结(0/2)未见癌转移(病理号581170)。修正诊断:①胰腺癌。②右肺转移瘤。③2型糖尿病。

于2020年5月11日在局麻下行右肺下叶结节射频消融术,术后患者胸痛、低热,给予对症治疗后缓解。于2020年5月25日行右侧超声引导下胸腔穿刺,术后患者恢复顺利,予以出院。出院诊断:①胰腺癌。②右肺转移瘤。③2型糖尿病。

(二)入院检查

1. CT胸部扫描(2020年3月31日,河北医科大学第二医院) 胸廓对称,所见胸壁软组织未见增厚及肿物,骨质结构未见破坏。所见气管、支气管分支未见狭窄、闭塞及扩张。两肺门轮廓清楚,未见增大。两肺支气管血管束分布、走行自然,未见明显扭曲、聚拢及增粗。两肺多发微小结节,较大者位于右肺中叶外段(-207.00),直径约0.3cm。右肺下叶背段(-157.00)可见一实性结节,直径约1.5cm,边缘尚清晰,局部与胸膜关系密切,CT值约15Hu,增强呈轻度强化,CT值约25Hu。两肺背侧可见少许磨玻璃密度影及弧形线样密度增高影。两肺中上野多发囊状低密度影,其内无肺血管走行。纵隔内脂肪间隙存在。心脏未见增大。主动脉及冠状动脉走行区可见条状钙化密度影。未见明确胸腔积液与心包积液。腹部病变请结合腹部检查。检查结论:①右肺下叶背侧结节结合病史考虑转移瘤。②两肺多发微小结节,建议密切观察。③两肺背侧轻度间质性改变;两肺中上叶小叶中心型肺气肿。④主动脉及冠状动脉动脉硬化。

2. MR腹部(2020年3月31日,河北医科大学第二医院) ①胰颈及体尾部可见团块状异常信号,呈T1低信号T2不均匀高信号,DWI呈稍高信号,其近端胰管扩张,增强扫描大者位于胰腺体位部,范围约7.1cm×3.4cm,病变呈低强化,其内强化不均,胰周可见多发环形强化结节影,部分融合呈片,大者约2.8cm×1.8cm;小者位于胰颈部,大小约2.5cm×1.5cm,强化程度低于胰腺周围实质,其前方可见一结节状强化影,直径约0.7cm,以上考虑胰腺颈部及体尾部恶性肿瘤伴周围淋巴结转移。②脾静脉内充盈缺损,考虑栓子形成,伴胃周、脾门区、腹壁下多发侧支循环形成。③肝Ⅱ段类圆形T2高信号影,直径约1.0cm,增强扫描呈向心性强化,考虑血管瘤。④肝Ⅵ、Ⅷ段动脉期结节状一过性强化,建议随诊。⑤肝Ⅵ段类圆形T1低T2高信号影,直径约0.3cm,增强扫描未见强化,考虑囊肿。⑥双肾多发T1低T2高信号影,大者直径约0.8cm,增强扫描未见异常强化,考虑囊肿。⑦腹膜后散在小淋巴结。

三、诊疗经过

1. **手术治疗** 麻醉成功后,患者取平卧位,常规消毒铺单,取脐下1cm切开皮肤1cm,建立气腹,置入Trocar,进境直视下取上腹部V型五孔法,镜下探查:肝脏大小、比例大致正常,表面未见结节,盆腔、腹壁、大网膜未见转移结节;打开胃结肠韧带,胰腺体尾部可见质硬肿物,约7cm×4cm×4cm,游离胰腺上下缘,可见脾脏动静脉走行于肿瘤中,难以分离腹腔干、脾动脉根部可见肿大淋巴结,尚可分离。切断脾结肠韧带、脾肾韧带,离断胃短血管及脾胃韧带,游离脾脏。于门静脉前方,胰腺颈部应用线性切割闭合器及加强材料横断胰腺,并切断脾动静脉,向左侧掀起,完整切除胰腺体尾部及脾。清扫腹腔干、胃左动脉、肝总动脉周围淋巴结。标本装袋后取出,仔细检查无活动性渗血,术区置腹腔引流管,膈下、盆腔置热疗管,清点纱布、器械无误后退出微创器械。缝合伤口,固定引流管,外以无菌敷料覆盖。

2. **HIPEC治疗** 放置2根腹腔引流管和2根热灌注

管,1 根引流管位于胰腺断端处自右下腹引出,1 根引流管位于脾窝位置自左下腹引出,2 根热灌注管均位于盆腔自两侧腋前线肋下引出。术后第 2 天、第 4 天再次行腹腔热灌注。经由 2 根盆腔热灌注管进水,2 根上腹部腹腔引流管出水,在腹腔内形成循环,并注意保持灌注过程中管道的通畅性。腹腔灌注液为生理盐水 +1g/m² 吉西他滨,腹腔内灌注量 3 000ml,灌注速度 450.0~600.0ml/min,进水温度 43.0±0.2℃,出水温度 40.0℃左右,灌注时间 60min(图 18-3、图 18-4)。

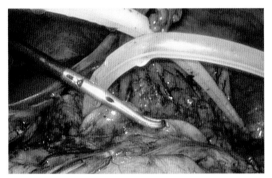

图 18-3　胰体尾癌术中 HIPEC 引流管放置示意图

放置 2 根腹腔引流管和 2 根热灌注管,1 根引流管位于胰腺断端处自右下腹引出,1 根引流管位于脾窝位置自左下腹引出

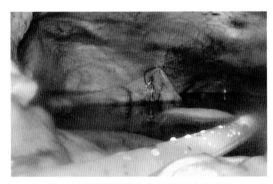

图 18-4　胰体尾癌术中 HIPEC 注水过程

HIPEC 治疗注入温热化疗液体后,腹腔内胃、肠、网膜等脏器组织漂浮在热灌注液中

四、术后随访

该患者目前正处于术后规律化疗复查中,采用吉西他滨 + 卡培他滨方案化疗,尚未发现腹腔内小结节、肿瘤指标升高等胰腺癌复发征象。CT 腹部扫描(2020 年 5 月 14 日,河北医科大学第二医院):肝脏外形规则,轮廓光整,各叶比例正常,肝裂未见增宽。肝实质未见异常密度。肝门结构清晰。肝内、外胆管未见扩张。胆囊未见增大,边缘毛糙,壁稍增厚,腔内呈均匀水样低密度影。胰腺体尾部及

脾脏未见显示;胰腺残端可见片状低密度影,最大截面约 4.0cm×2.3cm,CT 值约 5Hu。上腹部肠系膜多发絮状影,左侧为著;肠系膜间及腹主动脉旁多发淋巴结,较大者短径约 1.3cm。检查结论:①符合胰腺及脾脏术后改变,胰腺残端低密度影,术区多发渗出,建议复查。②肠系膜多发渗出。③肠系膜间及腹主动脉旁多发淋巴结,部分肿大。④考虑胆囊炎。

五、总结点评

胰腺癌是恶性程度高、预后差的消化道肿瘤之一。即使根治性切除术后,胰腺癌仍有较高的复发率。该患者肿瘤生长于胰腺颈部及体尾部,伴有周围淋巴结转移和脾静脉内癌栓形成,手术对胰体尾及脾进行了切除,清扫了相关的淋巴结。此过程中,手术难免遗漏肉眼难辨的微小病灶,对于亚临床病灶更是无能为力。现腹腔热灌注化疗可应用于此类患者的治疗,在一定程度上联同手术达到更佳的治疗效果。将含有吉西他滨化疗成分的灌注液加热到特定温度后注入患者腹腔内,通过高温杀伤、机械冲刷、化疗增效三方面综合作用,对腹腔游离肿瘤细胞及可能存在的微小病灶进行杀灭,能降低患者复发的风险,改善患者的预后。总的来讲,在治疗过程中,针对该病例的特点,遵循个体化、标准化原则制定了手术联同腹腔热灌注化疗的治疗方案,在一定程度上能弥补手术的局限性,降低腹腔内肿瘤的复发率,为改善患者预后做出了很大的贡献。

(刘建华　冯　峰　刘学青)

参考文献

[1] 中国抗癌协会腹膜肿瘤专业委员会,广东省抗癌协会肿瘤热疗专业委员会.中国腹腔热灌注化疗技术临床应用专家共识(2019 版)[J].中华医学杂志,2020,100(2):89-96.

[2] JIN HB, LU L, XIE L, et al. Concentration changes in gemcitabine and its metabolites after hyperthermia in pancreatic cancer cells assessed using RP-HPLC [J]. Cell Mol Biol Lett, 2019, 24: 30.

[3] LIN SD, SOUCISSE ML, LANSOM J, et al. Cytoreductive surgery and hyperthermic intraperitoneal chemotherapy in a patient with peritoneal carcinomatosis from a pancreatic cystadenocarcinoma: A case report [J]. Int J Surg Case Rep, 2019, 63: 48-52.

［4］ PISO P, NEDELCUT SD, RAU B, et al. Morbidity and Mortality Following Cytoreductive Surgery and Hyperthermic Intraperitoneal Chemotherapy: Data from the DGAV StuDoQ Registry with 2149 Consecutive Patients [J]. Ann SurgOncol, 2019, 26 (1): 148-154.

［5］ WANG M, PENG B, LIU J, et al. Practice patterns and perioperative outcomes of laparoscopic pancreaticoduodenectomy in china: a retrospective multicenter analysis of 1029 patients [J]. Ann Surg, 2019,

［6］ 付京东. 腹腔灌注化疗联合内生场热疗在胰腺癌恶性腹水中的疗效分析 [J]. 健康大视野, 2019, (2): 211-212.

［7］ 闫一洋, 岳学良, 杨森, 等. 腹腔镜下碘 125 粒子植入联合腹腔热灌注化疗治疗不可切除胰腺癌的效果分析 [J]. 医药论坛杂志, 2019, 40 (1): 19-21, 24.

［8］ TENTES AA, PALLAS N, KARAMVERI C, et al. Cytoreduction and HIPEC for peritoneal carcinomatosis of pancreatic cancer [J]. J BUON, 2018, 23 (2): 482-487.

［9］ JIN H, ZHAO Y, ZHANG S, et al. Hyperthermia inhibits the motility of gemcitabine-resistant pancreatic cancer PANC-1 cells through the inhibition of epithelial-mesenchymal transition [J]. Mol Med Rep, 2018, 17 (5): 7274-7280.

［10］ MAHMOOD J, SHUKLA HD, SOMAN S, et al. Immunotherapy, radiotherapy, and hyperthermia: a combined therapeutic approach in pancreatic cancer treatment [J]. Cancers (Basel), 2018, 10 (12): 469.

［11］ GROOT VP, REZAEE N, WU W, et al. Patterns, Timing, and predictors of recurrence following pancreatectomy for pancreatic ductal adenocarcinoma [J]. Ann Surg, 2018, 267 (5): 936-945.

［12］ STEEN MW, VAN DUIJVENBODE DC, DIJK F, et al. Tumor manipulation during pancreatic resection for pancreatic cancer induces dissemination of tumor cells into the peritoneal cavity: a systematic review [J]. HPB (Oxford), 2018, 20 (4): 289-296.

［13］ CHUN YS, PAWLIK TM, VAUTHEY JN. 8th Edition of the AJCC cancer staging manual: pancreas and hepatobiliary cancers [J]. Ann SurgOncol, 2018, 25 (4): 845-847.

［14］ FOGEL EL, SHAHDA S, SANDRASEGARAN K, et al. A multidisciplinary approach to pancreas cancer in 2016: a review [J]. Am J Gastroenterol, 2017, 112 (4): 537-554.

［15］ KYRIAZANOS I, KOPANAKIS N, KALLES V, et al. Hepatobiliary and pancreatic procedures during cytoreductive surgery and HIPEC [J]. J BUON, 2017, 22 (5): 1338-1344.

［16］ TEMPERO MA, MALAFA MP, AL-HAWARY M, et al. Pancreatic adenocarcinoma, version 2. 2017, NCCN clinical practice guidelines in oncology [J]. J Natl ComprCancNetw, 2017, 15 (8): 1028-1061.

［17］ SUGARBAKER PH. Strategies to improve local control of resected pancreas adenocarcinoma [J]. SurgOncol, 2017, 26 (1): 63-70.

［18］ BASSI C, MARCHEGIANI G, DERVENIS C, et al. The 2016 update of the International Study Group (ISGPS) definition and grading of postoperative pancreatic fistula: 11 Years After [J]. Surgery, 2017, 161 (3): 584-591.

［19］ 肖磊, 邢树山, 郭智珍, 等. 重组人 p53 腺病毒注射液联合顺铂腹腔热灌注化疗治疗胰腺癌并腹腔积液的疗效观察 [J]. 中国煤炭工业医学杂志, 2017, 20 (10): 1131-1134.

［20］ SCHWARZ L, VOTANOPOULOS K, MORRIS D, et al. Is the Combination of Distal Pancreatectomy and Cytoreductive Surgery With HIPEC Reasonable? Results of an International Multicenter Study [J]. Ann Surg, 2016, 263 (2): 369-375.

［21］ STEEN W, BLOM R, BUSCH O, et al. Prognostic value of occult tumor cells obtained by peritoneal lavage in patients with resectable pancreatic cancer and no ascites: A systematic review [J]. J SurgOncol, 2016, 114 (6): 743-751.

［22］ TENTES AA, STAMOU K, PALLAS N, et al. The effect of hyperthermic intraoperative intraperitoneal chemotherapy (HIPEC) as an adjuvant in patients with resectable pancreatic cancer [J]. Int J Hyperthermia, 2016, 32 (8): 895-899.

［23］ 周欣峰, 姬舒荣, 陈中皓, 等. 腹腔灌注化疗联合内生场热疗治疗胰腺癌恶性腹水的疗效 [J]. 现代生物医学进展, 2016, 16 (1): 88-90.

［24］ KIRUI DK, CELIA C, MOLINARO R, et al. Mild hyperthermia enhances transport of liposomal gemcitabine and improves in vivo therapeutic response [J]. Adv Health Mater, 2015, 4 (7): 1092-1103.

［25］ 玄毅 . 腹腔热灌注（吉西他滨和顺铂）联合放疗在胰腺癌晚期的治疗进展 [J]. 中国实用医药 , 2015,(30): 197-198.

［26］ 梁秀生，龚建平，杨秀环，等 . 术中热灌注化疗对血流动力学及 Narcotrend 影响的临床研究 [J]. 现代诊断与治疗 , 2015, 26 (2): 411-412.

［27］ 陈祖龙 . 温热化疗对胰腺癌细胞株的促凋亡作用及其临床 [D]. 广州 : 广州医科大学 , 2015.

［28］ RAOOF M, ZHU C, CISNEROS BT, et al. Hyperthermia inhibits recombination repair of gemcitabine-stalled replication forks [J]. J Natl Cancer Inst, 2014, 106 (8): dju183.

［29］ ARJONA-SANCHEZ A, MUÑOZ-CASARES C, ORTEGA-SALAS R, et al. Long-term survival with peritoneal mucinous carcinomatosis from intraductal mucinous papillary pancreatic carcinoma treated with complete cytoreduction and hyperthermic intraperitoneal chemotherapy [J]. Int J Hyperthermia, 2014, 30 (6): 408-411.

［30］ KULU Y, MÜLLER-STICH B, BÜCHLER MW, et al. Surgical treatment of peritoneal carcinomatosis: current treatment modalities [J]. Langenbecks Arch Surg, 2014, 399 (1): 41-53.

［31］ KIMURA-TSUCHIYA R, ISHIKAWA T, KOKURA S, et al. The inhibitory effect of heat treatment against epithelial-mesenchymal transition (EMT) in human pancreatic adenocarcinoma cell lines [J]. J Clin Biochem Nutr, 2014, 55 (1): 56-61.

［32］ 孙明月 . 吉西他滨联合腹腔热灌注化疗治疗晚期胰腺癌疗效观察 [J]. 医学临床研究 , 2014,(12): 2377-2379.

［33］ 陈祖龙，吴印兵，唐鸿生，等 . 精确腹腔热灌注化疗治疗晚期胰腺癌的临床疗效观察 [J]. 中国医师杂志 , 2014, 16 (10): 1333-1335, 1339.

［34］ THOMASSEN I, LEMMENS VE, NIENHUIJS SW, et al. Incidence, prognosis, and possible treatment strategies of peritoneal carcinomatosis of pancreatic origin: a population-based study [J]. Pancreas, 2013, 42 (1): 72-75.

［35］ SUGIURA T, UESAKA K, MIHARA K, et al. Margin status, recurrence pattern, and prognosis after resection of pancreatic cancer [J]. Surgery, 2013, 154 (5): 1078-1086.

［36］ HAVLIK R, SROVNAL J, KLOS D, et al. Occult tumour cells in peritoneal lavage are a negative prognostic factor in pancreatic cancer [J]. Biomed Pap Med Fac Univ Palacky Olomouc Czech Repub, 2013, 157 (3): 233-238.

［37］ SARDI A, JIMENEZ WA, NIERODA C, et al. Repeated cytoreductive surgery and hyperthermic intraperitoneal chemotherapy in peritoneal carcinomatosis from appendiceal cancer: analysis of survival outcomes [J]. Eur J SurgOncol, 2013, 39 (11): 1207-1213.

［38］ CUI S, BA M, TANG Y, et al. B ultrasound-guided hyperthermic intraperitoneal perfusion chemotherapy for the treatment of malignant ascites [J]. Oncol Rep, 2012, 28 (4): 1325-1331.

［39］ TENTES AA, KYZIRIDIS D, KAKOLYRIS S, et al. Preliminary results of hyperthermic intraperitoneal intraoperative chemotherapy as an adjuvant in resectable pancreatic cancer [J]. Gastroenterol Res Pract, 2012, 2012: 506571.

［40］ 张念华，陈高峰，史清华，等 . 腹腔灌注化疗联合内生场热疗在胰腺癌恶性腹水中的应用研究 [J]. 新医学 , 2012, 43 (1): 19-22.

［41］ KOCH M, GARDEN OJ, PADBURY R, et al. Bile leakage after hepatobiliary and pancreatic surgery: a definition and grading of severity by the International Study Group of Liver Surgery [J]. Surgery, 2011, 149 (5): 680-688.

［42］ GLOCKZIN G, RENNER P, POPP FC, et al. Hepatobiliary procedures in patients undergoing cytoreductive surgery and hyperthermic intraperitoneal chemotherapy [J]. Ann SurgOncol, 2011, 18 (4): 1052-1059.

［43］ 李春香，张燕 . 吉西他滨联合顺铂腹腔热灌注化疗治疗晚期胰腺癌的疗效观察 [J]. 肿瘤基础与临床 , 2011, 24 (1): 65-66.

［44］ 吴学勇 . 热疗联合放疗和化疗治疗恶性肿瘤研究进展 [J]. 中国肿瘤临床与康复 , 2011, 18 (4): 362-364.

［45］ 孟令新，丁兆军，陈希平 . 热疗联合腹腔热灌注化疗治疗胰腺癌并腹腔积液的疗效观察 [J]. 中华临床医师杂志（电子版）, 2011, 05 (7): 1923-1927.

［46］ CHAUDHARY K, HADDADIN S, NISTALA R, et al. Intraperitoneal drug therapy: an advantage [J]. Curr Clin Pharmacol, 2010, 5 (2): 82-88.

［47］ 巴明臣，崔书中，唐云强，等 . 腹腔热灌注化疗对患者生命体征的影响 [J]. 中国普通外科杂

志 , 2010, 19 (4): 450-452.

［48］ VAN DEN BROECK A, SERGEANT G, ECTORS N, et al. Patterns of recurrence after curative resection of pancreatic ductal adenocarcinoma [J]. Eur J SurgOncol,

2009, 35 (6): 600-604.

［49］ 刘会峰 , 陈乾德 , 杨东亮 . 缺血疗法并腹腔内热灌注化疗治疗中晚期胰腺癌 [J]. 肝胆胰外科杂志 , 1998, 4: 199-200.

视频　腹腔镜胰体尾癌切除 + 术中腹腔热灌注化疗（C-HIPEC 预防模式）
该视频为一例男性胰腺癌合并肝总动脉侵犯病例，行腹腔镜胰体尾 + 脾脏 + 腹腔干血管联合切除 + 术中腹腔热灌注化疗术。视频显示热灌注液体灌注、流动和循环的过程。术后病理示胰腺腺癌侵犯肝总动脉，术后恢复顺利。

19

第十九章

腹腔热灌注化疗在腹膜间皮瘤治疗中的应用

腹膜间皮瘤（PM）是来源于腹膜间皮的一种肿瘤，一般分为良性与恶性两种，临床以恶性腹膜间皮瘤多见。恶性间皮瘤可分为上皮来源的上皮型、间叶来源的肉瘤型和两者混合来源的混合型。腹膜间皮瘤可发生于腹膜壁层或脏层，呈弥漫型或局限型分布。腹膜间皮瘤可直接侵犯腹、盆腔脏器，也可种植于腹盆腔脏器表面，晚期腹膜间皮瘤患者肿瘤细胞也可以通过淋巴或血行转移至其他脏器。

腹膜间皮瘤起病隐匿，临床表现缺乏特异性，容易误诊。腹膜间皮瘤患者腹水中的透明质酸浓度可达 0.2~0.8g/L，但浓度大于 0.8g/L 者只见于恶性间皮瘤，腹水中透明质酸浓度检测对恶性腹膜间皮瘤确诊有重要作用。腹膜间皮瘤组织中缺乏癌胚抗原（CEA），腹水中癌胚抗原含量达 10~15μg/L 对排除恶性间皮瘤的诊断有重要参考意义。

良性腹膜间皮瘤以手术治疗为主。恶性腹膜间皮瘤以手术、化学药物治疗、放射治疗等综合治疗为主，肿瘤细胞减灭术（CRS）加腹腔热灌注化疗（HIPEC）可提高腹膜间皮瘤患者长期存活率和无瘤生存期，改善恶性腹膜间皮瘤患者的生活质量，临床疗效较好；免疫治疗和相关的靶向治疗还处于研究阶段，其疗效尚不确切。腹膜间皮瘤一般预后不良，未经治疗者生存期为 5~12 个月，而经多种方法治疗者中位生存期也仅有 16 个月。

推 荐 阅 读

• National Comprehensive Cancer Network.NCCN clinical practice guidelines in Oncology：Malignant Pleural Mesothelioma（Version 1.2020）.http：//www.nccn.org.OPITZ I，SCHERPEREEL A，BERGHMANS T，et al.ERS/ESTS/EACTS/ESTRO guidelines for the management of malignant pleural mesothelioma［J］.Eur J CardiothoracSurg，2020，58（1）：1-24.

• CHICAGO CONSENSUS WORKING GROUP.The Chicago Consensus on Peritoneal Surface Malignancies：management of peritoneal mesothelioma［J］.Ann SurgOncol，2020，27（6）：1774-1779.

• PERITONEAL SURFACE ONCOLOGY GROUP INTERNATIONAL.Peritoneal mesothelioma：PSOGI/EURACAN clinical practice guidelines for diagnosis，treatment and follow-up［J］.Eur J SurgOncol，2020：S0748-7983（20）30113-X.

• 中国抗癌协会腹膜肿瘤专业委员会.中国腹腔热灌注化疗技术临床应用专家共识(2019 版)［J］.中华医学杂志，2020，100（2）：89-96.

• BRITISH THORACIC SOCIETY.British Thoracic Society Guideline for the investigation and management of malignant pleural mesothelioma［J］.Thorax，2018，73（Suppl 1）：i1-i30.

• EUROPEAN SOCIETY FOR MEDICAL ONCOLOGY.Malignant pleural mesothelioma：ESMO Clinical Practice Guidelines for diagnosis，treatment and follow-up［J］.Ann Oncol，2015，26（Suppl 5）：v31-v39.

- VAN ZANDWIJK N，CLARKE C，HENDERSON D.Guidelines for the diagnosis and treatment of malignant pleural mesothelioma［J］.J Thorac Dis，2013，5（6）：E254-E307.
- 浙江省抗癌协会肺癌专业委员会胸壁（膜）、纵隔肿瘤学组.恶性胸膜间皮瘤诊疗共识(试行)［J］.肿瘤学杂志，2017，23（11）：1047-1050.
- International Mesothelioma Interest Group.Guidelines for the Cytopathologic Diagnosis of Epithelioid and Mixed-Type Malignant Mesothelioma.Complementary Statement from the International Mesothelioma Interest Group，Also Endorsed by the International Academy of Cytology and the Pap［J］.Acta Cytol.2015 Mar 24.
- INTERNATIONAL MESOTHELIOMA INTEREST GROUP.Guidelines for the cytopathologic diagnosis of epithelioid and mixed-type malignant mesothelioma.Complementary statement from the International Mesothelioma Interest Group，also endorsed by the International Academy of Cytology and the Papanicolaou Society of Cytopathology［J］.Acta Cytol，2015，59（1）：2-16.
- 中国肿瘤科相关专家小组.细胞减灭术加腹腔热灌注化疗治疗腹膜表面肿瘤的专家共识［J］.中国肿瘤临床，2015，42（4）：198-206.
- European Respiratory Society，European Society of Thoracic Surgeons.Guidelines of the European Respiratory Society and the European Society of Thoracic Surgeons for the management of malignant pleural mesothelioma［J］.Eur Respir J，2010，35（3）：479-495.
- 陆星华，钱家鸣.消化系疾病诊断与诊断评析［M］.上海：上海科学技术出版社，2006.
- 张泰昌.消化系少见疾病［M］.济南：山东科学技术出版社，2005.
- 潘建基，李建成.腹膜后肿瘤的诊断与质量［M］.长春：吉林科学技术出版社，2007.
- 任闽山.肿瘤内科最新诊疗手册［M］.北京：人民军医出版社，2011.
- 唐丕斌.实用消化疾病诊疗学［M］.北京：中国医药科技出版社，2008.
- 张智翔.消化系疾病的诊治思路［M］.广州：广东科技出版社，2008.
- 富京山，富玮.胃肠疾病与常见急症超声诊断［M］.北京：人民军医出版社，2012.

第一节　腹膜间皮瘤流行病学特征

腹膜间皮瘤（peritoneal mesothelioma，PM）是指原发于腹膜的间皮细胞和上皮细胞的肿瘤，来源于多潜能的间叶细胞，一般分为良性与恶性两种，临床以恶性间皮瘤多见。腹膜间皮瘤起病隐匿，临床表现缺乏特征性，确诊需要病理学检查、免疫组化检查及实验室检查等综合措施，容易误诊。

一、腹膜间皮瘤流行病学

腹膜间皮瘤又称原发性腹膜间皮瘤，是起源于腹膜间皮或上皮组织的一种罕见的进展性恶性肿瘤，肿瘤细胞多呈嗜酸性、多形性，双向分化，胞质丰富，管状乳头状结构最常见。腹膜间皮瘤临床上较为罕见，发病率为1/100万～2/100万，国内尚缺乏有关发病率的资料。1908年Miller和Wynn首先报道了本病，随着诊疗技术的进步，本病报道逐渐增多。21世纪初期是腹膜间皮瘤发病率的高峰期，死

亡率显著升高，预计于2020年左右达到顶峰。近20年来，腹膜间皮瘤的发病率逐渐升高，一方面与石棉工业迅速发展有关，另一方面也与人们对本病认识的提高及医学诊断技术飞速发展有关。

腹膜间皮瘤可发生于任何年龄，国外文献报道确诊时的中位年龄为51~59岁，约63%病例45~64岁，儿童患病者较少见。胸膜间皮瘤以男性为主，男性与女性的比例为（4~5）：1；与胸膜间皮瘤不同，腹膜间皮瘤男女的发病率几乎相等，女性约占所有腹膜间皮瘤病例的一半。监测、流行病学及预后数据库（surveillance，epidemiology and end results，SEER）在一项对1973—2005年10 589例间皮瘤病例的研究中，1 112例腹膜病例中44%是女性，而9 211例原发性胸膜间皮瘤例中女性只占19%。在一项对1 047例接受手术切除和腹腔热灌注（HIPEC）治疗腹膜间皮瘤患者的20篇文章的荟萃分析中，59%是女性。

二、生物学特点

腹膜间皮瘤一半来源于多潜能的间叶细胞，分为良性

与恶性两种,临床以恶性间皮瘤多见。恶性腹膜间皮瘤可分为上皮来源的上皮型、间叶来源的肉瘤型和两者混合来源的混合型,以上皮型为多见,占 50%~60%,预后较好。腹膜间皮瘤上皮型肿瘤细胞的上皮有各种不同的结构,如乳头状、管状、管乳头状、带状、片状。多角形上皮细胞有很多长而纤细、表面有分支的微绒毛,桥粒,成束的弹力细丝和细胞间腔。腹膜间皮瘤间叶来源的肉瘤型也称纤维型,细胞类似纺锤状平等构形,有蛋形或细长形的细胞核,核仁发育良好。混合型兼有上皮型和纤维型两种组织结构,从整个肿块取活检时,从各个不同的部位取的标本愈多,则愈像是混合型。

三、发病机制

腹膜间皮瘤的发生多与石棉接触有关,有石棉接触史者发病率为非接触者的 100~300 倍。近 30 年来腹膜间皮瘤的发病率逐渐升高,因为欧洲在工业中应用石棉于 1970 年前后达高峰,20 世纪 80 年代初期后应用大大减少,而间皮瘤通常在接触石棉后 25~70 年(平均 42 年)才会发生。我国腹膜间皮瘤患者多无石棉接触史,这可能与我国石棉工业发展相对较晚以及部分患者接触史较隐蔽有关。研究表明,不同种类石棉纤维的致病危险性依次为青石棉、铁石棉、温石棉。国外文献报道约 60% 胸膜间皮瘤患者有职业石棉接触史或肺组织内有石棉小体,动物实验表明石棉也可诱发腹膜间皮瘤,证实腹膜间皮瘤与石棉接触也有一定关系。一般认为石棉经呼吸道通过横膈或血液进入机体并沉积在腹膜,或经消化道摄入后穿过肠壁沉积于腹膜,形成石棉小体。石棉引起腹膜间皮瘤的机制可能与其物理及化学特性、细胞毒性、遗传毒性有关。近来研究表明石棉既可以直接作用于靶细胞,也可以诱发活性氧自由基,引起染色体数目和结构的畸变,导致多种原癌基因的激活和抑癌基因的失活,诱导腹膜间皮瘤的发生。

恶性腹膜间皮瘤虽好发于石棉工人,但也有报道发生于未与石棉接触的患者。国外报道有相当多的腹膜间皮瘤患者无石棉接触史,我国腹膜间皮瘤患者中有石棉接触史者的比例也相对较少,而且在这些患者的病理切片中也没有发现石棉小体,提示非石棉致病因素的存在。目前认为,猿猴空泡病毒 40(SV40)、禽类白细胞增生病毒(MC29)、胶质二氧化钍、云母矿、碳纳米管、氟石放射线、接受外辐射等也是本病的重要危险因素。有研究表明,在慢性复发性腹膜炎、结核性瘢痕基础上也可以发生腹膜间皮瘤。腹膜间皮瘤的发生也可能存在一定的遗传因素,*BAP1* 缺失、*CDKN2A* 缺失和 *NF2* 缺失与腹膜间皮瘤有关。

第二节 腹膜间皮瘤临床 分期与病理类型

一、病史特点及体格检查发现

腹膜间皮瘤可发生于 2~92 岁,确诊时中位年龄为 51~59 岁,女性患者占所有恶性腹膜间皮瘤病例的一半,儿童患者罕见。腹膜间皮瘤患者出现临床症状时多为晚期,国内学者曾研究统计大量病例表明,临床症状依次为腹痛(51%)、体重减轻(42%)、腹胀(35%),主要体征有腹部包块(84%)、消瘦(47%)及腹水(29%),偶有肠梗阻及外科急症的报道,常见有腹水、腹部包块等不典型体征,容易误诊、漏诊。

据临床表现的不同可将恶性腹膜间皮瘤分为 3 种类型:经典型(有腹水、腹部包块,能引起腹胀、腹痛)、外科型(有肠梗阻、绞窄疝等外科急症)、内科型(类似炎症性肠病,伴有发热、腹泻、体重减轻等症状)。腹水的发生率达 90% 以上,在腹痛后不同期间内出现或突然出现腹水,但腹水也可在早期单独出现,腹水量多且顽固。全身情况在较长时期内很少变化,食欲可保持,消瘦不明显,无发热,有时可发生自发性低血糖症。如伴有胸膜间皮瘤,则可出现胸腔积液的阳性体征,伴有胸痛、呼吸困难、咳嗽等胸膜间皮瘤的症状。

腹膜间皮瘤的临床表现缺乏特异性,与结核性腹膜炎、腹腔转移肿瘤等相似,鉴别诊断困难。对于以慢性腹痛、腹胀为主诉的患者,尤其有石棉接触史者,询问病史时应注意其他系统原发肿瘤的症状及结核相关症状。体检时应注意有无腹水及腹部包块体征,并进行肛门指诊或三合诊了解有无盆腔包块。合并大量腹水抽取腹水后进行实验室检查及细胞学检查,对腹膜间皮瘤的诊断和鉴别诊断有重要意义。

二、临床表现

腹膜间皮瘤常见的症状及体征包括腹胀和 / 或腹围增加、腹痛或不适、腹部包块、恶心、厌食和体重减轻,肠梗阻等胃肠道并发症通常是晚期疾病的表现。腹胀(腹围增加)是最常见的初始症状,占 30%~80% 的患者。疼痛是第二大最常见的初始症状,占 27%~58% 的患者。腹胀多与腹水、腹部包块及继发的消化不良、肠梗阻有关,程度不等,严重者可影响进食甚至导致呼吸困难。约 90% 腹膜间皮瘤患者伴有腹水,部分患者腹水增长迅速,腹水多为黄色渗出液或血性黏稠液。腹痛的发生与壁腹膜受侵犯、肿瘤与胃肠道和盆腔脏器粘连造成肠梗阻、器官扭转、大量腹水、腹部包块占位效应等因素有关。病程中腹痛性质和部位可发生变化。腹痛多为顽固性隐痛或胀痛，也可为阵发绞痛或突发剧痛，常位于上腹部，也有位于下腹部甚至出现排便或排尿时疼痛。腹部包块可为单发，也可为多发，最大者可达20cm×30cm，质地偏硬或硬，表面呈结节状，位于大网膜、肠系膜浆膜面的包块在体格检查时常可以推动，腹部包块可有压痛，盆腔包块也可通过肛门指检或三合诊发现。

腹膜间皮瘤肿块挤压胃肠道、腹盆腔脏器粘连及肿瘤侵及胃肠壁，可以引起肠梗阻症状，表现为腹痛、呕吐、腹部胀满等。腹膜间皮瘤晚期患者多有乏力、消瘦、食欲缺乏，少数患者可出现恶心、呕吐、腹泻或便秘、消化道出血、尿路梗阻、尿路刺激征、脐疝或斜疝、月经改变及发热、贫血等，甚至有的患者可出现低血糖以至昏迷、弥漫性腹部骨化等副肿瘤综合征的表现。腹膜间皮瘤可合并其他部位间皮瘤，也可通过直接侵犯、淋巴系统或血行转移至全身各处脏器，如腹壁、肝、胆、胰、泌尿系统、肺、心、肾上腺、骨髓及淋巴系统等，出现相应的临床表现。

三、实验室检查

（一）血液学检查

腹膜间皮瘤患者实验室检查可以有血小板增多、低血糖、血纤维蛋白降解产物增高及高免疫球蛋白血症。部分腹膜间皮瘤患者血中CA125水平可以升高，与某些间皮细胞具有分泌CA125的能力有关。如腹膜间皮瘤伴肝转移或患有慢性肝病可使CA125清除减少，则CA125水平增高更明显。但CA125增高更多见于卵巢癌，也可见于胰腺癌、胃癌、结肠癌与乳腺癌等。因此，CA125增高不具特异性，但对鉴别诊断有一定意义。血清透明质酸水平的高低与腹膜间皮瘤瘤体大小密切相关；且硫氧还原蛋白-1、高迁移率族蛋白B1、血管生成素-Ⅰ、Ⅱ型肺泡细胞表面抗原等在腹膜间皮瘤患者的血清中均明显升高，也可作为腹膜间皮瘤诊断的潜在肿瘤标志物。

（二）腹水检查

腹膜间皮瘤患者均有不同量的腹水，多为黄色或血性渗出液，抽取腹水后可以进行某些特殊成分检测以帮助明确恶性腹膜间皮瘤的诊断。

1. 透明质酸　腹膜间皮瘤细胞具有分泌透明质酸的功能，浆膜渗出液中透明质酸浓度可达0.2~0.8g/L（浊度试验），虽然感染、转移性肿瘤以及心功能衰竭也可引起浆腔积液中透明质酸浓度升高，但透明质酸浓度>0.8g/L者只见于恶性腹膜间皮瘤患者，腹水中透明质酸含量测定对腹膜间皮瘤的诊断有重要的指导价值。

2. 肿瘤标志物　各种肿瘤标志物在恶性腹水中阳性率从高至低顺序为铁蛋白（SF）、癌胚抗原（CEA）、β2微球蛋白（β2-MG）、CA50（肿瘤细胞糖蛋白抗原之一）、β-hCG（绒毛膜促性腺激素）、hCG。β2-MG假阳性率较高，对鉴别良恶性腹水意义不大；β-hCG、hCG阳性率虽低，但特异性高；腹膜间皮瘤组织中缺乏CEA，如腹水中CEA含量达10~15μg/L，对排除恶性间皮瘤的诊断有重要意义；CA125恶性间皮瘤患者腹水中亦可升高，但特异性不高，可起到一定参考作用。同时测定腹水中SF、CEA、CA50、β-hCG、hCG，如SF、CEA、CA50有两项阳性或一项阳性加β-hCG或hCG阳性，或β-hCG和hCG均阳性，而血液中β-hCG与hCG水平正常，即使脱落细胞学检查阴性，亦可做出恶性腹膜间皮瘤的诊断。通过测定腹水中的肿瘤标志物可以帮助对其良恶性进行鉴别。

3. 腹水脱落细胞　若腹水中查见大量间皮细胞(75%)及典型的恶性间皮细胞可以明确诊断，但阳性率甚低，在抽腹水前让患者卧位左侧及右侧翻转运动，使腹水有形成分从盆底泛起，再抽腹水送病理检查，则可提高细胞学检查的阳性率。若腹水脱落细胞中见到大量异型或非典型的间皮细胞(>5%)或肿瘤细胞，可以通过测量细胞核/质比，结合电镜及免疫组化检查与增生间皮细胞及转移性腺癌、肉瘤等进行鉴别。

4. 其他　有学者研究发现间皮瘤患者腹水中酸性黏多糖水平增高，用抗间皮瘤细胞血清可以检出相应抗原。此外，腹水中胶原的存在可以帮助区别间皮瘤与转移性腺癌。

四、影像学检查

（一）超声检查

超声可发现腹水、腹部包块，甚至有时能提示肿瘤的组织来源。超声检查可以显示腹膜间皮瘤的大体病理改变，典型声像为腹膜呈大片状增厚及大小不等的不规则结节样肿块，尤其是位于后腹膜腔内肿块，大多形态不规则，以低回声为主，分布不均匀，与腹膜相连，但与脏器无关。当发现大网膜呈饼状或结节状增厚、腹盆腔大小不等的不规则包块、肠系膜增厚、肠分布异常、肠管壁增厚伴腹水等声像图表现，尤其病变广泛，腹水量相对较少时，应想到本病的可能。超声引导下用18G组织活检针及21G穿刺针对病变多部位穿刺活检是确诊腹膜间皮瘤的重要手段之一。该方法具有简单易行、安全、创伤小、可重复进行等优点，是不能耐受手术、腹腔镜检查患者的首选辅助诊断方式。

（二）CT扫描

CT检查可明确腹膜间皮瘤患者肿瘤的位置、大小、分布及与周围组织的关系,腹膜及肠系膜是否增厚,结节的形状和大小,肠系膜或大网膜浸润及淋巴结是否肿大等信息,了解病情的进展和治疗的疗效,还能提供患者是否合并腹水的临床证据。腹膜间皮瘤典型 CT 表现:边界模糊不清及弥漫性增厚的腹膜和多发结节,伴腹水,有时还能发现增厚的肠系膜及广泛粘连形成类似饼状的大网膜。

腹水为腹膜间皮瘤最常见的 CT 表现。此外,腹膜间皮瘤较具特征的 CT 表现为腹膜多发结节,密度差异较大,CT 值为 –56~96Hu,轮廓光整且有包膜,以右上腹多见,增强后结节均匀强化,CT 值可增高 10~16Hu,但具有这种特征表现的患者不多;CT 也可以表现出腹膜不规则增厚,脏腹膜严重受累可有脏器变形、表面不光滑。大网膜、肠系膜受累则表现为不规则增厚,正常脂肪组织被软组织密度的肿瘤取代,大网膜可融合、粘连成饼状腹部包块,肠系膜粘连成星状或皱纸花状包块。小肠浆膜也容易被肿瘤侵犯,虽然 CT 判断小肠浆膜增厚比较困难,但可显示小肠聚拢,小肠与肠系膜和周围结构粘连、固定。肿瘤侵犯肠壁深层时也可以有肠壁增厚。部分患者 CT 检查还可以发现盆腔囊实性或实质性肿块,多位于腹膜反折和子宫角区。此外,腹膜间皮瘤患者有时也合并胸膜病变的表现,如胸膜增厚、胸腔积液、胸膜钙化等,后者及肺间质病变的存在常提示有石棉接触史。如肿瘤转移到身体其他部位脏器,也可以有相应的 CT 表现。借助 CT 引导也可以进行肿物穿刺活检明确诊断。

(三) PET/CT

PET/CT 不是腹膜间皮瘤的常规检查手段,但它是良、恶性病变的分化、分期、监测和治疗预测的重要方法。高脱氧葡萄糖(FDG)摄取通常提示预后较差,对本病的早期发现、早期诊断具有重要的参考价值。

五、胃肠道造影

腹膜间皮瘤侵及胃肠道时大多仅有浆膜面受累,很少向深部组织浸润。因而消化道除外压及牵拉性改变外,黏膜多保持完整;胃肠道造影的表现主要为胃、小肠、结肠的外压性或移位性改变,肠道因粘连、推挤、移位造成肠祥分布异常、变形、活动差甚至固定;肠壁受累使管腔呈偏心性狭窄乃至肠梗阻征象。腹膜间皮瘤患者一般肠道黏膜没有破坏,消化道内没有占位性病变。但极少部分腹膜间皮瘤患者肿瘤组织可以侵犯肠壁直达黏膜层,表现为胃肠道黏膜破坏及消化道内占位。

六、腹腔镜检查

腹腔镜检查是腹膜间皮瘤简单而有效的诊断技术,镜

下可以见到沿腹膜壁层及脏层、大网膜弥漫分布的结节、斑块、肿物等,并能同时发现腹膜间皮瘤肝转移或腹腔、盆腔其他器官受累的证据。腹腔镜还可以在腹膜、大网膜病变处及病变与正常组织交界处多点活检,取得满意的组织标本。腹腔镜也可以作为腹膜间皮瘤治疗后的随诊手段之一。腹膜间皮瘤临床发病率不高,临床医师对本病缺乏全面而深入的了解,常常对腹腔镜下的表现认识不足,腹腔镜腹腔探查对腹膜间皮瘤的误诊率很高;对大量腹水、腹盆腔内病变广泛且粘连明显者,腹腔镜的应用受到限制。

作为一种微创诊疗方法,腹腔镜下活检是目前确诊腹膜间皮瘤的重要方式之一。不仅可以直接了解病变情况及取活检,还能行粘连松解及肿块切除等治疗,具有操作简便、创伤性小、安全、准确率高等特点,在临床实践中有很高的推广应用前景。

七、剖腹探查

剖腹探查是明确诊断恶性腹膜间皮瘤的主要手段。腹膜间皮瘤大体分型为弥漫型和局限型。手术所见该肿瘤主要侵及腹膜壁层和脏层,沿浆膜匍匐生长,可形成较多的肿瘤结节,也可呈弥漫胼胝增厚,甚至有时结节相互融合成大的肿块形成母瘤,但腹膜间皮瘤很少向深部组织浸润。弥漫型腹膜最厚者可达 4cm。部分增厚腹膜表面伴发弥漫的粟粒样小结节,或伴发大小不等的灰白色瘤结节,腹腔内广泛粘连肠管呈团状,大网膜呈饼状,严重者甚至横膈及盆腔封闭。局限型为单个结节,直径大者可达 10cm,表面灰白或鱼肉状,组织脆易出血,有的呈纤维性,较硬;有的中心呈囊性变,或广泛粘连,侵犯脏器表面;有的深达脏器深部。局限型和弥漫型腹膜间皮瘤皆可形成腹水,恶性腹膜间皮瘤患者的腹水多为血性渗出液,有的蛋白含量很高或很黏稠。剖腹探查术中可以直接观察到腹膜、大网膜、肠系膜及腹腔脏器表面的结节、斑块、肿物,了解脏器受累及淋巴结转移状况,在取得病理诊断同时可以进行手术治疗。即使在诊断技术迅速发展的今天,剖腹探查仍然是腹膜间皮瘤的重要诊断手段,具有微创检查不可替代的优势。

八、病理检查

(一) 大体检查
腹膜间皮瘤分为局限型与弥漫型两种。

(二) 光镜检查
光镜下间皮瘤的组织学形态多种多样,可以分为 5 大类。

1. 上皮性 大体上均为弥漫型,光镜下形态多样,可以呈管状、乳头状、上皮样、腺样、大细胞样或巨细胞样、小

细胞样瘤细胞,少见类型有腺样囊性及印戒细胞样瘤细胞等。

2. 肉瘤样　大体主要表现为同局限型,镜下形态同梭形细胞间叶肿瘤,个别病例可以有骨及软骨化生,细胞分化较好。

3. 混合上皮肉瘤样或双相性　大体主要表现为弥漫型,镜下可以找到肉瘤及上皮两种细胞成分,并可以找到过渡形态的细胞。

4. 硬纤维瘤样　为20世纪80年代初新分出的一类,是间皮瘤各型中最难诊断的一型,病变广泛,易与慢性炎症引起的良性增生混淆。

5. 过渡性　是上皮性与肉瘤样间皮瘤的过渡形式,分化差,由大多肥胖的梭形细胞组成,偶尔可见巢状排列。

腹膜间皮瘤后两种类型临床少见,也有将腹膜间皮瘤分为上皮性、肉瘤/纤维性、混合性间皮瘤三类者。

(三) 电镜检查

电镜下间皮瘤细胞的主要特征:①上皮性间皮瘤细胞表面有密集细长而弯曲的微绒毛,长 $2\sim3\mu m$ 以上,长径与宽径之比为 $(10\sim15):1$,大于腺癌 $(<5:1)$ 之比。②细胞胞质内有较多的张力微丝、糖原颗粒、线粒体和短的粗面内质网,无内分泌颗粒(与腺癌不同)。③细胞间有桥粒联结和紧密联结,间质胶原多少不定,胶原纤维与细长微绒毛交织在一起。④瘤细胞周围有断续的或双层的基底膜。上述特征主要见于上皮性和混合性间皮瘤细胞中。肉瘤样间皮瘤细胞电镜下结构类似成纤维细胞,但常可以找到上皮分化,见到张力微丝、细胞间连接和基底膜形成,有的细胞表面可以找到少量微绒毛。

(四) 免疫组化染色

上皮性间皮细胞产生高酸性黏液物质即透明质酸,阿辛蓝(Alcian blue)及 Hale 胶质铁(colloidal iron)法染色阳性,且能被透明质酸酶分解而使染色转阴;间皮瘤细胞内的 PAS 阳性物质呈细颗粒样分布于胞质内并能被淀粉酶消化,因而 PAS 染色阳性,而黏液卡红染色阴性。多数学者认为免疫组化染色检查中,细胞角蛋白、人乳脂球蛋白、上皮膜抗原、癌胚抗原等多种免疫标志物综合分析,对腹膜间皮瘤的诊断有很大帮助。另外,免疫组化检查有利于间皮瘤与转移性腺癌的鉴别。腺癌不产生透明质酸,但分泌中性及低酸性黏液物质,因而阿辛蓝染色大多呈阴性,PAS 阳性,被淀粉酶消化后仍呈阳性反应,即黏液卡红染色阳性。也有个别上皮型间皮瘤产生黏液,但局灶黏液卡红染色阳性比例 <1%。随着免疫组化技术的发展,新抗体不断增多,酶标染色已成为间皮瘤诊断中的重要参考指标。目前用于间皮瘤诊断分类与鉴别诊断的标记可以归纳为两大类。

1. 间皮瘤阳性表达的标志物　常见的包括以下几种。细胞角蛋白(cytokeratin)为上皮细胞标记;AE1/AE3,为低分子量 HMFG2 与高分子量细胞角蛋白混合物;波形蛋白(vimentin)为间叶组织标记;人乳脂球蛋白(human milk fat globules,HMFG2),上皮细胞、间皮细胞、组织细胞均可表达,但在腺癌中表达率高,且胞质、胞膜均有阳性表达,间皮瘤中表达较低,多为胞膜表达;上皮膜抗原(epithelial membrane antigen,EMA)为 HMFG2 提纯后的商品化产物;HBME1,为间皮瘤的单克隆抗体;AMAD-2,新近报道的用于标记恶性间皮瘤的抗体;血小板调节素(thrombomodulin,TM),内皮细胞表面糖蛋白的一种,正常皮肤角化层和内皮、间皮细胞均有表达,腺癌一般不表达,也有少数报道持不同意见;calretinin,一种钙结合蛋白,正常及增生的间皮瘤细胞均有表达,上皮细胞一般不表达。

2. 间皮瘤阴性标志物　由于目前间皮瘤的诊断上尚缺乏高度敏感性和特异性的抗体,通常采用多抗体联合检测并结合其组织学特征来对间皮瘤进行分类。间皮瘤中梭形细胞成分角蛋白阳性可以除外多种肉瘤及假肉瘤反应。多数学者认为鉴别腺癌与间皮瘤,CEA 为最佳选择,但目前也推荐用多样抗体联合应用,间皮瘤表现为 HBME1、calretinin、AMAD2 阳性,CEA、B72.3、Ber-EP4、LeuM1 阴性。

癌胚抗原(CEA):腺癌均有表达,间皮瘤细胞一般不表达。Ber-EP4 上皮细胞抗原的一种,可标记除鳞状上皮表层细胞、肝细胞及壁细胞以外所有上皮细胞,不标记间皮细胞;LeuM1:抗 IgM 的单克隆抗体,可标记 RS 细胞,也可标记一部分上皮细胞及活化 B 细胞、T 细胞。B72.3:大多数癌均能表达,但间皮瘤、淋巴瘤、间叶细胞、神经系统肿瘤一般不表达。分泌成分(secretory component,SC):在腺癌中阳性表达率高,间皮瘤多不表达。其他如 CA125、MOC-31、AuA-1 等也应用于腺瘤与间皮瘤的鉴别,但价值尚有待进一步证实。

一般恶性间皮瘤的癌胚抗原(CEA)呈阴性、角蛋白(keratin)呈阳性、波形蛋白(vimentin)呈阳性、纤维联结素呈阳性;而转移性腺癌癌胚抗原呈阴性、角蛋白呈阳性、波形蛋白呈阴性、纤维联结素呈阴性。因此,上皮性间皮瘤可以通过组化染色与转移性或原发性腺癌鉴别。

九、基因检测

随着科学技术的发展,对肿瘤发病机制的研究逐渐深入到分子生物学水平,发现多种原癌基因的激活及抑癌基因的失活与肿瘤发生密切相关,其中 *P53* 基因在人类多数肿瘤中都发生了高频突变,是肿瘤相关性最强的抑癌基因。应用聚合酶链反应 - 单链构象多态性(PCR-SSCP)分析和免疫组化研究恶性间皮瘤中 *P53* 基因的突变情况,发现 *P53* 基因的点突变热点为第 7 外显子,P53 蛋白免疫组化染色阳性是恶性间皮瘤的标志之一。它的表达与进展期肿瘤的侵袭能力有关,而与恶性间皮瘤的组织学类型及生存时间无关。另外 P21 蛋白在恶性间皮瘤中的表达阳性率也明显增加。*P16* 是另外一种抑癌基因,有报道 P16 蛋白在良性和局限型腹膜间皮瘤中的阳性表达率明显高于恶性与弥漫性间皮瘤,且 P16 蛋白表达与 *P53* 基因点突变之间呈明显的负相关关系,说明 *P16* 基因的异常导致肿瘤细胞内 P16 蛋白的缺乏与间皮瘤的发生、发展密切相关。

十、腹膜间皮瘤分期

目前临床按 TNM 分为 4 期:Ⅰ期,肿瘤仅局限于腹膜;Ⅱ期,肿瘤侵犯腹腔内淋巴结(包括脏器腹膜面、腹腔膈肌面等淋巴结);Ⅲ期,肿瘤向腹腔以外淋巴结转移;Ⅳ期,远处血行转移。

分型和分期的明确有助于治疗方案的选择,现有学者提出使用腹膜癌指数(peritoneal carcinomatosis index,PCI)、淋巴结受累和腹外转移作为腹膜间皮瘤新的分期系统(表19-1,表 19-2),腹膜癌指数即根据病灶大小(0~3 分)和肿瘤分布(0~12 分)组合成数值分数进行评估(0~39 分),按 13 个腹部区域以每个病灶尺寸(LS-0 无可见肿瘤,LS-1 肿瘤结节 <0.5cm,LS-2 肿瘤结节在 0.5~5cm,LS-3 肿瘤结节 >5cm)进行数值评估,已有多家机构依据这种新的分期系统评估出每个分期的存活率,其中Ⅰ期、Ⅱ期和Ⅲ期的 5 年存活率分别为 87%、53% 和 29%。

表 19-1 弥漫性恶性腹膜间皮瘤(TNM)分期系统

原发肿瘤(T)		
	T1	PCI 1~10
	T2	PCI 11~20
	T3	PCI 21~30
	T4	PCI 31~39
淋巴结(N)		
	N0	无淋巴结转移
	N1	有淋巴结转移
远处转移(M)		
	M0	无腹腔外转移病灶
	M1	有腹腔外转移病灶

表 19-2 弥漫性恶性腹膜间皮瘤临床分期

分期 (stage)	肿瘤 (tumor)	区域淋巴结 (node)	远处转移 (metastasis)
Ⅰ	T1	N0	M0
Ⅱ	T2-3	N0	M0
	T4	N0/1	M0/1
Ⅲ	T1-4	N1	M0/1
	T1-4	N0/1	M1

注:T1,PCI1~10;T2,PCI11~20;T3,21~30;T4,PCI31~39;N0,无淋巴结转移;N1,有淋巴结转移;M0,无腹腔外转移病灶;M1,腹腔外转移灶。

十一、腹膜间皮瘤鉴别诊断

(一)结核性腹膜炎

恶性腹膜间皮瘤误诊为结核性腹膜炎而予抗结核治疗、后因抗结核治疗无效而行剖腹探查确诊的病例屡有报道。一般来说,结核性腹膜炎患者以中青年居多,临床上除有腹痛、腹胀、腹水及腹部包块外,常有发热、盗汗、纳差、消瘦等症状,PPD 阳性、红细胞沉降率(ESR)增快、抗结核抗体阳性支持结核性腹膜炎的诊断。结核性腹膜炎的腹水以渗出液多见,细胞成分以单核细胞为主,腺苷脱氨酶(ADA)水平高、腹水涂片、腹水培养如发现结核杆菌对鉴别诊断有意义。临床上对高度怀疑结核性腹膜炎的病例可在严密观察下行有效的抗结核治疗,对抗结核治疗无效或两者鉴别诊断有困难时,应争取尽早行腹腔镜检查或手术探查,病理上腹膜间皮瘤与腹膜结核不难鉴别。

(二)腹膜转移性肿瘤

腹膜转移性肿瘤常来自胃癌、卵巢癌、胰腺癌、肝癌以及结肠癌等,一般有原发癌相关临床表现。腹膜假黏液瘤主要由起源于阑尾的黏液性肿瘤腹膜种植引起,表现为肿胀、腹水、腹腔内肿块,腹水呈胶冻状黏液。当原发癌的临床表现隐匿时,腹膜转移性肿瘤很难与腹膜间皮瘤鉴别,应详细询问病史并仔细体格检查,反复查粪便潜血,进行血液中 CEA、CA125、CA153、CA199、AFP 等肿瘤标志物检查,也可对腹水进行肿瘤标志物及脱落细胞检查,并借助于消化内镜、消化道造影、腹盆腔超声和 CT 扫描等手段寻找原发癌。如果不能鉴别,应该尽早进行腹腔镜检查或剖腹探查,并应用光镜、电镜、组织化学、免疫组化技术得出病理诊断,尤其应注意将间皮瘤与转移性腺癌和卵巢来源的上皮性肿瘤相区别。

(三)其他原发于腹膜的恶性肿瘤

腹膜浆液性交界性肿瘤,又称原发性乳头状腹膜肿瘤及低度恶性腹膜浆液性小乳头瘤病，是一种少见的原发于腹膜的病变。常发生于40岁以下女性，主要症状有腹部或盆部疼痛，慢性炎症症状，甚至肠粘连或闭经。病理上可与腹膜间皮瘤作鉴别诊断，本病预后良好。

第三节　腹膜间皮瘤治疗原则

腹膜间皮瘤目前尚缺乏有效的治疗，若为局限性，无论良性还是恶性早期手术均为首选。手术治疗包括腹膜剥脱术及肿瘤细胞减灭术，由于腹膜间皮瘤易于腹腔广泛转移，根治性手术一般难于实施，肿瘤细胞减灭术在可能的情况下应尽可能彻底，绝大多数学者主张包括手术切除、术后行放射治疗和化疗的综合性治疗，患者预后良好，但有复发倾向，复发可再行手术切除。对弥漫型病变侵犯范围较广者，常常难以切除，放疗和化疗的效果均不满意。近年有些报道用阿霉素治疗有50%病例延长了生存期限，但也有报告认为无效。还有人主张用免疫治疗，疗效尚需进一步观察，确诊患者一般在诊断后1~2年内死亡。作为腹膜恶性肿瘤的一种治疗手段，腹腔热灌注化疗（HIPEC）用于腹膜间皮瘤的治疗在临床上日益受到重视，在延长腹膜间皮瘤患者无瘤生存期、提高患者长期生存率有重要作用。

一、手术治疗

外科治疗是治疗腹膜间皮瘤的首选治疗方案。但腹膜间皮瘤肿瘤位置一般较深，且常常侵犯局部重要的血管脏器，完整切除常常较困难，必要时可以联合脏器切除。

常用手术治疗方式包括肿瘤细胞减灭术（CRS）和腹膜剥脱术，按照肿瘤分布的位置，尽可能去除可见的肿瘤，最多需要多达6种腹膜剥离手术，包括右上腹部腹膜剥离术、扩大子宫切除术、左上腹部腹膜剥离术、小网膜切除术、胆囊切除术与剥离网膜囊肿、盆腔腹膜切除术与乙状结肠切除术，以达到所有腹膜表面肿瘤得到切除或剥离，Ⅰ期和Ⅱ期的患者应优先考虑此手术。对瘤体较小、病变较局限者，应完整切除肿瘤及受累器官；如果病变较广泛，应争取切除主要瘤体（姑息性切除术）；对病变广泛严重且已造成肠梗阻，手术无法切除者，可考虑行姑息性手术以缓解患者的临床症状。腹膜间皮瘤Ⅲ期患者常因病变累及整个腹腔，手术常难以达到根治，还容易导致严重并发症和病死率，且CRS手术的彻底性是影响治疗后生存率的最主要的因素，可以通过腹腔镜检查来选择合适的手术患者。腹膜剥脱术适用于缓解病变范围广、无法行手术切除腹膜间皮瘤患者的临床治疗。然而，单纯CRS和腹膜剥脱手术治疗腹膜间皮瘤疗效不甚满意，且易产生严重并发症，围术期死亡率较高。

对Ⅰ、Ⅱ期恶性腹膜间皮瘤首选手术治疗，应尽可能切除所能见到的肿瘤组织，但事实上因手术难度大，病变弥漫，难以达到完全切除的目的。对复发者可再次手术，对肠梗阻者可行姑息性手术，缓解梗阻症状，多数学者主张手术切除，术后行放疗或化疗等综合治疗是比较理想的治疗方案。另有报道，腹膜剥脱术和CRS联合腹腔热灌注化疗（HIPEC）能显著延长患者生存率。而手术治疗完成与否及残余肿瘤的数量是最重要的预后因素。朱慰祺等报道1例恶性腹膜间皮瘤因多次复发20年内先后施行5次手术切除，文献报道单纯手术切除治疗效果最好的一组病例（7例）中位生存期为147.2个月。因此，对部分腹膜间皮瘤早期患者手术仍不失为有效的治疗手段。

（一）手术适应证

手术切除是早期肿瘤最有效的治疗方法。尤其局限性的患者，只要无明显手术禁忌证，就应争取手术探查，疗效和预后较好；对于肿瘤呈弥漫性、手术难以彻底切除者，应争取切除其主要瘤体或大部分瘤体，以缓解症状和减轻机体肿瘤负荷，而且有利于辅助放疗和化疗。对超声或腹腔镜下观察为局限肿块者，可行腹腔镜手术切除或剖腹手术切除。

（二）术式

对病期属于Ⅰ、Ⅱ期的病例仍应首选或争取手术治疗，手术方式包括肿瘤切除及姑息切除术，对瘤体较小、病变较局限者应完整切除肿瘤及受累器官；如果病变较广泛应争取切除主要瘤体（姑息性切除术）；对病变广泛、严重且已造成肠梗阻手术无法切除者可以考虑行姑息性手术，以缓解患者的临床症状；对良性和生物学行为低度恶性的腹膜间皮瘤手术切除疗效甚好，如有复发可再次手术切除。

（三）肿瘤细胞减灭术及腹腔热灌注化疗

1. 肿瘤细胞减灭术及腹腔热灌注化疗的临床应用　20世纪90年代以前，在大多数癌症治疗中心，弥漫性恶性腹膜间皮瘤患者接受全身化疗、姑息手术，少数患者接受全腹放射治疗，总体治疗效果不佳；中位生存期约1年，与疾病的自然生存期相比，治疗后的生存期无明显提高。以Sugarbaker教授为先驱的临床工作者将一种积极的外科手术方法——以最大限度肿瘤切除为目标的CRS及HIPEC引入伴有腹膜扩散的各种实体肿瘤患者治疗方案中。这种治疗方案是基于局部区域控制残留病灶原理，开始成功地用于腹膜假黏液瘤和源于胃肠道或者妇科腹膜转移癌患者中，后由于恶性腹膜间皮瘤局限于腹盆腔的特点，也开始试用这种治疗方法。特别是在2000—2005年，这5年中CRS联合围术期HIEPC广泛推广应用，恶性腹膜间皮瘤治疗效果有显著提高，中位生存期已接近5年。

2. 手术方式　肿瘤细胞减灭术的目的是尽可能切除肉眼所见的肿瘤病灶，该方法主要适用于腹膜间皮瘤，腹膜肉瘤及腹膜转移肿瘤的治疗。

手术包括受累内脏切除和腹膜切除术。Sugarbaker推行的腹膜切除术采用6种腹膜切除程序从腹腔内清除肿瘤病灶。①切口周围、大网膜切除及脾切除术：适用于中腹部有大体积肿瘤。②左上1/4腹膜切除术：暴露腹腔左上腹区，把切口处壁腹膜从腹直肌后鞘剥离下来，直达左上腹肿瘤。③右上1/4腹膜切除术：方法同左上腹区腹膜切除，右侧腹膜要剥离至肝裸区，肝表面若有肿瘤生长，则用电凝破坏直至露出肝表面。④小网膜和胆囊切除术。⑤盆腹膜切除术。⑥幽门切除与胃肠道重建术：当胃窦被肿瘤紧密包裹时，切除胃窦，断端封闭胃与十二指肠行侧-侧吻合重建消化道。

以下介绍手术操作，所有插图均引自Sugarbaker的原文。手术分6个部位施行。根据腹膜肿瘤分布情况（若为腹膜转移肿瘤，还要考虑原发病灶部位），选择1个或几个，甚至6个部位一起做，后者称全腹膜切除术。

患者仰卧于可折叠手术台，外展双腿以使会阴部完全显露，骨突处及腿架等处均需用泡沫垫包好，以防止压迫性坏死。下肢用气垫设备，防止静脉栓塞。皮肤消毒从乳头至大腿中部，男性消毒会阴部，女性尚需做阴道准备。消毒后置Foley尿管及大孔鼻胃管。

（1）切口周围、大网膜切除及脾切除术：做剑突至耻骨联合切口，并用咬骨钳咬去剑突，安置自动拉钩，用尖端呈球形的电刀从正常组织与肿瘤腹膜间的界面开始，在强力牵引下用高伏电压切割，若遇内脏表面，包括胃、小肠、结肠等处则改用2mm头的电刀剥离，需迅速破坏肿瘤时可用5mm电刀。电刀操作时出现大量烟雾可用烟雾吸滤器在距切割处6~10cm处吸去。

为完全切除大网膜，首先提起大网膜，沿横结肠用钝头电刀连同覆盖的横结肠系膜一起切断，直至完全显露胰腺，胃大弯的胃网膜血管分支及胃短血管均予切断。判断脾表面肿瘤结节数量，脾无法保留时，牵拉脾脏使胰腺前方的包膜抬起并用电刀从胰表面切开至胰尾处即可显露脾动、静脉，予以切断结扎，近端加以缝扎。此时胃大弯与幽门已可完全向前翻起。

（2）左上1/4腹膜切除术：从切口边缘腹膜开始连同腹直肌后鞘一起剥脱，每隔10cm用Kelly钳牵拉以保证含瘤腹膜与左膈腹膜所有组织的切除，直至裸露膈肌及左肾上腺、胰腺前面及上半部Gerota筋膜（肾筋膜）显露。脾曲可从左结肠旁沟切开向内侧游离。膈肌表面腹膜需用电刀操作而不能钝性剥离，因两者间有很多小血管需电凝后切断，以免出血。

左上1/4腹膜完全切除后可将胃复位，检查胃网膜动脉分支结扎是否牢靠。胰腺上缘偶尔存在肿瘤病灶，需要切除胃左动脉分支才能完全清除。然而在做全腹膜切除时需非常小心地避免切断胃左动脉大分支，保留胃血供的唯一血管。

（3）右上1/4腹膜切除术：与左侧一样从后鞘开始用Kelly钳强力牵拉下使右膈肌显露于手术野，以电刀剥离疏松组织，遇血管时先电凝再切断，术后罕有出血。附肿瘤的腹膜剥离从膈表面开始直至裸区，然后转向肝前，用电刀与钝性剥离相结合的办法剥去肝圆形隆起部肿瘤或连同Glisson囊一起剥除，肝表面用电凝止血，同时用电刀杀灭镰状韧带、圆韧带及肝的脐裂处肿瘤。

如能保持右半膈腹膜、右肝下间隙及肝表面切除标本的完整性，则剥离会非常简单。继续向右外侧进行，可见到Gerota筋膜覆盖的右肾及肾上腺。该处需仔细操作，不可损伤下腔静脉或剥破肝尾叶静脉，后者位于右肝下间隙与肝Ⅰ段之间。此外，还可见到被保留的膈动、静脉前支。

有时肿瘤会与左、右膈肌腱中部紧密粘连，遇此情况可予椭圆形切除（一侧或两侧），缺损可间断缝合予以修补，术后很少有呼吸困难患者。

（4）小网膜和胆囊切除术：胆囊大多需常规切除，因从胆囊表面直至肝门往往为肿瘤浸润所覆盖，在强力牵拉下从胆囊床基底部直至十二指肠处的含瘤腹膜均可剥去。该处用电刀会造成过多的损伤，肝门处"娇嫩"的组织需用血管钳逐渐分离切除。

为继续剥离小网膜，应先沿肝胃间隙从Ⅰ段开始剥离Ⅱ、Ⅲ、Ⅳ段，再用电刀逆向剥离左叶突的前面。要特别小心勿损伤尾叶突，否则会造成大出血。因尾叶血供即在该突前面，还需注意有时左肝动脉可能来自胃左动脉并经过肝胃间隙，此时也需用血管钳沿血管与周围组织分开，保护好胃左动脉。

一旦清除左尾叶处的肿瘤，即可见到其下方的下腔静脉，牵拉网膜囊用电刀切除下腔静脉前的疏松组织，使右膈肌脚完全骨骼化。但肝总管与胃左动脉应避免骨骼化。仔细识别与分离胃左动脉与冠状静脉的头、尾端，予以保存。

沿胃小弯顺时针方向解剖，尽量保存小网膜脂肪而仅切除肿瘤，幽门部迷走神经分支均予切断，最后用血管钳分离腹腔淋巴结周围后将整个网膜囊剥下。

（5）盆腹膜切除术：从切口后面开始显露腹直肌、膀胱表面剥离至会阴部腹膜脂肪中有肿瘤的腹膜。脐尿管必须切断，女性患者尚需在内环处切断圆韧带。

沿盆腔缘完全切除腹膜,需保护左、右输尿管。女性患者结扎切断左、右卵巢静脉,乙状结肠中段钳夹器切断,肠系膜下动脉可在主动脉发出处结扎切断,然后将包括乙状结肠近端的所有内脏用纱垫填好。

在直肠系膜下电刀剥离,向心性游离整个盆腔腹膜。腹膜外缝扎子宫动脉后,将宫颈与膀胱轻轻分开即可见到阴道,袖状切开阴道前、后壁并将子宫断离。切除直肠周围脂肪与腹膜返折,以确保盆底所有肿瘤彻底切除,用电刀将直肠中部骨骼化后用吻合器钳闭直肠残端。阴道前后壁用可吸收线间断缝合,环形吻合器置入直肠,套管通过钳夹线。单股线荷包缝合以保证近端乙状结肠吻合器的铁钻到位并配合好,钳钉时能完整完成结直肠吻合。

为使吻合口无张力应充分游离左半结肠,其腹膜后所有附着处均需切断。吻合后盆腔灌满水,试验有无气泡溢出并检查有无出血。

(6)幽门切除与胃肠道重建术:迷走神经分支切断易致胃潴留,加上幽门与腹内其他不动的结构一样,常有很多细密的肿瘤结节包绕,切除往往比剥除更好。切断胃右动脉,在胰腺处钝性分开十二指肠球部,在无瘤处用吻合器横断,同法在无瘤处离断胃,钳夹后两处均做内翻缝合。胃与空肠做侧-侧吻合,十二指肠侧壁做荷包缝合置入大孔、直径较粗的引流管,且应将该管埋于肠壁防止管周肠管裂开。

术毕腹内的右肝下间隙、左膈下间隙及盆腔等处的引流管予以缝合固定,左、右胸腔闭式引流防止化疗引起的胸腔积液。

需要说明的是,腹膜间皮瘤很少需要全腹膜切除。另外,虽然大网膜切除往往加做脾切除,但若脾完好无病仍应原位保留。同样情况,小网膜切除时胆囊无肿瘤紧急时也应保留胆囊。但手术必须彻底,姑息性切除不仅收效甚微,甚至反而会使肿瘤迅速扩大。

(四)术后并发症

由于肿瘤细胞减灭术本身创伤大,术后并发症也较多,尤其是经多次手术的患者。常见并发症有吻合口漏、消化道穿孔、腹腔内出血、胆漏、胰腺炎、肺栓塞、长时间的乳糜漏、伤口裂开以及术后长期的胃瘫综合征。胸廓并发症有双侧肺膨胀不全、胸膜渗漏。

(五)肿瘤细胞减灭术完全性评估

肿瘤细胞减灭术的完全性与生存率相关。即使腹腔热灌注化疗,也只能穿透腹膜内2~5cm的肿瘤结节,因此肿瘤细胞减灭术的残留病灶越小,腹腔热灌注化疗疗效越好。肿瘤细胞减灭术完全性的评估是预计腹膜恶性间皮瘤患者预后的重要指标。但Loggie认为,外科腹腔减瘤术要完全切除腹腔内肿块仅在少数病例有此可能。

Glehen等将切除后状态分为:R0,未可见肿瘤病灶残留,细胞学阴性,切缘阴性;R1,无可见肿瘤病灶残留,细胞学阳性,镜下切缘阳性;R2a,术后腹膜表面残留肿瘤结节直径<5mm;R2b,术后腹膜表面残留肿瘤结节直径5mm~2cm;R2c,术后腹膜表面残留肿瘤结节直径>2cm。他们发现临床腹膜恶性肿瘤患者很难达到R0切除,但R1的预后与R0相似,因此将R0和R1称为完全性减瘤术,将R2称为不完全性减瘤术。

Jacquet和Sugarbaker则建立CC评分系统,将肿瘤细胞减灭术完全性评估分为:CC0,术后腹膜表面无可见肿瘤病灶残留;CC1,术后腹膜表面残留肿瘤结节直径<2.5mm;CC2,残留肿瘤结节直径为2.5mm~2.5cm;CC3,残留肿瘤结节直径>2.5cm,或在腹、盆腔内残留无法切除的融合肿瘤结节。CC0和CC1视为完全的减瘤术,CC2和CC3视为不完全减瘤术。当然,还需根据肿瘤对化疗的敏感程度,适当调整CC要求。对化疗越不敏感,越需提高CC水平。

(六)手术疗效

对恶性腹膜间皮瘤目前尚缺乏有效的治疗,若为局限型,无论是良性还是恶性早期手术均为首选。前者预后较好,但有复发倾向,复发可再行手术切除。对弥漫型病变侵犯范围较广者,常常难以切除,目前尚缺乏大规模的统计资料。Lee等和Schmidt等2002年经放射诊断发现的早期恶性腹膜间皮瘤,仅施行外科手术获得良好疗效。

二、放射治疗

腹膜间皮瘤对放疗欠敏感,放疗效果不如胸膜间皮瘤。但对手术未能完全切除病灶或无法手术者,放疗仍不失为一种重要疗法。方法包括外照射和/或内照射。外照射常以^{60}钴(^{60}Co)和186kV X线作为照射源。放疗适用于手术切除不彻底或无法切除的病例,可依病变范围决定全腹照射或局部照射。胸膜间皮瘤放疗所用剂量较大,疗效较腹膜间皮瘤效果好;恶性腹膜间皮瘤在腹膜呈弥漫性分布,放疗对腹膜间皮瘤仍有一定敏感性。外部放疗对恶性间皮瘤疗效差,但扩大性体外放疗被认为有效。体外照射40Gy以上有姑息性疗效,50~55Gy照射缓解率为67%,少数患者生存5年以上,但几乎所有患者仍死于复发或转移。上海复旦大学附属肿瘤医院给患者全腹照射,6~7周内照射剂量达24Gy,结果局部复发率降至11.4%,3年生存率提高至66.7%。放疗可引起放射性肠炎、放射性脊髓炎和放射性肝炎等。腹腔内注射核素如^{32}P或^{198}Au,通过内放射,使间皮组织和小血管硬化,并杀伤腹水中的游离瘤细胞,使病情获得短期缓解。但此法需一定设备,且代价不菲,并可抑制骨髓造血功能,现已少用。

腔内放疗对少数恶性间皮瘤有些反应,且少数患者有长期疗效,在临床有一线希望,主要用同位素是放射性 [198]Au,它与覆盖浆膜腔的细胞有亲合性,特别适合于治疗弥漫性肿瘤。其主要治疗效果是由于 β 质粒的放射性,它的穿透力达 2~3mm,对早期肿瘤最有效。综合治疗和手术中照射或放射性核素 I、P 植入腔内以及术后体外放疗加化疗等措施,均无远期治愈者。

三、化疗

恶性腹膜间皮瘤对化疗具有中度敏感性,术前诱导化疗、术中和术后辅助化疗可明显减少肿瘤复发,提高 3 年存活率。按照目前的观点,化疗药物的组合、给药途径、是否达到腹膜表面以及适宜的温度均可影响化疗疗效。许多化疗药物的热增敏效应在温度 40.5~43℃能实现最大化。此外术前诱导化疗、术中及术后辅助化疗均可明显减少肿瘤复发,从而提高患者的生存率。

常用化疗药物有培美曲塞、顺铂、氟尿嘧啶、丝裂霉素、阿霉素、顺铂、卡铂、博莱霉素及国产抗癌新药榄香烯乳等。长春新碱、氟尿嘧啶、环磷酰胺、丝裂霉素等也值得一试。目前有学者用贝伐珠单抗、吉西他滨、伊立替康治疗恶性间皮瘤也取得了一定的疗效。阿霉素(Adriamycin,ADM)成人每次 30~60mg/m²,每 3 周 1 次,静脉或腹腔注射,总剂量不超过 550mg/m²。不良反应以心脏毒性为著,且有积聚性,与总剂量有关;其次为骨髓抑制、胃肠道反应及脱发等。顺铂(cisplatin,DDP)成人每次 80~120mg/m²,每 3 周 1 次;或 20mg/m²,连用 5 天,每 3 周为一疗程,静脉注射。不良反应有肾毒性、耳毒性、神经毒性、胃肠道反应和骨髓抑制等。加用甘露醇可减少其在肾小管中积聚。卡铂(carboplatin,CBP)成人每次 300~400mg/m²,加入 5% 葡萄糖溶液或生理盐水中,稀释为浓度 0.5mg/ml 的溶液,静脉滴注,每 3~4 周重复;或 100mg/d,加入 5% 葡萄糖溶液 500ml 中静脉滴注,连用 5d;3~4 周重复 1 次。也可每次用 300~500mg 腹腔内注射,每周 1 次。博来霉素(bleomycin,BLM)成人用 15~30mg,溶于适量生理盐水或 5% 葡萄糖溶液中深部肌注、静脉或静脉滴注,每周 2 次;也可根据情况改为 1 次 / 天或每周数次。还可用 60mg 溶解后缓慢注入腹腔。Stey 等用 BLM 腹腔内注射治疗 1 例胸膜间皮瘤患者,结果腹水消失,停药后未再出现,存活已逾 3 年。但大剂量 BLM 腹腔内注射可引起肺炎样症状,甚至肺纤维化;此外,发热、胃肠道反应较常见,个别患者发生变态反应。紫杉醇(paclitaxel)是从红豆杉树皮中提取的抗癌药,通过诱导和促进微管蛋白聚合,防止解聚和稳定微管,抑制了细胞有丝分裂和增殖。紫杉醇还能抑制有丝分裂所需的

微管网再生,妨碍有丝分裂纺锤体的形成导致染色体的断裂,抑制了肿瘤细胞的复制,剂量为 135~175mg/m²,稀释于生理盐水或 5% 葡萄糖溶液中静脉注射,每 3 周重复,用药前 12h 应给予地塞米松 20mg,30~60min 前应静注苯海拉明 50mg 和西米替丁 300mg 或雷尼替丁 200mg,以防变态反应;与顺铂合用对约 66.7% 的患者有效,并能耐受其毒性反应。不良反应有骨髓抑制、变态反应、关节痛、肌痛、胃肠道反应、周围神经病变、晕厥、共济失调及注射部位肿痛等。榄香烯乳(Elemene)为中药莪术中提取到的抗癌活性物质;胸、腹腔内灌注治疗恶性胸、腹水有较好疗效。在尽量抽除腹水后,按 200~400mg/m² 用量注入腹腔,每周 1~2 次。不良反应发生率为 20%~70%,主要有发热、畏寒和局部疼痛;如预先注入少量麻醉药和激素,则能预防之;其他有变态反应、胃肠道反应等。环磷酰胺(CTX)成人每次 600~1 200mg,每周 1~2 次,静脉注射。用药后抑制骨髓、胃肠道反应及出血性膀胱炎等不良反应均较常见。长春新碱(VCR)成人每次 2.5~8mg/m²,每周 1 次,静脉注射,总量为 60~80mg,主要不良反应为骨髓抑制。甲氨蝶呤(MTX)成人每次 15~50mg,每周 1~2 次,肌内或静脉注射。副作用有骨髓抑制、胃肠道反应、口腔炎、肝肾功能损害等,长期用药可致肺纤维化。

恶性腹膜间皮瘤的化疗方式可分为全身化疗和局部化疗两种。

1. 全身化疗　全身给予抗肿瘤药后,腹膜腔内药物分布较少。国外报道,无论单药或联合用药,全身化疗有效率仅 11%~14%。联合化疗方案包括 DDP+ADM,DDP+CTX+VCR,CTX+VCR+BLM 等。但不少学者强调,联合化疗并不能提高疗效。Poulain 等体外研究了 DDP、CBP 和两性霉素 B 对恶性间皮瘤细胞株的细胞毒性作用,给细胞株添加上述药物 2h,6d 后得到的生长 - 抑制曲线表明,浓度为 5~10mg/L 的两性霉素 B 对敏感的或耐药的细胞株,都可使 DDP 和 CBP 的 50% 生长 - 抑制浓度(IC50)减低 80%~90%。两性霉素 B 的作用可能与其显著增加了肿瘤细胞对铂的摄入,提高了细胞内铂的浓度,增强了铂的细胞毒性作用有关。磷酸二酯酶抑制甲基黄嘌呤,与两性霉素 B 有协同作用,其本身毒性弱,且能缓解两性霉素 B 的肾毒性,但迄今未见临床联合应用上述药物的报道。目前国际公认疗效较好的方式是培美曲塞联合铂类(顺铂或卡铂)的化疗方案。因培美曲塞能通过多个作用靶点破坏细胞正常的代谢过程,抑制细胞复制,从而抑制肿瘤,因此即使肿瘤复发再使用此方案仍然有效。单独静脉化疗不仅完全缓解率低、并发症多,且很容易复发,故目前多主张联合用药,尤其是手术与化疗的联合。因腹膜间皮瘤易腹腔

内广泛转移的特点,原则上在无手术禁忌证的情况下应尽早行肿瘤细胞减灭术治疗,并在术中行腹腔热灌注化疗。常用化疗药物为顺铂,腹腔内热灌注化疗不仅提高局部药物浓度,还具有减少腹水产生、减轻肿瘤负荷及化疗不良反应少等优点,对于复发的腹膜间皮瘤患者再次治疗仍然有效。

2. 腹腔内化疗 近年认为,腹腔内注射用药可提高局部药物浓度,减轻全身不良反应;不仅能消灭手术后残留的肿瘤组织,减少复发;还可使部分失去手术机会的患者肿块缩小,腹水减少,病情得到有效控制。腹腔内用药剂量与静脉一次用量相似,或略高于后者,1周后重复使用,根据病情可连续注射数周。Ito 等给 1 例手术未能切除的腹膜间皮瘤患者腹腔注射 DDP,并联合应用了氟尿嘧啶,取得了意想不到的效果:在术后 223d 腹部包块和腹水完全消失。但在第 8 个月后盆腔肿块复发;重新给予 DDP 和羟喜树碱,效果却不佳,腹腔内化疗较全身化疗治疗腹膜间皮瘤具有更好的临床疗效。

四、生物疗法

生物反应调节剂(biological response modifier,BRM)是体内自身的一些细胞和分子,能应答机体对内、外环境的刺激,并参与维持机体内环境的稳定。生物反应调节剂通过调动机体固有免疫功能抵御和消灭肿瘤,成为当今治疗肿瘤的新模式。随着基因工程的进展,生物反应调节剂在肿瘤治疗领域前景广阔。

1. 细胞因子 白细胞介素(IL)、干扰素(IFN)、肿瘤坏死因子(TNF)等除能直接杀伤肿瘤细胞外,还能活化体内抗癌细胞或分泌抗癌效应分子,或维持免疫效应细胞增殖分化功能,故可作为恶性腹膜间皮瘤的辅助疗法。

2. 过继转移的免疫细胞 收集、分离癌性腹水中的淋巴细胞,在体外扩增,并诱导出具有杀伤活性的淋巴因子活化杀伤细胞(LAK 细胞),将之注入体内,有杀伤肿瘤细胞的作用,同时给予 IL-2,可提高疗效。腹腔内注射 CTL 作为辅助疗法,可使腹水消退,肿瘤包块逐渐消失,从而改善患者的生活质量。

五、免疫治疗

免疫系统与恶性腹膜间皮瘤的发生、发展有关,为免疫治疗提供了可能。有国外学者提出免疫定位点靶向疗法对治疗间皮瘤可能有效,尤其是对程序性死亡受体 -1(programmed death-1,PD-1)和细胞毒性 T 淋巴细胞抗原 4(cytotoxic T lymphocyte-associatedantigen-4,CTLA-4)靶点治疗已在其他肿瘤被证实具有积极的临床效果。分子靶

向治疗药物如 Tremelimumab(CTLA4 抑制剂)已展示对治疗晚期恶性间皮瘤良好的临床前景,Tremelimumab 作为 CTLA4 的单克隆靶向抗体,具有强大的抑制 T 细胞活性的功能,能通过活化 CTLA4 消灭肿瘤细胞。另外,白细胞介素 -2(interleukin-2,IL-2)和干扰素(interferon,IFN)具有增强免疫细胞的功能,在不损伤正常细胞同时能抑制肿瘤细胞生长,可成为恶性腹膜间皮瘤新的治疗选择。此外,使用间皮素重组抗体治疗恶性腹膜间皮瘤,也显示了部分良好效果。

六、腹腔热灌注化疗

腹膜间皮瘤的治疗已从外科手术、全身化疗为主的时代过渡到外科手术联合化疗、放疗、腹腔热灌注化疗、靶向治疗、免疫治疗的综合治疗时代,其治疗方式也越来越多元化,特别是肿瘤细胞减灭术联合腹腔热灌注化疗这一全新治疗方案使恶性腹膜间皮瘤中位生存期从 1 年左右显著升至 2.5~9.0 年。制订腹膜间皮瘤的 Ⅰ、Ⅱ、Ⅲ 期临床分期,对规范和指导腹膜间皮瘤的治疗以及预后评估均有十分重要的价值。对腹膜间皮瘤生物学行为的深入认识,新的治疗靶点的发现及药物的研发,综合治疗模式的发展,为腹膜间皮瘤治疗水平的提高带来新的希望。

第四节 腹腔热灌注化疗治疗腹膜间皮瘤疗效及安全性评估

肿瘤细胞减灭术联合术中腹腔热灌注化疗(HIPEC)治疗腹膜间皮瘤的效果非常乐观,明显提高患者的生存期和生活质量。肿瘤细胞减灭术加 HIPEC 可提高腹膜间皮瘤患者长期存活率和无瘤生存期,临床疗效较好。目前,HIPEC 既有敞开 HIPEC 也有关腹 HIPEC,两种方法各有利弊。敞开 HIPEC 者可以在人为操作下动态搅动腹腔内灌流液,故能保证灌流液温度均衡和腹腔内间隙充分浸泡,但难免化疗药液蒸发造成手术室潜在空气危害。关腹 HIPEC 虽不会引起空气危害,却无法保证腹腔内各间隙充满灌注液。

(一)联合治疗疗效

肿瘤细胞减灭术联合术中 HIPEC,是把手术、腹腔灌洗、温热效应及化学药物结合并用的一种综合治疗方法。肿瘤细胞减灭术的目的是尽量清除肉眼可见病变,腹腔热灌注化疗的目的则是杀灭手术脱落在腹腔内的癌细胞,以及腹腔内残留而无法手术完全切除的微癌灶。近年来文献报道显示肿瘤细胞减灭术联合术中 HIPEC 治疗原发于阑尾、小肠、结直肠的腹膜转移癌和肉瘤、症状性癌性腹

水,疗效令人鼓舞,可提高中位生存期到数年,而不是以前的几个月。国外对于肿瘤细胞减灭术联合术中HIPEC治疗弥漫性恶性腹膜间皮瘤的报道逐渐增多。Ma等应用顺铂(DDP)进行HIPEC治疗腹膜间皮瘤,灌注初始DDP平均量为120mg/ml(81~166mg/ml),灌注流量1.5L/min,平均灌注量为5.1L(4~7L),灌注90min后,测量腹腔内3处温度分别为41.5℃、40.5℃和41.1℃。灌注液总DDP曲线下面积(AUC)为血浆DDP AUC的21倍,血浆DDP浓度则与全身用药时相仿。治疗过程中无明显局部不良反应,患者均能耐受HIPEC。随访10个月,无1例因HIPEC治疗而死亡。2007年,Yan等汇总了6个三级诊疗中心的7项前瞻性研究结果,共入组了240例恶性间皮瘤患者,中位生存期34~92个月,1、3及5年生存率分别是60%~88%、43%~65%及29%~59%。在另一项研究中,Yan等随访了401例应用肿瘤细胞减灭术联合术中HIPEC的恶性间皮瘤患者,其中127例患者出现3、4级并发症,围术期死亡9例,平均住院天数22d,中位生存期53个月(1~235个月),3年及5年生存率分别是60%及47%。研究还发现了影响预后的四个独立因素:病理类型为上皮型、无淋巴结转移、肿瘤细胞减灭的彻底性(CC0或者CC1)及进行了术中HIPEC。目前看来,HIPEC不啻为治疗腹膜间皮瘤的一个有效方法。

有20项研究评估了CRS+HIPEC治疗恶性腹膜间皮瘤,患者中位OS为29.5~100个月,远高于以往报道的12~17个月。CRS无深部组织侵犯、年龄<60岁,行最大CRS是提高患者生存的独立预后因素,这些数据提示恶性腹膜间皮瘤患者非常适合CRS+HIPEC治疗。Park总结了1993—1998年应用HIPEC治疗的18例腹膜间皮瘤患者,其中男性13例,女性5例,中位年龄51岁。施行细胞减灭术后,进行90min HIPEC,采用顺铂连续灌注,进行2次治疗,腹腔内温度为41℃(38.7~43.2℃),中心温度38.6℃(36.8~39.7℃),灌注量为6L/min(4~9L/min),流量为1.5L/min(1~2L/min)。HIPEC术后随访,中位时间为19个月。无手术及术后死亡,手术后并发症为24%,其中有房颤、创口裂开、创口浅表感染、肠麻痹、梭状菌结肠炎等,主要的副作用是应用顺铂后引起的肾毒性;术后腹水消退,其中3例于第10、22、27个月后因腹水复发而再度治疗,Park认为HIPEC的治疗是安全而且有效的,如有复发,再度治疗可能仍然有效。

Feldman等2003年统计49例恶性腹膜间皮瘤,其中男28例,女21例,年龄16~76岁,中位年龄47岁。施行剖腹切除肿瘤,术中连续用顺铂(中位量250mg/m²)行腹腔内化疗及术后一次性腹膜腔内保留氟尿嘧啶、紫杉醇(n=35)化疗,结果术后中位随访28.3个月,中位无病生存期为17

个月,统计的总生存期为92个月,其预后的有利因素与患者的年龄、肿瘤生物学、无肿瘤浸润及肿瘤切除后无残留病变有关。Sugarbaker于2002年认为恶性腹膜间皮瘤局限于腹膜腔内局部化疗有助于保持药物浓度及减轻全身毒性,而经静脉化疗是远远不够的,仍不能避免采用肿瘤细胞减灭术。此外Sugarbaker还提出,恶性腹膜间皮瘤的预后则与临床症状、肿瘤细胞减灭术是否彻底、性别(女性较男性生存时间长)及腹膜腔内化疗有关。在过去10年中,这类疾病的处理类似于卵巢癌合并腹膜转移的治疗。现在则应用肿瘤细胞减灭术,腹腔内化疗(用顺铂和多柔比星),手术后早期应用紫杉醇,并进行第2次肿瘤细胞减灭术,通过上述治疗可延长无瘤生存期。

(二)肿瘤细胞减灭术联合腹腔热灌注化疗的并发症和死亡率

由于肿瘤细胞减灭本身创伤大,术后并发症也较多,HIPEC的温热效应和化疗药物刺激也有关系,尤其是经多次手术治疗的患者。常见并发症有吻合口漏、消化道穿孔、腹腔内出血、胆漏、胰腺炎、肺栓塞、长时间的乳糜漏、伤口裂开以及术后长期的胃瘫综合征。HIPEC本身的并发症有血液学的不良反应,严重者可导致肾衰竭。由于各个中心实施肿瘤细胞减灭术的清扫范围不同以及HIPEC使用的药物和装置不同,联合治疗后死亡率为0~8%,报道不一。Jacque的研究认为死亡率与患者年龄和腹腔内的温度(>41.5℃)相关。

(三)肿瘤细胞减灭术联合腹腔热灌注化疗的疗效评价

肿瘤细胞减灭术联合术中HIPEC治疗腹膜间皮瘤的效果非常乐观,明显提高患者的生存期和生活质量。国外许多机构都作了积极的尝试,但由于纳入病例标准不同,采用手术步骤和腹腔内化疗技术不同,治疗结果不尽相同。完善和解决下列问题,此种治疗方案才可能推广:①应当建立统一的病例纳入标准。②规范肿瘤细胞减灭术的操作步骤。③标准化HIPEC步骤;目前化疗适应证、灌流温度和时间、灌流时是否关腹、化疗药剂量都无统一的规范。④治疗费用昂贵,国外接受此治疗方案的住院费用在5万美元以上。

HIPEC治疗腹膜间皮瘤的药物选择还要考虑药物对腹腔肿瘤有较强的穿透力,药物与热疗有协同作用,腹膜刺激性较小。目前临床上应用较多的化疗药物有MMC、5-FU、DDP和阿霉素等。随着新的静脉化疗药物在临床中的广泛应用,如草酸铂、紫杉醇、多烯紫杉醇及CPT-11等药物使腹腔恶性肿瘤的化疗效果显著提高,不良反应明显降低。相应,新的化疗药物也在HIPEC中进行了尝试,使HIPEC治疗腹膜间皮瘤的疗效有了进一步的提高。基于国内外的前期临床研究的结果,在选择 HIPEC 的化疗药物时应主要以疗效好副作用低的新药为主,兼顾穿透力强、疗效肯定的基本药物。

HIPEC 主要适用于腹膜间皮瘤治疗的以下三个方面:①根治手术后预防性的 HIPEC,预防腹膜间皮瘤的复发。②细胞减灭术后治疗性的 HIPEC,治疗残存的腹膜间皮瘤。③不能手术患者姑息性的 HIPEC,用于已经腹腔广泛转移或合并大量腹水的腹膜间皮瘤患者。腹膜间皮瘤确诊时多为晚期,单纯手术常难以切除,且多伴腹水,因此,理论上 HIPEC 适合于腹膜间皮瘤的治疗。

目前有关 HIPEC 治疗腹膜间皮瘤及其引起的恶性腹水的文献大多只限于临床应用方法及可行性的探讨研究,有关临床疗效的研究也多限于 HIPEC 对患者长期存活率的影响,缺乏对照组,且多为回顾性分析的文章,研究结论可信度较低,缺乏“多中心、大样本、随机、前瞻性研究”的循证医学研究。

第五节 腹膜间皮瘤的康复随访及复发预防

一、总体目标

随访/监测的主要目的是更早发现肿瘤复发,及时干预处理,以提高患者的生存期,改善生活质量。目前尚无高级别循证医学证据来支持何种随访/监测策略是最佳的。随访应按照患者个体化和肿瘤分期的原则,为患者制订个体化、人性化的随访/监测方案。

二、心理治疗

1. 癌症患者心理痛苦是心理(即认知、行为、情感)、社会、精神和/或躯体上的多重因素决定的不愉快的体验,可能会影响患者应对肿瘤、躯体症状以及治疗的能力。心理痛苦包括抑郁、焦虑、恐慌、社会隔绝以及存在性危机。

2. 心理痛苦应在疾病的各个阶段及所有环境下及时识别、监测记录和处理。

3. 应根据临床实践指南进行心理痛苦的评估和管理。组建跨学科 MDT 治疗组对患者及家属的心理痛苦进行管理和治疗。

三、严密随访

对于恶性腹膜间皮瘤以手术、化疗、免疫治疗等综合治疗后,须密切随访以监测肿瘤复发情况,一般每 3 个月随访一次。

(一) 血液学检查

腹膜间皮瘤患者可有血小板增多、血糖低、血纤维蛋白降解产物增高及高免疫球蛋白血症。部分腹膜间皮瘤患者血中 CA125 水平可以升高,血清透明质素水平的高低与腹膜间皮瘤瘤体大小密切相关;硫氧还原蛋白-1、高迁移率族蛋白 B1、血管生成素-Ⅰ、Ⅱ型肺泡细胞表面抗原等在腹膜间皮瘤患者的血清中均明显升高,因此可作为腹膜间皮瘤定期复查的肿瘤标志物。

(二) 影像学检查

超声可及早发现腹水、腹部包块,并判断腹水量,从而判断肿瘤有无进展可能。CT 不仅能提供是否有腹水,肿瘤的位置、大小、分布及与周围组织的关系,腹膜及肠系膜是否增厚,结节的形状和大小,肠系膜或大网膜浸润淋巴结是否肿大等信息,还能了解病情的进展和治疗的疗效。

四、常见问题处理

定期的随访复查能够及时发现复发转移病灶,从而进行针对性地早期干预和处理,以提高治疗疗效。对于复发转移患者,需要及时按晚期肿瘤治疗原则积极处理。

药物治疗的毒性反应是不可避免的,每个人反应又不太一样,这主要是由患者个体差异、化疗方案的不同造成的。但是通过一些手段积极处理,大部分化疗反应是可以控制和减轻的,绝大多数肿瘤科医生已熟练掌握了预防和处理化疗不良反应的技术。如化疗期间出现恶心、呕吐、食欲下降等胃肠道反应,需少量多餐,饮食宜清淡、易消化,避免辛辣刺激、油腻食物,同时营养要充足,合理膳食搭配,要确保蛋白质、维生素、能量的摄入。又如化疗期间出现白细胞计数降低、血小板计数降低、贫血等血液学毒性,就要定期复查血常规,及时处理。

五、积极预防

采取积极措施改善患者生活质量,促进患者康复,包括心理、生理和体能的恢复。由于肿瘤的特殊性,完全达到此目标具有一定的难度。在目前条件下,从实际出发,针对肿瘤所导致的原发性或继发性功能损伤,通过综合措施和技术,尽可能使其逐步恢复,从而提高癌症患者生活和生存质量,并帮助他们回归社会。

第六节 小 结

腹膜间皮瘤是我国罕见的腹腔恶性肿瘤,早期诊断率偏低,多数患者确诊时已属晚期,失去手术机会,预后差,在腹膜间皮瘤诊疗方面有如下展望:①组织制订统一规范的腹膜间皮瘤筛查和早诊早治技术指南,试点开展腹膜间皮瘤早期筛查和早诊早治能力提升工程,对合并腹水患者均要考虑腹膜间皮瘤的可能,提高筛查和早诊早治效果。②加强全国性腹膜间皮瘤治疗临床大数据收集、分析平台的建设,完善临床标本库的建立,加强多中心临床医疗数据的交流与共建共享。③进一步规范临床工作中多学科联合诊疗(MDT)模式,整合多学科诊疗优势,真正为患者制订个体化治疗方案。④进一步研发新药,用好老药,优化药物组合。进一步研发新型分子靶向药物、免疫治疗药物等新的抗癌药物,整合有效治疗药物进行优化治疗,成为提高疗效的关键。应积极参与国际多中心临床试验,在全国有条件的医疗中心更多地开展前瞻性多中心的随机对照研究,探索新的药物、新的治疗方法的疗效,建立中国腹膜间皮瘤患者治疗信息库。

恶性腹膜间皮瘤恶性程度很高,进展迅速,治疗后容易复发,总体预后较差,未经治疗者中位生存期为 5~12 个月,经综合治疗者也仅有 16 个月的存活时间。但也有报道个别患者生存期可达 7~15 年,甚至在出现转移后仍可长时间生存。如何有效整合各学科资源、进行科学合理、规范个体的多学科综合治疗,仍是值得深入研究的临床问题。随着分子生物学、细胞生物学、组织病理学技术的进步,以及各种新的治疗手段的联合应用,恶性腹膜间皮瘤的早期诊断和治疗已取得一些进步。近年来,国内外学者对本病的研究、认识不断加深,尤其是可通过积极的肿瘤细胞减灭术联合 HIPEC 可使其生存期得到延长。目前,分子靶向治疗、生物免疫治疗是研究热点,多个临床前试验和 I 期临床试验已经取得令人鼓舞的效果,有望取得进一步突破,相信本病的生存期会更长,前景值得期待。

典型病例

腹膜间皮瘤伴大量腹水经 HIPEC 治疗长期存活一例

一、基本情况

患者,男,年龄 55 岁。主诉:腹膜间皮瘤综合治疗后 5 年余,腹胀 1 个月。

二、现病史

患者于 2014 年 2 月无明显诱因感下腹部腹胀不适,呈持续性,进食后加重,肛门有排气排便,无恶心呕吐,无腹痛,无里急后重,无食欲减退,即到当地医院就诊,行腹部 B 超示中量腹水。于 2014 年 3 月 24 日至四川大学华西医院上锦院区治疗,行腹腔镜腹膜活检术,术后病理示腹膜肿瘤,结合形态学及免疫组化结果符合间皮瘤,给予培美曲塞联合顺铂化疗 8 个疗程,无明显不良反应,腹胀较前好转。2015 年 4 月 7 日至广州医科大学附属肿瘤医院就诊,CT 检查提示腹膜呈不规则增厚,结合临床考虑腹膜间皮瘤伴腹水(图 19-1)。2015 年 4 月 15 日全麻下行腹膜结节活检 + 膜腔热灌注置管,2015 年 4 月 15 日 ~17 日行 HIPEC 治疗 3 个疗程,化疗药为顺铂,剂量分别为 90mg、30mg、30mg。2015 年 5 月 21 日术后病理:(腹壁结节)恶性肿瘤,符合腹膜恶性间皮瘤的诊断(图 19-2)。术后恢复可,予出院。出院后多次电话随访,患者无腹胀腹痛等不适,患者定期在当地医院复查腹部 CT 未见腹水及腹膜。

2020 年 6 月患者无明显诱因出现腹胀、进行性加重,2020 年 7 月 4 日至宣汉县人民医院门诊查膜部彩超,提示腹腔内脏壁腹膜多发广泛分布实性弱回声团块,结合病史考虑腹膜间皮瘤复发可能,部分向腹膜外侵袭,腹腔大量积液。为进一步治疗于 2020 年 7 月 9 日就诊广州医科大学附属肿瘤医院,门诊以"腹膜间皮瘤综合治疗后"收入院。自发病以来,患者精神状态良好,体力情况良好,食欲食量良好,睡眠情况良好,体重无明显变化,大小便正常。

入院查体:体温 36.0℃,脉搏 80 次 /min,呼吸频率 18 次 /min,血压 120/80mmHg,腹膜隆,无腹壁静脉曲张,腹部柔软,无压痛、反跳痛,左中上腹可扪及包块、边界不清、活动度较差、无压痛。肝脏肋下未触及,脾脏肋下未触及,墨菲征阴性,肾区无叩击痛,移动性浊音阳性。肠鸣音未见异常,4 次 /min。

入院诊断:①腹膜间皮瘤综合治疗后。②腹腔大量积液。

三、诊疗经过

腹膜间皮瘤复发后诊治经过:入院完善检查。血常规:白细胞计数 11.37×10^9/L;肾功能:尿酸 613μmol/L,白蛋白 22.1g/L。2020 年 7 月 10 日胸部、全腹部 CT 平扫 + 增强示:对比 2015 年 4 月片,腹盆腔腹膜见多发结节、条片、菜花样不规则软组织增厚,增强扫描呈不均匀中度强化,较前增多,大者约 56mm×95mm,部分与肠管肝包膜分界不清,膀胱直肠窝亦见强化软组织影;膜膜腔散在多发积液。CT 诊断结论为:①腹膜间皮瘤术后复发,腹盆腔多发肿块、腹膜增厚,腹水(图 19-3)。②前列腺钙化,肝多发囊肿。左肾囊肿。③双肺多发炎症。双肺多发肺大疱,双胸膜增厚。经全科讨论后诊断为:①腹膜间皮瘤综合治疗后。②腹水。③双肺炎症。④慢性肾功能不全。⑤低蛋白血症。⑥双肺肺大疱。⑦肝囊肿。⑧左肾囊肿。建议行腹腔热灌注化疗

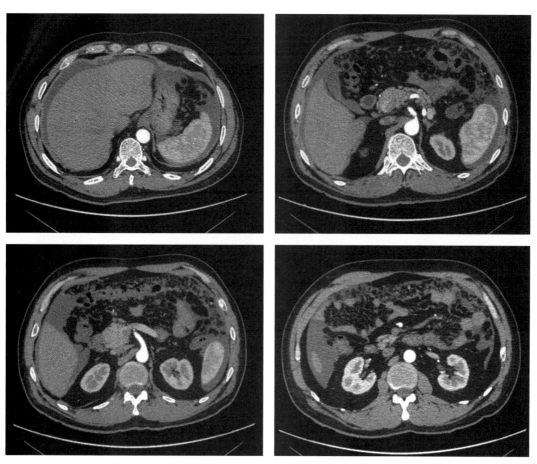

图 19-1　患者首次发病时入住广州医科大学附属肿瘤医院所查 CT 图像

患者 2015 年 4 月 CT 诊断结论：①腹膜呈不规则增厚，结合临床考虑腹膜间皮瘤伴腹水；②前列腺钙化

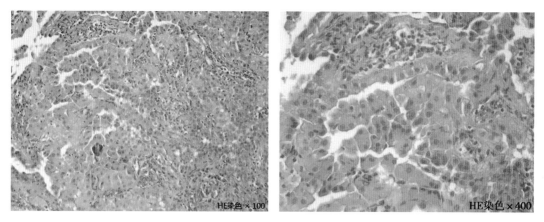

图 19-2　患者首次发病时入住广州医科大学附属肿瘤医院腹膜病理切片

2015 年广州医科大学附属肿瘤医院腹膜活检病理示腹膜恶性肿瘤，符合恶性间皮瘤

术。患者于 2020 年 7 月 15 日施行 B 超引导下腹腔热灌注管置管 + 腹腔热灌注化疗治疗，术程顺利，术后患者生命体征平稳，安全返回病房，予以对症治疗。术后第 1 天患者偶有腹痛、腹胀、咳嗽，余无特殊不适。查体：生命体征平稳，双肺呼吸音清，未闻及干湿啰音，腹部平软，腹软，全腹无压痛、反跳痛，肠鸣音 4~5 次 / 分，引流管穿刺口处少许渗液。复查降钙素原 3.06ng/ml，白细胞计数 25.02×10⁹/L；尿素氮 25.04mmol/L，肌酐 355μmol/L，尿酸 709μmol/L，白蛋白 15.6g/L，予加强护肾、利尿、补液、补充白蛋白营养支持治疗。术后第 3 天复查血常规：白细胞计数 42.08×10⁹/L，尿素氮 29.89mmol/L，肌酐 322μmol/L，尿酸 627μmol/L，因患者白细胞计数升高及肾功能不全，不适合进一步

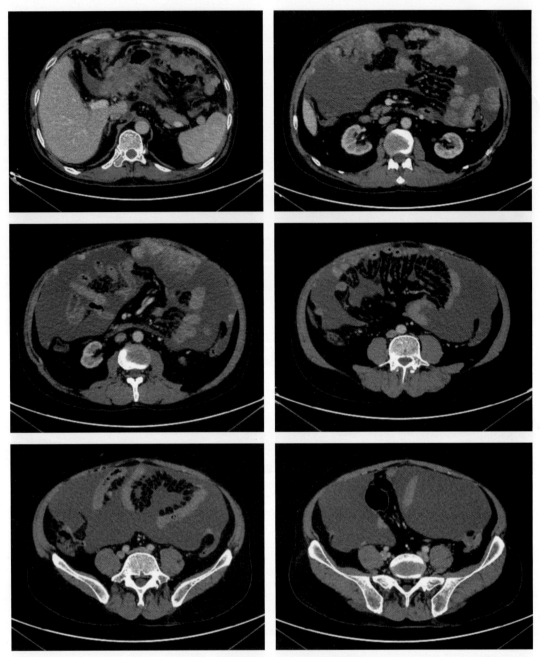

图 19-3　患者复发时入院所查 CT 图像

2020 年 7 月广州医科大学附属肿瘤医院 CT 诊断结论：腹膜间皮瘤术后复发，腹水

HIPEC 治疗，术后第 7 天患者出院。随访 1 月余，白细胞降至 18.02×10^9/L，肌酐降至 151umol/L，尿素氮降至 13.17mmol/L，肌酐尿素氮较前下降，肝肾功能较前好转，其他情况良好。

四、总结点评

腹腔热灌注化疗（HIPEC）作为腹膜间皮瘤的主要或联合应用的辅助治疗手段在临床上日益受到重视，显著提高了腹膜间皮瘤的临床治疗效果，改善了腹膜间皮瘤患者的

预后。本例患者临床表现不典型，仅有腹胀表现，B 超提示大量腹水，仅从症状体征、影像学检查无法明确病因。最终通过腹腔镜腹膜活检术，病理诊断为腹膜肿瘤，结合形态学及免疫组化结果符合间皮瘤，病理是诊断腹膜间皮瘤的金标准。诊断明确后患者行培美曲塞联合顺铂化疗 8 疗程，腹胀较前缓解，但并未完全缓解。化疗后未完全缓解证据如下：①患者化疗后腹胀症状好转，但未完全好转，腹围较前缩小，但未恢复正常。② 2015 年 4 月 7 日至广州医科大学附属肿瘤医院就诊，查 CT 提示腹膜呈不规则增厚，结合

临床考虑腹膜间皮瘤伴腹水，活检提示为恶性腹膜间皮瘤；说明化疗治疗腹膜间皮瘤有一定疗效，但单用化疗治疗腹膜间皮瘤疗效不理想。

腹膜间皮瘤一般预后不良，未经治疗者生存期为 5~12 个月，而经多种方法治疗者也仅有 16 个月的存活。本例患者于 2015 年 4 月 15 日全身麻醉下行腹膜结节活检 + 腹腔热灌注置管，HIPEC 治疗后患者腹胀症状明显缓解。出院后多次电话随访，患者无腹胀腹痛等不适，患者定期在当地医院复查腹部 CT 未见腹水及腹膜肿瘤复发。患者通过腹腔热灌注化疗（HIPEC）治疗恶性腹膜间皮瘤及其产生的腹水，疗效显著，控制腹水症状时间长达 5 年，反映了 HIPEC 在治疗腹膜间皮瘤具有良好的疗效。

（巴明臣　陶凯雄　陈 成　董荣福）

参考文献

[1] REMON J, REGUART N, CORRAL J, et al. Malignant pleural mesothelioma: new hope in the horizon with novel therapeutic strategies [J]. Cancer Treat Rev, 2015, 41 (1): 27-34.

[2] LIANG YF, ZHENG GQ, CHEN YF, et al. CT differentiation of diffuse malignant peritoneal mesothelioma and peritoneal carcinomatosis [J]. J Gastroenterol Hepatol, 2016, 31 (4): 709-715.

[3] HABBEL V, MAHLER EA, FEYERABEND B, et al. [Diffuse malignant peritoneal mesothelioma (DMPM)-a rare diagnosis][J]. Z Gastroenterol, 2020, 58 (2): 146-151.

[4] 陈小兵，苗成利. 恶性腹膜间皮瘤治疗及预后研究进展 [J]. 中国微创外科杂志，2019, 19 (7): 630-633.

[5] HUANG X, LIAO X, CHEN S. Massive ascites secondary to malignant peritoneal mesothelioma [J]. Clin Gastroenterol Hepatol, 2020, 18 (13) : A21-A22.

[6] KODAMA E, KODAMA T, ICHIKAWA T, et al. 18F-FDG uptake of localized malignant peritoneal mesothelioma [J]. Clin Nucl Med, 2020, 45 (2): 161-163.

[7] LEVÝ M, BOUBLÍKOVÁ L, BÜCHLER T, et al. Treatment of malignant peritoneal mesothelioma [J]. KlinOnkol, 2019, 32 (5): 333-337.

[8] HASSAN D, LIGATO S. Localized biphasic malignant peritoneal mesothelioma with rhabdoid features

involving the liver: case report and review of the literature [J]. Case Rep Pathol, 2019, 2019: 2732674.

[9] BOUSSIOS S, MOSCHETTA M, KARATHANASI A, et al. Malignant peritoneal mesothelioma: clinical aspects, and therapeutic perspectives [J]. Ann Gastroenterol, 2018, 31 (6): 659-669.

[10] BUTNOR KJ, RUECKERT J, PAVLISKO EN, et al. Malignant peritoneal mesothelioma in patients with endometriosis [J]. J Clin Pathol, 2018, 71 (11): 971-974.

[11] YIN W, ZHENG G, YANG K, et al. Analysis of prognostic factors of patients with malignant peritoneal mesothelioma [J]. World J SurgOncol, 2018, 16 (1): 44.

[12] KINDLER HL. The challenge of defining treatment standards for a rare disease: malignant peritoneal mesothelioma [J]. J OncolPract, 2016, 12 (10): 936-937.

[13] LLANOS MD, SUGARBAKER PH. Symptoms, signs and radiologic findings in patients having reoperative surgery for malignant peritoneal mesothelioma [J]. Eur J SurgOncol, 2017, 43 (1): 138-143.

[14] 王桢李，邵雪，张倩，等. 恶性腹膜间皮瘤研究进展 [J]. 临床荟萃，2017, 32 (9): 819-823, 828.

[15] KIM SM, OH Y, OH SH, et al. Primary diffuse malignant peritoneal mesothelioma in a striped skunk (Mephitis mephitis)[J]. J Vet Med Sci, 2016, 78 (3): 485-487.

[16] 刘标，周晓军. 恶性间皮瘤的病理诊断 [J]. 诊断病理学杂志，2014, 21 (1): 1-3.

[17] BA MC, LONG H, CUI SZ, et al. Multivariate comparison of B-ultrasound guided and laparoscopic continuous circulatory hyperthermic intraperitoneal perfusion chemotherapy for malignant ascites [J]. SurgEndosc, 2013, 27 (8): 2735-2743.

[18] HIGASHINO M, SUGIURA R, SAKAMOTO N. Endoscopic ultrasound-guided fine-needle biopsy for definitive diagnosis of malignant peritoneal mesothelioma [J]. Dig Endosc, 2020, 32 (3): e40-e42.

[19] DE BOER NL, VAN KOOTEN JP, DAMHUIS R, et al. Malignant peritoneal mesothelioma: patterns of care and survival in the netherlands: a population-based study [J]. Ann SurgOncol, 2019, 26 (13): 4222-4228.

[20] AHMED ST, BARVO M, KAMATH N, et al. Acute popliteal thrombus workup leads to discovery of primary peritoneal mesothelioma in the absence of any

known asbestos exposure [J]. BMJ Case Rep, 2020 Feb 9; 13 (2): e232812. doi: 10. 1136/bcr-2019-232812.

［21］ BIJELIC L, DARCY K, STODGHILL J, et al. Predictors and outcomes of surgery in peritoneal mesothelioma: an analysis of 2000 patients from the national cancer database [J]. Ann SurgOncol, 2020, 27 (8): 2974-2982.

［22］ BRANDL A, WESTBROOK S, NUNN S, et al. Clinical and surgical outcomes of patients with peritoneal mesothelioma discussed at a monthly national multidisciplinary team video-conference meeting [J]. BJS Open, 2020, 4 (2): 260-267.

［23］ ALI YM, SWEENEY J, SHEN P, et al. Effect of cytoreductive surgery and hyperthermic intraperitoneal chemotherapy on quality of life in patients with peritoneal mesothelioma [J]. Ann SurgOncol, 2020, 27 (1): 117-123.

［24］ AKAHANE T, HIRASAWA A, IMOTO I, et al. Establishment and characterization of a new malignant peritoneal mesothelioma cell line, KOG-1, from the ascitic fluid of a patient with pemetrexed chemotherapy resistance [J]. Hum Cell, 2020, 33 (1): 272-282.

［25］ MORITA Y, SUGIYAMA S, TSUKA T, et al. Diagnostic efficacy of imaging and biopsy methods for peritoneal mesothelioma in a calf [J]. BMC Vet Res, 2019, 15 (1): 461.

［26］ NAGATA Y, SAWADA R, TAKASHIMA A, et al. Efficacy and safety of pemetrexed plus cisplatin as first-line chemotherapy in advanced malignant peritoneal mesothelioma [J]. Jpn J Clin Oncol, 2019, 49 (11): 1004-1008.

［27］ BELFIORE A, BUSICO A, BOZZI F, et al. Molecular signatures for combined targeted treatments in diffuse malignant peritoneal mesothelioma [J]. Int J Mol Sci. 2019 Nov 19; 20 (22): 5817. doi: 10. 3390/ijms20225817.

［28］ 王怡. 盆腔腹膜间皮瘤 MR 表现 1 例 [J]. 中国医学影像学杂志, 2019, 27 (7): 559-560.

［29］ 刘娟, 李智可, 勾红峰, 等. 培美曲塞联合铂类治疗恶性腹膜间皮瘤诊疗分析 [J]. 川北医学院学报, 2019, 34 (1): 88-91.

［30］ VAN SCHIL P, VAN MEERBEECK J. Malignant pleural and peritoneal mesothelioma: clinical update 2018 [J]. Transl Lung Cancer Res, 2018, 7 (5): 505-506.

［31］ SINGHAL B, KOHLI S, SINGHAL A, et al. Malignant pleural and peritoneal mesothelioma consequential to brief indirect asbestos exposure [J]. J Clin Imaging Sci, 2014, 4: 35.

［32］ MILIAUSKAS S, ZEMAITIS M, PRANYS D. Malignant pleural and peritoneal mesothelioma: incidental diagnosis and excellent treatment results [J]. J ThoracOncol, 2009, 4 (3): 435-436.

［33］ SUGARBAKER PH. Update on the management of malignant peritoneal mesothelioma [J]. Transl Lung Cancer Res, 2018, 7 (5): 599-608.

［34］ RIBAK J, LILIS R, SUZUKI Y, et al. Death certificate categorization of malignant pleural and peritoneal mesothelioma in a cohort of asbestos insulation workers [J]. J Soc Occup Med, 1991, 41 (3): 137-119.

［35］ FIELD Z, ZORI A, KHULLAR V, et al. Malignant peritoneal mesothelioma presenting as mucinous ascites [J]. ACG Case Rep J, 2018, 5: e23.

［36］ SALO S, ILONEN I, LAAKSONEN S, et al. Malignant peritoneal mesothelioma: treatment options and survival [J]. Anticancer Res, 2019, 39 (2): 839-845.

［37］ MUJAHED T, TAZELAAR HD, SUKOV WR, et al. Malignant peritoneal mesothelioma arising in young adults with long-standing indwelling intra-abdominal shunt catheters [J]. Am J Surg Pathol, 2021, 45 (2): 255-262.

［38］ MARQUES DE SOUSA S, PEREIRA F, DUARTE M, et al. Malignant peritoneal mesothelioma as a rare cause of dyspeptic complaints and ascites: a diagnostic challenge [J]. GE Port J Gastroenterol, 2020, 27 (3): 197-202.

［39］ MANZINI VP, RECCHIA L, CAFFERATA M, et al. Malignant peritoneal mesothelioma: a multicenter study on 81 cases [J]. Ann Oncol, 2010, 21 (2): 348-353.

［40］ SUGARBAKER PH, STUART OA. Unusually favorable outcome of 6 consecutive patients with diffuse malignant peritoneal mesothelioma treated with repeated doses of intraperitoneal paclitaxel. A case series [J]. SurgOncol, 2020, 33: 96-99.

［41］ 梁育飞, 郑国启, 李春英, 等. 恶性腹膜间皮瘤患者预后影响因素研究 [J]. 中国全科医学, 2018, 21 (18): 2196-

2200.

［42］李宁宁, 白春梅, 王颖轶, 等. 恶性腹膜间皮瘤 25 例临床分析 [J]. 中国医学科学院学报, 2018, 40 (2): 211-218.

［43］胡浩, 吴恩福, 黄文, 等. 腹膜间皮瘤的 CT 诊断与鉴别诊断 [J]. 临床放射学杂志, 2017, 36 (9): 1263-1267.

［44］GARCIA-CARBONERO R, PAZ-ARES L. Systemic chemotherapy in the management of malignant peritoneal mesothelioma [J]. Eur J SurgOncol, 2006, 32 (6): 676-681.

［45］KOMAKI T, URATA H, MORI K, et al. A Rare Case of Biphasic Malignant Peritoneal Mesothelioma with Refractory Ascites [J]. Intern Med, 2017, 56 (7): 861-864.

［46］TURAGA KK, DERACO M, ALEXANDER HR. Current management strategies for peritoneal mesothelioma [J]. Int J Hyperthermia, 2017, 33 (5): 579-581.

［47］SUGARBAKER PH, CHANG D. Long-term regional chemotherapy for patients with epithelial malignant peritoneal mesothelioma results in improved survival [J]. Eur J SurgOncol, 2017, 43 (7): 1228-1235.

［48］YIN WJ, ZHENG GQ, CHEN YF, et al. CT differentiation of malignant peritoneal mesothelioma and tuberculous peritonitis [J]. Radiol Med, 2016, 121 (4): 253-260.

［49］HELM JH, MIURA JT, GLENN JA, et al. Cytoreductive surgery and hyperthermic intraperitoneal chemotherapy for malignant peritoneal mesothelioma: a systematic review and meta-analysis [J]. Ann SurgOncol, 2015, 22 (5): 1686-1693.

［50］YAN TD, WELCH L, BLACK D, et al. A systematic review on the efficacy of cytoreductive surgery combined with perioperative intraperitoneal chemotherapy for diffuse malignancy peritoneal mesothelioma [J]. Ann Oncol, 2007, 18 (5): 827-834.

［51］YAN TD, DERACO M, BARATTI D, et al. Cytoreductive surgery and hyperthermic intraperitoneal chemotherapy for malignant peritoneal mesothelioma: multi-institutional experience [J]. J Clin Oncol, 2009, 27 (36): 6237-6242.

［52］KUSAMURA S, YOUNAN R, BARATTI D, et al. Cytoreductive surgery followed by intraperitoneal hyperthermic perfusion: analysis of morbidity and mortality in 209 peritoneal surface malignancies treated with closed abdomen technique [J]. Cancer, 2006, 106 (5): 1144-1153.

20

第二十章

胃肠道间质瘤患者的腹腔热灌注化疗

胃肠道间质瘤(gastrointestinal stromal tumor, GIST)是源于消化道的间叶组织,具有多向分化潜能的原始间质干细胞及潜在恶性生物学行为的肿瘤,可以发生在消化道的任何部位,但最常发生于胃。GIST 是一个随着临床病理及分子生物学技术发展而逐渐被认识的肿瘤,其危险分级标准主要基于肿瘤大小及核分裂数目。由于 GIST 多变的生物学特性,现今仍有许多未解难题。GIST 是最常见的胃肠道间叶源性肿瘤,其瘤细胞起源于原始间叶细胞(primitive mesenchymai cell, PMC),组织学上富于梭形细胞、上皮样细胞,偶尔为多形性细胞,呈束状、弥漫状排列,具有非定向分化的特性,其生物学行为及临床表现可以呈良性至恶性,免疫组化通常表达 CD117 和 DOG-1,显示卡哈尔细胞(Cajal cell)分化,大多病例具有酪氨酸蛋白激酶生长因子受体(C-kit)基因或血小板衍生生长因子受体 A(PDGFRA)基因突变。在众多的实体肿瘤中人类对 GIST 的认知水平经历了从病理形态到蛋白质组学,再至分子机制层层深入的过程,并开展了针对特异分子靶点的靶向药物治疗,取得了举世瞩目的疗效,一举成为肿瘤靶向治疗界的标杆,得到了全世界肿瘤研究者的广泛关注。

GIST 并非一经发现就是肿瘤研究的"明星",早在1960 年,Matin 等首先发现了一种来自胃壁的圆形或多角形肿瘤细胞,并最初以"胃上皮样平滑肌瘤"来命名;随后在 1962 年,Stout 指出这种"胃上皮样平滑肌瘤"应该被称作"奇异型平滑肌瘤"或"平滑肌母细胞瘤";1969 年,"上皮样平滑肌母细胞瘤"出现在 WHO 的肿瘤分类中。随着电子显微镜技术以及免疫组化技术的发展,GIST 在细胞水平的结构才最终被人类所揭晓。1983 年,Mazur 和

Clark 借助电子显微镜观察到这种胃肠道间质肿瘤的细胞大多无平滑肌细胞的特征,不应被称作"上皮样平滑肌母细胞瘤",故将这种胃肠道间叶源性肿瘤称为胃肠道间质瘤。此后,人类才真正意义上确认了 GIST 的名称。然而人们发现除手术这一有效治疗手段外,GIST 对放疗及化疗均不敏感,针对于术前评估或术后复发致无法根治切除肿瘤的 GIST 患者无有效治疗手段,对这种最常见的消化道间叶源性肿瘤有效治疗手段的研究进展一度遇到瓶颈。这个瓶颈直到 GIST 的发病机制被人们破译后才被突破。1998 年,Kindblon 等发现 GIST 的肿瘤细胞起源于胃肠道肌间神经丛周围的 Cajal 细胞,且高度表达 CD117 及 CD34。Hirota 等研究发现大多数 GIST 肿瘤细胞中的 C-kit 基因存在功能获得性突变,这种突变即为 GIST 发病过程的关键因素。自此,人类在真正意义上认识了 GIST 的发病机制,即 kit 或 PDGFRA 基因突变导致 KIT 蛋白 CD117 表达异常,从而通过激活下游的信号传导通路引发细胞增殖活跃、凋亡减少并最终导致肿瘤的发生。随后针对抑制 C-kit 的甲磺酸伊马替尼的靶向治疗应运而生,人类终于找到了治疗 GIST 的另一个有效手段。甲磺酸伊马替尼靶向治疗 GIST 使得患者的预后得到了显著的改善,其所获得的成就跟以往相比有了长远的进步,因而成为肿瘤靶向治疗的标杆。

随着医疗水平的不断进步,人们从未停止探索 GIST 新疗法的脚步。腹腔热灌注治疗作为一项针对腹腔恶性肿瘤的新兴有效治疗手段已经被规范用于越来越多的肿瘤疾病。由于 GIST 自身的病理特点,腹腔热灌注化疗用于 GIST 患者的治疗研究尚处于起步阶段。

推 荐 阅 读

- 中国临床肿瘤学会指南工作委员会.中国临床肿瘤学会(CSCO)胃肠间质瘤2020.[M].北京:人民卫生出版社,2020.
- National Comprehensive Cancer Network. NCCN clinical practice guidelines in Oncology: Soft Tissue Sarcoma (2020).
- CASALI P G, ABECASSIS N, ARO H T et al. Gastrointestinal stromal tumours: ESMO-EURACAN Clinical Practice Guidelines for diagnosis, treatment and follow-up [J] .Ann Oncol, 2018, 29: iv68-iv78.
- 沈琳,曹晖,秦叔逵,等.中国胃肠间质瘤诊断治疗共识(2017年版)[J].肿瘤综合治疗电子杂志,2018,4(01):31-43.
- 曹晖,高志冬,何裕隆,等.胃肠间质瘤规范化外科治疗中国专家共识(2018年版)[J].中国实用外科杂志,2018,38(09):965-973.
- 中国医师协会外科医师分会.2018中国共识:胃肠间质瘤应用酪氨酸激酶抑制剂的相关副作用[J].中华胃肠外科杂志.2019,22(9):801-806.
- 叶颖江,沈琳,李健,等.小胃肠间质瘤诊疗中国专家共识(2020年版)[J].临床肿瘤学杂志,2020,25(04):349-355.
- 酪氨酸激酶抑制剂治疗胃肠间质瘤不良反应及处理共识[J].中华胃肠外科杂志,2019(09):801-806.
- 何裕隆,徐建波.胃肠间质瘤多学科综合治疗协作组诊疗模式专家共识[J].中国实用外科杂志,2017,37(01):39-41.
- LANDI BRUNO, BLAY JEAN-YVES, BONVALOT SYLVIE et al. Gastrointestinal stromal tumours (GISTs): French Intergroup Clinical Practice Guidelines for diagnosis, treatments and follow-up (SNFGE, FFCD, GERCOR, UNICANCER, SFCD, SFED, SFRO) [J] .Dig Liver Dis, 2019, 51: 1223-1231.
- JUDSON IAN, BULUSU RAMESH, SEDDON BEATRICE et al. UK clinical practice guidelines for the management of gastrointestinal stromal tumours (GIST) [J].Clin Sarcoma Res, 2017, 7: 6.
- 师英强,梁小波.胃肠间质瘤[M].北京:人民卫生出版社,2011.
- 陶凯雄,张鹏.胃肠间质瘤精准诊疗与全程化管理[M].武汉:湖北科学技术出版社,2018.

第一节　胃肠道间质瘤的疾病特点

胃肠道间质瘤(gastrointestinal stromal tumor,GIST)可发生于消化道任何部位,占全消化道肿瘤的1%~3%,GIST的年发病率由2001年的0.55/10万人升高到2011年的0.78/10万人,其中胃为最好发部位,占60%~70%;其次小肠占20%~30%,结直肠约占5%,食管少于5%,GIST可发生于任何年龄,中位发病年龄为40~60岁,40岁以前发病较少,但发病年龄越小恶性程度越高;男女发病差异不明显。国内发病情况尚无确切报道。在《钱礼腹部外科学》中对国内23篇文献中879例GIST患者进行分析得出,GIST的中位患病年龄为53.9岁(16~84岁),男女比约为1.2:1,发生于胃约占64.5%,十二指肠约占5.1%,小肠约占20%,结肠约占4.5%,直肠约占4.8%,食管约占1.3%,其发病情况与国外文献报道基本相似。

一、生物学特点及病理特征

GIST的生物学行为多种多样,可表现为几乎没有任

何恶性潜能的微小病灶,也可表现为容易发生肝脏或盆腔转移的巨大肿瘤。关于危险度分级问题,2013年中国胃肠间质瘤专家共识推荐参照Joensuu等发表的改良版NIH危险度分级系统,虽然还有很多新的或经典的危险度评估方法,但改良NIH标准在实用性上有明显优势,故被广泛接受应用。最近,提出改良NIH标准的Joensuu基于一项大样本人群的队列研究提出,虽然改良NIH标准可以挑选出GIST人群中需要辅助治疗的患者,但一种非线性模型的预后热图可以用来更准确地预测每位独立患者个体的预后。关于小GIST及微小GIST,2013中国专家共识:≤2cm定义为"小GIST",≤1cm定义为"微小GIST"。小GIST发生率的数据多来源于尸检,或因其他原因实施的手术。一项研究发现接受全胃切除术的100例胃癌患者切除标本中,35%的患者检出合并微小胃间质瘤(<5mm)。年龄>50岁尸检发现,微小胃间质瘤检出率22.5%。绝大多数小GIST发生于胃、胃食管结合部、食管。发生于直肠或小肠的小GIST不超过1%。小GIST同样也具有恶性潜能,其治疗需要结合的临床表现,发病部位,危险度分级等情况具体分析。根据患者的自身特点,充分与患者沟通有关诊断、

病理、治疗获益与风险等问题,共同决策。

(一) 大体特点

肿瘤大小不一,直径范围为 0.3~44cm,中位直径 6.0cm,GIST 可位于黏膜下、固有肌层或浆膜下,可向腔内、腔外或向腔内、腔外同时生长。根据肿瘤主体位置可分为腔内型、壁内型、哑铃型、腔外型和腹内胃肠道外型。大多数肿瘤呈膨胀生长,边界清楚,外观呈结节状或多结节状,质嫩;切面鱼肉状,灰白或灰红色,继发性改变后可有出血、坏死、囊性变等。发生于腹腔者可由纤维性假包膜包绕,可为多个瘤体。

(二) 组织类型

根据瘤细胞的形态及其在肿瘤内所占的比例,GIST 可分为梭形细胞为主型(50%~70%)、上皮样细胞为主型(20%~40%)和混合细胞型(10%)。目前认为在 GIST 组织学发生上并无实际意义,经甲磺酸伊马替尼治疗后肿瘤可伴片状坏死,部分病例中瘤细胞成分稀疏,细胞密度明显降低,同时间质常伴有纤维化或胶原化。甲磺酸伊马替尼对 GIST 的疗效评判:①轻微效应,0~10%。②低度效应,10%~50%。③中度效应,50%~90%。④高度效应,>90%。少数 GIST 病例经靶向治疗后可进展为横纹肌肉瘤。

(三) 电镜特点

电镜下 GIST 细胞具有 Cajal 细胞的超微结构特点,表现多样,呈不规则的梭形、长形或多边形、类圆形,细胞质内可见少到中量线粒体、粗面内质网,同光镜下 GIST 表现出明显异质性一样。肿瘤间质内有多少不等的胶原和胶原纤维、无定形絮状物,有的病例可见长距离胶原以及丝团样纤维。电镜下的 GIST 细胞呈多分化性或不确定分化的特点,肌源性分化、神经源性分化和未分化三种为其主要特征,在不同 GIST 肿瘤或在同一肿瘤的不同区域细胞中可分别出现三种特征。

(四) 免疫组织化学及基因检测

诊断 GIST 及其与其他间叶肿瘤相鉴别的重要指标是免疫组织化学染色。目前常用的标志物包括 CD117、DOG-1、CD34、S-100 蛋白、平滑肌肌动蛋白(SMA)及 Ki-67。免疫标志物中 CD117 曾经是 GIST 最具有诊断意义的特异性免疫组化指标,GIST 中 CD117 的阳性率高达 95% 以上,胞膜和细胞质弥漫阳性表现;CD117 呈阴性的 GIST 多发生于胃和大网膜,组织学上以上皮细胞为主型或上皮 - 梭形细胞混合型较多。新近发现的诊断 GIST 的指标 DOG-1,是一种由 DOG-1 基因编码的钙离子调节的氯通道蛋白,其由 8 个跨膜区域组成,DOG-1 对 GIST 具有比 CD117 更高的敏感性与特异性。在 GIST 中 DOG-1 高表达与 C-kit 基因突变是在 GIST 发生过程中的两个不同的致瘤途径,

两者联合检测互为补充,能够大大地提高 GIST 的检出率;在上皮样胃间质瘤、PDGFRA 突变间质瘤、胃肠道外间质瘤、转移性间质瘤及儿科间质瘤中 DOG-1 都有较好的敏感性及特异性。一种基于免疫组织化学染色的增殖细胞标记技术:Ki67,原理是通过免疫组化染色,使处于增殖期的细胞核被染成棕褐色,而并不使处于非增殖期的细胞核着色,这样消除了观察上的偏倚,而且对细胞的增殖活性辨识变得较为轻易。Kemmerling 等认为利用 Ki67 染色标记的细胞增殖活性检测更能准确地预测 GIST 患者的复发和转移风险,相对于传统的苏木精 - 伊红染色核分裂象计数。骨髓造血前体细胞抗原 CD34 在 GIST 中阳性率为 60%~80%,同样是诊断 GIST 的重要标志物。由于 S-100 蛋白、Desmin 在 GIST、平滑肌肿瘤中均可表达阳性,所以在常规工作中,一般联合采用多项标志物共同检测,少数非 GIST 肿瘤如贲门平滑肌瘤、腹膜后平滑肌瘤、盆腔内平滑肌瘤病、直肠肛管恶性黑色素瘤以及子宫平滑肌肉瘤等也可表达 CD117 和 / 或 DOG-1,鉴别诊断应联合采用其他标记(如 Desmin 和 HMB45 等),同时可检测 C-kit 基因或 PDGFRA 基因的突变,2014 版 NCCN 指南强烈建议将突变分析用于 GIST 初始评估,建议对野生型 GIST 检测琥珀酸脱氢酶(succinate dehydrogenase,SDH)的祖系突变;新版指南更是明确提出在计划进行药物治疗之前必须要对 GIST 进行基因分型,以辅助 GIST 诊断。

二、发病机制

目前认为胃肠道间质瘤来源于肌神经丛的间质细胞——Cajal 细胞或向 Cajal 细胞分化的更加原始的多能干细胞。高度相似的生物学行为作为了胃肠道间质瘤来源的论证。

研究结果显示,所有的 GIST 患者中 75%~80% 存在 C-kit 基因特异性突变。C-kit 基因全长约 5230bp,位于人染色体 4q11-q21,其受体蛋白 CD117 的分子量约 145kD,属于免疫球蛋白超家族成员,受体蛋白胞外结构域含 5 个免疫球蛋白样环形结构。此外,研究表明,一些经典细胞如造血前体细胞、肥大细胞、精原细胞也表达 C-kit 蛋白。

正常情况下当两个 C-kit 受体分子和配体 SGF 分子结合后,C-kit 激酶被激活,导致自身磷酸化的发生,从而发生一系列的链式反应,诱导相应的细胞增殖、分化和凋亡等。突变的 C-kit 基因不需要磷酸化同样具有活性,瀑布样激活 kit 信号受体致使细胞无法控制的抗凋亡作用,导致恶性间质瘤发生。

此外 Henirich 等发现部分 GIST 的发生是由于 PDGFRA 的活化突变。此外极少数 GIST 以上两种基因均未发生突

变，称为 *C-kit* 和 *PDGFRA* 野生型，其发生机制尚不清楚需进一步研究。

三、临床特点

GIST 可以发生在消化道的任何位置，最常见为胃和小肠，很少发生在消化道外的部位(网膜、肠系膜、腹膜后、盆腔)。目前全球各地的 GIST 流行病学特征并不十分相近，在美国，GIST 的年发病率为 (3.2~7)/1 000 000。文献报道，在欧洲、韩国，GIST 的发病率可能更高一些，(15~20)/1 000 000。由于 GIST 的发病率数据来自以大量人口为基础的肿瘤登记，并不包括良性肿瘤，再加上部分小 GIST 呈良性表现，患者无明显临床表现，未进行诊治，最后在尸检或者其他腹部手术中意外发现，因此 GIST 的实际发病率可能会更高一些。GIST 可发生于任何年龄，但多发生于中老年人，中位发病年龄在 60 岁左右，20 岁以前发病的患者不足 1%，年龄越小恶性程度越高，男女发病差异并不明显。GIST 的临床表现主要跟肿瘤的生长方式(腔内型、腔外型、壁间型)、肿瘤部位、肿瘤大小、肿瘤是否破溃、穿孔等因素有关，通常并无特异性的临床表现。当 GIST 的直径较小(<2cm)患者多无症状，往往在体检时发现，因此健康筛查可能提高无症状 GIST 的检出。当肿瘤直径较大时，由于肿瘤压迫或堵塞消化道管腔，患者可出现腹部不适、腹胀、腹痛、腹部肿块、梗阻等临床症状。当患者出现粪便潜血阳性、黑便，甚至便血、呕血等表现时，预示着肿瘤生长导致黏膜糜烂、溃疡形成；当肿瘤破溃时可表现为急性消化道大出血；肿瘤生长于不同部位时，可能出现不同的症状，如 GIST 位于胃幽门附近、十二指肠等部位时，即使肿瘤直径较小，早期也可能导致梗阻等表现；若 GIST 位于小肠、结直肠时，可能会引起腹胀和消化道梗阻的症状。

(一)临床表现

胃肠道间质瘤的首发与继发症状与肿瘤直径密切相关均缺乏特异性。约 1/5 位于胃和小肠的 GIST 无症状，最常见的症状是不明原因的恶心、呕吐、腹痛、腹胀和体重减轻、腹部肿块及消化道出血(呕血、黑便)，肿物位于结直肠可表现为肛门坠胀、便秘、里急后重、便血等，远处转移为首发症状的病例，最常转移至肝和腹膜。少数患者可因乏力、高热、消瘦、头晕或因急腹症(肠梗阻、腹膜炎)、低血容量休克入院。据报道因有症状而被发现的 GIST 患者占 69%，体检中偶然发现或在其他消化道手术标本中发现占 21%，尸检中发现占 10%。

(二)辅助检查

GIST 的辅助检查多种多样，有消化道造影、CT、MRI、PET/CT、腹部超声、内镜和超声内镜等，以上各种检查各有优势，联合应用可明显提高 GIST 的诊断的准确率，但确诊还有赖于组织病理学检查和免疫组化检查。

1. **消化道造影**　X 线钡餐造影是消化道常规检查手段之一，其价格低廉、操作简便，可以很好地显示胃黏膜连续性和胃的蠕动情况，可以很好地发现向胃腔内生长的占位性病变，但 GIST 的生长方式特殊，可呈腔内生长、腔外生长或者哑铃型生长，再加上其很少侵犯消化道黏膜的特点，导致消化道造影检查的灵敏度和特异性均较低。

2. **CT、MRI 和 PET/CT**　GIST 的影像学表现以腔内和腔外生长为主，其轮廓多清晰、边界可分清，肿瘤的形态或密度与大小和位置有关。肿瘤体积小、形态为圆形或近圆形，密度多均匀。腹部 CT 可清晰地显示消化道管腔的通畅性、管壁的形态及其周围组织结构，对 GIST 的定位、良恶性判断和分期具有重要意义。魏秋良等研究发现，良性 GIST 的直径多小于 3cm，且良性肿瘤强化均匀，CT 值增加多小于 5Hu；而高度恶性肿瘤动脉期增强扫描强化更显著，密度不均匀，肿块边缘呈花环状、不规则斑片状，近中央实质轻度强化，CT 值多增加 20~40Hu。如果增强扫描出现典型的"牛眼征"，则强烈提示恶性间质瘤。MRI 多用于评估 GIST 的分期、肿瘤与周围组织的关系、局部血管走行等情况，并为治疗时是否行转移肿瘤切除术提供依据。但由于肿瘤出血时相及坏死程度不同等情况的存在，MRI 信号可发生各种变化，为判断增加了难度。PET/CT 利用组织新陈代谢差异发现并定位肿瘤组织。对于 GIST 患者，尤其是恶性程度较高的 GIST 在早期其新陈代谢就十分活跃，可以通过测量肿瘤标准化摄取值定量分析肿瘤代谢活跃情况，早期发现肿瘤、评估恶性程度及预后，并有利于治疗后随访，但昂贵的检查费用限制了其应用。

3. **内镜和超声内镜**　目前内镜仍是发现 GIST 的主要方法，内镜具有直观、清晰的优势，可以直视下观察肿瘤，可以与其他恶性肿瘤如胃癌等相鉴别，但其诊断 GIST 的特异性较差，有文献报道，内镜诊断黏膜下肿物的敏感性为 87%，但其特异性仅为 29%。内镜对于腔内生长的 GIST 的诊断优势十分明显，对于体积小、边界清晰的内生型肿瘤还可行内镜下切除，但是有可能导致出血、穿孔和肿瘤的腹腔种植，其效果有待证实；而对于腔外生长的 GIST，由于位置的原因，诊断意义明显不如前者。另外，GIST 质地较脆，在没有保护意识的前提下贸然进行活检，易发生肿瘤破碎、种植转移，故并不推荐对 GIST 进行内镜下活检。

超声内镜作为诊断 GIST 的主要手段，较内镜有独特的优势，超声内镜可以清楚地显示消化道管壁的层次，将其分为 5 个超声层次，所以超声内镜可以准确判断肿瘤的分布、大小，区分黏膜下病变与腔外压迫等。超声内镜引导下的细针穿刺(endoscopic ultrasonography-fine needle aspiration,EUS-FNA)有助于对 GIST 进行病理诊断,但其有一定的缺点。一方面获得的组织较少,无法进行病理检测和基因检测;另一方面可能会导致针道转移和出血。但近年来 NCCN 指南明确指出如果需要对患者进行术前治疗,可以进行活检。可见,对于晚期 GIST 或不可切除的 GIST 进行 EUS-FNA 是很有必要的。

(三)病理学检查

从大体组织上看,GIST 体积变化很大,直径大小不等,可单发或多发,但以单发为主。GIST 的确诊需要依靠病理学检查和免疫组化检查。GIST 在组织病理学上有三种形态:梭形细胞、上皮细胞和梭形 - 上皮混合型。梭形细胞占大多数。目前研究表明,细胞学形态与肿瘤的良恶性并无明显关联。单纯依靠组织形态学检查并不能对 GIST 做出诊断,需进一步对其行免疫组织化学检测,分析细胞抗原表达情况。目前 GIST 常规免疫组化包括 CD117、CD34、DOG-1、SMA、ki-67 等。文献报道,CD117 和 DOG-1 具有良好的特异性和敏感性,而且一致性较高,是目前最常用的标志物。除此之外,CD34 也是 GIST 的重要标志物之一,CD117、DOG-1 和 CD34 联合检测能够明显提高 GIST 诊断的准确率。

(四)基因检测

诊疗共识指出:应在符合资质的实验室进行分子检测,推荐采用聚合酶链式反应(polymerase chain reaction,PCR)扩增 - 直接测序的方法,以确保检测结果的准确性和一致性。GIST 的分子检测十分重要,有助于疑难病例的诊断、预测分子靶向药物治疗的疗效及指导临床治疗。

专家委员会推荐存在下列情况时应进行分子检测:①疑难病例应进行 C-kit 或 PDGFRA 突变分析,以明确 GIST 的诊断。②术前拟行分子靶向药物治疗者。③所有初次诊断的复发和转移性 GIST,拟行分子靶向药物治疗。④原发可切除 GIST 手术后,中 - 高度复发风险,拟行分子靶向药物治疗。⑤鉴别野生型 GIST。⑥鉴别同时性和异时性多原发 GIST。⑦继发性耐药需要重新检测。

检测基因突变的位点,至少应包括 C-kit 基因的第 9、11、13 和 17 号外显子以及 PDGFRA 基因的第 12 和 18 号外显子。对于继发耐药的患者,应增加检测 C-kit 基因的第 14 和 18 号外显子。原发 C-kit 基因突变可表现为多种突变类型,其中缺失突变约占 50%,特别是 557-558 缺失突变,其生物学行为较非缺失突变更差,表现为自然预后差、伊马替尼治疗有效时间相对较短等。明确外显子 11 具体突变类型,对评估肿瘤的生物学行为、制订整体治疗策略具有一定价值。因此,分子检测报告中应对 C-kit 基因外显子

11 突变的具体类型加以描述。

BRAF 突变在少数野生型 GIST 中可检测到,其可能作为野生型 GIST 的一个特殊亚组,BRAF 抑制剂治疗该类患者仅有个案报道,且总体突变率低,不推荐将 BRAF 基因突变检测作为常规检查。

目前二代基因测序(next generation sequencing,NGS)与液体活检在 GIST 领域中的报道较少。但有少数研究发现其可检测到少见突变类型,并可能提早发现继发基因突变,具有潜在的可应用性。鉴于 NGS 和液体活检的可靠性和临床价值尚有待于进一步评估,故这两种技术不能取代直接测序用于原发 GIST 的分子检测。但对于进展期 GIST,尤其是继发耐药病例,推荐 NGS 与液体活检可用于探索性研究。

对 GIST 行基因检测既可以进一步明确 GIST 的诊断,也可以指导应用分子靶向药物的治疗。C-kit 基因或 PDGFRA 基因获得性突变是 GIST 发病的重要原因。文献报道,约 87.4% 的 GIST 患者发生 C-kit 或 PDGFRA 基因突变。但有 10%~15% 的 GIST 缺乏可检测到的 C-kit 或 PDGFRA 基因突变,对于这部分患者需要行 SDHB 免疫组化检测及 SDH 基因突变分析。研究发现,SDH 缺陷型 GIST 患者与 C-kit 或 PDGFRA 突变型 GIST 患者相比,发病年龄较早,且低龄人群已经呈现出高发趋势。SDH 基因有四种类型,但 SDHB 表达缺失是 SDH 缺陷型 GIST 中最常见的类型,约占所有 GIST 的 10%。Killian 等采用甲基化芯片方法比较 SDH 缺陷型 GIST 与 C-kit 突变型 GIST 组织中 450K 甲基化相关基因表达情况,发现两者部分基因表达存在明显的表达差异,提示甲基化在 SDH 缺陷型 GIST 患者中可能存在关键作用;后来 Mason 等发现证实了在 SDH 缺陷型 GIST 组织内 5- 羟甲基胞嘧啶表达量下降,这从另一个层次证实了甲基化在 SDH 缺陷型 GIST 发生和发展中起到关键作用。因此,未来临床检测 SDH 基因的甲基化状态可能会写入指南之中。

第二节　胃肠道间质瘤的诊断及鉴别诊断

一、诊断流程

GIST 的诊断需要包括以下三方面条件:①实性肿瘤经腹部 CT 及内镜或超声内镜检查证实且除外了其他消化道常见肿瘤后可考虑 GIST。②组织病理示瘤细胞为梭形细胞为主型、上皮样细胞为主型或混合细胞型。③免疫组化显示 CD117 和 / 或 DOG1 为阳性,这样诊断 GIST 具有较

好的敏感性和特异性。

　　从事 GIST 病理诊断的病理医生不仅要熟悉 GIST 的各种形态学表现,也要了解各种易被误诊为 GIST 的肿瘤。免疫组化检测强调联合使用 CD117 和 DOG1 标记:①对于组织学形态符合 GIST 且 CD117 和 DOG1 弥漫(+)的病例,可以作出 GIST 的诊断。②形态上呈上皮样但 CD117(−)、DOG1(+) 或 CD117 弱(+)、DOG1(+) 的病例,需要加行分子检测,以确定是否存在 *PDGFRA* 基因突变(特别是 D842V 突变)。③CD117(+)、DOG1(−) 的病例首先需要排

除其他 CD117(+) 的肿瘤,必要时加行分子学检测帮助鉴别诊断。④组织学形态和免疫组化标记均符合 GIST,但分子学检测显示无 *C-kit* 或 *PDGFRA* 基因突变的病例,需考虑是否有野生型 GIST 的可能性,应加行 SDHB 标记,表达缺失者应考虑 SDHB 缺陷型 GIST,表达无缺失者应考虑其他野生型 GIST 的可能性,有条件者加行相应分子检测。⑤CD117(−)、DOG1(−) 的病例大多为非 GIST,在排除其他类型肿瘤后仍考虑为 GIST 时,需加行分子检测。GIST 的病理诊断思路参见图 20-1。

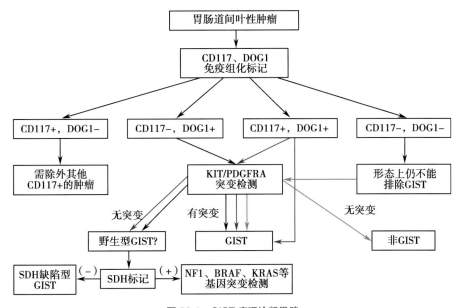

图 20-1　GIST 病理诊断思路

GIST:胃肠道间质瘤;SDH:琥珀酸脱氢酶。

二、诊断评析

　　诊断 GIST 依靠的辅助检查主要有内镜、超声内镜、计算机体层成像(CT)、正电子发射断层扫描(PET)、气钡双重 X 线造影、磁共振成像(MRI)、超声等辅助检查。

　　PET/CT 和 MRI 在 GIST 的诊断中应用广泛,因其分辨率高、显示客观、操作简便,成为 GIST 影像学评价的主要手段。PET/CT 可鉴别间质瘤良、恶性且一次扫描可判断肿瘤有无转移,所以 PET/CT 重要价值体现在对间质瘤的定位及定性诊断方面,但对于间质瘤恶性程度分级上还有一定困难,确诊还是有赖于病理组织学和免疫组化检查。

　　内镜和超声内镜是目前诊断 GIST 最有效的检查方法,可对肿瘤体积、大小、边界及肿瘤内部回声情况进行精确的探查。由于 GIST 是表面有正常黏膜覆盖的黏膜下肿瘤,所以术前获取病理的首选方法是通过超声内镜引导下穿刺。2013 年日本 GIST 诊疗指南认为肿瘤直径大小、不规则外部边缘、内部回声不均匀以及区域肿大淋巴结提示

高危 GIST,所以超声内镜对于 GIST 的良恶性诊断还是有一定价值的。不恰当的术前活检可能导致肿瘤扩散或出血,需谨慎而行。2013 版中国专家共识指出:在不损害及影响相关脏器及重要部位功能的前提下,如果术前评估能够完整切除的,可以直接行手术治疗。然而如果需要联合多脏器切除或术后可明显影响相关脏器及部位功能者,建议行术前穿刺活检术以明确病理诊断,同样对于无法切除或估计无法完整切除的肿物,术前新辅助治疗者,也建议术前穿刺明确病理。

三、活检

(一)活检原则

　　评估手术能够完整切除且不会明显影响相关脏器功能者,可以直接进行手术切除。对于大多数可完整切除的 GIST,术前不推荐进行常规活检。如果需要进行术前药物治疗,应行活检。需注意,不适当的活检可能引起肿瘤破溃、出血,增加肿瘤播散的危险性,应慎重。

（二）活检适应证

①需要联合多脏器切除者，或术后可能明显影响相关脏器功能者，术前可考虑行活检以明确病理诊断，有助于决定是否直接手术或术前药物治疗。②对于无法切除或估计难以获得 R0 切除的病变，拟采用术前药物治疗者，应先进行活检。③初发且疑似 GIST 者，术前如需明确性质（如排除淋巴瘤）。④疑似复发转移 GIST，药物治疗前需明确性质者。

（三）活检方式

①超声内镜下细针穿刺活检（endoscopic ultrasonography fine needle aspiration，EUS-FNA）：由于其造成腔内种植的概率甚小，应作为首选活检方式。但仅限于超声内镜可以达到的消化道管腔范围内，且由于其获得组织较少，诊断难度常较大。②空芯针穿刺活检（core needle biopsy，CNB）：可在超声或 CT 引导下经皮穿刺进行，与手术标本的免疫组化染色表达一致性可达 90% 以上，诊断准确性也达到 90% 以上。但由于存在肿瘤破裂腹腔种植的风险，常应用于转移病灶。③内镜活检：常难以明确病理诊断，仅适用于黏膜受累的病例，且偶可导致肿瘤严重出血。④经直肠或阴道引导穿刺活检：对于直肠、直肠阴道隔或盆腔肿物，可考虑应用此方式。⑤术中冰冻活检：不常规推荐，除非术中怀疑 GIST 周围有淋巴结转移或不能排除其他恶性肿瘤。

四、鉴别诊断

在胃肠道和腹盆腔的梭形细胞中，虽然 GIST 占据了很大的比例，但也有不少非 GIST 的梭形细胞瘤发生在胃肠道和腹盆腔。明确诊断，可以避免不必要的靶向治疗，减轻患者的经济负担，减少一些不必要的医疗纠纷。

（一）胃肠道平滑肌肿瘤

以往大部分 GIST 误诊为平滑肌肿瘤，但是发生在胃肠道的平滑肌肿瘤也不少见，如发生在食管、胃、小肠等。临床症状、体征和消化道内镜检查是胃肠道平滑肌肿瘤诊断的最重要依据。胃肠道平滑肌肿瘤一般无早期症状，随着肿瘤生长，一些相应症状才会出现。Chou 等报道 43.8% 左右的患者表现为便血为主的消化道出血。另外 37.5% 的患者表现为腹部肿块，仅少数有便秘、消化道梗阻表现，近10% 的患者没有任何症状。

1. 食管平滑肌肿瘤　多发生在 30~35 岁年龄段，老人和儿童不是很多见。男女比例 2:1。肿瘤好发于食管的下 1/3，发生在食管的平滑肌瘤一般体积较小，大于 5cm 者就会有明显的临床症状。内镜检查时于黏膜面可见小息肉样突起。大体上，肿瘤境界清楚，橡皮样。有的仅仅在镜下才可以识别。在组织学上，肿瘤细胞稀疏，分散，核小，胞质呈深嗜伊红色，细胞边界不清，瘤细胞呈平行的条束状，漩涡状或不规则排列

等多种形状。局部区域有多形性，但不见核分裂象。瘤细胞表达 α-SMA、MSA 和 Desmin，不表达 CD34 和 CD117。

2. 胃和小肠平滑肌瘤　与食管平滑肌瘤相似，为数不少的胃和小肠平滑肌瘤被误诊为 GIST。胃和小肠平滑肌瘤的光镜形态和免疫表型均与食管平滑肌瘤相同。免疫表型以弥漫性强阳性表达 α-SMA、Desmin 为特征，部分可能散在表达 CD117 和 / 或 DOG-1，但不能以此诊断 GIST，特别是 Desmin 呈弥漫性强阳性表达的病例。小肠平滑肌肿瘤以梗阻为主要临床症状，十二指肠肿瘤易形成溃疡且可发生大出血，是因为这些肿瘤富含血管。也有一些肿瘤中心坏死，发生穿孔。

3. 结直肠黏膜平滑肌瘤　多表现为带蒂的息肉状结节，多为在直肠镜检查时意外发现，好发于 50~80 岁，男性多于女性。组织学上，由分化良好的平滑肌组成，类似黏膜肌，有时也可出现一定程度的多形性，但没有核分裂象。

（二）胃肠道平滑肌肉瘤

起源于胃肠道平滑肌组织的胃肠道平滑肌肉瘤，以40~60 岁年龄段多见。男性较多，男女之比约为 1.7:1，占胃肠道恶性肿瘤的 2%~3%。其中胃平滑肌肉瘤是比较多见的，其次是小肠和结直肠。胃肠道平滑肌肉瘤的生长方式具有膨胀性生长、无浸润性的特点，所以即使肿瘤较大也很少侵犯周围的组织或器官。平滑肌肉瘤无特异临床表现，所以术前诊断率不高。GIST 和胃肠道平滑肌肉瘤在临床和影像学上表现极其相像，它们都是靠免疫组化和分子病理检测确诊。镜下平滑肌肉瘤的瘤细胞因含纵形的肌丝，HE 染色呈深染。免疫组化标记显示：瘤细胞的主要表达象征平滑肌分化的标志物如 α-SMA、MSA 和 Desmin 和h-caldesmon，而 CD117 为阴性表达。

（三）胃肠道炎性纤维性息肉

胃肠道炎性纤维性息肉（inflammatory fibroid polyp，IFP）多发生于成人，没有性别差异，属于间质增生性病变，是发生在胃肠道黏膜下向腔内突出息肉样肿物，以纤维血管增生伴数量不等的炎性细胞浸润为其特征，占胃息肉样病变的 3%。内镜下表现为小息肉状突起，可伴有溃疡形成，有时可带蒂，形似肿瘤。主要位于黏膜下层，由梭形的间质细胞组成，呈交织的短条束状排列，部分区域可见席纹状结构，间质疏松水肿样，可见较多的嗜酸性粒细胞浸润。免疫组合标记中梭形细胞表达 vimentin、CD34 和 Fascin，多数病例可表达 α-SMA，部分病例可表达 calonin，灶性表达 CD35，CD117 和 h-caldesmon 不 表 达。GIST 和 IFP 都可表达 CD34，较易混淆须注意鉴别。

（四）肠系膜纤维瘤病

纤维瘤病是（肌）成纤维细胞克隆性增殖引起的病变，

肠系膜纤维瘤病（mesenteric fibromatosis，MF）是腹内纤维瘤病的一个亚型，一般好发于中青年，男女发病率无差异。肠系膜纤维瘤病多发生在小肠系膜，结肠系膜、胃结肠韧带及大网膜等处也可见。肠系膜纤维瘤病属交界性病变，具有局部浸润性生长，侵袭及局部复发倾向，但无远处转移等特点。由于临床症状不明显，一般肿块到一定程度才可能引起症状，因此肿块体积常常较大。患者宜常规行钡灌肠或结肠镜检查因为此病常伴随 Gardner 综合征。由于此类疾病发病率不高，误诊为 GIST 的事情很容易发生。肠系膜纤维瘤病的病理特征具有以下四点：①肿瘤细胞为分化良好的成纤维细胞。②局部呈侵袭性生长，有局部复发倾向但不远处转移。③间质内含有数量不等的胶原纤维组织；④细胞无异型性，核分裂象少见或无。免疫组化显示：瘤细胞表达 β-catenin（核染色），灶性表达 actins，不表达 CD34，多数病例不表达 CD117。β-catenin 是一种多功能胞浆蛋白，既是 WNT 信号通路中有转录调控活性的关键成员，又是上皮钙黏附素复合体的重要组分。有研究表明 β-catenin 核阳性表达只见于肠系膜纤维瘤病。GIST、平滑肌瘤、炎性肌成纤维细胞瘤、非特异性纤维组织增生中没有发现 β-catenin 表达，但是 β-catenin 在肠系膜纤维瘤病诊断中的价值还待进一步临床证实。

（五）胃肠道型神经鞘瘤

胃肠道型神经鞘瘤是一类发生于胃肠道的神经鞘瘤，组织学上不同于经典型神经鞘瘤，易误诊为 GIST。好发于中老年人，无性别差异。临床上常表现为消化道出血，也可无症状。好发于胃，其次为结肠。一般小于 5cm。内镜下表现为突起的半圆形肿块，黏膜面完好。多数病例在镜下可见淋巴细胞组成的淋巴细胞套，肿瘤由交叉条束栅栏状排列的梭形细胞组成，细胞之间可见多少不等的胶原纤维。免疫组化显示瘤细胞弥漫性强阳性表达 S-100 等神经标记，一些病例可表达 CD34，但不表达 CD117。

第三节　胃肠道间质瘤的治疗原则

由于 GIST 生物学特性不一，治疗方案也应该强调个体化治疗。GIST 对放疗和化疗均不敏感，目前主要的治疗方式为手术治疗和分子靶向药物治疗。对于局限可切除的 GIST，外科手术治疗仍是其首选方式。对于复发转移性 GIST 或者不可切除的患者，分子靶向药物治疗是其首选方式。

一、手术治疗

（一）手术原则

对于局限性 GIST 和潜在可切除 GIST，手术切除是首选治疗方法。

1. 手术目标是尽量争取 R0 切除。如果初次手术仅为 R1 切除，术后切缘阳性，目前国内外学者倾向于进行分子靶向药物治疗，一般不主张再次补充手术。

2. GIST 很少发生淋巴结转移，一般情况下不必行常规清扫，但是存在病理性肿大的淋巴结的情况下，需考虑 SDH 缺陷型 GIST 的可能，应切除病变淋巴结。

3. 术中应避免肿瘤破裂，注意保护肿瘤假性包膜的完整。肿瘤破溃出血的原因包括术前较少发生的自发性肿瘤破溃出血，以及术中触摸肿瘤不当造成的破溃出血。因此，术中探查需注意细心轻柔。

（二）手术适应证

1. 局限性 GIST 原则上可直接进行手术切除。不能切除的局限性 GIST，或接近可切除但切除风险较大或可能严重影响脏器功能者，宜先行术前分子靶向药物治疗，待肿瘤缩小后再行手术。①位于胃的最大径线 ≤ 2cm 的无症状拟诊 GIST，应根据其超声内镜表现确定风险分级，不良因素为边界不规整、溃疡、强回声及异质性。如合并不良因素，应考虑切除；如无不良因素，可定期复查超声内镜，时间间隔通常为 6~12 个月。②位于其他部位的 GIST，由于恶性程度相对较高，一经发现均应考虑手术切除。③位于特殊部位的 GIST，如直肠、胃食管结合部、十二指肠，肿瘤一旦增大，保留肛门、贲门功能的手术难度相应增加，或增加联合脏器切除的风险，应积极行手术切除。

2. 不可切除 GIST 经术前甲磺酸伊马替尼治疗后明显缓解的病灶，如达到可切除标准，应尽快切除。

3. 对于复发或转移性 GIST，分为下列几种情况，需区别对待。①未经分子靶向药物治疗，但估计能够完全切除且手术风险不大者，可以考虑手术切除并联合药物治疗。②分子靶向药物治疗有效，且肿瘤维持稳定的复发或转移性 GIST，估计所有复发转移病灶均可切除的情况下，建议考虑手术切除全部病灶。③局限性进展的复发转移性 GIST，鉴于分子靶向药物治疗后总体控制满意，仅有单个或少数病灶进展，可以考虑谨慎选择全身情况良好的患者行手术切除。术中将进展病灶切除，并尽可能切除更多的转移灶，完成较满意的减瘤手术。④分子靶向药物治疗过程中仍然广泛性进展的复发转移性 GIST，原则上不考虑手术治疗。⑤姑息减瘤手术仅限于患者能够耐受手术并预计手术能改善患者生活质量的情况。

4. 在 GIST 引起完全性肠梗阻、消化道穿孔、保守治疗无效的消化道大出血以及肿瘤自发破裂引起腹腔大出血时，须行急诊手术。

（三）手术方式

1. 传统的剖腹手术 目前仍是 GIST 最常用的手术方法。区段或楔形切除是最常用的局部切除方法。手术切除应争取最小的手术并发症，尽量避免复杂手术（如全胃切除、腹会阴联合切除等）或多脏器联合切除手术（如胰十二指肠切除术等）。此外，涉及器官功能保护（organ sparing）的病例，如中低位直肠 GIST、胃食管结合部 GIST，推荐首选括约肌保留手术（sphincter sparing surgery）和食管保留手术（esophagus sparing surgery）。对于涉及复发手术或器官功能保护的病例，推荐进行多学科专家组讨论决定是否进行术前甲磺酸伊马替尼治疗。

2. 腹腔镜手术 随着腹腔镜技术的发展，以及 GIST 很少发生淋巴结转移的生物学特点，决定了腹腔镜手术能符合其根治性的原则。GIST 的特点是肿瘤质脆容易破溃，因此又限制了腹腔镜手术的应用。近年来关于腹腔镜手术治疗 GIST 的争议主要在肿瘤的大小上。既往指南和共识指出腹腔镜适用于肿瘤较小的胃 GIST，2004 年 NCCN 指南开始推荐腹腔镜治疗直径 <2cm 的胃 GIST，2007 年 NCCN 指南及 2010 年 ESMO 将腹腔镜手术的肿瘤直径放宽到 5cm，2011 版的中国专家共识也指出如果肿瘤直径 ≤5cm，在有经验的腔镜中心可以考虑应用腹腔镜切除。近年来，越来越多的文献报道，腹腔镜在治疗肿瘤直径大于 5cm 的胃 GIST 上是安全可行的，并且具有手术创伤小、术中出血量少、术后恢复快、术后并发症发生率低等优点。2013 版的中国专家共识和 2016 版的 NCCN 指南已不再将肿瘤大小作为腹腔镜手术的限制条件。但同时也指出对于胃 GIST 一般可以应用腹腔镜治疗，并不推荐其他部位的 GIST 应用腹腔镜治疗。

3. 经直肠、阴道或会阴切除 对于位于直肠或直肠阴道隔的病灶，可考虑截石位或折刀位下局部完整切除。

4. 内镜下治疗 近年来，有学者对内镜治疗小 GIST 进行了尝试，2012 年，姚礼庆等提出 ESD 及其衍生技术可用于胃小间质瘤的治疗。2014 年，Ye 等报道了 85 例直径 ≤3cm 来源固有肌层上消化道肿瘤应用内镜黏膜下隧道肿瘤切除术进行切除，术后病理回报间质瘤 19 例，无严重并发症发生，是安全有效的。但由于 GIST 多数起源于固有肌层，生长方式多样，而且部分肿瘤和周围组织分界不清或者缺乏完整包膜包裹，所以常规内镜下切除黏膜层及部分黏膜下层可能很难完整地切除肿瘤，而且内镜下切除有可能导致出血、穿孔。另外切除过程中还有可能发生肿瘤瘤体破损，导致肿瘤细胞进入腹腔造成腹腔种植。因此，GIST 是否可行内镜下手术治疗尚有待大样本、前瞻性研究佐证。

二、靶向药物治疗

随着甲磺酸伊马替尼的问世，靶向药物治疗开创了胃肠道间质瘤治疗的新时代，且在临床工作中取得越来越突出的疗效。随着研究的进展，靶向治疗越来越多地应用于胃肠道间质瘤的术前新辅助治疗、术后辅助治疗及转移复发或不可切除的胃肠道间质瘤的长期治疗，且药物的选择也逐渐多元化，包括一线药物甲磺酸伊马替尼、二线药物苹果酸舒尼替尼和三线药物瑞格非尼等。

（一）甲磺酸伊马替尼在胃肠道间质瘤中的应用

甲磺酸伊马替尼是一种选择性小分子酪氨酸激酶抑制剂，它通过与 KIT 蛋白胞浆内的酪氨酸激酶功能区的 ATP 位点结合，从而选择性地抑制酪氨酸激酶的活性，进而对间质瘤细胞的增殖分化起到抑制作用，其常见不良反应包括水肿、胃肠道反应、白细胞减少、贫血、皮疹、肌肉痉挛以及腹泻等。鉴于它对胃肠道间质瘤的显著疗效，美国 FDA 于 2002 年 2 月正式批准甲磺酸伊马替尼用于胃肠道间质瘤的靶向治疗。

1. 甲磺酸伊马替尼在术前新辅助治疗中的应用 术前进行分子靶向药物治疗的意义在于：减小肿瘤体积，降低临床分期；缩小手术范围，避免不必要的联合脏器切除，降低手术风险，增加根治性切除机会；对于特殊部位的肿瘤，可以保护重要脏器的结构和功能；对于瘤体巨大、术中破裂出血风险较大的患者，可以减少医源性播散的可能性。

术前治疗的适应证：①术前估计难以达到 R0 切除。②肿瘤体积巨大（>10cm），术中易出血、破裂，可能造成医源性播散。③特殊部位的肿瘤（如胃食管结合部、十二指肠、低位直肠等），手术易损害重要脏器的功能。④虽然肿瘤可以切除，但是估计手术风险较大，术后复发率和死亡率均较高者。⑤估计需要实施多脏器联合切除手术者。⑥复发转移的患者，切除困难者，也可先行药物治疗，待肿瘤缩小后实施减瘤手术。

术前治疗时间、治疗剂量及手术时机的选择：在分子靶向药物治疗期间，应定期（每 2~3 个月）评估治疗效果，推荐使用 Choi 标准或参考 RECIST（Response Evaluation Criteria in Solid Tumors）1.1 版标准。对于术前治疗时间，一般认为给予甲磺酸伊马替尼术前治疗 6~12 个月施行手术比较适宜。过度延长术前治疗时间可能会引起继发性耐药。术前治疗时，推荐先进行基因检测，并根据检测结果确定甲磺酸伊马替尼的初始剂量。对于甲磺酸伊马替尼治疗后肿瘤进展的患者，应综合评估病情，有可能切除进展病灶者，可考虑停用药物，及早手术干预；不能实施手术者，可以按照复发/转移患者进行二线治疗。根据 NCCN 及 ESMO

指南,甲磺酸伊马替尼术前新辅助治疗的推荐初始剂量为400mg/d,但对于 *c-kit* 基因外显子9突变的患者则应将剂量加至800mg/d。

术前停药时间及术后治疗时间:建议术前1~2周停用分子靶向药物,待患者基本情况达到要求,可考虑进行手术。术后,原则上只要患者胃肠道功能恢复且能耐受药物治疗,应尽快进行后续药物治疗。对于R0切除者,术后药物维持时间可参考辅助治疗的标准,以药物治疗前的复发风险分级来决定辅助治疗的时间;对于姑息性切除或转移、复发患者(无论是否达到R0切除),术后分子靶向药物治疗与复发/转移未手术的GIST患者相似。

在甲磺酸伊马替尼疗效方面,Eisemberg最早在一项研究中,给予了52例中高危或转移复发性胃肠道间质瘤患者8~12周的甲磺酸伊马替尼术前新辅助治疗(600mg/d),并于术后继续辅助治疗2年时间,结果显示,部分缓解的患者占7%,病情稳定的患者占83%,R0切除率及2年PFS可达77%和83%,以此证明了甲磺酸伊马替尼在术前新辅助治疗中具有良好的治疗效果。同时在另一项最新研究中,通过给予中高危晚期胃肠道间质瘤患者平均9.4个月的甲磺酸伊马替尼术前新辅助治疗,进而获得了83%的R0切除率。其中14例初始不可切除的患者,13例重新获得了切除的机会;15例术前考虑需要联合多脏器切除的患者,最终只有9例进行了病灶器官的切除。总之,通过给予甲磺酸伊马替尼术前新辅助治疗,能够一定程度上缩小肿瘤,降低手术风险,提高手术切除率。但由于甲磺酸伊马替尼的术前辅助治疗仍缺乏大样本前瞻性研究,故其疗效判定仍需进一步实验证明。

2. 甲磺酸伊马替尼在术后辅助治疗中的应用 辅助治疗适应证:①危险度分级:危险度分级是评估辅助治疗适应证最主要的标准,目前推荐依据NIH2008版(中国共识改良版)危险度评估具有中高危复发风险的患者作为辅助治疗的适应人群。②基因分型:*PDGFRA* 外显子18D842V突变GIST对甲磺酸伊马替尼原发耐药,辅助治疗未能获益,不推荐给予甲磺酸伊马替尼辅助治疗。

C-kit 外显子9突变、野生型GIST能否从辅助治疗中获益存在争议,但相关研究样本量小,证据级别尚不够充分,暂不能作为评估辅助治疗适应证的依据,建议开展进一步的临床研究。

辅助治疗剂量和时限:①治疗剂量,不论何种基因类型,推荐甲磺酸伊马替尼辅助治疗的剂量均为400mg/d。研究表明,*C-kit* 外显子9突变GIST,接受甲磺酸伊马替尼400mg/d辅助治疗能否获益存在争议,但目前尚无证据支持 *C-kit* 外显子9突变患者辅助治疗应增加剂量至600mg/d或

800mg/d。②治疗时限,中度复发风险非胃(主要为小肠、结直肠)来源的中危GIST危险度高于胃来源的中危GIST,复发风险相对偏高,建议对非胃来源的GIST,甲磺酸伊马替尼辅助治疗3年;胃来源的GIST,甲磺酸伊马替尼辅助治疗1年;高度复发风险GIST,辅助治疗时间至少3年;发生肿瘤破裂患者,可以考虑延长辅助治疗时间。③复发后处理:甲磺酸伊马替尼辅助治疗期间出现GIST复发或转移,考虑甲磺酸伊马替尼耐药,建议依据耐药后原则处理。甲磺酸伊马替尼辅助治疗停药后出现GIST复发或转移,目前尚缺乏高级别的循证医学证据以推荐最佳后续治疗方法,建议进行前瞻性临床研究。

甲磺酸伊马替尼在术后辅助治疗中的应用越来越多,成为人们研究的热点,其治疗标准主要依据术后病理及危险度分级,一般根据Choi 4.0版本对患者危险度评估,以具有中高危复发风险的患者作为辅助治疗的适应人群。甲磺酸伊马替尼术后辅助治疗的剂量一般为400mg/d。研究发现,甲磺酸伊马替尼辅助治疗大幅提高了原发性胃肠道间质瘤患者的无进展生存期。Dematteo等进行的一项Ⅲ期实验中,通过比较甲磺酸伊马替尼400mg/d术后辅助1年与安慰剂治疗的生存期差异,得出甲磺酸伊马替尼组1年PFS为98%,安慰剂组1年PFS为83%($P<0.001$),并以此证明甲磺酸伊马替尼在术后辅助治疗中能够延长患者无进展生存期。除此之外,Corless等同样通过临床试验指出术后给予甲磺酸伊马替尼400mg/d维持治疗1年可以显著降低胃肠道间质瘤的复发率。但术后使用甲磺酸伊马替尼的时间仍然具有争议,指南中建议胃源性胃肠道间质瘤的辅助治疗的时间至少为一年,非胃源性的胃肠道间质瘤则需三年的辅助治疗。Blay等则通过大量临床研究认为,术后应当根据免疫组化及基因检测结果制订个体化治疗方案,高危及复发风险高的患者则应当继续延长用药时间。

3. 甲磺酸伊马替尼在非手术治疗中的应用 胃肠道间质瘤非手术治疗主要针对初治不可切除的和切除后复发转移的晚期患者。作为晚期间质瘤的一线靶向治疗药物,甲磺酸伊马替尼具有无法替代的作用。为了长期观察甲磺酸伊马替尼治疗不可切除或转移复发的胃肠道间质瘤的效果,国外开展了两项大样本多中心的临床试验,其中一项实验将147例转移/不可切除的胃肠道间质瘤患者纳入试验,随机分为甲磺酸伊马替尼400mg/d治疗组和600mg/d治疗组,评价甲磺酸伊马替尼的长期疗效。结果显示,两组总的DCR无差别。中位PFS为29个月,两组无差别。中位TTP为24个月,400mg组TTP为20个月,600mg组TTP为26个月。另一项实验则随机将694例转移/不可切除胃肠道间质瘤患者分为400mg/d治疗组和800mg/d治疗

组。结果显示：中位随访时间 4.5 年，400mg/d 组中位 PFS 为 18 个月，800mg/d 组则为 20 个月，中位 OS 分别是 55 个月和 51 个月，药物客观有效率、PFS、OS 均差异无明显统计学意义。由此可认为不管是 600mg/d 还是 800mg/d，中位 PFS 及 OS 的时间均与 400mg/d 的效果差异无统计学意义，故甲磺酸伊马替尼的初始推荐剂量目前公认为 400mg/d。但对于 C-kit 外显子 9 突变的胃肠道间质瘤，国外相关研究中建议初始使用剂量为 800mg/d，连续服用。而国内相关的临床研究却表明，多数的国人胃肠道间质瘤患者不能耐受 800mg/d 的甲磺酸伊马替尼的治疗，因此，甲磺酸伊马替尼的初始剂量应予以适当减少，使用剂量可定为 600mg/d。如治疗有效，则建议患者连续服用，直到胃肠道间质瘤的患者出现疾病的进展时，予以停药并进行下一步治疗。

4. 甲磺酸伊马替尼的不良反应　甲磺酸伊马替尼通过阻断 PDGER 和 C-kit 而调控肿瘤细胞的增殖分化和衰老凋亡，但由于这两种受体在正常细胞组织中尚有功能，因此甲磺酸伊马替尼的应用同样会引起相关细胞的功能障碍。根据国内相关文献分析，甲磺酸伊马替尼在治疗胃肠道间质瘤过程中所引发的不良反应主要分为血液系统和非血液系统不良反应，血液系统不良反应主要为白细胞、血小板的减少，其往往在用药后的 6~15d 出现，严重程度与用药剂量直接相关，可能与 C-kit 机制受抑制相关，对于 3~4 级较重者，需要及时停药并对症给予相应药物治疗直至指标恢复正常。非血液系统不良反应主要为水肿和水钠潴留、消化系统不良反应及皮肤毒性。其中水肿反应多为 1~2 级，无须特殊处理，对于 3~4 级水钠潴留较重的患者，需给予利尿剂或甲磺酸伊马替尼减量治疗。消化系统的不良反应以恶心、呕吐多见，大多数患者可耐受，严重者通过给予 5- 羟色胺受体阻滞剂配合饮食控制往往可以得到改善。皮肤毒性反应如湿疹、皮炎等需根据病情轻重程度决定甲磺酸伊马替尼是继续用药、减量用药还是停止用药，3~4 级者可静脉给予糖皮质激素或左旋咪唑，也可应用 B 族维生素以及外用激素类软膏，经治疗大多数能得到控制。

5. 甲磺酸伊马替尼耐药　虽然许多实验已经证实了甲磺酸伊马替尼一线治疗晚期胃肠道间质瘤的有效性，但随着药物的使用，肿瘤耐药成为人们不得不面对的首要问题。研究显示，胃肠道间质瘤患者根据基因突变位点不同可以分为 C-kit 突变型、PDGFRA 突变型和野生型，其中又以 C-kit 突变型最为常见。目前普遍认为 KIT 外显子 11 突变的间质瘤对甲磺酸伊马替尼敏感性较好，90% 的患者能够从中受益，而 KIT 外显子 9 号突变者只有 50% 能从中获益。PDGFRA 基因突变通常对甲磺酸伊马替尼有一定效

果，野生型患者只有一小部分可从甲磺酸伊马替尼的治疗中获益。由于不同基因突变位点对疾病的发展及预后影响不同，因此不同耐药的机制及解决办法成为人们研究的重点。

原发性耐药是指甲磺酸伊马替尼治疗开始或 6 个月内有明确临床证据疾病进展的耐药，原因可能为不同突变点对甲磺酸伊马替尼的反应不相同有关；研究表明，PDGFRA 外显子 18D842V 对甲磺酸伊马替尼原发性耐药，常规一线治疗不能对其产生良好的控制效果。具体耐药机制尚不明确，可能与甲磺酸伊马替尼的作用位点、药物浓度及肿瘤细胞周期有关。对此韩国一项回顾性研究显示，在所有一线治疗失败的 PDGFRA 突变患者中，甲磺酸伊马替尼加量组和苹果酸舒尼替尼二线治疗组的 PFS 分别为 1.9 个月和 7.3 个月，以此提示苹果酸舒尼替尼可能会对此类耐药患者带来一定程度的获益。目前 Grenolanib、BLU-285 治疗这一类型胃肠道间质瘤的研究正在进行当中，其结果可能会为胃肠道间质瘤的耐药提供新的治疗思路。对于 KIT 外显子 9 号基因突变肿瘤，近些年来，大量临床实验显示，苹果酸舒尼替尼对其治疗效果更佳，通过二线治疗能够获得 3.6~19.4 个月的 PFS。同时也有证据显示，通过增加甲磺酸伊马替尼的服用剂量至 600~800mg，可能提高药物反应，从而获得平均 12 个月左右的 PFS。因此对于接受甲磺酸伊马替尼 400mg 一线治疗失败的患者，指南中推荐可以增加甲磺酸伊马替尼服用剂量，如效果不佳可转为苹果酸舒尼替尼继续治疗。其余部分野生型耐药类型，大部分对于甲磺酸伊马替尼原发性耐药，耐药机制可能与 SDH 及 BRAF 活性突变相关，此类耐药即使增加甲磺酸伊马替尼的服用剂量，改善也并不理想，但是通过服用苹果酸舒尼替尼却能够获得平均 19 个月的 PFS，以此提示野生型胃肠道间质瘤患者通过服用苹果酸舒尼替尼或许能够得到更多的生存期受益。

继原发性耐药是指起初 6 个月对甲磺酸伊马替尼治疗有效或稳定后疾病有进展的耐药情况，原因大多与继发性基因二次突变相关，常见耐药位点多位于 C-kit 基因外显子 13、外显子 14 以及外显子 17。一旦出现继发性耐药，根据指南推荐，可以选择增加甲磺酸伊马替尼剂量或直接换用二线靶向药物苹果酸舒尼替尼治疗。但研究表明，无论是继续服用还是加大甲磺酸伊马替尼的剂量对于病情的控制都不能起到很好效果。但临床观察发现，手术干预可使甲磺酸伊马替尼耐药的局部肿瘤进展患者获益，手术联合靶向药物治疗有望成为对甲磺酸伊马替尼耐药的晚期胃肠道间质瘤患者的最佳治疗模式。

6. 甲磺酸伊马替尼标准剂量失败后的治疗选择　如

果在甲磺酸伊马替尼治疗期间发生肿瘤进展,首先应确认患者是否严格遵从了医嘱,即在正确的剂量下坚持服药;在除外患者依从性因素后,应按以下原则处理。①局限性进展:局限性进展表现为甲磺酸伊马替尼治疗期间,部分病灶出现进展,而其他病灶仍然稳定甚至部分缓解。局限性进展的GIST,在手术可以完整切除局部进展病灶的情况下,建议实施手术治疗,术后可依据病情评估与需要,选择继续原剂量甲磺酸伊马替尼治疗、换用舒尼替尼治疗或甲磺酸伊马替尼增加剂量治疗;如未能获得完整切除时,后续治疗应遵从GIST广泛性进展的处理原则;GIST广泛进展时,不建议采取手术。对于部分无法实施手术的GIST肝转移患者,动脉栓塞与射频消融治疗也可以考虑作为姑息治疗方式;而不宜接受局部治疗的局灶性进展患者,建议换用舒尼替尼治疗或甲磺酸伊马替尼增加剂量治疗。②广泛性进展:对于标准剂量的甲磺酸伊马替尼治疗后出现广泛进展者,建议换用舒尼替尼或选择甲磺酸伊马替尼增加剂量治疗。舒尼替尼治疗:37.5mg/d(连续服用)与50mg/d(服药4周后停药2周为一个疗程)方案均可作为选择。尽管缺乏随机对照研究,但是舒尼替尼37.5mg/d可能获得更好的疗效与耐受性。国内研究数据显示,中国患者接受舒尼替尼治疗生存获益高于西方患者,药物不良反应经对症治疗后可获得缓解。甲磺酸伊马替尼增加剂量:考虑耐受性问题,推荐我国GIST患者优先增量为600mg/d。甲磺酸伊马替尼增加剂量后的不良反应经对症治疗后可获得缓解。

7. 血药浓度监测　在甲磺酸伊马替尼的药代动力学与治疗应答关系的研究中,药物浓度-时间曲线面积(AUC)可以直接测量或者作为结合AGP的总药物浓度的校正,因此较高的AUC可作为GIST患者治疗反应的重要预测因子。甲磺酸伊马替尼AUC、峰值(C_{max})和谷值(C_{min})相互联系,其中治疗反应相关性是基于甲磺酸伊马替尼C_{min}水平,与甲磺酸伊马替尼C_{max}比较,C_{min}随时间的变化较小,且甲磺酸伊马替尼C_{min}值比AUC更容易监测。Demetri等研究中,按处于稳定状态(第29天)的甲磺酸伊马替尼C_{min}水平(分成四分位数)来划分患者,其结果显示,甲磺酸伊马替尼的C_{min}值高于最低四分位数阈值1 100ng/ml的患者,具有较高的客观反映率,疾病得到有效的控制,临床获益增加。这说明GIST患者的血浆甲磺酸伊马替尼浓度如果低于1 100ng/ml,临床疗效降低,疾病很快进展,增加剂量可能提高甲磺酸伊马替尼的血药浓度,改善疗效。

近年来,有相关研究表明甲磺酸伊马替尼的血药浓度(谷浓度,C_{min})与药物副作用以及患者服药后的临床获益密切相关,治疗GIST患者的过程中,在保证甲磺酸伊马替尼药物疗效的同时,尽可能地减少药物所引起的副作用对

GIST的治疗也至关重要。

如果有条件,建议对下列患者进行甲磺酸伊马替尼血药浓度检测:①甲磺酸伊马替尼400mg一线治疗进展的患者。②药物不良反应较重的患者,如系血药浓度过高引起,可以在保证有效血药浓度的情况下,酌情减量。③未遵从医嘱定期定量服药的患者。如GIST患者的血浆甲磺酸伊马替尼浓度低于1 100ng/ml,临床疗效降低,疾病很快进展。甲磺酸伊马替尼的治疗效果与接受甲磺酸伊马替尼治疗的GIST患者的血清药物浓度水平紧密相关,不同GIST危险度的患者可能需要不同的血清药物浓度,通过对甲磺酸伊马替尼血药浓度的监测可以提高GIST患者的依从性,从而改善患者的预后,对GIST患者的治疗具有积极作用。对于GIST患者来说,找到最大疗效而最小不良反应的血药浓度只是时间问题。因此,甲磺酸伊马替尼血药浓度在指导GIST患者的治疗和预后中发挥着越来越重要的作用。

（二）苹果酸舒尼替尼在胃肠道间质瘤中的应用

苹果酸舒尼替尼(商品名为索坦)是一种新型的口服多靶点酪氨酸激酶抑制剂,具有抗肿瘤和抗血管生成的双重作用,它通过与细胞色素P450酶的结合,起到抑制其作用靶点(血管内皮生长因子受体、血小板衍生生长因子受体、干细胞因子受体、酪氨酸激酶等)的作用。基于这一作用机制,它是首个被批准用于对甲磺酸伊马替尼耐药或者治疗后进展的胃肠道间质瘤患者的二线治疗用药。

1. 苹果酸舒尼替尼疗效　在治疗剂量方面,目前指南中推荐给予的苹果酸舒尼替尼治疗剂量有两种方案,即50mg/d(服药4周后停药2周为一个疗程)方案和37.5mg连续口服方案,可能由于种族体质差异,根据国内相关文献报道,国人应用50mg/d(服药4周后停药2周为一个疗程)方案副反应较大,故常用推荐方案为37.5mg连续口服。

苹果酸舒尼替尼的作用效果与肿瘤基因突变类型有明显相关性:对于原发的*C-kit*外显子9突变型或野生型患者的疗效明显好于外显子11突变患者;对于甲磺酸伊马替尼治疗失败继发*C-kit*外显子13、14突变者临床获益率明显优于外显子17、18突变的患者。Demetri等在一项多中心随机双盲Ⅲ期试验中,给予甲磺酸伊马替尼治疗失败或不耐受的207例胃肠道间质瘤患者苹果酸舒尼替尼50mg/d(服药4周后停药2周为一个疗程方案)二线治疗。结果表明,苹果酸舒尼替尼组和对照组的中位疾病进展时间分别为28.9周和7.0周。在安慰剂组开始接受苹果酸舒尼替尼后整体的中位疾病进展时间改善为24.3周,提示苹果酸舒尼替尼治疗无论在初始治疗还是延迟治疗中,均能使患者受益。另一项国际多中心临床试验中,将312例晚期胃肠

道间质瘤患者随机分为苹果酸舒尼替尼治疗组 50mg/d（服药 4 周后停药 2 周为一个疗程方案）和安慰组,通过治疗获得苹果酸舒尼替尼组和安慰组的中位肿瘤进展时间分别为 1.5 个月和 6 个月（$P<0.0001$）。因此证明苹果酸舒尼替尼作为胃肠道间质瘤的二线靶向药物具有良好的治疗效果。

2. 苹果酸舒尼替尼不良反应　由于作用靶点范围涵盖广泛,除了甲磺酸伊马替尼相同的不良反应外,舒尼替尼还具备一些特殊药物不良反应,这其中以高血压、手足综合征、甲状腺功能减退、心脏毒性等为主。国外一项实验表明,在服用苹果酸舒尼替尼的胃肠道间质瘤患者中,发生的不良反应主要为乏力、腹泻、恶心和皮疹,国内研究则显示,在所选晚期间质瘤国人患者中,舒尼替尼的不良反应同样以非血液系统不良反应为主。值得关注的是,在国内外文献分析中,手足综合征的患者均占有较高的比例,产生机制很有可能为舒尼替尼作用于 VEGFR 和 PDGFR 从而致使真皮细胞凋亡,进而破坏真皮,最终导致手足综合征的发生,其主要临床特征表现为手掌脚掌的麻木、感觉迟钝、感觉异常,同时伴有皮肤局部肿胀、脱屑、硬结样水疱或严重的疼痛等。治疗方面应以预防为主,包括避免手掌和足底的摩擦,对已经发生破溃的局部涂抹乳膏以减少疼痛和脱屑等等。在服用药物的治疗过程中,一旦发生严重的脱屑、破溃等反应还应及时就诊医院,调整用药剂量。其他不良反应如高血压、甲状腺功能减退、水肿等根据国内相关数据显示,不良反应多为 1~2 级,一般通过对症治疗可以控制,无须特殊处理。

3. 苹果酸舒尼替尼耐药　尽管苹果酸舒尼替尼对于甲磺酸伊马替尼治疗失败的晚期患者重新带来了生存期的获益,但是耐药问题同样伴随而来。目前,苹果酸舒尼替尼的具体耐药机制缺乏大样本临床实验数据。有地方研究报道,对于经过苹果酸舒尼替尼治疗后的间质瘤行超声多普勒监测可以发现,肿瘤周围组织的血管与肿瘤中心区域相比坏死并不明显,故通过周围残存的血管,肿瘤在经过一段时间后,可再次出现增殖,提示肿瘤的周围血管可以抵制苹果酸舒尼替尼抗血管的作用,机制可能为肿瘤区域 HIF-α 的高表达,诱发其他血管活性因子的激活,从而导致血管再生维持肿瘤血液供应。这一观点或许能为苹果酸舒尼替尼耐药机制问题提供新的研究方向。

（三）瑞戈非尼在胃肠道间质瘤中的应用

瑞戈非尼（regorafenib,BAY 73-4506）是一种新型的口服多靶点磷酸激酶抑制剂,它能抑制肿瘤细胞增殖、阻断肿瘤血管生成、调控肿瘤微环境,从而起到抗肿瘤作用。瑞戈非尼治疗甲磺酸伊马替尼与舒尼替尼失败的转移 / 不可切除的 GIST,可显著延长患者总生存期,推荐用于甲磺酸伊

马替尼与舒尼替尼治疗失败后的三线治疗。2013 年 2 月,美国 FDA 批准瑞戈非尼用于进展期胃肠道间质瘤的治疗。目前开展的 GRID 研究是关于瑞戈非尼治疗进展期胃肠道间质瘤的一项国际性、多中心、随机、安慰剂对照的Ⅲ期临床试验。该项研究共纳入 199 例既往应用甲磺酸伊马替尼和苹果酸舒尼替尼治疗失败的晚期胃肠道间质瘤患者,所有患者以 2∶1 的比例随机分配到瑞戈非尼治疗组（口服 160mg/d,3/1 方案）或安慰剂组。结果显示,瑞戈非尼组与安慰剂组相比,中位 PFS 延长了 3.9 个月（$P<0.0001$）,DCR 相比显著提高（52.6% vs. 9.1%,$P<0.0001$）。Joensuu 等在此基础上进一步分析了患者基线特征,结果为无论是性别、年龄、原发胃肠道间质瘤的病理特征、既往甲磺酸伊马替尼、苹果酸舒尼替尼的治疗时间和既往抗肿瘤治疗周期数,瑞戈非尼均能带来 PFS 获益,并且临床获益不受 C-kit 突变状态的影响,但由于该结论仍然缺乏大样本随机临床研究证实,所以还有待进一步探索。瑞戈非尼治疗失败的 GIST 患者,建议参加新药临床研究,或者考虑给予既往治疗有效且耐受性好的药物进行维持治疗。

（四）C-kit/PDGFRA 基因突变与分子靶向治疗疗效的相关性

C-kit/PDGFRA 基因突变类型可以预测分子靶向药物的疗效。一线治疗中,C-kit 外显子 11 突变者接受甲磺酸伊马替尼治疗疗效最佳;二线治疗中,原发 C-kit 外显子 9 突变和野生型 GIST 患者接受舒尼替尼治疗的生存获益优于 C-kit 外显子 11 突变患者,继发性 C-kit 外显子 13、14 突变患者接受舒尼替尼治疗疗效优于继发性 C-kit 外显子 17、18 突变患者;三线治疗中,继发性 C-kit 外显子 17 突变患者接受瑞戈非尼治疗取得了较好的疗效;PDGFRA 的 D842V 和 D816V 突变可能对甲磺酸伊马替尼、舒尼替尼与瑞戈非尼治疗产生原发性耐药。

（五）药物疗效的判断

1. 原发耐药与继发耐药　原发耐药的定义为接受甲磺酸伊马替尼一线治疗 6 个月内发生肿瘤进展;继发耐药的定义为初始接受甲磺酸伊马替尼或舒尼替尼治疗获得肿瘤缓解或稳定后,随着治疗时间的延长再次出现肿瘤进展。明确原发与继发耐药性质有助于评估 GIST 生物学行为与耐药机制,对合理制订后续治疗策略具有重要意义。

2. 改良的 Choi 疗效评估标准　既往多采用细胞毒药物疗效评价标准（RECIST 标准）,仅考虑瘤灶体积变化因素,存在明显缺陷。Choi 等结合长径和 CT 值（Hu）提出新的标准（表 20-1）,有些研究表明其评效能力可能优于 RECIST 标准。本共识建议,对于治疗早期肿瘤体积缩小不明显甚至增大者,应补充测量 CT 值（Hu）,参照 Choi 标准进行评价。

表 20-1　GIST 靶向药物治疗效果 Choi 评价标准

疗效	定义
CR	全部病灶消失,无新发病灶
PR	CT 测量肿瘤长径缩小≥10% 和 / 或肿瘤密度(Hu)减小≥15%;无新发病灶;无不可测病灶的明显进展
SD	不符合 CR、PR 或 PD 标准;无肿瘤进展引起的症状恶化
PD	肿瘤长径增大 >10%,且密度变化不符合 PR 标准;出现新发病灶;新的瘤内结节或已有瘤内结节体积增大

注:GIST,胃肠道间质瘤;CR,完全缓解;PR,部分缓解;SD,疾病稳定;PD,疾病进展。

3. CT 扫描和测量规范　CT 扫描范围应包括整个腹、盆腔区域;层厚≤5mm;轴位图像测量肿瘤最大径线;增强静脉期,于肿瘤最大层面采用曲线边缘描记法获得肿瘤整体 CT 值(Hu);有条件的,应报告病灶的平均 CT 值。

4. PET/CT 的应用　PET/CT 扫描是目前诊断 GIST 和评估分子靶向药物疗效最敏感的方法,但检查器械尚不够普及,价格较昂贵,可用于靶向药物疗效的早期判断,但不推荐用于术后的常规随访。

5. MRI 的应用　磁共振扩散加权成像可能成为 PET/CT 之外另一项可以提供功能定量指标的影像学方法,但其确切的临床意义有待于进一步研究。

(六)新靶向药物临床研究进展

目前国际上正在开展的胃肠道间质瘤的靶向药物开放性临床试验已多达 60 余项,研究方向主要集中于:新药研发、多药联合、一药多用。其中具有良好治疗前景的新药有 BLU-285、DCC-2618、LOXO-101 及 AZD3229。BLU-285(阿泊替尼,avapritinib)已通过多中心临床研究显示对包括 D842V 突变在内的 PDGFRA 外显子 18 突变的转移性 GIST 的客观缓解率达到 86%,并于 2020 年 2 月被美国 FDA 批准上市用于治疗 PDGFRA 外显子 18 突变的转移性 GIST。更多关于阿泊替尼治疗转移性 GIST 的临床试验研究正在跟进中。DCC-2618 是一种新研发的光谱 C-kit/PDGFRA 抑制剂,有研究显示,DCC-2618 ≥ 100mg/d 可对多线治疗耐药的胃肠道间质瘤患者有效,DCR 及中位 PFS 可达 66% 和 52 周,其四线治疗的 Ⅲ 期临床试验结果有待进一步证实这一观点。LOXO-101 是美国 FDA 批注上市的适用于 TRK 融合基因的抗肿瘤药物,由于 NTRK3-ETV6 融合基因是目前证实的野生型胃肠道间质瘤的替代发病机制之一,故 LOXO-101 的研发无疑为这部分患者带来了福音。AZD3229 是美国知名药企 AstraZeneca 宣布研发的一种新型全 C-kit 突变激酶抑制剂,它对不同类型突变的 C-kit 基因都具有高效抑制性和极低毒副作用的双重特

性。但目前研究还处于临床前细胞测试水平,有待进一步实验数据的收集。其他临床研究包括 MEK162 联合甲磺酸伊马替尼(NCT01991379)、纳武单抗联合或不联合伊匹单抗(NCT02880020)、卡博替尼(NCT02216578)、达沙替尼(NCT02776878)等均对进一步优化胃肠道间质瘤的治疗及管理有重要意义。

瑞普替尼是一种新型的酪氨酸激酶开关控制抑制剂,具有独特的双重作用机制,可同时作用于激酶的开关口袋和活化环,因而能广泛抑制 C-kit 和 PDGFRA 的原发与继发突变。随机多中心 Ⅲ 期 INVICTUS 研究证实瑞普替尼对比安慰剂用于晚期 GIST 四线及以上治疗,可以带来 PFS 和 OS 的双重获益。基于此,瑞普替尼已于 2020 年 5 月获得美国食品药品监督管理局(FDA)批准晚期 GIST 四线及以上适应证,同时,瑞普替尼被写入最新的 2020 版《NCCN 软组织肉瘤临床实践指南》,作为唯一推荐的晚期 GIST 首选四线方案。此外,在最近刚刚发布的首版《CSCO 胃肠间质瘤诊疗指南》中,瑞普替尼以 1A 类证据写入三线治疗失败后的转移性 GIST 治疗的 Ⅰ 级推荐,填补了我国晚期 GIST 四线标准治疗的空白。瑞普替尼近期也在加拿大和澳大利亚获批上市,期待瑞普替尼在中国的上市申请能够尽快获批,尽早惠及更多的中国晚期 GIST 患者。

三、随访

(一)术后患者的随访

GIST 术后最常见的转移部位是腹膜和肝脏,故推荐进行腹、盆腔增强 CT 或 MRI 扫描作为常规随访项目,必要时行 PET/CT 扫描。

1. 中、高危患者,应每 3 个月进行 CT 或 MRI 检查,持续 3 年,然后每 6 个月 1 次,直至 5 年;5 年后每年随访 1 次。

2. 低危患者,应每 6 个月进行 CT 或 MRI 检查,持续 5 年。

3. 由于肺部和骨骼转移发生率相对较低,建议至少每年进行 1 次胸部 X 线检查,在出现相关症状情况下推荐进行 ECT 骨扫描。

(二)转移复发 / 不可切除或术前治疗患者

转移复发 / 不可切除或术前治疗患者随访时应着重检查原发、转移复发或不可切除的肿瘤,评估其大小、密度及与周围脏器的关系,对转移复发或不可切除的肿瘤进行增强 CT 或 MRI 扫描是常规随访项目,可疑他处转移者可进行 PET/CT 扫描检查。

1. 治疗前必须行增强 CT 或 MRI 作为基线和疗效评估的依据。

2. 开始治疗后,至少应每 3 个月随访 1 次,复查增强

CT 或 MRI；如果涉及治疗决策，可以适当增加随访次数。

3. 治疗初期（前 3 个月）的密切监测非常重要，必要时可行 PET/CT 扫描确认肿瘤对治疗的反应。

4. 必要时，应监测血药浓度，指导临床治疗。

四、预后

胃肠道间质瘤的预后同其危险度评估密切相关，而 GIST 的危险度评估适用于原发性并能够完全切除的 GIST（表 20-2）。下列几种情形不适合进行危险度评估：①各类活检标本，包括细针穿刺活检、芯针穿刺活检及内镜活检等。②已发生复发和 / 或转移的 GIST。③经过靶向治疗的 GIST。

胃肠道间质瘤的预后影响因素很多，肿瘤的部位、大小、原发部位等均是影响本病预后的重要因素（表 20-3）。原发胃肠道间质瘤患者在无转移的情况下，通过彻底的手术切除，部分患者可能得到根治，5 年生存率为 50%~65%，但仍有部分患者术后会出现复发转移。就诊时已有转移或者不能进行手术的患者，5 年生存率 <35%，不能手术切除的患者总生存期为 9~12 个月。但随着靶向药物的应用及新的药物的出现，患者的生存期可得到延长。对于复发转移的患者，5 年生存率为 25%~75.4%。胃肠道间质瘤的复发转移常发生于腹部，主要位于腹膜和 / 或肝脏中。根据胃肠道间质瘤危险度分级评估表，如果患者属于高危 GIST，术后复发转移率高达 55%~90%，80% 在术后 1~2 年内局部复发甚至肝转移。对于复发转移的患者，5 年生存率为 25%~75.4%。

表 20-2　原发 GIST 切除术后危险度分级（NIH2008 改良版）

危险度分级	肿瘤大小 /cm	核分裂象计数 /50HPF^{-1}	肿瘤原发部位
极低	≤ 2	≤ 5	任何部位
低	2.1~5	≤ 5	任何部位
中等	2.1~5	6~10	胃
	<2*	6~10	任何部位
	5.1~10	≤ 5	胃
高	任何	任何	肿瘤破裂
	>10	任何	任何部位
	任何	>10	任何部位
	>5	>5	任何部位
	>2 且 ≤ 5	>5	非胃原发
	>5 且 ≤ 10	≤ 5	非胃原发

注：* 针对原分级不足，专家委员会进行修正；GIST：胃肠道间质瘤；NIH：美国国立卫生研究院。

表 20-3　GIST 患者的预后（基于长期随访资料）（WHO 2013 年版）

预后分组	肿瘤参数		疾病进展（患者百分数）[a]	
	肿瘤大小 /cm	核分裂象计数 /50HPF^{-1}	胃 GIST	小肠 GIST
1	≤ 2	≤ 5	0	0
2	>2 且 ≤ 5	≤ 5	1.9	4.3
3[a]	>5 且 ≤ 10	≤ 5	3.6	24
3[b]	>10	≤ 5	12	52
4	≤ 2	>5	0[b]	50[b]
5	>2 且 ≤ 5	>5	16	73
6[a]	>5 且 ≤ 10	>5	55	85
6[b]	>10	>5	86	90

注：[a] 基于 AFIP1784 例患者的研究；[b] 病例数较少；GIST 胃肠道间质瘤；AFIP：美国国防病理学研究所。

第四节　腹腔热灌注化疗在胃肠道间质瘤综合治疗中的地位及存在的问题

目前 HIPEC 在胃肠道间质瘤综合治疗中的应用少之又少,究其原因主要是 GIST 肿瘤本身对化疗药物的敏感性很差,过去的治疗经验表明 GIST 患者无法从化疗中获益,各个治疗指南或共识均未将化疗作为胃肠道间质瘤的常规治疗手段。且针对胃肠道间质瘤的靶向治疗药物其药物原理是通过结合 KIT 蛋白胞浆内的酪氨酸激酶功能区的 ATP 位点,从而选择性地抑制酪氨酸激酶的活性,进而对间质瘤细胞的增殖分化起到抑制作用。故其需要在人体内达到一定的血药浓度才能发挥出其药物效应,若作为腹腔热灌注治疗的灌注药液则无法实现其药物效应。口服甲磺酸伊马替尼等酪氨酸激酶抑制剂已成为公认的治疗胃肠道间质瘤的经典治疗手段,大量研究证实大部分的 GIST 患者都能从中获益。腹腔热灌注化疗同目前胃肠道间质瘤的两大常规治疗手段手术及口服酪氨酸激酶抑制剂相比,无论是在治疗成本、患者的医源性创伤及治疗风险、患者的临床获益等方面均无可比性。因此,目前腹腔热灌注化疗在胃肠道间质瘤的综合治疗中尚无法占据一席之地。

在能查阅到的屈指可数的涉及胃肠道间质瘤和腹腔热灌注化疗的文献中,胃肠道间质瘤均不是腹腔热灌注化疗的主要对象,胃肠道间质瘤在其中充当的是仅胃癌、卵巢癌以及大肠癌等腹腔热灌注化疗主流疾病的对比疾病,其入组病例数仅有一至几例,且大都出现在人们探索腹腔热灌注化疗对腹腔肿瘤疗效的初期。在唯一一篇针对胃肠道间质瘤腹腔热灌注化疗的文献中,Bryan 的团队在对 1992—2012 年的 1 070 例接受减瘤术联合腹腔热灌注化疗治疗患者的临床数据进行回顾性分析后得出结论:转移性 GIST 患者的主要治疗方法应该是口服酪氨酸蛋白激酶抑制剂治疗。但是,对于胃肠道间质瘤的带瘤生存患者,应该在其出现靶向药物耐药之前考虑行减瘤术联合腹腔热灌注化疗治疗,即使在接受减瘤术联合腹腔热灌注化疗治疗后,靶向治疗后病情进展仍与患者预后不良相关。

由于目前关于腹腔热灌注治疗对于改善 GIST 患者预后的临床价值的研究尚处于起步阶段,所以我们建议对以下 GIST 患者可开展关于腹腔热灌注治疗临床疗效的前瞻性临床试验研究。

一、GIST 患者的预防复发治疗

GIST 无论瘤体大小、生长部位或核分裂象计数,一旦破裂其危险度均为高危,有较高的腹腔种植复发率。对局限性 GIST 肿瘤破溃接受手术的患者或局限性 GIST 手术中肿瘤破裂者,可考虑术中及术后行腹腔热灌注治疗。瘤体巨大或根据患者临床资料推测肿瘤危险度高,术后复发风险高的 GIST 患者即使接受根治性切除且术中瘤体未破裂,是否可考虑行腹腔热灌注治疗以防止亚临床腹腔种植导致的复发尚待进一步研究探讨。

二、GIST 患者的减瘤治疗

对于肿瘤无法根治切除的 GIST 患者行腹腔减瘤手术治疗时可考虑术中及术后行腹腔热灌注治疗。

以上探索性治疗还需要大样本、多中心的临床试验来验证效果。在多学科合作的基础上,开展腹腔脱落细胞学、病理学、影像学等在 GIST 腹腔转移中诊断价值的研究,以探讨 GIST 腹腔热灌注治疗的实施原则。

第五节　小　结

胃肠道间质瘤是最常见的消化道间叶源性肿瘤,手术切除是目前根治性治疗胃肠道间质瘤的唯一方法。但由于肿瘤术后复发率高,且对传统的放化疗均不敏感,所以胃肠道间质瘤的治疗一度成为国际研究的重点难题。随着甲磺酸伊马替尼等一系列靶向治疗药物的问世,靶向药物开创了胃肠道间质瘤治疗的新时代,且在临床工作中取得越来越突出的疗效,极大地改善了 GIST 患者的预后。

在胃肠道间质瘤诊疗方面有如下展望:①组织多中心开展胃肠道间质瘤综合治疗相关腹腔热灌注化疗的临床试验,对发现存在肿瘤自发或医源性破裂或腹水脱落细胞学可见肿瘤细胞的 GIST 患者要考虑联合腹腔热灌注化疗的综合治疗,探索腹腔热灌注化疗能否降低此类患者肿瘤转移复发的概率。②加强全国性胃肠道间质瘤综合治疗临床大数据收集、分析平台的建设,完善临床标本库的建立,加强多中心临床医疗数据的交流与共建共享。③进一步规范临床工作中多学科联合诊疗模式(MDT),整合外科、内科、影像、病理、内镜等多个学科的诊疗优势,真正为患者制订个体化治疗方案。④进一步研发新型靶向药物,积极开展胃肠道间质瘤综合诊疗相关临床试验,不断改进现行 GIST 诊疗方案。应积极参与国际多中心临床试验,在全国有条件的医疗中心更多地开展前瞻性多中心的随机对照研究,探索新药物、新治疗方法的临床疗效,建立中国胃肠道间质瘤患者治疗信息平台。

随着研究技术和水平的不断进步,GIST 的诊断、治疗手段不断完善,医务人员对于 GIST 的认识水平也逐步提

高。临床工作中应根据其临床表现、辅助检查、病理检查结果综合评估其危险度，并根据危险度分级制定合理有效的治疗方案。外科手术仍是治疗局限性 GIST 的主要手段。随着外科手术技术和方法的不断改革和提高、新的分子靶向药物的临床研究及推广使用及腹腔热灌注治疗技术的广泛深入研究，GIST 患者的治疗将日趋完善。

（李　勇　赵　群　安昭杰）

参考文献

［1］VON MEHREN M. New therapeutic strategies for soft tissue sarcomas [J]. Curr Treat Options Oncol, 2003, 4 (6): 441-451.

［2］JoVY, FletcherCD. WHO classification of soft tissue tumours: an update based on the 2013 (4th) edition.[J]. Pathology, 2014, 46 (2): 95-104.

［3］SAKURAI S, HISHIMA T, TAKAZAWA Y, et al. Gastrointestinal stromal tumors and KIT-positive mesenchymal cells in the omentum [J]. Pathol Int, 2001, 51 (7): 524-531.

［4］MA GL, MURPHY JD, MARTINEZ ME, et al. Epidemiology of gastrointestinal stromal tumors in the era of histology codes: results of a population-based study [J]. Cancer Epidemiol Biomarkers Prev, 2015, 24 (1): 298-302.

［5］BEHAM AW, SCHAEFER IM, SCHIILER P, et al. Gastrointestinal stromal tmnors [J]. Int J Colorectal Dis, 2012, 27 (6): 689-700.

［6］张启瑜. 钱礼腹部外科学 [M]. 北京：人民卫生出版社, 2006.

［7］FLETCHER CD, BERMAN JJ, CORLESS C, et al. Diagnosis of gastrointestinal stromal tumors: A consensus approach [J]. Hum Pathol, 2002, 33 (5): 459-465.

［8］RESSI CR, MOCELLIN S, MENE~LRELLI R, et al. Gastrointestinal stromal tumor. from a surgical to a molecular approach [J]. Int J Cancer, 2003: 107 (2): 172-176.

［9］JOENSUU H, VEHTARI A, RIIHIMäKI J, et al. Risk of recurrence of gastrointestinal stromal tumour after surgery: an analysis of pooled population-based cohorts [J]. Lancet Oncol, 2012, 13 (3): 265-274.

［10］JOENSUU H, VEHTARI A, RIIHIMäKI J, et al. Risk of recurrence of gastrointestinal stromal tumour after surgery: an analysis of pooled population-based cohorts [J]. Lancet Oncol, 2012, 13 (3): 265-274.

［11］KAWANOWA K, SAKUMA Y, SAKURAI S, et al. High incidence of microscopic gastrointestinal stromal tumors in the stomach [J]. Hum Pathol, 2006, 37 (12): 1527-1535.

［12］AGAIMY A, VASSOS N, WUNSCH PH, et al. Impact of serosal involvement/extramural growth on the risk of synchronous and metachronous peritoneal spread in gastrointestinal stromal tumors: proposal for a macroscopic classification of GIST [J]. Int J Clin Exp Pathol, 2012, 5 (1): 12-22.

［13］KROEP JR, BOVéE JV, VAN DER MOLEN AJ, et al. Extra-abdominal subcutaneous metastasis of a gastrointestinal stromal tumor: report of a case and a review of the literature [J]. J Cutan Pathol, 2009, 36 (5): 565-569.

［14］赖晃文，杨传红，王卓才，等. 胃肠道间质瘤的电镜和免疫组织化学形态特征 [J]. 电子显微学报, 2001, 20 (6): 708-712.

［15］KEMMERLING R, WEYLAND D, KIESSLICH T, et al. Robust linear regression model of Ki-67 for mitotic rate in gastrointestinal stromal tumors [J]. Oncol Lett, 2014, 7 (3): 745-749.

［16］SAKURAI S, HISHIMA T, TAKAZAWA Y, et al. Gastrointestinal stromal tumors and KIT-positive mesenchymal cells in the omentum [J]. Pathol Int, 2001, 51 (7): 524-531.

［17］JOENSUU H, MARTIN-BROTO J, NISHIDA T, et al. Follow-up strategies for patients with gastrointestinal stromal tumour treated with or without adjuvant imatinib after surgery [J]. Eur J Cancer, 2015, 51 (12): 1611-1617.

［18］HEINRIEH MC, RUBIN BP, LONGHY BJ, et al. Biology and genetic aspects of gastrointestinals tromal tumors: kit activation and eytogenetie alterations [J]. Hum Pathol, 2002, 33 (5): 484-495.

［19］牛洪欣，何庆泗. 胃肠道间质瘤现代研究进展 [J]. 中国普通外科杂志, 2007; 16 (9): 895-897.

［20］PATIL DT, RUBIN BP. Gastrointestinal stromal

tumor: advances in diagnosis and management [J]. Arch Pathol Lab Med, 2011, 135 (10): 1298-1310.

[21] CHOU A, CHEN J, CLARKSON A, et al. Succinate dehydrogenase-deficient GISTsare characterized by IGF1R overexpression [J]. Mod Pathol, 2012, 25 (9): 1307-1313.

[22] DEMETRI GD, VON MEHREN M, ANTONESCU CR, et al. NCCN Task Force report: update on the management of patients with gastrointestinal stromal tumors [J]. J Natl ComprCancNetw, 2010, 8 Suppl 2 (2): S1-S 41.

[23] Gastrointestinal stromal tumours: ESMO clinical practice guidelines for diagnosis, treatment and follow-up [J]. Ann Oncol. 2014. 25 Suppl3: iii21-iii 26.

[24] JOENSUU H, HOHENBERGER P, CORLESS CL. Gastrointestinal stromal tumour [J]. Lancet, 2013, 382 (9896): 973-983.

[25] JOENSUU H, VEHTARI A, RIIHIMäKI J, et al. Risk of recurrence of gastrointestinal stromal tumour after surgery: an analysis of pooled population-based cohorts [J]. Lancet Oncol, 2012, 13 (3): 265-274.

[26] MIETTINEN M, LASOTA J. Gastrointestinal stromal tumors [J]. Gastroenterol Clin North Am, 2013, 42 (2): 399-415.

[27] VALSANGKAR N, SEHDEV A, MISRA S, et al. Current management of gastrointestinal stromal tumors: Surgery, current biomarkers, mutations, and therapy [J]. Surgery, 2015, 158 (5): 1149-1164.

[28] MIETTINEN M, SOBIN LH, LASOTA J. Gastrointestinal stromal tumors of the stomach: a clinicopathologic, immunohistochemical, and molecular genetic study of 1765 cases with long-term follow-up [J]. Am J Surg Pathol, 2005, 29 (1): 52-68.

[29] 杨弘鑫, 陈秀峰, 张波, 等. 217 例胃间质瘤的临床特点与诊治 [J]. 中国普外基础与临床杂志, 2012, 19 (9): 951-956.

[30] PARK CH, KIM EH, JUNG DH, et al. Impact of periodic endoscopy on incidentally diagnosed gastric gastrointestinal stromal tumors: findings in surgically resected and confirmed lesions [J]. Ann SurgOncol, 2015, 22 (9): 2933-2939.

[31] WADHWA R, TAKETA T, SUDO K, et al. Modern oncological approaches to gastric adenocarci-noma [J]. Gastroenterol Clin North Am, 2013, 42 (2): 359-369.

[32] RAMMOHAN A, SATHYANESAN J, RAJENDRAN K, et al. A GIST of gastrointestinal stromal tumors: A review.[J]. World J GastrointestOncol, 2013, 5 (6): 102.

[33] 魏秋良, 郝安林. 胃肠道间质瘤的影像学表现及其病理分析 [J]. 河南外科学杂志, 2010, 16 (6): 3-6.

[34] 叶颖江, 高志冬, 王杉. 小胃肠道间质瘤的诊断和治疗策略 [J]. 中华消化外科杂志, 2013, 12 (4): 245-248.

[35] TSUJI Y, KUSANO C, GOTODA T, et al. Diagnostic potential of endoscopic ultrasonography-elastography for gastric submucosal tumors: A pilot study [J]. Dig Endosc, 2016, 28 (2): 173-178.

[36] KIDA M, KAWAGUCHI Y, MIYATA E, et al. Endoscopic ultrasonography diagnosis of subepithelial lesions.[J]. Dig Endosc. 2017, 29 (4): 431-443.

[37] VON MM, RANDALL RL, BENJAMIN RS, et al. Gastrointestinal stromal tumors, version 2. 2014 [J]. J Natl ComprCancNetw, 2014, 12 (6): 853-862.

[38] KIśLUK J, ZIńCZUK J, KEMONA A, et al. Expression of CD117, DOG-1, and IGF-1R in gastrointestinal stromal tumours-an analysis of 70 cases from 2004 to 2010 [J]. Prz Gastroenterol, 2016, 11 (2): 115-122.

[39] 中国临床肿瘤学会胃肠间质瘤专家委员会. 中国胃肠间质瘤诊断治疗共识 (2017 年版)[J]. 肿瘤综合治疗电子杂志, 2018, 4 (1): 31-43.

[40] CORLESS CL, BALLMAN KV, ANTONESCU CR, et al. Pathologic and molecular features correlate with long-term outcome after adjuvant therapy of resected primary GI stromal tumor: the ACOSOG Z9001 trial [J]. J Clin Oncol, 2014, 32 (15): 1563-1570.

[41] GAAL J, STRATAKIS CA, CARNEY JA, et al. SDHB immunohistochemistry: a useful tool in the diagnosis of Carney-Stratakis and Carney triad gastrointestinal stromal tumors [J]. Mod Pathol, 2011, 24 (1): 147-151.

[42] KILLIAN JK, KIM SY, MIETTINEN M, et al. Succinate dehydrogenase mutation underlies global epigenomic divergence in gastrointestinal stromal tumor [J]. Cancer Discov, 2013, 3 (6): 648-657.

[43] MASON EF, HORNICK JL. Succinate dehydrogenase deficiency is associated with decreased 5-hydroxy-methylcytosine production in gastrointestinal stromal

tumors: implications for mechanisms of tumorigenesis [J]. Mod Pathol, 2013, 26 (11): 1492-1497.

［44］VANDEN ABBEELE AD, BADAWI RD. Use of positron emission tomogramphyinoncology and its potential role to assess response to imatinibmesylate therapy in gastrointestinal stromaltumors (GISTs)[J]. Eur J Cancer, 2002, 38 (suppl5): S60-S65.

［45］赵春雷，陈自谦，钱根年，等.胃肠道间质瘤18例的18F-FDG PET/CT显像及病理对照研究 [J].临床军医杂志，2009, 37 (2): 269-271.

［46］JI F, WANG ZW, WANG LJ, et al. Clinicopathological characteristics of gas-trointestinal mesenchymal tumors and diagnostic value of endoscopic ultrasonography [J]. Gastroenterol Hepatol. 2008, 23 (8 Pt2): e318-324.

［47］LACHTER J, BISHARA N, RAHIMI E, et al. EUS clarifies the natural history and ideal management of GISTS [J]. Hepatogastroenterol, 2008. 55 (86-87): 1653-1656.

［48］钟慧闽，杨杰，姚萍，等.284例内镜超声检查与治疗分析 [J].中国内镜杂志，2008, 14 (5): 511-513.

［49］NISHIDA T, KAWAI N, YAMAGUCHI S, et al. Submucosal tumors: comprehensive guide for the diagnosis and therapy of gastrointestinal submucosal tumors [J]. Dig Endosc, 2013, 25 (5): 479-489.

［50］CHOU FF, ENG HL, SHEEN-CHEN SM. Smooth muscle tumors of the gastrointestinal tract: analysis of prognostic factors [J]. Surgery, 1996, 119 (2): 171-177.

［51］蒋彦永.胃肠道平滑肌瘤诊治 [J].中国胃肠外科杂志，2000, 9, 3 (3): 142-143.

［52］董新舒，王锡山，李志高，等.大肠平滑肌肉瘤25例报告 [J].中国实用外科杂志，1998: 34-35.

［53］张立阳，赵玉沛.辅助检查在小肠平滑肌肉瘤诊断中的应用 [J].中华普通外科杂志，1997, 5: 287-289.

［54］孟凡青，钱才友，黄志勇.胃肠道炎性纤维性息肉 [J].中国癌症杂志，1999: 21-23.

［55］BETHUNE R, AMIN A. Mesenteric fibromatosis: a rare cause of acute abdominal pain [J]. Ann R Coll Surg Engl, 2006, 88 (2): 1-2.

［56］郑金榆，张丽华，吴鸿雁，等.肠系膜纤维瘤病的形态及免疫表型特征 [J].临床与实验病理学杂志，2007, 23 (1): 104-105.

［57］MIETTINEN M. Are desmoid tumors kit positive？

[J]. Am J Surg Pathol, 2001, 25 (4): 549-550.

［58］YANTISS RK, SPIRO IJ, COMPTON CC, et al. Gastrointestinal stromal tumor versus intraabdominal fibromatosis of the bowel wall: a clinically important differential diagnosis [J]. Am J Surg Pathol, 2000, 24 (7): 947-957.

［59］HATSELL S, ROWLANDS T, HIREMATH M, et al. Beta-catenin and Tcfs in mammary development and cancer [J]. J Mammary Gland Biol Neoplasia, 2003, 8 (2): 145-158.

［60］郑金榆，张丽华，屈峰，等.β-catenin在肠系膜纤维瘤病与其他胃肠道间叶性肿瘤鉴别诊断中的作用 [J].南京医科大学学报 (自然科学版), 2007,(07): 721-723, 777.

［61］DEMETRI GD, BENJAMIN R, BLANKE CD, et al. NCCN Task Force report: optimal management of patients with gastrointestinal stromal tumor (GIST)--expansion and update of NCCN clinical practice guidelines [J]. J Natl ComprCancNetw, 2004, 2 Suppl 1: S-1-26; quiz 27-30.

［62］CASALI PG, BLAY JY. Gastrointestinal stromal tumours: ESMO Clinical Practice Guidelines for diagnosis, treatment and follow-up [J]. Ann Oncol, 2010, 21 (Suppl 5): v98-102.

［63］DEMETRI GD, BENJAMIN RS, BLANKE CD, et al. NCCN Task Force report: management of patients with gastrointestinal stromal tumor (GIST)--update of the NCCN clinical practice guidelines [J]. J Natl ComprCancNetw, 2007, 5 Suppl 2: S1-S29.

［64］LIN J, HUANG C, ZHENG C, et al. Laparoscopic versus open gastric resection for larger than 5cm primary gastric gastrointestinal stromal tumors (GIST): a size-matched comparison [J]. SurgEndosc, 2014, 28 (9): 2577-2583.

［65］PELLETIER JS, GILL RS, GAZALA S, et al. A Systematic Review and Meta-Analysis of Open vs. Laparoscopic Resection of Gastric Gastrointestinal Stromal Tumors [J]. J Clin Med Res, 2015, 7 (5): 289-296.

［66］MILONE M, ELMORE U, MUSELLA M, et al. Safety and efficacy of laparoscopic wedge gastrectomy for large gastrointestinal stromal tumors [J]. Eur J SurgOncol, 2017, 43 (4): 796-800.

［67］姚礼庆，钟芸诗，何梦江. 内镜治疗胃胃肠间质瘤的可行性［J］. 中华胃肠外科杂志，2012，15（3）：217-220.

［68］YE LP, ZHANG Y, MAO XL, et al. Submucosal tunneling endoscopic resection for small upper gastrointestinal subepithelial tumors originating from the muscularis propria layer [J]. SurgEndosc, 2014, 28 (2): 524-530.

［69］AN HJ, RYU MH, RYOO BY, et al. The effects of surgical cytoreduction prior to imatinib therapy on the prognosis of patients with advanced GIST [J]. Ann SurgOncol, 2013, 20 (13): 4212-4218.

［70］SYM SJ, RYU MH, LEE JL, et al. Surgical intervention following imatinib treatment in patients with advanced gastrointestinal stromal tumors (GISTs)[J]. J SurgOncol, 2008, 98 (1): 27-33.

［71］DEMETRI GD, VON MEHREN M, BLANKE CD, et al. Efficacy and safety of imatinib mesylate in advanced gastrointestinal stromal tumors [J]. N Engl J Med, 2002, 347 (7): 472-480.

［72］EISENBERG BL, HARRIS J, BLANKE CD, et al. Phase II trial of neoadjuvant/adjuvant imatinib mesylate (IM) for advanced primary and metastatic/recurrent operable gastrointestinal stromal tumor (GIST): early results of RTOG 0132/ACRIN 6665 [J]. J SurgOncol, 2009, 99 (1): 42-47.

［73］CasaliPG, AbecassisN, BauerS. Gastrointestinal stromal tumours: ESMO-EURACAN Clinical Practice Guidelines for diagnosis, treatment and follow-up [S/OL]. ESMO Guidelines Committee and EURACAN. Electronic address: clinicalguidelines @ esmo. org.

［74］EISENBERG BL, HARRIS J, BLANKE CD, et al. Phase II trial of neoadjuvant/adjuvant imatinib mesylate (IM) for advanced primary and metastatic/recurrent operable gastrointestinal stromal tumor (GIST): early results of RTOG 0132/ACRIN 6665 [J]. J SurgOncol, 2009, 99 (1): 42-47.

［75］Hohenberger P, Langer C, Wendtner C M, et al. Neoadjuvant treatment of locally advanced GIST: Results of APOLLON, a prospective, open label phase II study in KIT-or PDGFRApositive tumors [J]. J Clin Oncol, 2012, 30 (suppl15): 10031-10031.

［76］GOLD JS, GöNEN M, GUTIéRREZ A, et al. Development and validation of a prognostic nomogram for recurrence-free survival after complete surgical resection of localised primary gastrointestinal stromal tumour: a retrospective analysis [J]. Lancet Oncol, 2009, 10 (11): 1045-1052.

［77］詹文华，王鹏志，邵永孚，等. 甲磺酸伊马替尼术后辅助治疗胃肠间质瘤的多中心前瞻性临床试验中期报告［J］. 中华胃肠外科杂志，2006，9（5）：383-387.

［78］Li J, Gong JF, Wu AW, et al. Post-operative imatinib in patientswith intermediate or high risk gastrointestinal stromal tumor [J]. Eur J SurgOncol, 2011, 37 (4): 319-324.

［79］JOENSUU H, ERIKSSON M, SUNDBY HALL K, et al. One vs three years of adjuvant imatinib for operable gastrointestinal stromal tumor: a randomized trial [J]. JAMA, 2012, 307 (12): 1265-1272.

［80］LIN JX, CHEN QF, ZHENG CH, et al. Is 3-years duration of adjuvant imatinib mesylate treatment sufficient for patients with high-risk gastrointestinal stromal tumor?A study based on long-term follow-up [J]. J Cancer Res Clin Oncol, 2017, 143 (4): 727-734.

［81］DEMATTEO RP, BALLMAN KV, ANTONESCU CR, et al. Adjuvant imatinib mesylate after resection of localised, primary gastrointestinal stromal tumour: a randomised, double-blind, placebo-controlled trial [J]. Lancet, 2009, 373 (9669): 1097-1104.

［82］CORLESS CL, BALLMAN KV, ANTONESCU CR, et al. Pathologic and molecular features correlate with long-term outcome after adjuvant therapy of resected primary GI stromal tumor: the ACOSOG Z9001 trial [J]. J Clin Oncol, 2014, 32 (15): 1563-1570.

［83］BLAY JY, LEVARD A. Adjuvant imatinib treatment in gastrointestina-lstromal tumor: Which risk stratification criteria and for how long?A case report [J]. Anticancer Drugs, 2016, 27 (1): 71-75.

［84］BLANKE CD, DEMETRI GD, VON MEHREN M, et al. Long-term results from a randomized phase II trial of standard-versus higher-dose imatinib mesylate for patients with unresectable or metastatic gastrointestinal stromal tumors expressing KIT [J]. J Clin Oncol, 2008, 26 (4): 620-625.

［85］BLANKE CD, RANKIN C, DEMETRI GD, et al. Phase Ⅲ randomized, int-ergroup trial assessing imatinib mesylate at two dose levels inpatien-ts with unresectable or metastatic gastrointestinal stro-maltumors ex-pressing the KIT receptor tyrosine kinase: S0033 [J]. J ClinOncol, 2008, 26 (4): 626-632.

[86] SYM SJ, RYU MH, LEE JL, et al. Surgical intervention following imatinibtreatment in patients with advanced gastrointestinal stromal tumors (GISTs).[J]. J Surg Oncol, 2010, 8 (1): 27-33.

[87] ZALCBERG JR, VERWEIJ J, CASALI PG, et al. Outcome of patients with advanced gastro-intestinal stromal tumours crossing over to a daily imatinib dose of 800 mg after progression on 400 mg [J]. Eur J Cancer, 2005, 41 (12): 1751-1757.

[88] Wasielewski K, Wasag B, Wozniak A, et al. Influence of ytochrome P450, ABC and SLC Gene Polymorphisms on Imatinib Therapy Ou-tcome of Patients with Gastro-intestinal Stromal Tumours (GIST)[J]. Folia Biol (Praha), 2017, 63 (2): 78-83.

[89] ZHENG S, HUANG KE, PAN YL, et al. KIT and BRAF heterogeneous mutations in gastrointestinal stromal tumors after secondary imatinib resis-tance [J]. Gastric Cancer, 2015, 18 (4): 796-802.

[90] JAKHETIYA A, GARG PK, PRAKASH G, et al. Targeted therapy of gastrointestinal stromal tumours [J]. World J GastrointestSurg, 2016, 8 (5): 345-352.

[91] 韩振宇, 郑吉阳, 周威, 等. 胃肠道间质瘤基因突变及靶向治疗进展 [J]. 西南国防医药, 2018, 28 (6): 599-600, 封 3.

[92] ZHENG S, HUANG KE, JIA J, et al. Rhabdomyosar-comatous differentiation in gastrointestinal stromal tumors after imatinib resistance: a potential diagnostic pitfall [J]. Exp Biol Med (Maywood), 2013, 238 (1): 120-124.

[93] HEINRICH MC, MAKI RG, CORLESS CL, et al. Primary and secondary kinase genotypes correlate with the biological and clinical activity of sunitinib in imatinib-resistant gastrointestinal stromal tumor [J]. J Clin Oncol, 2008, 26 (33): 5352-5359.

[94] ZHENG S, HUANG KE, PAN YL, et al. KIT and BRAF heteroge-neousmutations in gastrointestinal stromal tumors after secondary Imatinib resistance [J] Gastric Cancer, 2015, 18 (4): 796-802.

[95] NISHIDA T, KANDA T, NISHITANI A, et al. Secondary mutations in the kinase domain of the KIT gene are predominant in imatinib-resistant gastro-intestinal stromal tumor [J]. Cancer Sci, 2008, 99 (4): 799-804.

[96] GAO J, TIAN Y, LI J, et al. Secondary mutations of c-KIT contribute to acquired resistance to imatinib and decrease efficacy of sunitinib in Chinese patients with gastrointestinal stromal tumors [J]. Med Oncol, 2013, 30 (2): 522.

[97] KAGITA S, UPPALAPATI S, GUNDETI S, et al. Correlation of C/EBPα expression with response and resistance to imatinib in chronic myeloid leukaemia [J]. Jpn J Clin Oncol, 2015, 45 (8): 749-754.

[98] LeeJH, KimY, ChoiJW, KimYS. Correlation of imatinib resistance with the mutational status of KIT and PDGFRA genes in gastrointestinal stromal tumors: a meta-analysis.[J]. J Gastrointestin Liver Dis, 2013, 22 (4): 413-418.

[99] 成驰, 孙państ德, 徐文通. 手术治疗伊马替尼耐药后肿瘤局部进展胃肠道间质瘤患者的疗效观察 [J]. 解放军医学院学报, 2018, 39 (11): 944-946, 954.

[100] 杨龙伟, 张军. 胃肠道间质瘤患者伊马替尼血药浓度的监测及意义 [J]. 医学信息, 2019, 32 (9): 51-53.

[101] 李曦, 王邓超, 余淼, 等. 胃肠道间质瘤患者伊马替尼稳态谷浓度与疗效的关系探讨 [J]. 实用医院临床杂志, 2020, 17 (1): 50-52.

[102] MANNING WC, BELLO CL, DEPRIMO SE, et al. Pharmacokinetic and pharmacodynamic evalua-tion of SU11248 in a phase Ⅰ clinical trial of patients with imatinib-resistant stromal tumors [J]. Proc ASCO, 2003, 22: 768.

[103] GEORGE S, BLAY JY, CASALI PG, et al. Clinical evaluation of continuous daily dosing of sunitinib malate in patients with advanced gastrointestinal stromal tumour after imatinib failure [J]. Eur J Cancer, 2009, 45 (11): 1959-1968.

[104] HEINRICH MC, MAKI RG, CORLE SS CL, et al. Sunitin ib (SU) response in im atinib-re sistant (IMR) G IST co rrelates with KIT and PDGFRA m utation status [J]. J Clin Oncol, 2006, 24 (18S): 9502.

[105] DEMETRI GD, VAN OOSTEROM AT, GARRETT CR, et al. Efficacy and safety of sunitinib in patients

with advanced gastrointestinal stromal tumour after failure of imatinib: a randomised controlled trial [J]. Lancet, 2006, 368 (9544): 1329-1338.

［106］BEADLING C, PATTERSON J, JUSTUSSON E, et al. Gene expression of the IGF pathway family distinguishes subsets of gastrointestinal stromal tumors wild type for KIT and PDGFRA [J]. Cancer Med, 2013, 2 (1): 21-31.

［107］张文婷, 桂玲, 贡雪芃, 等. 苹果酸舒尼替尼致不良反应 30 例调查分析 [J]. 中国医院药学杂志, 2013, 33 (5): 417-420.

［108］KOLDENHOF JJ, LANKHEET N, STEEGHS N, et al. Patient-reported outcome measures in a pharmacokinetic study with sunitinib, a prospective cohort study [J]. Support Care Cancer, 2018, 26 (8): 2641-2650.

［109］FAIVRE S, DEMETRI G, SARGENT W, et al. Molecular basis for sunitinib efficacy and future clinical development [J]. Nat Rev Drug Discov, 2007, 6 (9): 734-745.

［110］DEMETRI GD, REICHARDT P, KANG YK, et al. Efficacy and safety of regorafenib for advanced gastrointestinal stromal tumours after failure of imatinib and sunitinib (GRID): an international, multicentre, randomised, placebo-controlled, phase 3 trial [J]. Lancet, 2013, 381 (9863): 295-302.

［111］JOENSUU H, CASALI PG, REICHARDT P, et al. R esults from a phase Ⅲ trial (GRID) evaluating regorafenib (REG) in metastatic gastroi-ntestinal stromal tumour (GIST): Subgroup analysis of outcomes b-ased on pretreatment characteristics [J]. J Clin Oncol, 2013, 31 (Suppl): a10551.

［112］DEMETRI GD, JEFFERS M, R EICHARDT P, et al. Mutational analysis of plasma DNA from patients (pts) in the phase Ⅲ GRID study of re-gorafenib (REG) versus placebo (PL) in tyrosine kinase inhibitor (TKI)-refractory GIST: Correlating genotype with clinical outcom-es [J]. J Clin Oncol, 2013, 31 (Suppl): a10503.

［113］潘子豪, 陈双. 腹腔热灌注化疗的研究进展 [J]. 岭南现代临床外科, 2015, 15 (1): 107-110.

［114］吴印兵, 巴明臣, 崔书中, 等. 持续循环腹腔热灌注化疗治疗恶性腹水的临床应用初探 [J]. 中国医学工程, 2013, 21 (3): 6-8.

［115］刘建国. 胃肠道间质瘤 54 例临床分析 [J]. 中国社区医师 (医学专业), 2012, 14 (2): 89.

［116］杜紫雷. 转移性胃肠道间质瘤治疗的回顾性分析 [J]. 河南职工医学院学报, 2008, 20 (1): 36-37.

［117］BRYAN ML, FITZGERALD NC, LEVINE EA, et al. Cytoreductive surgery with hyperthermic intraperitoneal chemotherapy in sarcomatosis from gastrointestinal stromal tumor [J]. Am Surg, 2014, 80 (9): 890-895.

第二十一章

淋巴瘤患者的腹腔热灌注化疗

淋巴瘤（malignant lymphoma,ML）分为霍奇金淋巴瘤（Hodgkin lymphoma,HL）和非霍奇金淋巴瘤（non-Hodgkin lymphoma,NHL），系一类造血系统恶性肿瘤。据最新全球肿瘤发生率统计显示，非霍奇金淋巴瘤在所有肿瘤中的发生率排第 13 位，霍奇金淋巴瘤为 27 位。在淋巴瘤中，非霍奇金淋巴瘤发病率为所有淋巴瘤的 80%~90%，霍奇金淋巴瘤仅占 10%~20%。淋巴瘤可发生于任何年龄阶段的人群，男性的发病率及死亡率较女性高。自身免疫状态、外界环境影响和基因遗传等因素均可导致淋巴瘤的发生与发展，就目前相关基础研究而言，淋巴瘤的发病机制仍未得到明确的论述和证实。

淋巴瘤的典型临床表现为局部包块和进行性增大的无痛性淋巴结，但对于临床上较长时间保持高体温、盗汗及体重明显下降的患者，需保持足够的重视，即使未发现肿大的体表淋巴结，也需积极进行相关检查，尽早明确有无患有淋巴瘤，以便及时就诊和治疗。随着现代病理诊断水平的提高，免疫组化及分子生物技术的应用，大多数患者都可明确肿瘤类型。以往实验室和影像学检测都是临床上不可替代的辅助诊疗工具。特别是新普及的 PET/CT 等检测手段，能大大提高临床上淋巴瘤的诊断率。

规范化治疗对淋巴瘤的预后具有非常重要的作用。在对患者进行治疗前，应对患者的状态、病情、病理等充分评估，然后制订合理规范的治疗方案，相关科室的积极会诊协助诊疗计划的制订也是十分必要的。霍奇金淋巴瘤的治疗效果及预后较非霍奇金淋巴瘤好。近年来，人们对淋巴瘤的认识和对其治疗的效果都在逐渐提高。现霍奇金淋巴瘤已为可治愈的疾病，非霍奇金淋巴瘤长期无病生存率也超过半数。化疗是淋巴瘤治疗中最重要的治疗手段，放疗为淋巴瘤的非常规治疗，但对于控制局部肿瘤病灶仍为常用的治疗方式。特别注意的是，在对患有淋巴瘤的儿童进行放疗时，适应证及放疗计划需把控得相当谨慎，以免对其正常生长发育产生严重的影响。原发于消化道的淋巴瘤，若发生或已发生梗阻、穿孔、出血等并发症，则需及时手术治疗，一般能有较好的治疗效果。部分累及多器官系统的患者，在术后辅以化疗、放疗等疗效更佳。

体腔热灌注治疗用于淋巴瘤的治疗具有创新意义。体腔热灌注治疗作为肿瘤治疗的新手段，以其独特的疗效，迅速在临床上广泛应用。部分消化道淋巴瘤患者可根据其适应证有效开展腹腔热灌注化疗，对控制肿瘤引起的体腔积液、杀伤体腔广泛肿瘤转移灶和预防肿瘤种植转移等具有一定的疗效。尤其是经历手术治疗的淋巴瘤患者，腹腔热灌注化疗是其进一步治疗的一大利器。现在，临床医生应结合患者的具体情况，适当地开展腹腔热灌注化疗，共同为提高淋巴瘤的综合疗效而努力。

推荐阅读

• 彭卫军,朱雄增.淋巴瘤影像诊断学[M].上海:上海科学技术出版社,2008.

• 林桐榆.恶性淋巴瘤诊断治疗学[M].北京:人民卫生出版社,2013.

• 沈志祥,朱雄增.恶性淋巴瘤[M].北京:人民卫生出版社,2011.

• 菊池昌弘,森茂郎.最新恶性淋巴瘤图谱[M].北京:人民军医出版社,2006.

• 朱梅刚.恶性淋巴瘤病理诊断学[M].广州:广东科技出版社,2003.

• 李亚明,赵晋华.淋巴瘤 PET/CT 影像学[M].北京:人民卫生出版社,2017.

第一节　淋巴瘤的临床分期

此前,最广泛使用的淋巴瘤分期系统是 Ann-Arbor 分期(表 21-1),系由 1971 年举行的美国安娜堡(Ann Arbor)会议所建议,主要根据临床表现、体格检查、B 超、CT 扫描、下肢淋巴管造影、下腔静脉造影等进行分期。2014 年卢加诺(Lugano)国际淋巴瘤大会(ICML)对 Ann-Arbor 分期系统进行了修订,2014 版 Lugano 分期标准(表 21-2)得到了大多数专家的认可并广泛应用于 HL 及原发于淋巴结的 NHL,但对于某些特殊的原发淋巴结外的 NHL 则不能一概而论。

表 21-1　Ann-Arbor 分期

分期	病变范围
Ⅰ期	单个淋巴结区受累(Ⅰ)或单个结外器官组织受累(ⅠE)
Ⅱ期	横膈的同侧两个或更多淋巴结区受累(Ⅱ)或外加一个结外器官或部位局限性受累(ⅡE)
Ⅲ期	横膈两侧淋巴结受累(Ⅲ),同时有结外器官或组织的局限性受累(ⅢE)或脾受累(ⅢS)或两者均有(ⅢSE)
Ⅳ期	一个以上结外器官或组织(有或无淋巴结肿大)弥漫性或播散性受累

注:另外,分期还可按症状分为 A、B。A. 无症状;B.①不明原因半年内体重下降10%。②发热 >38℃,并排除其他原因发热。③盗汗(>7d)。

表 21-2　2014 版 Lugano 分期标准

分期		病变范围
局限期	Ⅰ期	仅侵及单一淋巴结区域(Ⅰ),或侵及单一结外器官不伴有淋巴结受累(ⅠE)
	Ⅱ期	侵及 ≥ 2 个淋巴结区域,但均在膈肌同侧(Ⅱ),可伴有同侧淋巴结引流区域的局限性结外器官受累(ⅡE)(例如:甲状腺受累伴颈部淋巴结受累,或纵隔淋巴结受累直接延伸至肺脏受累)
	Ⅱ期大包块	Ⅱ期伴有大包块者
发展期	Ⅲ期	侵及膈肌上下淋巴结区域,或侵及膈上淋巴结 + 脾受累(ⅢS)
	Ⅳ期	侵及淋巴结引流区域之外的结外器官(Ⅳ)

注:现在大多数类型淋巴瘤的分期参照 2014 年 Lugano 分期标准。

Lugano 分期标准是根据病理活检结果、全身症状、体格检查、实验室检查、影像学检查等结果做出的临床分期。在此基础上通过损伤性操作如剖腹探查或腹腔镜探查等获取病理做出的病理分期,对诊疗计划的制订和患者预后的改善起到了举足轻重的作用。影像学检查对于淋巴瘤的分期极其重要,包括超声、计算机断层扫描(CT)和磁共振成像(MRI)。此外,PET/CT 对发现全身肿大淋巴结和结外 NHL 具有较高的敏感性和特异性,骨髓穿刺活检对于完成分期工作也有一定的意义。如怀疑为中枢神经系统的淋巴瘤,腰椎穿刺为推荐的检查操作。国际预后指数(IPI)是有效评估侵袭性 NHL 患者的预后指数,它是根据年龄、机体状况、血清 LDH 水平、分期和受累的结外部位数目来计算的。

TNMB(血液)分期系统(表 21-3)被用来分期皮肤蕈样霉菌病(MF)和 Sézary 综合征(SS),MF 和 SS 占据了原发性皮肤淋巴瘤患者中的大部分。TNMB 分期系统为临床提供了有用的预后信息,并广泛用于临床试验中的治疗选择和分层。然而,有助于 MF/SS 的 TNMB 分期系统不适用于非 MF/SS 原发性皮肤淋巴瘤。非 MF/SS 皮肤淋巴瘤的临床表现和治疗方法不同于 MF/SS 皮肤淋巴瘤,因此,除 MF 和 SS 外的所有原发性皮肤淋巴瘤多采用 TNM 分类(表 21-4)。

此外,慢性淋巴细胞白血病(CLL)采用 Rai 分期(表 21-5)或 Binet 分期(表 21-6)。与 2014 版 Lugano 分期不同的是,Rai 分期和 Binet 分期均不需进行影像学检查及复杂的有创操作,仅仅通过详细的体格检查及常规的实验室检查便可进行分期诊断。

胃肠道淋巴瘤也有其特殊分期:胃肠道淋巴瘤 Lugano 分期(表 21-7)。这是经过改良的 Lugano 分期,其不同之处是针对胃肠道淋巴瘤的特点进行分期。但是这种分期仍然需要通过影像学检查(包括肝胆脾超声、全身浅表淋巴结超声、全身 CT 以及 PET/CT)以及通过特殊手段取得的病理结果等进行综合评估。

表 21-3　ISCL/EORTC MF 和 Sézary 综合征 TNMB 分期

	分期		病变范围
T	T1		局限性斑点、丘疹和 / 或斑块,覆盖体表面积 <10%。
		T1a	仅限斑点
		T1b	斑点 ± 斑块
	T2		斑点、丘疹或斑块覆盖≥体表面积的 10%
		T2a	仅限斑点
		T2b	斑点 ± 斑块
	T3		一个或多个肿块形成(直径≥ 1cm)
	T4		红斑覆盖面积≥ 80% 体表面积
N	N0		无异常周围淋巴结;无须活检
	N1		有异常周围淋巴结;组织病理学 Dutch 1 级或 NCI LN0~2
		N1a	克隆阴性
		N1b	克隆阳性
	N2		有异常周围淋巴结;组织病理学 Dutch 2 级或 NCI LN3
		N2a	克隆阴性
		N2b	克隆阳性
	N3		有异常周围淋巴结;组织病理学 Dutch 3~4 级或 NCI LN4 ;克隆阳性或阴性
	Nx		临床上周围淋巴结异常;无组织病理学证实
M	M0		无内脏器官受累
	M1		内脏受累(必须有病理证实,并应明确受累器官)
B	B0		无明显血液受累:外周血异型(Sézary)淋巴细胞≤ 5%,不符合 B2 标准
		B0a	克隆阴性
		B0b	克隆阳性
	B1		低负荷血液受累:>5% 的外周血淋巴细胞是异型(Sézary)细胞,不符合 B2 标准
		B1a	克隆阴性
		B1b	克隆阳性
	B2		高负荷血液受累:≥ 1 000/µl 克隆阳性的 Sézary 细胞

注:T 细胞克隆阳性或阴性通过 PCR 或 Southern 印迹分析确定。

表 21-4　ISCL/EORTC 对 MF/SS 分类以外的皮肤淋巴瘤 TNM 分类的建议

	分期		病变范围
T	T1		仅有单个离散的皮肤受累
		T1a	单个病变直径≤ 5cm
		T1b	单个病变直径 >5cm
	T2		区域性皮肤受累:多个病变限于 1 个区域或 2 个毗连的区域
		T2a	所有皮肤病变均在直径 <15cm 的圆形区域内
		T2b	所有皮肤病变均在直径 15~30cm 的圆形区域内
		T2c	所有皮肤病变均在直径 >30cm 的圆形区域内
	T3		全身性皮肤受累
		T3a	累及 2 个不相连身体区域的多个病变
		T3b	累及≥ 3 个身体区域的多个病变
N	N0		无淋巴结受累
	N1		累及 1 个周围淋巴结区,累及当前或复发前的皮肤受累区域
	N2		累及 2 个或更多周围淋巴结区
	N3		中央淋巴结受累
M	M0		无皮肤外淋巴结受累证据
	M1		存在皮肤外淋巴结受累证据

表 21-5　CLL Rai 分期

分期	危险分层	临床特点
0	低危	单纯淋巴细胞增多($>15 \times 10^9$/L)
I	中危	淋巴结肿大
II	中危	脾脏或肝脏肿大
III	高危	贫血(<110g/L)
IV	高危	血小板减少($<100 \times 10^9$/L)

表 21-6　CLL Binet 分期

分期	临床特点	
A	血红蛋白 ≥ 100g/L 和血小板计数 ≥ 100×10^9/L	<3 受累淋巴区域
B	血红蛋白 ≥ 100g/L 和血小板计数 ≥ 100×10^9/L	≥ 3 受累淋巴区域
C	血红蛋白 <100g/L 和 / 或血小板计数 $<100 \times 10^9$/L	任何数量的淋巴区域

注:颈、腋、(单侧或双侧)腹股沟、脾脏和肝脏各占一个区域,因此扩散的区域可以取 0~5 的任意值。

表 21-7　Lugano 胃肠淋巴瘤分期系统

分期	病变范围
I E	病变局限于胃肠道
I E1	侵及黏膜、黏膜下层
I E2	侵及固有肌层、浆膜层
II	病变扩散至腹腔
II 1	累及局部淋巴结(胃旁淋巴结)
II 2	累及远处淋巴结(肠系膜、腹主动脉旁、腔静脉旁或腹股沟等膈下淋巴结)
II E	浸透浆膜层达邻近器官或组织
IV	结外器官播散性受累或横膈上淋巴结受侵

当然,对于一些其他罕见的结外非霍奇金淋巴瘤也有其独特的分期,包括原发结外鼻型 NK/T 细胞淋巴瘤及中枢神经系统淋巴瘤等。

淋巴瘤的分期尽管不断改良,但是争议持续存在,主要是对于分期的定义存在解读分歧,或者对特殊部位未能做出全面而准确的定义。正因如此,后续才建立了多种预后指数用于补充临床分期的不足,以指导临床治疗和判断预后。而且不同于实体瘤的是,淋巴瘤的临床分期不是决定治疗和预后的最关键因素。

第二节　淋巴瘤的治疗原则

淋巴瘤可以发生于全身各处的任何淋巴组织,也可能发生于胃肠道,而发生于全身组织中的淋巴瘤都可扩散至胃肠道形成继发性淋巴瘤。绝大部分胃肠道淋巴瘤均为原

发性胃肠瘤(PGIL)。原发结外淋巴瘤可侵犯全身大部分脏器,胃肠道为最易受侵犯的部位。其中,胃因慢性幽门螺杆菌感染、腹腔疾病、炎症性肠病和自身免疫性疾病等易感因素在原发性胃肠瘤中成主要受累器官。

除了中枢神经型 T 细胞淋巴瘤外,任何列入世界卫生组织(WHO)淋巴恶性肿瘤分类的淋巴瘤都可能发生于胃肠道。其中,B 细胞淋巴瘤被分类为 MALT 淋巴瘤、弥漫性大 B 细胞淋巴瘤(DLBCL)、滤泡细胞淋巴瘤(FL)、套细胞淋巴瘤(MCL)和 Burkitt 淋巴瘤。T 细胞淋巴瘤分为 3 组:肠病相关 T 细胞淋巴瘤(EATL)、NK/T 细胞淋巴瘤(鼻型)和其他 T 细胞类型,包括间变性大细胞淋巴瘤。对于 PGIL,B 细胞淋巴瘤的发生率远高于 T 细胞淋巴瘤,弥漫性大 B 细胞淋巴瘤是较为多见的组织亚型,占胃淋巴瘤的近 50%,MALT 淋巴瘤也较为多见,而滤泡细胞淋巴瘤和套细胞淋巴瘤相对少见。

弥漫性大 B 细胞淋巴瘤在非霍奇金淋巴瘤中较为多见,具有容易侵犯周围组织及转移的特性,大多数为原发,少数可由惰性淋巴瘤发展而成。弥漫性大 B 细胞淋巴瘤的病灶也可见于 MALT 淋巴瘤,在弥漫性大 B 细胞淋巴瘤中,有一定比例的 MALT 淋巴瘤可鉴别。蒽环类药物为基础的化疗方案是其主要的治疗方式。

黏膜相关淋巴组织淋巴瘤(MALT)大多发生在胃肠道,最常见于胃。对 MALT 进行单独或联合化疗和免疫治疗能获得良好效果。免疫增生性小肠疾病(IPSID)由一种特殊的小肠 MALT 淋巴瘤亚群组成,该亚群起源于小肠,其发病人群仅限于某些地理区域,以 IPSID 为表现的患者通常是严重吸收不良的年轻人。幽门螺杆菌根除疗法是 MALT 的首选治疗方法。对早期(2014版 Lugano 分期 I / IIE)的非胃 MALT 建议采用累及野放疗或手术治疗。MALT 的相关研究表明,手术未能明显改善预后,根除 Hp 和化疗是其非常重要的治疗手段。

原发性胃肠道伯基特淋巴瘤通常累及胃肠道。伯基特淋巴瘤的预后在很大程度上受诊断时疾病分期的影响。在非流行地区,病变主要累及回肠末端及腹部脏器。流行性地方区域中的伯基特淋巴瘤具有预后良好的特点,治疗后可迅速消退,甚至有可能长期缓解。非致死性伯基特淋巴瘤则可能显示出类似的初期快速反应,但侵袭性很高,预后很差,较易复发。因此,宜采用大剂量的环磷酰胺为基础的化疗方案。但环磷酰胺需在肝脏内代谢激活,并不适合用于腹腔热灌注化疗。

肠病相关 T 细胞淋巴瘤(EATL)是一组罕见的肠道 T 细胞恶性肿瘤,肿瘤细胞浸润肠上皮。有相关病例报道,局部肿瘤切除后可长期缓解。其播散可侵及远处的结外部位,包括大脑和结肠。

原发性肠道 NK/T 细胞淋巴瘤主要见于东南亚,其中鼻型结外 NK/T 细胞淋巴瘤较为常见。原发性肠道 NK/T 细胞淋巴瘤常累及空肠,其次是回肠和盲肠,也可发生在肠的其他部位,多中心性为其主要特征。多发性及形状不规则的溃疡为主要表现,其次为较大的肿块,常伴有狭窄,容易导致肠梗阻及出血。因此,急诊手术以原发性肠道 NK/T 细胞淋巴瘤最为常见,术后进行腹腔热灌注化疗等补充治疗有着一定的疗效及收益。

手术是诊断 PGIL 的重要手段。手术成为诊断方法的原因:一方面,PGIL 病变主要位于黏膜下,增加了内镜下病理活检的难度。当重复内镜活检后仍不能确定病变时,可选择手术进一步明确;另一方面,部分 PGIL 患者因急腹症入院,尤其是 T 细胞淋巴瘤患者,急诊手术可提高确诊率。

手术是诊断 PGIL 的重要方式,尤其是 T 细胞淋巴瘤,常因急腹症发生率高而入院就诊。

原发性胃肠道淋巴瘤的治疗存在争议。其中,PGIL 主要治疗手段有手术、化疗和放疗或联合治疗,但仍未明确手术是否为 PGIL 的一线治疗方式。然而在 PGI-NHL 治疗中,手术与化疗相结合为其首选的治疗方式。根治性手术在局部病变的患者中具有重要治疗价值,姑息性手术则适用于伴有梗阻、穿孔、出血和瘘管形成的患者。另外,自身外周血干细胞移植是快速发展的侵袭性淋巴瘤的一线治疗,其作用优于手术和放疗,但由于套细胞、滤泡细胞或 T 细胞淋巴瘤对自身外周血干细胞移植无反应,仍首选手术切除或放疗。其次,单纯化疗或联合手术是 I / II 期(2014版 Lugano 分期)DLBCL 的首选治疗方法。对于 PS ≥ 2 的 T 细胞淋巴瘤患者,手术加化疗能有效延长 OS 和 PFS,而对于 PS ≤ 1 的患者中,手术加化疗对 OS 和 PFS 无显著影响。如今,PGIL 的最佳治疗策略仍未明确。腹腔热灌注治疗作为 PGIL 的补充治疗手段可能有着重要意义。

原发性女性生殖道淋巴瘤(PLFGT)是一种极其罕见的疾病,占结外淋巴瘤的 0.2%~1.1%,通常会发展为播散性淋巴瘤(7%~30%)。鉴别原发性和继发性淋巴瘤在制订治疗计划和判断预后方面至关重要,但同时存在结内和结外疾病的情况下鉴别具有一定难度。

原发性女性生殖道淋巴瘤的最常见肿瘤组织亚型是弥漫性大 B 细胞淋巴瘤(DLBCL),其次是滤泡性淋巴瘤、伯基特淋巴瘤和黏膜相关淋巴组织淋巴瘤(MALToma)。DLBCL 是女性生殖道各部位(阴道、外阴、宫颈、子宫、卵巢)最常见的组织学亚型。伯基特淋巴瘤很少见,大多数发生在卵巢。与其他组织学亚型相比,伯基特淋巴瘤更多见于年轻女性。

就临床表现而言,原发性女性生殖道淋巴瘤可出现如腹痛、腹胀、盆腔包块或阴道出血等症状,具体取决于肿瘤的位置。淋巴瘤可能伴随 NHL 的"B"症状,特别是伴有肿瘤负荷增加的侵袭性类型,但是在结外淋巴瘤(包括 PLFGT)中并不常见。在影像学上,原发性女性生殖道淋巴瘤在累及卵巢时可能表现为大的、双侧的同质肿块。然而,没有明显的影像模式可以帮助建立明确的诊断。总体而言,临床和影像学表现是非特异性的,不能将原发性女性生殖道淋巴瘤与其他更常见的妇科恶性肿瘤区分开来。因此,多为诊断不明的妇科恶性肿瘤通过进行病理取材活检后,最终确诊为原发性女性生殖道淋巴瘤。

原发性女性生殖道淋巴瘤患者通常会被采用标准的化疗方案来治疗侵袭性或进展性 NHL,如 R-CHOP。放射治疗是否可以采用取决于肿瘤组织学亚型、疾病范围和患者具体情况等相关影响因素。术后是否需要行腹腔热灌注化疗的相关报道仍较为少见，但 CRS 结合 HIPEC 的优势已经在腹膜癌中得到了大量的验证。

腹膜淋巴瘤(PL)为结外淋巴瘤的一类，是一种罕见的类似腹膜癌的疾病。但与腹膜癌相比，其发病率很低，导致它受到的关注要少得多。临床上较难对 PL 和其他癌种，以及腹膜结核或腹膜腔内的其他实体性病变进行区分。

原发性腹膜病变，也称原发性渗出性淋巴瘤，多发于免疫功能低下的患者。因大网膜不含淋巴组织，所以淋巴瘤并不常见于大网膜。常继发于腹腔内起源的结外淋巴瘤的腹膜浸润，称为腹膜淋巴瘤病。推测传播途径可能为内脏腹膜表面、胃结肠韧带和横结肠系膜。

腹膜淋巴瘤具有高度侵袭性的临床特点。因此，尽可能在早期明确诊断此类疾病，及时制订最佳的治疗方案，以期延长患者总生存时间。细胞学检测作为一种非常有价值的诊断方法，能够从腹水中筛出淋巴瘤并确诊此类疾病。然而，未能通过细胞学检测确诊的病例，需腹腔镜直视下取样活检，以及在 B 超或 CT 设备引导下穿刺活检进一步诊断。

一般来说，淋巴瘤主要采取的治疗方式是放化疗结合的综合治疗方式，同时遵循标准化、个体化原则。手术等外科治疗适应证比较局限，往往脾受累需要切除或者出现消化道穿孔、梗阻、出血等急症时才应用，而免疫治疗、自体干细胞移植、腹腔热灌注治疗等新兴方式正在快速发展并应用于临床。

一、霍奇金淋巴瘤治疗原则

随着医学的发展，HL 已经可以被临床治愈，大部分(80% 以上)的 HL 患者在经过治疗后可以长期无病生存。HL 的治疗手段比较明确，传统一般以放疗、化疗作为主要治疗手段，后经过研究发现，以放化疗作为基石的综合治疗可以延长患者的无复发生存期，因此以放化疗为主的综合治疗方式成为目前 HL 治疗的重要手段。

另外根据患者的一般生理状况、疾病分期以及有无不良预后因素等，在治疗方式的选择上还是有区别的，早期 HL 患者主要以化疗或放化疗相结合的治疗为主。而对于以下四种情况的 HL 应首先行全身化疗，然后再根据不同的情况加局部放疗：①播散侵袭趋势比较明显的 Ⅰ～Ⅱ期(2014 版 Lugano 分期)患者。②检查发现播散侵袭的 Ⅲ～Ⅳ期患者。③发生于空腔脏器的淋巴瘤。④肿瘤直径较大达 10cm 及以上或者发生于纵隔的肿瘤超过胸腔横径 1/3 的患者。而对于中晚期患者(ⅢB～Ⅳ期)，则主要按 ABVD 方案进行化疗，据研究完全缓解率最高达 80%，超过

一半的患者可达到长期缓解。下面对于不同情况患者的治疗进行具体的阐述分析。

(一)早期(主要为Ⅰ、Ⅱ期)

预后比较好、肿瘤不明显的 HL 患者，一般临床上可以选择 2~4 个疗程的短疗程 ABVD 方案，并按照实际情况联合 30Gy 的局部放疗。另外由于早期 HL 具有较高的复发率，单用化疗不能满足治疗需要，推荐使用放化疗结合的综合治疗。如果患者情况不允许进行放疗的可适当增加 1~2 个疗程化疗。

预后相对较差者，如肿瘤较大患者，按照指南(2018 ESMO 临床实践指南：霍奇金淋巴瘤的诊断，治疗和随访，Ann Oncol,2018 May 23)推荐，ABVD 方案化疗 +30Gy 局部放疗(IF-RT)为标准治疗方案，一般需要进行 4~6 个疗程。即便该标准方案在临床上取得了不错的成果，但是少数患者仍疾病进展，并且 5 年的复发率为 15% 左右。因此有很多研究人员还在探索更好的治疗方案，如 BEACOPP、BEACOPP Escalate、Stanford V 等。

(二)中晚期患者(ⅡB 期及以上患者)

Ⅱ B 期且肿瘤不大者，一线推荐方案为 ABVD 方案，疗程为 6~8 周期，同时此类患者应当注意加强放化疗联合治疗。此外，MOPP 以及 Stanford V 也是有效的治疗方案，也可以在 ABVD 方案治疗效果不明显时尝试使用。

Ⅱ B 期肿瘤较大以及Ⅲ～Ⅳ期患者，则注重应用以化疗为主的综合治疗模式，其中 ABVD 仍是此类患者的标准治疗方案，但是其疗效特别是长期疗效往往达不到预期。一般在化疗后对患者进行评估，如未完全缓解，则应加上放疗，不能耐受放疗的患者除外。因为 ABVD 治疗方案的局限性，很多临床中心也在选用不同的方案进行治疗，如 Stanford Ⅴ方案化疗进行 3 疗程后加行放疗、MOPP 与 ABVD 轮换使用 6 周期后进行放疗、BEACOPP 方案行 6~8 周期后行放疗，基本以上方案都是采取以化疗为主联合放疗的治疗策略，也取得了可观的成效。另外，有研究提出化疗加造血干细胞移植联合治疗的方式，虽然研究呈现的结果还有待商榷，但目前比较统一的观点是，该治疗模式对改善 HL 患者的预后具有重要临床意义，能为他们争取更长的无进展生存期。

(三)残存病灶、复发或难治性患者

另外应当注意的是，经过放化疗联合治疗的 HL 患者仍有约 1/3 的病例存在残存病灶甚至病变的复发，给患者以及临床工作者带来困扰。对于此类患者，临床上常采用的治疗方案包括 ABVD、MOPP 或两者交替应用方案，此外 Standford Ⅴ、BEACOPP 方案也能获取不错的治疗效果，被应用于一部分治疗效果稍差的病例。治疗方案的选择应该

遵循个体化原则,根据不同病例的一般情况、疾病分期、组织学分型、复发时间以及既往治疗情况等多方面进行评估后选用最适合患者的方案,以求达到最好的治疗效果,为患者谋福祉。

而在经过综合治疗后,针对进一步评估处于 CR 或经 PET/CT 检查结果提示阴性的患者,可停止化疗,临床随访。若评估提示疾病进展或经 PET/CT 检查提示阳性的病例,则按照复发难治淋巴瘤的治疗方案进行处理,对于该患者群,临床上仍然是采取放化疗结合的综合治疗,值得提出的是大剂量化疗联合患者自体干细胞移植在临床上具有较好的治疗效果。相关的适应证:①年龄不大于 30 岁。②常规治疗效果不好或者治疗耐药发生。③首程治疗疗效为 PR 甚至未达 PR。④多次或者连续复发并伴有 B 症状(Ann-Arbor 分期)。⑤中晚期(Ⅲ、Ⅳ期)患者经治疗达临床缓解后 1 年内发生复发。⑥处于ⅣB 期(Ann-Arbor 分期)并伴有不良预后因素。

值得高兴的是由于临床一线治疗方案效果比较理想,复发或难治性患者比以往大大减少。

二、非霍奇金淋巴瘤治疗原则

NHL 患者的治疗方案选择跟 HL 一样,取决于患者的具体病情(包括一般状况、疾病分期、组织学类型等)。一般来说,低度恶性的 NHL,Ⅰ、Ⅱ 期患者行局部放疗或者扩大野放疗,按照需要进行化疗,该类患者拥有较高的长期生存率,Ⅲ、Ⅳ期患者则行 4~6 周期的化疗后配合局部放疗。低度恶性 NHL 的常用化疗方案包括 COP、COPP;中度恶性的 NHL,Ⅰ 期患者主要是扩大野放疗联合化疗,ⅡB 以上的患者则一般先予化疗,然后辅以放疗进行治疗,常用化疗方案包括 CHOP、COPP;高度恶性的 NHL,Ⅰ A 期宜先行放疗,其他分期的患者则以 4~6 疗程的化疗为主,分期级别越高的化疗方案应越强力。若化疗结束后未达 CR,包括Ⅱ期以内的低分级 NHL 则主要行扩大野放疗,结束后再行巩固性化疗,Ⅲ、Ⅳ期患者则按照需要行放疗。CHOP 仍为中高度恶性患者的标准化疗方案。

(一)惰性淋巴瘤

惰性淋巴瘤疾病进展比较慢,病程较长,现在比较主张姑息性的治疗原则,没有明显的症状以及进展趋势的病例,可采取临床随访,待进展时再行治疗,尽量延迟化疗。惰性淋巴瘤对化疗敏感性不高,经过长时间的临床实践,现在较为一致的看法:①处于Ⅰ、Ⅱ期(2014 版 Lugano 分期,下同)患者,暂无明显症状的、无明显进展、一般状态尚可的病例,采取"观望等待"的策略。②处于Ⅰ、Ⅱ期的一般患者采取局部放疗,化疗结合放疗的综合治疗策略。③Ⅲ、Ⅳ期患者

中,具有明显临床症状、进展趋势明显或病理检查提示肿瘤开始转化为中高度侵袭性的病例,应予化疗。化疗方案的选择:最经典与常用的方案有 CHOP、CVP 方案以及一些含氟达拉滨的化疗方案,往往具有不错的临床治疗效果。化疗方案的选择应该根据患者的病情评估进行选择,争取获得较高的临床缓解率以及长期生存率。

对于难治复发性病例,目前没有标准的治疗方案。值得注意的是近些年火爆的免疫治疗,惰性淋巴瘤对其反应较好。目前应用于临床上的免疫治疗药品包括 CD20 单克隆抗体利妥昔单抗(Rituximab)、CD52 单克隆抗体阿伦单抗(Alemtuzuma),另外 INF-α 可用于早期患者。目前临床上应用的方案主要有:①高剂量化疗。②大剂量化疗 + 自体干细胞移植。③放射性核素标记单克隆抗体。④单克隆抗体联合化疗。⑤蛋白酶体抑制剂。此五类治疗方案均具有一定的治疗效果,相信后续的研究能够为难治性复发性病例制订有效的治疗方案。

(二)侵袭性淋巴瘤

侵袭性淋巴瘤发展进程快、较容易侵犯结外部分,预后相对较差。其主要包括弥漫性大 B 细胞淋巴瘤、伯基特淋巴瘤、套细胞淋巴瘤、间变性大细胞淋巴瘤以及 T/NK 细胞淋巴瘤等。侵袭性淋巴瘤是全身性疾病,静脉化疗在其治疗中占据了重要的地位。

1. Ⅰ、Ⅱ期侵袭性 NHL 化疗与放疗相结合的治疗效果明显优于任何单一治疗,对于 Ⅰ、Ⅱ 期侵袭性 NHL,全身化疗结合累及野的放疗是目前标准的治疗方式,CHOP 方案也是其相对有效的化疗方案。临床上按照肿瘤类型的不同选用相应的化疗方案。但当肿瘤直径较大、肿瘤负荷较高或者伴有其他不良预后因素时,应当按照Ⅲ、Ⅳ期处理。

2. Ⅲ、Ⅳ期侵袭性 NHL 该类患者以化疗为主结合放疗的综合治疗策略作为标准治疗方案,其中 CHOP 仍为治疗选择的"黄金方案",耐受好的患者可应用加强的 CHOP 方案,治疗效果不佳的应该考虑应用二线方案进行治疗。其他的化疗方案包括有 ESHAP、M-BACOB 等。而"诱导化疗 + 自体干细胞移植"对于高分期的患者具有不错的临床疗效,可明显延长患者的长期无病生存时间以及总生存时间。

3. 难治性复发性侵袭性 NHL 对于此类患者,往往需要行解救方案进行治疗:DHAP、MIME、ESHAP、EPOCH 等。待情况稳定后可行自体造血干细胞移植,其往往比常规的解救方案具有更明显的治疗效果。另外,近些年在进行的包括 CD20 单克隆抗体治疗在内的免疫治疗备受关注,利妥昔单抗是其中的代表,其对于部分复发者仍有不错的效果。难治性复发性侵袭性 NHL 预后较差,目前的治

疗手段还是有着局限之处，更有效的方案也正在研究当中。自体干细胞移植或许是未来比较有前景的治疗方式。

另外，精准体腔灌注治疗正在快速发展，随着其不断地开展以及在各肿瘤治疗中的普及，其在消化道肿瘤、妇科肿瘤等腹腔肿瘤的腹膜种植转移预防及治疗方面展现出不小的优势，有望成为继外科治疗、放疗、化疗、生物治疗后另一大治疗方式。根据近年的研究成果显示，体腔灌注治疗具有显著的临床效果。比较适合体腔热灌注治疗的是胃淋巴瘤，小肠淋巴瘤等较大的肿瘤，术中怀疑肿瘤细胞脱落，肿瘤引起的腹水及肿瘤引起体腔微小转移灶广泛播散等均可以应用体腔热灌注治疗。

第三节　腹腔热灌注化疗在淋巴瘤治疗中的临床应用

热疗作为一种辅助治疗手段，已经在临床上取得了不菲的成果，广泛应用于多种肿瘤的治疗。相关研究发现热疗与放化疗联合具有改善 NK/T 细胞淋巴瘤总生存的趋势。在国内的一项研究中，通过体外阿霉素联合中度高温处理 Raji 细胞株对热疗的作用进行探究，结果显示热疗增强了化疗的作用，从而抑制了淋巴瘤的增殖，进一步提出了其可能的机制为热疗促进了 Raji 细胞的凋亡，同时也有研究发现蛋白酶体抑制剂硼替佐米在套细胞淋巴瘤细胞中的应用也会使患者获益。随着众多研究的展开，热疗的作用机制引起了人们的兴趣，其可能的机制主要有：①化学增敏作用。相关研究学者认为热疗通过温度的变化诱发了机体的生理变化，不但起到直接杀伤肿瘤细胞的作用，并且起到了化学增敏剂的作用，可以增加肿瘤细胞对放化疗的治疗敏感性，并且随着研究的展开，热疗与某些化学治疗剂的联合使用已在 II 期和 III 期研究中显现出临床活性。②参与调节免疫过程。有部分研究指出热疗通过激发机体免疫，达到间接性杀伤及清除肿瘤细胞的目的，其中比较一致的观点是，热疗可能参与了调节 NK 细胞等多种细胞的活化。③参与细胞的凋亡过程。有研究指出热疗通过促进程序性细胞死亡而抑制细胞增殖（例如细胞周期的停滞、减速），从而起到治疗的效果，即热损伤可以被认为是抗肿瘤增殖和细胞凋亡的有效诱导因素。热疗的具体机制还在进一步研究中，但毋庸置疑的是，热疗作为一种治疗手段疗效显著，对于患者的治疗做出了极大的贡献。

腹腔热灌注化疗是基于热疗迅速发展起来的，目前已经应用于多种恶性肿瘤的防治，尤其在治疗恶性腹水、腹腔肿瘤种植转移等方面具有独特的疗效。腹腔热灌注化疗具有操作安全、控温精确、几乎无治疗盲区、增敏化疗药物等

优势，能够有效地清除腹腔游离癌细胞（free cancer cells，FCC），防治腹腔微小转移灶。腹膜总厚度约 90μm，包括单层的间皮细胞、基底膜及 5 层纤维结缔组织。结缔组织层包括间质细胞和胶原蛋白，透明质酸和蛋白聚糖组成的矩阵。细胞成分包括成纤维细胞、Rouget 细胞、实质细胞和毛细血管。药物通过从腹膜弥散或吸收穿过腹膜淋巴孔而进入体循环。由于腹膜-血液屏障，腹膜内的化疗药物在腹腔内的水平要比血浆内高 20~1 000 倍。因此，腹腔热灌注治疗能够实现区域的剂量集约化和直接的细胞毒性。热疗具有通过抑制 DNA 复制、转录和修复必不可少的核基质介导的有选择性地杀伤肿瘤细胞的作用。它还可加强某些化疗药物的细胞毒作用，并提高药物的组织渗透作用。

一、腹腔热灌注化疗应用于瘤体较大的腹腔脏器淋巴瘤

淋巴瘤具有侵袭性，几乎可以侵犯到全身任何组织和器官。胃淋巴瘤、小肠淋巴瘤等较大的肿瘤在临床上仍存有不少数量。当肿瘤瘤体较大并具有外科适应证时，手术后配合腹腔热灌注治疗可以对治疗淋巴瘤以及防治腹腔转移灶具有独特的疗效。

游离癌细胞的产生是肿瘤复发以及转移的重要因素，其主要成因是肿瘤侵袭穿透脏腹膜、手术操作等原因造成游离的肿瘤细胞播散在腹腔内。腹腔内已有的游离癌细胞并不仅局限于瘤床内，再加上腹膜屏障的阻挡作用，系统化疗及局部放疗很难消除或者降低局部复发的风险。游离癌细胞严重影响了肿瘤患者的预后，相关的研究显示在结直肠癌、胃癌、肝癌等多种肿瘤中，游离癌细胞与较低的生存率相关，是肿瘤复发的关键因素之一。腹腔灌洗细胞学是发现游离癌细胞的有效方法，已经在不同的肿瘤治疗中应用，检测腹腔内游离癌细胞的技术主要有三种：①常规细胞学。②聚合酶链反应。③免疫细胞化学。腹腔游离癌细胞是发生腹膜种植转移的主要原因，清除游离癌细胞能够明显提高结直肠癌、胃癌、卵巢癌等肿瘤患者的生存率。

保证手术切缘阴性早已被确立为肿瘤手术根治的金标准，因为它标志着患者良好的预后。作为一种常规做法，外科医生通常切除超出肿瘤较多的正常组织，以确保最终的显微镜下切缘阴性。对于癌症患者如果有阳性边缘，通常需要评估后补救手术或放射治疗。而临床上游离癌细胞根治术（手术切除原发肿瘤、淋巴结清扫和游离癌细胞清除）能达到从传统的显微镜阴性手术到细胞学阴性手术转化的目的。

有指征的淋巴瘤患者，特别是瘤体较大的病例（容易

造成出血、穿孔、压迫性梗阻等急症）经手术治疗后，行腹腔灌洗细胞学检查提示游离癌细胞阳性，则应清除游离癌细胞。腹腔热灌注治疗的应用解决了游离癌细胞的清除难题。腹腔热灌注化疗通过热与化疗药物的结合不仅能够有效地对淋巴瘤游离癌细胞进行清除，并且可以有效地对手术切缘及附近的组织潜在的癌细胞进行预防性处理，从而降低了肿瘤术后复发以及转移的可能性。侵犯消化系统包括有胃、十二指肠、小肠、大肠以及脾的淋巴瘤，有一定概率造成出血、肿瘤破裂、压迫性梗阻、脾破裂等急症，很大程度地危害患者的生命，往往需要经过外科手段的干预，解除造成上述急症的病因。同时外科手段干预或者肿瘤本身的影响有可能造成游离癌细胞的产生，应用腹腔热灌注化疗能够在一定程度上预防以及清除游离癌细胞，延缓或者阻止转移病灶的产生，对防止病情的进展起到了重要的作用。因此，在此类病情下，腹腔热灌注化疗无疑是非常适用的。

二、腹腔热灌注化疗应用于产生腹水的淋巴瘤

恶性腹水是指因为病变（肿瘤较常见）导致的腹膜腔脏壁层弥漫性病变，进而导致体液渗出并积聚于腹膜腔形成不等量的积液。腹水不易消除，单纯穿刺引流等传统方案治疗后容易反复。大量腹水会导致气促、呼吸困难等症状，给患者带来极大的不适，严重影响了患者的生活质量。临床上患者常表现为腹胀、食欲缺乏、气促、呼吸困难、不能平卧等症状。另外，大量的腹水可引起水电解质紊乱，还可压迫胸腔从而导致呼吸循环的衰竭，最严重的后果是导致患者的死亡。因此，无论是对患者当下的生活质量，还是长期预后的疗效，恶性腹水始终是治疗的迫切点。

恶性腹水的治疗一直是肿瘤治疗的难题，传统的治疗手段包括引流、利尿、补充白蛋白等，效果不甚理想。虽然VEGF受体抑制剂治疗对于恶性腹水有效，但是使用后发生肠穿孔的风险较大。因此，安全性高、操作安全便捷、适用人群较广的腹腔热灌注化疗无疑是治疗恶性腹水的适宜选择，其具有改变癌细胞膜的通透性、增敏化疗药物、抑制断裂DNA链的修复、提高吞噬细胞能力等作用。相关研究也指出腹腔热灌注化疗可应用于恶性腹水的治疗，具有能够明显缓解患者的痛苦、提高患者的生活质量，不良反应相对于单纯放化疗更少等优势。

淋巴瘤是全身性的疾病，几乎能够侵及全身部位，结外浸润的发生率也较高，例如非霍奇金淋巴瘤最常侵犯的结外部位是胃肠道，另外腹膜后、肠系膜等也常受累。淋巴瘤发生恶性腹水的概率较低，但文献时有报道腹水病例。据

部分研究显示腹腔热灌注化疗能够控制淋巴瘤导致的恶性腹水，但是目前还缺乏大数据的临床研究，尚有待进一步验证。

三、腹腔热灌注化疗应用于产生腹腔转移灶的淋巴瘤

淋巴瘤侵袭性较强，常可侵犯腹部以及盆腔的淋巴结，其中还包括肠系膜、腹膜后等部位的淋巴结，亦可累及胃肠道等部位。与一般的恶性肿瘤类似，淋巴瘤最常见的三种转移方式：①血液转移，癌细胞穿透血管壁后通过体循环到达身体的各个部位发生转移并形成转移瘤。②淋巴转移，淋巴转移是淋巴瘤最容易发生转移的方式，肿瘤细胞随淋巴管到达各局部淋巴结形成转移瘤。③种植性转移，主要多见于腹腔发生的淋巴瘤，淋巴瘤细胞穿透脏腹膜形成腹腔游离灶，进而种植于腹腔形成转移瘤。目前流行的"种子与土壤"学说比较形象地形容了种植转移这一过程。

从腹腔热灌注化疗的治疗原理我们可知道其是通过热与化疗相结合，协同清除游离癌细胞与潜在的或小的腹腔转移灶，从而达到有效治疗的目的。当淋巴瘤发生转移时，在腹腔内生成转移瘤，手术具有其局限性不可能完全清除微小转移瘤，对潜在病灶更是无能为力，甚至可能造成更多的种植转移，而腹膜屏障的存在则大大限制了静脉化疗的效果，使得腹腔内的药物浓度远未达有效治疗浓度，其他治疗方式都有着太多的限制性。但腹腔热灌注化疗能恰好能填补上述治疗盲点，对肿瘤细胞进行有效的杀伤。

如果淋巴瘤直接侵犯或者转移至腹膜，则形成腹膜癌（peritoneal carcinomatosis，PC），一般位于壁腹膜的表面或者腹腔脏器的表面。腹膜癌主要有腹胀、中大量腹水、腹部包块以及腹痛等临床表现。腹腔热灌注化疗因灌注液能充盈腹腔内所有部位，意味着无治疗盲区，能更有效地清除微小残留肿瘤结节和游离的肿瘤细胞，可显著提高腹膜癌的治疗效果。腹腔热灌注化疗的治疗效果在其他的癌种中得到了充分的验证，继发于胃癌的腹膜癌病例5年存活率为16%，高于常规的放化疗治疗；继发于结直肠癌伴腹膜转移病例的3年生存率明显高于其他治疗策略，最高可达40%；卵巢恶性肿瘤伴腹膜转移患者的2年存活率也高于常规的治疗手段，为55%。国内外对于继发于淋巴瘤的腹膜癌相关的腹腔热灌注化疗研究仍然欠缺，目前没有太多的研究报道。但一致的研究结论表明，腹腔热灌注化疗能够有效地应用于淋巴瘤来源的腹膜病变，有效延长5年生存率，期望将来大数据的临床研究可提供更准确的结果，这也是目前治疗淋巴瘤应该关注的方向。

第四节　腹腔热灌注化疗治疗淋巴瘤的疗效及安全性评估

对于淋巴瘤而言,化疗、放疗及手术治疗为其主要的治疗手段。腹腔热灌注化疗目前对于淋巴瘤尚属一种补充治疗手段。当淋巴瘤原发于腹腔内,包括胃肠道、女性生殖系统及腹膜时,手术中怀疑有医源性转移、发现腹膜及脏器有多发微小转移病灶或有明显的恶性腹水,可尝试腹腔热灌注化疗。腹腔热灌注化疗能为淋巴瘤患者提供好的疗效,但需特别注意腹腔灌注化疗的一些注意事项,以免产生不必要的副作用。如淋巴瘤患者伴有以下病情:①肝肾功能障碍。②呼吸心率不稳定。③术后可能出血或仍有渗血等情况。④消化道梗阻。⑤腹腔内广泛粘连。此类情况下一般不建议进行腹腔热灌注化疗,如若需治疗也应特别谨慎。

腹腔热灌注化疗结合化疗和热疗效应,在预防和治疗淋巴瘤腹膜转移及腹腔内播散方面具有良好的疗效。已经有大量相关报道表明腹腔热灌注化疗可以改善胃癌、结肠直肠癌、腹膜假黏液瘤和卵巢癌患者的生活质量和提高生存率。而对于淋巴瘤的腹腔热灌注化疗应用的报道及研究仍较少。

根治性切除后腹膜转移的原因是原发肿瘤的自发扩散和手术过程中癌细胞的创伤性扩散。如果病变已经穿透脏器,导致浆膜浸润,在切除术前或手术时自发扩散是常见的,常可检测出存活的腹膜内癌细胞(细胞学阳性)。根据肿瘤细胞包埋假说,在手术过程中,肿瘤细胞也可进入腹膜腔。手术中有淋巴管中断、切除边缘狭窄的创伤和肿瘤污染的血液外溢等是常见的原因。医源性播散的肿瘤细胞可在几分钟内自发黏附,加之伤口愈合过程中的血管重建和生长因子,可加速肿瘤细胞的增长。

根据肿瘤干细胞理论,只要有很少一部分肿瘤干细胞(CSC)存活,肿瘤就仍具有生长和转移的能力。以肿瘤干细胞为靶点,靶向消灭肿瘤干细胞,能极大地减少肿瘤负荷。因此,肿瘤干细胞的治疗是预防和治疗淋巴瘤转移的关键。DNA损伤是化疗药物抗肿瘤的主要作用机制。各种化疗药物均通过诱导不同类型的DNA双链断裂(DSBs)产生抗肿瘤效应。肿瘤细胞可以对化疗药物的刺激导致的DNA损伤产生反应(DNA damage response,DDR),热疗可降低化疗引起肿瘤干细胞的DNA损伤修复能力,其是腹腔热灌注化疗治疗具有较好疗效的关键。

优化化疗药物及联合用药是疗效满意的关键。目前国内外尚无关于腹腔热灌注化疗的最佳药物及治疗方案的选择标准,通常的做法是参照原发性疾病的全身化疗方案进行选择用药。对于腹腔来源的淋巴瘤而言,非霍奇金淋巴瘤是最常见的类型,而RtCHOP方案(利妥昔单抗、环磷酰胺、阿霉素、长春新碱和泼尼松龙)是侵袭性非霍奇金淋巴瘤的标准化疗方案。

环磷酰胺是属于烷化剂类的细胞毒性药物,可干扰DNA及RNA的功能,同时抑制细胞的增殖。在体外,环磷酰胺无活性,无法发挥抗肿瘤作用,药物只有被吸收进入到肝脏,经肝脏代谢后形成的异构体才对肿瘤细胞有毒作用。因此,环磷酰胺并不适用于腹腔热灌注化疗。

阿霉素是一种蒽环类细胞毒性药物,可以应用于腹腔热灌注化疗。蒽环类药物能直接作用于DNA,使DNA的双链解螺旋,抑制DNA的合成,从而抑制蛋白质的合成,使肿瘤细胞的增殖受到抑制。同时,阿霉素还有一种特殊的功能,即形成氧自由基,具有破坏肿瘤细胞细胞膜的结构及稳定性的功能。阿霉素还可通过产生细胞毒性自由基,参与氧化还原反应。

对于使用阿霉素进行腹腔热灌注化疗,常见的不良反应主要有:①皮肤及毛发的破坏。脱发为最常见的症状,其次为皮疹、皮肤瘙痒等,这些损害均为可逆性改变,在停止用药后可以逐步缓解。但是,脱发对患者的心理影响很大,甚至可能导致患者对化疗产生心理芥蒂,因此对患者进行必要的心理疏导可减轻患者的消极态度。②血液和淋巴系统损伤。包括骨髓抑制,一般为白细胞减少、血小板减少、贫血,在阿霉素使用10d左右后可出现明显的骨髓抑制,故应常规监测血象。临床上较轻的患者可予相关对症治疗,而对于重症的患者可予输血治疗,治疗后需复查血常规评估疗效。③心脏毒性。阿霉素具有一定的心脏毒性,可以导致各种不同类型的心律失常,因此建议使用前后均应常规进行心电图检查评估患者的心脏功能。④胃肠道反应。胃肠功能紊乱,其中恶心、呕吐是最常见的化疗相关胃肠毒性表现,治疗上除了使用镇吐药物外,可嘱患者适量饮水,治疗前后可食用较清淡的食物,避免电解质紊乱。⑤腹腔注射高剂量的阿霉素可引起腹膜炎,导致腹痛的严重程度增加。此外,大剂量治疗也会导致无菌性腹水和腹膜粘连。因此,需注意严格把控阿霉素的用量。

腹腔热灌注化疗相关并发症包括吻合口漏、出血、腹腔感染、切口感染等。研究显示,术后并发症的发生与诸多因素密切相关,例如年龄、腹膜转移瘤的播散程度、是否为复发再次手术、吻合口数目、是否行肠造口、是否联合脏器切除、手术时间、术者经验和学习曲线以及化疗药物的选择和剂量。目前,尚没有证据证明腹腔热灌注化疗的热量或化疗药物对吻合口愈合有影响。腹腔热灌注化疗的灌注液各有优缺点,生理盐水与林格液属于等渗、等张液体,是最常用的灌注液,但易引起术后水肿。此外,5%葡萄糖液属于等渗、低张液体,以其作为灌注液术中容易导致高血糖,术后也易引起电解质紊乱,因此需注意检测指尖血糖或静脉血糖。

第五节　腹腔热灌注化疗在淋巴瘤中的地位及存在的问题

化疗、放疗是淋巴瘤的主要治疗手段,手术治疗仅适用于腹腔中的淋巴瘤。首选外科治疗的淋巴瘤包括消化系统(胃、十二指肠、小肠、大肠)淋巴瘤以及脾脏淋巴瘤。以上淋巴瘤常可伴有肿瘤导致的消化道梗阻、较大的淋巴瘤可出现破溃渗出血、晚期淋巴瘤可伴有腹水等症状。一般情况下,临床优先考虑切除肿瘤,尽快缓解消化道梗阻以及控制肿瘤出血。但手术治疗也存在一定的不足,如淋巴瘤破溃引起的肿瘤腹腔播散、晚期淋巴瘤引起的腹水、体腔广泛粟粒样淋巴瘤转移病灶等,手术治疗效果就相对有限。腹腔热灌注治疗在此类患者术后及时开展,能取得更好的综合治疗效果,在一定程度上弥补了手术治疗的不足。

淋巴瘤目前尚无根治的手段,临床医生需根据患者综合实际情况制订相对适宜的保守治疗方案。腹腔热灌注治疗作为新起的抗肿瘤治疗,除热效应直接杀伤肿瘤细胞,还可同时产生多种抗肿瘤效果,产生一加一大于二的治疗效果。腹腔热灌注化疗主要应用于胃癌、妇科肿瘤等多种肿瘤的治疗,在国际上,腹腔热灌注化疗已被越来越多的医疗机构认可和推广,美国、欧洲等西方发达国家已广泛开展此项技术。法国、意大利、荷兰已将其作为预防和治疗腹腔种植转移的标准疗法。同时,腹腔热灌注化疗也在积极地向别的癌种的治疗进行探索,以期为别的癌种带来新的治疗手段。腹腔热灌注化疗应用于腹腔淋巴瘤就是一种新的治疗尝试,但患者的预后及治疗的副作用仍尚待多中心研究及多家医院联合进行大规模临床试验加以验证。

腹腔热灌注化疗属于腹腔局部治疗,于全身化疗而言,其副作用相对局限,但仍存有化疗相关的类似反应。①骨髓抑制:化疗药物通过腹腔吸收入血可出现骨髓抑制,影响血象,导致白细胞低、血小板低、贫血等。定期复查血常规是非常重要的,发现异常可注射粒细胞和巨噬细胞集落刺激因子,并可配合中医中药治疗。②胃肠道反应:腹腔热灌注化疗在腹部进行,对消化道症状影响明显,较常出现食欲不佳、恶心、呕吐、腹泻、腹胀和便秘等。临床一般予对症治疗后可缓解。③肝肾功能障碍:灌注液中的化疗药物具有一定的肝脏和肾脏毒性,淋巴瘤患者或存有长期治疗以来累积的肝肾功能损伤,于灌注治疗中进一步发展导致肝肾

功能失代偿。临床工作应时刻保持警惕,及时复查肝肾功能指标,评估病情。④神经毒性:灌注化疗可引起周围神经毒性,体现在机体末梢神经的感觉异常或障碍,四肢尤其是手指和足侧端麻木及感觉异常,一般停止相关药物治疗后可日渐恢复,若症状未能缓解,可辅以营养神经药物治疗。⑤心肌损害:化疗药物或可对心肌产生损害,以蒽环类化疗药物对心脏毒性明显,出现心悸、胸闷、心前区不适等,如出现此类症状,切不可大意。严重者可危及患者生命,需及时检查和明确诊断,警惕是否有心肌损伤的发生。

腹腔热灌注化疗多数在术后进行。术后创面有可能在灌注液的冲刷下,出现渗血情况,灌注中及灌注治疗后都应密切观察腹腔引流液的颜色,如有异常需及时予止血等对症治疗。该治疗对于消化道淋巴瘤术后患者的肠管功能恢复、吻合口愈合都存有一定的影响,应密切观察患者腹部体征,特别是压痛和反跳痛明显的患者,需立即完善影像学检查,确诊是否有肠漏等情况,情况严重的患者应停止腹腔热灌注化疗,并进一步做出处理。目前,腹腔热灌注化疗已成熟,此类灌注的风险已明显降低,临床上此类灌注术后出现严重并发症的患者已大量减少,总体而言是一种相对安全可靠的治疗手段。

第六节　小　结

目前,随着对淋巴瘤的认识逐渐深入,治疗方面也不断取得进步。霍奇金淋巴瘤和非霍奇金淋巴瘤都属淋巴瘤。虽然霍奇金淋巴瘤和非霍奇金淋巴瘤的恶变都源于机体中的淋巴结,但其治疗方式及疗效存在较大的差异。近年来,淋巴瘤的增加主要受非霍奇金淋巴瘤不断增加的影响。其中,环境因素影响、生活方式改变等都是导致非霍奇金淋巴瘤增加的重要原因,但致病因素的相关作用机制仍未完全阐明,往后需不断深入地探究,以期能为淋巴瘤患者带来福音。

以往临床常规治疗方式多为化疗、放疗和手术治疗。针对特异性抗原的单克隆抗体、自体造血干细胞支持下的高剂量化疗、新型抗肿瘤试剂现已逐渐在临床上普及应用,给淋巴瘤的治疗带来了曙光。就目前而言,淋巴瘤最终的治疗难点始终是复发性和难治性。最新的免疫治疗能充分调动机体的免疫系统,增强免疫细胞对肿瘤细胞的杀伤作用,其已经成为肿瘤治疗的一种新方式。免疫治疗现已应用于淋巴瘤的临床治疗,可降低淋巴瘤术后复发转移的风险,明显改善患者生活质量,延长患者生存期。

淋巴瘤引起的急腹症,需要及时进行手术治疗。手术无法根治淋巴瘤,尤其是易发生转移的非霍奇金淋巴瘤。

在手术切除腹部肿物、患者生命体征平稳后，还需及时进行化疗以及放疗治疗，达到治愈或者延长生存期的目的。腹腔热灌注化疗是通过将大量含有化疗药物的灌注液加热到一定温度，保持定时恒温在患者体腔内循环，利用热化疗的协同增敏作用和持续循环过滤作用，达到高效杀死和消除体腔内残留癌细胞及微小癌灶的一种新型肿瘤治疗方式。

在经过大量动物实验及临床试验后，腹腔热灌注化疗被证实其安全有效，患者治疗过程易出现大汗、腹部胀痛等不适，治疗期间辅以对症治疗一般能明显缓解，全程腹腔热灌注化疗结束后症状基本消失，少数情况下可出现消化道症状、骨髓抑制等化疗副作用，且较全身化疗反应轻微。据此，腹腔热灌注化疗是相对安全有效的一种治疗手段。

现腹腔热灌注化疗应用于多种肿瘤的术后腹膜转移的防治，获得了明确的疗效。腹腔热灌注治疗可用于腹腔恶性肿瘤引起的种植转移和并发恶性腹水的治疗已经被证实，如今面临一个问题，对于淋巴瘤患者在手术治疗后，能否同样进行腹腔热灌注治疗。淋巴瘤容易形成腹腔转移灶，特别是破溃的肿瘤及手术操作过程引起的转移，以及并发一定量的恶性腹水。腹腔热灌注治疗对于此类淋巴瘤患者具有适应证，可结合患者具体情况，进行数次腹腔热灌注化疗。淋巴瘤在术后及时进行腹腔热灌注化疗也可较大程度弥补手术在治疗淋巴瘤方面的不足，将可能或已发生腹腔转移的肿瘤病灶，在尽可能早的时期杀灭，往往能获得较好的疗效，也能取得事半功倍的效果。

腹腔热灌注治疗现已快速发展成为肿瘤的一种常规治疗手段，基础医学的研究也逐步在全球各地开展起来，现已经具有一定的研究成果支持临床工作者开展此项技术。

（张相良　冯金鑫　李可俊　何庆军）

参考文献

［1］ SHARMA A, RUDEK MA, KORANGATH P, et al. For HIPEC, synergistic effects of hyperthermia and doxorubicin are optimal when simultaneously combined [J]. Int J Hyperthermia, 2020, 37 (1): 346-348.

［2］ CHESON BD, FISHER RI, BARRINGTON SF, et al. Recommendations for initial evaluation, staging, and response assessment of Hodgkin and non-Hodgkin lymphoma: the Lugano classification [J]. J Clin Oncol, 2014, 32 (27): 3059-3068.

［3］ SOMASHEKHAR SP, YETHADKA R, KUMAR C R, et al. Toxicity profile of chemotherapy agents used in cytoreductive surgery and hyperthermic intraperitoneal chemotherapy for peritoneal surface malignancies [J]. Eur J SurgOncol, 2020, 46 (4 Pt A): 577-581.

［4］ KIM YH, WILLEMZE R, PIMPINELLI N, et al. TNM classification system for primary cutaneous lymphomas other than mycosis fungoides and Sezary syndrome: a proposal of the International Society for Cutaneous Lymphomas (ISCL) and the Cutaneous Lymphoma Task Force of the European Organization of Research and Treatment of Cancer (EORTC)[J]. Blood, 2007, 110 (2): 479-484.

［5］ SUN J, YANG Q, LU Z, et al. Distribution of lymphoid neoplasms in China: analysis of 4, 638 cases according to the World Health Organization classification [J]. Am J Clin Pathol, 2012, 138 (3): 429-434.

［6］ ARMITAGE JO, LONGO DL. Is watch and wait still acceptable for patients with low-grade follicular lymphoma？ [J]. Blood, 2016, 127 (23): 2804-2808.

［7］ ARMITAGE JO, GASCOYNE RD, LUNNING MA, et al. Non-Hodgkin lymphoma [J]. Lancet, 2017, 390 (10091): 298-310.

［8］ MOFFITT AB, DAVE SS. Clinical Applications of the Genomic Landscape of Aggressive Non-Hodgkin Lymphoma [J]. J Clin Oncol, 2017, 35 (9): 955-962.

［9］ ELENITOBA-JOHNSON K, LIM MS. New Insights into Lymphoma Pathogenesis [J]. Annu Rev Pathol, 2018, 13: 193-217.

［10］ MATYSIAK-BUDNIK T, FABIANI B, HENNE-QUIN C, et al. Gastrointestinal lymphomas: French Intergroup clinical practice recommendations for diagnosis, treatment and follow-up (SNFGE, FFCD, GERCOR, UNICANCER, SFCD, SFED, SFRO, SFH) [J]. Dig Liver Dis, 2018, 50 (2): 124-131.

［11］ 黄玲，陈林杰，江新苗，等. 2019 年恶性淋巴瘤研究新进展 [J]. 循证医学，2020, 20 (1): 21-28.

［12］ 中国抗癌协会腹膜肿瘤专业委员会，广东省抗癌协会肿瘤热疗专业委员会. 中国腹腔热灌注化疗技术临床应用专家共识 (2019 版)[J]. 中华医学杂志，2020, 100 (2): 89-96.

［13］ BRAY F, FERLAY J, SOERJOMATARAM I, et al. Global cancer statistics 2018: GLOBOCAN estimates of incidence and mortality worldwide for 36 cancers in 185 countries [J]. CA Cancer J Clin, 2018, 68 (6): 394-424.

[14] BARNI S, PONTIGGIA E, BERTONE V, et al. Analysis of cell proliferation and cell death during in situ hyperthermic treatment of neoplastic cells: a case report of human non-Hodgkin lymphoma [J]. Biomed Pharmacother, 2006, 60 (5): 227-232.

[15] RAI KR, JAIN P. Chronic lymphocytic leukemia (CLL)-Then and now [J]. Am J Hematol, 2016, 91 (3): 330-340.

[16] 张亚妮, 武芬, 王书敏, 等. 基于 PubMed 数据库的非霍奇金淋巴瘤治疗现状和研究热点聚类分析 [J]. 中国新药杂志, 2019, 28 (20): 2453-2460.

[17] CHAPUY B, STEWART C, DUNFORD AJ, et al. Molecular subtypes of diffuse large B cell lymphoma are associated with distinct pathogenic mechanisms and outcomes [J]. Nat Med, 2018, 24 (5): 679-690.

[18] BATLEVI CL, MATSUKI E, BRENTJENS RJ, et al. Novel immunotherapies in lymphoid malignancies [J]. Nat Rev Clin Oncol, 2016, 13 (1): 25-40.

[19] BRUDNO JN, KOCHENDERFER JN. Chimeric antigen receptor T-cell therapies for lymphoma [J]. Nat Rev Clin Oncol, 2018, 15 (1): 31-46.

[20] YOUNES A, ANSELL S, FOWLER N, et al. The landscape of new drugs in lymphoma [J]. Nat Rev Clin Oncol, 2017, 14 (6): 335-346.

[21] MILANI V, LORENZ M, WEINKAUF M, et al. Combination of hyperthermia and bortezomib results in additive killing in mantle cell lymphoma cells [J]. Int J Hyperthermia, 2009, 25 (4): 262-272.

[22] ANDO K, SUZUKI Y, KAMINUMA T, et al. Tumor-specific CD8-positive T cell-mediated antitumor immunity is implicated in the antitumor effect of local hyperthermia [J]. Int J Hyperthermia, 2018, 35 (1): 226-231.

[23] TABUCHI Y, TAKASAKI I, WADA S, et al. Genes and genetic networks responsive to mild hyperthermia in human lymphoma U937 cells [J]. Int J Hyperthermia, 2008, 24 (8): 613-622.

[24] FURUSAWA Y, TABUCHI Y, TAKASAKI I, et al. Gene networks involved in apoptosis induced by hyperthermia in human lymphoma U937 cells [J]. Cell Biol Int, 2009, 33 (12): 1253-1262.

[25] FREEDMAN A, JACOBSEN E. Follicular lymphoma: 2020 update on diagnosis and management [J]. Am J Hematol, 2020, 95 (3): 316-327.

[26] OLESIńSKI T. Cytoreductive surgery and HIPEC in the treatment of peritoneal metastases of sarcomas and other rare malignancies [J]. Pol PrzeglChir, 2017, 89 (6): 31-36.

[27] ARJONA-SANCHEZ A, RUFIAN-PEñA S, ARTILES M, et al. Residual tumour less than 0.25 centimetres and positive lymph nodes are risk factors for early relapse in recurrent ovarian peritoneal carcinomatosis treated with cytoreductive surgery, HIPEC and systemic chemotherapy [J]. Int J Hyperthermia, 2018, 34 (5): 570-577.

[28] COLOMBO C, BARATTI D, KUSAMURA S, et al. The role of hyperthermic intraperitoneal chemotherapy (HIPEC) and isolated perfusion (ILP) interventions in sarcoma [J]. J SurgOncol, 2015, 111 (5): 570-579.

[29] 苗昭艺, 赵智刚. 淋巴瘤表观遗传学靶向治疗的进展 [J]. 中国肿瘤临床, 2020, 47 (7): 359-364.

[30] DE LEVAL L, JAFFE ES. Lymphoma Classification [J]. Cancer J, 2020, 26 (3): 176-185.

22

第二十二章

腹膜后肿瘤患者的腹腔热灌注化疗

原发性腹膜后肿瘤（primary retroperitoneal tumor, PRT）是一类发病率低、病理类型繁多的难治性肿瘤。早期缺乏特异性临床症状，一经确诊往往肿瘤体积巨大或者侵犯周围结构，又由于腹膜后间隙解剖结构复杂，涉及众多重要的器官和血管神经结构，使得该类肿瘤手术切除难度较大。对大多数腹膜后肿瘤而言，手术切除是主要的治疗方法，其中良性的可以治愈，而对于恶性的腹膜后肿瘤手术仍是治疗的基石。绝大多数组织学亚型的腹膜后肿瘤对放化疗不敏感，而免疫治疗和的靶向治疗虽然进展很多，但在腹膜后肿瘤的治疗中仍然处于二线的地位。

局部复发是腹膜后肿瘤治疗失败的最常见原因。针对腹膜后肿瘤术后腹腔复发和播散，肿瘤细胞减灭术联合腹腔热灌注化疗的治疗策略显示了良好的可行性和安全性，虽然尚缺乏高级别的证据证明其有效性，但是初步的结果令人鼓舞，为解决腹膜后肿瘤的复发提供了很好的思路。

推 荐 阅 读

- National Comprehensive Cancer Network. NCCN clinical practice guidelines in Oncology: Soft Tissue Sarcoma (2020).
- 中华医学会放疗分会热疗学组，中国临床肿瘤学会肿瘤热疗专家委员会，中日医学科技交流协会热疗专家委员会．肿瘤热疗中国专家共识 [J]. 实用肿瘤杂志,2020,35(1):1-10.
- 中国抗癌协会腹膜肿瘤专业委员会，广东省抗癌协会肿瘤热疗专业委员会．中国腹腔热灌注化疗技术临床应用专家共识 (2019 版)[J]. 中华医学杂志,2020,100(2):89-96.
- 中华医学会外科学分会外科手术学学组，中国抗癌协会肉瘤专业委员会，中国医疗保健国际交流促进会软组织肿瘤分会，中国临床肿瘤学会肉瘤专家委员会．原发性腹膜后软组织肉瘤诊治中国专家共识 (2019 版)[J]. 中国实用外科杂志,2019,39(06):526-532.
- BRENNAN M F, ANTONESCU C R, ALEKTIA R K M, et al. Management of Soft Tissue Sarcoma [J]. 2016.
- Paul H. Sugarbaker. 腹膜表面肿瘤细胞减灭术与围手术期化疗 [M]. 李雁，译．北京：科学出版社,2018.
- QUAGLIUOLO V, GR ONCHI A. [Updates in Surgery] Current Treatment of Retroperitoneal Sarcomas (A Joint Effort with the Italian Society of Surgical Oncology) [J]. 2019.

第一节　腹膜后肿瘤临床诊断与分级分期

腹膜后间隙是指位于横膈以下和盆膈以上，后壁腹膜与腹横筋膜间的潜在腔隙，是软组织肿瘤的好发部位之一；软组织肿瘤主要是指一大类源于间叶组织的肿瘤，传统上还包括周围神经源性的肿瘤。其胚胎发生主要源于中胚层和神经外胚层。本章所述腹膜后肿瘤指的是原发性腹膜后肿瘤（primary retroperitoneal tumor, PRT），该类肿瘤来源于腹膜后间隙各种软组织，如脂肪、疏松结缔组织、筋膜、肌肉、血管、神经组织、淋巴组织以及胚胎残留组织；不包括腹膜后实质性脏器肿瘤和转移至腹膜后的肿瘤。占所有恶性肿瘤的 0.1% 以下,年发病率 0.5~1/1 000 000。好发年龄为 40~59 岁,有 15% 的患者年龄在 10 岁以下,男女发病率相当。

一、腹膜后肿瘤的临床表现

腹膜后肿瘤无特异性症状,早期肿瘤因体积小,除少数内分泌功能性肿瘤外,一般没有任何症状。但随着肿瘤的不断生长,再根据其发生的部位,生长速度,与邻近器官的关系和病理性质等,会引起相应症状。①占位性表现:最常见的体征是无痛性腹部肿块。固定而坚硬的肿块提示可能为恶性,而柔软或韧性的肿块往往提示为良性或囊性。肿块通常位于中线,并可向两侧及盆腔延伸,后者通过直肠指检可触及。患者可有腹围增大、沉重感以及定位模糊的疼痛,后期则可有严重的疼痛。②压迫性表现:肿瘤压迫胃肠道可引起恶心、呕吐、排便习惯的改变。泌尿生殖道受累可表现为血尿、排尿困难、尿急与尿频;偶有少尿或无尿,严重者可出现肾盂积水。部分肿瘤累及腰骶神经可表现为向一侧或两侧大腿的放射痛。当肿瘤压迫下腔肢静脉或淋巴管回流时可引起下肢肿胀和静脉曲张。压迫门静脉或肝静脉可引起腹水。骶前肿瘤压迫直肠者可引起直肠刺激征和严重痔疮。③全身表现:巨大肿瘤的代谢产物和肿瘤坏死组织产生的毒素会引起发热。胃肠道受累影响消化和吸收的,会引起营养不良,甚至恶病质。④肿瘤伴随综合征(paraneoplastic syndrome):功能性嗜铬细胞瘤可引起高血压。脂肪肉瘤可分泌一种类胰岛素样物质,引起低血糖。低磷血症可致骨软化病。

二、腹膜后肿瘤的影像学检查

原发性腹膜后肿瘤的诊断主要依靠影像学检查。影像学检查的主要目的是了解肿瘤的性质、部位、大小、数目、范围、质地和组织成分、与周围组织结构的毗邻关系和可能的病理类型,以及有无远处转移等,为肿瘤的诊断、病情评估和诊疗方案的制订提供信息。对于治疗中和治疗后的患者还可以进行疗效评估和随访。目前常用的方法包括:

1. 超声检查　可用于区分肿瘤的囊实性、大小、部位及引导穿刺活检。该法简单经济,但对于较大肿瘤的定位、全貌及与周围关系的显示上存在不足,且结果容易受操作者经验的限制具有一定的主观性,因此建议在临床中与其他影像手段结合使用。

2. CT　CT 是发现腹膜后肿瘤最广泛使用的影像学手段,可了解肿瘤的大小,与周围血管和邻近器官的关系,为手术风险的评估、可切除性的评估以及方案的设计提供依据,也是术后监测肿瘤是否有复发的有效方法。随着设备及重建技术的发展,CT 可以取代血管造影用于血管结构的评估。

3. MRI　MRI 所特有的高软组织对比分辨率,使其在腹膜后软组织肿瘤的诊断中具有不可替代的地位,可提供比 CT 更多的信息。对明确腹膜后肿瘤的定位、性质鉴别更加准确。MRI 不仅能够获得形态学信息,还可进行功能成像,有助于对病变组织生理、病理特征的认识,从而更加全面判断病变性质,提高诊断准确性,也可用于监测治疗反应,在个体化医疗中发挥重要的作用。因此 MRI 可作为腹膜后软组织肿瘤评估、随访的首选手段。

4. PET/CT　是一种功能性影像检查手段,被认为是 MRI 和 CT 等检查的有力辅助工具。其全身性功能评估功能使其成为恶性肿瘤分期的不可替代手段,也可为穿刺活检部位的选择、手术彻底性的评价及疗效随访提供依据。但因为价格昂贵等原因,PET/CT 不常规推荐。

5. 肾图　用来评价肾功能及上尿路排泄情况。对准备行一侧肾脏切除的腹膜后肿瘤病例,肾图检查仍是不可或缺的。随着 CT 和 MRI 技术的发展,血管造影和静脉肾盂造影等一些手段在腹膜后肿瘤的诊断中有逐渐被取代的趋势,但在一些特殊情况下仍可选用。

三、腹膜后肿瘤的病理特征及病理学检查

原发性腹膜后肿瘤分为良性、恶性潜能未定和恶性肿瘤,其中恶性最为多见,占 60%~85%。软组织肿瘤种类繁多,最新 WHO 病理学分类中将其分为 12 个大类,113 种组织学亚型,其中软组织肉瘤约 70 余种。良性肿瘤主要包括节细胞神经瘤、成熟性畸胎瘤、副神经节瘤、脂肪瘤、纤维瘤、血管平滑肌脂肪瘤等;软组织恶性肿瘤多称为肉瘤,主要包括脂肪肉瘤、平滑肌肉瘤、多形性未分化肉瘤、横纹肌肉瘤以及恶性周围神经鞘膜瘤等。腹膜后软组织肉瘤中,常见的依次是脂肪肉瘤(45.1%)、平滑肌肉瘤(21.3%)和多形性未分化肉瘤(6.4%)等。局部复发是腹膜后肉瘤最常见的治疗失败的原因。但是不同的组织类型,复发转移模式表现差异较大,如上皮样肉瘤和透明细胞肉瘤,可以出现淋巴结转移,脂肪肉瘤以局部复发为主,而平滑肌肉瘤容易出现肺部的转移。

软组织肉瘤在形态学、免疫表型、遗传学和生物学行为上均显示出高度异质性。而其独特的细胞遗传学特征不但有助于肿瘤的分型、精确诊断,而且也促进了对该类肿瘤发病机制的认识。具有特征性遗传学改变的软组织肉瘤,按其分子发生机制主要包括两类:一类是由易位产生的融合基因编码嵌合转录因子引起的转录调控异常,此类肿瘤包括尤文肉瘤[t(11;22)(q24;q12)易位,形成 *EWS-FLI1* 融合基因]、腺泡状横纹肌肉瘤[t(2;13)(q35;q14)易位,形

成 *PAX3-FOXO1* 融合基因]、黏液样/圆形细胞脂肪肉瘤[t(12;16)(q13;p11)易位,形成 *FUS-DDIT3* 融合基因]、滑膜肉瘤[t(X;18)(P11;q11)易位,形成 *SS18-SSX1*、*SS18-SSX2* 或 *SS18-SSX4* 融合基因]等。另一类肉瘤的特点是通过频发基因改变,直接导致激酶信号通路异常:①易位形成嵌合型酪氨酸蛋白激酶,如炎性肌纤维母细胞瘤 t(2;19)(p23;p13)易位,形成 *TPM4-ALK* 融合基因。②易位编码嵌合型自分泌生长因子,例如隆突性皮肤纤维肉瘤中的 t(17;22)(q21;q13)易位,形成 *COL1A-PDGFB* 融合。③特异性激酶活化突变,如胃肠道间质瘤 *CKIT11* 外显子突变。随着分子遗传学的发展不断有新的特征性染色体易位、融合基因和高频突变的致病基因被发现。这不但有助于软组织肿瘤的诊断,也有助于发现预后判断和治疗的分子靶标。

病理学检查是腹膜后肿瘤诊断的金标准,也是获得较准确的组织病理学分级以及其他肿瘤生物学行为评价的最佳方式,并为进一步个体化治疗提供依据。当有以下情况时,需要在超声或 CT 等引导下行经皮空芯针穿刺,行治疗前活检组织病理学检查:①诊断有疑问。②不可切除的肿瘤。③拟通过新辅助放化疗转化为可手术的患者。④拟入组临床研究项目,或不能除外淋巴瘤、尤因肉瘤、胃肠道间质瘤、转移性肿瘤等虽然能够手术切除,但手术切除不是首选治疗手段的情况。如影像学表现已提示肿瘤的性质(如脂肪肉瘤)、肿瘤能完整切除且无计划进行术前治疗的患者并不要求活检。因为有证据显示,活检病理检查并不能显著提高这些肿瘤的诊断准确率。

四、腹膜后肿瘤的分级及分期

不同于其他类型实体瘤,软组织肿瘤的分级对诊断、治疗和预后估计非常重要,是决定分期的最重要因素。迄今为止,法国癌症中心联合会(French Federation Natinale des Centres de Lutte Contre le Cancer,FNCLCC)制定的分级系统,是国际上最广为接受的肉瘤分级标准(表 22-1)。在临床工作中应该注意:①接受新辅助治疗的患者,不适合再做分级。②大多数软组织肿瘤的组织学类型已代表了其分级,如高分化脂肪肉瘤、隆突型皮纤维肉瘤、婴幼儿纤维肉瘤等为 I 级,多形性未分化肉瘤、骨外尤因肉瘤、横纹肌肉瘤、促结缔组织增生性小圆细胞肿瘤和骨外间叶性软骨肉瘤等为 Ⅲ 级,从事软组织肿瘤诊治的临床医生应该熟悉常见软组织肿瘤组织学类型对应的组织学分级。③一些软组织肿瘤的生物学行为差异较大,组织学参数较难准确预测预后。遗传学因素以及肿瘤起始部位、生长方式和肿瘤大小等临床特点都影响其生物学行为。美国癌症联合会(American Joint Committee on Cancer,AJCC)和国际抗癌联盟(Union for International Cancer Control,UICC)制定的软组织肉瘤的分期系统,数据主要来源于肢体的软组织肉瘤,其中的 T 和 N 分期对于腹膜后肉瘤的预后判断作用有限,故争议颇大。但由于前者的标准更新涵盖了腹膜后肉瘤的内容(表 22-2、表 22-3),因此具有更强的临床适用性。而新的更加科学实用的分期系统可能会将组织学指标、分子生物学指标、手术质量评价指标(如切缘状态)以及治疗反应等参数纳入进行综合评价。

表 22-1 FNCLCC 软组织肉瘤分级标准

参数	标准
肿瘤分化程度	
1 分	肿瘤形态与正常成熟的间叶组织相似(如高分化脂肪肉瘤)
2 分	可以明确组织类型的肿瘤(如黏液样脂肪肉瘤)
3 分	胚胎性及未分化肉瘤;不明组织学类型的肉瘤
有丝分裂象	
1 分	0~9/10HPF
2 分	10~19/10HPF
3 分	≥ 20/10HPF
肿瘤坏死(镜下)	
1 分	无坏死
2 分	≤ 50% 肿瘤组织坏死
3 分	≥ 50% 肿瘤组织坏死
组织学分级	
1 级	总分 2,3
2 级	总分 4,5
3 级	总分 6,7,8

表 22-2 AJCC 腹膜后软组织肉瘤 TNM 标准

原发肿瘤(T)	标准
Tx	原发肿瘤无法评估
T0	无原发肿瘤
T1	肿瘤最大径 ≤ 5cm
T2	5cm< 肿瘤最大径 ≤ 10cm
T3	10cm< 肿瘤最大径 ≤ 15cm
T4	肿瘤最大径 >15cm
区域淋巴结(N)	
N0	无区域淋巴结转移或淋巴结状态不明确
N1	有区域淋巴结转移
远位转移(M)	
M0	无远位转移
M1	有远位转移

续表

原发肿瘤（T）	标准
组织病理学分级（G*）	
GX	无法分级
G1	肿瘤分化程度、有丝分裂计数和肿瘤坏死评分为 2 或 3
G2	肿瘤分化程度、有丝分裂计数和肿瘤坏死评分为 4 或 5
G3	肿瘤分化程度、有丝分裂计数和肿瘤坏死评分为 6，7 或 8

注：* 采用 FNCLCC 分级标准。

表 22-3　AJCC 腹膜后软组织肉瘤分期系统（第 8 版，2017）

分期	原发肿瘤（T）	区域淋巴结（N）	远位转移（M）	分级（G）
ⅠA 期	T1	N0	M0	G1，GX
ⅠB 期	T2，T3 或 T4	N0	M0	G1，GX
Ⅱ 期	T1	N0	M0	G2，G3
ⅢA 期	T2	N0	M0	G2，G3
ⅢB 期	T3 或 T4	N0	M0	G2，G3
	任何 T	N1	M0	任何 G
Ⅳ 期	任何 T	任何 N	M1	任何 G

第二节　腹膜后肿瘤治疗原则

原发性腹膜后肿瘤虽然发病率低，但病理类型繁多，又由于腹膜后解剖结构复杂，涉及众多重要的器官和血管神经结构，使得该类肿瘤诊治的各个环节均充满挑战，因此腹膜后肿瘤的患者应该到治疗理念先进、经验丰富、团队健全、多学科协作模式成熟的医疗机构接受治疗。

腹膜后肿瘤的外科治疗方式主要是手术切除。腹膜后肉瘤首次手术的 R0 切除是此类患者获得治愈的唯一机会。近年来渐趋主张扩大手术范围以达根治性目的。扩大切除术要求的切除范围，包括肿瘤及周围可能受侵犯的脏器、血管及其他组织结构，其本质是通过切除范围的扩大增加 R0 切除率，以减少局部复发，提高长期存活率。在经验丰富的医疗机构进行该类扩大范围的手术已占腹膜后肉瘤手术的 50% 以上，术后并发症发生率和病死率都在可接受的范围内。对于因为部位特殊而无法扩大切除范围的，可以辅以术中或术后放疗。一般认为，对于无法完整切除的腹膜后肿瘤进行姑息手术（包括不完整切除和减瘤术）并不能提高患者的长期存活率，对于经过严格选择的患者虽可暂时缓解肿瘤相关的症状，但疗效并不持久，且手术并发症的发生率和死亡率都明显增加，因此需要对手术的获益和风险进行平衡。

姑息减瘤术对某些低级别的肉瘤、瘤体巨大引起症状严重甚至危及生命的患者是一种合理的治疗选择。对于可切除的局部复发病灶，应努力争取再次切除。但是随着复发次数增加，切除率逐步减少，且手术的复杂程度也随之增大，即使完整切除后，再复发率仍然较高，尤其是组织学分级高、进展迅速、无复发间期短、切缘阳性和多灶性的肿瘤，应谨慎选择再次手术。对于未接受过放疗的局部复发病灶，再次手术联合辅助放疗、术中放疗或热灌注化疗可能提高局控率。

新辅助治疗适用于切除技术难度大或潜在可切的腹膜后肉瘤，经过新辅助治疗获得瘤体缩小后有助于获得完整切除的机会。对于某些化疗敏感的组织学类型如滑膜肉瘤、原始神经外胚层肿瘤、下腔静脉平滑肌肉瘤也可考虑进行新辅助化疗。孤立性纤维瘤对射线较为敏感，也是新辅助治疗的适宜人群。新辅助治疗的手段包括化疗、化疗联合深部热疗、外放疗、放疗同步化疗等。目前尚无研究证明完整切除术后的辅助外放疗和化疗有获益。

单药（达卡巴嗪、阿霉素、表阿霉素或异环磷酰胺）或基于蒽环类药物的联合化疗方案（阿霉素或表阿霉素联合异环磷酰胺和 / 或达卡巴嗪）已广泛用于晚期、不可切除或转移性软组织肉瘤的姑息治疗。其他化疗药物如吉西他滨、多西他赛、长春瑞滨、聚乙二醇脂质体阿霉素和替莫唑胺也在临床试验中进行了评估。一些新出现的抗肿瘤药如曲贝替定、艾瑞布林也在软组织肉瘤的姑息性治疗中显示了一定的疗效。但是不同组织学类型或者不同组织学分级的软组织肉瘤，对药物的反应差异较大。一般来讲，尤文肉瘤、胚胎性 / 腺泡性横纹肌肉瘤对化学药物治疗高度敏感，滑膜肉瘤、黏液性 / 圆形脂肪肉瘤和子宫平滑肌肉瘤中高度敏感，多形性脂肪肉瘤、黏液纤维肉瘤、上皮样肉瘤、多形性横纹肌肉瘤、平滑肌肉瘤、恶性神经鞘膜瘤、血管肉瘤、促结缔组织小圆细胞肿瘤以及头皮和面部的血管肉瘤中度敏感，去分化脂肪肉瘤和透明细胞肉瘤不敏感，而腺泡状软组织肉瘤和骨外黏液性软骨肉瘤对化疗极不敏感。

近年来，一些新的靶向药物在某些组织学类型的晚期或转移性软组织肉瘤治疗中显示了良好的效果。培唑帕尼是一种多靶点酪氨酸激酶抑制剂，在除脂肪肉瘤之外的晚期软组织亚型中已经证明了单药活性。对于进展性、不可切除性或转移性非脂肪源性软组织肉瘤患者，培唑帕尼是姑息治疗的一种选择。帕博西林是一种周期蛋白依赖性激酶（CDKs）4 和 6 的抑制剂，在 CDK-4 扩增的高分化或去分化脂肪肉瘤患者中诱导了客观的肿瘤反应和良好的无进展生存时间。国产新药安罗替尼是一种新型小分子多靶点酪氨酸激酶抑制剂，能有效抑制 VEGFR、PDGFR、FGFR 和 CKIT 等激酶，具有抗肿瘤血管生成和抑制肿瘤生长的作用。单臂多中心Ⅱ期临床研究评估安罗替尼治疗化疗失败后的软组织肉瘤患者的有效性和安全性,结果显示12周时的疾病无进展率是68.42%,中位无进展生存期是5.63个月。安罗替尼对很多类型的软组织肉瘤都是有效的,尤其是腺泡状软组织肉瘤和滑膜肉瘤且耐受性良好。克唑替尼是间变性淋巴瘤激酶(ALK)抑制剂,在ALK易位的炎性肌纤维母细胞肉瘤中显示抗肿瘤活跃。

第三节　腹腔热灌注化疗治疗腹腔肉瘤病的临床应用

如何有效预防和治疗术后腹腔复发是腹膜后软组织肉瘤治疗中的难点。近年来,一系列采用肿瘤减灭联合腹腔热灌注化疗治疗腹膜后软组织肉瘤术后腹腔播散的报道,为解决腹膜后肉瘤的复发提供了很好的思路。

一、腹膜后肉瘤局部复发和腹膜肉瘤病

局部复发是腹膜后和腹腔软组织肉瘤治疗失败的最常见原因。由于解剖毗邻结构的限制无法获得足够的切缘实现R0切除甚至R1切除;术前或者术中肿瘤细胞腹腔内种植,如肿瘤破裂(特别是体积巨大的囊实性肿瘤极易发生)以及肿瘤分块切除等;还有生物学行为和组织学特征,如多中心起源和卫星灶的出现等,这些都是导致局部复发、腹膜播散率高的原因。有研究发现,在外科治疗失败的病例中,几乎100%存在手术区域的局部复发,而局部复发作为唯一治疗失败的原因的病例也占到近50%。

肉瘤病(sarcomatosis)是指肉瘤在原发部位以外的腹盆腔腹膜表面种植播散的一类疾病(图22-1、图22-2)。对于腹膜后及腹腔肉瘤来说,腹膜表面的播散是继手术部位的第二常见复发部位。肉瘤腹膜表面播散在初次手术和再次手术时均可发现,好发于腹水吸收的部位如大网膜和膈肌表面腹膜。常见原因是术前和术中的肿瘤破裂以及肿瘤的分块切除。对于肉瘤病,传统治疗手段效果很差。

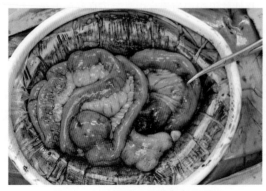

图22-1　多形性未分化肉瘤腹腔播散

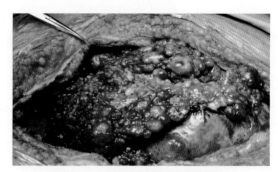

图22-2　上皮性炎性肌纤维母细胞肉瘤病

因此,预防局部复发,有效治疗肉瘤病,成为改善腹膜后和腹腔肉瘤预后的重要临床问题,需要新的临床思维和手段。对于消化道和妇科来源的腹膜转移癌,通过全腹膜切除及多脏器切除的积极的手术策略(cytoreductive surgery,CRS),清除所有肉眼可见的肿瘤,在此基础之上采取腹腔热灌注化疗(hyperthermic intraperitoneal chemotherapy,HIPEC)和/或早期腹腔灌注化疗(early intraperitoneal chemotherapy,EIPEC)清除微小残余灶可以取得良好的生存获益。近年来采用CRS联合HIPEC或围术期化疗的策略治疗肉瘤病和腹腔内的复发病灶的报道逐渐增多,但是在有效性上依然存在争议。Bonvalot等开展的一项随机对照研究,并未能够证实CRS联合腹腔化疗能够给肉瘤病患者带来生存获益。但已有多项研究显示在子宫肉瘤、促结缔组织增生小圆细胞肿瘤引起的腹膜肉瘤病中,该治疗策略给患者带来生存获益。另外,该策略是否能够预防术后局部复发,未见报道。因此,受限于病例数的不足和软组织肉瘤组织类型和生物学行为的高异质性,尚无法充分评估该策略对腹膜后肉瘤、腹腔肉瘤复发和肉瘤病的治疗效果。

二、热疗治疗软组织肉瘤

肿瘤热疗(hyperthermia)是指应用不同的物理因子(射频、微波、超声和激光等)提高肿瘤组织和/或全身的温度,利用高温杀伤及其继发效应治疗肿瘤的一种手段。热疗与化疗、放疗、免疫及其他生物治疗间有相互协同作用。Issels等的一项3期随机对照研究中评价热疗对软组织肿瘤的治疗作用。该研究纳入341例(其中一半以上为非肢体肉瘤,包括腹膜后和腹腔肉瘤),其中新辅助化疗(多柔比星+异环磷酰胺+依托泊苷)联合局部热疗组169例,单纯新辅助化疗组172例。与新辅助化疗联合局部热疗法组相比,单独新辅助化疗组患者更有可能出现局部进展或死亡(HR=0.58,95% CI:0.41~83;P=0.003),2年局部无进展生存有15%的绝对差异(95% CI:6%~26%;联合热疗组76% vs. 单纯新辅助化疗组61%)。与单纯新辅助化疗相比,联合局部热疗组的无病生存相对危险为0.70(95% CI:0.54~0.92,

P=0.011)。联合局部热疗组的治疗有效率为 28.8%,而单纯化疗组为 12.7%(*P*=0.002)。在一项预先制订的方案分析中,完成新辅助化疗加局部热疗诱导治疗的患者与单独完成新辅助化疗的患者相比,联合治疗组的总体生存率更高(HR=0.66,95% CI:0.45~0.98,*P*=0.038)。该研究是第一次证实局部热疗增加化疗疗效的 III 期随机试验,提示对于高风险的软组织肉瘤患者,包括腹部或腹膜后软组织肉瘤,局部热疗加化疗是一种新的有效的治疗策略。其后的随访数据的更新也显示局部热疗联合化疗的远期疗效优于单纯化疗。虽然该项研究在设计、实施和分析方面存在争议,但是引发了热疗治疗软组织肉瘤的关注和研究。

三、腹腔热灌注化疗治疗腹膜后肿瘤的临床应用

由于全身化疗对腹膜后和内脏肉瘤的疗效有限,而腹腔化疗具有药理学优势,如较高的局部药物浓度和最小的全身毒性。Eilber 等研究发现,对于腹腔复发的肉瘤病例,在 CRS 手术治疗 1~2 周后给予腹腔灌注米托蒽醌。每位患者每 2~3 周接受 4~6 疗程的治疗。随访中位生存期为 18 个月,腹膜外转移患者的 5 年生存率为 4%,而无腹膜外转移患者的 5 年生存率为 46%。但是生存分析显示肿瘤分期和组织学分级是唯一重要的预后因素。Karakousi 等报道了 28 例腹膜后和腹腔内脏肉瘤复发病例,CRS 术结束后给予顺铂腹腔灌注,然后每 4 周灌注 5 次。在 6 个月后,20 例患者接受了二次探查手术,结果发现在腹腔内导管 15~20cm 范围内没有任何复发病灶。估计 5 年总生存率为 7%。

Sugarbaker 等发展了手术联合术中热灌注化疗和术后早期灌注化疗的概念,形成了 CRS 联合 HIPEC 治疗腹膜肿瘤 "Sugarbaker" 方案。全腹膜切除联合多脏器切除的标准化手术程序使得手术更加合理。由于手术的程度直接影响到发病率和死亡率,因此应根据腹膜播散的具体类型来评估手术的程度。术中热灌注化疗可以在腹腔粘连形成以前,清除可能导致复发的残留肿瘤细胞。此外,热疗与抗肿瘤药物也有协同作用。

华盛顿癌症研究所 Berthet 等报道了 43 例肉瘤腹腔复发患者,尽管只有 16 例患者接受 HIPEC 治疗,14 例接受 EPIC 治疗,但中位生存期达到 20 个月。意大利的 Rossi 等报道了迄今为止样本最大的临床研究,60 例患者接受了完全或几乎完全的 CRS 联合顺铂和阿霉素 HIPEC 治疗,中位局部无进展生存期和总生存期分别为 22 个月和 34 个月。Bolvant 等报道的一项试验中,完成 CC0 级别的 CRS 肉瘤患者,随机进入 EPIC(顺铂 + 多柔比星)组和无腹腔化疗组,每组 19 例。结果,两组总生存时间、局部无复发生存

和远处无复发生存时间,分别为 29 个月、12.5 个月和 18 个月,组间无差异。但是分析认为,采用微创置管常温灌注化疗和将总生存提高 40% 作为效界值,可能会忽视较小的生存改善。另外,不同类型的软组织肉瘤,组织病理学特征的异质性和生物行为的差异,也是阻碍给予腹膜肉瘤病综合治疗的疗效决定性评估的关键因素。

分化良好 / 去分化脂肪肉瘤是最常见的腹膜后肉瘤。腹膜后间隙的解剖局限限制了切除边缘的宽度。与其他部位的脂肪肉瘤相比,尽管具有更惰性的生物学特性,但其结果是更高的区域性复发和更差的结局。且无远处转移的多灶性或弥散的腹膜播散通常是该病的最后阶段。对于惰性的生物学特征,有针对性的治疗可以改善局部控制,特别是对于中低级别的肉瘤。在 Rossi 等的研究中,CRS 和 HIPEC 术后的中位总生存期为 34 个月,但必须考虑到肉瘤病患者可能处于疾病的更晚期。然而,100% 的局部区域失败提示联合治疗不能改变疾病的自然过程。这种不良结果的一个原因,可能是腹膜后脂肪肉瘤倾向于累及整个腹膜后和腹部脂肪组织。

子宫平滑肌肉瘤约占所有子宫恶性肿瘤的 4%~9%。腹腔复发率很高,70% 患者会出现局部复发。晚期或不可切除复发疾病的中位生存期不会超过 1 年。吉西他滨和多西紫杉醇的联合治疗客观应答率达到 28%~35.8%。意大利米兰的 Kusamura 等使用 CRS 和 HIPEC 治疗子宫平滑肌肉瘤病的初期报告,结果令人鼓舞。在最近的更新中,11 例患者中有 5 例在联合治疗后存活 4~10 年,其中 2 例腹腔复发稳定超过 2 年。另一个研究较多的是 DSRCT,但法国的 Honoré 小组报告了完全 CRS 和术后放疗和化疗的疗效的非随机试验,结果没有发现 HIPEC 的生存优势。27 例患者中 23 例接受了手术,12 例(52%)彻底切除了所有肉眼病变,5 例(21.7%)接受了额外的腹腔内化疗,7 例(30%)接受了术后全腹腔放疗。中位随访 59.9 个月,中位生存 37.7 个月,中位疾病存活 15.5 个月。对于无腹膜外病变的患者,综合全身化疗、CC0 级别的 CRS 切除和术后全腹部放疗的多模式治疗可延长生存期。手术联合 HIPEC 在 DSRCT 治疗中的价值仍存在争议。

迄今为止,全世界已经开展的软组织肉瘤 CRS 联合 HIPEC 或腹腔灌注化疗治疗涵盖多种病理类型,包括子宫平滑肌肉瘤、脂肪肉瘤、胃肠道间质瘤、促结缔组织小圆细胞瘤、黏液肉瘤和组织细胞肉瘤等。但是临床研究相对不多,样本量少,并且大多为回顾性研究。目前尚难以对该模式治疗软组织肉瘤给予确定性的评价。然而,对于腹膜后和腹腔软组织肉瘤术后复发,CRS 联合 HIPEC 综合治疗模式,在有些病理类型或者某些报道中所显示的令人鼓舞的结果,为我们提供了临床方法和研究思路。表 22-4 对已有文献进行总结梳理,为广大读者临床工作和研究提供参考。

表 22-4 CRS 联合腹腔灌注化疗治疗腹腔软组织肉瘤文献汇总

作者	病例数	肿瘤细胞减灭程度	腹腔化疗	药物	中位随访时间 / 月	中位生存时间 / 月	5 年生存率 /%	围术期并发症发生率 /%	围术期死亡率 /%	病理类型
Karakousis	28	79% CC0	延迟	CDDP	12.6	14	7	无	0	RPS=18,VS=10
Eilber	35	100% CC0	延迟	Mitox	18	24	46	9	0	GIST=34,RPS=3
	19	100% CC0	延迟	Mitox	20	12	5	无	无	Uterine=14,other=3
Berthet	43	63%<2.5mm	HIPEC or EPIC	CDDP ± dx	20	20	30	19	7	GIST=10,RPS=16,uterine=4,other=13
Rossi	60	100%<3mm	HIPEC	CDDP ± dx	28	34	38	23	0	GIST=14,RPS=34,uterine=12
Lim	19	96%<2.5mm	HIPEC	CDDP		17		16	0	GIST=15,other=4
	9		HIPEC ± EPIC	CDDP ± mitox		6		44	11	GIST=2,other=7
Bonvalot	19	100%CC0	EPIC	CDDP ± dx	60	29	37	21	0	RPS=9,VS=10
(对照组)	19	100%CC0	无	—	无	29	37	无	无	RPS=6,VS=13
Baratti	37	76%CC0	HIPEC	CDDP ± dx/CDDP ± mmC	104	26	24	22	4	RPS=13,uterine=11,GIST=8,other=5
Salti	13	70%CC0	HIPEC	CDDP ± dx	12	12	50	38	0	RPS=8,other=5 (no GIST)
Randle	10	70%CC0	HIPEC	mmC ± CDDP or mitox	84.8	21.6	43	50	0	Various (no GIST)
Baumgartner	15	100%<2.5mm	HIPEC	mmC	17.4	22.6	32	24	0	RPS=4,GIST=2,other=8
Sommariva	15	93%CC0	HIPEC	CDDP ± dx/mmC	28	27	29	47	0	GIST=2,RPS=8,other=5
Jimenez	3	100%CC0	HIPEC	CDDP ± mmC or melphalan	无	140 57 40	无	33	0	Uterine=3
Hayes-Jordan	26		HIPEC	CDDP	16.4	63.4	无	42	0	DSRCT=26
Sardi	38	94%CC0	HIPEC	—	24	37	21	0		Uterine=38
Sugarbaker	2	100%CC0	HIPEC	CDDP+dx,IFO+MESNA (IV)		150		0	0	Uterine=1,myxoid sarcoma=1
Honoré	48	100%CC0	EPIC or HIPEC	Ox ± Irinotecan CDDP+ Mitox ± Irinotecan CDDP ± ADM	30	42	12	17	0	DSRCT=48

注:DSRCT= 促结缔组织小圆细胞肿瘤,RPS= 腹膜后肉瘤,Uterine= 子宫肉瘤,VS= 内脏肉瘤,GIST= 胃肠道间质瘤。

第四节　腹腔热灌注化疗治疗腹膜后肿瘤的安全性评估

腹腔热灌注化疗治疗腹膜后肿瘤的安全性问题主要来自大范围的追求 CC0 的 CRS 手术和腹腔热灌注化疗带来的局部损伤和全身性药物副作用。随着 CRS 手术技术的进步，以及 HIPEC 方案更加安全，这种新的治疗方法的并发症发生率已经明显下降。虽然在高水平的腹膜癌中心，安全性已经不是治疗实施的顾虑，但是不能忽视该治疗措施是一项并发症发生率相对较高的复杂技术。它存在学习曲线，特别是针对腹膜后肉瘤这一少见疾病，要想掌握，需要较长时间的训练和学习。

在已经报道的 CRS 联合 HIPEC 治疗腹腔复发软组织肉瘤的报道中（见表 22-4），围术期并发症发生率 0~50%，围术期死亡率 0~11%。并发症的发生率差异较大，与并发症的定义不同有关。CRS 手术的安全风险主要来自肿瘤负荷的大小和手术范围的大小，肿瘤负荷越大，切除范围越广，并发症发生率越高。Honoré 报道的 48 例完全减瘤同时行 HIPEC 的 DSRCT 病例，并发症发生率 17%，主要是深部脓肿、消化道瘘、出血和间室综合征，无围术期死亡病例。Stiles 等报道 9 例行 CRS 联合 HIPEC 治疗的并发症发生情况，轻度并发症包括伤口感染 3 例，小肠梗阻 1 例以及尿潴留尿路感染 1 例；严重并发症 4 例，包括气胸 1 例、盆腔脓肿 1 例、急性肾损伤同时合并盆腔脓肿和吻合口裂开 1 例、急性肾损伤血液透析合并呼吸衰竭和盆腔脓肿 1 例；远期并发症胃排空障碍 1 例，小肠梗阻 3 例和出血性膀胱炎 2 例。无围术期死亡病例。虽然这两组数据均无死亡病例，但并发症的发生率和严重程度还是需要关注和重视的，并且这两组数据均来自高水平的医学中心。目前相对比较一致的认识，CRS+HIPEC 治疗后胃肠吻合口漏的发生与患者营养状况、吻合口血运和张力、医师吻合技术有关，与 HIPEC 技术无明确关系，HIPEC 不增加吻合口漏的风险。

Lim 等报道了 28 例腹膜肉瘤病行 CRS 联合 HIPEC 治疗的结果，比较了顺铂和顺铂联合米托蒽醌类两个方案 HIPEC 的毒性反应。结果发现顺铂联合米托蒽醌组比顺铂单药组毒性反应和并发症发生率更高，总的生存时间更短，局部复发率相似。3 级和 4 级毒性反应主要发生在中枢神经系统、消化系统、血液系统、肺、肾脏、肝脏、代谢以及感染方面，发生率为 5%~89%。为降低毒性反应，CDDP、蒽环类以及紫杉类药物应用于 HIPEC 时均需要进行预处理，降低

相应器官的损伤。这些都提示不能忽视化疗药物的毒性反应，要严格按照化疗药物全身应用的要求，监测和处理毒性反应。

第五节　腹腔热灌注化疗治疗腹膜后肿瘤的地位及存在的问题

尽管存在研究质量不高、病例数少等问题，但是已经发表的研究结果提示，CRS 联合 HIPEC 的策略对某些类型的软组织肉瘤有良好的效果。但是要充分评估腹腔热灌注化疗治疗腹膜后肉瘤的临床价值及地位，需要大量的临床研究来证实其可行性、安全性和有效性。鉴于病例数少和肿瘤高异质性等原因，短期内非常难以形成充分的临床证据。尽管如此，由于腹膜后和腹盆腔肉瘤的高局部复发率，导致手术治疗失败，临床和基础研究仍然需要去努力完善原发和复发肉瘤的治疗策略。在开展临床工作和相关研究中需要重视以下几个问题：

一、注重首次手术质量，降低肿瘤复发和肉瘤病的发生

腹膜后肉瘤首次手术的 R0 切除是患者获得治愈的唯一机会。所以，首次手术的质量非常重要。我们主张合理扩大手术范围，提高 R0 切除率，降低局部复发率，延长 OS。扩大范围的手术，包括肿瘤及周围可能受侵犯脏器、血管及其他组织结构的联合切除，包括肉眼未受侵犯的部分器官组织。

腹膜后肉瘤的姑息手术（包括不完整切除和减瘤术）并不能改善患者的长期生存，且手术并发症的发生率和死亡率较高，因此需要对手术的获益和风险进行平衡。对于一些体积巨大的囊实性肿瘤，如 GIST、骨外黏液软骨肉瘤、尤因肉瘤等，因为质地脆，术前、术中容易破裂，导致肿瘤播散。因此需要提高外科手术的技巧，利用综合手段缩小瘤体，降低手术中破裂风险。另外，腹膜后肉瘤体积巨大，操作困难，手术时间长，更应该强调无瘤术。迄今为止，未见有 CRS 联合 HIPEC 用于预防腹膜后肉瘤首次手术后肿瘤复发的研究报告。笔者所在的复旦大学附属中山医院腹膜后肿瘤团队已经开展了针对部位特殊无法做到广泛切除或者术前/术中肿瘤破裂的高级别肉瘤的腹腔热灌注化疗工作，其效果尚需要随访评估。

二、CRS 手术病例选择和时机把握

局部复发是腹膜后肉瘤治疗失败的主要原因。对于可切除的局部复发病灶，应努力争取再次完整切除。完整

切除病例的总体生活质量和生存期明显优于不能手术切除者。但是随着复发次数增加，切除率逐步减少，且手术的复杂程度也随之增大，即使完整切除后，再复发率仍然较高，尤其是组织学分级高、进展迅速、复发间期短、切缘阳性和多灶性的肿瘤，应谨慎选择病例，把握好手术时机。局部复发性肿瘤的可切除性评价，应包含患者一般状况、影像学检查、既往手术情况、复发间期、肿瘤的病理学分级以及肿瘤的实际生物学行为(如生长速度、有否转移)，甚至社会经济因素等多方面内容。局部复发性肿瘤手术时机的把握，不同于首次及部分二次手术，多数并非一经发现须立即手术。对于部位特殊、瘤体继续增大会导致不可切除者，应尽快手术；而对于瘤体继续增大也多不会影响手术切除者，亦可临床密切观察，综合多方面因素，等待手术时机。生物学行为方面，恶性程度高(高病理学分级)、复发间期短、生长速度快的肿瘤，也可进行一段时间的观察，以避免不适宜的手术干预。对于局部复发性腹膜后肉瘤，特别是拟行 CRS 联合 HIPEC 策略治疗的病例，应经过 MDT 讨论，权衡各方面利弊，针对患者的情况制订个体化的治疗方案。

三、术前评估、病例选择和预后判断指标

腹腔和腹膜后肉瘤是一类难治性肿瘤，一旦进展至肉瘤病阶段，治疗更加困难，要想实施满意的 CRS 难度极大。因此需要很好的评估工具来指导病例的选择和预后判断。为了量化评估腹膜肿瘤播散的范围和手术清除肿瘤的满意程度，Sugarbaker 制订了腹膜癌指数(PCI)分区计数法和 CC 评分标准。目前该标准被广为接受和使用，几乎用于各种腹膜播散肿瘤。Berthet 等应用腹膜癌指数定义 43 例肉瘤病患者腹盆腔区域受侵犯范围及肿瘤细胞减灭程度(CC)作为生存预测指标。分析发现，手术前的肿瘤侵犯范围小和切除所有肉眼所见肿瘤是改善患者生存的强有力的预测指标。Bilimoria 等对肉瘤病的预后指标进行研究也证实，肿瘤体积负荷越低，2 年生存率越高，并且生存患者总的生存差异与肿瘤的组织学分级无关。但是不同组织学类型的肿瘤其生物学行为差异较大，肿瘤腹膜播散的规律也有差异，因此针对胃癌、卵巢癌、阑尾黏液肿瘤等都有针对性的腹膜受累范围的评估方法。Naffouj 等针对腹膜肉瘤病，制订了一套简化腹膜肉瘤病评分系统(simplified peritoneal sarcomatosis score, SPSS)(表 22-5)。该系统由症状、组织学分级和 PCI 指数三个参数系统组成。兼顾了肉瘤的组织学分级这一影响预后的重要因素。该研究纳入 25 例肉瘤病患者。平均随访时间为 18 个月。与高 SPSS 相比，低 SPSS 患者的中位 OS 更长

(分别为(36±16)个月和(16±6)个月)；和更长的中位 DFS(分别为(36±16)和(16±6)个月；P<0.001)。多因素分析，晚期疾病(高 SPSS)是 OS(P=0.020)和 DFS(P=0.018)的独立预测因子。初步验证了 SPSS 的价值。SPSS 可作为手术患者选择、预测预后和分层进入临床试验的工具。

表 22-5　腹膜肉瘤病简化评分系统(SPSS)

参数	定义	分值
症状	无	0
	有	1
肿瘤分级	低	0
	高	1
PCI 评分	≤10	0
	>10	1
SPSS	低	0~1
	高	2~3

注：症状，包括腹痛、梗阻、消瘦和腹水；肿瘤分级，参照FNCLCC 分类，1 级和 2 级肉瘤为低级别，3 级肉瘤为高级别。

以上评估系统均有一定的局限性，腹膜受累范围的评估均需在手术开腹后才能做出准确判断。Pestieau 等研究了术前 CT 检查评估腹膜肉瘤病的准确性。证明腹盆腔 CT 是评估复发性肉瘤的可靠检查方法。对盆腔的结节检出准确率最高，甚至能够发现 0.5cm 直径的小结节；当结节大于 5cm 时，检出的敏感性增加。

因此重视量化工具的研究，和在研究中使用公认的量化工具，对提高相关临床研究质量，完善肉瘤病的治疗策略，改善肉瘤病患者的预后至关重要。

四、重视生存质量

有研究评价 CRS 联合 HIPEC 策略治疗腹膜癌患者的生存质量，发现术后 3~6 个月患者生存质量下降明显，1~2 年大都可以恢复到手术前的基线水平。但是也有研究发现远期认知功能和肠道功能明显受损。对于首次手术就已经经历了联合脏器切除的腹膜后软组织肉瘤患者，一旦肿瘤复发，出现多发病灶甚至肉瘤病，如果准备行 CRS 和 HIPEC 策略治疗的话，需要充分评估手术对机体功能和生存质量的影响。对于该类患者，追求满意的减瘤，往往意味着更大范围的联合脏器的切除。手术创伤大，恢复周期长。对于恶性程度高，进展快的肉瘤病例，如果患者不能从治疗中获得生存的延长，则 CRS 手术当谨慎。因此，在病例选

择上需要强调综合评估,平衡生存获益和生存质量。

第六节　小　结

腹膜后肿瘤特别是腹膜后软组织肉瘤,是一类少见的高异质性难治性肿瘤。术后局部复发是治疗失败的主要原因。CRS 联合 HIPEC 治疗腹膜后肉瘤的局部复发和腹膜肉瘤病在某些组织类型的肿瘤中显示了良好的效果,提示该策略可能有很好的应用前景。但是,既往的结果基本上都是基于回顾性的总结获取,缺乏高质量的研究证据支撑。腹膜后肿瘤的完整切除是影响预后的重要因素。由于解剖学的因素,腹膜后肿瘤的手术往往创伤巨大。对于局部复发和腹膜肉瘤病,追求满意的 CRS 手术,手术难度更大,需要注意手术的安全性和患者术后生活质量。另外,腹膜后软组织肉瘤的发病率低,组织类型繁杂,异质性高,这些都给我们开展高质量的研究带来很大的困难。因此建议在高流量的、有成熟 MDT 平台的腹膜后肉瘤中心开展 CRS+HIPEC 工作,在此基础之上,开展多中心的临床研究,才可能充分评估 CRS+HIPEC 策略在腹膜后软组织肉瘤复发的预防和治疗中的价值。

典型病例

一、基本情况

女性,56 岁。

二、现病史

因"体检发现右侧腹膜后巨大肿瘤半年"入院。无特殊不适。既往史:1993 年行法洛四联症矫治手术,2018 年行卵巢囊肿剥除术。入院后影像学评估:复旦大学附属中山医院 CT 提示腹膜后脂肪肉瘤;腹膜后脂肪肉瘤包绕右肾脏下极;包绕股神经起始段;左肾体积小(图 22-3~图 22-5)。放射性核素肾图检查提示:肾小球滤过率(GFR)左 42.5ml/min,右 53.5ml/min。

三、诊治经过

1. MDT 讨论建议　基于影像学资料,诊断为分化疗好的脂肪肉瘤。肿瘤位于右侧腹膜后间隙,上界肿瘤包绕肾脏下极,肿瘤深面至腰大肌后间隙,与骨神经分界不清。治疗首选扩大范围的右侧腹膜后肿瘤切除,包括右半结肠、右半尿路、腹膜后肿瘤联合右侧腹膜后间隙的组织,以降低局部复发风险。但是鉴于患者有法洛四联症矫治手术史,

左侧肾脏体积偏小,肿瘤可能侵犯右肾脏和股神经,因此手术要控制损伤,保留功能,可以行单纯肿瘤完整切除术,术中热灌注化疗,以期望降低复发风险。

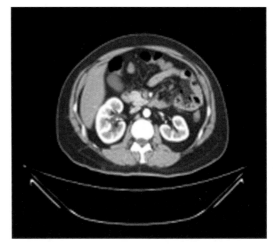

图 22-3　腹膜后脂肪肉瘤病例 CT 图像显示
左侧肾脏体积偏小

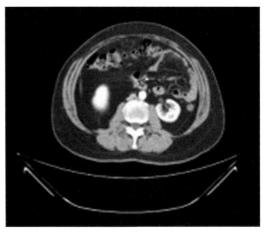

图 22-4　腹膜后脂肪肉瘤病例 CT 图像显示
右肾下极被肿瘤包绕

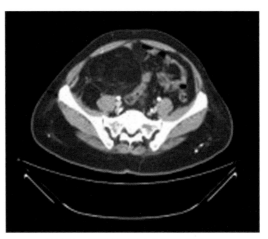

图 22-5　腹膜后脂肪肉瘤病例 CT 图像
显示肿瘤侵及股神经起始部位

2. 手术简要 保留右肾的腹膜后肿瘤切除,腹膜后间隙组织廓清,术中腹腔热灌注化疗(图22-6~图22-8)。手术简要过程描述:正中切口进腹;Cattell-Braasch入路将右半结肠及胰头十二指肠翻起,同时将Toldts筋膜分离,归附肿瘤面;沿下腔静脉由下向上游离肿瘤内侧界面,结扎切断右侧生殖静脉,显露肾门,裸化肾蒂结构,保护输尿管,剥除肾脏脂肪囊;将肿瘤推向外侧,沿腰大肌表面游离,显露并保护股神经,清除腹膜后间隙的脂肪组织,完整切除肿瘤及腹膜后间隙的脂肪组织。阿霉素60mg/m²,溶入生理盐水4 000ml,腹腔关闭式灌注60min,温度控制在42~43℃。

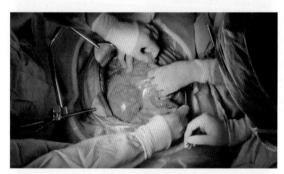

图22-6 肿瘤位置

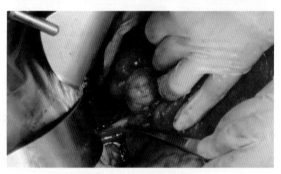

图22-7 肿瘤包绕股神经

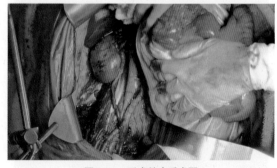

图22-8 手术结束后术野

3. 术后病理 右侧腹膜后间隙高分化脂肪肉瘤,Fish检测MDM2扩增;右肾周脂肪内见肿瘤细胞,腹膜后廓清组织及右侧股神经外膜未见肿瘤浸润。

四、随访结果

术后12个月,每6个月接受影像检查一次。至今未发现肿瘤复发转移。

五、总结点评

对于腹膜后脂肪肉瘤,手术完整切除是获得治愈的唯一机会。目前的观点是通过扩大切除范围,降低局部复发,延长生存时间。就该病例来讲扩大切除,应该切除右半结肠、右肾、右侧腰大肌及腹膜后间隙的脂肪结缔组织。但是该患者有法洛四联症矫治手术史、左侧肾脏体积较小和右侧股神经起始段受侵犯。如果采用扩大切除的手术策略,患者可能不能承受手术的打击,且右侧下肢活动功能会受损。理论上讲,术中腹腔热灌注化疗,利用热和化疗的协同作用,可以杀灭腹腔残余病灶(≤2.5mm)。因此采用了单纯肿瘤完整切除联合术中腹腔热灌注化疗的策略,来降低局部复发风险。总的来讲,在治疗过程中,针对该病例的特点,治疗团队在制订手术策略时,遵循损伤控制、保全功能的原则,同时采用腹腔热灌注化疗的方法弥补手术范围的不足,以降低局部复发。

(童汉兴 张 勇 陆维祺)

参考文献

[1] FLETCHER CDM, BRIDGE JA, HOGENDOORN CW, et al. WorldHealth Organization. WHO classification of tumours of soft tissue and bone [M]. Lyon: IARC Press, 2013.

[2] PHAM V, HENDERSON-JACKSON E, DOEPKER MP, et al. Practical Issues for Retroperitoneal Sarcoma [J]. Cancer Control, 2016, 23 (3): 249-264.

[3] GRONCHI A, STRAUSS DC, MICELI R, et al. Variability in Patterns of Recurrence After Resection of Primary Retroperitoneal Sarcoma (RPS): A Report on 1007 Patients From the Multi-institutional Collaborative RPS Working Group [J]. Ann Surg, 2016, 263 (5): 1002-1009.

[4] TROJANI M, CONTESSO G, COINDRE JM, et al. Soft-tissue sarcomas of adults; study of pathological prognostic variables and definition of a histopathological grading system [J]. Int J Cancer, 1984, 33 (1): 37-42.

［5］ AMIN MB, EDGE SB, GREENE FL, et al. AJCC cancer staging manual [M]. 8th ed. New York: Springer, 2017.

［6］ KASPER B, SLEIJFER S, LITIèRE S, et al. Long-term responders and survivors on pazopanib for advanced soft tissue sarcomas: subanalysis of two European Organisation for Research and Treatment of Cancer (EORTC) clinical trials 62043 and 62072 [J]. Ann Oncol, 2014, 25 (3): 719-724.

［7］ DICKSON MA, TAP WD, KEOHAN ML, et al. Phase II trial of the CDK4 inhibitor PD0332991 in patients with advanced CDK4-amplified well-differentiated or dedifferentiated liposarcoma [J]. J Clin Oncol, 2013, 31 (16): 2024-2028.

［8］ CHI Y, FANG Z, HONG X, et al. Safety and Efficacy of Anlotinib, a Multikinase Angiogenesis Inhibitor, in Patients with Refractory Metastatic Soft-Tissue Sarcoma [J]. Clin Cancer Res, 2018, 24 (21): 5233-5238.

［9］ BUTRYNSKI JE, D'ADAMO DR, HORNICK JL, et al. Crizotinib in ALK-rearranged inflammatory myofibro-blastic tumor [J]. N Engl J Med, 2010, 363 (18): 1727-1733.

［10］ ROSSI CR, CASALI P, KUSAMURA S, et al. The consensus statement on the locoregional treatment of abdominal sarcomatosis [J]. J SurgOncol, 2008, 98 (4): 291-294.

［11］ BONVALOT S, CAVALCANTI A, LE PéCHOUX C, et al. Randomized trial of cytoreduction followed by intra-peritoneal chemotherapy versus cytoreduction alone in patients with peritoneal sarcomatosis [J]. Eur J SurgOncol, 2005, 31 (8): 917-923.

［12］ BILIMORIA MM, HOLTZ DJ, MIRZA NQ, et al. Tumor volume as a prognostic factor for sarcoma-tosis [J]. Cancer, 2002, 94 (9): 2441-2446.

［13］ SUGARBAKER PH. Prevention and Treatment of Peri-toneal Metastases: a Comprehensive Review [J]. Indian J SurgOncol, 2019, 10 (1): 3-23.

［14］ SARDI A, SIPOK A, BARATTI D, et al. Multi-institutional study of peritoneal sarcomatosis from uterine sarcoma treated with cytoreductive surgery and hyperthermic intraperitoneal chemotherapy [J]. Eur J SurgOncol, 2017, 43 (11): 2170-2177.

［15］ SUBBIAH V, LAMHAMEDI-CHERRADI SE, CUGLIEVAN B, et al. Multimodality Treatment of Desmoplastic Small Round Cell Tumor: Chemotherapy and Complete Cytoreductive Surgery Improve Patient Survival [J]. Clin Cancer Res, 2018, 24 (19): 4865-4873.

［16］ HONORé C, DELHORME JB, NASSIF E, et al. Can we cure patients with abdominal Desmoplastic Small Round Cell Tumor？ Results of a retrospective multicentric study on 100 patients [J]. SurgOncol, 2019, 29: 107-112.

［17］ HAYES-JORDAN AA, COAKLEY BA, GREEN HL, et al. Desmoplastic Small Round Cell Tumor Treated with Cytoreductive Surgery and Hyperthermic Intraperitoneal Chemotherapy: Results of a Phase 2 Trial [J]. Ann SurgOncol, 2018, 25 (4): 872-877.

［18］ ISSELS RD, LINDNER LH, VERWEIJ J, et al. Neo-adjuvant chemotherapy alone or with regional hyper-thermia for localised high-risk soft-tissue sarcoma: a randomised phase 3 multicentre study [J]. Lancet Oncol, 2010, 11 (6): 561-570.

［19］ ISSELS RD, LINDNER LH, VERWEIJ J, et al. Effect of neoadjuvant chemotherapy plus regional hyper-thermia on long-term outcomes among patients with localized high-risk soft tissue sarcoma: The EORTC 62961-ESHO 95 Randomized Clinical Trial [J]. JAMA Oncol, 2018, 4 (4): 483-492.

［20］ ROUSSAKOW S. Neo-adjuvant chemotherapy alone or with regional hyperthermia for soft-tissue sarcoma [J]. Lancet Oncol, 2017, 18 (11): e629.

［21］ EILBER FC, ROSEN G, FORSCHER C, et al. Surgical resection and intraperitoneal chemotherapy for recur-rent abdominal sarcomas [J]. Ann SurgOncol, 1999, 6 (7): 645-650.

［22］ KARAKOUSIS CP, KONTZOGLOU K, DRISCOLL DL. Intraperitoneal chemotherapy in disseminated abdominal sarcoma [J]. Ann SurgOncol, 1997, 4 (6): 496-498.

［23］ BERTHET B, SUGARBAKER TA, CHANG D, et al. Quantitative methodologies for selection of patients with recurrent abdominopelvic sarcoma for treat-ment [J]. Eur J Cancer, 1999, 35 (3): 413-419.

［24］ ROSSI CR, DERACO M, DE SIMONE M, et al. Hyperthermic intraperitoneal intraoperative chemotherapy after cytoreductive surgery for the treatment of abdominal sarcomatosis: clinical outcome and prognostic factors in 60 consecutive patients [J]. Cancer, 2004, 100 (9): 1943-1950.

[25] KUSAMURA S, RASPAGLIESI F, BARATTI D, et al. Uterine sarcoma treated by cytoreductive surgery and intraperitoneal hyperthermic perfusion: a feasiblity study [J]. J Chemother, 2004, 16 Suppl 5: 19-22.

[26] SUGARBAKER PH. Long-term survival is possible using cytoreductive surgery plus HIPEC for sarcomatosis-Case report of 2 patients [J]. Int J Surg Case Rep, 2019, 64: 10-14.

[27] SANDLER G, FRANKLIN A, HAYES-JORDAN A. Histiocytic sarcoma in a child-successful management and long-term survival with cytoreductive surgery and hyperthermic intraperitoneal chemotherapy [J]. Pediatr Blood Cancer, 2018, 65 (7): e27054.

[28] LIM SJ, CORMIER JN, FEIG BW, et al. Toxicity and outcomes associated with surgical cytoreduction and hyperthermic intraperitoneal chemotherapy (HIPEC) for patients with sarcomatosis [J]. Ann SurgOncol, 2007, 14 (8): 2309-2318.

[29] BARATTI D, PENNACCHIOLI E, KUSAMURA S, et al. Peritoneal sarcomatosis: is there a subset of patients who may benefit from cytoreductive surgery and hyperthermic intraperitoneal chemotherapy？ [J]. Ann SurgOncol, 2010, 17 (12): 3220-3228.

[30] SALTI GI, AILABOUNI L, UNDEVIA S. Cytoreductive surgery and hyperthermic intraperitoneal chemotherapy for the treatment of peritoneal sarcomatosis [J]. Ann SurgOncol, 2012, 19 (5): 1410-1415.

[31] RANDLE RW, SWETT KR, SHEN P, et al. Cytoreductive surgery with hyperthermic intraperitoneal chemotherapy in peritoneal sarcomatosis [J]. Am Surg, 2013, 79 (6): 620-624.

[32] BAUMGARTNER JM, AHRENDT SA, PINGPANK JF, et al. Aggressive locoregional management of recurrent peritoneal sarcomatosis [J]. J SurgOncol, 2013, 107 (4): 329-334.

[33] SOMMARIVA A, PASQUALI S, DELFIORE P, et al. Cytoreductivesurgery and hyperthermic intraperitoneal chemotherapy in patients with peritoneal sarcomatosis: Long-term outcome from a single institution experience. Anticancer Res, 2013, 33: 3989-3994.

[34] JIMENEZ WA, SARDI A, NIERODA C, et al. Cytoreductive surgery and hyperthermic intraperitoneal chemotherapy in the management of recurrent high-grade uterine sarcoma with peritoneal dissemination [J]. Am J ObstetGynecol, 2014, 210 (3): 259. e1-e8.

[35] HAYES-JORDAN A, GREEN HL, LIN H, et al. Complete cytoreduction and HIPEC improves survival in desmoplastic small round cell tumor [J]. Ann SurgOncol, 2014, 21 (1): 220-224.

[36] STILES ZE, MURPHY AJ, ANGHELESCU DL, et al. Desmoplastic Small Round Cell Tumor: Long-Term Complications After Cytoreduction and Hyperthermic Intraperitoneal Chemotherapy [J]. Ann SurgOncol, 2020, 27 (1): 171-178.

[37] GRONCHI A, LO VULLO S, FIORE M, et al. Aggressive surgical policies in a retrospectively reviewed single-institution case series of retroperitoneal soft tissue sarcoma patients [J]. J Clin Oncol, 2009, 27 (1): 24-30.

[38] BONVALOT S, RIVOIRE M, CASTAING M, et al. Primary retroperitoneal sarcomas: a multivariate analysis of surgical factors associated with local control [J]. J Clin Oncol, 2009, 27 (1): 31-37.

[39] GYORKI DE, BRENNAN MF. Management of recurrent retroperitoneal sarcoma [J]. J SurgOncol, 2014, 109 (1): 53-59.

[40] Trans-Atlantic RPS Working Group. Management of Recurrent Retroperitoneal Sarcoma (RPS) in the Adult: A Consensus Approach from the Trans-Atlantic RPS Working Group [J]. Ann SurgOncol, 2016, 23 (11): 3531-3540.

[41] GLEHEN O, GILLY FN. Quantitative prognostic indicators of peritoneal surface malignancy: carcinomatosis, sarcomatosis, and peritoneal mesothelioma [J]. Sur Onco Clin North Am, 2003, 12 (3): 649-671.

[42] NAFFOUJE SA, TULLA KA, SALTI GI. A Simplified Peritoneal Sarcomatosis Score for patients treated with cytoreductive surgery and hyperthermic intraperitoneal chemotherapy [J]. J GastrointestOncol, 2018, 9 (6): 1138-1143.

［43］ PESTIEAU SR, JELINEK JS, SUGARBAKER PH. Abdominal and pelvic CT for detection and volume assessment of peritoneal sarcomatosis [J]. Tumori, 2002, 88 (3): 209-214.

［44］ SERETIS C, YOUSSEF H. Quality of life after cytoreductive surgery and intraoperative hyperthermic intraperitoneal chemotherapy for peritoneal surface malignancies: a systematic review [J]. Eur J SurgOncol, 2014, 40 (12): 1605-1613.

［45］ STEARNS AT, MALCOMSON L, PUNNETT G, et al. Long-term Quality of Life After Cytoreductive Surgery and Heated Intraperitoneal Chemotherapy for Pseudomyxoma Peritonei: A Prospective Longitudinal Study [J]. Ann SurgOncol, 2018, 25 (4): 965-973.

第二十三章

腹腔热灌注化疗在妇科肿瘤治疗中的应用

腹膜播散是晚期妇科恶性肿瘤常见的表现形式。对于早期卵巢癌和子宫内膜癌患者,肿瘤播散形成的游离癌细胞则会形成复发的源头。目前已有证据显示,对于早期卵巢癌和子宫内膜癌患者,腹腔内发现游离癌细胞是提示肿瘤早期复发和总生存率变差的独立预后因素。腹腔热灌注治疗(hyperthermic intraperitoneal chemotherapy,HIPEC)是一种治疗腹腔内肿瘤的手段,自 1980 年被 Spratt 等首次报道后,一直用于消化道肿瘤发生腹膜腔转移的患者。目前已有 I 级证据证实 HIPEC 在治疗和预防胃癌、结直肠癌、腹膜假黏液瘤、腹膜间皮瘤等恶性肿瘤的腹膜种植方面具有良好的效果,特别是对于腹膜假黏液瘤和恶性腹水的控制,HIPEC 具有独特的优势。由于妇科肿瘤的生物学行为与消化道肿瘤存在相似之处,因此早在 20 世纪初就有研究者尝试在妇科肿瘤的治疗中加入 HIPEC。1986 年,有学者首先在卵巢癌患者中报道了腹腔内热化疗的应用。1999 年 Stiller 等报道热疗联合手术治疗卵巢癌。对于晚期妇科恶性肿瘤患者,腹腔转移和腹水极为常见,HIPEC 在消化道肿瘤治疗中的优势也在这些患者中得到了体现。目前,使用 HIPEC 预防和治疗妇科恶性肿瘤的腹腔转移已得到越来越多的关注,已有高质量证据提示了该治疗方式的安全性和有效性。此外,热效应和同源重组修复通路缺陷之间的协同致死效应也在近年的基础研究中得到证实。因此,"HIPEC+"已经成为妇科肿瘤综合治疗中的新方法。

推 荐 阅 读

- National Comprehensive Cancer Network.NCCN clinical practice guidelines in Oncology:Ovarian Cancer Including Fallopian Tube Cancer and Primary Peritoneal Cancer(2020.V1).
- National Comprehensive Cancer Network.NCCN clinical practice guidelines in Oncology:Uterine Neoplasms(2020.V1).
- International Federation of Gynecology and Obstetrics(FIGO).FIGO Cancer Report 2018 [J].Int J Gynaecol Obstet.2018 Oct;143 Suppl 2 :2-3.
- COLOMBO N,SESSA C,BOIS A DU et al.ESMO-ESGO consensus conference recommendations on ovarian cancer:pathology and molecular biology,early and advanced stages,borderline tumours and recurrent disease. [J].Int J Gynecol Cancer,2019.
- 中国抗癌协会妇科肿瘤专业委员会,中国妇科腹腔热灌注化疗技术临床应用专家协作组.妇科恶性肿瘤腹腔热灌注化疗临床应用专家共识(2019)[J].中国实用妇科与产科杂志,2019,35(02):194-201.

第一节　卵巢癌的诊断和分期

卵巢癌是致死率最高的妇科恶性肿瘤。患者诊断时中位年龄为 63 岁,其中 70% 诊断时已存在腹膜腔广泛转移。2015 年中国新发卵巢癌 52 100 例、死亡 22 500 例,患者的 5 年生存率仅 38.9%,远低于欧美国家。据估计,到 2020 年,美国将有 21 750 名新的卵巢癌患者确诊,尽管治疗取得了进展,但估计仍有 13 940 名妇女死于这种疾病。

一、病因和病理

(一)病因

与卵巢癌相关的流行病学危险因素包括高龄初产(年龄 >35 岁)、不生育、使用激素治疗、盆腔炎性疾病,接受辅助生殖并使用促排卵则会增加发生交界性卵巢肿瘤的风险。相反,初产年龄 <25 岁、使用口服避孕药、母乳喂养、早绝经则可降低卵巢癌的发生风险。值得注意的是,5%~10% 的卵巢癌(包括输卵管癌和腹膜癌)与遗传因素有关,目前较确定的危险因素包括三类:① *BRCA1* 和 / 或 *BRCA2* 基因突变(20%~50% 与 *BRCA1* 突变相关、20% 与 *BRCA2* 突变相关)。携带上述基因先天突变的患者发生卵巢癌的风险显著增加,这些患者多较年轻,中位年龄为 40~50 岁。②错配修复基因遗传性突变。携带突变基因的患者发生 Ⅱ 型林奇综合征(出现结肠癌、子宫内膜癌和卵巢癌)的风险显著增加,出现卵巢癌时则以子宫内膜样腺癌和透明细胞癌最为常见。③ *ARID1* 基因遗传性突变。这些患者出现卵巢癌时,以透明细胞癌和子宫内膜样腺癌最为

常见。与卵巢癌相关的环境因素目前尚不确定。

(二)病理学

按照 WHO 分类标准,卵巢肿瘤的组织学类型可分为上皮性肿瘤、生殖细胞肿瘤、性索间质瘤、脂质细胞瘤、性腺母细胞瘤、非卵巢特异性软组织肿瘤(肉瘤、淋巴瘤等)、未分化肿瘤、转移性肿瘤和瘤样病变。

WHO 将上皮性卵巢肿瘤(包括输卵管癌和腹膜癌)分为浆液性、黏液性、子宫内膜样、透明细胞、Brenner 瘤、未分化(该类肿瘤分化极差,无法归类于其他类别)、混合型(至少包括上述 5 种肿瘤类型中的 2 种,报告时需要明确其类型)、腹膜癌(卵巢和输卵管并非原发部位,仅属于间接受累)。明确肿瘤组织学类型后还需对肿瘤分化程度进行分级(该分级方式不适用于非上皮性肿瘤),分为:Gx(无法分级)、G1(高分化)、G2(中分化)、G3(低分化)。

《FIGO 2018 妇癌报告》将上皮性卵巢癌主要分为如下 5 种类型(表 23-1)。这 5 种类型包括了 98% 的上皮性卵巢癌。按照发病率高低,依次为高级别浆液性癌(>70%)、子宫内膜样癌(10%)、透明细胞癌(10%)、黏液性癌(3%~4%)、低级别浆液性癌(<5%)。

表 23-1　上皮性卵巢癌的主要类型

	高级别浆液性癌	低级别浆液性癌	黏液性癌	子宫内膜样癌	透明细胞癌
确诊时肿瘤期别	晚期	早期或晚期	早期	早期	早期
可能的癌前病变 / 组织来源	卵巢表面上皮包含腺体化生 / 输卵管伞	浆液性交界性肿瘤	腺瘤 - 交界性肿瘤 - 癌;畸胎瘤	子宫内膜异位症,腺纤维瘤	子宫内膜异位症,腺纤维瘤
遗传易感性	BRCA1/2	不详	不详	HNPCC	不详
分子学异常	P53 和 pRb 通路	BRAF 或 K-ras	K-ras	PTEN,β-catenin,ARID1A,PIK3CA,K-ras,MI	HNF-1β,ARID1A,PIC3CA
增生情况	高	低	中度	低	低
化疗敏感性	80%	26%~28%	15%	不详	15%
预后	差	尚可	尚可	尚可	一般

二、临床表现

(一)症状

早期卵巢癌常无症状,多数患者常因体检时发现盆腔包块或自己触及肿物而就诊。提示可能存在卵巢癌的症状包括腹胀、盆腔或腹部疼痛、进食困难、容易出现饱胀感、尿频、尿急、月经紊乱,如果这些症状出现时间每月超过 12d,则更需警惕卵巢癌。卵巢癌患者的症状以及其轻重程度与肿瘤大小、位置、侵犯周围器官的程度、肿瘤组织学类型以及有无并发症有关。如果为功能性肿瘤,则会产生相应雌激素或雄激素过多症状。晚期患者则会出现消瘦、严重贫

血等恶病质表现。

(二)体征

肿物较大时,腹部查体可触及下腹部包块,若大网膜受累,则可在上腹部触及实性饼状肿物。晚期患者存在锁骨上淋巴结、腹股沟淋巴结、腋窝淋巴结肿大,如果存在大量腹水则会出现移动性浊音和液波震颤,三合诊时可在子宫直肠窝触及质硬结节。盆腔包块多为实性或囊实性,可呈分叶状,表面凹凸不平,不活动。

三、诊断

由于卵巢位于盆腔,位置较深,而且缺乏有效的早期

筛查手段,早期诊断困难,约 70% 的卵巢癌患者确诊时已是疾病晚期。临床上出现胃肠道症状,检查发现盆腔包块、肿瘤标志物升高、影像学检查囊内有乳头等情况要高度怀疑卵巢癌。确诊最终需要通过手术标本获得组织学证据确诊,如怀疑晚期病例,无法手术的患者,可以用细针穿刺或者腹水细胞学检查或组织学证据确诊。

四、分期

目前,最常用的卵巢癌分期为 FIGO 2014 卵巢癌、输卵管癌和腹膜癌手术 - 病理分期(表 23-2)。

表 23-2　FIGO 卵巢癌、输卵管癌和腹膜癌手术 - 病理分期(2014)

FIGO 分期	
Ⅰ期	肿瘤局限于卵巢 / 输卵管
Ⅰ A	肿瘤局限于单侧卵巢 / 输卵管(肿瘤包膜完整)、卵巢或输卵管表面无肿瘤、腹水或腹腔冲洗液未发现癌细胞
Ⅰ B	肿瘤局限于双侧卵巢 / 输卵管(肿瘤包膜完整)、卵巢或输卵管表面无肿瘤、腹水或腹腔冲洗液未发现癌细胞
Ⅰ C	肿瘤局限于单侧或双侧卵巢 / 输卵管
Ⅰ C1	术中肿瘤破裂
Ⅰ C2	术前肿瘤破裂或卵巢 / 输卵管表面受累
Ⅰ C3	腹水或腹腔冲洗液发现癌细胞
Ⅱ期	病变累及一侧或双侧卵巢或输卵管,伴盆腔转移(骨盆缘以下)或原发性腹膜癌
Ⅱ A	病变扩展或转移至子宫或输卵管或卵巢
Ⅱ B	病变扩展至其他盆腔组织
Ⅲ期	病变累及一侧或双侧卵巢 / 输卵管或原发腹膜癌出现细胞学或组织学证实盆腔以外腹膜播散或腹膜后淋巴结转移
Ⅲ A1	仅有腹膜后淋巴结转移(细胞学或组织学证实)
Ⅲ A1(i)	转移淋巴结最大径线 ≤ 10mm
Ⅲ A1(ii)	转移淋巴结最大径线 >10mm
Ⅲ A2	镜下可见的盆腔外(超出盆腔缘)腹膜受侵,伴或不伴腹膜后淋巴结转移
Ⅲ B	肉眼见盆腔外腹膜转移瘤最大径线 ≤ 2cm,伴或不伴腹膜后淋巴结转移
Ⅲ C	肉眼见盆腔外腹膜转移瘤最大径线 >2cm,伴或不伴腹膜后淋巴结转移(包括肿瘤累及肝、脾包膜不伴器官实质受累)
Ⅳ期	远处转移(不包括腹膜转移)
Ⅳ A	胸腔积液内发现癌细胞
Ⅳ B	脏器实质受累或肿瘤转移至腹腔外脏器(包括腹腔外淋巴结转移和腹股沟淋巴结转移)

第二节　卵巢癌的治疗原则

卵巢癌总体以手术治疗为主,化疗为辅。早期患者行卵巢癌全面分期手术,部分早期患者可以行保留生育功能的分期手术,术后根据病理分期确定是否化疗。晚期患者行卵巢癌细胞减灭术,尽量切除肉眼可见病灶,使残留病灶最好达到肉眼无残留,尽量小于 1cm,术后再行化疗。如疾病较晚期无法手术,可以通过细针穿刺或腹水细胞学获得病理组织学证据确诊,先行 3 疗程新辅助化疗后再进行间歇性肿瘤细胞减灭术,术后再予化疗。

一、手术治疗原则

1. 推荐由妇科肿瘤医生完成手术。

2. 绝大多数选择剖腹手术,下腹正中直切口可用于全面分期手术、初始和间歇性减瘤术或再次减瘤术。

3. 微创手术应由有经验的医生施行,可考虑用于经选择的早期疾病、评估初治和复发患者能否达到满意减瘤术、经选择的间歇性减瘤术,减瘤术不理想者须中转剖腹。

4. 术中冰冻病理检查有助于选择手术方案。

5. 术前说服考虑腹腔化疗的患者放置腹腔化疗输液泵。

6. 对于局限于卵巢或盆腔的浸润性上皮性卵巢癌,手术步骤应包括:

(1)尽最大努力切除盆腔所有肿瘤组织并评估上腹部或腹膜后的隐匿性病灶。

(2)进入腹腔后,抽吸腹水或腹腔冲洗液行细胞学检查。

(3)对腹膜表面进行全面诊视,可能潜在转移的腹膜组织或粘连组织都要切除或病理活检;如果没有可疑病灶,则行腹膜随机活检并至少包括双侧盆腔、双侧结肠旁沟、膈下(也可使用细胞刮片进行膈下细胞学取样和病理学检查)。

(4)切除子宫和双附件,尽力完整切除肿瘤并避免肿瘤破裂。

(5)期望并符合保留生育功能指征的患者,可考虑行单侧附件切除术或切除双侧附件保留子宫。

(6)切除大网膜。

(7)全部切除下腔静脉和腹主动脉表面及两侧的主动脉旁淋巴结,上界至少达到肠系膜下动脉水平,最好达到肾血管水平。

(8)切除盆腔淋巴结时最好包括髂内、髂外、髂总血管表面和内侧淋巴结和闭孔神经上方的淋巴结。

(9)对于累及盆腔和上腹部浸润性上皮性卵巢癌,手术步骤应包括尽最大努力切除所有盆腔、腹部和腹膜后肿瘤病灶。满意减瘤术标准为残余肿瘤病灶直径<1cm，尽量达到无肉眼残留病灶。

（10）取腹水进行细胞学检查。

（11）切除肿瘤累及的所有大网膜。

（12）切除能够切除的肿大或者可疑淋巴结；临床阴性的淋巴结不需要切除。

（13）盆腔外肿瘤病灶≤2cm者（ⅢB期）必须行双侧盆腔和主动脉旁淋巴结切除术。

（14）为达到满意的减瘤术，可根据需要切除肠管、阑尾、脾脏、胆囊、部分肝脏、部分胃、部分膀胱、胰尾、输尿管及剥除膈肌和其他腹膜。

（15）减瘤术后残余小病灶的上皮性卵巢癌或腹膜癌的患者是腹腔化疗的适应证，可以考虑在初次手术时放置腹腔化疗导管。

（16）对于接受了新辅助化疗的侵袭性上皮性卵巢癌患者，间歇性减瘤术应包括：

1）间歇性减瘤术也须尽力最大努力达到最大的减瘤效果，尽力切除腹部、盆腔和腹膜肉眼可见的病灶。

2）新辅助化疗首选3~4疗程，也可以根据妇科肿瘤医生判断进行4~6疗程，反应良好或者疾病稳定者可以接受间歇性肿瘤细胞减灭术。手术时机并没有前瞻性证据，可根据患者个体化因素而定。

3）Ⅲ期患者接受间歇性肿瘤细胞减灭术后可以考虑使用顺铂（100mg/m^2）腹腔热灌注化疗。

4）必须探查所有腹膜组织，任何可疑潜在转移的腹膜表面或粘连都必须选择性地切除或活检。

5）必须切除大网膜。

6）切除可以切除的可疑和/或增大的淋巴结。初次诊断时疑有潜在转移可能的淋巴结也必须切除，即使无可疑或增大。

7）为达满意的减瘤术，可根据需要切除肠管、阑尾，剥除膈肌、其他腹膜、脾脏、胆囊、部分肝脏、部分胃、部分膀胱、胰尾、输尿管和/或远端胰腺。

7. 特殊情况

（1）保留生育功能手术：希望保留生育功能的早期患者或者低风险恶性肿瘤（早期上皮性卵巢癌、低度恶性潜能肿瘤、生殖细胞肿瘤或恶性性索间质细胞瘤）可行保留生育功能手术，即行单侧附件切除术或双侧附件切除术，保留子宫。有临床指征建议转诊至生殖内分泌专家进行咨询评估。但需进行全面的手术分期以排除更晚期疾病。临床明确的儿童/青春期早期生殖细胞肿瘤可以不切除淋巴结。

（2）黏液性肿瘤：原发卵巢浸润性黏液肿瘤并不常见。必须对上下消化道进行全面评估以排除消化道转移癌。怀疑或确诊黏液性卵巢肿瘤的患者需切除外观异常的阑尾。正常阑尾无须切除。

（3）卵巢交界性肿瘤（LMP）：淋巴结切除术可能提高分期，但并不影响总体生存率。大网膜切除和腹膜多点活检可使近30%患者提高分期并可能影响预后。

（4）复发患者二次减瘤术：初次化疗结束后超过6~12个月、病灶孤立可以完整切除、无腹水可考虑二次减瘤术。鼓励患者参加临床试验评估二次减瘤术是否能真正获益。

二、卵巢癌病理学诊断的总原则

卵巢癌病理类型对于临床决策有关键指导作用，病理诊断应注意如下事项。

1. 推荐参考WHO病理手册进行分类和诊断。

2. 绝大部分卵巢癌，包括少见卵巢癌组织病理学（LOCH），是通过对活检或手术标本病理学分析而明确诊断的。对于早期患者，细针穿刺会导致囊腔破裂、肿瘤腹腔内播散，因此，这些患者不推荐给予穿刺。对于大块型肿瘤无法进行初次减瘤手术的患者，细针穿刺可帮助明确诊断。

3. 原发性腹膜癌和输卵管癌通常在手术后诊断（如果术中未发现卵巢受累），部分患者因有活检结果或切除双侧卵巢时意外发现。原发性腹膜癌和输卵管癌与上皮性卵巢癌的治疗方案相同。

4. 根据美国病理医师协会的建议，卵巢癌病理评估必须包括以下内容：肿瘤的部位（如卵巢、输卵管、盆腔/腹腔腹膜、子宫、宫颈、大网膜）；肿瘤大小；卵巢输卵管肿瘤：表面累及情况（存在/无/不明确），标本完整性（囊腔/浆膜完整/破裂/破碎）；病理类型和级别；扩散和/或种植（如果活检/明确）；细胞学：腹水或囊液或腹腔冲洗液；淋巴结：数目和位置，最大转移病灶的大小；浆液性输卵管上皮内癌、输卵管子宫内膜异位症。肿瘤分子学检测（如临床需要）：通过二代测序进行BRCA1/2体细胞突变测序；免疫组化检测：MMR蛋白（MLH1、MSH2、MSH6和PMS2）免疫组化染色或PCR检测MSI；评估同源重组缺陷。

5. 少见卵巢癌组织病理学

（1）交界性肿瘤是卵巢上皮原发的病变，细胞学特征提示恶性但没有浸润。交界性上皮肿瘤（也称LMP或非典型增生肿瘤）的定义在过去的几年有所改变。2016年和2017年卵巢癌CAP方案使用交界性，不使用LMP。交界性上皮肿瘤常见类型是浆液性和黏液性，其他病理类型较为少见。上皮性卵巢癌的病理学特征是腹膜种植，包括显微镜和/或肉眼可见的腹膜侵犯。交界性肿瘤在外观上可能与浸润癌十分相似。如果镜下评估不能发现肿瘤结节存在 FRANK 浸润,虽然浸润性种植很少见(与交界性上皮性病变诊断一致),但是病理学家还是可以通过显微镜下进行诊断。

(2)透明细胞癌是一种高级别的肿瘤,可能起源于子宫内膜异位症。大部分透明细胞癌表达 Napsin A,而 WT-1 和雌激素受体阴性。

(3)在组织学上,很难分辨卵巢原发黏液性癌和胃肠道转移瘤。PAX8 染色阳性是卵巢原发肿瘤典型特征,而 SATB2 被认为是肠道来源的标志。转移性结直肠腺癌通常有 CK20、CEA 和 CDX2 阳性表达。

(4)子宫内膜样腺癌可能与子宫内膜异位症有关。子宫内膜样腺癌通常有 cytokeratin 7(CK7)、PAX8、CA125 和雌激素受体阳性表达。子宫内膜样肿瘤与性索间质肿瘤的外观十分相似。

(5)目前很多病理学家认为癌肉瘤(MMMTs)是一种极差的上皮性卵巢癌(化生型癌)。

对卵巢肿瘤进行病理学评估时,需要考虑其他转移瘤,可能来自子宫、宫颈、消化系统、淋巴瘤。对于无法明确诊断的肿瘤组织,推荐妇科肿瘤专科病理医师进行会诊。

三、全身治疗原则

手术后的全身性辅助治疗对于卵巢癌患者预后的改善至关重要,全身治疗的方式主要包括化疗和靶向治疗。原则包括:

1. 鼓励卵巢癌、输卵管癌或腹膜癌患者在诊断和治疗阶段都参与临床试验。

2. 推荐化疗前,确保患者的一般状态和器官功能可耐受化疗。

3. 初始治疗前,所有可疑ⅢC 或Ⅳ期上皮性卵巢癌患者开始治疗前必须由妇科肿瘤专家评估,决定能否进行初次肿瘤细胞减灭术(PCS)。有生育要求需要行保留生育功能者必须转诊至合适的生殖专家。讨论系统治疗的目标。

4. 可考虑使用头皮冷却减少接受脱发率高的化疗方案患者的脱发。

5. 应密切观察和随访化疗患者,及时处理化疗过程中出现的各种并发症。化疗期间监测患者的血常规及生化指标。需要根据化疗过程中出现的毒性反应和治疗目标对化疗方案及剂量进行调整。

6. 化疗结束后,需要对治疗效果、后续治疗及远期并发症的可能性进行评估。

7. 其他分子标志物检测,尚不足以替代现行的标准化疗方案。

四、初治卵巢癌、输卵管癌及原发性腹膜癌化疗原则

化疗是卵巢癌、输卵管癌及原发腹膜癌初始治疗的重要组成部分。根据化疗时机可分为手术前的新辅助化疗和手术后的辅助化疗。给药方式包括静脉化疗、腹腔化疗、动脉插管化疗等。

1. 须告知患者有多种化疗方式可供选择,包括静脉化疗、静脉联合腹腔化疗以及临床试验。

2. 须告知联合静脉和腹腔化疗的毒性反应大于单纯静脉化疗,骨髓抑制、肾脏毒性、腹痛、神经毒性、消化道毒性、代谢系统毒性和肝脏毒性的发生率和 / 或严重程度会更明显。

3. 选择顺铂腹腔化疗和紫杉醇腹腔化疗 / 静脉化疗的患者肾功能必须正常,对腹腔 / 静脉化疗方案的后续毒性有良好的耐受性,同时不能存在化疗过程中会明显恶化的内科疾病(如既往存在神经病变)。

4. 每次使用顺铂前后都必须进行水化,通过足够的静脉补液来减少肾毒性。每一疗程化疗结束后,必须对患者进行仔细检查,以明确是否存在骨髓抑制、脱水、电解质紊乱、重要器官毒性反应(如肝脏和肾脏)和其他毒性反应。患者化疗结束后常需在门诊接受静脉补液以防止或治疗脱水。

5. 对于需要接受新辅助化疗患者的治疗原则

(1)需参考原发肿瘤的病理类型以及对初次化疗的潜在反应评估是否采用新辅助化疗。

(2)任何用于Ⅱ~Ⅳ期的静脉化疗方案都可以用于 IDS 前的新辅助化疗。

(3)在 IDS 之前使用包含贝伐单抗的方案必须慎重,因为其会影响术后伤口的愈合。如果使用含贝伐单抗的新辅助化疗方案,必须在 IDS 前至少 6 周停用贝伐单抗。

(4)新辅助化疗和 IDS 后可以选择推荐用于高级别浆液性癌的任何静脉或腹腔 / 静脉化疗方案。

(5)新辅助化疗和 IDS 后使用腹腔化疗的数据有限。下列是另一个腹腔化疗方案:紫杉醇 135mg/m^2 静脉滴注 >3h,第 1 天;卡铂 AUC 6 腹腔化疗,第 1 天;紫杉醇 60mg/m^2 腹腔化疗,第 8 天。

(6)推荐 IDS 前后总共完成至少 6 个疗程化疗,包括在 IDS 之后至少 3 个疗程。如果化疗后疾病为稳定状态且对化疗耐受,化疗总疗程可以超过 6 疗程。

五、复发性卵巢癌、输卵管癌与腹膜癌患者化疗原则

复发性卵巢癌、输卵管癌与腹膜癌的治疗以化疗为主,具体方案根据铂耐药或铂敏感选择。

1. 必须告知患者可参加的临床试验,各种治疗方法的风险和益处,这些利弊与患者先前接受化疗线数相关。患者目前的一般状况、重要器官的功能状态和既往化疗已导致的毒性反应。如有必要,应与患者讨论姑息治疗可能是另一种可选择的治疗方案。

2. 推荐所有复发或者未控的患者在开始治疗前进行肿瘤分子检测,使用最近获得的肿瘤组织在 CLIA 批准的机构中进行。至少包括 BRCA1/2、MSI 或 dMMR。可考虑进行 HRD 检测。其他肿瘤体细胞检测项目由医生根据 FDA 批准的肿瘤特异或肿瘤未知状态的可选择靶向治疗而定。

3. 既往使用过铂类药物者,再次联合使用铂和任何骨髓毒性药物,其骨髓抑制发生率更高。

4. 已多次使用卡铂和 / 或顺铂,患者发生致命性变态反应的风险会增加。因此,有必要告知患者发生变态反应的风险、症状和体征;如果发生变态反应,应由有处理变态反应经验的医生在有条件提供必要医疗设备的医院进行。

5. 医生应熟知化疗药物的代谢方式(是否通过肝脏或肾脏进行代谢)并能确定患者适合使用某种药物(如合格的肝肾功能)。

6. 医生必须熟悉药物不良反应的处理以及适当减量。

7. 医生需要与患者及其家庭医生讨论所选择的化疗方案、毒性反应和潜在获益。对患者宣教包括降低并发症严重程度和持续时间的预防措施。

第三节　腹腔热灌注化疗在卵巢癌治疗中的应用基础

晚期妇科恶性肿瘤多伴有腹腔转移和腹水,这一特点和消化道肿瘤相似,借鉴 HIPEC 在消化道肿瘤治疗中的经验来预防和治疗妇科恶性肿瘤的腹腔转移,已得到了越来越多的关注,其安全性和有效性也逐步得到证实。目前的研究已提示腹腔热灌注化疗在卵巢癌治疗中的应用有其独特的理论和临床基础。

一、理论基础

HIPEC 预防和治疗肿瘤腹膜腔转移的可能机制除了和消化道肿瘤的相似之处外,还包括:

1. 体外实验发现热效应可逆转肿瘤细胞对铂类药物的耐药性,还可导致肿瘤组织中 BRCA-2 蛋白表达水平显著下调,因此可能进一步提高以奥拉帕尼为代表的聚腺苷 5'- 二磷酸核糖聚合酶(polyADP-ribosepolymerase,PARP)抑制剂治疗卵巢癌的有效率。

2. 热效应可增加 DNA 损伤的程度,目前有证据显示,该作用可增强 PARP 抑制剂的效果,即便对于无同源重组修复缺陷的患者,也可起到增敏作用。

二、临床证据

HIPEC 的本质是在精准恒温、循环灌注、充盈腹腔的基础上给予腹腔化疗。因此,HIPEC 的效果建立在腹腔化疗有效的基础上。目前,在妇科肿瘤的治疗中,腹腔化疗主要用于晚期卵巢癌。已有充分的证据显示,腹腔化疗可改善卵巢癌患者的预后。特别在美国妇科肿瘤组(GOG)172 以及 GOG 172 试验的二次分析中,研究者发现腹腔化疗给卵巢癌患者带来的生存益处可持续至少 10 年:每增加 1 次腹腔化疗,卵巢癌患者的死亡风险可减少 12%,对于接受满意细胞减灭术的患者,这一益处尤其显著。由于可显著改善患者的预后,NCCN、FIGO、欧洲肿瘤内科学会(ESMO)均已将腹腔化疗作为满意肿瘤细胞减灭术后的晚期卵巢癌的一线治疗方式之一。近年来,HIPEC 在卵巢癌治疗中得到越来越多的关注。意大利已制定了针对卵巢癌患者的 HIPEC 临床应用指南。截至目前,ClinicalTrials.gov 在线登记的前瞻性随机对照研究中(RCT、Ⅰ - Ⅱ级证据),在卵巢癌患者中评价 HIPEC 疗效的 RCT 已达 8 项(NCT 01539785、02124421、01628380、02328716、00426257、01539785、01767675 和 01376752)。《2018 FIGO 癌症报告》卵巢癌诊治指南中引用了 Van Driel 等发表于《新英格兰医学杂志》的研究,提出值得进一步关注 HIPEC 的应用和研究。2018 年来自美国斯隆凯特林纪念医院、加州大学和康奈尔大学的研究者在《妇科肿瘤杂志》(*Gynecologic Oncology*)上特别发表了评述,强调了 HIPEC 在卵巢癌治疗中的前景。

(一)卵巢癌初治治疗中使用 HIPEC 的临床依据

HIPEC 是通过热灌注形式给予的腹腔化疗。HIPEC 目前已逐渐应用于妇科恶性肿瘤,特别是晚期卵巢癌的辅助治疗中。目前已有确切的证据显示 HIPEC 用于妇科肿瘤的治疗是有效的。2018 年 1 月 18 日出版的《新英格兰医学杂志》报道了首个 HIPEC 治疗晚期卵巢癌的多中心随机对照临床试验(Ⅰ级证据)。研究者发现对于接受新辅助化疗和满意间歇性细胞减灭术的患者,与手术后常规静脉化疗组相比,术后常规静脉化疗加一次 HIPEC 组患者的中位无复发生存时间和中位总生存时间分别延长了 3.5 个月和 11.8 个月。两组治疗相关副作用和生活质量无差异,均有 90% 以上的患者完成了整个治疗过程。

2019 年中山大学孙逸仙纪念医院首次报道了在卵巢癌患者中通过 HIPEC 给予新辅助化疗的研究结果。无患者发生 4 级不良反应,3 级不良反应的发生率为 14.3%。新辅助腹腔热灌注化疗后,所有患者都如期接受了后续静脉化疗。3 疗程新辅助化疗后,CA125 转阴率为 42.2%,所有患者均接受了间歇性细胞减灭术,71.4% 的患者接受 R0 切除术,无患者出现铂类耐药性复发。

现有回顾性研究结果显示,初治时接受 HIPEC 的晚期卵巢癌患者,无复发生存时间为 12~24 个月、总生存时间为 42~57 个月。与历史对照相比,初治治疗中给予 HIPEC 有助于改善患者的预后。

(二)复发性卵巢癌中使用 HIPEC 的临床依据

复发时接受 HIPEC 治疗的卵巢癌患者,无复发生存时间为 11~27 个月、总生存时间为 28~63 个月。Spiliotis 等开展的随机对照研究报道对于初治后发生复发的晚期卵巢癌患者,与传统静脉化疗相比,腹腔热灌注化疗可显著延长患者的中位生存时间,这一获益在铂类敏感性复发患者中尤为显著。Huo 等通过 meta 分析对 37 项临床研究的结果进行了综合评估。结果显示,与肿瘤细胞减灭术 + 化疗相比,肿瘤细胞减灭术 +HIPEC 可显著改善卵巢癌患者的 1 年生存率,且这种益处可持续 8 年;HIPEC 并不显著增加并发症的发生率;对于初治和复发患者,与肿瘤细胞减灭术 + 化疗相比,肿瘤细胞减灭术 +HIPEC 可提高患者 1 年、3 年和 5 年生存率。对于复发性卵巢癌,HIPEC 带来的益处在铂类敏感性复发患者中较为明显。

(三)卵巢少见病理类型患者中使用 HIPEC 的临床依据

2018 年国际腹膜肿瘤学会(peritoneal surface oncology group international,PSOGI)报道了一项评价少见类型卵巢恶性肿瘤患者接受 HIPEC 治疗的研究结果。患者的肿瘤类型包括卵巢黏液性癌、恶性索间质肿瘤、恶性生殖细胞肿瘤、小细胞癌等,该研究结果提示使用 HIPEC 对存在腹膜播散的少见类型卵巢恶性肿瘤进行治疗是可行的,并可能改善患者的预后,但这一益处需要进一步评估。

第四节　卵巢癌治疗实践中腹腔热灌注化疗的具体应用

一、适应证和禁忌证

基于现有的国内外临床研究证据,总结卵巢癌治疗中腹腔热灌注的适应证和禁忌证如下。

(一)适应证

1. 卵巢癌(包括少见类型的卵巢肿瘤)初治治疗。包括初治肿瘤细胞减灭术后的 HIPEC、用于新辅助化疗及间歇性细胞减灭术后(Ⅰ级证据)的再次 HIPEC。尤其适用于晚期特别是合并大量腹水、胸腔积液患者。

2. 复发性卵巢癌,包括所有铂类敏感性复发、特别是接受二次肿瘤细胞减灭术达到肉眼未见残留病灶(R0)的铂类敏感性复发患者(Ⅱ级证据)。对于铂类耐药性复发患者,HIPEC 仅用来控制恶性胸、腹水。

3. 难治性胸腔积液、腹水的姑息性治疗(Ⅱ级证据)。

4. 卵巢黏液性肿瘤术前或者术中破裂、大量黏液溢出污染腹腔者,其中黏液性癌推荐 HIPEC,交界性和良性肿瘤推荐用单纯腹腔热灌注治疗。

(二)禁忌证

肠梗阻、腹膜腔内广泛粘连、腹腔有明显炎症、可能存在术后吻合口愈合不良的高危因素(吻合口组织水肿、缺血、张力明显、严重低蛋白血症等)、心脏、肾脏、肝脏和脑等主要脏器功能障碍、严重凝血功能障碍、胆汁阻塞及输尿管梗阻。年龄 ≥ 75 岁为相对禁忌证。

(三)新辅助腹腔热灌注治疗

1. 初治细胞减灭术可行性的评估　推荐使用 Fagotti 评分。Fagotti 评分总结于表 23-3。

表 23-3　Fagotti 评分

评分内容	分值
大网膜上至胃大弯全部受累	2
腹膜病灶呈粟粒样且不可切除	2
膈肌一半以上面积被肿瘤浸润	2
肝脏表面可见任何大小病灶	2
胃壁可见任何病灶	2
肠系膜根部可见病灶并挛缩	2
肠管表面可见病灶或评估后需要切除	2

初治细胞减灭术中无法完成满意减灭的可能性:≥ 0 分 58.5%、≥ 2 分 64.2%、≥ 4 分 72.7%、≥ 6 分 90%、≥ 8 分 100%。需要注意的是,我们推荐参考 MD Anderson 的做法(MD Anderson 评分):由两位有经验的妇科肿瘤专科医生进行评分,两位医生均评分 ≥ 8 分时,才考虑选择新辅助化疗。

2. 置管和治疗　Fagotti 评分结束后,通过四个腔镜操作孔放置腹腔热灌注治疗管(图 23-1),置管前充分分离腹腔内粘连、扩大灌注容积。置管前务必取肿瘤组织进行病理检查,冰冻检查确定为恶性肿瘤后,方可决定行化疗。置管 24h 内开始治疗。新辅助腹腔热灌注化疗的优势在于化疗药物可以与热形成"协同效应"从而增强毒性、腔镜下操作可充分暴露腹腔空间、腹腔内病灶在腹腔闭合状态下接受治疗时腹腔内增加的压力有利于药物渗透。

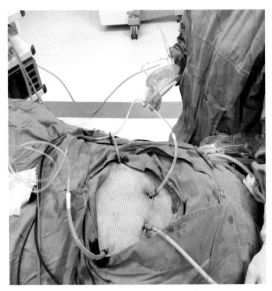

图 23-1　放置热灌注治疗管

治疗结束后需要在 3~4 周内开始下一疗程静脉新辅助化疗。

末次新辅助化疗后 3~4 周内行影像学检查,结合血清 CA125 水平,评估肿瘤至少为稳定者,给予间歇性细胞减灭术。

新辅助腹腔化疗可采用多烯紫杉醇联合顺铂方案,具体方案可见下文。由于腔镜评分创伤小,但同时患者肿瘤负荷重,因此,多需要在术后 24 h 内开始治疗。可选择在初治手术结束后利用手术麻醉尚未结束时马上给予 HIPEC,如果条件有限,治疗也可在普通病房内完成,麻醉药物可选择盐酸异丙嗪(非那根)、盐酸曲马多肌内注射或丙泊酚静脉麻醉或一氧化二氮(笑气)吸入;如果暂时无条件给予上述麻醉处理,可给予半量"冬眠合剂"(氯丙嗪 50mg、哌替啶 100mg、异丙嗪 50mg),治疗过程中,如果患者仍然诉有疼痛,可补充哌替啶至总量 100mg。

3. 新辅助化疗疗效的评估　目前,已有明确证据显示,对于新辅助化疗反应不佳的患者,总体预后差,即便达到 R0 切除,患者仍无法从综合治疗中获益。现有评估新辅助化疗疗效的方法中,效果最为确切的是化疗反应评分系统(chemotherapy response score system,CRS system)。该评分系统自 2015 年由 Böhm 等提出后,其准确性和可重复性已经过多项研究评价。2019 年 HGSC CRS Collaborative Network 开展的一项荟萃分析显示该评分可直接反应高级别浆液性腺癌患者接受新辅助化疗后的无复发生存时间和总生存时间。由于该评分直接通过病理检查完成,并不额外增加病理专科医生的工作负担且具有极高的可重复性,2019 年《ESMO 卵巢癌治疗指南》推荐接受新辅助化疗的卵巢高级别浆液性腺癌患者均使用该评分评估预后。

ICCR(international collaboration on cancer reporting,ICCR)指南则建议所有符合指征的高级别浆液腺患者接受新辅助化疗后,病理科医师在对间歇性肿瘤细胞减灭术的标本进行评估时,常规报告 CRS 评分结果。作为国际病理学会专科组织,ICCR 公布了可进行 CRS 评分训练的网站供专科病理医生使用(http://www.gpecimage.ubc.ca/aperio/images/crs/)。表 23-4 总结了 CRS 评分的具体内容。

表 23-4　CRS 评分

评分	描述
CRS1	肿瘤对化疗无反应或轻微反应。标本中可见大量肿瘤组织伴或不伴肿瘤消退相关的纤维炎症性改变,这种改变局限在局部范围内;如果评价患者的肿瘤组织处于消退和肿瘤相关性纤维组织生成或炎症细胞浸润之间,也可评价为 CRS1
CRS2	可见到肿瘤组织对化疗产生反应,但肿瘤细胞仍较容易被识别。肿瘤细胞规则分布,可呈多点或广泛形成消退相关的纤维炎症性改变,其中肿瘤细胞呈片状、指状或结节状分布,可见广泛存在的肿瘤组织消退相关的纤维炎症性改变,其中可见多点存在的残留肿瘤组织,且这些肿瘤组织容易被识别
CRS3	无肿瘤存在或仅有极少残留;仅可见不规则分布的单个肿瘤细胞,或肿瘤呈点分布但直径 <2mm;主要以肿瘤组织消退相关的纤维炎症性改变为主,个别情况下可见到个别肿瘤细胞分布于缺少肿瘤组织消退相关的纤维炎症性改变的组织中。推荐记录并报告镜下有无残留细胞

二、减灭术(初治细胞减灭术、间歇性细胞减灭术和二次细胞减灭术)后的腹腔热灌注化疗

(一)腹腔热灌注化疗前肿瘤负荷的评估

肿瘤负荷是影响 HIPEC 疗效的重要因素,特别对于接受肿瘤细胞减灭术的卵巢癌患者,R0 切除可显著提高 HIPEC 的疗效(Ⅱ级证据)。此外,规范化评估 HIPEC 前的肿瘤负荷,也是评价 HIPEC 治疗妇科肿瘤疗效的重要指标,这对于提供高质量的临床证据具有重要意义。术前有效的肿瘤负荷评估方式主要为影像学,包括超声、CT(增强)、MR 和 PET/CT。与其他方法相比,PET/CT 对于评价有无腹膜腔外转移具有更高的敏感性和特异性(特别对于非黏液性肿瘤),有助于指导临床医生判断有无必要选择 HIPEC(Ⅱ级证据)。腹膜癌指数(peritoneal cancer index,PCI)是腹膜癌术中常用的分期方法,可以借鉴。该评分方法将腹部分为 13 个区,计算每个区的肿瘤符合评分总和。

(二)患者对 HIPEC 耐受性的评估

可耐受肿瘤细胞减灭术的患者,多数对于 HIPEC 具有良好的耐受性。患者术中情况及术前的一般状态可辅助

评估患者对 HIPEC 的耐受性。肺功能、心脏功能评价(心脏彩超)对于评估 HIPEC 的安全性有一定的帮助。此外,腹腔容积也是影响患者对 HIPEC 耐受程度的重要因素,术中(剖腹或腔镜)充分分离粘连,增加腹腔容积有助于减少 HIPEC 治疗中腹胀、腹痛的发生,由此可提高患者对 HIPEC 的耐受程度。

卵巢癌新辅助腹腔热灌注化疗时,HIPEC 诱导肿瘤肿胀、坏死,导致肿瘤体积增加,由此可加重患者的腹胀症状,部分患者可出现肠梗阻(常见于患者腹腔内肿瘤负荷较大时)。通过保守处理(禁食、胃肠减压,必要时使用糖皮质激素),多数患者的症状可在 1 周内缓解。

(三)卵巢癌患者 HIPEC 治疗的注意事项

剖腹手术关腹前置管,腹腔镜评估后直接通过操作孔置管。置管位置可根据医师经验决定,通常管口放置在肝肾隐窝、肝脾隐窝和盆底。一般置 4 根管,2 根为入水管,2 根为出水管。从上腹部皮肤引出的 2 根管其腹腔内的管头端放置于盆底,从下腹部皮肤引出的 2 根管其腹腔内的管头端放置于肝肾隐窝和肝脾隐窝。为方便堵管时操作,置管时留入腹腔内管道长度应 ≥ 25cm,可使用褥式缝合闭合引流口,减少术后引流口渗液的发生率。需要注意的事,新辅助腹腔热灌注治疗时,要充分保证灌注空间,此外,灌注管不要直接放在肠管间隙之间,以防组织被吸附于灌注管内导致堵管。

原发肿瘤切除 24h 后,残留肿瘤增殖速度一般在 1 周后恢复到术前;与原发肿瘤相比,再生肿瘤的生物学行为也会发生改变,表现为肿瘤的侵袭性和耐药性增强。因此,减灭术手术后的 HIPEC 应尽早开始。新辅助腹腔热灌注治疗则推荐在置管 24h 内开始。

约 25% 卵巢癌会在手术中接受肠切除,存在吻合口并非热灌注的禁忌证。由有经验的妇科肿瘤医生或外科专科医生判断肠吻术后可否给予 HIPEC,有助于降低术后吻合口并发症的发生率。

(四)卵巢癌患者 HIPEC 治疗的药物选择

HIPEC 的药物选择取决于患者既往病史、疾病种类和药物特性。宜选择单药治疗对肿瘤有效、肿瘤组织穿透性高、分子质量相对大、腹膜吸收率低、与热效应有协同作用、腹膜刺激性小的药物。妇科肿瘤患者接受 HIPEC 治疗时可选的药物包括顺铂、卡铂、奥沙利铂、紫杉醇、多烯紫杉醇、吉西他滨和丝裂霉素。HIPEC 联合静脉化疗时,HIPEC 剂量应包括在全身总治疗剂量中。热效应可增强顺铂、卡铂、奥沙利铂、丝裂霉素、紫杉类的细胞毒性。此外,结合妇科肿瘤细胞(滋养细胞肿瘤除外)的生物学特点,推荐单次足量用药,不建议分次用药灌注。

铂类药物是目前妇科恶性肿瘤治疗中最常用腹腔化疗药物。顺铂的使用率最高,也是目前 HIPEC 中应用最为广泛的药物,其安全性和疗效最肯定。使用顺铂进行 HIPEC 时需要水化,治疗过程中需要止呕。中山大学孙逸仙纪念医院开展的临床研究显示使用顺铂在 43℃下进行 HIPEC 治疗时,给药剂量为 70mg/m²、治疗持续 1h,顺铂实际利用率可达到给药量的 78%。此外,该院开展的 I 期剂量探索研究,以 2019 年 2 月至 2020 年 2 月在中山大学孙逸仙纪念医院妇科肿瘤专科接受 HIPEC 治疗的妇科恶性肿瘤患者为研究对象,所有患者均在完成手术后 48h 内开始接受 HIPEC 治疗。HIPEC 治疗温度(43 ± 0.1)℃、持续 1h。试验设计采用贝叶斯最优间区设计(Bayesian optimal interval design,BOIN),设定最大耐受剂量的靶概率(targetpercentage,PT)为 20%,以 70mg/m² 为起始剂量、剂量梯度递增 5mg/m²,共设定 4 个顺铂剂量梯度,即 70mg/m²、75mg/m²、80mg/m² 和 85mg/m²。以 3 例患者为一队列,样本量为 30,根据每个剂量组患者的剂量限制性毒性反应(DLT)发生率,计算 HIPEC 治疗中顺铂的 MTD。研究结果显示:所有 30 例患者均完整接受 HIPEC。HIPEC 结束 3 周内观察到的顺铂相关不良反应中,最常见的不良反应为恶心呕吐(100%)、耳鸣(26.7%)和肾功能损害(23.3%)。共 7 例患者在 HIPEC 治疗结束 3 周内出现肾功能损害,其中 3 例患者为急性肾功能损害(acute kidney injury,AKI)、4 例为迟发性肾功能损害(LKI)。7 例患者中共 4 例患者肾功能损害持续存在并最终发展为慢性肾功能损害(chronic kidney injury,CKI)。所有 DLT 均发生于 85mg/m² 剂量组中。DLT 事件包括 AKI(3 级)、肺栓塞(3 级)、中性粒细胞缺乏(3 级)及贫血(3 级)。85mg/m² 剂量组中,DLT 发生率为 22%,最接近试验预设 PT(20%),因此,将该剂量作为顺铂的 MTD。研究结论:在 43℃的条件下,使用顺铂进行 HIPEC 的 MTD 为 85mg/m²。卡铂和奥沙利铂用生理盐水配伍会导致药效改变,宜选用 5% 葡萄糖液作为灌注液体。此外,奥沙利铂具有神经毒性,且组织刺激性较大,适合患者在麻醉状态下使用。

紫杉烷类药物是铂类以外在妇科肿瘤治疗中最常用的药物。紫杉烷类药物的分子量显著大于顺铂,腹腔内用药时极少通过腹膜屏障,因此,腹腔使用紫杉烷类药物的毒性反应显著小于静脉给药。使用紫杉烷类药物进行 HIPEC 治疗妇科肿瘤的安全性和有效性已在临床研究中得到验证,且相关研究几乎均未报道超敏反应。多烯紫杉醇具有温热效应,HIPEC 下毒细胞毒性作用会增强。需要注意的是,HIPEC 中使用紫杉醇类药物时仍需要预处理,具体方法与静脉用药相同。

灌注液是药物之外影响治疗效果的重要因素。HIPEC中可选择的治疗液体包括生理盐水、林格液、葡萄糖、蒸馏水。灌注液体的选择主要取决于液体的脱水效果、肿瘤类型和药物。理论上，灌注液的脱水效果越好，导致肿瘤脱水死亡的可能性越大，治疗效果也越好。从这一角度出发，蒸馏水是最佳选择。但蒸馏水在导致肿瘤脱水的同时也会导致正常组织脱水，患者可因此出现高钠血症、高钾血症。临床实践中极少有患者能够耐受蒸馏水灌注治疗时产生的脱水效应，因此，其使用率不高。即便选择蒸馏水时，也宜与其他液体，如生理盐水、葡萄糖交替使用。治疗黏液性肿瘤时，宜选择葡萄糖，治疗腹膜假黏液瘤时选择10%以上的葡萄糖液可达到更好的效果。从实用性和安全性出发，在临床实践中可将生理盐水作为首选。

（五）黏液性卵巢肿瘤的 HIPEC 治疗

黏液性卵巢肿瘤是一类特殊的上皮性卵巢肿瘤，其中黏液腺癌具有原发耐药的特点。根据《阿姆斯特丹声明》和消化道肿瘤的治疗经验，这类患者极可能从HIPEC中获益。对于术中发生破裂的粘连性瘤以及交界性黏液腺瘤和黏液腺癌患者，都应鼓励接受HIPEC治疗。非肿瘤患者可考虑仅适用高糖进行治疗，而浸润性癌患者，则推荐在彻底减瘤的基础上多药联合进行HIPEC治疗。

非浸润型癌患者宜选择葡萄糖进行灌注治疗，如果存在大量黏液成分，则推荐10%以上的葡萄糖液，可达到更好的治疗效果。灌注液推荐选择浓度10%以上的葡萄糖，部分患者会出现显著的高血糖。对于非糖尿病患者，高血糖会在灌注治疗2h后消失，不会对患者造成不良影响。因此，不建议对这些患者常规监测血糖。对于合并糖尿病的患者，由此产生的高血糖会增加并发症的发生率，推荐常规监测血糖并根据血糖情况临时使用短效胰岛素。此外，HIPEC中使用浓度 ≥ 10% 的葡萄糖会导致渗透性利尿，建议常规静脉补液以缓解由此导致的脱水。部分患者即便没有糖尿病，仍会在高糖灌注时出现心动过速、大汗淋漓等反应，出现这种反应时，可暂时停止治疗、静脉补充非糖溶液，症状缓解后再次开始治疗，如果重启治疗后症状反复，则建议降低灌注液中的葡萄糖浓度，或选择同时静脉给予小剂量胰岛素静滴。

浸润性癌患者，宜选择雷替曲塞和奥沙利铂联合高糖（10%葡萄糖溶液）灌注。奥沙利铂的腹膜刺激反应较大，推荐给予适量麻醉。推荐在治疗最后两天依次给予雷替曲塞和奥沙利铂。

（六）HIPEC 治疗并发症的监测

目前已有明确证据显示，在稳定控温基础上，HIPEC并不增加并发症的发生率。因此，对于HIPEC治疗后不良反应的监测因重点关注患者本身已存在的并发症。值得注意的是，HIPEC可增加化疗药物的细胞毒性作用，因此，治疗后应加强骨髓、肾脏毒性反应的监测。在对肾功能进行评估时，应注意长期性，中山大学孙逸仙纪念医院开展的临床研究显示，使用顺铂进行HIPEC后，患者发生迟发性肾损害和慢性肾功能损害的风险显著增加。这些患者的肾功能变化多出现在治疗结束3天以后，部分可在治疗结束后3周时出现，因此，需要进行长期、动态评估。对于合并肾脏基础疾病的患者，治疗时宜选择卡铂或在使用顺铂时给予硫代硫酸钠进行解毒。N-端脑钠肽前体有助于评价HIPEC治疗后发生心肺功能不全的风险，可结合临床实际使用。

HIPEC治疗过程中常见的不良反应有大汗淋漓、心率>100次/min等症状。出现这些临床表现时，首先需要排除血容量不足。可以通过中心静脉管监测中心静脉压评估血容量。此外，部分患者可能出现呼吸、血氧异常，这时需要注意麻醉情况和灌注量。灌注管阻塞导致灌注液体排出不畅时，可发生膈肌抬高，这是诱发患者出现上述不适的重要原因。在降低灌注入量的基础上，解决相关原因后，如果患者仍有上述临床表现或其他严重不适，可终止HIPEC。

（七）姑息性 HIPEC

适用于复发后合并大量腹水和耐药性复发且合并大量腹水的患者，HIPEC的目的是充分缓解因腹水导致的症状。这些患者均无机会再次接受手术治疗，因此置管可通过超声引导、腔镜和剖腹完成。腹腔镜置管具有视野清晰、创伤小、术后恢复快、效果确定的优势，临床实用性强。虽然有研究显示B超穿刺具有创伤小、费用低廉的特点，但其操作受医师经验、B超的分辨率、患者既往手术史的影响。卵巢癌患者既往多有腹腔用药时，腹腔内多有粘连，B超置管风险较大，推荐选择腹腔镜置管。

（八）少见病理类型卵巢癌的 HIPEC 治疗

2018年国际腹膜肿瘤组织（peritoneal surface oncology group international，PSOGI）公布了一项前瞻性多中心临床研究的结果。该研究主要评价了少见病理类型卵巢癌患者接受HIPEC的治疗效果。该研究共入组210例患者，卵巢肿瘤的病理类型包括黏液腺癌、透明细胞癌、子宫内膜样腺癌、小细胞癌等。结果显示患者接受HIPEC后，中位总生存时间为69.3个月，其中尤其值得注意的是在随访5年时，黏液腺癌患者、未成熟畸胎瘤和生殖细胞中立患者尚未达到中位复发时间和中位总生存时间。总体上，该研究提示少见病理类型的卵巢癌患者接受含有HIPEC的综合治疗后，能够达到良好的效果。

（九）保留生育功能的年轻卵巢肿瘤患者 HIPEC 治疗的注意事项

Onco-fertility（肿瘤 - 生育学）是目前肿瘤治疗中日益受到关注的问题。部分卵巢癌患者，特别是生殖细胞肿瘤和黏液性肿瘤患者，仍有生育意愿，在接受保留生育功能的综合治疗后，给予 HIPEC 时，要重视治疗对于生育功能的潜在影响。需要明确的是，43℃下稳定控温进行 HIPEC 并不增加盆腹腔粘连的发生率，这一温度下纤维蛋白原溶解随灌注液排出被超滤系统滤过后，理论上还会降低盆腹腔粘连的发生率，有助于达到保护生育功能的目的。对于这些患者，治疗期间需要注意的问题是严格选择药物，部分非浸润型黏液性肿瘤患者，可仅接受热灌注治疗（使用 10% 葡萄糖）而不用化疗药物，特别是顺铂。治疗结束，应鼓励患者及早完成生育，并动态监测卵巢功能。需要重视的是 43℃下稳定控温对卵巢功能是否有影响，需要更深入的研究加以证实。

（十）卵巢癌合并恶性腹水的治疗

恶性腹水在卵巢癌和转移性子宫内膜癌患者中极为常见，腹水中存在大量肿瘤细胞，此外，由于腹水压迫导致的血栓事件、有效血容量减少、恶病质是导致患者短期内死亡的重要原因。既往的证据提示，存在大量腹水的妇科恶性肿瘤患者，中位生存时间为 2 个月。由于存在大量腹水的患者多数已无法接受减灭术，因此，积极控制腹水、改善患者症状具有显著的临床意义。目前已有确切证据显示，对于无法手术同时合并大量腹水的患者，腹腔热灌注化疗可通过杀灭游离癌细胞、减少肿瘤血管微血管网、增加肿瘤细胞膜通透性来有效减少腹水的产生量，可作为难治性恶性腹水患者的首选治疗方式。

第五节　腹腔热灌注化疗在子宫内膜癌治疗中的应用

子宫体肿瘤分恶性上皮性肿瘤（癌）和恶性子宫间叶细胞肿瘤（肉瘤）。前者包括子宫内膜样癌、浆液性、透明细胞癌和癌肉瘤等；后者包括低级别和高级别子宫内膜间质肉瘤，未分化子宫肉瘤和子宫平滑肌肉瘤等。子宫体肿瘤的治疗均和手术 - 病理分期有关，分期方法采用 FIGO 推荐的方法（表 23-5、表 23-6）。

表 23-5　FIGO 子宫内膜癌手术 - 病理分期（2009）

FIGO 分期	
Ⅰ期	肿瘤局限于子宫体
ⅠA	肿瘤无肌层浸润或浸润深度 <1/2
ⅠB	肿瘤浸润深度 ≥ 1/2

续表

FIGO 分期	
Ⅱ期	肿瘤浸润宫颈间质，但未超出宫体
Ⅲ期	肿瘤局部和 / 或区域扩散
ⅢA	肿瘤侵犯子宫浆膜层和 / 或附件
ⅢB	阴道和 / 或宫旁受累
ⅢC	盆腔和 / 或腹主动脉旁淋巴结转移
ⅢC1	盆腔淋巴结转移
ⅢC2	腹主动脉旁淋巴结，有 / 无盆腔淋巴结转移
Ⅳ期	肿瘤侵犯膀胱和 / 或直肠黏膜；或发生远处转移
ⅣA	肿瘤侵犯膀胱和 / 或直肠黏膜
ⅣB	远处转移，包括腹腔内和 / 或腹股沟淋巴结转移

表 23-6　子宫平滑肌肉瘤和子宫内膜间质肉瘤分期（FIGO 2009）

FIGO 分期	
Ⅰ期	肿瘤局限于子宫
ⅠA	肿瘤直径 ≤ 5cm
ⅠB	肿瘤直径 >5cm
Ⅱ期	肿瘤超出子宫扩散并局限于盆腔
ⅡA	附件受累
ⅡB	盆腔其他组织受累
Ⅲ期	肿瘤扩散至腹腔
ⅢA	播散病灶 1 处
ⅢB	播散病灶 ≥ 2 处
ⅢC	盆腔和 / 或腹主动脉旁淋巴结转移
Ⅳ期	肿瘤侵犯膀胱和 / 或直肠，或发生远处转移
ⅣA	肿瘤侵犯膀胱和 / 或直肠
ⅣB	远处转移

一、子宫内膜癌的治疗

根据患者生育要求选择保留生育功能和不保留生育功能的治疗。

（一）初治子宫内膜癌治疗原则

1. 肿瘤局限于子宫体　行全子宫 + 双附件切除 + 手术分期。有条件首选微创手术。手术范围根据术前和术中发现而定，鼓励多学科专家确定。如卵巢外观正常、无乳腺 / 卵巢癌或林奇综合征家族史，绝经前患者保留卵巢是安全的，推荐切除输卵管。如果患者不适宜手术治疗，首选外照射放疗和 / 或阴道近距离放疗，少数患者可考虑激素治疗。

2. 怀疑或有肉眼可见宫颈受侵　行宫颈活检或 MRI，若结果阴性，手术方式与肿瘤局限于子宫体时相同。若结果阳性或肉眼宫颈已浸润,适合手术者可选择全子宫双附件或根治性子宫切除 + 双附件切除 + 手术分期,手术范围根据术前和术中发现而定,鼓励多学科专家确定。也可先行外照射放疗 + 阴道近距离放疗后再行全子宫 + 双附件切除 + 手术分期;不适宜立即手术者可先行外照射放疗 + 阴道近距离放疗 ± 全身治疗,放疗后适合手术者再行手术切除;不适宜立即手术者也先行全身治疗,治疗后可耐受手术者行手术治疗,仍不适合手术者行外照射放疗 + 阴道近距离放疗。

3. 怀疑肿瘤扩散到子宫外 行 CA125 和有临床指征者行影像学检查。适合手术且没有子宫外病变证据者,手术方式与肿瘤局限于子宫体时相同;病变已超出子宫但局限于盆、腹腔内者,行子宫 + 双附件切除 + 手术分期 + 减瘤术,手术目标是尽可能达到没有肉眼可测量病灶,也可考虑新辅助化疗后再手术;若患者适合手术但出现远处转移,可行全身治疗和 / 或外照射放疗和 / 或立体定向放射治疗,也可考虑加姑息性子宫 + 双附件切除术。不适合手术者分为:局部转移和远处转移两种情况。前者,先行外照射放疗 ± 阴道近距离放疗 ± 全身治疗,然后再次评估是否可以手术治疗。存在远处转移时,先行全身治疗后再评估,根据治疗效果选择手术切除和 / 或放疗。

(二)子宫内膜癌初治后的辅助治疗

1. Ⅰ期患者的术后治疗 需结合患者有无高危因素、浸润肌层深度和组织学分级。有高危因素者复发率升高,越多高危因素复发率越高。潜在高危因素包括:年龄 ≥ 60 岁、深肌层浸润和 / 或脉管浸润(lymph vascular space invasion,LVSI),是补充放疗或全身治疗的指征。Ⅰ期患者术后补充治疗以放疗为主,阴道顶端愈合后尽早开始放疗,最好不超过术后 12 周。高危因素包括 G2~3 级、深肌层浸润及 LVSI,并将以下患者列入高 - 中危组:年龄 50~69 岁存在两个高危因素,年龄 18~50 岁存在 3 个高危因素。2020 年 NCCN 指南引入高 - 中危组定义,推荐对高 - 中危组患者行盆腔外照射治疗。Ⅰ期子宫内膜癌辅助治疗的适应证见表 23-7。

表 23-7 Ⅰ期子宫内膜癌辅助治疗

FIGO 分期	组织学分级	术后辅助治疗
Ⅰ A	G1,G2	首选观察 或 LVSI 和 / 或年龄 ≥ 60 岁时考虑阴道近距离放疗(有 2 个高危因素强烈推荐阴道近距离放疗)
	G3	首选阴道近距离放疗 或无肌层浸润时考虑观察 或为高 - 中危组时考虑外照射放疗(2B 级证据)

续表

FIGO 分期	组织学分级	术后辅助治疗
Ⅰ B	G1	首选阴道近距离放疗 或不存在其他高危因素时考虑观察
	G2	首选阴道近距离放疗 或为高 - 中危组时考虑外照射放疗 或不存在其他高危因素时考虑观察
	G3	放疗(外照射放疗和 / 或阴道近距离放疗)± 全身治疗(全身治疗为 2B 级证据)

2. Ⅱ期患者的术后辅助治疗 无论组织分化程度,首选外照射放疗和 / 或阴道近距离放疗 ± 全身治疗。宫颈不良危险因素包括间质浸润深度、组织分级和 LVSI,宫体肌层浸润深度和 LVSI 也可能影响 Ⅱ 期患者辅助治疗的选择。手术分期未见病灶或微小浸润的低级别病变也可选择阴道近距离放疗。施行根治性全子宫切除术后手术切缘阴性者,术后也可选择观察。

3. Ⅲ、Ⅳ期患者分期手术后辅助治疗 推荐行全身治疗 ± 外照射放疗 ± 阴道近距离放疗。2020 年 NCCN 指南推荐放疗和化疗同时进行而不是序贯治疗。需评估局部扩散和远处转移的风险选择联合治疗,在ⅢC期患者首选化疗联合放疗。

(三)保留生育功能的药物治疗

早期子宫内膜癌在符合适应证,无禁忌证的情况下,有生育要求者可在充分知情同意下保留生育功能。

1. 保留生育功能指征

(1)未生育、有强烈保留生育功能意愿。

(2)年龄 <40 岁。

(3)分段诊刮标本经本院病理专家核实,病理类型为子宫内膜样腺癌,高分化(G1 级)。特殊类型的子宫内膜癌不能保留生育功能。ER 和 PR 阳性。

(4)MRI 检查病灶局限于子宫内膜。

(5)影像学检查未发现可疑的转移病灶(包块淋巴结转移)。

(6)无药物治疗或妊娠的禁忌证。

(7)无林奇综合征等相关遗传性异常。

2. 向患者充分解释

(1)保留生育功能不是子宫内膜癌的标准治疗方式。

(2)药物治疗的有效率约 60%。

(3)药物治疗有疾病进展、危及生命的风险。

(4)需严格按医嘱用药并严格按要求随访。

(5)治疗后妊娠率约 30%。

(6)在治疗前咨询生殖专家,可能需要辅助生育技术。

（7）完成生育后或发现疾病进展时，应即行全子宫＋双附件切除＋手术分期。

（8）对合适的患者进行遗传咨询或基因检测。

（9）患者本人及丈夫签署知情同意书，门诊病历由专科保管或拍照以电子文档的方式保管。

3. 治疗前检查

（1）体格检查：生命体征、身高、体重、体重指数（BMI）、腰围、臀围、腹围及妇科检查。

（2）常规检查项目：血常规、肝肾功能、血脂生化、血清性激素（FSH、LH、E2、P、AMH）、妇科肿瘤标志物（CA125、CA19-9、HE4）、凝血功能、OGTT试验＋相应时段胰岛素、宫颈细胞学刮片、胸片、心电图、盆腔B超、宫腔镜＋内膜活检（肿瘤类型及分化程度的病理评价，ER及PR表达程度）、泌尿系B超、上腹部B超及盆腔MRI。

4. 药物选择　可选择甲地孕酮、醋酸甲羟孕酮、左炔诺孕酮宫内缓释系统和GnRH-a。可选治疗方案如下：

（1）甲地孕酮：第1个月160mg，每天2次，第2~3个月160mg，每天1次。每3个月为一疗程。

（2）醋酸甲羟孕酮：200~800mg/d，每3个月为一疗程。

（3）宫腔镜＋药物：若宫腔镜下发现息肉样局限病灶，可予切除，术后加大剂量孕激素治疗。

5. 随访方法　保守治疗过程需严密随访，目的为监测治疗效果，若病情进展或持续存在，早日终止保守治疗。

（1）治疗第1个月后复查肝功能，其间每3~6个月分段诊刮或宫腔镜取子宫内膜活检及复查肝功能。

（2）若6个月后病变完全缓解，鼓励患者受孕，必要时行辅助生育，孕前持续每3~6个月进行内膜取样检查。

（3）若患者暂无生育计划，予以左炔诺孕酮宫内缓释系统维持治疗及定期监测。

（4）若完成生育后或病变进展或子宫内膜癌持续存在6~12个月，则行全子宫＋双附件切除＋手术分期，术前可考虑行MRI检查。

二、复发性子宫内膜癌的治疗原则

Ⅰ期和Ⅱ期患者术后复发率约15%，大多数复发发生在治疗后3年内。50%~70%的复发有症状。局限于阴道或盆腔的复发经过治疗后仍有较好的效果。孤立的阴道复发经放疗后5年生存率达50%~70%。超出阴道或盆腔淋巴结复发则预后较差。复发的治疗与复发位置、既往是否接受过放疗相关。

对于影像学检查证实没有远处转移的局部复发，如果复发位置既往未接受过放疗者可选择外照射放疗 ± 阴道近距离放疗或手术探查＋切除 ± 术中放疗。手术探查前

也可选择外照射。选择手术者若病灶局限于阴道，术后补充外照射放疗 ± 阴道近距离放疗；病灶局部扩散到达盆腔淋巴结或到达腹主动脉旁或髂总淋巴结者，术后补充外照射放疗 ± 全身治疗，当复发病灶同时累及阴道时，可考虑增加阴道近距离放疗。复发到达上腹部和腹膜者，微小残留病灶术后可补充全身治疗 ± 外照射放疗，上腹部大的复发灶按播散性病灶处理。复发位置既往接受过放疗时，若原来仅接受过阴道近距离放疗，其处理方法与复发位置既往未接受过放疗者相同。若原来接受过外照射放疗，可选择手术探查＋切除 ± 术中放疗和/或全身治疗 ± 姑息性放疗或阴道近距离放疗（推荐用于较小的阴道和/或阴道旁转移灶） ± 全身治疗。对于孤立转移灶，可考虑手术切除和/或外照射放疗或立体定向放射治疗，或考虑全身治疗。对于不能切除的病灶或再次复发者，按播散性转移处理。当复发病灶广泛，呈播散性分布时，如果无症状或ER/PR阳性者可行全身治疗（激素治疗首选用于初始治疗），再进展则支持治疗。有症状或G2~3级或巨块病灶时行全身治疗 ± 姑息性外照射放疗，再进展则支持治疗。

三、子宫内膜癌的手术原则

不保留生育功能的患者，除了ⅢB期患者主要采用放射治疗外，其他各期患者若无手术禁忌证均可采用手术治疗。

1. 评估腹膜、横膈膜及浆膜层有无病灶，在任何可疑部位取活检以排除子宫外病变。

2. 推荐取腹水细胞学并单独报告。

3. 全子宫＋双附件切除术和淋巴结评估是病灶局限于子宫者的最基本手术方式，某些有转移患者也可行全宫双附件切除。

4. 手术可经腹、经阴道或腹腔镜或机器人进行，需完整取出子宫，避免用碎宫器和分块取出子宫。在不影响治疗效果的前提下，首选微创手术。

5. 淋巴结评估包括盆腔 ± 主动脉旁淋巴结，即使病变局限于子宫，淋巴结切除术也是分期手术的重要部分。淋巴结切除可以判断预后，为后续治疗提供依据。盆腔淋巴结包括髂外、髂内、闭孔和髂总淋巴结。深肌层浸润、高级别癌、浆液性腺癌、透明细胞腺癌和癌肉瘤需切除主动脉旁淋巴结并达肠系膜下动脉和肾血管水平。某些患者可考虑前哨淋巴结活检。切除可疑或增大的淋巴结排除转移非常重要。某些患者可能不适合做淋巴结切除术。选择性切除的具体原则如下：

（1）不论疾病处于早期或晚期，任何术前影像学或术中

触摸提示有可疑或增大的盆腔或腹主动脉旁淋巴结均需切除。

（2）肿瘤局限于宫体者，满足下列低危淋巴结转移因素者，可以考虑不做淋巴结切除术或仅行盆腔淋巴结切除术：①肿瘤侵犯肌层<1/2；②肿瘤直径<2cm；③ G1；④没有增大的淋巴结。

（3）有盆腔淋巴结阳性、深肌层浸润、G3、浆液性癌、透明细胞癌或癌肉瘤等高危因素的患者，需行盆腔淋巴结和腹主动脉旁淋巴结切除术。

（4）不符合上述（2）（3）条件者可仅行盆腔淋巴结切除术或应用前哨淋巴结显影技术。

（5）盆腔淋巴结包括髂总、髂外上、髂外下、髂内和闭孔淋巴结。腹主动脉旁淋巴结最好切除至肾静脉水平、至少切除到肠系膜下动脉水平。

（6）年老体弱者或极度肥胖者可考虑不行淋巴结切除术。

6. 浆液性癌、透明细胞癌和癌肉瘤需大网膜活检。

7. Ⅱ期患者应以术前检查结果为基础，选择筋膜外全子宫切除术或根治性全子宫切除术以达到阴性手术切缘。

四、子宫内膜癌的病理学评估原则

对子宫评估包括子宫切除术的类型、标本的完整性（完整、切开、碎瘤术后或其他）、肿瘤位置（宫腔内膜、子宫下段、息肉）、肿瘤大小、组织学类型、组织分化程度、肌层浸润（浸润深度/肌层全层厚度，以 mm 为单位）、宫颈间质受累及淋巴脉管间隙浸润。此外，还有对其他受累组织/器官（输卵管、卵巢、阴道、宫旁、腹膜、大网膜及其他）和腹水细胞学、淋巴结（如切除）进行评估。前哨淋巴结需进行超分期以检测较小肿瘤转移灶，孤立肿瘤细胞分期为 N0，虽不会提高分期，但影响辅助治疗决策；淋巴结转移的水平（如盆腔、髂总及腹主动脉旁）；孤立肿瘤细胞转移、微转移及肉眼转移的淋巴结数目；术者或术中寻求病理咨询完成前哨淋巴结组织标本的肉眼评价，以保证标本中包含淋巴结组织。对Ⅲ期、Ⅳ期和复发患者的组织标本进行雌激素受体检测。对晚期或复发浆液性内膜癌患者进行 HER2 的免疫组织化学检测。

五、腹腔热灌注化疗在子宫内膜癌治疗中的应用

（一）子宫内膜癌患者 HIPEC 适应证和禁忌证

子宫内膜癌的腹腔热灌注治疗目前处于探索阶段，结合现有临床证据，总结适应证和禁忌证如下。

1. 适应证　肿瘤突破子宫浆膜层；合并腹水；高级别浆液性腺癌；无保护腹腔内碎宫后发现内膜癌；复发性内膜癌二次减灭术后。

2. 禁忌证　同卵巢癌。

（二）子宫内膜癌患者 HIPEC 治疗的注意事项

子宫内膜癌患者 HIPEC 执行步骤、用药方案、一般注意事项可参考卵巢癌。对于子宫内膜癌患者，多数合并肥胖、代谢综合征和糖尿病。因此，治疗前需要特别注意对于 HIPEC 耐受性进行评估并做好治疗期间的血糖控制。此外，内膜癌患者容易在治疗期间发生血栓事件。既往研究报道，对于接受肿瘤细胞减灭术联合 HIPEC 的患者，如果不对血栓事件进行预防，血栓的发生率可高达 30%。内膜癌患者接受治疗后，这一风险会显著增加。建议所有内膜癌患者在 HIPEC 期间均接受血栓事件的一级预防，具体内容包括穿弹力袜和使用低分子肝素（推荐克赛 0.4ml/d 皮下注射）。此外，应对患者加强宣教，鼓励早期下床和活动下肢。

对于Ⅰ期内膜癌患者，如果腹水细胞中发现癌细胞，可尝试试验性 HIPEC，从现有证据看，对于合并腹水和腹水中存在游离癌细胞的子宫内膜癌患者，HIPEC 可能是改善患者预后和生活质量的重要方式。目前的争议在于，孤立存在的腹水癌细胞是否对预后存在影响，这一问题目前尚不明确，NCCN 指南也未将其列为高危因素。因此，积极开展临床研究并总结中国自己的数据，是使患者获益的重要方式。

第六节　腹腔热灌注化疗在子宫肉瘤治疗中的应用

子宫肉瘤是一组起源于子宫平滑肌组织、子宫间质、子宫内组织或子宫外组织的恶性肿瘤。组织学起源多是子宫肌层，亦可是肌层内结缔组织或子宫内膜的结缔组织。多见于 30~50 岁的妇女，肉瘤可见于子宫各个部位，宫体部远较宫颈部常见约为 15∶1。子宫肉瘤占子宫恶性肿瘤的 2%~5%，好发年龄为 50 岁左右，而宫颈葡萄状肉瘤多见于幼女。因早期无特异症状，故术前诊断率仅 30%~39%。

一、临床表现

1. 阴道异常出血为最常见的症状，表现为月经异常或绝经后阴道流血。占 65.5%~78.2%.

2. 腹部包块多见于子宫肌瘤肉瘤变者；包块迅速增大，若肉瘤向阴道内生长、常感阴道内有块物突出。子宫常增大，外形不规则，质地偏软。

3. 腹痛亦是较常见的症状由于肌瘤迅速生长使患者

腹部胀痛或隐痛。

4. 阴道分泌物增多可为浆液性、血性或白色，合并有感染时可为脓性、恶臭。

5. 若肿瘤较大可压迫膀胱或直肠出现刺激症状，压迫静脉可出现下肢水肿。

6. 晚期患者可有消瘦、贫血、发热、全身衰竭、盆腔包块浸润盆壁，固定不能活动。

二、检查

妇科检查：子宫明显增大，呈多个结节状，质软。如肉瘤从子宫腔脱出子宫颈口或阴道内，可见紫红色肿块，合并感染时表面有脓性分泌物。如为葡萄状肉瘤，子宫颈口或阴道内发现软、脆、易出血的肿瘤。

三、诊断

1. 病史　①子宫平滑肌肉瘤的症状无特异性，与一般女性生殖系肿瘤症状类似，因此术前诊断很难。有子宫肌瘤病史，子宫增大迅速，尤其是绝经后不仅未缩小，反而不断增大，绝经期前后或幼女不规则阴道流血伴子宫增大，既往曾接受过放射治疗的患者，子宫突然增大，伴异常阴道流血；或伴腹痛等症状，应考虑子宫肉瘤的可能性。②子宫增大，宫口有息肉样、分叶状坏死物应考虑有子宫内膜间质肉瘤及恶性苗勒管混合瘤的可能。

2. 体征　①盆腹腔包块，或有腹水、腹痛和腰痛。②妇科检查：子宫增大，常难与子宫肌瘤区别，肿块可硬可软，表面可不平或呈结节样。③晚期可转移至盆腹腔各脏器，并伴血性腹水。

3. 辅助检查　①B超检查：可以显示子宫肿瘤内部结构、边缘情况以及低阻血流信号等。②术前诊刮：对子宫平滑肌肉瘤诊断率低，对子宫内膜间质肉瘤及子宫恶性中胚叶混合瘤有较高的诊断价值。③术中剖视标本：子宫平滑肌肉瘤术前诊刮确诊较少，术中剖视若发现肌瘤与肌层界限不清，旋涡状结构消失，呈生鱼肉样，组织糟脆则应送快速冰冻切片，但仍依靠术后石蜡病理确诊。

四、子宫肉瘤治疗原则

治疗前大致可把子宫肉瘤分为经全宫或次全宫 ± 双附件切除术后确诊的肿瘤及经活检或肌瘤剔除术后确诊的肿瘤两种情况。

（一）经全宫或次全宫 ± 双附件切除术后确诊的肉瘤

治疗前先病理会诊，行影像学检查和 ER/PR 检测。若曾行碎瘤术或存在残留宫颈，考虑再次手术切除；若残留输卵管或卵巢，也考虑再次手术切除，尤其是对于低级别子宫

内膜间质肉瘤或 ER 阳性的患者。术后根据肿瘤类型及分级确定相应的辅助治疗。

（二）经活检或肌瘤剔除术后确诊及任何方法确诊的肉瘤

尽管子宫肉瘤活检的敏感性低于子宫内膜癌，术前影像和活检仍有助于诊断。若怀疑恶性间叶细胞肿瘤，应避免术中碎瘤。治疗前病理会诊，影像学检查和 ER/PR 检测。对于病变局限于子宫者，行全宫 ± 双附件切除术及根据术中发现超出子宫的病灶行个体化切除。附件是否切除根据年龄确定，ER/PR 阳性者需切除附件。需完整切除子宫，避免碎宫。术后根据肿瘤类型及分级确定相应的辅助治疗。如果已知或可疑子宫外病变，可根据患者症状、病变范围及可切除性选择是否手术，若可切除行全宫 ± 双附件 + 转移病变切除；不能手术切除者，根据肿瘤类型及分级确定相应的治疗。当患者不适合接受手术治疗时，行全身治疗和 / 或姑息性外照射放疗 ± 阴道后装放疗。

（三）初治手术后的辅助治疗

除 Ⅰ 期的子宫肉瘤全面手术后可选择观察，其余期别子宫肉瘤术后需辅助治疗。

1. 低级别子宫内膜间质肉瘤　Ⅰ 期可首选双附件切除或观察（特别是绝经后和已切除双附件者）；Ⅱ、Ⅲ 和 ⅣA 期行双附件切除 ± 抗雌激素治疗 ± 外照射放疗（放疗为 2B 级证据）；ⅣB 期行双附件切除 ± 抗雌激素治疗 ± 姑息性外照射放疗。

2. 高级别子宫内膜间质肉瘤、未分化子宫肉瘤或子宫平滑肌肉瘤　Ⅰ 期可观察；Ⅱ 和 Ⅲ 期可选择：考虑全身治疗和 / 或考虑外照射放疗；ⅣA 期行全身治疗和 / 或外照射放疗；ⅣB 期行全身治疗 ± 姑息性外照射放疗。Ⅱ～ⅣA 期患者若手术完整切除病灶且术后影像学检查未发现病灶，术后也可以选择观察。

（四）复发的治疗

1. 经影像学检查排除远处转移的阴道或盆腔局部复发且既往未接受放疗者，可选择：①手术探查 + 病灶切除 ± 术中放疗（术中放疗为 3 级证据）及考虑术前外照射放疗 ± 全身治疗。有残留病灶者，术后可考虑外照射放疗 ± 阴道近距离放疗 ± 全身治疗。②外照射放疗 ± 阴道近距离放疗 ± 全身治疗。

2. 既往曾接受放疗者，可选择：①手术探查 + 病灶切除 ± 术中放疗（术中放疗为 3 级证据）± 全身治疗或②全身治疗或③选择性再次外照射放疗和 / 或阴道近距离放疗。术前放疗者术后不能再次放疗，低级别子宫内膜间质肉瘤全身治疗首选抗雌激素治疗。

3. 对于转移灶为孤立转移时，可切除者行手术切除或

其他局部消融治疗,术后考虑全身治疗。或术后考虑外照射放疗,完整切除病灶且术后影像学检查未发现病灶者术后可选择观察。当转移灶不可切除者行全身治疗(治疗后缓解可考虑手术)和/或局部治疗(外照射放疗或局部消融治疗)。如果转移为播散性转移,则选择全身治疗 ± 姑息性外照射放疗或支持治疗。

(五)子宫肉瘤的腹腔热灌注治疗

子宫肉瘤,特别是存在腹膜转移和使用碎宫器后发现的子宫肉瘤,使用 HIPEC 进行治疗已见诸报道。其中样本量最大的是 Sardi 等在 2017 年报道的一项国际多中心研究。36 例存在腹膜转移的子宫肉瘤患者(8 例曾接受碎宫器碎瘤)接受肿瘤细胞减灭术联合 HIPEC 后,中位无复发生存时间为 15 个月、中位总生存时间为 37 个月。选择已有的样本量最大和时间最临近的研究作为对照,Sardi 报道的生存结果均具有显著优势。子宫肉瘤的无保护碎瘤,是影响患者预后的"灾难性"事件,推荐患者及时接受剖腹减灭术和 HIPEC。中山大学孙逸仙纪念医院接诊并治疗的近 10 例碎瘤后发现的肉瘤患者,接受减灭术和 HIPEC 后,肿瘤均得到了良好的控制,复发患者病灶主要以肺部为主。对于平滑肌肉瘤患者,推荐彻底减瘤后给予 3~5d 方案,治疗最后 2d 依次给予多烯紫杉醇(60~75mg/m²)和吉西他滨(1 000mg/m²)进行 HIPEC 治疗。

第七节 小 结

HIPEC 仍是妇科肿瘤治疗的"新成员",但从目前的证据来看,HIPEC 特别是"HIPEC+"模式可能在降低肿瘤复发风险、改善患者生活质量两个方面发挥独特优势。现有 I 级证据支持 HIPEC 用于晚期卵巢癌患者间歇性减灭术后。此外,II 级证据支持复发性卵巢癌患者,特别是满意二次减瘤的敏感性复发患者术后使用 HIPEC。对于腹膜假黏液瘤,部分女性患者因盆腔包块起病,对于这些患者,目前有 II 级证据证实,彻底减瘤和 HIPEC 是改善患者预后的唯一手段,对于这些患者,及时充分给予 HIPEC 是降低复发风险的唯一方式,因此,要特别注意管道的放置和灌注的管理。必要时,推荐转诊至有经验的医疗机构进行规范治疗。

对于早期卵巢癌患者,全面分期后给予 HIPEC 进行"镜下减灭"是美国华盛顿医学中心 - 热灌注治疗创始人 Sugarbaker 最先提出的理念。其依据在于高级别浆液腺卵巢癌患者,即便肿瘤局限在卵巢且未突破浆膜,综合治疗后仍有 30% 的患者复发,且复发部位多在腹膜。导致复发的重要原因是肿瘤早期已通过脱落产生游离癌细胞,而部分癌细胞存在干性,在一定条件激活这些干细胞后,即可形成

复发。因此,彻底从源头减灭游离癌细胞是降低早期患者复发风险的有效途径。HIPEC 可通过热效应以及与化疗形成的协同效应有效杀死肿瘤细胞,理论可充分降低早期患者的复发风险,但这一假设仍有待临床研究进行探索。

对于子宫肿瘤(包括子宫内膜癌和子宫肉瘤),目前支持使用 HIPEC 的证据尚不充分,仅有的临床研究均在样本量小、随访时间短、混杂因素多的问题。但对于播散性内膜癌特别是碎瘤后的肉瘤,HIPEC 的优势正在日益显现,现有的研究通过与历史资料进行对照,均提示 HIPEC 极可能改善患者的预后。我们提倡利用中国患者基数大的特点,积极开展多中心临床研究,为 HIPEC 的科学和合理应用提供依据。

典型病例

典型病例一:卵巢高级别浆液性腺癌新辅助腹腔热灌注 + 中间型细胞减灭术 + 辅助化疗

一、基本情况

女性,49 岁,因"腹胀半月,发现盆腔包块 10d" 2018 年 9 月入院。既往史、个人史、家族史无特殊。孕 2 产 2,足月顺产 2 次。47 岁自然绝经。

二、现病史

患者半个月前无明显诱因出现腹胀,10d 前外院查经阴道 B 超提示右侧附件区囊实性占位,大小 72mm×44mm,包绕子宫、侵犯盆腔,考虑卵巢来源的恶性肿瘤可能性大。盆腹水,深 54mm,肝周深 42mm,脾窝深 13mm。拟诊"腹胀查因、盆腔包块性质待查:卵巢恶性肿瘤"收入院。

查体:蛙状腹,移动性浊音阳性;双合诊子宫萎缩,子宫右侧实性包块,类圆形,直径 7cm,表面尚光滑、边界清、活动差、无压痛;三合诊子宫直肠窝可触及散在结节,直径 0.5~1cm。

辅助检查:血 CA125 1 232U/ml,HE4 271pmol/ml。PET/CT:盆腔软组织肿块并腹膜、网膜多发结节灶及多发淋巴结肿大,考虑卵巢癌并腹膜、大网膜广泛种植转移;腹膜后、肠系膜及盆腔多发淋巴结转移。腹腔、盆腔积液,考虑癌性腹水。余全身 PET/CT 未见明确结构及代谢异常(图 23-2)。

三、治疗经过

患者影像学检查提示盆腔囊实性包块,肿瘤标记物升高,考虑卵巢来源恶性肿瘤可能性大。结合 PET/CT 结果,考虑病变范围广,拟行腹腔镜探查,结合探查结果决定是否初治卵巢细胞减灭术。

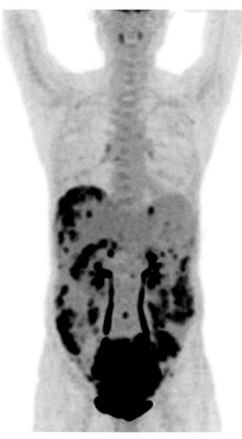

图 23-2 PET/CT

盆腔软组织肿块并腹膜、网膜多发结节灶及多发淋巴结肿大,考虑卵巢癌并腹膜、大网膜广泛种植转移;腹膜后、肠系膜及盆腔多发淋巴结转移。腹腔、盆腔积液,考虑癌性腹水。余全身 PET/CT 未见明确结构及代谢异常

（一）初次手术

入院后行腹腔镜探查,术中见:腹腔大量腹水,量约 4 000ml。左右两侧卵巢直径约 10cm、13cm,表面布满粟粒样结节,整个盆腔粘连成片,子宫被覆盖无法暴露,子宫直肠陷窝完全封闭。膀胱腹膜反折及腹膜、膈肌处、小肠表面、结肠表面见大量粟粒样结节,最大直径约 2cm。大网膜挛缩成饼状。术中 Fagotti 评分 8 分。术中冰冻病理:(腹腔肿物)考虑低分化腺癌,遂行热灌注管置入术。术后石蜡病理:(腹腔肿物)纤维组织中见大量癌巢浸润,伴钙化,免疫组化:PAX-8（+）、WT-1（+）、CK7（+）、CK8/18（+）、P53 约 90%（+）、ER 部分弱（+）、Ki67 约 80%（+）、Calretinin（−）、D2-40（−）、PR（−）、CK20（−）、CDX2（−）、SATB2（−）、Vimentin（−）、NapsinA（−）、GATA-3（−）,符合低分化腺癌,考虑高级别浆液性癌,结合影像学所见,倾向于卵巢来源。术后诊断:双侧卵巢高级别浆液性癌ⅢC期。

（二）新辅助化疗 NACT

术后第 1 天,多烯紫杉醇 75mg/m^2 HIPEC;第 2 天,顺铂 75mg/m^2 HIPEC。HIPEC 温度 43℃,控温精度 ≤ ± 0.5℃、

测温精度 ≤ ± 0.1℃,灌注液为生理盐水 3 000ml,流速 300~600ml/min,持续 60min。间隔 3 周后开始第 2 和第 3 疗程 NACT:紫杉醇 150mg/m^2 + 卡铂 AUC=5 静脉化疗。

（三）中间型细胞减灭术 IDS

NACT 3 疗程后 27d 行子宫双附件切除 + 大网膜切除 + 阑尾 + 直肠切除吻合 + 膈肌腹膜剥除 + 热灌注管置入术（R0）。化疗反应评分（chemotherapy response score CRS）3 分。

术后病理标本:

1. (肠系膜表面肿物)纤维脂肪组织中见大量组织细胞增生,伴异物巨细胞反应及较多砂粒体样钙化,符合化疗后反应,未见癌残留。

2. 慢性阑尾炎,未见癌。

3. (盆壁肿物)纤维脂肪组织中见大量组织细胞增生,伴较多砂粒体样钙化,符合化疗后反应,未见癌残留。免疫组化:CK（−）、P53（−）、PAX-8（−）。

4. (大网膜)淋巴结(0/8)未见癌;纤维脂肪组织中见大量组织细胞增生,伴异物巨细胞反应及较多砂粒体样钙化,未见癌残留。

5. (子宫双附件)双侧卵巢、双侧输卵管、子宫浆膜面及外 1/2 肌层见纤维组织及组织细胞增生,伴异物巨细胞反应及较多砂粒体样钙化,符合化疗后反应,未见癌残留,未见明确脉管内癌栓。子宫内膜呈萎缩性改变。宫颈组织呈慢性炎,潴留囊肿形成。免疫组化:CD68（+）、CK（−）、PAX-8（−）。

6. (直肠)外膜及全肌层见纤维组织及组织细胞增生,伴异物巨细胞反应及较多砂粒体样钙化,符合化疗后反应,未见癌残留。

7. (直肠近端切缘、吻合口近端、吻合口远端)肠壁组织未见癌。

（四）术后辅助化疗

术后第 1 天,多烯紫杉醇 75mg/m^2 HIPEC;第 2 天,顺铂 75mg/m^2 HIPEC。HIPEC 温度 43℃,控温精度 ≤ ± 0.5℃、测温精度 ≤ ± 0.1℃,灌注液为生理盐水 3 000ml,流速 300~600ml/min,持续 60min。

间隔 3 周后开始第 5 和第 6 疗程辅助化疗:紫杉醇 150mg/m^2 静脉 + 顺铂 75mg/m^2 腹腔化疗。

四、随访结果

2019 年 3 月化疗结束后随访至今无复发。

五、病例总结

这是一例双侧卵巢高级别浆液性癌ⅢC期的病例,初

次手术使用腹腔镜探查,术中 Fagotti 评分 8 分,评估无法达到满意减灭,使用新辅助腹腔热灌注化疗联合静脉新辅助化疗共三次后,达到 CRS 评分 3 分。CRS 评分通过对 IDS 中获得的大网膜组织进行病理学分析后得出。具体评价为:无肿瘤存在或仅有极少残留;仅可见不规则分布的单个肿瘤细胞,或肿瘤呈点分布但直径 <2mm;主要以肿瘤组织消退相关的纤维炎症性改变为主,个别情况下可见到个别肿瘤细胞分布于缺少肿瘤组织消退相关的纤维炎症性改变的组织中。NACT 后达到 CRS3 分的高级别浆液性腺癌的患者,PFS 和 OS 可显著得到改善。本病例中使用新辅助腹腔热灌注化疗联合传统静脉新辅助化疗,患者达到 CRS3。至今随访 17 个月无复发。新辅助化疗中腹腔热灌注的作用值得进一步探索和研究。

典型病例二:子宫内膜癌手术 +HIPEC

一、基本情况

女性,44 岁,因"子宫内膜癌全子宫切除术后 1 个月"入院。孕 3 产 1,足月顺产一次,人工流产 2 次。既往月经周期 35~40d,经期 5~7d,量中,无痛经、血块。个人史、家族史无特殊。

二、现病史

2019 年 6 月 17 日因"子宫肿物:子宫肌瘤?"在外院行"腹腔镜全子宫切除 + 双侧卵巢表面赘生物活检术"。术中探查:子宫不规则增大约 13cm×9cm×5cm,双侧卵巢表面可见大小约 1cm×2cm 赘生物,表面光滑、质脆。术后病检结果回报:①(子宫)子宫内膜样腺癌,Ⅰ级,最大浸润深度约 1.3cm(>1/2 肌层厚度)。另见弥漫成分分布的肿瘤细胞,广泛浸润子宫壁肌层,几乎接近全层,并见脉管内癌栓及神经束侵犯,病变未能除外去分化癌或癌肉瘤可能。②双侧卵巢表面赘生物镜下:肿瘤组织,形态同 1 号标本。术后为求进一步治疗转诊至广州另一家医院。

三、诊治经过

入院后考虑子宫内膜癌,需行卵巢及淋巴结切除。遂 2019 年 7 月 16 日行"剖腹双附件切除 + 盆腔淋巴结清扫术 + 腹主动脉旁淋巴结清扫 + 大网膜切除 + 肠系膜肿物切除 + 腹壁肿物切除 + 热灌注管置入"。术中探查:盆腔见少量淡黄色腹水,双侧卵巢见糟脆肿物,直径为 6cm,紧密粘连于盆底及膀胱底部。横结肠表面见一直径约 5cm 肿物,质脆,表面无包膜,充血及坏死明显。大网膜萎缩,触及

一直径 2cm 结节。左侧腹壁原 Trocar 口触及肿物,直径约 1.5cm,肝脾及膈面未见结节。腹主动脉旁数个肿大淋巴结,0.5~2cm,质硬,片状粘连,活动度差。

术后病理:标本 1、6、8(左侧闭孔、腹壁结节 1、右盆腔)淋巴结(1/1、1/1、2/11)转移癌。

标本 3、4(左侧盆腔、腹主动脉旁)淋巴结(0/19、0/21)未见癌转移。

标本 5(肠表面肿物)送检为坏死的肿瘤组织,坏死周边肉芽组织增生,多核巨细胞形成。

标本 7、9(腹壁结节 2、腹壁结节 3)纤维脂肪及横纹肌组织,胶原纤维明显增生,伴异物肉芽肿形成,未见癌。

标本 10(大网膜)脂肪组织中见癌结节(3 个)形成。

标本 11、12(左、右)卵巢组织中见肿瘤细胞弥漫片状浸润,细胞中等偏大,核分裂象易见,伴坏死。免疫组化:EMA 部分弱(+)、E-cadherin 部分弱(+)、NSE 少数(+)、Syn(+)、Ki67 约 65%(+)、MLH1 约 95%(+)、MSH2 约 95%(+)、MSH6 约 95%(+)、PMS2 约 95%(+)、CK(-)、ER(-)、PR(-)、CgA(-)、CD56(-)、TTF-1(-)、CD10(-)、CK7(-)、CK8/18(-)、CK19(-)、CAM 5.2(-),符合未分化癌,结合原会诊病理,考虑为子宫去分化癌中的未分化癌成分转移;其中标本 11 见个别脉管内癌栓,标本 12 合并卵巢成熟性囊性畸胎瘤;输卵管未见癌。

术后诊断:子宫内膜未分化癌ⅣB 期。

辅助治疗

2019 年 7 月 17 日、2019 年 7 月 18 日、2019 年 7 月 19 日、2019 年 7 月 20 日使用生理盐水行腹腔热灌注,2019 年 7 月 22 日紫杉醇 270mg 静脉化疗,顺铂 110mg 腹腔热灌注化疗。

2019 年 8 月 13 日紫杉醇 270mg+ 卡铂 600mg 静脉化疗。

2019 年 9 月 3 日紫杉醇 270mg+ 卡铂 600mg 静脉化疗。

2019 年 9 月 26 日紫杉醇 270mg+ 卡铂 600mg 静脉化疗。

2019 年 10 月 24 日紫杉醇 270mg+ 波贝 500mg 静脉化疗。

2019 年 9 月 25 日至 2019 年 11 月 13 日行盆腔外照射放疗 + 腔内放疗。

四、随访结果

定期随访至 2020 年 7 月 15 日无复发。

五、病例总结

这是 1 例子宫内膜未分化癌ⅣB 期二次手术的病例。

初次手术后 1 个月,腹壁、大网膜发生转移,考虑该病例腹腔内广泛转移的特点与卵巢癌类似,腹腔热灌注化疗利用其热效应、冲刷效应、溶解效应、激活热休克蛋白等独特的优势,在控制盆腹腔广泛病灶有独特的疗效。

(李 晶 吴妙芳 林仲秋)

参考文献

［1］ SPRATT JS, ADCOCK RA, MUSKOVIN M, et al. Clinical delivery system for intraperitoneal hyperthermic chemotherapy [J]. Cancer Res, 1980, 40 (2): 256-260.

［2］ LI Y, ZHOU YF, LIANG H, et al. Chinese expert consensus on cytoreductive surgery and hyperthermic intraperitoneal chemotherapy for peritoneal malignancies [J]. World J Gastroenterol, 2016, 22 (30): 6906-6916.

［3］ VAN DRIEL WJ, LOK CA, VERWAAL V, et al. The role of hyperthermic intraperitoneal intraoperative chemotherapy in ovarian cancer [J]. Curr Treat Options Oncol, 2015, 16 (4): 14.

［4］ LAMBERT LA. Looking up: Recent advances in understanding and treating peritoneal carcinomatosis [J]. CA Cancer J Clin, 2015, 65 (4): 2842-2898.

［5］ YOSHIDA Y, SASAKI H, KUROKAWA T, et al. Efficacy of intraperitoneal continuous hyperthermic chemotherapy as consolidation therapy in patients with advanced epithelial ovarian cancer: a long-term follow-up [J]. Oncol Rep, 2005, 13 (1): 121-125.

［6］ 腹腔热灌注化疗技术临床应用专家共识 (2016 版) [J]. 中华胃肠外科杂志 , 2016, 19 (2): 121-125.

［7］ GAROFALO A, VALLE M, GARCIA J, et al. Laparoscopic intraperitoneal hyperthermic chemotherapy for palliation of debilitating malignant ascites [J]. Eur J SurgOncol, 2006, 32 (6): 682-685.

［8］ MULLER M, CHéREL M, DUPRé PF, et al. The cytotoxic effect of combined hyperthermia and taxane chemotherapy on ovarian cancer cells: results of an in vitro study [J]. EurSurg Res, 2012, 48 (2): 55-63.

［9］ WENDTNER C, ABDEL-RAHMAN S, BAUMERT J, et al. Treatment of primary, recurrent or inadequately resected high-risk soft-tissue sarcomas (STS) of adults: results of a phase II pilot study (RHT-95) of neoadjuvant chemotherapy combined with regional hyperthermia [J]. Eur J Cancer, 2001, 37 (13): 1609-1616.

［10］ SUGARBAKER PH, STUART OA, YOO D. Strategies for management of the peritoneal surface component of cancer: cytoreductive surgery plus perioperative intraperitoneal chemotherapy [J]. J Oncol Pharm Pract, 2005, 11 (3): 111-119.

［11］ MALLORY M, GOGINENI E, JONES GC, et al. Therapeutic hyperthermia: The old, the new, and the upcoming [J]. Crit Rev Oncol Hematol, 2016, 97: 56-64.

［12］ CEREDA G, ENRICO P, CIAPPOLINO V, et al. The role of vitamin D in bipolar disorder: Epidemiology and influence on disease activity [J]. J Affect Disord, 2020, 278: 209-217.

［13］ DE BREE E, TSIFTSIS DD. Principles of perioperative intraperitoneal chemotherapy for peritoneal carcinomatosis [J]. Recent Results Cancer Res, 2007, 169: 39-51.

［14］ LU Z, WANG J, WIENTJES MG, et al. Intraperitoneal therapy for peritoneal cancer [J]. Future Oncol, 2010, 6 (10): 1625-1641.

［15］ HETTINGA JV, KONINGS AW, KAMPINGA HH. Reduction of cellular cisplatin resistance by hyperthermia—a review [J]. InternJHyperthermia, 1997, 13 (5): 439-457.

［16］ DIDELOT C, LANNEAU D, BRUNET M, et al. Anticancer therapeutic approaches based on intracellular and extracellular heat shock proteins [J]. Curr Med Chem, 2007, 14 (27): 2839-2847.

［17］ POMEL C, FERRON G, LORIMIER G, et al. Hyperthermic intra-peritoneal chemotherapy using oxaliplatin as consolidation therapy for advanced epithelial ovarian carcinoma. Results of a phase II prospective multicentre trial. CHIPOVAC study [J]. Eur J SurgOncol, 2010, 36 (6): 589-593.

［18］ RODRIGUES J, ZHANG W, SCAMMELL B, et al. Re: Rodrigues JN, Zhang W, Scammell BE, Davis TRC. What patients want from the treatment of Dupuytren′s disease—is the Unité Rhumatologique des Affections de la Main (URAM) scale relevant?J Hand SurgEur. Epub ahead of print 21 February 2014. DOI: 10. 1177/1753193414524689 [J]. J Hand SurgEur

Vol, 2014, 39 (6): 674-675.

［19］ ARMSTRONG DK, BUNDY B, WENZEL L, et al. Intraperitoneal cisplatin and paclitaxel in ovarian cancer [J]. New EnglJMed, 2006, 354 (1): 34-43. doi: 10.

［20］ ALBERTS DS, LIU PY, HANNIGAN EV, et al. Intraperitoneal cisplatin plus intravenous cyclophosphamide versus intravenous cisplatin plus intravenous cyclophosphamide for stage III ovarian cancer [J]. N Engl J Med, 1996, 335 (26): 1950-1955.

［21］ MARKMAN M, BUNDY BN, ALBERTS DS, et al. Phase III trial of standard-dose intravenous cisplatin plus paclitaxel versus moderately high-dose carboplatin followed by intravenous paclitaxel and intraperitoneal cisplatin in small-volume stage III ovarian carcinoma: an intergroup study of the Gynecologic Oncology Group, Southwestern Oncology Group, and Eastern Cooperative Oncology Group [J]. J Clin Oncol, 2001, 19 (4): 1001-1007.

［22］ GADDUCCI A, CARNINO F, CHIARA S, et al. Intraperitoneal versus intravenous cisplatin in combination with intravenous cyclophosphamide and epidoxorubicin in optimally cytoreduced advanced epithelial ovarian cancer: a randomized trial of the GruppoOncologico Nord-Ovest [J]. GynecolOncol, 2000, 76 (2): 1571-1562.

［23］ KIRMANI S, BRALY PS, MCCLAY EF, et al. A comparison of intravenous versus intraperitoneal chemotherapy for the initial treatment of ovarian cancer [J]. GynecolOncol, 1994, 54 (3): 338-344.

［24］ BHUNIA S, KUMAR S, PURKAYASTHA P. Correction to"Application of Photoinduced Electron Transfer with Copper Nanoclusters toward Finding Characteristics of Protein Pockets"[J]. ACS Omega, 2019, 4 (7): 11980.

［25］ SUIDAN RS, ST CLAIR CM, LEE SJ, et al. A comparison of primary intraperitoneal chemotherapy to consolidation intraperitoneal chemotherapy in optimally resected advanced ovarian cancer [J]. GynecolOncol, 2014, 134 (3): 468-472.

［26］ RULLO JE, PRUTHI S. Sexual health is paramount in the counseling of women at risk for breast or ovarian cancer undergoing risk-reducing surgery [J]. J Natl ComprCancNetw, 2017, 15 (11): 1297-1299.

［27］ GRIVAS TB, BURWELL RG, MOULTON A, et al. Letter to the Editor Concerning:"Patterns of Rib Growth in the Human Child"by Richard M. Schwend, John A. Schmidt, Julie L. Reigrut, Laurel C. Blakemore, and Behrooz A. Akbarnia. Spine Deform 3 (2015): 297-302, http://dx. doi. org/10. 1016/j. jspd. 2015. 01. 007 [J]. Spine Deform, 2015, 3 (6): 608-610.

［28］ REED N, MILLAN D, VERHEIJEN R, et al. Non-epithelial ovarian cancer: ESMO Clinical Practice Guidelines for diagnosis, treatment and follow-up [J]. Ann Oncol, 2010, 21 (Suppl 5): v31-v36.

［29］ MULIER S, CLAES JP, DIERIECK V, et al. Survival benefit of adding Hyperthermic IntraPEritoneal Chemotherapy (HIPEC) at the different time-points of treatment of ovarian cancer: review of evidence [J]. Curr Pharm Des, 2012, 18 (25): 3793-3803.

［30］ VáZQUEZ AJ, DIAMOND BI, SABELLI HC. Differential effects of phenobarbital and pentobarbital on isolated nervous tissue [J]. Epilepsia, 1975, 16 (4): 601-608.

［31］ HUO YR, RICHARDS A, LIAUW W, et al. Hyperthermic intraperitoneal chemotherapy (HIPEC) and cytoreductive surgery (CRS) in ovarian cancer: A systematic review and meta-analysis [J]. Eur J SurgOncol, 2015, 41 (12): 1578-1589.

［32］ RODRIGUES J, ZHANG W, SCAMMELL B, et al. Re: Rodrigues JN, Zhang W, Scammell BE, Davis TRC. What patients want from the treatment of Dupuytren′s disease-is the Unité Rhumatologique des Affections de la Main (URAM) scale relevant？ J Hand SurgEur. Epub ahead of print 21 February 2014. DOI: 10. 1177/1753193414524689 [J]. J Hand SurgEur Vol, 2014, 39 (6): 674-675.

［33］ SANTEUFEMIA DA, LUMACHI F, BASSO SM, et al. Cytoreductive surgery with hyperthermic intraperitoneal chemotherapy as salvage treatment for a late wound recurrence of endometrial cancer [J]. Anticancer Res, 2013, 33 (3): 1041-1044.

［34］ DELOTTE J, DESANTIS M, FRIGENZA M, et al. Cytoreductive surgery with hyperthermic intraperitoneal chemotherapy for the treatment of endometrial cancer with peritoneal carcinomatosis [J]. Eur J Obstet-

Gynecol Reprod Biol, 2014, 172: 111-114.

［35］JIMENEZ WA, SARDI A, NIERODA C, et al. Cytoreductive surgery and hyperthermic intraperitoneal chemotherapy in the management of recurrent high-grade uterine sarcoma with peritoneal dissemination [J]. Am J ObstetGynecol, 2014, 210 (3): 259. e1-e8.

［36］BARATTI D, PENNACCHIOLI E, KUSAMURA S, et al. Peritoneal sarcomatosis: is there a subset of patients who may benefit from cytoreductive surgery and hyperthermic intraperitoneal chemotherapy？［J]. Ann Surg Oncol, 2010, 17 (12): 3220-3228.

［37］O'CEARBHAILL R, HENSLEY ML. Optimal management of uterine leiomyosarcoma [J]. Expert Rev Anticancer Ther, 2010, 10 (2): 153-169.

［38］SUGARBAKER P, IHEMELANDU C, BIJELIC L. Cytoreductive Surgery and HIPEC as a Treatment Option for Laparoscopic Resection of Uterine Leiomyosarcoma with Morcellation: Early Results [J]. Ann SurgOncol, 2016, 23 (5): 1501-1507.

［39］HARMON RL, SUGARBAKER PH. Prognostic indicators in peritoneal carcinomatosis from gastrointestinal cancer [J]. Int Semin SurgOncol, 2005, 2 (1): 3.

［40］LEMOINE L, SUGARBAKER P, VAN DER SPEETEN K. Drugs, doses, and durations of intra-peritoneal chemotherapy: standardising HIPEC and EPIC for colorectal, appendiceal, gastric, ovarian peritoneal surface malignancies and peritoneal mesothelioma [J]. Int J Hyperthermia, 2017, 33 (5): 582-592.

［41］GOUY S, FERRON G, GLEHEN O, et al. Results of a multicenter phase I dose-finding trial of hyperthermic intraperitoneal cisplatin after neoadjuvant chemotherapy and complete cytoreductive surgery and followed by maintenance bevacizumab in initially unresectable ovarian cancer [J]. GynecolOncol, 2016, 142 (2): 237-242.

视频 卵巢癌腹腔转移合并大量腹水患者腹腔热灌注化疗前后对比（C-HIPEC 转化模式）
该视频为一腹腔镜探查时发现卵巢癌伴腹腔广泛转移、合并大量腹腔积液病例。无减瘤手术指征，遂行腹腔镜探查置管 +HIPEC 治疗 3 次，治疗后辅以全身化疗 4 疗程共 3 个月，返院复诊发现腹水消失，再次腹腔镜探查发现可行减瘤手术，遂中转开腹行卵巢癌肿瘤细胞减灭术 + 腹腔热灌注化疗，减瘤手术达到满意减瘤 CC-0 切除，术后病理显示查不到癌细胞。患者治疗后一直随访复诊均未发现肿瘤复发或转移，患者发病至 2021 年 3 月已生存 47 个月，达到临床治愈。

24

第二十四章

体腔热灌注治疗在泌尿系统肿瘤患者中的应用

泌尿系统的肿瘤包括肾肿瘤、肾上腺肿瘤、输尿管肿瘤、膀胱肿瘤、前列腺肿瘤、阴茎肿瘤及睾丸肿瘤等多种不同类型肿瘤。其中肾肿瘤和膀胱肿瘤是泌尿系统中较为多见的肿瘤,常见症状为间歇性无痛性血尿。而阴茎肿瘤的发病率则随着人民物质生活水平及卫生保健改善逐渐下降;相反地,前列腺肿瘤的发病率近年来呈现上升的趋势。结合肿瘤种类、临床分期、患者身体状况及经济因素等,在现在众多治疗办法中,精准个性化制订肿瘤治疗方案很重要。随着医学理念和技术发展,肿瘤治疗除了常见手术治疗之外,放疗、化疗也是常见方式,而热灌注化疗则因自身治疗特点、实用性和使用范围也显示出其优越性。

体腔热灌注治疗作为一种肿瘤物理辅助治疗方式,因其独特的疗效及安全性被用于许多种肿瘤辅助治疗中,其中也包括泌尿系肿瘤。目前已有许多研究表明:热灌注治疗在肾脏肿瘤和膀胱肿瘤中具有一定的疗效,其中主要是因为体腔热灌注治疗对肿瘤细胞及组织分别具有直接细胞毒性、介导抗肿瘤免疫反应以及引起肿瘤周围血管损伤等生物学作用,同时热灌注治疗方式能够使化疗药物更容易进入肿瘤细胞内从而发挥其抗肿瘤作用,达到更好的治疗效果。

热疗能增强化疗药物的敏感性,有研究者提出将两者联合对非肌层浸润性膀胱癌(nonmuscleinvasive bladder cancer,NMIBC)进行治疗,体腔热灌注治疗联合化疗疗法被称为热灌注化疗法(chemohyperthermia,CHT)。已有大量研究证据表明热灌注化疗法有利于降低 NMIBC 的术后复发率及肿瘤恶性进展概率。针对热灌注化疗法的安全性,许多临床试验表明其局部不良反应及全身不良反应发生率较低并且对患者而言具有可耐受性。虽然热灌注治疗

设备更新迭代较快并且费用较高,导致肿瘤的热灌注治疗在我国的推广程度不算很高。但多数研究表明热灌注治疗具有较高的临床应用价值,在减少热灌注治疗器械设备成本,减少热灌注治疗不良反应的基础上,适当推广肿瘤热灌注治疗有利于更好的精准治疗肿瘤。

膀胱癌因为其本身解剖及治疗方案特点,更加适用于热灌注治疗。大约 75% 的膀胱癌为 NMIBC,对于 NMIBC,经尿道膀胱肿瘤电切术(transurethral resection of bladder tumor,TURBT)是其首选的手术方式,但术后患者仍具有高复发率,中高危 NMIBC 患者 TURBT 术后常规行膀胱灌注化疗。卡介苗(bacillus calmetteguerin,BCG)灌注治疗在过去数十年里作为公认最为有效的 NMIBC 一线灌注药物,已被证明能够有效降低 NMIBC 术后复发及恶性进展,但由于其供给短缺、费用问题以及不良副作用而使得临床上亟需寻找新型治疗方法,以利于降低 NMIBC 复发及恶性进展的概率,改善患者生活质量及延长寿命。除卡介苗之外,也出现了不少以吉西他滨(gemeitabine,Gem)、丝裂霉素 C(mitomycin C,MMC)、表柔比星、羟喜树碱等为代表的膀胱灌注化疗药物,这些化疗药物对于杀死肿瘤细胞及改善 NMIBC 患者的预后具有明显疗效。膀胱腔内热灌注化疗(hyperthermic intravesical chemotherapy,HIVEC)是在以往常温灌注化疗的基础上,利用热疗能增加抗癌药疗效的热动力效应,综合性地把热疗和化疗相结合,既充分发挥热疗和化疗的协同作用,也提高了膀胱癌的治疗疗效,其治疗成绩已为许多实验和临床所证实。与传统膀胱灌注化疗相比,HIVEC 能有效地降低 NMIBC 术后复发,在不增加局部或全身不良反应的前提下提高患者无复发生存期。

推荐阅读

- National Comprehensive Cancer Network.NCCN clinical practice guidelines in Oncology：Bladder Cancer（2020）.
- National Comprehensive Cancer Network.NCCN clinical practice guidelines in Oncology：Kidney Cancer（2020）.
- WITJES J ALFRED，BRUINS HARMAN MAX，CATHOMAS RICHARD et al.European Association of Urology Guidelines on Muscle-invasive and Metastatic Bladder Cancer：Summary of the 2020 Guidelines［J］.Eur Urol,2021, 79：82-104.
- LJUNGBERG B，et al.EAU Guidelines on Renal Cell Carcinoma.Eur Urol.2020.
- ESCUDIER B，PORTA C，SCHMIDINGER M，et al.Renal cell carcinoma：ESMO Clinical Practice Guidelines for diagnosis，treatment and follow-up［J］.Ann Oncol.2019 May 1；30（5）：706-720.
- BELLMUNT J，ORSOLA A，LEOW J J et al.Bladder cancer：ESMO Practice Guidelines for diagnosis，treatment and follow-up［J］.Ann Oncol,2014,null：iii40-8.
- 中华医学会放疗分会热疗学组，中国临床肿瘤学会肿瘤热疗专家委员会，中日医学科技交流协会热疗专家委员会.肿瘤热疗中国专家共识［J］.实用肿瘤杂志,2020,35（1）：1-10.
- 中国抗癌协会腹膜肿瘤专业委员会，广东省抗癌协会肿瘤热疗专业委员会.中国腹腔热灌注化疗技术临床应用专家共识（2019版）［J］.中华医学杂志,2020,100（2）：89-96.
- 腹腔热灌注化疗技术临床应用专家协作组.腹腔热灌注化疗技术临床应用专家共识（2016版）［J］.中华胃肠外科杂志,2016,19（2）：121-125.
- 彭磷基.肿瘤热疗［M］.北京：人民卫生出版社,2013.
- Russell，Jesse.Hyperthermia Therapy［M］.Tbilisi State University,2012.
- Handl-Zeller L .Interstitial Hyperthermia［M］.Springer Vienna,1992.
- 邵汛帆，黄健清，莫志文.实用临床肿瘤热疗技术［M］.广州：羊城晚报出版社,2011.
- 唐劲天.肿瘤热疗生物学［M］.北京：人民卫生出版社,2010.
- 刘珈.肿瘤热疗技术与临床实践［M］.北京：中国医药科技出版社,2009.
- 刘静，邓中山.肿瘤热疗物理学［M］.北京：科学出版社,2008.

第一节　肾　癌

肾癌作为泌尿系统肿瘤高发肿瘤类型之一,随着影像学飞速发展,其检出率呈现出逐年上升趋势。肾癌病因多且暂未完全明确,外科手术是肾癌主要治疗方式,但是不少患者在发现时已存在转移或者术后出现转移表现,针对部分不能手术的患者,其诊断和治疗需要个体化进行,而局部热疗和腹腔热灌注化疗是肾癌治疗选择中的重要一部分。

一、肾癌的流行病学与临床表现

肾细胞癌(renal cell carcinoma,RCC)是起源于肾实质泌尿小管上皮系统的恶性肿瘤,又称肾腺癌,简称为肾癌,占肾脏恶性肿瘤的80%~90%。包括起源于泌尿小管不同部位的各种肾细胞癌亚型,但不包括来源于肾间质以及肾盂上皮系统的各种肿瘤。

肾癌分别占所有成人男性和女性恶性肿瘤的5%和

3%,在男性最常见的癌症中排名第七,女性最常见的癌症中排名第十,并呈现逐年上升趋势,发达国家发病率高于发展中国家。我国各地区发病率及死亡率差异较大。发病年龄可见于各年龄段,高发年龄50~70岁。男女患者比例约为2∶1。城市地区高于农村地区,两者最高相差43倍。肾癌的病因未明,其发病与遗传、吸烟、肥胖、高血压及抗高血压治疗等有关,遗传性肾癌或家族性肾癌占肾癌总数的2%~4%。非遗因素引起的肾癌称为散发性肾癌。经典血尿、腰痛、腹部肿块"肾癌三联征"临床出现率已不到15%,无症状肾癌的发现率逐年升高,其中10%~40%患者出现副瘤综合征:高血压、贫血、体重下降、恶病质、发热、红细胞增多症、肝功能异常、高钙血症、高血糖、神经肌肉样变、淀粉样变、凝血机制异常等。30%可由于肿瘤转移所致的骨痛、骨折、咳嗽、咯血等转移症状就诊。

二、肾癌的病理学与诊断

绝大多数肾癌发生于单侧,常为单个肿瘤。10%~20%

为多发病灶,常见于遗传性肾癌及肾乳头状腺癌患者。肿瘤多位于肾脏上、下两极,瘤体大小差异较大。目前肾癌病理学分类为肾透明细胞癌、乳头状肾细胞癌(Ⅰ型及Ⅱ型)、肾嫌色细胞癌及未分类肾细胞癌4个分型,将集合管癌进一步分为 Bellini 集合管癌、髓样癌,此外增加了多房囊性肾细胞癌、Xp11 易位性肾癌、神经母细胞瘤伴发的癌、黏液性管状及梭形细胞癌分型。并将传统分类的颗粒细胞癌归为低分化(高分级)的透明细胞癌。肾细胞癌的诊断主要依靠影像学检查,包括腹部 B 超或彩色多普勒超声,胸部 X 线、腹部 CT 平扫和增强扫描。此外,可选择的实验室检查包括肌酐、尿素氮、肝功能、血红蛋白、血糖、血钙、血沉、碱性磷酸酶和乳酸脱氢酶,实验室检查可作为对患者术前一般情况、肝肾功能以及预后判定的评价指标,而最终肿瘤的确诊仍需病理学检测作为金标准。

三、肾癌的治疗原则

肾癌应综合影像学检查结果进行临床分期(cTNM),根据临床分期初步制订治疗方案,依据术后病理组织学确定的侵袭范围进行病理分期(pTNM)评价,按 pTNM 分期结果修订术后治疗方案,并且肾癌的治疗已经由单一外科手术治疗向泌尿外科、病理科、肿瘤科、影像科等多个学科结合的综合治疗转变。

1. 局限性肾癌的治疗

(1)手术治疗:手术切除仍是治疗局部肾细胞癌的首选方法,可根据肿瘤位置、大小、临床分期及患者基本情况等,选择根治性肾切除术(radical nephrectomy,RN)和保留肾单位的肾部分切除手术(nephron sparing surgery,NSS)。每一种方式都有其自身的优点和风险,平衡两者应优化长期肾功能和预期的无癌生存率。

1)根治性肾切除术:根治性肾切除术是公认的可能治愈肾癌的方法。符合下列4个条件者可以选择保留同侧肾上腺的根治性肾切除术:临床分期为Ⅰ或Ⅱ期;肿瘤位于肾中、下部分;肿瘤 <8cm;术前 CT 显示肾上腺正常。

经典的根治性肾切除术范围:患侧肾周筋膜、肾周脂肪、病肾、同侧肾上腺、从膈肌脚到腹主动脉分叉处腹主动脉或下腔静脉旁淋巴结及髂血管分叉处以上输尿管,如合并深静脉或下腔静脉内癌栓应同时取出。如果肿瘤延伸至下腔静脉,根治性肾切除术是首选治疗方法。根治性肾切除术,不推荐加区域或扩大淋巴结清扫术。开放式、腹腔镜或机器人手术技术可用于施行根治性肾切除术。长期结果数据表明,腹腔镜和开放根治性肾切除术的无癌生存率相当。

2)保留肾单位手术:保留肾单位手术相对适应证:对侧肾存在某些良性疾病,如肾结石、慢性肾盂肾炎或其他可能导致肾功能恶化的疾病(如高血压、糖尿病、肾动脉狭

窄等)患者。保留肾单位手术可选择适应证:临床分期 T1a 期(肿瘤 ≤ 4cm),肿瘤位于肾脏周边,单发的肾癌,对侧肾功能正常者可选择实施保留肾单位手术。保留肾单位手术适应证和相对适应证对肾肿瘤大小没有具体限定。NSS 肾实质切除范围应距肿瘤边缘 0.5~1.0cm,不推荐选择肿瘤剜除术治疗散发性肾癌。对肉眼观察切缘有完整正常肾组织包绕的病例,术中不必常规进行切缘组织冷冻病理检查。

与根治性肾切除术相比,部分肾切除术的肿瘤结果已经得到了很好的证实。基于人群的研究表明,根治性肾切除术可导致慢性肾病风险的增加,并与心血管发病率和死亡率的增加有关。与根治性肾切除术相比,部分肾切除术可以保留肾功能,降低总死亡率,降低心血管事件的发生频率。保留肾单位手术越来越多地应用于 T1a 和 T1b 肾肿瘤(最大尺寸达 7cm)和对侧正常肾的患者,其结果与根治性肾切除术相当。在保留肾单位的情况下,不应采用根治性肾切除术。2016 年的 NCCN 指南显示,在早期肾癌的医疗保险受益人中,部分肾切除术比根治肾切除术能提高生存率。

3)肾上腺切除术:CT 显示上极肿瘤大或肾上腺出现异常者应考虑行同侧肾上腺切除术。当影像学显示正常肾上腺或如果肿瘤大小和位置不是高风险,那么不建议行肾上腺切除术。

(2)其他治疗:射频消融(RFA)、冷冻消融(cryoablation)、高强度聚焦超声(HIFU)等微创治疗可以用于不适合手术、肿瘤较小的肾癌患者的治疗,远期疗效尚不能确定。适应证:不适于开放性外科手术、需尽可能保留肾单位功能、有全身麻醉禁忌、肾功能不全、肿瘤最大径 <4cm 且位于肾周边的肾癌患者。

肾动脉栓塞可作为对不能耐受手术治疗的患者可作为缓解症状的一种姑息性治疗方法。可引起穿刺点血肿、栓塞后梗死综合征、急性肺梗死等并发症。局限性肾癌术后尚无可推荐的辅助治疗方案。pT1a 肾癌不推荐术后选用辅助治疗。pT1b~pT2 期肾癌不推荐术后常规应用辅助性放、化疗。

2. 局部进展性肾癌的治疗　首选治疗方法为根治性肾切除术,而对转移的淋巴结或血管瘤栓需根据病变程度、患者的身体状况等因素选择是否切除。术后尚无标准辅助治疗方案。区域或扩大淋巴结清扫术对术后淋巴结阴性患者只对判定肿瘤分期有实际意义;淋巴结阳性患者多伴有远处转移,只对少部分患者有益。术前放疗较少采用,不推荐术后对瘤床区常规进行放疗,但对未能彻底切除干净的Ⅲ期肾癌可选择术中或术后放疗或参照转移性肾癌的治疗。

3. 转移性肾癌的治疗　转移性肾癌(metastatic renal cell carcinoma,mRCC)应采用以内科治疗为主的综合治疗。外科手术主要为转移性肾癌辅助性治疗手段。

（1）转移性肾癌的手术治疗：①肾原发病灶的手术治疗，对体能状态良好、低危险因素的患者应首选外科手术，对肾肿瘤引起严重血尿、疼痛等症状的患者可选择姑息性肾切除术、肾动脉栓塞以缓解症状，提高生存质量。②转移灶的手术治疗，对根治性肾切除术后出现的孤立性转移瘤以及肾癌伴发孤立性转移、行为状态良好的患者可选择外科手术治疗。伴发转移的患者，视身体状况与肾脏手术同时或分期进行。

（2）转移性肾癌的全身治疗

1）靶向治疗：在引入靶向治疗之前，mRCC的治疗一般基于免疫疗法，如干扰素-a（IFN-a）和白细胞介素-2。随着靶向药物的引入，稳定了疾病和延长了生存时间。目前已批准治疗mRCC的靶向药物有多靶点酪氨酸激酶抑制剂（舒尼替尼、索拉非尼、培唑帕尼、阿昔替尼、替沃扎尼、卡博替尼等）、西罗莫司（雷帕霉素）的哺乳动物靶标复合物-1激酶抑制剂（依维莫司、替西罗莫司等）、人源化抗血管内皮生长因子（vascular endothelial growth factor，VEGF）单克隆抗体（如贝伐珠单抗）等，其中利用酪氨酸激酶抑制剂的靶向治疗广泛应用于临床一、二线治疗。

靶向治疗用于肾细胞癌的疗效是肯定的，但大部分经过靶向治疗的患者最终会产生耐药，疾病出现进展。免疫治疗的发展为肾细胞癌的治疗开辟了新的天地。PD-1单抗联合舒尼替尼或培唑帕尼等靶向药物治疗肾细胞癌会产生较为严重的不良反应。而高选择性VEGFR抑制剂阿昔替尼则副作用较少，表现出良好的安全性和有效性。

2）化疗：mRCC的主要化疗药物有吉西他滨、5-氟尿嘧啶、卡培他滨、顺铂，吉西他滨联合5-氟尿嘧啶或卡培他滨主要用于以透明细胞为主型的mRCC；吉西他滨联合顺铂主要用于以非透明细胞为主型的mRCC；如果肿瘤组织中含有肉瘤样成分，化疗方案中可以联合阿霉素。

3）免疫治疗：近年来，免疫治疗在晚期肾癌的治疗领域取得了突破性进展，免疫治疗以联合的形式再次成为晚期肾癌的重要治疗方式。目前对于晚期肾透明细胞癌标准一线推荐加入了免疫联合抗血管靶向治疗。国际转移性肾细胞癌联合数据库（International Metastatic RCC Database Consortium，IMDC）危险分层为低危的患者优选策略除了靶向药物舒尼替尼、培唑帕尼外，加入了帕博利珠单抗联合阿昔替尼。IMDC危险分层为中高危的患者优选策略为伊匹单抗联合纳武单抗、帕博利珠单抗联合阿昔替尼以及卡博替尼。

4）放疗：姑息放疗可达到缓解疼痛、改善生存质量的目的。立体定向放疗（γ刀、X刀、三维适形放疗、适形调强放疗）对复发或转移病灶能起到较好的控制作用，但应当在有效的全身治疗基础上进行。肾癌脑转移治疗应采用以内科治疗为主的综合治疗，但对伴有脑水肿症状的患者应加用皮质激素；脑转移伴有其他部位转移的患者，激素和脑部放疗是治疗的重要手段。

4. 随访监测　肾细胞癌治疗后的随访监测可以让临床医生及时了解术后并发症、肾功能、肾部分切或消融后的局部复发、对侧肾脏复发和转移的发展。

NCCN指南建议接受全身治疗的患者每6~16周对患者进行病史和体格检查，或根据临床需要更频繁地检查。其他实验室评估可根据所使用的治疗剂的要求进行。在开始全身治疗或观察前，应进行CT或MRI等影像学检查；根据医生的判断和患者的临床状况，每6~16周进行一次后续的影像学检查。影像学检查的间隔频率应根据疾病变化率和活动性疾病的部位而改变。

四、肾癌热疗应用和评价

1. 肾癌热疗应用　近年来，热疗在晚期肾肿瘤的治疗中应用较多，包括局部热疗和全身热疗，临床多采用局部热疗法，这种热疗方法对早期局部肿瘤治疗效果较好。

比较恶性和正常同源细胞的内在热敏性对评价热疗在癌症中的治疗作用具有重要的意义。有学者利用已发现的人肾癌细胞Caki-1和Caki-2和人正常肾近曲小管上皮细胞NHK-4来比较3种细胞对热敏度。结果显示，3种细胞对热的敏感度是不一致的，敏感度顺序由强到弱为Caki-2、Caki-1、NHK-4。这对应用热疗治疗肾肿瘤有很重要的指导作用。

目前，热消融是治疗RCC的常用方法。热消融的加温，使瘤细胞更加缺血缺氧，溶酶体酶活性增高，从而加速瘤细胞的死亡；同时，高温也使瘤细胞呼吸受抑制，促使乳酸进一步增多，促使瘤细胞死亡。热消融的长期应用效果不是很好，但短期还是中位生存期还是可观的。为了减少局部复发，热消融区应覆盖肿瘤边缘以外足够多的正常肾组织，局部肾功能的丧失是防止局部复发的必要代价，故直观地说，肾组织热消融区域的大小取决于RCC的大小、质地、数量。因此，我们需要适当地设计热消融的方式来达到完全的局部治疗和最小化的减少肾功能的丧失。

2. 腹腔热灌注治疗在肾癌术后腹膜转移中的应用评价　23%肾癌患者存在转移，25%患者在肾癌切除术后5年内出现转移，几乎可以转移到任何部位。最常见的转移部位是肺和淋巴结，其次是骨骼和肝脏，但转移至腹膜的概率较小，其转移至腹膜的可能原因是手术操作或创伤。脱落的有活力癌细胞被瘢痕组织包绕，对全身化疗有强抵抗力。对无远处转移的局域性腹膜种植瘤，积极的区域性治疗措施仍很有价值,其核心是肿瘤细胞减灭术(cytoreductive surgery,CRS)切除肉眼可见瘤灶,加术中腹腔热灌注化疗(hyperthermic intraperitoneal chemotherapy,HIPEC)综合利用手术、区域化疗、热疗和大容量液体的灌洗作用。

肾癌术后腹腔热灌注治疗使用的药物多为顺铂及5-氟尿嘧啶,其中顺铂是细胞周期非特异性广谱抗癌药,与癌细胞DNA结合后破坏DNA双链,杀伤肿瘤细胞;而顺铂为水溶性,不易透过腹膜屏障。因此,腹腔灌注后能维持较高的腹腔药物浓度及较低的血药浓度,刺激腹膜间皮细胞增生和纤维化。5-氟尿嘧啶为细胞周期特异性药物,主要作用于S期,在体内受酶催化转变成氟尿嘧啶脱氧核苷酸。干扰核苷和DNA的生物合成,又能以代谢产物形式影响RNA功能,从而影响细胞增殖各期,其分子量小、对肿瘤组织及细胞膜穿透力强,腹腔内化疗效果优于静脉用药。腹腔热灌注治疗不良反应小,多数患者有轻微腹痛、轻微消化道反应以及有轻微的电解质紊乱,如低钾血症、低钠血症。在治疗中需加强患者的监测,并加强营养支持治疗。

肾癌手术治疗总体疗效较好,术后腹膜种植转移率不高,腹腔热灌注治疗在肾癌术后腹膜转移中的应用尚处于探索阶段,其临床应用价值尚有待进一步研究。

第二节 膀胱腔内热灌注化疗解剖生理

膀胱癌是泌尿系统最常见的肿瘤,膀胱癌的病理分型以及临床分期对患者预后有重要提示作用。同时,HIVEC与膀胱生理解剖结构亦息息相关,下面分点进行详细介绍。

一、膀胱解剖

膀胱(urinary bladder)是存储尿液的肌性囊状器官,但膀胱形状、大小、位置和膀胱壁厚度随尿液充盈程度而改变。下面分点对膀胱进行详细介绍。

膀胱形成的结构

空虚的膀胱呈三棱锥形,大体可分为4面:上面、后面和两下外侧面,大体上可分为尖、体、底和颈部4部分,各部分之间无明显界限。

1. 膀胱大体解剖标志 膀胱尖(apex of bladder)朝向前上方,沿膀胱尖顺腹前壁至脐之间有一皱襞为脐正中韧带(median umbilical ligament),该韧带为胚胎脐尿管遗迹。脐尿管下部的管腔终生存在,其管壁内衬以移行上皮,可与膀胱相通。膀胱体(body of bladder)为两下外侧面之间的部分,膀胱的后面朝向后下方,呈三角形,称膀胱底(fundus of bladder)。膀胱颈(neck of bladder)位于膀胱的最下部,即膀胱后面与左右下外侧缘之间的汇合处,与男性的前列腺

底或女性的盆膈相毗邻。脐尿管将膀胱固定于前腹壁,脐尿管附着的膀胱壁肌肉相对缺乏,容易产生憩室。脐尿管由从膀胱壁延续而来的纵行平滑肌纤维组成。在接近脐部的地方脐尿管纤维成分增多,与闭锁的脐动脉融合在一起。

膀胱上接输尿管,向下开口连接尿道。尿道内口(internal urethral orifice)又称膀胱远端开口,与尿道相接。膀胱上面、下外侧面和底部的汇合处为外侧角,其稍下方为输尿管穿入盆腔之处。一般情况下,膀胱仅存有少量尿液时为圆形,而充盈的膀胱可向前上方扩展,呈卵圆形。膀胱内有两个与输尿管相通的开口,称输尿管开口(ureteric orifice)。一般而言,右侧输尿管口到尿道内口的距离相较于左侧输尿管口到尿道内口距离长约2mm,左右输尿管内口间的距离约为27mm。

膀胱还有一重要解剖结构名为膀胱三角(trigone of bladder),膀胱三角是在膀胱底的内面位于两侧输尿管口与尿道内口之间的三角形区域。两侧输尿管口之间的黏膜形成一横行皱襞,称输尿管间襞(interureteric fold)。膀胱镜下输尿管间襞为一条苍白带,可作为膀胱镜检查寻找输尿管口的标志。膀胱三角是肿瘤、结核和炎症的好发部位。在男性尿道内口后方的膀胱三角处,受前列腺中叶推挤形成纵嵴状隆起,称膀胱垂(vesical uvula)。

2. 膀胱肌肉 膀胱的肌肉由平滑肌组成,根据其功能、结构及胚胎发育不同,分为逼尿肌和三角区肌两部分。

(1)逼尿肌(detrusor):膀胱逼尿肌是由直径较大的平滑肌细胞排列成相对紧密的肌肉束组成的。在许多出版物中,膀胱逼尿肌通常被描述为3层肌肉,但实际上,逼尿肌各束之间自由地交叉,没有固定方向,其走行通常是纵行或者是环形,层与层间没有明显的肌肉层次。肌肉束可以从一个平面延伸到另一个平面,可从膀胱内层起源,走向中层,出现在外层,又回到膀胱内层,完成肌束波浪网状的行程。除膀胱颈外,整个膀胱壁犹如肌束所编织的复杂网状物。逼尿肌束是富含胶原纤维的网状结构,除了在膀胱出口处不规则地分为3层外,其他部位均无明显肌肉层次。平滑肌肌束自由交叉移动,可适应膀胱内容积压力的变化,实现尿液存储和排出功能。在膀胱的下半部,肌纤维逐渐集中成由外向内的外纵行肌、中环形肌及内纵行肌,此处肌肉与输尿管肌肉层次大致相同。

(2)三角区肌:三角区肌分为深浅两层,浅层又称Bell肌,是输尿管内纵行肌向膀胱延续下来的部分,在输尿管口处分出并不间断地向膀胱扇形展开,延续到膀胱基底,形成浅三角。两侧输尿管肌纤维向对侧输尿管口相互发散交叉汇集,左右两侧肌束融合在一起,形成输尿管间脊(interureteric ridge),也称三角区的上界。另外,还有一些肌

纤维呈扇形分布聚集于尿道内口,这些向尿道内口集中的肌纤维形成三角区的两侧缘,汇合并越过膀胱颈后唇,并向下延伸到尿道后壁中线,男性体内止于精阜并可能融入射精管肌肉组织,女性止于尿道远端 1/3 或尿道外口处。

浅层肌之下是三角区肌深层,起源于输尿管的肌纤维,肌肉在此处变平,肌纤维更加紧密地绞合在一起,呈扇形不间断地连续下行至膀胱底部,形成深三角。其中上部的肌纤维向中线靠拢与对侧融合,参与输尿管间脊的形成。下部的肌纤维斜行与对侧融合,与浅层肌内排列方向一致。最后其尖端以致密的肌肉纤维胶原结构终止于尿道内口,构成膀胱颈后唇,不向尿道内延伸。深浅三角两层肌肉互不交叉,解剖上可以清楚地分离。两层三角区肌肉与逼尿肌来源明显不同,均直接由输尿管下端不间断延续而来。可以说,输尿管肌肉并不是终止于输尿管开口,而是形成扁平结构代替管状结构,并赋予了三角区特定的功能。

3. 膀胱的神经　支配膀胱的神经包括自主神经和躯体神经的感觉和运动纤维。其中膀胱的运动神经主要来源于上腹下丛、下腹下丛的交感神经和盆神经的副交感神经节,膀胱的痛觉神经随盆丛中交感神经纤维汇合,而膀胱三角部位的痛觉则随盆内脏神经传入脊髓。交感及副交感神经纤维在膀胱周围及膀胱壁内分别组成膀胱侧丛和固有膀胱丛,共同支配膀胱的运动及感觉功能。交感神经起自交感神经干的第 11、12 胸节和第 1~2 腰节,经腰部椎旁神经节、肠系膜间丛、上腹下丛和下腹下丛神经纤维,沿腹膜后、髂内动脉内侧和骶交感干前面到达盆腔,发生突触交换后成为节后神经纤维到达膀胱底部,与膀胱上、下动脉伴行到达膀胱壁,支配膀胱底的逼尿肌、尿道内括约肌和近段尿道。副交感神经起自第 2~4 骶节脊髓灰质内的骶中间外侧核,发出节前纤维经盆神经丛至膀胱壁内的神经节,再发出节后神经纤维支配膀胱逼尿肌,同时抑制尿道内括约肌,与排尿功能有关。胆碱能运动神经末梢营养膀胱逼尿肌,每个逼尿肌细胞至少由一根这类副交感神经末梢支配。下腹下丛发出分支参与输尿管丛及睾丸丛。来源于第 2~3 骶节神经节段的阴部神经支配尿道括约肌(女性为尿道阴道括约肌)。除此之外还有一些运动神经元可能是通过盆神经分布到尿道外括约肌,协助控制排尿。膀胱的感觉神经含有痛觉和本体感觉等纤维,伴随交感和副交感神经走行。传导膀胱痛觉的纤维经脊髓丘脑束上行,传导本体感觉的纤维经脊髓后索上行。在为减轻膀胱疼痛而行脊髓前外侧索(主要是脊髓丘脑束)切断术后,患者仍会有膀胱充盈感和尿意。膀胱排尿反射通过盆内脏神经传入。

储尿反射(store urine reflection)和排尿反射(micturition reflex)是膀胱神经的两个重要功能,在膀胱充盈的早期,膀胱的容量增多随着膀胱内压微小的上升,表现出良好的顺应性;当膀胱内容量及压力达到一定水平后,神经反射表现为交感神经反射的抑制、阴部运动神经的兴奋及大脑对副交感神经的抑制。

(1)交感神经兴奋:膀胱充盈引起盆底神经兴奋,传入胸腰段的交感神经节前神经元,交感神经兴奋后传出至膀胱,引起:①兴奋膀胱体部的 β 受体,膀胱肌肉松弛,保持膀胱内低压力;②兴奋膀胱颈和后尿道的 α 受体,从而控制尿液外溢;③抑制盆神经节对副交感神经的传出,阻滞排尿阈值以下的副交感神经兴奋。

(2)副交感神经抑制:膀胱充盈后神经兴奋由盆神经传入骶髓,一部分上传至大脑皮质,在无排尿指令的情况下,抑制骶髓逼尿肌中枢的活性;另一部分经返回支直接抑制骶髓逼尿肌中枢。另外,交感神经的兴奋同时也对副交感神经产生抑制作用。

(3)阴部运动神经兴奋:膀胱充盈后引起:①冲动传入骶髓,经过中间神经元传入阴部神经核;②牵拉尿道外括约肌的肌梭和肌腱,兴奋阴部神经核后,经 α 运动神经元收缩括约肌;③在无排尿指令或延迟排尿时,大脑皮质会发出信号兴奋阴部神经核,产生随意性尿道外括约肌收缩。

当膀胱储尿达到一定程度后,膀胱内压力上升,刺激膀胱壁内的牵张感受器,神经冲动经盆神经传入骶髓的排尿中枢,再经盆神经运动神经纤维传出,引起逼尿肌收缩,膀胱颈开放。另外,排尿中枢发出的抑制性冲动减少了阴部神经的兴奋传出,导致尿道外括约肌松弛。

4. 膀胱的血管和淋巴循环

(1)膀胱的血管结构:膀胱动脉主要分为膀胱上、中、下动脉,膀胱的主要血液供应来自髂内动脉前支之膀胱上下动脉。膀胱上动脉供应上侧壁,下动脉供应底部、前列腺及上 1/3 尿道。次要血液供应来自痔中、闭孔及阴部内动脉等。在女性,除膀胱动脉以外,尚有阴道及子宫动脉供应膀胱。膀胱静脉网状分布于膀胱壁层,其主干走向膀胱底部静脉丛,在男性与膀胱及前列腺之间的静脉丛相汇合。

膀胱上动脉起自髂内动脉的脐动脉近侧部,向内下方走行,分布于膀胱上、中部。膀胱下动脉起自髂内动脉前干,沿盆侧壁行向内下,分布于膀胱下部、精囊、前列腺及输尿管盆部等。膀胱中动脉起自髂内动脉,膀胱的静脉不与其动脉伴行,在膀胱和前列腺两侧形成膀胱静脉丛,汇入膀胱静脉,再汇入髂内静脉。

(2)膀胱的淋巴结构:膀胱前部的淋巴管注入髂内淋巴结;膀胱后部及膀胱三角区的淋巴管多注入髂外淋巴结,亦有少数注入髂内淋巴结、髂总淋巴结或骶淋巴结。有学者在 20 世纪 80 年代较为系统地分析报道了浸润性膀胱癌发生区域淋巴结转移的情况,其中闭孔、髂外淋巴结的转移最为常见,髂总、骶前淋巴结转移较少。

5. 正常膀胱的超微结构 膀胱的超微结构主要可分为上皮黏膜层、肌层以及膀胱外层,黏膜层主要为移行上皮,其层次的多少与功能和位置有关。肌层一般分为三层。膀胱超微结构由内到外按顺序为移行上皮、固有膜、内纵肌、中环肌、外纵肌、浆膜。

(1)上皮黏膜层:膀胱上皮黏膜层(epithelial mucosa)相较其他器官黏膜特殊,排空时呈褶皱状,充盈后黏膜展平,褶皱消失。膀胱收缩时上皮增厚可达6~8层,表面细胞呈大立方形,胞质游离面增厚;膀胱充盈时上皮变薄,细胞层减至2~3层,表面细胞变成扁平。膀胱上皮是由多层细胞构成的,有文献报道将其分为三种明显的细胞层:基底细胞层、伞状细胞层和中间细胞层。基底细胞直径5~10μm,中间细胞较基底细胞大,直径约20μm,伞状细胞最大,直径可达100~200μm。除此之外,黏膜表面还覆盖着一层葡萄糖胺聚糖层,对膀胱表面有一定的保护作用。固有层为致密的结缔组织,黏膜内分布有少量的淋巴结,黏膜深部与固有层质地相反,组织疏松。膀胱颈近尿道口处可见小型黏液腺,与尿道腺相似。电镜观察黏膜上皮表层细胞游离面有许多排列致密的微褶和沟。胞质浅层分散,并有梭形或管状囊泡。表面质膜外侧增厚,冰冻标本可发现此层膜内蛋白颗粒聚集,排列致密,而内侧颗粒疏散,紧贴内侧下方的胞质内有成束的微丝分布,构成壳层。相邻细胞顶端紧密连接,其连接脊线较多而且致密,这种结构是膀胱黏膜防止大分子物质渗透的屏障。膀胱收缩时,微褶升高,质膜下陷形成大小不等的囊泡;膀胱充盈时,微褶展开,囊泡减少。胞质内退化的囊泡被溶酶体分解和消化,再由粗面内质网合成新的膜结构。细胞基部有排列致密的质膜内褶,以适应膀胱的收缩和扩张。

(2)膀胱肌层:膀胱肌层(bladder muscle layer)结构在前文已展开介绍,此处主要介绍肌层的微观结构。膀胱肌肉主要由平滑肌细胞组成,平滑肌细胞具有独特的生理学特性,许多纺锤形平滑肌细胞相互连接。尽管在显微镜下看不到相互交叉的条纹,但与骨骼肌和心肌细胞类似,膀胱平滑肌细胞含有肌动蛋白和肌球蛋白。除此之外,平滑肌细胞含有细胞内骨架纤维,这有助于协调膀胱收缩。虽然平滑肌内没有间板结构,但分布于胞质的致密体有着极为相似的功能,平滑肌细胞收缩机制与机动蛋白激活系统相关。

(3)膀胱外膜:膀胱外膜(bladder adventitia)主要为排列疏松的纤维膜,膜内有血管神经以及淋巴管分布,膀胱的后上方为浆膜,膀胱壁肌细胞间还存在着膀胱壁间质,膀胱

壁间质的主要成分是以蛋白聚糖形式存在胶原蛋白和弹性蛋白,主要细胞是成纤维细胞。膀胱壁的被动机械特性依赖于间质的黏弹性和逼尿肌的松弛性。一般认为,间质是一种填充于肌肉束、血管和神经之间的低代谢组织。近年来人们对膀胱间质在膀胱病理过程中的作用越来越重视。

6. 膀胱的生理功能

(1)分泌功能:膀胱作为一个临时的尿液储存器官,传统认为尿路上皮不具有分泌蛋白质的功能。尽管正常尿液中含有一定量的蛋白质,一般学者也认为这些蛋白质成分是由肝脏或肾脏合成的而不是分泌出来的(如表皮生长因子和T-H蛋白等)。而且,传统文章中认为尿液从肾盂进入输尿管经过膀胱从尿道排出这一过程中,尿液的蛋白组成成分不发生改变。然而,有学者在文献中指出用转基因的方法使小鼠尿路上皮表达人生长激素。尿路上皮所表达的生长激素可以分泌到尿液中,并维持较长时间。同时,进一步发现哺乳动物的尿路上皮在正常生理状况下也可以主动的分泌一些可溶性的蛋白质,从而影响尿液的组成成分。这些蛋白质的分泌是有极向的分泌,即分泌到尿路腔内,受钙和cAMP等物质的调节。尿路上皮的这一可以调节的特性可能对维持膀胱正常生理功能发挥着重要作用。

(2)防御功能:过去研究显示,膀胱黏膜上皮表面存在有葡萄糖胺聚糖(glycosaminoglycan层,GAG层),有学者认为该层结构对膀胱表面起保护作用,但至今仍存在争议。有学者在进行体内和体外实验时发现,将兔的膀胱用硫酸鱼精蛋白处理可以增加膀胱黏膜上皮对水、尿液和钙离子的通透性。用戊聚糖多聚硫酸酯处理则产生相反结果。因此推断硫酸鱼精蛋白破坏了GAG层,而戊聚糖多聚硫酸酯可能使损伤的黏膜上皮得到修复,但该报道没探究显微镜下的组织学变化。另外还有实验证明GAG层在抗细菌黏附功能上起到更多作用。

(3)刺激反应功能:当出现尿路感染包括细菌、病毒、真菌、支原体、衣原体、寄生虫等引起尿路炎症,或出现输尿管结石特别是输尿管膀胱壁段结石,以及泌尿系结核、尿路综合征、膀胱肿瘤、各种类型膀胱炎如间质性膀胱炎、出血性膀胱炎等病变时,患者会出现膀胱刺激征,一般症状为尿频、尿急、尿痛的三联征。具体定义为:①尿频:每日排尿次数>8次。②尿急:尿意一来就有要立即排尿的感觉。③尿痛:排尿时膀胱区及尿道口产生的疼痛,感染时疼痛性质一般为烧灼感或刺痛为主。

(4)渗透功能:尿路上皮的渗透性依赖于多种因素,主要有被动扩散、渗透驱动扩散、主动转运和膜对所暴露溶质的惰性。有研究指出,血液和尿液中大部分物质均有被动渗透性,在几个种群的哺乳动物中,膀胱对水和尿素的渗透

性可直接测量,膀胱对水的渗透性为$(4.01\sim5.74)\times10^{-5}$cm/s,对尿素的渗透性为$(1.5\sim4.51)\times10^{-6}$cm/s。膀胱炎时伞状细胞被破坏,水和尿液渗透性增加,大量学者推测尿液渗透入膀胱壁是膀胱炎症状的原因之一。

(5)贮存尿液:人类膀胱的最主要功能是对尿液的临时储存,以及储存后进行周期性排空。随着尿液的充盈,膀胱的内容积可发生很大的变化,正常人的膀胱充盈时容量可达200~400ml,膀胱最大容量一般为800ml,新生儿的膀胱容量只有成人的1/10,老年人膀胱肌肉张力降低会导致不同程度的膀胱容量增加。在某些病理状态下,如下尿路梗阻时,膀胱内容物体积极度扩增,膀胱的容量可高达数升。理想情况下,膀胱上皮表面积与尿容积应保持最小比例以便尽量减少通透,所以在膀胱排空后膀胱体积会缩小。文献报道有学者发现在膀胱的充盈和排空的过程中,尿路上皮的表面积有发生明显的增加与减少。根据这个发现,该学者和其他几名研究者认为尿路上皮的表面与细胞内中间纤维相连接,在他们提出的模型中,这些中间纤维同时还与细胞内的膜泡相连接。当膀胱收缩时,这些中间纤维移动会引起上皮表面斑块的折叠,随之这些斑块与相邻细胞膜分离,进入细胞内,进而形成梭形膜泡。而当膀胱充盈扩张时,中间纤维移动重新排列,拉动梭形膜泡使之融合于细胞表面膜,从而增大细胞膜表面积。也有研究证实了随着膀胱的充盈,细胞表面膜由折叠逐渐伸展,有学者认为只有在膀胱充盈后期才可能发生的膜泡插入膀胱最表面细胞膜。相对来说,有关膀胱充盈和排空过程中细胞侧面和基底膜形态是如何改变的研究较少。膀胱充盈扩张时,膀胱表层细胞由梭形逐渐变扁。为适应这一变化,细胞侧面膜可能由伸展变为折叠,而细胞基底膜则可能由折叠变为扁平。当膀胱排空收缩时,表层细胞侧面和基底膜发生相反的变化。尿路上皮表面斑块还与细胞内细胞骨架相连从而加强和稳定细胞膜,能起到防止膀胱充盈和排空时细胞膜破裂的作用。

7. 膀胱的解剖结构特征与膀胱腔内热灌注化疗的关系　由于膀胱独特的解剖结构和生理构造,膀胱肿瘤非常适合使用HIVEC。有文献报道,大剂量的HIVEC可以使膀胱黏膜充分扩展,从而使化疗药物可以更好地进入残余的膀胱肿瘤,这是由于膀胱容积在扩大过程中黏膜细胞逐渐延展,药物能更充分地接触每一层黏膜细胞,进而达到促进药物吸收的作用。此外由于热量的作用HIVEC能比普通腔内化疗达到更高的局部浓度,同时能将血浆浓度维持在较低水平,以确保患者不会引起较大全身不良反应。膀胱腔内无重要器官,HIVEC不致引起其他脏器浆膜面的损伤,因此,HIVEC可高于HIPEC的温度43℃。但膀胱黏膜

及黏膜下肌层对热耐受能力有限,过高温度可引起膀胱黏膜的损伤,造成膀胱挛缩,因此HIVEC的温度也不能像胸腔热灌注治疗一样治疗温度达到48℃。目前,HIVEC的温度一般采用45℃。

膀胱黏膜为单层移行上皮,对化疗药物的吸收能力较差,因此不担心高浓度化疗药物引起的全身不良反应。Ba在其文章中通过高效液相层析的分析方法表明:HIVEC组灌注液的丝裂霉素C(MMC)浓度明显低于化疗组。然而,当45℃给药1h后,HIVEC组的血清MMC浓度显着高于化疗组。作者对此做出如下解释:由HIVEC诱导的局部热疗会增加肿瘤细胞的化疗药物摄入,促进药物在细胞内分布和代谢,进而可能增加药物从肿瘤细胞向血清的释放,也正因热量作用下药物有更好的可吸收性,HIVEC才能达到更好的化疗效果。此外,这也可能与膀胱壁被大量灌注液完全伸展后增加了膀胱黏膜的药物吸收面积有关。从微观层面上来看,在此研究中,作者发现整个膀胱黏膜被HIVEC处理后的灰白色泥浆覆盖,黏膜表面充血和水肿,固有层有炎性细胞(例如嗜酸性粒细胞)浸润。但是,这些现象在HIVEC之后2个月就消失了。该结果表明,HIVEC可以精确地靶向肿瘤细胞,并且对正常膀胱黏膜的损害最小。从文献中我们发现膀胱的解剖以及生理构造使膀胱肿瘤最适合HIVEC治疗。

二、临床分期与病理分型

(一)临床分期

目前膀胱癌临床分期多采用TNM分期,具体如下:

T后面加上一个字母和/或数字(0到4)来描述肿瘤的大小和位置。Tis原发肿瘤,后缀m加在T后面,表示多发肿瘤,除此之外,T后面带有不同的后缀还能表示不同的意思:Ta无浸润性乳头状癌,Tx原发肿瘤不能确定,T0无原发肿瘤的证据,T1肿瘤浸润上皮下结缔组织,T2肿瘤浸润肌层,肿瘤浸润肌层具体又分为:T2a肿瘤浸润浅肌层(内侧肌层的1/2),T2b肿瘤浸润深肌层(外侧肌层的1/2)。T3肿瘤浸润膀胱周围组织,具体还可分为:T3a显微镜下所见,T3b肉眼所见(膀胱外肿块)。T4肿瘤侵犯以下器官:前列腺、阴道、子宫、腹壁、盆壁,T4a肿瘤侵犯前列腺、精囊、子宫或阴道,T4b肿瘤侵犯盆壁或腹壁。

TNM分期系统中的"N"代表淋巴结(node)转移,靠近原发肿瘤的淋巴结,即在真骨盆内的淋巴结,被称为区域淋巴结(regional lymphnodes)。身体其他部位的淋巴结称为远处淋巴结(distant lymphnodes)。Nx表示局部淋巴结不能确定,N0表示无局部淋巴结转移,N1为真骨盆内单个淋巴结转移,最大直径≤2cm,N2为真骨盆内单个淋巴结转

移,最大直径 2~5cm 或多个淋巴结转移,最大直径 ≤ 5cm,N3 为髂总淋巴结转移。

TNM 系统中的"M"描述了肿瘤是否已经扩散到身体的其他部位,称为远处转移(metastasis)。具体表示如下:Mx 为不能确定远处转移,M0 无远处转移,M1 远处转移。其中 M1 还可细分为:M1a 非区域淋巴(超过髂总淋巴结转移以外的淋巴结转移);M1b 其他部位及脏器的远处转移。

（二）病理、组织类型

95% 以上膀胱癌为上皮性肿瘤,其中尿路上皮移行细胞乳头状癌超过 90%,鳞癌和腺癌各占 2%~3%。近 1/3 的膀胱癌为多发性肿瘤。1%~5% 为非上皮性肿瘤,多数为肉瘤如横纹肌肉瘤,可发生于任何年龄的患者,但多数为儿童。

1. 尿路上皮肿瘤

（1）非浸润性尿路上肿瘤

1）尿路上皮原位癌(carcinoma in situ,CIS):是一类在细胞学上已发生恶变的非乳头状病变,镜下呈扁平状而缺乏乳头状结构,且病变部位为厚度多变的尿路上皮病变。尿路上皮原位癌镜下的特征是:癌细胞大且具有多形性,核染色质深染,核仁数量从一个至多个不等,细胞极性消失,异常的胞核受挤压。可见或不可见有丝分裂,但通常可见大量的有丝分裂活动,偶伴异型分裂。这种细胞紊乱程度可在低中度放大倍数下见到。固有层通常发生炎症和聚集,不需要看到癌细胞占据整个尿路上皮层,发现孤立的单个恶性细胞已经足以做出 CIS 的诊断。

2）非浸润性乳头状尿路上皮癌(non-invasive papillary urothelial carcinoma):乳头状尿路上皮癌是指乳头状尿路上皮瘤性增生伴一定程度的细胞结构紊乱,可于低中度放大倍数下观察到浸润不超过基底膜(Ta)。非浸润性乳头状尿路上皮癌是指纤细的纤维血管轴被厚度不一的成瘤性尿路上皮所覆盖。分级不均一性是乳头状尿路上皮癌的特征。有证据表明,成分单一的乳头状尿路上皮癌比低高分级混合性病灶的侵袭性更强。对几乎所有上皮性肿瘤而言,单纯按它们的状态进行分级是非常主观的分级模式。具体而言对于乳头状尿路上皮肿瘤,WHO 分类系统要求在低中放大倍数(100× 和 200×)下对肿瘤细胞学上和结构上的紊乱程度进行评估,主要评估内容:细胞学紊乱和结构紊乱。细胞学紊乱是指细胞核大小、形态和核染色质的异常,结构紊乱是指细胞与细胞之间的方向和细胞与乳头基底膜之间的方向异常。

根据分级不同非浸润性乳头状癌还可以分为高级别乳头状尿路上皮癌(high-grade papillary urothelialcarcinoma)、低级别乳头状尿路上皮癌(low-grade papillary urothelial carcinoma)和乳头状尿路上皮癌伴内翻性结构(papillary urothelial carcinoma with inverted growth pattern)。乳头状尿路上皮癌伴内翻结构,顾名思义具有内翻结构,癌细胞和肿瘤结构特点类似于低级别或高级别尿路上皮癌。缺少间质反应,不浸润固有肌层。除此之外,非浸润性膀胱上皮肿瘤还可分为低度恶性潜能的尿路上皮乳头状瘤、尿路上皮乳头状瘤、内翻性尿路上皮乳头状瘤、恶性潜能未定的尿路上皮增生、尿路上皮异型增生。

（2）浸润性尿路上皮癌:浸润性尿路上皮癌(invasive urothelial carcinoma)是泌尿道最常见的恶性肿瘤,具有多分化倾向的特征。组织学定义标准为:浸润已超过基底膜的尿路上皮癌。浸润性尿路上皮癌可表现为多种不同的结构形式,包括大小不同的癌巢。在大的癌巢中,肿瘤细胞可能表现为分层的结构,肿瘤细胞核与基底膜成垂直关系排列,一些朝向癌巢中心的分化成熟的癌细胞可出现正常尿路上皮的结构,肿瘤细胞的侵袭特征对判断肿瘤预后具有重要意义,一般而言,有浸润性的癌巢和单个癌细胞形态提示更差的预后。绝大多数的浸润性尿路上皮癌是高分期癌。低分期和高分期浸润癌之间的预后结果也具有明显的差异。

2. 鳞状细胞癌　鳞状细胞癌(squamous cell carcinoma)是膀胱移行上皮来源的恶性肿瘤,常发生于膀胱移行上皮鳞状化生的基础上。临床上较膀胱尿路上皮癌少见,总体占膀胱癌的 3%~7%。膀胱鳞状细胞癌发病机制尚未阐明,膀胱鳞状细胞癌分为与血吸虫相关的鳞状细胞癌和非血吸虫相关的鳞状细胞癌两种亚型,两种病理类型的流行病学以及临床病理特征截然不同。与血吸虫相关的鳞状细胞癌好发于血吸虫病流行区域。非血吸虫相关的鳞状细胞癌与慢性刺激病史有关,如长期留置导尿管、泌尿系结石、反复尿路感染、慢性膀胱炎或膀胱憩室等慢性过程导致鳞状化生发展的因素。膀胱鳞状细胞癌最常见的临床症状是血尿伴膀胱刺激征,临床表现为间歇性血尿伴尿频、尿急、尿痛等特点。此外,有的患者也常会出现排尿困难、复发性尿路感染、侧腹或耻骨上疼痛等特殊症状。和尿路上皮癌倾向于淋巴结转移的特点不同,大部分膀胱鳞状细胞癌生长迅速,浸润性强,容易发生直接扩散,穿透膀胱壁层移植在邻近器官,而且其对放疗和化疗不敏感,因此预后较尿路上皮癌差。但血吸虫相关的鳞状细胞癌却分化较好,发生肿瘤转移的概率较低。

膀胱镜下鳞状细胞癌大体形态一般为实体团块状,体积较大,呈隆起状或扁平状,边缘浸润生长,边界不清,外形菜花状、息肉状,表面可见坏死组织或溃疡。组织学上与其他部位的鳞状细胞癌相似,肿瘤完全由鳞状细胞构成,无任何尿路上皮癌成分,癌细胞形成巢片,体积大,呈多角形,细胞界限清楚,细胞质丰富,呈嗜酸性,其特征是出现同心性排列的角化珠以及细胞间桥,常见核分裂现象。病变周围上皮细胞的鳞状化生,特别是伴有发育不良特征的,可增加诊断依据。

由于不同类型的膀胱鳞状细胞癌的分化程度大不相同,为了便于肿瘤分级,根据鳞状细胞未分化细胞比例,有学者于1922年把鳞状细胞癌分为Ⅰ~Ⅳ四个等级。Ⅰ级:所含的非典型鳞状细胞低于25%,大部分癌细胞属于高分化,与正常或化生的鳞状上皮细胞相似度极高,癌细胞排列不规则,大小不一,可形成角化珠,但一般不发生转移;Ⅱ级:癌肿呈实性生长,侵犯至真皮深层,癌细胞与周围间质边界不清,非典型细胞占25%~50%,仅有少量角化珠形成;Ⅲ级:非典型鳞状细胞占50%~70%,角化现象无或少见,细胞核异型性强,有丝活动活跃;Ⅳ级:几乎全部癌细胞为非典型的鳞状细胞,无角化现象及细胞间桥,恶性程度最高。另外一种WHO分类法按分化程度把鳞状细胞癌分为3个级别,分别为高分化鳞癌(G1)、中分化鳞状细胞癌(G2)和低分化鳞状细胞癌(G3)。

疣状癌(verrucous carcinoma)是鳞状细胞癌的特殊亚型,非常少见,预后良好,很少发展为侵袭性肿瘤及发生远处转移。其发病几乎都与血吸虫病史有关,关于疣状癌的诊断需要与常规的侵袭性鳞状细胞癌鉴别。在组织学上,与其他部位的疣状癌相似,肿瘤表现为外生性生长,形成多发性乳头状突起或具有乳头状瘤样的"疣状"肿块,伴有上皮棘层肥厚和角化过度,细胞及结构的异型性小,边缘呈推挤性向深部生长。

3. 腺癌　膀胱腺癌(adenocarcinoma)是起源于膀胱尿路上皮的恶性肿瘤,临床上比较少见,占膀胱癌患者总数的0.5%~2%,男女发病比例约2.8:1.0。有研究表明其发生与吸烟史、化学类致癌物、人乳头瘤病毒DNA、慢性膀胱炎等因素相关,临床症状主要表现为肉眼血尿和膀胱刺激征,也有部分患者伴有黏液尿,甚至尿潴留。绝大多数膀胱腺癌分化差,侵袭性强,对放疗和化疗不敏感,预后较差。

膀胱镜下,膀胱腺癌大体呈实质性肿块,外形可表现为乳头状、结节状、扁平状或息肉状,表面可见溃疡和坏死组织,部分膀胱腺癌患者在癌切口处可观察到黏液样外观,也有部分患者由于弥漫性纤维化而导致肿瘤呈皮革样外观。组织学上,肿瘤呈腺体样结构,2016版WHO将膀胱腺癌分为非特指型腺癌、黏液腺癌、肠型腺癌和混合型腺癌4种类型。非特指型腺癌是指除外其他三种腺癌类型的特异性特征的类型。肠型腺癌在组织学特征上类似于胃肠道腺癌,腺体表面被覆着分泌黏蛋白的假复层上皮,肿瘤细胞在镜下呈不同程度的多形性,可伴有中央性坏死。在黏液腺癌

中,肿瘤细胞形成片巢状悬浮在大量的脉管外黏蛋白池中,有些病例的黏蛋白池中可发现具有印戒细胞形态的肿瘤细胞。混合型腺癌是膀胱腺癌最常见的类型,是指肠型腺癌和黏液腺癌混合出现。

4. 其他组织类型　除了以上组织类型之外,膀胱癌还包括其他特殊非上皮性肿瘤,其中包括:苗勒型肿瘤、神经内分泌肿瘤、副神经节瘤、恶性黑色素瘤、间质肿瘤等。

(1)苗勒型肿瘤(Müllerian-type tumors):苗勒型肿瘤是腺癌的变异型,它起源于原先存在于膀胱中的苗勒前体,苗勒型肿瘤包括子宫内膜样腺癌和透明细胞癌两种亚型,两者均十分罕见,但透明细胞癌和子宫内膜样腺癌相比较为常见,男女比例约1:2。在膀胱镜下观察,透明细胞癌常为孤立性息肉状,平均直径为3~4cm,好发于固有层或固有肌层,与此相反的是,子宫内膜样腺癌好发于浆膜层。在组织学上,膀胱透明细胞癌具有女性生殖道细胞典型的特征性形态,包括管状、乳头状和弥漫性生长。管状形态是目前最常见的,具有不同的大小和形状,功能分泌呈嗜碱性分泌、嗜酸性分泌或两者均有。

(2)神经内分泌性肿瘤(neuroendocrine carcinoma):一般可将其分为小细胞神经内分泌性肿瘤、大细胞神经内分泌性肿瘤和类癌。小细胞神经内分泌性肿瘤十分罕见,在膀胱恶性肿瘤总数中仅占1%不到,好发于男性,男女比例约3:1,并且大部分患者具有明显吸烟史。小细胞神经内分泌性肿瘤常在肿瘤发生侵袭时被诊断,并且被发现时大多数已至少侵袭到肌层,预后较差。血尿是其最常见的临床症状,可伴有排尿困难。小细胞神经内分泌性肿瘤于膀胱侧壁、顶部好发,容易转移,常见转移部位是淋巴结,除此之外也可发生骨转移、肝转移、脑转移以及肺转移。大细胞神经内分泌肿瘤更是罕见,目前全世界只有少数的几个病例报告。此肿瘤属于高级别的肿瘤,在HE染色和免疫组织化学染色中均表现出神经内分泌性的特征。

(3)副神经节瘤(paraganglioma):副神经节瘤是膀胱的非上皮性肿瘤,可发生于膀胱壁的任何位置,膀胱三角和顶部相对较为常见。此肿瘤可发生于任何年龄阶段,女性相对于男性好发,男女比例约为1:3。副神经节瘤发病率低,约占肾上腺外副神经节瘤的10%,占所有膀胱肿瘤的0.05%。临床患者多表现为内分泌功能紊乱的相关症状(儿茶酚胺分泌相关),具体可表现为膀胱胀满或排尿期间出现高血压、高血压危象,也可出现头晕、头痛、视物模糊和间歇性血尿等。

(4)恶性黑色素瘤(malignant melanoma):恶性黑色素瘤是由黑素细胞起源的恶性肿瘤,进展迅速,预后较差。在泌尿系统中,发生转移性黑色素瘤较原发性黑色素瘤常见,原发性黑色素瘤在尿道较为常见。膀胱恶性黑色素瘤相对

十分罕见。其外观为实质性肿物,息肉样,黑褐色,可有散在出血点,表面可见溃烂,直径为1~8cm。癌细胞呈上皮样或梭形是膀胱恶性黑素瘤的典型组织学特征,可包含黑色素,有时也可在组织病理检查中观察到邻近的巨噬细胞吞噬黑色素现象。

(5)横纹肌肉瘤(rhabdomyosarcoma):横纹肌肉瘤是一种由不同分化阶段的骨骼肌细胞组成的恶性间质肿瘤,恶性程度高,预后极差。而膀胱和前列腺的横纹肌肉瘤则是儿童最常见的肉瘤之一,以胚胎型较为常见,人群中常发生在较大的儿童或青少年,其中横纹肌肉瘤常为腺泡型,占所有肉瘤<10%。相反,成人横纹肌肉瘤主要为表现为多形性。镜下儿童胚胎型横纹肌肉瘤表面多个息肉样突起,形成葡萄样外观,息肉样突起可覆盖完整的黏膜或形成表面溃疡。

(6)平滑肌肉瘤(leiomyosarcoma):平滑肌肉瘤是一种由平滑肌分化间质细胞或平滑肌细胞所构成的恶性间质肿瘤。膀胱平滑肌肉瘤是成人最常见的肉瘤,约占所有膀胱恶性肿瘤的1%。膀胱平滑肌肉瘤常见的临床症状是肉眼血尿和排尿困难。膀胱镜观察肿瘤大体平均直径可达7cm,表面可见散在溃疡,坏死组织。病损区域由嗜酸性纺锤体细胞交织束组成,胞内可见雪茄形核和核周空泡。癌细胞一般表现为不典型的细胞学特性和中度至高度的有丝分裂活性。

三、治疗原则

NMIBC根据肿瘤是否原发、单发、级别、是否原位癌、直径和是否多发等因素,分为低危、中危、高危三种类型,NMIBC目前的标准治疗方式在排除其他禁忌证的情况下首选TURBT。术后根据患者复发风险决定膀胱灌注治疗方案,包括一般膀胱化疗药物和免疫治疗。

另外,大量权威文献证实TURBT手术后肿瘤残留风险,针对首次TURBT电切不充分、电切标本中没有肌层组织、T1期肿瘤等类别,会可能建议考虑二次电切减少肿瘤残留和复发。因为TURBT术后肿瘤复发率高,有小部分NMIBC患者会进展为MIBC,从而影响患者寿命和生活质量,而其中的原位癌单纯行TURBT也不能解决术后高复发率高的问题,所以在不存在肉眼血尿或膀胱穿孔等禁忌证情况下,推荐所有NMIBC患者进行术后辅助性膀胱灌注治疗,包括术后即刻膀胱灌注化疗和术后早期和维持膀胱灌注治疗。对于低危NMIBC患者,应术后即刻进行膀胱灌注;对于中危及部分高危NMIBC患者,应在术后即刻进行膀胱腔灌注治疗并且诱导及维持灌注。对于不适宜手术或拒绝根治性膀胱切除术患者而言,选择膀胱灌注化疗

可延缓恶性肿瘤进展从而提高生活质量。

HIVEC有利于减少肿瘤复发,并且可以预防肿瘤细胞种植、杀灭肿瘤基底或者病灶附近可能残留或已经存在的肿瘤细胞以及肉眼不可见的膀胱黏膜面微小膀胱肿瘤病灶。目前已有大量临床证据表明NMIBC患者在经TURBT治疗后接受HIVEC可显著降低复发率及延缓恶性肿瘤进展。大多数药物在进入膀胱后仅有不到5%的药物剂量能够被吸收进入血液中,全身不良反应主要见于化疗药物引起的骨髓抑制及皮疹。既往研究表明对NMIBC患者使用40mg MMC进行HIVEC,患者血液中药物浓度最高仅约57.9ng/ml,远低于其产生骨髓抑制所要达到的药物浓度400ng/ml。膀胱痉挛和疼痛是HIVEC过程中最为常见的局部不良副作用;而血尿及尿路刺激征则是HIVEC后的较为常见的局部副作用。但到目前为止尚未有严重的关于HIVEC引起局部不良反应报道,并且NMIBC患者可从HIVEC中获益,因此HIVEC作为一种较为安全有效的辅助治疗手段,被应用于NMIBC患者术后治疗。总体而言,对于HIVEC的治疗原则为尽可能早地对接受TURBT的NMIBC患者进行系列的热灌注治疗从而达到降低复发及延缓肿瘤进展。

第三节 膀胱腔内热灌注化疗

目前关于HIVEC杀伤肿瘤细胞的可能机制已被许多基础实验阐明。大部分基础研究都围绕在热灌注治疗温度的选择以及其发生杀伤肿瘤的可能机制。特别是对于HIVEC的温度选择,温度过低可能会无法对肿瘤细胞或组织有杀伤作用,而温度过高则会不可避免损伤正常组织,从而引起不良反应发生,所以热灌注治疗温度选择一直是基础研究和临床应用探讨的关键点。而热灌注治疗是如何介导杀伤肿瘤细胞的?研究表明,热灌注治疗不仅可以引起肿瘤细胞自身发生一系列的生物学变化,还可以通过增强肿瘤细胞对某些化疗药物吸收从而起辅助治疗的作用。

一、膀胱腔内热灌注化疗温度的选择

在对NMIBC进行HIVEC时,如温度设置过低则无法杀伤肿瘤细胞,但温度过高时则会引起膀胱黏膜损伤,从而引起黏膜炎症、瘢痕形成、输尿管口狭窄、膀胱痉挛等问题,严重时影响到膀胱收缩功能及泌尿系尿液代谢和排出过程,可能导致肾积液以及尿毒症的发生。在使用相同化疗药物的条件下,随着膀胱腔温度的升高,膀胱黏膜的损伤率越大且治疗风险也会增加,所以针对HIVEC,温度的选择显得很重要。

目前已有许多研究证据表明 HIVEC 温度控制在 45℃以下是安全的,膀胱黏膜可在 14d 左右恢复至热灌注化疗前水平,恢复既往生理功能。临床上,HIVEC 常用的温度范围一般也会设定为 40~45℃,根据热灌注治疗所采用的加热设备不同而选择不同热灌注治疗温度。基于膀胱黏膜损伤恢复得很快,所以由崔书中团队研发的 BR-TRG-Ⅰ/Ⅱ型体腔热灌注治疗仪所采用的热灌注治疗温度选择为 45℃,每次持续灌注 60min,灌注流速为 150~200ml/min,依据患者病情不同治疗次数为 4~8 次,一周只进行一次热灌注化疗,已有的研究证据表明该热灌注化疗系统对降低 NMIBC 术后复发具有明确疗效。国外常采用的 SB-TS 101 膀胱热灌注化疗系统的灌注温度维持在(42±2)℃,每次循环灌注 60min,每周 1~2 次,根据患者病情不同,疗程为 6~8 周。不同温度的设定不仅仅取决于肿瘤分期和浸润肌层等因素,也考虑到设备加热装备、治疗疗程和灌注流速等因素,上述团队的经验也利于国内外其他团队开展治疗。

二、热灌注治疗对肿瘤细胞的影响机制

近年 HIVEC 一直是临床研究和应用的热点,大量学者已对不同药物 HIVEC 的疗效进行了研究,也有学者从基础研究的角度研究了热疗对肿瘤细胞的直接杀伤作用。Kim 等的研究报道显示,正常的膀胱细胞可以在 46~48℃的高温条件下持续耐受 1h,而肿瘤细胞只能在 42~44℃的环境下持续耐受 1h,因此,可以认为 44~45℃是肿瘤细胞和正常细胞耐受的临界温度。基于这一点,HIVEC 得以拓展,也因此 HIVEC 能达到不损伤正常组织细胞的前提下杀伤肿瘤细胞的作用。HIVEC 对肿瘤细胞的杀伤作用总结起来主要可通过以下方面来实现:①高温条件下可损伤肿瘤细胞 DNA,同时肿瘤细胞内起修补作用的 DNA 聚合酶活性降低,受损伤的 DNA 无法得到修补,可促进肿瘤细胞死亡。②肿瘤血管在热疗下受损。这是由于一般情况下肿瘤组织的血管杂乱扭曲、神经感受器不健全,基于以上原因,在热疗下肿瘤微血管对温度的感受性差,高温下易引起血栓形成进而引起血管闭塞,最终导致肿瘤细胞缺血缺氧。③HIVEC 还可提高肿瘤细胞内的溶酶体活性,释放自身消化酶,对细胞本身造成损伤。④热损伤导致肿瘤细胞生长受阻后可合成热休克蛋白,热休克蛋白能激活自身免疫细胞对肿瘤的杀伤作用。

除温度本身能对肿瘤细胞产生杀伤作用之外,热疗与化疗药物本身也可以产生协同抗肿瘤效应。相关临床研究证明,两者联用的新型治疗形式在效果上可产生协同抗肿瘤效应,HIVEC 也因此成为 NMIBC 患者 TURBT 术后的新型辅助治疗形式。HIVEC 和化疗产生协同效应的主要机制可总结为:①高温改变毛细血管血流灌注,从而改变药物在组织中的分布。②高温状态下可使肿瘤细胞的细胞膜通透性增加,使化疗药物更易进入肿瘤细胞内发挥药物活性。③热疗对细胞周期中 S 期肿瘤细胞有较强杀伤作用,而化疗往往对非 DNA 复制期的肿瘤细胞有较强作用,两者联用后可相互补充。④肿瘤中心组织常处于缺氧状态,由于其所在部位的原因对化疗敏感性较差,而瘤体中心部位在高热情况下由于供血的血管扭曲杂乱、热扩散性能差等原因,联用热疗可增强肿瘤中心部位癌细胞的热损伤,弥补实体瘤中心部位化疗效果差的缺陷。⑤HIVEC 可降低肿瘤细胞化疗耐药的发生概率,进一步增强肿瘤细胞的化疗敏感性。

三、热疗应用

肿瘤热疗主要是利用物理疗法(如高频电磁波、超声波、热水浴等)使组织内部温度升高,从而杀灭肿瘤细胞,以达到治疗肿瘤的目的。肿瘤热疗最早于公元前 5000 年就有记载,尽管肿瘤热疗的历史悠久,但受限于当时科学技术并不发达以及设备简陋,并且肿瘤放化疗的相继出现,使得肿瘤热疗法在近百年来一直处于停滞不前的状态。但在近数十年来,许多科学研究者对热疗和癌细胞两者进行了大量的基础科研试验以探讨热疗对肿瘤治疗疗效及安全评估,他们发现热疗对肿瘤细胞具有独特的杀伤作用。不仅如此,热疗可协同增强放化疗的疗效,1984 年 Kubota 等学者将高热、化疗、放疗三者联合应用来治疗膀胱癌,结果表明三者联用的治疗效果比其他单独应用的疗效更为显著。目前,国内外的热疗机产品,如微波热疗机、超声热疗机等都无法用于膀胱肿瘤热疗,存在的主要问题是:肿瘤病灶定位困难、肿瘤组织温度场分布不合理及难以对肿瘤组织温度进行实时检测与精确控制等。因此目前临床上对膀胱肿瘤的热疗方法主要是采用一定温度的盐水或化疗药水进行灌注热疗的方法,这也是目前最为可行的热疗方法,但疗效并不理想,临床上使用的热化疗灌注机存在如下主要问题:①无法实现对膀胱肿瘤部位温度的实时监测。②控制误差较大(±2℃以上),严重地影响了疗效。③常伴有医疗事故(如烧伤膀胱组织)发生。

随着医疗设备的不断更新,HIVEC 灌注方式已由原始的直接加热灌注治疗发展为精确控温的恒温灌注。膀胱热灌注化疗系统主要包括 3 种:①相控阵聚焦热疗系统;②膀胱内微波热效应系统;③基于传导热的热疗系统。热疗设备主要包括微波热疗、射频热疗、高强度聚焦超声热疗等。不同的热疗设备根据其各自特点,在膀胱癌热灌注治

疗中,发挥不同的作用。微波热疗设备是目前应用最普及、其主要用浅表和膀胱腔内肿瘤的治疗,它的主要作用原理是微波能量被肿瘤组织吸收转变为热能进而温度升高从而达到治疗目的;射频热疗设备是通过使组织在高频磁场(常用频段为 3~30MHz)作用下的极性分子快速运动,与非极性分子摩擦碰撞产生热,从而达到治疗效果;高强度聚焦超声热疗设备是一种利用超声波的聚焦性及组织穿透性,将体外超声通过一定形式的聚焦转换器、单元超声换能器,使能量聚焦于肿瘤处,使其温度迅速上升并且发生凝固性坏死。不同热疗设备联合化疗药物能明显改善膀胱癌患者的临床症状,减少并发生,有效提高患者的生活质量。上述 3 种化疗系统各自具有其相应优缺点。

由荷兰研发的 Synergo 系统体外循环包括微型循环泵和化疗药存储池,可高效保证化疗药物能持续流动地完成膀胱灌注,但其控温精度不高。经过近 10 多年来的技术进步及发展,目前热灌注疗法仪器在精确控温以及装载药物释放等方面已有明显提升,由广州医科大学附属肿瘤医院自主研发的 BR-TRG-I 型体腔热灌注治疗仪,该仪器具备数字化加热技术及电脑自动控制系统,并且整合了自动冷却及自适应功能,可精确控制膀胱腔内灌注温度以及液体灌注速率,从而实现局部的精确控温,控温精度可达 ±0.1℃,测温精度为 ±0.1℃,该仪器的各项技术参数均已达国内外先进水平,是实施热灌注化疗法的理想技术平台(图 24-1)。目前该仪器主要应用在腹腔、胸腔等恶性肿瘤的热灌注治疗,也适用于膀胱癌 TURBT 术后灌注化疗。但基于 BR-TRG-I 型在 HIVEC 的疗效不及腹腔、胸腔等恶性肿瘤的治疗效果,崔书中团队近期在 BR-TRG-I 型基础上新研发了 BR-TRG-II 型热灌注治疗仪,该仪器对 HIVEC 更具有针对性,对于局部位置的控温及灌注速率控制方面更精准,并且已在动物模型以及临床试验中证明了 BR-TRG-II 型设备可安全有效地预防 NMIBC 的复发及延长疾病无进展时间。然而 HIVEC 只是一种试验性治疗,目前仍未被纳入任何治疗指南当中,但随着大样本的临床试验的开展,相信安全有效的 HIVEC 会最终被纳入膀胱癌治疗指南中。对于某些无法进行膀胱切除术的患者,经尿道电切术联合 HIVEC 可能是一个不错的选择。

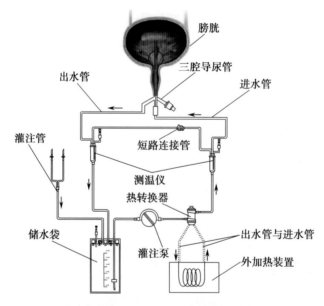

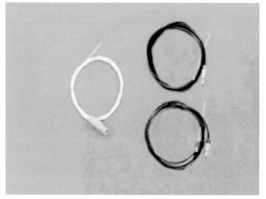
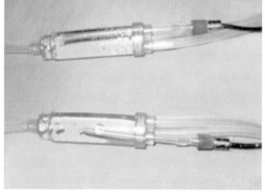

图 24-1　膀胱热疗仪原理

HIVEC 本质上只是局部化疗，对患者全身反应相对较少，尽管热灌注治疗可增加化疗药物的血液吸收，但血药浓度仍不足以引起严重的不良反应。HIVEC 主要应用于 NMIBC 电切术后辅助治疗，在一项长期随机对照研究中，83 例经 TURBT 切除膀胱肿瘤后的 NMIBC 患者随机分成两组，试验组给予 (42 ± 2) ℃热灌注治疗并联合丝裂霉素进行治疗，对组照则仅在常温下给予丝裂霉素进行化疗灌注。研究结果表明，两年内试验组的肿瘤复发率(17.1%)明显低于对照组(57.5%)。另外在一项热灌注化疗与常温化疗对比研究中，共有 288 例 NMIBC 患者入组，并随机分成热灌注化疗组(134 例)和常温灌注化疗组(154 例)，所采用的药物均为丝裂霉素。研究结果表明，HIVEC 组患者的 3 年内肿瘤总复发率(24.63%)明显低于常温灌注化疗组(37.66%)，两组之间的差异具有统计学意义($P<0.05$)，但两组之间的不良反应发生率则无明显差异($P>0.05$)。

四、膀胱腔内热灌注化疗的疗效及安全性评估

膀胱腔内热灌注化疗的疗效

针对 NMIBC 患者，选择合适的化疗药物及灌注治疗方案，能有效地降低肿瘤的复发率。临床上 HIVEC 常用的化疗药物包括吉西他滨、MMC、BCG、表柔比星、羟喜树碱和表柔比星等。HIVEC 方式主要包括 HIVEC 单独应用治疗膀胱肿瘤、膀胱肿瘤经尿道前列腺电切术后的 HIVEC、HIVEC 后经尿道前列腺电切术等。

1. 膀胱腔内热灌注化疗单独应用治疗膀胱肿瘤 有学者进行一项研究证实 MMC 热灌注治疗是一种有效、安全的治疗方法，其无瘤生存率更高，且不良反应小。MMC 热灌注治疗可用于预防膀胱镜检查可见肿瘤或者无法经尿道膀胱肿瘤切除术的患者。2011 年《欧洲泌尿外科杂志》收录了关于 HIVEC 的系统综述，研究结果表明，与单纯常温 MMC 灌注相比，HIVEC 可减少约 59%NMIBC 患者的复发。

DEJONG 等进行的一项针对 BCG 治疗不敏感的 NMIBC 患者的研究，患者出现 BCG 治疗不敏感后，用 MMC 给予 HIVEC，其中位无疾病进展期为 17.7 个月，结果表明 HIVEC 可作为 BCG 治疗不敏感的 NMIBC 患者的治疗方法。HIVEC 单独应用于治疗膀胱肿瘤效果良好，能明显提高临床治疗效果。

2. 膀胱肿瘤经尿道前列腺电切术后的膀胱腔内热灌注化疗 膀胱肿瘤经尿道前列腺电切术后的 HIVEC 是临床常见的治疗方式。有文献报道用吉西他滨作为 HIVEC 的药物，可降低膀胱癌患者 TURBT 术后复发率及延长患者的生存期，安全性良好。另有一项对高危 NMIBC 患者的研究中，TURBT 术后用吉西他滨热灌注治疗能延缓其复发时间，不良反应较少等优点。对于 TURBT 术后 BCG 灌注治疗后复发的 NMIBC 患者，HIVEC 能有效防止其复发，并且具有不良反应少等特点。

3. 膀胱肿瘤膀胱腔内热灌注化疗后经尿道前列腺电切术 HIVEC 后经尿道前列腺电切术是新的治疗方式。由钟惟德教授团队提出的"化疗药物热流体介质加热"概念，为我国膀胱癌临床诊治现代化开辟了一种新思路。首次利用肿瘤组织对热的耐受性较正常组织低引起凋亡或凝固性坏死的原理，研制膀胱肿瘤恒温热灌注治疗仪，对化疗药物热流体介质加热，达到肿瘤热疗、化疗的双重疗效，治疗肿瘤及预防肿瘤的复发。它能有效克服膀胱内化学药物灌注治疗技术的缺点，如疗效时间短、再发率高、无法预防膀胱肿瘤进展成侵犯型。通过加热流体介质 - 化疗液，并形成药液循环，提高癌变组织温度，延长疗效时间，提高治疗效果，同时可以减轻患者不适感。对于非手术治疗的侵犯型膀胱癌的治疗效果良好。除此之外，HIVEC 针对膀胱肿瘤的体内测温技术，对膀胱内部的温度场进行建模研究，并采用嵌入式单片机技术对药液温度和流速进行控制，保证肿瘤病灶部位的温度测量精确可靠。

五、安全性评估

（一）局部不良反应

HIVEC 期间常见的局部不良反应主要包括膀胱疼痛和膀胱痉挛等，其发生率分别为 8%~27% 和 2%~40%。而 HIVEC 后的常见不良反应有膀胱后壁的热损伤、化学性膀胱炎、尿路刺激征(包括尿频、尿急和排尿困难)和血尿等。其中，膀胱后壁的热损伤在局部不良中较常见，膀胱镜下表现为充血黏膜组织环绕的浅表性褐色斑，发生率可达 40.2%。多数报道的局部不良反应症状较轻微，具有轻中度、可逆性及一过性等特点，通常能短时间内自愈，且不产生临床症状；远期不良反应包括膀胱挛缩、输尿管和肾积水，多与治疗温度过高或治疗设备控温不稳有关。

（二）全身不良反应

HIVEC 过程中，化疗药物突破膀胱黏膜的自身屏障被人体吸收进入血液循环相对较少，不良反应少见。有研究报道常见的化疗药物如 MMC 可引起将近 6% 的患者出现皮疹，与单独用 MMC 化疗患者皮疹的发生率无显著性的差异，这可能与患者的特异性体质有关。其他常见的近期全身不良反应包括：恶心、呕吐、腹痛、腹泻等，其中罕见的不良反应包括肌肉关节病、红斑狼疮和眼脉络膜炎等。

六、膀胱腔内热灌注化疗在膀胱综合治疗中的地位及存在问题

HIVEC是膀胱恶性肿瘤综合治疗中的一种新模式,能有效地杀灭膀胱腔内游离的肿瘤细胞,防治膀胱癌术后肿瘤复发、提高患者生存率和生存质量。是一种毒副作用小、并发症少的治疗方法。随着化疗药物及热疗设备的不断发展与改进,HIVEC作为安全且有效的治疗手段,其具有非常重要的临床应用价值。

但HIVEC也同样存在问题,治疗时加热与化疗综合治疗的加热最适温度、加热最佳时间、两者之间的时间间隔及先后顺序、加热与放射、同时加热时照射剂量。由于膀胱腔内活组织受热特性较复杂,温度分布不均匀,且HIVEC对正常组织也有损伤,特异性不够强、治疗期间的疼痛度较高、存在骨反射及骨吸收等问题。随着化疗次数的增加,不良反应也明显增加。因此,针对以上问题,筛选出个体化的抗肿瘤药物,热疗设备的进一步完善。需要更多基础研究的科学理论依据及多中心、前瞻性、随机对照的临床随机对照实验设计、制订个性化的治疗方案,能更有效地治疗膀胱癌,使更多的患者受益。

第四节 小 结

膀胱癌辅助治疗方式包括热灌注疗法、电化学灌注疗法以及光动力学疗法,而热灌注治疗常与化疗药物联合使用从而达到其协同抗肿瘤作用。对NMIBC患者而言,HIVEC可有效地杀灭膀胱腔中游离的癌细胞并清除TURBT术后残存的小病灶,能够明显延缓膀胱肿瘤恶性进展以及提高生活质量,是一种安全有效、操作方便、并发症少的治疗方案。

HIVEC的关键因素在于治疗设备对于治疗温度的精确操控,温度过低无法杀伤肿瘤细胞,温度过高则会引起膀胱痉挛及黏膜损伤等不良反应。但由于各个医院膀胱热灌注治疗仪的技术参差不齐及热灌注治疗费用昂贵,限制了HIVEC的广泛开展。

典型病例

膀胱腔内热灌注化疗治疗膀胱癌术后
复发长期无瘤生存一例

一、基本情况

男性,63岁,广东惠州市惠东县人,于2008年7月14日于广州医科大学附属肿瘤医院就诊。

二、现病史

患者入院主诉为"发现无痛性全程肉眼血尿20d,发现膀胱占位2d"。患者20d前无明显诱因突然出现鲜红色肉眼血尿伴多量血块,可自行缓解。2d前于当地医院行CT检查发现膀胱左侧壁肿物约1.5cm×1.1cm,基底稍宽,膀胱三角区约0.5cm×0.5cm肿物,考虑膀胱癌(图24-2)。患者既往体健,否认吸烟酗酒史,无手术史及过敏史。

三、诊治经过

患者于2008年7月17日硬膜外麻醉下行经尿道膀胱肿瘤电切术(TURBT),术后病理示:高级别乳头状尿路上皮癌,合并有原位癌(CIS),诊断考虑为膀胱尿路上皮癌(pT1N0M0 G3),术后行常规表柔比星膀胱灌注治疗(THP 50mg+葡萄糖50ml),每周一次,完成6次,未行持续膀胱灌注治疗。2009年2月11日,患者再次出现淡红色肉眼血尿,于我院行膀胱镜检查发现右输尿管口处肿瘤,大小约0.3cm×0.3cm乳头状肿瘤,予以TURBT术,术后病理仍示:低级别尿路上皮癌,未见原位癌。术后同样予以MMC 40mg+生理盐水50ml膀胱灌注治疗,每周一次,共进行6次。2009年6月8日患者复查膀胱镜示膀胱右侧壁可见大小约0.5cm肿物,TURBT术后仍示膀胱低级别尿路上皮癌。患者分别于2009年6月18日、2009年6月25日、2009年7月2日、2009年7月9日共行4次膀胱热灌注化疗(MMC 60mg+生理盐水1 000ml),温度45℃,流量150ml/min,灌注时间1h。术后每3个月复查膀胱镜,连续2年,以后每半年复查一次,连续3年,以后每年复查一次并配合物理检查。

四、随访结果

患者随访至今已11年,未见复发。

五、总结点评

患者为老年男性,有膀胱肿瘤多次复发病史,肿瘤为高度恶性并伴原位癌,为高危非肌层浸润性尿路上皮癌患者,根据指南有行卡介苗膀胱灌注或膀胱全切除术指征。卡介苗为结核杆菌的减毒活疫苗,产量有限,并发症多,费用很高,很多患者无法获得,而且即使采用卡介苗治疗,其2年的复发率仍可高达60%。而全膀胱根治性切除术,术程复杂,手术时间长,并发症多,围术期有2%的死亡率,术后患者生存质量明显下降,很多患者难以接受。

该患者经过广州医科大学附属肿瘤医院多次TURBT

术,术后采用常规膀胱灌注化疗,肿瘤的控制仍不满意。当时国内卡介苗无法获得,患者对全膀胱切除术十分抵触。广州医科大学附属肿瘤医院采用多次膀胱肿瘤电切联合膀胱热灌注化疗技术(HIVEC),膀胱灌注药物 MMC 容易获得,价钱便宜,治疗过程顺利,患者无不适,有效地控制了肿瘤,术后 11 年膀胱肿瘤未见复发。该技术成功地保留患者膀胱,提高了患者生命质量,取得了十分满意的疗效。

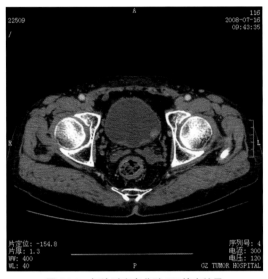

图 24-2　初诊时患者盆腔 CT 检查结果

2008 年 7 月 16 日盆腔 CT 显示左侧壁肿物约 1.5cm×1.1cm,基底稍宽,膀胱三角区约 0.5cm×0.5cm 肿物,考虑膀胱癌。

（卓扬佳　钟惟德　王　斌　阮　强）

参考文献

［1］那彦群,叶章群,孙光,等.中国泌尿外科疾病诊断治疗指南 [M].北京:人民卫生出版社,2011.

［2］白云金,杨玉帛,王晓明,等.非肌层浸润性膀胱癌热灌注化疗研究进展 [J].现代泌尿外科杂志,2017,22 (5):396-398,400.

［3］王俞,李煜罡.经尿道膀胱肿瘤电切术后辅助膀胱热灌注化疗的应用进展 [J].临床肿瘤学杂志,2016,21 (6):560-563.

［4］郑曦,张青,郭宏骞.热灌注化疗治疗非肌层浸润性膀胱癌的研究进展 [J].东南大学学报(医学版),2016,35 (4):617-621.

［5］甘廷彬,苟欣.非肌层浸润性膀胱癌灌注治疗新进展 [J].临床泌尿外科杂志,2016,31 (2):180-184.

［6］黄小龙,张思州.非肌层浸润性膀胱癌术后辅助热灌注化疗的研究进展 [J].检验医学与临床,2019,16 (16):2415-2418.

［7］刘清源,段小雨,王灵点,等.非肌层浸润型膀胱癌术后膀胱热灌注化疗与常温灌注化疗的疗效对比分析 [J].中华实用诊断与治疗杂志,2017,31 (2):174-175.

［8］杨璐,刘华伟,李恒平,等.膀胱灌注预防膀胱肿瘤术后复发和进展 [J].现代预防医学,2015,42 (8):1526-1530.

［9］靳英辉,曾宪涛,刘同族,等.非肌层浸润性膀胱癌治疗与监测循证临床实践指南研究方案 [J].中国研究型医院,2018,5 (3):42-51.

［10］刘安全,李杰,代苗英,等.TURBT+吉西他滨膀胱热灌注对高危非肌层浸润性膀胱癌的应用价值 [J].广东医学,2020,41 (9):925-928.

［11］王斌,杨建安,李靖,等.膀胱热灌注化疗治疗膀胱癌的副作用及疗效观察 [J].国际医药卫生导报,2016,22 (3):303-306.

［12］郭学敬,王民,师磊,等.老年高危非肌层浸润性膀胱癌患者 TURBT 后即刻吉西他滨膀胱热灌注与常温灌注化疗的临床观察 [J].临床泌尿外科杂志,2018,33 (10):821-824.

［13］王俞,李煜罡,洪健,等.TUR-BT 术后膀胱热灌注化疗治疗非肌层浸润性膀胱癌临床应用初探 [J].现代泌尿外科杂志,2017,22 (12):903-906.

［14］吴荣鑫,胡明进,孟元,等.膀胱癌 TURBT 术后吉西他滨膀胱热灌注临床疗效分析 [J].中国现代手术学杂志,2020,24 (1):60-64.

［15］惠丽娜,范开席,徐忠法.肾细胞癌的治疗方法及应用现状 [J].山东医药,2015,(14):102-103.

［16］周莉,盛锡楠.晚期肾癌的免疫治疗进展与述评 [J].肿瘤防治研究,2020,47 (3):149-153.

［17］朱盼荣,梁利军,夏铀铀,等.阿帕替尼联合多靶点抗原肽自体免疫细胞治疗肾癌后腹膜淋巴结转移一例 [J].中国肿瘤生物治疗杂志,2018,25 (3):315-317.

［18］SANCHEZ A, FELDMAN AS, HAKIMI AA. Current management of small renal masses, including patient selection, renal tumor biopsy, active surveillance, and thermal ablation [J]. J Clin Oncol, 2018, 36 (36): 3591-3600.

［19］FILIPPIADIS D, MAURI G, MARRA P, et al. Percutaneous ablation techniques for renal cell carcinoma: current status and future trends [J]. Int J Hyperthermia, 2019, 36 (2): 21-30.

［20］ LIEM EI, CREZEE H, DE LA ROSETTE JJ, et al. Chemohyperthermia in non-muscle-invasive bladder cancer: An overview of the literature and recommendations [J]. Int J Hyperthermia, 2016, 32 (4): 363-373.

［21］ VAN VALENBERG H, COLOMBO R, WITJES F. Intravesical radiofrequency-induced hyperthermia combined with chemotherapy for non-muscle-invasive bladder cancer [J]. Int J Hyperthermia, 2016, 32 (4): 351-362.

［22］ SORIA F, ALLASIA M, ODERDA M, et al. Hyperthermia for non-muscle invasive bladder cancer [J]. Expert Rev Anticancer Ther, 2016, 16 (3): 313-321.

［23］ LONGO TA, GOPALAKRISHNA A, TSIVIAN M, et al. A systematic review of regional hyperthermia therapy in bladder cancer [J]. Int J Hyperthermia, 2016, 32 (4): 381-389.

［24］ CAMPODONICO F, DI STASI S, LEV GM, et al. Intravesical chemotherapy and chemohyperthermia in non-muscle-invasive bladder cancer; an overview on drug administration technologies and pharmacokinetics [J]. Curr Drug Metab, 2017, 18 (7): 657-665.

［25］ BA M, CUI S, LONG H, et al. Development of a high-precision bladder hyperthermic intracavitary chemotherapy device for bladder cancer and pharmacokinetic study [J]. BMC Urol, 2019, 19 (1): 126.

［26］ BA M, CUI S, WANG B, et al. Bladder intracavitary hyperthermic perfusion chemotherapy for the prevention of recurrence of non-muscle invasive bladder cancer after transurethral resection [J]. Oncol Rep, 2017, 37 (5): 2761-2770.

［27］ DI MODUGNO F, FORTE S, PAGLIARULO V, et al. Intravesical sequential BCG/electromotive drug administration Mitomycin C (EMDA-MMC) in patients with primitive and recurrent high risk non muscle invasive bladder cancer [J]. Euro Urol Suppl, 2019, 18 (9): e3249.

［28］ MULTHOFF G, HABL G, COMBS SE. Rationale of hyperthermia for radio (chemo) therapy and immune responses in patients with bladder cancer: Biological concepts, clinical data, interdisciplinary treatment decisions and biological tumour imaging [J]. Int J Hyperthermia, 2016, 32 (4): 455-463.

［29］ CHOI W, LI R, MMEJE C, et al. Identification of candidate therapeutic targets in BCG unresponsive bladder cancer-inflammatory subtypes of BCG unresponsive bladder cancer [J]. Can Res, 2018, 78 (13): 3689.

［30］ DE JONG JJ, HENDRICKSEN K, ROSIER M, et al. Hyperthermic intravesical chemotherapy for bcg unresponsive non-muscle invasive bladder cancer patients [J]. Bladder Cancer, 2018, 4 (4): 395-401.

［31］ MARQUETTE T, WALZ J, RYBIKOWSKI S, et al.[Safety of Hyperthermic IntraVEsical Chemotherapy (HIVEC) for BCG Unresponsive Non-Muscle Invasive Bladder Cancer Patients][J]. Prog Urol, 2020, 30 (1): 35-40.

［32］ VAN VALENBERG H, COLOMBO R, WITJES F. Intravesical radiofrequency-induced hyperthermia combined with chemotherapy for non-muscle-invasive bladder cancer [J]. Int J Hyperthermia, 2016, 32 (4): 351-362.

［33］ FENNER A. Bladder cancer: Could chemohyperthermia finally set the NMIBC world on fire？ [J]. Nat Rev Urol, 2016, 13 (4): 180.

［34］ VAN VALENBERG F, WITJES JA, AKLAN B, et al. Inducing intravesical hyperthermia of the ex-vivo porcine bladder wall: radiofrequency-induction versus recirculation using a custom-made device [J]. Int J Hyperthermia, 2018, 35 (1): 323-329.

［35］ FANKHAUSER CD, TEOH JY, MOSTAFID H. Treatment options and results of adjuvant treatment in nonmuscle-invasive bladder cancer (NMIBC) during the Bacillus Calmette-Guérin shortage [J]. Curr Opin Urol, 2020, 30 (3): 365-369.

［36］ HAYNE D, STOCKLER M, MCCOMBIE SP, et al. BCG+MMC trial: adding mitomycin C to BCG as adjuvant intravesical therapy for high-risk, non-muscle-invasive bladder cancer: a randomised phase III trial (ANZUP 1301)[J]. BMC Cancer, 2015, 15: 432.

［37］ MILLA P, FIORITO C, SORIA F, et al. Intravesical thermo-chemotherapy based on conductive heat: a first pharmacokinetic study with mitomycin C in superficial transitional cell carcinoma patients [J]. Cancer Chemother Pharmacol, 2014, 73 (3): 503-509.

［38］ LAMMERS RJ, WITJES JA, INMAN BA, et al. The

role of a combined regimen with intravesical chemotherapy and hyperthermia in the management of non-muscle-invasive bladder cancer: a systematic review [J]. EurUrol, 2011, 60 (1): 81-93.

［39］PISANO F, VILA REYES H, BREDA A, et al. Updates on intravesical therapy [J]. Curr Opin Urol, 2019, 29 (6): 649-655.

［40］GEIJSEN ED, DE REIJKE TM, KONING CC, et al. Combining Mitomycin C and Regional 70 MHz Hyperthermia in Patients with Nonmuscle Invasive Bladder Cancer: A Pilot Study [J]. J Urol, 2015, 194 (5): 1202-1208.

［41］BA M, CUI S, WANG B, et al. Bladder intracavi-

tary hyperthermic perfusion chemotherapy for the prevention of recurrence of non-muscle invasive bladder cancer after transurethral resection [J]. Oncol Rep, 2017, 37 (5): 2761-2770.

［42］COLOMBO R, SALONIA A, DA POZZO LF, et al. Combination of intravesical chemotherapy and hyperthermia for the treatment of superficial bladder cancer: preliminary clinical experience [J]. Crit Rev Oncol Hematol, 2003, 47 (2): 127-139.

［43］GOFRIT ON, SHAPIRO A, PODE D, et al. Combined local bladder hyperthermia and intravesical chemotherapy for the treatment of high-grade superficial bladder cancer [J]. Urology, 2004, 63 (3): 466-471.

25

第二十五章

中医药联合体腔热灌注治疗恶性胸腹水的临床应用

恶性胸腹水是中、晚期癌症患者的常见临床并发症。胸腹水的出现，提示预后较差，生存期短。易发生恶性胸腹水的恶性肿瘤患者中，以肺癌、乳腺癌、卵巢癌、胃癌、结肠癌等疾病居多。胸、腹水的出现严重影响患者生活质量，例如肺癌患者合并胸腔积液易引起胸闷、气促等不适症状，胃癌患者合并腹水，易引起腹胀、腹痛、食欲减退等诸多不适。恶性胸腹水形成机制复杂，主要与恶性肿瘤侵袭累及淋巴管，淋巴回流障碍，胸膜、腹膜浸润转移，营养不良性低蛋白，血浆胶体渗透压降低等因素有关。另外有研究表明，血管内皮生长因子（VEGF）水平升高与恶性胸腹水形成有关，VEGF水平升高引起肿瘤新生血管生成增多，血管通透性增高，胸腹腔内蛋白浓度增高，导致胸腹腔内胶体渗透压升高，形成恶性胸腹水。有效地控制恶性胸腹水，是广大肿瘤临床工作者需要解决的难题。

恶性胸腹水属于中医"悬饮""臌胀"范畴，恶性胸腹水虽发生部位不同，但都为水液代谢失常所致。《素问·至真要大论》中提到"诸湿肿满，皆属于脾。"脾属中焦，主运化水湿，为水液代谢重要枢纽，通过脾的升清、散精等作用对水液进行吸收、传输和布散，滋润全身脏腑，是调节人体水液代谢的关键环节。癌症晚期患者正气亏虚，损其脏腑，累及脾脏，导致脾气不足，脾失健运，湿从内生，水液停聚而为水饮。水的代谢，其源在"脾"，脾虚是恶性胸腹水形成的关键因素。针对恶性胸腹水脾虚失运、水饮内停证病机特点，提出益气健脾利水为其基本治法，并且随着病情演变，瘀血、癌毒、热毒与水饮也存在相互影响关系。

目前临床上，常通过采用利尿、胸腹水引流、胸腹腔内化疗药局部注入、胸腹腔灌注化疗以及全身化疗等方法，取得了一定疗效，但仍有不少患者由于体质差难以耐受，或全身治疗效果欠佳等原因，导致胸腹水复发率较高，且反复抽取胸腹水会导致蛋白及电解质大量丢失，严重者导致恶病质，可能加速病情进展。胸腹腔穿刺且药物局部灌注治疗是恶性胸腹水主要治疗手段，但单一治疗手段疗效欠佳。中医药治疗具有低毒、耐受性好、辨证施治等特点，在数千年的发展过程中，在针对胸腹水的治疗中积累了丰富的经验，因此，探寻中西医结合协同治疗恶性胸腹水在临床工作中的应用方法显得尤为迫切。

近年来，中医药联合胸、腹腔灌注化疗取得了不错的协同治疗疗效，主要体现在中药辨证口服联合胸腹腔热灌注治疗、中药制剂的胸腹腔热灌注治疗、中医药改善胸腹水患者的临床症状、提高患者生存质量等方面，值得进一步深入研究，以充分发挥中西医协同治疗的疗效。

推荐阅读

- 林丽珠.肿瘤中西医结合治疗学[M].北京:人民军医出版社,2013.
- 汤钊猷.现代肿瘤学[M].3版.上海:复旦大学出版社,2014.
- 中国恶性胸腔积液诊断与治疗专家共识组.恶性胸腔积液诊断与治疗专家共识[J].中华内科杂志,2014,53(3):252-256.
- 北京协和医院.肿瘤内科诊疗常规[M].北京:人民卫生出版社,2012.

- 林丽珠,肖志伟,张少聪.中医治肿瘤理论及验案[M].北京:中国中医药出版社,2016.
- 周岱翰,沈美玉.中医肿瘤学[M].广州:广东高等教育出版社,2007.
- 周岱翰.肿瘤治验集要[M].广州:广东高等教育出版社,1997.
- 中国临床肿瘤学会抗肿瘤药物安全管理专家委员会.重组改构人肿瘤坏死因子治疗恶性胸腹水的临床应用专家共识[J].临床肿瘤学杂志,2018,23(01):67-72.
- 中国中医科学院研究院.黄帝内经·素问注评[M].北京:中国中医药出版社,2011.
- 曾益新.肿瘤学[M].北京:人民卫生出版社,2003.
- 吴孟超.常见恶性肿瘤治疗进展[M].上海:上海科技教育出版社,2007.
- 周际昌.实用肿瘤内科学[M].北京:人民卫生出版社,2010.

第一节 恶性胸腔积液的中医药治疗

一、中医源流

胸腔积液属于中医"悬饮"范畴,悬饮乃窠囊之水,悬吊之意,谓水饮积于胁下,似乎悬挂于中,悬结不散。悬饮病名始见于《金匮要略·痰饮咳嗽病脉证并治》中"饮后水流在胁下,咳唾引痛,谓之悬饮""脉沉而弦者,悬饮内痛",特指水邪停于两胁,症见胸胁满胀,咳唾引痛,短气息促,其临床表现与现代医学胸腔积液类似,常见于癌性胸腔积液,临床治疗颇为棘手,常致疾病迁延,缠绵不愈。

"病痰饮者,当以温药和之"。悬饮之病性属阳虚阴盛,其发生的中医病理基础为肺失通调,脾失运化,肾阳不足,气化失司,以致饮邪、痰瘀停聚留于胸胁。痰浊瘀毒和停蓄的水饮性皆属阴,非温药不能化散,脏气虚弱亦非温药不能调补,故治疗癌性胸腔积液,以"温化"为主,在温药当中,寓以行消之品,大多选取性温燥而化饮,淡渗以利湿之药物,共奏温化寒饮,补土制水,通阳利水之效,以桂枝、附子、茯苓、泽泻、生姜或干姜、半夏、五味子、白术、猪苓等最为常用。针对病机和脏腑特点,用药有所偏重,施以温脾助运、温肺散寒、温肾化气。且根据水饮的表里上下,在里在下者治以利水法;在表在上者治以发汗法;水饮壅盛,采用攻逐法等以因势利导。但治标诸法须用之得当,衰其大半即止,水饮渐去,仍当转受温化法以振奋阳气,使饮邪不再复停。

针对悬饮的论治,作系统论述的首推汉代张仲景,其在《金匮要略·痰饮咳嗽病脉证并治》提出"病悬饮者,十枣汤主之",十枣汤是泻水逐饮的代表方剂,方中甘遂善行经隧水湿,大戟善泄脏腑水湿,芫花善攻胸胁癖饮,配以健脾扶正的大枣使其峻下逐水而不伤正。泽漆汤见于《金匮要略·肺痿肺痈咳嗽上气篇》,由泽漆、半夏、紫参、生姜、白前、黄芩、甘草、桂枝、人参等组成,针对脾气亏虚、水饮内停、肺气不降之胸腔积液亦有较好的疗效。根据虚实差异及证候的兼夹,或用五苓散、泽泻汤以通利,或用十枣汤、甘遂半夏汤以攻逐,或用苓桂术甘汤、真武汤扶脾固肾,或用木防己汤扶正化饮、兼清郁热。张仲景对本病的分类详明,理法精当,后世医家在此基础上各有发挥,使得本病的理论和治法不断丰富和发展。

二、病因病机

(一)脾胃虚寒,运化失职

《素问·至真要大论》病机十九条指出:"诸病水液,澄澈清冷,皆属于寒",《素问·百病始生篇》亦指出:"积之始生,得寒乃生,厥乃成积也",说明了体内水饮的形成与寒邪有着紧密的关系。脾胃为气血津液生化之源,脾主运化,气血精微物质通过脾主升清的功能上输于肺。《素问·经脉别论》:"饮入于胃,游溢精气,上输于脾。脾气散精,上归于肺,通调水道,下输膀胱。水精四布,五经并行,合于四时五脏阴阳,揆度以为常也"。脾喜燥恶湿,脾胃虚寒则寒湿内生,脾主运化水湿津液,若脾失运化,脾主升清功能受阻,则水津不能布散化而为饮。

(二)肺失通调,痰瘀互结

对于悬饮的因病机,张景岳认为悬饮是"肺脾肾三脏相干之病,盖水为至阴,水化为气,且水唯畏土。故其本在肾、其标在肺、其制在脾;肺气弱则气不化精而化水,脾虚则土不制水反被克,肾虚则水泛无主"。肺为水之上源,主通调水道,宣发肃降的功能失职也会影响水液的代谢。因肺气郁阻,津液输布不利,壅结为痰,气机不畅,血滞为瘀,痰瘀交阻,阻塞络脉,郁积于胸胁而成悬饮。而瘀血亦可反向影响水液运化功能,正如《血证论》指出:"内有瘀血,则阻碍气道,不得升降。气壅则水壅,水壅即为痰饮。"《金匮要略》亦言:"血不利则为水,名曰血分。"

(三)肾阳不足,气化无力

水液经过肾阳温煦气化之后,才能合理地分布流通。肾阳不足则水液气化无力,停于体内化而为饮。华佗在《中藏经》指出:"人生百病,最难者莫之于水。水者,肾之制也。肾者,人之本也。肾气壮,则水还之于肾。衰则水散于皮,又三焦壅塞,荣卫闭格,血气不从,虚实交变,水随气流,故为水病。"水病之所以发生就其根源还在于肾气强弱。肾主水主前后二阴,与膀胱相表里。"膀胱者,州都之官,津液藏焉,气化则能出焉"。

总之,恶性胸腔积液的病机特点为本虚标实,虚实并见,主要是由于脾、肺、肾三脏功能失调,导致气血津液代谢失常,以致停痰留瘀,或瘀毒内结,治疗以温阳利水、健脾复运为基本原则,结合辨证,分别施以峻下逐水、健脾利湿、活血化瘀、和解通利等治则,在治疗过程中,注重调整肺、脾、肾三脏功能,兼顾祛邪。

三、恶性胸腔积液的中医治疗进展

现代中医学者针对恶性胸腔积液有诸多研究,恶性胸腔积液(肺癌胸腔积液)进展快,后期多见恶病质,刘嘉湘认为恶性胸腔积液的中医病机特点当从正虚、邪实两方面入手,正虚邪实是恶性胸腔积液的病因基础,其中正虚包含气阴两虚、肺脾两虚、脾肾两虚、阴阳两虚等,邪实则以气滞血瘀、痰饮内停、毒邪内聚多见,致使肺失治节,宣发失常,气、血、津不畅,而致恶性胸腔积液。周岱翰将此病归于痰饮范畴,分为饮停胸胁型及肺肾两虚型,并认为肺癌始终均贯穿着"痰、热、虚"三个字,治疗此病应主要用葶苈子、槟榔、薏苡仁等利水行气化痰。治疗恶性胸腔积液的临床实践应当扶正祛邪,分清主次,标本兼顾,辨证施治。

中药内服治疗恶性胸腔积液方面有诸多报道,林丽珠教授以肺主通调水道、肾主水纳气为独特视角,运用桂苓甘味汤治疗肺癌恶性胸腔积液取得良好临床疗效,辨治过程中重视扶正培本,尤为注重肺、肾两脏调理。林洪生教授提出中医药分阶段治疗肺癌胸腔积液策略,具体治疗原则:①放、化疗期间以扶正为主,治法可有补益气血、养阴生津等。②肿瘤平稳期治法则以补气、活血、解毒为主,力图增强免疫力,抑制肿瘤生长。③晚期肿瘤患者则应补益气血、解毒散结进行辨证论治,以达到提高患者生存质量,延长生存时间的目标。史锁芳教授提出该病与肺、脾、肾、肝相关,因悬饮恰好结于胸胁,与肝经在两胁的经络循行一致,故提出疏肝活血和胃之说,用药不主张大剂量破血逐瘀,推崇将芫花运用到正气尚存,食欲可,反复胸腔积液,舌体胖大,脉沉弦有力的胸腔积液患者,临证中在温阳利水方内加入芫花,若治疗过当,出现伤阴者,可加入当归芍药散、猪苓汤育阴利水。

临床中发现药物胸腔内灌注使得病灶局部相对药物浓度增高,药效作用延长,治疗恶性胸腔积液的效果更佳,受到越来越多的临床工作者重视及运用。董量等观察中药联

合化疗药物胸腔灌注治疗恶性胸腔积液疗效,收集了65例肺癌恶性胸腔积液患者,以榄香烯联合奈达铂胸腔内灌注(34例)对比单纯奈达铂胸腔内灌注(31例),结果提示:联合用药组有效率88.23%,对照组58.06%(P<0.05),中药联合化疗或免疫制剂用于胸腔灌注治疗的研究较多,综合疗效较为理想。

恶性胸腔积液患者随着病情发展,往往合并有消瘦、食欲减退、失眠及蛋白低下等恶病质表现。在中医来讲,总体属于"虚劳"范畴。《医宗必读·虚劳》"夫人之虚,不属于气,即属于血,五藏六腑,莫能外焉。而独举脾肾者,水为万物之元,土为万物之母,二藏安和,一身皆治,百疾不生";而《理虚元鉴·虚症有六因》中提出,"治虚有三本,肺、脾、肾是也。肺为五脏之天,脾为百骸之母,肾为性命之根,治肺、治肾、治脾,治虚之道毕矣"。因此,在此阶段,中医治疗宜注重健脾补肺,扶助元气。

第二节　恶性腹水的中医药治疗

一、中医源流

恶性腹水属中医学"鼓胀"范畴,是以腹胀大如鼓,皮色苍黄,脉络暴露为主要临床表现的一种病证。鼓胀病名,首见于《内经》,《灵枢·水胀》云:"鼓胀何如? 岐伯曰:腹胀身皆大,大与肤胀等也。色苍黄,腹筋起,此其候也"。详细地描述了鼓胀的特征。汉代张仲景的《金匮要略·水气病脉证并治》所论述的肝水、脾水等与本病相似,如谓:"肝水者,其腹大,不能自转侧,胁下腹痛。"脾水的症状:"其腹大,四肢苦重,津液不生,但苦少气,小便难。"这两种病症都有腹部胀大的表现。晋代葛洪在《肘后备急方·治卒大腹水病方》中首次提出放腹水的适应证和方法:"若唯腹大,下之不去,便针脐下二寸,人数分,令水出,孔合,须腹减乃止。"

鼓胀的病机,主要与肝、脾、肾三脏的功能障碍密切相关。肝、脾、肾三脏功能失调,三焦决渎无权,水湿内聚,血溢于脉外,多为本虚标实,虚实错杂,气血水相互为患,气虚为本,血瘀为标。《金匮要略·黄疸病脉证治》认识到:黄疸病日久,导致脾肾衰败,可出现"其腹胀如水状",转为鼓胀。晋《诸病源候论·水病诸候》:"水癥者,由经络否涩,水气停聚在腹内,大小便不利所为也。其病腹内有结块韧强,在两胁间胀满,遍身肿,所以谓之水癥。"指出了胁下癥块产生腹水的过程。同时还指出,"水毒气结聚于内,令腹渐大,名水蛊也"。认为鼓胀与感染水毒有关。《诸病源候论·腹胀候》云:"腹胀者,由阳气外虚,阴气内积故也",明

确提出鼓胀的病机是阳气虚,阴气内积所致。金元时期,朱丹溪所著《丹溪心法·鼓胀》认为本病的关键病机是:"脾土之阴受伤,转运之官失职,胃虽受谷,不能运化……清浊相混,隧道壅塞,郁而为热,热留为湿,湿热相生,遂成胀满,经曰鼓胀是也。"此期在治法上有主攻有主补的不同争论,深化了鼓胀的研究。及至明清,多数医家认识到本病病变脏腑重点在脾,确立了鼓胀的病机为气、血、水互结的本虚标实的病理观,清代喻嘉言在《医门法律·胀病论》中概括指出"胀病亦不外水裹、气结、血瘀"。徐灵胎在《医学源流论·臌膈论》:"盖臌者,有物积中,其证属实;膈者,不能纳物,其证属虚。实者可治,虚者不可治,此其常也。臌之为病,因肠胃衰弱,不能运化,或痰或血,或气或食,凝结于中,以致臌胀满。治之当先下其结聚,然后补养其中气,则肠胃渐能克化矣。"不仅指出气血痰互结,虚实并见为鼓胀的病机,而且指出了治疗原则。

由上可知,历代医家在临床实践的基础上,对鼓胀的病因病机、诊断、辨证和治疗等方面均积累了丰富的经验,为后世广泛学习,并运用于癌性腹水的具体辨治过程中。

二、病因病机

(一)情志所伤,肝失疏泄

若因情志抑郁,肝气郁结,气机不利,则血液运行不畅,以致肝之脉络为瘀血所阻滞。同时,肝气郁结,横逆乘脾,脾失健运,水湿不化,以致气滞、血瘀交阻,水停腹中,形成鼓胀。

(二)寒湿困脾,脾虚失运

水湿内聚,损伤脾阳,阳气不足则湿从寒化,脾失健运。或因土壅木郁,肝气郁结,气滞血阻,气滞、血瘀、水湿三者相互影响,导致水停腹中,而成鼓胀。

(三)肾气亏虚,气化失司

因肾气素虚,或劳欲过度,或久病所伤,造成脾肾亏虚,脾虚则运化失职,清气不升,清浊相混,水湿停聚;肾虚则膀胱气化无权,水不得泄而内停,引发或加重鼓胀。

(四)积证失治,黄疸迁延

"积证"本由肝脾两伤,气郁与痰血凝聚而成,久则损伤愈重,凝聚愈深,终致气滞、血瘀、水停腹中,发生鼓胀。若经治疗腹水虽消退,而积证未除,其后终可因积证病变的再度加重而再度形成鼓胀,故有"积"是"胀病之根"之说。而黄疸本由湿邪致病,属肝脾损伤之疾,脾伤则失健运,肝伤则肝气郁滞,久则肝脾肾俱损,而致气滞血瘀,水停腹中,渐成鼓胀。

总之,恶性腹水的病机,关键在于肝、脾、肾三脏功能失调,气滞、血瘀、水停于腹中。在疾病发展过程中,肝、脾、肾三脏常相互影响,肝郁而乘脾,土壅则木郁,肝脾久病则伤肾。同时气、血、水也常相因为病,气滞则血瘀,血不利而为水,水阻则气滞,反之亦然。气血水结于腹中,水湿不化,久则实者愈实;邪气不断残正气,使正气日渐虚弱,久则虚者愈虚,故本虚标实,虚实并见为本病的主要病机特点。晚期水湿之邪,郁久化热,热灼津液而导致痰热,内扰或蒙闭心神,引动肝风,迫血妄行,络伤血溢之变。

三、恶性腹水的中医治疗进展

(一)恶性腹水的病因病机

宋凤丽认为脾肾阳虚导致水湿停聚于腹内,疾病的根本是肾阳不足。水为阴邪、寒邪,易伤人体阳气,同时还有失治误治,累及脾肾阳气损伤。病程迁延累及肾阳、脾阳,中晚期肿瘤患者脾肾阳虚证更为普遍,可夹杂气滞、湿热、寒凝、血瘀、阴虚等证。徐珏等认为瘀水互结及癌毒是恶性腹水的基本病机,活血利水法是恶性腹水的重要治则。正如《金匮要略》论述的"血不利则为水"病机观点,开创活血利水法治疗水气病的先河。章永红指出恶性腹水以虚证为主,尤以气阴亏虚多见。其中脾虚、阴伤又是罹患此病之根本。脾虚而运化失司,水湿内聚,而生腹水。水为阴邪,滋阴不慎,亦有滋养腹水之嫌。但恶性腹水,癌毒始终存在,故而总结出癌毒为本、腹水为标的病机认识。所以治疗应益气健脾,佐以养阴,并兼顾抗癌解毒。

(二)中药内服

辨证运用中药汤剂,对控制恶性腹水有较好的疗效,与腹腔灌注化疗等治疗方式联合亦有一定的协同作用。黄爱民等针对恶性腹水患者,常规抽腹水并顺铂腹腔内注射,治疗组在此基础上予以温补脾肾、利水消肿类中药口服,结果发现治疗组总有效率72.0%,而对照组48.0%,两组总有效率比较差异有统计学意义($P<0.05$)。冯高飞等观察升清降浊汤口服联合华蟾素注射液腹腔灌注治疗湿热型恶性腹水的临床疗效,将120例局部辨证为湿热型的恶性腹水患者随机分为观察组60例和对照组60例,对照组采用华蟾素注射液腹腔灌注,观察组在此基础上加用升清降浊汤口服,共治疗4周。4周后观察两组患者临床疗效、中医症状改善情况、卡氏功能状态(Karnofsky performance status,KPS)评分、腹水缺氧诱导因子-1α(hypoxiainduciblefactor-1α,HIF-1α)、血管内皮生长因子(vascular endothelial growth factor,VEGF)表达水平。结果发现观察组患者在临床疗效、中医临床症状及KPS评分改善方面均优于对照组($P<0.01$),同时观察组患者腹水HIF-1α、VEGF表达水平也较对照组有不同程度的下降($P<0.01,P<0.05$)。升清降浊汤口服联合华蟾素注射液腹腔灌注治疗局部辨证为湿热型

的恶性腹水较单独华蟾素注射液效果好,其作用机制可能为通过降低 HIF-1α、VEGF 表达来实现,VEGF 水平升高可能是恶性腹水形成的重要机制。刘大妹等观察健脾消饮方联合恩度治疗恶性胸腹水的临床疗效,将 68 例恶性胸腹水患者随机分为中药联合组和单灌组,两组各 34 例,单灌组采用恩度灌注,中药联合组在对照组的基础上服用健脾消饮方。结果发现中药联合组胸、腹水临床疗效总效率为 76.5%、单灌组为 52.9%(P<0.05);治疗后两组 KPS 评分、中医证候积分等方面,中药联合组均优于单灌组(P<0.05),且总体安全性好。健脾消饮方联合恩度灌注治疗可提高恶性胸腹水患者临床疗效,改善患者临床症状,提高其生活质量。恶性腹水患者,在疾病后期,往往合并消瘦、食欲减退、失眠及恶病质等表现,以正气亏虚为主,脏腑辨证主要在肝、脾、肾三脏,临床多见肝脾不调、脾肾阳虚、肝肾阴虚等证,中医药治疗当从治肝、治肾、治脾入手,灵活运用疏肝健脾、补脾益肾、滋养肝肾等法,促进患者的康复。

(三)中医外治

根据中医"内病外治"理论,通过中药外敷可在某种程度上减轻部分腹压较大难以进食患者的痛苦。施俊等为研究消痰利水凝胶(药物组成:制南星 15g、猪苓 30g、茯苓皮 30g、山慈菇 15g、制半夏 15g、陈葫芦 30g、芒硝 60g、商陆 30g)敷脐联合顺铂治疗胃癌腹水的临床疗效,将 78 例胃癌腹水患者随机分为治疗组(39 例)和对照组(38 例)。对照组予单纯顺铂腹腔灌注,治疗组加用消痰利水凝胶敷脐,结果:总有效率治疗组为 56.76%,对照组为 33.33%,治疗组腹水改善状况优于对照组。王海峰等应用艾灸联合药物(药物组成:甘遂、大黄、附子、黄芪、桂枝、细辛等)外敷脐部治疗恶性腹水 102 例。结果:完全缓解 46 例,部分缓解 38 例,无效 18 例,总有效率达 82.4%。

(四)中药提取物的腹腔灌注治疗

腹腔灌注使局部药物浓度增加,延长药物作用时间,以达到控制恶性腹水的作用。这种方法操作安全、疗效肯定且无明显不良反应,对不能耐受化疗药物不良反应的多数晚期肿瘤患者尤为适宜,同时联合应用中药制剂有提高有效率、减轻不良反应的作用。刘佳琪用复方苦参注射液治疗恶性腹水 72 例,并与对照组 67 例行 DDP 腹腔灌注治疗对照观察,结果:总有效率治疗组为 80.56%,对照组为 86.57%,复方苦参注射液与 DDP 腹腔灌注总体疗效相当,安全性明显优于后者。左明焕等应用华蟾素腹腔灌注治疗湿热型恶性腹水 45 例,并与对照组 15 例给予白介素 -2 腹腔灌注治疗对照观察。结果:有效率治疗组为 66.7%,对照组为 46.7%,治疗组腹水消退情况优于对照组(P<0.05)。白花蛇舌草具有解毒抗癌、利水消肿、活血止痛的功效。荣震

用白花蛇舌草注射液合并多巴胺注射液及呋塞米注射液腹腔内灌注 26 例,有效率为 65%,生存期明显延长。香菇多糖注射液是从香菇子实体中分离、纯化的高分子多糖,是一种高效的生物反应调节剂,通过激活机体细胞免疫功能,增加自然杀伤细胞(NK 细胞)的活性和淋巴因子激活的杀伤细胞(LAK 细胞)及肿瘤坏死因子(TNF)的产生,从而发挥抗癌作用。陈宗万用香菇多糖腹腔内注射治疗 50 例恶性腹水,有效率为 52%,疗效较好,尤其适用于晚期肿瘤患者。

第三节　中药提取物在体腔热灌注治疗中的应用

体腔热灌注治疗以顺铂、卡铂等化疗药物最为常用,但也有较多报道证实中药提取物应用于体腔热灌注治疗的安全性和有效性。目前,关于中药提取物鸦胆子油乳注射液、复方苦参治疗液、艾迪注射液、康莱特注射液及榄香烯注射液等临床常用中药制剂在临床应用亦较为广泛,这些中成药制剂应用于体腔热灌注治疗也有较多的文献报道,取得了一定的临床疗效,但总体应用相对不多,总体的循证医学证据级别不高,需要在药理、临床疗效等方面进行深入的探索和验证。

一、鸦胆子油乳在体腔热灌注治疗中的应用

(一)主要成分和作用机制

鸦胆子系苦木科植物鸦胆子的干燥成熟果实,其性苦寒,具有清热解毒、杀虫止痢、腐蚀赘疣、软坚散结等功能。鸦胆子油乳是鸦胆子经冷榨法所得到的精制脂肪酸,再经水洗、二步乳化等一系列现代工艺制成的乳白色乳状液体。迄今为止,从鸦胆子中分离出了多个天然产物,其中主要有效成分被认为是四环三萜苦木内酯类——苦木素类化合物。鸦胆子油乳能抑制拓扑异构酶活性,抑制细胞 DNA 的合成,选择性破坏肿瘤细胞的细胞膜和线粒体等膜性系统,使癌细胞变性坏死。此外,鸦胆子油乳还具有提高机体免疫功能及增强骨髓干细胞造血的作用。鸦胆子油乳的给药方式多样,既可静脉滴注全身给药,对胃癌等实体肿瘤进行治疗,也可对恶性胸腹水患者进行胸腹腔注射。

(二)鸦胆子油乳在体腔热灌注治疗中的疗效

鸦胆子油乳在恶性胸腔积液的治疗中已被证明安全有效,临床上多为单独胸腔内灌注,或与化疗药物联合胸腔内灌注,但鸦胆子油乳胸腔热灌注的报道较少。研究表明,对于选择以铂类药物为基础的方案行化疗的恶性胸腔积液患者,胸腔内注射鸦胆子油乳注射液能增强患者化

疗的疗效,并减轻恶心、呕吐等化疗副作用,同时增强免疫力,提高患者生活质量。国内一篇纳入 25 个 RCT 研究 1 620 例患者的 meta 分析提示,与单独使用顺铂相比,鸦胆子油乳注射液联合顺铂治疗恶性胸腔积液,既能提高临床疗效(RR=1.45,95% CI:1.34~1.57,P<0.001),改善生活质量(RR=1.36,95% CI:1.18~1.56,P<0.001),也能降低骨髓抑制发生率(OR=0.31,95% CI:0.22~0.42,P<0.001)和消化道反应发生率(OR=0.36,95% CI:0.24~0.54,P<0.001)。单用鸦胆子油乳注射液与单用顺铂比较,前者除疗效较好(RR=1.26,95% CI:1.14~1.40,P<0.001),生活质量改善(RR=1.23,95% CI:1.04~1.45,P=0.02),还可降低患者化疗后骨髓抑制发生率(OR=0.07,95% CI:0.04~0.14,P<0.001)、消化道反应发生率(OR=0.19,95% CI:0.10~0.35,P<0.001)、发热发生率(OR=0.18,95% CI:0.08~0.40,P<0.001)。但鉴于纳入研究质量偏低,尚需要开展更多大样本的高质量研究加以验证。曾普华等初步评价了鸦胆子油乳注射液胸腔热灌注治疗恶性胸腔积液的疗效。他们将 60 例恶性胸腔积液患者随机分为两组,所有患者治疗前均胸腔置管充分引流胸腔积液。治疗组 30 例患者引流胸腔积液后,胸腔内灌注 45℃的生理盐水 800~1 000ml,20min 后充分引流,反复三次,最后将鸦胆子油乳注射液 60ml+ 地塞米松 15mg+ 生理盐水 100ml 混合溶液加热至 45℃后注入胸腔。对照组 30 例患者注入常温顺铂 50mg/m² + 地塞米松 15mg+ 生理盐水 100ml 混合溶液。结果发现,治疗组有效率达 86.7%,而对照组仅为 63.3%,两者差异有统计学意义(P<0.05)。且治疗组生活质量评分明显高于对照组,不良反应发生率则明显降低(P<0.05)。

鸦胆子油乳在恶性腹水的治疗中也被证明安全有效。但多为单纯腹腔灌注或与化疗药物联合腹腔灌注,用于腹腔热灌注的报道较少。牟洪超等回顾分析了 27 例恶性腹水患者,分别于左右上腹、左右下腹放置四条引流管,首次灌注时不引流腹水,将顺铂 80~120mg 加入 2 000ml 蒸馏水中持续循环热灌注,入体温度设置为 43℃,出体温度 38~42℃,持续灌注 60min,灌注 4~6 次,最后一次热灌注后,排净腹腔内液体,经导管注入加热至 43℃的鸦胆子油乳 100ml+ 地塞米松 15mg+ 生理盐水 100ml 混合溶液后拔除各引流管。结果显示:完全缓解 18 例,部分缓解 7 例,稳定 2 例,总有效率达 92.6%。治疗过程中未见严重不良反应,无肠梗阻、肠粘连等治疗相关并发症发生。

综上所述,鸦胆子油乳注射液在恶性胸腹水治疗中已有很多研究和相关报道,但缺乏热灌注方面的研究,还需要进一步加强其在热灌注治疗恶性胸腹水中的探索。

二、复方苦参注射液在体腔热灌注治疗中的应用

(一)主要成分和作用机制

复方苦参注射液是由苦参和白土茯苓按 7:3 的比例提炼加工而成的纯中药制剂,具有清热利湿、凉血解毒、散结止痛的功效。多项研究证实,复方苦参注射液可通过抑制肿瘤细胞增殖,诱导其凋亡,并可抑制肿瘤新生血管的生成,从而发挥其抗肿瘤作用。此外,复方苦参注射液还有抗炎、镇痛、提高机体免疫力等多种作用。因此,已在临床上广泛用于肺癌、肝癌以及恶性胸腹水等疾病的辅助治疗。

(二)复方苦参注射液在体腔热灌注治疗中的疗效

复方苦参注射液在恶性胸腹水治疗中应用报道较多,多为单纯胸腹腔内灌注,或与化疗药联合胸腹腔内灌注,用于胸腹腔热灌注的报道较少。

复方苦参注射液胸腔灌注用于恶性胸腔积液治疗效果满意。宁小明等将有恶性胸腔积液的患者随机分为两组,试验组将顺铂 40mg、复方苦参注射液 20ml 分别注入胸腔;对照组将顺铂 60mg 注入胸腔,均治疗 1 个疗程。结果试验组完全缓解率为 56.7%,高于对照组(仅为 26.7%);试验组因顺铂与复方苦参注射液合用,减少了顺铂用量(40mg/次),白细胞减少和尿素氮增高程度均明显减轻。而对照组顺铂单药使用剂量较大(60mg/次),患者出现较严重的骨髓抑制和肾功能损害。王凤玲等将 42 例肺癌合并恶性胸腔积液患者随机分为 2 组,治疗组每日静滴复方苦参注射液 20ml,4 周为一疗程,其间每周 1 次胸腔抽液,抽液后胸腔分别注入顺铂 40mg(溶于盐水 20ml 中)及复方苦参注射液 2ml,而对照组仅于每次抽液后胸腔注入顺铂 40mg(溶于盐水 20ml 中),每周一次,共 4 次。结果治疗组总有效率为 90.5%,而对照组仅为 50%;两组总有效率和 1 年生存率的差异有统计学意义(P<0.01)。还有研究者用复方苦参注射液联合卡铂、博来霉素等化疗药物进行胸腔灌注,有效率为 78%~93.3%,较之单纯化疗药物灌注疗效显著差异(P<0.05)。由此可见,顺铂等化疗药物联合复方苦参注射液治疗恶性胸腔积液,有叠加协同作用,较单用化疗药物疗效较好,且可减少毒性药物用量,可防止大剂量用药所导致的胸痛、发热、恶心、呕吐、白细胞下降等毒性反应。

也有不少研究证实,复方苦参注射液腹腔灌注用于治疗恶性腹水疗效确切。贾刚等将 42 例经病理学或组织学确诊为恶性腹水的患者随机分为两组,治疗组使用复方苦参注射液联合顺铂腹腔灌注,对照组单纯使用顺铂腹腔灌

注。治疗组腹水控制率为90.9%,而对照组为65.0%,两组差异有统计学意义(P<0.05)。治疗组不良反应(包括腹痛、骨髓抑制和胃肠道反应)较对照组明显减轻,两组差异有统计学意义(P<0.05)。张敬伟等探讨了复方苦参注射液与顺铂腹腔灌注化疗在胃癌所致恶性腹水患者中的应用价值,将96例胃癌合并恶性腹水患者随机分为两组。治疗组使用复方苦参注射液联合顺铂腹腔灌注化疗,而对照组单纯使用顺铂腹腔灌注化疗。结果表明,治疗组胃癌恶性腹水患者的部分缓解率、总有效率均明显提高(P<0.05),生活质量改善率明显提升(P<0.05),NK细胞,CD3$^+$细胞均明显提升(P<0.05),CD4$^+$细胞,CD4$^+$/CD8$^+$均显著提高(P<0.01),CD8$^+$细胞显著降低(P<0.01),不良反应总发生率显著降低(P<0.01)。一项共纳入9项随机对照试验的meta分析表明,复方苦参注射液联合腔内化疗在控制腹水有效率(RR=1.555,95% CI:1.377~1.756)、改善患者生活质量(RR=1.574,95% CI:1.352~1.833)、降低胃肠道反应(RR=0.728,95% CI:0.559~0.948)方面优于单用腹腔内化疗。多项研究均证实,复方苦参注射液联合腹腔内化疗治疗恶性腹水可能具有一定的减毒增效作用,但均为低质量研究,入组的病例数较少,需要严格规范的随机对照试验来进一步验证该结论。

复方苦参注射液用于胸腹腔热灌注也有报道。张同兴等将78例卵巢癌合并恶性腹水患者随机分为两组,治疗组以915MHz大功率微波腹部区域热疗联合复方苦参注射液及顺铂腹腔灌注,对照组未行腹部热疗,仅以复方苦参注射液及顺铂腹腔灌注。结果表明,治疗组完全缓解26例,部分缓解7例,有效率为84.62%。对照组CR17例,PR6例,有效率为58.98%。两组差异有统计学意义(P<0.05)。孙钦文等探讨了复方苦参注射液联合热灌注化疗治疗恶性腹水的疗效。将56例恶性腹水患者随机分为2组:治疗组采用复方苦参注射液20ml,联合顺铂60mg,氟尿嘧啶500mg溶于生理盐水2 000~2 500ml中,加热至41~43℃后腹腔持续热灌注。而对照组仅使用顺铂60mg,氟尿嘧啶500mg溶于生理盐水2 000~2 500ml中,加热至41~43℃后腹腔持续热灌注。结果显示,治疗组疾病控制率为78.57%,而对照组为50.00%,差异有统计学意义(P<0.05)。治疗组生活质量评分为(91.63±3.67)分,而对照组生活质量评分为(82.43±4.82)分,两组间差异有统计学意义(P<0.05)。

综上所述,复方苦参注射液单独使用、与化疗药物联用于单纯腹腔灌注或热灌注治疗恶性胸腹水,均有一定疗效。但相关研究病例数较少,研究质量较低,尚需要大样本的随机对照研究加以验证。

三、艾迪注射液在体腔热灌注治疗中的应用

(一)主要成分和作用机制

艾迪注射液为斑蝥、人参、黄芪、刺五加4种中药有效成分的提取物,具有清热解毒、消瘀散结的功效。其中,斑蝥素是斑蝥中的抗癌有效成分,可抑制肿瘤细胞,但对外周血中白细胞数量无明显影响。其余三味药具有抑制肿瘤细胞增殖,诱导肿瘤细胞凋亡,抑制肿瘤新生血管生成等多方面协同抗肿瘤作用。艾迪注射液具有不良反应低、不易耐药,并可提高机体免疫力的优点,临床上广泛用于肺癌、原发性肝癌、结直肠癌等恶性肿瘤的辅助治疗。

(二)艾迪注射液在体腔热灌注治疗中的疗效

艾迪注射液在临床上应用时间较长,在恶性胸腹水治疗中应用报道较多,大多数为单纯胸腹腔内灌注,或与化疗药联合胸腹腔内灌注,但是用于胸腹腔热灌注的报道较少。

单纯胸腹腔灌注艾迪注射液有较多报道。李党育等将52例恶性胸腔积液患者随机分为两组,试验组每周一次使用艾迪注射液100ml胸腔内注射,对照组使用顺铂80~100mg溶于生理盐水30ml中行胸腔内注射,均每周一次,2~4次为一疗程。结果显示,疗效方面试验组与对照组无统计学差异(P>0.05),但试验组生活质量改善明显优于对照组,不良反应发生率低于对照组,两组差异有统计学意义(P<0.05)。刘多等对42例恶性腹水患者在引流腹水后使用腹腔内灌注艾迪注射液100ml,每周2次,连用4周。结果显示,有3例患者完全缓解,29例患者部分缓解,总有效率为76.2%。不良反应方面仅有个别患者有轻微发热及腹痛,无患者出现严重并发症。

有多项研究证明,艾迪注射液静脉滴注联合腹腔热灌注化疗能够增加腹腔热灌注疗效,降低并发症发生率。王志刚等治疗病理学确诊的胃肠道肿瘤合并恶性腹水患者61例,其中治疗组31例,同步使用静脉化疗、腹腔热灌注及艾迪注射液静脉滴注;对照组30例,单纯使用静脉化疗。结果显示,治疗组患者有效率为45.2%,而对照组仅为20%,两组差异有统计学意义(P<0.05)。治疗组1年生存率为83.9%,2年生存率为29%,而对照组1年生存率为40%,2年生存率为6%。治疗组3~4级不良反应发生率低于对照组,两组差异有统计学意义(P<0.05)。张传林等使用艾迪注射液联合雷替曲塞腹腔热灌注治疗结直肠癌根治术后患者92例,治疗组及对照组分别入组46例患者。治疗组使用雷替曲塞腹腔热灌注+XELOX方案化疗+艾迪注射液100ml/d静脉滴注,而对照组仅使用雷替曲塞腹腔热灌注+XELOX方案化疗。结果显示,治疗组治疗1年后肿瘤复发率为5.48%,而对照组为19.57%,两组差异有统计

学意义（$P<0.05$）。

艾迪注射液联合化疗药物胸腹腔热灌注治疗报道较少。王文忠将 32 例卵巢癌合并恶性腹水患者随机分为治疗组和对照组。治疗组第 1、2 天采用顺铂 30mg/m² 加入生理盐水 1 000~1 500ml 后，经热灌注机加热至 42~45℃匀速灌入腹腔，第 3、4 天采用艾迪 50~100ml 加入生理盐水 1 000~1 500ml 后，经热灌注机加热至 42~45℃匀速灌入腹腔，灌注第 1 天同时联合紫杉醇 135mg/m² 静脉化疗。对照组穿刺放腹水后，予紫杉醇 135mg/m²+ 顺铂 60mg/m² 静脉化疗 4~6 疗程。结果显示，治疗组腹水控制率为 81.25%，一年生存率为 87.5%，对照组腹水控制率为 62.5%，一年生存率为 68.75%。治疗组优于对照组，两者差别有统计学意义（$P<0.05$）。两组副作用均在可耐受范围。

综上所述，艾迪注射液胸腹腔灌注治疗恶性胸腹水安全有效。

四、康莱特注射液在体腔热灌注治疗中的应用

（一）主要成分和作用机制

康莱特注射液是从常用中药薏苡仁中使用现代先进科技工艺提取出天然抗癌活性物质制成的双向广谱抗肿瘤药物。禾本科薏苡属草本植物薏苡的种子去壳和种皮后即为薏苡仁，又名薏仁、薏米等。薏苡仁是一种常用中药，最早记载见《神农本草经》。薏苡仁味甘气和，具有健脾利湿、清热利水等功效。1957 年日本学者发现薏苡仁的乙醇提取液有抑制 Ehrlich 腹水癌的作用。1961 年，Ukita 等从薏苡仁中分离中不饱和脂肪酸薏苡仁酯，认为是其主要的抗癌活性成分。Numata 等使用丙酮提取薏苡仁中的有效成分，提取出由棕榈酸、硬脂酸、油酸和亚油酸等组成的酸性油状物，可延长 S180 移植瘤荷瘤小鼠的生存时间。康莱特注射液已被证实具有较强的抗肿瘤作用，被广泛用于各种恶性肿瘤的辅助治疗。其可能的作用机制包括抑制肿瘤细胞增殖，诱导其凋亡，抑制肿瘤新生血管生成，逆转肿瘤细胞多药耐药性等，并对晚期恶性肿瘤所致的恶病质也有一定治疗作用。

（二）康莱特在体腔热灌注治疗中的疗效

康莱特用于预防和治疗恶性胸腹水报道不多。徐学新等将 70 例晚期胃癌术后患者随机分为两组，治疗组使用 FOLFOX4 全身化疗＋康莱特腹腔热灌注，而对照组使用 FOLFOX4 全身化疗＋常温康莱特腹腔灌注。腹腔灌注一周一次，持续 4~6 周。结果发现，治疗组和对照组在 1 年生存率和复发率方面无明显差异，而 3 年生存率和复发率方面治疗组均明显优于对照组。两组在副反应方面无明

显差异。赵春蕾等将恶性胸腔积液患者 60 例随机分为两组，治疗组充分引流胸腔积液后，将康莱特 100ml 加热至 42℃灌注入胸腔，同时给予胸部微波热疗，而对照组仅予引流胸腔积液。结果发现，治疗组有效率明显高于对照组，且治疗组生存质量评分较对照组明显提高，差异有统计学意义（$P<0.05$）。孙雷探讨了康莱特联合顺铂腹腔热灌注治疗恶性腹水的疗效。其中，治疗组将康莱特 150~200ml，顺铂 100~120mg，加入生理盐水 1 000~2 000ml 中后，使用体腔热灌注机将上述溶液加热至 42~45℃后行腹腔内循环灌注，对照组将顺铂 100~120mg 加入生理盐水 1 000~2 000ml 中后，使用体腔热灌注机将上述溶液加热至 42~45℃后行腹腔内循环灌注。结果发现，治疗组受益率为 77.4%，而对照组仅为 44.7%，两组差异有统计学意义（$P<0.05$）。因此，康莱特注射液单独或与化疗药物联合，用于胸腹腔热灌注治疗，均安全有效。

五、榄香烯注射液在体腔热灌注治疗中的应用

（一）主要成分和作用机制

榄香烯注射液是以现代工艺，从姜科植物莪术中提取的萜烯类化合物为主要有效成分制成的乳剂。莪术为姜科植物莪术的干燥根茎，性辛、苦、温，归肝肾经，有破血祛瘀、水肿止痛、破血行气的功效。榄香烯注射液以 β- 榄香烯为主要成分，同时含有少量 α- 榄香烯、γ- 榄香烯及其他萜烯类化合物。静脉给药后，可分布于全身多个脏器，以肺内浓度最高，部分药物可通过血脑屏障进入脑组织。榄香烯注射液除能抑制肿瘤细胞增殖，直接杀伤肿瘤细胞，还有提高患者免疫功能，增强放化疗疗效，缓解疼痛等作用。与莪术的活血化瘀作用类似，榄香烯还有抗血栓、降低血黏度、改善微循环的作用。

（二）榄香烯注射液在体腔热灌注治疗中的疗效

单纯榄香烯胸腹腔注射对恶性胸腹水有很好的治疗效果。齐瑾等将恶性胸腔积液患者的胸腔积液尽量引流后，在胸腔内注入榄香烯，每次 300~400mg。结果发现患者胸腔积液完全缓解率为 41.67%，有效率为 87.5%。而使用顺铂胸腔内灌注的患者完全缓解率为 23.08%，有效率为 61.54%。使用榄香烯控制恶性胸腔积液效果明显优于顺铂。

榄香烯联合化疗药物治疗恶性胸腹水也有不少报道。王帅等使用榄香烯联合奈达铂治疗恶性胸腹水，与单纯使用奈达铂的疗效进行对比。发现联合使用榄香烯和奈达铂的患者胸腹水缓解率为 81.25%，而单纯使用奈达铂的患者缓解率为 62.5%，联合组明显高于奈达铂组。且联合组治

疗后患者外周血 CD4$^+$T 细胞和 CD4$^+$/CD8$^+$ 比值明显升高，提示联合使用榄香烯 + 奈达铂可以提高患者免疫力。王晶等观察了榄香烯加顺铂腹腔化疗治疗卵巢癌合并恶性腹水的疗效。结果发现，榄香烯联合顺铂组有效率为 82.5%，单纯榄香烯组有效率为 50%，单用顺铂组为 52.9%，联用组有效率明显高于两个单药组。

榄香烯联合热疗或者热灌注治疗恶性胸腹水也被证明安全有效。吴建春等将 72 例恶性腹水患者随机分为治疗组和对照组。放尽腹水后，治疗组将榄香烯注射液 400~600mg+ 地塞米松 5mg+1% 利多卡因 5ml+ 生理盐水 100ml 混合溶液注入腹腔后，予微波热疗机加热腹腔，使肛温控制在 40~42℃，而对照组仅单纯腹腔内灌注上述混合溶液而不使用微波加热腹腔。结果发现，治疗组有效率为 77.8%，而对照组仅为 50%，差异有统计学意义（$P<0.05$）。提示腹腔内灌注榄香烯与热疗有协同作用。热疗可增强肿瘤细胞对榄香烯的敏感度。高留节等使用内生场热疗联合榄香烯治疗恶性胸腔积液 34 例。所有患者充分引流胸腔积液后，胸腔内注射榄香烯注射液 200mg/m^2+ 利多卡因 200mg+ 地塞米松 10mg，并使用内生场热疗仪对患侧胸部热疗，温度设置为 42℃，每次热疗 60min，结果发现，榄香烯联合内生场热疗控制恶性胸腔积液有效率为 91.2%，明显高于仅使用榄香烯灌注的患者。齐瑞丽等使用榄香烯联合高频热疗治疗肺癌合并恶性胸腔积液的患者 60 例，其中，治疗组使用榄香烯注射液静脉滴注联合胸部高频热疗，而对照组仅使用榄香烯注射液静脉滴注。治疗组有效率为 83.3%，对照组有效率为 60.0%，两组差异有统计学意义（$P<0.05$）。王凯等使用榄香烯注射液腹腔热灌注治疗晚期胃癌合并恶性腹水患者 42 例。其中，治疗组使用榄香烯注射液 200mg 腹腔热灌注，而对照组使用顺铂 30mg 腹腔热灌注，热灌注温度 42℃，持续灌注 2h，两组均灌注 2 次。结果显示，榄香烯注射液腹腔热灌注能有效控制胃癌所致恶性腹水，与使用顺铂腹腔热灌注效果类似，除腹膜刺激症状比较明显外，其他不良反应较使用顺铂更小。

综上所述，目前临床上常用的各种中成药制剂，如鸦胆子油乳注射液、艾迪注射液、复方苦参注射液、康莱特注射液、榄香烯注射液等，均已在恶性胸腹水治疗中广泛应用。但热灌注方面的研究少，且几乎所有相关研究均为小样本低质量研究，证据级别不足，尚需要设计严谨的大样本随机对照研究来进一步证实其疗效。

第四节　小　结

针对恶性胸腹水的治疗，中医药治疗具有低毒、耐受性

好辨证施治等特点，在数千年针对胸腹水的治疗中积累了丰富的经验，通过中药汤剂、针灸、中药胸腹腔内灌注等治疗手段，可以有效地提高胸腹水的疗效。近年来，中药制剂单独或联合用于胸腹腔热灌注治疗的临床研究成果也相继发表，总体可起到协同增效的作用，但研究数据较少，多数为个体案例的报道，缺乏大宗的前瞻性、随机对照临床研究进行佐证，中药制剂在热灌注过程中的药理药性变化等相关研究也相对较少。因此，探索中西医结合治疗恶性胸腹水的协同治疗疗效，挖掘中药有效单体或制剂，开展相关循证医学研究及数据分析，值得广大肿瘤临床医生进一步研究和探讨。

典型病例

广州中医药大学第一附属医院肿瘤中心于 2013 年 11 月开始开展体腔循环热灌注治疗，至今共开展 120 余例，其中腹腔热灌注治疗 90 余例。使用的治疗机器是广州保瑞公司生产的体腔热灌注治疗系统 BR-TRG-II 型。所有治疗病例均使用超声引导下置管。一般胸腔热灌注时置管 2 条，两条导管放置深度相差 5~10cm。腹腔热灌注时置管 4 条，尽量将导管头端放置在腹腔四个象限。患者一般灌注 3~4 次，每两个灌注治疗间隔 24h 以上。灌注选用的药物以顺铂和鸦胆子油乳注射液为主，灌注液以生理盐水 3 000ml 为主，部分患者使用 5% 葡萄糖注射液。以下分享两例使用鸦胆子油乳注射液持续循环热灌注的病例，胸腔热灌注治疗和腹腔热灌注治疗各 1 例。

病例一：鸦胆子油乳注射液用于持续胸腔循环热灌注治疗

一、基本情况

女性，61 岁，因"胸闷气促 2 周余"来诊。

二、现病史

患者入院前 2 周无明显诱因出现胸闷气促，活动后明显，并迅速加重，伴咳嗽，咳少量白色泡沫痰。无寒战发热、头晕头痛等不适。来院就诊时胸闷气促明显，不能平卧，ECOG 3 分。广州中医药大学第一附属医院 2016 年 9 月 28 日胸部 CT 检查（图 25-1）：左上肺结节，考虑周围型肺癌可能性大；左侧胸膜增厚，并左侧胸腔大量积液，考虑胸膜转移合并恶性胸腔积液可能。胸腔积液病理示较多腺癌细胞团。基因检测 EGFR、ALK、ROS1 等常见驱动基因均未见突变。最终患者确诊为左上肺腺癌（T4N1M1a，IVA 期，

驱动基因阴性)。

三、诊治经过

因患者胸闷、气促明显,家属暂不接受全身化疗,要求先控制胸闷气促症状。后于 2016 年 9 月 29 日开始行胸腔持续循环热灌注治疗。入体温度设置为 48℃,使用灌注液为鸦胆子油乳注射液 100ml+ 生理盐水 3 000ml 混合溶液,每次热灌注治疗持续 60min,共灌注 4 次。治疗过程中患者体力状况及胸闷气促症状迅速改善,除灌注管周围疼痛外,未见其他明显不良反应。患者症状改善后,2016 年 10 月 14 日开始行培美曲塞 + 顺铂方案化疗 6 程,后不规律 AP 方案化疗 + 中医中药口服。

四、随访结果

患者热灌注治疗后无明显胸闷、气促症状,体力状况明显改善,后定期复查,始终未见胸腔积液复发征象。患者最终因肿瘤进展,于 2018 年 11 月死亡。死亡原因为肿瘤所致严重肺部感染。

五、总结点评

患者初诊时即为晚期肺癌合并恶性胸腔积液,一般情况差,胸闷气促明显,体力状况 ECOG 评分 3 分。经胸腔积液病理确诊后,因患者年老体弱,家属担心全身化疗副作用,暂不同意全身化疗。因此,先予胸腔热灌注治疗控制胸闷等症状。肺癌胸腔热灌注常用药物以紫杉醇类及铂类化疗药物为主,因患者家属担心化疗副作用,我们尝试使用鸦胆子油乳注射液胸腔热灌注,未见明显副作用,效果满意,患者恶性胸腔积液一直未见复发(图 25-2、图 25-3)。本例患者治疗结果提示,鸦胆子油乳注射液用于胸腔热灌注治疗恶性胸腔积液安全有效。

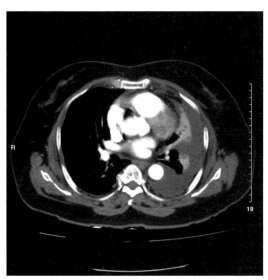
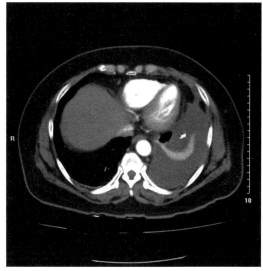

图 25-1 2016 年 9 月 28 日胸部增强 CT 示左侧胸腔大量积液

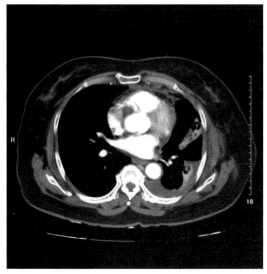
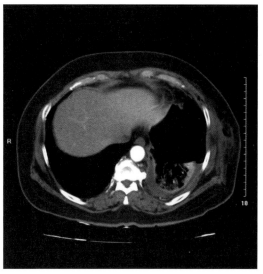

图 25-2 2016 年 11 月 16 日胸部 CT 示左侧胸腔积液较前明显减少,疗效评估为部分缓解

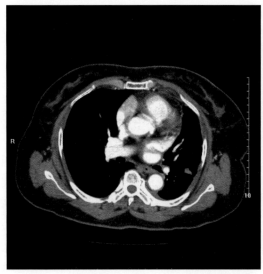
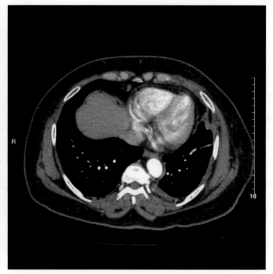

图 25-3 2017 年 5 月 18 日复查 CT 示左侧已无明显胸腔积液,疗效评估为完全缓解

病例二:鸦胆子油乳注射液用于持续腹腔循环热灌注

一、基本情况

女性,75 岁,因 "腹胀 2 个月余" 来诊。

二、现病史

患者于 2016 年 1 月无明显诱因出现腹胀不适,当时未予重视,未进一步诊治,后腹腔进行性加重,无伴腹痛腹泻、反酸嗳气、恶心呕吐等不适。2016 年 2 月在外院查 CT:腹腔大量积液,盆腔附件区囊实性肿块,考虑卵巢癌可能性大,病灶包绕子宫、直肠,伴肠系膜、大网膜、肝周间隙弥漫性种植转移,腹膜后淋巴结增大,考虑转移(图 25-4)。后转诊本院。入院时见患者明显消瘦,精神差,自觉疲劳乏力,腹胀明显,ECOG 3 分。入院后完善各项检查,CA125 1 624U/ml,肝肾功能、凝血功能等未见明显异常。2016 年 3 月 18 日我院腹水病理:查见较多腺癌细胞。结合腹水病理及各项检查所见,患者最终确诊为:①卵巢癌并腹腔多发转移(T3CN1M0,Ⅲ C 期)。②恶性腹水。③糖尿病 2 型。④高血压,极高危。

三、诊治经过

考虑患者肿瘤分期较晚,年龄大、身体弱,一般情况差,且合并糖尿病、高血压等基础疾病,暂无手术适应证,直接

全身化疗估计难以耐受。遂于 2016 年 3 月 23 日开始行彩超引导下置管 + 腹腔循环热灌注治疗。入体温度设置为 43℃,使用灌注液为鸦胆子油乳注射液 100ml+ 生理盐水 3 000ml 混合溶液,每次热灌注治疗持续 60min,共灌注 4 次,治疗过程顺利,患者除穿刺置管处周围疼痛不适外,未见明显不良反应。待患者腹水控制,一般情况改善后,于 2016 年 5 月 28 日开始行多西他赛 + 卡铂方案化疗 4 疗程。

四、随访结果

因患者年老体弱,全身化疗后患者骨髓抑制等副反应明显,后间中不规律化疗,联合中医中药治疗。定期复查患者恶性腹水未见复发(图 25-5)。最终患者因肿瘤进展合并恶病质于 2017 年 11 月 4 日死亡。

五、总结点评

患者初诊时即为晚期卵巢癌合并恶性腹水,无手术适应证,且一般情况不佳,腹胀明显,体力状况差,估计难以耐受全身化疗。因此,先予行腹腔热灌注治疗控制胸闷等症状。文献报道,卵巢癌腹腔热灌注常用药物以紫杉醇类及铂类化疗药物为主,因患者家属担心化疗副作用,我们尝试使用鸦胆子油乳注射液腹腔热灌注,未见明显副作用,效果满意,患者恶性腹水一直未见复发。本例患者治疗结果提示,鸦胆子油乳注射液用于腹腔热灌注治疗恶性腹水安全有效。

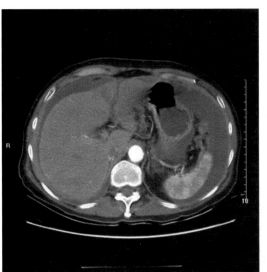 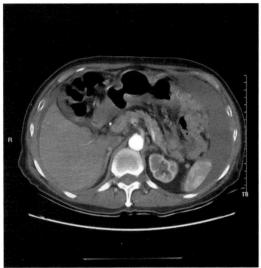

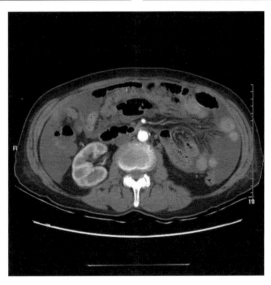

图 25-4 2016 年 3 月 22 日全腹增强 CT 示腹腔大量积液

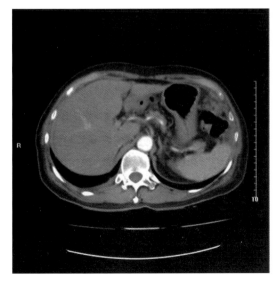 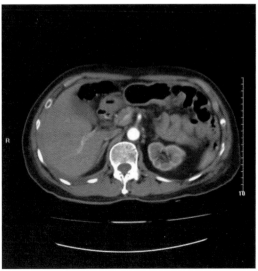

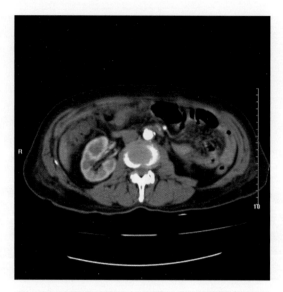

图 25-5　2016 年 5 月 27 日复查全腹 CT 示腹腔内未见明显积液，疗效评估为完全缓解

（林丽珠　肖志伟　黎　鹏）

参考文献

［1］ 胡晓蕴，吴巧珍，赵金泉.联合检测胸腔积液和血清肿瘤标记物 VEGF、TPS、CEA 的临床价值 [J].陕西医学杂志，2012，41 (7): 795-797.

［2］ 张文，于长海，夏晖，等.肺癌恶性胸水胸腔镜辅助下局部肿瘤切除胸膜热烧灼后胸水及血液肺癌标志物变化 [J].临床荟萃，2014，29 (1): 24-27.

［3］ 雷坤朋，朱永忠，吴洁.泽漆汤治疗痰饮咳喘探析 [J].南京中医药大学学报，2016，32 (5): 413-415.

［4］ 孙建立，刘嘉湘.刘嘉湘辨治肺癌胸水经验 [J].上海中医药杂志，2011，45 (1): 13-14.

［5］ 陈焯平，林丽珠.林丽珠教授运用桂苓甘味汤治疗肺癌恶性胸腔积液经验 [J].陕西中医，2016，37(03): 342-343.

［6］ 薛新丽，刘浩.林洪生教授治疗肺癌恶性胸水经验 [J].内蒙古中医药，2014，33 (22): 57-58.

［7］ 李兆荣，刘华平.史锁芳教授治疗恶性胸水的临床经验 [J].环球中医药，2015，8 (2): 215-216.

［8］ 董量，胡万宁，翟宏芳，等.榄香烯联合奈达铂胸腔灌注治疗肺癌恶性胸水 [J].临床肺科杂志，2014，19(07): 1300-1302.

［9］ 宋凤丽，朱旭，高辰，等.温阳消水方治疗癌性腹水的临床观察及机制研究 [J].中华中医药杂志，2016，31 (4): 1513-1516.

［10］ 徐珩，李平，张梅，等.从"血不利则为水"探讨恶性腹水的形成机制 [J].山东中医药大学学报，2012，36 (2): 100-102.

［11］ 李玉莲，章永红.章永红治疗癌性腹水的经验探析 [J].江苏中医药，2013，45(10): 19-21.

［12］ 黄爱民，王得梅.中医温补脾肾法联合腹腔化疗治疗癌性腹水的临床效果分析 [J].现代诊断与治疗，2013，24(13): 2932-2933.

［13］ 冯高飞，陈若，易舒婧，等.升清降浊汤联合华蟾素注射液腹腔灌注治疗恶性腹水的疗效观察 [J].湖南中医药大学学报，2020，40 (4): 498-502.

［14］ 刘大妹，梁慧，方璐，等.健脾消饮方联合恩度治疗恶性胸腹水的疗效观察 [J].中医临床研究，2019，11 (12): 99-101.

［15］ 施俊，金琦，魏品康.消痰利水凝胶敷脐联合顺铂腹腔灌注治疗胃癌腹水临床观察 [J].中国中医药信息杂志，2016，23 (9): 36-40.

［16］ 王海峰，杨明竹，刘亚利.中药脐灸辅助治疗癌性腹水 102 例 [J].山东中医杂志，2011，30 (8): 556.

［17］ 刘佳琪.复方苦参注射液腹腔灌注治疗恶性腹水疗效及安全性观察 [J].中国中医药信息杂志，2015，22(02): 28-30.

［18］ 左明焕，胡凯文，周琴，等.华蟾素对比白介素 -2 腹腔灌注治疗湿热型恶性腹水的临床观察 [J].中国中医基础医学杂志，2014，20 (8): 1101-1103.

［19］ 荣震.白花蛇舌草注射液为主腹腔内注射治疗恶性腹水 26 例疗效观察 [J].中医药通报，2002，

1 (2): 60-61.

［20］陈宗万，陈艳才，屈敏，等．单纯香菇多糖腹腔灌注治疗恶性腹水 50 例 [J]．四川医学，2006, 27 (11): 1148-1148.

［21］魏孔萍，王其团，王启荣，等．鸦胆子油乳治疗恶性胸腔积液的 Meta 分析 [J]．中国循证医学杂志，2014, 14 (10): 1263-1269.

［22］曾普华，蒋益兰，蔡美，等．鸦胆子油乳经胸腔热灌注治疗恶性胸腔积液的临床研究 [J]．湖南中医药大学学报，2011, 31 (5): 51-53.

［23］牟洪超，董立军．鸦胆子油乳联合顺铂持续循环腹腔热灌注治疗恶性腹水的临床研究 [J]．消化肿瘤杂志 (电子版), 2012, 4 (4): 232-235.

［24］宁小明，杨述特，金庆满．顺铂联合岩舒注射液胸腔注射治疗癌性胸水 30 例临床观察 [J]．湖南中医药导报，2001,(02): 70-71.

［25］王凤玲，李雪丽．岩舒和顺铂联合治疗肺癌并发胸腔积液 [J]．中国老年学杂志，2005, 25 (1): 102-103.

［26］贾刚，张洪志，蒋会娟．复方苦参注射液联合顺铂腹腔灌注治疗恶性腹水的疗效观察 [J]．现代肿瘤医学，2015, 23 (10): 1438-1440.

［27］张敬伟，段冬梅，任中海．复方苦参注射液与顺铂腹腔灌注化疗联合治疗胃癌恶性腹水 [J]．中国实验方剂学杂志，2016, 22 (11): 179-183.

［28］许钟，曹辉，黄国美，等．复方苦参注射液联合腹腔内化疗治疗恶性腹水的 Meta 分析 [J]．肿瘤药学，2014,4(05): 383-388.

［29］张同兴，赵家彬，刘荣花，等．复方苦参注射液及顺铂联合微波热疗治疗卵巢癌腹水的临床观察 [J]．现代肿瘤医学，2016, 24 (9): 1443-1445.

［30］孙钦文，梁蓝月，孙成晖，等．复方苦参注射液联合热灌注化疗治疗恶性腹水的临床研究 [J]．中国实用医药，2018, 13 (15): 97-99.

［31］李党育，邓辉，郑立，等．艾迪注射液胸腔内注射治疗恶性胸腔积液 52 例 [J]．临床肺科杂志，2009, 14 (10): 1307-1309.

［32］刘多，方艳秋，谭岩．腹腔灌注艾迪注射液治疗癌性腹水临床观察 [J]．长春中医药大学学报，2012, 28 (6): 1075.

［33］王志刚，王洋，宁昌，等．艾迪注射液联合同步静脉及腹腔热灌注化疗治疗晚期胃肠道肿瘤的疗效观察 [J]．湖北中医杂志，2009, 31 (10): 18-19.

［34］张传林．艾迪注射液联合雷替曲塞腹腔热灌注化疗对结直肠癌患者腹腔镜手术后 KPS 评分及预后复发率的影响 [J]．北方药学，2018, 15 (10): 117-118.

［35］王文忠．体腔热灌注化疗治疗卵巢癌并腹腔积液疗效观察 [J]．河南医学研究，2015,24(09): 75-76.

［36］徐学新，张炜，温爱萍．康莱特腹腔热灌注联合 FORFOX4 方案治疗进展期胃癌的临床观察 [J]．湖南中医药大学学报，2011, 31 (12): 18-20.

［37］赵春蕾，王莹，李甲辰．康莱特热灌注在治疗恶性胸腔积液中的疗效观察 [J]．山西医药杂志，2015,44(18): 2101-2102.

［38］孙雷．康莱特联合顺铂热灌注化疗治疗恶性腹腔积液的疗效观察 [J]．现代肿瘤医学，2011, 19 (9): 1820-1822.

［39］齐瑾，郑玉军，王明吉．榄香烯治疗恶性胸水的临床研究 [J]．现代肿瘤医学，2011, 19 (12): 2456-2457.

［40］王帅，刘素艳，李艳艳，等．榄香烯联合奈达铂治疗恶性胸腹水临床观察 [J]．中华肿瘤防治杂志，2018, 25 (18): 1328-1331.

［41］王晶，隋丽华，娄阁，等．榄香烯治疗卵巢癌腹水疗效观察 [J]．中医药学报，1999,(1): 36-37.

［42］吴建春，李明花，殷晓聆，等．腹腔灌注榄香烯注射液联合微波热疗治疗癌性腹水的临床研究 [J]．中华中医药学刊，2014, 32 (10): 2388-2390.

［43］高留节，丁纪元，张珍．内生场热疗联合榄香烯治疗恶性胸腔积液 34 例临床观察 [J]．浙江中医杂志，2013, 48 (11): 807-808.

［44］齐瑞丽，方文岩，王晓博．榄香烯注射液联合体外高频热疗治疗肺癌恶性胸水的回顾性研究 [J]．湖南中医药大学学报，2018, 38 (7): 814-817.

［45］王凯，郭雯婷，吴树强，等．榄香烯注射液腹腔热灌注方案治疗晚期胃癌癌性腹腔积液患者疗效临床观察 [J]．现代中药研究与实践，2019, 33 (5): 74-76.

26

第二十六章

体腔热灌注治疗的麻醉

体腔热灌注治疗是一种能有效降低肿瘤患者术后种植转移的重要手段,其机制是利用肿瘤细胞对温度的敏感性,使其在特定温度下自行凋亡,而正常细胞不受损害,从而达到很好的临床效果,延长患者生存期,提高患者生活质量。体腔热灌注治疗包括腹腔热灌注化疗(hyperthermic intraperitoneal chemotherapy,HIPEC)、胸腔热灌注化疗(intrapleural hyperthermic perfusion chemotherapy,IHPC)、膀胱腔内热灌注化疗(hyperthermic intravesical Chemotherapy,HIVEC)等。HIPEC时向腹腔内灌注大量液体,使患者膈肌上抬,而IHPC时造成人工胸腔积液,压迫术侧肺脏,使纵隔向对侧偏移、肺顺应性下降、通气阻力升高等。体腔热灌注治疗中涉及牵拉灌注管的机械刺激、灌注液的热刺激及药物的化学刺激,均引起强烈疼痛及不适,导致患者的体温、心率、血压、呼吸等生命体征剧烈波动,所以麻醉管理显得尤其重要。

随着体腔热灌注技术和仪器的持续改进,其在预防和治疗恶性肿瘤方面取得了较为满意的临床疗效,并被越来越多的医疗机构认可和推广使用。临床麻醉也随之取得了较大的发展。近年来,随着许多新型麻醉药物和麻醉技术、先进的医疗设备在临床麻醉中的使用,使临床麻醉能更好地适应外科的发展,保证患者生命安全,促进快速康复。

推 荐 阅 读

- 邓小明,姚尚龙,于布为,黄宇光.现代麻醉学[M].北京:人民卫生出版社,2014.
- 邓小明,曾因明,黄宇光.米勒麻醉学[M].北京:人民卫生出版社,2016.
- 王天龙,刘进,熊利泽.摩根临床麻醉学[M].北京:北京大学医学出版社,2015.
- 熊利泽,邓小明.中国麻醉学指南与专家共识(2017版)[M].北京:人民卫生出版社,2017.
- 中华医学会.临床技术操作规范麻醉学分册[M].北京:人民军医出版社,2009.
- 于布为,王国林,王泉云.临床麻醉监测指南(2014版)[M].北京:人民卫生出版社,2014.
- 朱涛,严敏,李天佐.麻醉后监测治疗专家共识(2014版)[M].北京:人民卫生出版社,2014.
- 于布为,王俊科,邓小明.麻醉手术期间液体治疗专家共识(2014版)[M].北京:人民卫生出版社,2014.
- 左云霞,刘斌,杜怀清.成人与小儿手术麻醉前禁食指南(2014版)[M].北京:人民卫生出版社,2014.
- 丁正年,王祥瑞,邓小明.成人手术后疼痛处理专家共识(2014版)[M].北京:人民卫生出版社,2014.
- 王英伟,王国林,田玉科.术后恶心呕吐防治专家共识(2014版)[M].北京:人民卫生出版社,2014.
- GILBERT-KAWAI E,MONTGOMERY H.Cardiovascular assessment for non-cardiac surgery:European guidelines[J].Br J Hosp Med(Lond),2017,78(6):327-332.
- KRISTENSEN SD,KNUUTI J,SARASTE A,Et al.2014 ESC/ESA Guidelines on non-cardiac surgery:cardiovascular assessment and management:The Joint Task Force on non-cardiac surgery:cardiovascular assessment and management

象。这些可能与交感神经兴奋、副交感神经抑制、蒸发较多有关。

防御功能改变

对机体防御功能的影响，既有有利的一面，也有不

抗感染能力的改变　一些研究表明，有些致病微生物较敏感，一定高温可将其灭活。如淋球菌和梅毒就可被人工发热所杀灭。一定高温也可抑制肺炎些研究者证明，将用天然病原感染的蜥蜴分别放的环境温度（35~42℃）中，结果在 40℃或 42℃环物都存活，而在较低的温度中的动物大部分都死发热能提高动物的抗感染能力。

时，机体某些免疫细胞功能也随之增强。人淋巴在 39℃比在 37℃中有更加强的代谢能力，能摄取腺核苷。人和豚鼠的白细胞最大吞噬活性分别在和 39~41℃。发热还可促进白细胞向感染局部游病灶。有报道提示，中性粒细胞功能在 40℃时加细胞的氧化代谢在 40℃时明显增加。然而，也有发热可降低免疫细胞功能和机体抗感染能力，例可抑制自然杀伤细胞（NK 细胞）的活性；降低感染菌的大鼠的生存率；增加内毒素中毒动物的死亡

对肿瘤细胞的影响　肿瘤细胞对高温更为敏感，当到 41℃左右时，正常细胞尚可耐受，肿瘤细胞则，其生长受到抑制并可被部分灭活。因此，目前发被用于肿瘤的综合治疗，尤其是那些对放疗或化抗的肿瘤，发热疗法仍能发挥一定的作用。

所述，发热对机体防御功能的影响是利弊共存，有可能与发热程度有一定的关系。中等程度发热可提高宿主的防御功能，但高热就有可能产生不利例如，多核白细胞和巨噬细胞在 40℃条件下其化、吞噬功能及耗氧量都增加，但在 42℃或 43℃下低。因此，发热对防御功能的影响不能一概而论、析、具体对待。

胸腔热灌注化疗的影响

C 目前公认的有效灌注温度为 41~43℃，最高温度，该治疗温度能够有效杀灭肿瘤细胞、预防和治植转移。研究发现，IHPC 前所有患者鼻咽温度以下，治疗后鼻咽温度逐渐上升，伴头面、躯干大的患者最高鼻咽温度为 37.8~38.5℃，15.5% 的患咽温超过 38.5℃，其中最高 1 例达到 39.2℃，这后均较快恢复至 37.5℃以下。体腔热灌注治疗

期间，患者的腋窝、鼓膜、直肠温度平均分别上升了 0.9℃、0.7℃和 0.9℃。

盛继红等研究发现，46 例患者在 IHPC 中 HR 均明显增快，其中 14 例 HR 超过 140 次 /min，最高者可达 187 次 /min，7 例出现心房颤动，6 例出现频发室性期前收缩，80.4%患者术后 8h 内 HR 维持在 110 次 /min。在 IHPC 中，心脏受到热效应影响，较易出现心律失常，其中以室上性心动过速及心房颤动伴快速心室率较为常见，少数患者出现以室性期前收缩为主的室性心律失常。IHPC 对肺的损伤比对心脏的影响更为持久，高温可直接导致肺泡内渗出增加和肺间质水肿，并由此诱发一系列炎症反应，进而可加重上述损伤，甚至导致急性肺水肿。

三、腹腔热灌注化疗的影响

大量腹腔灌洗液使腹主动脉及下腔静脉受压迫，导致回心血量减少、血压下降、心率增快，增加心肌耗氧量。HIPEC 结束时，腹腔灌注液的快速排出，腹主动脉压迫解除致使左心后负荷下降，血压下降，而下腔静脉压迫突然解除，右心前负荷增加诱发右心衰竭。此外，膈肌上升，胸廓容积显著缩小，通气量受限，肺顺应性下降，气道压增高而导致低氧和 CO_2 蓄积，呼吸困难。术后腹腔积液快速被排除，肺急剧膨胀，形成肺周围负压，促使液体从通透性升高的受损毛细血管漏至肺泡和组织间隙，形成肺水肿。大量腹腔积液，还会压迫胃肠，引起胃内容物反流误吸；压迫肾血管，肾动脉压减低，静脉压升高，动静脉压差缩小，致肾小球滤过率下降，加之有效循环血容量不足时，还会通过刺激容量感受器，反射性地引起抗利尿激素释放增加，促使远端肾小管和集合管对水重吸收增加，导致尿量减少。大量含糖灌注液冲洗腹腔，还会导致术中血糖升高，血钾、血钠、pH 等均显著下降。HIPEC 对患者凝血功能也有影响，一方面 HIPEC 导致患者腹腔血管扩张，吸收大量灌洗液，引起血液稀释，凝血功能下降；而体温上升，又可导致患者凝血功能亢进。另一方面，化疗药物可损伤血管内皮细胞，促使血栓的形成。因此，HIPEC 对患者凝血功能的影响非常复杂，需视患者情况具体分析。

四、膀胱腔内热灌注化疗的影响

膀胱位于盆腔，是一个独立的体腔，有丰富的神经支配。膀胱的神经为内脏神经所分布，其中交感神经来自第11、12 胸节和第 1、2 腰节，经盆丛随血管分布至膀胱壁，使膀胱平滑肌松弛，尿道内括约肌收缩而储尿。副交感神经为来自脊髓第 2~4 骶节的盆内脏神经，支配膀胱逼尿肌，抑制尿道括约肌，是与排尿有关的主要神经。自主神经和体

of the European Society of Cardiology(ESC)and the European Society of Anaesthesiolog

2014,35(35):2383-2431.

• GAN TJ,BELANI KG,BERGESE S,et al.Fourth Consensus guidelines for the managem

and vomiting [J].AnesthAnalg,2020,131(2):411-448.

• CHOU R,GORDON DB,DE LEON-CASASOLA OA,et al.Management of Postoperati

guideline From the American Pain Society,the American Society of Regional Anesthesia

American Society of Anesthesiologists' Committee on Regional Anesthesia,Executive Con

Council [J].J Pain,2016,17(2):131-157.

• MARX G,SCHINDLER AW,MOSCH C,et al.Intravascular volume therapy in adults:Gui

of the Scientific Medical Societies in Germany [J].Eur J Anaesthesiol,2016,33(7):488-521

第一节　体腔热灌注治疗对患者生命体征的影响

一、发热的影响

人体需要恒定的体温,通过体温调节系统使机体产热和散热保持动态平衡,从而维持中心体温的恒定。麻醉或手术治疗中,体温会随环境温度而改变,表现为体温升高或降低。当体温超出正常范围时,机体会产生一系列病理生理变化。

(一)物质代谢的改变

体温升高时,物质代谢加快,体温每升高1℃,基础代谢率提高13%,所以发热患者的物质消耗明显增多。如果持续发热,营养物质没有得到相应的补充,患者就会消耗自身的物质,导致消瘦和体重下降。

1. 糖代谢　体腔热灌注治疗时由于发热,能量消耗大大增加,因而对糖的需求增多,糖的分解代谢加强,糖原贮备减少。在正常情况下,肌肉主要依靠糖和脂肪的有氧氧化供给能量。长时间发热,机体对氧的需求大幅度增加,超过机体的供氧能力,以致产生氧债(oxygen debt)。此时肌肉活动所需的能量大部分依赖无氧代谢供给,能量供应不足,因而产生大量乳酸。

2. 脂肪代谢　因能量消耗的需要,脂肪分解也明显加强。由于糖原贮备不足,加上肿瘤患者食欲较差,营养摄入不足,机体动员脂肪贮备。通过兴奋交感-肾上腺髓质系统,脂解激素分泌增加,加速脂肪分解。

3. 蛋白质代谢　正常成人每日需摄入30~45g蛋白质才能维持总氮平衡。发热时患者体内蛋白质分解加强,尿氮比正常人增加2~3倍。此时,如果未能及时补充足够的蛋白质,则产生负氮平衡,蛋白质分解加强为肝脏提供大量

游离氨基酸,用于急性期反应

4. 水、盐及维生素代谢
量出汗导致皮肤和呼吸道水
量出汗,进一步加重水分的
和脱水。因此,患者应及时

(二)生理功能的改变

1. 中枢神经系统功能
部高温使脑组织氧耗剧增,
低,可能造成脑组织氧供相
中枢神经功能障碍。发热还
高热(40~41℃)时,患者可
痛(机制不明)。

2. 循环系统功能改变
体温每上升1℃,HR约增
min)。HR加快主要是由于
另外,机体代谢增加,耗氧量
加快原因之一。HR在一定
高心排血量,但超过此范围,
期和退热期因外周血管舒
可因大汗而致虚脱,甚至循
引起小动脉扩张,动-静脉
大增加,心率增快,但因外周
下降、血流动力学呈典型的
IHPC中,患者HR明显增快
有11例HR超过130次/mi

3. 呼吸功能改变　发
中枢并提高其对CO_2的敏感
增多,共同促使呼吸加深加
散失。

4. 消化功能改变　发
酶活性降低,因而产生食欲

of the European Society of Cardiology(ESC)and the European Society of Anaesthesiology(ESA)[J].Eur Heart J,
2014,35(35):2383-2431.

• GAN TJ,BELANI KG,BERGESE S,et al.Fourth Consensus guidelines for the management of postoperative nausea
and vomiting[J].AnesthAnalg,2020,131(2):411-448.

• CHOU R,GORDON DB,DE LEON-CASASOLA OA,et al.Management of Postoperative pain:a clinical practice
guideline From the American Pain Society,the American Society of Regional Anesthesia and Pain Medicine,and the
American Society of Anesthesiologists' Committee on Regional Anesthesia,Executive Committee,and Administrative
Council[J].J Pain,2016,17(2):131-157.

• MARX G,SCHINDLER AW,MOSCH C,et al.Intravascular volume therapy in adults:Guidelines from the Association
of the Scientific Medical Societies in Germany[J].Eur J Anaesthesiol,2016,33(7):488-521.

第一节 体腔热灌注治疗对患者生命体征的影响

一、发热的影响

人体需要恒定的体温,通过体温调节系统使机体产热和散热保持动态平衡,从而维持中心体温的恒定。麻醉或手术治疗中,体温会随环境温度而改变,表现为体温升高或降低。当体温超出正常范围时,机体会产生一系列病理生理变化。

(一)物质代谢的改变

体温升高时,物质代谢加快,体温每升高1℃,基础代谢率提高13%,所以发热患者的物质消耗明显增多。如果持续发热,营养物质没有得到相应的补充,患者就会消耗自身的物质,导致消瘦和体重下降。

1. 糖代谢 体腔热灌注治疗时由于发热,能量消耗大大增加,因而对糖的需求增多,糖的分解代谢加强,糖原贮备减少。在正常情况下,肌肉主要依靠糖和脂肪的有氧氧化供给能量。长时间发热,机体对氧的需求大幅度增加,超过机体的供氧能力,以致产生氧债(oxygen debt)。此时肌肉活动所需的能量大部分依赖无氧代谢供给,能量供应不足,因而产生大量乳酸。

2. 脂肪代谢 因能量消耗的需要,脂肪分解也明显加强。由于糖原贮备不足,加上肿瘤患者食欲较差,营养摄入不足,机体动员脂肪贮备。通过兴奋交感-肾上腺髓质系统,脂解激素分泌增加,加速脂肪分解。

3. 蛋白质代谢 正常成人每日需摄入30~45g蛋白质才能维持总氮平衡。发热时患者体内蛋白质分解加强,尿氮比正常人增加2~3倍。此时,如果未能及时补充足够的蛋白质,则产生负氮平衡,蛋白质分解加强为肝脏提供大量

游离氨基酸,用于急性期反应蛋白的合成和组织修复。

4. 水、盐及维生素代谢 体腔热灌注治疗期间,因大量出汗导致皮肤和呼吸道水分蒸发增加。术后退热期的大量出汗,进一步加重水分的丢失,严重者可引起电解质紊乱和脱水。因此,患者应及时补充水分和适量的电解质。

(二)生理功能的改变

1. 中枢神经系统功能改变 体腔热灌注治疗引发脑部高温使脑组织氧耗剧增,同时由于平均动脉压(MAP)降低,可能造成脑组织氧供相对不足,发生脑充血、脑水肿和中枢神经功能障碍。发热还增加神经系统兴奋性,特别是高热(40~41℃)时,患者可能出现烦躁、谵妄、幻觉以及头痛(机制不明)。

2. 循环系统功能改变 发热时患者心率(HR)加快,体温每上升1℃,HR约增加18次/min(1℉,增加10次/min)。HR加快主要是由于热刺激对窦房结的影响所致。另外,机体代谢增加,耗氧量和CO_2生成量增多,也是HR加快原因之一。HR在一定范围内(150次/min)增快可提高心排血量,但超过此范围,心排血量反而下降。高温持续期和退热期因外周血管舒张,血压可轻度下降。少数患者可因大汗而致虚脱,甚至循环衰竭,应及时预防。高温可引起小动脉扩张,动-静脉支开放,心排血量和心脏指数大大增加,心率增快,但因外周血管阻力下降,MAP反而显著下降、血流动力学呈典型的高排低阻型。包启业等发现在IHPC中,患者HR明显增快而MAP下降,在58例患者中有11例HR超过130次/min,MAP下降未低于50mmHg。

3. 呼吸功能改变 发热时血液温度升高可刺激呼吸中枢并提高其对CO_2的敏感性,再加上代谢加强,CO_2生成增多,共同促使呼吸加深加快,从而有更多的热量从呼吸道散失。

4. 消化功能改变 发热时消化液分泌减少,各种消化酶活性降低,因而产生食欲减退、口腔黏膜干燥、腹胀、便秘

等临床征象。这些可能与交感神经兴奋、副交感神经抑制以及水分蒸发较多有关。

(三)防御功能改变

发热对机体防御功能的影响,既有有利的一面,也有不利的一面。

1. 抗感染能力的改变 一些研究表明,有些致病微生物对热比较敏感,一定高温可将其灭活。如淋球菌和梅毒螺旋体,就可被人工发热所杀灭。一定高温也可抑制肺炎球菌。有些研究者证明,将用天然病原感染的蜥蜴分别放置于不同的环境温度(35~42℃)中,结果在40℃或42℃环境中的动物都存活,而在较低的温度中的动物大部分都死亡,说明发热能提高动物的抗感染能力。

发热时,机体某些免疫细胞功能也随之增强。人淋巴细胞孵育在39℃比在37℃中有更加强的代谢能力,能摄取更多的胸腺核苷。人和豚鼠的白细胞最大吞噬活性分别在38~40℃和39~41℃。发热还可促进白细胞向感染局部游走和包裹病灶。有报道提示,中性粒细胞功能在40℃时加强,巨噬细胞的氧化代谢在40℃时明显增加。然而,也有资料表明,发热可降低免疫细胞功能和机体抗感染能力,例如,发热可抑制自然杀伤细胞(NK细胞)的活性;降低感染了沙门氏菌的大鼠的生存率;增加内毒素中毒动物的死亡率等。

2. 对肿瘤细胞的影响 肿瘤细胞对高温更为敏感,当体温升高到41℃左右时,正常细胞尚可耐受,肿瘤细胞则难以耐受,其生长受到抑制并可被部分灭活。因此,目前发热疗法已被用于肿瘤的综合治疗,尤其是那些对放疗或化疗产生抵抗的肿瘤,发热疗法仍能发挥一定的作用。

综上所述,发热对机体防御功能的影响是利弊共存,有人认为这可能与发热程度有一定的关系。中等程度发热可能有利于提高宿主的防御功能,但高热就有可能产生不利的影响。例如,多核白细胞和巨噬细胞在40℃条件下其化学趋向性、吞噬功能及耗氧量都增加,但在42℃或43℃下则反而降低。因此,发热对防御功能的影响不能一概而论,应全面分析、具体对待。

二、胸腔热灌注化疗的影响

IHPC目前公认的有效灌注温度为41~43℃,最高温度可达48℃,该治疗温度能够有效杀灭肿瘤细胞、预防和治疗胸膜种植转移。研究发现,IHPC前所有患者鼻咽温度均在37℃以下,治疗后鼻咽温度逐渐上升,伴头面、躯干大汗;80.4%的患者最高鼻咽温度为37.8~38.5℃,15.5%的患者最高鼻咽温超过38.5℃,其中最高1例达到39.2℃,这些患者术后均较快恢复至37.5℃以下。体腔热灌注治疗

期间,患者的腋窝、鼓膜、直肠温度平均分别上升了0.9℃、0.7℃和0.9℃。

盛继红等研究发现,46例患者在IHPC中HR均明显增快,其中14例HR超过140次/min,最高者可达187次/min,7例出现心房颤动,6例出现频发室性期前收缩,80.4%患者术后8h内HR维持在110次/min。在IHPC中,心脏受到热效应影响,较易出现心律失常,其中以室上性心动过速及心房颤动伴快速心室率较为常见,少数患者出现以室性期前收缩为主的室性心律失常。IHPC对肺的损伤比对心脏的影响更为持久,高温可直接导致肺泡内渗出增加和肺间质水肿,并由此诱发一系列炎症反应,进而可加重上述损伤,甚至导致急性肺水肿。

三、腹腔热灌注化疗的影响

大量腹腔灌洗液使腹主动脉及下腔静脉受压迫,导致回心血量减少,血压下降、心率增快,增加心肌耗氧量。HIPEC结束时,腹腔灌注液的快速排出,腹主动脉压迫解除致使左心后负荷下降,血压下降,而下腔静脉压迫突然解除,右心前负荷增加诱发右心衰竭。此外,膈肌上升,胸廓容积显著缩小,通气量受限,肺顺应性下降,气道压增高而导致低氧和CO_2蓄积,呼吸困难。术后腹腔积液快速被排除,肺急剧膨胀,形成肺泡周围负压,促使液体从通透性升高的受损毛细血管漏至肺泡和组织间隙,形成肺水肿。大量腹腔积液,还会压迫胃肠,引起胃内容物反流误吸;压迫肾血管,肾动脉压减低,静脉压升高,动静脉压差缩小,致肾小球滤过率下降,加之有效循环血容量不足时,还会通过刺激容量感受器,反射性地引起抗利尿激素释放增加,促使远端肾小管和集合管对水重吸收增加,导致尿量减少。大量含糖灌注液冲洗腹腔,还会导致术中血糖升高,血钾、血钠、pH等均显著下降。HIPEC对患者凝血功能也有影响,一方面HIPEC导致患者腹腔血管扩张,吸收大量灌洗液,引起血液稀释,凝血功能下降;而体温上升,又可导致患者凝血功能亢进。另一方面,化疗药物可损伤血管内皮细胞,促使血栓的形成。因此,HIPEC对患者凝血功能的影响非常复杂,需视患者情况具体分析。

四、膀胱腔内热灌注化疗的影响

膀胱位于盆腔,是一个独立的体腔,有丰富的神经支配。膀胱的神经为内脏神经所分布,其中交感神经来自第11、12胸节和第1、2腰节,经盆丛随血管分布至膀胱壁,使膀胱平滑肌松弛,尿道内括约肌收缩而储尿。副交感神经为来自脊髓第2~4骶节的盆内脏神经,支配膀胱逼尿肌,抑制尿道括约肌,是与排尿有关的主要神经。自主神经和体

干神经均包含着感觉和运动神经。膀胱的感觉传入神经包括交感神经和副交感神经,其中交感神经传导膀胱痛觉,副交感神经传导膀胱的牵张感觉和膀胱颈的痛觉,交感神经收缩尿道内括约肌及膀胱颈平滑肌,松弛膀胱逼尿肌,副交感神经收缩膀胱逼尿肌。

HIVEC 不同于 IHPC 和 HIPEC,其温度一般设定为 45℃,时间一般为 45~60min,杀伤肿瘤细胞的同时,触发获得性和先天性免疫应答,激活机体的免疫系统。HIVEC 时,膀胱区疼痛和下腹部不适是最常见的不良反应,一般均可耐受。但是对于某些对疼痛敏感患者,可增加机体耗氧量,引起焦虑、恐惧等心理活动,兴奋交感神经系统,使心率、血压增高,导致血流动力学紊乱等。HIVEC 后常见的不良反应有尿路刺激征(尿频、排尿困难、紧迫性和夜尿症)以及后壁热反应等。

第二节 术前准备

一、术前评估

有效的术前评估以既往史和体格检查为基础,包括患者术前完整的用药史、诊断化验、影像学检查和其他医师的会诊。术前评估指导着麻醉方案的制订,不充分的术前计划和不完善的患者准备常常与术后并发症的发生相关。

完善的术前评估需要达到以下目的:第一,识别术前适当医疗干预,能够显著改善预后的患者(某些情况下可能需要重新安排手术);第二,识别情况很差、手术可能不会提高生活质量反而加速死亡的患者;第三,识别涉及麻醉计划改变的特殊患者,如对预计有插管困难的患者、有恶性高热家族史或拟行区域麻醉部位有感染的患者,可能需要调整麻醉计划;第四,评估患者的麻醉风险,告知患者麻醉方案,结合手术和术后管理方案,患者可以得到心理的支持。

二、术前病史要点

对拟行手术麻醉的患者需要关注术前病史,特别是心脏和肺功能、肾疾病、内分泌和代谢疾病、与气道管理和区域麻醉有关的骨骼肌肉和解剖问题,以及既往对麻醉药物的反应和作用。美国麻醉医师协会(ASA)出版了术前评估的指南,并定期更新。

(一)心血管问题

心脏评估可采用美国心脏病学会(ACC)/美国心脏病协会(AHA)和欧洲心脏病学会(EHA)指定的指南。心脏评估的重点在于确定择期手术前患者的状况能否得到改善、是否必须进行改善,以及患者是否符合进一步心脏检查

的指征。很明显,这一指征在肿瘤细胞减灭术并热灌注治疗中尤为重要,因为这会显著影响后续的治疗和预后。通常,手术患者进行心血管检查的适应证和其他患者是一样的。换言之,拟行手术并不能改变诊断冠状动脉疾病所需检查如无创应激试验的适应证。

(二)肺的问题

围术期肺部并发症最明显的是术后呼吸抑制和呼吸衰竭,随着重度肥胖和呼吸睡眠暂停综合征发病率的增加,这些并发症也越来越常见。最近美国医师协会指定的指南中将患者年龄 >60 岁,合并慢性阻塞性肺疾病,运动耐量明显下降和功能依赖,以及合并心力衰竭,确定为可能需要术前、术后进行干预以预防并发症的人群。术后肺部并发症与下列因素密切相关:ASA 分级(3 和 4 级患者相对于 1 级患者肺部并发症风险明显增高)、吸烟、长时间手术(>4h)、手术类型(腹部、胸部、主动脉瘤、头颈部和急诊手术)、全身麻醉(与非全身麻醉相比)等。

(三)内分泌和代谢问题

过去十年间对糖尿病和重症患者的血糖控制,到底需达到什么样的目的,一直存在争议。糖尿病控制和并发症试验表明,"严密"控制血糖到正常范围可改善 1 型糖尿病门诊患者的预后。择期手术术晨测血糖已经很常用,然而可惜的是,许多择期手术糖尿病患者的血糖并没有达到预期目标。还有一些可能不知道自己患有 2 型糖尿病的患者也会表现出血糖高于正常值。可通过测定糖化血红蛋白(HbA1c)来简便快速地确定长期血糖控制是否有效。对 HbA1c 异常的患者进行宣教,教育其对疾病有所认识,知道通过饮食控制和用药来改善其代谢,可能对这些患者有益。明显高血糖的患者择期手术应延期,该延期可能只是改变手术顺序,给患者输注胰岛素,使手术前血糖控制在正常范围。

(四)凝血问题

术前评估必须明确三个重要凝血问题:①怎样管理长期服用华法林的患者。②怎样管理服用氯吡格雷及相关血小板抑制药物的患者。对第一类患者,若接受的不是小手术,则大多需要在术前停用华法林 5 天,以避免大量失血。对此需要解答的关键问题是在停用华法林后是否需要另外一种抗凝药进行过渡治疗。对于血栓高风险患者(如心脏机械瓣膜植入或房颤者,既往血栓性卒中史),应静脉使用肝素替代华法林,或者更常用的是肌注肝素以降低血栓风险。在接受过渡治疗的患者,死于大量出血的风险要远远低于不进行过渡治疗因梗死而致死而致残的风险。血栓风险低的患者可停用华法林,术后再恢复用药。

氯吡格雷和相关血小板抑制药常常与阿司匹林一起用

于冠状动脉内植入支架的冠心病患者(称为双联抗血小板治疗)。这类患者若为了手术而突然停用氯吡格雷(或相关药物)和阿司匹林,则急性心肌梗死的风险大大增加。

(五)胃肠道问题

胃内容物的误吸一直被认为是手术麻醉可能发生的严重并发症,由 Mendelson 于 1946 年首次提出。大量腹水的患者以及有严重的胃食管反流性疾病的患者,其反流误吸的风险明显增加。事实上对于健康的择期手术患者,尚无好的数据支持全麻诱导前需限制液体摄入超过 2h。实际上,有证据表明对非糖尿病患者应鼓励其在全麻诱导前 2h 饮用含糖液体。

三、术前体格检查的要点

术前病史和体格检查互为补充。体格检查可能会发现病史中表现不明显的异常体征,而病史也有助于进行有重点的体格检查。对健康无症状患者的检查应当包括测定生命体征(血压、心率、呼吸频率和体温),采用视、触、叩、听的操作标准进行气道、心脏、肺、肌肉和骨骼系统检查。在神经阻滞、区域麻醉或有创操作前应对相关解剖结构进行检查;在实施任何麻醉前,麻醉医师都必须检查患者气道并备好困难插管准备。应明确患者是否存在牙齿松动、缺损、人造牙冠或义齿。对于无牙齿或面部畸形的患者应考虑到面罩可能无法贴合面部。小颌畸形(颏部下颌骨之间距离缩短)、上门牙突出、大舌头、颞颌关节或颈椎活动度受限、颈短粗都是提示直接喉镜下气管插管困难的因素。

四、麻醉前用药

麻醉前用药的目的主要包括镇静、镇痛、降低应激反应和减少某些麻醉药物的副作用。

(一)镇静催眠药

苯二氮䓬类药物均具有镇静、催眠、抗焦虑、抗惊厥及中枢性肌肉松弛作用,有顺行性遗忘作用。镇静催眠作用呈剂量依赖性,但个体差异很大,对局麻药的毒性反应有一定的预防和治疗效果,其对呼吸和循环影响轻微,但剂量过大或静脉注射过快可引起明显的循环呼吸抑制。常用药物包括地西泮、氟硝西泮和咪达唑仑(图 26-1)。

(二)麻醉性镇痛药

麻醉性镇痛药也称中枢性镇痛药,由于这类药物都是阿片类生物碱或半合成的衍生物,常称为阿片类药物。这类药物均具有较强的镇痛作用,能够提高痛阈,有的还有明显的镇静作用;与全身麻醉药有协同作用,也可作为辅助用药改善其他麻醉的效果,或用于术后镇痛。其缺点是可引起血压下降和呼吸抑制,有时还会出现恶心、呕吐等

症状。呼吸抑制的程度与剂量有关,同等剂量下低血容量、衰弱、老年患者血压下降较为显著。常用的药物包括:吗啡、芬太尼、舒芬太尼(图 26-1)、羟考酮、氢吗啡酮和地佐辛等。

(三)抗胆碱药

麻醉前常用的抗胆碱能药均为 M 胆碱受体阻滞药。其能阻滞节后胆碱能神经支配的效应器上的胆碱能受体,抑制多种平滑肌收缩,抑制多种腺体分泌,抑制迷走神经反射。由于不少麻醉药都不引起呼吸道内腺体和唾液腺分泌的增加,故不认为抗胆碱能药物是各种麻醉不可缺的药物,应视具体情况选用,很多情况下是应用其对抗迷走神经的过度兴奋作用,常用的药物有阿托品、东莨菪碱和盐酸戊乙奎醚等(图 26-1)。

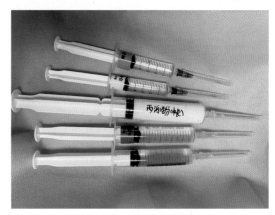

图 26-1　麻醉前药物准备

第三节　麻醉选择及术中监测

一、麻醉药物和麻醉方式的选择

各种麻醉方法和麻醉药都有其特点、适应证以及禁忌证,需要结合患者病情和手术实施方式选择麻醉方式。目前体腔热灌注治疗主要采用气管内插管全身麻醉、非气管插管静脉全麻和椎管内麻醉。

(一)气管内插管全身麻醉

气管内插管全身麻醉能够保证患者的呼吸道通畅和充分的氧供,可以提供良好的肌肉松弛和适当的麻醉深度,满足手术要求的同时安全、效果确切,患者感觉舒适。

全麻诱导可选择吸入诱导、静脉诱导与复合诱导的方法。目前临床常用的是快速静脉诱导气管插管,可静脉注射咪达唑仑、依托咪酯、丙泊酚、芬太尼、舒芬太尼、瑞芬太尼、罗库溴铵、顺式阿曲库铵等。根据手术大小、时间长短和患者情况,选用单纯吸入或静吸复合方法进行麻醉维持。

患者如合并冠心病则不宜使用丙泊酚、硫喷妥钠、异氟烷等药物。

(二) 非气管插管静脉全麻

对于外科术后单纯行体腔热灌注治疗的患者可选用非气管插管静脉全麻，患者入室监测生命体征同时吸氧，可静脉给予镇静药物咪达唑仑和右美托咪定(图26-2)，必要时可丙泊酚静脉注射或者静脉持续泵注；镇痛药物可应用羟考酮或地佐辛，必要时使用吗啡、芬太尼或舒芬太尼(图26-2)增强镇痛效果。注意给药后患者的呼吸及循环改变，如发生呼吸抑制或手控呼吸困难，可考虑喉罩置入行机械通气，也可使用血管活性药物维持血流动力学稳定。

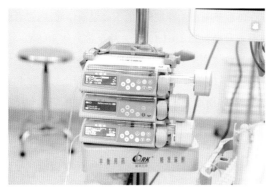

图26-2 术中麻醉维持药物

(三) 椎管内麻醉

椎管内麻醉时无论是蛛网膜下腔阻滞还是硬膜外阻滞，均通过阻滞脊神经，从而阻滞交感、感觉、运动神经纤维。椎管内麻醉对全身系统的影响，主要取决于阻滞的范围及阻滞的程度。行开腹肿瘤细胞减灭术加 HIPEC 的患者，可选用椎管内麻醉。该麻醉方式对呼吸、循环、肝和肾功能影响小，痛觉阻滞完善，腹部肌肉松弛满意，并可用于术后止痛。可以选择利多卡因、布比卡因和罗哌卡因等局麻药物进行椎管内麻醉。生命体征不稳定、凝血功能异常、穿刺部位有感染、无法配合的患者不适用该麻醉方法。

二、体腔热灌注治疗的术中监测

(一) 无创监测

1. 无创血压 自动血压监测患者的收缩压、舒张压、平均动脉压。该方法具有无创伤性和相对安全性，适用范围广泛，可用于各个年龄和各种手术的患者。但临床中需要注意合理正确使用，避免频繁测压和长时间测压引起组织损伤和患者术后疼痛(图26-3)。

2. 心电图 术中多采用肢体导联，即左、右上肢及下肢放置电极，观察心率、心律及 ST-T 段，及早发现心肌缺血和心律失常改变(图26-3)。

3. 体温 常用体温监测部位有食管、鼻咽、直肠。食管温度接近心脏温度，鼻咽温度接近头部温度，直肠温度接近腹腔脏器温度。食管变温速度最快，鼻咽次之，直肠最慢。全身麻醉期间一般监测鼻咽温度，鼻咽温度探头的深度为同侧鼻翼至耳垂的长度，如气管插管漏气则测温偏低不准(图26-3)。

4. 血氧饱和度(SpO_2) 根据血红蛋白的光吸收原理而设计，由于其能够无创连续经皮监测血氧饱和度，而广泛应用于患者的临床监护。一般要求术中患者在吸氧(3L/min)时 SpO_2 维持在95%以上，以保证患者组织氧供需求。氧饱和度可以随着动脉搏动而吸收光量，当体温 <35℃、血压 <50mmHg 或用血管收缩药降低脉搏波幅时，会影响 SpO_2 的准确性。当患者术中 SpO_2 降低时应积极查找原因，不同的测定部位、传感器松动、外部光源干扰以及不同类型的脉搏血氧饱和度仪精确度不同等均会影响测定的准确性(图26-3)。

5. 呼气末 CO_2($P_{ET}CO_2$) 将监测仪连接气管插管，测定呼出气中 CO_2 含量，判断呼吸循环功能及呼吸道通畅情况。值得注意的是，患者的体温变化会引起呼气末 CO_2 数值的改变，如发热 CO_2 产生增多，$P_{ET}CO_2$ 升高，而低温 CO_2 产生减少，$P_{ET}CO_2$ 降低(图26-3)。

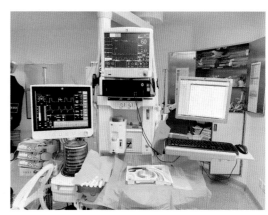

图26-3 全身麻醉术中生命体征监测

6. 脑电双频指数(BIS) 作为一种新的麻醉深度监测方法受到广泛重视。BIS 检测是大脑活动的直接反映，大大提高了麻醉深度监测的准确性，是监测镇静和麻醉深度的可靠指标，麻醉医生可以根据 BIS 变化调整静脉麻醉药物用量，对避免麻醉过浅产生的术中知晓或麻醉过深抑制呼吸及循环起到重要的作用。术中维持 BIS 波动于45~60。

(二) 有创监测

在体腔热灌注治疗阶段，体温过高会导致心动过速和心排血量增加的高动力循环以及血管舒张，这些在灌注治疗结束后恢复正常。大量的灌注液增加腹腔内压力，减少静脉回流，加重血流动力学波动。应用功能性血流动力学监测指标CO、SVV和ΔSV进行目标导向液体治疗，以维持正常的血容量，预防急性肾衰竭。血管外肺水（extravascular lung water，EVLW）包括间隙、细胞内、肺泡和淋巴的液体，但不包括胸腔积液。使用Vigileo（EV1000）测量EVWL有助于预测热灌注治疗期间和术后的液体超负荷。

1. 由于中心静脉压（CVP）/肺动脉（PA）导管在预测体液反应方面的作用有限，因此是否使用两者因人而异。CVP和PA压力是静态参数，可能无法准确反映容量状态或容量反应性，但是一段时间内参数变化可能有助于指导补液。这些患者也可能需要使用升压药物，可根据CVP水平给予升压药物以维持血压。

2. 动脉穿刺置管以监测血压的动态波动，指导正性肌力药物的使用和动脉血气分析采样。

3. 正压通气导致的心排血量节律性变化有助于预测液体反应。

4. 在高危患者中，可以考虑使用Flotrac/Vigileo监测心排血量。

5. 动态测量心脏前负荷和液体反应的指标，如CO、SV、SVV、SPV、PPV、SVR等，可能有助于我们实施目标导向液体疗法。

三、术中麻醉管理

麻醉医生在体腔热灌注治疗中起至关重要的作用，良好的麻醉管理能够改善患者预后。该类手术特点是血流动力学波动较大，易发生体温过高，化疗药物具有潜在的脏器毒性作用。麻醉医师需要管理静脉输液、输血治疗和电解质平衡，以保持最佳的组织灌注，防止脏器损伤的发生，降低患者术中疼痛和应激反应。

（一）维持血流动力学稳定

手术过程中患者循环功能的变化是麻醉与手术风险增加的常见原因。体腔热灌注治疗中大量的热灌注液进入腹腔，腹内压增加以及灌注液吸收入血和组织间隙，使回心血量增多，中心静脉压升高；随灌注时间延长体温逐渐升高，引发血管扩张和排汗增加，造成患者血容量相对不足，心率增快和平均动脉压下降，术中血压过低容易导致急性肾损伤、心肌梗死以及脑缺血。因此应加强术中监测和液体管理的同时，适当应用血管活性药物，维持患者的灌注压，保证组织器官灌注。

（二）维持患者体温

广泛的肿瘤细胞减灭手术（cytoreductive surgery，CRS）

和体腔热灌注治疗既有体温过低，也有体温过高的风险。维持CRS和体腔热灌注治疗患者围术期体温正常非常重要。

术中持续监测体温，体腔热灌注治疗患者往往刚经历了肿瘤细胞减灭手术，减瘤阶段由于广泛的手术切除和术野暴露，过多的体液流失和长时间的手术过程，均可导致患者出现体温过低的情况。研究指出，CRS后患者的核心温度（鼻咽温度）可由基础体温（（36.5±0.6）℃）降低至（33.5±1.7）℃。体温过低对代谢功能、凝血功能、心脏发病率和抗炎级联反应均有显著的不良影响。此时应该使用空气加温毯、血液/液体加热器（图26-4）以及升高手术室温度维持患者体温。

在体腔热灌注治疗期间，由于高温液体灌注，患者的核心体温可升高（（38.2±1.1）℃），甚至常高达40.5℃。体温升高会导致代谢率升高，心率增快、$P_{ET}CO_2$升高、代谢性酸中毒、血清乳酸值升高、急性肺损伤、外周血管扩张和氧气需求增加，外周血管扩张还引发平均动脉压降低和反射性心率增加。研究表明，体温升高与延长机械通气和ICU滞留时间相关。此时，麻醉医师可将加热装置设置为环境或关闭模式并在患者身体下铺垫降温垫，还可以输注冷的静脉补液以及在腋下放置冰袋以维持患者的正常体温。如果采取了以上措施核心体温仍高于39℃，则应建议负责灌注的医师调整设备降低灌注温度。

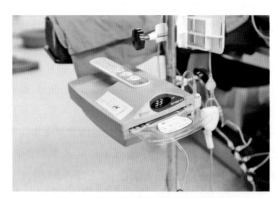

图26-4　术中麻醉维持药物及输液加温

（三）液体管理

经历CRS的体腔热灌注治疗患者，往往在减瘤过程中丢失大量体液，液体丢失可能高达8~12ml/kg，并存在与手术切除范围相关的大失血。体腔热灌注治疗期间，含盐化疗药可增加腹腔内压，减少静脉回流，降低心排血量。由于该过程可引起大量的液体转移，术中使用晶体液和胶体液以保证足够的灌注压力和尿量，而不导致液体超载。

体腔热灌注治疗需要细致的液体管理，保证重要脏器

（包括肾脏）的良好灌注。液体管理有多种不同的管理策略，用"开放""限制""目标导向"等进行描述。实施开放输液补充所有体液的流失会导致液体超负荷和组织水肿（尤其是手术部位），还可能影响其他系统，引发腹部、心脏和肺部并发症。已经发现液体超负荷会对内皮细胞产生不良反应，从而对器官功能及其恢复不利。现有资料显示，围术期进行开放补液会增加患者的发病率。对 34 例接受 CRS 和体腔热灌注治疗的患者回顾性分析发现，术中开放补液的患者，术后并发症的发生率高，尤其是肺部并发症。最近一项纳入 133 例患者的研究指出，与术中补液较少的患者相比，术中补液超过 15.7ml/（kg·h）的患者，并发症增加了43%。进一步分析还提示，术中液体量和失血量是增加患者［尤其是术中补液超过 15.7ml/（kg·h）］围术期发病率的独立预测因素。限制性液体治疗也有报道，但在 CRS 和体腔热灌注治疗期间血流动力学波动的情况下，应考虑良好的组织和肾灌注。通过目标导向疗法进行细致的液体管理似乎是有效的治疗措施，能够保障患者各项指标变化相对平稳，避免因潜在容量不足或容量过大引起的各种可能并发症。由于目标导向液体疗法围术期情况更好和术后并发症更少，其慢慢取代了自由液体管理。

无创心排血量和尿量监测在该类手术中似乎是可接受的监测手段。有报道使用 Vigileo 对肿瘤患者和持续血流动力学波动的患者进行无创连续心排血量监测指导液体管理。CRS 和体腔热灌注治疗的随机对照试验也指出，使用 Vigileo 进行目标导向液体治疗能降低患者术后腹部和全身并发症的发生率，缩短患者住院时间。其他微创血流动力学监测设备如食道超声也可能有用，但其效果尚未在 CRS 和体腔热灌注治疗进行评估。

术中尿量的测量是评估肾脏灌注可靠的、无创的替代指标。在体腔热灌注治疗阶段尿量监测十分重要，需要高度警惕以保持最佳尿量。目前，对体腔热灌注治疗期间尿量尚未有很好的研究和报道，但是在此阶段可能需要维持较大的尿量，以减轻高热对血管扩张作用以及化疗药物对肾脏的影响。在 CRS 中，尿量最低应保持 0.5ml/（kg·h）；体腔热灌注治疗中至少保持尿量 2~4ml/（kg·h），术后至少维持 1~2ml/（kg·h）。在确保肾血容量和最佳肾灌注的前提下使用利尿剂。

关于补液的类型，包括晶体或胶体的适当选择也一直存在争议。在 CRS 和体腔热灌注治疗期间，胶体的选择如淀粉和明胶尚无明确的证据。液体补充需要胶体和晶体相结合，并有明确的治疗终点。平衡的液体管理方案需维持胶体的渗透压和尿量，容量负荷阳性患者，胶体与晶体以 1:1 的比例补充血容量。由于腹水引流，广泛的组织处理

和细胞减少，CRS 和体腔热灌注治疗可导致蛋白丢失，围术期每天蛋白丢失可高达 700g，低蛋白血症与 CRS 和体腔热灌注治疗后的发病率增加有关。已经证实，补充白蛋白对广泛肿瘤细胞减灭术和可能存在低血清蛋白的大量腹水引流患者有益。因此，不同手术的阶段，应妥善处理体液的平衡，维持术中血容量在正常范围内动态波动。

血管加压剂和利尿剂的使用也是需要考虑的问题。除明胶、血液制品外，麻醉医生根据病情使用血管升压药（多巴胺、去甲肾上腺素和肾上腺素）。对于心脏储备差的患者，无法耐受大量静脉液体，需要适当使用血管升压药和正性肌力药以维持循环稳定。由于多巴胺能够增加肾灌注，有研究人员认为应该作为首选的血管活性药物。可使用利尿剂增加患者的尿量，以减轻在热灌体腔热灌注治疗注中化疗药物的肾毒性作用。不推荐常规使用呋塞米、甘露醇或低剂量的多巴胺来预防肾功能障碍，因为在 CRS 和体腔热灌注治疗中，这些药物不影响肌酐水平。只有在某些情况下，即静脉补液和肾灌注充足，而尿量仍不足时才考虑使用利尿剂。

（四）预防电解质紊乱

灌注液的类型和容量影响 CRS 和体腔热灌注治疗中化疗药物的全身吸收。灌注液主要是生理盐水，奥沙利铂需要与含葡萄糖的液体共同使用，因为既往认为奥沙利铂会被含氯溶液所降解。然而，最近该观点受到了质疑，发现奥沙利铂在氯化物溶液中是稳定的。此外，这些溶液很容易被腹腔吸收，导致液体超负荷。患者可因吸收腹腔内含葡萄糖的灌注液而发生高血糖。这种高血糖可以导致液体进入血液和稀释性低钠血症，可以通过控制血糖来迅速纠正。由于葡萄糖代谢和厌氧代谢增加，患者可发生乳酸酸中毒。化疗药物也可能导致电解质紊乱。顺铂引起低镁血症导致心律失常，奥沙利铂可引起乳酸酸中毒、高血糖和低钠血症。必要时纠正钙、钾和镁等电解质紊乱。经常进行动脉血气分析，监测电解质（钠、钾、钙和镁），尽早发现并及时处理异常情况。

（五）体腔热灌注治疗对患者重要脏器的影响及保护策略

目前体腔热灌注治疗普遍采用的灌注液温度为 43℃。体外实验表明，该温度可以有效杀死肿瘤细胞，诱导肿瘤细胞凋亡。然而，在体内高温抑制肿瘤的同时也会对心脏、肺脏、肝脏和肾脏等器官，甚至整个机体带来一定的影响。体腔热灌注治疗最常见的并发症包括心律失常、肺水肿、肝功能损伤和肾损伤等。

体腔热灌注治疗所用药物具有亲水性、大分子量以及腹膜清除缓慢等特点（表 26-1）。麻醉药物和化疗药物的剂

量需按照患者的身高、体重以及体表面积来计算,并根据患者有无肾功能、肝功能以及心脏功能障碍调整使用剂量。麻醉医生需要明确化疗药物的副作用和药物潜在的毒性作用。术中良好的麻醉管理对减少围术期并发症,保障手术顺利进行和促进术后患者的快速康复具有重要意义。

表 26-1　腹腔内高温化疗过程中各种化疗药物常见的组织毒性

化疗药物	副作用
顺铂	肾毒性、外周神经病、骨髓毒性
阿霉素	心脏毒性(心律失常、心肌病)、骨髓毒性
丝裂霉素 C	肾毒性、肺毒性、骨髓抑制
伊立替康	骨髓毒性

1. 体腔热灌注治疗对心脏的影响及保护策略　体腔热灌注治疗中患者均有不同程度的心率增快,其原因:①患者体温持续升高,导致代谢和氧耗增加,心率和心排血量代偿性升高,以满足氧耗的需求。②热刺激下窦房结兴奋性增加,房室结传导时间缩短,心率增快。③机体内高热时,外周血管扩张和排汗增多,引发有效循环血容量减少,也可导致心率增快。术中适当应用艾司洛尔有利于降低心率,减轻心脏做功和心肌氧耗。

心脏受到高热的影响,较易出现心律失常,其中以室上性心动过速、心房颤动伴快速心室率、房性及室性期前收缩等较为常见。如发生心律失常,应先进行血气分析,纠正电解质和酸碱失衡,必要时使用抗心律失常药物进行控制。对于室上性心动过速,如心率低于 140 次/min,一般情况不需特殊处理。当心率超过 140 次/min 时,可用艾司洛尔或胺碘酮控制心率。房性期前收缩或偶发室性期前收缩一般不需特殊处理,而频发室性期前收缩则需及时治疗。

2. 体腔热灌注治疗对肺脏的影响及保护策略　患者在治疗开始不久即出现体温上升,结束 1h 内恢复正常。术中体温持续升高引发机体氧耗增加,体温每上升 1℃,基础代谢率增加 13%。机体氧耗和代谢增加,因此确保机体氧供显得尤为重要。体腔热灌注治疗中给予患者吸入纯氧,必要时应用呼吸末正压通气,以保持较高的动脉血氧分压,避免内脏组织缺氧和细胞功能损害。另外,体内高温可直接引发肺泡渗出增加和肺间质水肿,并由此诱发一系列炎症反应,进而加重肺部损伤,甚至造成急性肺水肿。另外,在胸腔热灌注结束时,不应快速引流胸腔内液体,以免导致复张性肺水肿,对患者造成二次伤害,甚至危及生命。

为了减少术中以及术后可能发生的肺部伤害,术前需要认真评估患者的肺功能,麻醉诱导前可以静注膜稳定剂利多卡因 1mg/kg,不但可以抑制气管插管反应,还能够抑制中性粒细胞的黏附和趋化作用,并减少活性氧的释放,进

而保护靶器官。术中严格控制灌注温度,维持麻醉深度,并且加强呼吸道管理,增加吸痰次数,以减轻体腔热灌注治疗中支气管内分泌物的增多。术后,待患者完全清醒,清理干净气管分泌物,保证拔管后患者能够自主咳嗽、排痰,尽早拔出气管导管有利于减少术后肺部并发症。另外,适当使用糖皮质激素能够有效预防肺间质水肿。

3. 体腔热灌注治疗对肝脏的影响及保护策略　体腔热灌注治疗通过加热含化疗药物的灌注液在腹腔内循环,杀灭残余亚临床病灶,防止术后复发和转移。腹腔内给药浓度通常比血浆高 20~1 000 倍,并且热效应能够增强化疗药物的渗透性,直接通过腹膜吸收或通过淋巴管孔进入体循环,也能够通过肠系膜层和腹腔脏器吸收,因此,可能对腹腔脏器造成伤害。肝脏是人体最大的消化器官,易受物理和化学损伤及病原体的侵袭,腹腔内高浓度的化疗药物可能经门静脉吸收入肝,对正常肝细胞造成损伤,体腔热灌注治疗对围术期肝功能的影响不容忽视。此外,大多数化疗药物对肝功能有一定程度的损害,不同化疗药物引起的肝损伤发生率不同。郑喆文等报道,用药方案是体腔热灌注治疗肝损伤的主要影响因素,而患者年龄、性别、肿瘤类型、体腔热灌注治疗方式和时间对肝损伤的发生率无明显影响。其中铂类 + 多西他赛联合化疗是体腔热灌注治疗中发生肝损伤最多的用药方案,这可能与化疗药物分子量及其通过腹膜 - 血浆屏障的速度有关。药物分子量越小,通过腹膜 - 血浆屏障进入门静脉和体循环越快,肝损伤的发生率也越高。因此,药物选择不仅要考虑疗效,还要考虑其对肝脏的损伤情况,对于采用铂类 + 多西他赛联合化疗方案的体腔热灌注治疗患者,应密切观察肝功能变化,围术期可行护肝治疗,预防或减轻肝损伤的发生。

4. 体腔热灌注治疗对肾脏的影响及保护策略　体腔热灌注治疗过程中,患者体温升高,排汗增多,容易造成血容量减少以及血流重新分配,导致患者血压降低,体表组织血液增加,肾脏组织血流减少;同时大量的灌注液增加了腹腔的压力,也减少肾脏血流,这些因素可造成肾脏灌注不足,引起肾功能一过性受损,主要表现为尿量减少,尿素氮和肌酐的升高。该类肾功能损伤程度较轻,随着体腔热灌注治疗结束患者体温和腹压逐渐恢复正常,肾脏灌注得到改善,尿量增加,肾功能好转。因此,大部分患者不需要进行特殊治疗或经补液、利尿以及保肾等治疗后好转。

大部分化疗药物可造成肝肾功能损害。研究发现化疗药物氟尿嘧啶偶有肾脏毒性,而肾毒性是顺铂最常见又严重的不良反应,推测肾功能损伤与使用顺铂有一定关系。然而资料显示,在体腔热灌注治疗过程中,药物较少进入体循环,全身不良反应轻,肾毒性小于全身静脉化疗。化疗药

物在体腔热灌注治疗过程中对肾脏的影响有待进一步的研究以证实。

5. 体腔热灌注治疗对凝血功能的影响　接受体腔热灌注治疗的患者由于术前化疗，腹水引流导致的营养缺乏和低白蛋白症，在围术期容易出现凝血异常。长时间的手术、女性、老年和恶性肿瘤等因素使这些患者发生血栓形成的风险更高。

体腔热灌注治疗中患者的凝血功能主要受热灌注和化疗药物两方面的影响。在 HIPEC 中，患者腹腔血管扩张，腹膜吸收大量灌注液，导致血液稀释，凝血功能降低。但是患者的体温总体呈上升趋势，有研究认为，体温升高会造成患者一定程度的凝血功能亢进。此外，化疗药物可引起血管内皮细胞损伤，进而促进血栓形成。灌注液的吸收则使患者凝血功能降低，而体温升高和化疗药物会导致患者凝血功能亢进和血栓形成，因此，体腔热灌注治疗对患者凝血功能的影响有待进一步研究。

四、医疗安全防护

在高温下，化疗药物会产生气溶胶和蒸汽。参与体腔热灌注治疗操作的工作人员有吸入这些气溶胶或直接接触化疗药物的危险。接触和吸入化疗药物可能对身体产生有害影响，应教导工作人员如何使用化疗药物。尤其孕妇、哺乳期的母亲，堕胎史、计划怀孕，致畸史，曾行化疗、放疗、免疫抑制治疗，对乳胶/细胞毒性药物过敏或有皮肤疾病的高危人群，应该排除在体腔热灌注治疗团队之外。体腔热灌注治疗设备中的化疗药物容器和管道应妥善处置。

第四节　术后的麻醉注意事项

体腔热灌注治疗对患者呼吸和循环的影响可持续至术后。术中使用的镇静镇痛药物，其不良反应可以持续到术后，应加强预防和处理。

一、恶心呕吐

术后恶心呕吐（postoperative nausea and vomiting，PONV）指术后 24h 内发生的恶心和/或呕吐。PONV 在一般人群的发生率为 20%~30%，在某些高危人群中其发生率高达70%~80%。PONV 可引起患者不同程度的不适感，严重者可引起水电解质紊乱、伤口裂开、切口疝形成、误吸和吸入性肺炎等，是患者住院时间延长和医疗费用增加的重要因素，已成为麻醉医生、外科医生和患者共同面临的问题。早期识别 PONV 的危险因素如女性、非吸烟者、有 PONV 史或者晕动病史等，对预防 PONV 有重要意义。

目前临床麻醉中治疗 PONV 常用的药物有以下几种。

（一）5-HT₃ 受体拮抗剂

5-HT$_3$ 受体拮抗剂是目前临床上最常用的预防 PONV药物，具有安全性高、副作用小等特点。常用的药物有昂丹司琼、格拉司琼、阿扎司琼、多拉司琼和帕洛诺司琼等。其中，昂丹司琼是第一代经典的 5-HT$_3$ 受体拮抗剂，是治疗PONV 的"金标准"，推荐剂量是 4mg，其抗呕吐作用强于抗恶心作用，可使 PONV 的发生率降低 25%。然而，昂丹司琼、格拉司琼和多拉司琼可能会引起 QT 间期延长，并导致致命性心律失常，曾受到 FDA 警告，临床使用时需注意。第二代 5-HT$_3$ 受体拮抗剂代表药物是帕洛诺司琼，其具有正的协同作用并能与受体的变构结合，比其他同类药物与5-HT$_3$ 受体的亲和力高约 100 倍，故效能更高，半衰期长达40h，推荐剂量为 0.075mg。帕洛诺司琼不影响 QT 间期，术前、术中或术后给药均有效。有研究证实，静脉注射帕洛诺司琼 0.075mg，可以显著降低术后 24h 内的 PONV 的发生率。值得注意的是，如果已经发生 PONV，且使用 5-HT$_3$ 受体拮抗剂无效，那么再使用其他同类药物也无效。

（二）糖皮质激素

糖皮质激素在临床麻醉中广泛使用，代表药物有地塞米松、甲泼尼龙、倍他米松等，对预防 PONV 效果显著。糖皮质激素抗 PONV 的具体机制尚不清楚，推测可能与抗炎，抑制前列腺素的合成有关。地塞米松静脉注射推荐剂量：成人 5mg，小儿 0.25mg/kg，其起效时间较长，作用时间可达 6~12h，价格相对便宜。预防性静脉注射地塞米松 5mg，其效果与昂丹司琼 4mg 效果相当。甲泼尼龙静脉注射 20~40mg，起效快，治疗效果优于地塞米松。麻醉诱导前或术毕前 1h 可预防性给予此类药物。广州医科大学附属肿瘤医院常在全麻诱导时预防性静脉注射地塞米松5~10mg，取得良好效果。

多个指南中推荐地塞米松、氟哌啶醇和昂丹司琼联合用药，效果优于药物单独使用，不足之处是用药复杂，可能因药物相互作用发生不良反应。糖皮质激素的不良反应主要是术后高血糖和伤口感染。对于术前合并有糖尿病且血糖控制欠佳的患者，术中应慎重或不用糖皮质激素。但也有研究指出，一般患者使用地塞米松预防 PONV，不会增加术后伤口感染。

（三）多巴胺受体拮抗剂

多巴胺受体拮抗剂抑制腺苷酸环化酶，改变孤束核和极后区内神经元环腺苷酸的含量，从而达到预防 PONV 的作用。此类药物经常用于眩晕、运动病、使用阿片类药物、化疗呕吐和偏头痛所致的呕吐，其代表药物有丁酰苯类和苯甲酰胺类。

1. 丁酰苯类药物 此类药物的代表药物是氟哌利多。预防 PONV,成人剂量推荐是 0.625~1.25mg(老年人或肝肾功能有损害者为 0.625mg),效果优于昂丹司琼 4mg。2001年,曾因氟哌利多导致 QT 间期延长或心律失常,美国 FDA 发布"黑匣子警告"。但近年来研究显示,低剂量氟哌利多(0.625~1.25mg)在临床使用时并不增加心律失常或心脏死亡的风险,同样的低剂量氟哌啶醇(1~2mg)在治疗 PONV 方面也有效,而氟哌利多剂量大于 2.5mg,则易导致困倦。

2. 苯甲酰胺类 此类药物的代表是甲氧氯普胺(胃复安),具有中枢和外周多巴胺受体拮抗作用,可与多巴胺 D_2 受体、H_1 受体和 5-HT_3 受体结合,加速胃排空,抑制胃松弛和抑制呕吐中枢化学触发带,是最常用于胃动力和肿瘤相关呕吐治疗的辅助药物。甲氧氯普胺 10mg 即可有效地预防 PONV,且无不良反应。但在一项大型多中心研究中发现,术中静脉注射甲氧氯普胺 10mg 剂量无镇吐作用;25mg 和 50mg 甲氧氯普胺联合地塞米 8mg,可有效地预防术后早期 PONV(0~12h);只有 50mg 甲氧氯普胺可以降低术后 12~24h 的 PONV 发生率。然而,如此大剂量常导致锥体外系症状和困倦,尤其是在老年人和儿童中最常发生。推荐临床使用甲氧氯普胺 0.1~0.2mg/kg 预防 PONV。

(四)抗胆碱能药物

抗胆碱能药物通过阻滞大脑皮质和脑桥的 M 胆碱能受体,抑制乙酰胆碱的释放,预防术后 PONV,其代表药物是东莨菪碱。目前使用的剂型为透皮东莨菪碱,可以通过胎盘和血脑屏障,起效慢,故应在手术前夜或手术结束前 4h 给予,作用可持续 72h,疗效显著。优点为有效替代口服或静脉给药,无首过效应,血药浓度稳定,可控性强,患者依从性好等。不良反应有扩瞳、视物模糊、口干、头晕、镇静等。

(五)非药物疗法

除上述药物治疗 PONV 外,一些非药物疗法也可有效地预防 PONV,包括指压按摩法、芳香疗法、经皮电刺激、针刺疗法等。

总之,对于预防或治疗 PONV 应针对基础病因,去除 PONV 的促发因素或病因,识别中到高危人群,并给予有效的预防,可以节省患者医疗费用,减轻患者痛苦。对于高危患者的麻醉可以选择丙泊酚联合瑞芬太尼,术中充分补液,术后使用非甾体抗炎镇痛,并给予地塞米松、氟哌利多和帕洛诺司琼等防治 PONV。但是应强调的是没有一种药物或技术对所有患者 100% 有效,可以根据患者实际情况,联合使用多种药物或疗法。

二、术后低氧血症

术后低氧血症是指患者在一个大气压下呼吸空气时动脉氧分压(PaO_2)低于 60mmHg。它是患者自身因素和医源性因素共同作用的结果,是术后常见的并发症之一,也是诱导和加重术后其他并发症的重要和启动因素,因此早期识别和预防术后低氧血症具有重要意义。术后低氧血症的早期表现有躁动、心动过速和血压升高,晚期表现有感觉迟钝、心动过缓、低血压甚至心搏骤停。

术后低氧血症的原因有术后伤口疼痛以及胸腹部伤口包扎过紧导致限制性通气功能障碍;术后镇痛时使用了过量的阿片类药物;气道梗阻;寒战、疼痛导致的耗氧量增加。值得注意的是,肺不张和肺泡通气不足是患者术后低氧血症的最常见的原因。

(一)预防

1. SpO_2 监测 虽然 SpO_2 监测已经成为麻醉中常规的监测项目,但并不能够完全替代通气功能监测,也不能够替代医护人员对患者通气状况的密切观察,必要时可以行动脉血气分析检查来确诊和指导治疗。

2. 氧疗 拔除气管导管以及患者送回病房后,应常规给予吸氧。

3. 完善镇痛 疼痛和应激是导致患者通气不足和氧耗增加的常见因素,应给予良好的多模式镇痛。

4. 呼吸道护理 及时解除舌后坠,清理气道分泌物,鼓励患者咳嗽咳痰,翻身拍背及气道雾化治疗等。

(二)治疗

1. 病因治疗 有明确病因引起的低氧血症时,应积极针对病因治疗,去除或减轻病因所致损伤。

2. 氧疗 正压通气的氧疗是治疗术后低氧血症最直接而有效的措施,常用的氧浓度是 30%~60%。根据患者状态和病情可以选择鼻或口腔导管吸氧、面罩吸氧、呼吸机辅助通气等方法氧疗。

3. 辅助检查 影像学检查,尤其是胸片对评估肺容量和心脏大小以及提示气胸和肺部浸润很有价值。通过该检查,可以识别胸部或心脏疾病,识别低氧血症的原因并指导治疗。

三、术后疼痛

随着舒适化医疗的发展,术后疼痛越来越受到重视。"疼痛已经成为第五大生命体征",消除疼痛是患者的基本权利,也是快速康复的一种措施。术后疼痛对患者会产生不利的影响,如心率增快,高血压升高,增加心肌缺血和心肌梗死的风险,增加肺部并发症,胃肠功能蠕动减弱,尿潴留,睡眠障碍,伤口延迟愈合等。

术后疼痛的机制复杂,手术引起组织损伤,从而导致组胺和炎性介质释放,使外周神经介质如 P 物质和降钙素相关基因肽大量释放,造成血管扩张和血浆外渗。疼痛从外周经脊髓传递到大脑皮质,最终产生疼痛感受和情感表达。

术后疼痛治疗一般采用多模式镇痛,通过患者自控镇痛(PCA)技术实施,达到按需给药,提高患者满意度的效果。常用的药物有如下几种。

(一)阿片类药物

阿片类药物是镇痛的基石,一般通过中枢神经系统中μ受体发挥镇痛作用,镇痛无封顶效应,但为了避免其不良反应,以使用最低有效剂量为原则。使用阿片类药物的途径有皮下注射、口服、肌肉注射和静脉注射等,但是术后以口服和静脉注射为主。常用的阿片类药物有吗啡、芬太尼、舒芬太尼、羟考酮、纳布啡、布托啡诺、氢吗啡酮等。常见的不良反应有恶心、呕吐、呼吸抑制、尿潴留、瘙痒等。

(二)非甾体抗炎药

非甾体抗炎药(non-steroidal anti-inflammatory drugs, NSAIDs)是一类具有解热镇痛、抗炎、抗风湿作用的药物,通过抑制环氧合酶(COX)和前列腺素类(引起外周敏化和痛觉过敏)合成发挥镇痛作用。NSAIDs既可单独用于轻中度疼痛的治疗,又可以联合其他药物进行PCA。NSAIDs药物有"封顶"效应,不应超量给药,以免引起不良反应。临床上常用的口服药物有布洛芬、双氯芬酸钠、美洛昔康、塞来昔布;静脉药物有氟比洛芬酯、酮咯酸和帕瑞昔布钠。常见的不良反应有凝血功能降低、肾功能降低、胃肠道出血等。

(三)右美托咪定

右美托咪定是高选择性α_2受体激动剂,具有镇静、镇痛、抗交感等作用,可以减轻阿片类药物引起的僵直和术后寒战,无呼吸抑制作用,血流动力学稳定,与阿片类药物复合使用时,可以显著降低阿片类药物的使用剂量。在体腔热灌注治疗中,右美托咪定既可以在术中持续泵注给药,也可以进行术后PCA,减轻患者痛苦。

综上所述,对患者进行术后疼痛治疗,应确定伤害性刺激来源和强度,避免因疼痛治疗掩盖术后并发症的观察;根据患者的个体需求,定时评估和调整治疗方案;应采用多模式和联合用药,尽量减少阿片类药物的用量和不良反应。PCA技术是目前临床上常用的镇痛方法,可以优化阿片类药物的给药方式,把患者之间药代动力学和药效学差异降至最小,按需给药。

四、复张性肺水肿

IHPC中肺脏被压缩,术毕时放水速度过快过多,易导致复张性肺水肿。患者表现为肺复张后短时间内出现呼吸困难、剧烈咳嗽、咳大量白色或粉红色泡沫样痰、可闻及单侧或双侧肺细湿啰音、心率增快、SpO_2下降等。一旦发生类似表现,要尽快行影像学检查,同时予以积极对症治疗,如吸氧、利尿、强心、使用激素等。

第五节 小 结

体腔热灌注治疗是肿瘤的一种治疗方式,具有良好的疗效。在保证体腔热灌注治疗顺利进行的过程中,临床麻醉发挥着重要的作用。由于机体功能复杂,在临床工作中应注重麻醉管理,保证患者安全舒适。首先,体腔热灌注治疗期间,机体各脏器会发生相应的病理生理改变,如心脏会因热效应导致心动过速,肺因灌注液压缩引发呼吸困难,肝脏、肾脏因药物毒性及大量排汗造成内环境紊乱等,需要麻醉医生密切观察生命体征,加强调控。其次,每台手术都离不开术前完善的准备,体腔热灌注治疗也不例外。术前应严格评估患者的生命体征及心肺等脏器功能,仔细询问病史,做好体格检查,必要时请相关科室会诊,协助完善术前准备。实施麻醉前,都要备好心血管活性药物、气道插管工具,并检查麻醉机及监护仪等设备工作是否正常,做到有备无患。再次,术中应密切监测患者生命体征。对于在全身麻醉下行体腔热灌注治疗的患者,应注意镇静镇痛药和肌肉松弛药的剂量,避免术后相关药物残留,做好术后镇痛。必要时可行动脉血气分析,指导临床治疗。治疗过程中,患者有任何不舒服的报告,都应引起注意,并给予相关治疗措施。最后,麻醉医生应积极处理术后并发症如恶心呕吐、术后疼痛等。总之,麻醉医生应严格的术前评估,完善的术中管理,密切的术后随访,促进患者快速康复。

(尧永华 吴文峰 谷 宇)

参考文献

[1] 包启业,张良成,吴薇,等.循环胸腔热灌注治疗肺癌胸水的麻醉[J].临床麻醉学杂志,2006,22(9):700-701.

[2] 康明强,周嵩,陈志哲.热诱导人肺腺癌细胞凋亡的实验研究[J].中华医学杂志,1999,79(11):843.

[3] MATSUZAKI Y, EDAGAWA M, SHIMIZU T, et al. Intrapleural hyperthermic perfusion with chemotherapy increases apoptosis in malignant pleuritis [J]. Ann ThoracSurg, 2004, 78 (5): 1769-1772.

[4] 盛继红,程先进,曾志勇,等.胸腔热灌注治疗的麻

醉管理 [J]. 临床麻醉学杂志, 2010, 26 (4): 324-326.

［5］巴明臣, 崔书中, 唐云强, 等. 腹腔热灌注化疗对患者生命体征的影响 [J]. 中国普通外科杂志, 2010, 19 (4): 450-452.

［6］杨占民, 郑翔丽, 梁汉生, 等. 术中腹腔内持续热灌注化疗术对腹腔假黏液瘤患者围术期呼吸力学、血流动力学及生化代谢的影响 [J]. 北京医学, 2014,(8): 639-642.

［7］李璐, 孟凡民, 孙培春. 术中腹腔热灌注患者围术期凝血功能的影响因素 [J]. 中国实用医刊, 2014, 41 (8): 90-91.

［8］DIRKMANN D, HANKE AA, GöRLINGER K, et al. Hypothermia and acidosis synergistically impair coagulation in human whole blood [J]. Anesth-Analg, 2008, 106 (6): 1627-1632.

［9］潘静玲, 王小娟, 吴萍. 化疗对胃肠道肿瘤患者凝血功能的影响 [J]. 中国综合临床, 2012, 28 (12): 1245-1249.

［10］American College of Cardiology Foundation/American Heart AssociationTask Force on Practice guidelines; American Society of Echocardiography; American Society of Echocardiograpy; American Society of Nuclear Cardiology; et al: 2009 ACCF/AHA focused updated on 2007 guidelines on perioperative cardiovascular evaluation and care for noncardiacsurgery [J]. J Am Coll Cardiol, 2009, 54(2): e13-e118.

［11］American Society of Anesthesiologists Committee. Practice guidelines for preoperative fasting and the use of pharmacologic agents to reduce the risk of pulmonary aspiration: application to healthy patients undergoing elective procedures: an updated report by the American Society of Anesthesiologists Committee on Standards and Practice Parameters [J]. Anesthesiology, 2011, 114 (3): 495-511.

［12］COMMITTEE ON STANDARDS AND PRACTICE PARAMETERS, APFELBAUM JL, CONNIS RT, et al. Practice advisory for preanesthesia evaluation: an updated report by the American Society of Anesthesiologists Task Force on Preanesthesia Evaluation [J]. Anesthesiology, 2012, 116 (3): 522-538.

［13］GOGARTEN W, VANDERMEULEN E, VAN AKEN H, et al. Regional anaesthesia and antithrombotic agents: recommendations of the European Society of Anaesthesiology [J]. Eur J Anaesthesiol, 2010, 27 (12): 999-1015.

［14］HORLOCKER TT, WEDEL DJ, ROWLINGSON JC, et al. Regional anesthesia in the patient receiving antithrombotic or thrombolytic therapy: American Society of Regional Anesthesia and Pain Medicine Evidence-Based Guidelines (Third Edition)[J]. Reg Anesth Pain Med, 2010, 35 (1): 64-101.

［15］KEELING D, BAGLIN T, TAIT C, et al. Guidelines on oral anticoagulation with warfarin-fourth edition [J]. Br J Haematol, 2011, 154 (3): 311-324.

［16］SHIME N, LEE M, HATANAKA T. Cardiovascular changes during continuous hyperthermic peritoneal perfusion [J]. AnesthAnalg, 1994, 78 (5): 938-942.

［17］MAVROUDIS C, ALEVIZOS L, STAMOU KM, et al. Hemodynamic monitoring during heated intraoperative intraperitoneal chemotherapy using the FloTrac/Vigileo system [J]. Int Surg, 2015, 100 (6): 1033-1039.

［18］JOZWIAK M, TEBOUL JL, MONNET X. Extravascular lung water in critical care: recent advances and clinical applications [J]. Ann Intensive Care, 2015, 5 (1): 38.

［19］MARIK PE, BARAM M, VAHID B. Does central venous pressure predict fluid responsiveness?A systematic review of the literature and the tale of seven mares [J]. Chest, 2008, 134 (1): 172-178.

［20］ESQUIVEL J, ANGULO F, BLAND RK, et al. Hemodynamic and cardiac function parameters during heated intraoperative intraperitoneal chemotherapy using the open " coliseum technique " [J]. Ann SurgOncol, 2000, 7 (4): 296-300.

［21］RASPE C, PISO P, WIESENACK C, et al. Anesthetic management in patients undergoing hyperthermic chemotherapy [J]. Curr Opin Anaesthesiol, 2012, 25 (3): 348-355.

［22］RAUE W, TSILIMPARIS N, BLOCH A, et al. Volume therapy and cardiocircular function during hyperthermic intraperitoneal chemotherapy [J]. EurSurg Res, 2009, 43 (4): 365-372.

［23］COLANTONIO L, CLARONI C, FABRIZI L, et al. A randomized trial of goal directed vs. standard fluid therapy in cytoreductive surgery with hyperthermic intraperitoneal chemotherapy [J]. J GastrointestSurg, 2015, 19 (4): 722-729.

［24］RASPé C, FLöTHER L, SCHNEIDER R, et al. Best practice for perioperative management of patients with cytoreductive surgery and HIPEC [J]. Eur J SurgOncol, 2017, 43 (6): 1013-1027.

［25］MIAO N, PINGPANK JF, ALEXANDER HR, et al. Cytoreductive surgery and continuous hyperthermic peritoneal perfusion in patients with mesothelioma and peritoneal carcinomatosis: hemodynamic, metabolic, and anesthetic considerations [J]. Ann SurgOncol, 2009, 16 (2): 334-344.

［26］LIU L, WANG S, WEN Y, et al. Assessing the genetic relationships between osteoarthritis and human plasma proteins: a large scale genetic correlation scan [J]. Ann Transl Med, 2020, 8 (11): 677.

［27］MEHTA AM, VAN DEN HOVEN JM, ROSING H, et al. Stability of oxaliplatin in chloride-containing carrier solutions used in hyperthermic intraperitoneal chemotherapy [J]. Int J Pharm, 2015, 479 (1): 23-27.

［28］GUPTA N, KUMAR V, GARG R, et al. Anesthetic implications in hyperthermic intraperitoneal chemotherapy [J]. J Anaesthesiol Clin Pharmacol, 2019, 35 (1): 3-11.

［29］邓旭, 尧永华. 右美托咪定在围术期氧化应激保护中的研究进展 [J]. 实用医学杂志, 2020, 36 (4): 548-552.

［30］尧永华, 刘威力. 右美托咪定复合地佐辛在腹腔热灌注化疗中的应用 [J]. 实用医学杂志, 2013, 29 (23): 3925-3927.

［31］尧永华, 刘威力. 胸腔热灌注治疗中应用右美托咪定复合地佐辛的临床观察 [J]. 中华生物医学工程杂志, 2014, 20 (2): 146-149.

［32］KOVAC AL. Comparative pharmacology and guide to the use of the serotonin 5-HT3 receptor antagonists for postoperative nausea and vomiting [J]. Drugs, 2016, 76 (18): 1719-1735.

［33］GUPTA K, SINGH I, GUPTA PK, et al. Palonosetron, Ondansetron, and Granisetron for antiemetic prophylaxis of postoperative nausea and vomiting-a comparative evaluation [J]. Anesth Essays Res, 2014, 8 (2): 197-201.

［34］吴新民, 罗爱伦, 田玉科, 等. 术后恶心呕吐防治专家意见 (2012)[J]. 临床麻醉学杂志, 2012, 28 (4): 413-416.

［35］CHUN HR, JEON IS, PARK SY, et al. Efficacy of palonosetron for the prevention of postoperative nausea and vomiting: a randomized, double-blinded, placebo-controlled trial [J]. Br J Anaesth, 2014, 112 (3): 485-490.

［36］BOLAC CS, WALLACE AH, BROADWATER G, et al. The impact of postoperative nausea and vomiting prophylaxis with dexamethasone on postoperative wound complications in patients undergoing laparotomy for endometrial cancer [J]. AnesthAnalg, 2013, 116 (5): 1041-1047.

［37］WIESMANN T, KRANKE P, EBERHART L. Postoperative nausea and vomiting-a narrative review of pathophysiology, pharmacotherapy and clinical management strategies [J]. Expert Opin Pharmacother, 2015, 16 (7): 1069-1077.

［38］WALLENBORN J, GELBRICH G, BULST D, et al. Prevention of postoperative nausea and vomiting by metoclopramide combined with dexamethasone: randomised double blind multicentre trial [J]. BMJ, 2006, 333 (7563): 324.

［39］GAN TJ, SINHA AC, KOVAC AL, et al. A randomized, double-blind, multicenter trial comparing transdermal scopolamine plus ondansetron to ondansetron alone for the prevention of postoperative nausea and vomiting in the outpatient setting [J]. AnesthAnalg, 2009, 108 (5): 1498-1504.

［40］PERGOLIZZI JV Jr, PHILIP BK, LESLIE JB, et al. Perspectives on transdermal scopolamine for the treatment of postoperative nausea and vomiting [J]. J Clin Anesth, 2012, 24 (4): 334-345.

27

第二十七章

体腔热灌注治疗的护理

高质量的体腔热灌注治疗的顺利实施需要涉及肿瘤外科学、麻醉学、护理学等多学科团队人员、知识、技术、资源的有效整合,其中护理工作密切贯穿了体腔热灌注治疗的全过程。护理人员做好体腔热灌注治疗前的相关准备、体腔热灌注治疗中的护理配合、体腔热灌注治疗后的监护与康复指导等,对保证体腔热灌注治疗的整体实施质量及整体治疗效果至关重要。

随着体腔热灌注治疗基础研究与临床应用的快速发展,对体腔热灌注治疗的护理提出了更高的要求。本章以体腔热灌注治疗临床护理实际需求为出发点,结合相关临床指南和专家共识,围绕护理评估、常规准备、病情观察与护理、营养支持、并发症管理、健康指导等核心内容,系统性地介绍了肿瘤细胞减灭术围术期患者的护理、体腔热灌注治疗前的护理、体腔热灌注治疗中的护理、体腔热灌注治疗后的护理、体腔热灌注治疗的患者常见症状管理、加速康复外科理念在体腔热灌注治疗的护理应用,以期为从事体腔热灌注治疗的临床护理人员及该领域的护理研究人员提供参考和借鉴,以进一步提升体腔热灌注治疗临床护理质量,提高接受体腔热灌注治疗的患者的生存质量。

推荐阅读

• SUGARBAKER PH,杨智冉,李雁.国际腹膜癌治疗指南:肿瘤细胞减灭术加腹腔化疗临床路径[J].中国肿瘤临床,2020,47(11):541-551.

• 中国抗癌协会腹膜肿瘤专业委员会,广东省抗癌协会肿瘤热疗专业委员会.中国腹腔热灌注化疗技术临床应用专家共识(2019版)[J].中华医学杂志,2020,100(2):89-96.

• 中国抗癌协会妇科肿瘤专业委员会,中国妇科腹腔热灌注化疗技术临床应用专家协作组.妇科恶性肿瘤腹腔热灌注化疗临床应用专家共识(2019)[J].中国实用妇科与产科杂志,2019,35(2):194-201.

• 李雁,周云峰,梁寒,等.细胞减灭术加腹腔热灌注化疗治疗腹膜表面肿瘤的专家共识[J].中国肿瘤临床,2015,42(4):198-206.

• 强万敏,姜永亲.肿瘤护理学[M].天津:天津科技翻译出版有限公司,2016.

• 徐波.肿瘤护理学[M].北京:人民卫生出版社,2019.

• 徐波,陆宇晗.肿瘤专科护理[M].北京:人民卫生出版社,2019.

• 胡雁,陆箴琦.实用肿瘤护理[M].上海:上海科学技术出版社,2018.

• 中国临床肿瘤学会肿瘤与血栓专家委员会.肿瘤相关静脉血栓栓塞症预防与治疗指南(2019版)[J].中国肿瘤临床,2019,46(13):653-660.

• 赵纪春,吴洲鹏,郭强.肿瘤相关静脉血栓栓塞症治疗指南解读[J].中国普外基础与临床杂志,2020,27(4):407-411.

• ROCK CL,DOYLE C,DEMARK-WAHNEFRIED W,et al.Nutrition and physical activity guidelines for cancer survivors［J］.CA Cancer J Clin,2012,62（4）:243-274.

- Arends J,Bachmann P,Baracos V,et al.ESPEN guidelines on nutrition in cancer patients.Clin Nutr,2017,36（1）: 11-48.

- 中国临床肿瘤学会指南工作委员会.中国临床肿瘤学会（CSCO）恶性肿瘤患者营养治疗指南（2019）［M］.北京: 人民卫生出版社,2019.

- 中国抗癌协会肿瘤心理学专业委员会.中国肿瘤心理治疗指南（2016）［M］.北京:人民卫生出版社,2017.

- SOLANKI SL,MUKHERJEE S,AGARWAL V,et al.Society of Onco-Anaesthesia and Perioperative Care consensus guidelines for perioperative management of patients for cytoreductive surgery and hyperthermic intraperitoneal chemotherapy（CRS-HIPEC）［J］.Indian J Anaesth,2019,63（12）:972-987.

- 陈凛,陈亚进,董海龙,等.加速康复外科中国专家共识及路径管理指南（2018版）［J］.中国实用外科杂志,2018, 38（1）:1-20.

第一节 肿瘤细胞减灭术围术期的护理

胃癌、结直肠癌、卵巢癌、腹膜假黏液瘤、腹膜恶性间皮瘤、原发性腹膜癌等腹盆腔恶性肿瘤局域性进展易形成腹膜表面肿瘤（peritoneal surface malignancies），又称为腹膜癌（peritoneal carcinomatosis,PC）。以"手术为中心的整合治疗"新模式,即全腹膜切除术联合脏器切除的肿瘤细胞减灭术（cytoreductive surgery,CRS）加围术期腹腔热灌注化疗（hyperthermic intraperitoneal chemotherapy,HIPEC），将 PC 从不治之症变为可治之症,部分甚至可临床治愈,其中以 CRS+HIPEC 为核心的整合治疗策略应用最为广泛。CRS+HIPEC 综合利用手术切除、区域化疗、热疗和大容量液体的灌洗作用,通过 CRS 切除腹膜及腹盆腔肉眼可见癌组织,再通过 HIPEC 的热化疗协同作用清除术后残留的微癌灶,是目前治疗 PC 的最有效策略。

CRS 又称肿瘤去负荷术,指通过外科手术方式,尽可能将肿瘤病灶和容易发生转移的腹膜切除干净,以减轻肿瘤负荷。由于 CRS 具有切除范围广、手术时间长等特点,手术的风险性相对较高,做好 CRS 围术期护理工作不仅对避免术中意外、保证手术的成功、预防术后并发症的发生,而且对顺利实施术中和术后早期 HIPEC 都至关重要。

一、术前护理

术前护理质量直接关系到 CRS 及术中和术后早期 HIPEC 能否顺利进行、伤口愈合的好坏、术后康复的效果等。

（一）术前护理评估

1. 健康史　充分了解与 CRS 及 HIPEC 有关或可能影响治疗与康复效果的健康史。

（1）一般资料:患者的性别、年龄、文化程度、宗教信仰、婚姻状态、家庭结构类型、家庭经济状况、医疗费用支付方式等。

（2）现病史:自患病以来健康问题的发生、发展、诊疗过程,包括起病时间、病因与诱因、主要症状及特点、病情的发展与演变、伴随症状及特点、诊疗护理经过,以及患病后一般情况如精神、体力状态、饮食情况、睡眠情况、大小便情况等。

（3）既往史:肿瘤诊疗史、其他系统疾病史、过敏史、传染病史等。

（4）用药史:近期有无使用化疗药、抗凝药、镇静药、降压药、利尿剂等药物。

（5）婚育史:注意评估女性患者的月经史、婚育史。

（6）家族史:家族成员有无相关疾病、遗传病史等。

2. 身体状况评估　全面、客观评估与 CRS 及 HIPEC 有关的机体状况,具体包括:

（1）常规评估:评估并记录患者的意识状态、生命体征、身高、体重等。

（2）专科体格检查:根据肿瘤类型进行相应器官及系统功能状况的体格检查,如伴有或疑有腹水者,需测量腹围,如实、准确记录所有体格检查结果。

（二）协助完善术前检查

1. 影像学检查　完善的术前影像学检查有助于对患者进行筛选,制订 CRS 方案。CRS+HIPEC 术前常规行 CT 或 MRI 检查,非黏液性癌可选择 PET/CT 检查。检查前,护士应向患者介绍影像学检查的目的、检查方法、注意事项等,给予有效性指导,以取得患者的积极配合,增加患者的依从性。

（1）CT 检查:术前 CT 用于评估全身转移和腹膜转移情况,包括腹膜转移的部位及大小。护理措施包括:指导患者 CT 扫描前去除检查部位的金属物品。进行 CT 增强扫描的患者应注意评估患者的既往史、过敏史、目前用药情况等；检查前进行过敏试验。静脉留置针应选择大、粗、直的血管，避免出现造影剂外渗。叮嘱患者在扫描中如有不适或注射部位肿胀、疼痛等，要及时告知医务人员；扫描过程中，应从观察窗口密切观察患者的情况。检查后应询问患者有无不适，如发现躯干、四肢、面部皮肤有皮疹或出现流泪、眼结膜充血等症状应推迟拔针时间，及时报告医生并协助处理。指导患者多饮水，促进造影剂排出体外。根据患者情况，给予针对性心理疏导。

（2）MRI 检查：告知患者 MRI 检查室为高磁场环境，故检查时任何金属物品禁止带入 MRI 检查室，包括手表、眼镜、金属性饰物、手机、钥匙等；详细询问患者体内有无金属物品，如金属假体等；安装心脏起搏器患者应绝对禁忌检查。腹部 MRI 检查的患者检查前空腹 8h 以上；盆腔 MRI 检查的患者检查前 1h 饮水 700~1 000ml，保持膀胱充盈。协助患者身体取舒适体位，指导患者在扫描过程中保持正确的体位，防止造成运动伪影。检查过程中，密切观察患者的情况，做好心理疏导。检查结束后，及时询问患者有无不适，如出现头晕、恶心、呕吐、心悸等不适症状，及时报告医生并采取相应的护理措施，确定患者无不适，休息 30min 后方可离去；告知患者多饮水，加速药物的排出。

（3）PET/CT 检查：指导患者 PET/CT 检查前取下体表的金属物品，如项链、腰带、钥匙等。扫描过程中，指导患者保持正确的体位，避免运动伪影。检查后，密切观察患者有无出现头晕、心慌、出冷汗等不适，及时报告医生并采取相应的护理措施；告知患者多饮水，以利于显影剂的排出。

2. 血液学检查　除常规血液学检查外，需检测血清肿瘤标志物，首选 CEA+CA125+CA199 联合检测。CEA 可以辅助判断肿瘤的侵袭程度，CA125 可以辅助判断腹水形成和腹膜癌肿瘤负荷程度，CA199 可以辅助判断腹水中或原发灶癌细胞的增生活性。取得患者同意与配合后，规范采集各类血液学检查标本，及时送检并查阅检查结果。

3. 腹腔镜探查及脱落细胞学检查　由于影像学检查的局限性，为了术前分期更加准确，更好地评估腹腔器官受累情况，鉴别早期腹膜癌以及完全细胞减灭的可行性，避免不必要的剖腹探查，可考虑对影像学检查不能明确分期和诊断的腹膜癌患者行腹腔镜探查，行腹水或腹腔冲洗液脱落细胞学检查，并取活检行病理检查，明确分期。腹腔镜手术围术期护理基本同传统手术围术期护理，按照全麻术后的护理常规，除加强生命体征监测及出血、疼痛等

并发症的观察和护理外，还需注意以下腹腔镜手术护理的特殊性。

（1）皮下气肿：术后注意观察患者肩部、背部、胸部、腹部有无皮下气肿，表现为局部握雪感、捻发音，伴肩痛、背痛、胸腹胀痛等。一旦发现，应密切观察皮下气肿的范围、程度、进展，以及颈静脉扩张情况、呼吸、心率、血压、局部疼痛等。皮下气肿轻者可自行吸收，做好对症护理与心理疏导；严重者应协助医生行穿刺抽气或行皮下切开引流，促进气体排出。

（2）出血：术后密切观察患者的生命体征，引流量的颜色、性状和量，如患者出现烦躁不安、面色苍白、血压下降、心率加快及引流液为鲜红色时应考虑出血，及时通知医生并协助紧急处理。

（3）高碳酸血症：术后密切监测患者呼吸的频率、深度及动脉血气。给予持续中流量吸氧，保持呼吸道通畅。注意观察患者有无出现心率加快、血压升高、烦躁、呼吸浅慢、肌肉震颤等高碳酸血症的症状，严重者可发生呼吸性酸中毒、低氧血症等。一旦发现高碳酸血症，应配合医生积极采取措施改善患者的呼吸状况，必要时使用呼吸机辅助呼吸；维持有效循环血量及电解质平衡；密切观察意识、生命体征、尿量的变化；积极预防并发症。

（4）饮食指导：肛门排气后，指导患者进食流质饮食，逐步过渡到半流饮食，依次恢复至普食，少量多餐，避免进食易引起肠胀气的食物如牛奶、甜食、豆制品等。

4. 其他检查　协助患者完善其他常规术前检查项目，正确采集血尿粪三大常规检查、血生化检查、凝血功能、肝肾功能等化验标本并及时送检，了解心电图、B 超、心肺功能检查及其他特殊检查的结果。

（三）术前营养支持

恶性肿瘤患者存在较高的营养不足和营养风险（nutritional risk）发生率，对患者医疗护理质量产生不利影响。CRS 术前营养状况会明显影响手术的结果，如蛋白或热量的缺乏可导致术后伤口的裂开、脓血症等，延长住院时间。因此，CRS 术前全面评估患者的营养状态，积极给予营养支持，对提高患者手术的耐受力、保证手术的安全性、促进术后恢复、缩短疗程具有重要意义。

1. 营养状态评估　应联合多种评估手段综合判断 CRS 术前患者的营养状态和营养风险。

（1）营养筛查工具：目前国内外护理领域使用最多的恶性肿瘤患者营养筛查工具为营养风险筛查 -2002（Nutritional Risk Screening-2002，NRS-2002）。NRS-2002 既可用于筛查营养不良，也可用于筛查营养风险（表 27-1）。

表 27-1 营养风险筛查 -2002 评估表

患者资料		
病区	住院号	床号
姓名	性别	年龄
身高(m)	体重(kg)	体重指数(BMI)
血清白蛋白(g/L)	临床诊断	

疾病状态	分数	若"是"请画钩
1. 骨盆骨折或者慢性病患者合并有以下疾病:肝硬化、慢性阻塞性肺病、长期血液透析、糖尿病、肿瘤	1	
2. 腹部重大手术、中风、重症肺炎、血液系统肿瘤	2	
3. 颅脑损伤、骨髓抑制、加护病患(APACHE>10分)	3	
合计		

营养状况指标(单选)	分数	若"是"请打钩
1. 正常营养状态	0	
2. 3个月内体重减轻 >5% 或最近 1 个星期进食量(与需要量相比)减少 20%~50%	1	
3. 2个月内体重减轻 >5% 或 BMI 18.5~20.5 或最近 1 个星期进食量(与需要量相比)减少 50%~75%	2	
4. 1个月内体重减轻 >5%(或 3 个月内减轻 >15%) 或 BMI<18.5(或血清白蛋白 <35g/L) 或最近 1 个星期进食量(与需要量相比)减少 70%~100%	3	
合计		

营养风险筛查总分	处理
年龄≥70 岁加算 1 分	
□总分≥3.0 患者有营养不良的风险,需营养支持治疗	
□总分 <3.0 若患者将接受重大手术,应每周重新评估其营养状况	

(2)身体一般状况评估:测量患者的身高、体重,计算体重指数(body mass index, BMI)= 体重(kg)/ 身高(m)²。询问患者近 3~6 个月体重改变程度。测量左侧肱三头肌皮褶厚度、左侧肩胛下角下方皮褶厚度、右侧腹部脐旁 1 cm 皮褶厚度。

(3)生物化学检验指标(包含但不局限于以下要素):血清总蛋白、白蛋白、前白蛋白、转铁蛋白等。其中,血清白蛋白(半衰期为 20 天)浓度降低是营养不良最明显的生化特征。而转铁蛋白(半衰期为 8d)与前白蛋白(半衰期为 2d)

可反映短期营养状态的变化,是营养不良早期诊断和评价营养支持效果的敏感指标。

(4)食物 / 营养物质摄入史(包括但不局限于以下要素):能量及蛋白的摄入情况,食物与液体类摄入的改变情况,营养摄入的充足度与合适度,日常营养物质摄入的真实途径,食物与液体类的外型、质地、温度的改变情况,食物回避与不耐受情况,膳食或零食进食的改变情况,处方药、非处方药、中草药制剂、替代药物制剂的使用情况,其他影响进食的因素等。

(5)营养相关体格检查与病史评估(包含但不局限于以下要素):年龄大于 65 岁,存在压力性损伤与新鲜伤口,存在影响营养物质摄入的相关症状如恶心、呕吐、腹泻、便秘、口腔黏膜炎、味 / 嗅觉改变、疲乏、疼痛等,身体局部或全身水肿,有负性消极情绪,机体功能状态 Karnofsky 评分 <60 分等。

2. 营养支持措施 加强营养知识宣教,使患者充分认识到 CRS 术前营养支持的重要性。结合营养状态评估结果,指导患者积极纠正营养状况,鼓励患者自主经口摄入富含蛋白质、热量充足、易消化的食物和饮品,少量多餐。如患者存在由肿瘤本身和 / 或前期相关抗肿瘤治疗引起的如食欲低下、腹胀、恶心等消化道症状,影响营养物质的摄入量与吸收度,指导患者在正常进食普通食物之外,经口摄入额外的配方营养补充剂,如标准全蛋白配方制剂、免疫增强型营养制剂(含精氨酸、ω-3 不饱和脂肪酸、核苷酸)等。如无法经口摄入营养物质,推荐使用鼻胃管或鼻肠管给予肠内营养。通过上述措施依然无法满足能量需求者,遵医嘱给予肠内营养联合肠外营养、全肠外营养(全肠外营养只建议在患者有机械性肠梗阻的情况下使用)、输血等措施。

(四)常规术前准备

1. 皮肤准备 腹部手术区域皮肤准备可降低术后切口感染率。与常规备皮相比,更多的研究显示,在不影响手术操作的情况下,毛发较短的躯干部位尽量不剃毛,毛发较多的部位进行小范围备皮,避免损伤皮肤。腹部手术需用液状石蜡清洁脐部污垢。备皮用具使用一次性物品,备皮时间离手术时间越近越好,可选择抗菌效果好、组织反应小的消毒液作为润滑剂。

2. 肠道准备 为清除残留粪便,减少肠道细菌,防止手术污染,CRS 术前患者应口服泻剂或灌肠以清洁肠道。年老体弱、心肾等脏器功能障碍及肠梗阻者不宜选用全肠道灌洗法。

3. 心理支持 建立良好的护患关系,使患者认识情绪体验与自身疾病的关系及对康复的影响;给予合理的情感支持及应对指导;指导患者进行冥想放松训练、意念引导训练等积极行为干预,做好术前心理状态调适。必要时请心理医生干预。

(五)术前指导

为保证 CRS 术中和术后早期 HIPEC 的顺利进行,可采用口头健康教育、阅读书面健康教育资料、观看多媒体教材等形式进行健康宣教,内容包括术前饮食、皮肤、用药准备、肠道准备的方法。手术当日流程以及患者家属应注意的相关事项。CRS+HIPEC 术后患者腹部留置 4 条腹腔灌注管的部位、目的以及术后早期行 HIPEC 的目的与注意事项。指导患者进行床上大小便训练、床上运动训练、呼吸功能训练。指导患者保持口腔清洁,有牙龈炎或龋齿者应及时治疗。有吸烟、饮酒嗜好者应戒烟限酒。

二、术后护理

(一)麻醉后护理

手术结束后,送患者入麻醉复苏室进行麻醉复苏,专人护理。全麻未清醒前,应平卧、头偏向一侧;保持呼吸道通畅及氧合充足,防误吸;密切监测神志、生命体征变化。麻醉复苏成功,患者神志清楚、生命体征平稳后送回病房。

(二)体位与活动

1. 体位　麻醉清醒,生命体征平稳,取带枕平卧位、侧卧位,逐步转为半卧位,以利于呼吸与引流,需注意术后体位应根据患者的病情及舒适度随时调整。

2. 活动　术后身体留置管道、伤口疼痛等因素一定程度上会影响患者活动。应鼓励并协助患者按术前床上运动训练的方法进行早期活动,预防并发症的发生,促进康复。术后 24~48h,指导并协助患者下床活动,注意保护管道,活动范围应视病情而定,专人陪护,防止跌倒的发生。

(三)病情观察

1. 术后血流动力学和心肺功能稳定性　按外科术后护理常规,密切监测并记录神志、体温、呼吸、脉搏、血压、血氧饱和度、24h 出入量。

2. 实验室指标　监测血常规、血生化等术后常规实验室检查结果的变化情况。

3. 腹围　每天监测并记录患者腹围,动态观察腹围变化情况。

(四)疼痛管理

术后随着麻醉作用的消失或因疲劳、体位不适、留置管道等因素,患者切口疼痛逐渐加剧,晚间尤甚。良好的疼痛管理是保证睡眠、舒适、消除恐惧、增加活动量、减少并发症的重要保证。

1. 疼痛评估　评估疼痛的部位、强度、性质、持续时间,注意患者的面部表情、体位、活动。

2. 疼痛护理　可采用超前镇痛、多模式镇痛及个性化镇痛的原则,向患者灌输术后无痛的理念,指导患者正确使用术后自控镇痛泵或遵医嘱给予镇痛药,评价及记录止痛效果,注意观察有无药物不良反应的发生。护理操作应轻柔,保证患者的舒适度。可通过情感支持、分散注意力、放松疗法等舒缓患者的情绪,以减轻疼痛。

(五)伤口护理

注意观察手术切口有无红、肿、热、痛,伤口敷料有无渗血、渗液。严格执行伤口换药操作规范,保持敷料清洁干燥。

(六)引流管的管理

CRS 的患者一般会留置胃肠减压管、尿管等,同时,由于 CRS 术中及术后早期会进行 HIPEC,术中会留置 4 条腹腔灌注管,分别置于左上腹、右上腹、左下腹、右下腹(图 27-1)。

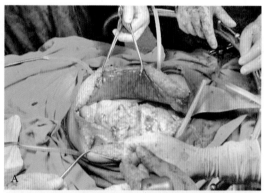
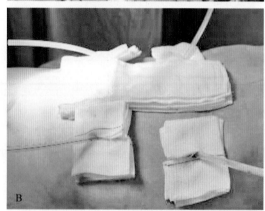

图 27-1　CRS 术后腹腔灌注管留置位置
A. CRS 术中腹腔内灌注管留置位置;
B. CRS 术后腹腔灌注管留置位置

1. 引流管常规护理　各条引流管应标识清楚,妥善固定,长短适中,过长妨碍引流,过短影响患者床上活动且易被拉出。防止引流管受压、扭曲、折叠,保持引流通畅。观察并记录引流液的颜色、量、性质。胃肠减压管及各种负压吸引,应注意保持负压状态。做好留置导尿的护理,预防尿路感染的发生。

2. 腹腔灌注管的特殊护理 妥善固定各条腹腔灌注管,记录各条管道的走行方向与置入深度,标识清晰。保持管道周围皮肤清洁、干燥,伤口敷料干洁。观察引流液的颜色、量、性质,出现异常时及时告知医生。更换引流袋时,做好职业防护,避免含有化疗药的引流液溅到皮肤上,一旦引流液污染皮肤,立即使用温和无添加剂(不含任何染料及香精)的肥皂或皂液彻底清洗。根据病情与治疗进展,按需配合医生拔除相应管道,详细记录拔除管道种类、拔管时间。

3. 管道安全管理 需特别注意管道滑脱高风险人群,包括存在意识障碍、活动能力受限、精神状态欠佳及呃逆、呛咳等患者,应及时进行风险评估。对于高危患者,及时制订防止管道滑脱的计划,加强管道固定,使用安全警示标志,加强巡视,做好交接班与记录。对烦躁不安或意识不清的患者可适当约束,需先向家属做好解释,再实施约束护理。熟练掌握管道滑脱的紧急处理预案,当发生管道滑脱时,在保证患者安全的前提下,迅速协助医生进行处理。

(七)常见并发症的预防、观察与护理

CRS 的手术范围广、创伤较大,患者全身营养状况较差,术后发生出血、感染、静脉血栓等常见并发症的风险较高,因此护士应做好并发症的预防、观察与护理。

1. 出血 出血好发于术后 24h 内。应注意评估引流液的颜色、性质和量,注意观察患者的生命体征有无异常,凝血指标有无异常,伤口敷料有无渗血及渗血的量。如患者出现出血征象,应立即给予心电监护,密切监测生命体征,保持静脉通道通畅,遵医嘱补充血容量及给予止血药等,必要时迅速做好手术止血的术前准备。

2. 感染 因手术创伤、免疫力低下、卧位限制、营养不良、留置管道等因素,CRS 术后患者并发呼吸道、腔隙内、切口及泌尿系统感染的风险较高。应注意评估患者的体温变化、血常规情况、有无感染征象。协助患者翻身、拍背,指导患者有效咳嗽、咳痰。保持引流管通畅,避免引流液倒流,每天更换引流袋,注意无菌操作。注意观察切口有无红、肿、热、痛及脓性分泌物,伤口有渗液时应及时更换敷料。加强营养支持,增强抵抗力。对疑有感染者,应对伤口分泌物、引流液及尿液、血液、痰液做细菌培养,根据药敏试验结果,遵医嘱给予抗生素。

3. 静脉血栓 因 CRS 手术时间较长、手术麻醉影响、血细胞凝集性增高等因素,加上术中行 HIPEC,患者下肢静脉血栓形成的风险增高。李鑫宝等研究结果表明腹

膜癌患者 CRS+HIPEC 围术期静脉血栓栓塞症(venous thromboembolism,VTE)发生风险较大,尤其是高龄、超重、有 VTE 既往史、术前 VTE、有脉管瘤栓的患者,应严格筛查。围术期应采用以物理预防为主的 VTE 综合防治技术预防 VTE 的发生,同时应密切观察呼吸、循环、下肢静脉症状体征变化,警惕 VTE 的发生,使患者安全度过围术期。

(1)CRS+HIPEC 术中:患者双下肢安装间断充气加压装置(intermittent pneumatic compression device,IPC),促进双下肢血液循环,直至手术结束。

(2)CRS+HIPEC 术后:指导患者做主动性踝关节背屈 / 趾屈,以发挥双下肢"肌肉泵"作用,并联合应用 IPC,预防下肢深静脉血栓。指导患者做主动性扩胸运动,双上肢抬举、内收、外展,以发挥"胸泵"作用,预防肺栓塞。

(3)临床症状型 VTE 患者:患肢制动,遵医嘱根据体重皮下注射低分子量肝素(low-molecular-weight heparin,LMWH),2 次 / 日,连续 7~10d。动态监测凝血功能、D- 二聚体、FDP;观察皮肤黏膜有无出血体征及腹腔引流液的颜色变化,防止继发性出血。患肢禁止按摩、揉搓、热敷,每日测量腿围,对比观察双下肢肤色、温度、肿胀程度和感觉。当患者出现胸痛、气短、端坐呼吸等症状,应警惕肺栓塞的发生,及时通知医生并配合实施抢救性治疗。

4. 其他并发症 李雁等专家共识提到 CRS+HIPEC 的不良事件发生率为 27%~56%,主要包括腹腔脓肿、吻合口瘘、胆瘘、肠瘘、肠梗阻、切口裂开、肺部感染、血液毒性反应等,与 PCI 评分、手术时间、吻合口数量、术中切除脏器数量等有关。应充分结合患者的实际情况,按照外科手术术后并发症的预防、观察、护理措施,做到早发现、早诊断、早治疗、细致护理。

(八)饮食护理

术后禁食期间采用全肠外营养,待患者的肠功能恢复后,鼓励患者早进食,先进食流质饮食,逐步过渡到半流质饮食再恢复至普食。指导患者少量多餐,进食高蛋白、高热量、高维生素、易消化、清淡饮食。

(九)健康指导

1. 提高治疗依从性 CRS 术后早期会再行数次 HIPEC,鼓励患者积极配合治疗,以提高总体治疗效果及改善预后。术后继续药物治疗者,应指导患者遵医嘱按时、按量服用,指导患者做好服药记录,提高患者的服药依从性。

2. 养成良好生活习惯 保持心情舒畅,合理摄入均衡饮食,注意休息,劳逸结合,活动应循序渐进。

3. 加强随访　指导患者终身随访,指导患者在 CRS 出院后 1 个月、3 个月、6 个月、12 个月返院复查,然后每 6 个月返院复查一次。如出现任何不适,应及时返院就诊。

第二节　体腔热灌注治疗前的护理

根据疾病种类、治疗目的、个体耐受情况不同,不同患者行体腔热灌注治疗的次数与方案也不尽相同,但各次体腔热灌注治疗前的护理原则与措施基本一致。

一、体腔热灌注治疗前评估

体腔热灌注治疗前,应对患者全身情况进行评估,重点评估患者的生命体征与各项实验室检查结果,了解心、肝、肾功能是否正常,评估肠功能状态如排气与排便形态以及有无腹胀、腹痛、呕吐。如患者出现生命体征不稳定,体温高于 38℃以上,白细胞计数 $<4.0 \times 10^9/L$,中性粒细胞 $<1.5 \times 10^9/L$,血小板 $<100 \times 10^9/L$,血红蛋白 $<90g/L$,电解质紊乱,心、肝、肾功能异常,严重全身性感染或出血等情况,均要及时报告医生,推迟或停止体腔热灌注治疗。

二、体腔热灌注治疗前常规准备与护理

(一)一般准备

遵医嘱完成心、肺、肝、肾及凝血功能等常规检查。遵医嘱正确给予抗肿瘤辅助药、能量合剂等,以最大程度改善患者的机体功能状态。如体腔热灌注治疗使用顺铂,遵医嘱给予常规水化处理;使用紫杉醇时,遵医嘱给予常规预防过敏反应的处理。

(二)胃肠道准备

指导患者体腔热灌注治疗前 6h 开始禁食、禁饮,避免在热灌注治疗过程中发生呕吐引起误吸。禁食、禁饮期间应注意询问患者有无出现头晕、视物模糊、出冷汗、心悸等低血糖反应,必要时遵医嘱经静脉补充能量类药物。

(三)适应性训练

体腔热灌注治疗前一天,应教会患者呼吸功能锻炼、有效咳嗽咳痰、卧位调整、床上翻身的方法。指导床上使用便盆的方法,使患者可适应体腔热灌注治疗后早期卧床期间床上排尿、排便。

(四)皮肤准备

体腔热灌注治疗需置入灌注管,为方便置管操作及避免感染,应于首次体腔热灌注治疗前对置管区皮肤按照常规手术皮肤准备范围及要求进行备皮。

(五)留置管道护理

遵医嘱予患者留置胃管及尿管,妥善固定各条管道,清晰标记管道留置深度,保证引流通畅,观察引流液的颜色、量、性状,做好护理记录。同时,告知患者体腔热灌注治疗后留置的管道种类、目的、注意事项。

(六)体腔热灌注治疗当日护理

认真检查体腔热灌注治疗前准备工作的完成情况。如患者生命体征异常、女性患者月经来潮,应及时告知医生。指导患者入手术室前取下活动性义齿、所有佩戴的饰品,交家属妥善保管。按医嘱准备好体腔热灌注治疗所需的化疗药、灌注液、病历、CT/MRI 片等。测量并记录体重、腹围。与手术室护士仔细核对患者身份、体腔热灌注治疗名称,交接所带物品、资料、留置管道等。病房床单位按照麻醉床准备,备好心电监护仪、吸氧装置、输液架、负压吸引设备等。

三、营养支持

评估患者营养状态及饮食情况,如患者胃肠道功能正常,鼓励患者自主进食富含蛋白质、热量充足、易消化的食物和饮品,少量多餐,两餐之间加额外配方营养补充剂,如标准全蛋白配方制剂、免疫增强型营养制剂。对于体质衰弱、食欲差及营养状况差的患者,除鼓励患者自主进食外,遵医嘱静脉补充营养物质,必要时输血或输注人血白蛋白,改善全身状况,提高对体腔热灌注治疗的耐受力。

四、静脉血栓栓塞症的预防及运动训练

肿瘤患者发生静脉血栓栓塞症(VTE)的风险是健康成人的 4~7 倍,有研究报道 CRS+HIPEC 治疗后静脉血栓的发生率为 5%~10%。因此,在体腔热灌注治疗前,开展 VTE 预防及运动指导,对降低体腔热灌注治疗后 VTE 的发生率,提高患者机体功能状态十分必要。

(一)静脉血栓栓塞症的评估与预防

在患者入院后,采用 Caprini 评分系统(表 27-2),评估患者发生静脉血栓栓塞症的风险度,及时反馈评估结果给医生。对于 VTE 风险度为低危级的患者,指导患者主要通过活动预防 VTE 的发生;对于 VTE 风险度为中危级及以上级别的患者,除指导患者合理活动外,应遵医嘱给予药物预防(抗凝药)和 / 或物理预防(静脉加压装置机械性预防和 / 或使用分级加压弹力袜)。上述 VTE 预防措施应于体腔热灌注治疗前即开始实施。同时,应对患者进行 VTE 症状与体征的健康教育,指导其注意观察四肢特别是下肢有无肌肉疼痛、压痛、肢体肿胀、皮温升高等不适症状,一旦出现上述任何不适,立即告知医护人员。

表 27-2　静脉血栓栓塞症（VTE）的风险评估表

VTE 风险评估（Caprini 模型）

以下每项风险因素记 1 分	
□ 年龄 41~60 岁	□ 败血症（1 个月内）
□ 肥胖（BMI ≥ 25kg/m²）	□ 静脉曲张
□ 异常妊娠	□ 肺功能异常 COPD
□ 妊娠期或产后（1 个月）	□ 急性心肌梗死
□ 口服避孕药或激素替代治疗	□ 充血性心力衰竭（1 个月内）
□ 下肢水肿	□ 炎症性肠病史
□ 卧床的内科患者	□ 严重的肺部疾病,含肺炎（1 个月内）
□ 计划小手术	□ 大手术（1 个月内）
□ 其他危险因素	
以下每项风险因素记 2 分	
□ 年龄 61~74 岁	□ 腹腔镜手术 >45min
□ 石膏固定（1 个月内）	□ 关节镜手术
□ 卧床 >72h	□ 大手术 >45min
□ 恶性肿瘤（既往或现患）	□ 中央静脉通路
以下每项风险因素记 3 分	
□ 年龄 ≥ 75 岁	□ 狼疮抗凝物阳性
□ 肝素引起的血小板减少	□ 凝血酶原 20210A 阳性
□ 深静脉血栓 / 肺栓塞病史	□ 血清同型半胱氨酸升高
□ 血栓家族史	□ 因子 VLeiden 阳性
□ 抗心磷脂抗体阳性	□ 其他先天性或后天血栓形成
以下每项风险因素记 5 分	
□ 脑卒中（1 个月内）	□ 急性脊髓损伤（瘫痪）（1 个月内）
□ 选择性下肢关节置换术	□ 髋关节、骨盆或下肢骨折
□ 多发性创伤（1 个月内）	

VTE 总评分危险度分级及预防方案

风险因素总分	风险等级	DVT 发生率	推荐预防方案
0~1	低危	<10%	早期活动
2	中危	10%~20%	药物预防或物理预防
3~4 分	高危	20%~40%	药物预防和 / 或物理预防
5	极高危	DVT 发生率 40%~80%,死亡率 1%~5%	药物预防和物理预防

（二）运动训练

体腔热灌注治疗前进行运动训练不但可以提高患者的机体功能状态,而且利于患者于体腔热灌注治疗后更快更好地进行早期运动,促进康复。

1. 床上运动训练　主要进行保持肌力与关节活动度的训练,如肌肉等长收缩及等张收缩、全关节活动范围运动等。应注意如身体置有任何引流管,应避免进行引流管局部的抗阻活动,以防管道脱出。

（1）上肢功能锻炼

1）张手握拳练习:用最大力量张开手掌和分开手指保持 2s,再用最大力量紧握拳头保持 2s,反复练习,5min/h（图 27-2）。

2）屈伸腕关节:轻度握拳,腕关节以最大程度进行内屈保持 2s,再以最大程度进行外展保持 2s,反复练习,5min/h（图 27-3）。

3）三角肌的等长收缩:取平卧位,肘下垫枕。锻炼侧手握拳,曲肘 90°,紧贴在体侧或置于肩胛骨平面。保持上肢位置不动,另一侧手提供负荷,使锻炼侧上肢分别向上、向外、向下顶 / 压,10s/（次·方向）,10~20 次 / 组（图 27-4）。

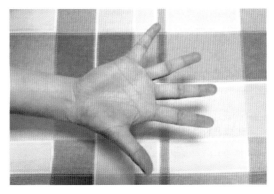
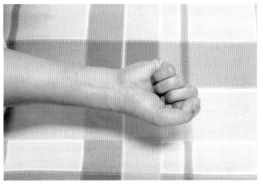

图 27-2　张手握拳练习

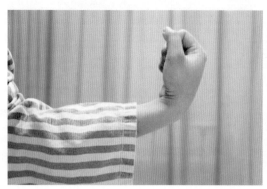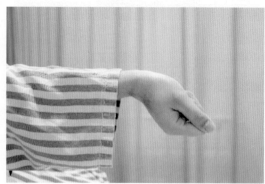

图 27-3　屈伸腕关节

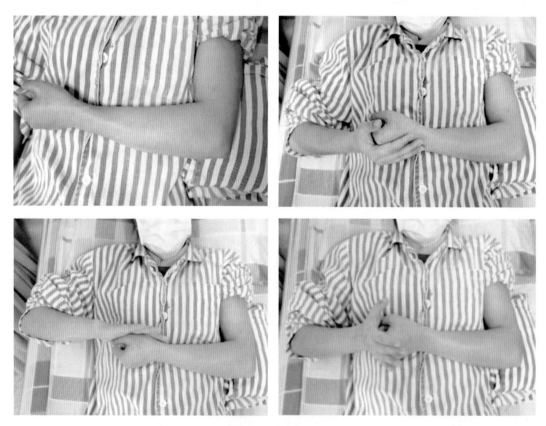

图 27-4　三角肌的等长收缩

4）耸肩练习：双臂自然放置于身体两侧，向上耸肩，于最高位置保持 5s，放松 1 次，反复练习，5min/h（图 27-5）。

（2）下肢功能锻炼

1）拱桥运动：取仰卧位，双手自然平放于体侧，双腿屈膝成 90°，将臀部抬高离开床面持续 5~10s，放下，反复练习（图 27-6）。

2）大腿外展 / 内收取侧卧位，将大腿外展及内收，各个动作持续 5~10s，反复练习（图 27-7）。

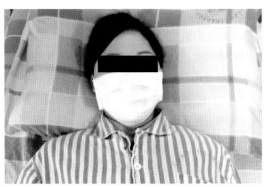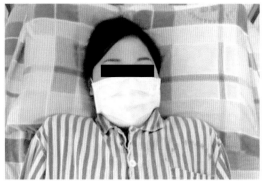

图 27-5　耸肩练习

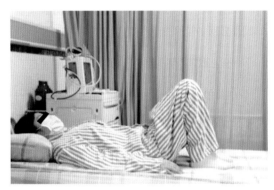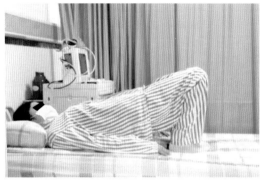

图 27-6　拱桥运动

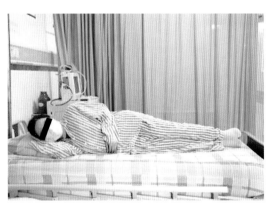

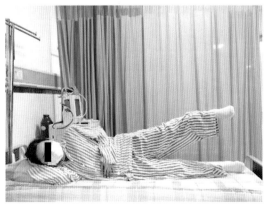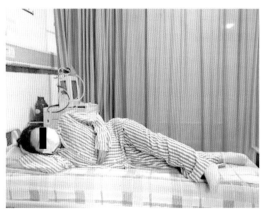

图 27-7　大腿外展 / 内收

3）直膝运动：取仰卧位，一下肢自然屈曲，另一下肢将膝盖伸直抬高离开床面至少10cm，持续5~10s，放下，左右交替，反复练习（图27-8）。

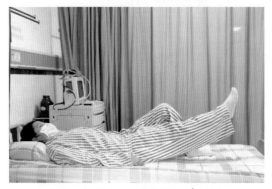

图27-8 直膝运动

4）踝关节运动：取仰卧位，将踝关节以最大限度进行背屈，保持5~10s；再以最大程度进行外展，保持5~10s，反复练习（图27-9）。

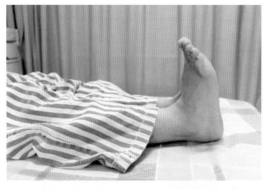

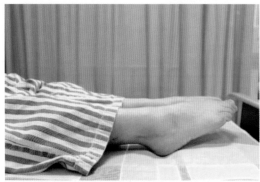

图27-9 踝关节运动

2. 下床运动训练 指导患者以散步为主要运动方式，运动强度及时间以患者可承受且不影响常规诊疗及护理进程为宜。患者运动训练时，专人陪伴，避免患者运动时摔倒或受伤。

五、心理护理

体腔热灌注治疗是一种新兴的辅助治疗方法，其效果与安全性是患者最关心的问题。在体腔热灌注治疗前，应耐心、详细地向患者及家属讲解其优点、流程、配合要点、不良反应及并发症等，使其积极配合检查及治疗，保证体腔热灌注治疗的顺利进行。部分患者对这一新技术存在过高的期望，因此沟通过程中勿对治疗效果盲目夸大，根据患者情况实事求是做好针对性指导。

第三节 体腔热灌注治疗中的护理

规范的体腔热灌注治疗应在手术室内由临床医生、麻醉师、护士合作开展。护士熟练掌握体腔热灌注治疗中的护理知识与技能，对保障体腔热灌注治疗的实施质量与效果、提升医护配合度十分重要。

一、体腔热灌注治疗实施的准备

（一）环境准备

手术间室温设置为18~24℃，湿度设置为45%~60%。空调设置要求：进风量应高于出风量15%，每小时空气更新15~20次，风速低于0.3m/s，应使用高效空气过滤器并且至少每个月检测污染度一次。

（二）物品准备

1. 常规仪器及物品 各类体腔热灌注治疗均需准备下列常规物品：BR-TRS-I/Ⅱ型体腔热灌注治疗仪1台，体腔热灌注治疗管道1套，无菌纱块若干，无菌止血钳4把，消毒用物等。

2. 灌注管及相关物品

（1）腹腔热灌注化疗：4条腹腔灌注管，其中左右上腹部各安置1条作为流出管，左右下腹部各安置1条作为流入管（图27-10）。

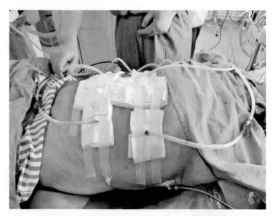

图27-10 腹腔热灌注化疗灌注管安置图

（2）胸腔热灌注化疗：2条26#硅胶胸管作为灌注管。

（3）膀胱热灌注化疗：1条3腔导尿管作为灌注管，1套无菌导尿包。

3. 化疗药 化疗药物既可每次选择单一给药,也可选择联合给药。医生主要根据原发病种类、化疗药物特性和肿瘤的化疗敏感性等因素综合决定用药方案。护士应熟悉常用化疗药的种类,遵医嘱正确使用及配制化疗药,注意做好职业防护。

(1)胃癌:紫杉醇、多西他赛、奥沙利铂、顺铂、5- 氟尿嘧啶和表柔比星等。

(2)结直肠癌:丝裂霉素、奥沙利铂、5- 氟尿嘧啶和伊立替康等。

(3)妇科肿瘤:顺铂、紫杉醇、多西他赛、奥沙利铂、卡铂、吉西他滨、伊立替康和培美曲塞等。

(4)腹膜假黏液瘤:奥沙利铂、卡铂、顺铂、丝裂霉素和表柔比星等。

(5)肝、胆、胰腺癌:紫杉醇、多西他赛、奥沙利铂、卡铂、顺铂、5- 氟尿嘧啶、丝裂霉素、表柔比星和吉西他滨等。

(6)腹膜间皮瘤:顺铂、培美曲塞等。

(7)膀胱癌:丝裂霉素、表柔比星等。

(8)胸腔热灌注化疗常用化疗药:顺铂等。

4. 灌注液 主要为生理盐水,也有采用 5% 葡萄糖液、林格液、代血浆、蒸馏水等的报道。需要注意的是,奥沙利铂和卡铂等化疗药物用生理盐水稀释可导致化疗药物药效不稳定,需用 5% 葡萄糖液作为灌注液。腹腔灌注液容量为 4 000~6 000ml,以充满腹腔、建立通畅的内循环为原则。胸腔灌注液容量为 500~1 500ml,根据患者的胸腔耐受量而定。膀胱灌注液容量为 400~700ml,根据患者膀胱耐受量而定。

(三)患者准备

患者取平卧位,持续心电监护,吸氧,保持生命体征、SPO_2 正常且平稳。灌注管道已由医生安置完毕且固定妥善。患者入手术间前已留置的相关管道如胃管、尿管均固定妥善,深度标记清楚,标识清晰,引流通畅。

(四)护士准备

护士着装要求:帽遮全发,佩戴防护眼罩,佩戴与口鼻贴合良好的口罩,手术衣外穿一次性清洁防护隔离衣,戴乳胶手套,穿鞋套。

二、体腔热灌注治疗实施流程

(一)开机流程

1. 水位检查 检查体腔热灌注治疗仪的水箱水位,必要时加灭菌注射用水,确保水箱水位在 4~5.5L(图 27-11)。

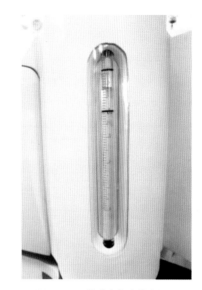

图 27-11 热灌注仪水箱水位图

2. 开机 体腔热灌注仪连接电源线,点按开机按钮(图 27-12)。

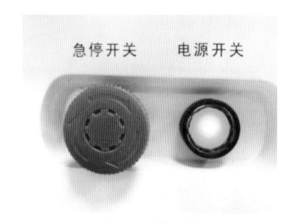

图 27-12 电源开关图

3. 管道组件安装 将储液袋挂于体腔热灌注治疗仪的储液袋挂钩上→放置热交换器→安装泵管,将硅橡胶软管与热交换器的上、下水嘴分别连接→灌治疗液入储液袋→安装温度传感器(图 27-13)。

4. 系统进入 双击桌面体腔热灌注治疗系统图标,进入体腔热灌注治疗系统→选择进入相应的体腔热灌注治疗系统。

5. 治疗技术参数设置

(1)腹腔热灌注化疗:治疗温度 43 ℃,治疗时间 60~90min,循环速度 400~600ml/min。

(2)胸腔热灌注化疗:治疗温度 43~48 ℃,治疗时间 50~60min,循环速度 150~200ml/min。

(3)膀胱热灌注化疗:治疗温度 45 ℃,治疗时间 40min,循环速度 150ml/min。

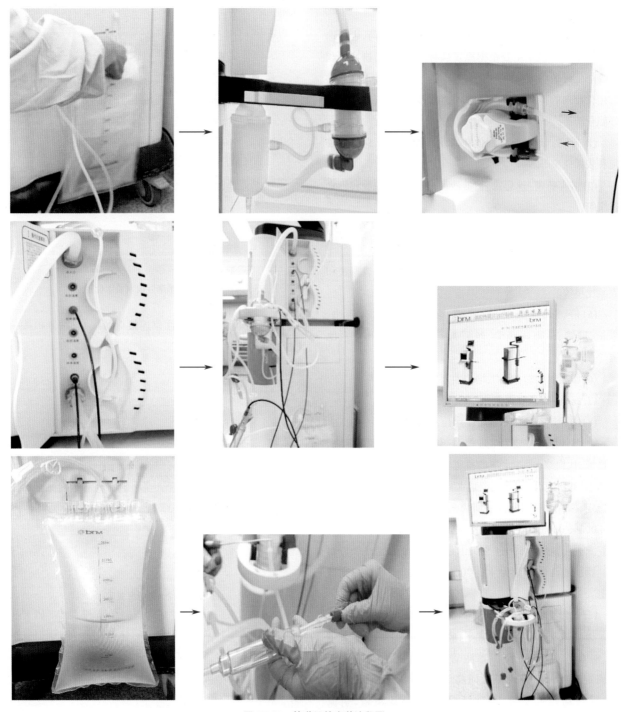

图 27-13 管道组件安装流程图

6. 患者信息录入 进入治疗界面,依次录入患者基本信息,包括住院号、姓名、性别、年龄、身高、体重、临床诊断等(图 27-14)。

(二) 管道连接与预热、建立循环灌注系统

1. 管道连接与预热 无菌条件下,正确地将各条灌注管与体腔热灌注仪相应的循环管道进行连接;打开治疗管道间通路,形成循环系统,开始循环、预热。

2. 建立循环灌注系统 当预热温度达到低于治疗温度 3℃时,关闭治疗管道间通路,开放体腔热灌注仪的循环灌注系统,让温热灌注液注入体腔。

(三) 治疗流程

1. 开始治疗 点击"开始治疗",当温度达到治疗温度,即进入恒温热灌注化疗阶段(图 27-15)。

2. 加入化疗药 化疗药现配现用。观察液体进出通

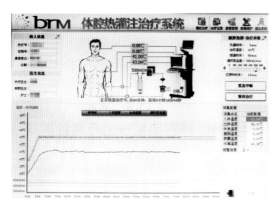

图 27-14 治疗技术参数与患者信息录入界面

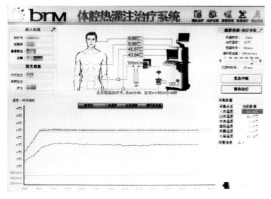

图 27-15 恒温热灌注化疗系统界面

畅后,再加入化疗药,避免因管道堵塞需中途换管或重新置管而导致化疗药外漏。

3. 加强监护 治疗过程中加强监护,及时配合医生及麻醉师处理相关并发症。

(四)关机流程

治疗时间达到后,系统自动结束治疗→关闭治疗界面,退出控制系统→关机,拔除电源→协助医生将各条灌注管顺着管道自然走向固定妥善,并连接引流袋→观察并记录引流液的颜色、量、性质→移除体腔热灌注仪循环管道组件。

三、体腔热灌注治疗过程中的护理

(一)患者常规护理

1. 常规监护 通常情况下,大量温热灌注液进入体腔会对患者的生理产生一定的影响,如多汗、体温升高、心率增快、血压下降、消化道反应等,但均在可接受范围之内。体腔热灌注治疗过程中,应予患者持续心电监护及中低流量吸氧,密切监测患者的神志、生命体征、SPO_2、出汗情况、尿量、尿色、出凝血情况,注意询问患者有无心悸、胸闷、腹痛等不适。

如患者出现大汗淋漓、心率增快 >120 次 /min 等症状,应评估血容量是否不足,遵医嘱给予静脉补液,必要时使用血管活性药物。如果出现呼吸抑制或 SPO_2 低等异常,应注意麻醉药物和灌注液用量,必要时停止治疗。热灌注治疗期间患者可能出现发热,但一般 ≤ 38.5℃,无须特殊处理。若热灌注治疗结束后患者体温 >38.5℃,则要排除是否合并感染。精准记录体腔热灌注治疗总出入量。

2. 血糖监测 使用 5% 葡萄糖作为灌注液时,体腔热灌注过程中需要使用非糖液体静脉补充血容量,以降低渗透性利尿导致脱水的风险。应密切监测血糖的变化,对于合并糖尿病的患者尤其注意,必要时遵医嘱使用胰岛素调节血糖。

3. 症状的对症处理 对于非全麻条件下行 HIPEC、HIVEC、IPH 的患者,遵医嘱于灌注前 30min 给予镇静、镇痛等药物。灌注过程中密切关注患者的主诉,如患者出现腹胀、腹痛、膀胱胀痛感、胸闷等不适,应加强评估,协助医生调节灌流速度与灌注液体量。采用各种放松疗法,帮助患者舒缓情绪。

4. 压力性损伤的预防 体腔热灌注治疗的体位为平卧位,在安置体位时,应避免骨隆突处受压,使用水垫进行减压,也可在易形成压力性损伤的高危部位预防性使用新型敷料。体腔热灌注治疗前后做好皮肤观察、记录与交接班。

5. 下肢静脉血栓形成的预防 患者双下肢使用间断充气加压装置 IPC,促进双下肢血液循环,直至体腔热灌注治疗结束。

6. 心理护理 当患者进入手术室后,护士应热情接待患者,介绍手术间环境、医生、麻醉师以及体腔热灌注治疗的基本流程等,及时解答患者疑问,帮助患者尽快缓解紧张及恐惧情绪。手术间可播放节奏轻松的音乐,也可以帮助患者舒缓情绪。体腔热灌注治疗结束后,询问患者感受,及时给予患者积极鼓励,进一步消除患者对体腔热灌注治疗的恐惧。

(二)治疗曲线、灌注液流动性的监测

1. 治疗曲线 密切监测体腔热灌注治疗仪的治疗曲线,曲线出现异常波动时,及时报告医生,共同查找原因,解决问题。

2. 灌注通畅性 灌注液流动性差是阻碍体腔热灌注治疗顺利进行的主要原因,不仅不能达到较好的机械性冲洗的目的,而且因需频繁调整管道等处理易使患者出现不同程度的疼痛、惧怕、信心减弱甚至不能耐受继续治疗。因此,做好灌注液流动性监测与护理十分重要。

(1)妥善放置管道:妥善放置各条灌注管,防止管道扭曲、弯折、受压等。

（2）密切观察：严密观察各条灌注管内灌注液的流动是否顺畅，储液袋内剩余液量的波动幅度，患者是否出现灌注体腔的饱胀感、胀痛感等不适症状。若发生出水管水流变缓慢或不出水，患者主诉不适，储液袋内剩余液量过少，则应逐渐减慢入体水流速度，查找原因并及时处理，直到出水管路正常出水，患者腹胀缓解，储液袋内液体有回升后方可逐步恢复正常入体水流速度。

（3）灌注管堵塞的处理：可调低流速或直接打开治疗管道间通路，再配合医生按以下流程处理。首先夹闭管道，反复挤捏引流管，使吸附于引流管入口端的渗出物、血块等流出。如仍不通畅，打开治疗管道间通路，关闭流入管与流出管的管夹，并将流入管与流出管对调，左右、上下多尝试几次。如仍然不通畅，消毒引流管体表出口的皮肤及引流管，用无菌镊将流出管适当转动或往外微拔，则基本可以解决堵管问题。

四、体腔热灌注治疗的职业防护

（一）环境及相关医疗污物的处置

1. 手术间环境清洁与消毒　不能使用杀菌溶液清洁体腔热灌注治疗区域及相关物品放置区域，以免与化疗药发生反应。推荐使用中性皂液联合清水或者75%乙醇溶液连续清洗上述区域至少3遍，然后按照手术间常规终末消毒方法进行消毒。

2. 设置细胞毒性污物医疗污物专用箱　箱体应坚硬且具有防漏功能，标识清楚，污物放置容量不能超过箱体容量的2/3。凡接触过化疗药的任何污物，应尽快直接投放于细胞毒性污物医疗污物专用箱，避免对环境造成二次污染。

3. 设置专用清洁用物，标识清楚　使用具有清晰标识的清洁化学毒性区域的专用拖布与抹布，清洁进行过体腔热灌注治疗的手术间。使用完毕，用中性皂液在流动清水下至少清洗3遍，浸泡消毒后，并挂放于指定固定位置，标识清楚。

（二）体腔热灌注治疗的职业防护

1. 人员要求　孕期女性、哺乳期女性、有血液病病史、有恶性肿瘤病史等人员应避免从事体腔热灌注治疗相关工作。进行体腔热灌注治疗的医务人员着装应符合着装规范，做好职业防护。经常从事体腔热灌注治疗的医务人员，应至少每6个月进行血常规检查及化疗药相关毒性反应筛查，并建立健康档案。

2. 职业暴露的处理　在体腔热灌注治疗过程中，应特别注意预防灌注液渗漏或流出，一旦发生灌注液渗漏或外流，应立即处理，并清洁已流出的灌注液。医务人员一旦被灌注液污染，应立即脱掉被污染的衣物，并丢弃于"细胞毒

性污物医疗污物专用箱"内。如果灌注液污染到皮肤，应立即使用温和无添加剂的肥皂或皂液彻底清洗。如果灌注液溅到眼睛，应立即用流动清水或生理盐水持续冲洗至少5min，及时将化疗药职业暴露上报相关部门备案。

第四节　体腔热灌注治疗后的护理

体腔热灌注治疗后护理的重点是预防并发症，增加患者的舒适度，促进患者快速康复。

一、体位与活动

（一）体位

轻稳地将患者搬运至病床上，取平卧位，注意保护各条引流管、输液管道。体腔热灌注结束，体腔内留有部分灌注液，如HIPEC结束患者腹腔内留有约1 000ml的灌注液。为使化疗药进一步在体腔内均匀分布以提高疗效，待患者完全清醒，生命体征平稳，协助患者每15min更换体位一次，以左右侧卧、仰卧、头低足高和头高足低位为佳。更换体位时，注意观察患者的反应，当患者不能耐受时，可适当缩短每种体位的持续时间，增加变换次数。

（二）活动

1. 常规活动　体腔热灌注治疗患者生命体征稳定后，督促并指导患者按照治疗前床上运动训练方法开始早期活动，以保持肌力、关节活动度以及预防VTE（具体内容详见本章第二节）。若患者一般状态稳定，鼓励其尽早下床活动，首先进行低强度、短时间的活动，如简单的拉伸类活动、散步，然后循序渐进增加活动强度与时间，尽量达到患者自身可承受的最大限度为宜。活动过程中应有专人陪伴，注意防跌倒。

2. VTE中危级及以上级别风险度的患者　对于该类人群，除指导患者常规活动外，遵医嘱予药物预防（抗凝药）和/或IPC，密切观察患者四肢特别是下肢有无肌肉疼痛、压痛、肢体肿胀、皮温升高等不适，一旦发现异常，及时告知医生。

3. 临床症状型VTE患者　参考本章第一节相关内容。

二、病情观察及护理

（一）密切监测生命体征

给予持续床旁心电监护6h，生命体征平稳后改为每4h测量一次。给予中低流量吸氧，注意观察SPO₂变化情况。体腔热灌注治疗后，患者体温会有所升高，但一般不高于38.5℃，密切监测体温变化情况，必要时遵医嘱给予物理降

温或药物降温。

（二）监测中心静脉压

体腔热灌注治疗中患者体液丢失量较大，当天应至少每4h测量中心静脉压一次，动态对比监测结果，做好记录。

（三）监测体液平衡

详细记录24h出入量。如患者存在恶性腹水、胸腔积液，应详细记录每次放腹水、胸腔积液的量、颜色、性质。注意动态观察血生化检查结果，有异常时及时告知医生。

（四）动态监测血常规指标变化情况

体腔热灌注治疗后部分患者可能出现骨髓抑制，术后10d内应监测外周血常规结果变化情况，如出现红细胞计数、白细胞计数、血小板计数下降，及时告知并协助医生处理。

（五）监测腹围

患者存在腹水，每日测量腹围1次，动态对比监测结果，做好记录。

三、伤口与引流管护理

（一）伤口护理

1. 常规护理　按照外科手术术后伤口常规护理，注意观察伤口及引流管口周围皮肤有无红、肿、热、痛等症状，敷料有无渗血、渗液、脱落等，保持敷料清洁、干燥，严格执行伤口换药操作规范。

2. 灌注管口周围皮肤护理　体腔热灌注治疗后，灌注管周渗液较多，渗出液颜色同管腔内引流液，应密切观察管周渗出情况，及时更换敷料，使用含碘消毒液消毒管周皮肤，保持局部皮肤清洁干燥。

（二）引流管护理

1. 固定与通畅　妥善固定各条引流管，避免管道扭曲、受压、牵拉、脱出等，记录各条引流管的走行方向与置入深度，标识清晰，保持引流通畅（图27-16）。

2. 观察与记录　密切观察并记录引流液的颜色、量、性质的变化情况。首次术毕行体腔热灌注化疗，引流液呈淡红色液体，之后逐渐变淡，呈淡黄色水液样。若引流液颜色鲜红或有浑浊现象，提示有出血或感染，及时报告并协助医生处理。

3. 更换引流袋　每天更换引流袋，更换引流袋时严格执行无菌操作原则。同时，由于引流液含有化疗药物残留，操作时应戴无菌手套，做好职业防护，避免引流液溅到皮肤。一旦引流液污染皮肤，立即使用温和无添加剂的肥皂或皂液彻底清洗。医疗垃圾及引流液应规范处理，减少化疗药物对环境的污染。

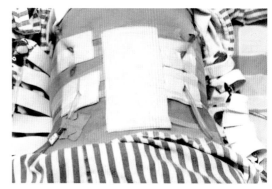
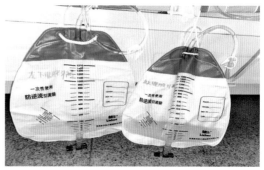

图 27-16　腹腔热灌注化疗后引流管的固定及标识

4. 拔管　根据病情与治疗进展，按需配合医生拔除相应管道，详细记录拔除管道种类、拔管时间。

四、营养支持

体腔热灌注治疗后，患者易出现食欲差，加上治疗前禁食、禁水及渗出较多而丢失蛋白，容易发生营养不良，应加强患者的营养支持。营养支持方式应结合疾病类型、手术方式、体腔热灌注治疗的部位、机体情况等综合考虑。可进食者鼓励其少量多餐，进食高蛋白、高热量、高维生素、易消化、清淡饮食，同时，指导患者应继续使用额外的配方营养补充剂，并至少持续至体腔热灌注治疗结束后5~7d。无法自主进食或进食无法满足机体所需时，加强静脉营养，保证患者营养供给的充足性。

（一）HIPEC 患者的营养支持

1. 胃肠道手术 HIPEC 者　首次 HIPEC 后应禁食，给予全肠外营养，补足营养物质与能量。患者肠功能恢复后，尽早开始肠内营养，并根据患者的耐受度逐步过渡至全肠内营养。鼓励患者尽早经口自主进食，循序渐进，逐步过渡恢复至普食。

2. 单纯 HIPEC 者　首次 HIPEC 后第二天胃管拔除后即可开始进食富含营养的流质饮食，充分利用肠内营养，补足营养物质与能量。

（二）HIVEC 与 IPH 患者的营养支持

HIVEC 或 IPH 后，如患者无恶心、呕吐及无明显全身反应,可进食流质饮食,逐步过渡至半流质饮食再恢复至普食。

五、用药护理

遵医嘱正确给予扩容类药物、体液平衡调节类药物、白蛋白、镇痛药等,做好静脉给药通路护理,注意观察药物疗效及有无发生药物不良反应。

六、并发症的观察与护理

HIPEC后注意观察患者有无腹痛、腹胀等腹部不适症状。IPH后注意观察患者有无胸闷、胸痛等症状,以及呼吸频率、节律、深度、SPO_2有无异常等。HIVEC后注意观察患者有无尿频、尿急、尿痛等症状。观察患者有无恶心、呕吐、疲乏等化疗副作用。如患者主诉有不适,注意观察不适症状的性质、程度、持续时间,及时告知医生,遵医嘱给予相应对症处理。

七、心理护理

体腔热灌注治疗后,应及时给予患者正向鼓励,加强巡视,关心患者,及时解答疑问。若患者需要接受多次体腔热灌注治疗,注意评估患者对体腔热灌注治疗的认知程度、接受度、心理状态,有针对性地进行知识介绍与心理疏导。待患者一般状况稳定后,鼓励患者采用适合自身的支持性心理疗法,不断积极地调整心理状态,树立康复信心。

八、健康指导

(一)养成良好的生活习惯

保持心情舒畅,注意休息,劳逸结合,活动应循序渐进,合理摄入均衡饮食,逐步提高机体功能状态。如有营养不良及倾向者,需定时返院进行营养咨询,必要时接受专业营养干预。

(二)自我监测

加强自我监测,包括体重、腹围,有无出现腹胀、腹痛、恶心、呕吐、食欲下降、头晕、胸闷、心悸等不适,出现异常时及时返院就诊。

(三)定期随访

常规出院后1个月、3个月、6个月、12个月返院复查,然后每6个月返院复查一次。如出现任何不适,及时返院就诊。

(四)增强家庭及社会支持

动员患者家属及朋友给予患者更多的关心和照顾,提供精神及物质支持,增强患者的自尊感和被爱感,使患者更好更快地适应家庭和社会角色。

第五节　体腔热灌注治疗患者常见症状的管理

恶性肿瘤患者由于疾病本身及其治疗的影响,往往会出现一系列身心症状,其发生率、频率、持续时间、严重程度等具有个体差异,会给患者带来困扰,影响患者日常功能,降低患者生活质量。体腔热灌注治疗是一项成熟、安全的临床应用技术,其中以HIPEC应用最为广泛,国内外研究与临床实践表明,HIPEC治疗的患者较常出现的不适症状为腹胀、腹痛、恶心、呕吐。

一、腹胀、腹痛

HIPEC灌注液容量一般为4 000~6 000ml,当大量液体进入腹腔,患者通常会出现轻度腹胀的感受,大部分患者可以耐受,能顺利配合完成HIPEC。而部分患者因耐受力较差,对HIPEC的认知相对缺乏、精神紧张,则难以耐受腹胀,进而致痛阈下降出现腹痛,一定程度影响了HIPEC的顺利开展与总体治疗效果。

(一)全面评估

每天了解患者肠鸣音情况(频率、音调)、排气情况、排便情况。注意评估:①腹痛,部位、性质、程度、持续时间,可使用腹痛程度判断尺评估疼痛程度,同时注意观察患者的面部表情、体位。②腹胀,轻度为可忍受,睡眠不受影响;中度为较难忍受,睡眠受影响;重度为非常难以忍受,严重影响睡眠。

(二)对症护理

1. **HIPEC治疗中**　对于非全麻条件下行HIPEC的患者,于灌注前30min配合麻醉师给予镇静、镇痛等药物。HIPEC治疗过程中,密切关注患者的主诉,如患者出现腹痛、腹胀,应加强评估,协助医生调节灌流速度与灌注液体量,必要时遵医嘱合理使用镇痛药。

2. **HIPEC治疗后**

(1)病情观察:密切观察患者的腹胀、腹痛变化情况,出现异常时,及时告知并协助医生处理。

(2)鼓励活动:协助患者取舒适体位,鼓励患者通过早期活动促进肠功能恢复,减轻腹胀、腹痛。

(3)中西医结合护理:遵医嘱采用中西医结合护理措施,也可促进肠功能恢复,缓解腹胀、腹痛,促进舒适。

1)穴位按压/针灸:待患者生命体征平稳,按压足三里穴位,3min/次,3次/天(图27-17),或由针灸治疗师给予相应穴位针灸疗法。

2) 中药调服：经专科医生评估患者可经口摄入液体后，遵医嘱给予四磨汤口服液等中药进行调理。

3) 超声电导仪治疗：遵医嘱给予超声电导仪治疗，30min/次，2次/天，可促进肠功能恢复(图27-18)。

4) 开塞露塞肛：遵医嘱给予开塞露塞肛，促进排气、排便，减轻腹胀。

5) 咀嚼口香糖：除有咀嚼困难、牙齿疾患、假牙/补牙松动、儿童、意识不清晰、精神状态差的患者外，可指导患者咀嚼无糖口香糖，3次/天，15~60min/次，促进肠功能恢复。

(4) 用药护理：必要时遵医嘱给予镇痛药，观察有无药物不良反应。

（三）心理社会支持

腹胀、腹痛与生理、心理、社会文化、精神等多因素有关。因此，增强心理社会支持也可一定程度上帮助患者缓解症状带来的不适感。

1. 优化环境减轻患者的心理压力　进行HIPEC的手术间可适当播放旋律优美的音乐，创造舒适、轻松的治疗环境，使患者心情平静，分散对腹痛、腹胀的注意力。保持病房环境清洁，空气清新，光线柔和，避免不良刺激，便于患者得到良好的休息，减少因烦躁不安而引起的不适。

2. 建立良好的护患关系　尊重患者，耐心倾听，获得患者的信任。告知HIPEC的目的、流程、配合要点、可能出现的不适症状及应对措施等，提高患者对HIPEC的认知程度，增强患者对治疗的信心。如患者出现腹胀、腹痛，鼓励患者如实表达感受，合理运用语言与非语言的交流方式，转移患者对腹胀、腹痛的注意力，缓解痛苦。

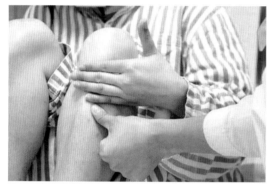
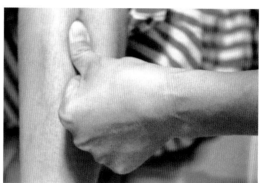

图 27-17　足三里穴位按压

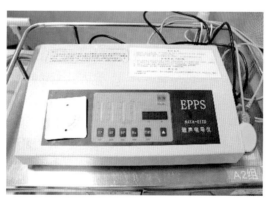

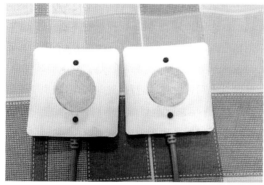
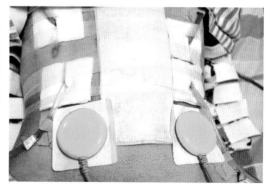

图 27-18　超声电导仪治疗

3. 增强患者的社会支持 指导家属尽可能多陪伴患者,给予鼓励和支持,帮助患者增加治疗的信心,舒缓紧张情绪。

二、恶心、呕吐

HIPEC 治疗后,由于化疗药物的作用,患者可能出现不同程度的恶心、呕吐等消化道不适症状,与灌注药物的性质、剂量、浓度及个体差异等因素有关。研究显示,恶心与呕吐是被恶性肿瘤患者主观认为最难以忍受、干扰生活质量最严重的因素。严重呕吐者可导致脱水、电解质紊乱、体重下降和营养缺乏,甚至影响患者下一步的治疗。

(一) 全面评估

1. 评估标准 关于化疗药物引起的恶心、呕吐的评估通常以美国国家癌症研究所(National Cancer Institute, NCI)公布的恶心、呕吐毒性反应分级为标准,即常见不良事件反应评价标准 4.03 版本(National Cancer Institute's Common Terminology Criteria for Adverse Events-Version 4.03,CTCAE-Version 4.03)中恶心、呕吐的分级(表 27-3)。

表 27-3 恶心、呕吐分级标准

分级	恶心	呕吐
1	食欲降低,不伴进食习惯改变	24h 内发生 1~2 次(至少间隔 5min)
2	经口进食减少,但无明显体重下降,无脱水或营养不良	24h 内发生 3~5 次(至少间隔 5min)
3	经口摄入能力或水分不足,需鼻饲、静脉营养或住院治疗	24h 内发生 ≥6 次(至少间隔 5min),鼻饲、静脉营养或住院
4	—	危及生命,需要紧急处理
5	—	死亡

注:已无此反应。

2. 评估内容 HIPEC 前应对患者的性别、年龄、心理状态、体质状况、用药史做初步的分析评估。询问引起恶心、呕吐的原因、发生时间、次数、呕吐物的颜色和量。

3. 常用评估工具 可采用肿瘤患者恶心、呕吐评估工具进行评估。

(1) 中文版恶心、呕吐、干呕症状评估量表(index of nausea and vomiting and retching, INVR):为患者自陈式恶心、呕吐评估工具,用于评估肿瘤化疗患者过去 12h 内恶心、呕吐和干呕 3 个症状的发生频率、经历时间以及发生时的严重程度。

(2) 视觉模拟量表(visual analogue scale, VAS):是参考疼痛评估表制订的量表。表上有一条 10cm 长的水平线或垂直线,起始点 0cm 表示未出现恶心、呕吐,10cm 表示无法忍受,由患者在线上标示记号。

(二) 对症护理

1. 创造良好的生活环境 保持环境清洁,空气清新,无异味,室温适宜,提高患者的舒适度,及时清除呕吐物,并做好环境的通风。

2. 饮食护理 根据患者胃肠功能情况,遵医嘱指导患者选择富有营养、清淡流质、半流质饮食。注意调整食物的色、香、味,避免气味太浓、油腻、过热、粗糙、辛辣刺激性食物。注意口腔清洁,进餐前用淡盐水或温水漱口,增进舒适感及食欲。少量多餐,5~6 次/d,在 1d 中恶心症状最轻微时多进食,进食前后 1h 内不宜饮水,餐后勿立即躺下,以免食物逆流。如不能经口进食或呕吐严重者,遵医嘱给予肠内或肠外营养支持。

3. 呕吐护理 患者恶心、呕吐时,协助患者头偏向一侧,防止发生误吸及窒息。观察呕吐物的颜色、量及性质,发现血性呕吐物时及时报告医生。呕吐后立即用温开水漱口,擦洗面部,更换洁净衣物,整理床单位,帮助患者取舒适卧位。严格记录出入量,遵医嘱正确给予静脉补液及应用镇吐药,避免水、电解质紊乱和酸碱平衡失调。

(三) 心理和行为疗法

近年来的护理模式更加强调全面评估患者治疗前的情况,包括是否在遇到压力时产生恶心感、是否在本人或他人的经历中了解化疗导致的恶心、呕吐和以前缓解恶心、呕吐的最有效措施。HIPEC 治疗前纠正患者不正确的认知可减少恐惧和焦虑的产生。耐心倾听患者的感受和需求,采用分散注意力、音乐疗法、松弛疗法等方法帮助患者身心放松、愉快,降低迷走神经的兴奋性,从而抑制大脑呕吐中枢对化疗药物的敏感性,增加对恶心、呕吐的耐受力。

第六节 加速康复外科理念在体腔热灌注治疗的护理应用

加速康复外科(enhanced recovery after surgery, ERAS)以循证医学证据为基础,以减少手术患者的生理及心理的创伤应激反应为目的,通过外科、麻醉、护理等多学科协作,对围术期处理的临床路径予以优化,从而减少围术期应激反应及术后并发症,缩短住院时间,促进患者康复,减少医疗支出,近年来在全球得到迅速普及应用。ERAS 的核心是强调以服务患者为中心的诊疗理念,其总体目标的实现取决于外科手术操作、麻醉、围术期护理的有效配合。其中,护理工作在 ERAS 理念与实践中是不可缺少的、至关重要的一环,ERAS 护理质量直接关系到患者能否快速康复。

目前,关于 ERAS 应用于体腔热灌注治疗的护理领域的研究报道甚少。建立以循证医学为基础,以问题为导向,以多学科合作为模式的 ERAS 临床护理路径并进行路径安全性、可行性、必要性的临床研究论证是开展体腔热灌注治疗 ERAS 护理实践的重要前提基础。本节将主要介绍 ERAS 理念在体腔热灌注治疗的护理应用,以期为该领域护理研究与临床护理实践提供参考。

一、体腔热灌注治疗前加速康复外科护理核心项目与措施

(一)护理宣教

根据患者的文化程度、理解能力,合理、灵活地采用宣传手册、卡片、多媒体、展板等形式详细介绍体腔热灌注治疗、麻醉、护理等各项内容,包括治疗前预康复、对可能影响治疗后康复的相关状态进行前期治疗与调整、早期进食、早期下床活动、镇痛、引流管的管理等,让患者知晓自己在整套诊疗护理方案中将发挥的重要作用,获得患者及其家属的理解、配合,缓解其焦虑、恐惧情绪。

(二)戒烟、戒酒

《加速康复外科中国专家共识及路径管理指南(2018版)》指出吸烟与术后并发症发生率和病死率的增加具有相关性,可致组织氧合降低,伤口感染、肺部并发症增加及血栓栓塞等,戒烟至少2周方可减少术后并发症的发生。戒酒可缩短住院时间,降低并发症发生率和病死率,改善预后。戒酒时间长短对器官功能的影响不同,戒酒2周即可明显改善血小板功能,缩短出血时间,一般推荐术前戒酒4周。

(三)访视与评估

体腔热灌注治疗前全面评估与筛查患者的心肺功能及基础疾病,与外科医生与麻醉科医生共同判定患者是否具备进入体腔热灌注治疗 ERAS 临床护理路径的基础和条件,如可以进入路径,多学科合作制订 ERAS 护理方案及应急预案。

(四)营养支持

术前采用 NRS-2002 对患者进行全面的营养风险评估(具体见本章第一节相关内容)。需要特别注意:对存在严重营养风险的患者首选肠内营养;当口服不能满足营养需要或合并十二指肠梗阻时行静脉营养支持治疗;术前营养支持治疗时间一般为7~10d,严重者则相应延长时间,以充分改善营养状况,降低体腔热灌注治疗后并发症的发生率。

(五)肠道准备

机械性肠道准备对于患者是应激因素,特别是老年患者,可致脱水及电解质失衡。体腔热灌注治疗前肠道准备措施见本章第一节及第二节相关内容,但在临床应用时,也需要结合具体疾病及手术方式综合考虑。

(六)禁食禁饮

有研究表明,缩短术前禁食时间,有利于减少手术前患者的饥饿、口渴、烦躁、紧张等不良反应,有助于减少术后胰岛素抵抗,缓解分解代谢,甚至可以缩短术后住院时间。《加速康复外科中国专家共识及路径管理指南(2018版)》指出:除合并胃排空延迟、胃肠蠕动异常和急诊手术等患者外,目前提倡禁饮时间延后至术前2h,之前可口服清饮料,包括清水、糖水、无渣果汁、碳酸类饮料、清茶及黑咖啡(不含奶),不包括含酒精类饮品;禁食时间延后至术前6h,之前可进食淀粉类固体食物(牛奶等乳制品的胃排空时间与固体食物相当),但油炸、脂肪及肉类食物则需要更长的禁食时间。术前推荐口服含碳水化合物的饮品,通常是在术前10h予患者饮用12.5%的碳水化合物饮品800ml,术前2h饮用≤400ml。体腔热灌注治疗前患者禁食禁饮要求可以参考上述指南进行,但在临床实施时,具体方案需要 ERAS 多学科团队结合实际情况共同决定。

二、体腔热灌注治疗中加速康复外科护理核心项目与措施

依据《加速康复外科中国专家共识及路径管理指南(2018版)》,结合体腔热灌注治疗中的多学科工作内容特点,体腔热灌注治疗中需要护理人员配合实施的 ERAS 护理核心项目主要包括:遵医嘱预防性应用抗生素、配合麻醉科医生做好输液及循环系统管理、体温管理,配合外科医生做好各条引流管与灌注管的管道管理,具体参考本章第三节相关内容。

三、体腔热灌注治疗后加速康复外科护理核心项目与措施

(一)疼痛管理

采用多模式镇痛(multimodal analgesis,MMA)方案进行疼痛管理,目标:①有效的运动痛控制[视觉模拟评分法(VAS)≤3分]。②较低的镇痛相关不良反应发生率。③加速患者术后早期的肠功能恢复,确保术后早期经口摄食及早期下地活动。体腔热灌注治疗后,护理人员应密切评估患者的疼痛性质、程度、持续时间,精准执行多学科团队制订的疼痛管理方案并进行镇痛效果评价与反馈,以确保有效镇痛,并促进患者体腔热灌注治疗后肠功能的快速康复、早期经口进食和下床活动。

(二)营养支持

择期腹部手术术后尽早恢复经口进食、饮水及早期口

服辅助营养可促进肠道运动功能恢复,有助于维护肠黏膜功能,防止菌群失调和异位,还可以降低术后感染发生率及缩短术后住院时间。一旦患者恢复通气可由流质饮食转为半流饮食,摄入量根据胃肠耐受量逐渐增加。当经口能量摄入少于正常量的60%时,应鼓励添加口服肠内营养辅助制剂,出院后可继续口服辅助营养物。体腔热灌注治疗后,患者的营养支持措施见本章第四节相关内容。

(三)早期下床活动

早期下床活动可促进呼吸、胃肠、肌肉骨骼等多系统功能恢复,有利于预防肺部感染、压疮和下肢深静脉血栓形成。实现体腔热灌注治疗后早期下床活动应建立在护理宣教、多模式镇痛以及早期拔除鼻胃管、尿管,特别是患者自信的基础上。体腔热灌注治疗后,患者的早期运动措施见本章第四节相关内容,同时护理人员应帮助患者建立每日活动目标,逐日增加活动量,加强多学科合作,促进快速康复。

高质量的ERAS护理实践是保障体腔热灌注治疗ERAS总体目标实现的重要环节。需要注意的是,ERAS理念的实现并非某一学科、某一种方法的结果,只有多学科有效合作、多种优化方法的合理组合才能产生良好的效果。ERAS理念应当广泛植根于护理人员的意识中,更好地为患者服务。

第七节　小　结

体腔热灌注治疗将化疗、热疗、流体动力学的优势充分结合,对于体腔癌灶、游离癌细胞具有较强的杀灭作用,能有效延长癌症患者尤其是晚期癌症患者的生存期,改善患者预后。为患者提供全程高质量的体腔热灌注治疗整体护理,对保证热灌注治疗的质量及整体疗效具有重要意义。

体腔热灌注治疗临床护理实践现状,以体腔热灌注治疗前的护理准备、体腔热灌注治疗中的护理配合、体腔热灌注治疗后的护理与康复指导为重点,注重各环节的护理要点,对引导护士有计划地、有序地、有预见性地开展体腔热灌注治疗各项护理工作,保障体腔热灌注治疗临床护理质量及提升患者的生存质量具有一定的参考作用。

未来,随着加速康复外科在体腔热灌注治疗领域的普及,开展体腔热灌注治疗加速康复外科护理研究及临床护理实践,促进体腔热灌注治疗患者更快更好地康复将成为该领域的护理工作核心。

（韩　媛　萧雪英　周　英）

参考文献

[1] RASPé C, FLöTHER L, SCHNEIDER R, et al. Best practice for perioperative management of patients with cytoreductive surgery and HIPEC [J]. Eur J SurgOncol, 2017, 43 (6): 1013-1027.

[2] AL-QUTEIMAT OM, AL-BADAINEH MA. Intraperitoneal chemotherapy: rationale, applications, and limitations [J]. J Oncol Pharm Pract, 2014, 20 (5): 369-380.

[3] 广东省限制性临床应用技术质量控制中心,广东省医学会消化道肿瘤学分会.新型冠状病毒肺炎疫情下开展腹腔热灌注化疗防控指引(第一版)[J].广东医学,2020,41 (7): 649-651.

[4] LEEBMANN H, PISO P.[Hyperthermic intraperitoneal chemotherapy][J]. Chirurg, 2019, 90 (7): 593-604.

[5] RODIER S, SAINT-LORANT G, GUILLOIT JM, et al. Is hyperthermic intraperitoneal chemotherapy (HIPEC) safe for healthcare workers?[J]. SurgOncol, 2017, 26 (3): 242-251.

[6] KYRIAZANOS I, KALLES V, STEFANOPOULOS A, et al. Operating personnel safety during the administration of Hyperthermic Intraperitoneal Chemotherapy (HIPEC) [J]. SurgOncol, 2016, 25 (3): 308-314.

[7] FERRON G, SIMON L, GUYON F, et al. Professional risks when carrying out cytoreductive surgery for peritoneal malignancy with hyperthermic intraperitoneal chemotherapy (HIPEC): A French multicentric survey [J]. Eur J SurgOncol, 2015, 41 (10): 1361-1367.

[8] FICHMANN D, ROTH L, RAPTIS DA, et al. Standard Operating Procedures for Anesthesia Management in Cytoreductive Surgery and Hyperthermic Intraperitoneal Chemotherapy Improve Patient Outcomes: A Patient Cohort Analysis [J]. Ann SurgOncol, 2019, 26 (11): 3652-3662.

[9] BELL JC, RYLAH BG, CHAMBERS RW, et al. Perioperative management of patients undergoing cytoreductive surgery combined with heated intraperitoneal chemotherapy for peritoneal surface malignancy: a multi-institutional experience [J]. Ann SurgOncol, 2012, 19 (13): 4244-4251.

[10] MACIVER AH, AL-SUKHNI E, ESQUIVEL J, et

al. Current Delivery of Hyperthermic Intraperitoneal Chemotherapy with Cytoreductive Surgery (CS/HIPEC) and Perioperative Practices: An International Survey of High-Volume Surgeons [J]. Ann SurgOncol, 2017, 24 (4): 923-930.

[11] SHORT V, HERBERT G, PERRY R, et al. Chewing gum for postoperative recovery of gastrointestinal function [J]. Cochrane Database Syst Rev, 2015, (2): CD006506.

[12] GE W, CHEN G, DING YT. Effect of chewing gum on the postoperative recovery of gastrointestinal function [J]. Int J Clin Exp Med, 2015, 8 (8): 11936-11942.

[13] ZIOUZIOU I, AMMANI A, KARMOUNI T, et al.[Does chewing gum improve postoperative results in patients undergoing radical cystectomy?A systematic review of literature and meta-analysis][J]. Prog Urol, 2017, 27 (10): 513-520.

[14] BRAGG D, EL-SHARKAWY AM, PSALTIS E, et al. Postoperative ileus: Recent developments in pathophysiology and management [J]. Clin Nutr, 2015, 34 (3): 367-376.

[15] CHAO HL, MIAO SJ, LIU PF, et al. The beneficial effect of ST-36 (Zusanli) acupressure on postoperative gastrointestinal function in patients with colorectal cancer [J]. OncolNurs Forum, 2013, 40 (2): E61-E68.

[16] CHAN MY, FOO CC, POON JT, et al. Laparoscopic colorectal resections with and without routine mechanical bowel preparation: A comparative study [J]. Ann Med Surg (Lond), 2016, 9: 72-76.

[17] 李鑫宝, 姬忠贺, 张彦斌, 等. 肿瘤细胞减灭术加腹腔热灌注化疗围术期静脉血栓栓塞症的危险因素及防治技术 [J]. 肿瘤防治研究, 2019, 46 (2): 121-126.

[18] 徐园, 杨旭, 王晓杰, 等. 国内深静脉血栓预防护理现状的调查研究 [J]. 中华护理杂志, 2015, 50 (10): 1222-1225.

[19] 朱晓慧, 甄莉, 吴慧琴, 等. 腹腔热灌注化疗过程中管路不通的原因分析及护理 [J]. 全科护理, 2018, 16 (11): 1367-1369.

[20] 韩媛. 胃肠恶性肿瘤腹腔热灌注化疗个案管理护理实践模式的构建 [D]. 广州: 广州医科大学, 2017.

[21] 钟肖红, 崔书中, 郭龙斌, 等. 73例胃肠道肿瘤腹腔转移患者腹腔热灌注化疗的护理体会 [J]. 消化肿瘤杂志 (电子版), 2012, 4 (4): 236-240.

[22] 钟肖红, 郭龙斌, 王斌, 等. 丝裂霉素C热灌注化疗治疗表浅性膀胱癌患者的护理 [J]. 现代临床护理, 2012, 11 (8): 22-24.

[23] 钟银珍, 钟惠玉, 李秀娟, 等. 不同开塞露纳肛法对腹部术后患者肠功能恢复的影响 [J]. 现代临床护理, 2013,(9): 53-54, 55.

[24] 王智琴, 陆维秀, 赵子琨, 等. 热灌注化疗治疗恶性胸腔积液的临床护理 [J]. 全科护理, 2014,(11): 1021-1023.

[25] 宋玲, 董瑶, 刘凤珍. 体外循环热灌注治疗恶性胸腔积液的手术护理配合 [J]. 心肺血管病杂志, 2014, 33 (2): 255-257.

[26] 龚海云, 刘平. 胸腔灌注化疗联合全身热疗治疗恶性胸腔积液的护理 [J]. 护理学杂志, 2008, 23 (9): 30-31.

[27] 杜坤俊, 冯振华, 邱光进, 等. 膀胱综合管理方案在膀胱肿瘤术后热灌注化疗患者中的应用 [J]. 齐鲁护理杂志, 2016, 22 (16): 72-74.

[28] 韩媛, 崔书中, 周英, 等. 晚期胃肠恶性肿瘤患者腹腔热灌注化疗围治疗期营养状况分析 [J]. 广东医学, 2017, 38 (14): 2135-2137.

[29] 王洪波, 王鹏远, 汪欣, 等. 腹腔热灌注化疗操作参数的研究进展 [J]. 现代肿瘤医学, 2019, 27 (21): 3930-3933.

[30] 雷子颖, 关天培, 罗嘉莉, 等. 局部进展期结直肠癌原发肿瘤切除术后5~8周行腹腔热灌注化疗的合理性——基于COLOPEC研究的思考 [J]. 中华胃肠外科杂志, 2019, 22 (12): 1115-1117.

[31] 刘佳云, 张灵, 曾令瑜, 等. 一件式造口袋在卵巢癌术后腹腔热灌注化疗护理中的应用 [J]. 护士进修杂志, 2019, 34 (17): 1610-1612.

[32] 王峰, 吴秀红, 何瑞仙. 恶性肿瘤术中腹腔热灌注化疗职业暴露的防护研究 [J]. 解放军护理杂志, 2019, 36 (6): 87-89.

[33] 石鸿玉, 孟洁, 李红雨, 等. 晚期卵巢癌患者行腹腔热灌注联合静脉化疗治疗对疗效、不良反应及生活质量的影响 [J]. 实用妇科内分泌电子杂志, 2019, 6 (23): 9-11.

[34] 孙香美, 柏红, 钱晨, 等. 术中腹腔热灌注化疗对患者体温的影响 [J]. 护理学杂志, 2018, 33 (20): 41-42.

[35] 赵珣, 张海静, 王萌. 术中及术后早期腹腔热灌注化疗对老年胃癌患者营养状况和免疫功能的影响 [J]. 中国医学前沿杂志 (电子版), 2019,

11 (5): 79-82.

［36］于洪霞，云红，裴炜，等. 结直肠癌术后腹腔热灌注化疗的护理 [J]. 中华结直肠疾病电子杂志，2018,(4): 398-400.

［37］田孝东，杨尹默. 理念更新引领行为进步：《加速康复外科中国专家共识及路径管理指南 (2018 版)》外科部分解读 [J]. 协和医学杂志，2018, 9 (6): 485-489.

视频　腹腔热灌注化疗技术操作流程
该视频通过一例临床案例,从患者准备、环境准备、用物准备、操作人员准备、操作注意事项共 5 个方面展示了腹腔热灌注化疗技术的操作流程,可使护理人员尽快掌握精准 HIPEC 的实操技术。

28

第二十八章

体腔热灌注治疗患者的姑息治疗

姑息治疗在欧美国家被称为"palliative care"，日本和中国台湾译为舒缓医学，在中国大陆被称为姑息治疗。经过几十年的发展，姑息治疗目前在世界范围内已成为肿瘤防控体系的重要环节。世界卫生组织（WHO）对于姑息治疗特别强调症状控制、营养支持、生活质量改善等多方面的内容，ASCO、ESMO、NCCN、EAPC等各大权威医疗机构亦强调：需要在疾病治疗的全过程中强化对癌症患者的生理症状、心理和精神需求的管理。目前国内各大医疗机构提倡的肿瘤姑息治疗原则是"以疾病为导向"转变为"以患者为中心"，除了缓解影响患者生活质量的躯体症状，同时重视精神心理问题和心理照护，越来越关注"人"，而不仅仅是"病"。WHO在肿瘤工作的综合规划中确定了预防、早期诊断、根治治疗和姑息治疗四项重点，使姑息治疗成为癌症控制方面一个必不可少的内容。

体腔热灌注治疗患者一般为晚期肿瘤，肿瘤负荷重，恶性胸、腹水患者多不能进行很好的肿瘤细胞减灭术（CRS），不能去除肿瘤负荷，导致患者全身不适，如腹胀、便秘、肠梗阻、呼吸困难等。晚期肿瘤患者多接受综合治疗，如手术、全身化疗、放疗、体腔热灌注治疗等，在治疗的同时也给患者带来额外痛苦及不良反应，如疼痛、恶心、呕吐、便秘、腹泻、骨髓抑制等。晚期肿瘤患者生活质量多减低，进行体腔热灌注治疗的同时可给予姑息治疗，如缓解疼痛、恶心、呕吐，营养支持等，可改善患者营养状况，提高患者的存活质量。

推荐阅读

- 孙燕.癌症三阶梯止痛指导原则[M].北京：北京医科大学出版社，2002.
- 郝希山，魏于全.肿瘤学[M].北京：人民卫生出版社，2010.
- 孙燕.临床肿瘤学[M].武汉：华中科技大学出版社，2008.
- 石远凯.肺癌诊断治疗学[M].北京：人民卫生出版社，2008.
- 孙燕，石远凯.临床肿瘤内科手册[M].5版.北京：人民卫生出版社，2007.
- 张天泽，徐光炜.肿瘤学[M].天津：天津科学技术出版社，2005.
- 李忠.肿瘤[M].北京：人民卫生出版社，2002.
- 周岱翰.临床中医肿瘤学[M].北京：人民卫生出版社，2003.
- 孙燕.内科肿瘤[M].北京：人民卫生出版社，2014.
- Ann M Berger，Kathi Mooney，Amy Alvarez-Perez，et al.Cancer-Related Fatigue，Version 2.2015[J].J Natl ComprCancNetw.2015 Aug；13（8）：1012-1039.
- NATIONAL COMPREHENSIVE CANCER NETWORK.NCCN Clinical Practice Guidelines Cancer-related fatigue [J].J Natl ComprCancNetw，2010，8（8）：904-931.
- EUROPEAN SOCIETY FOR MEDICAL ONCOLOGY.Cancer-related fatigue：ESMO Clinical Practice Guidelines for

diagnosis and treatment［J］.Ann Oncol,2020,S0923-7534(20)36077-36084.

• DANS M,SMITH T,BACK A,et al.NCCN Guidelines Insights:Palliative Care,Version 2.2017［J］.J Natl ComprCancNetw,2017,15(8):989-997.

• European Society for Medical Oncology.European Society for Medical Oncology(ESMO)position paper on supportive and palliative care［J］.Ann Oncol,2018,29(1):36-43.

第一节　肿瘤姑息治疗演变及基本要求

一、姑息医学的起源

姑息医学始于 Hospice。最初的 Hospice 是指公元4世纪由欧洲宗教团体开办的旅客招待所,属于慈善性机构,19世纪,在英国和爱尔兰逐渐演变成为宗教人士为濒死患者提供的临终关怀机构。1967年,西塞莉·桑德斯(Cicely Saunders)博士在英国伦敦建立了全球首家姑息治疗中心——宁养院,即圣·克里斯托弗宁养院(St. Christopher,Hospice),被视为现代姑息医学的开端,西塞莉·桑德斯博士也被公认为现代姑息医学运动的创始人。她倡导把每位患者作为一个整体看待,"以人为本",不仅关注患者的疾病或躯体症状,还要重视他们的心理、社会和精神需求。

圣·克里斯托弗宁养院仅设病床48张,但每年能收住1 600位患者,每日为500名患者提供居家照护,还能为20位患者提供日间医疗服务。作为全球最有影响力的姑息治疗中心,圣·克里斯托弗宁养院每年还要接待来自全球各地的2 000名访问学者,举办80场姑息医学会议,对姑息治开展起到了很大的推动作用。在西塞莉·桑德斯博士的影响下,目前全球已有100多个国家建立了超过8 000所宁养院。

二、WHO 姑息治疗的定义和任务

姑息治疗(palliative care)是临床肿瘤学的重要组成部分,其目标是改善癌症患者的生活质量。肿瘤姑息治疗是世界卫生组织(WHO)全球癌症预防和控制策略的四大战略目标之一。2002年WHO给出的肿瘤姑息治疗定义:肿瘤姑息治疗是临床医学的一个分支学科,通过及时全面评估和控制疼痛及躯体、社会心理等痛苦症状,预防和缓解患者的身心痛苦,改善面临致命性疾病威胁患者及其家属的生存质量。

WHO 关于肿瘤姑息治疗的任务和基本观点:①镇痛及其他症状控制。②承认生命和死亡是个自然过程。③不加速也不拖延死亡。④姑息治疗应结合患者的心理和精神层面需求。⑤帮助患者积极面对生活,直至死亡。⑥帮助患者的亲属应对患者的疾病、死亡及他们自身的居丧期悲伤。⑦建立团队以满足患者及其亲属的需求,其中包括对患者家属居丧期的必要关怀。⑧姑息治疗会提高患者的生活质量,还可能对其疾病过程产生积极的影响。⑨尽早开展姑息治疗,并与延长患者寿命的其他治疗相结合,如化疗、放疗,也包括为更好地理解、处理临床并发症的必要检查和研究。

(一)姑息治疗的基本要求

1. 任何医疗机构都应设立相应的规程,确保所有患者就诊时都能接受姑息医学的评估,都有机会接受姑息治疗。

2. 应向患者及其亲属说明姑息治疗是肿瘤综合治疗的重要组成部分。

3. 应对医务人员进行姑息医学教育,使他们不断更新姑息医学的基本知识、技能和观念。

4. 由姑息治疗专家组成的团队随时能为患者及其亲属提供姑息医学的相关服务。

5. 肿瘤临床治疗目标的评价系统应包括姑息医学的内容,如生活质量评估。

6. 对姑息治疗的质量评估应纳入医疗机构的整体质量评估系统。

(二)肿瘤姑息治疗方法的应用原则

姑息治疗的基本原则:在尊重患者意愿的前提下,结合患者的经济承受能力,认真权衡治疗的利弊得失,争取最好的疗效,努力将不良反应控制到最低限度。

姑息治疗要求视患者的躯体、心理、社会及精神的需求为一体,在治疗肿瘤性疾病的同时,注重并发症的处理,熟悉所用药物的药理学以及各种治疗手段的适应证、禁忌证、不良反应。恶性肿瘤患者的在进行姑息治疗前,应首先评估以下内容:抗肿瘤治疗的利弊;躯体症状和心理或精神困扰;患者的目标和期望;癌症知识的教育和信息需求;不同文化背景对姑息治疗的影响;是否存在需要姑息专家会诊的情况等。应着重对患者的常见症状进行评估,包括疼痛、呼吸困难、厌食、恶病质、恶心及呕吐、便秘、恶性肠梗

阻、疲劳、睡眠障碍、谵妄等；还要对患者的心理及精神状态进行评估。

1. 全面评估 全面、动态、准确评估病情是合理制订和实施个体化姑息治疗的前提条件。晚期肿瘤患者躯体和心理病情复杂多变。全面评估病情包括评估肿瘤病情和患者全身情况两方面。全面评估病情，需要综合分析威胁患者生存及生存质量的主要症状疾病的预后转归，患者可能获得的医疗及社会支持资源。由于晚期癌症患者病情变化及对不同治疗的个体反应存在很大差异，动态分析评估患者的躯体和心理状况也十分重要。

2. 恰当治疗 WHO 提出抗癌治疗决策的基本原则：①基于循证医学证据。②充分尊重患者的意愿。③兼顾考虑医疗的费效比、合理应用医疗资源、社会公平性等。WHO 还指出，制订和推行癌症治疗指南时，应确保抗癌治疗只用于可获益阶段，以防止资源滥用。

（1）证据原则：临床针对疾病治疗制订的医疗决策需要遵循三个层面的原则。①证据原则：依据循证医学证据制订的诊疗规范决策治疗。②规矩原则，治疗决策符合伦理道德、当地风俗习惯、法律规范。③美德原则，强调医疗决策需要尊重患者及家属的意愿，还应该考虑到社会的公平性。

（2）三全原则：为癌症患者提供高品质的姑息医疗需要遵循三全原则，即全程、全人、全体三项原则。全程是指姑息治疗应贯穿肿瘤诊疗全过程。姑息治疗应用于肿瘤治疗大致分为三个阶段：第一阶段以抗癌治疗为主，姑息治疗作为辅助治疗方法以缓解癌症及抗癌治疗所致的症状为目的、以对症支持治疗为主保障患者治疗期的生活质量。第二阶段针对抗癌治疗可能不再获益的晚期癌症患者，应以姑息性治疗为主，缓解症状，减轻痛苦，改善生活质量。第三阶段为预期生存时间仅几周至几天的终末期癌症患者提供临终关怀治疗及善终服务。全人原则是指姑息治疗应该全面重视和改善患者躯体与心理痛苦；全体原则是指姑息治疗将癌症患者的家属及陪护视为整体，在为患者提供医疗服务的同时，为患者家属提供帮助（图 28-1）。

（三）**癌症的姑息医学发展简史与挑战**

1982 年，WHO 将姑息治疗列为全球癌症防控四大战略目标之一。1986 年 WHO 发布《癌症三阶梯止痛治疗原则》，推行癌症三阶梯止痛原则，成为许多国家现代姑息治疗起步和发展的成功切入点。目前，现代姑息关怀医疗机构在英国有 250 余家，美国有 3 000 余家。近年来，发展中国家也开始发展姑息治疗专业队伍、学术机构和姑息医疗

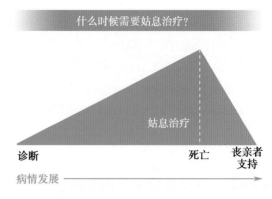

图 28-1 姑息治疗原则

机构。经过 40 多年的发展，现代姑息医学作为肿瘤综合治疗的重要组成部分，已被全世界的肿瘤学界广泛认同接受，姑息医学也成为一门与多学科交叉的独立临床医疗学科。然而，姑息医学的理想与现实仍然面临诸多困难与挑战。

中国癌症康复与姑息治疗专业发展始于 20 世纪 80 年代。1990 年我国开始推行 WHO 三阶梯癌痛治疗方案。1994 年中国抗癌协会癌症康复与姑息治疗专业委员会（The Committee of Rehabilitation and Palliative Care,CRPC）成立。1998 年，开始建立以居家临终关怀服务的宁养院。尽管我国肿瘤姑息医学的学术队伍建设及学术交流有长足进步，但与临床实际需求之间尚存在较大差距。2009 年 CRPC 发起推动了中国癌症姑息医学的武汉宣言，旨在关爱癌症患者的生命质量、改善生活质量、重视姑息治疗，探索中国癌症康复与姑息治疗发展之路。武汉宣言承诺：在不同层面加强癌症姑息医学教育；为保障姑息治疗基本药物合理应用而努力；加强宣传交流为发展中国姑息治疗寻求更多支持。

（四）**姑息治疗的方法**

肿瘤的姑息治疗，除各种对症处理外，主要包括姑息性手术、姑息性放疗、姑息性化疗三种治疗措施。

1. 姑息性手术 是指无法彻底清除体内的全部肿瘤，仅切除威胁生命及影响器官功能的肿瘤、缓解难以忍受的症状、预防严重并发症的发生，或为其他治疗创造条件。姑息性手术治疗包括姑息性切除术、短路术和造口术、电凝固术、内支架或扩张术、经内镜治疗术、内外引流术、栓塞术、骨折的固定术等。终末期恶性肿瘤患者手术并发症及手术相关的死亡率增加，需慎重掌握手术适应证，术前应向患者和家属说明手术危险性，获得同意后方可进行。

2. 姑息性放疗 姑息性放疗也称减症性放疗。晚期肿瘤的局部症状多是由于肿瘤生长、浸润所致，在患者一

般状况许可时,采取合适的射线、合适的分割剂量、较短的疗程施行放疗,以达到尽快地适度降低肿瘤细胞数量、控制局部病灶的发展,从而缓解患者症状、减轻患者痛苦的目的。姑息性放疗临床常用于骨转移瘤、脊髓压迫症、脑转移瘤、上腔静脉压迫综合征以及肿瘤所致的疼痛、出血、感染和腔道梗阻等,如应用得当,通常能获得良好的临床疗效。

3. 姑息性化疗 在肿瘤姑息治疗的方法中,应用姑息化疗的机会较多。对于病情较晚的肿瘤患者,由于心理创伤、器官缺损、功能减退、体质虚弱、营养低下、并存疾病和既往治疗的后遗症使机体对化疗的耐受性下降,肿瘤细胞乏氧、多药耐药、药物已达累计总量等都影响治疗的顺利进行。因此,对于已经有恶病质及一般情况较差的患者,应慎重选择姑息性化疗,治疗时间、治疗剂量、给药途径等都需要认真考虑。

对于化疗有效的肿瘤,通常是越早治疗效果越好,但姑息性化疗不完全是这样。一些肿瘤生长缓慢,在相当长的时间内患者病情稳定,如能予以有效的支持治疗和对症处理,患者可望长时间生存。不适当的化疗不仅疗效欠佳,且有可能降低患者的生活质量,甚至带来严重的医源性并发症。

熟悉各种肿瘤的自然进程对制订姑息性化疗方案有重要意义。终末期癌症患者一般情况较差,常需要调整化疗药物剂量。对于化疗敏感、预期能取得较好效果的肿瘤,可以尝试较大剂量的化疗,以往没有接受过化疗的患者更易奏效,应尽量使用以前没用过的化疗药物或无交叉耐药的化疗药物,少数情况下低剂量化疗也可获得较好的临床治疗效果。

4. 支持治疗 支持治疗(best supportive therapy,BST)对于晚期肿瘤患者至关重要,某些晚期肿瘤患者即使能够进行直接的抗肿瘤治疗,效果也不一定优于单纯的支持治疗,对两者之间的疗效差异进行比较,是循证医学的重要内容。

5. 体腔热灌注治疗 体腔热灌注治疗在肿瘤姑息治疗中起着重要作用。对不能切除的胸腹腔恶性肿瘤及其引起的恶性胸腹水的治疗有着很好的临床疗效,并被越来越多的医疗机构认可。

6. 整体姑息治疗 肿瘤综合治疗的原则同样适用于肿瘤姑息治疗,整体姑息治疗要求医师及时了解病情,动态评估病情,多学科综合评估,监测用药剂量及强度,及时评估治疗效果并调整治疗方案。有遗传倾向的恶性肿瘤,还应对患者的亲属进行有关恶性肿瘤防治知识的宣传。

第二节 肿瘤症状负荷与生活质量评估

一、肿瘤症状负荷

肿瘤症状负荷(symptom burden)是指多种原因混杂而导致的肿瘤患者不舒服的症状群总负荷。呼吸困难、疼痛、疲乏、睡眠紊乱、情感障碍及厌食是加重肿瘤患者症状总负荷的常见原因。肿瘤患者的生活质量与肿瘤症状负荷密切相关。

体腔热灌注治疗患者多为晚期肿瘤患者,肿瘤常常发生胸腹膜播散转移或远处转移,肿瘤负荷较大。肿瘤患者的生活质量与肿瘤症状负荷密切相关,体腔热灌注治疗患者常常有以下特征:①躯体感觉不适,常与疾病、治疗有关,如恶心、呕吐、腹痛、腹泻、疼痛、咳嗽、呼吸困难等。②生理功能减低,患者常因肿瘤导致体力减低、疲乏不适,甚至生理功能障碍等。③晚期肿瘤患者日常生活能力多减低,甚至卧床不起,生活不能自理,需要他人照顾。④肿瘤患者心理常常不健康,对生活失去信心,对治疗不抱希望,对周围人和事物敏感或者冷漠。⑤肿瘤患者适应社会的能力减低,不愿或不敢对他人提及自己的疾病,变得敏感、焦虑不安,常会因小事与家人发生矛盾,不愿与亲友或同事来往,对工作、学习失去动力,不愿积极参加社会活动。多数患者即使肿瘤"治愈",上述症状也不能完全缓解、消失,生活在肿瘤的阴影下。

(一)症状负荷

肿瘤及抗肿瘤治疗引起的相关躯体和精神心理症状越多、越重,患者的生活质量就越差。减轻症状负荷是改善患者生活质量的有效措施。量化评估症状负荷,从缓解症状和减轻症状负荷入手,可切实提高和改善肿瘤患者的生活质量。

(二)症状负荷的评估

症状负荷的评估是有效控制症状和评价疗效的基础。目前临床常用的症状负荷评估较为复杂,且缺乏统一量表。症状负荷的评估量表的指标选择,需要包括对患者生活质量影响显著的常见症状。准确评估患者的主观感受症状,需要患者参与自我评估症状。症状负荷的评估量表的设计要求问答条例简单易懂、耗时短。目前用于症状负荷评估的常用量表包括:针对某一种症状的多维评估量表,如简明疼痛评估量表(brief pain inventory,BPI)和简明乏力评估量表(brief fatigue inventory,BFI);针对系列症状的评估量表,如 EORTC 的各类肿瘤症状子量表、M.D Anderson 癌症中心症状评估量表(MDASI)等有效评估症状群的量表。症状负荷的评估过程中还应注意动态评估症状的变化。

（三）肿瘤相关症状的干预治疗原则

在对症状产生的原因及严重程度进行评估后，有效的症状干预有助于患者生活质量的提高和抗肿瘤治疗的顺利进行。在进行症状干预时需要明确临床上经常存在治疗不足导致症状不能缓解或过度治疗导致症状加重的情况，尤其应该注意的是肿瘤过度治疗问题。在对症状群进行处理时需要明确，当使用多种药物时，药物之间交叉反应的危险性可能随着复方用药数目呈指数增加。症状控制的基本药物选择原则为具有多种疗效、最小的药物交叉反应、多途径的给药方法、最好的安全性能、广谱的治疗窗口、合适的剂量、费用-效果比较高的药物优先选择。

二、生活质量评估

肿瘤患者的生活质量研究可追溯到 20 世纪 40 年代由 Karnofsky 等提出的行为状态评分（performance status, PS），但这不能算是真正的生活质量评定。现代生活质量研究始于 20 世纪 70 年代，当时主要由精神病学家和心理学家进行，80 年代肿瘤心理学 psycho-oncology 确立为一门新兴的临床医学，目前许多学者建议生活质量评价应成为肿瘤临床研究的重点之一。

（一）生活质量

生活质量（quality of life, QOL），也称为生命质量或生存质量。WHO 对生活质量的定义：不同文化和价值体系中个体对其目标期望及所关心事情的相关生活状况的体验。生活质量的核心内容包括：①躯体感觉：与疾病、治疗有关的体征、症状。②生理功能、精力、体力、生活自理能力等。③日常生活能力。④精神、心理状态。⑤适应社会的能力：指家庭关系（夫妻关系、父母职能等），与亲友或同事的来往，以及疾病对于工作、学习和社会活动的影响。⑥职业承受能力。⑦健康的自我认识。在临床上评估肿瘤治疗疗效时，同时评估患者的生活质量有助于全面准确评价治疗方案是否给患者带来益处。

（二）生活质量研究的内容

如同没有一个公认的生活质量（QOL）的定义一样，临床 QOL 的研究内容也没有统一的标准。尽管 QOL 的评定模式各不相同，调查内容也是根据不同的疾病或不同的治疗方案设计，但都离不开四项主要内容，即躯体状态、心理健康、社会交往以及功能状况。躯体状态包括患者的主诉，即疾病症状（如疼痛）或治疗副作用（如恶心），也包括疾病及其治疗可能引起的躯体功能的损害。心理健康包括患者心理状态（如抑郁）及其调节适应能力（如保持自尊心）。社会交往涉及患者与其他人（如配偶、家属、朋友）交往的

"量"及"质"，也包括患者参加社会活动的频度（如拜访）。功能状况反映了患者进行日常生活的能力（如工作、做家务）。这 4 个方面是前后延续且相互依赖的。

概括起来，生活质量（QOL）研究具有以下特点：① QOL 是一个反映健康的概念，此外还包含生活水平、邻里关系、工作生活满意度等可能在社会生活中所经历的各个方面。② QOL 在注重客观指标的同时，更强调主观指标。所以理想的 QOL 评价应包括客观因素和主观因素两个方面，而且客观因素对 QOL 所造成的影响，往往不如主观因素对其造成的影响大。这是因为人们对许多客观因素的看法存在着差异，而这些差异在 QOL 评估中是最为重要的部分。因此，QOL 的测量应主要依靠患者本身的体验而非医护人员或其他人的评价。③ QOL 是一个动态的概念，随着时间改变而变化，评价肿瘤药物治疗的毒性有公认的标准，但它们只测量在患者身上观察到的近期效果，并没有观察其慢性毒性、迟发毒性及持续时间，QOL 量表却可以将这些因素考虑在内，因而具有重要意义。

（三）生活质量评估及生活质量量表的编制

生活质量（QOL）研究有许多方法和工具，以 QOL 量表最为重要，编制评定量表有推理法、实证法及综合法等方法，大都采用综合法。有学者总结了标准化评定量表的特征，包括取样的标准化、常模的建立、信度及效度的检验、量表实施方法的标准化。

癌症临床试验中 QOL 评价量表的特征是：①针对癌症。②患者能独立完成。③结构上力求多维度，至少涵盖 QOL 的 4 个基本方面：躯体症状，躯体和角色的、心理的和社会的功能。④量表由许多项目组成。⑤相对简单，便于患者理解及填写，即可行性。⑥可重复性。⑦灵敏性。⑧有效性。当量表用于不同文化背景的人群时需注意跨文化问题（cross-cultural issues），建立量表时应避免选择上的偏差（临床上，主试和被试常常都是经过挑选的），QOL 呈多维性，且随时间而变化，因此应避免资料的丢失，应确定资料收集时间以便与整个治疗过程相对平行，由于 QOL 评定通常用患者作自身对照，首次资料收集作为基准值就显得十分重要。大多数临床试验倾向于提前报告结果，从而失去了有关疾病及治疗的远期资料，所以我们应把 QOL 评定作为癌症评估中的临床重点，QOL 资料的收集、分析及结果的解释复杂且困难，一般的研究人员与其开发新的量表，不如对现有量表加以修改。

生活质量评估量表是量化评价患者生活质量的常用工具。量表能否准确反映患者生活质量，与量表采纳的评价指标密切相关。新创立的量表或国外量表的翻译版，在临床应用前都需要进行量表效度、信度和反应度的检测。目

前,国内常用的癌症患者生活质量评估量表如下:

1. KPS评分　又称卡氏评分。1948年Karnofsky制订的身体功能状态量表(Karnofsky Performance Status, KPS),评估癌症患者的生活自理能力及身体活动能力,分10个等级,评分范围0~100(表28-1)。分值越高,表示机体状态越好。该量表简便易行,重复性好,但未包括患者的主观感受,存在一定的缺陷。

表28-1　KPS评分量表

体力状况	评分(百分法)
正常,无症状和体征	100
能正常活动,有轻微症状和体征	90
勉强进行正常活动,有一些症状或体征	80
生活能自理,但不能维持正常生活和工作	70
生活能大部分自理,但偶尔需要别人帮助	60
需要一定的帮助和护理,以及给予药物治疗	50
生活不能自理,需要特别照顾及治疗	40
生活严重不能自理,有住院指征,尚不到病重	30
病重,完全失去自理能力,需要住院和积极的支持治疗	20
重危,临近死亡	10
死亡	0

2. ECOG评分　美国东部肿瘤协作组制订的行为状态评估量表。该量表评估内容类似KPS,但评分不同。ECOG将正常状态到死亡分为0~5,分值越高表示机体状态越差。该量表也简便易行,重复性好,但与KPS评分存在一样的缺陷,也未包括患者的主观感受(表28-2)。

表28-2　ECOG评分量表

体力状况	分级
正常生活	0
症状轻,生活自在,能从事轻体力劳动	1
能耐受肿瘤的症状,生活自理,但白天卧床时间不超过50%	2
肿瘤症状严重,白天卧床时间超过50%,但能起床站立,部分生活自理	3
病重卧床不起	4
死亡	5

3. QLQ-C30　欧洲癌症研究与治疗组织(European Organization for Research and Treatment of Cancer,EORTC)的生活质量核心量表QLQ-C30,30项指标自评生活质量。该量表含5个功能量表(躯体、角色、认知、情绪和社会功能)和4个症状子量表(乏力、疼痛、恶心及呕吐)。EORTC

还针对不同肿瘤制订了子量表,例如肺癌(QLQ-LC13)、乳腺癌(QLQ-BR23)、头颈部癌(QLQ-NH35)、宫颈癌(QLQ-CX24)、卵巢癌(QLQ-OV28)、骨髓瘤(QLQ-MY20)等。QLQ-C30整体健康状况的总量表,再结合针对不同肿瘤的子量表进行评估,这种方法已广泛应用于临床试验研究来评估肿瘤患者的生存质量。

4. 其他量表　FLIC量表、CARES量表、FACT量表等。我国肿瘤临床研究常采用孙燕1990年提出的生活质量12项指标评估量表。

(四)癌症患者生活质量研究的意义及应用

1. 合理地评价某种治疗方法　比较两个治疗模式对患者QOL的影响十分重要,如果两种治疗在提高生存率方面相近,但一个治疗模式能更好地改善QOL,它显然优于另一个与其对照的治疗模式,这种治疗可以作为首选;如果某种治疗使得患者的QOL更低,而且在生存率方面没有优势的话,此种治疗可以被认为效果欠佳而不应该在临床实践中应用。有人比较晚期非小细胞肺癌短程、小剂量和长程、大剂量放射治疗对患者QOL的影响,结果发现两组患者主要症状的改善、QOL的提高和平均存活期均相同,故认为对于晚期非小细胞肺癌患者来说,短程、小剂量放疗不仅耗费较少的人力物力,而且治疗效果也不低于长程、大剂量放疗。

在过去的肿瘤临床试验中,测量的终点不包括肿瘤及其治疗对患者生活、精神和社会方面的影响。这一现状目前已得到部分改变,其中很重要的就是QOL评价,它已在临床用于:①选择合适的治疗方法。②评估有复发危险的患者是否需要进行辅助治疗。③选择合适的诊疗和护理指标。

2. 有利于治疗药物的筛选及评价　评价QOL对于新的药物或联合使用的费用-效用分析也十分有用。当新药效果并不优于已在使用的药物时,进行QOL评价可纠正研究者部分错觉,促进新药上市。在这方面,吉西他滨是典型的例子。有时研究者认为某些因素对QOL有影响,而实际上这些因素可能对患者并不重要;QOL评定尚可检出研究者未预料到的疗效或不良反应。

3. 有助于了解癌症治疗对患者生存状态的影响　主要是了解那些肿瘤易控制、能长期生存患者的生存状态,由此而积累的经验,可为后来发生的同类患者提供更为合理的治疗方案。如比较前列腺癌放射治疗、手术治疗及药物治疗之间对QOL尤其是性功能的影响的差异。有人利用患者自评问卷评估前列腺癌患者盆腔放疗后性功能改变,发现试验组性功能损害较为明显,年龄小于70岁组性功能损害更为突出,因此影响患者的QOL;再如乳腺癌术后放疗虽可减少局部复发的危险性,但是,放疗后正常组织如胸壁、肺的纤维化、皮肤反应等问题又会损害患者的 QOL。因此,是否加用放疗需严格掌握治疗适应证。

4. 有助于判断预后　QOL 量表可以提供所研究的患者人群独立于其他因素之外的预后信息。这已经在罹患乳腺癌、肺癌、消化道肿瘤和黑色素瘤的患者中显示出来。早期乳癌施行保留乳房的手术,术后远期效果与传统的根治术相同,同时有更高的术后生存质量。有 6 项前瞻性随机临床试验,比较临床 Ⅰ 期和 Ⅱ 期乳腺癌患者实施乳房切除术和保留乳房手术的生存率,经长达 18 年的随访,均未显示两种治疗方法在总体生存率和无病生存率方面差异有显著的统计学意义。有 5 项的结果显示在乳腺切除术后残存乳房和胸壁的复发危险度没有显著性差异。保留乳房的术式在许多国家已经成为治疗的首选方法,它有力地说明,所谓彻底的乳腺癌根治术并不能提高患者的长期存活率。外科手术在强调肿瘤根治性切除的同时,还要求尽可能保持患者的机体功能及外貌体形,也就是说,要考虑到患者的 QOL。

5. 在肿瘤中医药治疗中的应用　中医药治疗强调整体观及辨证论治观,比较接近于生物 - 心理 - 社会这一医学模式,它体现了心身合治的观点。作为综合治疗的一部分,它能提高手术、放疗、化疗及生物治疗的疗效,减轻其不良反应,促进康复,延长生存期及提高 QOL。对于晚期及终末期患者,中医药可能是主要治疗方法,这时 QOL 作为其重点指标,意义尤为突出。

6. 在肿瘤姑息治疗中的应用　癌症疼痛等晚期患者常见症状全面影响肿瘤患者的 QOL,相应治疗措施也会给患者带来不良反应及其他损害,必须权衡利弊,选择合适的方法。在这些情况下,QOL 评估是姑息治疗效果的主要指标。对肿瘤患者的 QOL 评价实际上也是对医护人员的工作质量评价。

7. 在医疗资源分配及卫生政策制定中的应用　成本效益(cost-effectiveness,CE)分析来源于这样一种假设:医疗资源是有限的,我们不可能采取所有的措施来延长患者生命或提高其 QOL。因此,在有限的医疗条件下,我们的目标是尽可能提高医疗水平,或者在到达一定的医疗水平时应如何尽量减少所需医疗费用。成本效益中分析一个常见的、不合适的甚至危险的概念是我们同时变动两个变量:以最小的代价获取最大的利益,如何权衡各种治疗手段(维持 / 巩固治疗)的利弊与评估治疗的成本效益,是目前包括癌症在内慢性疾病患者的 QOL 研究的重点之一,例如长程、大剂量、高花费的放化疗并不一定比短程、低费用放化疗取得更好的疗效。新诊断为早期乳腺癌的患者,若胸片

及血液检查正常,可不必常规进行骨扫描及肝核素扫描,因为此时骨、肝扫描阳性率很低而检查费用较高。另外,QOL 研究还广泛用于评价某种筛查措施有无必要。

(五) 生活质量评价中存在的问题

进入 21 世纪以来,QOL 的研究已经应用于肿瘤学的许多方面,相关文献众多,但生活质量评价结果并未受到广泛关注,其原因有以下方面:

1. QOL 尚没有准确的概念　如前所述,QOL 仅有一个模糊的定义,QOL 作为疗效评价指标时,什么样的健康状况是最好的 QOL？生活的哪些方面应包含在 QOL 测定范围内？测定项目分类的基础是什么？不同的研究者对其有不同的解释。建立 QOL 公认的模型,这些模型既要考虑患者方面又要考虑医疗和心理上的干预。如生存时间(quality-time without symptoms and toxicity,Q-TWST)量表就综合考虑了疾病和治疗不良反应对患者 QOL 的不同影响。强调 QOL 评估及应用,鼓励把 QOL 评估作为临床试验的组成部分。它不像生存率和反应率那样易于重复观察,但在终点诸变量中,QOL 是最敏感和最有力的指标。

2. 研究内容不统一　进入 21 世纪以来,有超过 600 种 QOL 调查表被验证过,这本身就说明了 QOL 评价的复杂。构成 QOL 的因素究竟有几个？应如何综合考虑及评价？主观因素应如何客观评价？医学指标应怎样合理地纳入 QOL 中去？如何判断一种量表的有效性？怎样根据测定结果得出 QOL 升降的结论？都还是众说纷纭,相对而言,EORTC QLQ-C30 和 FACT-G 是两个使用最广泛的调查表,其内容也相似。然而,有研究结果显示,用 EORTC QLQ-C30 和 FACT-G 比较不同组癌症患者时,相互矛盾的结论并不少见。

3. 与患者有关的问题　患者的生活质量评价受到多种因素影响。文化背景、受教育程度、宗教信仰、性格、社会地位和职业、年龄、肿瘤并发症及与肿瘤无直接关系的混杂因素、填写量表的时间等,都会干扰患者的精神状态,进而影响量表的填写及其后的评估,即使他们的病期和治疗方法完全相同。

(1) 文化背景:不同国家、不同民族具有不同的文化背景。在西方国家,更为强调患者的知情权,有关病情要毫无保留地告知患者本人。在我国,患者家属更多地要求医生对患者保密,为了不让患者知道真实的病情,他们宁愿选择非肿瘤专科进行治疗。可以想象,知道自己患肿瘤与否、肿瘤复发等待化疗者与肿瘤切除后辅助化疗者,心情不会相同。

(2) 受教育程度:受教育程度的高低直接影响患者

的领悟力和对病情的感受。不识字的患者或文化程度很低的患者完成量表有困难自不待言，对生活质量的追求和对疾病的承受能力，和受教育程度很高的患者不会相同。

（3）宗教信仰：有些宗教并不害怕死亡，基督教徒可能把死亡看成为灵魂的升华，迷信的人则可能视之为下地狱。对待死亡和痛苦的态度，将直接影响 QOL 量表的填写。临床上经常能够观察到，虔诚的基督教徒癌症疼痛容易控制，表现出来的痛苦较少。

（4）性格：性格坚强者能更多地承受痛苦，对生活较为乐观，性格脆弱者则相反，它必然影响患者对疾病的态度。

（5）社会地位和职业：一般而言，社会地位较高的患者更担心疾病带来的诸多损失，对 QOL 有更高的需求，肿瘤对他们的影响比地位低者显然要大。形体艺术职业者，对 QOL 的重视程度甚至超过生命。例如，患低位直肠癌的舞蹈演员，可能宁愿冒肿瘤切不净的风险也要选择保留肛门的手术。

（6）年龄：高龄患者对死亡的恐惧一般低于青壮年患者，在疾病面前显得更为坦然，但高龄患者的领悟能力可能较低。

（7）肿瘤并发症及与肿瘤无直接关系的混杂因素：病期及治疗完全相同，健康状况良好与并发症及伴发症多的患者，对未来的希望及对疾病的担心可能会有差异。

（8）填写量表的时点：按计划在不同时点中让患者在不受干扰的情况下自身完成 QOL 的填写，是评估 QOL 的前提。但在纵向研究中，有相当数量的患者并没有如期填写，有报道可高达 12%，这就难以避免选择偏差。即使患者能在规定的时点填写量表，当时的心境也会对他产生重大影响。例如，在一个规定的时间，患者恰好遇到一件使他高兴的事情，另一患者则相反，恰好遇到一件使他很不高兴的事情，填写的结果可能受患者当时的心境影响较大。

最后，患者经常没有被充分地告知关于 QOL 研究的目的和方法学，也没有被告知问卷的内容，这可能会导致错误和遗漏。

为了避免患者个体差异对 QOL 量表带来的影响，有学者建议可以同时使用医务人员协助评估的量表，这种量表主要依据患者的主观症状进行评价。同时完善 QOL 量表的编制及测量，使 QOL 量表具有很高的信度和效度，使用更简单的工具，比如使用电子化表格，使其界面更加形象、友好、具有吸引力，在非常短的时间内完成调查表，也是解决的方法之一。另外宣传有关的知识及技术，临床医护人员均应该参与 QOL 研究的完成。

4. 肿瘤本身的复杂性　晚期肿瘤，特别是由其引起的并发症，治疗有效常能直接地提高患者的 QOL，无效则使患者的 QOL 更加低下。然而，就患者总体而言，有效率具体到个人则难以准确预料，医生只能凭直觉来选择治疗方法。这样，某种治疗会面临三种情况：①生存时间缩短但 QOL 改善。②生存时间延长但 QOL 更糟。③生存时间和 QOL 同步改善或下降。这时候需要将每一种治疗对 QOL 和生存率各自的正面和负面效果详细地告知患者，让患者和医师共同做出选择，也有作者建议在这种情况下使用调整量表作为参考，如依据生活质量调整的生存时间（quality adjusted life years，QALY）量表和无症状无不良反应生存时间（quality-time without symptoms and toxicity，Q-TWST）量表，但临床应用存在诸多困难。

第三节　体腔热灌注治疗患者肿瘤相关症状处理与支持治疗

恶性肿瘤患者常因肿瘤侵犯脏器引起躯体疼痛、肠道梗阻等不适，也会因治疗导致相关并发症，如化疗常常导致恶心、呕吐、便秘或腹泻，放疗导致放射性肺炎引起咳嗽、咳痰、肺部感染、呼吸困难，也可导致放射性肠炎引起腹泻。晚期肿瘤患者肿瘤常常发生远处播散转移，如胸膜转移、腹腔种植、骨转移、肝肺转移、颅脑转移等。骨转移患者常合并剧烈疼痛；胸膜转移患者常引起胸腔积液，导致咳嗽、呼吸困难等不适；肝转移患者常导致肝功能损害，引起食欲减退，加上消耗增加，多营养不良，常伴贫血、低蛋白血症；腹腔种植转移者常常引起恶性腹水，引起患者腹胀等不适；颅脑转移患者，引起颅内压增高，导致剧烈头痛，甚至引发脑疝。所以在积极治疗肿瘤及原发病的同时，须姑息治疗伴随症状以减轻患者痛苦，提高患者生活质量。

体腔热灌注治疗常用于晚期肿瘤患者治疗。患者出现胸腹腔转移时常引起恶性胸腹水，胸腔积液压迫肺脏引起呼吸困难，腹腔大量积液引起腹部胀痛、食欲减低，患者体质变差，体腔热灌注治疗可抑制胸腹水的生成，延缓肿瘤的进展，改善患者的生活质量。晚期肿瘤患者即使不能明显延长患者生存时间，但通过姑息治疗可缓解患者痛苦，提高患者的生活质量，增强患者对生活的希望。

一、疼痛

（一）定义

疼痛是肿瘤患者最常见的症状。新诊断的肿瘤患者中

1/4 伴有疼痛，1/3 接受抗肿瘤治疗的患者、3/4 晚期肿瘤患者均合并疼痛。

（二）分类

1. 按病因分类　肿瘤疼痛按病因主要分为三类：一是肿瘤直接浸润、破坏或压迫所致的疼痛，如肿瘤骨转移疼痛；二是肿瘤诊治所致疼痛，如细胞毒性药物所致外周神经痛；三是与肿瘤无关的疼痛，如关节炎、糖尿病周围神经病变所致的疼痛等。

2. 按病程分类　肿瘤疼痛分为急性痛和慢性痛，疼痛时间小于 3 个月称为急性疼痛，而持续时间超过 3 个月则称为慢性疼痛。后者已被视为一种疾病。

3. 按发生机制分类　主要分为两类，即伤害感受性疼痛（包括躯体痛和内脏痛）和神经病理性疼痛。

（三）评估

对疼痛的全面评估是肿瘤疼痛治疗的首要步骤，患者的主诉是疼痛评估的金标准。所有癌症患者在诊治过程中都应全程动态评估有无疼痛（图 28-2）。

疼痛评估的第一步是让患者详细描述其疼痛情况，这不仅有助于发现疼痛的病因，还可区分不同机制所致的疼痛。应详细询问疼痛出现的时间、持续时间、部位、有无放射、加重或缓解因素、既往是否接受止痛治疗及疗效等。还应详细询问既往史和抗肿瘤治疗史，进行详细的体格检查、必要的实验室检查和影像学评估。

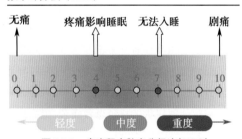

图 28-2　疼痛程度数字分级法（NRS）

疼痛评估的第二步是疼痛程度评估。尽可能使用简单有效的方法，如视觉模拟评分法（VAS 法）和数字分级法（NRS）等，儿童、没有语言交流能力的老年人或存在语言沟通障碍的成年人可采用脸谱法评估。

疼痛按程度可分为轻度、中度及重度疼痛。轻度疼痛评分为 1~3 分，基本不影响睡眠；重度疼痛评分为 7~10 分，疼痛难忍，不能入睡；居其中者为中度疼痛，评分为 4~6 分。疼痛程度评估时，不仅要确定患者评估当时的疼痛程度，还要了解过去 24h 内的疼痛程度，了解静息和活动状态下的疼痛程度变化。疼痛的全面临床评估还应包括患者的预期生存、体能状况以及疼痛产生的心理、社会、经济和宗教信仰因素，筛查有无抑郁或焦虑，了解患者及其亲属的疼痛认知镇痛治疗的目标等。对疼痛的这种总体评估，被叫做"总疼痛"。对总疼痛的关注反映了对疼痛认知的深入和对疼痛的"载体"——患者的人文关注。

（四）治疗

肿瘤性疼痛的治疗目标：持续有效地缓解疼痛，降低治疗相关的不良反应，最大限度改善癌痛患者的生活质量。药物止痛治疗是肿瘤性疼痛治疗的基本方法。药物止痛治疗应遵循 WHO 癌症三阶梯止痛原则。不同患者个体之间存在较大的个体差异。个体化选择镇痛药及调整用药剂量、联合用药及辅助用药，可获得更好的止痛疗效。回顾性研究结果显示，80% 以上的肿瘤性疼痛可通过简单的药物治疗得到有效控制。

镇痛治疗时应尽可能在镇痛效果及不良反应之间达到最佳平衡，即实现最佳镇痛效果时，尽可能减少镇痛药物的不良反应。尽管多数癌痛都可经药物治疗得以控制，但少数患者可能仍需要非药物治疗手段镇痛，应动态评估镇痛效果，必要时进行多学科会诊，开展有针对性的非药物治疗，如介入治疗、手术、放疗、放松训练、认知行为训练、康复治疗等。

从本质上看，药物镇痛为对症治疗，要根据患者的个体情况开展可行的对因治疗。对所有肿瘤性疼痛患者都应给予心理支持和必要的镇痛知识宣教，去除患者对阿片类药物的恐惧心理及副作用的担心等。

WHO 三阶梯镇痛原则：1986 年 WHO 开始在全球范围内推广癌症"三阶梯镇痛"原则，历经三十余个春秋，目前该原则仍是肿瘤性疼痛治疗的最基本的原则，其主要内容包括下述 5 个方面。

(1)首选口服给药：应尽量选择无创、简便、安全的给药途径；患者能口服药物时应首选口服镇痛药。除非急性疼痛，需要尽快采用其他起效更快的给药途径或患者出现口服不能耐受的不良反应时才考虑其他给药途径；不能吞咽或存在口服吸收障碍的患者可采用透皮贴剂、直肠栓剂等镇痛，也可持续静脉或皮下输注镇痛药，静脉途径给予阿片类药物起效快，给药 15min 左右达血浆峰浓度（口服给药为 60min），适于需要快速镇痛的患者。

(2)按阶梯给药：根据疼痛程度按阶梯选择镇痛药物。轻度疼痛选择对乙酰氨基酚或非甾体类抗炎镇痛药（nonsteroidal antiinflammatory drugs，NSAID），中度疼痛选择弱阿片类药物，如可待因；重度疼痛选择强阿片类药物，如吗啡、羟考酮、芬太尼等。低剂量强阿片类药物也可用于中度疼痛的治疗。

（3）按时给药：肿瘤性疼痛多表现为持续性慢性过程，按时给药能保持镇痛药物在体内的稳态血药浓度，有效缓解基础性疼痛。按时给药后，如出现暴发性疼痛，还应按需给予快速镇痛治疗，常选择起效快的即释型药物。

（4）个体化治疗：制订镇痛方案前应全面评估患者的具体情况，如肝肾功能、基础疾病、全身状况等，有针对性地开展个体化的镇痛治疗。

（5）注意具体细节：镇痛治疗时的细节不单纯指对药物毒性不良反应的及时、准确的处理，更是指可能影响镇痛效果的所有潜在因素，既包括疼痛的全面评估、准确的药物治疗、动态随访等，又包括患者的心理、精神、宗教信仰、经济状况、家庭及社会支持等诸多方面。

二、癌因性疲劳

（一）概述

癌因性疲劳（cancer related fatigue，CRF）是一种痛苦的、持续的、主观的、有关躯体、情感或认知方面的疲劳感或疲惫感，与近期的活动量不符，与癌症或癌症的治疗有关，并且妨碍日常生活。

疲劳是肿瘤患者最常见的症状，发生率为60%~90%。一项回顾性研究分析发现，65%~100%的化疗患者、82%~96%的放疗患者和70%~100%接受干扰素治疗的患者会经历CRF。疲劳也是肿瘤患者未被予以治疗的症状之一，对患者和看护人员的生活质量都有严重的不利影响。CRF不仅是躯体上的疲惫感，在心理、精神层面的问题同样值得关注。

（二）病因

癌因性疲劳（CRF）往往是多因素所致的症状。在这些患者中，相关性研究已表明疲劳和疼痛、呼吸困难、食欲减退和心理症状之间的关联。其他主要的作用因素包括：炎症、贫血和药物如：抗胆碱药、抗组胺药、抗惊厥药、精神安定药、阿片类药物、中枢作用的拮抗药、β受体拮抗药、利尿药、抗抑郁药、肌肉松弛药和苯二氮䓬类药物。

（三）筛查

应在患者初次就诊时、治疗过程中、治疗后随访时或出现相关临床表现时对患者进行CRF的筛查，确定患者是否存在CRF，并评估CRF的程度。由于CRF是一种主观感受，因此最准确的信息来源是患者的自我报告。在评估过程中还可以结合其他来源的资料，如病史、体格检查、实验室资料、家庭成员对患者的行为描述（尤其适用于儿童患者）等，进行综合筛查评估。对于年龄>12岁的患者采用0~10评分工具（0：无疲劳，10：能想象的最严重的疲劳程度），7~12岁的患者采用0~5评分工具，5~6岁的患儿采用询问其是否疲劳进行诊断筛查（图28-3）。目前已有儿童、青少年和成人肿瘤患者常见的CRF评估工具（表28-3），而目前国际上常采用国际疾病分类标准第10版（ICD10）中的癌因性疲劳诊断标准作为CRF的诊断筛查工具，对于肿瘤患者先用ICD10进行诊断筛查，确定患者存在CRF，再用癌症治疗功能评定：癌因性疲劳量表（functional assessment of cancer therapy：fatigue，FACT-F）、癌症疲劳量表（cancer fatigue scale，BFI）等工具进行疲劳程度的评估。

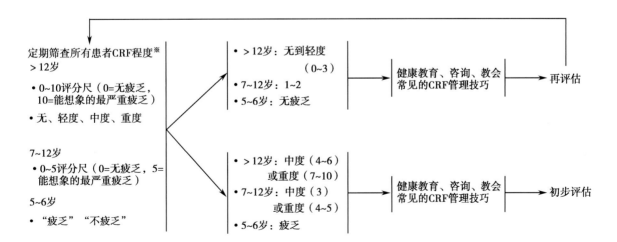

※：筛查和再评估的指导用语：用0~10评分尺来评价您过去7 d的疲乏程度，您觉得是几分？
儿童（<6岁或7岁）采用简单的疲乏筛查方法：直接询问"疲乏""无疲乏"

图 28-3　NCCN 癌因性疲劳筛查流程

表 28-3　癌因性疲劳常用的评估工具

筛查/评估工具	维度的数量/类型	量表类型	条目数	填表耗时、难易度	已验证的肿瘤人群	A/P/E[2]	重测信度(r)/内部一致性(α)	其他
简明疲乏量表（brief fatigue inventory，BFI）	1/疲乏程度	11级李克特评分量表	9	短、容易	混合型	A,P,E	α=0.82~0.97	问题：一般活动、心情、行走能力、正常工作、社交关系、总的生活质量；难以区分轻度和中度疲乏；有多个语言版本
癌症患者生活质量测定量表（EORTC QLQ-C30）	1/疲乏程度	4级李克特评分量表	3	容易	混合型	A,P,E	α=0.80~0.85	测量生理性疲乏；不推荐只使用该评分工具测量临终患者的疲乏
疲乏问卷（Fatigue Questionnaire）	1/疲乏程度	4级李克特评分量表	11	容易	肿瘤 vs. 正常人群、霍奇金淋巴瘤	A,P,E	α=0.88~0.90	测量躯体性和心理性疲乏
疲乏视觉模拟评分法（Visual Analogue Fatigue Scale）	1/疲乏程度	视觉模拟	18	短、容易	肿瘤 vs. 正常人群	A,P,E	α=0.91~0.96	测量躯体性和心理性疲乏；能有效测量24h内的疲乏，对于更长时间的疲乏测量效能低
疲乏症状量表（Fatigue Symptom Inventory）	4/疲乏程度、频率、日变化情况、影响	11级李克特评分量表	14	在合理范围内	乳腺癌、转移癌、混合型	A,P	α=0.92~0.95 r=0.35~0.75	能区分疲乏随着时间发生的变化；重测信度低
癌症治疗性疲乏功能评估量表（function assessment of cancer therapy-fatigue，FACT-F）	5/躯体性、社会家庭、情感性、功能性变化、疲乏	5级李克特评分量表	41/13[1]	长（在合理范围内）容易	乳腺癌、混合型	A,P,E	α=0.93~0.95 r=0.90	由生活质量相关条目（28条）和疲乏分量表（13条）组成；缺乏结构效度；能区分疲乏随着时间发生的变化
多维疲乏量表（multi-Dimensional fatigue inventory-20）	5/一般情况、躯体、心理变化、活动减少、积极性减弱	5级李克特评分量表	20	在合理范围内	乳腺癌、泌尿系统肿瘤、混合型	A,P,E	α=0.60~0.80	李克特分级量表结合视觉模拟测量法
多维疲乏症状量表（multi-Dimensional fatigue symptom inventory）	5/一般情况、躯体、精神、情感、精力	5级李克特评分量表	83/30[2]	长短、难易不一	乳腺癌、混合型	A,P	α=0.87~0.96 r>0.50	—
Piper疲乏评分（Piper fatigue score-12）	4/感官、行为/严重度、情感、认知/情绪	11级李克特评分量表	12	容易	乳腺癌	P	r=0.87~0.89	在修订版Piper评分的基础上进一步简化
修订版Schwartz癌症疲乏量表（Schwartz cancer fatigue scale revised）	2/躯体、知觉	5级李克特评分量表	9	在合理范围内	混合型	A	α=0.90	在原有的Schwartz癌症疲乏量表（28个条目）进一步简化

注：①原始表条目数/简化表条目数。②A 正在接受抗肿瘤治疗；P 抗肿瘤治疗结束后；E 临终期。

(四)疲劳分级

1. 疲劳Ⅰ级　通过休息可消除的疲劳。

2. 疲劳Ⅱ级　通过休息无法缓解的疲劳,影响患者日常功能性活动。

3. 疲劳Ⅲ级　通过休息无法缓解的疲劳,影响患者日常生理性活动。

(五)初步评估

应该进行全面的病史采集和体格检查,确定各个器官系统的潜在疾病受累情况、合并症,并指导诊断检查。疲劳可使用 0 至 10 分的视觉模拟评分定量。

1. 针对性的病史采集和体格检查　对于轻度疲劳的患者(疲劳评分为 1~3 分),只要对患者进行健康教育,教会其常见的管理疲劳的技巧即可;并定期评估其疲劳程度的变化。对于中度至重度疲劳的患者(疲劳评分为 4~10 分),需要进行针对性的病史采集和体格检查,包括对患者疾病状态的评估,如目前所采取的治疗类型、时长、是否会导致疲劳及患者对治疗的反应等。因相关因素可导致 CRF 的发生和加重,故需鉴别康复期的患者是否存在肿瘤复发,疾病进展期的患者是否存在恶性程度增高等。若不存在上述变化,可告知患者及其家属,帮助其有效缓解焦虑水平。病史采集中还应着重评估 CRF 的发作情况、形式、持续时间、变化规律、加重或缓解因素以及对患者日常功能的影响。

2. 评估伴发症状和可干预的影响因素　导致 CRF 发生、加重的因素包括疼痛、情感苦闷、睡眠障碍、不良的睡眠卫生(如有睡前摄入咖啡、含糖量高的饮食等不良习惯,不良的睡眠环境,入睡前无法有效缓解自身压力等)、贫血、营养不良、活动水平下降、药物的不良反应、酗酒、药物滥用和某些非癌性伴发疾病。其中对于非癌性伴发疾病的评估应包括心、肺、肾、胃肠、肝、神经、内分泌系统的疾病(如潮热、甲状腺功能减退、性腺机能减退、肾上腺功能不全)和感染。

3. 评估患者的临床状况　在完成上述评估工作的基础上,考虑到对 CRF 干预措施选择的影响,还需评估患者的临床治疗状况,即正在接受抗肿瘤治疗、治疗结束后或临终阶段。

(六)干预措施

1. 一般性干预措施　主要包括节约体能法(energy conservation)和分散注意力法。前者在实施时要帮助患者根据自身情况对日常的活动能力确立现实的期望值、对日常活动进行优先排序、减少不必要的活动。患者还可以选用一些节省体力的技巧,如沐浴后穿浴袍而不是用毛巾擦干身体,使用助行器、抓取工具、床头柜等设施,减少不必要的活动。尽管白天休息可能有助于恢复体力,但应控制在 1h 内,以免影响夜间睡眠。

2. 非药物性干预

(1)运动疗法:运动能缓解肿瘤患者的疲劳,缓解的程度与运动类型无关。研究显示,每周进行至少 3~5h 中等强度的运动有助于缓解疲劳。对于骨转移、血小板减少症、贫血、发热或急性感染期、存在跌倒风险的患者应慎重选择运动疗法。

(2)物理治疗:针灸、按压、按摩疗法可一定程度上缓解疲劳。

(3)心理社会干预:主要包括认知行为疗法、行为疗法、心理教育疗法、教育疗法、表达支持疗法等。

(4)营养疗法:对于食欲减退、腹泻、恶心、呕吐造成的营养不良患者,应及时合理补充营养,同时维持机体的水、电解质平衡。

(5)睡眠管理:肿瘤患者会出现严重睡眠障碍(如失眠、嗜睡等),进而引起或加重 CRF。对于睡眠障碍患者非药物干预措施主要包括认知行为疗法、辅助疗法、心理教育、运动疗法等 4 个方面。最常用的认知行为疗法包括刺激控制(包括困倦时再上床、每晚保持相近的入睡时间、每天在相同的时间起床)、睡眠限制(包括避免长时间的午睡或午睡时间太晚、限制每天在床上的时间)和睡眠卫生(如避免睡前饮用咖啡、创造良好的睡眠环境)。对于肿瘤患儿,使用一些能使其产生安全感的物品,如毯子、玩偶等,可有助于睡眠。

(6)明亮的白光治疗:该疗法最初用于治疗情绪障碍和睡眠障碍的患者,治疗时采用的光照度是 1 000lx(勒克斯)(已核实),该疗法被用于乳腺癌化疗患者 CRF 的管理,每次照射 30~90min,主要是通过刺激下丘脑的视交叉上核,影响机体的生理节律,进而缓解 CRF,但该疗法尚不成熟,确切的效果仍需进一步的研究。

3. 药物性干预　癌因性疲劳药物性干预主要包括以下几类药物。①改善睡眠类药物。②中枢兴奋剂:仅对重度疲劳患者有效,代表性药物包括哌醋甲酯和莫达非尼,哌醋甲酯通常每日早饭和午饭时给药两次,以减少夜间失眠(起始剂量为 5mg,每日 2 次)。莫达非尼通常每日清晨给药 1 次,剂量为 200mg。老年患者使用时应谨慎,因其所需剂量要低于年轻患者。③皮质激素:如泼尼松及其衍生物,地塞米松等可短期缓解患者的 CRF,但鉴于其长期使用后的毒性反应,对于终末期患者,合并厌食症者、脑转移/骨转移引起疼痛者均不适合使用此类药物来缓解 CRF。在使用上述药物时须排除贫血、疼痛等因素导致的 CRF。

(七)再评估

由于 CRF 在整个疾病过程和抗肿瘤治疗的任何阶段均可发生,因此对患者定期进行 CRF 的再评估是为患者提供有效 CRF 管理不可或缺的部分。

三、消化系统症状

恶心、呕吐、厌食、腹泻、便秘、恶性肠梗阻等病变是恶性肿瘤及抗癌治疗过程中的常见消化系统症状及并发症。积极防治肿瘤患者的消化系统症状可显著提高患者的生活质量,是肿瘤姑息性治疗重要的组成部分。

(一)呕吐

呕吐(vomit)受脑桥延髓网状区域外侧的呕吐中枢调节,诱发呕吐反射的刺激物产生的神经冲动作用于呕吐中枢,引发呕吐反射。呕吐中枢不是解剖学上的某一区域,而是一群神经元核团的集合,包括大脑皮质的高位通路、颅内压力感受器、化学感受器触发区、胃肠道的迷走神经感受器通路、迷路系统的神经元通路等。

1. 病因　肿瘤患者呕吐原因复杂多样,常见原因包括:脑转移、副癌综合征、高钙血症、肝功能不全、肾衰竭等;化疗、放疗、阿片类药物、抗生素、铁剂等治疗相关原因;胃潴留、肠梗阻等胃肠疾病;焦虑、恐惧、疼痛等心理精神因素。

2. 机制　呕吐的病因及诱因多种多样,但尽管病因复杂,其机制近似。各种诱因使延髓呕吐中枢的传入兴奋增加是呕吐产生的主要原因。因此,治疗前要首先明确延髓呕吐中枢兴奋的机制主要分为两大类,即中枢机制和外周机制。

(1)中枢机制:①中枢化学感受区感受血液和脑脊液中的毒性物质,传递兴奋至呕吐中枢,常见的化疗相关性呕吐以及代谢因素所致呕吐都经此途径产生。②内耳前庭、视觉系统直接传入冲动至呕吐中枢。③皮质直接发出下行冲动至呕吐中枢,化疗预期性呕吐以及焦虑和其他情感因素即经此途径产生恶心、呕吐。

(2)外周机制:主要是通过复杂的传入系统兴奋呕吐中枢及中枢化学感受区。药物、毒素、病原微生物、溃疡等诱因可刺激胃肠道平滑肌,触发化学和压力感受器兴奋,经交感神经和副交感神经传入呕吐中枢及中枢化学感受区,导致恶心、呕吐。

参与呕吐神经兴奋传递的神经递质主要有 5-HT$_3$、P 物质、组胺、多巴胺、乙酰胆碱、酪氨酸等,中枢化学感受区内及邻近组织的一些酶,如 ATP、单胺氧化酶、胆碱酯酶等也可能参与了化疗相关性呕吐的形成。

3. 预防　对有呕吐倾向的肿瘤患者提前给予药物治疗,如化疗前的镇吐药物治疗;当患者服用有可能导致呕吐的药物,如阿片类药物时,要同时处方镇吐药,患者一旦出现先兆,应尽早按时服用。

4. 治疗　治疗原则是针对引起呕吐的原因进行防治。对化疗及阿片类药相关性呕吐,预防性用药是有效防治呕吐的重要策略。综合治疗呕吐的疗效优于单一方法治疗。

(1)药物治疗:一旦出现,应按时给予镇吐药,而不是呕吐时临时给药。先选择一种药物止吐,逐渐滴定至最佳剂量,效果不满意时再联合另一种药物,疗效差时应更换另一类药物,但不是同类药物间的转换。

按发病机制进行有针对性的药物治疗:①中枢化学感受区的兴奋传递通过多巴胺及 5-HT$_3$ 传递,所以多巴胺受体和 5-HT$_3$ 受体拮抗药可有效缓解此途径导致的呕吐。常用的多巴胺受体拮抗药有甲氧氯普胺(胃复安)、氟哌啶醇、多潘立酮等;其中甲氧氯普胺最常用,因不仅作用于中枢,还可促进胃排空,通过外周机制发挥作用;常用的 5-HT$_3$ 拮抗剂有昂丹司琼、格雷司琼、托烷司琼、帕洛诺司琼,此类药物可致便秘,有时不能有效控制反而会加重恶心、呕吐,甚至产生肠梗阻,应予重视。②对于因前庭或视觉系统传入冲动增多所致呕吐,可选择抗组胺药物治疗,如赛克力嗪等;东莨菪碱为 M$_1$ 型胆碱能神经元受体拮抗药,也可用于此类呕吐的治疗。③皮质兴奋所致呕吐的主要神经递质为 5-HT$_3$,因此,5-HT$_3$ 受体拮抗药,如昂丹司琼可能有效;糖皮质激素也可能有效,该药还可减轻脑转移灶所致的颅内高压。地塞米松联合甲氧氯普胺是姑息治疗中最常用、最有效的联合方案,劳拉西泮和苯二氮䓬类药物对焦虑所致的恶心、呕吐有一定的疗效。

中枢神经系统存在的 P 物质受体,即 NK-1 受体,在化疗相关性呕吐形成以及药物相关性呕吐,如阿片所致的呕吐中发挥作用,NK-1 受体拮抗剂阿瑞匹坦可有效拮抗 NK-1 受体兴奋所致的呕吐,临床用于防治高致吐性化疗药物诱发的急性和延迟性呕吐,还可用于治疗阿片类药物所致的顽固性呕吐。

(2)非药物治疗:安静舒适的环境,避免接触诱发呕吐的食物;少量进食,避免进食大量液体性食物;音乐、心理放松治疗;针灸也是治疗呕吐的行之有效的手段之一。

(二)腹泻

腹泻(diarrhea)是指排便次数明显超过平日习惯的频率,粪质稀薄,水分增加,每日排便量超过 200g 或含未消化食物或脓血、黏液。多数腹泻是自限性的,腹泻严重时可出现水样腹泻、脱水、电解质紊乱,甚至危及患者生命。

1. 病因　肿瘤患者腹泻的常见原因包括细菌、真菌、寄生虫、病毒等感染;化疗、放疗和分子靶向药物治疗等抗癌治疗;恶性肠梗阻、消化道肿瘤、神经内分泌肿瘤、胰头癌引起的脂肪泻等肿瘤原因;泻药使用不当、不当饮食等。

2. 治疗　腹泻治疗前应明确引起腹泻的原因,以确保患者得到恰当的治疗。

（1）一般治疗：保持水、电解质平衡，停用导致腹泻的抗癌治疗药物，感染性腹泻进行病原学检查，针对致病原进行治疗。

（2）止泻治疗：①洛哌丁胺：用于伊立替康引起的迟发性腹泻。②生长抑素：奥曲肽能够抑制肠道的分泌功能，促进水电解质的重吸收。奥曲肽也可应用于洛哌丁胺治疗无效的伊立替康迟发性腹泻以及分泌性腹泻。③其他药物：糖皮质激素、蒙脱石散、胰酶、质子泵抑制剂、肠道益生菌等。

（三）便秘

便秘（constipation）是指排便困难或排便习惯改变，或伴排便疼痛和粪便量少、质硬。便秘是肿瘤患者的常见并发症，晚期肿瘤患者便秘发生率约为45%，严重便秘可引起腹部疼痛、粪便嵌塞性梗阻、食欲下降等，严重影响肿瘤患者生活质量和治疗顺利进行。

1. 病因　恶性肿瘤晚期患者便秘的原因多样，肿瘤相关并发症及治疗肿瘤时的副作用均可导致便秘，常见原因可分为非药物性因素及药物性因素两类：

（1）非药物性因素：①体能状况差、活动量减少、胃肠蠕动减弱等。②饮水量下降或合并脱水、营养不良等导致粪便干结；身体虚弱致排便无力，长期卧床，不能正常排便，腹部或肛周疼痛（如痔疮、肛裂）引起“排便畏惧”，影响排便导致粪便淤结于肠道等。③肿瘤浸润肠道引起肠道狭窄或阻塞可导致粪便通过障碍引起便秘，严重者可导致不全或完全性肠梗阻。④肿瘤压迫或浸润腰骶部脊神经，盆神经可致排便反射中断，产生便秘。⑤高钙血症、低钾血症也会使胃肠动力下降，引起便秘等。

（2）药物性因素：导致便秘的常见药物包括阿片类镇痛药、非阿片类镇痛药（如非甾体抗炎药）、抗胆碱药、抗组胺药、三环类抗抑郁药物、吩噻嗪类利尿药、钙通道阻滞药、抑酸药、氟哌啶醇、止泻药、5-羟色胺受体拮抗剂；有神经毒性的化疗药物如长春碱类、紫杉类药物等，也可导致便秘。

2. 评估　在治疗便秘前应对便秘进行全面评估，了解原因，明确诊断。晚期癌症患者的便秘可分为器质性和功能性两类，肿瘤浸润肠管、神经或抗肿瘤药物所致的神经毒性可引起器质性便秘。50%左右的晚期癌症患者合并功能性便秘，应详细询问与便秘有关的病史，两次排便间隔时间、粪便性状、费力程度、排气情况、每日进食量及主要成分、饮水量及排尿情况、服药种类和名称以及既往便秘治疗情况等。还应详细询问患者是否合并其他伴随症状如恶心、呕吐、腹痛等，腹部查体有助于帮助判断粪块的位置和软硬度、胃肠蠕动情况以及是否合并肠梗阻等，必要时还应进行直肠指检。腹部X线检查有助于判断是否合并肠梗阻、了解粪石的位置、便秘的程度等。

3. 预防　应努力纠正便秘形成的因素，如为体质虚弱的患者改进排便条件，增加膳食纤维和液体摄入量等，在保证患者能有足量的液体摄入的前提下，可补充纤维素产品如车前子、甲基纤维素等，否则会影响疗效。口服阿片镇痛药的患者都需药物预防便秘，防治便秘药物的剂量也随镇痛剂量增加而酌情增加。

4. 治疗原则　针对病因预防性治疗是便秘的治疗原则。适当活动，增加食物纤维素摄入量，纠正不良排便习惯。根据患者便秘原因及病情选择合适的泻药。灌肠导泻用于粪便嵌塞的解救处理。

通便药物按作用机制分两大类，即粪便软化药和刺激性泻药，有的药物或复合制剂兼有以上两种功能。粪便软化剂主要包括多库酯钠、聚乙二醇、乳果糖、氢氧化镁、山梨醇等，刺激性泻药主要有比沙可定、蒽醌类（番泻叶），酚酞矿物油（液状石蜡、蓖麻油等）。

国外常选择多库酯钠和番泻叶提取成分构成的复合制剂（Coloxyl with Senna）作为防治便秘的一线药物，该药包括粪便软化药和刺激性通便成分，作用温和有效，适于晚期肿瘤患者。在口服阿片类镇痛药时该药可作为预防性药物使用，也可用于轻度便秘的治疗，该药尚未在我国上市，国内可替代的复合制剂为多库酯钠蒽醌胶囊、车前番泻颗粒等，作用与前者近似。

常用的治疗便秘的二线药物有比沙可定、聚乙二醇、氢氧化镁、乳果糖、山梨醇、枸橼酸镁等。严重便秘可考虑口服液状石蜡，因其口味差，可导致腹痛、电解质紊乱，多次使用还影响脂溶性维生素吸收，故应尽量避免用于晚期癌症患者。恶性肿瘤终末期患者便秘防治药物的剂量需视病情而定，有时会超出药品说明书剂量。

粪便软化药中的渗透性通便药物多不能通过肠道吸收，可在肠道内形成高渗环境，吸收肠外水分，导致肠内容积增加，刺激肠壁，引起蠕动增加，促进排便。因此，这类药物容易加重或导致电解质紊乱，破坏癌症患者特别是重症晚期患者的内环境，应慎用。常用的泻盐有镁制剂和钠制剂，如氢氧化镁等，有肾损伤者应避免；有水肿、心功能不全或高血压的患者应避免使用钠盐剂，如磷酸钠盐；乳果糖易导致腹胀、腹痛，应避免频繁或长期使用。

直肠内滞留粪块的处理是便秘治疗的重要内容。口服药物治疗便秘前应明确患者是否有直肠内粪块滞留。发现患者直肠内有不易排出的粪块时，可首先考虑经直肠使用通便的栓剂，无效则应灌肠。直肠栓剂包括刺激性栓剂和润滑性栓剂。刺激性栓剂可选比沙可定栓、酚酞栓，适用于直肠内积聚的粪块较软,但因体虚无力排便者,润滑性栓剂有助于直肠内比较硬的粪块排出。

常用的润滑性直肠栓剂有甘油、山梨醇栓剂,可润滑并刺激肠道,促进排便。患者使用直肠栓剂后仍无效时,应灌肠,首选温盐水或清水灌肠,也可采用磷酸盐类灌肠;当粪便非常坚硬时,还可考虑液状石蜡保留灌肠,应避免使用肥皂水灌肠,因其配制浓度往往不太稳定,浓度过高对肠黏膜会造成损害,也会导致患者不适。以上措施均失败时,可考虑人工直肠取便,应预先取得患者同意,并预先给予短效镇痛、镇静药物,如即释吗啡、劳拉西泮等,以减轻操作时患者的痛苦。

中药是我国便秘防治的特色,治疗前先应辨证随治,便秘一般分为虚实两类,以调理气机、滋润肠道为治疗原则。有通便作用的中药多达 50 余种,如麻仁、大黄、芒硝、番泻叶、芦荟等,常用的中成药有麻仁润肠丸(或胶囊)、番泻叶颗粒、四磨汤、苁蓉通便丸、大黄通便颗粒、大黄泻火丸、清肠通便丸等,应在中医指导下辨证施治、合理选择,长期应用中成药防治便秘时应注意不良反应,尤其是重金属中毒。

(四)恶性肠梗阻

恶性肠梗阻(malignant bowel obstruction)是指原发性或转移性恶性肿瘤造成的肠道梗阻,恶性肿瘤术后腹膜种植转移引起的肠粘连造成的肠梗阻也是恶性肠梗阻的重要诱因。恶性肠梗阻根据病理类型可分为机械性肠梗阻和动力性肠梗阻。根据阻塞程度可分为完全性和不完全性肠梗阻。

1. 病因　肿瘤播散(常见小肠梗阻)和原发肿瘤(常见结肠梗阻)等癌性病因;手术或放疗引起肠粘连、肠道狭窄及腹内疝、年老体弱者粪便嵌顿等非癌性病因。

原发或转移性恶性肿瘤造成的肠道梗阻称为恶性肠梗阻。常见于胃癌、胰腺癌、结直肠瘤、卵巢癌等,其中胃癌、胰腺癌多导致上消化道梗阻,以恶心、呕吐为主要表现;结直肠癌所致下消化道梗阻多见,患者可有明显的腹胀、腹痛,严重者可有恶心及呕吐。卵巢癌患者的肠梗阻可发生于肠道任何部位,多为多发性肠梗阻。

非肿瘤性因素导致的肠梗阻比较常见。药物、感染、严重便秘导致粪石阻塞肠道、术后肠道粘连、狭窄等因素可致肠梗阻,据文献报道,大肠癌患者的肠梗阻中有 48% 并非肿瘤直接因素所致,应予以重视。

2. 诊断及评估　典型的肠梗阻可表现为恶心、呕吐、腹痛、腹胀、排气及排便减少或消失等。体格检查及影像学检查有助于确诊。X 线腹平片如发现肠管扩张、积气、积液、气液平或粪块嵌顿等,有助于肠梗阻的诊断,必要时应行腹部 CT 检查。CT 在小肠梗阻的诊断中有优势,可发现 70%~95% 患者的梗阻原因,对肠管嵌顿、缺血的诊断率较高,有助于判断肠管是否坏疽,明确急诊手术的适应证。

3. 治疗原则　恶性肠梗阻应采用个体化姑息治疗,根据患者病情、预后、进一步接受抗肿瘤治疗的可能性、全身状况以及患者意愿制订治疗方案。

(1)手术治疗:手术治疗是恶性肠梗阻重要的治疗方法之一,但应严格掌握手术指征。手术治疗适用于机械性梗阻、肿瘤局限、单一部位梗阻、可耐受手术、且可能对进一步抗肿瘤治疗获益的患者。

治疗前应对患者进行全面评估,如预期生存、体能状况、肿瘤分期、有无腹水等,还需明确病因,开展对因治疗。肠梗阻的姑息治疗包括外科介入治疗及药物治疗两方面。外科介入治疗包括姑息性肠管切除造口、置入支架、激光动力治疗等。一般而言,预估生存期超过 3 个月、全身情况较好的单一部位肠梗阻,可考虑姑息性手术治疗。既往已行姑息性手术的患者,合并腹水、腹腔内广泛转移癌以及全身情况差的患者不适合手术治疗。

(2)药物治疗:药物治疗的目的是缓解恶性肠梗阻所致的恶心、呕吐、腹痛和腹胀等症状,维持水电解质平衡。

肠梗阻患者多出现脱水,电解质紊乱,应给予积极的补液治疗,维持水、电解质平衡,肠梗阻的姑息药物治疗包括镇痛、止吐、抑制分泌、糖皮质激素治疗 4 个方面。早期开展药物治疗不仅可有效缓解症状,还可解除部分梗阻。

阿片类药物是最常用的镇痛药,完全性肠梗阻的患者多采用静脉或皮下持续输注吗啡镇痛,如腹部绞痛仍持续,可联合东莨菪碱类药物,不仅可缓解腹部绞痛,还能抑制肠液分泌,减轻呕吐,一般 40~120mg/d 持续皮下给药。

对于不完全肠梗阻、动力性肠梗阻患者,可给予甲氧氯普胺(幽门梗阻和完全性肠梗阻患者不宜使用)治疗,该药不仅能减轻恶心、呕吐,还可以逆转部分梗阻,常用剂量为 30~60mg/d 持续皮下给药。甲氧氯普胺无效时可给予氟哌啶醇或赛克力嗪治疗。上述药物无效时,可考虑甲氧异丙嗪(吩噻嗪类)治疗,该药可致过度镇静,应慎用,常用剂量为 25~15mg/d 皮下持续给药。肠梗阻时肠管扩张,5-HT$_3$ 释放增加,5-HT$_3$ 受体拮抗剂,如昂丹司琼,可能缓解腹胀、恶心、呕吐。

东莨菪碱和奥曲肽(生长抑素类似物)都能有效减少肠液分泌,但后者无抗胆碱药的不良反应,还能抑制胃肠肽和胃酸分泌,抑制肠管运动,缓解疼痛及腹胀,奥曲肽的常用剂量为 300~600mg/d 皮下持续给药。

糖皮质激素能减轻肿瘤组织、肠系膜淋巴结转移灶周围的非感染性炎性水肿,缓解部分肿瘤阻塞所致的机械性肠梗阻,常用剂量为 6~16mg/d 持续皮下注射。

（3）其他治疗：补液、全胃肠外营养、自张性金属支架、鼻胃管引流胃肠减压、胃造瘘等。如胃肠减压可有效减轻恶心、呕吐，但会给患者带来不适，在有效的药物治疗前可短期应用。

四、呼吸困难

呼吸困难（dyspnea）是患者吸入的空气不足引起的胸闷、发憋或喘气费力等主观感觉；体检可见患者呼吸急促、呼吸力度增加、张口呼吸、鼻翼煽动及端坐呼吸等现象。临床上呼吸困难的诊断主要是根据患者的主诉。呼吸困难是恶性肿瘤患者的常见并发症，晚期肿瘤患者呼吸困难的发生率为12%~50%，终末期肿瘤呼吸困难发生率高达50%~70%，肺癌患者死亡前90%有呼吸困难，严重影响着患者的生理健康、心理健康及生活质量。

1. 病因　晚期肿瘤患者呼吸困难的包括3个方面：①导致通气需求增加的因素，如放化疗引起肺损伤使无效腔气量增加，需要增加呼吸率代偿缺氧；贫血所致组织缺氧、焦虑、抑郁等也会增加通气需求。②限制性通气功能障碍，如胸膜和肺的原发或转移癌、腹水或肝脏肿大导致膈肌运动受限、神经肌肉因素所致胸壁顺应性下降，晚期恶病质或神经内分泌因素所致呼吸肌无力。③阻塞性通气功能障碍，包括功能性和器质性，前者常见病因为哮喘，后者最常见的病因为肿瘤阻塞气道。

2. 临床表现　患者的主诉是诊断呼吸困难的主要依据。呼吸困难在临床上多表现为呼吸频率、节律、幅度的改变，严重时鼻翼扇动、发绀、端坐呼吸。恐惧、焦虑会加重呼吸困难，严重者还有濒死感。呼吸困难不仅使患者活动受限，还对患者的心理、情绪产生影响，是影响生活质量的重要因素。

3. 诊断　晚期肿瘤患者呼吸困难一般根据病因、病史、临床表现及辅助检查可明确诊断。晚期肿瘤患者呼吸困难的常见原因：肿瘤侵犯气道及胸腔；治疗相关性肺损伤；全身衰竭；心肺及代谢并发症。不同病因导致肺源性、血源性、中毒性、神经精神性与肌源性呼吸困难。晚期癌症患者的呼吸困难，大多是加重呼吸负担的多种因素共同作用所致，患者的恐惧心理也会导致或加重呼吸困难。详细询问病史，需注意心、肺及肾脏病史，支气管哮喘发作史，中毒史，粉尘或异物吸入史，过敏史等。呼吸困难常有明显的临床表现，首先需确定是否为呼吸困难，观察患者呼吸频率、深度、节律，呼吸方式，有无"三凹征"等临床体征。最后结合辅助检查，根据血细胞分析、痰培养、肺功能检查、心电图检查等可作出诊断。

4. 治疗　呼吸困难需要针对病因进行治疗。然而，对于终末期患者的呼吸困难，病因治疗往往难以实现，对症处理是终末期呼吸困难的重要措施。血氧饱和度小于90%时，鼻导管给氧或呼吸机给氧，并注意监测血氧饱和度；保持环境安静、加强室内空气流通、放松治疗等。

（1）病因治疗：应充分认识到呼吸困难病因的复杂性，尽可能去除可逆因素，如肺癌或肺转移癌患者的抗肿瘤治疗、肺部感染时给予有效的抗感染治疗；慢性阻塞性肺疾病给予支气管扩张药、糖皮质激素；上腔静脉和支气管梗死者应用糖皮质激素、放疗和置入支架等；胸腔积液时给予胸腔穿刺引流术、胸膜固定术；大量腹水时给予利尿药、腹腔穿刺引流腹水等。

（2）非药物治疗：非药物治疗主要针对刚出现呼吸困难的患者。①呼吸锻炼：帮助患者建立一个放松的呼吸模式，减少呼吸耗能，如放松呼吸、腹式呼吸训练等。②姿势或体位：前倾坐位可增加腹压、提高膈肌效率、减少腹部矛盾运动和辅助呼吸肌运动；健侧卧位可改善通气/血流比例失调。③心理疗法：给予心理治疗和良性自我暗示，通过疏导教育使患者消除焦虑、恐惧，了解活动后呼吸困难不会威胁生命。④吸氧：仅适于低氧血症的患者，可延长患者生存、改善生活质量，但对血氧饱和度正常的呼吸困难患者，还不清楚吸氧是否获益。⑤无创通气：常用经鼻面罩进行正压通气，可有效改善缺氧，缓解呼吸困难，与有创通气不同的是，无创通气时患者可保留进食、饮水和语言交流的能力。

（3）药物治疗：阿片类药物不仅可改善患者的主观感受，还能减低机体对低氧和高碳酸血症的敏感性，使呼吸频率和组织器官耗氧量下降，是治疗癌症患者呼吸困难的最常用药物。一些医生担心阿片类药物会引起呼吸抑制，甚至呼吸衰竭，从而导致死亡，但是系统回顾性研究发现，接受阿片类药物治疗的呼吸困难患者，血二氧化碳分压并未显著升高；还有些研究发现，及早给予阿片类药物治疗呼吸困难，可减少患者的生理和心理负担，有益于延长生存期。需说明的是，阿片类药物治疗呼吸困难的基本原则和镇痛治疗相同，应从小剂量起始，逐渐增量，避免快速增量。老年患者和有肝、肾功能不全的患者更应谨慎。与止痛治疗一样，阿片类药物治疗呼吸困难也分为2个阶段，先给予短效阿片类药物，尽快滴定至有效剂量，期间出现的呼吸困难加重还要按需给予全天剂量的10%~20%，当呼吸困难有效控制后，尽快转换成控缓释剂型维持治疗。治疗呼吸困难时，最常用的阿片类药物为即释吗啡片，口服起始剂量为2.5~5mg，每4h一次；其次为氢吗啡酮片，口服起始剂量为0.5~1mg，每4h一次。

镇静药是阿片类药物以外治疗呼吸困难的有效药物。吩噻嗪类药物，如异丙嗪单药或联合阿片类药物可用于缓解呼吸困难。文献报道的抗焦虑药物,如氯硝西泮、地西泮治疗慢性呼吸困难的疗效不一致,不主张普遍采用;此类药物对急性、重度呼吸困难会有所帮助。

五、厌食 - 恶病质综合征及营养支持治疗

厌食 - 恶病质综合征(anorexia and cachexia syndrome)在癌症患者中十分常见。厌食是指失去正常食欲,恶病质指营养缺乏伴体重减轻。厌食 - 恶病质综合征的特点为进行性营养障碍伴消瘦,机体的分解代谢增加,合成代谢减低。与饥饿引起的脂肪丢失不同,恶病质患者不仅丢失脂肪、蛋白质,还丢失肌肉组织,且摄食并不能逆转恶病质患者的肌肉消耗。癌症患者恶病质时的能量代谢异常,突出表现为糖酵解显著增加,肝代谢大量乳酸,消耗过多能量,上述变化使患者体能逐渐下降,并对患者本人及亲属都产生负面心理影响。在上消化道实体瘤和肺癌中,恶病质尤为常见,85% 胃癌患者、61% 非小细胞肺癌患者会出现恶病质。据不完全统计,近 20% 肿瘤患者直接死于恶病质。

1. 病因及机制　厌食 - 恶病质综合征的病因包括中枢性、代谢异常以及胃肠功能异常三个方面,癌症患者可兼而有之。

人类的进食受外侧下丘脑"摄食中枢"和腹内侧下丘脑"饱食中枢"的双重调节。中枢能感受味觉、嗅觉变化及来自上消化道、肝的神经兴奋和肽类激素分泌。消化道对进食的影响包括两方面,进食后食物对上消化道产生的压力刺激可经神经末梢传递至饱食中枢,产生饱感,空腹时中枢传入冲动减少,可兴奋摄食中枢产生饥饿感,促进进食;胃肠道还分泌胃肠肽类激素,如胃泌素、组胺、胰高血糖素、胆囊收缩素,后两者分泌减少与食欲下降直接相关。摄食中枢、饱食中枢接受各种信息,综合决定食欲,此区域多巴胺、5-HT$_3$ 以及 ATP 浓度升高可致食欲下降。癌症患者厌食的因素复杂,主要包括以下因素。

(1)药物因素,如化疗药物、抗生素等。

(2)受伴随疾病或症状影响,如肿瘤本身、肝功能异常、高钙血症、恶心、呕吐、便秘、发热、味觉改变、活动力下降等。

(3)细胞因子分泌异常,如 IL-1、IL-6、IF-γ 等。

(4)心理因素,如焦虑、抑郁,恐惧或担心疾病进展、死亡等。

液体潴留会掩盖体重丢失的严重程度。肿瘤恶病质患者血浆清蛋白一般低于正常,如果合并 C 反应蛋白或血沉升高,提示机体有炎症反应,会加速恶病质进展。

2. 诊断　厌食 - 恶病质综合征临床特征:体重明显减轻、肌肉萎缩、厌食、乏力、味觉异常、贫血、低蛋白水肿、压疮、萎靡等精神心理障碍。

3. 治疗　包括病因治疗、必要的药物及非药物治疗两个方面。

(1)病因治疗:积极的对因治疗可改善厌食,如止吐治疗、便秘的防治、改善肝功能、纠正电解质紊乱等。

(2)药物治疗:刺激食欲是药物治疗的首要目标。高剂量孕酮如甲羟孕酮和甲地孕酮是"金标准"药物,能够改善约 70% 患者的食欲,其中接近 20% 患者的体重增加。糖皮质激素可通过抑制炎性因子治疗厌食,但用药一般不超过 4 周,长期使用反而降低食欲且出现全身不良反应。

(3)非药物治疗:饮食调节是重要的非药物治疗手段,应向营养师寻求规范的营养指导。鼓励患者少量多餐,进食易消化、高蛋白质饮食;创造轻松愉快的就餐环境,讲究饮食的色香味,最大限度地增加患者的摄入量。

(4)营养支持治疗:营养支持治疗是指在患者饮食不能获取或摄入不足的情况下,通过肠内、外途径补充或提供维持人体必需的营养素。营养支持方式包括肠内营养、肠外营养或两种共用,其在保护脏器、减少并发症、控制感染及促进机体康复等方面起着重要作用。

厌食 - 恶病质综合征患者应给予适当营养物质和能量,以肠内营养为主,严格把握肠外营养适应证。肠外营养临床应用适应证:①肠内营养不足。②预计生存时间大于 2~3 个月。③预计肠外营养使用可以改善生活质量且患者能耐受。④患者强烈要求。对于临终患者,大部分仅需要极少量的食物以及水来减少口渴和饥饿感。少量补充水有助于防止脱水所致的神志混乱。终末期保持营养状态已不再重要,过度强调营养治疗,反而可能加重患者代谢负担,影响生活质量。

(5)心理支持及护理:对体重显著减轻的患者,添置合身的衣服,不需要常规每日称量体重,防压疮,帮助患者尽可能维持一定的生活自理能力及独立性。

六、恶性胸腹水

恶性胸腹水指由于发生在全身或胸腹腔的恶性肿瘤或癌性病变引起胸腔、腹腔脏壁层胸腹膜发生弥漫性病变而导致体腔液体异常增多的现象。恶性胸腹水是癌症晚期的并发症之一,也是部分患者的主要临床症状或体征,严重的胸腹水甚至可危及生命。治疗上临床多采用姑息化疗、单纯抽放胸腹水、腔内注射化疗药物、安装闭式引流管、体腔热灌注治疗等手段。

1. 临床表现　作为晚期恶性肿瘤的常见并发症,恶性胸腹水明显影响患者生活质量,干扰其呼吸、循环及消化系统功能,影响抗肿瘤治疗的顺利实施和效果,导致预后不

良。恶性胸腹水大多病程短,进展快,常进行性增多。除原发病的表现外,恶性胸腹水还有明显的临床症状。恶性胸腔积液常见症状有呼吸困难、胸痛、胸闷、气喘、咳嗽、血痰、体重下降、厌食、不适等,少数患者初始无症状。恶性胸腹水常有的主要临床症状包括腹胀、持续的腹部不适或疼痛、厌食、恶心,偶有呕吐,其他症状包括气短、乏力、消瘦、贫血、脚踝水肿、活动能力下降和疲劳。

2. 治疗　临床上恶性肿瘤患者一旦出现恶性胸腹水,即意味着病变已局部转移或全身播散,病变已到晚期,失去了手术治疗机会。而且积液量往往较多,严重影响患者的生活质量、威胁患者生存时间。因此,积极治疗恶性胸腹水是延长肿瘤患者生存期和提高生存质量的有效措施之一。常见的治疗措施包括对因治疗如姑息化疗、腔内化疗,生物治疗,抽放胸腹水等对症治疗。近年来兴起的体腔热灌注治疗可以作为不能切除的胃癌、肠癌、卵巢癌、假性黏液瘤、肺癌等引起的恶性胸腹水的治疗手段,可有效缓解腹水引起的腹胀、腹痛,及胸腔积液引起的呼吸困难等一系列并发症,有效缓解率在 90%~95%。并且部分患者可以通过体腔热灌注转化治疗,获得一次切除原发灶的机会。体腔热灌注治疗可明显提高患者生活质量,并且为后续治疗创造有利条件,是经临床证实的有效治疗方法。

七、康复治疗

癌症患者在抗肿瘤治疗前后多存在不同程度的身心功能障碍,需要康复治疗,改善身心功能,增进身体健康,提高生存质量。癌症的康复治疗日益受重视,已成为抗肿瘤治疗和康复医学的重要组成部分,主要包括以下 3 方面。

(一)心理康复

心理康复应贯穿抗肿瘤治疗的全过程。癌症一经诊断,常导致患者恐惧、抑郁、悲观、绝望等负面心理反应;在抗肿瘤治疗前后,患者会对手术、化疗、放疗等治疗的疗效、副作用产生疑虑、恐惧心理,甚至因此延误治疗或丧失治疗机会;肿瘤康复期的患者常担心肿瘤复发或转移,影响正常工作和生活;晚期肿瘤患者在有限的生存期内会产生绝望、厌世、恐惧等心理。

因此,针对处于不同阶段患者的心理特点进行有针对性的心理干预是康复治疗的重要内容,有助于患者正确看待疾病发展规律和治疗方案,以积极的心态面对生活甚至死亡。

目前我国肿瘤心理康复治疗还处于起步阶段,专业肿瘤心理医生及团队的匮乏是面临的主要问题。

(二)躯体康复

癌症患者的躯体康复应在专业的康复医师指导下有计划、有针对性地进行。患者可进行适合自己体力的运动和功能锻炼,推荐低强度有氧运动,以增强肌力。保持或改善关节活动范围,提高心肺功能与耐力,注意监测患者的疲劳水平,防止过度劳累。

抗肿瘤治疗导致器官或局部功能障碍时,需进行有针对性的功能训练,如针对乳腺癌术后肩关节活动受限开展的功能训练,骨肿瘤患者截肢术后安装假肢需进行的假肢功能训练,肺癌术后需进行的呼吸训练,盆腔手术至盆底肌肉受损或尿失禁等开展的肌肉训练等。

(三)对症治疗

肿瘤患者的康复性治疗的对症治疗包括积极缓解疼痛、改善厌食 - 恶病质综合征、癌因性疲劳、虚弱等症状的治疗。

(四)康复教育

对癌症患者的康复教育包括宣传癌症防治知识、癌症患者心理变化的特点、康复治疗的目标和内容等;还应倡导积极健康的生活方式,鼓励患者有规律的生活起居、多参加户外或集体活动、做些力所能及的家务,多和亲友沟通、保持乐观积极的心态等。

第四节　小　结

姑息治疗是临床肿瘤学的重要组成部分,其工作目标是改善癌症患者生活质量,要求视患者的躯体、心理、社会及精神的需求为一体,在治疗肿瘤疾病的同时,注重并发症的处理。量化评估肿瘤患者的症状负荷,要求从缓解症状和减轻症状负荷入手,切实提高和改善肿瘤患者的生活质量,但目前评估肿瘤症状负荷的量表均存在一定的不足。

体腔热灌注患者大多处于肿瘤的终末阶段,患者不仅生存期缩短,同时身体和心理遭受重创,常常难以忍受肿瘤并发症带来的痛苦。体腔热灌注化疗患者的姑息治疗虽不能明显延长患者的生存时间,但可缓解患者的痛苦,改善患者的生活质量,让患者在生命的后期享受正常人的生活,活的更有尊严。

(巴明臣　陈　成　屠以诺　张本源)

参考文献

[1] Derek Doyle, Geoffrey Hanks, Nathan Cherny, D. Doyle, G. Hanks, N. Cherny, et al. Oxford textbook of palliative medicine [M]. 3rd ed. Oxford. Oxford University

Press, 2003.

[2] BYOCK I. Completing the continuum of cancer care: integrating life-prolongation and palliation [J]. CA Cancer J Clin, 2000, 50 (2): 123-132.

[3] AAPRO MS, CELLA D, ZAGARI M. Age, anemia, and fatigue [J]. Semin Oncol, 2002, 29 (3 Suppl 8): 55-59.

[4] STONE P, HARDY J, BROADLEY K, et al. Fatigue in advanced cancer: a prospective controlled cross-sectional study [J]. Br J Cancer, 1999, 79 (9-10): 1479-1486.

[5] RINCK GC, VAN DEN BOS GA, KLEIJNEN J, et al. Methodologic issues in effectiveness research on palliative cancer care: a systematic review [J]. J Clin Oncol, 1997, 15 (4): 1697-1707.

[6] GOODWIN PJ, SHEPHERD FA. Economic issues in lung cancer: a review [J]. J Clin Oncol, 1998, 16 (12): 3900-3912.

[7] JASSEM J, JASSEM E. Modern management of symptoms and quality of life [J]. Curr Probl Cancer, 2003, 27 (1): 69-73.

[8] SASSON AR, SIGURDSON ER. Surgical treatment of liver metastases [J]. Semin Oncol, 2002, 29 (2): 107-118.

[9] Gunnars B. Nygren P, Glimelius B. Assessment of quality of life during chemotherapy. Acta Oncologica, 2001; 40 (2): 175-184.

[10] TANTOY IY, COOPER BA, DHRUVA A, et al. Quality of life of patients with gastrointestinal cancers undergoing chemotherapy [J]. Qual Life Res, 2018, 27 (7): 1865-1876.

[11] DAROSZEWSKI C, STASIEWICZ M, JAźWIńSKA-TARNAWSKA E, et al. Quality of Life in Patients with Advanced Non-Small-Cell Lung Cancer Receiving Palliative Chemotherapy [J]. Adv Exp Med Biol, 2019, 1160: 11-18.

[12] SHIMOZUMA K. Quality of life assessment [J]. Breast Cancer, 2002, 9 (2): 100-106.

[13] DING Y, ZHU YL, ZHANG MF. Quality of life of Chinese patients with ovarian malignancies during chemotherapy under condition of no recurrence [J]. Cancer Nurs, 2007, 30 (3): 243-251.

[14] KOEDOOT CG, DE HAES JC, HEISTERKAMP SH, et al. Palliative chemotherapy or watchful waiting?A vignettes study among oncologists [J]. J Clin Oncol, 2002, 20 (17): 3658-3664.

[15] JANMAAT VT, STEYERBERG EW, VAN DER GAAST A, et al. Palliative chemotherapy and targeted therapies for esophageal and gastroesophageal junction cancer [J]. Cochrane Database Syst Rev, 2017, 11(11): CD004063.

[16] KOEDOOT CG, DE HAAN RJ, STIGGELBOUT AM, et al. Palliative chemotherapy or best supportive care?A prospective study explaining patients′reatment preference and choice [J]. Br J Cancer, 2003, 89 (12): 2219-2226.

[17] RHODES VA, MCDANIEL RW. Nausea, vomiting, and retching: complex problems in palliative care [J]. CA Cancer J Clin, 2001, 51 (4): 232-248.

[18] CELLA D, CHANG CH, LAI JS, et al. Advances in quality of life measurements in oncology patients [J]. Semin Oncol, 2002, 29 (3 Suppl 8): 60-68.

[19] WRIGHT EP, KIELY MA, LYNCH P, et al. Social problems in oncology [J]. Br J Cancer, 2002, 87 (10): 1099-1104.

[20] BALDUCCI L, EXTERMANN M. A practical approach to the older patient with cancer [J]. Curr Probl Cancer. 2001 Jan-Feb; 25 (1): 6-76.

[21] DE LA CRUZ M, BRUERA E. Approach to the older patient with cancer [J]. BMC Med, 2013, 11: 218.

[22] BAILE WF, LENZI R, PARKER PA, et al. Oncologists′ attitudes toward and practices in giving bad news: an exploratory study [J]. J Clin Oncol, 2002, 20 (8): 2189-2196.

[23] MCCARTHY EP, BURNS RB, DAVIS RB, et al. Barriers to hospice care among older patients dying with lung and colorectal cancer [J]. J Clin Oncol, 2003, 21 (4): 728-735.

[24] 梁晓坤, 陈永宁. 乳腺癌患者的生活质量 [J]. 国外医学. 护理学分册, 2001, 24 (06): 258-261.

[25] ROILA F, CORTESI E. Quality of life as a primary end point in oncology [J]. Ann Oncol, 2001, 12 (Suppl 3): S3-S6.

[26] MUMMUDI N, JALALI R. Palliative care and quality of life in neuro-oncology [J]. F1000Prime Rep, 2014, 6: 71.

[27] TAMBURINI M. Health-related quality of life measures in cancer [J]. Ann Oncol, 2001, 12 Suppl 3: S7-10.

[28] ETON DT, LEPORE SJ. Prostate cancer and

health-related quality of life: a review of the literature [J]. Psychronology, 2002, 11 (4): 307-326.

[29] MOSCONI P, COLOZZA M, DE LAURENTIIS M, et al. Survival, quality of life and breast cancer [J]. Ann Oncol, 2001, 12 (Suppl 3): S15-S19.

[30] KEMMLER G, HOLZNER B, KOPP M, et al. Comparison of two quality-of-life instruments for cancer patients: the functional assessment of cancer therapy-general and the European Organization for Research and Treatment of Cancer Quality of Life Questionnaire-C30 [J]. J Clin Oncol, 1999, 17 (9): 2932-2940.

[31] BALLATORI E. Unsolved problems in evaluating the quality of life of cancer patients [J]. Ann Oncol, 2001, 12 (Suppl 3): S11-S13.

[32] HOLZNER B, KEMMLER G, SPERNER-UNTERWEGER B, et al. Quality of life measurement in oncology--a matter of the assessment instrument?[J]. Eur J Cancer, 2001, 37 (18): 2349-2356.

[33] BOTTOMLEY A, THERASSE P. Quality of life in patients undergoing systemic therapy for advanced breast cancer [J]. Lancet Oncol, 2002, 3 (10): 620-628.

[34] SPRANGERS MA. Quality-of-life assessment in oncology. Achievements and challenges [J]. Acta Oncol, 2002, 41 (3): 229-237.

[35] WEAVER MS, HEINZE KE, KELLY KP, et al. Palliative Care as a Standard of Care in Pediatric Oncology [J]. Pediatr Blood Cancer, 2015, 62 (Suppl 5): S829-S833.

[36] PERRY MC. The chemotherapy source book. 4th ed [M]. Philadelphia: Lippincott Williams Wilkins, 2008.

[37] KUFE DW. Cancer Med cine [M]. 7th ed. Hamilton: BC Decker, 2006.

[38] DEVITA VT, HELLMAN S, ROSENBERG SA. Cancer: pricinple and practice of oncology [M]. 8th ed. Philadelphia: Lippincott Williams Wilkins, 2008.

[39] GRIPP S, MOELLER S, BöLKE E, et al. Survival prediction in terminally ill cancer patients by clinical estimates, laboratory tests, and self-rated anxiety and depression [J]. J Clin Oncol, 2007, 25 (22): 3313-3320.

[40] SADLER EM, HAWLEY PH, EASSON AM. Palliative care and active disease management are synergistic in modern surgical oncology [J]. Surgery, 2018, 163 (4): 950-953.

[41] VAN LANCKER A, BEECKMAN D, VAN DEN NOORTGATE N, et al. Frequency and intensity of symptoms and treatment interventions in hospitalized older palliative cancer patients: a multicentre cross-sectional study [J]. J Adv Nurs, 2017, 73 (6): 1455-1466.

[42] MELHEM D, DANEAULT S. Needs of cancer patients in palliative care during medical visits: Qualitative study [J]. Can Fam Physician, 2017, 63 (12): e536-e542.

[43] DY SM, ISENBERG SR, AL HAMAYEL NA. Palliative care for cancer survivors [J]. Med Clin North Am, 2017, 101 (6): 1181-1196.

[44] PRESCOTT AT, HULL JG, DIONNE-ODOM JN, et al. The role of a palliative care intervention in moderating the relationship between depression and survival among individuals with advanced cancer [J]. Health Psychol, 2017, 36 (12): 1140-1146.

[45] BROOKS JV, POAGUE C, FORMAGINI T, et al. Palliative care's role managing cancer pain during the opioid crisis: a qualitative study of patients, caregivers, and clinicians [J]. J Pain Symptom Manage, 2020, 60(6): 1127-1135.

[46] MATHEWS J, ZIMMERMANN C. Palliative care services at cancer centres-room for improvement [J]. Nat Rev Clin Oncol, 2020, 17 (6): 339-340.

[47] BECKER R. Meeting the palliative care needs of people with non-cancer conditions [J]. Int J Palliat-Nurs, 2017, 23 (10): 472-473.

[48] VINCENT F, CHAPUIS L, AYED S, et al. Palliative care should be extended to the intensive care unit cancer patients [J]. Support Care Cancer, 2017, 25 (8): 2365-2366.

[49] DOS-ANJOS CS, CANDIDO P, ROSA V, et al. Assessment of the integration between oncology and palliative care in advanced stage cancer patients [J]. Support Care Cancer, 2017, 25 (6): 1837-1843.

[50] BALDUCCI L, DOLAN D. Palliative care of cancer in the older patient [J]. Curr OncolRep, 2016, 18 (12): 70.

[51] MIRANDA B, VIDAL SA, MELLO MJ, et al. Cancer patients, emergencies service and provision of palliative care [J]. Rev Assoc Med Bras (1992), 2016, 62 (3): 207-211.